ZHONGYI
ZHENGDUAN
XIANDAI
YANJIU

中医诊断现代研究

主编单位
湖南中医药大学中医诊断研究所

主编
彭清华 刘旺华 黄惠勇

湖南科学技术出版社

《中医诊断现代研究》编委会名单

前　言

　　新中国成立以来，国家非常重视中医学的发展，而中医诊断学既是中医学的桥梁课程，也是中医学的主干课程，中医诊断技术、思维能力是提高临床疗效的基础，直接决定了医生辨证论治的水平。

　　传统中医的症状、体征、证的辨识，历来受主观感觉的影响，其知识和经验的模糊性、不确定性、不容易复制和重复的特点阻碍了中医学的学习和传承，因此，应用规范化、客观化、信息化、数字化是发展的趋势，有利于克服宏观的、定性的、经验的、功能的现象描述缺陷，变模糊性、不确定性为直观性和客观性。多年来，中医诊断学在诊断理论研究、名词术语规范、四诊技术延伸、辨证方法创新、中医诊断技术应用、中医诊断现代教学等方面取得了可喜的成绩。四诊技术全面发展，涌现出了一大批传统四诊技术延伸的仪器，比如望诊仪、舌诊仪、脉诊仪、声诊仪、微循环仪、光电血流容积图仪。辨证理论也出现了新的突破，如湖南中医药大学朱文锋教授创立了证素辨证理论体系和研制了中医辅助诊疗体系，周小青教授构建了主诉辨证理论体系，彭清华教授拓展和充实了局部辨证和诊法理论体系，其他各个中医院校、科研机构也纷纷研制出各具特色的中医问诊系统、健康管理系统、辅助诊疗系统。国家标准《中医临床诊疗术语》的问世标志着中医诊断日趋标准化、规范化。中医诊断技能、技术、仪器在临床也得到了较为广泛的应用，大大提高了中医诊断的客观性和准确性。四诊仪器和动物造模技术广泛应用于临床和实验研究，为探讨疾病证候本质以及中医药作用机制提供了检测工具、疗效评价手段和动物模型。中医诊断学术著作亦如雨后春笋。基于中医诊断学的蓬勃发展和丰硕成果，本书旨在对该学科研究进展进行系统整理、挖掘，并力图对中医诊断技术、思维、研究方法加以整理和提高。

　　本书共分5章，包括中医诊断理论研究、中医诊断临床研究、中医诊断实验研究、中医诊断标准研究、中医诊断学教学研究。

　　本书由长期从事中医诊断教学和科研的教师以及具有丰富临床经验的专家编写。第一章第一节传统理论解析由黄碧群领衔编写，第二节诊法理论研究由杨军辉领衔编写，第三节辨证理论研究与应用由黄碧群领衔编写；第二章第一节中医诊法临床研究由简维雄领衔编写，第二节中医辨证临床研究由彭清华主持编写，第三节中医专科专病诊断临床研究由彭清华主持编写，第四节中医特色诊法临床研究由彭清华领衔编写，第五节中医临床综合运用研究由孙贵香领衔编写；第三章第一节中医诊法实验研究由刘旺华领衔编写，第二节中医病、证、症模型研究由罗尧岳领衔编写；第四章第一节概述、第二节研究方法、第三节术语标准研究、第四节辨证标准研究、第五节体质标准研究由胡志希领衔编写；第五章第一节中医诊断学教学方法研究由胡志希领衔编写，第二节近现代中医诊断学专著由谢梦洲领衔编写。

　　本书可供从事中医诊断教学、科研的教师，临床各科中医师、中西医结合医师，从事中医诊断研究的研究生、科研人员使用，也可作为中医院校研究生的教学参考书。

　　本书由于编写时间比较仓促，加之主编的学识水平和能力有限，尽管我们对书稿进行了多次审改，书中不足之处甚或错漏之处仍在所难免，敬请同道不吝指正，以便重印或再版时予以补充、修改，共同为促进中医诊断学的发展和现代化作出贡献。

彭清华　刘旺华
于湖南中医药大学

目　　录

第一章　　中医诊断理论研究

第一节　传统理论解析

一、症证病的若干概念

（一）症

症有广义和狭义之分，广义的症是指疾病中所表现的各种现象，又称病状、病形、病候，主要包括"症状"和"体征"两部分；狭义的"症"特指症状。"症状"是指病人主观可以体会到的痛苦或不适，如疼痛、耳鸣、恶心、腹胀等。"体征"是指医生可以客观检查到的征象，如舌苔黄、脉涩、腹内包块等，还指通过仪器设备检测所得到的病理指征，如血压高、大便中有虫卵、血红蛋白低等。有些异常改变，病人自己能主观感觉到，医生也能客观检查到，所以既是症状，又是体征，如气喘、发热、下肢浮肿等。

症是反映病情的重要指标之一，是判断病种、进行辨证的主要依据。马林认为"症"是指疾病所反映出来的单个症状或体征，是机体患病的主观或客观表现。舒勤等认为"症"是不同疾病各个外在表现的代表名称，是对病人之所苦和医者之所察的概括。朱文锋教授指出，体征还指通过仪器设备检测所得到的病理指征。症是通过四诊获得的最有价值的病情资料，是机体病变的客观表现，也是中医诊断病证的基本依据。近年来，杨毅玲等人提出"隐症"的概念，认为中医四诊检查无明显临床症状和体征而经现代科技检测发现有明显病理变化的疾病现象应属中医隐症的范畴。

（二）证

"证"是中医学特有的概念，它实际上指"证候"和"证名"。

"证"是对疾病过程中某一阶段的病位、病性等所作的病理性概括，是指机体对致病因素做出的反映，是对疾病当前病理本质所作的结论。越来越多的现代中医学者达成以上共识。韩佩玉等认为"证"是疾病过程中机体整体的动态、病态反应，包含了疾病的病因、病位、病性及邪正双方力量的对比，是疾病本质的具体体现。李超贤认为"证"实质上是对致病因素与机体反应两方面情况的综合，是对疾病当前本质所作的概括。刘进认为，"证"是综合分析所有疾病征象后借以抽象出来的反映疾病本质的诊断。总而言之，所谓"证"是在疾病发生演变过程中对某一阶段本质的反映。

近年来，罗金才在《"潜证"探索》中首次明确提出了"潜证"的概念，沈自尹等在《微观辨证和辨证微观化》一文中提出了"隐潜性证"的新概念，两者指在临床上大量存在的，按照中医传统望闻问切四诊方法"无证（症）可辨"的，而通过现代仪器设备检测可证实的一类病证或者状态。如隐匿性糖尿病、隐性血瘀证、隐性脾虚证或隐性心虚证等。

"证"实际还包括证名、证型、证候、证素等概念。

证名：证的名称。将疾病某阶段的病位、病性等本质，概括成一个诊断名称，这就是"证名"，如风寒犯肺证、膀胱湿热证、脾肾阳虚证等为证名。

证型：证的类型。临床较为典型、常见、证名规范的证，称为"证型"。

证候：证的外候，是指每个证所表现的、具有内在联系的一组症状及体征。证候是疾病在某一个阶段的症状总和，指通过四诊及现代检测手段所获得的以症状、体征为主的临床资料，是中医用作诊断凭据的一切信息。亦有学者认为证候即证、证候可简称证，二者常可互用。

证素：证的要素，是指辨证时所要辨别的心、肝、胞宫、经络等病位证素和风、寒、血虚、痰、毒等病性证素，即任何复杂的证由病位证素和病性证素组成。

（三）病

病即疾病，是在致病因素作用下，正邪斗争、阴阳失调所引起的具有该病特定发展规律的病变全过程，表现出若干特定的症状和各阶段的相应证候。广义的"病"是与"健康"相对而言的一个非常笼统、抽象的概念。世界卫生组织（WHO）指出："健康是一种在躯体、精神和社会均完好的状态。"因此，疾病不仅是指躯体出现形态或功能的病理变化，而且包括精神障碍以及对社会环境的不适应，即凡身、心有了痛苦不适，都是疾病的表现。

广义的"病"是指在一定的致病因素（包括六淫、七情、遗传、饮食营养、劳逸、外伤、环境影响等）的作用下，机体与环境的关系失调，机体内部的阴阳气血发生紊乱，生理状态被破坏，出现了功能或形态、神识活动等方面的异常变化，并反映为一定病状的邪正交争的病理过程。可见，广义的"病"，可以包括各种具体的病种以及证候、病状、病因、病机等。

病的诊断表现形式即病的名称，为病名，是对该疾病全过程的特点与规律所作的概括与抽象。由于各种疾病的病因、病机、病状、病变过程等各有不同，因而临床上对各具特色的病种，应当赋予一个特定性的名称，这就是"病名"，如感冒、泄泻、消渴、痛经、红丝疔、内痔、股骨骨折、凝脂翳、鼻渊等。

因此，狭义的"病"是指由病名所代表的各种具体病种。每一具体病名及其定义，是医学上对该具体疾病全过程的特点（如病因、病机、主要临床表现等）与规律（如发病条件、演变趋势、转归预后）所作出的病理性概括与抽象。病名诊断是对该具体病变所作的本质性认识。

（四）病、证、症三者的关系

1. 传统中医对病、证、症三者相互关系的认识　证、症、征字，均本于"證"字。"證"，证据、证验之义，是历代中医用以表述病状的规范字，但清代段玉裁《说文解字注》称"証"为"證"的俗字，而1964年国家颁布的汉字《简化字总表》，则是将"證"字简化成证字，于是古代的中医学中的"證"字便演变成了证字。"症"为专用于表述病情"證"的俗字。

"征"的繁体字为"徵"，"徵"有证验、证明、象征、特征之义，故"征"实际上也与"證"字有相通之处。

中医学虽然从概念上将疾病现象的"症""征"与疾病本质的"证"区分开来，但文字上都是取"證"乃证据、验证之义。疾病的表现——症状、体征属诊断的证据，古当称为"證"；辨"证"是通过对症状的辨别而确定当前病变的本质，自然也称为"證"。所以，辨证的证字，症状的症字，都是从古代的"證"字演变而来。如汉·张仲景《伤寒杂病论》："观其脉證，知犯何逆，随證治之。"前面的"證"字显然指现在所说的"症"，后面的"證"字则是指现在所说的"证"。

"候"，《说文解字注》："凡覷伺皆曰候，因之以时为候。"故候字包含空间与时间的含义：一指观察到的现象，二指对现象观察的过程。疾病所表现的症状，既是现象，又是过程，所以中医学常将症状称为候，症与候的意思相同，病、"證"可与候连在一起，合称病候、"證"候。

从疾病发生发展的空间点上看，无论是何种疾病，它都可以区分为疾病、证候、症状等三个不同层次。症状是疾病征象的外在表现，证候是疾病征象的内在本质。症状归属于一定的证型，证型又归属于一定的疾病，有是病则有是证，有是证则有是症，病-证-症三者是一个不可分割的有机整体。

2. 现代中医对病、证、症三者相互关系的认识　现代中医学约定：症即病状，包括症状与体征，是疾病表现的单个现象；病（狭义的病）指病名，代表该具体疾病全过程的本质性特征；证（证名）是对疾病过程中一定阶段的本质所作的结论。

随着现代科技的高速发展，大量先进的医疗仪器设备广泛应用于临床，大量理化检查结果丰富了病史资料的来源和途径。因此，理化检查结果已成为"症"的一个重要部分。症是最基本的病理要素，是诊病和辨证的依据。离开了症就无法作出病、证的诊断，但症仅是疾病的现象，不是疾病的本质，特别是临床上还有脉症相反及寒热、虚实真假等现象与本质不一致的情况发生。因此，必须将症上升到证乃至病的高层次上，抓住本质。

病与证都是对疾病本质的认识。病是疾病全过程的特点与规律，是疾病的根本性矛盾；证是疾病所处某阶段的主要矛盾。病的本质一般规定着症的表现和证的变动。病的全过程可形成不同的证，而同一证又可见于不同的病之中，故病与证可理解为具有纵横交错的相互关系。

简而言之，病是疾病全过程的特点与规律，证是疾病某个阶段的本质概括，症是原始的、基本的病情资料。所以症是诊病和辨证的依据；病的全过程可形成不同的证，证是病的阶段性反映。病与证纵横交叉，所以有异病同证、异病异证、同病异证等。

二、中医诊断学学科范围的延拓

中医诊断学是根据中医学的理论体系，研究诊察病情、判断病种、辨别证候的基础理论、基本方法和基本技能的一门学科。随着医学的发展和研究的深入，在传统的中医诊断学四诊和辨证方法之外，人们开始陆续运用多学科的知识、借助新的诊断仪器和辨证方法，深入某一具体领域，丰富了中医诊断技术手段，为创新中医诊断学理论提供了新的思路。

中医诊断学学科范围的延拓是在传统中医诊断内容的基础上，依据学科建设需要与学术发展特点，并认真考察其他相关学科对其带来的发展，开阔研究思路、革新研究方法、拓展研究领域，综合应用多学科的理论和方法，从不同角度和不同层次对其进行深入研究。

（一）中医诊断学学科的延拓

在这种全方位的研究中，中医诊断学必须深入某一具体领域，与某个学科发生关系从而进行专门的研究，并与其方法、理论相互作用和融合，从而产生某一领域条理化和系统化知识的集合，进而形成特定的交叉分支学科，这是对中医诊断学学科综合研究的必然结果。如：《中医误诊学》就是在中医诊断学理论指导下，对中医临床各科误诊误治及其防范处理措施进行深入研究而形成的一个外延。此外还有，中医诊断学理论与全息生物学相结合之《中医全息诊断学》；与中医基础理论中的五行理论相结合之《五行诊断学》；与计量学相结合之《中医量化诊断》与《中医计量诊断学》；与心理学相结合之《中医心理诊断学》；与分子生物学相结合之《分子/基因证候诊断学》；与计算机信息技术相结合之《中医面诊与计算机辅助诊》；与影像学相结合之《中医影像诊断学》；与现代化医学检验技术相结合之《现代中医诊断学》和《中医理化诊断学》及《中医影像诊断学》；与统计学相结合之《中医统计诊断》等。

在传统中医诊断学建设的基础上，遵循科学发展规律，合理接受现代科学技术的影响，借助其他学科的思维方式和研究手段进行思考与研究，加强与相关学科的密切合作，突破原有学科界限，在其他学科中寻求相关与交叉，不断汲取其他学科领域的营养，培养新的学科方向或领域，形成自身的优势和特色，使得中医诊断学学科有更好更快的发展。

（二）中医四诊的现代化

中医四诊是中医诊病获取信息的基本手段，但易受主观因素的影响，存在较大程度的经验性和模糊性。随着科技的进步与发展，四诊的手段和方法应当不断完善和发展，而不能局限于眼望、口问、鼻嗅、耳闻、手触的初级阶段。充分运用现代科技，将各种现代诊断方法作为中医四诊的延伸手段，促进中医的现代化发展。客观化、规范化、数量化的微观指标集中在望、闻、问、切四诊中，现代检查仪器中 CT、B 超、胃镜、X 线及各种理化实验检查等可视为中医望诊的延伸；声频频率分析、音调显示之声图仪、三维声谱图等可视为中医闻诊的外延；问诊类移动医疗 APP 软件、数学模型等可视为中医问诊的繁衍；心电图、脑血流图及脉角仪等可视为中医切诊的拓展。对这些仪器的检查结果，找出其规律、特异的指标，结合宏观辨证指标进行辨证施治，达到宏观与微观的结合，可完善中医唯象理论，加速中医现代化。

此外，中医应用现代科技手段获取四诊信息还有运用显微镜观察舌乳头和微循环的状况；利用红外热像仪测定舌体温度；运用细菌学技术观察舌苔的菌群变化；利用脉诊仪和流体力学理论观察分脉象特征，建立脉象图与病证的相关性等；运用声波摄谱法、声图仪等摄取声波，用频谱分析正常人及其与病证之间的关系；运用气相、液相色谱技术检测分析口腔呼出气体成分与构成比，阐明病证的病理变化；运用四诊合参辅助诊疗仪采集受试者相应生理病理信息，为中医临床拓宽了视野，在减少漏诊误诊、促进病证结合、维护医患安保等方面发挥了重要的作用，辅助临床准确诊断。

（三）中医诊断仪器的研制

随着文明的进步和科技的发展，人们发现，越是深层次的现象越能反映疾病的本质，越是认识疾病深层次现象，也就越能更精确地把握疾病的本质。因此利用现代科技，研制中医诊断仪器设备，以扩展和延伸人类感官系统的功能，去认识那些不能被人类感官直接感受的深层次现象，利于准确把握疾病本质，使治疗方案更明确，提高临床疗效。这是现代中医临床上的客观需要。

发展中医诊断分析类仪器，其目的首先在于临床医疗的需要，包括健康辨识、辨病与辨证分型等，其次是中医教学与科研的需要，最根本在于这是中医发展的需要，是把中医推向世界的重要手段。

中医诊断分析类仪器是将中医四诊实现客观化、可记录、数据化、可重复化的仪器。目前已研制成型并运用的中医诊断分析类仪器包括：舌象仪、面诊仪、甲诊仪等图像类仪器；脉象仪等压力传感器类仪器；声诊类仪器；红外检测与温度检测类仪器；经穴探测仪、耳诊仪等电阻探测类仪器；具有体质辨识、证素、精气神辨证等量表类软件的分析仪器；四诊仪、腹诊仪等综合检查类仪器；汗诊仪、气味探测闻诊仪等其他类型仪器。

此外，目前的发展趋向有三部脉象仪、脉象地图仪、可携带或可佩带检测设备、手机舌图检测及手机量表评测等。

（四）辨证方法的创新

中医学在长期的医疗实践中，对辨证的认识不断发展、深化，形成了多种辨证方法，在传统的八纲辨证、脏腑辨证、经络辨证、六经辨证、卫气营血辨证、三焦辨证以及病因辨证、气血津液辨证等基础上，还出现了一些新的辨证法，如微观辨证法、证素辨证法等。

1. 微观辨证法　"微观辨证"是在中医理论的指导下，运用现代医学影像学检查、内镜检查、实验室检查、病理组织检查，甚至基因检查等先进技术，旨在从器官水平、细胞水平、亚细胞水平、分子水平，基因水平等较深层次上辨别"证"，为临床治疗提供一定客观依据的辨证方法。"微观辨证"扩展了中医"四诊"的视野，是中医传统辨证方法的深化和补充。

1986年，沈自尹首次明确提出"微观辨证"的概念，并定义：微观辨证在临床收集辨证素材过程中，引进现代科学，特别是现代医学的先进技术，发挥它们长于在较深入的层次上，微观地认识机体的结构、代谢和功能特点，更完整、更准确、更本质地阐明证的物质基础，从而为辨证微观化奠定基础，简而言之，是使用微观指标认识与辨别证。

危北海指出微观辨证主要是运用各种现代科学方法，对各类中医证型病人进行内在的生理、生化、病理和免疫微生物等各方面客观征象的检查分析，旨在深入阐明证候内在机制，探讨其发生发展的物质基础和提供可作为辅助诊断的客观定量化指标。

匡萃璋认为微观辨证，实际上是企图用某种或某些生理生化指标作为描述证候的内在依据的一种方法。

郭振球提出微观辨证是以中医经典辨证为向导，四诊"司外揣内"宏观辨证，结合应用现代新科技，深入细胞化学、神经递质、激素、免疫乃至基因调节，以阐明病证传变规律的一种辨证方法。

诸位学者对于"微观辨证"的理解大致上是一致的，都认为："微观辨证"在中医基础理论的指导下吸收现代科学技术的检测手段，是中医宏观四诊的深化和扩展，对"证"的诊断起辅助作用。

2. 证素辨证法　证素辨证由朱文锋教授在研究中医辨证思维原理和基本规律的基础上，通过对症状、体征的整理，明确辨证的60项左右基本内容——辨证要素，其中病位证素20余项、病性证素30余项。由辨证要素组成800个规范证名，然后以病位为纲进行证候归类。从而创立了一种完整统一的辨证新方法：根据证候→辨别证素→组成证名。他认为，临床病情纵然千差万别、不断发展，但究其本质无非是病位及病性的差异，病位和病性均可用辨证要素加以识别。统一体系辨证模式具有纲领性、灵活性强的特点，具有广泛适用性。这种辨证新方法，学习时容易掌握，临床时便于操作。

早在 1984 年朱文锋就首先提出建立统一辨证体系的设想。朱文锋指出中医辨证是根据病情表现，在中医学理论指导下，辨别疾病当前证候的性质和部位，根据病位和病性的不同而概括为完整证名的过程。1996 年，黄惠勇等再次提出需要结合中医学经典的辨证方法，建立一个相对完整的规范辨证的统一体系，才能真正促进中医学术的发展。到 2002 年，朱文锋等通过对原有辨证八法的研究，列出辨证八法关系图，分析其中隐含的辨证原理，认识到"辨证"的关键，就是要确定疾病病人就诊当前阶段的病位与病性等辨证要素，这是形成辨证统一新体系的基础。具体提出辨证要素并加以归纳，主要包括以下 2 种。①共性病位证素：心、神（脑）、肺、脾等 19 项。②病性证素：（外）风、寒、暑、湿、（外）燥、火（热）、痰等 31 项。从而使辨证要素术语统一，概念内涵清楚，理论层次明确，表述严密，对增强辨证的准确性、规范性，提高临床辨证诊断水平，具有重要的意义。由此 2004 年朱文锋教授提出创立以证素为核心的新的辨证体系——证素辨证体系。

三、中医诊断思维的特点

中医在诊断疾病的活动中表现的思维，称之为中医诊断思维。它以认识疾病为主要目的，其中望、闻、问、切四诊活动不是纯粹的感性活动，而是需要比较辨别、辨认和判断的活动。诊断思维的过程，直接影响诊断结果和治疗，医生必须进行科学缜密的诊断思维，才能在纷纭复杂的病情中把握疾病的本质，提高临床诊疗水平。

由于历史条件限制和受到中国传统哲学思辨的影响，中医诊断思维具有整体性、恒动性、意象性、直觉性、模糊性、发散性和病证同辨七个方面的特点。

（一）整体性

整体，指的是事物的统一性和完整性。中医学注重整体观念，认为人体是一个以五脏为中心的有机整体，五脏六腑通过经络与四肢百骸、肌肤孔窍等组织器官相互沟通，形成一个有机的整体，并通过气、血、津、液的作用，共同完成机体正常的功能活动。疾病的发生是机体整体失去协调平衡的结果，局部的病理变化是全身脏腑气血、阴阳失调的反映，而局部的病变又可以影响全身。由于全身各脏腑器官在生理、病理上有着密切的联系和影响，因此就不能孤立地看待每一症状和体征，而应将其与整体病理变化相联系，全面分析病情变化，得出正确的诊断。另外，疾病是人与自然、社会环境的统一协调状态遭到破坏的结果，当外界环境急剧变化或人体功能减退，人体不能适应环境变化，脏腑经络功能失调则引起发病。因此察病时还应从人与自然、社会环境的统一性和联系性出发，分析审察季节、气候、地区及人们生活起居条件、生产方式、思想意识、精神状态等对病人的影响。从整体上把握和调控病情，是中医学的特色和精髓，司外揣内、见微知著等中医诊疗基本原理皆为整体性思维特点的体现。

（二）恒动性

"动而不息"是自然的规律，也是中医恒动观产生的肇始。作为中医学纲领性理论和方法的精气学说、阴阳学说、五行学说中无不蕴含着"运动不息"的基本思想。中医将天、地、人看作一个整体的系统，人体的气血活动和脏腑功能往往因季节、气候、环境的差异而产生变化，如天热则脉络扩张，气血充盈，面色可稍赤，天寒则脉络收缩，血行减少而迟滞，面色可稍白或稍青。如《素问·脉要精微论》"春日浮，如鱼之游在波；夏日在肤，泛泛乎万物有余；秋日下肤，蛰虫将去；冬日在骨，蛰虫周密"，指出了人的生、长、壮、老、已，疾病的产生、发展与转归也是不断变化的过程。《素问·皮部论》"百病之始生也，必先于皮毛；邪中之则腠理开，开则入客于络脉；留而不去，传入于经；留而不去，传入于腑，禀于肠胃"，指出了邪气侵犯机体由表入里，由浅入深的传变过程。《素问·热论》"伤寒一日，太阳受之""二日阳明受之"，指出了邪气侵袭人体由一经向另一经传变的过程。正因为领悟到了"动"的理念，中医学在诊断过程中提出了"证"的概念，在疾病过程中对不同阶段的病位、病性等病理本质作不同的概括，治疗方法也不一样，"同病异治""异病同治"就是中医学在动态变化规律中发展的成果。由此可见，恒动性始终贯穿于中医诊断思维中。

（三）意象性

意象思维是通过取象的方式，在思维过程中对被研究对象与已知对象在某些方面相通、相似或相近的属性、规律、特质等进行关联类比，找出其共同的特征。在这一认知过程中，象是认识万事万物的中介。

"以象测藏"是中医认识人体乃至疾病的重要方法。在疾病的中医诊断中，我们常常提及与"象"有关的词语，如面象、舌象、脉象等，而这背后自然离不开意象思维的指导。如在面部色诊中，《素问·脉要精微论》："夫精明五色者，气之华也。赤欲如白裹朱，不欲如赭；白欲如鹅羽，不欲如盐；青欲如苍璧之泽，不欲如蓝；黄欲如罗裹雄黄，不欲如黄土；黑欲如重漆色，不欲如地苍。"《素问·五藏生成》："故色见青如草兹者死，黄如枳实者死，黑如炲者死，赤如衃血者死，白如枯骨者死，此五色之见死也；青如翠羽者生，赤如鸡冠者生，黄如蟹腹者生，白如豕膏者生，黑如乌羽者生，此五色之见生也。"就以取象的方法描述了面色的"平、病、善、恶"。在脉诊中，不论是"往来流利，如珠走盘，应指圆滑"之滑脉，"端直而长，如按琴弦"之弦脉，"浮大中空，如按葱管"之芤脉，"状若波涛汹涌"之洪脉，还是危亦林《世医得效方》里的"十怪脉"，都形象地说明了血在脉道中的流动情况，这种"象"的生动性可见一斑。另外，中医辨证的过程也是寻求整体病机"象"的构思过程，在辨证中借助客观事物活动过程的有关经验表象，追溯出各种症状的病机形象，如恶寒发热，是邪入肌表，卫气与之抗争所致；呕吐属胃气上逆；小便不利是膀胱气化不行……每一种症状，医者都可以追溯出形象的体内病机，其病机形象，并非是机体自身的实体存在，而是在医生的想象中进行把握的。在追溯出病机的基础上，结合病因调查，通过意象思维，把若干个分散的病机结合成一个具有整体联系的病机。如：把脾虚致肿的病机，体会为土不制水而致水湿泛滥，因此，中医辨证的实质就是对整体病机的"象"概括。

（四）直觉性

中国古代哲学在认识事物时，不执着于概念和逻辑推理，而是采用"心悟""顿悟"的直觉思维。直觉思维是指思维主体不经过复杂的分析和逻辑推理程序，而直接领悟认知事物本质的思维形式。

作为传统文化重要组成部分的中医学，其思维方式不可避免的具有直觉性色彩。中医学直觉思维与西方逻辑思维倾向形成了鲜明的反差。这并不是说中医学不讲究逻辑，而是强调医者对突然出现的病象有着极为敏锐的洞察、本质的理解和迅速准确的判断能力。这种思维方式在辨证论治过程中大量存在，如虚火、实火均可出现"颧红升火"，有经验的老中医可能以病人早期用药反馈情况，凭其经验、直觉就可判断虚实。《伤寒论》"但见一症便是，不必悉具"，也是中医诊断思维直觉性的一个典型表现。直觉思维的产生不是凭空猜测，而是基于人们在实践中直接经验的积累和升华。事实上，想要具备诊断思维直觉性需要以对疾病案例大量丰富的观察与思考为背景，在对证候进行有分辨、有选择、归纳综合的概括判断上形成。

（五）模糊性

模糊思维，是中医辨证思维的另一特征。模糊是相对于精确而言的，但"模糊思维"并不意味着不能对事物准确把握，自然界的事物实际上并非绝对"非彼即此"，是互相联系和渗透的，没有绝对分明和固定不变的界限。中医学属于传统医学范畴，其理论体系中存在着名词术语深奥晦涩难懂，一词多义、多词一义等现象。中医学对于症状的诊断价值，即"症"与"病""证"之间的诊断关系，一般是通过临床专家个人的经验积累，而用文字加以定性描述。如自汗为阳虚，盗汗为阴虚；白苔主表证、寒证；结脉主阴盛气结，寒热往来有定时主疟疾，诸湿肿满皆属于脾，有一恶寒就有一表证等，实际是模糊定性判断。中医临床比较重视症状的有无，如外感病中的"身热无汗""身热汗出"等，作为判断病证性质的重要指征。而对相关症状轻重程度如同一症状表现程度上的差异常以不太精确的词汇描述，如有汗、汗出、微汗、少汗、大汗、汗出不止、大汗淋漓等对出汗状况的描述。中医诊断学中的症状出现频率、严重程度、证候的轻重、转归等都是相对模糊的概念。如四诊中"微热""低热""壮热"辨证中的"风热犯肺""肺热炽盛""痰热壅肺"等都具有模糊性思维的特征。

同时，这种描述又带有重要的辨证意义，症状表现程度上的差异有时可作为不同病证的鉴别依据。

（六）发散性

发散思维，指寻求变异，将一个现象从多方面考虑以得出病证诊断结论的思维方式，思维活动常常是随机应变，触类旁通。即抓住病人主要临床表现特征，运用各种辨证理论和逻辑思维方法，从横向进一步确定病位、病性、病势。例如"发热"一症，有表证和里证之分，里证之中还可分虚实，实证之中尚有经证、腑证、血热的差异，而虚证中尚有气虚、阴虚之别。思维的方向具有多角度、多层次、多侧面的特点。

中医辨证遵循发散性思维模式，在诊断病证过程中，常以主症定病名，然后根据病因学说辨析病因，根据寒热、虚实、气血等辨析病性，根据脏腑、经络等明确病位等。这种发散性思维又多运用联想推理，即以病人主诉的症状为初始依据，以医生所具备的知识和经验为基础，运用演绎、类比等逻辑思维方法，对症状进行联想、分析，从而判断病证的病因、病性、病位等。如病人主诉头晕眼花，中医诊断为"眩晕"，临床专家可联想到造成眩晕的病因病机有风、痰、火、虚等。

（七）病证同辨

在中医学中，"病"与"证"是密切相关的不同概念。病是对疾病全过程的特点与规律所作的概括，证是对疾病当前阶段的病位、病性等所作的结论。病注重从贯穿疾病始终的根本矛盾上认识病情，证主要是从机体整体反应状况上认识病情。辨病有利于从疾病全过程、特征上认识疾病的本质，重视疾病的基本矛盾；辨证则重在从疾病当前的表现中判断病变的位置与性质，抓住当前的主要矛盾。

病证同辨，是中医学固有的独特内容。《素问·热论》"夫热病者，皆伤寒之类也"，首先确定是由寒邪引起的热病，然后辨别三阴三阳经中何者受病。后世的六经辨证、卫气营血辨证等，都是遵循《黄帝内经》精神，在先辨明疾病的基础上进行辨证的范例。在临床实践中既重视疾病的诊断，又重视辨证论治，以疾病为研究对象可以从整体上全面把握疾病的病因、发展、预后，以证候为研究对象就可以针对疾病过程中表现出的病位、病性、邪正盛衰作出阶段性的判断与评估，因此从疾病和证候两个层面综合全面把握疾病的全部特征，可以更好地指导疾病防治。

中医认识对象的模糊性和辨证规律的复杂性增加了医者的认知难度，但这并不意味着中医辨证思维也具有模糊性和不确定性。不可否认，中医诊断有时难以用逻辑考量，会借助于感觉性、非理性的思维方式，但这些思维过程是建立在对疾病本质的理解和辨证规律的把握上的。根据理解程度的不同，不同层次的医者会产生或笼统或准确的诊断，但多少总会有思维规律可循。我们要做的就是找到这种思维规律的方法，更好地培养中医学专业学生的临床辨证思维。

〔黄碧群　卿龙丽〕

参考文献

[1] 杨毅玲. 中医四诊的延伸——隐症 [J]. 北京中医药大学学报，2000，23（S_1）：4-5.

[2] 马林. 浅析"症"、"证"和"病" [J]. 光明中医，2008，23（11）：1684-1685.

[3] 舒勤，何欣，徐竹林，等. 辨症辨质法在心系病证中的临床运用 [J]. 辽宁中医杂志，2008，35（1）：57-58.

[4] 朱文锋. 常见症状中医鉴别诊疗学 [M]. 北京：人民卫生出版社，2002：5.

[5] 陈家旭. 中医诊断学 [M]. 北京：中国中医药出版社，2008：2.

[6] 瞿岳云，袁肇凯. 新编中医诊断学精要 [M]. 长沙：中南大学出版社，2009：23.

[7] 李灿东. 中医诊断学 [M]. 北京：中国中医药出版社，2016：15.

[8] 韩佩玉，曹莉，陈颖. 浅论中医证候 [J]. 甘肃中医学院学报，2005，22（6）：12-14.

[9] 李超贤. 浅释症、证和病 [J]. 四川中医，2011，29（10）：25-27.

[10] 刘进，徐月英，梁茂新. 证及其易混概念的辨析 [J]. 医学与哲学，1998，19（9）：472-475.

[11] 罗金才."潜证"探索 [J],北京中医学院学报,1985,8(5):2-4.

[12] 沈自尹. 微观辨证和辨证微观化 [J],中医杂志,1986,2(2):55-57.

[13] 徐云生. 从中医症、证、病的概念谈辨证与辨病的关系 [J]. 医学与哲学,2001,26(1):65-66.

[14] 季绍良,成肇智. 中医诊断学 [M]. 北京:人民卫生出版社,2002:1-2.

[15] 朱文锋. 证素辨证学 [M]. 北京:人民卫生出版社,2008:4.

[16] 朱文锋. 实用中医辨证手册 [M]. 长沙:湖南科学技术出版社,2009:1-2.

[17] 陈家旭. 中医诊断学 [M]. 北京:中国中医药出版社,2008:2.

[18] 朱文锋. 中医诊断学 [M]. 北京:中国中医药出版社,2002:1.

[19] 魏红,李刚,王桂敏. 简明中医诊断学 [M]. 沈阳:东北大学出版社,1998:221-222.

[20] 陈家旭. 中医诊断学图表解 [M]. 北京:人民卫生出版社,2011:283.

[21] 程凯,车志英,樊蔚虹. 中医诊断学学科的内涵与外延探析 [J],中国中医药现代远程教育,2014,12(22):90-91.

[22] 程奕. 影像学对中医诊断现代化的意义 [J]. 中国中医急症,2007,16(5):564-565.

[23] 李铁. 国内问诊类移动医疗 APP 软件功能分析与评价 [J]. 中华医学图书情报杂志,2015,24(12):63-65.

[24] 王勇. 中医诊断客观化研究进展 [J]. 医学理论与实践,2013,26(10):1300-1301.

[25] 林传远. 现代诊断仪器在中医诊断中的应用 [J]. 赣南医学院学报,1997,17(2):156-158.

[26] 朱文锋,周萍. 中医诊断研究的现状与展望 [J]. 中医诊断学杂志,1997,3(1):1.

[27] 邓铁涛. 实用中医诊断学 [M]. 北京:人民卫生出版社,2004:16.

[28] 陈群,修宗昌,武哲丽. 中医诊断学的发展与创新 [J]. 辽宁中医杂志,2007,34(11):1526-1527.

[29] 牛婷立,杨学智,朱庆文,等. 便携式四诊合参辅助诊疗仪的临床试验和临床评价研究 [J]. 北京中医药大学学报,2011,34(4):231-235,289.

[30] 张玉清,张飞驰. 现代诊断技术与中医诊断学关系初探 [J]. 湖南中医学院学报,1997,17(1):4-6.

[31] 朱琳,陆小左. 中医诊疗仪器的发展与思考 [J]. 环球中医药,2016,9(4):457-460.

[32] 沈自尹. 微观辨证和辨证微观化 [J]. 中医杂志,1986,2(2):55-57

[33] 危北海. 宏观辨证和微观辨证结合的研究 [J]. 北京中医杂志,1992(1):19-21.

[34] 匡萃璋. 论宏观辨证与微观辨证相结合的方法学问题 [J]. 中国医药学报,1992,7(5):3-7.

[35] 郭振球. 微观辨证学的研究现状与发展趋势 [J]. 中医药学刊,2003,21(5):645.

[36] 朱文锋. 辨证统一体系的创立 [J]. 中国中医基础医学杂志,2001,7(4):4-6.

[37] 朱文锋. 建立辨证统一体系之我见 [J]. 北京中医学院学报,1984,7(4):2-5.

[38] 朱文锋. 中医病证规范化之研究 [J]. 中国医药学报,1996,11(5):4-6.

[39] 黄惠勇,朱文锋. 中医辨证学现代研究述评 [J]. 湖南中医学院学报,1996,16(1):75-77.

[40] 朱文锋,朱咏华. 对辨证规律与方法的研究 [J]. 湖南中医学院学报,2002,22(2):1-3.

[41] 朱文锋. 创立以证素为核心的辨证新体系 [J]. 湖南中医学院学报,2004,24(6):38-39.

[42] 刘实,韩丽萍. 试论中医诊断的整体观 [J]. 陕西中医函授,1999,2(2):25-26.

[43] 杨梅,鲁法庭,王青,等. 中医恒动观念的形成及其在中医诊断中的应用 [J]. 云南中医学院学报,2011,34(5):1-3,7.

[44] 刘伟丽. 基于症状群落理论的中医辨证思维规律研究 [D]. 山东中医药大学,2014.

[45] 杨梅.《中医诊断学》中的恒动观念 [J]. 云南中医学院学报,2005,1(1):8-9,12.

[46] 张挺,李其忠. 意象思维在中医认识疾病及临床诊疗中的应用 [J]. 南京中医药大学学报(社会科学版),2015,16(3):141-145.

[47] 孙岸弢,王永炎,谢雁鸣. 中医"意象"思维理念刍议 [J]. 中医杂志,2011,52(2):89-91.

[48] 王庆宪. 中医思维学 [M]. 北京:人民军医出版社,2006:160-161.

[49] 孙伟平. 论逻辑思维与直觉思维的互补关系 [J]. 北京师范大学学报,1991,12(27):36-39.

[50] 邓铁涛. 医案是衡量中医临床特色与水平的重要砝码 [J]. 湖南中医药导报,2000,6(9):1-3.

[51] 周慧生. 中医模糊诊断方法 [J]. 中国中医基础医学杂志,1999,5(10):8.

[52] 陈家旭. 论中医辨证的原则、要求与方法 [J]. 湖南中医药导报,1995,1(2):8-10.

[53] 李灿东,吴承玉. 中医诊断学 [M]. 北京:中国中医药出版社,2012:1.

[54] 王阶,熊兴江,张兰凤. 病证结合模式及临床运用探索 [J]. 中国中西医结合杂志,2012,32(3):297-299.

第二节　诊法理论研究

诊法，即中医诊察收集病情资料的基本方法，主要包括望、闻、问、切"四诊"。本书关于诊法的理论研究，包括黑箱理论、生物全息律、问诊、望诊、闻诊、切诊及四诊病理信息的综合处理几个部分的内容。

一、黑箱理论

（一）黑箱的定义

所谓"黑箱"，是指那些内部结构尚不能（或不便）直接观测，但可以从外部去认识的事物。凡客观事物，当人们还未深入解剖其内部细节、还不清楚其内部详情时，都可以看作是黑箱。黑箱方法，就是不直接探测其内部结构，而是通过考察对象的输入、输出及其动态过程，来研究对象行为、功能等特性的科学方法。例如，医生看病，通常是不进行开刀解剖的，而是通过"望、闻、问、切"等外部观测，并结合病人用药后的反应，进行诊断，这就是典型的黑箱方法。

（二）黑箱理论与中医相通之处——司外揣内

中医学在形成和发展的过程中，受到我国古代哲学思想的影响，其认识论和方法论都具有朴素唯物辩证法思想。对于自然界和人体生理、病理的认识，是以直观的方法从总体方面看待其关系，构成了天人相应、神形相合、表里相关的整体观点。

司外揣内，外指疾病表现于外的症状、体征；内指脏腑等内在的病理本质。由于"有诸内者，必形诸外"，所以《灵枢·论疾诊尺》说"从外知内"，就是说通过诊察其反映于外部的现象，便有可能测知内在的变动情况。

《灵枢·本藏》："视其外应，以知其内脏，则知所病矣。"说明脏腑与体表是内外相应的，观察外部的表现，可以测知内脏的变化，从而了解内脏所发生的疾病，认识了内在的病理本质，便可解释显现于外的证候。《丹溪心法·能合色脉可以万全》："欲知其内者，当观乎外；诊于外者，斯以知其内。盖有诸内者形诸外。"这一认识与近代控制论的"黑箱"理论有着惊人的相似之处。

钱丽和郭小青等认为中医藏象学说是运用黑箱方法构建的。在古代科学技术不发达的背景下，人们通过对人体和疾病进行整体认识，从人的表象来研究人的正常功能活动及其与相对应脏器的关系，并阐述这些脏器的功能变化及其与其内在的联系。如《灵枢·刺节真邪篇》："下有渐洳，上生苇蒲，此所以知形气之多少也。"意思是通过观察地面上芦苇的生长情况可以知道芦苇所生长土地的贫瘠与否。而"司外揣内"正是在不割裂整体的情况下来把握整体的规律，这与黑箱理论不谋而合。

顾萍认为中医基础理论中的阴阳五行学说、藏象学说、病因病机学说、经络学说等都体现了黑箱理论在中医学中的运用，其中又以藏象学说的形成与黑箱理论联系更为紧密。同时，中医辨证论治与黑箱理论同样有相关性。辨证是综合的辨证，它把病人看作是"黑箱"，通过望、闻、问、切，搜集"黑箱"输出的症状、体征等信息，进行组合分析，再运用中医理论进行破译，得出病变的本质。论治，就是在系统辨证的基础上，通过药物作用于机体后的反应来总结治疗规律和检验辨证。但中医理论中的黑箱理论就其本身而言，是相当朴素的，与现代黑箱理论有着本质的区别。

熊俊闯等认为"试探性"诊断思路与现代黑箱理论相契合，两者有着惊人的相似之处。试探性诊断方法就是把人体当作一个"黑箱"，信息的输入，即用药物、饮食、水、言语、针灸等对疾病进行先期"治疗"；信息的输出，即"治疗"后病人相应的反应。通过观察信息输入、输出的关系，从而对人体疾病本质进行更深入的研究。

谢卫等认为传统经络学说虽然没有明确提出和使用黑箱概念，但在2000多年前的《黄帝内经》时代，对于经络学说的阐述和应用，就带有黑箱方法的一些最基本特征。它不着重在打开人体，揭示经络系统内部结构，而是在保持人体的整体性、运动性的前提下，从外部联系和变化来考察认识经络系统及其针灸治疗过程的内在规律，其原理与现代黑箱方法是一致的，在本质上是科学的。

（三）黑箱医学

黑箱医学，是基于大量病人个体的卫生保健数据信息，借助计算机系统，运用不同算法，构建一个潜在的医疗预测模型，并在此基础之上提出医疗建议。个性化医学依赖科学研究和临床试验以确定和验证一些简单而有限的生物关系，然而，许多重要复杂的生物学关系，却未被发掘。但是即便它们没有被明确识别，却可以通过大型数据集结合复杂算法来预测和利用。黑箱医学将个性化医学带入一个全新的发展阶段。

个性化医学就是在内容过滤追踪法的基础上发展起来的，如果一个病人出现发热、咳嗽和咽喉试验阳性，医生可能会开治疗链球菌感染的抗生素处方，这种医疗建议是基于已有信息联系做出的。黑箱医学比较接近协同过滤的应用模式。

与明确的个性化医学相比，它存在 3 点区别：①黑箱医学探索生物关系和预测治疗方法的信息数据更庞大、更广泛；②一个巨大、丰富的数据集和机器学习技术使病灶和期望的治疗效果之间复杂联系，在没有清晰识别和科学理解前提下进行预测成为可能；③不同的验证方法将取代昂贵、耗时的临床试验。

二、生物全息律

（一）全息学的概念

"全息"一词源于希腊词 holos 和 grammar，在英文中用 Holography 表示，"Holo"表示"完全"的意思，我国译为"全息"，意思是"完全信息"。19 世纪 40 年代，英籍匈牙利科学家加博尔（D. Gaber）提出并证实了全息照相原理，并因此获得 1971 年诺贝尔奖。使用该技术照出的照片的特点是，如果将其撕裂成小块，那么每个小块都能再现整个物体的像，而且随着碎片越来越小，成像的模糊性就会增加，当达到某一阈值时就不能显现出整个物体。也就是说：这些碎片都是原来整体的缩影，包含了整个物象的全部信息，故简称为"全息"。此后，物理上的全息概念被引入现代研究，逐渐形成了一门研究"部分"与"整体"的科学——全息学。

全息学是研究事物之间关系的学说。正如它最初所表达的意思，全息学认为部分包含着能影射整体特征的信息，反映了事物之间的全息关系的全息等式。其本质为事物之间是具有相互联系性的。全息学将客观世界转化为一系列不同等级、不同复杂程度、相互交错的系统结构。每个系统中又包含着各种内容相关、不同层次的子系统，全息学称为全息元。这些子系统通过各种相关关系反映不同等级的母系统、展现着母系统。在全息学理论的启迪下，相继出现了一系列全息分支学科，其中一个重要的分支就是全息医学。

（二）全息胚与生物全息律

张颖清经过多年对生物的观察，发现生物体的某个局部往往蕴含了整体的信息，在结合中医学思想的基础上，借用物理学激光照相的全息概念于 1986 年正式提出了全息胚学说和生物全息律。他用这个概念来描述生物界中整体与部分之间存在的一种特殊关系。由此派生出"全息元""全息相关度""穴位全息律"等一系列基本概念、学说和理论，使得一些疑难问题得以解释。

张颖清在他的著作中，从生物胚胎发育的角度出发，认为一个生物体，是由有性生殖过程中受精卵或无性生殖过程中起始细胞，通过以细胞有丝分裂为主的方式发育而来的。在细胞进行有丝分裂时，含有遗传信息传递基础的染色体，被复制成几乎完全一样的两份，分别分配到两个子细胞中，于是就使每个子细胞都具有了和母细胞高度相似的全部基因。在整体的控制和需求下，细胞进一步分裂，经过特化，形成形态不同、功能各异的局部器官。局部器官有机地组合起来，最终构成了生物整体。所以生物体上任何一个细胞、器官或部分，都含有与原始胚胎相同的基因，也就可以反映出"整体的缩影"的胚胎性质。

张颖清将生物体中任何一个在结构和功能上有相对完整性，并与周围部分有明确边界的相对独立部分，定义为全息胚，如头、鼻、耳、眼、手、足皆是全息胚。全息胚具有双重性，是处于新整体某发育阶段上的结构和功能单位。也就是说，全息胚是生物体控制下的结构单位，也是一个相对独立的部分，其内部在结构和功能上具有相对的完整性。全息胚学说认为，全息胚是生物体的统一的结构和功能单位，生物体是由处于不同发展阶段和具有不同特征的多重全息胚组成的。它揭示了人体某些特定信息区域所贮存的大量反映整体变化的信息，并与人体整体信息相呼应，即相对独立的一些部分是人体的缩影。

生物全息律指出生物体每一相对独立的部分都是"整体的成比例的缩小"。这种部分与整体之间有着全息的对应性和相关性表现在生物体的结构上，以及更广泛的生物学特征上，如在生理、病理、生化、遗传等诸多方面。它揭示了生物体每一相对独立部分在化学组成模式上与整体相同，是整体成比例的缩小。

全息生物学，就是指生物体局部包含整体全部信息的现象，是研究生物体全息相关规律以及这些规律的应用的学科。这是一种普遍的规律，体现了事物的整体和局部之间具有全息性质的联系。全息生物学所揭示的这些联系规律，是生物界，甚至是整个自然界和人类社会的普遍规律。自从创立以来，它不断发展，成为一门理论性和实践性较强的综合性学科，为生物学研究开拓了新的探索领域和新的思维方法。

（三）中医全息医学

全息医学的理论，一只手抓住中医理论，另一只手抓住西方医学与生物学，在中医学与西方医学之间架起了一座桥梁。医学的目的是达到生命和身心两方面优化提高。在全息理论，特别是生物全息学的影响下，全息医学融合了东、西方医学的相关理论，从一个崭新的角度研究生命个体和群体疾病的发生、发展和转化的规律，以及在临床应用上如何优化配置各种治疗手段和方法。作为一个新兴的医学体系，它主要有以下几个方面的特点。

第一，全息医学是多学科交叉融合的产物。它扎根于传统中医学的沃土，接受了西方医学的思想，汲取了现代科学的研究成果，在当今医学的百花园中绽放出独特的瑰丽，并且影响着医学的发展方向。这样的结合不但丰富了现代医学的理论体系，而且为长久以来被一些学者归类于哲学的中医学思想提供了自然科学的理论基础。中西医是在两种不同文化背景下产生发展起来的应用科学，全息医学在基础理论和临床应用上将它们有机结合，这更有利于中医学的发展和推广。

第二，全息医学符合时代的要求。当今医学模式倡导生物-心理-社会，意在强调社会和环境对生物个体的影响，疾病的着眼点已不能再单纯地放在生物个体，甚至是生物体局部。全息医学中包含了整体观。它虽然以人体的某一局部为着眼点，但却探求局部对整体的反映和整体对局部的影响，探求社会环境和自然环境对个体的影响。其本质体现了中医学的整体思想。这使得人们对疾病的认识更加深入。

第三，全息医学提高了诊断和治疗的效果。全息医学使得许多诊断和治疗方法更便于应用于基层，更容易为大众所接受，为世界卫生组织提出的"21世纪人人享有初级卫生保健"提供了坚实基础。

全息诊疗是全息医学在临床的具体应用，它根据全息胚的特点，利用全息胚对整体情况的种种外在反应来诊断，以刺激相应区域为手段，对全身功能起调节作用，达到治疗的目的。全息诊疗技术是全息医学中的重要内容。

（四）中医全息医学的内涵

人体是一个复杂的有序结构。中医学认为：人体是一个密不可分的整体，以心、肝、脾、肺、肾五脏为中心的藏象系统，通过经络把五体、五官、九窍、四肢百骸等全身器官联系成为有机的整体，并通过气血津液的作用来实现机体的有机统一的功能活动；可以按"阴阳五行"学说排列出人体不同层次的系统，具有不同功能的各系统既是整体控制下的结构单位，同时又具有相对的独立性，并且按照阴阳五行所属相互对应。

张颖清在其著作中从全息胚的性质、功能、发展和分布规律等方面分析，认为中医学中的五脏、六腑、经络、气血、脉象等概念都是全息胚或全息胚的外在表现，揭示了中医理论系统的生物学本质。如现代解剖学的研究表明，大脑通过神经系统支配全身的各个部位。中医学的脏腑虽然与西医学的器官同名却代表不同的意义，但都受大脑的控制。人体神经中枢在脑的定位，在大脑内构建了人体的全息缩影。中医学将大脑的功能分属到五脏功能中，并引入阴阳五行系统中。因此可以将五脏作为一个全息元来研究。

当今的全息医学与中医学的整体观是密切相关的。张颖清的生物全息理论在很大程度上汲取了中医学的一个重要核心思想——整体观的精华，并注入时代意义的发展。

（五）中医全息思想发展概论

在中医典籍中没有"全息"一词，但是如前所述，中医整体观既有全息理论的雏形，又有在整体观指导下应用于诊断、治疗、养生等诸多方面的实践。其中，影响最深远的主要有《周易》、阴阳五行学说、《黄帝内经》和《伤寒杂病论》。

1.《周易》中的全息思想　《周易·系辞上》："极天下之赜者存乎卦，鼓天下之动者存乎辞。"意思是说：作为易学体系的骨架和主体的六十四卦蕴含着宇宙的全部信息，是个大全息；每一卦都是宇宙和万事万物发展规律的缩影，又是一个全息元；每一个爻，又是一个更小的全息元，也蕴含着整体的信息。六十四卦是一个中国古代社会的全息图像。爻辞包罗万象，触类旁通，进而通过对卦爻辞的解说，可以洞烛先机，一而知全，具有朴素的全息思想。整个《周易》及由此派生的易学，弥漫着全息的神奇和灵光，孕生了以卦爻为信息码的全息思想。

在人体方面，也普遍存在着太极八卦的全息思想，突出表现为普遍存在的"太极阴阳"和八卦全息。人体是一个大八卦，其五脏六腑、四肢百骸、五官九窍等各部位又充满了小八卦全息，通过八卦全息体现了人体的相关性和整体性。

2. 阴阳五行学说全息观　阴阳五行学说是古代人们用以认识和解释自然的一种世界观和方法论，为全息思想的形成奠定了基础。阴阳最初含义是很朴素的：向阳的属阳，背阳的属阴。后来形成认为物质世界是在阴阳二气的相互作用下不断发展变化的学说。万事万物都可以分为阴和阳，古人云"万物皆负阴而抱阳"。而且阴阳又能各自再分阴阳，"分而分之不可穷尽"。如脏腑中：五脏属阴，五脏中心为阳，肾为阴。周易以后的易学家们发展的太极图，形象地展现了"阴阳"的全息特征。太极图源于首尾相接的两条鱼，两只鱼眼又各是一张太极图，表达了"其大无外，其小无内"的全息思想的雏形。世界是物质性的整体，一切物质内部都存在着阴阳的对立统一，其发生发展有赖于阴阳的相互对立、相互依存、相互消长和相互转化。阴阳学说虽然只有两个元素，但却包含了宇宙存在和运动的全部信息，实际上就是全息理论"部分包含整体信息"的思想。其内涵已渗透到诸多学科中，尤其是中医学。在中医学理论体系的各个方面，阴阳学说都贯穿其中，用以解释人体的组织结构、生理活动、病理变化、疾病的诊断和治疗。

3.《黄帝内经》中的全息思想　《黄帝内经》简称《内经》，分为《素问》和《灵枢》两部分。中医学文献中虽然没有"全息"一词，但《内经》的诊断方法具有由外象测知本质、由局部测知整体的特点，体现着部分与整体相对应，部分是整体的缩影，以及不同系统之间有相似性联系等全息律思想。如《灵枢·外揣》："日与月焉，水与镜焉，鼓与响焉。夫日月之明，不失其影；水镜之察，不失其形；鼓响之应，不后其声。动摇则应和，尽得其情。"由此可知，外在症状表现与内在病理变化，有如日月之于影，水镜之于形，鼓响之于声，有动则有应。有应则可知，这正是《内经》诊断学的基本原理，也是《内经》对全息律的一种表达方式的表述。

《素问·宝命全形论》："人以天地之气生，四时之法成。"说明人秉天地之气而生，故人体之气与天地自然之气时时相通，从而人体隐含了自然界的信息。人在长期的生产生活实践中，逐步形成了与自然节律相同相应的生命节律，也就是说，人体的生命活动能够全息地反映自然界的时间周期，如女性的月经周期与月亮周期的关系，正如《灵枢·岁露论》所说"人与天地相参也，与日月相应也"。

《素问·上古天真论》："上古之人，其知道者，法于阴阳，和于术数，食饮有节，起居有常，不妄作劳，故能形与神俱，而尽终天年，度百岁乃去。今时之人不然也，以酒为浆，以妄为常，醉以入房……起居无节，故半百而衰也。"点出了政治、经济、道德、信仰、民俗等社会因素对人体的影响，也全息地反映在人的身心状态中，影响着人体的生理和病理。

4.《伤寒杂病论》的临床全息理论　　《伤寒杂病论》是东汉末年著名医学家张仲景所著，后被分为《伤寒论》和《金匮要略》两部分。张仲景的著作在病因学上体现了全息思想。《伤寒论》在《素问·热论》六经分证基础上，开创了六经辨证体系，将经络、五脏六腑病变全息集成，发展了中医学全息辨证的思维模式。他将外感疾病错综复杂的证候及其演变加以总结，提出一套较为完整的辨证体系。张仲景认为一证、一脉中包含着归属六经辨证的全息思想，因此强调从一证、一脉来研究疾病的病因病机和理法方药。

《金匮要略·脏腑经络先后病脉证》第二条："夫人禀五常，因风气而生长，风气虽能生万物，亦能害万物，如水能浮舟，亦能覆舟。"在病因学上秉承了"天人相应"的观点。

张仲景建立了辨证体系的全息思想。《伤寒论》的六经辨证按阴阳这个大的全息系统将疾病分类为三阳病证系统和三阴病证系统。三阳病证按从表到里分为太阳病证、阳明病证、少阳病证，构成阳性全息相关系统六腑病变，多属阳证、热证、实证；三阴病证按传变顺序分为太阴病证、少阴病证、厥阴病证，构成阴系全息系统，主要论述五脏病变为基础的病证，多属阴证、寒证、虚证。

（六）中医全息法应用

中医全息法应用是在中医理论的指导下，结合生物全息论和现代科学技术的诊断、治疗方法，不但融入了经过千百年实践总结的诊断方法，而且引入了现代新兴的技术，充分体现了中医学古老和年轻的两重性。中医全息法不是单一的神经反射和经络原理，而是一种多元整合系统诊法，符合当今医学发展的趋势。

中医全息法的内容非常广泛，包括中医全息诊断的头诊、面诊、目诊、鼻诊、手诊、第二掌骨全息诊、腹诊、脐诊、五俞穴诊、背俞穴诊等，还有中医经络全息刮痧疗法、中医全息耳穴诊断治疗及中医全息足部诊疗等。金玉禾德·呼格吉乐图就蒙医中医全息诊断进行了研究，总结了蒙医中医全息诊法的脉诊、舌诊、目诊、耳郭、头顶五脏穴、手指等。肖家翔则着重研究了《内经》中目诊与生物全息律之间的关联，认为"以目测病见微知著，目诊蕴含全息思想；目与脏腑经络相连，目为整体全息缩影；运用生物全息规律，可以发掘提高目诊之效用"。梁俊芳等将生物全息律与刮痧疗法相结合，认为其可达到平衡阴阳、调达气血、延缓衰老、调节脏腑、养颜美容的效果。随着现代技术的更新，以及对生物全息律及中医理论的不断丰富发展，中医全息医学的应用越来越广，临床效果也得到很好的反响。

三、问诊

（一）问诊的注意事项

中医四诊中，问诊其实是很重要的，因为病人发病的具体情况，如疾病的发生条件、发展经过、治疗经过，还有病人自身感觉的主观症状、既往病史、家族史等，都是要靠他自己（或者陪护者）说出来，医生才能知道，才能得到更多的关于疾病的线索，对医生做出准确的诊断和治疗有很重要的帮助。

问诊既然是一种诊断手段，做医生的自然不能问得毫无章法。医生能否通过询问，及时、准确、全面地获取有关疾病的临床资料，与询问的方法有着密切的关系。《难经·六十一难》："问而知之谓之工。"经文中的"工"字，就是指问诊技巧而言的。所以，在临床上要运用好问诊，除必须熟练地掌握问诊内容，具有较坚实的理论基础和较丰富的临床经验之外，还应注意下列事项：

1. 环境要安静适宜　　问诊应在较安静适宜的环境中进行，以免受到干扰。尤其对某些病情不便当众描述者，应单独询问，以便使其能够无拘束地叙述病情。《素问·移精变气论》："闭户塞牖，系之病者，数问其情，以从其意。"就是直接向病人本人询问病情。若因病重、意识不清等原因而不能自述者，可向知情人或陪诊者询问。但当病人能自述时，应及时加以核实或补充，使资料更准确、可靠。

2. 态度要严肃和蔼　　医生对病人疾苦要关心体贴，视病人为亲人。在问诊时，切忌审讯式的询问。对病人的态度，既要严肃认真，又要和蔼可亲，细心询问，耐心听取病人的陈述，使病人感到温暖亲切，愿意主动陈述病情。如《医门法律·问病论》："问者不觉烦，病者不觉厌，庶可详求本末，而治无误也。"如遇病情较重，或较难治愈的病人，要鼓励病人树立战胜疾病的信心。切忌有悲观、惊讶的语言或表情，以免给病人带来不良的刺激，增加其思想负担而使病情加重。

3. 不用医学术语询问　医生询问病情，切忌使用病人听不懂的医学术语，而应使用通俗易懂的语言进行询问，以便病人听懂，能够准确叙述病情。

4. 避免资料片面失真　医生在问诊时，既要重视主症，又要注意了解一些一般情况，全面地收集有关临床资料，避免遗漏病情。如发现病人叙述不够清楚，可对病人进行必要的、有目的的询问或作某些提示，但决不可凭个人主观臆测去暗示、套问、逼问病人，避免所获临床资料片面或失真，影响诊断的准确性。

5. 重视主诉的询问　医生在问诊时，应重视病人的主诉。因为主诉是病人最痛苦的症状或体征，也往往是疾病的症结所在，所以要善于围绕主诉进行深入询问。对危急病人应扼要地询问，不必面面俱到，以便迅速抢救。待病情缓解后，再进行详细询问。

（二）问诊的认识论特点

医生的诊断过程是一种认识活动，通常分为两个阶段：其一，是获得症状材料的诊查过程，即望、闻、问、切的感性认识阶段；其二，是依据症状进行临床辨证或推理的过程，即理性认识过程阶段。可是，若将四诊作为相对独立的认识过程，分析它们的微观机制时，问诊却不同于其他三诊，表现出一定的特殊性。这特殊性主要表现在问诊接受的是病人或代诉人的关于病情的语言信息。若医生临诊时以病方口述的情况代替医家的自我感觉，把它作为感性的原材料，直接输入即将进行的诊断思维中，必将严重影响其正常进行，致使医生不易获得正确的诊断，因为病人反映的病情未必是真实的，很可能是片面或虚假的。

1. 对于认识主体，问诊不是感性认识活动　感性认识活动是认识主体通过自身感官，直接感受客观事物的刺激，在大脑中形成对象的表象过程，感性认识从中获得认识对象的表面现象，而问诊的过程不具备上述的条件。

2. 确认问诊信息过程体现了一定理性思维特征　若把病人反映的情况，确认为实际存在的病情，还有一个复杂的思考过程。首先，病人通过第二信号系统反映病情，以及与病情有关的其他因素，如环境、病因等；其次，确认病情的思辨常常通过一定的思维方法，常用的有比较、推理和假设等；其三，医家在辨别、确认的思考中，借相关的医学知识，并且在知识的参与下进行辨别、比较、推理；其四，医家对病方反映病情的真实情况的判定，有待于治疗结果的进一步证实。

3. 问诊的双重属性　当我们把问诊过程作为一个具体的认识过程来考察它的微观机制时，确实表现了一定的理性思维特点，过去关于临床诊断的认识论研究，常常忽视这一点，把问诊混同于一般诊法。我们这样提出问题，并不是把问诊列入理性认识阶段，而是把问诊过程中的思辨特点加以考察、分析，探讨问诊的认识论特点。

当我们在研究临床诊断的思维过程时，问诊活动相对于诊断的理性思维，它毕竟是以获得准确的症状为目的的临床调查阶段，是为诊断思维准备客观材料。从这点上说，问诊仍属于感性认识阶段。

那么为什么同一个认识活动怎么会表现出两种认识论属性呢？这是因为事物都是相对的，从不同角度考察事物，所依的参照系就不同，事物的属性也不同，就像因果关系中的一个现象，在此为果，在彼则为因；又如物体的动、静关系，从不同的角度分析就得出不同的结论。问诊过程表现出一定的理性思维特点，这是从认识过程的特点和认识内容的深化角度来说的，问诊不能像其他三诊那样通过感觉获得表象，而是通过思维，达到确认。问诊仍然属于感性认识阶段，是从诊断这个全过程来说的，问诊所得的内容，将作为原始材料，输入诊断思维中。

综上所述，我们一方面不能简单地把问诊作为纯粹的感性认识活动，另一方面也不能把问诊理解为理性认识阶段，临床医生应当重视和研究问诊的特点和规律，注重对诊断过程的认识研究，使广大临床医生能在诊断思维的王国里获得更多的自由，达到不断提高正确诊断率的目的。

（三）症状规范化研究

症状是症状和体征的统称，简称"症"。古代还有将其称为病状、病形、病候者。狭义的症状是指病人主观感受到的痛苦和不适，如头痛、耳鸣、胸闷、腹胀等；体征是指客观能检测到的异常征象，如面色白、喉中痰鸣、大便腥臭、舌苔黄、脉浮数等。症状虽然只是疾病所反映的现象，但它是判断病种、辨别证候的主要依据，因而在中医诊断中具有重要的意义。随着中医证候规范化和症状量化研究的不断深入和探索，开展了中医症状有关的规范化研究，对中医药研究起到了促进作用。现将中医症状规范化研究在中医药研究中的现状及其展望叙述如下。

1. 中医症状规范化　问诊的内容非常丰富，但相当多的症状的表述不精确，缺乏统一性。中医历史悠久，发展过程中融合了多个学科，内容十分广泛；另有中医各家各派众多，不同派别、不同医家对中医学的认识不完全一致；中医理论与临床实践的某些脱节，导致二者之间存在某些不一致；加上中国文字一词多义、一义多词现象，使得中医学在表述症状时，存在一种症状用多个词汇表达的现象。如就问饮食口味而言，其中"食少"又称纳呆，或食欲不振，这就导致了概念的混淆不清。因此，应当进行症状规范化的研究。

崔锡章通过对唐代以前 21 部古医籍症状描述语言的客观分析，发现中医症状语言纷繁无序，如"痛"作为中医常见症状，在《金匮要略》中还使用了掣痛、微痛、满痛等词语，在《神农本草经》中还运用了肿痛、冷痛等词语，在《伤寒论》中出现了卒痛、强痛、绞痛词语；但深入研究发现，其中蕴含着条理分明的规律，这就要求我们在今后研究症状的规范化过程中，应该全方位、多视角研究，才能使中医症状的规范化研究更具有可操作性、客观性、全面性，使得出的规范化研究成果更具有推广性。

张启明等通过建立中医历代医案数据库，统计发现胃脘痛的症状名称主要有胃痛、脘痛、上脘痛等27 种名称。另有研究分析，一症多名现象在当今病历书写、科研、教育等领域仍然存在，这一现象与中医历史、文化渊源有关，这给中医药的学术交流、文化传承带来混淆，使该问题成为中医药规范化、现代化的障碍。可见中医症状纷繁复杂，故对症状的规范化、克服症状表述的模糊性，有利于避免诊断认识上的差异。

此外，根据陈剑明等通过对近 30 年发表的溃疡性结肠炎现代文献进行的统计分析，所得症状单单就关于"便脓血"就有 30 种不同的表述方式。

王明三通过文献资料的回顾性研究和统计学分析，认为中医症状术语的规范化还应参考以下方法进行研究：一是症状应使用适合当今语言习惯的、统一的名称，如将食少纳呆、纳少、纳差、不欲食等统一规范为食欲不振；二为症状应是单一意蕴的词组，如将习惯称之为食少乏力规范为食欲不振和体倦乏力；三是症状应与病理描述剥离，如去除阴虚潮热的病理性描述阴虚。而在症状名称规范之后，应对相应的内涵作出明确严谨的界定，由中医理论专家、中医临床专家、医古文专家、语言学家和心理学专家组成的专家组进行审核，从而使症状内涵研究更加规范化，表达更加严谨，易于掌握，在临床应用中能据此进行症状信息的准确采集。

2. 症状量化的规范化研究　症状量化的研究，也是今后中医症状规范化的重要工作之一。同一个症状往往会因病情的轻重不同，而在程度上存在较大的差异，这就提出了症状的量化问题。中医古籍诊断疾病、辨别证候的指标是通过四诊所得的症状、体征，因而辨证诊断的定量首要先从症的定量入手。

以症状有无进行定量分析。如温热病辨证中，无口渴（口不渴）说明热邪伤津尚轻，提示病轻；口渴则表示津液已伤，可进一步分为口微渴、口渴、口大渴等级别。

用具体时日多少来进行量的描述。例如，《伤寒论·辨厥阴病脉证并治》："伤寒，厥四日，热反三日，复厥五日，其病为进。寒多热少，阳气退，故为进也。"这里的时日虽是泛指，但却是一种定量方法。

以病变范围进行定量：涉及范围时，明确指出其症状、体征所发生的病变部位，如"但头汗出""汗出偏沮""全身汗出""目窠上微肿""腰以下（或以上）肿""身微肿""一身悉肿"等，都具有量的概念。

类比的方法进行定量：如"头重如裹""身重如带五千钱""阴下湿如牛鼻上汗"等，具有直观形象的量概念。

上述以症定量的方法，在中医学应用已久，各有其特点的量概念，其作用又是辨病性的作用，但绝大多数还是起定量的作用。近年来，人们越来越自觉地认识到定量的意义，因而出现大量的关于定量研究的文献。

如李联社等制定的中医症状计分法的诊断评分标准，较现行的定性法及定量化方法更具客观性，使之适用于任何症状，并能够规范化。

王天芳等从具体症状入手，归纳出症状计分法的诊断标准，经完成初步方案，并实际应用，证明其切实可行，并查阅了现有中医症状定量法的资料，研究制定出中医症状计分法的诊断评分标准。将此方法在本地及异地应用和现行的定性方法及对一证一病而特设的定量法进行比较，充分显出了优越性，从而为中医病证的规范化研究提供相关依据，认为症状的量化研究可从4个方面进行研究：①查阅大量的医籍文献资料，从理论上进行概括整理；②广泛收集临床医师的实践经验；③运用数学统计方法，对已知病例进行回归分析；④对初定数据进行大批量的临床验证，进行调整和修改。

可见，近年来中医界的研究者们将国际上通用的一些量表应用于中医的临床研究中，并初步开始了一些与中医症状、证候有关的量表制订工作，以期对某种症状、证候的诊断与严重程度作出评定。这些工作对于中医药研究和证、症的规范化、标准化起到了积极的促进作用。

中医经典医籍中作为诊断指标的症状、体征在量上的变化，其描述是简朴、粗略、模糊的，虽然这样，由于我们现在不能一下子就将全部粗略的描述代之以精确明晰的数字，因此这种诊断方法在现在临床仍有着其存在的意义与作用。临床上以症定量得到广泛应用。

3. 目前中医症状规范化研究中存在的问题　中医学自身的复杂性和特殊性，目前对中医症状规范的基础还很薄弱，远未成熟与完善；加上现代医学在国内的高度发展，使中西两种医学体系随着各自研究的不断深入而二者相互渗透与矛盾。中医症状的规范化研究目前取得了一定进展，但是跟临床实际结合起来，发现目前的研究工作远远不能满足临床实践的需要，并且存在不少问题。总结下来有以下五点：其一，缺乏统一的标准；其二，各家之言的盛行；其三，中西医体系的差异；其四，发展思路的不一致；其五，理论依据的科学性不足。

许多症状的认识很大程度上局限于古代文献和临床经验，诊断标准欠确切、症状表述多样、缺乏流行病学方法和严格设计、缺乏症状量化研究等，这些问题都将降低中医临床研究的可操作性和严谨性。因此，建立客观、统一、规范化的症状研究标准是开展中医药众多基础和应用研究的根本，故对中医症状的量化和规范化研究亟待加强。这对寻找更有效的中医药治疗方法及发挥中医药治疗优势具有十分重要的意义。

四、望诊

望诊是指医生运用视觉对人体全身、局部的外在表现，以及舌象、排出物进行有目的的观察，以收集病情资料、了解健康状态的诊察方法。

望、闻、问、切四诊合参，是传统诊断的四大法宝，而望诊居于"神圣工巧"之首。《内经》将望诊排在首位，并进行了大量的论述，《素问·五脏生成论》言"能合色脉，可以万全"，且有"望而知之谓之神……望而知之者，望其五色，以知其病"（《难经·六十一难》）之说。《望诊遵经》言"治病必先知诊，诊病必先知望"，这是因为视觉能观察到客观事物的色、形、态等，又能观察到人体局部（局部望诊）的体征，如皮肤、头面、五官、胸腹，且具有直观、方便、快捷、准确的特点，与其他感官相比较获取信息较早、占有信息也较多。

望诊的内容主要包括：全身望诊（望神、色、形、态），局部望诊（望头面、五官、颈项、躯体、四肢、二阴及皮肤），望排泄物（望分泌物、呕吐物及排泄物等），望舌（望舌质、舌苔）。另外，儿科尚有望食指指纹的专门诊法。

（一）望诊的原理与意义

望诊为中医诊疗疾病的重要手段，其范围广泛，内容丰富，自《内经》时期开始至今有很大发展。望诊有"观眼识病""观手识病""观耳识病"等论出现，为中医诊断疾病提供了更加准确、直接的方法。望诊的基本原理是以整体观念为基础，运用"司外揣内、见微知著、以常衡变"的诊断方法。中医学理论认为：人体是一个有机整体，其中以心为主宰，脏腑为中心，通过经络气血的联系，沟通脏腑与形体各部分。如《灵枢·本藏》"视其外应，以知其内脏，则知所病矣"，说明观察人体外部的各种表现及其变化，不仅可以了解机体的健康状况，还可以测知脏腑功能强弱及气血阴阳盛衰，从而了解疾病发生的部位、性质，认清内在的病理本质，便可解释显现于外的证候。《丹溪心法》："欲知其内者，当以观乎外；诊于外者，斯以知其内，盖有诸内者行诸于外。"

（二）中医色诊客观化研究

中医色诊通过观察病人的颜面气色了解病情，可以对疾病进行定性、定位及预后诊断，是临床诊察的重点。然而，传统中医色诊是在自然光线下目测观察病人面色，然后使用定性的语言描述病情，该方法易受观察者主观因素和外部环境的影响，客观性差，有时会出现很大偏差。随着中医临床现代化的进一步发展，对色诊也提出了客观化、定量化的新要求，以现代科学技术手段研究色诊原理，提高其临床应用价值，已成为色诊研究的必然趋势。

中医学是在古代哲学思想指导下，并融合了当时的自然科学知识而逐步形成的。中医学的理论体系有两个基本的特点：一是整体观念，二是辨证论治。中医学的整体观认为人是一个有机整体，是以五脏为中心，配合六腑，通过经络系统"内联脏腑，外络肢节"的作用实现的。五脏构成整个人体的五个系统，人体所有组织器官都包括在这五个系统之中。中医诊断的原理是司外揣内，以表知里。《灵枢·本藏》："视其外应，以知其内脏，则知所病矣。"说明脏腑与体表是内外相应的，观察外部的表现，可以测知内脏的变化，从而了解内脏所发生的疾病，认识了内在的病理本质，便可解释显现于外的证候。藏象学说主要就是以此为方法来揣测、分析、判断内脏的内涵。色诊就是藏象学说在中医诊断中的一种有效方法。

1. 色度学　色度学是将主观颜色感知与客观物理测量值联系起来，建立科学、准确的定量测量方法，具体是指对颜色刺激进行度量、计算和评价的一门学科；是以光学、视觉生理、视觉心理、心理物理等学科为基础的综合科学。在日常生活中，人们习惯把颜色归属于某一物体的本身，把它作为某一物体所具有的属于自身的基本性质。比如人们所常讲的那是一块红布，那是一张白纸，等等。但实际上，人们眼中所看到的颜色，除了物体本身的光谱反射特性之外，主要和照明条件所造成的现象有关。如果一个物体对于不同波长的可视光波具有相同的反射特性，我们则称这个物体是白色的。而这个物体是白色的结论是在全部可见光同时照射下得出的。同样是这个物体，如果只用单色光照射，那个物体的颜色就不再是白色的了。

在色度学理论中，色彩可用色调（色相）、饱和度（纯度）和明度来描述。人眼看到的任一彩色光都是这三个特性的综合效果，这三个特性即是色彩的三要素，其中色调与光波的波长有直接关系，亮度和饱和度与光波的幅度有关。

（1）色别：色彩所具有的最显著特征就是色别，又称色相。它是指各种颜色之间的差别。从表面现象来讲，如一束平行的白光透过一个三棱镜时，这束白光因折射而被分散成一条彩色的光带，形成这条光带的红、橙、黄、绿、蓝、靛、紫等颜色，就是不同的色别。从物理光学的角度上来讲，各种色别是由射入人眼中光线的光谱成分所决定的，色别即色相的形成取决于该光谱成分的波长。我们所讲的可见光是电磁波谱中的一小部分，波长范围大约为 390～770 nm，在这个范围内各种波长的光呈现出各种不同的色彩。在自然界中所呈现出的各种色彩大都是由不同波长和强度的光波混合在一起而显示出来的，有的则是某个单一波长的固有特性色彩。总之，色别就是指不同颜色之间质的差别，它们是可见光谱中不同波长的电磁波在视觉上的特有标志。

（2）明度：明度是指色彩的明暗程度。每一种颜色在不同强弱的照明光线下都会产生明暗差别，我们知道，物体的各种颜色，必须在光线的照射下，才能显示出来。这是因为物体所呈现的颜色，取决于物体表面对光线中各种色光的吸收和反射性能。前面提到的红布之所以呈现红色，是由于它只反射红光，吸收了红光之外的其余色光。白色的纸之所以呈现白光，是由于它将照射在它表面上的光的全部成分完全反射出来。如果物体表面将光线中各色光等量吸收或全部吸收，物体的表现将呈现出灰色或黑色。同一物体由于照射在它表面的光的能量不同，反射出的能量也不相同，因此就产生了同一颜色的物体在不同能量光线的照射下呈现出明暗的差别。白颜料属于高反射率物质，无论什么颜色掺入白颜料，可以提高自身的明度。黑颜料属于反射率极低的物质，因此在各种颜色的同一颜色中（黑除外）掺黑越多明度越低。

（3）饱和度：饱和度是指构成颜色的纯度，它表示颜色中所含色彩成分的比例。色彩比例越大，该色彩的饱和度越高，反之则饱和度越低。从实质上讲，饱和度的程度就是颜色与相同明度有消色的相差程度，所包含消色成分越多，颜色越不饱和。色彩饱和度与被摄物体的表面结构和光线照射情况有着直接的关系。同一颜色的物体，表面光滑的物体比表面粗糙的物体饱和度大；强光下比阴暗的光线下饱和度高。不同的色别在视觉上也有不同的饱和度，红色的饱和度最高，绿色的饱和度最低，其余的颜色饱和度适中。

凡是在视觉上相同的色彩都是等效的。在同样的观察条件下，相同的颜色，不同样品却存在所反射的辐射通量的光谱成分完全不同，这就是同色异谱现象。如《内经》"青如翠羽者生，赤如鸡冠者生，黄如蟹腹者生……青如草兹者死，赤如衃血者死，黄如枳实者死……"中青、赤、黄色彩的差异性，然而，应用可见光反射光谱对相应的样品进行检测，主生的青（翠羽）、赤（鸡冠）、黄（蟹腹）三个光谱分析体现出反射色谱波峰单一，体现了其色的鲜艳性；而主死的青（草兹）、赤（衃血）、黄（枳实）三个光谱分析体现出其反射色谱由多重色组成，也就是以复合色为主，表现了色的晦暗，这也同属于人眼分辨特性的同色异谱。光谱对色诊资料的记录，可进行明度值、色调、饱和度的计算与分析。

2. 色彩与视觉　色彩的定义较广泛、复杂，不同的专业有不同的理解，物理学家从光的分光反射及透射率来解释，化学家从颜料和染料的化学成分来解释，生理学家以视网膜上的电子化学作用产生的视觉来解释，文学家说色就是被破坏了的光，精神心理学家则认为色是具有刺激性的色感觉。其实色彩从根本上说是光的一种表现形式。光一般指能引起视觉的电磁波，即所谓"可见光"，它的波长范围约在红光的 770 nm 到紫光的 390 nm 之间。在这个范围内，不同波长的光可以引起人眼不同的颜色感觉，因此，不同的光源便有不同的颜色；而受光体则根据对光的吸收和反射能力呈现千差万别的颜色。

色彩学的这个部分涉及生理学、感知心理学，并且大量运用心理物理学的方法来研究。人眼主要由棒体和锥体感受器对光发生视觉反应。一般认为，颜色视觉是由锥体感受器作中介的，锥体感受器主要集中于视网膜的中央区，它含有光敏色素，在接受光的刺激后，形成神经兴奋，传达到大脑皮质中的视觉中枢而产生颜色视觉。

视觉是一个生理学词汇。光作用于视觉器官，使其感受细胞兴奋，其信息经视觉神经系统加工后便产生视觉。通过视觉，人和动物感知外界物体的大小、明暗、颜色、动静，获得对机体生存具有重要意义的各种信息，至少有 80% 以上的外界信息经视觉获得，视觉是人和动物最重要的感觉。眼睛是一种视觉装置，它不但能对物体感应，也能对某些波长作迅速的响应，人的眼可分为感光细胞（视杆细胞和视锥细胞）的视网膜和折光（角膜、房水、晶状体和玻璃体）系统两部分。其适宜刺激是波长为 370～740 nm 的电磁波，即可见光部分，约 150 种颜色。该部分的光通过折光系统在视网膜上成像，经视神经传入大脑视觉中枢，就可以分辨所看到的物体的色泽和分辨其亮度。因而可以看清视觉范围内的发光或反光物体的轮廓、形状、大小、颜色、远近和表面细节等情况。

视觉的形成过程：光线→角膜→瞳孔→晶状体（折射光线）→玻璃体（支撑、固定眼球）→视网膜（形成物像）→视神经（传导视觉信息）→大脑视觉中枢（形成视觉）。

色觉是视觉的另一个重要方面，正常人的眼睛不仅能够感受光线的强弱，而且还能辨别不同的颜色，人辨别颜色的功能叫色觉，指的就是视网膜对不同波长光的感觉特性，即在一般自然光线下分解各种不同颜色的能力；这主要是人眼黄斑区的视锥细胞的功劳，它非常灵敏。颜色视觉正常的人在光亮条件下能看到可见光谱的各种颜色，它们从长波一端向短波一端的顺序如表1-2-1。

表1-2-1　　　　　　　　　　　　　　　　　颜色波长范围

颜　色	波长范围（nm）	颜　色	波长范围（nm）
红色	622～770	绿色	492～577
橙色	597～622	蓝色	455～492
黄色	577～597	紫色	350～455

相对应的可见光的频率为（3.9～8.6）$\times 10^{14}$ Hz。此外，人眼还能在上述两个相邻颜色范围的过渡域看到各种中间颜色，我们常常把这些中间颜色叫作黄绿、蓝绿色等。另外，还有一些我们难以叫出名字的颜色。

3. 色彩的分类与中医的五色对应　青、赤、黄、白、黑是中医诊断过程中色诊的五个基本色，根据五脏配五行五色的理论，通过临床实践总结出来的。因此，色诊也称为五色诊法，其临床应用价值及理论意义为历代医家所推崇。

古人把颜色分为五种，即青、赤、黄、白、黑，称为五色诊。五色诊的部位既有面部，又包括全身，所以有面部五色诊和全身五色诊，称之为望色，但由于五色的变化，在面部表现最明显。因此，常以望面色来阐述五色诊的内容。五脏与五色相应关系是：肝色青、肺色白、心色赤、脾色黄、肾色黑，病色反应在面部不同区域则：额属心、鼻属脾、左颊属肝、右颊属肺、颐属肾。

色光的三原色是红、绿与蓝，而色料混合的三原色分别为品红、黄与青色。根据色料混合三原色的光谱分布特点，常常将品红称为减绿原色、青称为减红原色、黄称为减蓝原色。青表现为缺少红色波段反射峰的特性，赤表现为缺少绿色波段反射峰的特性，黄表现为缺少蓝色波段反射峰的特性。按中医理论，青为寒凝等而血滞，缺少氧合血红蛋白红光波段吸收；赤在正常色红润时，与氧合血红蛋白表现为540～570 nm波段的低吸收峰相符合。

4. 色诊的影响因素　《内经》中大量篇幅记载，五色不同，不仅代表不同性质的病邪，还代表不同脏腑的病变。然而，对五色的观察，受各种因素的影响，对同一客观色彩，因人而异，因地而异，因气象条件而异。如：老年人辨色能力减弱，早上八九点钟，北向观察颜色和晚上不同照明条件下，分辨颜色的差异就很大，还受心理爱好的影响。故望诊不准，辨证失误，即使下药疗效甚差。

（1）光源对颜色的影响：为对彩色进行测量，国际照明委员会（CIE）制定了标准施照体。标准施照体D65常作为平均日光的代表，是模仿北半球多云状况下的平均（非直接）日光，具有最相近的色彩温度6500 K，但其缺点是用人工方法至今还不能获得满意的模拟。目前，滤光后的短弧氙灯是D65的最接近替代物。D50是模拟自然（直接）阳光光谱，等效色温近似为5000 K，在观察反射图像时，常推荐使用D50照明体。

（2）光源的亮度对颜色的影响：光源的亮度即照度，表示被照明的物体单位面积上所接受的光通量，即某些物体表面被照亮的程度，单位是勒克斯（Lx）。物体表面照度越高，反射光强度越大。当照度过大或过小时，物体的亮度、颜色饱和度等都会受到不同程度的影响。只有照度合适时，才能真实、客观地再现颜色信息。

（3）光源的显色性对颜色的影响：光源对物体的显色能力称为显色性，也就是颜色的逼真程度，显色性高的光源对颜色的再现较好，所看到的颜色也就较接近自然原色，显色性低的光源对颜色的再现较差，所看到的颜色偏差也较大。当光源光谱中很少或缺乏物体在基准光源下所反射的主波时，会使颜色产生明显的色差。

（4）光源的布光方式对颜色的影响：由于光线入射的角度不同，会造成被拍摄物体的反射情况不同，部分光被反射，部分光被散射，部分光被吸收或透射，最终影响物体的颜色。

5. 中医色诊的光学过程　色诊所采集的光度与色度是由自然可见光照在机体表面，由机体表面皮肤和深部组织吸收作用，将一部分光强度与某些光谱成分吸收，而其余光强度与光谱成分被反射出来呈现的一定亮度与某种颜色。中医色诊从光学角度来说明入射光就是在色诊中的光源，基本上是采用自然的白光或应用等能白光光源代替；当入射光照在机体组织表面时，一部分光以镜面反射（还包括部分漫反射光）的方式反射出来；另一部分光则进入机体组织内部。在进入机体体表组织的入射光中，一部分被有选择地吸收，而另一部分则从内部反射出来（称之为内反射），还有一部分光在组织内部经反复折射而被吸收；在某些部位（如手掌、耳郭等）也可能有部分光穿过组织层而产生透射现象。在色诊的光学过程中，入射光若是以自然的白光来讨论，反射光也是一个混合光（在可见光波段范围内），当只考虑反射光时，反射光与入射光各自占有相应的比例，就构成了明亮度。一般来说，当反射光所占的比例低于 5%，明亮度较低，就显示成黑色；反射光所占的比例高于 80%，明亮度较高，就显示成白色，白色与黑色是一个相对概念。入射光通过折射进入体表组织中，可发生反复的散射，部分反射到机体外，构成了内反射光；进入机体组织中的入射光同时也存在着组织的吸收，组织对可见波段范围内不均匀地吸收，造成机体组织的内反射光在各波长的构成与入射的白光存在差别，这就形成了不同的色彩，在中医中则以青、赤、黄来描述。

6. 色诊信息的处理　在中医临床中，对色诊信息资料的获得主要是通过目测方法，也就是通过人类的视觉进行疾病诊察。人类的视觉器官有光感、形象感和色觉等功能。换而言之，视觉是由机体或物体体表的光信号投射到人眼，通过视觉神经传递到大脑，经大脑分析判断而产生。一般来说，人眼所能接受到的光信号波长范围为 390～770 nm，这段范围的光称为可见光。色诊所集的信息资料是由 390～770 nm 的自然可见光照射在机体表面，由机体表面皮肤和深部组织吸收作用，将一部分光强度与某些光谱成分吸收，而其余光强度与光谱成分被反射出来而呈现的一定亮度与某种颜色特性。在色诊中，人眼是一个极好的探测器件，但由于人眼瞳孔的调节、亮暗适应等生理特点，以及对颜色分辨的个体差异，很难用于色诊的光度量绝对量的判断；而作为光度差别比较而言，却是一个很好的判别器。

7. 色诊信息的采集　色诊信息的采集是指机体所反射的光经人眼采集后，在大脑中光能量及色度的反应以及进一步的辨证思维。色诊在常规的临床应用中很难做到定性定量，如《素问·脉要精微论》："赤欲如白裹朱，不欲如赭；白欲如鹅羽，不欲如盐；青欲如苍璧之泽，不欲如蓝；黄欲如罗裹雄黄，不欲如黄土；黑欲如重漆色，不欲如地苍。"这些都需要长期的临床实践才能体会，无法做到定量或半定量。这是因为色诊中的色不是简单地讲颜色，而且还要注意其色调、明度、纯度、光泽等多方面的因素，这无法单纯以经验的总结归纳所能解决。在光学中色具有亮度、色调和饱和度 3 个特征量，可以用 3 个独立参数准确地、定量地将色描述出来。色的亮度反映了颜色的多少，色调表示此色光属于哪一种颜色，饱和度（又称纯净度）表示光色的鲜艳程度。当总体色光的亮度改变，则造成了黑与白的深浅变化；色调的改变，则造成了不同的色彩；而饱和度的改变，则造成了色光的品质。如：当色同为白色时，由于其饱和度的差异而其色有如鹅羽、如枯盐之分，而产生主病或为生，或为死的显著区别。

（三）不同肤色人种的光谱反射特性

在生物学上世界人类同属一个物种，但是人们常常根据皮肤的颜色而加以分类。目前世界上的人按不同肤色大致分为黄、白、棕、黑 4 种。许多资料表明，在具有遗传上相同肤色的人种中，日照长短、性别、年龄、气温以及心理状态都会影响肤色在一定程度上的变化。虽然不同肤色光谱反射曲线由于对光的反射率不同而有所差别，但作为人类的自然肤色都具有其形状与走向规律的共同特点，即在短波范围（如蓝光）反射率较低，而随着波长的增长反射率逐步升高，在波长 550～600 nm 范围有一个陡升。这种情况对任何种族肤色的人都是如此，作为不同人种特征的肤色，受多种因素影响而变化。人类的不同肤色是经历了漫长的演化阶段而形成的，并且可以遗传，但是每一个人种的成员都可以同任何其他人种的成员结合，种族混杂的地方会产生许多混血的类型，其自然肤色光谱反射率也不相同。

1. 常色的色度测定

（1）常色色度测定：1948 年 G. B. BUCK 等对美国白人的脸部肤色进行了较为系统的光谱反射特

性的测定，测定 103 人，年龄在 17～65 岁，男性 51 人，女性 52 人。其平均结果，色度坐标 X＝0.3740；反射率 32.2%。他们还对 13 名黄种人（日本人）及 13 名黑人的肤色进行了测定，并与白种人的结果进行比较，结果发现不同人种的肤色光谱反射曲线有差别。白种人由于皮肤的黑色素含量较少，对光的反射率较高，光谱反射曲线在黄种人及黑种人之上，黑种人由于皮肤黑色素含量的密集，对光反射率较低，光谱反射曲线在白种人与黄种人之下，黄种人则处在白种人与黑种人之间。

林仲贤曾对中国人的肤色进行了广泛而系统的取样测定，共 1668 人，年龄从初生儿至 70 岁的老人，被测者的籍贯包括北京、上海、广东、黑龙江、西藏等 26 个省、市、自治区，有汉族、蒙古族、回族、藏族等 17 个民族，少数民族的被测人数约占被测总人数的 6%。

1）我国成年人自然肤色的测定：被测人数共 612 人，男女各 306 人，年龄 18～70 岁，其中 18～30 岁 265 人，男 139 人，女 126 人；31～49 岁 222 人，男 100 人，女 122 人；50～70 岁 125 人，男 67 人，女 58 人。测量系采用一台 AU-CH-1 型自动测色仪进行，此仪器能分别自动测出样品的 X、Y、Z 三刺激值。测量部位是面部的左面颊。测定结果表明，不同性别的面部肤色在色度上稍有差别，并随着年龄的增大色度的差别也略有增加，老年人的肤色偏于黄黑。不同性别的反射率有较大的差别，男性较女性为低，即女性略白，男性偏黑，随着年龄的增长，皮肤反射率有逐步下降的趋势。大部分人的皮肤反射率分布在 18%～28% 范围：人数最多的是 22%～23.9% 范围，其次是 24%～25.9% 范围。个体间的差别很大，肤色最黑者的反射率可低至 12.4%，肤色最白者的反射率可高至 33.4%。青少年及幼儿的肤色反射率较之成人为高。男性的肤色饱和度明显高于女性，并随着年龄的增长而增大。中国成人肤色的主波长处在 588 nm 左右，是在黄橙色区（白种人的面部肤色主波长为 592 nm），612 名中国成人的平均结果，色度坐标 X＝0.3892，Y＝0.3500；反射率为 23.5%。和白种人的结果比较，中国人的肤色偏于黄黑。

2）我国儿童、青少年自然肤色的测定：被测人数共 548 人，男 283 人，女 265 人，年龄 3～17 岁，其中 3～6 岁 125 人，男 63 人，女 62 人，均系幼儿园儿童，7～12 岁 217 人，男 113 人，女 104 人，均系小学生；13～17 岁 206 人，男 107 人，女 99 人，均系初、高中学生。测定结果表明，儿童、青少年、中年人无论男女，皮肤反射率均随年龄的增长而有逐步下降的趋势，这种情况与成人的结果十分相似。各个年龄组的刺激纯度（饱和度），男性均高于女性，并随年龄的增长而刺激纯度增大，这种情况与成人的规律很相似，但成人的肤色比儿童、青少年更趋黄黑，饱和度也明显高于儿童、青少年。我国儿童及青少年的皮肤反射率最低值为 17.15%，最高值为 36.6%，较成人的反射率略高。反射率在 17%～26% 范围的男性人数多于女性人数，而反射率在 26%～36% 范围者，则女性人数多于男性人数。大部分人的反射率处于 20%～31% 范围，人数最多的是 26%～27.9% 范围，其次是 24%～25.9% 范围。这一结果与成人稍有不同，成人皮肤反射率人数最多是在 22%～23.9% 范围。

3）我国新生儿至 3 岁幼儿肤色的测定采用 302D 型测色差计。被测人数 508 人，男性 250 人，女性 258 人，年龄从新生儿到 3 岁幼儿，其中新生儿期（1～14 日龄）83 人，婴儿期（2～12 月龄）96 人；先学龄前期 329 人（其中 1～2 岁 158 人，2～3 岁 171 人）。测量结果提示，儿童不同年龄阶段的肤色表现有一定的差异，新生儿的肤色与其他年龄阶段有明显不同，偏于黄红方向，随着年龄的增长逐步增加黄的成分，一直到 3 岁，3 岁以后则橙黄的成分开始增加。皮肤的反射率新生儿明显低于婴儿期及先学龄前期，反射率随年龄的增长而逐步增高，而以先学龄前期 2～3 岁幼儿的皮肤反射率最高（平均32.1%），男性的皮肤反射率略高于女性。新生儿的饱和度最高，婴儿期开始明显下降，而先学龄前期又开始逐步增加。我国新生儿到 3 岁幼儿的皮肤反射率分布，多数处在 28%～35.9% 范围内，人数最多的是在 30%～31.9% 范围，其次是在 32%～33.9% 范围。个体间的差别很大，肤色黑者的反射率可低至 18.2%；肤色偏白者的反射率可高达 39.3%。一般来说，皮肤反射率在新生儿期相对偏低，男女间无明显差别，从 2 个月起反射率明显增高，即皮肤开始变得光滑白亮，1 岁以内的男女婴儿仍无明显差别，女孩的皮肤反射率较男孩略高，这种情况一直延续到老年期。3 岁以内儿童可能是人生皮肤最白亮的阶段（平均反射率高达 32%）。

2. 病色的色度学测定及临床意义　姚国美先生所著《诊断治疗学》："色为气血之所荣，面为气血之所凑，气血变幻，色即应之。色之最著莫显于面，故望诊首重察色，面察色必重乎面部也。"临床医师对病人面部色泽主要采用目测法进行观察，这种观察方法的优点是简单方便，缺点是没有量值表达，而且准确性很差，要受到诸如光源、环境、背景、观察角度及医师的视觉、色觉等因素的影响。蔡光先等从 1982 年开始，对 1634 位病人的面色色度进行定量检测，使用仪器为日本生产的 CPbRloolDP 型携带式色差纸，该机自动打印 y、x、z 值和亨特坐标 L、a、b，ΔL、Δa、Δb、ΔE。操作方法：首先接通电源预热 20～30 分钟，然后进行 "O～" 和 "S～" 调整，再测标准白板使其误差控制在允许的范围内，然后进行正式测试，测定时病人情绪要稳定，要洗去面部化妆品或护肤品，测定病人左右颧部和额部，取三点平均值，测试时不要漏光，才能测试准确。被测病人包括患肺结核病、血液病、慢性肝炎、黄疸病等 83 个病种和中医的各种虚证，甚至急性热病等。

现代科学认为，人类肤色一般系指皮肤的色调、明度及饱和度。在肤色对比中，不但不同人种有很大差别，即使同种人之间的差别也很明显。除先天因素以外，季节气候、地理环境、生活习惯、职业性质，以及年龄、饮食、劳逸、情绪波动等因素，都会使皮肤色泽发生某种程度的生理变化。现代医学认为，皮肤的颜色除与皮内血管所含血红蛋白量有直接关系以外，还与多种因素有明显关系，如表皮的厚薄、皮肤毛细血管的收缩情况、血管的分布、皮肤色素以及皮下组织含液量的多少等。

（1）面色变白：见于贫血、营养不良、慢性消耗性疾病、长期不见阳光等。急性大出血、休克以及烈的精神刺激和过度疲劳等，也可使面色显白。面色变白最多见的原因为各种贫血，某些过敏性、心源性休克亦可表现为苍白面色。苍白为贫血严重的临床体征，由于贫血使皮内毛细血管缺血，故皮肤因为不同程度的贫血而表现为不同程度的苍白，同时干燥、缺乏弹性致使面色苍白而缺乏色泽。除皮肤外，口唇、颊、舌黏膜、睑黏膜和指甲也有苍白表现。黏液性水肿和产后垂体功能减退病人亦常表现面色苍白。各种原因引起的剧烈疼痛、精神过度紧张，以及剧烈的精神刺激，可以造成交感神经兴奋，使末梢血管收缩，也能引起面色苍白。

（2）面色变黄：现代医学认为，面色黄的主要原因是黄疸及其他疾病。导致黄疸的常见原因有肝胆疾病、溶血等。长期或过量服用阿的平，可使皮肤变黄，甚至巩膜黄染。大量食用富含胡萝卜素的食物（如胡萝卜、柑、蛋黄、南瓜等）血内胡萝卜素增多，亦可使皮肤（特别是掌面）变黄。充血性心力衰竭、营养不良以及钩虫等寄生虫感染、各种贫血等，也可引起面色发黄。

（3）面色变红：过冷或过热，使皮肤出现一时性发红。在精神情绪紧张时，由于血管运动神经兴奋，亦可发生皮肤变红。一般情况下，发红是皮肤炎症的重要指征之一，如感染、烫伤、曝晒。

（4）面色变青：青紫或紫绀，是由于血液中还原血红蛋白过多所引起。面部皮肤、黏膜、指甲发生青紫，常由缺氧或血液循环障碍所致，常见于心脏疾患，如二尖瓣狭窄、肺源性心脏病、某些先天性心脏病、各种原因所致充血性心力衰竭和急性心肌炎等。肺源性心脏病由于并发代偿性红细胞增多症，病人整个面部均可呈紫红色，尤以口唇最为明显。呼吸系统疾病，如慢性支气管炎、广泛的支气管扩张、肺气肿、支气管哮喘、重症肺炎等，均可见面色变青。末梢循环障碍，如中毒性肺炎、急性心肌梗死、急性腹膜炎晚期及其他中毒性休克，由于微循环障碍病人的面色常带青灰色。久患肝病，以及代偿性或真性红细胞增多症，库欣病、高铁血红蛋白血症等亦可使面色变青。

（5）面色变黑：在排除种族因素及生理因素以外，由于色素沉着而使皮肤呈现棕黑色者，可见于慢性肾上腺皮质功能不全、血色病、糖尿病、慢性肝病、硬皮病、慢性砷中毒，以及黑色棘皮症、里尔黑变病、黄褐斑等。

（四）望色研究的成绩、问题与发展

在人类的诸多感觉中最先实现客观量化的是颜色视觉。这对于主要依靠医生感觉器官诊断疾病，而又最为重视望诊的中医来说极为有益。迅速发展的红外成像技术，又扩展了肉眼对光波的可知范围。实践证明，色度学与红外成像技术应用于中医学，使中医色诊客观化、定量化不仅是可能的，而且已取得了一些初步成果。

现已研究了面部整体、自然标志分区、中心坐标定点 3 种定位方法，符合整体气色、颜面色部、明堂色部的文献记载和临床实践，定位较为精确、简便，适合现代科学仪器定位选用。从面部色度、温度两个方面，初步探测了正常人全面、五区、十五点的量化规律。将现代科学技术引入临床实践，探索了一些病证过程中病人面部色度、温度的变化，并总结出某些变化的规律。当前主要的困难是，中医色诊的研究需要既熟悉中医知识，又了解色度学原理等的人员，而这种专业技术人员很少，故研究者不多；另一方面是测色仪器与红外成像仪的昂贵，绝大部分中医单位无法满足研究条件。在人类的诸多感觉中，最先实现客观量化的是颜色视觉。这对于主要依据医生感觉器官诊断疾病，而又重视望诊的中医来说极为有益。

五、闻诊

闻诊是临床重要的诊法之一，"闻诊"的"闻"，有"听"与"嗅"的意思。中医闻诊是通过听声音和嗅气味来诊察疾病的方法。听声音（声诊）包括诊察病人的声音、呼吸、语言、咳嗽、心音、呕吐、呃逆、嗳气、太息、喷嚏、呵欠、肠鸣等各种响声。《难经》："闻而知之谓之圣。"中医学早在《素问·阴阳应象大论》中就指出"视喘息，听声音，而知所苦"，作为四诊之一的闻诊，可让医生对病情有一个初步的了解，从而判断寒热、虚实，推知病变之所在。

（一）闻诊的理论及生理基础

传统闻诊理论来源于"辨证论治"的中医诊断思路，具有独特的方法和理论依据。《四诊抉微》："听声审音，可察盛衰存亡。"《金匮要略》对咳嗽的论述有闻"其人咳，口中反有浊涎唾沫为肺痿之病"；闻"口中辟辟燥，咳即胸中隐隐痛，此为肺痈"；以闻咳声之异，而别肺热之虚者为"肺痿"，实者为"肺痈"。在另一部经典《难经》中更加明确了五音诊病的理论。《难经·六十一难》："……闻而知之谓之圣……闻而知之者，闻其五音，以别其病。"这里明确提出闻诊的核心是辨别五音。

中医学很早就注意到探讨人体发声的原理，如《灵枢·忧无言》："喉咙者，气之所以上下者也。会厌者，音声之户也。口唇者，音声之扇也。舌者，音声之机也。"这就指明喉咙、口腔是发声的主要器官，气是发声的主要动力。喉为肺的门户；肺为主气之脏；肾为气之脏；脾为气血生化之源；肝主疏泄能调畅气机，心主血脉兼藏神而为"五脏六腑之大主"。人体只有在气血充足、运行通畅、神明正常的发声器官得以温养和调控的情况下，才能正常发出声音。可见五脏与声音都有密切关系。五脏精气充足，气机调畅是声音正常的根本。由于五脏的形态结构不同，各自固有的振动频率不同，所藏精气有别，参与发声作用有别，所以五音又分别与五脏有选择性的相应关系。这应是五音理论形成的生理学基础。物体振动快、频率高，则音高；振动慢、频率低，则音低。物体的振动频率高低，又因其材料性质、结构不同而有区别。五音分属五行、应五脏、动五志等，既非天才地猜测，亦非主观臆断，而是古人在实践基础上逐步产生的理论认识。先民们在生活生产实践中，自然会观察体验到物体振动会发声，声调高低与振动的快慢有关，不同物体振动发声的高低有所不同等物理现象，甚至还认识到"共振"现象的存在。如《易·乾》"同声相应"，就是有关声音在相同频率的情况下可以发生共振的最早记载。

（二）声诊现代化研究

声诊是中医诊断学中闻诊的重要内容之一。它历史悠久，内容丰富，具有独特的诊法和较完整的理论，是历代医家凭听觉诊察病人声音的变异来辨别邪正虚实与内脏病变的经验结晶。这些经验说明，凡从人体发声器官发出的而能被别人听到的声音，都包含着显示其人个性特征以及他所处的生理和心理状态的大量信息。显然，人的听觉系统有提取、理解和识别这种信息的自然智能。然而这种测听的方法对中医病证的诊断仍有很多问题需进一步研究。如：①个人的听觉有差异，其诊断不够客观；②听信息的有效提取识别往往只限于临床经验丰富的中医医生，而临床经验缺乏的医生则很难识别；③人的听觉与生理有关，如随年龄增大而听力会衰退；④测听时间较长容易疲劳，说话人多又容易发生混淆，等等。这些问题均给诊断带来了困难，从而造成临床上的漏诊或误诊。要解决这些问题，必须开展声诊客观化的研究。为此，应用现代科学仪器（如数字声图仪等仪器）来代替凭听觉诊断疾病的传统声诊方法，客观地对声诊的内容进行定性、定量分析，科学地作出判断，从中得出规律性认识，以提高诊断的准确性。

西医学认为声音的发出，是由发音器官产生的。人的发音器官是通过长期的进化过程形成的。现代人的发音器官是由上唇、下唇、上齿、下齿、齿龈、硬腭、软腭、小舌、鼻腔、口腔、咽头、舌尖、前舌面、后舌面、会厌、食管、气管、喉头、声带等 19 个不同的组织器官组成。肺呼吸空气，在声道中形成气流，它推动声带振动发音是发音的能源，在中枢神经支配下，声道中的不同部位以不同的方式运动，从而对气流的声波振动进行调制，使其负载一定的信息再以大气声波的形式辐射传播出去。由于发音器官的结构和使用方法存在着个体差异，于是声音有大小，音调有清浊，并具有个性。人的发音是一个复杂的声学现象。声音是由物体振荡而产生的，一般来说，各种物体的振动均属于复合振动。由此产生复合波，它是由频率和不同振幅所确立的若干谐振动组成。人体声带是发音的振源从而产生基础频率，音波气流注入声道就会引起共鸣，当声带所产生的基础频率与声道固有频率接近或完全一致时，就会产生共振峰。在物理上任何物体振动时都会产生杂音，杂音是非周期性的音波，它的出现是无规律性的。正常人的声音也不例外，只是所含杂音成分极少，与病理性杂音相比其含量就可以明显区分。由于母音的不同都有比较固定的位置。这种规律构成了某一母音音响的结构式，从而应用声图仪就可分析其生理病理之声音，对声音的变异给予客观的显示。一般声源均为复杂的振动，即组合振动。声音具有三个基本特征：一是频率（专指基频）；二是振幅；三是倍频成分。相应于人感觉，基频频率高低称为声调高低；振的大小给人耳以声音强弱的感觉，声源发声的强弱叫声强，经传播一定距离到人耳，人对声音强弱的主观感觉叫响度。倍频成分决定着声音的品色，是人耳区别声音倍频成分的主观感觉，通常称为音质或音色。基频频率、振幅或声强、倍频是声音的客观特性，而声调或音调、响度、音色是主观特性，即人耳对声音客观特性的主观感觉。

1. 国内声诊现代研究的主要方法和国内技术　近年来随着科学技术以及数字化的迅速发展，中医也不再是单纯地自己研究，而是与生物学、物理学、材料学、计算机科学、工程学等现代技术的不断交叉与渗透，学科更系统化。中医声诊的发展也进入一个新的阶段，声诊的研究有了一个显著的进展，许多声学的参数能客观反映疾病的内在特性，对研究中医声诊客观化发挥了一定作用。声病学涉及整个基础医学及各门临床学，吸收了物理学及心理学各门学科的理论知识和实施方法，电子科学技术的兴起与应用，给声病学在诊断方法上的发展又创造了有利条件。现代医学认为发声为呼吸器官的基本功能，它是由喉头部位的声带振动的结果。声音是由声带振动及声道共鸣而表现一定的周波数，具有 3 种声学特性，即音强（声频）、音高（声压）和音色（音品）。医学上利用声音的特性对声音的频率、振幅、持续时间进行分析，近年来有人利用语图仪、声谱仪、喉声气流图仪、频谱分析仪等配合电子计算机对语声、咳嗽声、肠鸣声、呼吸声、婴儿啼哭声等进行了初步观察，为中医闻诊的客观化迈出了可喜的一步。

（1）张酒华：认为声音包括诊断生理性声音和病理性声音，并将声诊的现代诊断法概括如下。①空气动力学诊断法：利用空气动力学检测仪分析空气压力与声门阻力两者相互作用产生声音的实际过程，利用仪器将所有记录的数值显示出来。②喉动态镜诊断法：利用电子喉动态镜进行声音生理的研究，诊断各种急、慢性语声障碍，诊断急、慢性嗓音障碍，鉴别诊断特殊和非特殊性声带病变以及喉声带的良性和恶性肿瘤等。③声谱分析图诊断法：利用声图仪将人的声音信号通过电处理转换为描记图的形式显示出来的一种声音诊断方法。④X 线诊断法：观察膈肌的位置和状况，喉及软腭的活动情况及食管发音的病理及生理性活动，借病变所显示的暗影，可以说明有关的声音症状。⑤肌电图诊断法：利用现代电子技术，记录肌肉的生物电活动，借以诊断声音系统器官肌肉所处功能状态。20 多年后王忆勤等又总结了声诊研究中几种主要技术和方法：离体喉方法、空气动力学方法、声图仪方法、频谱分析方法、声音传感器和微计算机声音采集分析系统。

（2）王晓岚等：对肺结核病人的语声进行了研究。她把 61 名肺结核病人按证标准分为 3 组，并设 53 名正常人为对照组，用电子计算机对病人和正常人的语声进行了声学分析以期探讨中医声诊的客观定量方法，寻找辨证、辨病的客观声诊指标。检测结果，元音〔a〕的振幅扰动各组间差异有显著性，提示电子计算机检测系统对肺结核病的辨证是客观的、先进的，并具有实用价值，若改变某些硬件和软件，则可广泛用于中医声诊的研究。

（3）顾立德等：应用国产连续式声图仪对嗓音进行研究。他对 80 名被测试的声样按频率、强度和时间的三维坐标，共制成声图 1500m 后，逐厘米地进行分析。结果表明国产连续式声图仪用于研究嗓音具有可行性和应用价值。

（4）余水真：应用电子计算机对正常人及喉病病人的音调扰动进行了研究；王丽萍应用电子计算机对正常儿童嗓音参数进行了检测；韩仲明把电子计算机应用于噪音分析。他们的研究结果均表明：电子计算机检测系统用于声诊研究是可行的、先进的、客观的。

2. 声诊技术的国外研究　　西方的科学思潮推动了多门自然和社会学科的兴起和发展，这中间对发声的研究为声诊的现代化研究奠定了基础。国外，随着电子技术的发展，嗓音客观检查有了质的飞跃。早在 1741 年，法国 Ferrein 用离体喉研究声带振动，开创了现代声学概念。现代声诊研究吸收了基础医学、临床医学、物理学、空气动力学、电子科学等多方面的学科理论，电子计算机、声图仪等现代仪器及方法被广泛应用到声学研究中，极大的丰富和充实了声诊的理论基础，为中医学发展声诊客观化研究提供了坚实的理论和技术支持。19 世纪 70 年代，Lootes 第一个从离体牛喉声带振动时显示正负气压变化；Fodort 用气流动力学定律计算和解释发声时的声门闭合活动；Vdeer 等用离体喉模型研究发声现象；Titze 用计算机模型-生物力学模型用于临床诊断声带的一些局部病变。现代医学认为声音的发出是由发音器官产生的。肺呼吸空气在声道中形成气流，它推动声带振动发音，是发音的能源，在中枢神经的支配下声道中不同的部位以不同的方式运动，从而对气流的声波振动进行调制，使其负载一定的信息，再以大气声波的形式辐射传播出去。

Nessel 等应用声图仪对声音嘶哑病人进行了研究，结果发现声音嘶哑的特征是低音成分被噪声取代，并且几乎所有声音嘶哑的病人在 5 kHz 以上均可看到噪声成分，并指出谐噪比（H/N 或 S/N）是声音嘶哑的一个客观指标（谐波成分减少，噪声成分增加）。所谓谐波成分是指持续发元音时无论在哪个周期上都呈现一定的波形，可分解出基频和基频整数倍频率的正弦波。噪声成分是呈现连续不规则的波形波谱，平均振幅为零。Woo 利用动态镜对 146 例声嘶病人进行了检测，并制定了级别量化标准，以不能对诊断或治疗提供新的依据，其实用性等级为"0"；如果对已作出的诊断有帮助或有助于排除其他可能的病因，则为"1"；如果它提供有意义的依据，既改变了非动态镜检查的诊断，又对没有诊断的病人提供关键的诊断依据，则为"2"。然后将结果输入进行统计学分析。结果认为动态镜有助于诊断和治疗，具有实用性。

国外，Adriana 等比较多发性硬化病人与正常人的声音特征，发现男性病人的频率微扰值高于其他组。Abdul 等通过研究慢性肾衰竭病人血透前后的声音变化，了解长期血透对声音特征的影响。Brian 等通过观察帕金森病病人 10 年前后的基频变异值，发现帕金森病病人早期语言改变比前驱症状表现更早，基频变异性减低在帕金森病病变早期和药物干预起始时期表现特别敏感。此外，黄德耀、郑宇茹等台湾学者分别对变应性鼻炎及慢性肾衰竭等疾病病人的声音特征进行了探索性研究。

（三）声诊技术在医学领域内的研究与应用

中医声诊客观化研究需要借助于现代多学科的技术和方法，包括基础医学、临床医学、物理学、空气动力学、电子科学技术等，这些技术和方法在现代医学中的成功应用，为中医借鉴和运用现代声学技术方法进行声诊的客观化研究提供了可能性。

1. 声诊技术在临床上的应用　　在现阶段的临床诊疗过程中可以利用声物理学和声信号的数学分析处理方法对中医学所闻之声进行检测和分析，这将推动基于中医闻诊方法的声生物学诊断方法及其全新的声生物学诊断仪器的研究和开发，同时也有助于从声生物学的意义上重新理解并定义相关的中医学闻诊理论。如：按照声物理学，声波的频率、振幅和能量是由声源决定的，其能量可以通过 $I = 1/2\rho\omega2A2c$ 计算。进一步，通过傅立叶分析将其分解展开为正交函数线性组合的无穷级数或进行傅立叶变换研究它的能量特性，并且，在传播媒质条件确定的情形下，声波的这些特性能够反映声源体声振动的能量变化规律和状态，因此，可以通过对特定声源体声波的测量和分析，确定并给出声源体声振动的能量变化规律及状态。此前我们的研究已经建立了气与能量的联系，给出了阴阳变化的正、余弦振荡性质，由此，正如中医学通过闻其声而知其证一样，我们就可以给出"五气所病"之声对应的"五气所病"之体的具体能量形式、变化规律及状态。

2. 嗓音医学的应用　随着声学、语言学的研究不断进展，嗓音医学的建立，国内外许多学者开始从事研究声诊这种新的无创伤性的诊断技术，其应用范围已涉及多种疾病的诊断。而中医理论自古以来就认为辨识声音可以帮助诊断疾病，五音、五声应五脏，闻诊可辨病变所在脏腑；语声高低强弱，可辨阴阳寒热虚实；呼吸有缓急，可辨气之虚实；闻声可决死生，四诊合参能判断预后。现代声诊学的发展，如声学采录设备能保证录制声音保真性，声诊分析技术的不断提高等都为进行中医声诊研究提供了条件。展望今后的中医声诊研究，其内容可概括为以下3个方面：

（1）中医五音的理论探讨：中医认为五脏各有正声对应五音。如肝主呼、音主角；心声主笑、音主徵等。根据五脏病理影响于声音的性质和程度的不同，所发出的声音亦就有相应的病理性改变。可以利用五脏不同的声音特点，总结五脏生理和病理声音的规律，通过声音辨识进行脏腑定位诊断，具有一定的理论价值和临床意义。

（2）语声的高低清浊与证型关系的探讨：由国内中医的声诊研究报道可以看出一些声诊参数有助于中医证型的诊断和鉴别。通过研究适于中医诊断的声诊分析参数诊断病人的虚实寒热，对实现中医辨证的客观化具有一定的意义。

（3）其他声音变化与疾病关系的研究：声诊的研究对象还有咳嗽、呼吸、语言、呕吐、呃逆、嗳气、太息、喷嚏、呻吟、喘息、啼哭等内容。这些声音都有各自的声学特性表现。扩大分析对象，建立新的客观指标，应用数字技术测定声音属性的各种物理量，从中寻找具有共性的和特性的声学表现特征，将是今后研究的一个重要方向。

无论机体的生理活动还是病理活动，都会产生相应的声音，这些生命之声携载着相关生命活动状态的丰富信息，是一种用于辨识生命活动状态和体质以及早期诊断疾病的重要信号。近代已有的一些研究表明，生物细胞具有振幅在纳米水平的声振动频率（1000 Hz/s）的微小振动。也有学者观察到，酵母细胞的振动频率大约相当于中音C的频率，且受温度的影响。对生命活动的微小声振动进行检测分析并阐明其中的生理学和病理学意义，是未来声生物学研究的一个极有意义的研究内容。

（四）声诊研究展望

声图仪和电子计算机用于声音的分析，它可把直流至16 kHz范围内的各种声音信息动态频进行分析后变换成用时间、频率和强度表示的三维声谱图。把它用之于临床就能把声诊的内容（各种病理性声音）变换成声图，使听起来像流水一般的声音变为静止的、可见的图像固定下来，这样在识别时，不仅能用耳朵听，还能用眼睛看，使每个病人声音的谱图以及发音的各种个性特征都能分辨出来，因而弥补了传统诊法的听觉差异，避免了由于人的听觉误差而造成临床上的漏诊或误诊。

声诊是用听觉来作病证诊断的方法。声诊的内容有咳嗽、呼吸、语言、呕吐、呃逆、嗳气、太息、喷嚏、呻吟、喘息、啼哭、肠鸣等，它们都有各种声学特性表现。所以扩大分析对象，建立新的客观指标，应用声图仪和电子计算机测定声音属性的各种物理量，从中寻找共同的和特有的声图表现及声学参数，是分析声音成分、揭示声音共性与个性的实验诊断学途径。它将不仅为声音生理、病理研究提供客观依据，而且对临床诊断、科研与教学均具有实用价值。

六、切诊

"望、闻、问、切"四诊为诊断疾病的方法，切诊是中医四诊之一，诊是医生用手触按病人的动脉脉搏和触按病人的肌肤、手足、胸腹、腧穴等部位，测知脉象变化及有关部位的生理病理征象，从而了解病变情况的诊察方法。它主要包括2个部分，即切脉和按诊。因脉诊有独特的中医特色，故有人也将脉诊称为切诊。但在临床上，脉诊和按诊均有重要的指导意义，不可偏颇侧重，需合参诊病。

切诊是中医最古老的诊察方法之一，在《难经》中有"切而知之谓之巧"的记载，相传扁鹊救治虢太子时就采用了切诊的方法。切诊时医生用手直接触摸或按压病人某些部位，就可以了解局部皮肤的冷热、润燥、软硬、压痛、肿块或其他异常变化，从而可以推断疾病部位、性质和病情轻重等情况。

（一）切诊的原理与意义

中医学认为人体是一个有机整体，局部的病变可以产生全身性的病理反应，全身的病理变化又可反应于局部。因此，疾病变化的病理本质虽然藏于"内"，但必有一定的症状、体征反映于"外"，局部的表现常可反映出整体的状况，整体的病变可以从多方面表现出来。不仅可以表现在面色舌象，也可以表现在动脉搏动、局部皮肤的冷热、润燥、软硬以及压痛、肿块等各方面，通过切诊可以审察其反映于外的各种疾病现象，在医学理论的指导下将切诊所取得的人体信息与其他三诊所获取的生理病理信息进行分析、综合、对比、思考，便可求得对疾病本质的认识。

"一病而见数脉，一脉而主数病。"切诊的主要目的不是要识其为何病，而是要识其为何证。切诊为四诊之末，切者，触也，亦有决断之意。切诊是对望、闻、问三诊所获得的临床资料进行进一步的辨识。其脉位之高低，以察病之表里，邪之浅深，病程之长短；脉动之快慢，察其属寒、属热；脉体之大小虚实，了解邪正消长趋势，预测疾病的转归。金·张元素《医学启源·用药备旨·治法纲要》："治病，要求其所在，病在上者治上，病在下者治下，故中外脏腑经络皆然，病气热，则除其热；病气寒，则退其寒，六气同法。泻实补虚，除邪养正，平则守常，医之道也。"清·翟良《脉诀汇编》："脉乃病机之外见，医家之准绳。"切诊对疾病病变的部位、性质、邪正消长趋势的进一步认识，是医者临床确定治疗原则和指导拟方用药的依据。

（二）脉诊

脉诊即切脉，是医生用手指切按病人的身体某些特定部位的动脉，感知脉动应指的形象，以了解病情、判断病证的诊察方法。中医脉学理论渊深博奥，中医脉诊操作简便易行，是中医诊断学中独具特色的一种诊断方法。切诊中脉诊是中医最重要的诊察手段之一，脉为血府，贯通周身，五脏六腑的气血都要通过血脉周流全身，当机体受到内外因素刺激时，必然会影响气血的周流，随之脉搏发生相应的变化，医生可以通过了解脉位深浅，脉搏的快慢、强弱（有力无力）、节律（齐否），以及脉的形态（大小）及流利度、紧张度等不同表现而知脏腑、气血的盛衰和邪正消长的情况以及疾病的表里、虚实、寒热。脉诊可以识别疾病的病位和病性，推测疾病的病因和病症，判断疾病的进退和预后。其原理是在"有诸内，必形之于诸外"的中医基础理论指导下形成的，早在脉学体系刚形成的《内经》时代，古代医家们便通过诊脉获得大量机体状态的信息。脉诊是中医四诊的重要组成部分，在中医临床诊断中起着积极的指导作用。

1. 脉象形成的机制　《难经》："切而知之谓之巧。"王叔和："在心易了，指下难明。"古人尚认为脉象如此神秘复杂，无怪乎今人通过诊脉看病的越来越少，各种脉学医籍对脉象的描述也不尽一致。脉象虽然众多复杂，但只要理解脉象的发生原理，便容易掌握。脉的形成，一言以蔽之，乃气与血耳，脉乃血脉，赖血以充盈，靠气以鼓荡。脉的形成需要血液作为基础物质，气发挥温煦和推动作用，脉管约束血液在管内运行，如此方可形成脉象。《医理真传·切脉约言》："切脉一事，前贤无非借寸口动脉，以决人身气血之盛衰耳。"故通过诊察寸口动脉的脉象，可知气血的盛衰。《医学入门》："脉乃气血之体，气血乃脉之用也。"气血是本，脉象是标，气血是基础，脉象是反应，气血决定脉象，脉象反映气血。

若气血逆乱，会出现脉象病，气血是人体赖以生存的基础，贵在充沛调顺，顺则能通行经脉，周流全身，濡养脏腑，灌溉百节，畅达四肢。经脉流利，则脉象安和，谓之有胃有神；反之，气血逆乱，经脉不通，则脉象不平，谓之少胃少神。《内经》："血气不和，百病乃变化而生。"人体之血气，喜温而恶寒，寒则凝泣不能流，温则消而去之。脉为血之府，血液流行畅通则脉象流利，血流不畅则脉象凝涩。血在脉中流行，需要气的推动与温煦，若气出现太过或不及，在脉象中亦能得到诊察。《内经》："厥气上逆，寒气积于胸中而不泻，不泻则温气去，寒独留，则血凝泣，凝则脉不通，其脉盛大以涩，故中寒。"人体正气不仅会受到外界天气寒温的影响，亦容易被七情所伤，血随气行，进而产生疾病。《内经》："阳气者，大怒则形气绝，而血菀于上，使人薄厥。"情志太过欢喜则气下，悲伤太过则气消，此二者亦能在脉象中得到反映，"喜则气下，悲则气消，消则脉虚空"。

2. 脉象形成的相关原理　脉象，即脉动应指的形象。包括频率、节律、充盈度、通畅的情况、动势的和缓、波动的幅度等。脉象的形成与脏腑气血关系密切，脉象是气血运行的征象，气血循行于脉道，向内输灌脏腑，向外濡养肌肤，流注全身，既滋养脏腑组织，又在各脏腑中得到充实和更新，在循行途中不断地捕获和传递内脏运动的信息。人体的血脉贯通全身，内连脏腑，外达肌表，运行气血，周流不休，故脉象能反映人体脏腑功能、气血、津液、阴阳等的综合信息，因而机体的体质信息也能通过脉象反映出来。脉象的形成与心脏的搏动、脉道的通利和气血的盈亏直接相关。

中医学认为"心主血，其充在脉""脉为血府""气息应焉"，说明脉和血液以及心脏的关系极其密切，心和脉是相合的。即心气绝，则脉不通；脉不通，则血不流；脉道通，血气方可畅通。心主血脉，心脏搏动以推动血液在脉管内正常运行，从而形成脉的搏动。因此，心脏搏动是形成脉象的动力。而心脏的搏动和血液在血管中的运行均由心气所主宰，并为宗气所推动。《灵枢·邪客》："宗气积于胸中，出于喉咙，以贯心脉而行呼吸焉。"此"贯"字，即贯通、推动之意。

（1）气血运行是形成脉象的物质基础：脉是气血运行的通道。心脏搏动的强弱、节律赖气的调节，血液的运行赖气的推动；而血为气的载体，脉管自身亦需要血液的润养才能维持其功能。因此，气血在脉管内运行是脉象形成的物质基础，反过来，脉象可在一定程度上反映气血的状况。气血充足，则脉象和缓有力；气血不足，则脉象细弱无力；气滞血瘀，则脉象迟涩不畅。

（2）五脏协同是脉象正常的保证：血液能在脉管中运行不息，流布全身，除了心脏的主宰、推动作用外，还必须有其他四脏的协调、配合。肺主气，司呼吸，肺脏通过"肺朝百脉"参与宗气的生成而调节全身气血的运行，即具有助心行血的功能。脾胃受纳、运化水谷精微，为气血生化之源，决定着脉象"胃气"的多少；脾主统血，保障血液在脉管内循行而不溢于脉外。肝藏血，主疏泄，既能调节循环血量，又可促使气血运行畅通无阻。肾藏精，为元阴、元阳之根，也是脉象之根；而肾精可以化血，又是血液的重要来源。故不同的脉象可反映出脏腑气血的生理及病理变化。由此可见，正常脉象的形成，有赖于五脏功能的协同、配合，脉象的形成与脏腑气血息息相关。

（三）脉诊的现代化研究

脉诊具有微观性、多维性、个体差异性、时间性和整体性等基本特征。中医脉象的主要内涵在于，在一个多维空间内，同时具备势、形、数、位等基本脉搏要素。具体来看，中医脉诊涉及脉搏的时间因素、波动范围、脉形、走势、节律、频率、力度和脉位等多方面的概念。所以，对中医脉诊进行研究分析，应结合其多维空间特征，对脉象进行综合性的描述。另一方面，因为病人病情通常存在较大的复杂性和多样性，不同的病人在邪正盛衰、病性、病因、病位等方面均存在一定的差异性，因而脉象较为复杂。在进行中医脉诊时，应从其脉象的产生机制和表现等出发进行综合分析。

1. 脉象形成原理的现代研究　在我国古代，医者就已经开始探索脉象的形成机制，在中医经典著作《内经》中《素问·六节脏象论》言"心者……其充在血"，说明了脉象的形成基本动力是因为心脏的搏动，心是脉搏动的动力源泉，而心脏功能在人体外的具体表现就是脉象；《内经》中还对气血进行了论述，认为脉象形成的物质基础是气血，如《素问·脉要精微论》言"夫脉者，血之府也"；同时《内经》也对脉管的弹性进行了讨论，认为脉象的形成和脉管的弹性有关，《灵枢·决气》言"壅遏营气，令无所避，是谓脉"。在《难经·一难》中对寸口之脉进行了说明，"独取寸口以决五藏六腑死生之法，何谓也？然寸口者，脉之大会，手太阴之脉动也"。这表明五脏、六腑和十二经脉的气血运行都要经过肺，通过肺对气血进行调控，而寸口动脉位于手太阴肺经，是经脉气血的会聚之处。这种说法和《素问·经脉别论》中"肺朝百脉"的论述也相近。所以，通过对寸口的诊察，可以了解人体气血津液的情况，从而判断人体的健康和疾病状况。

　　现代医学体系认为，心脏有节律地泵血引起心室的周期性收缩与舒张是脉象形成的根本动力。心脏运动引起主动脉内的压力和流量发生变化，以波的形式由心脏主动脉根部沿主动脉向外周血管传播。血液流变性质在脉象形成的过程中也起到非常重要的作用，血液具有流动、变形性质，现代血液流变学通过对血液流变性质的规律进行体外研究，发现血液与血管、心脏之间的交互作用。血流动力学主要研究血流量、血流阻力、血压以及三者间的相互关系，通过血流动力学监测能够判断心脏的前、后负荷等。应力是指物体在单位面积上所承受的附加内力。流体在应力的作用下能够产生流动与变形，血液在血管中流动所需的应力来源于心脏泵血所产生的动能，从血液的流动变形性可间接反映心脏的泵血功能，因而通过对血液流变的分析能够了解人体生理病理改变。

　　后续有很多的学者对脉象的原理进行了研究。余伶通过现代的技术手段对脉搏波信号的形成、传导和变形进行了研究，结果发现：①随着时间的变化，动脉半径会出现相应的变化，而动脉管内的血压也会随着动脉半径的变化而发生变化。这种现象可以为现有的各种脉象仪记录、描述和绘制脉图提供理论依据。②由于周围动脉脉搏波的反射，从而导致了脉压和周围动脉收缩压的升高。③因为主动脉产生的波峰传播到桡动脉时，和外周返回桡动脉的波峰在脉诊仪测图部位出现相互叠加，从而压力脉搏波在周围动脉中出现增强的现象。这种现象的产生，也是中医独取寸口的优越之处。王唯工通过研究发现整个中医脉诊的理论是在十二条经络和心脏的周期跳动基础上建立的，同时创建了穴道与动脉和器官的经络模型——"弹簧共振"，并且根据之前的研究成果提出了一种新的理论，称为"器官共振谐波。"他认为心脏、器官、动脉和穴道等组织都具有一定的弹性，并且这些组织都有自己的振动频率。其中，心脏是振动源，由于心脏规律性的跳动，从而产生了规律的振动，再通过波动的形式向各个器官传播能量；这也就导致了每一种器官都具有器官本身的一种频率和下一个谐波引起的频率。因为同时存在这2个共振频率，所以当心脏把能量传递给其他器官时，器官本身的频率和心脏传来的频率又共同形成一种新的频率，再将这种频率传递给下一个相关的器官。而柯学尧等研究发现中医所说的脉搏是一种特殊的驻波，认为寸口脉搏形成和人体的血液循环有关，其过程是通过心脏的收缩，从而产生压力波，再经过主动脉口传播到主动脉等一系列参与血液循环的脉管中，最后将这种压力波传播到末端的动脉毛细血管中。然后，动脉末端的毛细血管周围细胞将心脏传递来的这种压力波转换成新的收缩运动，形成末端能量源。这种能量源又通过血液循环的脉管将能量再次传回心脏，并且和心脏产生的驻波相叠加，产生的新的能量波再传递到寸口，从而形成中医所说的脉象。徐学军通过研究发明了一种T场理论，并且用这种理论来解释中医脉象的形成原理，认为人体脉管中的血液流动形式是一种锥形，这种锥形形式能够产生T场效应。在心脏收缩过程中，心脏将血液输送到人体各个器官和部位时，会产生这种T场；而这种T场通过对运动物体的作用，以及改变机体的控制点从而产生脉搏波。同时，动脉循环系统中产生的"驻波"效应引起血液对动脉壁的冲击，和动脉壁随之产生的收缩和舒张运动，也是脉搏波形成的一种原因。

　　脉象信息的成分是由许多方面信息的综合。譬如它受着脏腑功能（变异）代谢的影响，它由脉管因素、血流动力学因素、血液构成（黏度、张力等）因素等相制约，在脉象的变化中心因素是很重要的。实际的脉搏波从心脏发出是以有限的波速向前传播，下游比上游的脉搏波有一定的延滞，动脉中不同点的脉搏波不是同步的。有研究表明，血黏度变化与脉象形成关系密切，弦脉与全血黏度、血浆黏度增高，红细胞变形能力改变有关，尤其是与高切全血黏度有关；涩脉全血黏度、血浆黏度、血细胞比容、红细胞聚集指数、变形指数明显增高；滑脉血浆黏度、血细胞比容降低，低切全血黏度改变尤为明显。

　　2. 血流动力学对脉象的影响　　脉象是心脏、血管、血液的质和量等因素共同作用，互相影响的表现，反映整个循环系统的状态，而循环系统又受自主神经系统和内分泌系统功能的影响。脉象可对人体的许多疾病的性质和发展趋势提供重要信息。有学者从血流动力学的角度探讨脉学的发生机制，认为脉诊是古人发明的行之有效的诊断方法之一，其诊察的物质基础是血流，因为血液是代谢活动的维持者，它依靠自身的流动维持内环境的稳定，使代谢活动得以正常进行，所以病理状态下的代谢异常必然导致血流动力学的改变，由此入手去寻找用药依据是有一定科学性的。故通过诊脉便可测知血的变化，从而测知脏腑的生理病理变化。

脉搏是由心脏的射血活动引起的一种血液和血管壁的振荡，这种波从主动脉根部开始，沿主动脉树向外周动脉传播。在传播过程中，受到波的离散、血液和血管壁的黏滞性对脉搏波的阻力作用、外周反射波的迭加及动脉管壁弹性模量的变化等因素的影响，因此桡动脉脉搏波的波形与心血管系统中许多生理参数有关。在血液的循环过程中，由于心脏的规律性收缩与舒张、血管壁的弹性、血液黏性等因素，在人体的一些浅表脉管处可以感知有规律的脉搏搏动，因此可以通过感知脉搏的变化，感知人体生理信息的变化，进而对人体的病证进行诊断，中医切脉就是依此来完成对人体的诊断的。中医切脉是以手指的指腹接触病人腕部的桡动脉，感知脉搏的搏动，利用在手指指腹处形成的触压觉来感知脉象变化，以常人的无病平脉，分析病人的病脉，根据病脉来推断、探讨病在何处。

现代医学体系认为，心脏有节律地泵血引起心室的周期性收缩与舒张是脉象形成的根本动力。心脏运动引起主动脉内的压力和流量发生变化，以波的形式由心脏主动脉根部沿主动脉向外周血管传播。影响脉象形成的因素包括客观因素，如心血管生理病理物质基础、血管内血液成分等物质基础，也包括医者的主观因素，如医者触诊脉位时手指下的触觉敏感度的不同及医者对脉象的理解程度及其思维方法等，故而脉象的形成是主客观联合影响的结果。

脉象的动物实验及动物型研究是为了证明脉搏波形成的机制，脉波图的变化与血流动力学、血液流变学的关系，近年来很多学者借助动物实验和动物模型作了很多有益的探索，为脉象的形成提供了实验依据。

3. 脉搏图曲线及脉速的动物实验及模型研究　熊鉴然等用固态压力脉象传感器，将信号经自制脉象放大器输入 RMP－6008 多导生理记录仪，首先在全麻下暴露狗颈部和四肢主要动脉反复描记，比较压力脉波，确定仪器可描记动脉最小直径为 1.2 mm。脉图资料表明，正常狗颈总动脉脉波多呈单峰形升降支，有明显拐角，重搏波多不明显；股动脉脉波呈双峰形，看不到重搏前波；肘动脉脉波呈三峰形主波，重搏前波和重搏波均较明显，脉波波形接近人的桡动脉平脉脉图。而且狗股动脉的解剖位置比较表浅，容易定位和固定，与桡动脉同属上半身中小动脉，故能较好地反映心血管血流动力学状态。熊氏还观察了狗的实验性弦脉和滑脉脉图及血流动力学变化，结果与陈德奎、杨文的结果颇一致，并进一步观察了狗的实验性弦脉、滑脉的脉波传导速度，测量各组狗的颈总动脉、股动脉、肘动脉脉搏的 QO 时间和主动脉瓣（体表投影点）至各检测点距离（校正值），计算和比较各组脉波平均传导速度，其均高于正常对照组（$P<0.001$），与动脉收缩压、舒张压及平均脉压有非常显著关系，滑脉组的脉波传导速度，还与心率、心输出量关系非常密切，除肘动脉弦脉组外，其余各组脉波传导速度主要与全血容量、血管紧张度等因素有关。实验还提示脉波图 B（潮波）、C（重搏波）波峰的出现时间与脉波传导速度等因素有关，B 波主要与来自上（前）半身中大动脉的反射波有关，而 C 波主要同来自下（后）半身大中小动脉的反射波叠加有关，所以认为弦脉脉图的 B、C 波峰变化是由于血流动力学因素的影响，使脉波反射加强、传导加速，反射波提前叠加而致。

段文治等以动物实验的方法探索动脉粥样硬化、动脉血压和脉速三者的关系，实验用雄性家兔 30只，其中 15 只经 104～109 日高脂喂养造型后，复制成动物粥样硬化模型，另一组用普通颗粒饲料喂养110 日作为成年对照组。实验分组为：①给饲喂高脂膳食前 12 只家兔脉速为幼年对照组；②饲喂颗粒饲料 110 日后未见动脉硬化者的脉速为成年对照组；③动脉硬化造型后测算脉速者为成年硬化组。结果显示：①成年对照组脉速显著快于幼年对照组，提示月龄对脉速有明显影响；②成年硬化组的血压和脉速显著高于和快于成年组。进而观察血压变化与脉速的关系，用药物改变血压水平，用恒流泵匀速注射去甲肾上腺素或酚妥拉明逐级增大注射速度，以急性升高或降低动脉血压的方法，测算从 70～16 mmHg（9.33～21.33 kPa）每 10 mmHg（1.33 kPa）跨度为一等级的 9 个不同血压水平时的主动脉脉速，表明血压水平较高时，脉速增快更为显著，脉速与动脉血压呈良好的正相关，说明脉速随动脉血压的升高而加快。为分析动脉粥样硬化与动脉血压、脉速、月龄的关系，取三组未用药时的资料以动脉血压、脉速、月龄为自变量，动脉粥样硬化为因变量，用多元线性回归方程和逐步回归分析，结果提示脉速可大致评定主动脉粥样硬化的程度，为脉搏波传导速度推测动脉硬化程度的研究提供了动物实验的基础。

　　杨文等的动物实验结果还显示：脉图主波高度与心肌收缩力、心输出量、收缩压以及脉压正相关，与总外周阻力呈负相关，h3/h1、h4/h1、w/t与心肌收缩能力、心输出量呈负相关，与收缩压、舒张压、平均动脉压及总外周阻力呈正相关，心脏泵功能和脉压是形成和影响脉图升支的主要因素，心脏泵功能增强、脉压增宽时脉图升支高，反之则升支缓慢或降低；外周血管收缩是形成和影响降支速度的主要因素，外周血管收缩脉图重搏前波和降中峡位置抬高，h4/h1、h4/h2增大，心输出量及循环血量减少将导致脉图面积减小，由此可见桡动脉压力脉搏图的形成正是循环血量、心脏泵功能、外周血管收缩与舒张，以及心血管系统其他因素共同作用的结果。

　　4. 脉象要素研究　潘文奎等在中医传统理论中认为，脉象形成多与气、血、脉管和脉管外组织等有关，气推动血液的流动，血作为脉管运行的物质决定脉管的充盈，脉管作为血的通道与脉外组织共同形成了人体的脉象。位、数、形、势脉象要研究是对构成脉象基本性质的要素认识，因此王强等称为"脉素"，即通过脉素的质和量准确分辨脉象才算"讲得真切"。脉象要素一般以位、数、形、势4方面来进行归纳总结，但也有一些医家提出了五要素，在前面基础上增加了律，即位、数、形、势、律。例如李景唐认为脉象是脉位深浅、脉幅的大小、脉力强弱、脉波形态、脉势虚实、脉道形态、脉搏频率、脉搏节律和脉体长短9种特征信息的不同组合。梁璧光等总结切脉的指感特征：位、息、体、形、势、道6个要素，将指感要素和脉象属性分类结合起来定出12种常见脉，后再对其他各脉进行分类。朱文锋通过对脉学文献的深入理解和实验研究的资料分析，总结出各种脉象的主要因素大致归纳为脉象的部位、至数、长度、宽度、力度、流利度、紧度、均匀度8个方面。

　　传统诊脉方法以28脉为主要临床脉象种类，在实际应用与研究中，都有很大的局限性。"八维脉法"将组成脉象的八种要素即脉位、脉宽、脉长、脉率、脉律、脉力、脉流、脉体的不同状况综合归纳，命名为"八维脉象。"八维脉象可以提供全面完整的脉象信息，初步总结了寸口脉血管位置、管腔内径、面积等超声学指标。随着动脉的搏动，有皮肤表面至桡动脉距离、桡动脉管腔竖径、管腔横径及寸口脉彩色血流柱长度的变化，桡动脉管壁厚度及管腔面积的变化也影响寸口脉的空间位置。不仅管腔的内径、面积和管壁情况可以影响血流状态，寸口脉的血流速度与时间、血流指数及平均血流量的变化对寸口脉的搏动状况也起着重要的作用。确定脉位有价值的指标是皮肤表面到桡动脉的距离，桡动脉血管截面积收缩与舒张状态的比值以及血流加速度、减速度和阻力指数；对确定脉宽有价值的指标是桡动脉管腔的内径、管腔面积和血流量，以及面积的比值、峰值流速、减速度；对确定脉长有价值的指标是寸口脉血流柱的长度、皮肤表面到桡动脉的距离、管腔面积和血流量的大小；对确定脉力有价值的指标是皮肤表面到桡动脉的距离、管腔内径、管腔面积、面积的比值、搏动指数和血流量；对确定脉流有价值的指标是血流减速度、减速时间和寸口脉管壁的厚度；对确定脉体有价值的指标是寸口脉管壁的厚度、管腔内径、管腔面积和血流量的大小以及寸口脉血流柱的长度、峰值流速血流量、加速度和减速时间。

　　5. 脉诊的客观化研究及运用　脉象是手指切脉感知的脉搏形象，是中医对人体浅表动脉脉搏信息所作的形象描述和临床经验的概括。血压是心脏收缩时赋予血液的势能，表现为血管内血流对血管壁的侧压力，这种侧压力的变化会表现为脉搏的搏动。机体在不同的生理状态就会产生不同的脉象，对脉象特征信息的提取与分析能够反映人体的生理病理信息，对于促进中医脉诊客观化具有重要意义。

　　脉诊客观化主要是指借助现代化科技成果，采用客观化手段采集脉象，采用脉图参数进行分析，并灵敏地反映机体整体的病理生理指标改变。中医脉诊的特点在于医生用手指对病人桡动脉管施加压力大小不一的情况下获取脉搏信息。而脉搏波是由心脏射血活动引起的一种血管壁与血液的振荡波，在主动脉根部最初形成，沿着动脉束向其余外周血管传播。因此，中医脉象信号应当被理解为是切脉压力信号及脉搏波信号的集合。根据这一原理所研制出目前常用的脉诊仪有：上海中医药大学的ZM-Ⅰ型脉象仪、ZM-Ⅲ型智能脉象仪、ZM-300型脉象仪、DDMX-100脉象仪。

（四）全息穴位的诊断

望、闻、问、切四诊合参是中医诊断的基本内容，但在临床应用中却常因医者好恶各自有所偏重。《灵枢·经水》中概括了诊断的"审、切、循、扪、按"5种方法，其中"审"属四诊中的望诊，其余4种方法均属"切诊法"范畴。《灵枢·本藏》："视其外应，以知其内脏，则知所病矣。"中医学认为，人体是一个有机的整体，人体结构的各个组成部分不是孤立的，而是彼此联系的，人体脏腑经络气血的病变必然在体表有相应的阳性反应点。目前中医临床诊断中切诊主要体现在切脉，而通过"切、循、扪、按"对体表的阳性反应点的切诊却很少，忽略了体表阳性反应点在中医诊断中的价值和意义。越来越多的研究者从生物全息观解析阳性反应点的临床应用，生物全息观认为，生物体的局部包含了生物体的病理、生理、生化、遗传、形态等整体生物学信息，局部可以反映整体的病理、生理状态。文献报道，人体某脏器有病变在其特定的部位可以找到敏感点，即阳性反应点；反之根据这些阳性反应出现的部位便可大致推断出人体某一脏腑的病变。

1. 有关穴按诊的研究

（1）对穴位的认识：穴位是人体脏腑经络之气输注并散发于体表的部位。《内经》将穴位称为"气穴"，其功能特点是"脉气"所发，为"神气"所游行出入。脉气是经络之气，或称为经气，包括了对气血运行起主导作用的宗气和神气。盖国才认为，穴位既然是经络之气散发出入的部位，所以不要把它看成是孤立静止的位于人体体表上的点，而应当把它看成是与经络之气相贯通的具有活动变化的穴道。一般学者都认为，穴位是经络学说的一个重要组成部分，它与经络系统在生理、病理上有着不可分割的联系。从广义上说，穴位也是经络，它是属于经络系统中的孙络部分。近年来，对循经觉传导的研究引起了国内外学者的重视，严智强等（对200多例不同年龄、性别、职业及健康状况之人的体表进行了数万次测试，结果表明，每个人的体表都在不断地发出超微弱的可见光，并发现人体体表经穴可见光强度及其变化是人体正常生理状态及病理状态的信息。这种信息变化规律与经络、脏腑、气血理论的部分阐述相符合。

有关全息穴的研究，王世豪认为：人体各个独立节段都包含着一组与人体全息对应的穴位群，机体的的不同器官各有其特定的正常振动频率，就像不同的电台发射不同频率的电磁波一样，而人体各器官与其对应的全息胚上的穴位点的振动频率又是相同的，因而产生共振。研究表明，人体器官有病振动频率发生变化与其对应的全息胚上穴位点也就出现病态振动频率，并产生压痛等反应。这些传统理论与现代实验研究对认识穴位的性能。理解经络学说、了解穴位诊断法及指导临床辨证施治有着十分重要的意义。

（2）体表穴位压痛：由于腧穴与脏腑、经络在生理上及病理上有着密切的联系，因而在疾病情况下穴位具有反映疾病的特性，即可以反映脏腑、经络的病理及病机演变。

国内外学者所做的大量试验表明，有关经络穴位与非经非穴均有不同程度的差异，因而穴位与非穴位，特定穴位与一般穴位，以及有关经络的穴位与无关经络的穴位，在反映内脏疾病的功能上，具有相对的特异性。这种特异性随着经络所归属的脏腑和穴位的性能不同而有所不同。关于体表穴位压痛点一般学者认为，这是由于脏腑阴阳失去平衡，气血运行失于和畅，从而导致相关经络的穴位经气凝滞不通则痛。盖氏认为，现代医学所称之海特氏过敏，即是按身体分节构造以体节性出现，当内脏有病时与其相当的脊髓所支配的皮肤区内会出现感觉过敏，其中有些部分较为显著称为"极点"。海特氏极点和经络学上的穴位相一致。因此，当内脏有病时，就会沿着有关的经络传至体表穴位，这也是"有诸内，必行诸外"理论的体现，如心脏疾患，在手厥阴心包经的郄门穴会出现压痛反应。

一般学者都认为，经络气血阻滞而不通畅就会造成有关部位的疼痛或肿胀；气血郁积而化热，则会出现红、肿、热、痛，而且拒按，这些都是经络的实证；如果气血亏虚灌注不足，就会在有病的部位或经络穴位出现麻木、酸痛，喜按压等，这属于经络的虚证。在此，穴位压痛是主体，是由于内脏病变所产生的结果，也即脏腑病变是因，穴位压痛是果。这种因果关系正是穴位诊断的基础。

2. 全息穴位的诊断　生物全息律理论认为，生物体的每一个组成部分，都隐藏着整个生命最初形态的基本结构特征。而人体各器官与其对应的全息胚上的穴位点的振动频率又是相同的。所以人体器官有病，与其对应的全息胚上穴位点也就出现病态振动频率，并产生压痛等反应。全息穴的具体位置各人不完全一样，但一般有一个大体的位置。而有学者认为，全息穴实际上是指反射区的压痛点。据王世豪《简易穴位按摩疗法全息穴》载：

（1）第二掌骨侧全息穴：第二掌骨侧存在着一个有序穴位群。近心端是足穴、远心端是头穴；头穴与足穴连线中点为胃穴；胃穴与头穴连线中点为肺心穴；肺心穴与头穴连线三等分，从头穴端算起的中间两个分点依次是颈穴和上肢穴；肺心穴与胃穴连线中点为肝穴；胃穴与足穴的连线分为六等分，从胃穴端算起五个分点依次为十二指肠穴、肾穴、腰穴、下腹穴、腿穴。

（2）耳部全息诊法：现代耳全息把耳视为人体的缩影，耳郭就像一个头朝下、臀向上的倒蜷缩在母体子宫中的胎儿。其分布规律是：与头面部相对应的全息穴区在耳垂或耳垂邻近；与上肢相对应的全息穴区在耳舟，与躯干或下肢相对应的全息穴区在对耳轮和对耳轮上下脚；与内脏相对应的全息穴区集中在耳甲艇与耳甲腔；消化系统在耳轮脚周围环形排列，这些穴区与人体五脏六腑、四肢百骸、五官九窍一一对应，耳郭上包含了人体各部位的信息。人体各部位的异常可通过全息反射路在耳部引起相应的变化，为耳穴诊断疾病提供依据。《灵枢·口问》："耳者宗脉之所聚也。"临床通过在耳郭上寻找阳性反应点，用于急性炎症、痛症及急腹症的鉴别诊断，也可用于肝胆病、胃肠病、阑尾炎、泌尿系结石及妇科疾病的鉴别诊断。李占元等通过应用耳穴诊断占位性病变 332 例发现，耳穴诊断恶性肿瘤的符合率占83.9%，认为耳穴诊断对鉴别肿物的性质有一定价值。刘继洪认为慢性器质性疾病在耳郭阳性反应点处可触及凹陷，如是肿瘤可触及结节状隆起，同时通过对部分腹痛病证，如胃炎、泌尿系结石、胆石症等，通过三种不同的诊断方法进行比较发现，耳诊在腹痛病证中的诊断有极高的准确率。董蕴等对 26 例经胃镜确诊的胃及十二指肠球部溃疡病人治疗前及治疗后相关耳穴压痛阈值的变化进行观察，并与健康人进行对比，发现胃及十二指肠球部溃疡病人的胃、胆、皮质下耳穴、十二指肠、肝的压痛明显低于正常人，而穴位的痛阈可随疾病好转相应提高。

（3）足部全息诊法：足是人体的一个相对独立部分，是整体的缩影，足也具有与人体全息对应的穴位系统。人体的各部位器官在足部都有各自的反射区，如果将人体从中线分为左右两部分，双足合并在一起的中线即与人体从鼻尖到脐部所连中线相互对应。中线左右内侧缘的位置对应人体脊椎，外侧缘对应人体上、下肢；脚趾部分相当于人体头颈部，前脚掌部分对应人体胸腔和上腹部，足心相当于人体下腹部，双足跟相当于人体的臀部。即足内反射区对应人体脊椎及盆腔器官；足外反射区对应人体肢体及盆腔器官；足底反射区对应人体脏腑器官；足背反射区对应人体面部组织器官。

（4）手全息穴：全息穴在手掌面的分布规律如下。头面部穴位（反射区）分布在手指，胸和上腹部穴位（反射区）分布在手掌面的上半部，下腹穴位（反射区）分布在手掌面的下半部，盆腔和生殖腺的穴位（反射区）分布在手掌面的掌跟部。全息穴压痛点既反映了人体内部脏器的病理变化，又是穴位按诊的主要部位。所谓"生物全息诊断仪"就是根据此种理论而研制的全息穴位按诊诊断仪。它通过测试出全息穴的病态振动频率或导电量（疾病状态时相应耳全息穴的电阻下降），即可测出全息穴的压痛反应，从而推测出人体所患的内脏疾病。在临床运用中全息穴用于诊断现代医学疾病，有一定的临床参考价值。主要如下。①肾：诊断各种肾脏疾患，如急慢性肾小球肾炎、肾病综合征、肾结核、肾结石等。②膀胱：诊断泌尿系疾患，如急慢性肾盂肾炎、膀胱炎、输尿管结石、尿道炎等。③脑垂体：诊断内分泌功能失调、遗尿、更年期综合征。④额窦：诊断头痛、梅尼埃病、脑动脉硬化、额窦炎、失眠等。⑤脑干：诊断颅脑疾患，如脑萎缩、癫痫、脑血栓等。⑥肾上腺：诊断各种炎症及过敏性疾患，如支气管哮喘、荨麻疹等。⑦枕：诊断晕车、晕船、急慢性支气管炎、瘾症等。⑧脾：诊断肝脾大、消化不良、贫血、胃炎等。⑨腹腔神经丛：诊断神经性疾患，如神经症（闷、心慌、失眠等）、过敏性结肠炎（腹痛、腹胀、腹泻等）、胃痉挛等。⑩淋巴结（脚全息穴）：诊断急性淋巴结炎、霍奇金淋巴瘤等。全息穴压痛诊断疾病的研究，可以认为是近年来中医学研究的一个突破，它虽然已经超出了中医经络学说的范畴，但它仍然是中医脏象学说的创新和拓展，也是《内经》所谓"有诸内者，必形诸外"（《灵枢·

外揣》）"视其外应，以知其内脏"（《灵枢·本藏》）的内涵与外延。尽管如此，全息穴压痛诊法在临床中的实际运用，还有待进一步探索和完善。

七、四诊病理信息的综合处理

凡诊病之法，固莫妙于脉，然有病脉相符者，有病脉相反者，此其中大有玄理。故凡值疑似难明处，必须用四诊之法，详问其病由，兼辨其声色，察舌验齿，审证求因，于病情发展之变化本末先后中，正之以理，绳之以法，斯得其病之真情所在。若不察此，但谓一诊可凭，信手乱治，岂知脉证最多真假难分，虚实易混，见有不确，治必贻误。且常诊者，知之犹易，初诊者决之甚难。此四诊之所以不可忽，而望、闻、问、切之不可偏废，故《难经》以切诊居四诊之末，其寓意甚深。脉不足凭，必反求之于证，故辨证论治，必须四诊合参。望、闻、问、切是中医诊断疾病最基本的四种方法，临床中医通过这四种诊法所收集的资料，作为判断疾病的主要依据。中医强调整体察病，综合运用多种诊察手段对病人全面检查，多角度收集病情资料。《四诊抉微》："然诊有四，在昔神圣相传，莫不并重。"这正是中医所强调的整体观念，表明只有四诊合参，互相补充、互相印证，从整体把握疾病信息，才能准确认识疾病。

（一）中医四诊信息的采集

中医四诊信息的采集需在中医思维的指导下有条理有目的地进行分析从而汲取最有效的信息。疾病的发生发展是千变万化的，每一个个体的存在也各不相同，灵活应用四诊信息采集的规律，及时辨别证候的真假、主次，对捕捉一切有效信息进行辨证论治有极大的意义。

1. 判断证候真假　真假的判断是一个综合分析的过程。根据病人所表现出来的症状、发生部位以及症状之间的关系等可以判定疾病的本质或假象。"真"是指与疾病的内在本质相符合的证候，"假"是指与疾病本质常规表现出来的不相符的表现。当临床上出现比较复杂的情况时，对中医四诊的要求应更严肃、认真，多加思考，不可轻易下结论。以脉证的关系为例，常规来说，大多数病证是脉证相符的。当出现的症状体征与脉象互相矛盾时，需认清本质，明辨真假，去伪存真。

2. 抓住主要矛盾　以外感风寒为例，恶寒与发热常并存，若以恶寒重为主则寒邪束缚肌表，治以辛温解表；若以发热重为主则治以辛凉解表。可见抓住疾病的主要证候可以帮助我们快速确立治疗方案及判断预后。

3. 阴性症状的意义　疾病所表现出来的信息对我们辨证具有积极意义，但病人否定的症状同样可以为我们辨证起排除的作用。比如问口渴，口渴欲饮提示体内津液损伤，多见于燥证、热证；口渴不欲饮提示体内津液未伤或损伤较轻，可见于阴虚证、湿热证、痰饮内停证等；口不渴则提示津液未伤，常见于寒证、湿证。通过问口渴，我们可以捕捉到机体津液损伤程度，有无气化失常等有效信息，所以否定的症状亦可转化为鉴别诊断的依据。

（二）四诊合参的基本内容

善诊者，察色按脉，先别阴阳。审清浊而知部分，视喘息、听声音而知所苦，观权衡规矩而知病所主，按尺寸、观浮沉滑涩而知病所在。以治无过，以诊则不失矣。这是《内经》对四诊意义的高度概括。病人神色形态的变化，非望诊莫得其要；病人声音气味的异常，舍闻诊何以尽悉；病人既往病史、治疗用药情况和目前痛苦之所在，唯数问其情而可得；病人脉象及全身的异常，须反复切按方能洞晓。因此，四诊中任何一种诊查方法均非他法所能替代。

四诊合参是望、闻、问、切4种诊察疾病方法的概括，体现了医者的主观思维过程，是主观思维对人体状态变化的综合识别。中医四诊的基本内容：望诊是对病人的神色、形态、五官、舌象以及排出物等进行有目的的观察，以了解病情，测知脏腑病变；闻诊是通过闻病人语言、呼吸等的声息以及嗅病人体内排出物的气味以辨别内在的病情；问诊是通过对病人及知情者的询问以了解病人平时的健康状态、发病原因、病情经过和病人的自觉症状等；切诊是诊察病人的脉象和身体其他部位，以测知体内变化。在四诊之中以望神、望面色、望舌、问诊、切脉为要，望、闻、切三诊收集的资料是疾病的直接征象表现；问诊则是获取病人对自觉症状的主观描述。四诊各有其特定的诊察内容，不能互相取代，四诊必须合参，只有这样才能全面系统地获得临床生物信息，为辨证论治提供可靠依据。

（三）四诊信息的融合

由于中医四诊信息具有时间上的延续性和空间的广延性，不能简单以主症加次症方式表述，也不能随意将其划分为轻、中、重3个等级，采用多元线性回归和因子分析等数理统计方法，对四诊信息进行分析、赋值、筛选、组合，再采用聚类分析、主成分分析等统计方法对四诊信息进行归类和维度分析，确定各症状、体征在病证诊断中的重要程度。同时注意同一症状体征对于不同证型或病证的贡献度不同，分值差异亦有所区分。朱文锋教授采用双层频权剪叉算法，明确证素与常见证型的特征证候以及证候对相关证素、证型的诊断贡献度。高怀林等以基于熵的复杂系统划分方法筛选症状，确定症状对证候的贡献分值，以 ROC 曲线分析确定证候诊断阈值。针对 Delphi 法，传统的权重确定法未考虑指标特异度的缺陷，结合中医证候诊断标准特点，吴崇胜等提出确定权重系数的双百分法，同时考虑了专家意见的一致率和指标的特异度；并提出目前中医证候诊断规范方法的研究，比较适宜的方法是以病统证、病证结合，以单一证为研究单元；通过专家问卷来初步确定证候-症状的对应关系；用隐变量分析对临床调查资料进行分析，验证并修正证候-症状的对应关系，同时确定症状权重，用类 ROC 曲线法来确定诊断的临界值。

中医学的精髓在于"辨证论治"，而辨证是以"望、闻、问、切"四诊为依据，通过四诊合参，达到审查病因、阐述病机、确定治疗原则以及判断预后等目的。但传统中医诊断往往取决于医生的主观意识、经验累积，受限于当时的环境因素，缺乏客观指标，难以重复验证。目前，中医在客观化、定量化、标准化等方面的不足，限制了它的应用和发展。因此，融合现代多学科技术，系统地开展中医四诊的客观化研究，是实现中医学现代化的必经之路。对于四诊病理信息的综合处理，即通过辨证分析对症、证和病的综合概述。"症"，是病邪作用于人体所发生的反应，它反映着病邪的性质和生理功能的强弱。如恶寒、发热、头痛、恶心、气短、面色苍白、苔腻、脉细等，都是"症"。在症状的表现上，从细小到显露，从表面到深层，可以鉴别发病的因素和生理病理的状况，可以随着症状的消失和增添，探知病邪的进退及其发展方向。"证"，是在中医学理论的指导下，综合分析各种症状和体征等，对疾病所处一定阶段的病因、病性、病位等所作的病理性概括。如风寒表实证，其病因是"风寒"、病性属"实"、病位在"表"。又如心阳虚血瘀证，其病位在"心"、病因病性是"阳虚"与"瘀血"。所以，证是对致病因素与机体反应两方面情况的综合，是对疾病本质的认识。"病"，是对疾病全过程的特点与规律所作的概括。在中医学中提到的病名很多，其命名方法多种多样。

"病""证""症"是疾病的3个基本层次，辨病论治强调始发病因和病理过程，是局部治疗以改善整体；辨证论治则强调机体的整体反应特性，是整体治疗以改善局部。"辨证"就是把四诊（望诊、闻诊、问诊、切诊）所收集的资料、症状和体征，通过分析、综合，辨清疾病的病因、性质、部位，以及邪正之间的关系，概括、判断为某种性质的证。论治，又称为"施治"，即根据辨证的结果，确定相应的治疗方法。辨证是决定治疗的前提和依据，论治是治疗疾病的手段和方法。通过辨证论治的效果可以检验辨证论治的正确与否。辨证论治的过程，就是认识疾病和解决疾病的过程。辨证和论治，是诊治疾病过程中相互联系、不可分割的两个方面，是理论和实践相结合的体现，是理法方药在临床上的具体运用，是指导中医临床的基本原则。

（四）四诊信息的处理及意义

中医四诊信息的采集需在中医思维的指导下有条理有目的地进行分析从而汲取最有效的信息。疾病的发生发展是千变万化的，每一个个体的存在也各不相同，灵活应用四诊信息采集的规律，及时辨别证候的真假、主次，对捕捉一切有效信息进行辨证论治有极大的意义。但不是所有的四诊信息对判断疾病都具有作用，如辨证信息对判断疾病就没有任何作用。以咳嗽肺阴亏虚证为例，症见干咳，咳声短促，痰少黏白，或痰中带有血丝，口干咽燥，或午后潮热，颧红，盗汗，舌质红少苔，脉细数等，这些信息对判断咳嗽并不具有特异性，而是表现为肺阴亏虚的症状。辨病信息具有简明扼要的特点，它是一类具有概括性和综合性的信息，如感冒、肺痈、痢疾等。病是一种特殊症状，主要由病变部位和状态信息构成。如头痛、胃痛等，其中头、胃是"病位"，而痛是"状态信息"。病位又可分为局部病位和广泛病位，如腹痛是局部病位，局限到明确的腹部；而感冒时浑身酸痛，就是广泛病位，泛化到了全身。

（五）四诊信息的运用

第一，采集时要4种诊断方法并用。病人的自我感受，需要问诊进行补充；而诊断过程中病人因不适而产生的某些病理性声音，如咳嗽、太息等只能凭医生的听觉去判断。对排出物的诊察，往往是既要望其色，又要闻其气，还要问其感觉。在腹诊时，既要望腹部的色泽形状，又要叩诊听其声音，还要按而知其冷热、软硬，并问其喜按、拒按等。而采集时的环境要注意，光照、温度等都会影响采集结果，如光线昏暗可能病人的面色会发黄。而望闻问切四种诊疗方法也不必拘泥于步骤的先后，可按情况需要调整顺序。同时，与病人及家属沟通要注意方式方法，取得病人信任，不在问诊中进行诱导性询问。

第二，在记录病情时尽量使用专业术语，最大限度保证记录的病情信息准确客观。中医四诊是建立在中医基础理论之上的，这就需要具备扎实的理论功底，将病人的病情按轻、中、重进行等级分类。

第三，充分利用生物工程技术、信息技术、模糊数字、图像识别与生物传感技术等，拓展四诊信息采集，提高四诊客观化的水平。传统的四诊采集受医者生理局限有些难以实现，依据现代先进科学技术弥补传统不足。西医的客观检查也有很大帮助，丰富了直观的外象观测的内容，在某些疾病的特定阶段，可能缺乏明显的症状和体征，能够为辨证提供参考资料。客观化的研究可减少临床中过多主观因素的干扰，使之更为客观化和准确化。但不可过度依赖西医指标或直接将西医诊断套用中医结论，要在"望、闻、问、切"四诊中运用中医学辨证思维去粗取精，凝练出疾病的本质。

临床上疾病是复杂而多变的，往往寒热并见、虚实交错；病人的症状，有的是其病变本质的反映，有的却是其假象。如果不假以四诊，便得不到病人病变的全部信息，辨证就难免不准确，甚至发生误诊、误治而耽搁病情。如病人自诉发热腹泻，病情并不很复杂。然而仅仅据此辨证亦难落到实处，还必须问明病起于何时，发热的情景，大便的性状次数，看看病人的精神状态、形体禀赋，舌象如何，脉象如何，等等，才有助于确立诊断。如问得病前有暴饮暴食之史，昨起腹痛即需大便，便泄如注，微恶风寒，旋即发热，呕吐恶心，口嗳酸腐之气，望见其神色尚无变化，舌质如常，舌苔腐腻而白，闻其哕声响亮，切脉弦滑。据此四诊合参，显然是伤食腹泻，兼有风寒外感之证。如患病已久，大便溏薄，日泻二三次，午后稍有低热，神疲乏力，动辄气促，食欲减少，舌质淡胖，边有齿痕，脉缓无力，那就是脾虚腹泻了。又如"阴盛格阳证"，是外感疾病发展至危重阶段的一种证候。其病理本质属虚寒证，应该表现为面色苍白、四肢厥冷、精神委靡等症状。然而由于阳虚阴盛，阳浮于外，常可出现面色潮红、言语不辍、烦躁口渴等假热之象。面对病人寒热虚实真假难辨的临床表现，就需要在四诊合参的基础上来甄别真伪。诊其脉微细，或浮大无根，舌淡而润，说明其病本属虚寒，假热诸症皆由虚阳外浮所致。因此，根据诊法理论"舍症从脉"的原则，确诊其为"阴盛格阳"之证。反之，有时脉象也可能与病机不相符合而现假象，这时就应根据四诊所获的其他症状、体征进行辨析，而采取"舍脉从症"的方法。另外，单凭几个症状、一种脉象或舌象也是无法判断疾病的性质的。如发热就有外感邪气、阴阳气血之虚、血瘀等多种可能；舌红也有温热邪实、阴虚火旺之分；浮脉固然多主表证，然而虚损之证也可见诸。由此可见，唯有四诊合参，在互相印证的基础上去伪存真，才能作出一个符合病变实际情况的诊断。

欲病态和已病态人群中已经出现阴阳偏颇和阴阳失和的特定状态，通过望、闻、问、切四诊采集的信息可以反映一定的内在病因病机，结合个体生活的环境、工作状态以及社会家庭情况能够辨别相应的证。中医临床辨证最重要的依据是四诊合参，随着信息化时代的不断发展，诸多学者深入进行中医四诊规范化的研究，使得传统的望、闻、问、切诊断方式逐渐步入数字化时代，以期弥补传统中医诊断的不足，丰富和提升四诊的内容。在处理中医临床问题中，我们应该培养中医思维，注重整体观念，通过借助现代化中医诊断仪器来补充诊断依据，达到未病预防、欲病调整、已病防变、愈后防复等治疗目的。通过望、闻、问、切四诊合参的方法，探求病因、病性、病位，分析病机及人体内五脏六腑、经络关节、气血津液的变化、判断邪正消长，进而得出病名，归纳出证型，以辨证论治原则，制定"汗、吐、下、和、温、清、补、消"等治法，使用中药、针灸、推拿、按摩、拔罐、气功、食疗等多种治疗手段，使人体达到阴阳调和而康复。

〔杨军辉　陈春晖〕

参考文献

[1] 葛祥国，肖桃华. 浅析黑箱理论 [J]. 中国教育技术装备，2011，(18)：93-94.

[2] 钱丽. 黑箱方法与中医"藏象学说" [J]. 南京中医药大学学报（社会科学版），2004，5 (1)：14-17.

[3] 郭小青，刘智斌. 浅谈"司外揣内"与"黑箱"、"白箱"、"灰箱"理论 [J]. 河南中医，2002，22 (4)：10-11.

[4] 顾萍. 黑箱理论在中医学中的应用 [J]. 南京中医药大学学报（社会科学版），2001，2 (2)：66-68.

[5] 熊俊闯，王振亮，黄刚. 揭开《伤寒论》的"黑箱" [J]. 中医研究，2017，30 (2)：8-10.

[6] 谢卫，鞠传军. 经络黑箱方法研究及意义 [J]. 南京中医药大学学报（社会科学版），2002，3 (4)：171-174.

[7] 陈小倩，胡允银，高玉梅. 黑箱医学的发展、激励与监管 [J]. 云南科技管理，2017，30 (2)：16-18.

[8] 李兴广，王东坡，郭长青. 中医全息医学 [M]. 北京：化学工业出版社，2009.

[9] 金玉，德·呼格吉乐图. 蒙医学诊断方法中的生物全息律 [J]. 中国民族医药杂志，1996，2 (1)：7-9.

[10] 肖家翔. 从《内经》看目与生物全息律 [J]. 贵阳中医学院学报，1990，(1)：9-11.

[11] 梁俊芳，张苗，段渠. 生物全息律在面部刮痧中的应用探讨 [J]. 云南中医中药杂志，2009，30 (2)：78-79.

[12] 来要水，来要良. 望闻问切的不藏之秘 [M]. 北京：人民军医出版社，2013.

[13] 陈潇林. 简析问诊的认识论特点 [J]. 中医研究，1996，9 (2)：7-8.

[14] 朱文锋，袁肇凯. 中医诊断学 [M]. 北京：人民卫生出版社，2011.

[15] 崔锡章. 论中医症状的语言规律及对规范化的影响 [J]. 中华中医药杂志，2006，21 (11)：646-649.

[16] 张启明，王永炎，张志斌，等. 中医历代医案数据库的建立与统计方法 [J]. 山东中医药大学学报，2005，29 (4)：298-299.

[17] 陈剑明，王天芳，岳宏，等. 溃疡性结肠炎中医症状分布特点的现代文献分析 [J]. 中国中西医结合消化杂志，2010，18 (3)：145-148.

[18] 王明三. 应重视症状规范化的研究 [J]. 山东中医杂志，2008，27 (5)：296.

[19] 李联社，曹贵民，赵广刚，等. 中医症状定量化方法浅见 [J]. 中医杂志，2006，47 (2)：155-156.

[20] 王天芳，王庆国，薛晓琳，等. 中医症状规范化研究的现状与思路 [J]. 北京中医药大学学报，2005，28 (4)：19-20.

[21] 刘旺华，朱文锋. 中医症状规范化若干问题的思考 [J]. 中医杂志，2007，48 (6)：555-556.

[22] 施桂堂. 察病指南 [M]. 上海：上海卫生出版社，1957：56.

[23] 朱丹溪. 格致余论 [M]. 北京：人民卫生出版社，2005：19.

[24] 戴起宗. 脉诀刊误 [M]. 上海：上海卫生出版社，1958：65.

[25] 李梴. 医学入门 [M]. 南昌：江西科学技术出版社，1988：155.

[26] 张三锡. 医学六要 [M]. 上海：上海科学技术出版社，2005：145.

[27] 吴谦. 四诊心法要诀 [M]. 上海：上海中医药大学出版社，2006.

[28] 刘炳凡，周绍明，熊继柏，等. 湖湘名医典籍精华·医经卷·温病卷·诊法卷 [M]. 长沙：湖南科学技术出版社，2000：918.

[29] 周学海. 形色外诊简摩 [M]. 北京：学苑出版社，2010：4.

[30] 潘楫. 医灯续焰 [M]. 北京：人民卫生出版社，1988：470.

[31] 林之翰. 四诊抉微 [M]. 北京：中国中医药出版社，2002.

[32] 汪宏. 望诊遵经 [M]. 北京：学苑出版社，2011.

[33] 雷丰. 时病论 [M]. 北京：人民卫生出版社，2012.

[34] 王鸿谟. 察颜观色 [M]. 北京：学苑出版社，2009.

[35] 王忆勤. 中医诊断学研究思路与方法 [M]. 上海：上海科学技术出版社，2008.

［36］曾常春，王先菊，李子孺. 中医色诊研究及光子学技术在色诊中的应用［J］. 中国中医基础医学杂志，2004，10（9）：74-76.

［37］金伟其，胡威捷. 辐射度、光度与色度及其测量［M］. 北京：北京理工大学出版社，2009：73-160.

［38］靳枫，朱龙. 从四诊合参谈望诊［J］. 中医药通报，2017，16（3）：31-33.

［39］杜松，于峥，刘寨华，等. "望诊"源流考［J］. 中国中医基础医学杂志，2017，23（1）：12-14，32.

［40］文毅，晏峻峰，彭清华. 中医目诊的研究现状与思路探析［J］. 湖南中医药大学学报，2015，35（9）：70-73.

［41］郑冬梅，宋文爱，戴振东，等. 中医色诊客观化方法研究［J］. 世界科学技术-中医药现代化，2014，16（12）：2616-2621.

［42］蔡轶珩，吕慧娟，郭松，等. 中医望诊图像信息标准量化与显示复现［J］. 北京工业大学学报，2014，40（3）：466-472.

［43］刘大胜，韩学杰. 中医望诊的理论渊源与临证应用［J］. 中国中医急症，2013，22（8）：1345-1347.

［44］宫爱民，董秀娟，邸丹，等. 中医望诊标准环境的选择与测量［J］. 时珍国医国药，2012，23（8）：2029-2030.

［45］曾常春，李丽君，刘汉平. 中医五色的基础与色诊的光学过程［J］. 世界中西医结合杂志，2012，7（3）：254-256.

［46］曾常春，刘汉平，刘颂豪. 中医色诊的现代科学研究现状及其趋势［J］. 北京中医药大学学报，2012，35（2）：89-92.

［47］杜松. 明清中医色诊理论研究［J］. 中医文献杂志，2011，29（1）：46.

［48］夏永莉. 望诊古今谈［J］. 江苏中医药，2008，40（11）：110.

［49］王庆华，陈莉. 浅析中医四诊中的望诊［J］. 国医论坛，2008，23（2）：14-15.

［50］张伯礼，徐宗佩，刘华一，等. 舌象色度学研究［J］. 天津中医，1992（4）：38-40.

［51］高也陶. 本末出候望诊［M］. 北京：中医古籍出版社，2015.

［52］朱文锋. 中医诊断学［M］. 北京：中国中医药出版社，2004.

［53］郭振球，周小青. 实用中医诊断学［M］. 上海：上海科学技术出版社，2011.

［54］荆其诚. 色度学［M］. 北京：科学出版社，1979.

［55］林仲贤. 中国成人肤色色度的测定［J］. 科学通报，1979，（10）：475.

［56］林仲贤. 中国儿童和青少年肤色色度测定［J］. 心理学报，1981，（1）：58.

［57］林仲贤. 中国新生儿到三岁幼儿肤色色度的测定［J］. 心理学报，1981，（3）：305.

［58］蔡光先. 长沙地区327名健康成人面色定量检测报告［J］. 湖南中医杂志，1996，12（1）：15.

［59］张华敏，刘寨华. "闻诊"命名源流考［J］. 中医药学报，2017，45（1）：6-8.

［60］邓青，黄利兴，裴力娇，等. 听辨咳声诊治咳嗽经验［J］. 中华中医药杂志，2017，32（4）：1613-1615.

［61］赵庆. 浅论闻诊教学探索［J］. 科教文汇（下旬刊），2017，（7）：37-38.

［62］冯前进，刘润兰. 从中医闻诊到声生物学及其诊断技术研究［J］. 山西中医学院学报，2010，11（2）：68.

［63］范启霞，刘文龙. 中医五音理论及其科学价值［J］. 陕西中医学院学报，1994，（3）：3-5.

［64］林朗晖. 中医闻诊缀谈［J］. 福建中医药，1983，（2）：60-62.

［65］晨曦. 闻诊研究简介［J］. 湖南中医学院学报，1990，（4）：248-250.

［66］郭佳，雍小嘉，赵刚. 中医闻诊声音采集方法研究与改进［J］. 科学技术与工程，2012，12（18）：4538-4540.

［67］鄢彬，王忆勤. 中医闻诊客观化研究进展［J］. 中华中医药学刊，2014，32（2）：243-246.

［68］王赛. 中医声诊的发展及研究现状［A］. 全国第十三届中医诊断学术年会论文汇编［C］. 中华中医药学会中医诊断学分会，2012：5.

［69］董文军. 五音闻诊体系探析［J］. 长春中医药大学学报，2008，24（6）：631-632.

［70］郭小青，韩丽萍. 略述《伤寒杂病论》中闻诊的运用［J］. 陕西中医学院学报，2006，29（2）：16-18.

［71］冯前进. 气、生物能与生物能量医学［J］. 山西中医学院学报，2006，7（5）：9.

［72］冯前进，牛欣，刘亚明. 中医阴阳学说与物理学对称理论的相互关联［J］. 山西中医学院学报，2003，4（4）：1-6.

［73］张酒华. 简明声医学［M］. 北京：人民卫生出版社，1985：33-54.

［74］杨宝琦，程俊萍. 空气动力学在测试呼吸与发声关系中的临床应用［J］. 听力学及言语疾病杂志，2000，8（3）：152-154.

［75］梁莺，黄魏宁，张程. 正常老年人嗓音变化的观察与分析［J］. 临床耳鼻咽喉科杂志，2000，14（11）：512-514.

［76］胡爱莲，张念祖，夏立军. 嗓音的定量检测与分析［J］. 山西医科大学学报，1997，28（4）：305-306.

［77］侯丽珍，韩德民，徐文. 国人正常嗓音特点的相关研究［J］. 临床耳鼻咽喉科杂志，2002，16（12）：667-669.

[78] 雷科，杨旭，沈建中. 成人嗓音声学参数正常参考值研究 [J]. 临床耳鼻咽喉科杂志，2000，14 (6)：255 - 257.

[79] 张志明，杨式鳞. 病态嗓音基频和音域的变化 [J]. 临床耳鼻咽喉科杂志，2000，14 (6)：260 - 261.

[80] 刘绮明，张建国，黄敏齐. 病理嗓音的定量分析 [J]. 山东医大基础医学院学报，2002，16 (2)：89 - 91.

[81] 龚齐，沈伟，黄昭鸣. 896 例成人嗓音声学参数的计算机采集分析 [J]. 听力学及言语疾病杂志，2000，8 (1)：34 - 36.

[82] 张建国，黄敏齐，刘绮明. 青年人正常及病理嗓音结果的对比性研究 [J]. 中国耳鼻咽喉颅底外科杂志，2000，6 (4)：206 - 209.

[83] Adriana VF，Maria AP，Mara B，et al. Acoustic Analysis of Voice in Multiple Sclerosis Patients [J]. Journal of Voice，2004，18 (3)：341 - 346.

[84] Abdul LH，Walid M，Abbas Y，et al. The Effect of Hemo - dialysison Voice：An Acoustic Analysis [J]. Journal of Voice，2005，19 (2)：290 - 295.

[85] Brian TH，Michael SC，Henr FC，et al. Acoustic characteristics of Parkinsonian speech：a potential biomarker of early disease progression and treatment [J]. Journal of Neurolinguistics，2004，17 (6)：439 - 453.

[86] 黄德耀. 语音讯号应用于中医过敏性鼻炎病患之研究 [D]. 台北：台湾私立中原大学，2002.

[87] 郑宇茹. 中医闻诊结合合问诊专家系统于慢性肾衰竭之应用 [D]. 台北：台湾私立中原大学，2001.

[88] 董康，张玉帆. 听音诊病 [J]. 辽宁中医学院学报，2004，6 (1)：5 - 6.

[89] 段玉裁. 说文解字注 [M]. 上海：上海古籍出版社，1981：592.

[90] 汤建国. 声学研究进展 [J]. 国外医学·耳鼻喉科学分册，1989 (5)：280.

[91] 鲁法庭，张学娅，杨梅，等. 声诊研究现状及开展咳嗽中医声诊客观化研究新思路 [J]. 辽宁中医杂志，2010，37 (7)：1231 - 1232.

[92] 马大酞. 声学手册 [M]. 北京：科学出版社，2004.

[93] 牛兵占，肖正权. 黄帝内经素问译注 [M]. 北京：中国古籍出版社，2003：34，42 - 44，98.

[94] 高也陶，李捷玮，潘慧巍. 五脏相音——《黄帝内经》失传 2000 多年的理论和技术的现代研究 [J]. 医学与哲学（人文社会医学版），2006，27 (9)：51.

[95] 高也陶. 五脏相音 [M]. 北京：中医古籍出版社，2007：351 - 412.

[96] 高也陶，施鹏.《黄帝内经》阴阳二十五人分型的数学建模 [J]. 医学与哲学，2004，25 (12)：58.

[97] 高也陶，潘慧巍. 阴阳二十五人的经络调理 [J]. 中华医学研究，2004，4 (1)：1.

[98] 高也陶，石春凤.《黄帝内经》中阴阳二十五人对应的二十五音 [J]. 中华医学研究，2004，4 (7)：577.

[99] 高也陶，时善全，潘慧巍. 试论纳米技术进入中医基础理论研究的可能性 [J]. 中西医结合学报，2005，3 (6)：426.

[100] 汪东丽，时善全，贺佳.《黄帝内经》五脏相音与女性年龄之关系的现代研究 [J]. 中西医结合学报，2006，4 (1)：10.

[101] 郑贤月，梁嵘，王召平. 中医闻诊的五音研究 [J]. 中外健康文摘（临床医药版），2007，4 (12)：8 - 10.

[102] 杨和钧，张道行. 我国嗓音医学研究现状 [J]. 中国医学文摘（耳鼻咽喉科学），2006，21 (5)：280 - 281.

[103] 王晓岚. 肺结核病辨证闻诊初探 [J]. 湖南中医学院学报，1992，(3)：29.

[104] 顾立德. 国产连续式声图仪在嗓音研究中的应用 [J]. 中华耳鼻喉科杂志，1984，(2)：86.

[105] 韩仲明. 电子计算机在嗓音分析中的初步应用 [J]. 临床耳鼻喉科杂志，1990，4 (1)：36.

[106] 莫新民. 利用声图仪对肺虚咳嗽声诊的初步研究 [J]. 中医药研究杂志，1987，(3)：43.

[107] 黄忠华. 动态镜检查对声嘶病人的诊断价值 [J]. 国外医学·耳鼻喉科学分册，1992，16 (5)：294.

[108] 汤本英二. 嗓音研究进展 [J]. 耳科临床，1983，76：2151 - 2168.

[109] 俞雪如. 日本汉医对四诊客观化的研究 [J]. 浙江中医杂志，1984，19 (6)：1285.

[110] 北岛和智利. 喉病研究 [J]. 耳科临床，1973，666 (11)：1195 - 1213.

[111] 王丽. 正常及病态声学分析中的某些进展 [J]. 国外医学·耳鼻喉科学分册，1988，(5)：262.

[112] 艮青. 用听声音来诊断疾病 [J]. 科学画报，1994，(4)：17.

[113] 莫新民. 中医声诊初探 [J]. 湖南中医杂志，1997，13 (3)：9.

[114] 张谷才. 论《金匮要略》切诊 [J]. 南京中医学院学报，1982，(2)：4 - 8.

[115] 汪南玥，于友华，刘佳，等. 脉诊客观化研究的思考 [J]. 中华中医药杂志，2015，30 (8)：2655 - 2657.

［116］林炳岐，关静，戴宁，等. 中医脉诊学现代化研究［J］. 世界中医药，2017，12（7）：1706－1710.

［117］周雪颖，齐向华. 脉诊感悟［J］. 山东中医杂志，2013，32（1）：64.

［118］王宏章. 脉诊琐谈［J］. 现代中医药，2004，（2）：56.

［119］杨卫红，廖华君，杨亚平. 论《黄帝内经》气血与脉象的关系［J］. 吉林中医药，2011，31（5）：387－388.

［120］余邦慈. 中医脉象的形成机理及其诊断意义的剖析［J］. 安徽中医学院学报，1982，（1）：11－13.

［121］亓超，苗磊. 中医脉学现代研究［J］. 菏泽医学专科学校学报，2013，25（1）：88－89.

［122］王玺玺，杨学智，李海燕，等. 从血液流变性质探讨中医脉象的形成机制［J］. 北京中医药，2014，33（3）：193－
195.

［123］刘文强，滕晶. 植物神经系统与脉象的发生［J］. 河南中医，2014，34（2）：228－229.

［124］狄九军，陈思，王学民. 中医脉象发生仪的研制［J］. 生物医学工程与临床，2008，12（6）：503－506.

［125］娄金丽，张允岭，路广林，等. 心脑相关理论初探［J］. 北京中医药大学学报，2008，31（11）：727－729.

［126］李德心. 脉象图中心电信息作用的研究［A］. 第一届全国中西医结合诊断学术会议论文选集［C］. 中国中西医结
合学会，2006：4.

［127］潘文奎，刘永年. 试论脉之形成及其与五脏的关系［J］. 中医药研究，1988，2（2）：14.

［128］王强，傅薇. 脉象的脉名与脉素［J］. 浙江中医药大学学报，2011，3（2）：145.

［129］李景唐. 全国中西医结合第二届四诊研究学术会议纪要［J］. 中西医结合杂志，1988，8（4）：254.

［130］梁璧光，韩谋钜. 脉象分类与脉纲原理初探［J］. 上海中医药杂志，1988，（3）：29－31.

［131］朱文锋. 中医诊断学［M］. 北京：人民卫生出版社，1999.

［132］张鸣鹤. 清热解毒法治疗自身免疫性疾病的新思路［A］. 第六届中国中西医结合风湿病学术会议论文汇编［C］.
中国中西医结合学会风湿类疾病专业委员会，2006：56－58.

［133］宋绍亮. 热痹证治新说［M］. 北京：中医古籍出版社，2000：250.

［134］黄世林，孙明异. 中医脉象研究［M］. 北京：人民卫生出版社，1986.

［135］牛欣，杨学智，傅骢远，等. 血液流变特性与脉象形成的初步观察［J］. 中国医药学报，1993，8（6）：23.

［136］陈冬志，牛欣，董晓英，等. 妊娠滑脉和病理滑脉的脉图和血液流变学对比研究［J］. 中华中医药杂志，2008，
23（1）：34－36.

［137］柳兆荣. 血流动力学原理和方法［M］. 上海：复旦大学出版社，1997：75，336，130，334.

［138］盛丽. 中医脉象形成理论的探讨［J］. 甘肃中医，2017，21（11）：21－22.

［139］田代华，刘更生. 灵枢经［M］. 北京：人民卫生出版社，2005：75，121.

［140］赵恩俭. 中医脉诊学［M］. 天津：天津科学技术出版社，2004：15－35.

［141］刘艳，李毅. 初探《内经》对脉学的学术贡献［J］. 吉林中医药，2007，27（6）：60.

［142］张蕾，郭劲鹏，王清海. 论中医血脉理论的临床意义［J］. 长春中医药大学学报，2008，24（5）：475.

［143］吴仕骥. 学习素问脉象的浅见［J］. 天津中医学院学报，1998，17（3）：1.

［144］张薛光. 近代苏南朱氏伤寒派介绍［J］. 中医文献杂志，2008，26（5）：36－39.

［145］葛丽娜. 中医脉诊的客观化研究之我见［J］. 现代中医药，2012，32（2）：9－10.

［146］徐元景. 中医辅助诊断系统和脉诊舌诊数字化研究［D］. 北京中医药大学，2003.

［147］王唯工. 气的乐章［M］. 北京：中国人民大学出版社，2006：56－60，80－82.

［148］徐学军. 人体脉象建模及脉诊仿真研究［D］. 中南大学，2010.

［149］蔡明华. 经络与全息穴的定位［J］. 针灸临床杂志，1999，15（6）：3－4.

［150］张颖清. 穴位分布的全息律及其临床应用［J］. 上海中医药杂志，1983，（6）：46－48，45.

［151］郭跃民. 全息穴位推拿疗法［A］. 中国康复医学会第22届疗养康复学术会议论文汇编［C］. 中国康复医学会疗养
康复专业委员会，2011：2.

［152］董奇希. 针刺全息穴位诊疗法［J］. 中国自然医学杂志，2001，3（3）：175－176.

［153］胡洪铭，张文韬，乔丽君，等. 切诊阳性反应点在中医临床诊断中的价值和应用［J］. 中医杂志，2017，58
（10）：889－891.

［154］杜昌华. 以生物全息律为依据探索耳穴分布规律［J］. 中国针灸，1997，（5）：308－311.

［155］刘继洪. 急性腹痛病变定位与耳穴诊断相关性的研究［D］. 广州中医药大学，2006.

［156］王庆波. 穴位按切诊和人体激痛点触诊的异同［J］. 中国中医基础医学杂志，2015，21（10）：1283－1284.

[157] 董蕴，刘广林，赵淑敏. 胃及十二指肠球部溃疡患者耳穴压痛阈的变化 [J]. 中国针灸，1996，16（8）：39-40.

[158] 张颖清. 生物全息诊疗法 [M]. 济南：山东大学出版社，1987.

[159] 李占元，王道海. 应用耳穴诊断占位性病变332例分析 [J]. 中国针灸，1991，11（4）：32-33.

[160] 张颖清. 生物全息论 [M]. 青岛：青岛人民出版社，1983.

[161] 熊鉴然. 弦脉与血液动力学关系的实验研究. 中西医结合杂志，1982，2（3）：172.

[162] 段文治. 家兔动脉粥样硬化与脉搏波传播速度 [A]. 第二届全国中西医结合四诊研讨会论文汇编 [C]. 1987：183.

[163] 杨文. 狗桡动脉脉图的形成机理和影响因素 [A]. 第二届全国中西医结合四诊研讨会论文汇编 [C]. 1987：185.

[164] 傅聪远. 实验性芤脉的脉图特征及其形成机理探讨 [A]. 第二届全国中西医结合四诊研讨会论文汇编 [C]. 1987：178.

[165] 陈德奎. 弦滑脉的血流动力学分析 [A]. 全国中西医结合学术研讨会论文汇编（四诊专辑），1983：24.

[166] 黄士林. 滑脉的实验研究与临床意义 [A]. 全国中西医结合学术研讨会论文汇编（四诊专辑），1983.

[167] 施减. 脉波图动物模型的复制及形成机理的实验研究 [A]. 第二届全国中西医结合四诊研讨会论文汇编 [C]. 1987：181.

[168] 郑小伟，李玲玲，傅鸿彰，等. 模拟"迟脉"实验动物模型的研究 [J]. 浙江中医学院学报，1990，（6）：29-31.

[169] 牛欣，杨学智，傅聪远，等. 桡动脉的三维运动与脉诊位数形势 [J]. 中国中西医结合杂志，1994，14（7）：435-437.

[170] 王强. 中医脉诊现代化研究的困境与对策 [J]. 河南中医，1994，14（3）：138.

[171] 王强.《脉经》二十四脉的雷达图与星座图 [J]. 北京中医学院学报，1983，6（1）：8.

[172] 傅聪远. 中医脉诊研究述评 [J]. 北京中医学院学报，1993，16（2）：3.

[173] 杨天权. 脉诊研究的若干方法学问题 [J]. 辽宁中医杂志，1986，13（12）：38.

[174] 焉石，樊长征，李友林，等. 中医四诊信息与形神一体观 [J]. 中华中医药学刊，2007，25（12）：2514-2516.

[175] 张启明，王义国，白舒霞，等. 四诊信息中的症状单元 [J]. 北京中医药大学学报，2008，31（11）：725-727.

[176] 王忆勤，许朝霞，李福凤，等. 中医四诊客观化研究的思路与方法 [J]. 上海中医药大学学报，2009，23（6）：4-8.

[177] 王少贤，陈家旭. 中医四诊信息和证候量表的研制 [J]. 中国中医基础医学杂志，2011，17（12）：1325-1327，1330.

[178] 张燕，王全年. 三才模型对中医四诊信息分类的指导 [J]. 甘肃中医，2011，24（5）：13-14.

[179] 陈家旭. 中医四诊信息和证候量表研制中的关键问题 [J]. 中国中医基础医学杂志，2011，17（10）：1053-1054.

[180] 马继征，姚乃礼. 论辨证论治与辨病论治相结合 [J]. 中华中医药杂志，2015，30（12）：4251-4253.

[181] 张梦婷，高碧珍. 基于整体观念的中医四诊信息采集规范化探讨 [J]. 中医药通报，2017，16（1）：28-29.

[182] 靳枫，朱龙. 从四诊合参谈望诊 [J]. 中医药通报，2017，16（3）：31-33.

[183] 张志斌，王永炎，封静. 现代证候规范研究述评 [J]. 中国中医基础医学杂志，2005，11（9）：641-644，649.

[184] 殷鑫，王相东，刘晓燕. 循证医学对四诊客观化研究的启示 [J]. 中国中医基础医学杂志，2006，12（4）：299-300.

[185] 李灿东，杨朝阳，廖凌虹，等. 微观参数的中医辨证意义 [J]. 中华中医药杂志，2011，26（12）：2916-2920.

[186] 王常松. 中医"四诊"客观化研究 [J]. 浙江中医药大学学报，2008，32（5）：572-573.

[187] 李灿东，杨雪梅，甘慧娟. 健康状态辨识模型算法的探讨 [J]. 中华中医药杂志，2011，26（6）：1351-1355.

[188] 李国春，陈文垲，梅晓云，等. 中医宏观辨证指标量化方法研究探讨 [J]. 中国中医基础医学杂志，2005，11（9）：650-652.

[189] 李国春，黄煌. 临床流行病学与中医药临床研究 [J]. 安徽中医临床杂志，2002，14（3）：223-225.

第三节　辨证理论研究与应用

一、证素辨证研究与应用

（一）证素

1. 证素的概念　"证"，古为"證"，《中华大字典》载"證"的含义有：告也，验也，"证"也，谏也，则也，候也，质也，病证也。在中医辨证学中，指病变所表现的证候及内在病理本质。

"素"，始也、本也，《尚书·大传·虞夏传》："定以五律、五声、八音、七始，著其素。"注"素，犹始也"。因此，素指本来的、原有的，如素质犹本质，素性犹本性；带有根本性质的物质，如色素、毒素、元素。

证与素合为一词"证素"，就是辨证的要素，指辨证所要辨别的脾、肾、肝、胃等病位和气虚、血瘀、痰、寒等病性，它是通过对"证候"（症状、体征等）的辨识而确定的病变本质，是构成"证名"的基本要素。证素一词，言简意赅，体现了辨证的实质意义。犹如构成各种物质的化学"元素"，语言中最小意义单位的"词素"，构成术语最小语言单位的"语素"。总之，"素"指构成事物的要素，"证素"就是构成证（名）的要素。

2. 证素的沿革和内容　长期以来，中医对证的指标和证的标准一直模糊不清，在中医传承和发展的过程中，辨证的方法层出不穷、复杂多样、各有千秋，各种辨证方法对"证"的本质特性进行分析和理解的层面不同，这就难免会造成临床疾病诊断上的信息缺失，信息处理系统自然很难规范化、标准化，这给临床辨证及中医药科研、教学带来很大困难。辨证论治的客观化、规范化研究是实现中医药现代化和国际化进程的必经之路。为探索中医辨证的规律与方法，明确辨证的原则，统一与诠释辨证内容，朱文锋教授率先在新世纪全国高等教育中医药院校规划教材《中医诊断学》中正式提出了"辨证要素"，简称"证素"的概念。

"辨证"是根据中医学理论，对证候进行分析，认识其病理本质——证素，并概括为完整证名的思维认识过程。证素分为病位证素和病性证素，由于任何复杂的证都是由病位、病性证素组合而成，因此准确判断证素，便抓住了疾病当前的病理本质，并可执简驭繁地灵活把握复杂、动态的证。故而"证素"是各种辨证方法的纲领和核心，是辨证的关键。它的提出推动了中医辨证论治的规范化发展，并且易于学习，在提高辨证准确率上做出了重要贡献。

历代医籍中并未出现"证素"一词，但已奠定了证素相关概念的理论基础，朱文锋教授对古今有关"证素"的概念进行梳理，从《黄帝内经》开始，到东汉时期的《伤寒杂病论》、后世有关证素辨别的重要论述，包括《中藏经》《备急千金要方》《医学纲目》《医学六要》《景岳全书》《医学心悟》等中的相关论述，以及近现代所列证素内容，共汇集古今重要论著中提到的证素概念总计约 120 项。

在汇集这 120 项证素之后，又根据证素的基本特征，临床实际需要，证素要精约定俗成等原则，对其逐项进行分析辨别，共从中筛选出统一、规范的通用证素项目 60 余项。其中，病位证素 20 余项：心神［脑］、心、肺、脾、肝、肾、胃、胆、小肠、大肠、膀胱、胞宫、精室、胸膈、少腹、表、半表半里、经络、肌肤、筋骨［关节］、卫分、气分、营分、血分、太阳、少阳、阳明、太阴、少阴、厥阴。病性证素 33 项：（外）风、寒、暑、湿、燥、火［热］、痰、饮、水停、虫积、食积、脓、气滞、（气）闭、血瘀、血热、血寒、气虚、气陷、气不固、（气）脱、血虚、阴虚、亡阴、阳虚、亡阳、精［髓］亏、津（液）亏、阳浮、阳亢、动风、动血、毒［疫疠］。五官专科病位 9 项：目-肉轮、血轮、气轮、风轮、水轮，耳，鼻，咽［喉］，齿［龈］。尚待研究明确者 10 项：气逆、喜、怒、忧、思、悲、惊、恐、燥屎、结石。

3. 如何诊断证素　临床上的证候（症状、体征等）很多，每一症状都具有一定的辨证意义。同时每一症状对各证素、证型的诊断辨证意义，并不是一对一的简单关系，即一个症状对多种证素或证型具有不同的诊断价值，每一证素或证型的诊断往往需要根据多种临床表现才能明确。

朱文锋团队根据中医学理论和辨证思维规律，通过大样本的流行病学调查统计，采用特尔菲方法对名老中医的辨证经验进行总结处理，古今文献资料的查阅研究，尤其是通过反复的临床辨证实际运用等，运用数据挖掘和信息处理技术，将证候与证素之间的隶属关系进行计量刻画，即明确各证候对相关证素的诊断贡献度（又称为隶属度、辨证参数），综合制定出"证候辨证素量表"。

该"证候辨证素量表"共涉及证候 637 个，辨别的证素 60 余项，基本包含了内、外、妇、儿科的常见病理信息，因而基本上可运用于全病域所见病症的辨证。但量表中未明确五官、骨伤等专科的病位证素，相应的局部特征性症状亦纳入较少。因此，临床应用时，凡主要症状或多个病理信息未能纳入者，一般不宜运用该量表进行辨证，这也是证素理论体系在未来需要完善和发展的地方。

临床在应用该量表时，首先将病人的每一症状、体征等病情资料，按提示的证素分别进行加权求和（含减负值），以确定各证素的总权值，从而对证素作出判断。证素诊断的标准，一般以[20]100作为通用阈值，即各症状对各证素贡献度之和达到或超过[20]100时，即可诊断为这些证素。并可据权值之和区分证素的轻重，即总权值<[14]70，该证素的诊断不能成立；总权值在[14]70～[20]100，该证素属Ⅰ级（较轻）；总权值在[20]100～[30]150，该证素属Ⅱ级（明显）；总权值>[30]150，该证素属Ⅲ级（严重）。

（二）证素辨证法

1. 证素辨证体系的概述　辨证论治是中医学的特色和精华，体现了中医理论的先进性和科学性。辨证是论治的前提，辨证准确与否，是决定临床疗效的关键。但中医辨证的普遍规律、思维认识特点至今还未被深刻揭示，其科学内涵尚未得以凸现和规范，从而严重影响辨证论治的传授和继承，制约了中医诊疗水平的提高，限制了中医学的发展。对此，早在1984年朱文锋就首先提出建立统一辨证体系的设想。朱文锋指出中医辨证是根据病情表现，在中医学理论指导下，辨别疾病当前证候的性质和部位，根据病位和病性的不同而概括为完整证名的过程。1996年，黄惠勇等再次提出需要结合中医学经典的辨证方法，建立一个相对完整的规范辨证的统一体系，才能真正促进中医学术的发展。到2002年，朱文锋等通过对原有辨证八法的研究，列出辨证八法关系图，分析其中隐含的辨证原理，认识到"辨证"的关键，就是要确定病人就诊当前阶段的病位与病性等辨证要素，这是形成辨证统一新体系的基础。

最终，以朱文锋教授为核心的学术团队，在继承以往辨证经验的基础上，研究中医辨证原理和辨证内容，约定病、证、证候、辨证等概念，分析总结辨证的规律与方法，明确辨证的原则，统一与诠释辨证内容，创立了证素辨证这一新的辨证方法，并构建了以"病位证素"和"病性证素"为主要证素的完整的辨证体系，为计算科学在中医药学中的深入应用奠定了基础，更为增强临床辨证论治的准确性提供了可能。

证素辨证的基本原理是任何一个证都是由病位、病性等要素构成的，通过对证素的辨识能够把握病理状态的本质。辨证的思维过程是获取证候（症状、体征等临床信息），根据证候信息提取证素，最后形成证名。证素辨证这一新体系揭示了辨证的普遍规律、实质与特点，克服以往古今诸法混用、概念欠确切、内容不完整，甚至相互矛盾、错杂的弊端。

临床上的病情虽然千差万别，并处于动态、演变之中，无论证候表现如何复杂、多样，然而从辨证的角度看，其本质则无非是证素的不同，而证素总计只60余项，万变不离其宗。无论诊断是什么病，都可以进行证素的辨别，有的甚至是原来没有的新病，只要掌握了证素的特征和辨别方法，仍然可以进行辨证论治。任何病、症、证（名）均与证素相关，因而可用有限的证素统无限的证候与证名，且证素的组合越多，越能反映病情的复杂多样性和辨证的灵活性，所以证素辨证具有广泛的适用性。

"证素辨证"是在原有中医辨证理论基础上的创新，是对中医学发展的推进。但是需要清楚，它不是对各辨证体系的重复和堆积，而是从其涵盖的内容中提炼出核心和实质的东西、内容，对各辨证体系作了大融合，这不是表面和形式的融合，而是本质内容的融合。这种融合产生了新的概念并更贴近临床、教学、科研，使中医学"证"这一研究对象首先明确，然后才可能对研究对象进行方药的研究、诊疗的研究和客观指标的研究等。

为了使这个新理论、新体系准确运用于教学与临床，朱文锋教授还成功地研制开发了WF文锋-Ⅲ中医（辅助）诊疗系统软件，实现了中医全病域计算机辅助诊疗，2001年通过专家鉴定，目前正广泛运用于教学与临床。

2. 证素辨证体系的意义　研究辨证是为了发展中医学术的内涵，发扬中医学的优势与特色，解决中医学发展的关键科学问题。揭示辨证的思维规律与基本方法，让每位中医能灵活准确地进行辨证，从而起到提高临床诊疗水平的根本目的。

（1）是辨证体系的继承与创新：古今诸种辨证方法，必有对证候本质特征的共同认识，历代医家都在寻找并确定辨证的基本病理改变，如《素问·至真要大论》的"病机十九条"；八纲辨证的表、里、寒、热、虚、实、阴、阳；脏腑辨证的心、肝、脾、肺、肾……叶天士创立卫气营血辨证；秦伯未的风、寒、暑、湿、燥、火、疫、痰、食、虫、精、神、气、血"十四纲要辨证"，等等。

在各家研究的基础上，将辨证的精髓归纳提炼为辨病位、病性的60余项证素，并提出"证素辨证"新概念，是在原有辨证理论基础上的升华。它涵盖了以往诸种辨证方法的实质，辨证目的确切，辨证内容完整统一，证素的内涵外延明确，证素特征规范，理论层次清楚，术语统一，表述严密，古代种种习惯证名的本质皆在其中，且证名规范。

（2）揭示了辨证的规律：证素辨证体系所确立的辨证思维模式，就是根据症状等临床信息而识别证素，然后由证素组合而作出证名诊断。辨证思维的基本原则是以症为据，从症辨证。证候→证素→证名，三个认识环节，思维层次分明，用有限的证素统无限的证候与证名，便可执简驭繁，把握复杂、动态的证，这种诊断模式学习时便于理解，临床时容易掌握，既有规律可循，又能体现中医辨证的圆机活法，并能克服辨病分型、以证套症的弊端，从而使辨证准确。

（3）简捷而实用：任何复杂的临床表现，任何复杂的证名，其根本都在于证素的不同，而证素只有约60余项，因而只要把握60余项左右证素的基本特征和组合规律，便抓住了辨证的核心和本质，辨证素便是辨证的纲领，任何病、症、证（名）均与证素相关，因而可用有限的证素统无限的证候与证名。具有临床实用价值。

心肝脾肺肾等只是大体的病位归属，并非形态结构的精确改变，气血阴阳异常等病性，是对机体整体反应状态的判断，而疾病中总会有一定的证候表现于外，如对寒热的感觉，饮食、大小便、精神状况，有无疼痛等症状，面色、舌象、脉象等，这些就是判断机体整体反应状况的主要依据，因而辨证素可以不需要高精尖的仪器设备，只要有一定的病情资料，充分运用医生的知识、智能，从外揣内，就能进行辨证。所以证素辨证具有简捷性。

（4）促进中医药学术发展：在证素辨证新体系的基础上，进行多学科综合研究，可进一步阐发中医辨证的规律和科学原理，实现中医理论的源头创新，增强中医辨证理论与其他学科的交融性，为其他学科的介入提供通道、契合点，从而促进中医药学术进步。

证素辨证新体系，对于证的相关领域研究、中药新药开发、临床诊疗方案的制定等方面，可提供理论依据和技术支撑平台，丰富生命科学的研究内容，为中医学科研和教学工作提供了更为客观、科学、规范的标准，并解决了中医辨证论治中的关键科学问题，对解决中医发展滞缓的症结问题起到了积极作用。

3. 证素辨证的现代研究进展　　自引入证素的概念后，对中医学的研究逐步趋向客观化，证素相关的研究也层出不穷，尤其现代计算机辅助的数理统计学研究方法的运用更为广泛，对中医学标准化、规范化、国际化起到积极的作用。有学者提出建立数字化中医药系统，用数字化技术手段完整重现与认识中医药。常用的数字化分析方法主要有：贝叶斯网络、双层频权剪叉算法、评定量表法、减权法、粗糙集理论、D-S证据理论、关联规则、聚类分析、因子分析和复杂网络技术、神经网络。

目前，"证素"研究主要涉及文献研究与临床研究两大部分，前者主要是在对庞杂的中医古籍、现代文献中所涉及疾病的基本病机、证型、症状进行回顾性分析的基础上，提取疾病的基本证素与证素判定标准；临床研究则主要涉及两方面内容，一是针对不同病变阶段证素的认证与疾病的动态演变规律，二是着眼于探求证素与西医学生化指标的相互关系，完善病证结合的临床实践和研究模式。尽管二者出发点不同，但其目标都是在寻求"证素"诊断的客观标准，不断完善证素辨证体系，为其能够进一步指导临床实践奠定基础。

（1）文献研究：近年来，不少医家通过文献研究，探索临床常见病证的证素。其研究成果一方面肯定了证素与疾病病机的吻合，另一方面也证实了以证素作为辨证单元，在涵盖疾病基本信息的同时又规范了对证的表述，为中医现代辨证体系的建立与推广应用提供了强有力的依据。通过对病证证素的文献研究，可以掌握以往证素研究的概况以及不同医家研究的着眼点，有助于总结证素辨治规律，规范以证素为核心的辨证体系。

张南星等对186篇有关特发性肺纤维化中医诊疗的相关文献进行整理和分析，统计出病性证素共11个，其中痰（饮）、气虚、阴虚所占比例较高，血瘀、阳虚、热出现频率次之，湿（浊）、燥、风、毒、寒所占构成比均较低；病位证素有6个，肺为最主要的病位证素，另外主要涉及肾与脾，胃、心、表所占比例相对较低。徐琬梨等通过检索和分析多囊卵巢综合征（PCOS）中医治疗经验的相关文献，提取出病位证素5个，合计频次为178次，其中胞宫出现频率（频次/77）为100%，涉及五脏病位证素有4项，其中肾出现频率最高，其次为脾、肝、心。提取出病性证素9个，合计频次为190次，其中虚性证素5项，实性证素4项，虚性证素中阳虚出现频率最高，其次为阴虚、气虚、血虚、精虚；实性证素中痰（湿、浊）出现的频率最高，其次为血瘀、气滞、热。在证素组合方面，PCOS治疗经验文献中，病位证素的组合形式以2病位组合与3病位组合所占构成比较高，其次为单一病位、4病位组合；病性证素的组合形式中虚实夹杂所占构成比最高。李亚等基于文献报道探讨了急性上呼吸道感染的中医证素分布规律，共提取证素13个，证素作用的靶点8个。13个证素中，风和热出现频率（占所有记录的百分比）最高，为23.07%，其次为湿、暑、寒、气虚等，频率分别为16.15%、10.77%、9.23%、4.62%等；作用靶点主要位于卫分（表），其频率为31.92%，其次为在脾（胃）和肺（21.28%和19.15%）。赵明星等查阅并筛选出近10年来辨证治疗轻度认知障碍的中医文献45篇，共出现证候要素15个，总频数为254次。其中包括病性证素10个和病位证素（即证素作用靶点）5个。10个病性证素中，血瘀出现频率最高，为23.48%，其次为痰浊、气虚、精亏等；作用靶点主要位于肾（37.97%）、心（25.32%），其次为脾、肝等。张南星等对特发性肺纤维化的相关文献进行证素研究，发现该病病性证素主要为痰（饮）、气虚、阴虚，病位证素主要涉及肺、脾、肾。

（2）临床研究：

1）证素分布规律研究：中医临床研究中证素分布规律的研究最为多见，这主要是因为证素辨证这种诊断模式在临床辨证中的规律易于学习和研究，且实用性非常强，可以为中医辨证提供客观的依据，还可以进一步建立统一的证素辨证规范量表。

王至婉等制定"COPD稳定期中医证候临床研究调查表"，对临床慢性阻塞性肺疾病（COPD）稳定期病人进行调查，共收回943份有效调查表进行分析，结果从中提取病性证素6项，病位证素3项。6项病性证素中，气虚出现的频率最高，为69.4%，其次为阴虚，频率为33.2%；病位证素中，以肺出现的频率最高，为91.4%，其次是肾（54.3%），脾出现的频率最低（25.6%）。病性证素的组合形式有5种，其中单一病性证素的组合形式最多，构成比为48.14%，其次为二病性证素与三病性证素组合，其构成比分别为23.65%、17.07%，而五病性证素组合最少，构成比为0.42%。孙欣萍等对500例老年性高血压病病人中医证素分布特点进行研究，发现其病位证素分布顺序为肾＞肝＞心＞肺＞脾，其中肾频数最多（335例）；在病性证素中，虚证病性证素的频数分布规律依次为：阴虚＞气虚＞阳虚＞血虚，其中以阴虚、气虚为多（阴虚214例，气虚125例）；实证证素的频数分布规律依次为：痰＞血瘀＞气滞＞阳亢＞热，其中以痰、血瘀为多（痰196例，血瘀123例）。在病位兼杂证素中，肝肾同病在病位兼杂证素所占比例最大，其余分别为心肾同病，肺肾同病，心肺同病、心肝同病。在虚证兼杂证素中，以气阴两虚出现的频率较高，其余为气血亏虚、阴阳两虚、阴虚血亏；实证兼杂证素中，以痰瘀互阻出现的频率比较高，其余为气滞血瘀、气滞夹痰、痰热互结。在虚实夹杂证素中，以阴虚夹痰出现的频率比较高，其余为阴虚阳亢、阳虚夹痰、气虚夹痰。

2）证素实验指标的相关性研究：证素辨证提出以后，不少学者进行了证素与实验指标的相关性的研究。黄碧群等探讨慢性心力衰竭（CHF）中医证素、证型分布与心脏彩超、NT-pro BNP的相关性，结果显示，CHF的病位证素主要集中在心、肺、肾、脾，常见的病性证素（构成比超过10%）依次为气虚、血瘀、阳虚、痰、阴虚、饮，NYHA心功能Ⅱ、Ⅲ、Ⅳ级病人LVEF、FS明显低于正常对照组，而LV明显高于正常对照组；CHF病人各证型NT-pro BNP的结果提示各证型NT-pro BNP水平均高于正常对照组，且阳虚水泛证＞心肾阳虚证＞气虚血瘀证＞气阴两虚证＞心肺气虚证＞正常对照组。熊红萍采集了 120 例代谢综合征病人的四诊资料，提取中医证素，并探讨其与颈动脉内膜的相关性，研究表明，MS 的病位证素主要为心、肝、脾、肺、肾，病性证素主要为痰、血瘀、湿、气滞、热、气虚、血虚、阴虚、阳虚、津亏。经分析，不同颈动脉内膜厚度分组痰的积分均有明显差异，从均值看，随着颈动脉内膜厚度的加重，痰的积分随之升高。颈动脉内膜厚度 2 级、3 级与 0 级在脾、肾的积分上有明显差异，其中颈动脉内膜厚度 3 级与 1 级在脾的积分上有明显差异，0 级与 1 级在肾的积分上无显著性差异，2 级与 3 级在肾的积分上无显著性差异。不同颈动脉内膜厚度分组除 0 级与 1 级血瘀的积分无显著性差异外，其余各级之间均有显著性差异，从均值看，随着颈动脉内膜厚度的加重，血瘀的积分随之升高。

4. 证素辨证法在临床中的应用　证素辨证法是辨证方法的一次创新，证候→证素→证名的思维模式，结构清晰，又符合中医辨证的基本原理，为中医学科研和教学工作提供了更为客观、科学、规范的标准。近几年，以证素为研究的论文呈指数增长，说明其已得到了中医界的认可，并被中医科研和临床广泛应用。

（1）证素辨证在内科中的应用举隅：张洋等采用临床横断面研究方法，共收集 1192 例原发性高血压（Essential Hypertension，EH）病人的四诊信息及影响因素指标，运用逻辑回归分析等统计学方法进行相关性分析，结果显示，1192 例 EH 病人共涉及主要中医证素 12 种，其中病位证素 4 种，按比例由高到低排序依次为：肾（668 例，56.04%）、肝（599 例，50.25%）、心（573 例，48.07%）、脾（573 例，48.07%）；病性证素 8 种，包括实性证素 4 种：湿（461 例，38.67%）、阳亢（387 例，32.47%）、痰（334 例，28.02%）、火（热）（220 例，18.46%），虚性证素 4 种：气虚（545 例，45.72%）、阴虚（481 例，40.35%）、精亏（263 例，22.06%）、血虚（163 例，13.67%）。在相关影响因素中，女性 EH 病人较男性更容易出现肾、心、气虚、血虚和精亏，而男性较女性更容易出现脾、湿、痰和火（热）；在不同年龄段病人中，肝、肾、痰和阴虚出现的可能性有随年龄的增加而增高的趋势；60 岁以下的女性 EH 病人易出现肾、心和气虚，男性则倾向于精亏和痰；61～70 岁的女性 EH 病人较易出现心和精亏，男性则倾向于湿和火（热）；71～80 岁的男性 EH 病人较易出现痰；80 岁以上的女性 EH 病人较易出现火（热），男性则较易出现痰和阴虚；随 BMI 的升高阴虚出现的可能下降，而湿证出现的可能性则增高，阴虚和阳亢发生的可能性随血压等级的升高而增高。

黄碧群等通过临床收集 143 例脑出血恢复期病人的中医证候，运用 WF 文锋-Ⅲ中医（辅助）诊疗系统提取其证素，分析证素分布规律与组合特点，结果显示 ICH 恢复期主要的病位证素是经络、肝、心神，主要的病性证素是痰、动风、血瘀、阴虚、热、湿，通过对高发证素进行聚类分析后，结合证素辨证标准，依据证型由病位证素与病性证素组成的构架，对中风病恢复期归纳为：风中经络证、瘀热入络证、瘀痰阻络证、阴虚瘀阻经络证、肝风内动证、神闭证、神闭动风证 7 个常见证型。

陆曙等分析无锡地区 84 例扩张型心肌病（dilated cardiomyopathy，DCM）病人中医证素的分布特点，观察证素与血清中抗腺嘌呤核苷酸（ADP/ATP）转位酶（adenine nucleotide translocase，ANT），抗 β_1 肾上腺素能受体（β_1 receptor），抗毒蕈碱 2（muscarinic receptor 2，M2）受体，抗肌球蛋白重链（myosin heavy chain，MHC）4 种自身抗心肌抗体间的关系，发现证素按出现频次高低依次为气虚 57 次（36.08%）＞血瘀 48 次（30.38%）＞阳虚 27 次（17.09%）＞阴虚 12 次（7.59%）＞水湿 9 次（5.70%）＞痰浊 5 次（3.16%），其中虚性证素占 60.76%，实性证素占 39.24%。DCM 病人中医单证素共 24 例，占总证素的 28.57%，其中气虚 11 例（45.83%），阳虚 13 例（54.17%）。兼夹证素按出现频次高低依次为气虚血瘀 26 例（43.33%）＞气虚阴虚 12 例（20.00%）＞阳虚血瘀 8 例（13.33%）＞气虚血瘀水湿 5 例（8.33%）＞阳虚血瘀水湿 4 例（6.67%）＞气虚血瘀痰浊 3 例（5.00%）＞阳虚血瘀痰浊 2 例（3.33%）。DCM 病人中医单证素阳虚病人抗心肌抗体 ant-β1，ant-ANT，ant-M2，ant-MHC 水平均高于气虚病人，DCM 病人中医兼夹证素间抗心肌自身抗体 ant-β1，ant-ANT，ant-M2，ant-MHC 从高到低均为阳虚血瘀＞气虚血瘀＞气虚阴虚，随着 DCM 病人中医证素从气虚到阳虚，从气虚阴虚到气虚血瘀，再到阳虚血瘀，抗心肌抗体的浓度逐渐升高。

苏泽琦等通过检索 1993 年至 2013 年有关"慢性萎缩性胃炎"中医、证方面的文献，采用 Epidata3.1 软件建立 CAG 证候文献数据库，进行统计学分析，共纳入文献 152 篇，报道病例数 19083 例，从中提取证候要素 20 个，其中病位类证候要素 7 个，病性类证候要素 13 个，累计出现频次 1675 次。累计频次达 90% 的病位证候要素为胃（49.48%）、脾（32.45%）、肝（17.15%）；累计频次达 90% 的病性证候要素为气滞（22.18%）、阳虚（16.73%）、热（14.13%）、湿（11.90%）、瘀（9.29%）、气虚（9.05%）、阴虚（8.92%）；在证素组合形式中，CAG 包括单一证素形式、两证素形式、三证素形式、多证素形式，其构成比分别为 6.80%、33.98%、36.89%、22.33%。在证型分布中，CAG 以脾胃阳虚证最为常见，其次为胃阴亏虚证、肝胃不和证、脾胃湿热证、瘀阻胃络证、气滞血瘀证。

（2）证素辨证在妇科中的应用举隅：历代医家在诊治妇科疾病的过程中，积累了丰富的临床经验，其中蕴含着诸多辨证思维和技巧。为规范妇科的中医辨证，目前已有部分学者将证素辨证应用于妇科系列疾病的研究中。如：张玉立等运用证素辨证方法分析妊娠期糖尿病（GDM）的证素分布及组合规律，探讨 GDM 的中医证型及病机，发现 GDM 的病位证素分布在肾、心神、脾、胃中，以肾最为多见，病性证素涉及气虚、阴虚、阳虚、热、湿、血虚及阳亢，以气虚的出现频率最高，其次是阴虚，提示 GDM 最主要的证型为肾气虚、气阴两虚和肾阴虚，且气虚和阴虚是该病的关键病机，为中医药治疗妊娠期糖尿病的临床研究提供了客观依据。史梅莹等综合现代文献研究对多囊卵巢综合征（Polycystic O-vary Syndrome，PCOS）的中医证候要素的分布特点进行梳理，发现其病位证素主要为肾、肝、脾，病性证素主要为虚、痰湿（浊）、血瘀、气滞、阳虚、阴虚。

亦有学者将某些妇科疾病的证素辨证与现代医学指标的相关性进行研究，以期为中医辨证客观化提供参考。如：刘倩等研究产后盆底功能障碍的中医证素分布特点，并将其与盆底肌表面肌电值的相关性进行探讨，发现产后盆底功能障碍常见的病位证素为肾、胞宫、心神、肝，病性证素以虚为主，常见的为气不固、气虚、阴虚、血瘀、阳虚、血虚、气滞、寒，且肾、气虚、气不固的证素积分与盆底肌表面肌电数值呈负相关。陈易等对绝经后骨质疏松症（PMOP）性激素水平与中医证素的相关性进行探讨，结果显示 PMOP 证素与性激素水平存在一定相关性，且肾虚与 Pro、FSH、T 呈负相关，与 LH、E_2 呈正相关；肾虚＋气滞与 FSH、E_2 呈负相关，与 LH、Pro、T 呈正相关；肾虚＋痰湿与 Pro、FSH、T 呈负相关，与 LH、E_2 呈正相关；肾虚＋血瘀与 E_2 呈负相关，与 LH、Pro、FSH、T 呈正相关。

黄文金等以国家"十二五"规划教材《中医妇科学》中各疾病"辨证论治"部分涉及的证型及证候数据作为案例来源，通过数据挖掘的方式对各疾病证素之间以及症状与证素之间的关系进行分析，共纳入 222 条辨证案例，提取到病位证素 18 个，病性证素 25 个，且证素主要体现在气虚、血虚方面，这与妇女常因经、带、胎、产伤血耗气的生理特点相符合，为妇科的临床和科研提供了宝贵的资源。

（3）证素辨证在儿科中的应用举隅：郑燕霞等选择 417 例反复呼吸道感染患儿作为观察对象，通过数据挖掘软件验证证候证素辨证的可行性，并将该法实施于 140 例慢性咳嗽病人，采集四诊资料，应用证素辨证方法获得临床证候要点。结果显示，417 例儿童反复呼吸道感染病例数通过频数、证素分析获得的证候要点与通过凯深数据挖掘软件获得的结论具有一致性，证实了证素辨证的可行性。从证素的分布规律来看，小儿慢性咳嗽多属虚实夹杂之证，病位证素主要为肺、表、脾，与胃、肾相关，病性特点主要为风、痰、气虚，其次包括寒、湿、气滞、阳虚、血瘀、血虚、热等。

蔡艺芳等选择小儿脑瘫病人作为观察对象，采用证素辨证及积分方法进行临床观察，研究表明，病位证素积分从高到低依次为肝、肾、脾、心，且肝积分显著高于肾、脾、心，肾积分显著高于脾、心，脾与心之间未见明显差异。病性证素中，虚证证素积分从高到低依次为阴虚、气虚、血虚、阳虚，且阴虚显著高于气虚、血虚、阳虚，气虚、血虚高于阳虚；实证证素积分从高到低依次为湿、痰、气滞、热，积分之间无显著性差异。

甘慧娟采用临床调研与中医计量诊断、多元统计分析结合的方法，对福州市区 1095 例咳嗽病人常见证素进行研究，探讨其证素分布、组合规律。研究表明，病性证素痰和病位证素肺贯穿该病的各个阶段；各个病程中火热多见，气虚在病程较长时出现的频率最高；病程较短时病位证素以表多见，病程较长时多影响至脾、肾、心。年龄越小，证素分布多以火热等实证证素多见，小儿常兼夹食积、动风，病位影响至胃、小肠、肝。年龄越大，以虚实夹杂证素多见，主要表现为气虚、阳虚夹痰、热、寒、饮，病位以肺脾肾为主，最终影响到心。

龙海旭选择 100 例儿童先天性心脏病术后肺炎患儿作为观察对象，运用证素辨证的方法，收集四诊资料，提取证素，探讨证素的分布与组合规律，分析证素与临床肺部感染评分（CPIS）指标的相关性。结果共提取证素 19 个，其中病位证素 6 个，病性证素 13 个。病位证素频率从高到低依次为：肺（49.51%）、表（29.87%）、脾（13.89%）、心（0.06%）、心神（0.02%）、肾（0.01%）；病性证素依次为：热（28.74%）、痰（14.51%）、气虚（13.89%）、阳虚（12.56%）等，证素组合形式以三证素组合（45%）和四证素组合（35%）为主，两者的构成比占 80%，其中最常见的组合类型有 6 种，分别是痰、热＋肺，风、热＋肺，气虚、阴虚＋肺，气虚、阳虚＋肺、脾，气虚、血虚＋肺、脾，气虚、阳虚、血虚＋肺、脾组合。在证素与 CPIS 的相关性分析中，经 Spearman 相关分析，发现肺证素与体温、白细胞计数、气体交换指数、X 线胸片、气道吸出物培养呈正相关，且与 X 线胸片浸润恶化相关性最高；表证素与体温、白细胞计数呈正相关；脾证素与分泌物呈正相关；心证素与体温呈负相关，与气体交换指数呈正相关；心神证素与体温、气体交换指数呈正相关；肾证素与体温呈负相关；热证素与体温、白细胞计数、气体交换指数呈正相关，与体温相关性极高；痰证素与分泌物、气体交换指数、X 线胸片、气道吸出物培养呈正相关，与分泌物相关性最高；气虚证素与体温呈负相关，与气体交换指数呈正相关；阳虚证素与体温呈负相关；风证素与体温、白细胞计数呈正相关；阴虚证素与体温呈正相关；血虚证素与其指标无相关性；寒、不固证素均与体温呈负相关，与分泌物呈正相关；动风证素与体温、分泌物、气体交换指数呈正相关，与体温相关性高于其他指标；闭证素与体温、分泌物、气体交换指数呈正相关，与体温正相关性高；血热证素与体温、气体交换指数呈正相关；脱证素与体温呈负相关，与气体交换指数呈正相关。

（4）证素辨证在外科中的应用举隅：杨卫等选取 2006 年出版的《朱仁康临床经验集：皮肤外科（第 1 辑）》中朱仁康诊治的疮疡皮肤外科病案为对象进行研究，发现在纳入的 500 例医案中，共出现 32 种证素，出现频率排名前 5 位的证素分别为火热（18.00%），湿（12.50%），风（12.20%），血热（8.50%），脾（7.10%）。通过基于支持向量机的 SMO 分析，认为火热在皮肤病的发病过程中具有极为重要的作用。

吴向梅基于临床调查，运用证素辨证方法对 120 例混合痔病人常见证素分布与组合规律进行研究，结果显示在这些混合痔病人中，病位以大肠、肛门为主，主要病性为热、湿，其次为阴虚、津亏、燥等，气滞、痰为轻度次要病性，在辨证分型中，以大肠湿热证最为多见，在治疗过程中应以清热利湿为主。

李勇华等基于文献资料对慢性湿疹的中医证素分布和组合规律进行研究，发现慢性湿疹的病位证素以脾和胃为主，病性证素以风、血虚、燥、湿、热为主，证素的组合以三证素、四证素、五证素和两证素组合为主，其构成比依次为 40.31%、28.68%、14.73%、13.95%，在两证素组合中，以湿＋热出现的频次最高，三证素组合中，以风＋燥＋血虚最为常见，四证素组合中，以阴虚＋血虚＋风＋燥的频次最高，五证素组合中，以风＋湿＋热＋燥＋血虚出现的频次稍多，这提示慢性湿疹病理复杂，且往往虚实夹杂。正因为证素组合复杂，病理因素交错兼夹，才造成临床上该病的复杂证候，顽固缠绵，往往难治。由此，提出了在治疗慢性湿疹时要取得较好的疗效则必须细心理清其证素组合，正虚多从血虚、阴虚和气虚着手，标实多从风燥和湿热着手，脏腑尤重调理脾胃，注意扶正祛邪的治法。

蒋黎黎从文献和临床两个角度初步探讨带状疱疹急性期的证素与舌象的分布规律，共收集 1983—2013 年 30 年带状疱疹急性期及有关中医辨证和舌象描述的文献资料 497 篇，临床带状疱疹急性期病人 300 例进行证素的提取和分析研究，得出带状疱疹急性期，结果显示，带状疱疹急性期的病位以肝、脾、胆为主，病性以热、湿、气滞、血瘀、气虚为多见，且尤以湿、热明显，涉及血虚、火、毒、阳虚、风、阴虚、寒等，证型分布排前四位的是肝经郁热证、气滞血瘀证、脾虚湿蕴证、肝胆湿热证，提出本病的临床治疗应重视调理肝脏，佐以清热祛湿、行气活血祛瘀等治法。

（5）证素辨证在健康状态辨识中的应用：状态是人的生命过程中，在内外因素的作用下，人体脏腑、经络、气血作出与之相适应的调整而形成的生命态，它是对生命时序连续过程的概括。状态不是一成不变的，是动态变化的，通过辨识可将其分为未病态、欲病态、已病态3种反映整体健康的状态。因此，状态既可反映人的整体健康情况，包括证、体质、生理病理等特点，也可反映局部脏腑的功能状况。如：在一定的情况下，人体整体状态是健康的，但某一脏腑的状态却存在"偏"的情况。从这一意义上说，状态的范畴涵盖了证的概念。

由此，李灿东等借鉴和应用证素辨证的原理为状态辨识提供依据，认为状态是由若干要素构成的，状态表征参数对于特定状态要素的辨识有一定的贡献度，采用合理的算法模型能够提取相应的状态要素。

状态要素的辨识主要以健康状态相关的参数或变量即表征参数为依据，通过采集宏观、中观、微观等表征参数来判断特定阶段的程度、部位和性质，借鉴证素辨证的思想及现代数据挖掘和信息处理等手段和方法，对表征参数与状态要素之间的隶属关系进行计量刻画，逐步探索从定性到定量的转变，最终建立宏观、中观、微观三观参数体系，赋予每个参数对相关特定状态要素的诊断贡献度、确定要素的诊断阈值，建立"健康状态辨识量表"，从而判断人体健康状态，能够更加全面客观地反映生命这一系统整体状态变化的时序连续过程。具体运用时，就是对个体的每一表征资料，按提示的状态要素分别进行加权求和，确定各状态要素的总权值，然后提取超过诊断阈值的状态要素进行组合，从而构成完整的状态名称。

状态辨识理论是对传统中医辨证思维的继承和发展，完善和丰富了中医的健康理论，顺应了疾病医学向健康医学的医学模式转变，基于证素辨证原理的状态辨识的体系的建立，适应了未来健康医学发展的需要，将会为中医健康理论开辟新的领域。

以李灿东为核心的团队在系统整理中医病证诊断知识规则库的基础上，采用asp.net、SQL SERVER2005数据库管理等技术开发完成以证素辨证为核心辨识模型的中医健康管理系统，这为具有中医特色健康档案的建立和积累、中医健康状态规律的挖掘、健康状态辨识模型的学习与修正等研究的开展奠定了基础。

目前，以"基于证素辨识模型的中医健康管理软件"为工具，该团队开展了不同人群、不同疾病中医健康状态及易患因素的研究：在福建省内外联合10多家合作单位搭建了中医健康管理的研究及应用平台，开展"中医健康管理系统"的推广应用实验。2010年7月始，通过与全省各地的附属医院合作，将三观参数采集、证素辨识和证型匹配等核心模块，采用delphi语言在delphi7＋oracle 10 g环境下开发实现，并嵌入医院体检系统，以积累用于后续开展中医健康状态辨识模型算法学习和修正研究的个人健康档案。

随着中医健康档案的逐年积累，复诊案例的逐渐增多，后续将基于多中心大样本健康档案数据开展中医健康状态演变规律、健康状态兼杂规律、健康状态辨识模型算法修正、智慧健康管理等方面的系列研究。

5. 证素辨证存在的不足及未来的发展趋势

（1）证素辨证存在的不足：证素辨证开创了中医诊断学研究的新领域，是辨证方法的一次创新。证候→证素→证名，结构清晰，又符合中医辨证的基本原理。近几年，以证素为研究的论文呈指数增长，说明其已得到了中医界的认可，并被中医科研和临床广泛应用。然而作为一门新兴学科，证素辨证学的部分内容仍存在一些尚待挖掘和不足之处，需要后人不断努力，开拓创新，加以完善，这样才能使学科更加成熟。

1）计量权值的精确性不够：证素辨证的核心和难点是常见证候（证候指证的外候，是特定证所表现的、具有内在联系的症状、体征等全部证据）的计量辨证，属于计量诊断学内容。《证素辨证学》的研究中，累计纳入了 5139 个病例，发布了较为准确的 700 多种证候对近 50 种证素的辨证权值，实属不易，但如果加大样本量，开展大规模多中心临床试验，辨证权值将更精确。另外，《证素辨证学》采用了"双层频权剪叉算法"提取症状的辨证权值，其中一些证候的计量值仍有待商榷，如亡阴和亡阳是现代医学所谓休克状态，均可存在血压低的情况，而证素辨证中血压低对亡阳的辨证权值仅为 40，亡阴的权值为 0。如果以后的研究中，都建立在该权值上，其结果可信度也会有影响，所以证候辨证权值的确定必须加大样本量，在临床中进一步验证和改进，以使辨证更加精确。

2）症状的主次与轻重定量模糊：《证素辨证学》中提到对于证候轻重的权值计算，主诉或症重，按权值×1.5 计量；症轻按权值×0.7 计量。然而证候的轻重究竟怎样进行量化分级，是确定证候权值最原始的一步。由于中医理论与临床中往往存在量化指标不足的问题，在诊断和评定医疗效果时往往会因为病人、医生的主观感觉、掌握尺度等差异而出现因地因人而异的问题。这种情况不仅影响着中医诊断的准确度，而且对新药、新疗法的评估与应用也带来了障碍。症状的量化分级是中医计量诊断的重要内容，还需要大量工作加以完善。

症重且是主症这种叠加情况在临床非常常见，是否需要乘 2 次 1.5，《证素辨证学》并没有做出说明。一些病人临床症状比较单一，没有达到诊断阈值，无法判断证素和证型，如病人干咳 10 多天，无其他不适，舌淡红，苔白而干，脉实，病位证素（按最高权值）总计量值肺＝40×1.5＝60，病性证素（按最高权值）总计量值燥＝24×1.5＋12＝48，病位证素和病性证素均未达到最低阈值 70。临床上有很多是单一症状为主的病人，如偏头痛、腹泻、便秘等，如果按照证素辨证方法，很多病人将无法做出诊断。因此在诊断阈值的设定上还需要结合临床实际加以改进。

（2）证素辨证在未来的发展趋势：证素辨证是中医现代化研究过程中，在保持中医特色的前提下，为寻求简便、规范、科学的疾病辨证施治方法的探索中应运而生的，它作为中医诊断学一个新兴的分支，具有很强的创新性和发展的空间性。证素辨证这一辨证新体系自面世以来，便受到国内外学者的广泛关注，学者们从不同的角度对证素辨证进行了探讨，也拓展和丰富了其内容。从证素的提出到现在，不到 20 年的时间，证素及证素辨证不仅被人们认可和接受，而且广泛应用于文献研究、名老中医经验研究、各科的各种疾病的临床研究等各个领域，足以见得其真正的价值及生命力。

从目前证素文献研究和临床研究的报道来看，证素辨证可以使庞杂的辨证过程简单化，同时又能涵盖疾病不同时点与病变整体动态演变的规律性内容，证素与临床症状以及生化指标的内在联系又为揭示疾病的发病机制提供了客观依据。借鉴证素研究的成果，将证素应用于临床辨证，把握疾病不同时点的证素特征，"以症辨证，应证组合"。早期施以有效的个体化治疗，可体现中医诊治疾病的预见性与有效性的优势，为中医药的交流与发展奠定更为坚实的基础。

因此，应用现代数理统计方法加以研究，挖掘并探寻证、治之间内在的联系和规律势在必行。在证素与证素辨证的研究中，要运用数据挖掘和信息处理等现代科学技术，通过多学科综合研究，增强中医辨证理论与其他科学的交融，为其他学科的介入提供契合点，将属于思维科学、非线性科学的中医辨证，将比较模糊、不易被人接受的中医辨证原理，用复杂理论、系统科学、信息科学、数学技术、数字量化来表达，构建客观化、信息化技术支撑平台，使证素辨证具有明确的理论体系和操作系统。在证素与证素辨证的研究中，还要注意和临床结合、和具体的疾病相结合，对临床常见病、多发病的基本证素予以确定，建立具体疾病的证素辨证，增强证素辨证的实用性。以临床为基础，以文献为借鉴，以中医理论为指导，开展重在针对具体疾病证素的提取、发掘与理论创新，从而形成能够反映疾病本质、直观、可重复、便于推广的辨证方法，是今后证素研究的基本方向。

〔黄碧群　周　娴〕

二、主诉辨证研究与应用

（一）主诉

1. 主诉的定义　国家"十二五"规划教材《诊断学》（人民卫生出版社）中将主诉定义为："患者

感受最主要的痛苦或最明显的症状或（和）体征，也就是本次就诊最主要的原因及其持续时间。"再有国家"十二五"规划教材《中医诊断学》（中国中医药出版社）："主诉是患者就诊时最感痛苦的症状、体征及其持续时间。"国家卫生与计划生育委员会 2010 年颁布的《病历书写基本规范》："主诉是指促使患者就诊的主要症状（或体征）及持续时间。"二者的主要区别就在于一个"最"字。随着人们生活水平的提高，医疗服务需求由单纯治疗疾病向治疗疾病、预防疾病和健康保健等多元化服务转化，就医者可能并非因有某种疾病或不适前来就诊。因此，现有的主诉定义不能完全满足目前的临床实际。

首先，医生服务的对象并不都是病人，也有可能是正常人或"亚健康"状态者，因此将主诉定义中的"病人"修改为"就医者"更缜密；其次，主诉的本质是就医者的主要诉求，其定义应该是：促使就医者就医的主要症状、体征或需求。

2. 主诉的分类和基本要素

（1）主诉的分类：根据就医者诉说的症状和体征的病证指向，可以分为单一主诉和复合主诉。"单一主诉"指仅有一个方面病证的主诉；"复合主诉"指就医者诉说的症、征包含的病证不止一个。

根据就医者就诊的原因可以分为常规主诉和特殊主诉。"常规主诉"指具备症状/体征及持续时间两个要素的一类主诉；"特殊主诉"往往缺乏传统意义上的症状/体征或者其持续时间，仅通过现代医学检验检查手段而发现异常，或无自觉症状/体征，往往以就诊者个人诉求为主，如美容整形、养生保健等。

根据就医者的发病特点，可分为一过性主诉和持续性主诉。"一过性主诉"涉及的主症发作时间不可用持续时间描述，仅发作一次，且无反复发作的规律；"持续性主诉"包括相关症状/体征持续不断，或发作呈阵发性，但在前来就诊前有反复发作的特点。

（2）主诉的基本要素：

1）常规主诉的基本要素：常规主诉必须具备两个要素（症状/体征＋持续时间）。其中症状/体征一般不超过 3 个，称为主症；持续时间从第一次发作开始计算。主诉中所涉及的症状或体征若与部位有关，则部位不可省略，如"疼痛 10 日""水肿 1 月"的主诉不完整，应该为"头痛 10 日""下肢水肿 1 个月"。

2）特殊主诉的基本要素：对于特殊主诉，必须明确就诊者的基本诉求，如"要求减轻体重""要求去除左腿内固定物""要求住院做隆乳手术""要求行输卵管再通术""要求行处女膜修复术""要求调养身体"等，可以没有时间。

3. 如何确定主诉

（1）抓准主症：准确抓准主症是难点，也是医生一生中不断追求的目标。对此，我们认为应该把握以下几点：①尽量使用症状作为主症，但不可忽略体征，如病人诉下肢乏力沉重，查下肢中度水肿，则下肢水肿应该纳入主症。②从与病人交谈中获取重点，把握好 3 个"最"，即病人最先说的不适、重复最多的不适和最强调的不适则最有可能是主症。③当出现附带意义的字眼时，则基本排除是主症的可能，如病人诉"还有头痛""轻微的头痛""有时候头不舒服"等。

（2）明确时间：在询问时，应该要明确提出的症状或体征第一次是什么时候出现的。对于出现时间较长的主症，可给予病人适当提示，如病人回答某某症状持续了几个月，要仔细问清楚，可给病人以选择，如 3 个月？5 个月？7 个月？这时候病人一般会做出选择。但有时候时间过久，不能精准，则不必苛求，如反复咳嗽 10 年还是 12 年，区别并不大。其次对于"时间"的概念，有症状/体征出现至今的时间和每次持续时间之分，尤其对于某些疾病来说，每次的持续时间具有重要的鉴别诊断意义，如心绞痛与心肌梗死的相关病症中，均有"阵发性胸痛"这一症状，但"每次持续约数十秒"与"每次持续约半小时"的诊断、预后均不相同。总之只要耐心、仔细地询问，主诉的时间不难确定。

对于某些异常体征存在时间无法确定的，应当明确其发现的时间。如就诊者后腰背部有异常的棕色斑点，因部位远离视线而难以发现，等到就诊者在洗澡、换衣服的情况下偶然发现时，已无法确定其开始出现的时间了，可将主诉描述为"沐浴时发现背部棕色色斑 3 日"，而不是"背部出现棕色色斑 3 日"，这两种叙述含义不同，不可混淆。

（3）厘清诉求：对于主症或时间无法界定的特殊类型的主诉，我们一定要严格甄别，需要的时候可主动帮助就诊者厘清诉求。如就诊者自诉为"备孕欲调理"，乍看之下类似无明确症状/体征和时间的特殊主诉，但其实这是个非常宽泛笼统的诉求，可包括调理"月经过少""小腹易冷痛""易外感"等多种症状/体征，且均有时间可循，这种情况应当帮助病人厘清当前症状/体征中的主要矛盾，正确认识诉求的本质。

4. 主诉的意义　主诉在每次就诊过程中通常被最先表达或询问，在医疗文书和医案的书写中也是摆在首位，其在医疗行为中的价值是不言而喻的。

（1）主诉是对病情的高度提炼：好的主诉高度概括了病人的病情，且能准确、精炼地反映病人本次就医的主要症状、体征或需求，体现了医生的临床思维能力。

（2）主诉是医疗行为的核心：医疗核心内容均是围绕主诉展开的，所有医疗记录也是围绕主诉书写的。主诉是病历的"灵魂"，主诉的选择体现了医生的临床思维和"三基"知识的掌握，同时决定了病历的内涵和质量。初步诊断和入院诊断应该是主诉所能导致的，病程记录是记录主诉症状或体征的变化和其处置情况，医嘱中的实验室检查是为了主诉症状或体征的确认与鉴别（证实或排除某种疾病），医嘱中的治疗是为了尽可能消除主诉症状或体征所采取的措施。以上病历核心内容均围绕主诉展开，所有医疗记录也是围绕主诉书写的。

（3）主诉是临床思维的起始和根基：任何医生的临床思维都始于主诉，病人的陈述也基本始于主诉。任何形式的主诉，都带有很强的指向性，而医生的思维要通过主诉进行预判。若一开始方向发生错误，则难免误诊、漏诊。要抓住主诉进行纵向挖掘，问深问透，才能掌握整个病情的发展；同时，围绕主诉寻找相关症状和阴性症状，进行横向挖掘，有利于完善诊断并对疾病展开鉴别诊断，从而为确定病人的诊断和治疗服务。

（二）主症

1. 主症的定义　病人主观感觉到的身体异常和不适，称为"症状"；医生运用自己的感官或借助于简单的检查工具对病人进行检查，称为体格检查，体格检查时的异常征象称为"体征"。症状和体征中医统称为"症"，"症"是反映疾病的现象，是判断病种、辨别证候的主要依据，尤其"主症"更是判断病情、进行辨证的直接依据。主症是指疾病中的主要症状、体征，它是疾病病理本质的外在表现。每一病证都有其特定的主症。主症可以是一个，也可以由若干个组成，常与"主诉"关系密切。"主诉"是促使病人就诊的最感痛苦的症状或体征及其持续时间，一般只有一两个症状，往往就是病人现阶段的主症。临床尤其要善于在病人叙述的诸多症状或体征中抓住和确定主症，然后围绕主症进一步询问主症的部位、性质、程度、时间、频率和加重缓解因素等。

2. 症状的类型及询问要点　临床上病人出现异常感受时，有时尚不能检查出病理形态的改变和实验室检查的异常，此时，症状可能成为疾病的唯一表现。询问症状发生的要素，研究症状发生的病因和机制，同一症状在不同病证中的特点，可以帮助我们对疾病进行分析和判断，对形成初步诊断或印象起着主导作用。

症状的主观性较强，只能通过问诊这一方法获得，因此问诊在症状的准确采集中显得尤为重要。症状的询问需注意全面与重点相结合，全面是指一个症状的出现，经常涉及部位、性质、程度、持续时间、频率、加重缓解因素和诱因等方面；重点是指将问诊与辨证相结合，边询问边分析，减少盲目性。临床上的问诊并非机械性地按"十问歌"的顺序进行，而是要有意识地以诊断思路为中心展开询问。

症状的部位主要体现在以躯体感觉为主的症状，如疼痛、麻木、瘙痒等；部分症状的部位固定，如胸闷、恶心等；有些症状无法描述具体的部位，如失眠、恶寒等。对于有明显部位的症状，有助于脏腑经络定位从而进行辨证；对于无明显部位的症状多对病性判断有很大帮助。

症状的程度也是对症状进行评价的一个重要指标，一般程度越重，病情越重，预后也就越差。

症状的持续时间主要是症状有些是发作性，有些是持续性。发作性症状需要重点关注发作的频率；持续性症状需要明确发作时间的长短、加重或缓解因素。

3. 体征的类型及体格检查要点　确定体征的体格检查基本方法有视诊（中医望诊）、触诊、叩诊（中医切诊）、听诊、嗅诊（中医闻诊）。体格检查的操作具有很强的技艺性，必须经过严格训练，才能达到动作恰当、协调、准确、娴熟。体征提取的结果正确与否，直接关系到诊断的正确与否，是建立正确诊断的关键。

望诊是医生运用视觉查看病人全身的神色形态和局部的表现以及分泌物和排泄物色、质的变化等内容，收集临床病情资料的方法。望诊采集体征需注意：①光线充足、自然。②受检部位暴露充分。③以常衡变，熟悉各部位正常结构和生理特点。④动静结合，从动态发展的角度判断。⑤排除假象。

切诊包括脉诊和按诊，是医生用手对病人的身体某些特定部位进行触摸或切按，以了解动脉应指的形象、局部冷热、润燥、软硬、压痛、肿块或其他异常变化的一种方法。诊察时主要注意两个方面，一是体位，二是手法。体位包括病人配合检查的体位，一般为坐位或仰卧位，医生检查时的体位可坐可站，视具体情况而定。手法由轻到重，脉诊包括举、按、寻，按诊包括触、摸、按、叩等，一般顺序为先轻后重，由浅入深，根据病情进行调整。

闻诊是通过听声音和嗅气味来获取病情资料，可获得的体征包括病人的声音、呼吸、语言、咳嗽、呕吐、呃逆、嗳气、太息、喷嚏、呵欠、肠鸣音等各种声响，以及病体的异常气味、排出物的异常气味和病室的异常气味等。人体的各种声音和气味，都是在脏腑生理活动和病理变化过程中产生的，所以闻诊所获取的病情资料需注意与生理状态下脏腑的表现相鉴别，体察细微变化，判断疾病过程中的邪正盛衰。

4. 主症的诊病辨证意义　中医学认为，"有诸内者，必形诸外"，即指人体是一个有机的整体，脏腑与肢体是内外相应的，疾病变化的病理本质虽藏之于"内"，但必有一定的症状反映于"外"。根据这一基本原理，临床医生往往采用司外揣内的方法，遵循从现象到本质的认识规律，通过诊查病人的症状，以推测内在的病理变化。主症是整个诊病辨证过程的纲领，是进一步认识病证的线索和向导。因此，临床诊断的第一步便是抓住和确定主症，以作为诊断的主要线索；第二步是对主症进行纵向挖掘，明确主症的演变过程、部位、性质、程度、出现及持续时间、加重缓解因素等；第三步是围绕主症展开横向挖掘，包括与之相关的伴随症状、全身症状等；第四步是四诊合参，创新关联，全面了解病情，完善诊查资料；第五步是综合、整理、分析病情资料，确定诊断。临床若能准确抓住主症，并紧紧围绕主症进行有条不紊的询问和分析思考，则能快速、准确地实现对病证的诊断。

因此，临证时应紧紧围绕主症展开纵向和横向的挖掘，四诊合参，并借助现代辅助检查手段将微观表现与宏观症征创新关联，充分掌握病情资料，进行综合分析，并根据各种"病"与"证"的不同特点，做出正确的诊断和鉴别诊断。

（三）主诉辨证法

1. 主诉辨证法的概述　"主诉辨证法"是湖南中医药大学郭振球教授多年临床经验的总结，郭振球教授认为中医药学有着系统整体的哲学思想、内涵深厚的理论基础、行之有效的辨证论治方法，"主诉辨证法"以证统病是"辨病脉证并治"的最重要的方法。"主诉辨证法"是在《世界传统医学诊断学》《内科证治新诠》"专病论治"的基础上，经过1978年至2008年30年改革开放，医疗、科教实践，落实"十一五"国家科技支撑计划，总结的临证经验。

"主诉辨证法"抓住主诉，开展有序的望、闻、问、切四诊，以外揣法、整体观、病传论为三大原则，推进询问病史、探讨病因、落实病位、阐明病机、分清病性、详悉病势、确定证名、依证立法、按法制方、验证疗效。即围绕主诉为核心开展诊断和辨证，最终确定其病性及证型。只要熟悉中医经典理论，按序推进以上辨证的10个步骤，听其言、观其行、切其脉，熟能生巧地诊察病情，而取得"辨证论治""辨病脉证并治"的有效结果。如果能围绕"主诉辨治法"，结合视、触、叩、听与新技术检查病人，据"脏腑、神经、激素、免疫和代谢调节病机链"，冶中西医学理法于一炉，辨证论治，合理利用"专病论治"，随证加减，有助于处方用药。

主诉辨证用于临床，一定要与望闻问切四诊、"写形"和理化检查相结合，临诊时须问病人的病情，确定主症进行辨证的方法已经由来很久，《素问·长刺节论》"听病者言"诊病，如《热论》《咳论》《疟论》《举痛论》，都是根据"主诉"，提供热、咳、疟、痛辨证依据的。东汉·张仲景六经辨伤寒，脏腑经络论杂病，以及清·叶天士、吴鞠通的三焦、卫气营血辨温病，都是以主诉、主病辨证论治的。

2. 主诉辨证诊疗路径的构建　主诉往往反映了疾病的根本矛盾，也提示了病种。如：以巅顶痛为主诉，辨证为寒凝肝脉证者，病、证都已明了，就可以确定治法、处方，选用吴茱萸汤。如果单纯辨证论治而病种（主诉）不明，则会遇到选择暖肝煎、天台乌药散、吴茱萸汤的疑惑。因此，主诉辨证体现了病证结合的思想，而病证有机结合的优势在于治疗的指向性更为清晰。

临床辨证论治应以"主诉辨证"为中心点确立诊疗路径、程序和步骤，明确诊疗的具体过程。"主诉辨证"又可分为单一主诉辨证和复合主诉辨证。复合主诉辨证要考虑多症状之间的主次关系并进行风险评估，指导医生避免漏诊，优先解决主要症状所指向的问题，急则治其标，缓则治其本；同时要注意倾听病人的具体需求，解决最影响病人生存质量的痛苦和不适。

制定主诉辨证的诊疗路径，要按照规范的诊疗路径设计病情资料采集系统，为临床医生诊疗提供便捷、规范、详实的病情资料采集范式。一般程序是从最先开始的主诉出现，再到"抓住主症问深全"，到"再问主症紧相连"的症状，逐步完善四诊资料，边查边辨，边辨边查，去伪存真，去粗取精，逐步发现疾病本质，缩小对病、证种类的判断范围，最后确定病种和证型，指导遣方用药。"抓住主症问深全"应该针对主症的部位、性质、程度、缓急、发作时间、加重或缓解因素进行了解。"再问主症紧相连"时应该根据主症的特点有选择性地进行询问，并与其他三诊进行互相参合，避免过于机械化，否则往往无法抓住关键问题，没有针对性。如遇到哮喘病人，通过发作时间了解是在发作期还是缓解期，发作期者多实，则应首辨寒热性质，区分冷哮还是热哮，了解寒热症状；缓解期多虚，问题则应集中于落实病位属肺虚、脾虚还是肾虚。针对主诉构建相应的规范的主诉辨证诊疗路径可为计量诊疗、计算机人工智能判别奠定基础。

总之，主诉辨证是中医学与时俱进发展的新成果，改变了以往重辨证轻辨病的传统辨证论治模式，以中西医结合为切入点，更能体现病证结合的优势。构建和完善主诉辨证体系，围绕症、法、方、药等各方面进行规范化，是解决中医模糊、抽象、不具体等问题的关键，也是推进中医现代化、标准化、信息化，实现人工智能诊疗的基础，对于提高中医诊疗水平、提升中医服务能力、提高中医药产业化水平亦具有积极的促进作用。

3. 主诉辨证的临床意义　在临床诊断和辨证时，皆要明确其主诉。"主诉辨证法"紧紧抓住主诉，以主症为主线展开诊查，符合临床思维和实际，广为临床医生潜移默化地使用。在主诉明确的前提下，以主诉为核心进行辨证能够更快速、准确地明确其病位、病性及证型，即对临床诊疗具有指导性和可行性的作用。如病人自诉咳嗽为主诉，则可统急性支气管炎、弥漫性细支气管炎及慢支气管炎；头痛可统神经性头痛、血管神经性头痛、三叉神经痛等，而这些病证各有其不同的症状、体征，大都可从病人自诉最感困扰、痛苦及起病的轻、重、缓、急，急性、慢性，再观其形、闻其声、按其脉中获得病情的了解，为辨证论治提供论据。

4. 主诉辨证在五脏病证中的应用

（1）主诉辨证在肺系病证中的应用研究：

1）咳嗽：以咳嗽为主症，再根据其病程的长短而概括其主诉。如：咳嗽 10 日，即为主诉。则可初步确定病变部位在肺。咳嗽多为肺气上逆的表现。咳嗽多由外感或内伤及其他病因而引起。咳嗽病程短，突发咳嗽者多为外感。久病咳嗽，病程长者，多为内伤。外感咳嗽多因邪气所犯，内伤咳嗽多因阴虚、气虚等所致。

若咳嗽声重，痰稀薄白，伴有头身疼痛，鼻塞，流清水样鼻涕，恶寒发热，无汗或少汗，舌苔薄白，脉浮紧。辨为风寒袭肺型咳嗽。

若咳嗽，咳痰色黄，伴痰稠不爽，口渴，咽干，咽痛，身热，头痛，恶风而汗出，舌苔薄黄，脉浮或数。辨为风热袭肺型咳嗽。

若干咳，少痰，痰黏难咳，伴皮肤干燥，鼻燥咽干，暗哑，咳甚则略感胸痛，口苦，纳差，睡眠一般，小便色黄，大便干燥，舌质赤红，舌苔薄色黄，脉弦或细。辨为阴虚内燥型咳嗽。

若咳嗽，咳白黏痰，伴量少难咯，咽干唇燥，便干，舌尖红，苔薄白干，脉浮数者。辨为燥邪犯肺型咳嗽。

若咳嗽痰多，伴见咳声重浊，痰白黏腻或稠厚或稀薄，每于清晨则间咳，且咳痰同时亦明显，因痰而嗽，痰出则咳缓，胸闷，脘痞，呕恶，纳差，腹胀，大便时溏，舌质淡，苔白腻，脉濡缓。辨为痰湿蕴肺型咳嗽。

若咳嗽气息粗促，伴见喉中有痰声，痰多，质黏厚或稠黄，咳吐不爽，或有热腥味，或吐血痰，胸胁胀满，咳时引痛，面赤，或有身热，口干欲饮，舌质红，苔薄黄腻，脉滑数。辨为痰热壅肺型咳嗽。

若咳嗽气逆阵作，伴见咳时面红目赤，引胁作痛，可随情绪波动增减，烦热咽干，常感痰滞咽喉，咳之难出，量少质黏，或痰如絮条，口干口苦，胸胁胀痛，舌质红，苔薄黄少津，脉弦数。辨为肝火犯肺型咳嗽。

病案举例：陈某，女，36岁。

主诉：咳嗽咳痰10日，加重3日。

病史：病人近10日来咳嗽咯痰，加重3日，咳痰量多，外院诊断为急性支气管炎，用药史不详。现症伴见阵咳，喉痒，痰每日30余口，痰块大、白泡、黏、易咳，胸闷，多汗，纳减，口干欲饮喜温，大便溏日行4次，舌偏暗红，有齿印，苔薄黄，脉小弦。

诊断：咳嗽。

辨证：风寒痰湿内阻。

讨论：在此例病案中，医家在诊病及辨证过程中，乃是首先明确主诉为：咳嗽10日。在确定主诉之后，围绕主诉进行四诊合参，明确咳嗽、咯痰的性质，收集其他伴随症状。推断其病因病机为风寒痰湿内阻，寒邪侵袭等致肺气宣发肃降功能异常，故诊断为咳嗽，辨证为风寒痰湿内阻，肺气失于宣肃。此案例体现了主诉辨证的思维方式在咳嗽诊断和辨证中的应用。

2）哮：以哮为主症，再根据其病程的长短概括其主诉。如：哮鸣音1个月余，即为主诉。则可初步确定其病位多在肺。哮分外感和内伤，病程有短有长，外感多为风寒或风热犯肺所致，内伤多由久病素虚或痰饮内伏等所致。病程短多为实证或受外邪刺激所致，病程日久多为虚证或体内素虚所致。哮的诱因及临床病因复杂多变，但在辨证时，首先必须明确其主诉，在明确主诉的前提下辨其病性和证型等。

若哮鸣音轻微，伴气短声低，痰多，质稀，色白，自汗畏风，易发作感冒，自感倦怠无力，纳少，便溏，舌质淡，舌苔白，脉细或弱。辨为肺脾气虚型哮证。

若喉中痰鸣如吼，伴喘而气粗息涌，胸高胁胀，咳痰黄稠胶黏，呛咳振作，咳吐不利，烦闷不安，舌质红，苔薄黄，脉弦稍滑。辨为痰湿蕴肺型哮证。

病案举例：傅某，女，4岁。

主诉：咳痰1个月，加重3日，伴哮鸣。

病史：病人1个月来咳嗽、咳痰，3日前加重，伴哮鸣，服氨茶碱类药物未见效果明显，现来就诊：呛咳，咽痛，痰咳出不畅，夜哮起坐则减，汗多，纳减，口干饮多，胃脘不适，尿黄，舌暗红少津，苔腻淡黄，脉小弦。

诊断：哮证。

辨证：风热伏肺。

讨论：本案例病人就诊时以咳嗽、咳痰并夜哮等为主，伴见其他症状。在诊断过程中，医家亦先明确其主诉为：咳痰伴哮鸣1个月，加重3日。在明确其主诉的前提下，围绕此主诉为核心进行纵向挖掘和横向挖掘，可推断其病机多为风热伏肺，导致肺的宣降功能异常所致。故诊断为哮证，辨证为风热伏肺。此案例体现了主诉辨证的思维方式在哮证诊断和辨证中的应用。

3）喘：以喘为主症，再根据其病程长短来概括主诉。如：喘息 4～5 年，加重 2 个月，即为其主诉。根据其主诉，则可初步确定其病位多在肺。喘有实喘和虚喘，其病程亦有长有短。在明确主诉的前提下，围绕其主诉为核心进行辨证，则可确定其病位、病性及证型。

若喘咳气涌，胸部胀痛，伴痰多，质黏稠，色黄，痰中夹有血色，伴胸中烦闷，发热，身热汗出，口渴喜凉饮，面赤，咽干口燥，大便不畅，小便色赤，舌苔黄腻，脉滑或数。辨为痰热郁肺型喘证。

若喘促气短，语声低怯，伴喉中有鼾声，咳声低微，痰色白，质稀薄，自汗兼怕风，易发感冒，舌质淡，色红，脉弱。辨为肺气虚耗型喘证。

若喘促气逆，呼吸气粗，伴鼻翼扇动，胸部胀痛，咳而不利，痰质稠黏，又见形寒，身热，烦闷不安，身痛，时有汗出，口渴，舌苔薄白或黄，舌边红，脉滑或浮数。辨为表寒肺热型喘证。

病案举例：杜某，男，52 岁。

主诉：反复咳嗽、咯痰、喘息 4～5 年，加重 2 个月余。

病史：病人反复咳嗽、咳痰伴喘息 5 年，近 2 个月以来喘息加重，甚至不能平卧，外院就诊为慢性支气管炎，治疗后疗效不显著，前来就诊。现诊：间断咳，喉干，痰每日 10 余口、色白、质黏夹泡少、咳痰欠畅，胸闷，夜哮不可平卧，喘，纳可，口干饮多，喜热，畏寒肢冷，便溏，苔厚黄干，舌暗红有齿印，脉细弦。病人嗜烟 20 年。

诊断：喘证。

辨证：寒痰恋肺，郁而化热。

讨论：在此医案中，医者亦是在病人前来就诊时，首先概括其主诉为：反复咳嗽、咯痰、喘息 4～5 年，加重 2 个月余。围绕主诉为核心，进行有效的四诊合参，兼顾其他兼症诸如咳白痰、胸闷等其他症状，从而推断病位和病性，确定其病机为寒痰袭肺，久而化热，肺气上逆所致。故诊断为喘证，辨证为寒痰恋肺，郁而化热，肺气上逆证。此案体现了主诉辨证的思维方式在喘证诊断和辨证中的应用。

（2）主诉辨证在心系病证中的应用研究：

1）心悸：以心悸为主症，再根据其病程，首先概括其主诉。诸如：心悸 3 个月，即为主诉。围绕主诉为核心进行辨证分析，则可确定其病位多在心，心悸多可分为实证和虚证，病程亦有长有短。实证诸如外邪所犯或心脉瘀阻等，虚证多因心气虚、心血虚、心阴虚等所致。病程长，多为虚证。病程短，多为急症或实证。在临床上，围绕其主诉进行下一步的辨证亦很常见，并且辨证较为准确。

若心悸不宁，易惊善恐，伴见坐卧不安，少眠多梦，易惊醒，醒后再难入寐，不喜噪音，身倦少力，纳呆，舌苔薄白，脉细数或弦。辨为心虚胆怯型心悸。

若心悸，悸动不安，伴见动则更甚，头目眩晕，如坐舟车之上，面色少华，少眠多梦，善忘，倦怠无力，气短，饮食不佳，腹胀大便溏薄，舌淡质红，脉象细弱。辨为心脾两虚型心悸。

若心悸善惊，伴见思虑过度尤甚，心烦躁易失眠，五心烦热，口燥咽干，腰膝酸软，耳鸣耳聋，头晕目眩，易怒，舌红少津少苔，脉细数。辨为阴虚火旺型心悸。

若心悸，面色苍白，伴见微发黄色，表情淡漠，舌质黯，常有瘀斑，舌苔质薄色白，脉沉或迟。辨为阳虚血瘀型心悸。

病案举例：李某，男，33 岁。

主诉：心悸 3 个月，伴高血压。

病史：3 个月前无明显诱因突发心悸。心电图检查：左室肥厚，心肌劳损。经心脏彩超确诊为扩张型心肌病。服酒石酸美托洛尔等西药未见好转，前来就诊见：动则心悸气短，多汗乏力，伴见胸闷，舌红苔白，体胖大，脉虚弦大。

诊断：心悸。

辨证：心脾两虚证。

讨论：在此病案中，提炼其主诉为"心悸 3 个月"。医案中，亦是先抓住主诉，从此核心收集病情资料，兼顾多汗乏力，胸闷等其他伴随症状，推断其病机为心脾两虚所致。心气虚，则化源不充或心气过耗，则心悸气短；脾虚则导致其稍动则诱发心悸气短，甚则加重，故辨证为心脾两虚型心悸。此案例体现了主诉辨证的思维方式在心悸诊断和辨证中的作用。

2）胸闷：主症为胸闷，再根据其病程，概括其主诉。如：胸闷、心悸 8 个月，此即为主诉。在临床上见主诉为此类病人时，则可初步确定病位常可能在心。胸闷多为心脉、心血瘀阻不通所致，也可多见于情志不舒而胸闷气短等，亦可见于外感束肺等，但在此仅举心系胸闷病证。在病程上或长或短。出现胸闷时，首先明确其主诉，再进行辨证，最后明确其病性及证型。

若胸闷，胸痛，常为隐痛，伴见发热咳嗽，吐痰色黄质浊味腥臭，甚则吐脓血，口燥唇干，不渴，舌质红苔黄，脉数或滑。辨为热壅血瘀型胸闷。

若胸闷，入夜尤甚，伴有隐痛，痛引肩背内臂，气短，舌质紫暗或瘀斑，脉细涩或脉结代。辨为心血瘀阻型胸闷。

病案举例：胡某，男，53 岁。

主诉：胸闷、心悸 8 个月。

病史：有高血压病史，经常感到胸闷，心悸，经服西药后，胸闷虽有减轻，但不能控制，胸闷间作，气短，心慌，活动后加重，伴头晕，面部发热，两目发胀，舌红苔黄。

诊断：胸闷。

辨证：肝肾不足，气阴两虚，心经郁热。

讨论：在此病案中，病人自述胸闷、心悸 8 个月。概括主诉为：胸闷、心悸 8 个月。在明确其主诉的前提下，围绕此主诉为核心进行纵向挖掘和横向挖掘，最后辨明其病位及病性，则可推断其病机为肝肾亏虚，该病人心悸时间长久，故病久伤及肾肝，导致肝肾不足，及气阴两虚，心经郁热所致，故诊断为胸闷，属现代医学冠心病。辨证为肝肾不足，气阴两虚，心经郁热证。此案例体现了主诉辨证的思维方式在胸闷诊断和辨证中的应用。

3）胸痛：临床见胸痛伴左侧明显为主症时，根据其主症及其所持续的时间，则首先明确其主诉，如：胸痛 1 个月，此即为主诉。在主诉明确之后，围绕主诉进行诊断和辨证，则可初步确定其病位多在心。其胸痛多分为实证或虚证，其病程亦有长或短之别，在辨证时，多围绕主诉为核心进行分析和辨证，最终确定其证型。

若胸痛常为隐痛，伴见或轻或重，偶作偶休，胸胀闷不舒，常伴有心悸气短，常自汗，少力倦怠，活动后诸症加重，面色常呈淡白，舌质淡，脉细无力。辨为心气亏虚型胸痛。

若胸痛兼闷胀，甚则痛引肩背内臂，伴见加重时甚至会出现面色苍白，兼自汗，怕冷等症，四肢欠温，舌淡润或胖大，脉沉迟或脉结代。辨为寒凝气滞型胸痛。

若胸痛剧烈，多为刺痛，伴见固定不移，甚至突然发作，痛如刀割，冷汗自出，心悸怔忡，慌恐不宁，缓解后体倦神疲，精神委靡，舌青紫晦暗或有瘀斑，脉沉迟或结代。辨为心血瘀阻型胸痛。

若胸膺部隐痛，绵绵不休止，伴见或轻或重，心悸烦躁不宁，不寐多梦，自汗，气喘，活动后加重，发热，溲黄，舌干少津或无津，舌红，苔少或无，脉细数或结代。辨为气阴两虚型胸痛。

若胸痛，兼见咳嗽痰多，伴见痰液清稀，或痰稠黏，气短促，甚则彻背而疼痛，不可平卧，舌苔白润或苔滑，脉滑。辨为痰浊阻滞型胸痛。

若胸痛常为隐痛，痰黄腥臭，伴见吐脓血，口渴却不欲饮，汗出，时寒时热，舌红赤，脉滑或脉滑数。辨为热壅血瘀型胸痛。

病案举例：李某，男，56 岁。自 1 个月前，胸前区憋闷疼痛经常发作。在西医院心电图诊断为心肌梗死，经治疗后不见效。现仍感胸闷疼痛不舒，心悸气短，头晕体倦，心烦急躁，梦多失眠，面色无华，舌红少苔，脉濡缓。

辨证：气机不畅，心血瘀阻证。

讨论：在此病案中，该男病人既往有心肌梗死病史。此次前来就诊时症见其胸闷疼痛，伴心悸气短，头晕体倦等其他症状。根据其主要症状，则可明确其主诉为胸前疼痛 1 个月余。在诊断和辨证此病人的过程中，以主诉为核心，兼顾胸痛的性质和其他四诊资料，可推断其病机为气机郁滞不畅，心血瘀阻。故诊断为胸痛，辨证为心血瘀阻证。此案例体现了主诉辨证的思维方式在胸痛诊断和辨证中的应用。

（3）主诉辨证在脾系病证中的应用研究：

1）腹泻：以腹泻为主症，再根据其病程日久，进而概括主诉。如：腹泻7日，即为主诉。围绕此主诉为核心，按中医思维来辨证，则初步多可确定其病位在脾。在临床上，腹泻病程长，多见虚证。腹泻病程短，多见实证。内伤或外感皆可导致腹泻，在临床辨证中，抓住其主诉，再根据主诉为核心进行辨证，多可辨明其病位及病性，进而确定其证型。

若泻下清稀如水样，伴见腹痛肠鸣，脘闷食少，或兼有恶寒发热，鼻塞头痛，肢体酸楚，苔薄白或白腻，脉濡缓。辨为寒湿泄泻。

若腹痛即泻，伴见泻下急迫，势如水注，或泻而不爽，粪色黄褐而臭，烦热口渴，小便短赤，肛门灼热，舌质红，苔黄腻，脉濡数或滑数。辨为湿热泄泻。

若腹痛泄泻，伴夏季盛暑之时多见，泻下如水，暴急量多，粪色黄褐，心热心烦，胸闷脘痞，泛恶纳呆，自汗面垢，口渴尿赤，舌质红，苔黄厚而腻，脉濡数。辨为暑湿泄泻。

若腹痛即泻，伴见肠鸣攻痛，泻后痛缓，每因抑郁恼怒或情绪紧张而诱发，平素多有胸胁胀闷，嗳气食少，矢气频作，舌苔薄白或薄腻，脉细弦。辨为肝气乘脾型腹泻。

若大便时溏时泻，伴反复发作，稍有饮食不慎，大便次数即增多，夹见水谷不化，饮食减少，脘腹胀闷不舒，面色少华，肢倦乏力，舌质淡，苔白，脉细弱。辨为脾胃虚弱型腹泻。

病案举例：何某某，年逾六旬，患腹泻2年余。每晨泄泻必作。近半年来常自汗出，夜间尤甚，常致被褥全湿，夜不能寐。纳食渐减，形体日削，面色干黑，心烦急躁。近月余来病势有增无减，服药后效果不显著。现诊其脉弦细，按之有力，沉取略有数意。面黑形瘦而两目炯炯，舌红，舌质干糙，苔厚腻，舌尖红刺满布。其腹泻每于五更即泻，入厕即泻，其势如注，泻前必腹中绞痛，泻后痛止。

主诉：腹泻2年余。

病史：年过花甲，患腹泻已2年余，每天清晨则腹泻即作，近半年来愈发严重，伴见自汗，不寐，纳减，形体瘦削，面黑，心烦急躁等症状，经吃药后不见效，遂来就诊。

诊断：泄泻。

辨证：脾肾两虚证。

讨论：在此病案中，病人何某某，年老体衰，并常腹泻，且2年余。即病人腹泻2年，此为主诉。以主诉为核心，进行纵向挖掘和横向挖掘，推断其多为脾肾两虚所致。故诊断和辨证为脾肾两虚泄泻。此案例体现了主诉辨证的思维方式在泄泻诊断和辨证中的应用。

2）大便秘结：病人主症为大便秘结，便出不爽，则根据其主症及病程的前提下，确定其主诉。如：便秘3年余。在临床诊断和辨证中，在明确其主诉之后，则多可初步确定其病位在脾，而便秘又有病程之长短之别。病程长者一般多为虚证，病程短者多为实证。其便秘又多分为热秘、冷秘、气秘、虚秘等。

若大便干结，伴见腹部胀痛，烦热面赤，口渴口臭，小便黄赤，舌苔黄燥，脉滑数。辨为肠胃积热型便秘。

若大便秘结，伴见腹中冷痛，腰冷酸软，小便清长，四肢欠温，舌苔薄白，脉沉迟。辨为阳虚便秘。

若大便秘结，伴见欲便不得，腹部胀痛，痛连两胁，目眩口苦，苔薄白，脉弦。辨为气机阻滞型便秘。

若大便秘结，伴见虽有便意但临厕努责乏力，腹无胀痛，但觉小腹不舒，心悸气短，面色少华，舌质淡，脉细弱。辨为气虚便秘。

病案举例：李某，男，17岁，学生。既往史：大便干结不爽3年余，服药后无效。近年来便秘日见加重，2个月前曾求诊于某院，服药后效果仍不明显，且不断加重。前来我院就诊：大便不通，较前加重，大便六七日一行，粪便干结难出，靠开塞露维持通便，痛苦异常。见其面色萎黄，大便干结难下，粪状如羊粪，纳可，小便常，舌淡，脉沉迟，尺肤欠温。

主诉：大便干结 3 年余。

诊断：便秘（冷秘）。

辨证：脾肾阳虚证。

讨论：在此病案中，病人为一名年轻学生。根据其前来就诊所述及询问可见，其主诉为：大便干结不爽 3 年余围绕其主诉便秘为核心，兼顾其他症状如大便不通，面色萎黄，舌淡，尺肤不温等，则可推断其病机为脾肾阳虚，故诊断为冷秘，辨证为脾肾阳虚证。此案例体现了主诉辨证的思维方式在便秘诊断和辨证中的应用。

3）呕吐：临床见病人呕吐为主症时，根据其主症兼病程，则可概括其主诉。如：呕吐 3 个月余，每日呕吐 3～5 次，则此即为主诉。在临床上，辨证时围绕此主诉为中心，则多可初步确定其病位在脾，脾脏受损，传变于胃，或脾胃俱损，外邪犯脾胃，则多发呕吐。呕吐有实证和虚证之不同，其病程亦有长有短。

若见呕吐，发病急骤，伴见发热恶寒，头身疼痛，或汗出，头身困重，胸脘满闷，不思饮食，舌苔白腻，脉濡缓。辨为外邪犯脾胃型呕吐。

若见呕吐，伴饮食稍有不慎即发，大便溏薄，时作时止，胃纳不佳，食入难化，脘腹痞闷，口淡不渴，面色少华，倦怠乏力，舌质淡，苔薄白，脉濡弱。辨为脾胃虚寒型呕吐。

若见呕吐酸腐，伴见脘腹胀满，嗳气厌食，得食愈甚，吐后反快，大便溏或结，气味臭秽，苔厚腻，脉滑实。辨为饮食停滞型呕吐。

若见呕吐多为清水痰涎，头眩心悸，伴见胸脘痞闷，不思饮食，或呕而肠鸣有声，苔白腻，脉滑。辨为痰饮内停型呕吐。

若见呕吐吞酸，伴见嗳气频作，胸胁胀满，烦闷不舒，每因情志不遂而呕吐吞酸更甚，舌边红，苔薄腻，脉弦。辨为肝气犯脾胃型呕吐。

若见呕吐反复发作，伴见时作干呕，呕吐量不多，或仅涎沫，口燥咽干，胃中嘈杂，似饥而不欲食，舌质红，少津，脉象细数。辨为胃阴不足型呕吐。

病案举例：男，27 岁。自述 3 个月余脘腹胀痛，恶心呕吐，每日 3～5 次，甚则饮水进食即吐，所吐为酸水痰涎并夹杂食物，大便二三日一行，小便黄，渐见消瘦。诸治无效，遂来我院就诊。见：舌质偏红，苔黄腻，脉弦细滑，上腹部压痛，胃肠钡餐显示胃黏膜脱垂。辨证为肝热犯脾胃，胃失和降。

讨论：在此病案中，该病人自诉恶心呕吐严重，每日 3～5 次，且从 3 年前就有上症。在此案例中，亦很明显看出，医者在诊断和辨证过程中，以提炼出主诉为中心，确定呕吐 3 年余，每日 3～5 次为主诉，并以此为核心，兼顾其他伴随症状如舌质红、苔腻等体征，推断其病机为热邪犯脾胃，导致胃失和降，故诊断为呕吐，辨证为肝热犯胃证。此案例体现了主诉辨证的思维方式在呕吐诊断和辨证中的应用。

4）腹痛：以腹痛为主症时，在充分明确其病程之前提下，则可概括其主诉。如：长期腹痛半年，此即为主诉。在临床上，确定此为主诉时，多可从脾考虑，多初步确定其病位可能在脾。出现腹痛时，亦有虚证和实证之别。其病程亦有长或短。辨证时应在以主诉为核心的前提下，充分予以辨证和分析，进而确定其病性及证型。

若见腹痛急暴，伴遇寒痛甚，得温痛减，口和不渴，形寒肢冷，小便清长，大便可或溏薄，苔白腻，脉沉紧。辨为寒邪内阻型腹痛。

若见腹痛拒按，胀满不舒，伴见大便秘结，或溏滞不爽，烦热口渴，身热自汗，小便短赤，口干口苦，苔黄燥或黄腻，脉滑数。辨为湿热壅滞型腹痛。

若见腹痛绵绵，时作时止，伴见痛时喜按，遇冷痛甚，食少纳差，大便溏薄，神疲乏力，面色无华，舌淡苔白，脉沉细。辨为中虚脏寒型腹痛。

若见脘腹饱胀疼痛，伴见厌食呕恶，嗳腐吞酸，脘腹拒按，或痛而欲泻，泻后痛减，或大便秘结，苔黄腻，脉滑实。辨为饮食停滞型腹痛。

病案举例：邱某，女，21岁。腹痛，腹胀半年。病人去年发现腹痛，腹胀，食欲逐渐减退，嗳气。现在每日食量不足半斤，身体逐渐虚弱，疲乏无力。经外院诊疗后不见起效。今见：身体消瘦，腹部松软无压痛，面黄，舌苔薄白，脉沉缓无力。辨证为中气下陷，脾胃虚弱证腹痛。

讨论：在本病案中，该病人腹痛、腹胀半年，前来就诊，即此为主诉。围绕主诉，通过获悉其既往史，如腹痛，腹胀，食欲减退，嗳气等症状，在其诊疗后不见好转前来就诊。兼顾其他伴随症状如身体消瘦，腹部松软等，则可推断其病机为脾胃虚弱，中气下陷而致腹痛，故诊断为腹痛，病位责之于脾，辨证为脾胃虚弱证。此案例体现了主诉辨证的思维方式在腹痛诊断和辨证中的应用。

（4）主诉辨证在肝系病证中的应用研究：

1）胁痛：以胁痛为主症。再根据其病程而概括出其主诉。其主诉如：胁痛2年。提炼出其主诉之后，根据主诉为中心进行辨证，则可初步确定其病位多在肝。胁痛病程长多见于虚证。若其病程短则多见于实证。诸如肝气郁结，肝血虚等多种原因皆可导致胁痛，但在临床上辨证时，多是以主诉为核心，围绕主诉而开展下一步辨证的。

若见胁肋部胀痛，伴见游走不定，痛引肩臂，随情志变化而胀痛感随之增或减，伴胸闷，嗳气频作，食少口苦，舌苔薄白，脉弦。辨为肝郁气滞型胁痛。

若见胁肋胀痛，伴灼热，口苦，口黏腻，胸闷，纳呆，恶心欲吐，溲黄赤，便出不爽质黏腻，身目发黄，舌红苔黄腻，脉弦滑数。辨为肝胆湿热型胁痛。

若见胁肋刺痛，痛有定处而拒按，伴见入夜尤甚，胁肋下有积块，舌质紫黯，脉沉涩。辨为瘀血阻络型胁痛。

若见右胁灼热疼痛，伴见绞痛，胀痛，或钝痛，或剧痛，疼痛放射至右肩胛，脘腹不舒，恶心呕吐，大便不畅，或见黄疸，发热。辨为胆腑郁热型胁痛。

若见胁肋隐痛，伴见绵绵不休，遇劳加重，口干咽燥，心中烦热，头晕目眩，舌红少苔，脉细弦而数。辨为肝阴不足型胁痛。

病案举例：李某，女，35岁。胁肋疼痛反复发作，肋间神经痛已经2年。曾服药止痛，当时痛止，随之即发。现诊见：两胁疼痛，胸膈痞满，烦燥易怒，纳呆腹胀，舌红，苔黄腻，脉弦。

主诉：胁肋疼痛2年。

病史：胁肋疼痛已2年余，曾服用止痛药，但效果不明显，服后随之复发，今来就诊。见：两胁肋疼痛，伴见胸膈痞满，烦燥易怒等，又见纳呆腹胀，舌红，脉弦。

诊断：胁痛。

辨证：肝郁气滞证。

讨论：此病案中，病人胁肋疼痛2年余，即此为主诉。围绕主诉为核心，兼顾胸膈痞满，烦燥易怒等伴随症状进行分析，推断其病机为气机郁滞于肝所致，故诊断为胁痛，辨证为肝郁气滞证。此案例体现了主诉辨证的思维方式在胁痛诊断和辨证中的应用。

2）郁证：以抑郁为主症，并通过询问其病程时间，则可概括出其主诉。诸如：抑郁1个月，此即为其主诉。围绕此主诉，则可初步确定其病位多在肝，肝失调达，肝气郁滞多能引起抑郁。抑郁病程有长短之不同，其病因亦不尽相同。抑郁亦可分为实证或虚证，虚证诸如肝肾阴虚可以导致抑郁，实证可由诸如肝气郁结而导致抑郁。

若见精神抑郁，伴见情绪不宁，胁肋胀痛，胸部满闷，痛无定处，脘闷嗳气，不思饮食，大便不调，女子月事不行，舌质淡红，苔薄腻，脉弦。辨为肝气郁结型郁证。

若常感急躁易怒，伴见胸胁胀痛，口苦口干，头痛，目赤，耳鸣，或见嘈杂吞酸，大便秘结，舌质红，苔黄，脉弦数。辨为气郁化火型郁证。

若见精神抑郁，伴见胁肋胀痛，性情急躁，头痛，失眠，健忘，或身体某部有发热或发冷感，舌质紫黯，或有瘀斑，苔薄，脉弦或涩。辨为血行郁滞型郁证。

若见精神抑郁，伴见咽中如物梗塞，胸部闷塞，胁肋胀痛，咽中之物咽之不下，咳之不出，或见咳嗽有痰，或吐痰而不咳嗽，或兼胸胁刺痛，舌质淡红，苔白腻，脉弦滑。辨为痰气郁结型郁证。

若见情绪抑郁，伴见目干畏光，腰酸肢软，急躁易怒，视物昏花，头痛且胀，眩晕耳鸣，烘热自汗阵作，或遗精，妇女伴见月经不调，舌质红，少津，脉弦细，或弦细数。辨为肝肾阴虚型郁证。

病案举例：周某，男，28岁。秉性急躁，因故受到刺激，激动肝火，两目直视，骂人不避亲疏，登高而歌，弃衣而走，舌质深红，苔黄垢，脉沉弦数。

主诉：性情急躁狂乱1周。

病史：该病人，性情急躁易怒，近来因受到刺激而激动，肝火亢盛而致两目直视，登高而歌，弃衣而走等狂症。

诊断：狂证。

辨证：肝火亢盛证。

讨论：此病案中，不难看出医生也是以主诉"性情急躁狂乱1周"为辨证核心的。在经过对病人的症状进行听取和分析后，概括其主诉，以主诉为核心，兼顾其他伴随症状如登高而歌、弃衣而走等症状。则可推断其病机为肝火炽盛，扰乱心神，气机逆乱所致，故诊断其为精神分裂症，辨证为肝火亢盛证。此案例体现了主诉辨证的思维方式在肝系疾病诊断和辨证中的应用。

（5）主诉辨证在肾系病证中的应用研究：

1）腰痛：主症见腰痛，再根据其病程，概括其主诉。例如：腰痛1年余，此即为主诉。明确主诉之后，以主诉为核心进行辨证，则其病位多责之于肾。腰痛有实证和虚证，病程亦有长或短，病程长多见于虚证。病程短多见于实证或外伤所致。在临床上确定其主诉之后，以此为核心进行辨证分析，进而明确其病性及证型。

若见腰痛，劳累后加重，伴见阴雨天加重，腰痛似折，辗转不利，舌质淡，舌苔薄腻，脉沉细。辨为肾阳亏虚，寒湿困阻型腰痛。

若见腰部疼痛，伴热感，感湿热时疼痛加重，口苦，小便短赤，舌苔黄腻，脉濡数或弦数。辨为湿热腰痛。

若见腰痛如刺，伴痛有定处，腰部转侧不利，痛处拒按，舌质紫暗，有瘀斑，脉涩。辨为瘀血腰痛证。

若见腰部呈酸痛感，伴见喜按喜揉，遇劳加重，卧则减轻，腰腿酸软无力，少腹部拘急，面白，手足寒冷，少气倦怠，或见心烦失眠，咽干口燥，手足心热，面色潮红，舌淡红，脉沉细或细数。辨为肾虚腰痛。

病案举例：息城酒监赵进道病腰痛，岁余不愈，诊其两手，脉沉实有力。

主诉：腰痛1年余。

病史：腰痛1年余，日久不愈。

诊断：腰痛。

辨证：肾虚腰痛。

讨论：病人腰痛1年余，日久不愈。前来就诊时，概括其主诉为：腰痛1年余，据此主诉为核心，兼顾其面白，手足寒冷，少气倦怠等伴随症状，则可推断其病机为肾虚所致。故诊断为腰痛，辨证为肾虚腰痛。此案例体现了主诉辨证的思维方式在肝系疾病诊断和辨证中的应用。

2）水肿：症见水肿为主症，再根据其病程，概括其主诉。如：腰以下浮肿1日，此即为主诉。围绕主诉为核心进行辨证和分析，临床见水肿时，根据主诉则病位多责之于肾。水肿有病程短、起病急者；亦有起病缓慢，病程日久者；可有外感，或邪气内侵于肾。围绕主诉皆不难辨证。

若见眼睑浮肿，伴见四肢、全身皆浮肿，其势迅猛，兼恶寒或发热，四肢酸楚，小便不畅，若有风热者，则咽喉亦常见红肿及疼痛，舌质红，脉浮滑或数。由风寒引起者，则兼恶寒、咳喘等，舌苔薄白，脉浮滑或脉浮紧。辨为风水泛滥型水肿。

若见眼睑浮肿，伴见延及全身，小便不利，身发疮痍，甚则溃烂，或见恶风发热，舌质红，苔薄黄，脉浮数或滑数。辨为湿毒浸淫型水肿。

若见全身水肿，按之没指，伴见小便短少，起病缓慢，病程较长，身体困重，胸闷，纳呆，泛恶，舌苔白腻，脉沉缓。辨证为水湿浸淫证。

若见全身浮肿，伴见其皮肤绷紧光亮，胸脘痞闷，烦热口渴，小便短赤，或大便干，苔腻，脉沉数或濡数。辨为湿热壅盛型水肿。

若见身肿，下身较为显著，伴见按之凹陷不起，脘腹浮肿，食少，大便溏，面色少华，身困倦，肢体寒冷，小便短少，舌质淡，舌苔白腻或白滑，脉沉缓或弱。辨证为脾阳虚衰证。

若见面浮身肿，伴见腰以下尤甚，按之凹陷不起，尿量减少或增多，心悸，气促，腰部冷痛酸重，四肢厥冷，怯寒神疲，面色白或晦滞，舌质淡，舌体胖大，苔白，脉沉细或沉迟无力。辨为肾阳衰微型水肿。

病案举例：一士妻自猝然腰以下浮肿，面目亦肿，喘急欲死，不能伏枕，大便溏泄，小便短少，服药罔效。时珍诊其脉沉而大。沉主水，大主虚，乃病后冒风所致。是名风水也。

主诉：腰以下浮肿1日。

病史：一女子腰以下浮肿，面目亦肿，喘急欲死，服药后无效，前来就诊，脉沉而大，乃病后冒风所致。

诊断：水肿。

辨证：外感风水证。

讨论：此病案乃古代名家李时珍医案，虽在当时医案中没有明确概括其主诉。但通过阅读和整理此医案，不难概括出其主诉：腰以下浮肿1日。李时珍正是围绕病人此主诉为核心，兼顾大便溏泄，小便短少等其他伴随症状，推断其病机为感受风水所致，肾主水功能失常，而致浮肿，故诊断为水肿，辨证为外感风水证。此案例体现了主诉辨证的思维方式在水肿诊断和辨证中的应用。

〔刘旺华　杨　程〕

三、微观辨证研究与应用

（一）微观辨证的概念及意义

微观辨证是在中医基础理论的指导下，通过运用现代实验室检查、医学影像学检查、内镜检查、病理组织检查、基因检测等先进技术，旨在从器官水平、血液生化水平、细胞水平、亚细胞水平、分子水平、基因水平等较深层次上认识和辨别证候，为临床诊断治疗提供一定客观依据的辨证方法。

微观辨证是中西医学结合研究的结果，萌芽于20世纪50年代末，随着中西医结合研究广泛而深入的开展，尤其是对中医"证"的病理生理的深入探索而产生。1986年，沈自尹首次在《微观辨证和辨证微观化》一文中明确提出"微观辨证"的概念，即微观辨证在临床收集辨证素材过程中，引进现代科学，特别是现代医学的先进技术，发挥它们长于在较深入的层次上，微观地认识机体的结构、代谢和功能特点，更完整、更准确、更本质地阐明证的物质基础，从而为辨证微观化奠定基础。简言之，是使用微观指标认识与辨别证。在此基础上，多位学者对此概念提出自己的见解，如危北海指出微观辨证主要是运用各种现代科学方法，对各类中医证型病人进行内在的生理、生化、病理和免疫微生物等各方面客观征象的检查分析，旨在深入阐明证候的内在机制，探讨其发生发展的物质基础和提供可作为辅助诊断的客观定量化指标。匡萃璋认为所谓微观辨证，实际上是企图用某种或某些生理生化指标作为描述证候的内在依据的一种方法。郭振球认为微观辨证是以中医经典辨证为向导，四诊"司外揣内"宏观辨证，结合应用现代新科技，深入到细胞化学、神经递质、激素、免疫乃至基因调节，以阐明病症传变规律的一种辨证方法。

中西医的结合研究是微观辨证产生的基本条件。新中国成立以来，国家十分重视中医与西医结合工作，出台了一系列方针、政策大力支持中西医结合，并广泛开办中西医结合研究基地，积极培养研究人员，为中西医结合事业提供了一个极为宽松、健康而有利的学术环境，中医、西医结合研究人员的团结协作，使中西医结合的基础与临床研究如火如荼地展开，由此不断产生医学新认识、新观点，不断创造新理论、新概念，微观辨证由此应运而生。

微观辨证在收集临床辨证素材过程中引进了现代医学乃至现代科学的一些先进技术和方法，以发挥它们长于在较深入的层次上，微观地认识机体的结构、代谢和功能特点，更完整、更准确、更本质地阐明证候的物质基础，从而为辨证微观化奠定基础。由此可知，微观辨证是中医传统的辨证论治与现代科学相结合的结果，现代科学技术的发展是微观辨证发展的前提和基础，并将为微观辨证的发展提供强有力的技术支撑。

微观辨证作为宏观辨证的必要补充，可在更深层次上认识证，对某些宏观辨证无法辨识的疾病做出明确的诊断，所以微观辨证现已逐渐融入现代中医的诊疗过程之中，成为临床上必要的诊疗手段。

微观辨证的意义主要表现为以下 4 个方面：

1. 阐明证的病理生理基础　微观辨证充分运用现代科学技术和方法，能从微观层次上认识机体的结构、功能和代谢特点，因而有利于探索证的生理、生化、病理基础，阐明证形成的微观机制。通过微观辨证和辨证微观化二者之间在临床上的相互结合、相互补充，可以逐步寻求各种证的微观辨证指标，建立辨证诊断标准。如通过对肾阳虚证的病理生理基础的研究，表明肾阳虚证与下丘脑-垂体-靶腺轴等内分泌功能紊乱有关，并与免疫功能、自由基、脂质代谢、能量代谢、机体水盐调节功能、微量元素等密切相关，这些研究结果从不同层次和水平（系统、器官、细胞、亚细胞、分子等）揭示了肾阳虚证部分内在的物质基础，为寻找肾阳虚证诊断的微观指标奠定了基础。

2. 提高中医临床诊疗水平　在"无证可辨"和证候不太明显，证候复杂的情况下，微观辨证将显示出优势。微观辨证有助于辨析在某些疾病的发展过程中有微观的变化而未能形之于外的所谓的"隐潜性证"。微观辨证可提高中医临床诊断的准确率，并正确地指导治疗。在诊断方面，现代医学中内窥镜、X线片、CT、超声波、MRI 等检查手段，可分别对脏腑、组织、器官的形态、位置，生理功能状态和病理变化等情况进行直接或间接探查，其结果可弥补由外揣内之不足，为脏腑、气血病变提供客观的辅助辨证依据。在治疗方面，对某些病轻而无临床症状可辨的疾病，如糖尿病、高血压、脂肪肝、肾炎恢复期等，利用现代医学的一些检测手段，发现其潜在证候，通过微观辨证可弥补以往中医对这些疾病的无症状情况下诊治的不足。

3. 促进中医辨证规范化　微观辨证通过利用现代医学先进的检测手段和诊断方法，对"证"的微观物质基础进行了多方面的探索研究，寻求具有规律性的变化特征，以期建立"证"的定性、定量的诊断标准，从而促进中医辨证规范化、标准化。如：脾虚证、血瘀证以及中风病证候的诊断标准的制定也都将微观指标纳入中医"证"的诊断标准，由此深化了中医"证"的诊断标准的层次，达到诊断标准的客观化和微观化。

4. 有利于临床疗效客观评价　中医的优势在于其临床疗效，主要体现在整体调节上，而其临床疗效评价体系主要是建立在医生临床经验的基础上，是以主观感觉性指标为主，存在临床病情资料的客观性、量化的科学性和先进性不够，缺乏科学可信的临床研究证据。因此，对中医临床疗效的评价不能仅仅满足于症状的改善，还应有被公认的、直观的、客观的"金指标"，以增强其说服力和可信度。微观辨证有助于中医证候的疗效评价体系的科学制定，以利于提高中医药疗效评价的客观性和科学性。

总之，微观辨证可在一定程度上弥补宏观辨证之不足，它将实验室和影像学检测的指标纳入中医辨证之中，实行宏观辨证和微观辨证相结合，有利于提高中医诊断水平。探讨中医证候的病理基础，有利于将现象与本质、功能与结构统一起来；揭示脏腑、气血的本质，探寻各种证候的微观指标，有利于中医诊断的客观化、规范化。

（二）微观辨证的方法与内容

随着各项先进诊断技术运用和微观辨证研究的不断深入，许多过去依赖宏观辨证无法观察的体内细微变化将会越来越多地被揭示出来，许多过去无症可辨的深层次病理现象需要用中医病理学的观点重新认识，这对推动中医理论与临床研究，实现中医诊断的客观化、标准化将起到促进作用。中医利用现代化诊断技术进行微观辨证研究是中医诊断学发展的必然趋势，目前有关的研究已经取得一定进展，并显示出相应的发展前景。

1. 微观辨证的研究方法　　微观辨证的研究方法主要包括实验诊断、医学影像学检查、内镜检查、病理学检查、系统生物学等方面。

（1）实验诊断：实验诊断是根据临床检验所得的结果或数据，结合临床相关资料和其他辅助检查，进行逻辑的分析和科学的思维，进而为诊断疾病、科学研究、人群保健等提供客观依据。实验诊断涉及内容广泛，主要包括临床血液学检查、临床生物化学检查、临床免疫学检查、临床病原学检查、体液和排泄物检查、临床分子生物学检查等方面。实验诊断具有量化、客观、微观的特点，是中医微观辨证研究的重要手段，为中医微观辨证研究提供血液学、生物化学、免疫学、病原学、体液和排泄物、分子生物学等不同层次的实验诊断指标，是认识证发生发展的物质基础和提供可作为证候辅助诊断的客观、量化指标的主要途径。

（2）医学影像学检查：医学影像学是研究借助于某种介质（如 X 射线、电磁场、超声波等）与人体的相互作用，将人体内部组织、器官的结构、密度以影像形式表现出来，供临床医生根据影像提供的相关信息进行判断，从而对人体健康状况进行评价的一门学科。临床常用的影像学检查技术主要有 X 线片、CT、MRI、超声以及核医学成像（PET、SPET）等。医学影像检查是临床诊断疾病的重要辅助检查之一，影像设备的不断改进和检测技术的不断创新，使影像诊断已由单一进行形态诊断发展成为集形态、功能、代谢改变为一体的综合诊断体系，从而为临床诊断疾病提供直观的、多元的客观信息。医学影像检查也常用于中医微观辨证，它延伸和拓展了中医望诊的视野，为常见病的中医微观辨证研究提供微观的、量化的、多元的形态和功能变化指标，并有助于在分子水平上认识疾病的发生机制。

（3）内镜检查：内镜检查是指利用先进的光学设备对体腔内器官进行检查和疾病诊断治疗的一种方法。内镜诊断常用的方法包括形态观察、染色、摄像录像、病理活检、细胞刷涂片、穿刺细胞学诊断等，在微观辨证研究中运用较广泛的有胃镜、肠镜、支气管镜等。胃镜和肠镜检查是目前公认的诊断胃肠道病最常见、最准确的检查方法，广泛应用于临床。它不仅可观察胃肠道黏膜的形态学改变，还可进行活体组织检查、细胞学检查、细菌学检查、黏膜染色以及摄像和录像，同时可以检测胃肠生理功能，为中医临床胃肠道疾病的定性、定量诊断提供客观依据。中医微观辨证借助电子胃镜和肠镜通过观察胃肠黏膜形态、色泽等，进行胃肠道内望诊，以探讨胃肠病中医辨证分型的病理学指标。支气管镜检查可直接观察气管、支气管的形态、色泽和分泌物形状的变化，为中医肺病的微观辨证提供技术支持。中医微观辨证借助此技术探讨支气管镜像与中医证型的相关性，从气管或支气管的病理形态变化基础上探讨其证候诊断的客观指标。

（4）病理学检查：病理学是研究疾病的病因、发病机制及患病机体在疾病发生发展过程中的形态结构和功能改变，阐明其本质，为防治疾病提供必要理论基础的学科。病理学属于形态学科，研究方法主要有大体观察、组织学观察、细胞学观察、超微结构观察、组织化学和超微组织化学观察等方面。病理学检查可为中医微观辨证研究提供器官、组织和细胞的病理形态变化的客观依据，是中医认识证和阐明证候病理机制的重要基础。

（5）系统生物学：系统生物学是以系统理论为指导，研究一个生物系统中所有组成成分（基因、mRNA、蛋白质等）的构成，以及在特定条件下这些组分间相互关系的科学。研究的最终目的是解析生命过程的复杂性，利用整体性、系统性研究手段来发现和揭示生命活动的本质规律。研究技术包括基因组学、转录组学、蛋白组学、代谢组学等组学技术，这些组学技术分别从基因、蛋白质和代谢产物的不同水平和角度检测和鉴别各种分子并研究其功能，相互之间互补为用。系统生物学强调从整体层面研究基因、蛋白质等之间相互作用，体现了整合思想，与中医的整体观、辨证观等有许多相似之处，中医证候研究引入系统生物学，能更好地诠释证候的科学内涵，阐明证候的实质，使证候得以客观地、量化地描述。目前系统生物学的理论和技术已被广泛用于中医证候研究之中，通过高通量的系统生物学技术，众多学者对"证候基因组谱""证候蛋白质组谱""证候转录组谱""证候代谢组谱"的构建进行了一些有意义的探索，从而为中医证候的微观辨证研究搭建了新的技术平台。

2. 微观辨证的主要内容　证候是中医学临床与基础的核心内容，为了更好地指导临床，国内学者应用多学科、多指标，分别从器官、组织、细胞、分子以及基因水平等不同层次对证候的客观化、量化进行了广泛的研究，取得了一定进展。现以八纲证候、气血津液证候、脏腑证候为例简介如下：

（1）八纲证候：针对阴、阳、表、里、寒、热、虚、实证的物质基础与传变规律已开展相关研究，而对阳虚证、阴虚证的研究较为广泛和深入，高志生等发现2型糖尿病病人血浆同型半胱氨酸在阴虚热盛型、气阴两虚型到阴阳两虚型升高并差异显著，血浆同型半胱氨酸水平可作为2型糖尿病的辨证参考。林兰等发现早期糖尿病肾病病人阴阳两虚与阴虚热盛证血浆同型半胱氨酸差异有显著性，提出血浆同型半胱氨酸与糖尿病肾病的证型有关联性。沈自尹通过临床和实验室观察，发现肾阳虚证具有下丘脑-垂体-肾上腺皮质轴功能紊乱和下丘脑-垂体-甲状腺轴及下丘脑-垂体-性腺轴功能紊乱，证实了证的物质基础，率先提出肾阳虚证具有神经内分泌系统的隐潜性变化。

（2）气血津液证候：气、血、津、液各证的微观指标探讨已涉及多方面，但目前研究最为深入的为血瘀证。吕芳芳等研究发现，冠心病心绞痛气滞血瘀型的血液流变学各参数明显高于气虚血瘀型，其血液流变学的变化可为冠心病中医辨证分型提供参考依据。气滞与气虚这两种血瘀证的兼证在病理生理学方面存在着各自的特征，从一个侧面反映出血瘀证病机的复杂性。王少华报道中风病人血液流变学异常，风痰瘀血，痹阻脉络，以红细胞电泳缓慢为主；而肝阳暴亢、风火上扰则为血浆比黏度增高显著；痰热腑实、风痰上扰则表现为全血黏度、血细胞比容增高。从而为缺血性中风辨证论治提供了客观依据。王礼文认为，中风病人的血黏度普遍高于正常人群。李林青通过临床病例的观察，发现慢性萎缩性胃炎的病人均有较明显的血液流变学障碍，有类似血瘀证表现，认为血液流变学改变可成为慢性胃黏膜疾病辨证施治的参考指标。赖慧红发现在患有绝经期前后诸证的妇女中，脾肾阳虚组病人的全血黏度、红细胞聚集指数及血细胞比容值均明显低于肝肾阴虚组，从而为临床鉴别两型的病变程度提供了微观辨证的客观依据。张长军等通过分析气虚血瘀证、气滞血瘀证、寒凝血瘀证病人血液流变指标（BV、PV、Hct、RE、ESR）、血凝指标（PT、APTT、TT、Fib）、血脂指标（TG、CHO、LDL、ApoA1、ApoB）、以及ET、NO、ANP、$F-Ca^{2+}$等，初步发现三者检测结果存在明显差别，它们值的变化与中医血瘀证分型存在一定的关系。

（3）脏腑证候：脏腑微观辨证的研究已涉及脏腑众多重要证型，通过病证结合的方式研究多种疾病（如冠心病、高血压、慢性支气管炎、支气管哮喘、肺源性心脏病、糖尿病、慢性胃炎、慢性肠炎、慢性肝炎、慢性肾炎）同病异证实验指标的差异。

1）心和小肠相关病证：对于心脑血管疾病痰证的辨证分型，血脂分析是具有重要参考价值的生物化学检查指标。王东生等研究认为，血脂异常是冠心病痰凝心脉证的物质基础：总胆固醇（TC）、低密度脂蛋白胆固醇（LDL-C）呈现非痰非瘀证组＜痰凝心脉证组的递进趋势；甘油三酯（TG）呈现健康对照组＜非痰非瘀证组＜痰凝心脉证组的递进趋势。谢海波等报道，TC，TG，LDL-C可作为冠心病心绞痛痰浊闭阻证的微观辨证参考指标。黄炎明研究认为，高TC，LDL-C是中风病人风痰瘀血等实邪的生化物质基础，HDL-C低下可作为判断中风虚损不足的指标之一，显示了不同证的不同病理本质。吕中等进行的冠心病病人外周血单核细胞（PBMC）、促凝活性（PCA）、组织型纤溶酶原激活物（t-PA）及其抑制剂（PAI）活性检测认为PBMC、PCA增高和t-PA降低的程度有助于区别冠心病血瘀证和非血瘀证。张继东等认为胰岛素抵抗（IR）是冠心病发病独立的病理因素，对冠心病病人检测空腹血糖、空腹血胰岛素，计算胰岛素敏感指数，发现IR在心血瘀阻证和痰阻心脉证较气虚血瘀证和气阴两虚证为重。石刚等检测冠心病病人血清超敏C反应蛋白（Hs-CRP），发现冠心病常见中医证血清Hs-CRP水平有显著性差异，CRP浓度增高程度可反映冠状动脉病变的程度并与证型关系密切。张文高认为CRP、肿瘤坏死因子、白细胞计数等可作为ACS热毒证微观辨证的重要指标；血管内皮损伤、血小板活化、高凝状态等可作为 ACS 血瘀证微观辨证的客观指标。盛燕等借助胃镜检查，分析 96 例确诊 HP 感染的胃及十二指肠疾病患儿中医宏观辨证与胃镜下微观辨证的关系，发现 96 例中胃镜诊断浅表性胃炎 50 例（52.08%）；宏观、微观两种辨证结果均以湿热为主，其中湿热中阻证占 58 例（60.42%），胃镜下黏膜辨证胃肠滞热型占 55 例（57.29%），本研究显示，HP 感染患儿中医宏观辨证以湿热中阻证为主，胃镜下黏膜辨证以胃肠滞热型为主，提示中医学"湿热之邪"与 HP 感染有重要关系。

2）肝和胆相关病证：肝脏作为物质代谢中枢，病理状态下的代谢千变万化，在此仅讨论研究较多的肝纤维化指标、蛋白质等。

肝纤维化指标与慢性肝病各中医证型的相关性：肝纤维化指标包括透明质酸（HA）、层黏连蛋白（LN）、人Ⅲ型前胶原（hPCⅢ）和Ⅳ型胶原（Col Ⅳ）等。吴淑琼等研究发现，慢性肝病各中医证型的肝纤维化指标均明显升高；但各中医证型间的不同指标的升高顺序有所不同，对于 HA，LN 和 CN，依次为肝郁脾虚型＜湿热中阻型＜肝肾阴虚型＜脾肾阳虚型＜瘀血阻络型，而对于 hPCⅢ 依次为肝郁脾虚型＜脾肾阳虚型＜肝肾阴虚型＜湿热中阻型＜瘀血阻络型。在各中医证型组中，肝郁脾虚组 4 项指标上升的幅度最小，此阶段病人正气受损较轻，处于肝纤维化形成的初始阶段；湿热中阻组 hPCⅢ 明显高于其他证型组，hPCⅢ 直接反映肝纤维化的活动性，提示湿热中阻组病人处于肝纤维化形成的活跃期；肝肾阴虚型和脾肾阳虚型为疾病的中期阶段，肝纤维化指标异常程度多相应提高；瘀血阻络型为疾病中、晚期阶段，病人正气已伤，气血瘀结，各脏腑功能明显亏损，肝纤维化指标显著提高。通过上述研究，不难看出：肝纤维化 4 项指标与慢性肝病中医诊断辨证分型存在一定的关系。季雁浩认为，慢性肝病迁延日久出现血清蛋白降低、血清白蛋白与球蛋白比例异常，是阴血不足、肝络瘀阻，应滋阴养血、柔肝和络。将宏观和微观辨证贯穿始终，可在临证中少走弯路，并准确判断疾病预后，提高疗效。

肝气郁结证的实验诊断：陈泽奇等研究认为，血浆心房利钠多肽、亮氨酸-脑啡肽和血清胃泌素可作为中医肝病的核心证候——肝气郁结证辨证的辅助实验诊断指标。Zhang 等研究发现慢性乙肝辨证为肝胆湿热证和肝肾阴虚证病人的血清中 miR-583、miR-663、miR1299 的量明显高于正常对照组，而且肝胆湿热证病人的血清中 miR-583、miR-663 的量明显高于肝肾阴虚证组和正常对照组，由此可以推断 miR-583、miR-663 可作为慢性乙肝不同证型的生物标记物。Chen 等进一步对慢性乙肝辨证属肝胆湿热证、肝郁脾虚证和肝肾阴虚证病人血清中的 miRNA 进行分析，研究表明 3 种中医证型病人血清中的 miRNA 表达谱明显不同，随后采用 Pathway 和 GO 功能分析研究表明慢性乙肝的 3 种证型分子机制也不相同，其中虚实夹杂证（肝郁脾虚证）与虚证（肝肾阴虚）本质上并不是接近的，而且二者较实证（肝经湿热证）更加复杂，虚实夹杂证较虚证发展为癌症进程的风险更高，研究同时表明血清中部分 miRNA 可能是由实证转化为虚证过程中的重要介质。

3）脾和胃相关病证：李昊燃等通过探讨可疑恶变巨大溃疡胃镜下中医微观辨证分型与胃癌 MG7 抗体（MG7-Ag）表达的关系及两者对良、恶性溃疡鉴别的辅助指导价值，发现 MG7-Ag 阳性表达络灼伤阴型及络阻热瘀型胃巨大溃疡与胃癌关系密切，有助于胃癌早期发现。崔娜娟等提出应用荧光定量聚合酶链式反应技术检测胃黏膜核因子- κB mRNA 和热休克蛋白 70 mRNA 的表达水平可反映慢性胃炎脾胃湿热证在基因水平的"邪正交争"变化。微观辨证将慢性萎缩性胃炎胃络瘀阻证的病人分为以下 4 组。①气滞血瘀组：胃黏膜皱襞变平，血管显露，有疣状增生。②气虚血瘀组：胃黏膜变薄，红白相间，以白为主，皱襞变平。③阴虚血瘀组：胃黏膜分泌液减少，呈龟裂样改变。④湿热瘀结组：胃黏膜萎缩，呈弥漫性充血肿胀，广泛糜烂。

林洪等对 CAG 胃络瘀阻证病人用祛瘀消积颗粒治疗并分析治疗前后胃镜下改变与辨证分组，发现气滞血瘀及气虚血瘀者用祛瘀消积颗粒胃镜下评定治疗有效率较高，提出临床应选择胃镜下微观辨证为气滞血瘀及气虚血瘀者。

4）肺和大肠相关病证：孙树起等分析了支气管哮喘寒痰、热痰证型的微观辨证指标及其炎症特点，发现支气管哮喘寒痰证型病人表现为嗜酸性粒细胞（EOS）升高，部分存在 TH2 优势的趋势，与嗜酸性粒细胞哮喘有相似之处；支气管哮喘热痰证型病人表现为气道局部中性粒细胞（NEU）升高。房才龙等探讨原发性支气管肺癌中医证型与外周血 T 淋巴细胞亚群及癌胚抗原（CEA）的关系，发现气滞血瘀型 CEA 最高，各证型间及与健康人比较均有显著性差异。T 淋巴细胞亚群及 CEA 可作为反映肺癌病人正虚邪实病机及不同证型正虚邪实状况的较好参考指标。张国良等探讨了不同中医证型肺结核病人外周血 CD14＋单核细胞 IL-1β、IL-1Ra 表达水平的差异，研究证实在肺结核早期（肺阴亏虚型），主要表现为高 IL-1β、低 IL-1Ra 表达；在疾病中期（阴虚火旺型），IL-1β 水平逐渐降低；而在疾病后期（气阴两虚型），则呈现低 IL-1β、高 IL-1Ra 的临床表型。冯枫等对 176 例未经治疗的原发性支气管肺癌病人进行中医四诊信息采集，运用聚类分析、因子分析的统计学方法获得证候分布情况，对其中 98 例接受支气管镜检查者进行镜下表现与证候的相关性分析。结果显示肺癌病人的主要证候类型为气阴两虚证、气滞血瘀湿阻证、气虚痰湿证与阴虚证，分别占 35.2%、24.4%、22.2% 和 18.2%。支气管镜下表现在不同证候类型之间存在差异，气虚痰湿证以增生型改变为主，阴虚证以浸润型改变为主，气滞血瘀湿阻证以增生型改变为主，气阴两虚证以浸润型改变为主。杨玲等应用彩色多普勒超声对病人腹部进行检查，测量并比较 3 组病变肠管厚度、病变肠管收缩期血流峰值流速（PSV）及病变肠管阻力指数（RI），发现大肠湿热证组病人病变肠管厚度与病变肠管 PSV 数值低于脾虚湿盛证组、寒热错杂证组、寒热错杂证组病人血流阻力指数高于脾虚湿盛证组、大肠湿热证组，说明溃疡性结肠炎腹部超声检查指标与溃疡性结肠炎的中医辨证分型存在一定的相关性，从病变肠管厚度、病变肠管 PSV 及病变肠管 RI 三方面为溃疡性结肠炎的辨证分型提供有价值的量化、客观化指标。张北平等采用分级的方法来描述 188 例溃疡性结肠炎病人电子结肠镜的内镜特征，黏膜组织学分期，并同时进行中医辨证分型，发现溃疡性结肠炎内镜分型 I 中，以大肠湿热证和脾胃气虚证为多见，明显高于脾虚夹湿热证，内镜分型 II 型中，三证型出现概率相当，内镜分型 III 型中，以脾虚夹湿热证多见；而黏膜组织学检查活动期多见于大肠湿热证，脾虚夹湿热证两证型中，明显高于脾胃气虚证，缓解期多见于脾胃气虚证，脾虚夹湿热证亦多见，明显多于大肠湿热证。

5）肾和膀胱相关疾病：马玉凤等研究发现在肾小球疾病当中，不同的中医分型与实验指标之间有其内在的规律性，其中气虚型的免疫球蛋白 G（IgG）、总蛋白（TP）、白蛋白（Alb）、内生肌酐清除率（Ccr）明显低于阴虚型，而血清总胆固醇（TC）、甘油三酯（TG）、血清肌酐（Scr）、24 h 尿蛋白定量等明显高于阴虚型，提示气虚型病人的肾损害最重，而阴虚型最轻。提出本病"阴虚→气阴两虚→阳虚→气虚"由轻到重的发展规律，对肾小球疾病的治疗和转归有一定的指导作用。张爱娥等探讨了紫癜性肾炎血瘀证与尿 Col IV 的相关性，发现尿 Col IV 水平可作为小儿 HSPN 血瘀证微观辨证指标之一，认为小儿 HSPN 血瘀证中医宏观辨证与现代医学微观辨证相结合更有利于揭示其血瘀证的实质。陈香美等对 286 例 IgA 肾病中医辨证与肾脏病理关系的多中心前瞻性研究结果提示气阴两虚是 IgA 的病机中心；中医辨证分型与 Lee 分级相关，在一定程度上可以反映肾病组织学损伤程度；中医证型的演变可在一定程度上反映肾病病理类型加重的过程。罗月中等探讨了成人特发性膜性肾病（IMN）基因多态性与中医证型的关联性，结果提示二者无明显相关性。但在 IMN 激素敏感性与中医证型的关联性研究中，提示二者密切相关。金一顺等研究结果显示，系膜增生性肾小球肾炎肾小管间质损伤程度和中医证型有一定相关性，伴随肾小管间质损伤程度的加重，中医分型有从气阴两虚向脾肾阳虚转化的趋势。

（三）微观辨证的应用

微观辨证是中西医结合的结果，它自始至终都在向中医临床渗入，并在现代中医辨证论治体系中得到广泛应用，也推动了中医诊断与证候学的发展。以证候本质研究成果为依据，将现代医学检查的微观指标纳入一些中医证候的诊断标准之中，这种应用对于中医诊断的客观化和中医证候学的发展，促进中医证候研究的国际化均具有重要的意义。

1. 血瘀证诊断标准 2016 年中国中西医结合学会活血化瘀专业委员会第八届学术会议上制定了《实用血瘀证诊断标准》。该标准在文献整理、病例分析及定性访谈的基础上，参考既往血瘀证诊断标准修订而成。

（1）主要标准：①舌质紫暗或有瘀斑、瘀点；②面部、口唇、齿龈、眼周及指（趾）端青紫或暗黑；③不同部位静脉曲张或毛细血管异常扩张；④离经之血（出血后引起的脏器、组织、皮下或浆膜腔内瘀血、积血）；⑤间歇性跛行；⑥压痛抵抗感；⑦闭经或月经暗黑有块；⑧影像学显示血管闭塞或中重度狭窄（≥50%），血栓形成、梗塞或栓塞，或脏器缺血的客观证据。

（2）次要标准：①固定性疼痛，或刺痛、绞痛，或疼痛入夜尤甚；②肢体麻木或偏瘫；③痛经；④肌肤甲错（皮肤粗糙、肥厚、鳞屑增多）；⑤精神狂躁或善忘；⑥脉涩或结代，或无脉；⑦脏器肿大、新生物、炎性或非炎性包块、组织增生；⑧影像学等检查显示有血管狭窄（<50%）；⑨血液流变学、凝血、纤溶、微循环等理化检测异常，提示血循环瘀滞；⑩近1个月有外伤、手术或人工流产。

2. 小儿肺虚证诊断标准　2005年4月江苏泰兴中国中西医结合学会儿科专业委员会工作会议修订：

（1）肺虚证：

1）诊断依据：①咳喘声低；②痰液清稀；③反复呼吸道感染；④乏力多汗；⑤呼吸无力；⑥哭声低微；⑦胸闷不适；⑧久病多病；⑨素体虚弱（双胎、早产、低体重）；⑩体检有肺部啰音；⑪脉细弱或指纹淡（3岁以下）；⑫血气检查：PaO_2下降，$PaCO_2$升高。

2）判断标准：以上12项中，至少具备3项即可诊断。

（2）肺气虚：

1）诊断依据：①咳喘无力，语音低微；②自汗多汗，动则尤甚；③气短不续，动则气喘；④面色无华或苍白；⑤舌淡苔白，脉弱无力。

2）判断标准：诊断肺虚证时，兼有以上5项中的2项，则可诊断肺气虚。

（3）肺阴虚：

1）诊断依据：①干咳少痰；②痰液黏稠；③咳痰带血；④口燥咽干；⑤夜间盗汗；⑥形体消瘦；⑦手足心热；⑧面颊潮红；⑨舌红少津；⑩无苔少苔；⑪脉搏细数；⑫指纹淡紫（3岁以下）。

2）判断标准：诊断肺虚证时，兼有以上12项中的2项以上，可诊断肺阴虚。

3. 小儿脾虚证诊断标准　2005年4月江苏泰兴中国中西医结合学会儿科专业委员会工作会议修订：

（1）主要指标：①食欲不振；②大便失调（泄泻或大便不爽）；③面色无华或萎黄；④形体消瘦；⑤舌质淡、胖，或有齿痕，舌苔腻。

（2）次要指标：①肢倦乏力；②脘腹不适；③轻度浮肿；④轻度贫血；⑤口流清涎；⑥睡时露睛；⑦自汗多汗；⑧眼周发黯；⑨指纹淡黯（3岁以下）；⑩脉弱无力。

（3）参考指标：①木糖吸收率低于正常；②唾液淀粉酶酸负荷实验低下；③低蛋白血症；④甲状腺功能低下；⑤免疫功能低下；⑥血游离氨基酸含量降低；⑦血清胃泌素降低；⑧血清微量元素异常。

（4）诊断：①主要指标3项；②主要指标2项加次要指标2项；③主要指标1项、次要指标2项、参考指标2项，可诊断脾虚证。

（5）脾阳虚：在脾虚证的基础上有畏寒、四肢不温、完谷不化时可诊断脾阳虚。

（6）脾胃阴虚：脾虚证伴有大便干结，舌质嫩红，喜冷饮者可诊断脾胃阴虚。

（7）脾气下陷：有脱肛、内脏下垂者可诊断。

4. 小儿血瘀证诊断标准　2005年4月江苏泰兴中国中西医结合学会儿科专业委员会工作会议修订：

（1）主要指标：①舌质紫黯或有瘀点、斑；②面、口腔黏膜、牙龈紫黯或有瘀点、斑；③指（趾）甲紫黯；④皮肤、皮下、肌肉、鼻、牙出血，尿血、便血、内脏出血；⑤身体各部位的血管扩张、痉挛、曲张，血管阻塞，血栓形成；⑥身体各部位的病理肿大或肿块（肝、脾、淋巴结肿大，炎症包块及组织增生等）。

（2）次要指标：①指纹紫黯（3岁以下）；②固定性疼痛，疼痛拒按；③面部及眼周发青；④肢体麻木或感觉异常；⑤皮肤异常（粗糙、水肿、硬肿、鳞屑增多、赘生物等）；⑥心律不齐，结、代脉，心电图异常；⑦肌张力异常（异常增强或降低），单瘫、偏瘫或截瘫；⑧重症感染。

（3）参考指标：①血液高凝或低凝；②血液内有形成分异常：红细胞、白细胞、血小板明显升高或降低；③血小板聚集率升高；④血脂明显增高；⑤血涂片可见破碎和畸形红细胞。

（4）诊断：①主要指标1项；②次要指标2项加1项参考指标者可诊断；③仅有参考指标而无临床表现应全面考虑。

〔向　茗〕

四、体质诊断研究与应用

（一）体质诊断分析概述

体质是一种客观存在的生命现象，是个体生命过程中，在先天遗传和后天获得的基础上，表现出的形态结构、生理功能以及心理状态等方面综合的、相对稳定的特质。这是人类在生长、发育过程中所形成的与自然、社会环境相适应的人体个性特征；表现为结构、功能、代谢以及对外界刺激反应等方面的个体差异性，对某些病因和疾病的易感性，以及疾病传变转归中的某种倾向性。

1. 体质、证候的关系　体质与证候既有区别，亦有联系。体质是生命、健康、疾病的载体，体质可综合反映机体整体状态特征，证候是疾病状态下的临床类型，反映疾病演进过程中的病理特征。体质与证候的联系主要表现在以下几个方面：

（1）影响证候类型：同一致病因素作用于人体，由于体质的不同能够出现不同的证候。如邪气作用于阳虚体质，可以出现寒证；而作用于阴虚体质，可以出现热证。而不同类型的体质对某些性质的致病因素有易感性。如阳虚体质、痰湿体质易感受寒湿之邪，阴虚体质、湿热体质易感受温热之邪，气郁体质易伤于七情等，故其证候各不同。

（2）影响证候性质：证候实际上是致病因子作用于人体后形成的临床类型，证之寒热与体质阴阳有关，证之虚实与体质正气强弱有关。疾病过程是邪正斗争的过程，必然会出现邪正盛衰的消长变化，产生相应的证候，因而体质是证候属性的重要因素。

（3）影响证候的从化：即使感受同一致病因素，由于体质的不同，邪随体化（从化），可表现出不同证候。相反，即使感受不同的致病因子，由于体质的相同，邪随体化（从化），也会表现出相同的证候。

2. 体质的分型　分型就是根据人群及人群中的个体在代谢、功能与结构上的特征进行归类。体质分型是体质学说临床运用中的重要问题，对于体质分型方法却是百花齐放、百家争鸣。其中较有代表性的分类方法有王琦的九分法和匡调元的六分法。

人类体质按性别分只有两大类：男性体质与女性体质。这是生理性的分型。如由于受精、胎儿发育及分娩异常等而形成的各种畸形、产伤等病，不是介于健康与疾病之间的过渡状态。男性气质与女性气质也是与体质合一的。

阴阳三分法：根据阴多阳少（寒体）、阳多阴少（热体）和阴阳平衡（常体）分成3型。此类分型标准合理，但用之于人体则不能概括全体。

"六经人"体质分型法：《内经·六微旨大论》"少阳之上，火气治之，中见厥阴。阳明之上，燥气治之，中见太阴。太阳之上，寒气治之，中见少阴。厥阴之上，风气治之，中见少阳。少阴之上，热气治之，中见太阳。太阴之上，湿气治之，中见阳明"。又参考张仲景《伤寒杂病论》之论而分成"六经人"，即少阳人、太阳人、阳明人、太阴人、少阴人、厥阴人。此法有理有据，条理井然，其中也包含了风、寒、湿、燥、火、热。但因汉以前对气血之认识不及明清时期的王清任、唐容川等人那么明确细致，故六经人未能将气血之虚实明确表示出来。

七分法：根据中医理论及临床体质调查、分为正常质、阳虚质、阴虚质、湿热质、气虚质、痰湿质、瘀血质七种体质类型。根据《内经》"气为血帅，血为气母"原理，气血是一，不是二。临床上，如果是体质，则未见血虚而气不虚者，也未见气虚而血不虚者。虽然偏气偏血略有差别，但这应是亚型问题，故七分法中只见气虚而不见血虚。

九分法：这是目前大家用得比较多的。国医大师王琦教授结合临床观察以及古代和现代体质分类的有关认识，对原有七分法进行了增补，从而将中医体质分为平和质、气虚质、阳虚质、阴虚质、痰湿质、湿热质、瘀血质、气郁质、特禀质等九种基本类型，即体质九分法。

黄煌先生以中药或方剂名体质：这是受日本一贯堂启发来的，"所谓'药人'就是适合长期服用某种药味及其类方的体质类型"。如桂枝体质、柴胡体质、麻黄体质、大黄体质、黄芪体质等。

六分法：匡调元教授以两纲八要为理论基础，根据临床诊疗实践，按照病理学标准将体质分为正常质、燥红质、迟冷质、倦㿠质、腻滞质及晦涩质。

（二）体质辨识应用

体质辨识即以人的体质为认知对象，从体质状态及不同体质分类的特性，把握其健康与疾病的整体要素与个体差异，制定防治原则，选择相应的治疗、预防、养生方法，从而进行"因人制宜"的干预。

1. 体质辨识在健康管理中的应用　从健康到亚健康再到疾病，体质因素的影响不可忽视。各种偏颇体质是疾病发生、发展与转归的内在依据。临床上通过客观地评价个人的中医体质类型，可以更加全面地了解其健康状况，获得预测个人未来发病风险的资料；通过全面调整偏颇体质的方法，可以改善个人的健康水平，实现健康管理的目标。

按照中医体质学理论，根据四诊合参所收集的全面资料，对个人进行综合分析，辨定其体质类型。在此基础上，给出相应的中医健康改善计划，主要包括：中医辨体膳食（药膳）指导、情志调节指导、锻炼指导、生活方式调整指导等。这对于改善个人健康水平，实现健康管理的目标，无疑具有重要的意义。

2. 体质辨识在亚健康人群健康管理中的应用　体质可以分为正常体质和偏颇体质，正常体质相当于健康，偏颇体质相当于亚健康。健康人群和亚健康人群，经临床现代医学体检，一般没有异常指标，或者某些指标仅有轻微的变化，但又尚未达到临床疾病的诊断标准。这部分人群本身没有疾病或者仅仅是亚健康，没有必要去医院接受治疗，只需结合中医体质辨识对其进行健康干预，使其少得病或不得病，从而降低个人健康风险和疾病发生率，这对发挥中医因人制宜"治未病"的优势，提高人类健康素质具有重要的实用价值。

3. 体质辨识在慢性病管理中的应用　慢性病又称非传染性疾病。这类疾病的病程较长，并且通常情况下病程发展缓慢。慢性病的 4 种主要类型为心血管疾病、癌症、慢性呼吸系统疾病以及糖尿病。这 4 种疾病占所有慢性病死亡的大约 80%。膳食不合理、身体活动不足、烟草使用和有害使用酒精是慢性病的四大危险因素。体质成为认识人体、认识疾病、制定治疗原则和维护健康的一条重要途径。每个人的体质都具有相对稳定性及动态可变性，疾病状态是一个社会生活的过程，在临床诊疗上，不仅要关注疾病本身，还要关注隐藏在疾病背后的社会、心理因素，不良饮食习惯等。而慢性病的发生发展与生活习惯息息相关，尤其是高血压、糖尿病等慢性身心疾病，更要寻找深层次发病原因，通过对病人的体质辨识，掌握与这些疾病相关的体质类型，给予相应的调节干预，以改善症状或降低发病率。

〔孙贵香〕

五、络病辨证研究与运用

（一）经络辨证的概念及发展简史

经络辨证是在经络学说基础上，对经络循行路线、经络与脏腑的关系及其经穴的作用、经络病候和经络调节功能规律进行总结归纳的一种重要辨证方法。

早在帛书《足臂十一脉灸经》《阴阳十一脉灸经》中就有了关于十一经脉循行、主病及应用灸法进行治疗的记载。《足臂十一脉灸经》："臂泰（太）阴温（脉）；循筋上兼（廉），以凑臑内，出夜（腋）内兼（廉），之心。其病：心痛，心烦而意（噫），诸此物者，皆久（灸）臂泰（太）阴温（脉）。"阐述了经脉循行路线、经脉病候，也指出了灸该经可以治病的方法，这可以说是经络辨证理论的雏形。

春秋战国至秦汉末年，《内经》和《难经》的问世，标志着中医学由单纯的经验积累发展到系统理论的总结，也标志着经络辨证理论的形成。《内经》以脏腑经络为核心，提出："经脉者，所以能决死生，处百病，调虚实，不可不通。"明确指出每条经脉所产生的病证，都与其循经走向及所属脏腑有关，每经输穴都有治疗本经及相关经脉病证的作用。书中关于"是主某经所生病者"及"是动病"的论述，阐述了经络辨证的思维模式是指导临床施治的重要理论基础。《难经》则进一步阐述和发挥《内经》的学术思想，并提出了完整的奇经八脉起止循行和病候，明确了奇经八脉的作用，更加完善了经络辨证的内容。

东汉末年，张仲景结合临床实践经验，写出了我国第一部临床专著《伤寒杂病论》，他以六经论伤寒，以脏腑论杂病，把疾病的发生、发展、传变与经络及其所属脏腑联系起来，作为辨证依据。提出伤寒传变的经络途径及证候变化规律，开创了把经络辨证理论应用于诊断治疗之中，与临床实践密切结合的先河。

晋、隋、唐、宋时代，是中医药发展史上承前启后的重要时期，亦是经络辨证临床应用发展的重要阶段。王叔和的《脉经》详细记载了辨十二经脉、奇经八脉病证的脉象诊断。《脉经·卷十》："寸口脉沉著骨，反仰其手乃得之，此肾脉也，动苦少腹痛，腰体酸，癫疾，刺肾俞，入七分，又刺阴维，入五分。"将脉、证、治结合，丰富了经络辨证的脉诊内容。巢元方的《诸病源候论》则以脏腑经络学说阐述病因病机，明确提出了经脉病、脏腑病，对经络辨证有了新的发挥。

宋代名医朱肱发挥《内经》理论及仲景学说，进一步论述六经病与经络的关系。他认为：伤寒邪自外来，首犯经络，不同经络受病，必见不同的证候，根据经络循行、功能、交会可辨病之所在，因此十分推崇经络辨证。《类证活人书》："……不识经络，触途冥行，不知邪气之所在，往往病在太阳，反攻少阳；证是厥阴，乃和少阳；寒邪未除，真气受毙。"他依经络辨证分析病机："足太阳膀胱之经，从目内眦上头，连于风府，分为四道，下项并正别脉上下六道行于背，与身为经。太阳之经为诸阳主气，或中寒邪，必发热而恶寒，缘头项腰脊，是太阳经所过处，今头项痛，身体痛，腰脊强，其脉尺寸俱浮者，故知太阳经受病也。"这种据经络，依脉证而辨病的见解，给后人很大启发。

金元时期中医学在理论和临床上都有新的突破和发展。张元素在《珍珠囊》书中创立药物归经理论，认为制方必须引经报使，才能使药物专入其经而更好发挥效用。他的"太阳小肠膀胱经病，在上用羌活，在下用黄柏；阳明胃与大肠经病，在上用升麻、白芷，在下用石膏……"等观点，拓宽了经络辨证应用范畴。其后，李杲的《用药法象》、王好古的《汤液本草》，在此基础上均有发展。朱震亨则在《丹溪心法》中补充了十二经脉病候，滑寿在《十四经发挥》中将任督二脉与十二经并论，补充总结了任、督二脉病候，进一步充实了经络辨证的内容。

元·滑寿著《十四经发挥》在奇经八脉中最重任、督两脉，将任脉、督脉与十二经并论，重点阐述十四经的循行路线穴位，并论气血流注与奇经循行关系。元代以前论经络学说多以十二正经为主，至滑寿始认为督脉为阳脉之纲，而任脉为阴脉之海，将两者并列于十二正经而称之为十四经，自此，任、督两脉对人身的重要作用逐渐为医界所重视。

李时珍是明代医家中对奇经八脉最有研究者，他上考坟典，下及百家，发《灵枢》《素问》之秘旨，著成《奇经八脉考》，对八脉分布路线作了系统整理，阐述了奇经为病的基本病理变化，提出奇经病变的辨证施治要点，认为治病与养生皆须明了奇经八脉之理，奇经八脉理论始有较为完整的构建。李氏之说，更为切合临床实践，至此，奇经八脉理论作为一种独特的辨证方法，渐为广大中医同仁所公认。

自明以后，对奇经病证论治逐渐普遍，如武之望、傅青主、马培之、叶天士、尤怡、陈修园、吴鞠通、俞根初等均善于使用八脉辨证，但用于妇科较多。唯叶天士对奇经论治的阐发最富代表性，其治病每多讲究奇经辨证，以通补为法，扩大了奇经证治的范畴，从而大大促进了这一学术体系的发展。

其后沈金鳌《杂病流源犀烛》条列奇经八脉证治源流，在方药治疗方面较《奇经八脉考》又有所充实。严西亭等人又明确提出 42 味药物归入奇经，对开拓奇经用药很有参考价值。

然至近代医家，能将八脉辨证用于临床者很少，如张锡纯、朱小南等。结合临床并从理论上阐发奇经证之书更觉缺如。仅有钱远铭之《奇经八脉研究》、朱祥麟之《奇经八脉证治条辨》，较为系统地整理了奇经八脉证治规律，对于继承和发扬奇经证治来说，其功不可没。

综上所述，经络辨证是在前人的实践中不断完善和发展起来的。经络辨证抓住了"定病位"这一重要环节，根据病位之所在，经络之所行，脏腑之所属，结合病因病机，全面进行辨证论治，这是其他辨证方法所无法取代的。

（二）经络辨证的意义

中医学经典著作《灵枢·经别》"十二经脉者，人之所以生，病之所以成，人之所以治，病之所以起，学之所始，工之所止也"一语，道出了经络与人体的各个生理阶段，即生老病死全过程均有十分密切联系，历代的医家十分重视经络，认为经络学说是中医学最基本、最重要的理论，学医必学经络，习医必通经络，初学中医必须由此入门，精通十二经脉，是成为良医必备的条件。

1. 利于理解中医理论的难点　中医理论博大精深，其中有许多难点，如能学好经络理论，则有利于从更深层次去理解和把握中医的理论难点，可以使一些中医理论不再感到玄奥。以《伤寒论》为例，我们结合一些条文来具体谈谈这个问题，先看《伤寒论》开篇所说"太阳之为病，脉浮，头项强痛而恶寒"，如仅按太阳主表，寒邪只伤表阳，而不考虑太阳经循行路线，那就只需要把"脉浮、恶寒"作提纲就可以了。为什么张仲景还强调"头项强痛"四个字呢？就是仲景对太阳病的论述依旧未废弃经络。再看看足太阳膀胱经的循行路线，就更清楚了。那么足太阳膀胱经它走在什么地方呢？项部，也就是后颈部。《灵枢·经脉》"膀胱足太阳之脉，……其直者，从巅入络脑，还出别下项"，该怎么办呢？我想大家都知道，有汗的用桂枝加葛根汤，无汗的用桂枝加麻黄、葛根汤。临床上为什么很多不是伤寒的疾病，诸如落枕、颈椎病、肩臂筋膜炎等病变使用桂枝加葛根汤都能起效？就是《伤寒论》的六经的"经"仍主要指经络。《伤寒论》的六经辨证没能脱离经络辨证，只是增加了很多新的内容。

外邪客于足太阳膀胱经不解，也就是我们说的经证不解，必然内传，怎么传？一是沿经内传入腑，就出现了膀胱证，也就是出现了太阳腑证，因为太阳之经脉内系膀胱，如果太阳在经之邪不解，而邪气随经入里，则可出现膀胱腑证。《伤寒论》第 71 条："太阳病，发汗后……若脉浮，小便不利，微热消渴者，五苓散主之。"此证脉浮，小便不利，微热消渴，系水邪结于膀胱，而使太阳气化不及，上不能润，下不能化，所以渴而小便不利。也就是我们说的蓄水证。太阳经证，有伤荣伤卫之分；太阳腑证，则有蓄血、蓄水之异。第 124 条"太阳病，六七日表证仍在，脉微而沉，反不结胸。其人发狂者，以热在下焦，少腹当鞕满。小便利者，下血乃愈。所以然者，以太阳随经，瘀热在里故也"，说的就是蓄血证。

第二种传变就是按表里相合进行传变，我们知道肾与膀胱相表里。肾与膀胱相表里的理论基础依旧是经络的络属关系。足少阴经脉贯脊，属肾，络膀胱，两经互相联系，太阳与少阴也就成为阴阳表里关系，构成阴阳互通。太阳病变化有很多，有句话叫作"实在太阳，虚在少阴"，肾阳不足感受外邪就易出现少阴证。在临床上，给老年体虚的人看病，头疼、发热，体温很高，这时病在太阳，浑身疼，按太阳经证来治，疗效好。感冒头疼，脉不浮，变沉，困倦、疲乏，手脚发凉，这是病由太阳转入少阴了，叫少阴伤寒，又称之为太少两感，怎么办？表里兼治。麻黄附子细辛汤、麻黄附子甘草汤，就是一方面用麻黄来发散太阳寒邪，一方面用附子温理少阴阳气，驱邪培本，从两方面来治，才能取得效果。

所以说经络学说是脏腑学说的一个必然的辅助理论。要是没有经络理论，病情传变不好解释，张仲景必然得用经络学说，正因为对经络学说研究得很深透，《伤寒杂病论》才能够处处体现经络学说的思想。可见，掌握好经络辨证，必将有助于我们理解中医理论的难点。

2. 利于对复杂的病候执简驭繁　东汉张仲景《伤寒杂病论》成为中医学临床证治的奠基之作。该书将经络学说、脏腑理论等与临床实践相结合，首创六经辨证和脏腑辨证，并建立了较为完整的理法方药辨治体系，络病证治思想也在书中初露端倪，其络病治疗方药为后世医家所推崇。

作为辨证施治的关键，病位的确定是基础。所谓病位，就是疾病发生的部位。经络病机学病位分析要点在于分经，分析确定疾病是属于哪一经或哪几经，当经络及其所联系的脏腑发生病变，在经络循行路线上可能会出现病理反应，机体也常可出现一系列特有的症状和体征，这就是经络病位分析的基本依据。

3. 使处方用药更加有的放矢　"药物归经"与"循经取穴"都是经络学说在临床治疗中的经典应用。归经是中药药性理论的重要组成部分，它用来表示药物的作用部位。临床遣方用药时，根据病变的性质和部位，除斟酌选择相应性、味外，更主要是根据药物的归经，进行选药组方以增强该方剂的定向性、定位性，提高整个方剂的选择性作用，药病相得，才能收取捷效。善于使用循经选方用药，好比使用"巡航导弹"攻击目标一样，效果会大大地提高。经络辨证不仅对于把握病机十分重要，而且对于提高临床用药的针对性、获得理想疗效尤为相关。曾有一个腹部患蜂窝织炎的患儿，患儿左下腹有一大约10 cm×20 cm的硬肿块，局部是红肿热痛，舌质红，苔黄腻。无疑当辨证为热毒炽盛，以仙方活命饮合五味消毒饮加减，同时予西药2种抗生素联合抗炎，治疗1周病情无明显好转，始反思辨证用药的正确与否，后从经脉循行路线入手进行选方，足厥阴肝经"循少腹"，正为病所，以龙胆泻肝汤加减用方，在西药未改动的情况下，1周肿块即消之十之七八。

（三）经络辨证的方法与内容

《灵枢·海论》："夫十二经脉者，内属于腑脏，外络于支节。"说明人体的经络是沟通脏腑和体表的通路。《素问·调经论》："五脏之道皆出于经隧，以行其气血，血气不和，百病乃变化而生。"《灵枢·九针十二原》："五脏有疾也，应出十二原。"强调了经脉与五脏的联系及经脉的重要性。《灵枢·经脉》中则更加详细地论述了十二经脉的循行部位、脏腑络属关系及经脉是动病、所生病，以上这些都说明了经络及经络上的腧穴与五脏有着密不可分的联系，因而脏腑病变往往可以通过循、扪、切、按在体表的络脉、皮部，以及经脉的腧穴，获得体表经络色泽、形态、感觉等方面的异常，以助诊断。《丹溪心法·能合色脉可以万全》："欲知其内者，当以观乎外，诊于外者，斯以知其内。"按照中医"有其内必形诸外"和"揣外以司内"的原则，可以为诊断和治疗提供客观依据。

1. 经络诊法　经络辨证的具体诊察方法，在《内经》许多篇节中都有记载。《灵枢·经水》"审、切、循、扪、按，视其寒温盛衰而调之"；《素问·三部九候论》"必审问其所始病，与今之所方病，而后各切循其脉，视其经络浮沉，以上下逆从循之"；《素问·离合真邪论》"必先扪而循之，切而散之，推而按之，弹而怒之，抓而下之，通而取之"等。可见采用审、切、循、扪、按，或上或下，或逆其经脉，或顺其经脉，以切循之，以及扪而循之，推、弹、抓等基本手法，来诊察全身体表各部经络的异常。

（1）望诊：宋·窦士材《扁鹊心书》"昔人望而知病者，不过熟其经络故也"。望、闻、问、切为中医临床诊法的四大基本方法，经云"望而知之谓之神"，对于经络辨证来说，望诊尤为重要。《史记·扁鹊仓公列传》里扁鹊望齐桓候面部气色的故事，医圣张仲景感叹："余每览越人入虢之诊，望齐候之色，未尝不慨然叹其才秀也。"望诊诊病，看似不可思议，其实，是根据经络诊病原理来的。经络组成的网络系统遍布全身，感受外邪可以通过经络内传脏腑，脏腑的病变，可以从经络循行部位的色泽上反映出来，反之从经络循行部位的色泽变化也可以测知内在脏腑的病变。可见望诊诊病和经络密切相关。

1）面部望诊：①望面色。面部望诊在望诊中有着十分重要的地位。《灵枢·邪气脏腑病形》："十二经脉，三百六十五络，其血气皆上于面而走空窍。"正是经络的作用，可从面部的色泽反映出脏腑气血的盛衰。《素问·皮部论》："视其部中有浮络者，皆阳明之络也。其色多青则痛，多黑则痹，黄赤则热，多白则寒，五色皆见，则寒热也。"《素问·刺热》："肝热病者，左颊先赤；心热病者，颜先赤；脾热病者，鼻先赤；肺热病者，右颊先赤；肾热病者，颐先赤。"通过观察颜面各部的色泽变化，以察五脏病变，这是古代医家从医疗实践中总结出来的宝贵经验。《伤寒论》中所载太阳病"面色青黄"、阳明病"面合色赤"以及《金匮要略》所载狐惑病面色乍赤、乍黑、乍白皆属此类。有关面部望诊论述疾病病机诊断，在《内经》中就有很多记载。《素问》："女子五七，阳明脉衰，面始焦，发始堕……丈夫……

六八，阳气衰竭于上，面焦，发鬓颁白。"《素问·上古天真论》"阳明脉衰于上，面始焦"，说的是阳明气血亏虚会产生面焦、面黑、发脱、发白等证候。《素问·厥论》"阳明之厥……面赤而热，妄见而妄言"，《中藏经》"胃热则面赤如醉人"。可见阳明气机厥逆，胃热上冲，可见到面赤、妄言、幻视等症状。而叶天士所释更为简洁明了："人之面部，阳明之所属也，故胃中有热则面热……"②望目。《素问·五脏生成》"诸脉者，皆属于目"。目为肝之窍，乃宗脉之所聚。《灵枢·大惑论》："五脏六腑之精气，皆上注于目而为睛。"金元·刘完素《素问病机气宜保命集·原道论》中称"眼者，身之鉴"。《灵枢·针解》："上工知相五色于目。"察目诊病，主要是察看眼睛各部（特别是白睛血络）的病理变化来诊断有关疾病，辨别病位、病性，推测病之预后。例如从脏腑、经络的角度而言，眼睑属脾，"太阳为目上纲，阳明为目下纲"。所以，上眼睑属足太阳，下眼睑属足阳明。上睑下垂，病在足太阳；下睑下垂，病在足阳明。"足太阳之脉起于目内眦……足少阳之脉起于目锐眦"，所以，目内眦病变归属足太阳经脉，目外眦病变归属足少阳经脉。《灵枢·五阅五使》："肝病者，眦青。"《灵枢·论疾诊尺》："目赤色者病在心，白在肺，青在肝；黄在脾，黑在肾，黄者不可名者，病在胸中。"《灵枢·论疾诊尺》："诊目痛，赤脉从上下者，太阳病；从下上者，阳明病；从外走内者，少阳病。"可供临床辨证归经参考。③望耳。《灵枢·师传》："视耳好恶，以知其性。"《灵枢·卫气失常》："耳焦枯，受尘垢，病在骨。"耳为肾之窍，也为宗脉之所聚。其中尤其与手足少阳经关系密切，均"从耳内入耳中，出走耳前"，对耳病的诊断和治疗，有着十分重要的意义。④望鼻。鼻为肺之窍，为手足阳明经脉所终始。《灵枢·五色》："男子色在于面王，为小腹痛，下为卵痛……女子在于面王，为膀胱、子处之病，散为痛，搏为聚，方员左右，各如其色形……其色赤大于榆荚，在面王为不月。"面王即鼻尖，病色见于鼻尖，在男性主小腹痛，并且向下牵引至睾丸疼痛；在女性则为膀胱或胞宫病变。若色红且大如榆荚，则为闭经的征象。⑤望口唇。《素问·五脏生成》："脾之合肉也，其荣唇也。"口为脾之窍，唇为脾之华。脾气健运，口唇红润有泽；脾虚久病，则口唇淡白无血色；口唇青紫晦暗，为寒、为痛、为有瘀血。《灵枢·经脉》"足太阴气绝，则脉不荣其口唇，口唇者，肌肉之本也，脉不荣则肌肉软，肌肉软则舌萎、人中满，人中满则唇反，唇反者肉先死"。人中部位肿满使口唇外翻，这是肌肉即将衰危的征象。⑥望人中沟。人中沟居于上唇，为人体左右之中准线，属于督脉循行部位。人中沟歪斜，常见于风邪中络引起的面瘫或中脏腑之后遗症。《灵枢·五色》："男子色……其圜直为茎痛，高为本，下为首，狐疝、阴之属也；女子……其随而下至唇，为淫，有润如膏状，为暴食不洁。"提示男子病色见于人中沟，主阴器疼痛，上端为阴茎根痛，下端为阴茎头痛；女子病色若从鼻尖下延到唇部，则为白淫带浊病。⑦望舌。又称"舌诊"，是中医望诊的重要内容。《灵枢·经脉》："手少阴之别……循经入于心中，系舌本。"中医学认为，舌乃心之苗窍，又为脾之外候。五脏六腑之气血源于脾，通于舌，许多经脉直接与舌相通。《灵枢·经脉》："脾足太阴之脉……连舌本，散舌下……是动则病舌本强。""肾足少阴之脉……挟舌本……是主肾所生者，口热舌干。"《灵枢·经别》："足太阴之证……贯舌中"，"足少阴之证……直者，系舌本。"所以，舌体的一系列变化与脏腑、经脉（尤其是与心、肝、脾、肾诸经）密切相关。

2）肢体望诊：临床中我们可见到一些病人的皮肤上沿着经络线路的循行出现斑疹、水疱、带状色素沉着带，甚至可出现一经串联他经的现象。我们可根据色泽出现的部位来判断出现病变的经络脏腑。如循经皮肤病，它沿着经络路线呈带状分布。带状疱疹临床表现一般有沿着经络分布的特点。

各色主病和《中医诊断学》中的五色主病类同，即青主寒主痛，赤主热，黑者主瘀，白主寒。《灵枢·经脉》："凡诊络脉，脉色青则寒且痛；赤则有热，鱼际络赤；其暴黑者，留久痹也，其有赤有黑有青者，寒热气也；其青短者，少气也。"指出络脉受病则出现体表颜色的改变，不同颜色反映出不同的病情。

另外，望肢体形态，也可推断疾病之所在。《灵枢·经筋》："经筋之病，寒则筋急，热则筋弛纵不收，阴痿不用。阳急则反折，阴急则俯不伸。"如："足太阳之筋……脊反折，项筋急……不可左右摇"；"足少阴之筋……在外者不能俯，在内者不能仰，阳病者腰反折不能俯，阴病者不能仰"；"手阳明之筋……颈不可以左右视"。结合临床所见，上述沿经抽痛便是寒则筋急的表现；而半身不遂也是经筋弛纵不收、阴痿不用的结果。《素问·痿论》:"阳明虚,则宗筋纵,带脉不引,故足痿不用也。"《灵枢·经筋》:"足少阳之筋……维筋急,从左之右,右目不开,上过右角,并跷脉而行,左络于右。故伤左角,右足不用,命曰维筋相交……"与现代医学中枢神经对机体的运动、感受呈左右交叉、上下颠倒的支配形式完全吻合。

3) 望鱼际:鱼际为手大指本节后肌肉丰满处,属于手太阴肺经之分野。《灵枢·经脉》:"手太阴之别,名曰列缺,起于腕上分间,并太阴之经,直入掌中,散之于鱼际。"可见,鱼际部位既是手太阴经脉所过之处,又是手太阴之络散布之所。古今对鱼际的望诊也积累了丰富的经验,《灵枢·论疾诊尺》:"鱼上白肉有青血脉者,胃中有寒。"《灵枢·经脉》:"胃中寒,手鱼之络多青;胃中有热,鱼际络赤;其鱼黑者,留久痹也;其有赤有黑有青者,寒热气也。"鱼际络脉呈现黑色,除提示久痹病以外,《望诊遵经》还认为是癫痫病的征象("鱼际脉黑者,或是癫候")。现代医学对于鱼际部浮现朵朵似云的朱红色斑块,称为"肝掌",如若黄疸已退,但肝掌色不减者,有发生腹水的趋势。

(2) 闻诊:有关经络辨证的闻诊,文献中记载的不多。《灵枢·经脉》记载了经气异常变动,各经络异常病变的闻诊内容。经气异常变动,病在手太阴肺经可出现喘咳的症状;在足阳明胃经就可出现喜欢伸腰、屡屡呵欠的病症;在手厥阴心包经则可有喜笑不休的症状;在足太阴脾经可出现嗳气、呕吐的病症;在足少阳可出现口苦、太息的症状等。

(3) 问诊:

1) 问病痛之部位:十二经正经、皮部、经筋都有其明确的分布区域,脏腑病变通过经络的传输作用,可以反映在其经脉、经筋、皮部等相应的走行和分布部位。经络问诊也称为问诊辨经,就是问病人的病痛部位,再根据这个部位有哪些经络循行,而辨证出病变在何脏何腑。

2) 问发病之时间:问诊辨经除了问病痛部位之所在,还需问发病时间的特点。很多疾病发病具有定时发作或/和加重的特点,这个时间范围也是辨证需要重视的一面,通过发病时间,可以做到辨证归经,再结合其他的辨证方法,找到疾病的症结所在。

(4) 切诊:经络学说与中医临床诊断的切诊关系十分密切,经络切诊具体实施主要靠对经络和腧穴的触诊。经穴触诊,又称"经穴按压""经穴切诊"。是根据内脏有病变会通过经脉、络脉的传导,在体表出现各种不同的病理反应区域、反应点的原理,在一定的经络循行部位或有关腧穴上进行触、扣、按、压来诊断有关疾病。正如《类经》所言:"脏腑在内,经络在外,脏腑为里,经络为表……故可按之以察周身之病。"经络的切诊是经络诊法的主要内容,包括寸口脉、人迎脉、趺阳脉、太溪脉的切诊以及经络分部的切诊。

1) 动脉切诊:一般以寸口脉诊阴经病证的虚实,人迎脉诊阳经病证的虚实,趺阳脉诊阳明经的盛衰,太溪脉诊肾脉的盛衰。临床中人们常独取寸口脉诊断全身的病变。除诊寸口、人迎脉之外,《素问》在诊六经病脉时,还应用了诊神门、尺泽、太冲、太溪、冲阳等穴位处的动脉搏动之法。作为运行气血的十二经脉,每一条经都有搏动之脉,切按这些搏动之脉,常常可以诊察相关脏腑、经脉的虚实。

历代在经脉诊察方法方面的运用不尽相同。《内经》倡导从头身到四肢的"遍诊法",《难经》主张"独取寸口",《伤寒论》习用人迎、寸口、趺阳"三部诊法"。三者的用法只是范围大小不同,基本方法则是一样的。因为脉象本与经络的虚实相应,寸口脉也与其他脉之搏动相合。《灵枢·动输》:"阴阳上下,其动也若一。"当病情危重或寸口脉不可触及时,即可察人迎、趺阳之脉,以察胃气之盛衰存亡。

2) 循经切诊:指在一定的经络循行部位或有关的腧穴上利用触、扣、按、压等方法进行的诊查。《灵枢·经水》:"审、切、循、扣、按,视其寒温盛衰而调之。"有关循经切诊早在内经就有大量记载。

循经按压所得的异常反应包括循经的疼痛、酸痛、抽痛、麻木、发凉、发热甚至灼热,或肿块、结节或条索状。在通常情况下,结节、条索物按之柔软不痛为虚,结节、条索物硬胀压痛为实,酸胀麻木多为虚。临床上常见的背部肌纤维炎、急性肌肉风湿等症,局部切诊时可在膀胱经上出现压痛、结节或条索等阳性反应物。

疼痛为临床常见的证候之一,也是直观反映病位的依据之一。《灵枢·经脉》较多地论述了某经的病变就会在相应某经循行线上出现疼痛或压痛，如：手太阳经"颈、颌、肩、臑、肘、臂外后廉痛"；足阳明经"膺、乳、气街、股、伏兔、骭干外廉、足跗上皆痛"；足太阳经"项、背、腰、尻、腘、腨、脚皆痛"；手少阳经"目锐眦痛、颊痛、耳后、肩、臑、肘、臂外皆痛"；足少阳经"胸、胁肋、髀、膝外至胫、绝骨、外踝前及诸节皆痛"等，都指出了经脉循行部位，出现了阳性的体征。故如能通过循经切诊，明察病变部位皮部、经筋的柔软、坚硬，即可明辨病在何经，为循经断病提供依据。

3）腧穴切诊：腧穴是人体脏腑经络气血输注出入的特殊部位，腧穴的某些特殊变化常常可以反映出其所属经络或脏腑的病变。《灵枢·九针十二原》："五脏有疾也，应出十二原。"《灵枢·背腧》："则与得而验之，按其处，应在中而痛解，乃其腧也。"如：肺经的原穴太渊和其背腧穴肺俞出现压痛或其他不良反应，可断定肺经有病；肝经原穴太冲和其背腧穴肝俞出现不适或其他异常变化，即可知病邪在肝；按压肾经原穴太溪和背腧穴肾俞，指下有虚浮空软之感，表明肾经虚弱。原穴、背腧穴能反映脏腑病变，郄穴、八会穴、募穴、下合穴也莫不如此。

《素问·五脏生成论》："能合色脉，可以万全。"在中医临床上，经络望诊和经穴切诊常常是配合使用的。《素问·缪刺论》："凡刺之数，先视其经，切而从之，审其虚实而调之。"《灵枢·经脉》："十五络者，实则必见，虚则必下。"《灵枢·九针十二原》："血脉者，在腧横居，视之独澄，切之独坚。"在邪气实的情况下，血脉在体表，视之清晰可辨，切之坚硬可察。例如肝亢头痛，由于气逆上冲，常常在太阳、头维、率谷等穴处出现血络怒张、隆起，跳动加强的现象，这是实则必见的反应；但在正气虚弱的情况下，血脉往往隐匿陷下，不可得见。如：久泄、久痢、失水过多的病人，不但寸口脉沉伏细微，按之难及，甚至全身络脉都不易寻找，连静脉注射都难以发现血脉，这是虚则必下的结果。遇到这种情况，就应视诊结合切诊，仔细寻找，认真体察。

以上说的经络望诊、问诊、切诊，在临床上常常需配合使用，这就是《灵枢·邪气脏腑病形》"见其色，知其病，命曰明；按其脉，知其病，命曰神；问其病，知其处，命曰工……故知一，则为工，知二则为神，知三神且明矣……能参合而行者，可以为上工"。只要熟练和正确地运用了经络辨证，就会做到《灵枢·外揣》"合而察之，切而验之，见而得之，若清水明镜之不失其形也"。通过经络辨证，我们就可以非常准确地把握病机。

2. 经络系统的组成　经络系统，主要包括十二经脉、奇经八脉、十二经别、十五络脉及十二经筋和十二皮部。

（1）十二经脉：是经络系统的主体，具有表里经脉相合，与相应脏腑络和属的主要特征，有别于奇经八脉。

十二经脉在体表的分布规律：上肢内侧是手三阴经，其排列为太阴在前，厥阴在中，少阴在后；下肢内侧是足三阴经，其排列为内踝上八寸以下：厥阴在前，太阴在中，少阴在后；内踝上八寸以上：太阴在前，厥阴在中，少阴在后；六条阳经对称地分布于四肢外侧。其规律是：阳明在前，少阳在中，太阳在后。下肢范围较大，在躯干部，足三阳经的足阳明胃经行于身之前，足太阳膀胱经行于身之后，足少阳胆经行于身之侧过胸胁部。

十二经脉的循行走向规律：手三阴经从胸走手，手三阳经从手走头，足三阳经从头走足，足三阴经从足走腹（胸）。其交接规律是：相表里的阴阳经在四肢末端交接，同名阳经在头面部相接，阴经与阴经即（手足三阴经）在胸部交接。

（2）奇经八脉：即冲、任、督、带、阴维、阳维、阴跷、阳跷8条经脉。奇经八脉的主要作用有：①有沟通部位相近、功能相似的经脉，达到统摄经脉气血、协调阴阳的作用。如：督脉为"阳脉之海"，任脉为"阴脉之海"，冲脉为"十二经脉之海""血海"，皆具统率的作用。②对十二经气血有蓄积和渗灌的作用。奇经八脉与十二经脉的根本区别：不直接络属于脏腑。彼此之间有阴阳的分别，但无表里相合的关系。

奇经八脉的分布部位与十二经脉纵横交错，其中督脉行于后正中线，任脉行于前正中线，各有本经所属穴位；其余冲、带、阴阳跷、阴阳维六脉的穴位均见于以上各经。冲脉行于腹部第一侧线，交会足少阴经穴；带脉横行腰部，交会足少阳经穴；阳跷行于下肢外侧及肩、头部，交会足太阳等经穴；阴跷行于下肢内侧及眼，交会足少阴经穴；阳维行于下肢外侧、肩和头项，交会足太阳等经及督脉穴；阴维行于下肢内侧、腹第三侧线和颈部，交会足少阴等经及任脉穴。

（3）十二经别：是十二正经具有离、入、出、合特点的别行部分，是正经别行深入体腔的支脉。十二经别从肘膝关节上下的正经分离出来，行入深部；全部经别均向心入体腔内，与属、络的表里脏腑联系，在头项部浅出体表，阳经经别合入阳经，阴经经别合入与之相表里的阳经经脉上，形成"六合"（即足太阳与足少阴、足少阳与足厥阴、手少阳与手厥阴、手阳明与手太阴、足阳明与足太阴、手太阳与手少阴）。

十二经别通过经别离、入、出、合的循行分布，加强了脏腑之间的联系，使十二经脉对人体各部分的联系更趋周密，扩大了经穴主治的范围。

（4）十二经筋：是十二经脉之气结聚于筋肉关节的体系，是十二经脉的外周连属部分。十二经筋的分布与十二经脉的体表通路相一致。其特点是十二经筋全起始于四肢指趾的末端，向心走行，遇关节则结聚（即附着于骨骼上），不入内脏，在体腔则成膜成片，如膈肌。足三阳经筋起于趾端，结于面部（鼻旁）。足三阴经筋起于趾端，结于阴器（腹部）。手三阳经筋起于指端，结于角部（头部）。手三阴经筋起于指端，结于贲（膈肌）。

经筋的作用主要是联缀约束骨骼，完成关节运动和保护的功能。《素问·痿论》："宗筋，主束骨而利机关也。"足厥阴肝经经筋除结于阴器外还有总络诸经的功能。

（5）十二皮部：十二经脉功能活动反映于体表的部位和络脉之气散布所在。十二皮部的循行特点与功能：十二皮部即是按十二经脉的外行线为依据，将皮肤划分为十二个区域。它位于体表，对机体有保卫的作用，同时能反映脏腑、经络的病变。反之，通过皮部的治疗亦可以调整脏腑功能。

（6）十五络脉：十二经脉和任、督二脉各自别出一络，加上脾之大络（大包），总称十五络，或十五别络。十五络脉的循行特点与功能：十二络脉由四肢肘膝关节以下，腕踝关节附近的本经络穴分出，均走向相表里的经脉，加强了表里两经的外部联系。另有分支随本经走行加大了气血灌注的范围。任脉的别络名鸠尾（尾翳），散布于腹部；督脉的别络从尾骨下的长强穴分出，经背部向上散布于头部，左右别走足太阳经；脾之大络从大包分出散布于胸胁部。分别沟通腹部经气、背部经气和侧胸部经气。

（四）经络辨证的应用

经络辨证的依据包括一系列症状、体征。临床上借助望、闻、问、切四诊获取疾病的有关病理表现，与之对照，就能辨证归经。这与气血津液辨证、脏腑辨证、三焦辨证等基本相同。除此之外，考虑到经络辨证主要是以经络理论为基础，所以，在运用四诊时还应有所侧重。

1. 辨证归经　辨证归经是以临床证候表现为依据的归经形式，主要是根据《灵枢·经脉篇》所载十二经脉病候（即"是动病""是主某所生病"）予以归经。

病案举例：张某，40 岁，女性，慢性肾炎病人。1 年来一直服用中药治疗，视其前方均为升补中气、固摄蛋白的方子，多是在补中益气汤或参苓白术散的基础上加用玉米须、山药等品，长期尿蛋白（＋＋＋）。就诊时，病人诉：每日早起感到咽干不适，颈部肿胀，平时腰酸腰痛，小便色清，视其舌淡红而干，苔少，脉沉细。证属肾阴亏虚，精微不固。法当以滋阴补肾为大法。处方：熟地黄 15 g，山茱萸 15 g，山药 10 g，泽泻 10 g，茯苓 10 g，牡丹皮 10 g，芡实 30 g，菟丝子 15 g，莲子 20 g。服药 20 剂诸症消失，尿蛋白变为阴性。

辨证思路：《灵枢·经脉》"是主肾所生病者，口热，舌干，咽肿，上气，嗌干及痛，烦心，心痛，黄疸，肠澼，脊股内后廉痛，痿厥，嗜卧，足下热而痛"。足少阴肾经"……贯脊属肾……循喉咙，挟舌本"。腰为肾之府。病人久病，肾阴亏损，不能滋养肾脉，是故有腰酸、咽干、颈肿、舌干等症，病位在肾，证属阴虚，故以滋肾养阴为大法，佐以固肾摄精而取良效。

2. 辨位归经　辨位归经是直接按病变部位为依据的一种归经形式。《灵枢·官能》："察其所痛，左右上下，知其寒温，何经所在。"正如《洞天奥旨》："内有经络，外有部位，部位者，经络之外应也。"

临床中观察病症发生部位，即可判断是何经的病症，这在经络辨证中是至关重要的环节。明·张三锡《医学六要·经络考》："脏腑阴阳，各有其经，四肢筋骨，各有所主，明其部以定经，循其流以寻源。"当然有时候还需根据疼痛的程度和性质判断虚实，再结合脏腑经络辨证用药效果更佳。

病案举例：杨女，70 岁，入院的主诉是两肩胛骨内缘之间的部位疼痛难忍，入院后主治医生进行了胸片、脊柱 CT、MRI、风湿全套及免疫相关抗体等检查，未能查出明确的病因，未作出明确的诊断。入院半个月，每日静滴"血塞通"，口服非甾体类抗炎药。中药予以活血化瘀的方药，半个月病情毫无好转。2011 年 5 月 6 日初诊：病人诉两肩胛内侧痛，很有规律性。只是每日夜间 1 点左右发作，两肩胛内侧之间部位疼痛难忍，持续 2 小时左右症状自行缓解，体查亦无阳性发现。舌质淡红，苔薄白，脉弦。处方：桂枝 10 g，生白芍 10 g，羌活 10 g，葛根 60 g，苏木 10 g，柴胡 10 g，黄芩 10 g，法半夏 10 g，炙甘草 10 g。服药当天疼痛大减，次日病解，其后再也未发作，5 剂而出院。

辨证思路：像这样局限于某个部位的病证，一定要学会运用经络辨证，在肩胛内缘内侧所循经的经脉只有足太阳膀胱经，督脉是循脊而行。所以，病位应定在太阳经。病在子时发作，根据纳支法推算，当是气血流注胆、肝经之时。所以方以桂枝加葛根汤疏利太阳经气，缓急之痛，方中另加入羌活、苏木走太阳，祛风活血止痛。另以小柴胡汤和解少阳。定时发病，调和阴阳，每以小柴胡汤效果最优。

经络学说还用于指导外科痈、疽、疮、疖的病位分经，《外科启玄》："夫人之体者五也，皮、肉、脉、筋、骨共则成形。五体悉具，外有部位，中有经络，内应脏腑……如有疮疡，可以即知经络所属脏腑也。"《医宗金鉴·外科心法》："痈、疽皆因气血凝结、火毒太盛所致……宜详看部位属何经络，即用引经之药以治之。"如痈疽疮疖生于头顶或背部正中，归于督脉；生于督脉两旁，归足太阳膀胱经；生于面部，归阳明经；生于乳房，归足阳明胃经（乳头疮归足厥阴肝经）；生于手心，归手厥阴心包经；生于足心，归足少阴肾经。

通过经络辨证结合病因辨证，常常可以很轻易地找到病机的关键，不仅对内科遣方用药有很重要的指导作用，而且经络辨证对于外科医生来说有时更为重要。经络辨证系空间定位的辨证体系，对于发生在局部的疾病很易做到脏腑定位。

病案举例：史某，女，60 岁，2010 - 10 - 30 初诊。长沙一师一附小退休教员，诉去年、今年每于10 月左右发面部瘙痒，此次又发半个月，用药无效，皮肤发红，搔之流水，视之面部皮肤僵硬如硬纸，大便溏，舌质红，苔薄白，脉沉弦。处方：升麻 10 g，粉葛 30 g，白芍 10 g，炙甘草 10 g，蝉蜕 6 g，苦参 10 g，僵蚕 15 g，生地黄 10 g，牛蒡子 10 g，红花 6 g。5 剂。二诊：云服上方 2 剂病情即明显缓解，五剂毕诸症皆除。随访近 2 年未再发作。

辨证思路：风毒之邪侵袭人体，与湿热相搏，内不能疏泄，外不能透达，郁于肌肤腠理之间而发为痒疹、湿疹，医者每以《外科正宗》消风散加减治疗，该方由当归、生地黄、防风、蝉蜕、知母、苦参、亚麻子、荆芥、苍术、牛蒡子、石膏、甘草、木通等组成，具有疏风养血，清热除湿功效，此为常法，余在临床体会，其效一半，不效者亦有半，何也？此系通用方，用药缺乏明显的归经走向。

《灵枢·经脉》："足阳明之脉，起于鼻，交頞中，旁纳太阳之脉，下循鼻外，入上齿中，还出挟口，环唇，下交承浆，却循颐后下廉，出大迎，循颊车，上耳前，过客主人，循发际，至额颅。"阳明胃经循于整个面部，因此其用药每每须从阳明经入手考虑。本案突破常规疏风胜湿止痒之法，从清阳明胃热入手，佐以燥湿、除风、活血之法，方以升麻葛根汤清解阳明热毒以透疹，苦参燥湿止痒，蝉蜕、僵蚕、牛蒡子祛风止痒，治风先治血，血行风自灭，故伍以生地黄、红花凉血活血，取得捷效，可见经络辨证有其独特之处。

总之，各种疾病在一定程度上，均可通过一定的形式反映在体表线上，一般不外乎本经、表里经、同名经和表里经的同名经。如心脏病首先表现在心经或小肠经，进而表现在肾经和膀胱经，偶尔也可以先表现在表里经或同名经，故心经、小肠经、肾经循行部位出现麻木时，首先应注意心脏疾患，其次要注意肾脏疾患，这样可以有目的地探求疾病所在。经络腧穴的诊察可寻找出疾病的客观指征，根据客观指征判断经络的虚实及失衡状态，再结合四诊八纲辨证，准确地判断病发何经何脏，属虚属实，正确定出治疗方案。经络诊察将传统的诊察方法与现代科学技术相结合，定性、定量、客观诊断疾病，它具有灵敏性、实用性、科学性，故经络腧穴诊察方法的现代化研究是中医诊断学现代化研究的一个重要组成部分，它不仅是临床诊断手段之一，还可被视为判断疾病向愈的客观指标。

〔毛以林　孙　玲〕

参考文献

[1] 朱文锋. 证素辨证学 [M]. 北京：人民卫生出版社，2008：36.

[2] 黄惠勇. 证素辨证与数字中医药 [J]. 湖南中医药大学学报，2012，32（11）：3-6.

[3] 朱文锋. 建立辨证统一体系之我见 [J]. 北京中医学院学报，1984，7（4）：2-5.

[4] 朱文锋. 中医病证规范化之研究 [J]. 中国医药学报，1996，11（5）：4-6.

[5] 黄惠勇，朱文锋. 中医辨证学现代研究述评 [J]. 湖南中医学院学报，1996，16（1）：75-77.

[6] 朱文锋，朱咏华. 对辨证规律与方法的研究 [J]. 湖南中医学院学报，2002，22（2）：1-3.

[7] 李建超，彭俊，彭清华，等. 证素及证素辨证研究的思考 [J]. 湖南中医药大学学报，2016，36（2）：3-8.

[8] 黄惠勇. 证素辨证与数字中医药 [J]. 湖南中医药大学学报，2012，32（11）：3-6.

[9] 李灿东，甘慧娟，鲁玉辉，等. 基于证素辨证原理的健康状态辨识研究 [J]. 中华中医药杂志，2011，26（4）：754-757.

[10] 海霞. 朱文锋教授谈证素辨证新体系 [N]. 中国中医药报，2004-04-05.

[11] 朱文锋. 构建"证素辨证"新体系的意义 [J]. 浙江中医药大学学报，2006，30（2）：135-136，142.

[12] 汪艳娟，朱文锋. 论数字中医药与中医药的发展 [J]. 辽宁中医杂志，2005，32（5）：400-402.

[13] 王越，丁元庆. 中医"证素"研究现状述评 [J]. 山东中医杂志，2011，30（4）：275-277.

[14] 张南星，王至婉. 特发性肺纤维化中医证素分布规律 [J]. 河南中医，2018，38（2）：265-268.

[15] 徐琬梨，刘家义. 多囊卵巢综合征中医证素分布及组合规律的文献研究 [J]. 中华中医药杂志，2013，28（9）：2720-2722.

[16] 李亚，李素云，李建生，等. 基于文献的急性上呼吸道感染中医证素分布规律研究 [J]. 辽宁中医杂志，2010，37（11）：2086-2088.

[17] 赵明星，李亚明. 轻度认知障碍中医证素分布规律的文献研究 [J]. 中华中医药学刊，2012，30（4）：825-827.

[18] 王至婉，李建生，李素云，等. 慢性阻塞性肺疾病稳定期证素分布及组合规律 [J]. 南京中医药大学学报，2010，26（4）：252-254.

[19] 孙欣萍，辛莉，吴立旗，等. 500例老年高血压病患者中医证素分布特点 [J]. 中西医结合心脑血管病杂志，2013，11（11）：1301-1303.

[20] 黄碧群，刘建和，彭察安，等. 慢性心力衰竭中医证素分布与心脏彩超、NT-proBNP的相关性研究 [J]. 中华中医药杂志，2016，31（10）：4256-4258.

[21] 熊红萍，李灿东，吴文焰，等. 代谢综合征的中医证素与颈动脉内膜的相关性研究 [J]. 光明中医，2010，25（8）：1317-1319.

[22] 张洋，何建成，黄品贤，等. 原发性高血压中医证素分布及其与影响因素的相关性研究 [J]. 中华中医药杂志，2017，32（12）：5664-5668.

[23] 黄碧群，向艳南，周德生，等. 143例脑出血恢复期中医证素分布特征的临床研究 [J]. 中华中医药杂志，2018，33（4）：1547-1550.

[24] 陆曙，沈丽娟，任春，等. 扩张型心肌病患者中医证素与抗心肌抗体的相关性 [J]. 中国实验方剂学杂志，2017，23（18）：152-156.

[25] 苏泽琦，贾梦迪，潘静琳，等. 慢性萎缩性胃炎中医证候、证素分布特点文献研究 [J]. 世界中西医结合杂志，2015，10（12）：1636-1639.

[26] 张玉立，谢伟，薛晓鸥. 妊娠期糖尿病的证素辨证初探 [J]. 北京中医药大学学报，2013，36（1）：56-59，69.

[27] 史梅莹，赵燕，王天芳. 多囊卵巢综合征中医证候及证候要素分布特点的文献研究 [J]. 世界中医药，2014，9

(12)：1672-1674，1678.

[28] 刘倩，吴冬梅，张敏. 产后盆底功能障碍的中医证素分布及与盆底肌表面肌电的关系 [J]. 福建中医药，2017，48 (5)：11-13.

[29] 陈易，徐琬梨，刘国岩，等. PMOP 性激素水平与中医证素的相关性研究 [J]. 山东中医药大学学报，2018，42 (2)：160-162.

[30] 黄文金，姚明龙，叶云金，等. 关联规则在《中医妇科学》证素诊断中的应用 [J]. 湖南中医杂志，2015，31 (8)：148-149.

[31] 郑燕霞，林楚琴. 基于儿科病例四诊资料数据挖掘探讨中医证素辨证方法 [J]. 新中医，2013，45 (10)：77-80.

[32] 蔡艺芳，李灿东，洪文彬，等. 小儿脑瘫中医证素特点的临床研究 [J]. 福建中医药大学学报，2011，21 (4)：7-8.

[33] 甘慧娟. "咳嗽" 的证候规范与证素特征研究 [D]. 湖南中医药大学，2007.

[34] 龙海旭. 儿童先天性心脏病术后肺炎中医证素特点的临床研究 [D]. 湖南中医药大学，2015.

[35] 杨卫. 朱仁康从 "毒" 论治皮肤病的数据挖掘 [D]. 北京中医药大学，2014.

[36] 吴向梅. 混合痔证素规律的临床研究 [D]. 福建中医药大学，2011.

[37] 李勇华，易东阳. 慢性湿疹的中医证素分布规律研究 [J]. 时珍国医国药，2013，24 (2)：443-445.

[38] 蒋黎黎. 带状疱疹急性期中医证素及舌象分布规律探讨 [D]. 成都中医药大学，2014.

[39] 李灿东，纪立金，鲁玉辉，等. 论中医健康认知理论的逻辑起点 [J]. 中华中医药杂志，2011，26 (1)：109-111.

[40] 李灿东，甘慧娟，鲁玉辉，等. 基于证素辨证原理的健康状态辨识研究 [J]. 中华中医药杂志，2011，26 (4)：754-757.

[41] 杨雪梅，甘慧娟，赖新梅，等. 基于证素辨证模型的中医健康管理系统研发 [J]. 中华中医药杂志，2015，30 (8)：2681-2683.

[42] 梁昊，周小青. 浅谈证素辨证学尚待完善之处 [J]. 环球中医药，2012，5 (12)：923-924.

[43] 李建超，彭俊，彭清华，等. 证素及证素辨证研究的思考 [J]. 湖南中医药大学学报，2016，36 (2)：3-8.

[44] 王越，丁元庆. 中医 "证素" 研究现状述评 [J]. 山东中医杂志，2011，30 (4)：275-277.

[45] 唐亚平，姜瑞雪，樊新荣. 证素及证素辨证的研究近况 [J]. 时珍国医国药，2008，19 (10)：2543-2544.

[46] 郭振球. 主诉辨治法与微观辨证 [J]. 河南中医，2009，29 (4)：313-314.

[47] 郭振球. "主诉辨治法" 以证统病 [J]. 天津中医药大学学报，2009，28 (1)：1-3.

[48] 郭振球. 世界传统医学诊断学 [M]. 北京：科学出版社，1998.

[49] 郭振球. 内科证治新诠 [M]. 北京：中国中医药出版社，1994.

[50] 郭振球. "十一五" 国家重点图书、中医现代百名中医名临床家丛书——郭振球 [M]. 北京：中国中医药出版社，2008.

[51] 郭振球. 关于主诉证治学的思考 [J]. 云南中医学院学报，2011，34 (1)：1-2.

[52] 郭振球. "主诉辨治法" 与微观证治学 [J]. 云南中医学院学报，2009，32 (2)：1-3，10.

[53] 郭振球. 主诉辨治法与辨病脉证并治的传承与创新 [J]. 山西中医，2009，25 (5)：47-48.

[54] 周小青，黄惠勇，刘旺华. 中医主诉诊疗学 [M]. 北京：中国中医药出版社，2017.

[55] 刘旺华，周小青，曹泽标，等. 构建 "主诉-证素" 诊病辨证体系的思路探讨 [J]. 中华中医药杂志，2017，32 (1)：29-33.

[56] 刘旺华，梁昊，谢梦洲，等. 关于中医诊疗规范化的思考 [J]. 中医杂志，2016，57 (9)：721-723，733.

[57] 宋佳洋. 主诉辨证在五脏病证中的应用研究 [D]. 云南中医学院，2016.

[58] 沈自尹. 微观辨证和辨证微观化 [J]. 中医杂志，1986，(2)：56-58.

[59] 高志生，吴敏. 2 型糖尿病患者血同型半胱氨酸水平与中医证型间的相关性研究 [J]. 上海中医药大学学报，2010，24 (3)：40-42.

[60] 林兰，郭小舟，龚燕冰，等. 早期糖尿病肾病患者同型半胱氨酸水平的相关因素及中医辨证分析 [J]. 中国中医基础医学杂志，2010，16 (2)：124-125.

[61] 吕芳芳，黄文. 冠心病心绞痛不同证型与血液流变关系的探讨 [J]. 北京中医药，2004，23 (6)：327-328.

[62] 王少华，张晶瑜，王利群. 急性缺血性中风辨证与头颅 CT 相关指标的研究 [J]. 辽宁中医杂志，2001，28 (3)：132-133.

[63] 王礼文，顾洪璋，葛亚东. 血液流变学及血脂相关指标在中风诊断中的应用 [J]. 中国微循环，2002，6 (6)：359-

360.

[64] 李林青. 微观辨证在慢性萎缩性胃炎证治中的应用 [J]. 内蒙古中医药，2007，26（12）：9.

[65] 赖慧红. 绝经期前后诸证与血液流变学 [J]. 中山大学学报（医学科学版），1996，17（3）：194-197.

[66] 张长军，陶庆春. 临床相关检验指标在血瘀证辨证分型中的应用 [J]. 国际检验医学杂志，2015，36（12）：1741-1743.

[67] 王东生，袁肇凯，黄献平，等. 冠心病痰瘀证的微观辨证研究 [J]. 中医杂志，2007，48（9）：831-833.

[68] 谢海波，陈新宇，石刚，等. 冠心病心绞痛中医证型与C-反应蛋白、血脂的相关性研究 [J]. 湖南中医药大学学报，2005，25（4）：32-34.

[69] 黄焱明. 中风患者的血脂变化及其与中医辨证关系的研究 [J]. 中华中医药杂志，1996，11（3）：10-11.

[70] 吕中，施赛珠，祝光礼. 冠心病患者单核细胞凝血/纤溶活性改变与中医证型关系 [J]. 中国中医基础医学杂志，2001，7（3）：59-61.

[71] 张继东，乔云，武传龙，等. 冠心病患者胰岛素抵抗与中医辨证分型及纤溶系统活性的相关性研究 [J]. 中国中西医结合杂志，2004，24（5）：408-410.

[72] 石刚，刘婷. 冠心病及其常见中医证型与超敏C反应蛋白的关系探讨 [J]. 中医药临床杂志，2007，19（1）：29-30.

[73] 张文高. 努力实现宏观辨证与微观辨证结合 [A]. 2012中国医师协会中西医结合医师大会第三次会议论文集 [C]. 2012.

[74] 盛燕，闫慧敏，杨燕. 幽门螺杆菌感染胃及十二指肠疾病患儿中医宏观辨证与胃镜下黏膜微观辨证关系探讨 [J]. 中国中医急症，2008，17（9）：1246-1247.

[75] 吴淑琼，张振鄂，朱毅. 肝纤维化指标与中医辨证分型的关系 [J]. 中西医结合肝病杂志，2000，10（2）：48-49.

[76] 季雁浩. 邵荣世应用宏观与微观辨证相结合的辨治经验 [J]. 江西中医药，2005，36（9）：10-11.

[77] 陈泽奇，陈国林，胡随瑜，等. 肝气郁结证辅助实验诊断指标的初步研究 [J]. 中国现代医学杂志，2001，11（12）：8-9.

[78] Zhang H，Guan Y，Lu Y Y，et al. Circulating miR-583 and miR-663 Refer to ZHENG Differentiation in Chronic Hepatitis B. [J]. Evid Based Complement Alternat Med，2013（9654）：751341.

[79] Chen QL，Lu YY，Zhang GB，et al. Characteristic Analysis from Excessive to Deficient Syndromes in Hepatocarcinoma Underlying miRNA Array Data [J]. Evidence-based complementary and alternative medicine：eCAM，2013（10）：324636.

[80] 李昊燃，邹蕾，宋福林，等. 胃镜下可疑恶变巨大溃疡微观辨证及MG7抗原表达与随访病理对照研究 [J]. 中国中西医结合消化杂志，2009，17（4）：221-224.

[81] 崔娜娟，胡玲，劳绍贤，等. 慢性胃炎脾胃湿热证与核因子-κBmRNA、热休克蛋白70mRNA关系的研究 [J]. 中国中西医结合杂志，2010，30.（1）：18-21.

[82] 郑伟伟. 慢性萎缩性胃炎的微观辨证研究进展 [J]. 现代中西医结合杂志，2010，19（1）：121-122.

[83] 林洪，张子理，金宇，等. 祛瘀消积颗粒治疗慢性萎缩性胃炎胃镜下中医微观辨证应用分析 [J]. 辽宁中医药大学学报，2013，15（7）：167-168.

[84] 孙树起，刘世新. 支气管哮喘寒痰、热痰证型的微观辨证指标及其炎症特点探讨 [J]. 转化医学电子杂志，2016，3（6）：13-14.

[85] 房才龙，宗文九. 肺癌患者辨证分型与外周血T淋巴细胞亚群和癌胚抗原的关系 [J]. 中国中西医结合杂志，1995，16（7）：405-407.

[86] 张国良，王玲玲，詹森林，等. 不同中医证型肺结核患者外周血CD^{14+}单核细胞IL-1β、IL-1Ra表达水平的差异 [J]. 环球中医药，2016，9（10）：1170-1174.

[87] 冯枫，冯淬灵，张力. 原发性支气管肺癌中医证候与支气管镜下表现关系的初步探究 [J]. 北京中医药大学学报，2016，39（5）：417-423.

[88] 杨玲，张晓霞，王朝歆，等. 溃疡性结肠炎中医辨证分型与超声检查情况的相关性分析 [J]. 临床合理用药杂志，2017，10（25）：123-124.

[89] 张北平，刘思德，李明松，等. 溃疡性结肠炎内镜分型、粘膜组织学分期与中医虚实证候的相关性研究 [J]. 中国消化内镜，2008，2（3）：5-8.

[90] 马玉凤，李文泉，王卫霞. 195例肾小球疾病中医分型与实验指标相关性的探讨 [J]. 中医杂志，1998，39（8）：

483-485.

[91] 张爱娥，云鹰. 紫癜性肾炎血瘀证与尿Ⅳ-C的相关性研究 [J]. 陕西中医，2009，30（8）：970-972.

[92] 陈香美，陈以平，谌贻璞，等. 286例IgA肾病中医辨证与肾脏病理关系的多中心前瞻性研究 [J]. 中国中西医结合杂志，2004，24（2）：101-105.

[93] 罗月中，苏式兵，郎建英，等. 成人特发性膜性肾病遗传易感性与中医证型的关联性研究 [J]. 中国中西医结合肾病杂志，2012，13（1）：30-33.

[94] 金一顺，严晓华，蓝健姿，等. 系膜增生性肾小球肾炎肾小管间质损伤和中医辨证分型相关性分析 [J]. 福建中医药，2012，43（2）：3-4.

[95] 徐浩，陈可冀. 实用血瘀证诊断标准 [J]. 中国中西医结合杂志，2016，36（10）：1163.

[96] 李贵. 小儿肺虚证、脾虚证、血瘀证及肾虚证诊断标准 [J]. 中国中西医结合杂志，2007，27（6）：568.

[97] 王琦，王睿林，李英帅. 中医体质学学科发展述评 [J]. 中华中医药杂志，2007，22（9）：627-630.

[98] 匡调元. 再论人体体质与气质及其分型 [J]. 中华中医药学刊，2011，29（7）：1478-1481.

[99] 王琦，李英帅，刘铜华.《黄帝内经》的体质养生思想 [J]. 中华中医药杂志，2011，10（26）：2199-2202.

[100] 王前飞，王前奔. 中医体质学说对疾病预防的指导作用 [J]. 辽宁中医杂志，1993（3）：8.

[101] 马晓峰，王琦. 体质辨识在中医"治未病"中的应用 [J]. 中国民间疗法，2017，4（25）：2-3.

[102] 李英帅，王济，李玲孺，等. 体质辨识参与社区健康管理的成效分析 [J]. 世界中西医结合杂志，2015，10（2）：247-249，258.

[103] 王虹. 经络理论在疾病诊断中的应用 [J]. 北京中医药大学学报，2003，10（2）：49.

[104] 赵京生，王启，张民庆. 经络学说与切诊 [J]. 南京中医药大学学报，1999，15（5）：301.

[105] 李静芳.《内经》体表经络诊法与临床应用 [J]. 中国医药学报，1995，10（3）：17.

[106] 朱澜. 六经与十二经病候的关系 [J]. 针灸学报，1992，10（1）：1.

[107] 王启才. 论经络学说与六经证治 [J]. 北京中医杂志，1993，10（2）：11.

[108] 李振明，张瑞云. 伤寒六经证治与经络学说初探 [J]. 中医药信息，1998，5（2）：3.

[109] 胡剑北. 中医时间治疗学应用全书 [M]. 北京：华夏出版社，1993：96-122.

[110] 李桃秀. 学习子午流注点滴体会 [J]. 新中医，1981，10（1）：31.

[111] 康进忠. 关思友主任医师运用经络辨证治疗疑难病经验 [J]. 河南中医，2005，25（11）：17.

[112] 戴锦成. 经络学说临床应用浅谈 [J]. 福建中医学院学报，1998，8（1）：12-13.

[113] 舒鸿飞. 经络辨证拾零 [J]. 云南中医学院学报，1992，15（3）：38.

[114] 舒鸿飞. 中医临证发微 [M]. 武汉：华中理工大学出版社，1998：94.

[115] 陈庆恒. 随证循经辨治案例 [J]. 吉林中医药，1988，2（1）：13.

[116] 艾长生. 循经辨证运用龙胆泻肝汤的临床体会 [J]. 实用中西医结合杂志，2007，7（6）：69.

[117] 陈勇达. 王晖应用面部色素望诊的经验 [J]. 中医药临床杂志，2009，21（5）：385-387.

[118] 管遵惠. 论经络学说的理论及临床应用 [M]. 昆明：云南人民出版社，1984：166.

[119] 焦树德. 简谈中医诊治疑难病 [J]. 河北中医，2004，26（5）：325-327.

[120] 林韶冰，刘懿. 浅谈循经辨证在中医临诊的应用 [J]. 中国针灸，1999，9（10）：23.

[121] 邱幸凡.《内经》络脉理论初探 [J]. 辽宁中医杂志，1981，6（4）：35-36.

[122] 李鼎. 高等医药院校试用教材·经络学 [M]. 上海：上海科学技术出版社，1984：13-15.

[123] 孔凡涵. 按经络循行辨治外科病 [J]. 光明中医，1995，7（1）：4.

第二章 中医诊断临床研究

第一节 中医诊法临床研究

一、望诊临床研究

(一)望诊概述

《难经·六十一难》："望而知之谓之神……望而知之者，望见其五色，以知其病。"自古以来"望、闻、问、切"就是中医临床诊断的主要方法，而将望诊居"四诊"之首，强调了其在中医诊断中地位之重要性。清代名医林之翰在《四诊抉微·凡例》中亦言"四诊为岐黄之首务，而望尤为切紧"。由此可见望诊在中医临床中的重要性。而望诊在临床中的运用与望诊部位密切相关，不同的疾病在不同的部位会有不同的征象，故望诊并非毫无目的地四处张望，而是有目的性地、特异性地观察。目前，望诊的临床研究即是基于特定疾病在特定部位的特定表现的诊断研究，与疾病的特性和望诊的部位逻辑相联，密切相关。

(二)望诊研究

1. 部位研究

(1)整体望诊：在中医望诊中，心理诊断的内容非常丰富。通过望诊，可用来推断疾病原委，了解病人的心理状态，以知病痛之所在。据临床报道，在系统观察了郁证或兼有郁证的病人 300 例，病种包括各种神经症、抑郁症、更年期综合征、大病后自主神经功能紊乱，以及患有泌尿生殖系统疾病、消化系统疾病、冠心病、原发性高血压及糖尿病等部分器质性病变的病人，男女比例约为 1∶3；望诊中见有Ⅱ、Ⅲ级眼皮颤动 269 例，占 89.7％。

陈爱萍等根据病人的精神、神志、色诊、皮诊等，预测病程的转归，为白血病病人提供临床护理和诊治经验。即通过病人皮肤自发性瘀斑出现的时间及面积，估计病情发展。观察病人的毛发，间接判断病人对化疗的承受能力。通过望目，准确地判断贫血的等级。观察病人的精神状态，了解病人病情的危重等。

由于人的面部血脉丰富、皮肤薄嫩，易于观察，所以面部望诊常被作为中医推断心之气血、功能盛衰的重要参考指标。谷万里等认为，心脏虽居于胸腔，不能直接进行望诊，但通过外在形体诸窍的状况可以推测体内五脏的精气盛衰，现代科技的发展也为开展心血管病与面部望诊关系的客观化研究提供了技术支持。这些都对探讨心脏结构和循环功能与面部望诊之间的关系，揭示其内在机制和规律，促进中西医结合具有重要意义。

王晖从 40 余年临床实践中发现，面部色素沉淀现象能反映人体生理病理现象的敏感点和关键点，观察面部色素的异常表现，运用经络学说理论分析推求经络相关脏腑的病理特性，而将自己内科杂病诊疗过程中发现的面部色素沉淀现象归纳为 5 个证型，即精亏、寒凝、肝郁、痰瘀、湿热。这 5 种色素沉淀现象分布的位置主要集中在眼、鼻、颧 3 个部位。

(2)局部望诊：气池在目下胞，一名坎下，位于眼平视时瞳孔直下 1 寸处，相当于眶下孔之部。气池色青，同时伴有印堂青黑者，多为小儿暴受惊吓，兼有患儿惊啼不安，睡卧不宁，治宜镇静安神，予以远志丸、朱砂安神丸。如气池色赤，兼有口唇红，面赤，大便略干，小便黄，为阳明经有热，治宜清泻胃火，予以泻黄散、白虎汤。如气池色紫，兼有高热烦躁，口渴引饮，牙龈肿痛，口舌生疮，"紫为赤之甚"，多为胃经火甚，治宜通腑泄热，予以调胃承气汤、小承气汤。如气池色黑兼紫者，多为血瘀，治宜活血化瘀，予以补阳还五汤、失笑散。如气池色黑兼晦暗，多为脾病及肾，气血衰败，为危候，明辨病因，及时施救。

李浩然在 1985 年提出了从人中色诊，认为人中隐呈紫红，提示瘀热痛经。色淡白而干，为血枯闭经。人中近唇处潮红，属血热崩漏。人中近鼻处㿠白色，为气虚崩漏。

耳的形态、色泽等方面变化与脏腑器官功能有关。耳垂冠状沟又称 Frank 征，是 1973 年由美国法医 Frank 首次报告其与冠心病有密切相关性的体征。其后众多学者研究发现耳垂冠状沟明显出现在大于40 岁的人群中，尤其是 60～70 岁，说明耳垂冠状沟确实与年龄有关，提示耳垂冠状沟可以作为一个生物学年龄的指标，有耳垂冠状沟表示衰老更加迅速。在 40 岁之前出现耳垂冠状沟，表明极有可能患有冠心病。关于单侧耳垂冠状沟与双侧耳垂冠状沟相比，有双侧耳垂冠状沟且深而明显者，可能预示着心血管疾病生存率低。另外有少部分研究表明耳垂冠状沟与疾病的发生并无直接联系，而是随着年龄的增加，皮肤弹性下降而出现的一种生理现象。耳垂冠状沟形态表现是否与疾病有关联，有待进一步探讨。耳穴望诊，即通过目视、触摸来观察病人耳郭上出现的阳性反应，以诊断和治疗疾病的方法。阳性反应包括变色（红色、白色、褐色）、变形（隆起、条索、褶皱、凹陷、水肿、指纹状改变）、血管充盈、结节、丘疹、脱屑、油脂等。季永荣等认为，耳诊与胃镜检查的诊断符合率较高，耳诊可以作为胃肠疾病的辅助诊断方法之一，同时又可利用这些病理反应点进行治疗，且方法简单，是一种无痛苦、无损害、省时省力、经济、确诊率高、病人易于接受、颇有发展前途的诊治方法。向家伦等研究表明，耳郭望诊阳性物出现率的高低与煤硅肺病病程分期是一致的。似可认为，耳郭望诊法诊断煤硅肺病是有价值的。

多位学者报道癌症病人耳郭的相应穴位多呈皮下结节、不规则片状隆起，推之不移。并将 52 例癌症病人耳穴视诊情况与理化、切片检查结果进行对照，结果肺癌 19 例，吻合 10 例；可疑肺癌时诊为肺结核 12 例，与理化检查吻合 10 例。并且肺癌病人颧部可出现蟹爪纹，其诊断肺癌阳性率达 71.9%。此纹系颧部皮纹呈细丝状，细者淡红色，粗者紫红色、青紫色，范围大者可从颧部分布至鼻部，且与肺癌分期成正比。

眼睛是心灵的窗户，医生通过望眼神能够诊测一个人的身体健康状况，眼睛与身体的对应有众多说法，如"五轮八廓"等，因此眼神的跟踪与分析对于中医望诊十分重要。使用电脑对眼神进行自动跟踪首先需要进行眼睛各部位的精确定位，包括眼皮、眼角、白睛、眼结膜、虹膜、瞳孔以及眼袋等；接着需要对眼睛的动作进行跟踪，包括眼球的转动、瞳孔的放缩等。对眼神的分析在定位与跟踪之后，由眼球各部分的形状、颜色、移动速度等信息结合相应的规则对病位、病性作出判断。

眼睛局部望诊是根据中医五轮学说和生物全息律，通过对眼睛的形态、色泽、血丝仔细观察，从而推断病性、病位、邪气性质的望诊方法。通过实例图片分析，说明配合四诊综合应用，可以更好地提高诊断准确率，为辨证、治疗用药提供确切依据和量化参考。

张海华通过对眼睛（尤其是巩膜，即白睛）这个"窗口"上所分布的脉络形态、色泽等细微的变化进行不同的分区（脑部区、颈椎区、肝脏区、心脏区、肾脏区、骶椎区、腰椎区）观察，发现能反映出人体的健康以及疾病状况。

由于肺癌的形成是气血津液亏虚瘀滞的结果，因此肺癌病人舌下络脉必然有相应的变化。有研究试图寻找出肺癌病人舌下络脉变化的特征，作为对肺癌高危人群普查初选的依据，使肺癌病人得到早期诊断、治疗，对提高人民健康水平具有重要的意义。

李醒华等学者在文献研究的基础上认为，软腭部小凹属"肝肾不足"之征，其临床症状儿童多遗尿，成人多失眠、健忘软腭部颗粒以两老年病组多见，与老年健康组比较有明显差异，可作为一项病理指标提出。由于软腭望诊简便易行，不给病人造成痛苦或创伤，有临床应用价值，应当进一步加以研究。

鱼际望诊为局部望诊法之一，源于《黄帝内经》。梁爽等从哲学和医学两方面论述了鱼际望诊的原理；依据经典文献和临床资料的分析，发现鱼际望诊可以诊察五脏疾病，判断寒热虚实；认为将大鱼际视为人体的一个全息元，并在中医学原理指导下深入挖掘其对多种疾病的诊断意义，发现鱼际望诊可以诊察五脏疾病，判断寒热虚实，了解体质状况，在中医体质学原理指导下深入挖掘鱼际望诊的体质学诊断意义，具有广泛的应用前景。

林维在手部望诊中探索了多个疾病的特点。肝胆疾病时在无名指与小指间出现向掌心斜行的浅纹，亦保留较长时间。月经不调或痛经病人，除在掌横纹与小指之间出现色泽改变外，还可出现一横纹，其长度和深度与病情相关。慢性腰痛病人的掌横纹的小指端常出现散乱或毛刺状纹理。胃脘痛或经常腹痛者每于掌横纹与掌心横纹之间出现十字交叉或星状的浅纹，部分于其交叉点还可出现小红斑，说明病情尚未稳定。有痔疮或肠功能紊乱的病人，在大鱼际纹腕侧端可出现散乱的纵纹。部分白血病或肿瘤病人可以出现掌横纹如绞辫子样改变。

甲诊观察内容主要包括指甲的形态、色泽及特殊征象。靳士英等报道恶性肿瘤 249 例的甲象，发现病人的甲板形质异常、甲板色泽异常以及甲下肉色异常均比常人组、一般疾病组严重，组间比较均具统计学意义。其中肺癌 57 例，其甲板多见有纵行细条状嵴棱，呈凹纹甲或鹦嘴甲，并有蒜头状指。月痕变小或消失，甲下肉色苍白或有紫晕，此变化其显现率远较老年人指甲的退行性改变为多，提示恶性肿瘤病人气血亏虚较重，并有气血运行不畅（微循环障碍）的表现。指甲按一定形式反映脏腑器官的某些病变的程度，所表现的不同形态和色泽，称为"血气符号"。按照中医全息理论和临床观察，认为食指甲主要反映肺脏及胸部的病变。把指甲分为 9 个小格，4 分处即中部近端出现点状、条形、棒状、椭圆形、哑铃形的黑、紫黑、紫红、黄色血气符号，提示为肺癌，可与肺结核的圆点状血气符号相鉴别。

通过对 328 例口腔颊部黏膜异常（淡嫩有齿痕、紫筋、紫斑、黏膜发红充血、黄点、红点、黏膜苍老、颊部及上颚弓发黄）者的观察研究，证明此项望诊对诊断上消化道疾病具有临床前瞻性意义。其与胃镜阳性诊断的符合率达 88% 左右。

干祖望教授总结孔窍黏膜望诊经验，认为红艳型充血为热，晦暗型充血属瘀，淡白者为气虚，苍白或惨白的属寒、阳虚。

足诊是中医学的一种重要的诊断方法，依据"生物全息胚"理论，足部是整个机体的缩影，客观地存在着与机体相对应的反射功能区域（简称反射区），机体任何器官出现病症都可在足部对的反射区诊查出来。类同于传统中医的面诊、手诊、耳诊、舌诊、脉诊等。

中医认为肛门与肾、肺、脾、肝、大肠、胃、任脉、冲脉和督脉等脏腑经络在生理、病理等方面有着密切联系，而婴幼儿会阴皮肤稚嫩，着色尚浅，且无羞耻之碍。通过肛门望诊这种简便易行的方法，了解更多婴幼儿疾病的相关信息，更好地把握病情，故肛门望诊可作为中医儿科临床诊断方法的一种补充，可提高儿科临床辨证施治的准确性。

由于宫颈之象能客观地反映妇科病情，故对女性疾病的临床辨证、立法、处方、用药以及鉴别病证，判断疾病的转归，预后都有十分重要的指导意义。

2. 临床疾病的望诊

（1）内科疾病：望诊为早期发现心血管病变、预防心血管疾病的重要手段。孙京等研究发现，指甲信息、大鱼际青筋浮露、生命线尾端"米"字纹、手掌红色或紫红色、鼻根部的深横纹、天庭区"十"字纹、食指下"米"字纹、大鱼际暗红色斑点、冠心沟、智慧线尾端"米"字纹、手指短粗或手指指腹隆起，指端粗大呈鼓槌状或壁虎指状。分别予以积分。以 10 分为界限，大于等于 10 分记为阳性（＋），小于 10 分则为阴性（－）。对于不稳定型心绞痛的诊断具有重要的意义，可以作为冠心病的中医辅助诊断方法。

上消化道疾病的临床表现除消化系统本身症状及体征外，也常伴有其他系统或全身性症状，有的消化系统症状还不如其他系统的症状突出。因此，认真收集临床资料，包括病史、体征、常规化验及其他有关的辅助检查结果，进行全面分析与综合，才能得到正确的诊断。而在这类疾病的诊断中，中医望诊起到了重要的作用，并且在临床应用中不断地得到丰富和发展。李耀谦等通过临床研究发现有些上消化道疾病与颊部黏膜变化有着一定关联。如，颊部黏膜色泽较正常黏膜之淡红色浅而润、印有齿痕线，多见于慢性浅表性胃炎、胃黏膜脱垂、胃下垂等；颊部黏膜出现淡紫或紫色，似浅静脉怒张，呈条状或蛛网状分布，多见于慢性浅表性胃炎、慢性萎缩性胃炎以及癌变；颊部黏膜呈现红润充血发红，多见于胃黏膜充血、红相居多，局部糜烂或溃疡，等等。

张艺严等在肺结核疾病中通过电子支气管镜镜下观察，探索肺痨局部病变的规律，提出肺痨新的中医局部辨证分型。中医临床辨证方法均以"阴虚"为中心，突出"正气不足"贯穿始终，治疗上强调扶正养阴。今利用电子支气管镜镜下观察，结合舌苔、脉象，局部辨证分为痨热毒郁肺血败肉腐型、气滞血瘀痰凝湿阻型和气血不足气阴亏虚型，为诊治肺痨开创新思路。

（2）妇科疾病：在妇科疾病中，尤昭玲教授的妇科特色望法"望眼识巢之盛衰""望际识宫之寒凉""望舌辨瘤识病之所在""望沟辨孕育之难易""望唇辨膜识巢之长养"，为中医妇科疾病的诊断增加了新的思路及方法，在妇科疾病的诊治中取得较好的效果。罗陆一运用中医望诊结合辨证思想治疗临床各种疑难杂症，积累了丰富的临床经验，形成了自己独到的诊疗方法。其中对月经失调病以望诊入手，强调望"人中"与整体望诊相结合，因而"人中"的颜色、淡暗、清浊、深浅均在一定程度上反映胞宫功能，在月经失调病的望诊中显得尤为重要。再者，配合整体望诊以判断气血、阴阳之盛衰也是中医妇科诊断不可忽视的环节。王小云望诊妇科痛证经验总结，其望诊常关注病人面部色泽的鲜艳与暗滞，面部暗斑、痘印及赘生物，以及肌肤的粗糙程度，以此来协助分辨疾病的阴阳表里寒热虚实。

子宫肌瘤是妇科常见的良性肿瘤，在生育期妇女中发病率约为 25%。明显影响月经的黏膜下肌瘤、肌壁肌瘤及多发性肌瘤，因症状明显易引起重视和较及时治疗，一些无症状的肌瘤病人往往在普查中才被发现。在子宫肌瘤的诊断和定期复查中，目前仍借助妇检和 B 超，二者间尚存在一定误差。中医在子宫肌瘤的诊治中自成体系，且有独到见解。刘海洋等通过子宫肌瘤病人术前常规 B 超检查与手术切除之肌瘤标本长度、宽度的相关分析，了解 B 超诊断的准确性，并以中医面部望诊人中异常改变区域的长度、宽度与上述二者是否存在相关关系作一分析发现，B 超、瘤体及望诊测量人中异常区域的长度、宽度呈显著正相关关系。对妇女病普查初步筛检肌瘤病人及子宫肌瘤病人保守治疗期间的自身监测，不失为一种可靠、经济、简便、易行的方法。

（3）儿科疾病：在儿科疾病中，温振英经过多年治疗过敏性疾病的经验，认为过敏体质儿童从中医体质辨证分型上倾向于阴虚型体质，其舌、面望诊具有特征性，通过舌、面部望诊，可在较短时间内帮助医生辨认体质类型，协助正确诊治。罗笑容在诊查患儿时，首推望诊，在总结前贤经验的基础上，提出了"三方综合望法"，即是对面、舌、虎口指纹的综合望诊。侯江红对小儿进行望诊，从望神、望头面、审苗窍、望咽腔、望舌、望五脏之余、望皮肤、望指纹等方面开展针对性的小儿望诊，察之外应，以测脏腑，为临床提供新的诊断思路。

在临床上，时毓民等发现哮喘患儿较多存在山根青筋，并以此为目标分析了 61 例有青筋的哮喘患儿青筋形态等指标，并与 26 例无青筋患儿进行对照比较，以探讨山根青筋的临床意义。

饶宏孝对 1000 例小儿山根脉纹分析，其中脾肺疾病各占 35% 左右，脉纹形态和色泽与脏腑病变有一定的关系。哮喘患儿中脾肺虚证占了大多数，其中肺虚占首位，脾虚次之，此因脾肺相关，脾肺不足，卫外不固，外邪乘虚而入，以致肺失宣降，引起哮喘及变应性鼻炎等过敏性疾病，山根部青筋以横形多见，直形次之，两颞部青筋多为分枝状。值得注意的是，在时毓民等的临床研究中发现，小儿哮喘病有山根青筋者高达 70%，有 35 例患儿发病时青筋显露，好转后青筋变浅。在 3 个月以上的随访患儿中，21 例青筋随症状减轻或消失，色泽也转浅；5 例青筋消退，消退者均 1 年以上未发作哮喘。

（4）外科疾病：彭红华通过脏腑在面部相关部位、痤疮特点以及伴随症状等方面从颜面局部望诊探索痤疮的病因病机，并以此直接诊治痤疮，收到满意疗效。

（5）传染病：艾滋病病理表现复杂多变，非一证或几证能够概括，采用流行病学临床调查方式，了解其临床症状和证候的发生频率，是掌握其中医病理变化的有效途径。有研究发现牙齿、舌形、舌下脉络、口唇、皮肤损害、爪甲、面色、目部、毛发、皮肤外形在病例组中不正常的比例均大于 20%，而且和对照组之间均呈现统计学上的差异，应该列为主要检查指标。为艾滋病的早期诊疗工作提供一些依据。

（6）其他：在无偿献血工作实践中，王小芹运用中医望诊结合西医查体进行体检、初筛，有效提高了无偿献血的体检、初筛合格率，弥补了西医查体的不足，并且经望诊合格的献血者在献血过程中及献血后发生的献血反应也极少，二者结合运用，使无偿献血体检更完善更实用，更加符合无偿献血应确保献血者和用血者双方安全的宗旨。

3. 客观化研究　为探索中医望诊的客观化、定量化，建立中医儿科望诊的基础资料库，选用红外热像仪对 700 名学龄期健康儿童进行了面部红外热像望诊，以观测儿童面部和舌体各部位的平均温度及各部位间的温度差。同时对红外热像图谱进行直观分析，并对影响面部热像显示的部分因素进行统计分析。结果表明正常学龄期儿童在男女性别之间面部温度均值比较无显著差异，在面部和舌部的红外热像谱上具有明显的规律性。健康面色以淡黄淡白透淡红为主，色泽润泽，额部色泽偏黄。

袁肇凯等应用改进的北京 BC-4 型定量式光电血流图仪观察健康成人面部常色的血流容积，描记额部、左颊、右颊、鼻尖、下颏的血流容积脉波，认为面部血流容积变化是颜面常色形成及变异的生理基础之一。

胡志希等应用 GD-3 型光电血流容积面诊仪与 Pclab 生物机能系统匹配，观察额部、左颊、右颊、鼻头、下颏的血流容积指标及三类偏色的血流容积指标情况。结果提示光电血流容积指标能反映心血管的功能和血液的状态，面部血流容积变化从不同角度反映了面色-血流容积变化的机制，是面部常色形成的生理基础。

在中医望诊理论中，人面部各区域颜色能反映人体健康状况。针对传统的颧色判别方法主要依靠医生目视判断，本文提出一种基于支持向量机的颧色自动分类方法。方法首先根据中医专家经验分别选取训练集中颧红和颧非红图像中的 8×8 像素块作为训练样本，将测试图像划分成 8×8 像素块作为测试样本，然后提取每块（包括训练样本和测试样本）中 64 个像素的 R、G、B 值作为特征，使用训练后的支持向量机分类器将测试样本中的块分类为红块和非红块。最后根据每幅两颧图像中被判为红色的块所占的比例来对该图像进行分类，若两颧区域中所占的红块的比例超过预设的阈值，则将其判为两颧红，否则判为两颧非红。结果在专家鉴别的图像库上进行了测试，该算法对颧色分类的准确率接近 83%。结论基于支持向量机的颧色分类方法能取得较好的分类效果。

王鸿谟等使用瑞典 AGA782 红外热像仪摄取 46 例健康青年红外面图，通过数理分析，发现面温与阳气呈正相关的多种现象。故依据中医学理论提出：凡不符合正常值范围者为病态，高于上限者可考虑为实热阳证，低于下限者可考虑为虚寒阴证。他提出，健康青年红外面图特点：左右基本对称、心区（额部）温度偏高、脾区（鼻部）温度偏低、男性面温较女性高。

毛红朝等针对中医面部诊病，提出了一种基于高斯模型、经验值修正、多项式插值拟合的人脸区域精确分割方法。对大量典型人脸皮肤图片进行建模确定高斯函数参数，混合最大类间差法和自适应法寻找最佳阈值分割出可能人脸区域，然后利用先验知识对区域进行边缘修正提取出正确人脸区域，最后提出用多项式插值拟合下巴曲线，精确分离颈部，从而实现面向中医诊断需要的人脸区域精确分割。

赵上果等通对 65 例（肝血虚证、肝阴虚证、正常人）指甲的扫描电镜观察，研究了爪甲超微形态，建立指甲扫描电镜检测方法，并从指甲超微形态变化上探讨与脏腑功能的相关性，为中医望诊"望爪甲"客观化提供参考。

中医络脉络病体系的完善是对传统中医基本理论的重要补充，"络"作为人体生理的重要物质基础及疾病在内的转变中心环节，体现了"络体合一"的不可分割性。刘恒一应用中医微观望诊理论，采用光学、声学、电学、磁学等对中医宏观望诊进行延伸，根据阴阳无限可分性，在保持人体整体性、动态性和相互关联性的基础上，取象比类，同中求异，由黑箱变灰箱然后变白箱，以便更准确、客观量化地望诊疾病的实质。

甲印是指甲根部白色半月状弧形部，是甲板的新生部分，基本可分为四类。正常甲印，除 2 个小指外，有甲印的数目应为 8 个。甲印最宽处，从甲根向甲缘量起应在 2 mm 左右，大拇指可达 3 mm，其余依次减小。甲印缘整齐，清晰，中部凸出显得饱满。此型甲印多见于身体健康者，说明机体气血平和，阴阳平衡，结合其他四诊可以快捷地分辨病人的寒热体质，为八纲辨证施治提供了更直观的科学依据。

陈振湘用红外热像仪对阴阳寒热证病人、脾胃病病人进行面部温度检测。提出临床上寒象越重，面部温度越低，该仪器可作为阴阳寒热辨证的客观指标之一。而脾胃病中脾胃虚寒证和脾胃湿热证病人红外面图的明暗度都异常，虚寒证暗区占优势。

刘文兰等采用数码摄像技术对慢性乙型病毒性肝炎（简称慢性乙肝）病人及健康人的舌质、舌苔、舌下络脉、面部和手掌进行拍照，认为通过对舌质、舌苔、舌下络脉、手掌、面部颜色 RGB 的检测分析，既可以区别慢性乙肝与健康人的色诊特征，也可以对慢性乙肝各证型进行鉴别诊断。还用日本产奥林巴斯数码相机及"中医舌诊专家系统"分析 35 例慢性乙肝肝肾阴虚证和 27 例亚健康状态肝肾阴虚证的大学生的面部、手掌、舌象，发现慢性乙肝和亚健康状态在色诊方面存在明显区别，检测数据可作为区分两种疾病（异病同证）的客观化指标之一。

4. 望诊的临床研究前景　古语云"有诸内必形诸外"，此言望诊之要义也。随着现代科学技术的发展，临床检查仪器的制造，探查疾病的技术不断地提升与发展，但望诊依旧有着其不可替代的重大作用。许多疾病能够通过望诊发现早期的征象，正谓见微知著、观其外而知其内，医者通过严谨细致的望诊，可以对许多的疾病做出诊断，因此望诊在临床上依旧有着重要作用。

〔简维雄　王健章〕

二、舌诊临床研究

（一）舌诊概述

望而知之谓之神，可知望诊之为要也。而舌诊作为望诊中最具特色的一块，亦是其不可分割的重要组成部分。《素问·刺热》："肺热病者，先淅然厥起毫毛，恶风寒，舌上黄。"早在《内经》中对舌诊就已有所载。至东汉末年《伤寒杂病论》问世之时，舌诊已然成为中医辨证中一个不可分割的部分。经过千年继承、千年发展、千年沉淀，在无数医家的努力下，舌诊在中医辨证论治体系中已经成为一个相对独立而又统一的部分。而舌诊也是中医内科诊治疾病不可或缺的一个方法，是中医精准辨证、处方用药的重要依据。

（二）舌诊研究

1. 临床疾病的舌诊

（1）舌诊在心血管疾病中的应用：中医基础理论认为"心开窍于舌"，人有五脏应五窍，而心之窍正为舌。因此，舌与心在生理功能、病理变化等方面有着密切联系。大量临床研究发现心血管的功能状态以及相关病理变化能够及时、准确地反映在舌象，因此，把握好舌象的观察与判断对心血管疾病的诊断、治疗和预后都有积极作用。以下将从心肌梗死、心绞痛、心房颤动（简称房颤）以及脑出血、脑梗死、脑卒中为例，论述舌象在心血管疾病中的应用。

高秀梅等对冠心病急性心肌梗死（AMI）病人进行了动态观察，结果发现 AMI 的早、中、后期舌象有明显的不同。早期的多见表现为：舌质红，苔黄燥，瘀热腑实证突出。中期的多见表现为：舌质红紫，腻苔增多，痰瘀壅阻为主症；后期的常见表现则为：舌质多呈暗红，舌苔薄白或无苔，气阴两虚兼血瘀为主。此外，实验研究总结发现，AMI 的舌苔动态变化有"薄→腻→薄，白→黄→白"的演变规律，而净苔或剥苔随病情的进展趋于增多；舌质则红舌变化最剧，出现率由高到低递减，而暗红舌和紫舌则缓慢地稳步递增。

张华一等通过临床观察发现缺血性心脑血管疾病的病人，舌下静脉扩张者内、中带均占 100%，外侧带占 78.51%；扭曲者内、中带平均占 98.81%，外侧带占 83.33%；瘀点者，内、中带平均占 92.85%。

叶氏等观察了两种房颤的舌象变化，发现两种房颤的舌象变化特点为：阵发型房颤病例中淡白舌所占比例大，持久型则舌质偏紫或暗红，胖大舌的比例则更大，因为阵发型房颤时左室射血功能减低，心输出量减少；而持久型则多为阳虚血瘀故多偏紫和胖大。房颤的舌苔多为薄白苔，伴有心衰者，多兼有腻苔，说明心衰者有阳虚水泛或痰湿内停的病理，若舌苔增腻增厚往往并发他症而加重病情。

舌象在心血管疾病中的应用并不仅仅局限于心脏病变，在脑血管疾病中也有其诊断意义，如脑出血、脑梗死等。

符月琴等通过对脑出血病人急性期舌象与血液流变学指标进行观察发现，将紫、暗红舌合并与红、绛舌合并比较，前者纤维蛋白原明显高于后者。说明紫舌、暗舌既是中医瘀血的典型表现，同时也是西医血液流变学指标增高的表现，而脑出血急性期纤维蛋白原升高可作为中医瘀血证辨证诊断的标志之一。

高利等对急性脑梗死病人的舌象进行观察，同时测定病人的血 C 反应蛋白（CRP）含量，发现厚苔者、腻苔者 CRP 比薄苔、非腻苔者高，且舌苔厚腻程度与 CRP 均呈正相关。表明急性脑梗死病人出现厚苔或腻苔时，存在较为明显的急性炎性反应，病情较薄苔及非腻苔严重，预后相对较差。

舌诊在心肌梗死、脑出血等诸多心血管疾病中起到了辅助诊断的作用，尤其是在疾病的病情和预后判断上有着重要的参考价值，随着临床研究的进一步深入，舌诊在心血管疾病中的运用会愈加广泛，愈加精准。

（2）舌诊在呼吸系统疾病中的应用：心开窍于舌，舌与心神密切相关；心主血脉，肺朝百脉，心肺同属上焦关系密切。故舌与肺之间也有着一定的联系。下文从慢性支气管炎、肺癌、慢性阻塞性肺疾病（简称慢阻肺）、肺炎等疾病，论述舌象在呼吸系统疾病中的应用。

吴济川等通过临床观察和总结，发现慢性支气管炎、肺源性心脏病（简称肺心病）病人的病情程度可以及时、准确地反映在舌质舌苔的变化上。临床观察发现慢性支气管炎、肺心病病人见舌质淡、苔薄白滑润者，是脾虚不运、水湿上溢、痰浊上犯所致；若舌质淡白偏暗，舌苔由白转黄，颗粒紧密胶结，是脾虚痰湿迁延日久化热、湿热痰涎胶结所致；若舌质淡红而胖大，舌面有小裂纹出现，舌苔洁白而碎腐、少津光亮，为脾阳衰败、寒湿凝闭、痰浊阻肺之候，多见于肺心病病人的危重症；若肺心病病人的舌中间出现两条黄苔，干湿适中，绝大多数肺癌起源于支气管黏膜上皮。肺癌是发病率和死亡率增长最快，对人群健康和生命威胁最大的恶性肿瘤之一。舌诊在肺癌诊断中的临床运用主要是在病情判断方面。苏晋梅指出，肺癌早期的舌象多为：舌质淡红、舌苔薄而质润；而肺癌的中、晚期的舌象为：舌质红或紫、青苔厚而腐腻。所以，通过舌象可以大致判断肺癌的病变程度。

吕佳苍等对慢阻肺病人急性期和稳定期的舌象相关数据进行分析，研究慢阻肺与舌象之间的关系。结果显示 COPD 急性期病人舌象的总体分布以红舌（33.5%）、黄苔（67.1%）出现频率最高，说明急性期主要表现为以痰热为病理基础的证候特点；稳定期病人舌象的总体分布以淡红舌（43.5%）、白苔（55.9%）出现频率最高，说明稳定期病人随着病情好转，舌象趋于正常，或逐渐体现出本虚的病理本质。

安云霞等对痰热闭肺证肺炎患儿舌象及肺部啰音在诊疗过程中变化进行观察和分析。发现第 1 日时，患儿的舌象以舌红、苔黄占大多数（89.2%）；给予中西药结合治疗后，患儿的苔色逐渐由黄转白，热象渐退；到第 5 日，转变为舌质红、苔白者占 39.8%。同时，随着舌象趋于正常，患儿肺部啰音也相应逐步消失。所以，舌象可作为肺炎治疗过程中，病情转归的判断依据。

舌诊在慢性支气管炎、肺癌等诸多呼吸系统疾病中起到了病情、转归、预后判断的作用，具有较高的临床参考价值，是临床上辅助判断的有效手段。

（3）舌诊在消化系统疾病中的应用：舌虽不为脾胃之窍，但与脾胃密切相关。脾胃为气血生化之源，化源足则气血旺，则舌淡红润泽；脾胃亏虚则气血不足，则舌淡而无华。舌苔为胃津上润、胃气上荣所生，胃气与胃阴充足，则舌苔正常；胃气匮乏或胃阴耗竭，则少苔甚或无苔。下文将从慢性胃炎、消化道溃疡、胃癌等疾病出发，论述舌象在消化系统疾病中的应用。

　　魏学琴等通过临床观察发现，有 HP 感染的病人多为白腻苔、黄腻苔或黄苔。HP 开始侵袭胃黏膜，出现湿困脾阳，舌苔以白腻苔为主；久之化热，而出现黄腻苔或黄苔。但 HP 的感染与舌质无关。除了通过舌象判断 HP 感染程度外，还可用于判断慢性胃炎的病理变化程度，何晋森等研究发现慢性浅表性胃炎的舌苔多黄或厚，慢性萎缩性胃炎的舌苔多为正常，慢性浅表性萎缩性胃炎的舌苔以黄厚苔为多，并发现在治疗过程中消退较慢。

　　何晋森等认为溃疡活动期多有黄苔或厚苔，近愈者舌苔可正常，若合并慢性浅表性胃炎者均为黄厚苔。十二指肠溃疡的舌苔多无改变，只有当合并浅表性胃炎或胃溃疡时才有明显的改变。所以，舌苔的变化对判断上述胃病的病情变化有一定价值：舌苔由厚变薄，由黄变白是好转的趋势；反之，则加重。

　　林景松等对胃癌病人采用放射免疫分析法检测血清人上皮生长因子（hEGF）含量，并与 30 例健康者对比。发现在 118 例胃癌病人中，出现瘀血舌象的有 91 例（77.1%）；血清 hEGF 含量胃癌组明显高于正常组；胃癌瘀血舌象病人血清 hEGF 含量又明显高于非瘀血舌象病人。表明血清 hEGF 水平与胃癌病人瘀血舌象密切相关，所以，可将病人的瘀血舌象作为判断胃癌恶性程度及其预后的重要参考。

　　舌诊在慢性胃炎、消化道溃疡等诸多消化系统疾病的转归、预后判断上有重要作用，把握好舌诊在消化系统的临床应用，对于及时判断病情的发展有一定的现实意义。

　　（4）舌诊在泌尿系统疾病中的应用：舌为心之窍，与脾胃关系密切，亦与肾相关。脾胃为气血生化之源，气血上荣于舌，则舌质红活润泽。而肾为先天之本，脾为后天之本，脾有赖于肾所藏先天之精的充养，肾精充足，则脾得所滋，化源足而生气血，气血旺而舌红活。反之，肾精亏虚，则脾失所养，运化、升清失常，则舌象亦会随之而变。下文将以慢性肾功能不全为例，论述舌象在泌尿系统疾病中的应用。

　　王忆勤等根据辨证将慢性肾功能不全病人分成 4 个证型，分别为脾肾气虚型、脾肾阳虚型、肝肾阴虚型、阴阳两虚型，并运用细胞化学和图像分析技术，检测 4 个证型病人的舌上皮细胞相关指标。结果提示：舌淡或淡胖、苔薄白多为第一组病人的舌象；舌淡白、淡胖或暗而苔白滑或白厚腻多为第二组病人的舌象；舌红少苔或苔薄黄多为第 3 组病人的舌象；而第 4 组病人的舌象表现变化不一。与正常组对比，肝肾阴虚型病人舌上皮细胞葡萄糖- 6 -磷酸脱氢酶（G-6-PD）、琥珀酸脱氢酶（SDH）最低，其他各型均下降；糖原（PAS）含量在脾肾气虚型、脾肾阳虚型的表现为高于正常组，而在肝肾阴虚型的表现为低于正常组；然而酸性磷酸酶（ACP）在各型中经过比较无差别。进一步进行检验，4 种不同分型及正常组的符合率依次为 70.4%、75%、84.2%、63.4% 及 100%，表明以上数可以作为客观指标对慢性肾功能不全 4 种证型病人进行舌诊辨证。

　　此外，傅晓晴等从临床中得出，慢性肾功能不全病人湿浊邪气的变化可以通过观察舌苔的厚薄、腻浊来判断。苔腻如垢黏滑是代谢产物相对活跃的一种表现；苔腻如细丝般三五成缕连接于舌面当属邪气旺盛。

　　舌诊在慢性肾功能不全等泌尿系统疾病的转归、预后判断上有重要作用，舌诊在泌尿系统疾病中依旧有其简便有效之处，不失为一种快速判断的好方法。

　　（5）舌诊在神经系统疾病中的应用：心开窍于舌，心主神志，主管人体的思维、意识等精神活动。当心主神志的功能失调时，舌象上理当有相应的改变，因神志与舌皆为心所主。下文从抑郁症、神经症、精神分裂症、肠易激综合征探讨舌诊在精神科疾病的应用。

　　梁嵘等选择清朝医案 51 部为研究对象，获得舌诊医案 3059 例，其中内伤病医案 1110 个，发现其舌象淡白舌、薄苔、腻苔、剥苔的出现率较高，提出内伤病的舌象特征不能够简单地用一种病机来进行解释，在清代内伤病医案中被较多记录的异常舌象，为我们提示了当时内伤病舌诊的临床价值。陈文姬对 200 例抑郁症病人进行舌象研究，发现其中舌象异常 176 例，占 88%。其中舌淡红者 30%，非淡红舌者中暗红舌所占比例（32.5%）最大，其次为红舌（19%）、青紫舌（12%），淡白舌（6.5%）最少。舌形异常者以舌体胖大为主（45%），合并有舌点刺、舌齿痕、舌裂纹者居多。本组资料显示，红舌及暗红舌占 51.5%，表明抑郁症以热证居多。最多见的舌苔是腻苔，其中白腻苔 50.5%，黄腻苔

25.5%，表明抑郁症发病过程中湿浊阻困脾胃、阳气被遏多见，临床上以实证居多。李晓照等收集抑郁症病人 1731 例，将其中的肝郁气滞、肝郁脾虚、肝郁痰阻、心脾两虚、肝肾阴虚 5 类较常见证候的舌象、脉象进行统计分析。其中肝郁气滞证以舌质淡红，舌苔白或黄，脉弦为显著，肝郁脾虚证以舌质淡红或齿痕，舌苔白，脉细为显著，肝郁痰阻证以舌质淡红，舌苔白腻，脉弦滑为显著，心脾两虚证以舌质淡白或淡红或有齿痕，舌体胖大，舌苔白，脉沉细或脉虚无力为显著，肝肾阴虚证以舌质淡红或紫暗，舌苔少，脉细数为显著。

于秀珍从 90 例神经症在舌诊辨证分型"虚寒热实"四证的分布来看，舌象为虚证有恐怖性神经症、抑郁性神经症、疑病症、强迫性神经症。舌象为寒症有疑病症，表现为热证的有焦虑症、神经衰弱。舌象为实证表现的有焦虑症、神经衰弱、抑郁性神经症、强迫性神经症。袁明从 90 例神经症病人的舌诊辨证分型结果看，各型比例分别为虚证舌占 44.4%，多见于恐怖性神经症、抑郁性神经症、疑病症。实证舌象占 26.7%，见于焦虑性神经症、神经衰弱、强迫性神经症。寒证舌象占 6.7%，见于疑病症。热证舌象占 10%，见于部分焦虑性神经症。

严一秋观察 50 例急性精神分裂症舌象，发现舌质：舌尖红 42 例，舌尖红绛 8 例。舌苔：舌苔厚白腻 25 例，舌苔厚黄腻 23 例，舌苔白滑 2 例。舌体：舌体胖大有齿痕 43 例，舌体胖大 7 例。宋炜熙等对 990 例精神分裂症病人进行了中医辨证及证候指标调查，将其中痰热内扰、心脾两虚、肝胆火盛、阴虚火旺、肝郁犯脾 5 类常见证候的舌象、脉象进行统计分析。结果发现精神分裂症 5 类证候共 605 例，各证的舌象、脉象均具有一定的特征。

陈方明等采用脾虚型肠易激综合征兔模型，观察造模及自然恢复后 WHBE 兔舌象和舌组织病理形态学的变化。结果发现脾虚型肠易激综合征模型兔舌色淡红，舌质嫩，背隆起前后固有层乳头密度明显降低，基底层核分裂相频数减少，舌下角质层和上皮层厚度均明显增厚，且角质层 P 上皮层比值明显增加，WHBE 兔菌状乳头密度显著降低，自然恢复 10 日后，自然恢复组实验兔背隆起前后固有层乳头密度仍显著低于正常对照组，舌下角质层厚度明显大于正常对照组，且 WHBE 兔的上皮层厚度显著高于正常对照组。对腹泻型肠易激综合征脾胃湿热证 21 例，脾虚证 22 例，及健康人 25 例舌苔微生态进行对比测定。结果在舌苔细菌比例中，湿热证组革兰阴性杆菌和阴性球菌明显高于正常组，而革兰阳性杆菌、阳性球菌明显低于正常组；在舌苔菌群密集度方面，湿热证组明显高于正常组；在舌苔菌群多样性方面，湿热证组明显高于正常组。与脾虚证组比较：在舌苔细菌比例中，湿热证组革兰阳性杆菌和革兰阳性球菌明显下降，而革兰阴性杆菌和革兰阴性球菌明显上升；在舌苔菌群密集度方面，湿热证组明显高于脾虚证组；在舌苔菌群多样性方面，湿热证明显高于脾虚证组。

（6）舌诊在肝胆疾病中的应用：在临床上，尽管有的病人转氨酶持续异常，体质较差，消化道症状明显，但只要舌质如常，基本上属于迁延性慢性乙肝，预后良好。舌红或绛只是代表热毒的程度，可随慢性乙肝进展与否而变化。暗舌是慢性乙肝的象征，色之深浅表示肝血瘀滞的程度，它贯穿于慢性乙肝的始终，但是并不能说明青紫舌、瘀斑舌就比红绛舌病重，或说明紫暗舌的出现必须经过红绛舌过程；相反，红绛舌的出现，若以阴虚为主时，是慢性乙肝病情危重的象征，则应引起高度重视。

凌琪华等对慢性乙肝病人中医证型特点及分布规律进行研究，发现从舌象来看，舌色之中红舌的出现频率最高，有 853 例，占 63.3%，说明慢性乙肝病人多见热象，此热可以是湿热，也可以是郁热、瘀热、阴虚内热等。就舌苔腐腻而言，腻苔有 578 例，占 42.9%，腻苔的存在是肝病舌象的另一大特点，提示慢性乙肝病人大多有湿浊内阻的表现。

王凤云等对慢性乙肝病人中医证型特点及分布差异研究时，发现舌象与中医证的关系。舌质暗见于肝郁脾虚型、湿热中阻型和瘀血阻络型，3 型发生率显著高于肝肾阴虚型；湿热中阻型出现舌红的发生率高于肝郁脾虚型；肝郁脾虚型、湿热中阻型中苔腻的发生率较肝肾阴虚型、瘀血阻络型有差异。

朱蕾蕾等通过因子分析与变量聚类这一新的组合方式，得出病人群体的基础证型分类及病人个体的证型判定，并分析证型与舌象的对应关系。多重对应分析显示肝肾阴虚型与舌红、苔薄黄、脉弦有关；肝胆湿热型与苔黄腻、脉滑有关；肝郁脾虚型与苔薄白、脉弦细有关。

　　张秋云等对重型慢性乙肝中医辨证与舌诊客观化指标的关系进行探讨时，结果提示：舌质、舌苔R、G、B值重型慢性乙肝各组均低于慢性乙肝组，即重型慢性乙肝舌质、舌苔色均比慢性乙肝暗滞。说明该病毒邪壅滞、气滞、血瘀、气虚等病理本质。舌质R值肝胆热毒炽盛组最大，热毒阳虚夹杂组次之，且两者均与湿毒壅盛组差异有显著性意义。说明R值较大可作为热毒存在的辨证客观指标之一。G、B值各组均偏低，且肝胆热毒炽盛组＜热毒阳虚夹杂组＜湿毒壅盛组。湿毒壅盛组G、B值最小但差异无显著性意义，说明重型慢性乙肝舌质普遍暗滞。与肝脾血瘀、气血阻滞广泛存在的病机相符。舌苔R、G、B值的大小在证型组的变化有一定的趋向性，表现为肝胆热毒炽盛组＜热毒阳虚夹杂组＜湿毒壅盛组，但尚未出现显著性差异。可能与采集到的舌诊图病例数偏少有关，也可能由于本病具有虚实、寒热错杂的特点，从而使舌苔表现具有多样性有关。

　　李秀惠等对重型慢性乙肝舌象规律及其与临床证候进行相关分析时，发现重型慢性乙肝红舌与血热证，暗紫舌、瘀斑舌、舌下静脉增粗舌象与肝脾血瘀证，嫩舌与脾气虚证，瘦舌与水浊内停证，燥苔与肝阴虚证、肝肾阴虚证，润苔与水浊内停证、湿浊困阻证，厚苔与水浊内停证，腐苔与阳毒内盛证，剥落苔与血热证，白苔与水浊内停证、湿浊困阻证，黄苔与阳毒内盛证，灰黑苔与阴毒内结证，均有显著性意义。

　　李乃民通过对69例急性胆囊炎病人进行观察，发现病人舌苔以黄腻为主，少数为白腻苔，舌质多红，尤以舌边舌尖为著。说明急性胆囊炎主要由肝胆气滞、中焦湿热内阻所致。林宗广等报道苔薄白提示胆囊炎为慢性；舌色红或绛，舌边着色重则多提示胆囊炎为急性，有条纹者证明炎症是反复发生的，瘀斑点提示结石或炎症重。

　　2. 客观化研究　　隗继武等借助计算机图像处理及显微放大技术对舌质颜色进行平均值定量检测，发现胃镜检查确诊的3种消化系统疾病（萎缩性胃炎、十二指肠球部溃疡、浅表性胃炎）的舌色与正常对照组之间均存在统计学差异。

　　许家佗等运用已建立的舌色计算机识别方法对166例慢性胃炎病人的舌色、苔色、舌质老嫩、点刺瘀点等舌象特征进行分析，其识别率均达到75%以上，提示该方法可有助于临床医师进行中医辨证。

　　张伟妃等研究了慢性胃炎病人的舌诊特征与胃镜及病理结果的变化特征及规律。结果显示，在241例慢性胃炎病人中，慢性胃炎病人苔色的B值与糜烂相关，苔色的G值与慢性炎性反应相关，苔色的B值和舌色的G值均与胆汁反流相关。各舌象颜色参数与慢性胃炎病人的肠腺化生、HP感染和充血渗出性无明显相关性。

　　刘庆等使用舌图像分析模块的红绿蓝（RGB）计算功能进行舌质、舌苔和舌下络脉的RGB计算及HIS色度空间的H值换算，研究原发性肝癌病人的舌象特征，并通过比较R、G、B 3个分量，发现舌质青紫是原发性肝癌舌象的重要特征之一，并随着病程的延长和病情的加重，其舌质青紫色逐渐加重，提示在肝癌的发生发展过程中自始至终都有血瘀证的存在，这与相关临床证型研究和实验研究报道基本相符。

　　丁然等探讨了127例慢性病人中医证候及舌象客观量化指标的变化同中医病理因素的关系。结果显示，舌苔面积、舌质颜色RGB值、舌苔颜色RGB值、齿痕数量与面积、裂纹数量与面积、点刺数量与面积均与慢性乙肝的临床症状相关，并能够反映相应症状的变化情况。

　　崔敏圭等利用彩色数字图像处理和模式识别技术观察378例中风病病人的舌色、苔色变化及RGB值。结果显示，暗红舌出现频率最高，其RGB值与淡紫舌、淡白舌等其他舌色比较差异有统计学意义；急性期以暗红舌、厚黄腻苔最为多见。这一研究结果与中风病急性期"瘀""火"为主的病机特点相符。

　　龚一萍等利用Hue舌色分类法探讨6种常见的病理舌色与原发性高血压的相关性。结果显示，原发性高血压病人中红舌出现最多，其次为暗红舌，符合本病的病机特点，即肝火上炎、肝阳上亢为主要病机，瘀血内阻贯穿本病始终。研究结果还提示，用Hue定量法数值对不同舌色进行量化分析，具有临床可行性。

　　英杰等首先引入舌象形态模型技术，利用计算机图像分析及模式识别方法研究脑血管病病人和健康人的舌象特征，计算包括颜色、形态、润燥程度在内的八维特征量。结果显示，脑血管病病人与健康人在舌色、舌体形态、润燥程度等属性上均有差异。由此认为，八维特征量能较好地反映舌象特征，可对脑血管病病人和健康人的舌象进行区分，提高了舌诊的量化、客观化以及可重复性水平。

邹金盘用数码相机及图像分析软件摄取并测定严重急性呼吸综合征（SARS）病人典型舌象区域内的 RGB 基色含量。结果显示，急性期以淡红舌、薄黄苔为多；恢复期以淡暗舌、薄白苔为多。认为用该方法测定的 RGB 数值可以灵敏地反映 SARS 病人的舌质、舌苔差异，为病情判断、辨证论治提供客观证据。

朱惠蓉等对肺癌病人进行舌象客观化研究。结果显示，肺癌组病人舌色、苔色、润燥、胖瘦、腐腻等指数均显著低于正常组，血热互结证病人舌色红或偏紫（淡紫或紫暗）、舌苔干燥。提示舌象参数在一定程度上可作为舌象客观化研究的参考指标之一。

徐贵华等采用 TP-Ⅰ型中医舌脉象数字化分析仪检测了 150 例慢性肾衰竭（CRF）病人不同肾功能分期及正常人群组的舌象参数。结果显示，CRF 病人的舌色指数、厚薄指数、腐腻指数较正常人明显升高，而润燥指数则较正常人群明显降低；舌色指数随着病情的加重依次升高，而润燥指数则恰好相反。表明舌色指数在一定程度上可作为粗略观察肾功能变化的一项参考指标，同时这种无创性物理检测手段对临床辨别病情轻重、判断预后及诊断治疗均有一定的指导意义。

朱穆朗玛等采用舌面一体仪记录分析 157 例慢性肾病病人和 30 例正常人的舌象图，观察慢性肾病不同肾功能分期的舌象特征。结果显示，与对照组比较，肾病各期舌色 R、L 值均明显降低，肾病 1 至 4 期舌色 G 和 B 值均明显降低；不同肾病分期的舌色 R、G、B、L 值中，肾病 1、2 期较 4 期明显降低，肾病 1 至 3 期较 5 期明显降低；随着肾功能下降，舌苔的腐腻指数、剥脱指数明显降低。

邢志光等对比分析了 88 例 2 型糖尿病病人中，42 例脂代谢异常者与 46 例脂代谢正常者的数字化舌象特征。结果显示，脂代谢异常病人舌苔的腐腻指数高于正常者；单纯三酰甘油代谢异常者的剥苔指数与单纯胆固醇代谢异常者的点刺指数、舌苔润燥指数及剥苔指数均显著高于正常者。这提示伴有脂代谢异常的 2 型糖尿病病人常表现出脾虚痰聚、胃阴不足的舌象。

王露等以 180 例 2 型糖尿病病人为对象，研究了量化的中医舌诊指标在其血糖控制、营养状况及膳食结构等方面的评估价值。结果显示，与正常组比较，空腹血糖和餐后 2 小时血糖异常组舌苔的厚薄、腐腻指数和舌色的 R 指数明显增高，糖化血红蛋白异常组舌苔的润燥、厚薄、腐腻和剥苔指数及舌色的 R 指数明显增高；超重肥胖组舌苔的润燥、厚薄、腐腻指数及舌质的裂纹指数增高；蛋白质和脂肪摄入过高组舌苔的厚薄、腐腻和舌色的 R 指数明显增高；碳水化合物摄入过少组舌色的 R 指数明显增高。

朱抗美等观察 170 例更年期综合征病人在二仙汤治疗前后的舌象及症状的变化情况，并应用计算机舌象识别软件对舌质的颜色进行定量化分析。结果显示，更年期综合征病人较正常人的舌色偏红、偏暗、偏深；治疗后症状改善，舌色有变淡、变亮的趋势。提示中医舌诊的量化分析可为判断更年期综合征病情的变化及评价中药疗效提供一定的客观依据。

3. 舌诊的临床研究前景　望舌诊病是中医学独特的诊断方法，它充分反映了中医诊病的传统经验和特色。《难经》："望而知之谓之神。"这说明望舌的诊断价值只有在临床辨证论治中才能得到充分体现。望舌可以了解脏腑气血的盛衰、病邪所在的浅深、病情变化的退进，对处方用药和判断预后有重大意义。加之，舌体裸露舌象变化迅速而明显，是病情变化最灵敏的外象反应，同时操作起来简便易行，所以它已成为临床辨证必不可少的诊断方法。随着临床研究的不断深入，我们相信，舌诊在中医诊断中的应用，以及在现代医学中的应用会日益丰富，随着舌诊的临床研究不断深入，我们的诊疗手段也会日益丰富，日益简化，这将是医学的一个飞跃！

〔简维雄　俞赟丰〕

三、问诊临床研究

问诊的目的在于充分收集其他三诊无法取得的与辨证关系密切的资料。病人的自我感觉，直接影响病人的生活质量，又不容易被医生发现，只有通过询问才能获得，因此问诊在疾病的诊察过程中显得十分重要。作为临床医生若不能全面准确地进行问诊，是无法进行辨证论治的。关于问诊的具体内容在许多教材中均已有详细阐述，在此不再做问诊具体内容方面的详述，以下将从现代中医诊疗软件的发展及应用、症状的规范、症状信息采集、主症识别、症状贡献度、症状现代机制方面阐述中医问诊的临床研究。

（一）现代中医诊疗软件的发展及应用

基于以整体思维为指导，充分认识和把握中医诊疗的规律，将计算机技术与中医药学有机结合的思想，20 世纪 70 年代末至 80 年代初，先后出现了一批以专家系统为特点的中医诊疗软件。秦笃烈 1989 年主编的《中医计算机模拟及专家系统概论》，将专家软件分为 3 类：第一类是单一病域中医专家诊疗软件，容易开发，具有早期特点。如在"李聪甫整体脾胃观中医诊疗专家系统"系列的基础上投产研制的"LG 型电脑中医专家诊疗仪"（简称 LG 诊疗仪），李肇夷等经过临床验证证实其有效性。第二类是向整体思维靠拢，如袁冰等的"董建华热病诊疗系统"。第三类超出专家系统概念，形成智能化辨证论治系统，如 1985 年朱文锋的"中医辨证论治电脑系统"。在中医辨证论治系统基础上研制的"WF 文锋-Ⅲ中医（辅助）诊疗系统"，是对内、妇、儿等科全部疾病进行中医辅助诊疗的巨系统，具有广泛的适用性。该诊疗系统创立的以"症状—辨证要素—证候"为核心的辨证统一体系，体现了辨证的规律与特点，涵盖了八纲、脏腑、六经、卫气营血、病因等辨证方法融实质内容为一体，便于学习和掌握应用，可以满足临床辨证论治的需要，具有科学性、创新性。系统内编制诊疗十法的内容。①常见证治法：从 170 个常见证中选取最大或最适当的证进行治疗，列出该证名及程度数据、治法，引导出方剂、药物。②常阈证治法：按辨证要素 100 分值以上项目，在 1700 个证型模式中进行查找，找到相匹配的证则列出该证名、治法，引导出方剂、药物。③调阈证治法：分值 100 以上辨证要素项目≥5 项则升值，≤3 项则降值，＝4 项先升后降，每次升或降 10 分。找到相匹配的证则列出该证名、治法，引导出方剂、药物。④兼容证治法：按常阈证的证素项目，可以兼容某项尚未包含的证素项目（如痰或饮、燥与津亏，允许互相包含）。寻找相匹配的证，找到则列出该证名、治法，引导出方剂、药物。⑤选项证治法：根据提示的辨证要素项目及分值，点击删除某些分值偏低或欠合适的项目，据所选定项目进行查找，找到则列出该证名、治法，引导出方剂、药物。⑥按病证治法：提示诊断可能性较大的病名及其分值，选择点击确定其中一或两个病名。按所确定病名，在按病分证治疗知识库中选择治法，引导出方剂、药物。⑦验方治疗法：将全国名老中医治疗该病的经验方，或使用者的验方、单位协定处方、科研或新药处方，添加在验方治疗知识库，使用时据需要调用。⑧证素治疗法：据辨证要素分值 100 以上的项目，提示辨证要素名称及分值，从证素治疗知识库中自动组合药物。⑨主症治疗法：点击此法时，按所提示的主症从对症方药知识库中选方，或对其他疗法针对主症进行药物加减。⑩成药治疗法：有要求服成药者，点击此法时，按主诉症，从对症方药知识库中选取可用的成药。系统内编制有病状 1000 种，疾病病种 460 种，辨证要素 60 项，常见证候 170 种，标准证候 1700 个，演绎证候 5000 余个，常用方剂 670 首，常用中药（含中成药）720 种。对病情可从辨证、诊病、辨证要素、主症等多个角度进行分析诊断和治疗处理，有 10 种（一般在 5 种以上）诊疗方案可供医生选择。设有查询反问和纠错程序，可提供诊断、治疗的有关数据和依据，医生还可根据自己的经验进行修改、加减用药。其所提供的诊断、治疗方案准确性高，内容规范，其辅助诊疗的成功性达到甚至超过高年资中医师水平。

20 世纪 80 年代中期以后，中医专家系统维持在原有状态。中医运用计算机，低调而稳健地向术语规范化、专题知识库、综合资料库、文献检索、辅助教学等方面迈进。上海通宝实业有限公司的"通宝中医药计算机咨询系统"，共收集了千余个症状、证型，近千种疾病和 7000 首单方等，其内容丰富，但不能用专家诊疗系统的标准来衡量。上海中西医结合医院与颐圣计算机公司联合开发的"中医计算机辅助诊疗系统"，用数据库组织有关知识，属大病域的范畴，其使用要求输入的症状按重要程度顺序排列，确定症状的量化程度，其诊断结果是一列按相关程度排列的病名连同证型的序列，具有咨询和辅助的性质。美籍华人李科威的《幸林中西医实用临床辅助软件》，是面向西方中医行业的临床诊疗与病员管理软件，具有中、西医全病域辅助诊疗功能。联世智能化中医诊疗管理系统可对临床多科 2400 多种证型进行辨证，随时调用几千首经典方剂辅助提高临床诊疗效果，便于临床研究，实现医院管理数字化。张巍等基于推理方法基于医院电子病历中海量数据，通过数据挖掘等智能分析技术，创造了利用海量数据进行临床研究；梁建庆，何建成通过整理相关问诊文献建立了问诊数据库，并基于数据挖掘技术揭示了中医证型分布规律，可用于中医临床辨证；吴月芳等通过智能方法建立中医诊疗规则以及证素识别数学模型等，为病症规范化提供新的方法；卢朋等基于人工智能、数据挖掘等技术构建中医诊疗信息采集、知识管理服务、隐性知识挖掘等功能模块，有效解决中医传承中的非标准化个性化等问题。薛永刚等以中医体质识别为研究对象，提出基于自联想记忆专家系统，将中医体质及其症状编码为正交向量构成的正交矩阵，并建立模拟中医诊疗过程中专家经验的联想记忆矩阵，最终建立了基于网络平台的中医体质诊疗的专家系统；杨殿兴等提出"基于多维空间数学模型的智能化中医辨证论治系统研究"是从中医理论挖掘的角度，模拟中医辨证论治思维方式，进行辨证论治理论提升和建立数学模型的研究，其指出中医辨证从数学的角度看，是一个多元非线性问题，各种辨证方法虽然内容各有侧重，但有共性，都是基于症状辨证，故可以尝试线性化。多维空间数学辨证论治模型，是将各种中医具体的辨证方法（如八纲辨证、病因辨证、气血津液辨证、脏腑辨证等）综合后归类，再抽象出若干个单项辨证，各反映一个证的某些方面的本质属性及量化情况，在同一样本上，用统一的数学方法给证集合中每个证在各单项辨证上赋一个值，并约定用病位、病因、病性和病势编序，这样就可以用向量来代表基于症状的证。错综复杂的临床表现的这种归纳和它们所代表的中医理论基本规律就构成了一个多维向量空间。这一向量空间是用数学的方法对中医辨证的全新表述，各判别方法与规则实际上即是中医辨证规律的数字化表示。以该模式为核心建立的辨证论治系统软件，实现了高度的智能化水平。李锋刚等运用案例推理与多策略相似性检索技术研制的"中医处方自动生成系统"，通过对新安医学关于中风防治资料进行整理，建立中风的辨证和用药规律数据库，可以为中风疾病的临床防治提供客观化辅助作用。杨丽等运用案例推理技术研制的"临床决策支持系统"，构建了以名老中医临床效验为主的数据库，可以为用户提供相似病例的诊疗经验并且能对病例之间的差异进行自动修正和分析，为临床医生的诊断决策提供有效的支持和辅助作用。陈擎文研究了以神经网络技术建立的名老中医方证医学经验的"自动诊疗处方系统"，通过读入名老中医的医案经验且由神经网络系统学习训练后，可在线根据病人输入的症状，以名老中医的经验来反馈推算预测而自动生成处方。王震宇研究了以典型的人工网络学习方法，运用 BP 算法有效地表达中医专家的直觉知识，提取出中医专家经验，即使输入样本不精确，也能导出相对正确的输出结果。马斌等研究了通过 Agent 协同机制与关联规则结合的方剂智能检索工具，提高了中医方剂文献信息检索的准确率和健全率，并能为临床医生的处方用药提供辅助与参考。吴芸等研究了基于多 Agent 技术的"中医诊断决策支持系统"，能有效地模拟中医诊断过程，达到人工智能要求。包巨太等通过数学建模与中医的阴阳学说和八纲理论相结合，建立阴阳球——八纲三级结构数学模型，以"药力"为模型的基本计量单位，并运用粗糙概念格技术和计算机软件编程技术开发出的一种新型的可视化的中医诊疗工具——中医方证辨证诊疗系统。此外，"中医专家百病智囊""中医虚证鉴别诊断程序""高智能化中医辨证论治软件""方剂智能检索分析系统""中医药内科疑难病证微机咨询系统""中医诊断学信息系统""中风中医证型诊断配药系统"等软件以不同的研究目的进行设计，均得到了很好的应用。另外还有适合中医院的医院信息管理系统，以及将智能化技术引入中医古籍文献的分析处理过程的信息系统在科研与教学实践中得到了应用。

总之，随着医院信息化和电子病历的推广和普及，中医诊断仪器及系统变得越来越重要，围绕中医诊断的开发和应用将会得到大力的发展。中医强调人体与自然是一个有机联系的整体的治疗方法将得到越来越多的人们认可，中医诊疗仪器及系统应用的推广，必将会大大地推动我国的医疗保健事业。

（二）症状的规范

1. 存在的问题　由于中医学自身的复杂性和特殊性，目前对于中医症状规范的基础还很薄弱，远未成熟与完善；加上现代医学在国内的高度发展，使中西两种医学体系随着各自研究的不断深入而两者相互渗透与矛盾。中医症状的规范化研究目前取得了一定进展，但是跟临床实际结合起来，发现目前的研究工作，远远不能满足临床实践的需要，并且存在不少问题。

（1）缺乏统一的标准：越来越多不同版本高等教育中医药类规划教材，由于其制定的部门不同，专业角度不同，故其制定的标准、原则或参考书中的具体内容将会有很大出入，这对中医古代文献及临床实际开展症状的规范化研究增添难度。

（2）各家之言盛行：由于中医症状表述的自身规律与特点，使从古至今，很多先辈及当今学者对中医症状概念定义的混乱，现实的复杂和当今约定的含义并未被多数学者掌握。即使对于同一疾病，不同研究者所参照的疾病诊断标准不一致，加之临床医家多以个人经验作为自拟标准进行相关研究，导致临床和科研中存在更多的不规范。

（3）中西医体系的差异：在实际研究中，研究者为了使研究的整体思路与框架看起来桁架明确而主张直接采用西医病名，从而出现许多具体研究思路和专业内容，尚未取得广泛共识和理解。如功能性胃肠道疾病或免疫性疾病，虽病人各种理化检查指标并未发现阳性结果，但依据中医"见微知著""司外揣内"的思维，通过辨证论治来解决病人疾苦。这就提示我们要将古人积累的证候特征和现代医学检测仪器、化验指标有机结合，开展具有现代化、客观化、标准化的辨证体系。

（4）理论依据的科学性不足：目前有些规范化研究的标准中，多种疾病的中医症状及证候的诊断标准的建立仍以历代文献描述和专家经验为主要参考意见，具有主观性，缺乏现代科学研究方法、技术和数理统计学的支持。

2. 中医症状规范化研究的相关建议

（1）统一症名：症名的规范是中医症状规范化的基础，针对症状名异实同的问题，可将同一术语的多种名称尽量列出，根据科技术语关于命名、定义的要求，综合中西医学的研究成果，对词义相同或相近症状的整理归类，减少或简化别名，再调查一定数量的长期从事中医学或者中西医结合学研究的专家或临床医师，广泛收集意见，采用舍弃他词或者设立异名等方法，统一症状名称。所选用的术语名称应当科学、简洁、被普遍承认，能体现中医症状的特点，尽量采用界定清晰、无交叉或断裂的计量语言，以客观、准确地表述症的含义，进而为其他方面的辨证规范铺平道路。

（2）明确症状内涵与外延：术语的内涵与外延并非客观地自发形成，而是需要约定才得以确立。症状名称的约定性应该充分反映病情，对于不利于疾病鉴别诊断的症状名称，需进一步明确其内涵及外延，以利于诊病、辨证。如：腹痛，其疼痛性质有隐痛、刺痛、绞痛、胀痛、冷痛、灼痛、掣痛等不同；疼痛部位有胁腹、少腹、大腹、脐腹、小腹等不同；诱发、加重因素有遇寒、暴饮暴食、情志不舒等不同；缓解因素有按压、得温等不同。腹痛是腹部疾病辨证的重要依据，准确理解其内涵与外延，必须与疼痛的性质、疼痛的病变部位和诱发、加重及缓解因素结合，使其更具临床辨证意义。

（3）合理拆分复合症状：症状随意组合、内容错杂、多重关系理解歧义等问题，需要我们将包含多个属性的临床描述的症状名拆分，使每一症状名反映的临床现象仅具有一种属性。

张启明等总结了复合症状的拆分原则：①复合症状含有两种及其以上的属性混杂在一起，拆分时应遵循症状属性单一性原则，如"脉弦滑数"，应拆分为"脉弦""脉滑"和"脉数"3个症状。再如"呕恶"可拆分为"恶心"和"呕吐"2个症状。②复合症状的拆分应遵循变量的独立性原则，必须保证各变量之间相互独立，不得相互包含。如："全身浮肿"这一症状就包含了"眼睑浮肿""下肢浮肿"等变量，不符合变量的独立性原则，建议统一为"浮肿"。③拆分后，每种属性的临床现象能在临床单独出现，即该症状的命名具有临床基础：如"项强"这一症状名，其临床表现有项部拘急牵引不舒和强直不能前俯两种，与临床表现相对应的临床意义，具有外感和内伤的不同，建议将其拆分为"颈项酸楚"和

"颈项强直"。而有些症状如"动则尤甚""甚则胸痛彻背""不能平卧"等对程度进行定性的详述，可以作为症状轻重程度的表述方式，但其本身不应作为独立症状存在。④并不是所有复合症状都适合拆分，那些对辨病、辨证、辨症具有特定临床意义的复合症状不应随意拆分，如"全目赤肿"这一临床症状虽为复合症状，但其综合描述有利于临床医生识别"肝经风热"的证候，此时应灵活变通，不宜拆分。总之，复合症状拆分与否以及如何拆分取决于是否有利于临床诊病、辨证。

完善量化方法：科学合理地确定症状赋分权重，不仅有利于临床医生准确地判断病情，进而采用针对性方法进行临床施治，也有利于评价疾病疗效。中医症状量化标准的制订必须在文献资料整理研究的基础上，进行全国多中心大样本的应用临床流行病学方法的临床研究，为确立特异性症状、主要症状和次要症状等在证候诊断中的赋分比例提供强有力的数据支持和实践依据。目前，临床流行病学、模糊数学等多学科的发展与引入，为中医证候量化标准的研究以及建立客观规范的证候标准的研究打开了新局面。

症状规范化研究是当今中医药现代化研究的关键问题之一。目前这些规范化研究后所得出的标准当中，许多疾病的中医症状及证候的诊断标准仍以历代文献描述和专家经验为主要参考意见。许多症状的认识仍局限于古代文献和临床经验，这些问题都将降低中医临床研究的可操作性和严谨性。因此，建立客观、统一、规范化的症状研究标准十分重要。

（三）症状信息采集

证候信息（症状和体征）的范围很广，如何根据不同的病情，准确、全面地采集到证候信息，最大限度地避免观察失真和收集失偏，保证收集临床资料的客观性和真实性，是中医临床辨证的首要任务。张天奉通过查阅古今医学文献（包括临床医案），并走访了国内一些名老中医，总结出采集证候信息的几种方法。

1. 依据定位证候信息采集定性证候信息　当采集到定位症状时，如果定位症状是脏腑的专属症状，那么根据其对应脏腑的病性证素特点，可以采集到该脏腑对应的证候信息。如病人表现为心悸，可以判定病位在心，心的常见证包括心气虚、心血虚、心阴虚、心阳虚，以及火、痰饮、瘀、寒、气滞等。按照不同的病性证素采集相应的证候信息，如果采集到的证候信息与某个证型的信息比较接近，则可以初步判断其证候类型，五脏常见的病性证素见表 2-1-1。

表 2-1-1　　　　　　　　　　　　五脏常见的病性证素表

病位证素	病性证素（正气亏虚）	病性证素（病邪证素）
心系证候	气虚、血虚、阴虚、阳虚	火、瘀、痰、水
肺系证候	气虚、阴虚	风、寒、热、燥；痰、饮、水、瘀、气滞
肝系证候	血虚、阴虚	气滞、火、风、湿、热、寒、饮、瘀
脾系证候	气虚、阴虚、阳虚	寒、湿、热、气滞
肾系证候	气虚、精虚、阴虚、阳虚	火、寒、水、瘀

2. 依据定性证候信息采集定位证候信息　当采集到定性症状时，可以初步判断证候性质，然后通过定性症状采集定位症状，以此来判断病位。根据病性和病位的组合，即可以判断出证候类型，如病人表现为口干、口渴。小便短赤、大便秘结等火热症状，若病人伴有失眠、多梦、口舌生疮则为心火；若伴随咳嗽、吐黄痰则为肺火；若表现为烦躁易怒、目赤、耳鸣如潮、头晕则为肝火；若表现为牙龈肿痛、纳呆、恶心等则为胃火。不同脏腑，对应着不同的病性证素，具体见表 2-1-2。

表 2 - 1 - 2   不同的脏腑与不同病性证素对应表

病性证素（正气亏虚）	病位证素
阳虚	心、脾、胃、肾
气虚	心、脾、胃、肺、肝、胆、肾、膀胱
阴虚	心、肺、脾、胃、肝、肾
血虚	心、肝
瘀血	心、肺、胃、肝、胆、肾、胞宫
痰证	无处不到
气滞证	肺、肝、脾、胃
气逆	肺、胃、肝
风证	肝
寒证	心、肺、脾、胃、肝、肾
湿证	肺、脾、肝胆、膀胱
燥证	肺、胃肠、肝
热证	心、小肠、肺、大肠、脾、胃、肝胆、肾、膀胱、三焦
食积	胃肠

另外，不同的病邪，具有不同的附着点或趋向性，如内湿多附着于脾，内风多附着于肝，内寒多附着于脾、肾，内燥多附着于肺等，当采集到定性症状后，也可以根据不同病邪具有不同附着点或趋向性的特征来快速采集证候的定位症状。

3. 依据标证信息来采集本证信息　标证和本证存在着一定的因果关系，本证是标证产生的原因，标证是本证演进的结果。当病人的标证比较明显或先采集到标证信息，可以根据引起标证的原因采集到相应的本证信息。如病人表现为血瘀证的特点，表现为刺痛、疼痛固定不移、舌质紫暗、脉弦涩的症状，根据常见引起血瘀的原因（气虚、气滞、寒凝、痰阻、热结）采集相应的本证信息，具体见表 2 - 1 - 3。

表 2 - 1 - 3   依据标证信息来采集本证信息

标证（显性信息）	本证（隐性信息）
瘀血	寒证、热证、津亏证、气滞证、气虚证
痰证	气滞证、气虚证、表证、寒证、湿证、热证、燥证；体质
气滞证（肺、肝、脾、胃）	七情内伤、瘀阻证、痰阻证、食积证、寒凝证
气逆（肺、胃、肝）	肺：外感、内伤（寒热风燥痰饮瘀）
	肝：情志内伤
	胃：虚、寒、热、食积、气滞
风证（肝）	外风，内风（肝阳化风、阴虚生风、热极生风、血虚生风）
寒证（心、肺、脾、胃、肝、肾）	阳虚亏虚；体质
湿证（肺、脾、肝胆、膀胱）	外湿，内湿（脾气虚、肾阳虚、气滞）；体质
燥证（肺、胃肠、肝）	外燥，内燥（久病伤阴、汗、吐、下伤津、热病伤阴）；阴虚体质
热证	六淫入里化热、气郁化火、过食辛辣、食积；体质
食积	过量饮食、脾胃虚弱

4. 依据本证信息采集标证信息　　由于证候演化具有多向性，同一证候在不同的情况下往往演变为不同的标证。当本证信息表现比较明显或先采集到本证信息时，则可根据本证的演化趋势采集标证的信息。如同样是阴虚证，有人以阴虚内热为主，有人以阴虚生风为主，有人以阴虚阳亢为主，有人以阴虚化燥为主，通过阴虚证的四个演化证候类型即可提取标证信息，具体见表 2-1-4。

表 2-1-4　　　　　　　　　　　　　　依据本证信息采集标证信息

本证（原发证）	标证（继发症）
阳虚	阴盛、寒、痰湿饮水、瘀、出血
气虚	血虚、内热、痰湿饮水、瘀、出血
阴虚	阳亢、内热、燥、生风、痰、瘀
血虚	内热、燥、生风、瘀

5. 依据显性证候信息推测潜在证候信息　　由于证候具有动态变化的特征，在疾病进展过程中，不同的阶段可以表现出不同的证候特征。某一阶段，可能以某个证候信息为主。如病人表现为发热、面赤、舌红苔黄、脉数等热证信息，由于热证可以伤阴、动血、生风、扰神、致痈等，伤阴则表现为口渴、小便短赤、大便秘结；动血可以表现为齿衄、鼻衄、肌衄、尿血、咯血、呕血、便血等症状；生风表现为四肢抽搐等；扰神则可以表现为失眠、烦躁、狂躁、谵语等症状；致痈则可致局部红肿热痛等症状。因此，在采集证候的显性信息时，同时注意采集证候的潜在信息。当然，这些潜在信息是否出现，与病情的轻重和病变累及不同的系统有关。

6. 依据上位证信息采集下位证信息　　上位证信息主要指定性症状信息，如气虚证、血虚证、阴虚证和阳虚证，以及火热证、寒证、燥证、湿证等。依据上位证可以判断证候的性质，但上位证信息大都不是病人就诊时的主要症状，此时，需要进一步采集下位证信息。下位证多表现为证候的定位症状信息，如病人表现神疲乏力、少气懒言、语声低微，这些属于气虚证，病人在具有上位证信息的同时，一般都会表现出下位证的症状，如由气虚证引起的心悸、胸闷、气短等心气虚证，也可以引起纳差、腹胀、腹泻等脾气虚证，还可以引起腰膝酸软、夜尿频多、眩晕耳鸣等肾气虚证。

7. 依据下位证信息采集上位证信息　　当下位证的信息表现比较明显或以下位证的症状来就诊时，可以通过下位证的信息推断出上位证的信息。如病人表现为两目干涩、肢体麻木等肝阴虚症状，这时可以初步判断病人属于肝阴虚，再通过采集阴虚证的共有症状，如五心烦热、盗汗、咽干、舌红苔黄、脉细数等，可以进一步确认最初的判断。再如，病人以慢性腹泻就诊，望舌见到舌体胖大、舌边有齿痕，可以初步判断属于脾虚湿盛，为了寻找更多的证据，就可以进一步采集气虚证的相关信息。

8. 根据一个同位证信息来采集另一个同位证信息　　证候是一个系统概念，包括干系统和分支系统，在同一个干系统下可以出现若干个支系统证候。如血虚证是干系统，那么心血虚、肝血虚则属于支系统，它们之间的关系是平行关系，又称为同位证，与干系统的关系属于垂直关系，又称为下位证。有时干系统证候信息与各分支系统的同位证信息同时出现，如病人除了表现为气虚证的症状外，还同时出现心气虚、肺气虚、脾气虚、肾气虚的症状；有时只表现个别同位证信息，即除表现气虚证信息之外，还可出现心气虚、肺气虚、脾气虚、肾气虚的某个证候信息。当病人表现为某个具体的下位证的证候信息时，除了可以依据上位证的证候信息进行验证外，还可以根据同位证的证候信息进行验证。如病人表现为脾气虚证引起的纳差、腹胀、食后胀甚、腹泻、舌体胖大、舌边有齿痕等症状，则可以进一步采集同位证信息如根据心气虚、肺气虚、肾气虚的相关症状来进行验证。

由于证候信息具有差异性、多样性、隐匿性和模糊性等特点，给临床上采集信息带来诸多麻烦。临床上，病人往往表现为多个症状，一个症状常常对应多个病机，因此，证候信息常常表现出"亦此亦彼"的不确定性特点。在采集证候信息的过程中，如能准确快捷地找到辨证的引导症状，在诸多不确定的证候信息中寻找到具有相对特异性的证候信息，对于降低证候的"多维"属性，更好地对复杂的证候信息进行梳理和归类，具有重要意义。

（四）主症识别

主症是病证的主要症状与体征，反映了疾病的主要矛盾，与疾病的本质有着十分密切和直接的联系，能够表达病变的主要方面，故中医学有时也以主症来命名疾病。主症不仅在诸多的临床表现中占主要地位，而且在一定程度上对其他的症状、体征起决定和影响作用，也常常成为病人就诊时的主诉，所以主症识别是辨证思维的首要环节。

由于主症的重要性，因此在辨证过程中，能否准备地抓住主症，就称为认识病证本质的关键。主症是否准确，会直接影响辨证结果与诊治方向。一般而言，在病情比较单一，病证本质与其外在表现比较一致的情况下，主症的确定比较容易。若病情复杂，多种矛盾混杂在一起，如病情隐蔽，主症不明显、不突出，或者舌、脉与症状不符，或同时出现两种以上证候，或因病证转移，原来主症降居次要地位等，则主症的确定较为困难。另外，有些病人陈述零乱、轻重不明、含糊不清，也会增加难度。在此情况下，医生须结合多方面因素，考虑轻重缓急，先后因果、真假从舍等，以便从纷乱的临床表现中找出主症。

1. 辨轻重缓急　主症的确定应该遵循"标本缓解"的中医基本治则，必须着眼于"本"与"急"，也就是选择与"本"关系最密切、最直接，或者与当前的主要矛盾最直接相关的"重"或"急"的症状、体征作为主症。特别是对那些病情复杂的病症，或在病症发生变化的关键时刻，辨轻重缓急就显得尤为重要。如在慢性病发展过程中，出现大出血、剧痛难忍、呕吐不止、高热神昏等危急症状时，尤须注意权衡轻重缓急，根据具体情况，针对当前的主要矛盾确定主症。

2. 辨真假从舍　临床上某些病症，在发展到一定的阶段时，会表现出一些与本质相反的假象，此时须症状与舌、脉综合考虑，仔细辨别，不被假象所迷惑，正确取舍，去伪存真，以正确地选择主症。《伤寒论》第350条："伤寒，脉滑而厥，里有热，白虎汤主之。"这里脉滑为主症，厥为假象，只是举脉而省略了其他反映热性的症状。

3. 辨先因后果　即对于某些证候，须根据症状出现的先后次序，从因果关系上来分析主次，确定主症。如病人腹胀便秘，若腹胀先出现，便秘后发生，那么病机重心在腑气阻滞；反之，则病机重心在肠中燥屎。若主症确立错误，则诊治方向随之偏移，治疗南辕北辙出现差错。

主症作为认识病证本质的关键与中心，抓住主症的部位、性质、程度、发作时间、诱发或缓解因素等进行分析，可辨析病证的性质及部位等。

（五）症状贡献度

证候是疾病发生和演变过程中某一阶段病理本质的反映，是一组互相关联的症状和体征的总称，是通过四诊获得的病情资料，是诊断病证的基本依据。建立统一、客观的基于证候要素和病证结合的证候诊断标准有一定指导意义。在形成诊断标准的过程中，最主要的矛盾点就是证候要素与症状之间的关系如何表达。既往诊断标准的研究中，多采用主症加次症的形式或者定性与定量的形式，这些形式一定程度上体现了诊断的客观性。不容忽视的是，临床上的症状很多，不一定都是主症，也不一定都是主诉，但都具有辨证的意义。同时，同一症状对各病、证的诊断意义，并不是一对一的简单关系，即一个症状对多种病或证具有不同的诊断价值，而且"但见一症便是"的症状确实存在。为此，将每一症状对某一证候要素的贡献度以分值的方式进行界定，通过一个症状或症状的组合予以判断证候要素的成立，具有科学性、指导性。

制定证候规范一直是中医界面临的一项重要课题。除综合专家知识外，目前还广泛应用临床流行病学调查的方法。该方法分为两个阶段：第一，在调查阶段，调查者记录大量症状，并完成辨证；第二，资料收集完毕之后，进行数据分析，筛选出和证候相关的症状，制定证候量表。在数据分析阶段，一个基本问题是如何选择症状并评价症状的贡献度。目前比较通行的做法是使用 logistic 回归选取症状，并且采用标准化回归系数评价每个症状的贡献度。也可采用卡方或者似然比来衡量症状对证候的贡献度，分别计算每个症状的贡献度；再按照贡献度大小将症状排序，并按照顺序依次选入症状。张宇龙等使用卡方与似然比分别衡量每个症状对于证候的贡献度，并且选择那些贡献度较大的症状，也取得了较好效果。

　　另一种常用的方法即德尔菲法，又称专家意见法，是按照系统的程序，利用专家的经验、学识、以往研究成果等，采用匿名发表意见的方式，经过多轮调查，以集结专家的共识及各方意见，最终汇成专家基本一致的看法。王诗晗等基于德尔菲法就便秘热秘证的症状对中医证候贡献度对 30 名专家进行问卷调查。本次问卷得出了功能性便秘热秘证从大便干结至失眠 17 个症状对证候贡献度由大到小的排序，且与专家排序较为一致。徐雯洁等根据《亚健康中医临床指南》中规范的亚健康状态的 8 种常见中医证候类型，对 31 位专家进行咨询问卷，在分析专家对亚健康状态常见症状和体征对相应证候贡献度分值的均数、变异系数的基础上，确定亚健康状态症状和体征对常见证候的贡献度大小。得出肝气郁结证、肝郁脾虚证、心脾两虚证、肝肾阴虚证、肺脾气虚证、脾虚湿阻证、肝郁化火证、痰热内扰证各自对应症状和体征对其诊断贡献度大小的顺序。屈凯依据同样的方法在分析专家对慢性肾衰竭症状对证候要素重要性程度的均数、百分比及变异系数结果的基础上，获取慢性肾衰竭常见症状对证候要素贡献度，将同时满足变异系数$\leqslant 0.35$、均值$\geqslant 4.50$ 的结果作为慢性肾衰竭常见症状对证候要素的贡献度。最后得出病位类证候要素"肾"相关症状贡献度分布情况为：腰膝酸软（10 分）、夜尿频多（9 分）、腰膝酸痛（8 分）、浮肿（7 分）、腰冷（7 分）等。

　　（六）症状现代机制

　　依据前文主症识别及症状信息采集，症状可定位相关脏腑。

　　1. 肺系症状　主症多见咳嗽，咳嗽可见于哮喘、胃食管反流性咳嗽、慢性支气管炎、支气管扩张、非支气管扩张的化脓性呼吸道疾病（细支气管炎）、肿瘤、咽喉梗阻、血管紧张素转换酶抑制药（ACEI）的使用、习惯性咳嗽、痉挛性咳嗽、心理性咳嗽、肺间质病变、职业环境相关性咳嗽、肺结核以及其他传染性疾病、腹膜透析性咳嗽、免疫功能不全、少见气管-支气管病变、不能解释的（特发性）咳嗽等。

　　咳嗽是最重要的呼吸防御反射之一，非自主的咳嗽均具有完整的反射弧，感觉神经末梢受到刺激以后，神经冲动沿迷走神经传入大脑咳嗽中枢，经过整合后通过传出神经到达咳嗽的效应器，从而引发咳嗽。咳嗽的感受器分为机械感受器和化学感受器，多数哺乳动物气道内存在两种机械感受器，快适应感受器和慢适应感受器，一般情况下机械感受器对化学刺激不敏感，快适应感受器分布广泛，从鼻咽到喉部、气管及支气管均有分布，这类感受器对气道轻微的机械变化都十分敏感，但对直接的化学刺激不甚敏感，假若组胺、神经肽和缓激肽等引起肺膨胀和肺萎缩的机械变化可活化感受器。慢适应感受器主要分布于外气道，对气道扩张和平滑肌收缩的刺激敏感，但对组胺、乙酰胆碱等化学刺激并不敏感。化学感受器是一些无髓鞘的迷走传入神经，属于多形态感受器，对化学刺激十分敏感。气道中大部分的感觉神经纤维是由迷走神经构成的，刺激气道外的鼻旁窦、胸膜、心包、食管及胃等部位，同样可引起咳嗽，因为这些部位的神经分支可以将神经冲动传至神经中枢。而且膈神经等也参与神经冲动，这可以帮助我们理解为什么肺外疾病会引起咳嗽。目前认为至少有两种不同亚型的迷走神经纤维引起咳嗽反射，一种为低阈值的机械感受器纤维；另一种迷走神经亚型为辣椒素敏感纤维。目前认为支配气管的迷走传入神经纤维来自结状神经节和颈状神经节神经元，它们有不同的胚胎起源。关于咳嗽的中枢，目前还没有精确的定位，现在一般认为与孤束核及呼吸神经元有关，咳嗽还受大脑皮质控制，可能受中枢神经递质及受体的影响。影响咳嗽反射的因素有很多，包括炎症介质、神经肽、组胺等。目前对咳嗽机制的研究比较少，所获得的信息主要是从动物模型上得到，通过对咳嗽机制的探讨，可以为调控咳嗽反射，控制咳嗽的治疗策略提供更好的理论基础。

　　2. 心系疾病　主症多见心悸、胸闷痛等，常见于心脏的器质性疾患，如冠心病、心肌炎、心肌病等，也可见于循环系统其他疾患，如肺动脉血栓、慢阻肺等。不寐常见于躯体化障碍、神经症、更年期综合征等。痴呆可见于西医学中老年性痴呆、血管性痴呆、混合型痴呆及脑叶萎缩症、代谢性脑病、中毒性脑病等。癫狂常见于精神分裂症、躁狂症、抑郁性精神病等。在此重点介绍心悸的现代机制。

心悸对应西医学即心律失常。器质性心脏病和非器质性心脏病均可发生心律失常，心律失常发生的机制，包括冲动形成的异常和冲动传导的异常。快速性心律失常多数是由折返机制引起的，小部分由触发活动产生，还有因心脏起搏功能的异常而致者。折返是快速性心律失常最常见的发生机制，如阵发性室上性心动过速的形成，约有90%是由房室旁路或房室结双径引起的。折返的产生，需要具备环路结构、单支阻滞和有效不应期与传导速度匹配3个基本条件，即两个大致平行的传导路径在近端和远端通过传导组织相连，形成一个潜在的电环路；一个路径的不应期比另一个长；不应期短的路径电冲动传导速度比另一条慢。当刺激遭遇不应期发生瞬时阻滞，快慢通路构成折返环，便发生折返性心动过速。折返通常出现在有纤维化的心室中，如心肌梗死等病人易出现此类心律失常，有的学者提出折返激动和细胞内钙离子增加引起的触发活动是心肌缺血时诱发的室性心律失常的主要原因。折返依赖于不同路径的传导速度和不应期的差异，而此二者正是由动作电位决定的，因此，能够改变动作电位的药物便可以治疗折返性快速性心律失常。触发活动是快速性心律失常的另一发生机制。触发活动的发生机制可能为：心肌细胞外向复极电流减少，内向去极化电流增加。这些离子流导致动作电位3相或4相初异常上升，成为"后除极"。心房、心室与房室束-浦肯野组织在动作电位后产生除极活动，若后除极的振幅增高并达到阈值，便可引起反复激动，持续的反复激动即构成快速性心律失常。若后除极发生在2相或3相，此震荡电位达到阈电位水平，可产生一个或一连串的兴奋，在一定条件下可诱发早期后除极，QT间期延长综合征和奎尼丁晕厥的机制为触发活动，钠通道阻滞剂、河豚毒素和利多卡因则能消除奎尼丁、低钾、乌头碱等所引起的早期后除极；若后除极发生在4相，即于膜电位复极完毕之后发生震荡电位，其振幅如达到阀电位可发生延迟后除极，如洋地黄中毒、儿茶酚胺增加都可诱发延迟后除极，这些因素导致细胞内钙积累，引起后除极。目前触发活动在缺血及再灌注性心律失常形成过程中的作用也正日益受到重视。何建新等的实验结果证实30%的缺血性心律失常及71.4%的再灌注性心律失常与高膜电位早期后除极有关。

3. 脾胃及肝胆疾病 脾胃疾病主症多见胃脘部疼痛、痞满，对应西医学中胃和十二指肠溃疡、急慢性胃炎、胃痉挛、功能性消化不良、胃下垂等。若以呕吐为主症，主要考虑上消化道疾患，也可见于肠梗阻、急性胰腺炎、胆囊炎等疾病早期。腹痛常考虑急慢性胰腺炎、肠梗阻、肠粘连、急慢性肠炎、肠易激综合征、肠结核等肠道疾患，也可见于泌尿系统结石及妇科疾患，如宫外孕、原发性痛经、盆腔炎等。

肝胆病证多见胁痛、身目尿黄，可参考急慢性肝炎、胆囊炎、胆结石、胆道蛔虫病、肋间神经痛等。头痛常见于偏头痛、紧张性头痛、丛集性头痛、三叉神经痛等原发性头痛，脑神经痛、急性脑血管意外等继发性头痛等。

疼痛贯穿脾胃及肝胆疾病。疼痛的分类方法较多，在此我们介绍根据病理学特征对疼痛进行分类，将其分为伤害感受性疼痛、神经病理性疼痛或两者兼有的疼痛。伤害感受性疼痛是在伤害性刺激存在的情况下由完整的伤害感受器感知并产生疼痛感觉。此类疼痛的发生多与组织损伤相关，在此不多做阐述。正常情况下，完整的疼痛觉传导包括如下过程，神经末梢产生疼痛觉冲动，神经纤维负责冲动传导，将冲动传导至各级神经系统。当神经系统由于疾病或直接损伤出现异常改变或者神经纤维受损时，这些受损部位会出现自发的神经冲动从而产生痛感，并且这些痛感会被投射至神经起源的部位，这一类型的疼痛被称为神经病理性疼痛。国际疼痛研究协会对于神经病理痛定义为外周或中枢神经系统结构损伤或功能紊乱所致的病理性疼痛。

病理性疼痛的发病机制至今尚未被完全了解，但经过医学工作者对病理性疼痛多年的临床研究和基础研究，对病理性疼痛的相关机制的认识逐渐加深。基于疼痛的分类，伤害感受性疼痛多与导致疼痛的原因相关，因其感觉神经系统保持完整且功能正常，去除病因即可缓解或治愈疼痛，其机制较为清晰。目前研究者将致力于研究非伤害感受性疼痛发病机制，包括神经病理性疼痛和心理疼痛。以下介绍其机制。

（1）神经病理性疼痛的中枢机制：持续时间较长的炎性疾病和神经损伤疾病，所引发的刺激导致脊髓的兴奋性显著升高，这一变化被称为"中枢敏化"。中枢敏化的发生主要由于 NMDA 和非 NMDA 受体被损伤诱发的兴奋性氨基酸激活所引发。这些受体被激活后，产生一系列生物学效应，神经元之间突出活动显著增加，自发或诱发的神经元放电增加，感受野明显扩大，这些神经元功能可塑性的改变可能是炎症和组织损伤致痛的基础。中枢神经系统神经元兴奋性的调控与诸多生理功能的调节相似，包括正向和反向调控两部分。中枢抑制作用主要通过调节脊髓中间神经元和脑干下行通路实现，具体机制通过增加局部抑制性神经递质如氨基丁酸、甘氨酸和脑啡肽等对痛觉进行调节。在神经系统受损后，脊髓抑制性中间神经元会出现兴奋性中毒现象甚至出现此类中间神经元的死亡，从而导致神经元兴奋性增强。除此之外，损伤发生后还可引发一系列生物效应，如蛋白激酶系统的激活，可以是中间神经元对伤害性感受刺激抑制信号的传递减弱，使机体产生痛觉过敏。研究表明，中枢神经系统存在下行易化系统，该系统主要包括的结构有下丘脑、杏仁核、前扣带回、孤束核、背侧网状核、中脑导水管周围灰质和延脑头端腹内侧核群大量的自发放电发生后会将冲动传递至薄束核，该冲动再经内侧丘系到达丘脑，从而激活延脑头端腹内侧核群等下行易化系统，使机体感受到异常的痛觉。实验研究结果显示，在正常动物与脊神经结扎模型动物进行实验过程中，如果注射利多卡因至下行易化系统如延脑头端腹内侧核群区域，会明显抑制脊髓背角神经元对外周刺激的反应，并且模型组动物受到抑制作用的神经元数量较对照组为多。此差别不仅表现在神经元受抑制的数量上，在程度上同样如此。由此可见，在神经损伤后，下行易化系统被激活而且发挥着重要作用。

研究还发现，胶质细胞的激活和神经纤维异常芽生同样是重要的病理性疼痛的中枢机制之一。在神经病理性疼痛模型动物的背根神经节（dorsal root ganglia，DRG）的交感神经出现异常增生，形态学研究发现损伤部位神经纤维增多，交感神经轴突芽生，同时损伤还可以使受损神经纤维胞体、成纤维细胞和雪旺氏细胞释放神经生长因子和白细胞抑制因子。这一形态结构的改变，使机体对机械和冷热刺激的阈值降低，敏感性增强，从而产生痛觉过敏。同时，有髓鞘低阈值的 Aβ 纤维与 C 类纤维形成新的突触，激活 C 纤维所属神经元，这也被认为是 Aβ 纤维参与神经病理性疼痛的重要解剖学基础。

神经系统内的胶质细胞，包括星形胶质细胞、小胶质细胞、少突胶质细胞等主要类型。关于胶质细胞在中枢神经系统所发挥的功能，早期认为其主要发挥支持、营养和保护的功能，随着神经系统研究的进展，大量的证据表明胶质细胞在多个病理生理过程中发挥重要作用，其中就包括在疼痛发生和发展过程中。当神经系统发生损伤后，星形胶质细胞和小胶质细胞被激活，并产生重要的致痛因子，包括肿瘤坏死因子 α（Tumor Necrosis Factor-α，TNF-α），白细胞介素-1β（Interleukin-1β，IL-1β）和白细胞介素-6（Interleukin-6，IL-6）。这些炎症因子均参与疼痛的产生和维持。除此之外，胶质细胞表达有 P 物质（Substance P，SP），兴奋性氨基酸（excitatory amino acids，EAAs），三磷酸腺苷（Adenosine triphosphate，ATP）等多种物质的受体，当外周损伤导致这些物质释放后，会激活胶质细胞，使其释放大量神经兴奋物质，包括神经活性物质、细胞因子和炎症介质等。这些生物学效应互为因果，导致疼痛的进一步发展和维持。

（2）神经病理性疼痛的外周机制：神经病理性疼痛的外周机制较中枢机制相对简单，主要包括受损部位神经纤维的异常放电、邻近未损伤神经纤维兴奋性增加、局部致痛物质产生并蓄积和运动神经元的损伤等几方面。

外周神经受到损伤后，导致疼痛的病因多为损伤局部出现神经纤维脱髓鞘和神经瘤的产生。神经瘤导致的自发放电现象于 1974 年被 Wall 等首次报道，报道称大鼠坐骨神经形成神经瘤后，在下腰部背根可以记录到大量的自发放电。伤害性刺激如机械性刺激、化学性刺激均能够显著升高放电频率，并同时引发疼痛。自发放电的机制至今尚不完全清楚，研究显示当神经损伤发生后，神经轴突和 DRG 神经元胞体细胞膜上的离子通道的表达分布和开放特性发生病理性改变，由此引起相应神经纤维兴奋模式和传导特性的改变。此种离子通道的改变包括与感觉密切相关的电压门控 Na^+、K^+、Ca^{2+} 通道的变化，目前认为其为主要的外周神经系统异常放电发生的原因。

另有研究发现，神经损伤所引发的异常放电不仅发生在受损的部位，邻近未受损的神经纤维同样发生异常放电。除此之处，研究者还认为被损伤的神经纤维也是形成神经病理性疼痛的主要原因，但之后的研究成果与此结论相反。如直接切断受损神经使其断绝与脊髓的联系，并不能够缓解神经病理性疼痛所引发的疼痛行为。而选择性损伤运动神经元如大鼠的外周神经腰 5 前根，无须损伤感觉神经元仍然能够引起明显的感觉神经纤维的自发放电和机体持续的神经病理性疼痛。由此可见，未损伤的邻近神经纤维的兴奋性改变在神经病理性疼痛中发挥着重要作用。

（3）疼痛的心理机制：疼痛相对于其他类型的主观感觉来说，疼痛是一类特殊的主观感觉，它既包括了感觉分辨同时也包括了情感体验。疼痛与病人心理精神症状呈现为相互影响，也就是说疼痛能够导致不同的心理精神症状，而心理精神的异常同样可以作用于疼痛的发生、转变和维持上。所以对于疼痛病人尤其是慢性疼痛病人，疼痛所引发的心理紊乱以及继发于此的其他功能障碍不容忽视。

有研究证明，在病人处于不同的精神心理状态下，检测病人对于疼痛的反应或检测实验动物疼痛阈值与正常心理下存在显著差异。当病人处于惊恐状态下，对疼痛的反应会显著敏感，而处于焦虑状态的病人与其状况相反，痛阈提高，对疼痛刺激不敏感。进一步的机制探讨提示，引发机体出现这一状况的物质基础是由于疼痛的传导整合过程中与管理情绪的脑区处于同一水平，如下丘脑、杏仁核、海马和前额叶皮质等部位。这些脑区均参与了疼痛传导整合，也参与了情绪的管理，是重要的情绪中枢。

除此之外，与情绪相关的重要神经递质 5-羟色胺（5-hydroxytryptamine，5-HT）和去甲肾上腺素（Norepinephrine，NE）同时与疼痛的关系密切。在中枢神经系统中，绝大部分 5-HT 束起源于中脑中缝核，而大部分 NE 束起源于中脑蓝斑核。5-HT 和 NE 在脑内经上行通路向上投射，直接刺激脑区，包括大脑皮质和边缘系统。大脑皮质（包括前额叶皮质）主要参与执行功能的管理，边缘系统（包括海马、前扣带回皮质、下丘脑和杏仁核）主要参与行为、动机和情绪的管理。当 5-HT 和 NE 系统功能低下时，就会发生情绪心理精神疾病。另外，5-HT 和 NE 还经下行束向下投射至脊髓，参与疼痛的调节，是下行通路中抑制疼痛的关键神经递质。增加 5-HT 和 NE 系统功能或突触间隙内 5-HT 和 NE 的浓度，可能抑制中枢性疼痛。

由此可见，疼痛症状与心理和情绪在神经生物学上有着紧密的关联，这就解释了抑郁症病人缘何会出现疼痛性躯体症状；5-羟色胺再摄取抑制药（selective serotonin reuptake inhibitor，SSRI）类抗抑郁药能有效改善抑郁情绪；去甲肾上腺素再摄取抑制药（selective noradrenalin reuptake inhibitors，SNRI）类抗抑郁药既能有效改善抑郁情绪，又能有效缓解抑郁症伴有的疼痛性躯体症状。

综上所述，疼痛症状在临床疾病发生过程中普遍存在，涉及机体任何部位，且对其治疗的效果不尽满意。主要由于疼痛的发病机制复杂，影响因素多样，治疗方法多为针对性治疗。现中医药在临床应用治疗疼痛的研究逐渐增多。

4. 肾系疾病　肾系疾病主症较多，水肿常见于上尿路疾患，如急慢性肾小球肾炎、肾病综合征、继发性肾小球疾病等。排尿困难、疼痛等见于下尿路疾患，如急慢性尿路感染、前列腺增生、尿路结石等。在此主要介绍水肿现代机制。

水肿是肾脏病病人常见症状，可见于原发性及继发性肾小球肾炎、肾病综合征、肾衰竭等多种疾病，往往病情缠绵、迁延难愈。其发病机制也较为复杂，主要可分为肾病性水肿、肾炎性水肿。肾病性水肿主要原因是：一方面大量蛋白从尿液流失，导致低蛋白血症，血浆胶体渗透压降低，液体从血管渗入组织间隙；另一方面有效血容量降低，刺激容量感受器，引起 RASS 系统激活、抗利尿激素增加、心房钠尿肽激素分泌减少，导致水钠潴留，加重水肿。肾炎性水肿主要原因为肾脏排除水钠障碍，各种原因导致肾小球受损，肾小球滤过率下降，而肾小管对钠的重吸收能力正常，"管球失衡"，导致水钠潴留，有效血容扩张，血压升高，RASS 系统抑制，抗利尿激素减少，随着疾病的进展，肾小管对钠的重吸收降低，建立新的"管球平衡"，钠的排泄可以得到暂时的改善，但是随着肾功能逐渐减退，这种演变一步步地进入恶性循环。

费芸芸等人指出，多项研究对肾性水肿的经典机制——血浆胶体渗透压降低导致水肿——提出了质疑，并提出了"充盈不足"的学说。研究认为钠重吸收增多的主要部位是集合管和远端小管，其钠重吸收量与上皮钠通道（ENaC）、Na^+-K^+-ATP 酶活性有关。研究表明，肾病大鼠的尿钠排泄量与肾皮质 Na^+-K^+-ATP 酶的活性呈负性相关，使用选择性钠通道阻滞药阿米洛利，可有效地减少钠的重吸收来抑制水肿的形成。肾病综合征病人除集合管钠潴留外，近端小管钠的重吸收亦较正常增加。经肾小球滤过的水和钠有 70% 在近端肾小管被重吸收，与之密切相关的是近端小管上皮细胞顶端的钠氢交换通道 3（NHE3）、肾病病人大量蛋白尿激活 NHE3 参与的受体介导的清蛋白的胞饮作用，从而促进钠在近端小管的重吸收增加，造成钠潴留。

张波在其综述中指出，低血容量型病人存在高肾素、高醛固酮血症；高血容量型病人则为低肾素、低醛固酮血症，但利尿后肾素、醛固酮又反弹升高。高血容量型病人临床多表现为激素抵抗和高血压，因此血浆肾素水平是区分血容量高低的指标。后续研究发现肾病病人肾素、血浆和尿醛固酮水平可表现为升高、正常或降低，钠潴留并不完全决定于 RAAS 系统，血浆肾素变化可能仅取决于到达致密斑的钠离子浓度而非血容量的多少，另外激素引起的利钠效应是否和 RAAS 有关目前尚未明了，仅部分低血容量肾病综合征病人给予螺内酯后由钠正平衡转为钠负平衡，提示水肿形成可能和 RAAS 系统活化相关。

卢义侠等经临床研究指出，蛋白尿及排钠减少是由于肾内机制的作用。试验中，血清白蛋白降低并不与血容量下降平行，水肿期患儿虽均有血清白蛋白减少，但大多数患儿并无血容量减少，而肾小球功能有不同程度下降，水肿期所有病人钠排泄分数明显下降，支持了水肿的肾内机制。

综上所述，我们可见中医问诊的发展逐渐加快。从传统的"十问歌"再到现代愈发多见的高智能辅助辨证诊疗的软件，症状贡献度为主症的识别提供客观依据，各类症状的现代机制研究越发深入，使得问诊逐渐系统化、规范化，使得问诊更好地与中西医临床相结合。

〔简维雄 罗 颖〕

四、脉诊临床研究

（一）脉诊临床应用

在临床诊疗中，若把因血流动力学改变而表现出的脉象类型及其变化因素一并纳入临床思维，将会提高中医辨证与辨病的能力及治疗效果。在先天性心脏病中，脉象明显显示出与多种分流、反流和狭窄性病变之间的相互关系，心室和大动脉水平发生的左向右分流，二尖瓣反流或主动脉反流的病人，脉象主要表现为滑脉和弦滑脉。可能与左室射血速度增快，血液反流入左房或左室及周围血管阻力下降有关。不同类型的先天性心脏病病人所显示的相应脉象对于反映心脏疾病所致的血流动力学变化具有重要意义。

肝癌病人主要表现为弦脉、滑脉、弦滑脉，并兼有数脉。分析其脉象变化的机制，可能有以下几个方面：

（1）肝癌细胞的生长及转移导致血液黏度增高和微循环障碍从而导致外周血管阻力增高。

（2）进行性的肝功能减退、门静脉高压、低蛋白血症、腹水、周围静脉曲张等因素引起有效血循环量不足从而导致心输出量下降，心率加快，血管收缩，外周阻力增加。

（3）疼痛、紧张或肝脏的灭活功能降低，使体内缩血管介质或内分泌激素增加。

上述因素的综合影响，使肝癌病人心输出量下降，外周阻力增加，心率加快，从而使脉象发生相应变化。

陈照冰等运用无创心功能检测方法，借助心功能指标分析弦脉形成的主要因素，从同步记录的心电图、心音图、胸阻抗微分图、桡动脉脉图等，测算出弦脉者的心指数、总外间期、Heathe 指数等诸项，结果表明，出现弦脉时的外周阻力增高、血管顺应性降低、心输出量减少。

吴玉生观察了 36 例弦脉型高血压病人血浆内皮素（ET）水平，并与 30 例非弦脉型高血压病人及 30 例正常人进行对照，结果正常人 ET 水平显著低于非弦脉型高血压病人，后者又显著低于弦脉型高血压病人，说明高血压病人存在 ET 水平的增高，以弦脉型为明显，ET 增高可通过增加动脉张力和促进动脉硬化对弦脉形成起作用。

使用 BYS-14 型脉象描记仪描记上消化道出血和大叶性肺炎高热丧津病人寸口关部脉图，分析发现失血、丧津而致芤脉寸口脉图特点是：二者脉图形象完全一致，主波较正常人平脉脉图略低，但其上升和下降的速度均较快，无潮波，降中峡很低，在脉搏基线以下，降中波高而明显，脉动周期短，脉率快。

（二）现代脉象实验研究

1. 时域分析法 时域分析法是现在应用最广泛的一种方法，它通过直接对脉图的特征指标进行分析，确定脉象之间的差别，鉴别出各种脉象。因此，如何筛选出各种脉象间的特征性指标，是此种方法的关键。北京中医学院的研究者描记了 112 例病人左关脉脉图，寻找出区别弦脉、滑脉、细脉的降支斜率这一特征，另外，还发现降中波幅/主波幅、升支最大斜率、降中波幅可区别上述三种脉象之一。傅骢远等为寻找判别脉象浮、沉、虚、实客观指标，做了大量的工作，进而提出取脉压力-波高关系曲线可作为判别脉象浮、沉、虚、实的客观指标。

2. 频域分析法 频域分析法是近代工程学中常用的处理动态信息的有效手段，适用于脉象这种周期性信号的处理。通过对 89 名健康大学生的关脉和跌阳脉的压力脉图功率谱进行了分析，发现其特点为低频处能量较大，多集中在 5 次谐波以下。压力脉图基频的幅值反映了脉力的大小。实、平、弱脉因脉势依次减小，因而谐波振幅也依次减小。跌阳脉的谐波振幅普遍高于关脉。有人设计并使用一种非接触式的脉搏信号检测系统，提取了人体 4 种脉搏声信号；应用傅立叶变换方法对脉搏信号进行分析，获得了脉搏信号的功率谱，得出很多对中医脉诊客观化研究和人体心血管疾病的无创伤诊断有中医价值的结论。应用低次谐波的幅值和初相角对弦脉、滑脉脉形图进行判别分析，结果两种脉图组内回代的正确率为 80.78%～81.94%，组外回代的正确率为 87.76%～87.88%。

3. 多因素分析法 中医切脉是指感，主要是寸口脉位置深浅、脉管粗细、脉动强弱、频率、节律、弦柔、滑涩和长短等八种感觉的模糊集合，多因素分析法的目的是模拟中医切脉手法，将上述八种感觉以举、寻、按诊脉趋势图、时间压缩图和动脉粗细示意图、压力脉搏图和脉搏速率图五种图来表示，从而可对单一压力脉搏图难以全面反映出来的中医脉象加以客观化。亦有学者以获得的二维信号为基础，以空间幅度分布图和空间特征图、脉宽踪迹图进行脉象分析。

4. 数学模型法 根据流体力学、生物力学等理论，对所研究的脉象特征进行数理描述表达，建立数学模型。有学者提出了较完善的非线性脉搏波在动脉内传播的理论，谢官模和张光辉等在上述研究的基础上提出了一个新的血流脉搏波在动脉内传播的理论模型，考虑了动脉血管的黏性以及血液中血浆和红细胞的分层，导出了血液、动脉及其外周组织组成的流固耦合系统的运动微分方程组，并将其进行了无量纲化。利用研制的心血管系统数学模型，通过数字仿真考察的心血管参数包括：心率、心室收缩舒张系数、血液黏度、动脉管弹性模量和外周阻力，结果参数的改变能够改变桡动脉压力波的波形。大部分仿真结果与临床观察结果相同或相似，并在仿真中发现一些新现象。其中值得注意的是，单个参数对桡动脉压力波波形的影响不仅与该参数本身有关，还与其他参数的取值有关。研究者又采用双弹性腔模型，将心脏作为模型的输入信号，实验得到的桡动脉搏波作为模型的输出，利用系统辩识技术对脉象图进行客观化研究，从而估计出模型中有生理意义的参数；并用这些参数作为脉搏波的特征值。通过对运动前后参数变化的比较，得到有益的结果。

5. 智能化方法 由于脉搏信号的复杂性和所得数据的多样性，使人工分析脉搏数据十分困难，随着计算机智能化技术日益成熟，为我们提供了一个处理复杂、多样、大量数据的有力武器，近年来再度兴起的神经网络非线性系统，成为实现机器智能的主要手段，神经网络应用于脉象分析将是一种有益的尝试，最终可能形成一个通过切脉即可以判别病证的中医智能神经网络。

（三）常见病脉研究

1. 对浮脉和沉脉的研究

（1）浮沉脉脉图分辨方法：第一是根据不同取法压力下取得的最大波幅判定，即浮取时波幅最高脉势处于较强状态，中、沉取时波幅降低脉势渐弱为浮脉，反之为沉脉。但浮中沉取法压力多少为宜尚无统一标准。程锡篇等对外感表证浮脉者，以 20 g、40 g、60 g、80 g、100 g 的压力描记脉图。当 20 g 或 40 g 压力时，就能清楚地描出图形，且主波幅最高，指感也最清楚。随着压力增加主波幅渐低，指感亦不如轻取时明显。其脉图与正常人相比，有降中峡幅减低，降中波幅增高，脉波周期缩短，主波升支时值延长等改变。费兆馥等判定压力定标 25～75 g 为浮取，100～175 g 为中取，200～250 g 为沉取，当取法压力<100 g 出现最佳图象就判为浮脉。第二是根据 L-a（重搏波后的降支）曲线特征判定，即以 L-a 曲线特征判断脉之浮沉的方法，即看最高的主波（bc），最大的脉图面积（SA），尤其典型 L-a 段出现的部位而确定。当 bc 及 SA 浮>中>沉，典型的 L-a 段出现在浮脉图中，即判为浮脉；当 bc 及 SA 浮<中<沉，典型的 L-a 段出现在沉脉图中，即判为沉脉。第三是根据脉势图判定，即依据"多因素脉图识脉法"中"举寻按诊脉趋势图"判断浮沉。具体做法是在描记部分，除正常纸速度外，增加一档每秒 1 mm 的走纸速度，用以描记压力幅度直方趋势图。同时，使用液压技术，使探头对脉道由轻到重分 7 次加压，随时记录脉波幅度。在描记完毕后，波幅顶点的轨迹即为诊脉趋势图。呈渐降型即为浮脉；趋势图呈渐升型即为沉脉。

（2）浮沉脉形成机制研究：张大祥等认为浮沉所描述的是动脉应力应变的非线性程度位置的深浅。光藤英彦则认为浮脉管壁及壁外组织张力高塑性低，沉脉则相反。张伯纳等则提出，脉的浮沉除与血管的解剖位置及皮下组织等因素有关外，还可能与血管的舒缩状态有关。费兆馥对外感表证浮脉的研究亦认为：表证之浮脉，主要是血管运动的变化，并不完全意味着解剖位置的深浅。此外，血管周围组织的黏弹性和皮下组织液含量成分，随发热的变化及对指感的影响亦应考虑。

2. 对迟脉与数脉的研究

（1）迟脉：迟脉脉图特征是脉来迟缓、脉动周期延长、脉形不拘，可兼沉、弦等脉。有人将成人每分钟脉跳次数 50 次定为迟脉。周耀群等则认为迟脉应定为每分钟 60 次以下。张镜人等心率每分钟 50～60 次为迟脉。玉志良等对几种中医脉象的观察表明：迟脉可见交界性心律、心室自律心律、窦性心动过缓、室性早搏（联接期极短）二联律、心房扑动合并完全性房室阻滞、二度房室阻滞（莫氏Ⅱ型 2∶1 房室传导）等心律失常疾患。周耀群等对节律异常的几种脉象，结合心电图检查，探讨脉象的临床诊断条件和病理变化基础，认为心电图诊断为迟脉的几种心律失常者是由于窦房结功能低下引起。尸检可见窦房结纤维化及心房传导纤维、交界部甚至左右束支上有弥漫性或斑块样纤维变性等。由于起搏细胞纤维化，传导纤维变性，可导致兴奋性降低，临床出现频率减慢的心动过缓。心率严重降低时可引起低位起搏点逸搏而形成逸搏心律。

（2）数脉：数脉脉图特征是脉率较快，脉动周期缩短，脉率每分钟 90～120 次，节律整齐。邓慧英等对外感发热浮数脉作了血液动力学分析，结果脉率均值在 90 mm 以上，每搏输出量降低，每分输出量升高，总阻抗升高。认为外感发热浮数脉的机制是血管顺应性降低，血管充盈度良好；心脏总功率的升高则是机体为克服高阻抗而产生的自动调控。

3. 对弦脉和滑脉的研究

（1）弦脉：弦脉脉图特征是主波升支陡峭，脉波上升速度快，斜率大，重搏前波与降中峡位置抬高，重搏波减低或消失，脉波降支下降速度较缓等。重搏前波位置抬高是弦脉脉图的重要特征。由于重搏前波的位置不同，致使弦脉脉图呈现多种形态。据此费兆馥等将弦脉分为 4 型：弦Ⅰ—斜宽型；弦Ⅱ—平宽型；弦Ⅲ—圆宽型；弦Ⅳ—后突型。赵恩俭等则将弦脉图分为"平顶弦""双峰弦""斜峰弦""宽腰弦""钝锋弦" 5 种。这些脉图形态上的差异，往往反映出动脉血管的不同弦硬程度。瞿昊宇等研究发现某些生理病理因素如年龄、体质量指数、血压等对弦脉的影响能在"计算机脉象仪"脉图参数中得以体现，弦脉的脉象特点也能通过"计算机脉象仪"的脉图参数分析得到，能让我们通过脉图描记而对病脉有更直观的认识，为"计算机脉象仪"的科学性和敏感性提供了有力的实验数据支持。赵恩俭等还观察到，弦脉图形与高血压不同病程有关。早期多见平顶弦与双峰弦，中期多见钝锋弦及宽腰弦，而斜峰弦多见于晚期较重病人。关于弦脉的形成机制，据殷文治、丘瑞香等人的研究，弦脉时的外周阻力增高，血管顺应性降低，心输出量减少。许多单位的研究结果与此一致。王瑞鹏等对 643 例观察对象同步描记脉图与电阻抗图的结果提示：弦脉的肢体血流量和每 100 mL 组织血流量少于平、滑脉；弦Ⅲ、弦Ⅳ型的肢体血流量和每 100 mL 组织血流量更少。张家庆等从脉波传导速度方面研究弦脉，结果：弦脉组的脉波传导速度平均为 7.6 m/s，比同年龄平脉组 6.30 m/s 快。熊鉴然亦测到狗的实验性弦脉组比平脉组脉波传导速度加快，认为主要与血管紧张度和全血容量等因素有关。脉波传导速度加快对于鉴别弦脉有一定意义。费兆馥等观察了弦脉与尿 17 -羟皮质类固醇和儿茶酚胺排量的关系，发现尿 17 -羟皮质类固醇显著增高时，多出现滑脉；而尿儿茶酚胺明显增高时多出现弦脉。由此推断血中儿茶酚胺浓度可能与弦脉形成有关。弦脉脉图主波幅增高、升支陡峭反映心脏射血期主动脉内的压力迅速上升；由于血管紧张度增高，弹性模量增大，引起脉波传导速度加快，使外周反折波来回迭加增加，故重搏波提前出现，且位置抬高；随着外周阻力增大，主动脉内血流排空减慢，舒张压升高，所以降中峡亦抬高。

（2）滑脉：滑脉脉图特征是主波幅较高，升支陡，升支斜率较大，重搏前波不显著或无重搏前波，重搏波明显，降中峡位置较低，切迹明显，降支下降速度快等。其中重搏前波与降中峡位置高低及重搏波大小对区别弦脉有一定意义。王妍等运用"计算机脉象仪"采集的滑脉脉图能较敏感地体现滑脉脉象的特点，某些生理病理因素如性别、年龄、总胆固醇值对滑脉的影响均能在脉图参数中得以体现。通过"计算机脉象仪"对滑脉脉图的采集分析，能让我们通过图像及各参数的变化对滑脉有更直观的认识。上海高血压病研究所检测了滑脉妊娠妇女的心血管参数，结果妊娠滑脉的心输出量增加，每搏输出量和每分输出量均比平脉高，总外周阻力则比平脉小，动脉顺应性明显上升。江西中医学院研究了妊娠滑脉与病理滑脉在形态与病理机制等方面的区别，指出：妊娠滑脉具有细、短、软的特点，病理滑脉具有大、长、弦实的特征。他们采用多因素逐步差判别分析法，筛选出最主要的两个鉴别指标，建立两种滑脉的判别方程，正确率为 82.8%。宋一亭对冠心病滑脉血流动力学作了分析，认为以滑脉为主的冠心病病人，心脏功能尚无障碍，平均每搏输出量反较平脉有所增加，总外周阻力增加不显著。

4. 对细脉和涩脉的研究

（1）细脉：细脉脉图特征是主波幅低，与弦脉及滑脉有明显差别。重搏前波显著或非常显著，重搏波低平不易测量，降中峡相对高度较高，升支斜率小，降支下降速度缓慢等。李绍芝等认为：细脉与平脉、滑脉相比，脉力参数变化有一定特异性，主要表现为诸波幅降低和脉图总面积减小。细脉组心输出量比平脉、滑脉组明显降低，提示心输出量的减少是细脉产生的机制之一。江西南昌第二医院等单位研究，细脉的左室血流动力学变化主要是每搏输出量明显减少，心脏射血阻抗增大，有效循环容量显著减少。细脉的形成与每搏输出量减少，有效循环容量和压力梯度容量降低，以及中小动脉血管床收缩有关。刘克嘉等对 102 例观察者做次极量运动试验，91 例做心血管功能实验，结果发现：按平、弦、滑、细、弱的顺序，每分输出量有由大到小的顺序改变；而周围体循环总阻力，除弦、滑脉颠倒外，有由小到大的顺序变化。表明脉越趋向细弱心血管功能就越差。

（2）涩脉：涩脉脉图特征是主波幅低平，升支和顶峰持续时间延长，升支与降支的平均斜率减慢。主波与重搏前波融合，降中峡界限不清，重搏波不明显等。部分涩脉脉率迟慢，节律不整，脉势强弱不均。张卫建等同步测定涩脉病人的心血管功能指标，显示心搏指数、心脏指数、心收缩力指数均降低，主动脉顺应性降低，总外周阻力升高，脉波传导速度加快。因此涩脉的形成与心肌收缩力减弱、心输出量降低、血流量减少、动脉血管顺应性下降、总外周阻力增加等可能有一定关系。

5. 对结脉和代脉的研究

（1）结脉：结脉脉图特征是脉率缓慢，节律不齐，波幅大小、高低不等，伴不规则间歇，时有异常插入性小波出现且无规律性。代脉特征是脉率迟慢，节律不齐，波幅大小、高低不等，伴有规则间歇，在一定数量波群后可见一插入性小波，且有一定规律。周耀群等观察了结、代脉者的心电图：结脉者心电图类同于房性早搏、窦性早搏、交界性早搏、室性早搏、窦性静止、房性逸搏、交界性逸搏、室性逸搏等。各类早搏、逸搏具有二、三、四联律时可认为是代脉。二度Ⅰ型房室阻滞而发生 QRS 漏搏者亦属代脉。

（2）代脉：代脉脉图特征是脉率急促，节律不齐，波幅高低、大小不等，伴有不规则间歇，可见异常插入性小波无规律出现。由于房颤时脉搏的节律不规则，强弱不均，排血量甚少的心搏不能引起桡动脉搏动，从而产生脉搏短细，出现典型的促脉图形。

（四）脉诊仪的应用

中医脉象辨别是通过位、数、形、势4个方面来体察的，具体来说是通过脉象的部位、至数、长度、宽度、力度、均匀度、流利度、紧张度8个方面来辨识的。中医28种常见脉象中，浮、沉脉体现脉位深浅，迟、数脉体现脉搏频率（至数），长、短脉体现脉长，粗、细脉体现脉宽，虚、实脉体现脉力，滑、涩脉体现流利通畅程度，弦、缓脉体现脉管的紧急或者迟缓程度，均匀度则包括脉动节律、力度、大小是否一致。有些脉象又是几方面相结合的，如洪脉、细脉体现脉宽、流利度及紧张度，濡脉、弱脉体现脉位、脉宽及紧张度；散脉体现脉位、力度、均匀度；芤脉、革脉体现脉位、紧张度；牢脉体现脉位、脉力、紧张度；缓脉、急脉体现至数、流利度；结脉、促脉、代脉体现均匀度、流利度；紧脉体现脉力、流利度、紧张度。因此，脉象信号也需依据以上方面采集。自20世纪50年代我国学者朱颜首次将杠杆式脉搏描记器引用到中医脉诊的研究中以来，基于各种原理的换能器也被研发出来模拟中医手指切脉对脉搏信号进行采集、整理。"计算机脉象仪"其传感器是通过将驻极体电容密封在一空气腔中并设计出一薄膜窗口得以实现脉搏的信号传导与转换，是通过电容两极极板的微小变化来导致电信号的变化，并且该电容与一驻极体三极管紧密连接在一起，可以将微弱的电信号放大，具有灵敏度高的特点，其不仅能稳定记录完整的脉搏波形，而且还能观测到皮肤毛细血管血流循环的脉搏搏动情况。脉诊数理化的三步，脉象信号采集，脉象信号处理，数据挖掘，提取信息特征，信息特征的中医学、生理学和病理生理学解释。根据脉象仪采集的物理变量大致可以分为5类：采集压力变量的换能器、采集脉动位移的换能器、采集脉管容积变化的换能器、采集脉动振动频率的换能器以及采集多种物理信号的换能器。

1. 脉象信号采集装置　现对5类脉象信号采集做一简要的介绍，同时比对它们与中医脉诊理论的吻合度。采集压力变量的换能器压力传感器是目前应用最为广泛的脉象信号采集装置，按照其测量原理可分为压阻式、压电式、压磁式3种。采集信号与中医脉诊理论的脉位、至数、脉力有一定的吻合。

（1）压阻式传感器：压阻式传感器可分为固态压阻式、液态压阻式、气导压阻式，工作机制是电阻率随着应力的变化而变化，此应力分别是固态的克力、导电液柱产生的压力及气体产生的压力。固态压阻式传感器：20世纪70年代，李景唐等设计研发了MX-3型脉象仪，能够检测传感器输出的桡动脉脉搏信号，包括脉搏波和取法压力值（脉象），为建立脉象图谱奠定了基础。此脉象仪运用了HMX-3C刚体触头脉象换能器，等截面弹簧片悬臂梁作为传感元件，半导体应变片作为应变-电压转换元件。20世纪80年代，上海中医药大学的汤伟昌等设计出ZMH-Ⅰ型中医脉象传感器，其核心是复式悬臂梁结构的桥式应变片电路，以克力标定，随后在其单探头的基础上设计出了双探头复合式脉象传感器。第四军医大的钱宗才等采用ZMH-Ⅰ型中医脉象传感器，设计出"浮、中、沉"压力标定的中医脉图信号采集系统。2008年，清华大学深圳研究生院生物医学工程研究中心农天使等人在HK-2000G压阻式脉搏传感器基础上研究设计了嵌入式脉象信息采集电路，北京的TP-CBS脉图仪也属于此类。

液态压阻式传感器：湖南中医药大学黄献平等将传感器是水银稀盐水和乳胶膜的MX-811型脉象仪与传感器是半导体应变电阻片的BYS-14型心脉仪作出比较，发现两台仪器的线性和重复性均较好。但液态压阻式传感器所测电阻的信号变化与水银的多少、盐水的浓度、乳胶膜的厚薄等均有关，会对被测信号的真实程度带来影响。

气导压阻式传感器：西安交通大学孔祥骝等设计出七点式气囊加压小区域传感器比单点传感器能采集到更多脉象信息。中国计量学院奚唐敏等设计了微型气泵，由气泵对腕带气囊加压，从而增加固定在腕带内侧压力传感器的压力用以模拟人体自然诊脉时手指的压力。

压电式传感器：压电式传感器的主要工作原理是利用压电材料自身特性将脉搏的压力信号转换为电信号。1999年清华大学金观昌等提出设计了一种新型压电薄膜（PVDF）多点脉搏波计算机辅助测试系统，该系统实现脉搏信号的多点动态实时测量，并能全方位、多功能地显示各种脉图，并进行频谱分析和数字滤波。2005 年山东大学生物工程研究所魏守水等采用压电陶瓷式医用微压力传感器，用表带气动加减压法，设计了一种新型脉诊仪对脉象进行 4 个层面的测量采集分析。2010 年潘礼庆运用触力传感器并选用高集成度的芯片，设计将传感器和数据采集部分集成在一起的便携脉象数据采集笔及插在计算机 USB 接口上的脉象数据接收器，采用无线传输的方法将采集的脉象数据传至计算机上。

压磁式传感器：压磁式传感器的作用原理是这种传感器将作用力变换成传感器导磁率的变化，在此基础上输出相应变化的电信号。但是因磁性材料的选择、材料的热处理、输出特性等理论和技术上尚未成熟，限制了广泛应用。

（2）采集脉动位移的换能器：此换能器的工作原理是反射膜的倾斜度随着脉动而变化。采集信号与中医脉诊理论的至数、脉力、脉长、脉宽有一定的吻合。1993 年吉林工业大学姜凤岐等设计了一种脉象仪，采用特殊设计的光纤位移传感器感受脉象，反射膜随脉动产生不同角度的倾斜，从而改变人体接收光纤的光信号，经光电探测器转换为电信号。

（3）采集脉管容积的换能器：血液波动式流动引起血管内血容量的变化，血容量的变化又决定光线经过组织被血液吸收的量的多少，因此，透过组织的光纤也随血流波动式的变化而变化。此类换能器包括光电容积式、红外光电式脉搏传感器。采集信号与中医脉诊理论的脉位、至数、脉长、脉宽、流利度有一定的吻合。2009 年杨金红等设计了一种光电容积传感器，透过手指的光线经反射（或透射）后被光敏元件接收并将脉动的光强度信号转变为电信号。在检测系统中将变化量与直流量相互分离，从而得到光电容积脉搏波。2013 年长春理工大学焦琪玉等设计了一种利用红外传感器的脉象仪，通过 USB 接口设计实现了与 PC 机的数据通信，为远程监控提供了条件，并通过对 200 位受试者脉象信号的采集和分类实验，表明该仪器对脉象信号的平均识别率较好，适用于家庭医疗保健。

（4）采集脉动振动频率的换能器：传声器的原理是寸口皮肤表面一定频率范围内的微小位移使指面产生振动觉，形成的一种次声波作用于声音传感器，将声波产生的能量转换成相应电信号。采集信号与中医脉诊理论的部位、至数有一定的吻合。周鹏等设计的基于驻极体传声器的脉象检测系统、曹东等将心音传感器运用于中医脉象信号采集均属于此类。

（5）采集多种物理信号的换能器：超声多普勒技术可以反映除了压力搏动的其他信息，如血流速度、脉管管径、管壁厚度、管腔容积、脉管充盈度、血流频谱及脉管的三维运动等多种信息。采集信号与中医脉诊理论的脉位、至数、脉长、脉宽、流利度有一定的吻合。哈尔滨工业大学许超对桡动脉进行了超声多普勒血流信号的特征提取及分类研究。

2. 便携式无线脉搏监测系统的研究及应用　　便携式无线脉搏监测系统是指通过脉搏传感器采集到的脉搏信号经过微处理器处理，经过无线传输到智能终端（智能手机或 PC），显示的脉搏波用以辅助实现对于心率、血压、血氧饱和度的监测。便携式无线脉搏监测系统与中医脉诊仪在脉搏信号采集方面有相似之处，但在分析结果方面却大有不同。浙江大学周聪聪等研制了新型基于双通道脉搏传感的腕戴式无线低功耗心率实时监测装置。采用压电陶瓷式脉搏传感器并通过实验分析研究选择了一种新型信号检测的方法，采集到的脉搏信号经微处理器处理后通过串口方式发送到腕表 CPU 模块中，以 USB 无线通信模块实现与 PC 机的连接。对 10 名男性在休憩状态下的心率进行 3 小时的连续动态监测后，将测试结果与标准动态心电图记录的数据进行比较，结果表明，心率测量的算术平均误差约为 0.38 PM。南方医科大学吴超等设计了一种新型无线睡眠监测仪，采用一种改进的脉冲驱动光电脉搏传感器，经过微处理器实时采集受检者的光电容积脉搏波，计算心率和血氧饱和度，将结果以 Zig Bee 网络无线发送给PC 机，利用 VB 语言开发了 PC 机通信软件。丑永新等提出一种动态脉率变异性（DPRV）信号提取方法，并研制出一种便携式手机监护系统。该系统由绿光反射脉搏传感器拾取人体脉搏信号，通过蓝牙模块无线发送至手机。在手机终端上，Android 应用程序驱动蓝牙模块接收脉搏信号，并进行预处理，从中实时提取和处理 DPRV 信号；同时对 DPRV 信号提取的参数设定阈值，评估人体的状态，当人体发生异常时，发出声光报警，通过 3G/4G/WiFi 网络向家属或医院以自动发送短信和连续拨打求救电话的方式求救，并将被监护者的数据发送到云端数据库备份。李洋等运用光电容积脉搏传感器和生物电极通过G 5101核心处理器对心电和脉搏信号进行同时采集，根据脉搏波、心电与血压之间的关系，计算出人体的心率值和血压值无线发送到终端设备上，实现了多生理参数的微型化和网络化的实时监测；实验结果证明了该检测方法的正确性和可行性。韩方等介绍了一款采用温度传感器、压电式脉搏传感器等模块采集生理特征信息，通过无线 WiFi 传输，结合用户 Android 设备终端进行数据显示及反馈，采用人机友好交互界面进行体征信息管理。金凡等利用光电容积脉搏传感器采集脉搏信号，通过微处理器转换为数字信号后使用蓝牙模块发送至 Android 智能手机；在 Android 智能手机上开发应用软件，实现脉搏的波形显示、数护存储功能和生理参数的计算并验证了其可行性。胡异丁等设计实现一种无线心率测量系统，采用红外脉搏传感器采集光电信号，经处理后通过 LED 显示心率，并通过无线发送到 PC 端，在终端信号经 Lab VIEW 采集、显示、存储心率波形，系统能实时检测、显示心率，并可以随时调用心率波形。张弘强等提出了一种采用嵌入式 Linux 操作系统和跨平台应用程序框架 Qt4 快速开发便携式医疗设备的方法。开发过程包括开发环境的建立，Linux 和 Qt 翻译、移植以及应用软件的设计，并设计了一种手指脉搏波监测显示设备的系统软件来证实应用上述方法所开发的系统友好界面能够实时、清晰地显示脉搏波形等。张莉对智能手环的发展历程及关键技术进行了论述，其关键技术是通过光电容积图 PPG 测量心跳波，即使在 2014 年中国兴起了智能手环热潮，但由于人机交互设计尚缺乏广泛用户的认可，大部分的用户习惯仍在形成中，用户对于产品的依赖度低。

　　脉诊的临床应用普遍且广泛，有针对某一种病来研究其脉象的，也有按某一或几种标准脉象来研究比较的，还有用来判断疾病预后的，观察药物疗效作用的。中医脉诊具有微观性、辩证性、多维性、个体差异性、时间性和整体性等基本特征。中医脉象的主要内涵在于，在一个多维空间内，同时具备势、形、数、位等基本脉搏要素，具体来看，中医脉诊涉及脉搏的时间因素、波动范围、脉形、走势、节律、频率、力度和脉位等多方面的概念。脉诊是一种直接诊断手段，脉象是我们身体状况的直接反应，不管我们的身体是脏器功能低下还是有病理性改变，都会在脉象中得到体现。对人体脉象信息的获取和处理的研究，最有价值的方面在于国内脉诊仪的机制研究和应用开发。脉诊仪的检测方法包括脉搏波及取脉压力的检测、脉象多种力学参数的检测、脉象宽度的检测。主要是从不同角度对脉象的至数、节律、浮沉、强弱、粗细、刚柔、流利度之间的关系，发现脉证之间的规律。中医脉诊客观化研究以脉证关系的客观化为研究方向，搭建中医脉学理论与临床实践之间的桥梁。在过去几十年中，医学传感器、力学、数学、医学、生理学等学科的进展和在模式识别、信号处理、数据库和网络等相关领域取得了一些进展都必将进一步推动脉诊客观化研究。所有这些表明，脉诊能给临床提供有借鉴意义的信息，临床的发展也极大地丰富了脉诊的研究。

〔简维雄　刘　培〕

参考文献

[1] 熊英琼，程绍民. 浅析望诊的临床研究进展 [J]. 中医药临床杂志，2005，17（5）：517-518.
[2] 陈爱萍，隋永红，王雪梅. 中医望诊在白血病护理中的意义 [J]. 解放军护理杂志，2003，20（5）：97-98.
[3] 谷万里. 心血管病的面部望诊探微 [J]. 辽宁中医药大学学报，2008，10（8）：31-32.
[4] 陈勇达，王晖. 王晖应用面部色素望诊的经验 [J]. 中医药临床杂志，2009，21（5）：385-387.
[5] 苏培迪，冯晓纯. 冯晓纯教授气池望诊哮咳临证举隅 [J]. 光明中医，2016，31（15）：2173-2174.
[6] 李浩然. 略谈人中诊查方法及诊断意义 [J]. 陕西中医，1985，6（9）：391.
[7] 唐雅琴，杨忠奇，赵立诚. 耳垂冠状沟在冠心病望诊中的应用进展 [J]. 中西医结合心脑血管病杂志，2018，16（4）：428-431.
[8] 董连虹. 耳穴望诊及其在临床治疗中的应用 [J]. 针灸临床杂志，2002，18（2）：15.
[9] 季永荣，梁仲惠. 胃及十二指肠疾病耳郭望诊与胃镜检查对比观察 [J]. 中国针灸，1995，（5）：41-42.

[10] 向家伦，唐贤伟. 耳郭望诊煤矽肺病的效果观察 [J]. 中国针灸，1984，(4)：28 - 29.

[11] 周俊琴，张跃霞，夏先明. 肺癌局部望诊特征的研究概况 [J]. 临床荟萃，2003，18 (18)：1077 - 1078.

[12] 郭锋，林颖. 中医望诊中眼神跟踪与分析综述 [J]. 心智与计算，2007，1 (3)：391 - 395.

[13] 郭晟，郭娟，郑进. 眼部望诊在中医诊断中的应用探讨 [J]. 山东中医杂志，2012，31 (8)：551 - 553.

[14] 张海华. 巩膜望诊法 [J]. 双足与保健，2003，(4)：17 - 20.

[15] 黄东华. 舌下络脉望诊对肺癌的诊断价值研究 [D]. 河北医科大学，2006.

[16] 李醒华，徐荣清，谢雁鸣，等. 老年人上腭黏膜望诊的初步研讨 [J]. 新中医，1986，(1)：10 - 12.

[17] 梁爽，鲁明源. 鱼际望诊原理及其临床意义 [J]. 山东中医杂志，2013，32 (4)：225 - 226.

[18] 林维. 手部望诊与疾病诊断 [J]. 中国农村医学，1989，(11)：39 - 40.

[19] 靳士英，周侠君，何尚宽，等. 恶性肿瘤甲象特点的观察研究 [J]. 广州中医药大学学报，1997，14 (3)：156.

[20] 周俊琴，张跃霞，夏先明. 肺癌局部望诊特征的研究概况 [J]. 临床荟萃，2003，18 (18)：1077 - 1078.

[21] 文华，李捷加. 指甲诊病 [M]. 第 1 版. 上海：上海中医学院出版社，1990：23，55.

[22] 李耀谦，戴金梁. 颊部黏膜望诊诊断上消化道疾病 328 例分析 [J]. 江苏中医，1998，19 (6)：13 - 14.

[23] 高建忠. 咽部望诊小议 [J]. 中医杂志，2000，41 (7)：445.

[24] 钟仲义. 实用足部望诊概要 [J]. 双足与保健，2017，26 (1)：1 - 4.

[25] 唐良卫，李伶芳. 婴幼儿肛门望诊的临床应用研究 [J]. 中国中西医结合儿科学，2011，3 (4)：355 - 357.

[26] 王春梅，汤利红，刘琴. 宫颈望诊探讨 [J]. 时珍国医国药，2007，18 (4)：956 - 957.

[27] 庄国立，罗陆一. 罗陆一教授辨治心血管疾病的望诊经验 [J]. 中医药学报，2012，40 (2)：129 - 130.

[28] 孙京. 不稳定型心绞痛患者多元望诊信息提取及验证 [D]. 山东中医药大学，2015.

[29] 张艺严，高冰，卢家泉，等. 支气管镜下望诊肺痨局部辨证规律探讨 [J]. 山东中医杂志，2017，36 (7)：
     544 -547.

[30] 杨永琴，尤昭玲，游卉，等. 浅谈尤昭玲中医妇科特色望诊法 [J]. 中华中医药杂志，2016，31 (12)：5083 -5086.

[31] 徐翀. 罗陆一从望诊论治月经不调经验 [J]. 江西中医药，2011，42 (2)：16 - 19.

[32] 刘海洋. 中医望诊与 B 超在子宫肌瘤诊断中的相关性探讨 [J]. 微创医学，1999，18 (6)：18 - 19.

[33] 李敏，胡锦丽，孙艳平. 温振英谈过敏体质儿童的舌、面部望诊特点 [J]. 中国中医基础医学杂志，2010，16
     (7)：635.

[34] 许楷斯，倪晓良. 罗笑容教授运用"三方综合望诊法"诊查儿病的经验 [J]. 天津中医药，2016，33 (5)：257 -259.

[35] 王权，王纳，肖海飞，等. 侯江红教授论小儿四诊之望诊 [J]. 国医论坛，2017，32 (5)：19 - 21.

[36] 饶宏孝. 一千例小儿面部山根脉纹形色的临床分析 [J]. 辽宁中医杂志，1986，(12)：11 - 12.

[37] 时毓民，俞健，丁敬远. 哮喘患儿山根青筋望诊的临床意义 [J]. 上海中医药杂志，1998，(10)：25 - 27.

[38] 彭红华. 颜面局部望诊论治痤疮 [J]. 河南中医，2013，33 (1)：46 - 47.

[39] 张艳丽，孙长青. 聚类分析在艾滋病中医望诊分析中的应用 [J]. 中国热带医学，2007，7 (10)：1780 - 1782.

[40] 王小芹，夏永建. 运用中医望诊提高无偿献血体检、初筛合格率的效果观察 [J]. 临床输血与检验，2012，14
     (1)：56 - 57.

[41] 吴敏，宓越群，倪建俐，等. 700 名健康学龄期儿童红外热像谱特征及中医望诊关联研究 [J]. 上海中医药杂志，
     2002，(3)：34 - 36.

[42] 袁肇凯，范伏元. 健康人面部常色血流容积变化的临床研究 [J]. 中国中医基础医学杂志，1996，2 (2)：33 - 36.

[43] 胡志希，袁肇凯，顾星，等. GD - 3 型光电血流容积仪对 113 例健康人面部常色的检测分析 [J]. 中国中医药信息
     杂志，2004，11 (11)：965 - 967.

[44] 汪晶晶，李晓强，闫西平，等. 基于支持向量机的中医望诊颧色分类研究 [J]. 北京生物医学工程，2012，31
     (1)：1 - 6.

[45] 王鸿谟，张栋. 中医色诊学定位与红外热象数字化研究 [J]. 世界科学技术—中医药现代化，2004，6 (4)：26 - 32.

[46] 毛红朝，吴暾华，周昌乐. 面向中医望诊的人脸分割及其算法实现 [J]. 计算机应用研究，2007，(9)：295 - 297.

[47] 赵上果. 中医爪甲超微望诊方法及临床应用研究 [D]. 湖南中医药大学，2009.

[48] 刘恒一. 聚焦中医形下器——络病理论与中医微观望诊 [A]. 现代医学诊断指标在中医药诊断治疗中的应用文集
     [C]. 2008：3.

[49] 姜玉华，蓝孝筑. 甲印望诊辨寒热体质 [J]. 中医杂志，2000，41 (1)：61.

[50] 陈振湘. 阴阳寒热红外线图 [J]. 北京中医学院学报，1980，3（3）：38.

[51] 刘文兰，于攻，张炎. 亚健康状态与慢性乙型肝炎肝肾阴虚证色诊客观化比较研究 [J]. 陕西中医，2004，25（1）：27-28.

[52] 刘文兰，李秀惠，张炎. 慢性乙型肝炎色诊客观化研究 [J]. 中华实用中西医杂志，2004，17（9）：1292-1295.

[53] 高秀梅. 急性心肌梗塞舌象的动态观察及实验研究 [J]. 天津中医，1980，8（10）：634.

[54] 张九山. 肺心病患者舌质的临床与实验观察 [J]. 天津中医，1980，8（4）：206.

[55] 高秀梅. 急性心肌梗塞的特殊舌象 [J]. 中医杂志，1994，35（3）：365.

[56] 李春杰. 辨证治疗陈旧性心肌梗塞30例观察 [J]. 中医函授通讯，2000，19（3）：22.

[57] 张华一. "舌脉"预测冠心病、脑中风的研究 [J]. 实用中西医结合杂志，1993，6（6）：389.

[58] 吴济川. 浅谈舌诊在慢性支气管炎、肺心病诊治中的应用 [J]. 湖北中医杂志，2000，22（12）：19.

[59] 孙洁民. 肺心病舌象变化分型及病情预后判断 [J]. 现代中西医结合杂志，2000，28（1）：38.

[60] 苏晋梅. 原发性肺癌380例舌象分析 [J]. 山西中医，2000，16（5）：12.

[61] 魏学琴，张泉. 幽门螺杆菌与慢性胃炎的舌质、舌苔关系的分析 [J]. 四川中医，1999，17（11）：7.

[62] 何晋森，刘宇. 溃疡病与慢性胃炎的舌苔观察 [J]. 天津中医，2000，17（5）：16.

[63] 丁创业. 慢性萎缩性胃炎病人的中医舌诊浅析 [J]. 实用中西医结合杂志，1996，9（2）：111.

[64] 张赤志. 对慢性乙型肝炎舌象与病理组织的观察 [J]. 中国医药学报，1997，12（3）：44.

[65] 骆群. 慢性乙型肝炎患者舌象变化与肝脏病理学改变的关系 [J]. 浙江中医学院学报，1996，20（5）：29.

[66] 李乃民. 中医舌诊大全 [M]. 北京：学苑出版社，2000：1000.

[67] 宋金海. 慢性肾衰的舌诊研究 [J]. 天津中医，1992，6（6）：34.

[68] 田鲜美，刘清泉，寇兰俊. 急性心衰舌象演变规律探讨 [J]. 中国中医药现代远程教育，2010，8（18）：186-187.

[69] 符月琴，高长玉，吕素君. 脑出血急性期舌象和血液流变学相关性研究 [J]. 广州中医药大学学报，2009，26（1）：16-19.

[70] 刘晓婷，孙海英，宋立公. 急性期缺血性脑卒中120例舌象演变观察 [J]. 中西医结合心脑血管病杂志，2013，11（8）：949-950.

[71] 吕佳苍，王智瑜，王天芳. 774例慢性阻塞性肺疾病患者常见的中医证候类型及其舌象分布特点 [J]. 云南中医学院学报，2009，32（1）：19-25.

[72] 林景松，洪茜，李宏良. 胃癌患者瘀血舌象与血清人上皮生长因子水平关系的研究 [J]. 新中医，2010，42（5）：23-24.

[73] 赵丽红，王天芳，薛晓琳. 肝炎肝硬化患者舌象表现与MELD评分及其相关指标水平间相关性的探讨 [J]. 中华中医药杂志，2014，29（5）：1554-1557.

[74] 罗铮亮，陈壮忠. 糖尿病患者瘀血舌象与凝血功能相关性研究 [J]. 四川中医，2011，29（5）：26-28.

[75] 朱穆朗玛，张宇，金亚明. 157例慢性肾病患者不同肾功能分期的舌象特征研究 [J]. 世界科学技术—中医药现代化，2014，16（6）：1273-1277.

[76] 许岚，宓余强. 慢性乙型肝炎舌诊研究进展 [J]. 新中医，2013，45（11）：120-121.

[77] 朱蕾蕾，孟虹，蒋健. 慢性乙型肝炎中医证型分类的研究 [J]. 中国中西医结合杂志，2008，9（1）：20-23.

[78] 张秋云，李秀惠，刘绍能. 慢性病毒性乙型重型肝炎中医辨证与舌诊客观化指标的关系探讨 [J]. 天津中医药，2006，23（5）：365-368.

[79] 李双，张昱，翁维良. 肾脏病的中医舌诊研究进展 [J]. 世界中医药，2016，11（7）：1374-1377.

[80] 王忆勤，李福凤，何立群，等. 不同证型慢性肾功能衰竭患者舌象的定量分析 [J]. 上海中医药大学学报，2002，16（4）：38-40.

[81] 徐贵华，王忆勤，李福凤. 慢性肾衰竭虚证患者临床辨证舌象客观化研究 [J]. 上海中医药大学学报，2006，20（2）：14-17.

[82] 贾秀琴，吴正治，张永锋，等. 舌诊在肾脏病中的应用 [J]. 深圳中西医结合杂志，2010，20（5）：313-315，324.

[83] 傅晓晴. 慢性肾功能不全的中西医结合诊法辨证规律 [J]. 光明中医，2004，19（1）：3-5.

[84] 卢玲，彭小梅，龚智峰. 原发性肾病综合征患者病理类型与使用激素后舌苔变化关系临床观察 [J]. 中医杂志，2002，43（5）：375-377.

[85] 张昱. 肾脏病的中医舌诊研究进展 [A]. 第六次全国中西医结合养生学与康复医学学术研讨会论文集 [C]. 中国中西医结合养生学与康复医学专业委员会, 2009: 4.

[86] 张靖敏. 中医舌诊与妇科病的关系 [J]. 光明中医, 1997, (1): 23-26.

[87] 减晓霞. 子宫肌瘤的中西医结合非手术治疗 [J]. 新医学学刊, 2008, 5 (12): 2179-2180.

[88] 高思妍, 梁嵘, 王召平, 等. 子宫肌瘤舌象特征的文献分析 [J]. 解放军医学杂志, 2009, 34 (11): 1371-1373.

[89] 高思妍. 子宫肌瘤的舌象特征及分析 [A]. 中国中西医结合学会诊断专业委员会 2009 年会论文集 [C]. 中国中西医结合学会, 2009: 6.

[90] 陈文姬. 200 例抑郁症患者舌象研究 [J]. 山东中医药大学学报, 2006, 30 (1): 37-38.

[91] 赵燕. 抑郁症舌脉象临床分布特点的文献研究 [J]. 山东中医药大学学报, 2010, 34 (5): 413-414.

[92] 于秀珍, 雷学勤, 牟玉霞, 等. 90 例神经症中医舌诊临床对照观察 [J]. 邯郸医学高等专科学校学报, 2004, 17 (5): 418.

[93] 严一秋. 50 例急性精神分裂症舌诊分析 [J]. 井冈山医专学报, 2000, 7 (4): 82.

[94] 宋炜熙. 精神分裂症 5 类中医证候舌象脉象调查分析 [J]. 中华中医药学刊, 2013, 31 (1): 69-71.

[95] 杜万君. 174 例海洛因依赖者脱毒期的舌象研究 [J]. 中国中医药信息杂志, 2002, 9 (8): 11-12.

[96] 许家佗, 张志枫, 宋贤杰. 舌诊客观化研究中舌象采集条件的实验研究 [C]. 中国中西医结合第七届四诊研讨会论文汇编, 2004: 31-35.

[97] 李乃民, 张大鹏, 王宽全. 舌象采集设备选择研究 [A]. 第一届全国中西医结合诊断学术会议资料 [C]. 中国中西医结合学会, 2006.

[98] 张宏志, 李乃民, 张大鹏. 中医舌诊现代化研究: 图像采集与数据库建设 [A]. 第七次全国中西医结合四诊研究学术会议资料 [C]. 中国中西医结合学会四诊研究专业委员会, 2004.

[99] 孙立友, 程钊, 高逢生. 利用计算机图像识别技术进行舌诊客观化研究的探讨 [J]. 安徽中医学院学报, 1986, (4): 5-7.

[100] 郭振球. 微观辨证与微电脑——察舌辨证和平脉辨证微型计算机自动分析系统之研究 [J]. 辽宁中医杂志, 1986, (11): 6-8.

[101] 赵荣莱, 危北海, 丁瑞, 等. 舌质舌苔的计算机定量描述和分类 [J]. 中医杂志, 1989, (2): 47.

[102] 邸丹, 周敏, 秦鹏飞, 等. 中医舌诊、面诊客观化研究进展 [J]. 上海中医药杂志, 2012, 46 (4): 89-92.

[103] 郭睿, 王忆勤, 颜建军, 等. 中医舌诊的客观化研究 [J]. 中国中西医结合杂志, 2009, 29 (7): 642-645.

[104] 翁维良, 黄世敬. 中医舌诊客观化研究 [J]. 中国工程科学, 2001, 3 (1): 78-82, 93.

[105] 严文娟, 赵静, 林凌, 等. 中医舌诊研究方法的现状及发展趋势 [J]. 中医杂志, 2010, 51 (12): 1133-1135.

[106] 邓铁涛. 中医诊断学 [M]. 第 2 版. 北京: 人民卫生出版社, 2008: 173.

[107] 朱文锋. 中医 (辅助) 诊疗系统的研究 [J]. 中国中医基础医学杂志, 2003, 9 (10): 8-11.

[108] 李肇夷, 姚勤, 刘炳午, 等. 李聪甫消化性溃疡中医诊疗专家系统临床应用 130 例报告 [J]. 湖南中医杂志, 1992, (6): 53-55.

[109] 朱文锋. 文锋 WF-Ⅲ中医辅助诊疗系统 [J]. 科研成果, 2007, 36 (9): 62.

[110] 张巍, 张绚, 陈俊杰. 基于本体的高血压诊疗系统推理模型研究 [J]. 计算机工程与设计, 2013, 34 (11): 4016.

[111] 余海滨, 符宇, 李卓, 等. 基于临床科研信息共享系统开展中医临床研究的探索 [J]. 中医杂志, 2013, 54 (24): 2092.

[112] 梁建庆, 何建成. 基于数字化系统的中医问诊诊断客观化研究 [J]. 中华中医药杂志, 2014, 29 (5): 1534.

[113] 吴月芳, 孙培莉, 胡勇, 等. 面向社区服务的呼吸科辅助诊疗系统的研制 [J]. 中国全科医学, 2012, 15 (11): 3602.

[114] 金力, 王宗殿, 阚红星, 等. 数据挖掘在中医诊疗规则提取中的应用研究 [J]. 时珍国医国药, 2013, 24 (4): 1015.

[115] 杨涛, 吴承玉. 心系证素模糊识别数学模型初探 [J]. 时珍国医国药, 2013, 24 (8): 2047.

[116] 卢朋, 李健, 唐仕欢, 等. 中医传承辅助系统软件开发与应用 [J]. 中国实验方剂学杂志, 2012, 18 (9): 1.

[117] 薛永刚, 张明丽. 基于自联想记忆模型的中医体质智能诊疗系统研究 [J]. 时珍国医国药, 2015, 26 (7): 1781-1783.

[118] 杨殿兴，彭明德，林红. 高智能化中医辨证论治软件的测试与评价 [J]. 中国中医药，2004，3（3）：25-28.

[119] 李锋刚，倪志伟. 基于案例推理和多策略相似性检索的中医处方自动生成 [J]. 计算机应用研究，2010，27（2）：544-547.

[120] 杨丽，周雪忠. 基于案例推理的中医临床诊疗决策支持系统 [J]. 世界科学技术—中医药现代化，2014，3（16）：474-480.

[121] 陈擎文. 基于人工神经网络的中医证治模型探析 [J]. 中华中医药学刊，2009，27（7）：1517-1520.

[122] 王震宇. 人工神经网络在中医专家系统知识挖掘中的应用 [J]. 计算机与数字工程，2006，34（10）：146-153.

[123] 马斌，王金虹. 基于 Agent 的中医方剂智能检索研究与应用 [J]. 计算机技术与发展，2013，23（10）：239-259.

[124] 吴芸，周昌乐. 基于 Agent 技术的中医诊断决策支持系统初探 [J]. 上海中医药大学学报，2005，19（1）：32-34.

[125] 包巨太，吴范武，郑彩慧，等. 阴阳思维模型与数学模型 [J]. 中医杂志，2008，49（8）：680-683.

[126] 李洁，刘保相，张曙光，等. 关于《伤寒论》中常用药物药力的研究 [J]. 辽宁中医药大学学报，2010，12（2）：47-48.

[127] 包巨太，于荣霞，刘保相，等. 中医方证辨证诊疗系统的临床应用研究 [J]. 中国煤炭工业医学杂志，2013，16（2）：285-287.

[128] 李长秦，刘国强. 疑难病杂证微机咨询系统的研究及述评 [J]. 中医药学刊，2003，21（9）：1598.

[129] 陈剑明，王天芳，张声生，等. 中医症状规范化研究现状的思考 [J]. 中华中医药杂志，2017，32（6）：2358-2361.

[130] 邹莹，郭勇，杨维滋. 从证候规范化探讨中医发展 [J]. 浙江中西医结合杂志，2014，24（3）：216-222.

[131] 闫丽芳. 试论中医症状的规范 [J]. 世界中西医结合杂志，2008，3（7）：427-428.

[132] 张启明，张振中，李檬，等. 作为科技术语的中医症状的命名 [J]. 北京中医药大学学报，2007，30（12）：797-799.

[133] 郭春莉，付强，张启明. 基于近现代医案的表征中医疗效的标志性症状研究：肠热腑实证 [J]. 长春中医药大学学报，2012，28（2）：226-227.

[134] 侯风刚，赵钢. 中医证候量化诊断标准研究存在问题的思考 [J]. 中医药学刊，2004，22（9）：1622-1623.

[135] 黄开泰. 论症状与证候标识 [J]. 中华中医药杂志，2006，21（1）：11.

[136] 张天奉. 问诊采集证候信息的基本方法 [J]. 中医药信息，2009，26（1）：4-6.

[137] 邢玉瑞. 中医辨证思维之主症分析 [J]. 陕西中医学院学报，2010，33（1）：1-2.

[138] 李娟，王宏. SF-36 量表第二版应用于重庆市区居民生命质量研究的信效度检验 [J]. 第四军医大学学报，2009，30（14）：1343.

[139] 李鲁，王红妹，沈毅. SF-36 健康调查量表中文版的研制及其性能测试卷 [J]. 中华预防医学杂志，2002，3（2）：109-112.

[140] 张宇龙，刘强，高颖，等. 贡献度与证候特征选择 [J]. 辽宁中医杂志，2008，35（3）：354-355.

[141] 朱咏华，朱文锋. 中医症状的规范化研究 [J]. 湖南中医学院学报，2002，22（3）：35-37.

[142] 张启明，王永炎，张志斌，等. 外感病因中证候要素的提取 [J]. 山东中医药大学学报，2005，29（5）：339-341.

[143] 王诗晗，王文萍，喻明，等. 热秘证症状对热秘证诊断贡献度的研究 [J]. 环球中医药，2011，4（3）：213-214.

[144] 徐雯洁，刘卫红，肖爽，等. 基于专家问卷调查的亚健康状态常见证候对应症状和体征在其诊断中的贡献度研究 [J]. 中华中医药杂志，2015，30（6）：2187-2190.

[145] 屈凯. 基于专家咨询问卷调查的慢性肾功能衰竭相关症状对证候要素贡献度的研究 [J]. 中国医药导报，2015，12（27）：52-54，70.

[146] Irwin RSB，M. H. Bolser，D. C. Boulet，L. P etc. Diagnosis and management of cough executive summary：ACCP evidence-based clinical practice guidelines. Chest. 2006，129（1 Suppl）：1S-23S.

[147] 亢秀红. 针刺治疗难治性咳嗽的临床观察 [D]. 北京中医药大学，2014.

[148] 于倩倩. 慢性咳嗽病因及治疗的回顾性分析 [D]. 吉林大学，2014.

[149] 赖克方，钟南山. 慢性咳嗽 [M]. 北京：人民卫生出版社，2008：9-20.

[150] Petronis erotokritou. 快律宁胶囊及其含药血清对大鼠心室肌细胞内钙离子平均荧光强度的作用 [D]. 山东中医药大学，2012.

［151］刘伟. 青蒿常山抗心脏过早搏动的疗效和机制研究［D］. 山东中医药大学，2007.

［152］陆再英，钟南山. 内科学［M］. 第 7 版. 北京：人民卫生出版社，2008：183.

［153］刘先哲. 快速性心律失常形成的机制［J］. 实用医学进修杂志，1993，21（2）：7－11.

［154］Richard N，Fogoros. 抗心律失常药物临床指南［M］. 刘文玲，主译. 北京：人民卫生出版社，2009：12.

［155］冯金芝. 心肌细胞连接与折返性心律失常［J］. 国外医学·生理、病理科学与临床分册，2000，20（1）：55－57.

［156］Arutunyan A，Swift LM，Sarvazyan N. Initiation and propagation of ectopicwaves：insights from an in vitro model of ischemiareperfusion injury［J］. Am J Phsiol Heart Circ Physiol，2002，283（2）：741.

［157］Carlsson L，Abrahamsson C，Drews L，et al. Antiarrhythmic effects of potassium channel openers in rhythm abnormalities related to delayed repolariza-tion［J］. Circulation，1992，85：1491－1500.

［158］王守利，张廷满，孙文菊. 触发活动与触发性心律失常［J］. 医学综述，1999，5（5）：封二.

［159］龚爱华，赖世忠，刘伊丽，等. 猫在体心脏缺血再灌注中触发激动的研究［J］. 中国循环杂志，1993，8（11）：670－672.

［160］何建新，赖世忠，刘伊丽，等. 克罗卡林预防实验性心肌缺血再灌注中触发活动及触发性心律失常［J］. 中国循环杂志，1996，11（7）：411.

［161］王中立. ICA69 与葛根芩连汤在疼痛发生与治疗中的作用机制研究［D］. 南京中医药大学，2016.

［162］黎光明，许小明. 神经病理性疼痛的机制及治疗研究进展［J］. 实用临床医学（江西），2013，140：135－139.

［163］Backonja M M. Defining neuropathic pain［J］. Anesth Analg，2003，97（3）：785－790.

［164］Ramer M S，Bisby M A. Rapid sprouting of sympathetic axons in dorsal root ganglia of rats with a chronic constriction injury［J］. Pain，1997，70（2－3）：237－244.

［165］Hughes D I，Scott D T，Todd A J，et al. Lack of evidence for sprouting of Abeta afferents the superficial laminas of the spinal cord dorsal horn after nerve section［J］. J Neurosci，2003，23（29）：9491－9499.

［166］Watkins L R，Maier S F. Beyond neurons：evidence that immune and glial cells contribute to pathological pain states［J］. Physiol Rev，2002，82（4）：981－1011.

［167］Wieseler-Frank J，Maier S F，Watkins L R. Immune-to-brain communication dynamically modulates pain：physiological and pathological consequences［J］. Brain Behav Immun，2005，19（2）：104－111.

［168］Cao H，Zhang Y Q. Spinal glial activation contributes to pathological pain states［J］. Neurosci Biobehav Rev，2008，32（5）：972－983.

［169］Wall P D，Waxman S，Basbaum A I. Ongoing activity in peripheral nerve：injury discharge［J］. Exp Neurol，1974，45（3）：576－589.

［170］Wood J N，Boorman J P，Okuse K，et al. Voltage-gated sodium channels and pain pathways［J］. J Neurobiol，2004，61（1）：55－71.

［171］Lai J，Gold M S，Kim C S，et al. Inhibition of neuropathic pain by decreased expression of the tetrodotoxin-resistant sodium channel，NaV 1. 8［J］. Pain，2002，95（1－2）：143－152.

［172］Bahia PK，Suzuki R，Benton D C，et al. A functional role for small-conductance calcium-activated potassium channels in sensory pathways including nociceptive processes［J］. J Neurosci，2005，25（14）：3489－3498.

［173］Li Y，Dorsi MJ，Meyer RA，et al. Mechanical hyperalgesia after an LS spinal nerve lesion in the rat is not dependent on input from injured nerve fibers［J］. Pain，2000，85（3）：493－502.

［174］Li L，Xian C J，Zhong J H，et al. Effect of lumbar 5 ventral root transection on pain behaviors：a novel rat model for neuropathic pain without axotomy of primary sensory neurons［J］. Exp Neurol，2002，175（1）：23－34.

［175］Xu JT，Xin WJ，Zang Y，et al. The role of tumor necrosis factor-alpha in the neuropathic induced by Lumbar 5 ventral root transection in rat［J］. Pain，2006，123（3）：306－321.

［176］王海燕. 肾脏病临床概览［M］. 北京：北京大学医学出版社，2010：7－8.

［177］牛余宗，周军平. 肾病性水肿的机理［J］. 国外医学·生理、病理科学与临床分册，1998，18（3）：255－258.

［178］李世军. 肾炎性水肿［J］. 肾脏病与透析肾移植杂志，2003，12（4）：367－370.

［179］费芸芸，吴永贵. 肾病综合征水肿的发病机制及治疗研究进展［J］. 安徽医学，2011，32（2）：220－222.

［180］张波. 肾病性水肿发病机制的新认识［J］. 肾脏病与透析肾移植杂志，2003，12（3）：268－270.

［181］卢义侠. 肾病水肿时钠潴留与肾小球超滤系数变化的关系［J］. 北京医科大学学报，1993，25（3）：179－182.

[182] 贾雪雷，吴承玉. 论季节变化与脉象的相关性 [J]. 辽宁中医杂志，2017，44 (7)：1391-1393.

[183] 王斯琪，邓文萍，毛树松，等. 中医脉象诊断信息分类与编码研究 [J]. 湖北中医杂志，2017，39 (6)：1-5.

[184] 陈万泓. 痛证/症脉象变化特征的古代文献研究及实验研究 [D]. 北京中医药大学，2016.

[185] 贺妍. 健康大学生体质与脉象及脉图参数的规律研究 [D]. 湖南中医药大学，2015.

[186] 于晓飞. 基于文献和专家访谈的浮、沉脉的脉象特征与临床意义研究 [D]. 北京中医药大学，2014.

[187] 李治龙. 基于可拓方法的脉象分类研究 [J]. 中国医疗器械信息，2011，17 (7)：25-26，52.

[188] 张晶. 古代情志相关医案脉象规律研究 [D]. 山东中医药大学，2011.

[189] 刘亚琳. 202 例健康大学生脉象信息客观化研究 [D]. 辽宁中医药大学，2008.

[190] 陈素云，赵冠英，林院昌，等. 病理脉象的研究 [J]. 传染病信息，1995，8 (2)：97.

[191] 梁璧光，韩谋钜. 脉象分类与脉纲原理初探 [J]. 上海中医药杂志，1988，(3)：29-31.

[192] 廖华君.《黄帝内经》脉象理论研究 [D]. 南京中医药大学，2011.

[193] 王滨. 七种中医脉诊教学模型的建立与评价 [D]. 北京中医药大学，2005.

[194] 赵玉霞，李鲁扬. 先心病不同病变类型与脉象的关系 [J]. 山东中医药大学学报，1999，23 (1)：48-49.

[195] 吴洪梅，凌昌全，朱德增. 原发性肝癌患者的脉象特征观察 [J]. 第二军医大学学报，2001，22 (7)：618-620.

[196] 陈照冰. 弦脉发生机制和波型特征 [A]. 中西医结合研究学术论文汇编四诊研究专辑 [C]. 1987：169.

[197] 吴玉生，王风香，杨剑辉. 内皮素对高血压患者弦脉形成的意义 [J]. 辽宁中医杂志，1997，24 (11)：485-486.

[198] 傅聪远，牛欣. 中医脉象今释 [M]. 北京：华夏出版社，1993：62

[199] 瞿昊宇，谢梦洲，王妍，等. 105 例弦脉的"计算机脉象仪"脉图参数分析 [J]. 湖南中医药大学学报，2015，35 (1)：67-70.

[200] 瞿昊宇，谢梦洲，瞿年清，等. 计算机脉象仪的研制与脉象识别 [J]. 湖南中医药大学学报，2013，33 (1)：92-93.

[201] 王妍，谢梦洲，瞿昊宇，等. 188 例滑脉"计算机脉象仪"脉图及脉图参数分析 [J]. 湖南中医药大学学报，2015，35 (4)：56-58，72-73.

[202] 贾钰华. 常见病理脉象的现代研究 [J]. 光明中医，2000，15 (59)：53-55.

[203] 何建成. 中医诊断学 [M]. 北京：清华大学出版社，2012：87-89.

[204] 瞿昊宇，谢梦洲，瞿年清，等. 计算机脉象仪的研制和脉象识别 [J]. 湖南中医药大学学报，2013，33 (1)：92-93.

[205] 瞿年清，谢梦洲. 计算机脉诊仪浅议 [J]. 中华中医药杂志，2006，13 (9)：5-7.

[206] 孙晓华. 脉象的解剖映射、血流映射与脉诊客观化研究的误区分析 [A]. 中华中医药学会中医诊断学分会第十次学术研讨会论文集 [C]. 中华中医药学会，2009：6.

[207] 李景唐，孙汉钧. HMX-3C 型脉象换能器 [J]. 医疗器械，1979，(5)：4-6.

[208] 李景唐，孙汉钧. MX-3 型脉象仪的研究设计 [J]. 医疗器械，1980，(5)：20-23.

[209] 汤伟昌，孙汉钧. ZMH-I 型中医脉象传感器的研究设计 [J]. 传感器技术，1990，(1)：22-26.

[210] 汤伟昌. 双探头复合式中医脉象传感器的研究 [J]. 中国医疗器械杂志，2000，24 (1)：16-19.

[211] 钱宗才，杭治时，侯永青. "浮、中、沉"压力标定设计的中医脉图信号采集系统 [J]. 第四军医大学学报，1991，12 (6)：411-414.

[212] 农天使，吴剑，叶大田. 嵌入式便携中医脉象信息采集电路的研制 [J]. 北京生物医学工程，2008，27 (2)：178-181，189.

[213] 黄献平，李冰星. BYS-14 型心电脉象仪与 MX-811 型脉象仪的比较 [J]. 湖南中医学院学报，1999，19 (1)：67-68.

[214] 孔祥骝，陆耀桢. 中医切脉气囊加压小区域多点测量传感器的研究 [J]. 西安交通大学学报，1982，16 (1)：106-113.

[215] 奚唐敏，陈典红，史红斐. 指感压力可控的脉象信号采集装置 [J]. 中国计量学院学报，2012，23 (3)：299-303.

[216] 金观昌，于森，鲍乃铿. PVDF 多点脉搏波计算机辅助测试系统研究 [J]. 清华大学学报（自然科学版），1999，39 (8)：118-121.

[217] 魏守水，韩庚祥，金伟. 基于金氏脉学的新型脉诊仪的研究 [J]. 电子测量与仪器学报，2005，19 (5)：90-94.

[218] 潘礼庆. 便携式无线脉象数据采集系统的研究与设计 [J]. 医疗卫生装备，2010，31 (6)：58-59.

[219] 姜凤岐，申弦京，张铁强. 光纤探头脉象仪的实验研究 [J]. 吉林工业大学学报，1993，23 (3)：56-59.

[220] 杨金红，林咏海. 指夹式光电脉搏传感器 [J]. 科技信息，2009，(36)：87，90.

[221] 焦琪玉，庞春颖. 基于 DSP 的脉象仪的设计与实现 [J]. 中国医疗器械杂志，2013，37 (2)：112 - 115.

[222] 周鹏，高雄飞，张玉满，等. 基于驻极体传声器的脉象检测系统和方法 [J]. 传感技术学报，2015，28 (3)：374 - 380.

[223] 曹东，易珺. 心音传感器在中医脉象信号采集中的应用研究 [J]. 辽宁中医杂志，2012，39 (10)：1938 - 1939.

[224] 许超. 桡动脉超声多普勒血流信号的特征提取及分类研究 [D]. 哈尔滨工业大学，2008.

[225] 周聪聪，涂春龙，高云，等. 腕戴式低功耗无线心率监测装置的研制 [J]. 浙江大学学报（工学版），2015，49 (4)：798 - 805.

[226] 吴超，江贵平. 基于 ZigBee 的便携式睡眠监测仪设计与实现 [J]. 计算机工程与设计，2014，35 (2)：478 - 483.

[227] 丑永新，张爱华，欧继青，等. 基于手机的动态脉率变异性信号提取与分析 [J]. 中国医疗器械杂志，2015，39 (5)：313 - 317.

[228] 李洋，陈小惠. 便携式多生理参数网络化监测研究与设计 [J]. 计算机技术与发展，2015，25 (10)：187 - 190.

[229] 韩方，毛晓波，邹倩，等. 基于 Android 和 WIFI 的无线体征信息监测系统 [J]. 电子设计工程，2013，21 (6)：1 - 3，7.

[230] 金凡，王成，白丽红，等. 基于 Android 平台的脉搏波监测系统的研究 [J]. 计算机测量与控制，2014，22 (4)：994 - 996.

[231] 胡异丁，欧进发，钟滔. 基于 Lab VIEW 的无线心率测量系统的设计 [J]. 电子设计工程，2015，23 (7)：43 - 45.

[232] 张弘强，邓振生，苏心雨. 基于 Linux 和 Qt4 便携式医疗仪器的开发方法 [J]. 北京生物医学工程，2011，30 (2)：191 - 194.

[233] 张莉. 可穿戴设备技术综述 [J]. 通讯世界，2015，(15)：250.

[234] 蒋颖，刘聪颖，张亚丹，等. 脉诊检测分析仪的研究进展与新思路 [J]. 中华中医药杂志，2017，32 (1)：218 - 221.

第二节　中医辨证临床研究

一、中医病证规范化研究

（一）中医病证规范研究的意义

规范化、标准化，是科学研究的基础，也是一门学科成熟的标志。中医标准化工作是对中医学术系统整理、统一规范，全面提高的过程；标准化、规范化，已成为中医学术发展的一个必然趋势。中医对病的诊断有自身的特点，证的诊断则为中医学所特有，故应立足于建立自己的科学标准，以提高临床的可操作性和操作的准确性，且有利于对外交流。中医病证规范的研究，不仅是诊断本身的规范，必然涉及中医学理论、术语的规范，并要涉及规范的指导思想和原则，如中西医学的关系，继承与发扬的关系，诊断规范与整个理论体系的关系，规范的严密、准确性与实践的复杂、灵活性之间的关系，坚持中医学主体特征与国际接轨、对外交流的关系等具有方向性的重大原则问题。因此，中医病证规范对中医学术具有重大的影响，关系到科学性、实用性、法规性、时代性。凡是符合实际的、科学的规范，不仅具有重大的实践价值和学术意义，并且一经颁行便具有法规样性质。科学的规范，可以促进学术的发展、水平的提高；但是错误的、违反科学的规范，也可以窒息学术的发展，将学术引入歧途，甚至导致破灭。

（二）中医病证规范研究的内容

中医诊断主要包括病名诊断和证名诊断，而病、证诊断的主要依据是症状，诊断的内容主要在中医病案中体现。因此，中医病证规范研究包括病的规范、证的规范、症状的规范。"病"的规范研究包括：病名的规范，疾病诊断标准与鉴别诊断，病种的分化，疾病分类等。"证"的规范研究包括：证名的规范，证素辨证，证的诊断标准，辨证体系的建立等。"症"的规范研究包括：症状、体征及检测指标的定义，症的客观化、定量化，症对各病、证的诊断贡献度等。

（三）症状规范的研究

1. 症状诊断的意义

（1）症状诊断的历史意义：在远古时期，应当说最初只能是认识症状和对症状进行治疗处理，即解除痛苦，还不可能对疾病的本质——病与证作出明确诊断。由于古代证、症二字未分，"症"字是由"證"—"证"—"证"字演变而来，本为"证据"之义，即疾病诊断的证据。《伤寒杂病论》："观其脉证，知犯何逆，随证治之。"前面的"证"字今应理解为"症"，后面的"证"字则应是现代所称的"证"。因此可以认为，"辨证"的最初含义，也只是对"症"的辨析，并不等于当今所说的辨证。

根据从现象到本质的认识论原理，医生们首先只能认识到疾病的现象——"症"，通过辨别症状，然后才有可能逐步了解疾病的病因——审症求因，认识疾病的本质——区分病种、确定病名。因此，准确地发现症状，对症状进行分析辨别，了解其导致的原因，探讨其所反映的内在病理本质，对于诊断来说具有极为重要的意义。就是说，任何病、证都必然会反映出一定的"症"，而诊病、辨证都是以"症"作为主要线索进行分析思考的，通过"症"便可认识疾病内在的病理本质。

中医临床判断思维起始于"症状"概念这一认知结果，由于大多数"症状"是一些难以用精确语言表达的模糊概念，如有神、消瘦、体倦、痞满、气短等，所以进入临床判断阶段时，医生首先必须在思维中围绕症状概念进行比较和作相关分析，然后在中医理论指导下，将各种症状概念有机地联系起来进行模糊运算、排列组合和按病变本质等进行证候归类，最后依据中医辨证纲领或疾病模式图，对病变现阶段的病因、病位、病性、病机等本质特征作出综合概括，形成证名判断和病名判断。

（2）主症的诊断意义：抓准主症进行诊断和治疗，这是临床思维的一般方法。如主症为咳嗽，临床时首先应当详细询问咳嗽产生的原因（或诱因）、咳嗽的程度、时间、特征；其次应了解咳嗽的伴随症状，如有无吐痰以及痰的质、量、色、气，有无气喘、胸痛、喉痒等症；再次是询问全身的表现，如有无恶寒、发热、汗出，饮食、二便等情况，以及有关病史等；然后根据需要，进行必要的检查，如望舌、切脉、测量体温、听诊胸部有无异常声音、X线检查胸部有无异常改变等。只有充分掌握了病人的病情资料，才能进行综合分析，根据各种"病"和"证"的不同特点，作出正确地诊断和鉴别。假设病人为新起咳嗽，因淋雨而引起，并有胸痛、发热、吐黄稠痰、面红、舌红苔黄、脉洪数、白细胞总数和中性粒细胞增高、胸部X线摄片见片状阴影等，则可以考虑是肺热病、痰热壅肺证。诊断一旦确定，则可根据病、证诊断进行治疗，采用清热化痰等法，随着病情的好转，咳嗽的主症也自然减轻或消失。这就是以主症为中心进行诊断治疗的一般过程，从中也可看出主症在整个诊疗过程中的意义。

（3）症状对辨证的诊断意义：临床上每一个症状对于疾病的诊断来说，都有一定的意义，即使某些阴性症状，如口不渴、大便正常、手足温、脉缓等，也常具有鉴别诊断的意义。因此，任何病情对于医生来说，都是不可轻易忽略的。然而，每一个症状对不同的疾病或证候可有不同的诊断意义。比如气候干燥或潮湿、恶寒等，在西医学看来，对疾病的诊断没有特殊意义，即不是疾病诊断的特异性指标，因而并不将恶寒怕冷等作为病情资料，临床不加询问，更没有对恶寒的新久、轻重，是四肢凉或是全身冷，恶寒与发热的关系如何等进行细致研究。然而中医学却认为这些是辨证以及某些疾病诊断的重要依据，如湿阻、着痹等病，就必有天气潮湿的因素，气候干燥多导致外燥证，恶寒重发热轻为表寒证，恶寒轻发热重属表热证。中医学尤其是对舌象、脉象等的研究更具特色。如舌色的淡白、红、绛、深绛，舌体的胖大、瘦小、老、嫩、润泽，舌苔的厚、薄、腐、腻、黄、黑、润、燥等，是辨证的重要指标；诊脉时细分浮、沉、迟、数、洪、细、滑、涩、弦、紧、微、伏、濡、弱等脉象，每种脉象都各有一定的辨证及主病意义。各种舌象、脉象的相互组合，更具有广泛而灵活的辨证意义，这正是中医诊断的优势与特色所在。

（4）症状对疾病的诊断意义：人们的认识总是由简单到复杂、由低级到高级的发展过程，对于每一种疾病的命名，古人不一定都能根据疾病的内在本质而确定，尤其是内脏的病变，往往是以表现于外的主症状作为病名，如麻疹、白喉、百日咳、不寐、肥胖病、厌食、遗精、崩漏病、带下病、臀红、夜啼、迎风流泪、聋哑、脱肛等，至今仍然是以主症作为病名。发热、盗汗、头痛、目盲、耳聋、耳鸣、咳嗽、心悸、心痛、呕吐、呕血、胁痛、黄疸、腹痛、水肿等，这些实际都是"症状"，但以往一直将其作为"疾病"看待。

临床上的某些症状，对于病种的诊断具有确定性意义，而对辨证的意义并不特别重要，就是说某些症状对疾病诊断具有特殊的价值，是疾病诊断的特征性指标。如眉棱骨痛除可为独立的疾病诊断外，还是疫斑热的一个重要症状，却一般较难从中辨识病变的性质；头项强痛因睡姿不当所致者为落枕，并有发热、呕吐等症者，常见于春瘟、暑瘟等急性温热疫病，而年龄偏大，久有头项强痛者，可能是项痹；久有鼻塞、鼻失嗅者，可能是鼻渊，其辨证意义则不十分明显；定时发作恶寒、寒战、高热、头身痛，汗出而解者，为疟疾的典型表现，而其对证候的辨别则没有如此肯定。

2. 症状的规范　症状是诊病和辨证的重要依据与线索。中医学对症状和体征的表述，大多采用模糊性的语言，如用不利、不通、频数、清长、短赤等来描述小便量的多少；用大热、壮热、微热、蒸蒸发热等表述热势的高低；用满面通红、两颧嫩红、红黄隐隐、萎黄、苍白、淡白等来表述面部血液运行的盛衰；脉象的沉取与浮取、有力与无力，舌苔的厚与薄，舌质的老与嫩，等等，都是较为模糊的信息。而症状的模糊往往容易导致诊断的主观性。临床上存在着一症多名，或多症一名，症状之间的性、量差别不够明确等现象，所以中医学对症（病状）也需要进行规范研究。其内容主要有以下诸方面：

（1）症名要求规范：将实际含义相同的症状，选定最恰当者作为正名，其余作为别名（同义词），尤其是可作为主症的症名，更应当使用规范症名，如选嗜睡为正名，则多寐、多眠、多睡等为同义词。同一症状，如口干、口渴、口燥、咽干、口咽干燥；四肢倦怠、不耐疲劳、倦怠、肢体疲倦等，不能有多种描述。

（2）症状各自独立：对似是而非的症状，应当加以区分，不得混同。如约定将经常怕冷称为畏冷〔寒〕，新起怕冷称为恶寒。呕恶、眩晕、身目发黄、胸腹胀闷、带下清冷、舌苔黄腻、脉象弦数、口苦咽干、小便短黄涩痛等，均是 2 种或 2 种以上表现，各自有一定意义，不能将其合称为一症，否则难以正确反映病情，如只有头晕而无眼花就不便处理。

（3）不使用诊断性术语：对有诊断性含义的症名应作出正确处理，如所谓阴虚潮热、绝汗、舌边瘀斑等，"阴虚""绝""瘀"均属诊断性术语，应改为描述性症名，称午后低热、汗清稀、冷汗、舌边斑点等。

（4）利于反映病情本质：从辨证或诊病的目的出发，对症名尚未能充分反映病情者，需进一步明确。如新病不欲食的临床意义不大，久不欲食则常提示脾胃虚弱；新病气喘与久病气喘其诊断意义有在肺、在肾、属实、属虚之别。寒证、热证、气闭等均可导致肢厥，而有寒厥、热厥、气厥等之辨，肢厥是诊断的主要依据，但必须与更能反映寒热本质的胸腹冷热结合才更具辨证意义，因此可将肢厥分为肢厥身灼、肢厥身凉、肢厥身温 3 种情况。

（5）正确诠释症状：统一规范症名时，应对每一症名作出明确的定义，诠释其内涵、外延。如不欲食是指不想进食，或食之无味，食量减少，又称食欲不振、纳谷不香；纳少是指实际进食量减少，常由不欲食所导致；纳呆是指无饥饿、无要求进食之感，可食可不食，甚至厌恶进食。

（6）症状的轻重区分：主症和次症在诊断上的价值不全相等，因此对症状应尽可能进行程度分级。少数症状已有程度描述，如微热、壮热、口微渴、口大渴、口渴引饮、脉迟、脉缓、脉数、脉疾等，多数症状未作刻画。分级一般可按无、轻、中、重区分，如夜间不排小便为无夜尿，每夜小便 1 次为夜尿轻，每夜 2～3 次为夜尿中，每夜 4 次以上为夜尿重。

（7）客观指征的选择：为了提高诊断的准确性，应注意客观体征及检测指标的采用。除注意舌象、脉象、面色等内容的全面诊察外，可适当选择一些体格检查及理化、影像、生物学检测指标，以补充四诊的不足，可为中医诊断服务。

（四）辨证规范的研究

1. 辨证诊断思路　"证"实际上包括"证候"和"证名"。疾病过程中，各个具有内在联系的一组症状和体征，如发热恶寒、头痛、身痛、无汗、脉浮紧、舌苔薄白等，可将其称为"证候"。对病变过程中某阶段所表现的证候，在中医学理论指导下，通过辨证而确定其病位、病性等本质，并将其综合归纳而形成"证名"（如上述证候通过辨证而诊断为"风寒表实证"）。因此，"证"是指病变过程中某一阶段所表现的"证候"和由病位、病性等病理本质性要素所构成的"证名"。证候是证的外候，即表现，证名是代表该证本质的名称。

辨证思维的一般方法，是在中医学理论的指导下，通过对症状、体征等临床资料的综合分析，先明确病位、病性等病理本质，然后形成完整准确的证名。采用正确的思维方法和步骤进行辨证，是提高临床辨证水平的重要途径。

2."证"的研究步骤

（1）明确"证"概念的内涵，论证、确定证的实质，辨证的特点、规律、内容、方法。

（2）建立完善的辨证统一体系：中医辨证是从整体上辨识，一个真正的中医并不是从几个证型中对号入座式的选取一个证，更不是先选定证型然后看其有无这些症状。不真正从整体上进行认识，不按辨证思维原理而套出来的证型，是削足适履，那不是辨证，是套不准的，是违背中医学原理的，是不能适应临床实际的。

辨证规律与体系等已有一些好的认识、成果，不能长期坐而论道。如果认为辨证体系是对的、科学的，基本能反映中医的辨证，就要统一认识，理应推广，没有哪个权威能发布，只有在专家论证的基础上，通过多途径（教材已编入、国标也基本按此，学会或卫生行政部门发布）将其明确、推广，在应用中逐步统一、完善。

（3）制定辨证诊断的标准：对具体证的诊断标准，应根据病人的主观感觉、生存质量、综合因素、流行病学调查、客观指标、治疗反馈等而综合制定，否则随意，虚而不实。现大致从三方面制定：专家问卷，DME法流调，统计分析处理。

3.国内外研究现状分析　辨证论治是中医学的特点、精华，证候是辨证论治的关键环节，是中医临床疗效评价、新药药效评价等的前提。中医学的"证"既重要，又极不规范，随着中医学理论和对辨证认识的不断发展，对于证候的规范化和科学评价方法，已成为中医药学几个关键科学现代研究的关键与前题。证候诊断标准的制定，对于临床医疗、科学研究、新药研制、中医教学、国际交流等均属必需。近20多年来中医界对"证"进行了深入研究，从较深层次上认识中医的"证"。但前段研究的重点是对"证"的本质进行探讨，花费了大量的人力和财力、物力，许多学者已提出了不同看法，认为研究的思路难以反映中医学的思维规律，且时机尚不成熟，难以达到目的。

对于"证"的诊断标准，国内对此已有许多研究，并已取得一定成绩。研究的主要内容有：广州赖世隆、江苏张华强等"证的应用基础研究"（主要分别研究脾、肾），原湖南医科大学陈国林等对于肝证实质的研究，湖南中医学院袁肇凯等对于心病证候的研究，河北医科大学杨牧祥等对肺病证候的研究；中西医结合研究会制定了"中医虚证辨证参考标准"，国家药品监督局组织制定了"中药新药治疗××证的临床研究指导原则"、郑筱萸主编的《中药新药临床研究指导原则（试行）》，中国中医研究院王阶等发表了"血瘀证诊断标准"，国家中医药管理局颁发了中医药行业标准《中医病证诊断疗效标准》，朱文锋等为主制定了国家标准《中医临床诊疗术语——证候部分》等。但是各家的研究没有统一的方案、方法，没有从整体上进行规划、未进行整体研究，故仍然只是各自的成果，未被公认，推广运用不够，甚至相互有差异、抵触，其意义与效果均有限。至今尚无统一的、科学的中医证候诊断标准问世，以致临床尤其是科研中对证的诊断缺乏权威性的根据。

4.诸种辨证方法之间的关系　辨证论治是中医学的特点和精华，是中医临床诊疗时应当遵循的原则。所谓辨证是指根据症状、体征等临床资料，在中医学理论指导下，进行综合分析，以认识疾病现阶段的病理本质，并作出具体证名诊断，用以作为指导治疗的认识过程。

中医学在长期的医疗实践中，对辨证的认识不断得到发展、深化，创立了多种辨证归类的方法，通常提到的就有八纲辨证、脏腑辨证、经络辨证、六经辨证、卫气营血辨证、三焦辨证以及辨病因（六淫、疫疠等）病性（气、血、津液）等，此外，还有辨标本、顺逆，辨体型气质，以及方剂辨证、五行辨证等多种提法。

这些辨证方法，由于是在不同的时代、不同的条件下形成的，因而其各自归纳的内容、论理的特点、适用的范围都不全相同。有的抽象、笼统，有的具体、深刻，有的以病位为纲，有的以病因病性为纲。它们既有各自的特点，不能相互取代，而又各不全面，较难单独理解和应用；既互相交织重叠，而又未形成完整统一的体系。诸种辨证方法所归纳的具体内容，存在着一些名同实异，甚至相互矛盾的现象。所以应对其各自的内容与特点有全面的了解，并综合进行运用。

八纲辨证是辨证的基本纲领，表里、寒热、虚实、阴阳可以从总体上分别反映证候的部位和性质，而阴阳又是八纲的总纲。脏腑辨证、经络辨证、六经辨证、卫气营血辨证、三焦辨证，是八纲中辨表里病位的具体深化，即以辨别疾病现阶段的病位（包括层次）为纲，而以辨病因病性为具体内容。其中脏腑辨证、经络辨证的重点是从"空间"位置上辨别病变所在的脏腑、经络，主要适用于"内伤杂病"的辨证；六经辨证、卫气营血辨证、三焦辨证则主要是从"时间"上区分病情的不同阶段、层次，主要适用于"外感时病"的辨证。辨病因病性则是八纲中寒热虚实辨证的具体深化，即以辨别病变现阶段的具体病因病性为主要目的，自然也不能脱离脏腑、经络等病位。其中辨病因主要是讨论六淫、虫积、食积等邪气的侵袭或停聚为病，与六经、卫气营血、三焦等辨证的关系较为密切；辨病性主要是分析气、血、津液及阴阳等正气失常所表现的变化，与脏腑辨证的关系尤为密切。总之，八纲是辨证的纲领；辨病因病性是辨证的基础与关键；脏腑、六经、卫气营血、三焦等辨证，是辨证方法在内伤杂病、外感时病中的具体运用。

5. 证名诊断的要求

（1）内容要准确全面：通过辨证，对于证候的成因或病性、病位以及病势等，都要有所认识。尤其是所涉及的病位、病性等本质性要素，不可遗漏或判断有误。主要的本质性要素要在证名中反映出来。

一般规范的证名，都应包括病位、病性。有的虽由于病位笼统，或病位已从病名诊断中（如皮肤病、肛肠病、骨折病、痈疽等）得到明确等原因可不标明病位外，但是病性是绝不可少的，否则就不成其为证名。

（2）证名要精炼规范：常用的证名一般只有四个字左右，它要包括病位、病性以及病机等内容，因此其用词是非常精炼的，具有高度的概括性。能用四个字概括成证名者，则不要用六或八个字。不应当将病机解释的语句纳入证名。

如肝胆湿热证、肝郁脾虚证、脾虚湿困证等，每个字都代表一定的本质。每个不同的证名，都有各自的特异性。

证名所用的词不能随意生词，应符合中医理论特色，要既能反映证候的本质，又是规范的中医术语。如痰热是"闭"神还是"扰"神；虚证是亏虚还是衰竭抑或是亡脱，一字之差便可提示证候的差别。

（3）证候变则证名亦变：由于病种不同、个体差异、病程变化、治疗影响等因素，使得疾病中所表现的证候是在不断地变化之中，特别是一些急重病症病人，其病情更可瞬息变化。原来是薄白苔，现已为黄腻苔；昨日恶寒发热，今日但热不寒；原为病势剧烈，日久已是虚象为主；昨日尚在气分，明日可能已入营分或血分等。

病情的变化，有可能提示病变本质已有差异。因此，一旦证候变化，其证名诊断也应随之而变。故辨证也是一个动态的过程，其正确与否，不仅有待于临床验证，同时也需要随着病情的变化，不断予以调整。

（4）不受证型的拘泥：临床较为常见、典型的证，称为证型。书本所列各证及其所述证候，都是常用的、公认的、病情典型的证型。故辨证时应力求以单一证概括全部临床表现，首先考虑常见、典型证的诊断。但"候"者，随征候而定，随时候而变；"型"者，模型，固定不变。临床上的证候，不一定典型、单纯，可能数证兼夹、复合，而教材所列证型，往往不能满足临床辨证的实际需要。因此，临床辨证要突破分型的局限，不能僵化，要知常达变，能够根据证候的实际，概括出正确的证名（当然这种证名也应规范），病情复杂者，可考虑兼夹、复合证的诊断，做到名实相符。

6. 辨证要素 "辨证"的关键和基本要求，是要确定疾病当前阶段的病位与病性。以往诸种辨证方法中，必有对"证"本质的共同认识，在分析各种辨证方法的实质时，可从中发现其所包含的辨证具体内容，主要是病位与病性，名称虽异而目的相同。任何疾病的病状，均与一定的病位、病性等辨证要素相关。任何复杂的"证"，都是由病位、病性等辨证要素的排列组合而构成的。因此，通过分析而确定病位、病性等辨证的基本要素，便抓住了辨证的实质，为把握灵活复杂的辨证体系找到了执简驭繁的纲领。

（1）辨病位的内容：辨病位，即确定疾病现阶段证候所在的位置，其中又可分为空间性病位和层次（时间）性病位。大的病位概念有表证、里证（以及半表半里证），以及上、下。心、心神、肺、脾、肝、肾、胃、胆、小肠、大肠、膀胱、三焦，以及胞宫、精室、清窍、咽喉、口唇、齿龈、头、鼻、目、肌肤、筋骨、经脉、经络、胸膈、少腹、脑络、脉络等，皆为空间病位概念。层次（时间）性病位如卫分、气分、营分、血分，太阳、阳明、少阳、太阴、少阴、厥阴，上焦、中焦、下焦等，皆有浅深层次的含义。

（2）辨病性的内容：所谓"病性"，即病理改变的性质，亦即病理变化的本质属性。辨证所确定的病性，是导致疾病当前证候的本质性原因，它与导致疾病发生的始因或诱因有别，后者如六淫外感、七情刺激、外伤等，属于病因学、发病学的范畴，前者如阴虚、气虚、血瘀、痰湿等，属于诊断、辨证学的范畴。

辨病性在临床上具有极其重要的意义：①由于病性是疾病当前的病理本质，因而是辨证的关键，对任何疾病的辨证都不可缺少；②由于病性是对疾病一定阶段整体反应状态的概括，是对邪正相互关系的综合认识，因此具有整体、动态的特点；③对病性的认识，一般需要对全身症状、体征以及体质、环境等进行综合分析才能确定，所以准确地辨别病性，是辨证中最重要、最困难之处；④病性的辨别结果，直接关系到治疗方法的落实，如寒者热之、热者寒之、虚者补之、实者泻之，气虚则补气、阴虚则滋阴、血瘀则化瘀、有痰则祛痰等，所以辨病性是整个辨证论治过程中最重要的环节。

7. 对专科特色辨证的研究

（1）研究专科特色辨证的必要性：中医学对病、证的诊断，从整体上看，内、妇、儿等科对"病"的认识较为笼统，不够深刻，对"证"的辨析则比较精确；其他专科对疾病的诊断则较为具体，但对辨证却相对不足，缺乏特征性。现有的八纲辨证、脏腑辨证、卫气营血辨证、六经辨证等，主要都是适用于内妇儿科，特别是适用于内科疾病的辨证，对于其他专科辨证的特异性反映不够。为了满足中医临床各科的实际需要，提高各专科防治疾病的水平，要建立具有专科特色的辨证论治体系。这对于完善中医辨证体系具有重要的实际意义和理论价值，否则中医学的辨证论治不可能再有大的前进。

对于专科辨证的要求，应是在中医辨证论治基本思想的指导下，实现专科辨证在形式上、内容上的具体化，反映具有各自特色的辨证论治基本规律。在形式上要冲破局限于大内科辨证体系的格局，实现分专科辨证模式；在内容上要使辨证要素（病位、病性、病势等）具有各专科的临床特点。

（2）五官辨证的特异性：五官的病证，虽均可归属于以五脏为中心的辨证框架之中，离不开阴阳气血等中医学理论体系，但证名中往往只提示所属脏腑，而显不出病在五官的特点。笼统地称为"肝火上炎证""风热内扰证"等，病位不太确切。与内、妇、儿科同用一名而实则有别，往往不能更准确地指导临床治疗用药，从而影响疗效。因此，专科辨证主要应从病位上加以区别。

为此，中医眼科根据《秘传眼科龙木论》关于五轮学说的理论，首先提出了"五轮辨证"。即以眼的五个轮位与五脏分属的理论为依据，以"轮"辨病位为主的一种眼科辨证方法。眼睑属脾为肉轮，两眦属心为血轮，白睛属肺为气轮，黑睛属肝为风轮，瞳神属肾为水轮。其实五轮辨证早已存在，诊察眼病时，可按其所属的轮位推断，如两眦赤烂属心经积热；白睛红赤为肺经有热；白睛红赤并见赤脉侵入黑睛，有星点翳膜者，为肝肺风热炽盛等。然而这种把轮位的病变直接归属于某脏或某经的辨证方法，虽指出了病位所在，但有时带有勉强。如：角膜（黑睛）溃疡等病变，常可因外伤所致，并不一定有肝脏或肝经的证候。同时，这种病位仍显得笼统，即证名中并未突出其病位在眼的特点，因而难以通过证名理解其确切病位，而常与脏腑或某经的其他证相混淆。

眼科辨证既然可以通过轮位再推之于"脏（或经）"而命证名，其实不如直接以"目"或"轮"作为病位而命证名。于是《中医病证诊断疗效标准》已有风火入目、风湿凌目等证名，明确指出其病位是在"目"。《中医临床诊疗术语——证候部分》中，更有气轮内热证、肉轮血瘀证、风轮湿热证、水轮阴亏证、血轮实热证等，这实际上已建立起了独具特色的眼科——"五轮辨证"体系，使病变的位置更为准确，不仅指明了病位在目，而且可避免与脏腑病证的混淆。

在眼科的影响下，耳鼻咽喉口齿科现在也提出了自己独具特色的辨证内容，即直接以器官定病位，而不满足于以脏腑、经络的划分或归属定病位的局限，于是提出了"耳窍辨证""鼻窍辨证""口齿辨证"等，而有毒火犯耳证、风寒袭鼻证、气滞痰凝咽喉证、湿热蒸齿［龈］证、血瘀舌下证等证名。

五官科疾病的辨证，除应注意从病位上体现其准确以外，在辨病因病性上也要体现各自的特点，即这些证型可能有全身性的气滞血瘀、阴虚火旺等证候，但也可能全身证候不明显，而可有专科的特点，如鼻甲肿胀色淡白、白睛赤脉紫胀、眼底色暗晦而脉络细涩、声带振动乏力、口腔肌膜腐溃等。这样辨病因病性的内容也就会更加具体，更具有针对性。

（3）专科特色辨证的要求与意义：建立专科辨证体系存在的问题是，专科具体证名与脏腑笼统证名容易混淆，即如何避免诊断上的歧义。如肺胃热［火］毒上攻咽喉，表现以咽喉红肿疼痛，吞咽困难，甚至溃烂、化脓、口气臭秽，壮热口渴，舌红苔黄，脉数有力等为常见症的证候，既可诊断为热毒攻喉证，又可诊断为胃（或肺）火上炎证。因此应当明确，临床诊断应当选用使辨证更为具体、准确的证名，而避免使用定位定性笼统的证名。

此辨证内容的提出，完善了中医的辨证体系，能较突出地反映专科的辨证特点，克服了以往将专科疾病的证候笼统地称为肝胆火旺、肝肾阴血亏虚、肺热炽盛、肾精亏虚等诸如大内科的证名。从而使临床辨证用药更为精确，如肝胆火旺证一般用黄芩、黄连、牡丹皮、栀子等味，而气轮热毒证则常用野菊花、千里光、青葙子等。这是一种中医临床辨证体系的创新之举，对于发展专科的辨证认识和实现专科辨证规范化具有重要意义。

中医学各专科亦可有自己独立的辨证体系，关键的问题是要能根据各专科的特点特色和临床实际，正确地确定各自的辨证要素，包括辨病因、辨病位、辨病性。如皮肤的病变，既不宜因其病变在体表而称为"表证"，也不能因为肺主皮毛而称为肺的病证，若明确将其病位定为"皮""肤""毛发""肌肤"等，则能提出较为确切的证名，如风毒蕴肤证、虫毒蕴肤证、湿毒蕴结肌肤证、瘀滞肌肤证、寒凝血涩肌肤证等。这样既体现了中医学辨证论治的实质精神，又具体明确了皮肤科疾病的病因、病位、病性等辨证要素。

（五）辨病规范的研究

1. 病名诊断的意义　病名是中医学在长期临床实践中产生和发展起来的重要概念，它代表该病的本质及特征。病人寻问所患为何病，诊断结论及证明所书写为病名，临床各科教材及著作都是以病为纲。因此，病名是中医学术体系中的重要内容。

病名诊断是中医诊断不可缺少的部分。它不能由"辨证"或西医病名所替代，否则必然难以按"病"的概念进行思维，从而影响诊疗效果。因为"辨病论治"的前提是正确的病名诊断，病名诊断明确，才能抓住纲领，有的放矢，才能有针对性地选择相应主方主药。《旧唐书·许胤宗传》："夫病于药，有正相当者，唯须单用一味，直攻彼病，药力既纯，病即立愈。"《景岳全书·传忠录·论治篇》："凡诊病者，必须先探病本，然后用药。"吴又可《温疫论》："能知一物制一气，一病只须一药之到而自已，不烦君臣佐使品味加减之劳矣。"清·徐灵胎《兰台轨范·序》："欲治病者，必先识病之名，能识病之名而后求其病之所由生，知其所由生，又当辨其生之因各不同，而病状所由异，然后考虑其治之法，一病必有主方，一病必有主药。"这些都说明辨病论治是针对疾病本质而治，具有很强的针对性。如对于消渴病的诊断与预后，早在《外台秘要·消渴消中门》中，即有尿甜的发现，《证治要诀·消渴》："三消久病而小便不臭反作甜，气在溺桶中滚涌，其病为重。"《医宗金鉴·消渴》："湿多舌白滑者，病久则传变水肿泄泻；热多舌紫干者，病久则发痈疽而死也。"这些都是对消渴病的特殊本质的认识。说明临床应当重视对病的本质的认识，而不能满足于只是辨证论治。

中医学虽然重视辨证论治，但它并不是中医诊治病症的唯一、最高层次，因为辨证是根据疾病在某一特定条件、特定阶段，在证候表现的异同中辨别病邪、病位、病性，以指导治疗，而对疾病全过程中各个阶段的相互联系以及各个阶段的特点和规律则认识不足。所以应该审病因、察病位、明病性、析病势的进退，从而掌握治疗的主动权，这便需要通过诊病而获得。

正由于每一种病都有各自的病因病机可查、规律可循、治法可依、预后可测，所以，应当高度重视病名诊断的临床意义。朱肱《南阳活人书》："名定而实辨""因名识病，因病识证，如暗得明，胸中晓然，无复疑虑，而处病不差矣。"叶天士《外感温热篇》："必灼见初终转变，胸有成竹，而后施之以方"，否则"前后不循缓急之法，虑其动手便错，反致慌张矣。"

2. 疾病分类的诊断意义　疾病分类，即"病类"，指按照疾病的某些共同的或相似的性质、特点而形成的疾病类别。对疾病进行分类诊断的目的，在于从病类与具体病种的共性与个性中认识疾病本质的异同。即首先通过区分疾病的类别，以缩小疾病判别的领域，再从所确定的病类中找出该病的特征表现，从而确定具体的病种。每一类病均包括若干具体的病种，因此，不能将病类与具体病种相混同。

科学分类的根据是事物的本质属性。对各种疾病，可据其病因、病位、病性与病状等不同本质而进行不同的分类。临床常用的疾病分类方法，有病性分类法、病位分类法、病状分类法、按科分类法等。对于诊断和治疗来说，最具临床意义的是按病性进行的分类。

（1）病性分类法：以疾病的病理性质作为分类疾病的主要依据的方法，称为病性分类法。认识和辨别疾病的病理性质，对于掌握疾病的共同规律和指导治疗均有重要的意义。由于同类疾病的病理性质明确，病因基本相似，病机的共性突出，可有共同的发展演变趋势，预后也基本相同，因而可采用共同的方法进行治疗。

按病性归类疾病，主要有疫病类、时行病类、劳病类、痨病类、瘅病类、胀［着］病类、郁病类、绝［脱，衰］病类、厥病类、癥（积）病类、癌［岩］病类、瘤病类、痹病类、痿病类、淋病类、虫病类、中毒病类、痛病类、疽病类、疔病类、癣病类、湿疮［疡］病类、痔病类、疝病类、骨折病类、脱位病类、损伤病类、外障病类、内障病类、翳病类等。

每类性质相同的疾病，其不同的病名多是根据病位的不同而确定，如肝痈、肠痈、肺痨、骨痨等，即病位加病性而定病名。

以病性为主的分类方法，优点是疾病的病理性质明确，病机的共性突出，有利于指导治疗。缺点是不能反映病位的系统性，有些疾病难以按照病性分类。

（2）病状分类法：以疾病的突出表现（症状体征）作为疾病分类依据的方法，称为病状分类法。

由于有的疾病是以主症作为病名，因而便可将以主症作为主要依据进行命名的病种，分别归入黄［疸］病类、水［肿］病类、痛病类、出血病类、眩晕病类、泻泄病类、出疹病类、瘙痒病类等。每类之下，可包括若干独立的病种。如水肿病类，可有心水、肺水、脾水、肾水、风水、皮水、石水、正水、溢饮等。厥［真］心痛、厥［真］头痛、偏头风［痛］、面风痛、胃络痛、气腹痛、干胁痛、痛经、经行乳房胀痛、儿枕痛等，都可以是独立的病种而归入痛病类。瘟［疫］黄、胆疸、血疸、蚕豆黄等，属于黄［疸］病类疾病。

以病状为主的疾病分类法，其优点是疾病的主症突出，临床易于掌握。但病状毕竟只是疾病的现象，多数疾病不宜以主症作为病名。因此，以病状分类疾病的方法，其应用范围是有限的。

（3）病位分类法：以疾病所在的脏器、形体组织或部位作为疾病分类主要依据的方法，称为病位分类法。

如脑系病类、眼病类、耳鼻咽喉口齿病类、心系病类、肺系病类、脾系病类、肝系病类、肾系病类、肛肠病类、男性前阴病类、乳房病类、皮肤病类等，主要是按部位而划分。每一大类之下，一般又可分为若干子类。如眼病类，可分为胞睑病、白睛病、瞳神病及外伤病等；脾系病类可分为食管病、胃病、肠病、胰病、脾病等。

每大类及其子类中，包括若干独立的病种。如肺系病类，包括肺热病、肺咳（含暴咳、久咳）、哮病、肺胀、肺络张、肺痿、肺痈、肺痨、肺癌、肺水、肺厥、肺衰、肺尘埃沉着病（尘肺）等；肛肠病类，包括内痔、翻花痔、外痔（含皮痔、气痔、葡萄痔）、混合痔、裂肛、肛痈、脏毒、肛瘘［漏］、穿肠瘘、脱肛、肛肠痒［肛痒风］、肛门湿疡［顽湿］、息肉痔、悬珠痔、肛门失禁、肛门狭窄、肛门挛急、锁肛痔等。

以病位为主的疾病分类法，其优点是疾病的定位明确，与解剖、生理的系统性基本一致，病种概括较为完整。其缺点是较难反映病理共性，病种多而病性各异，某些传染病、部位不明、涉及多个脏器组织的病，则不便归入。

（4）按科分类法：以大的疾病类别及临床诊疗特点而由历史上所形成的对疾病进行分类的方法，称为按科分类法。

历代许多医著基本上都是按科分类疾病。现代中医临床一般分为内科（及传染科）、外科（含皮肤科、肛肠科）、妇产科、小儿科、骨伤科、眼科、五官科（含口腔科、耳鼻咽喉科）、针灸科、推拿科等。每科又可再分子学科，如内科一般分脑病科、心病科、肺病科、肝病科、肾病科、消化病科等。各科都有各自的病种范围，如妇产科疾病主要有月经病、月经期病、带下病、妇科杂病、妊娠病、产科病、产后病等；儿科疾病主要有新生儿病、小儿特发病、小儿杂病等。以科为主的疾病分类法，其优点是体现了各科诊疗的特点，有利于指导就诊，但有的疾病可归属于多科，如肠痈既可属内科，也可属外科，蝶斑疮可认为是皮肤病、外科病、内科病等。总之，疾病分类的主要目的在于区分病种、帮助诊断与鉴别诊断。而各种疾病分类方法各有利弊，均难以将所有疾病全部概括。

3. 疾病命名的诊断意义　病名是中医学在长期临床实践中产生和发展起来的重要概念，是中医学术体系的重要内容，它代表该病的本质及特征。

每一病名都从一定角度反映着疾病的突出本质，每一病名的定义则要求全面反映该具体疾病的特征与规律。因而理解了病名概念及其含义，便有利于把握疾病的本质，从而有利于疾病的诊断与鉴别。

（1）疾病命名的形式：由于对疾病认识的角度不同，以往对疾病的命名形式也不拘一格。位于体表的疾病，多数是以具体的病理改变作为病名，如痈、疽、癣、痔、骨折、麻疹、水痘、脱肛、沙眼等；内在脏器的病变，从外观察不易得知内部的具体病理改变，因而以往常以表现于外的症状或体征作为病名，如黄疸、水肿、头痛、青风内障、视瞻昏渺等。一般而论，外科（含皮肤科、肛肠科）、骨伤科疾病，多有外部形征可察，故多以外部病理体征作病名；内科、妇科、儿科病变，外部形征较少，故多以自觉的主症作病名；眼科、耳鼻咽喉科病变，有的据外部征象命名，有的则依自觉症状命名；外感温热病更应注意自然环境的影响，故常结合时令、气候而命名，如中暑、夏季热等。

由于每个病名的实际用词一般只有 2～4 字，如风疹、喉蛾、鹅口疮、附骨疽、圆翳内障、缠腰火丹等，有的甚至只有 1 个实词，如疟、癫、痛、哮、痢、疔等。这一方面说明中医的病名非常精炼、缜密，限定词少，具有简明的特点，这是中医病名的一大特点；另一方面则因一个简短的病名，不可能将每种病的本质属性概括无遗，于是可从不同的角度对疾病进行命名，以致出现一病多名的现象。

（2）正确运用中医病名：中医学对很多疾病的命名是非常科学的，如白喉、湿疹、破伤风、胬肉攀睛、鹅口疮、舌菌、痄腮、阴吹等，简练精当，见其名便知其义，易于掌握。其中许多病名如痢疾、霍乱、疟疾、癫痫、哮喘、痛风、感冒、子痫、麻风、脚气病、痈、破伤风等，为中西医所共用。临床上的病种很多，为满足临床的实际需要，应注意继承与发扬古代善名，而不能只局限于从教材中选取病名。如脏躁、肺胀、胃缓、卑慄、狐惑病、蝶斑疮、鹘眼凝睛、落枕、疰夏、鼻渊等许多病名，均具有中医学特色，应该采用。

（六）现代中医病证规范研究的进展

随着中医病证规范化研究的不断深入和成熟，对中医药研究的促进作用越来越明显。中医病证规范化研究的成果，应该符合继承性、准确性、实用性、先进性、稳定性的要求。现将病证规范在中医研究的现状及其展望作一简评。

1. 病证概念与内涵研究　中医学对疾病的认识是通过病、证、症 3 个层面展开的，其中症是指症状与体征，症状、体征是机体有病变时的各种单个的（不是指有内在联系的一组）表现，是判断病种、进行辨证的主要依据，是疾病的外在现象，而不是病变的本质。二者皆属于中医的广义症状，都是临床诊病、辨证的主要依据，都属于症状规范化的对象，是病证规范化的前提；证是对疾病发展过程中某阶段病位病性等本质的概括；病是对疾病全过程特征与规律等本质的概括。若皮肤、肛肠、骨伤、外科等都能根据自己的临床特点，逐步建立各自的辨证模式，提出各自具有特征性的辨证内容，使临床辨证更为具体、准确，则将是对中医辨证学的创新发展。

"证"作为一组特定的、互有联系的临床症状，作为划分依据和标准的中医诊断学概念概括了人体病因、病位、病性、病况等具体内容，表达了人体病机之特点和规范，从中医学角度反映趋近于疾病本质的内涵。从"证"所反映的机体病理变化的本质属性和特征而言，主要标志着机体对致病动因的一些最基本的反应状态和类型，并概括了某些疾病发展过程中固有的阶段性。"证"有它的表现形式，通常是以虚实寒热、气血阴阳为基础，紧密结合脏腑、六淫、六经、卫气营血、三焦、痰、食、瘀等有关概念共同组成。并随着"证"的内涵变化而变化。从"证"的组成结构来看，主要有基础部分和定位标识两大部分。基础部分包括虚实寒热、气血阴阳及六淫、痰、食、瘀等，凡以这些内容构成的称为"基础证"，如阴虚、气虚、湿热、痰浊等，它是一切基本的诊断概念。病位标识包括脏腑、卫气营血、三焦等，凡已作了定位诊断、标明了病变所在的各种更为具体的辨证概念，称为"复合证"。较简单的如心阴虚、寒湿困脾、热结阳明等；较复杂者，常由一个以上的基础证与病位标识共同合成，如水气凌心、脾肺气虚、脾肾阳虚等。"辨证"首先是要"识症"，即医生首先必须对每个症状的概念有正确的认识和理解，症状的确认本身就是一种辨证。辨证是"以症为据"。为了寻找、掌握辨证诊断的依据，中医学特别注意自觉症状的发现与辨别，如仔细区分疼痛的性质，有胀痛、刺痛、闷痛、隐痛、空痛、酸痛、灼痛、冷痛、喜按、拒按等，这些对辨别病情的寒、热、虚、实、气滞、血瘀等，具有重要意义。症状和体征，是中医认识疾病的桥梁、辨证的依据，是构成各种证型概念的基础。按症状诊断学的一般原理，一切症状大体上都可区分为特异性与非特异性两大类。前者所反映的病机变化通常都比较直接而具体，其诊断意义也较固定，是一个证或一种病所特有的、具有代表性或典型意义的症状和体征，它可以是一个症状，也可以是一组综合症候群。后者所提示的诊断范围则广泛得多，在不少病证的过程中均可出现，在许多场合下都可见到，其提示的病机变化常包含着这样或那样的可能性。因此，在具体辨证时必须结合每个病员的具体情况仔细辨析，才能判定其具体属性和临床意义。最关键的是严格、准确、独立的病名之间应是互斥而不是相容的，更须对其内涵与外延作出明确规定，即明确所指范围及类证鉴别。只有这样，才不至于界限游移而难以鉴别，外延互含而诊断不统一。

朱文锋教授在八纲辨证、脏腑辨证、气血津液辨证、六经辨证、卫气营血辨证、三焦辨证等各种辨证方法的基础上，归纳提炼出辨病性、辨病位的 60 余项辨证要素，并提出"证素辨证"新概念。证素，即证的要素，指辨证所要辨别的心、肝、肺、肾等病位和气虚、阴虚、血瘀、痰等病性。每一证素都有相应的特征性证候，证素之间有一定的组合规则，临床所作的具体证名诊断，都是由证素相互结合而构成的。证素辨证是在原来辨证理论的基础上，更加全面的一种辨证方法，证素辨证法包括了传统辨证方法，可克服以往辨证法的混用、概念不清、内容错杂的弊端，证素辨证相对于八纲辨证、脏腑辨证、气血津液辨证等辨证方法可能更全面、更规范。

2. 医籍文献研究　病证的形成从先秦两汉到明清时期的数千年中，经历了从无到有，从简单到复杂，从一元到多元，从散在到规律的发展过程。其大体按照病因、症状、病位、脏腑、八纲、病理产物、方证、六经等形式沿续至今。病证名称的变化往往也能够反映病证分类的情况；病证分类对临床诊疗疾病、疾病的预防与预后判断以及疾病分科有重要的指导意义。从先秦两汉到明清时期的数千年中，很多的古籍尤其是方书和临床专著记载了大量的病证。这些病证在叙述的先后顺序上并非随意安排，而是体现了古人对病证的认知过程。中医病证记载肇端于先秦两汉时期，《五十二病方》很多病证的命名蕴含着古人对病证的认识，《黄帝内经》通过虚实、病因、脏腑、六经、部位等方面对病证进行描述，形成了病证分类最初依据，而在《伤寒论》和《金匮要略》则分别从病因学和脏腑的角度对病证进行阐述，对后世产生很大影响。此后，巢元方的《诸病源候论》和孙思邈的《千金要方》在继承前人的基础上，又分别从病因和脏腑的角度对病证进行较为系统的分类记载。后人多在此基础上进行发挥，很少有出其外者。宋代的两部官修医籍《太平圣惠方》以及《圣济总录》也是在《诸病源候论》和《千金要方》的基础上略有补充。至明清时期，一方面，以《证治准绳》为代表的综合型医籍形成了不同卷目对病证分类依据不同的灵活形式，《张氏医通》《医碥》等书均效仿此例；另一方面，分科日趋完善，专科医籍对病证分类阐述较为固定。新中国成立以来，高等中医药院校集中力量编写统一教材，《中医诊断学》《实用中医诊断学》《中医症状鉴别诊断学》《中医证候鉴别诊断学》等诊断学专著相继出版。尤其是近年来，国家中医药管理局高度重视病证规范化的工作，多次召集有关专家研究讨论，颁发了中医临床各科病证诊断疗效判定标准，标志着中医病、证规范化研究的新开端，对临床诊疗、教学、科研带来诸多便利。

古代医家多在辨中医之病的基础上结合证，以辨中医病为主体，又不忽视辨证施治的诊疗模式。如秦汉时期提出诸如石瘕、疔、痱等多种病名，甚则已对某些病作了专题论述，如《素问·疟论》《素问·痹论》《素问·痿论》等。东汉时期张仲景的《伤寒杂病论》完善了病证结合诊疗模式的理论体系，书中篇章以"某病脉证并治"为篇名，提出了肠痈、肺痈、百合病等病名，又结合舌脉辨证合参，专方治疗，既辨病又辨证，其强调辨证施治。魏晋南北朝时期，葛洪的《肘后备急方》记载有脚气病、天花病等病的辨病施治的方法。孙思邈的《千金要方》则针对脚气病、夜盲等病，施以米糠、动物内脏等专方专药。明清时期，吴又可的《瘟疫论》提出了"戾气"学说，以瘟疫为病名，并辨证施治，确立了治疗方法。现代临床病证结合的诊疗模式多借助西医理论和技术，辨西医之病与中医之证，从而对疾病做出明确诊断。此种模式形成的原因一方面是由于中医病名较少，历代文献对病名的记载不多且缺乏统一性，二则是现代医学借助先进的科学仪器对疾病做出了明确的诊断，弥补了中医在诊断、疗效评价等方面的缺陷，在此基础上再分证型。因此这种现代病证结合诊疗模式因其科学性、可操作性引起了临床医师们的高度重视。越来越多的临床专家和学者主张辨病与辨证相结合，首先确定现代医学意义上的病，然后运用中医理论进行辨证，这样既能掌握疾病的内在规律、发展和转归，又能选用适当的治疗方法，两者结合，取长补短。

3. 临床经验研究

（1）中医病证量表研究：近年来许多研究者借鉴国内外量表的研究思路、程序及方法，以中医基础理论为指导思想，借鉴量表研制的方法学，结合临床流行病学、医学统计学等多学科的方法，通过文献调研、教材整理、标准收集，对病证证候、疾病病名、证型规范化、标准化，经频数统计，制定专家调查问卷，初步筛选条目，对专家的积极性、权威性、集中程度、协调性评价以及进行条目筛选，优化量表。因为量表在疾病的研究中主要用于无法用客观指标测量的病人心理、情绪状态的评定，生活质量的评价，某病或某证对病人心理、情绪状态的评定，生活质量的影响，以及现在逐步发展应用到中医临床疗效评价，某一证或某病的若干证的症状评定量表等方面，尚缺乏对疾病证的全面判断和综合分析，符合中医学基础理论和辨证论治思维规律的量表。目前，西医辨病、中医辨证，病证结合论治，是目前中医及中西医结合临床及科研的主要模式。许朝霞等探讨心血管疾病的中医问诊证候分类特征，为中医证候诊断标准的建立提供客观依据。利用中医心系问诊采集量表，采集大样本心血管疾病临床病例，根据问诊信息的"有、无"分别赋值"1、0"，建立问诊数据库；基于隐结构分析，找出规律，建立隐结构模型；结论显示隐结构分析方法能为中医证候的分类提供定性定量依据，并提示综合聚类分析和类的细分方法的应用能进一步明确隐变量与变量之间的定量关系，从而为临床中医证候标准的建立提供依据。徐璎等以中医心系 503 个样本为例，利用支持向量机方法进行中医心系证候分类研究，实验结果表明该方法在证候分类中能达到较高的准确率。

　　中医历来强调既要辨证，又要重视辨病。随着不同历史时期医学的发展，各种新病种的出现，"病"与"证"都是对疾病本质的归纳。在重视中医病证的同时，也不可忽视对西医病种的研究，也就是说，现在我们所说的辨病包括中、西医病种两个方面，对某些病的诊断也应参考现代医学的检查指标和体征以确定，这对于认识疾病的本质，充实中医辨证、辨病内容，提高疗效是有益的，其实我们的临床工作也是这样做的。中医诊疗的最大特点是辨证论治。所谓"同病异治"或"异病同治"等，均以此为依凭，或随证而转移。具体论治，无不据证以议法，随证而裁。其着眼点，全在于证。

　　（2）中医计量诊断研究：计量诊断是以统计学概率论为理论，依据有关的医学理论，通过大样本病例调查，量化临床症状、体征及各种实验室检查指标，随着现代技术向中医领域的渗透，计量医学逐渐被应用到中医病证规范化研究中，计量诊断是实现辨证规范化、定量化、客观化的重要途径之一。证的宏观辨证主要是依据中医理论作为指导，从直观的观察入手，以望、闻、问、切四诊之所见，做出病因、病位、病性的临床辨证，主要包括症状、舌象和脉象。通过临床流行病学调查，分析其症状、体征分布规律，建立判别诊断数学模型，探讨证的宏观辨证的计量方法，从而达到中医证候宏观辨证计量化的目标。

　　（3）临床流行病学（DME）方法的运用：DME 是将流行病学、生物统计学与卫生统计学等原理和方法与临床相结合，用以指导临床医学科研的一门新兴的边缘学科。不仅适用于西医学的临床研究，同时对中医学的研究也有重要的指导作用。其要点是把群体作为研究对象，运用调查、统计、分析的方法，取得可信的资料，再作前瞻性实验研究。DME 所确定的设计、衡量、评价的一系列准则，能够减少研究过程中由于偏倚而导致的结论的不真实性。如能正确运用 DME 的原则、程序和方法对中医证候进行研究，将会提高证候规范化研究的科学性和客观性，提高研究结论的可靠性和真实性。

　　黄柄山等将中医证候内涵结构分为 3 个层次，气、血、阴、阳之虚证及实证乃基本证候，属第一层次。所有内伤病证候皆由此衍化而成。第二层次为脏腑、经络、器官组织的定位证候，如五脏之定位：心、肝、脾、肺、肾；六腑之定位：小肠、胆、胃、大肠、膀胱等，另外经络之定位证候（含其开窍、其华、其所主等）。认为以上两个层次构成之证候为最重要的证候，定位证候又可称核心单元证候，是最主要的证候，可衍化出联合证候，并可构成所有证候。确定了 20 个左右核心单元证候，任何联合证候均涵盖而组成，所以这是全部证候诊断标准制定的先决条件。第三层次为联合证候，即上述证候联合而表现出来的。

　　4. 存在的不足

　　（1）病名定义不严，类证鉴别不够。中医的病名大多是以主症而命名的，此时的主症不同于单个症状，它贯穿于该病的始终，是疾病本质的反映，有一定的诊断价值。但由于存在着定义不严，外延不明，是造成一病多名，多病一名，以及医生诊视取舍的角度不同，产生诊断歧化的主要原因。如：咳嗽，只说以咳嗽为主要表现的疾患，那就会将感冒、风温肺病、肺痈、肺痿、肺痨、肺癌、尘肺、哮喘、痰饮等许多疾病都可诊为咳嗽。

　　（2）证的组织结构不清。诊断是从症状入手的，任何症状都是从属于一定的病和证的，并表现于病和证之中，为病证诊断提供依据。作为诊断依据，特别是具体证型的诊断依据，首先应抓住主要症状，尤其是该证型的特异性症状或综合症候群。

　　（3）缺乏动态观、整体观。对于各种具体的证型，尤其是多级复合证，其目的均在于全面而有重点地反映出不同病人现实的病机特点，尽可能地揭示病因，表明病况，确定病性，标出病位等，以指导临床诊疗。疾病的发生，症状的产生，往往与季节气候、体质、病因密切相关，病程、证型又标志着疾病发展的某一阶段，在具体证型中都应有所体现，这些也正反映了中医在认识论上的动态观和整体观。而我们目前分证标准中正忽略了这两点。

　　（4）无证可辨及"证"的困惑。由于辨证论治的局限性，临床出现有潜证、隐证或某些疾病的早期及恢复期无证可辨；在一些时候虽有证可辨，但此证并非是疾病的本质反映；"异病同治"是一个方面，但"证"是病发展的阶段反映，从属于病的基本矛盾，其治疗也应有所不同，这些均提示在辨证的同时必须结合辨病论治。具体病证的临床表现是错综复杂的，尤其某些疑难症、急重症，往往夹杂着一些似是而非的疑似的情况，或缺乏某证的特异性症候，这时就需要结合年龄、病程、病因、病史、发病季节、个体素质、疾病所处的阶段、治疗效应等多方面、多因素综合分析，所以，病证规范化研究在具体证型诊断上不但要以现症状、体征为主，还应反映出以上因素对其证型属性的影响。

5. 展望　中医病证规范研究虽存在诸多的历史及现实难题，但不应知难而退，而是要在认真总结经验的基础上，提高研究者的专业知识水平，继续进行积极的探索，最终总结出高水平成果。朱文锋教授认为，中医的病名诊断应当以中为主，能中不西；病、证、症名应当充分体现汉字的含义，应与中医基本理论一致。对许多症状的认识很大程度上局限于古代文献和临床经验，诊断标准欠确切、症状表述多样、缺乏流行病学方法和严格设计、缺乏症状量化研究等，这些问题都将降低中医临床研究的可操作性和严谨性。

因此，建立客观、统一、规范化的症状研究标准是开展中医药众多基础和应用研究的根本，故对中医症状的量化和规范化研究亟待加强，这对寻找更有效的中医药治疗方法及发挥中医药治疗优势具有十分重要的意义。中医病证规范化是中医制定诊断标准、学科规范的基石。这对于中医药知识的传播，国内外医药交流，学科与行业间的沟通，中医药科技成果的推广使用和生产技术的发展，中医药书刊和教材的编辑出版，特别是对中医药现代化、国际化都具有十分重要而深远的意义。

〔黄碧群〕

二、中医病证流行病学调查研究与应用

（一）中医病证流行病学调查概述

中医病证流行病学调查是指用流行病学的方法对疾病的中医证候的特点和演变规律进行调查研究，从而制订和完善统一的辨证标准，中医辨证与临床西医指标相结合，可提高中医证候规范化水平和临床病证结合的辨治水平。

1. 流行病学基本知识

（1）流行病学定义：流行病学是研究人群中疾病、健康状况的分布及其决定因素，并应用研究结果制订和评价防治策略的科学。这与《流行病学词典》中"流行病学"的定义——"研究特定人群中与健康相关的状态和事件的分布和决定因素，并应用研究结果控制健康问题"相一致。

（2）流行病学简史：人们在与疾病的长期斗争过程中，逐渐认识到疾病起因和流传。中外古代，因传染病危害巨大，人们首先开始对传染病流行进行了观察。《史记》中用"疫""大疫"表示疾病的流行。《晋书·李矩传》"时饥馑相仍，又多疫疠，矩垂心抚恤，百姓赖焉"。而当时西方的希波克拉底对疾病的流行用"流行病"来描述。流行病学由此起源。

此后，因饥荒、战争频发，疾病流行愈加频繁。东汉张仲景在《伤寒杂病论》中言："余宗族素多，向余二百，建安纪元以来，犹未十稔，其死亡者，三分有二，伤寒十居其七。"西方也有多次大流行，在当时影响很大。如公元 14 世纪的"黑死病"，流行于整个亚洲、欧洲和非洲北部，其主要由藏在黑鼠皮毛内的蚤携带来的病毒引起。西班牙大流感死亡人数达 4000 万～5000 多万，发病率约 20%～40%，是历史上死亡人数最多的一次瘟疫。这一时期，人们开始有了对流行病病因的初步认识。中国古代认为"风""虫""戾气""疠气"等具有传染性。西方医学家 Fracastoro 在《传染物》一书中提及了 Syphilus（梅毒的起源），但直到 19 世纪中叶，西方才广泛承认"活的传染物"的存在。随着对传染病认识不断深入，吴又可《瘟疫论》中对"戾气"的传播方式和流行的分布等进行了描述。此时人们对如鼠疫、狂犬病等人畜共患病的关系也有了一定的了解。《天愚集·鼠死行》："东死鼠，西死鼠，人见死鼠如见虎，鼠死不几日，人死如圻堵。昼死人，莫问数，日色惨淡愁云护，三人行，未十步，忽死两人横截路。"这表明鼠疫与死鼠有关。晋朝葛洪《肘后备急方》中对"恐水病"的描述是历史上对狂犬病的最早记载。当人们认识到传染病的可传播性后，对麻风、时疫、狂犬病等采取了相应措施，如秦朝设疠迁所隔离麻风病人。《晋书·王彪之传》："朝臣家有时疫，染疫三人以上者，身虽无疾，百日不得入宫。"《左

传》："十一月，甲午，国人逐瘈狗（狂犬病狗）。"葛洪《肘后备急方》中提出对狂犬病伤口的处理"疗捌犬咬人方，先咖去血，灸疮十壮"，并用"所咬之犬，取脑敷之"来预防狂犬病。我国在宋代就发明了人痘接种术来预防天花，随后种人痘术传至欧洲。在中国发明人痘苗 200 年后，英国医生 Jenner 于 18 世纪末发明接种牛痘预防天花。

古代对于非传染病也有记载。《吕氏春秋》"凡味之本，水为最始"，指出了饮水与健康的关系。嵇康《养生论》"齿居晋而黄"，说明氟斑牙的发生与地区有关。唐·陈藏器《本草拾遗》"久食白米，令人身软，缓人筋也，小猫犬食之亦脚屈不能行，马食之足重"，提出了脚气病与久食精白米的关系。

欧洲文艺复兴后进入资本主义发展时期，科学发展迅速。统计学、微生物学、免疫学的发展促进了传染病的流行病学研究，这一时期西方开始创办流行病学出版刊物，成立了相应学术组织。1854 年，John Snow 对伦敦西部西敏市苏活区霍乱爆发的研究被认为是流行病学研究的先驱，他通过调查证明霍乱是通过饮用水传播的，并首次提出预防霍乱的措施，被誉为"现代流行病学之父"。我国近代流行病学研究的开启人是伍连德。1910 年他扑灭了东北那场震惊中外的鼠疫大流行，多次成功主持鼠疫、霍乱的大规模防疫工作，建立了中华医学会，创刊《中华医学杂志》，是我国现代卫生防疫事业的奠基人。

近代以来，随着对非传染病的研究，流行病学理论有较大进展。Doll 及 Hill 于 1948—1950 年使用队列研究方法对吸烟与肺癌的关系开展了流行病学病因研究。WHO 开展 MONICA 方案对心血管疾病进行监测。随着社会的发展，环境的恶化，流行病学的研究对象扩大到如心脑血管疾病、糖尿病、肿瘤等慢性非传染性疾病。至此，流行病学基本原理的主要框架开始形成并逐渐得到广泛的应用。

随着人们生活水平的提高以及医学模式由生物医学模式转变为生物-社会-心理医学模式，提高健康水平、延长寿命成了当前医学研究热点。流行病学研究将涉及更多的心理和社会因素，来探讨疾病的病因、诊断、治疗和预防，从而促进临床医学的发展，改善人民健康。

（3）流行病学研究方法：流行病学研究方法大致可分为以下几种。

1）观察法：流行病学研究主要是观察性研究，因而观察大量人群（研究对象）中一切与疾病有关的因素（暴露因素或研究因素），根据人群的疾病情况，分析暴露因素与疾病间的因果联系，从而提出干预疾病发生和发展的具体措施。如研究吸烟与肺癌关系的流行病学调查中，吸烟是暴露因素，肺癌是因暴露因素产生的疾病或健康后果，因此通过戒烟、远离二手烟等手段可减少肺癌的发生率。

观察流行病学（observational epidemiology）包括描述性流行病学（病例报告、现况调查和生态学研究）和分析性流行病学（队列研究、病例对照研究、横断面研究）。描述性流行病学主要研究病因学方面的问题；而在分析性流行病学中，通过对病因的分析可能会提出新的假说。须指出的是，国际流行病学界对描述性流行病学和分析性流行病学的界定并未统一，在实际工作中，两种流行病学研究方法是相互联系和补充的，不可片面和机械的来理解。

2）实验法：实验流行病学（experimental epidemiology）是指由研究者控制研究条件，最后对干预效果进行评价分析的研究。根据是否随机分配研究对象，可分为随机对照试验（随机对照临床试验）和非随机对照试验（现场实验、社区干预实验等）。

观察流行病学和实验流行病学最主要的区别是：前者中的研究者没有控制暴露因素的能力，不能像后者实验流行病学那样随机分配暴露因素，而是只能客观地收集人群中每个个体与疾病的有关暴露因素的资料，评价暴露因素与疾病的联系。

3）理论和方法的研究：理论流行病学（theoretical epidemiology）因流行病学本身发展和完善的需要，对流行病学本身理论和方法的研究就称为理论流行病学；当利用流行病学调查得到的数据，建立有关的数学模型或用计算机仿真对疾病的发生、发展和转归的规律进行理论研究时，理论流行病学又称为数学流行病学。

（4）流行病学的应用：流行病学的主要研究目标是针对人群中的疾病和其他健康问题，用概率论的观点来对疾病发生频率进行描述，从而确定应优先研究的问题，决定预防重点，评价预防和治疗措施的效率，进一步了解疾病的病因、病机、临床病程和自然发展史。

1）描述疾病与健康状态的分布：疾病或健康状态的分布是指在一定范围人群中（人间），任何疾病或健康状态在不同时间（时间）、不同地区（空间）的发生率、现患率或死亡率等，在流行病学中常用"三间分布"来描述疾病的人群现象。在实际中，我们常用流行病学方法对心脑血管疾病、精神病、糖尿病、肿瘤等疾病进行全国性大规模调查，以便监测疾病特征变化的规律。《中国心血管病报告2016》指出：心血管病是导致中国居民死亡的第一位原因，农村居民心血管病死亡率持续高于城市水平，今后10年中心血管病患病数仍将快速上升，国民中间导致心血管病流行的主要危险因素是高血压和血脂异常，心血管病的直接经济负担日渐加重，已成为重大的公共卫生问题。

2）探讨疾病病因：疾病病因是流行病学的主要研究内容，尤其是当前原因不明疾病的病因，如恶性肿瘤、周期性呕吐综合征、类风湿关节炎、精神病、其他原因不明性疾病等。如新疆察布查尔地区锡伯族中曾发生的一种病死率较高的疾病，经过流行病学调查分析，查明是肉毒素所引起的中毒。1989年湖北石首地区一村庄发生集体性"痒痛症"，经流行病学调查分析，初步查明是由水污染引起的中毒事件，对污染源进行控制后，疾病没有蔓延，4年后随访，该地区未再出现该疾病。

3）疾病预防：疾病预防主要包括一级预防——降低疾病的发生率；二级预防——减少现患病人数，降低患病率。如1980年5月世界卫生组织宣布人类成功消灭天花；而狂犬疫苗、脊髓灰质炎疫苗的产生使狂犬病、脊髓灰质炎的发病率大大降低。

4）评价疾病诊断、治疗、预防方法或措施的效果：①诊断方法的评价。流行病学可用于了解疾病在人群中的自然发生发展规律（即人群的疾病自然史），从而对疾病每一阶段的症状都能有所了解，避免了疾病早期误诊、漏诊的出现。②疗效的评价。科学评价治疗方法或药物的疗效是流行病学运用于临床的重要体现。③疾病预防和控制效果的评价。预防和控制疾病的治疗方法或措施的效果都应采用流行病学的方法进行评价与检验，从而对疾病进行安全有效的防治。

5）用于医疗卫生的决策和评价：从事卫生行政方面的人员，应具备流行病学的相关知识，从群体和社区的角度对疾病和健康问题进行处理，制定和评价防治策略。如流感时期，如何对医院呼吸科、急诊科等相关科室医护人员和床位数进行统筹安排；现有的医疗卫生资源与服务如何更好地适应实际需要；确定疾病的高危因素，并对相关人群进行卫生知识宣传等都需要应用流行病学方法。

2. 中医病证流行病学调查内容

（1）调查步骤：①首先确定须研究的某一疾病，依据文献、专家咨询确定其诊断参考标准；②以中医辨证理论方法为核心，查询文献找出该病相关证候分型和辨证标准；③制定具有中医特点的疾病流行病学调查问卷；④采用流行病学人群对照设计、横断面研究等设计方法，对一定数量的患病人群进行抽样调查；⑤将收集到的疾病中医证候及相应西医指标等描述性资料进行整理分析，得到该病的主要证候、常见证候或相兼证候，为中医辨证分型、辨证标准的统一及证候演变规律的阐明提供依据。

（2）注意事项：①应先进行小样本流行病学调查，修改和完善疾病流行病学调查问卷后再进行大样本调查；②问卷调查各项标准的操作规程应进行质量控制；③专家调查应在全国范围内进行严格筛选，采取专人分区联系的方式现场或电话与专家进行沟通，提高问卷填写的质量和回收率；④证候调查应对相关参与人员进行培训，考试合格后严格按照调查问卷和填表说明进行填写。

（二）调查表的设计与内容

以毕颖斐等设计的冠心病中医证候流行病学调查表为例。

1. 调查表的设计及制作

（1）设计思路：在文献分析及专家调查基础上，初步形成冠心病中医病因及证候临床流行病学调查表，然后通过多次临床预调查及进一步地专家咨询、论证，对调查表进行不断地完善与改进，最后制定出正式的冠心病中医临床流行病学调查表，开展临床调查。

（2）制作过程：

1）文献回顾与分析：检索1979年1月至2010年2月中国学术期刊全文数据库（CNKI）、重庆维普中文期刊数据库（VIP）及万方数据知识平台近40年的冠心病中医诊疗性文献，获取相关文献1034

篇，提取其中有效信息，建立冠心病中医诊疗信息数据库，共得到包括性别、年龄、情志失调、饮食不节、口味偏嗜、吸烟、饮酒、肥胖、缺乏运动、家族史、劳累、天气及气候变化、饱餐或大量饮水等在内的15项冠心病病因及危险因素，以及有关中医症状及舌脉象条目190个，其中问诊100个，望诊35个，舌诊26个，闻诊7个，按诊6个，脉诊16个，形成中医四诊信息条目池，参考《中医诊断学》《中医内科学》《冠心病中医辨证标准》《中药新药临床研究指导原则》《中医病因病机学》《中医基础理论》，对条目池信息按照证候表现进行分类，并初步筛选出冠心病各种证候要素对应的条目群和冠心病中医病因及危险因素。

2）专家调查与咨询：运用 Delphi 法与层次分析法相结合的方法，在全国18个省、市、自治区遴选38位具有丰富临床经验及较高学术地位的中医心血管病专家，针对冠心病常见中医病因及危险因素、常见中医证候要素及其特征性条目进行专家调查。在专家共识基础上，确定吸烟、肥甘厚味、肥胖、怒等冠心病常见的中医病因和危险因素及其相对重要性权值，以及常见的10种证候要素，其中虚性证素包括气虚、血虚、阴虚、阳虚，实性证素包括寒凝、热蕴、气滞、血瘀、痰浊、水饮，并制定出冠心病中医证候要素特征性条目。此外，还通过现场咨询、会议讨论等方式，征询同行专家的意见，参考调查结果及专家意见，不断完善调查表的内容。

3）临床预调查：运用初步制定的冠心病中医病因及证候临床流行病学调查表开展多次临床预调查，每次预调查后组织相关专家及临床调查员，针对调查过程中出现的问题，及时进行总结与分析，在实践中不断完善和改进调查表内容，并在每次预调查后进行信度及效度检验，以保证表格的准确性及临床可行性。

4）形成正式量表：通过多次的临床预调查及专家咨询、论证，及时增加必要条目，删除不合理条目或归类合并重复的条目，对调查表进行不断地修订与完善，最终形成正式的冠心病中医病因及证候临床流行病学调查表。

5）开展正式调查：形成正式量表，并对量表进行信度及效度评价，要求量表具有良好的信度、效度及反应度。制定具体可行的实施方案、标准规范及质量控制措施，联系合作单位，正式开展多地域、大样本的冠心病中医病因及证候临床流行病学调查研究。

2. 调查表的内容 调查表中除一般资料、发病情况、中医四诊信息采集、中医证候要素判断、临床诊断及相关理化检查等常规内容外，知情同意书的签署、纳入及排除标准的筛查、调查完成情况的记录等也是必不可少的。

（1）纳入及排除标准：

1）纳入标准：符合冠心病诊断标准（具备以下至少一项）。①冠状动脉造影或冠状动脉 CTA 证实至少一支主要分支管腔直径狭窄在50%以上，有或无心绞痛、心力衰竭、心律失常、猝死复苏；②既往或当时有明确的 ST 段抬高或非 ST 段抬高型心肌梗死证据；③有明确的经皮冠状动脉介入术（PCI）史；④有明确的冠状动脉旁路移植术（CABG）史。年满18周岁，签署知情同意书，同时具备以上几项方可纳入。

2）排除标准：①风湿性心脏病、严重瓣膜病、肺心病、扩张型心肌病、肥厚型心肌病、心肌炎、甲状腺功能亢进症、恶性肿瘤、血液病；②神智异常，难以准确获取病情资料；③拒绝签署知情同意书。符合以上3项中任何一项，则不能纳入。

（2）一般资料：主要包括人口学特征与个人生活史两方面内容，前者包括姓名、性别、年龄、民族、婚姻状况、文化程度、工作性质、籍贯、居住地、家庭住址、联系电话，后者则包括性情特点、饮食习惯、口味偏嗜、日常起居、吸烟史、饮酒史、婚育及月经史等内容。

（3）发病情况：主要包括现病史、既往史及家族史等内容，其中现病史包括病人来源、主诉、主症、诱发因素、发病/病情加重季节（节气）等，主症指冠心病各种临床类型（心绞痛、心肌梗死、心力衰竭、心律失常）的临床常见症状，如胸闷、胸痛、放射痛、心悸、气短、喘息、平卧困难。

（4）中医四诊信息采集：中医四诊信息条目按照一定规律（问诊、望诊、闻诊、脉诊）排列，其中问诊内容按照"十问歌"的形式进行编排，主要包括头身、耳目、寒热、汗、神志、睡眠、饮食口味、二便等内容，望诊分为望神、望色、望形，舌诊分为舌色、舌形、苔质、苔色，对每个条目进行无、轻、中、重分级量化评判（脉诊按有、无进行判断），并分别赋予不同等级分值（0、1、2、3分）。

（5）中医证候要素判断：量表各个条目所归类或指向的因子（证候要素）可以是一个，也可以是多个。在完成中医四诊信息采集后，对涉及各种证候要素判断的症状及体征进行总结，并对各种证候要素的重要性或表现程度进行0~3分定量判断，根据证素判断结果，组合主要证素，进行证型诊断。举例说明，某病人气虚表现为3分，血虚0分，阴虚1分，阳虚0分，寒凝0分，热蕴0分，气滞1分，血瘀3分，痰浊0分，水饮0分，则组合主要证素——气虚与血瘀，判断此病人证候类型为气虚血瘀。

（6）临床诊断及理化检查：临床诊断分为主要诊断（冠心病）及其他诊断两部分，主要诊断按照心绞痛、心肌梗死、心力衰竭、心律失常、PCI术后、CABG术后等冠心病常见临床类型进行填写；其他诊断主要调查与冠心病关系密切的其他疾病，如高血压病、糖尿病、高脂血症、脑血管病、肾脏疾病、周围血管病等。理化检查则包括与冠心病发病关系较为密切项目的最近一次检查结果，包括血糖、血脂、肝肾功能、凝血功能、心肌酶、心肌损伤标记物、血管活性物质、炎性蛋白、甲状腺功能、超声心动图、心电图、冠状动脉造影或CTA。

（三）中医病证流行病学调查在临床中的应用

朱克俭等在原发性高血压中医证候的临床流行病学研究中：对临床调研得到的1038例原发性高血压进行分析，从临床文献报道的40余个证候中归类出17个证候，其中肝阳上亢、阴虚阳亢、肝肾阴虚和肝风上扰是原发性高血压的主要证候，痰浊中阻和瘀血阻络是原发性高血压与体质和并发症密切相关的常见证候或相兼证候，肝阳上亢证是原发性高血压各期及不同病程中构成比最高的证候。说明原发性高血压病位在肝，其全过程以肝阳上亢为中心病机，原发性高血压发病初期病机以肝阳上亢为主。随着疾病的发展，阴液逐渐亏损，到后期疾病以肝肾阴虚为主要病理变化。在阳亢与阴虚相互消长的过程中，疾病进展，阳亢可化风，阴液耗伤，阴虚亦可动风，此时易发生"中风"之合并病症，多见于原发性高血压3期。体质为瘀血质、痰湿质者，原发性高血压早期即可出现痰浊中阻和瘀血阻络证。最后对原发性高血压常见证候的脉症进行聚类分析和主成分分析，并根据临床实际和中医辨证特点，结合单个症状（含舌脉）及症状群的出现频次，分析总结了可列入辨证标准的8~10个脉症。

齐方洲等采用流行病学调查方法来探讨糖尿病早期微血管病变症状、证候、证素的分布规律发现：糖尿病早期微血管病变的主要症状有口干、夜尿频多、困倦乏力、视物模糊、口渴喜饮、两目干涩等；证型以气阴两虚证、肝肾阴虚证、血瘀阻络证等为主；病性证素主要有阴虚、气虚、热、血瘀等；病位证素主要有脾、肾、肝。

毕颖斐等运用中医临床流行病学调查方法，对来自全国21个省、市、自治区40家三级中医或中西医结合医院的8129例冠心病病人中医证候特征进行临床横断面调查发现：目前我国冠心病病人中医病机为"本虚标实"，证候以气虚为本、血瘀或兼痰浊为标多见。

王文婷等采用流行病学调查方法对253例胃食管反流病人的临床资料进行收集，分析胃食管反流发病相关的危险因素和中医证型分布规律发现：253例胃食管反流病人中，类寒热错杂证占35.17%，类肝脾胃不和证占24.11%，类肝胃郁热证占40.71%；病性以虚实夹杂证居多，占58.89%；单纯实证较少，占40.71%。

陈璇等通过精神分裂症中医证候临床流行病学调查表来收集精神分裂症病人的主要症状与体征，对出现频率≥10%的症状、体征进行聚类分析，归纳出精神分裂症的中医证候要素；再根据《中医诊断学》证-症关系分析得出精神分裂症的常见中医证型；进一步对常见中医证型中的中医证候进行主成分分析，粗略得出精神分裂症常见证型的主要症状和次要症状，从而分析精神分裂症的中医证候规律。结果表明：通过对664例病人的中医证候进行数据分析，简化为15个证候要素，总结出七大常见证型，包括狂证（痰火内扰证、肝胆火盛证、阴虚火旺证）与癫证（心脾两虚证、痰气郁结证、肝气犯脾证、脾肾阳虚证），并归纳出七大证型的主要及次要症状。七大证型基本反映了精神分裂症病人中医及中西医结合"痰""火""虚"的主要病因病机，与中医基础理论中对癫狂的论述基本一致。

周文等以老年收缩期高血压病人为调查对象进行中医证候流行病学调查，用体检和调查问卷形式收集数据后，分析老年收缩期高血压病人年龄、性别、体重指数、血压、病史、吸烟史、饮酒史、运动频率、降压药服用情况等因素对中医证型构成的影响，探讨三峡库区老年收缩期高血压的中医证型构成及其相关影响因素。结果表明：调查共收集老年收缩期高血压病人 320 例，男 175 例，女 145 例，患病年龄主要集中在 70～79 岁年龄段，各年龄段病人男女比例基本相同。主要证型分为肝火亢盛证（43 例，13.44%）、阴虚阳亢证（102 例，31.88%）、痰湿壅盛证（51 例，15.94%）、阴阳两虚证（74 例，23.13%），其他各证型所占比例均低于 4%（共 50 例，15.63%）。老年收缩期高血压病人中医证型的构成均受到不同年龄、血压分级、体重指数、饮酒习惯的显著影响，不同性别、病程、病史、吸烟习惯、不同运动频率以及是否服用降压药对病人中医证候的构成无明显影响。

谷孝芝采用横断面调查、流行病学调查等相结合的方法，对广东省中医院（留观病区、综合病区、综合三科）就诊的老年肺炎（≥60 周岁）病人行呼吸道病毒检测发现：肺炎是老年病人的常见病、多发病，也是老年病人多种基础疾病，尤其是慢性呼吸系统疾病急性加重的诱因。其发病急骤、变化迅速、并发症多、病情危重，严重影响病人生活质量和生命安全。呼吸道病毒作为老年肺炎病人的重要致病病原体，在临床诊治中尤其值得重视。呼吸道病毒感染性老年肺炎，总归是内伤外感合而为病。本病病位在肺，与脾、肾、心、脑（神窍）相关；病性总以正虚为本，邪实为标；核心病机是邪盛精亏，并且贯穿病变全程。

李毅等运用采用自拟《溃疡性结肠炎的中医证候流行病学调查表》收集溃疡性结肠炎病人 618 例，并行因子分析和 Logistic 回归分析，得出溃疡性结肠炎证候特征为活动期大肠湿热证、寒湿内盛证和肝郁脾虚证，缓解期脾胃虚弱证、脾肾阳虚证、肝郁脾虚证、阴虚肠燥证、血瘀肠络证；运用多元 Logistic 回归分析，得出溃疡性结肠炎证候的症状量化指标。以上这些将流行病学研究方法、统计学分析与中医辨证理论相结合用于疾病中医证候分类及量化诊断的研究，为不同疾病的证候诊断标准研究提供了一种新的方法。

此外，中医病证流行病学调查还可对不同地域的同种疾病进行证候对比，如黄大未等运用临床流行病学的方法，对杭州和北京两地胆汁反流性胃炎中医证候作了对比研究，指出其分布差异情况，并通过数据挖掘推测气候、饮食、生活习性对本病的相关影响，使胆汁反流性胃炎的中医证候资料更具完备性，以利于临床诊治。阮进钟等在中国广州市及越南河内市采用流行病学方法设计调查问卷对慢性胃炎病人进行证候归类和特点分析发现：广州组患病率男女之比约为 1:1，河内组约为 1.5:1，河内组男性病人比例高于广州组；病人的年龄两组均集中在 26～45 岁年龄段，广州组平均年龄为（42.2±13.3）岁，河内组为（36.8±9.6）岁；中医证候诊断方面，341 例广州病人及 345 例河内病人中，均有肝胃不和证出现，频率明显高于其他证型（广州组占 41.3%、河内组占 42.0%），其次由多到少依次为肝郁脾虚证、脾胃虚弱证、脾胃湿热证、胃阴不足证、胃络瘀血证。

将流行病学调查与大样本研究相结合也是中医病证流行病学调查的方法之一。如刘振峰等通过大样本病例的临床流行病学调查对膝骨性关节炎病人在行全膝关节置换术（KOA）的围手术期的中医证候变化特点研究发现，围手术期中医基本证候辨证要素的归纳为：肾阴虚、肾阳虚、肾气虚、肝阴虚、肝阳虚、肝气虚、肝血虚、脾阴虚、脾阳虚、脾气虚、气滞、血瘀、痰、寒湿、湿热等 15 种，其中"肾阴虚""肾阳虚"在整个 KOA 围手术期均有较高的发生率；膝骨性关节炎病人围手术期主要中医证候变化：手术前期以"寒湿阻滞证"为主，术后 1 周以"气滞血瘀证"为主，术后 2 周以"脾虚气滞证"为主，术后 3 周以"脾肾亏虚证"为主。王连珂等依据流行病学调查要求，结合专业知识及相关文献，制定高血压中医证候信息量表，分析河南地区高血压病中医证候分型特点发现，2144 例河南高血压病例分为 8 种证型，分别为阴虚阳亢型、肝肾阴虚型、肝阳上亢型、气虚血瘀型、肝阳上亢兼肝肾阴虚型、阴阳两虚型、痰浊壅盛型、气虚血瘀兼肝肾阴虚型。

总之，将流行病学研究方法、统计学分析与中医辨证理论相结合，进行多地域、大样本的多层次调研，确定西医常见病的中医证候类型和具体脉症，对于中医证候辨证标准的规范和统一具有重要意义。

〔陈　悦　李　杰〕

三、中医病证循证医学研究与应用

病证结合研究是中医循证医学实现的基础，中医历代医家的经验就是一种特殊意义上的循证医学的结果。目前，病证结合是开展中医循证医学研究的基本方法之一，规范和统一病名、证型是开展循证医学研究的内涵和外延。深入中医病证结合的研究，建立中医病证科学化体系，形成具有中医药特色的循证医学，将为中医临床实践注入新能量。

（一）循证医学的来源

1992 年加拿大学者 David Sackett 首次提出循证医学这一概念。1996 年英国医学杂志将循证医学定义为慎重、准确和明智地应用所能获得的最好研究证据来确定病人治疗措施。2000 年将其更新为循证医学是整合最佳临床证据、临床经验和病人价值观的一门学科。之后循证医学如雨后春笋般发展起来，英国最先成立循证医学中心——科克伦（Cochrane）中心，之后又成立了 Cochrane 国际协作网。当前，全球包括中国在内共 13 个国家相继成立了国际协作网下属的 15 个 Cochrane 中心，已经有 64 个国家（地区）和世界卫生组织（WHO）成为 Cochrane 系统评价的用户。它们为医学科研、临床、教学以及卫生管理决策提供着最新颖、最完整的科学依据，发挥着巨大的作用。

近年来，互联网科技融入各行各业之中，促使医学科学飞速发展，医学类新知识以每年 6.7% 的速率递增，临床医生深入理解、熟悉掌握新知识的水平直接影响着医疗水平。据统计，全世界已拥有生物医学杂志 25000 余种，每年发表的论著 200 余万篇。信息化纷繁复杂的时代里，如何将各种医学信息资料通过专业人士的评价和审查，取其精华、去其糟粕，将真正有利用价值、行业公认的精华部分输入计算机，规范说明各种疾病的最佳科学证据，指导医学实践？使用者只要将问题输入计算机进行检索，便能从循证医学中心的国际互联网上得到最新、最佳的科学证据。在理论体系中，循证医学将传统医学以"疾病"为中心转移到以"病人"为中心；在疾病疗效的评价上，从以往只注重仪器检查和化验结果等"中间指标"转移到病人的临床指标如病死率、生活自理能力、生命质量等"终点指标"上；在医患关系上，由过去单纯医生说了算转变到病人具有知情权及选择权，病人对治疗方法具有选择和决策的权利。

（二）循证医学的基本概念

循证医学（evidence-based medicine，EBM）即遵循证据的临床医学，认为任何医疗决策都应基于客观的临床科学依据，按照可靠的证据作出正确的诊断和治疗决策，有目的地、正确地运用现有的最佳、最新证据来指导对病人的诊断治疗，通过正确利用和合理分析临床资料，规范医疗服务行为，为病人提供安全的可忍受的、有效的、经济的医疗服务。根据循证医学的要求，疾病的诊断、治疗标准，疗效、转归判定标准等都要以临床试验研究为证据。循证医学实施的步骤为提出临床问题、查寻科学证据、证据的评价、使用证据指导临床实践四个步骤。

循证医学是一种新的医疗实践活动，需要医护人员及其经验、研究证据和病人 3 个要素有机结合。研究证据是 3 要素中的第一要素，是循证医学的灵魂；临床医生及其经验是循证医学的关键；病人的情况和要求是循证医学的基础。在临床治疗方面，国际上公认的金标准有两个：一是单个足够大样本量的随机对照试验（RCT），二是多个随机对照试验的系统评价（systematic review，SR），即系统综述（meta-analysis）。这两个金标准是证明某种疗法或药物有效性以及安全性的最可靠手段和证据。欧美等发达国家已将 RCT 和 SR 写进了临床医疗指南，作为评价疗效的主要依据。循证医学对证据的要求能促进临床医疗、科研和教学工作更加规范化、系统化、科学化，避免乱医乱治，减少医疗资源的浪费；能促进医务工作者不断地学习新知识、新技术、新方法，学术上自我更新，紧跟科学技术发展水平的时代脚步，永远站在新知识的制高点上；能提供最佳的科学证据，有利于卫生管理部门决策的科学化，减少医疗纠纷；能提供的科学信息有利于病人自己检索，从而参与医疗决策及选择最佳治疗方案，保障自身权益。现阶段循证医学在中医药领域的应用主要包括疗效评价、病证结合研究、文献研究、临床研究、文献质量评价以及中医药制剂的循证评价。

循证医学与中医辨证论治是一致的，它们都来源于实践，又应用到实践中去。循证医学要求用现有最好的证据来指导临床实践，为每个病人作出最佳的治疗选择。而中医学的整体观念和辨证论治正是这种最佳方案的实施和应用，它与循证医学有着许多共同点。宏观辨证与微观辨证相结合，临床检验指标与辨证相结合，促进了中医学的发展。现代检测指标和实验数据与中医的辨证论治融为一体，是中医发展的必然趋势。

（三）循证医学在中医病证研究的意义

1. 中医病证的概念　病就是疾病，是偏离了健康的一种状态。在致病因素的作用下，人体内脏腑功能失去了平衡，人与环境不能相适应的一种状态。病还是一个过程，疾病由发生到发展到康复或死亡是一个过程，中医的病在一定程度上概括了病因、病机、转变规律及预后、治则和方药。证是机体在疾病发展过程中某一阶段的病理概括。长期以来，人们付出种种努力，探索证的实质和客观指标。证是经验和理念相结合的产物，是古人在无数实践经验的基础上，基于外现的相关生命现象，从整体上把握人体内外各部的联系。

病与证是中医诊疗过程中不可分割的有机整体。病证结合只有辨病辨证相结合，得到的诊断才能最终落实到方药上。如张锡纯认为"痢证间有凉者，然不过百中之一耳"，故详论热证。并将其分为热盛期、寒火交迫期、热郁肠腐期、久痢正损期，指导治疗。对于中风，张锡纯采用了西医对"脑充血"（出血性）和"脑贫血"（缺血性）的病理认识。凡诊断为"脑充血"者，对照《素问·调经论》"血之与气，并走于上，此为大厥，厥则暴死，气复反则生，不反则死"的记述，主张用建瓴汤、镇肝熄风汤调整逆乱之气机，尤其切合临床实际。

辨证论治是中医学的精髓，是中医临床治疗、养生保健等一切活动的指导原则。而"证"及获取证的"四诊"方法是其基础。关于"证"的客观化、规范化研究一直是人们研究中医学，期望使之走向现代化的前沿阵地。

2. 中医病证的发展方向　证是一种功能态的，可以发展，可以转化。证的概念应用亦较混乱，灵活性大，辨证可因人而异，只有凭医生的分析概括水平，难以定性、定量，更难以定位。目前中医辨证仍停留在以医生主观经验为主的思维层面上，虽有中医辨证已作统一规范的报道，但这些规范仍停留在传统的望、闻、问、切上，缺乏统一的量化和客观公认的可参照标准。在临床治疗中，统一的疾病分类诊断标准是保证可重复性的前提。证候规范化研究可以应用循证医学的方法，通过大样本临床流行病学调查，收集具体疾病"证"的规律，以病统证，病证结合，找到辨证的关键要素，围绕证进行多方位研究，建立规范、统一的病名的内涵和外延，同时结合证的定性与定量、宏观与微观特点，逐步实现证候规范化；亦可以通过收集、整理证候规范化方面的文献和历代医家的临床经验，进行系统评价；同时研究建立完整的循证医学四诊客观化体系；按照循证医学的规律，逐步实现证候的规范化。

证候的标准化、客观化是中医药有待突破的关键科学问题。由于中医学的特点，证候的诊断缺乏统一的客观标准和量化指标。如何实现中医证候的标准化和客观化，目前，对于证候客观化的研究，学者们经过积极努力取得了一定的成果，如舌像仪的使用。但由于科学技术水平的局限性，中医证候的标准化、客观化研究尚未有重大突破。我们可以借助循证医学的方法评价证候的分布和动态变化规律，对某一症状中某一证型采用量化指标，多中心、大样本、随机、双盲进行分析，排除外界影响因素，使数据、结论更为客观真实，正确理解与应用终点指标和替代指标，明确中医证候与西医疾病的关联，寻找与现代医学疗效评价指标的结合点，逐步建立一套科学的中医证候的诊断标准，实现其客观化和标准化。

建立切实可行的中医疗效评价体系。从中医整体观念出发，在遵照常规的疗效评定标准的同时，建立突出中医特色的疗效评定体系。包括：①对中医病的疗效的评定标准；②对中医证候的疗效评定标准；③符合中医特点的生存质量评定标准，如病死率、生活自理能力、生命质量、七情变化等。循证医学能使中医的辨证论治更加系统化、规范化，对中医诊疗手段的有效性和安全性的评价国际化、科学化和标准化，增强其可信度。

（四）循证医学在中医病证研究的应用进展

循证医学的出现，给中医药的临床研究带来了希望，循证医学只着眼于病人的临床疗效真实性和有效性，不排斥中医药学，实际上中医药学与循证医学有着许多相似之处，这也是我们将循证医学引入中医药研究中的理论基础。用循证医学的原则和方法进行中医药临床研究，将极大地推动中医药事业的发展，使中医药学的理论和诊疗方法更具科学性。

1. 循证医学在中医药临床科研中的应用　　目前，循证中医药研究进展仍较为缓慢，主要贡献在于规范中医的临床研究和临床实践。若中医药遵照西医诊疗方案的研究模式开展研究可能会存在很大的问题，因此中医应该采用倒序的研究模式，从临床实践开始，而不是从实验室研究开始。我们应该从几千年前《内经》积累至今的经验和历史教训出发，逐渐进行大样本的临床实践和观察，产生个案病例系列，然后进行一定的对比研究得到证据。刘建平认为循证医学规范中医药临床科研主要从 6 个方面进行。一是提出临床相关问题（基于经验、临床观察和系统综述）；二是规范临床试验方案的撰写，国际上已推出《规范临床研究方案内容》，是一个临床试验方案必须报告的条目指引的系统建立和范围；三是临床试验是前瞻性的，要把临床试验方案进行国际注册；四是鼓励发表临床试验方案，公开透明地报道临床试验的全过程；五是规范临床试验管理，建立数据与安全监察委员会（DSMB）、数据管理委员会（DCC）等临床研究机构，同时建立标准操作流程（SOP），规范临床试验方案的实施过程；六是规范临床试验报告的一些标准，包括中药、针灸等报告规范。

循证中医药既保持中医特色，又遵循循证医学的原则；循证的思维起源于中医，循证医学证据经历了积累的过程。中医临床疗效评价过程较为复杂，不是一个随机对照试验就能概括，而是需要经历从经验—信息—知识—证据的过程，走完观察、理论到验证的全过程，即通过电子病历等数字化、信息化的方式采集中医临床经验信息，结合中医理论上升到知识层面，再经过严格的大样本随机对照试验的验证上升为证据，才能写入中医临床实践指南当中，成为值得推广的证据。如何开展符合中医药临床特点的循证医学研究方法，需要学者们在方法学上改进和完善，加强临床研究的设计实施，建立符合中医实际特点的疗效指标，提高中医药临床试验的研究质量，促进中医药的临床实践从经验医学向以证据为基础的临床实践发展，真正使中医药达到现代化和国际化。

2. 循证医学在中医临床中的应用　　随着循证医学的发展，近年来临床诊疗愈加注重诊疗方法的科学性，以及临床证据的客观性。从循证医学角度分析，目前国内对中医病证的分析与评价方法较为笼统，其疗效评价结果、病证发展分析与病人临床情况存在差异，运用系统、科学的评价方法对临床疗效进行真实的评价是很有必要的。因此，研究者们开始探寻如何将循证医学与中医病证相结合，以提高中医临床治疗效果，并为今后的循证治疗提供理论指导。传统中医学是以"证"为判断疾病的标准，现代西医学是以实验室指标为参考，而循证医学则认为诊断和判断疾病的金标准应该为疾病对于病人生活及日常活动的影响程度。汪强等选取 160 例肩关节周围炎病人进行临床治疗与分析，为肩关节周围炎的中医治疗设定循证医学量表，对中医治疗肩周炎的疗效进行判定，并客观评价量表的科学性，研究该病和循证医学的关系。研究表明温针灸结合推拿手法对于肩周炎病人的肩功能恢复效果显著，并提示循证医学量表评定对其疗效也予以了肯定，从而建立更为合理的理论体系。潘兆兰等以痛经为基点依据循证医学的思路与方法，通过查阅大量文献，统计出现代中医临床上常用的 7 种中医特色疗法、6 种配合疗法。其中，使用较多的单一治疗方法是按摩法、中药内服，穴位埋线、激光穴位照射疗法治疗痛经的较少。临床上使用较多的两种疗法配合治疗痛经的是中药内服配合针灸、针刺配合艾灸。从疗效分析结果来看，两种疗法配合使用治疗痛经的有效率总体上要高于单一疗法治疗痛经的有效率。曲晓璐等运用循证医学的方法，通过检索并分析符合糖尿病肾病随机对照试验的临床文献，统计病例总数并计算中医证型，发现糖尿病肾病中医本证以气阴两虚证发生率最高。其中，早、中期糖尿病肾病出现率高的本证为气阴两虚证，终末期肾病时中医本证以阴阳两虚证发生率高，血瘀兼证则贯穿于糖尿病肾病早、中、晚三期，为糖尿病肾病中医辨证分析提供了循证医学证据。张琳等对慢性乙型肝炎的中医治则与循证医学的研究中提出经验中医学模式的临床研究因缺乏严格的科研设计和严谨的科研方法保证，其结论常带有偏向性，使人过多迷信个别专家的所谓"经验"，而忽略了知识更新，有时甚至出现来源于专家、文献、个人经验、讲座的意见有严重的分歧，而医生可能会轻信某权威专家的意见，而一些真正有效的疗法因不为公众所了解而长期未被临床采用，最终导致错误的临床决策。因此中医治疗慢性乙肝的研究成果要得到世界的承认，就必须遵循循证医学的原则，并且提出令人信服的依据。

循证医学对于医学的发展产生了重要的影响，但循证医学并不完全适应于中医学的发展，特别是探讨多因素、复杂性科学问题和医学问题时，还需要用解决复杂性科学问题的方法解决。

3. 循证医学在中医经典研究中的应用　　循证医学作为一门新兴的临床学科，它为人类提供了一套崭新的医学理念、思路和方法，它的崛起推动了医学模式由经验医学向循证医学模式的转变，成为现代医学发展的一座新的里程碑。中医古文献记载了大量临床实践经验，但现在所真正应用的中医古籍文献可谓是沧海一粟，很大一部分古籍没有发挥其应有的作用。利用循证医学的方法进行中医古文献研究，可以科学地分析古文献中的临床经验，同时还可以为中医循证医学研究提供有意义的方法学思路。中医经方迫切需要建立一个借鉴现代医学科学研究方法的现代专题数据库。

宋俊生运用循证医学的研究方法分析《伤寒论》，发现张仲景开创的六经辨证理论体系开创了古代循证医学之先河，为现代中医药循证医学研究提供了方法和思路。李明奎通过分析《伤寒论》"方证对应"，提出了运用循证医学思维建立有中医特色的"方证对应"相关体系的设想。

中医的病案大多是个案，而这些个案对于不同地区的临床医生来说是有用的，并且可以取得实效。循证医学并不排除个案的治疗，甚至对有特别意义的个案更为重视。李孟魁等从收集个案出发，以循证医学的角度探讨《金匮要略》方治疗前列腺炎的规律，提出前列腺炎在现代临床环境下的主要中医证型为桂枝茯苓丸证、当归贝母苦参丸证、薏苡附子败酱散证。《伤寒论》112方中，现代研究已用于治疗胃痛的方剂共28首，其中有10首方剂已经进行过临床研究，27首方剂有临床个案经验报道。临床用方主要集中在小建中汤、小柴胡汤与半夏泻心汤，个案经验文献绝大多数集中在乌梅丸与小柴胡汤上。通过循证医学研究及证据评价，提炼出胃痛用《伤寒论》方治疗呈现出一定趋向性。

杜广中等通过运用循证医学的方法，系统分析《千金要方》腧穴运用情况，发现《千金要方》腧穴临床使用及腧穴分类与现代《针灸学》有所不同，为进一步研究其腧穴应用特点提供了理论依据。童延清通过对循证实践过程和喻嘉言所论之议病式的对比分析，发现《寓意草》中议病、识证、施药的临床实践方法与循证医学研究方法相似，为现代中医循证医学方法提供了思路。

（五）中医病证循证医学研究的评价与展望

循证医学是一种理性医学，重视整体疗效，重视从医学文献中获取信息，通过寻找令人信服的证据确定正确有效的诊疗手段。同时也是现代医学发展的主旋律，有着成熟的疗效评价体系。中医学是一门实践性极强的学科，具有独特的医学理论体系和卓越的临床疗效，为人类的健康作出了不可磨灭的贡献，其循证理念源远流长。然而，在中医药现代化和全球化的大潮中，疗效评价的方法多以名老中医的个人经验为主，难以被以"量化"为核心的现代主流医学所接受，成为中医疗效评价的瓶颈。但中医学与循证医学有着本质的联系，二者均要求在临床诊疗工作中用全面、发展的观点诊疗疾病。因此，将循证医学与中医临床有机结合，研究中医病证循证医学是今后相当长时间里的一个热点以及难点问题。

循证医学的理念已经开始深入医学研究的各个领域，但目前医务人员对于循证医学的理论与方法尚不熟悉，特别是对医疗过程卫生经济学效果的评价还没有得到足够的重视。有研究显示56.16%的被调查者认为中医临床应用循证医学很有必要，但却有74.16%的认为其应用仅有一定的可行性，这反映出中医临床医务人员将循证医学应用于临床仍有困难。同时，在临床治疗方法的选择依据中，绝大多数人（87.18%）依据的仍然是临床经验，提示中医临床医生对循证医学强调实证的原则认识还不够。因此我们应该重视和加强这方面的研究和推动工作。除此，循证医学的学科和技术基础是临床流行病学、医学（生物）统计学、信息技术、最佳证据信息源（数据库）。循证医学不是现代医学专用，但源于现代医学。将循证医学应用于中医药实践中时，还需特别注意中医与现代医学的不同。正是由于中西医学间的差异，中医学引入循证医学理念必然会遇到一些问题。

中医诊断技术难以掌握。中医的"辨证论治"、个体化治疗原则与循证医学"从高准确性和精确性诊断试验获得检查证据"结合病人的具体情况进行诊治决策的原则是完全一致的。但是，由于中医"证"及"证候"的复杂性，且中医诊断客观指标较少，主观经验居多，因此"辨证论治"对医生的要求极高，辨证受主观因素影响较大，辨证结果的可重复性和一致性较低，也就是说，较难取得诊断最佳证据。缺少适合于中医本身的临床研究技术及最佳证据的评价方法。循证医学一向强调"证据"，以其现有的技术来看，中医虽有数千年积累的海量古籍，但其所载的医师个案和经验，难以纳入循证医学最佳证据体系中；而近数十年也出现了一些较高质量的中药临床研究，但总体来说，中医临床对照试验普遍存在选择性偏倚、实施性偏倚和测量性偏倚；而且中医传统的疗效评价也存在主观性较强，定性指标多于定量指标的缺陷。这些因素致使中医疗效的最佳证据缺乏。

目前，我们通常采用国际标准，而对于中医辨证就必须由中国建立证候诊断标准，对证进行定性和定量分析研究仍然是当前中医证候研究的要点。中医界很多机构都在收集、整理现有的临床试验，按照不同的疗法和病种，建立相应的疗效数据库，采用循证医学的方法系统评价已经发表的临床试验，注重将循证的科学理念贯穿于临床医疗的实践中；通过用"证"来提高临床诊治的水平；通过循证医疗决策改善医患关系，减少医疗纠纷；政府相关循证的决策将提高有限医疗卫生资源的利用效率；循证医学的系统评价也将有助于促进临床研究的质量。

中医界希望通过循证医学，为中医药找到受人认可的关于有效性的证据。中医药领域系统对中医疗法和中药临床 RCT 进行系统评价，将疗效确切的方药进行推广应用，对确无疗效者应予以摒弃以避免重复试验造成资源浪费。目前，中医界以及中国循证医学中心等机构都在进行这方面的工作。对现有的高质量的临床试验进行收集、整理，根据不同的疗法和病种建立相应的疗效数据库，促进国际交流与传播，为中医药走向世界提供确凿的科学证据。目前，中医药系统评价的关注点集中在有效性和安全性方面，研究疾病的病种上偏重于那些中医治疗具有优势的病种进行临床研究，如肿瘤化疗中用中药减少化疗的副作用。此外，在现代中医的治疗体系中也纳入了西药的使用，或中西药协同交替使用。很少研究对中医药治疗进行费用效益的经济学评价。

中医循证医学正在面临多重机遇和挑战，无论是理论还是实践，中医现代化与循证医学仍然处于起步阶段。将中医疗效评价相关的临床试验进行规范的系统评价和 Meta 分析是中医循证医学面临的严峻而富有挑战的任务。中西医思维方式与诊疗体系不同，二者间迥异的思维方式给中医循证带来了诸多不确定性。无论如何，中医应以"拿来主义"的态度借鉴循证医学的理念，为中医药的创新性研究提供思路和方法。中医药循证研究应该在中医药基本理论框架内进行，同时借鉴现代医学临床研究方法，建立中医药特色的循证医学，给中医临床实践注入新的活力，也将给中医药科研工作带来新的局面，进一步提高中医药临床科研水平，加快中医药现代化和中医药走向世界的进程。

〔曾　光〕

四、中医病证计量诊断研究与应用

（一）研究对象

1. 四诊的计量诊断研究　在中医四诊的计量诊断研究中，以脉象研究为主。所涉及的脉象有弦、滑、细、紧、浮、沉、迟、数、洪脉等。陈东汉等采用逐步判别分析法对 123 例单纯弦脉病人及平脉正常人的脉图参数和血流动力学参数进行判别分析，建立两组弦脉的判别方程。脉图参数中选择 8 个指标进入判别方程，结果 123 例回代总符合率为 96%，错判率为 4%。在血流动力学参数中选中 13 项指标进入判别方程，结果 123 例总符合率为 92%，错判率为 8%。通过计量诊断研究，为弦脉的客观化、数量化自动分析打下了一定基础。

牛元起等应用 Fisher 线性判别分析法处理脉图指标数据，建立左右手浮、中、沉 6 个判别弦与弦细脉的公式。判别这两种脉象总的符合率，左右手分别为 83.9％和 77.8％。取浮、中、沉分别预报其符合率时，浮、中左手比右手诊断符合率高一些，而在沉的情况下，左手低于右手。杨天权等深入分析了多因素分析法在脉象研究中的应用价值。认为中医切脉的指感是深浅、粗细、强弱、频率、节律、弦柔、滑涩、长短等八种感觉的模糊综合。因此用多因素脉图数据模拟分析切脉手法，可对单一压力脉搏图难以全面反映出来的中医脉象加以客观化。

有学者利用脉图数据，对浮、沉、迟、数、洪脉的诊断选用单因素分析法，对滑、紧脉的诊断选用逐步判别分析、最大似然法、Fisher 逐层判别分析三种多因素分析法建立判别式。组内回代结果，多法的总符合率在 93％以上，各脉的符合率在 80％以上。组外回代结果，多法的总符合率在 91％以上，各脉的符合率在 83％以上。

陈东汉等对滑脉的计量诊断进行了探讨。运用 Bayes 意义下的数学模型，建立了滑脉与平脉、滑脉与弦脉的判别函数式。结果为：脉图参数判别，平脉与滑脉组总符合率 98.30％，滑脉与弦脉组总符合率 88.27％；血流动力学参数判别，滑脉与弦脉组总符合率 85.26％。综合分析所得结果认为，滑脉的脉图及血流动力学参数具有一定的改变规律。

2. 病的计量诊断研究　西医病名已广泛应用于中医临床与实验研究中。但一些疾病的确诊需要昂贵的费用，或难以进行，或难以被广泛接受，也有诊断模糊者。一些学者试图用中医计量诊断的方法诊断这些疾病，是一种有意义的探索。

肖代齐等应用二值回归方程，对 40 例多动综合征儿童和 50 例非多动综合征儿童的临床资料进行综合处理。选出 20 项患儿阳性率较高的中医证候，与正常儿童对比建立二值回归方程，并建立多动综合征辨证要点回归系数表。结果经过临床验证，诊断符合率为 98.6％。本法使用方便，可以提高该病诊断的准确性，具有实用价值。陈振中等用逐步判别分析法选择脉图参数 40 项指标中的 6 项建立数学模型，以判别原发性高血压与冠心病并发原发性高血压。结果回代判别准确率为 91.03％，错判率为8.97％。上海第二医院应用逐步判别分析法，探讨用脉图这一无创伤技术诊断缺血性心肌病的应用价值。结果：正常人与冠心病组判别诊断正确率为 89.80％，原发性高血压与冠心病合并原发性高血压组判别诊断正确率为 81.70％。张大祥等利用脉图曲线方程组推导出一系列指标参数式，对风湿性心脏病、心肌病、充血性心衰、冠心病、室间隔缺损、法洛四联症等 12 组病例筛选判别函数，建立判别方程，判别正确率介于 88％～96％之间。他们为了进一步探讨脉图法诊断冠心病的可能性，开展了动物模型实验研究。采用方差分析、主成分分析及判别分析，建立脉图诊断标准，对对照组与冠状动脉扼流组两组动物模型进行分析比较，用临床冠状动脉造影病例进行组外考核。结果：脉图对动物冠状动脉阻塞性心肌缺血的检出率为 97.44％，37 例病人脉图法与冠状动脉造影法诊断冠心病的符合率为 97.3％。由此认为，脉图法可能成为一种新的诊断冠心病的无创伤性检测方法。

3. 证的计量诊断研究

（1）以中医证候为主要指标的研究：以中医证候为主要指标的证的计量诊断是在积累的临床经验的基础上，通过临床流行病学调查，研究其统计规律性，并建立判别诊断数学模型。该类研究对提高中医证的诊断水平，促进证的标准化、规范化、定量化研究有一定意义。常用的统计方法有最大似然法、Bayes 公式法、逐步回归分析法等。

邱向红等收集脾虚证 58 例，非脾虚证 70 例临床资料进行综合处理。用最大似然法，将 11 个脾虚常见证候分为出现与不出现两类，建立脾虚证与非脾虚证的概率表及脾虚证计量诊断表。128 例回代检验结果，总符合率为 98.6％。作者进一步简化数据，制成脾虚证诊断计分表，并计算出诊断阈值。58例脾虚病人回代诊断结果表明，该计分表对脾虚证的诊断要求高于初步诊断标准而低于全国标准，比较适中。作者认为，计量诊断是中医证候诊断标准化的一条重要途径。

陈国林等以高血压、甲状腺功能亢进症、更年期综合征和颅脑疾患为重点病种，根据中医肝病辨证分型分为肝阳上亢、阴虚阳亢、肝肾阴虚三种证型。对 431 例病人的 30 项指标进行等级计分，并采用逐步回归分析法建立肝阳上亢证与阴虚阳亢证及肝阳上亢证与肝肾阴虚证两个计量鉴别诊断方程。结果肝阳上亢证与阴虚阳亢证，回顾性检验符合率，前者为 98％，后者为 88％；前瞻性检验符合率，前者为 100％，后者为 86％；肝阳上亢与肝肾阴虚证，回顾性检验符合率，前者为 100％，后者为 83％。赵天敏等亦用以上资料，采用最大似然法建立中医肝病计量诊断计数表，有一定的实用价值。

为寻找中医寒、热、虚、实证的鉴别诊断方法，李学中等收集文献及临床病例 8260 例，统计 100 种中医常见证候，采用最大似然法制成中医计量辨证表。临床验证 689 人次，结果计量法与临床辨证完全符合者为 71.1％，基本符合者为 20.99％，不符合者 8％。作者认为这一方法有广泛的实用价值。罗文豪等根据 720 例慢性支气管炎的观察资料，采用 Bayes 公式法和最大似然法，建立慢性支气管炎肺、脾、肾虚证候频率及指数表，用以判别慢性支气管炎的肺气虚、脾阳虚、肾阳虚的可能性，亦有一定的应用价值。

（2）以实验室检查结果为主要指标的研究：以实验室检查结果为主要指标的中医证的计量诊断研究是建立在证实质研究的基础之上的，尚处于初步探索阶段。该类研究中敏感性、特异性高的指标辅以中医证候将提高中医证的诊断水平，同时亦能反过来促进证实质的研究。常用的统计方法有逐步判别分析法、Fisher 准则下的判别分析法和 Bayes 准则下的判别分析法等。

林求城等将 75 例冠心病病人按病机辨证分为气滞血瘀和痰阻血瘀两型，用逐步判别分析法，从 55 项客观指标中选出脉图的 D＝bg/bc、尿 17-OH、TC 等 14 项指标建立数学表达式，75 例回代符合率为 87％；按阴阳辨证分为偏阴虚与偏阳虚两型，从 55 项客观指标中选出血浆黏度、血清多巴胺 β 羟化酶、红细胞压积等 10 项指标建立数学表达式，75 例回代符合率 81％。他们还同时做了慢性支气管炎、慢性胃炎辨证分型的计量诊断研究，均有较高的回代符合率。认为用现代指标的客观数据代入公式可以进行中医辨证。该研究为中医辨证实现数学化打下了一定的基础，并有推广的必要和可能性。陈群等将 50 例冠心病病人分为阳气虚、气阴虚两型，用逐步判别分析法选取脉图参数指标建立数学判别公式，回代符合率分别为：阳气虚 94.25％，气阴虚 82％。作者还根据主成分分析值的大小对冠心病病人进行病理分型，为临床进一步诊断治疗提供了综合性的客观依据。

杨卓演等采用逐步判别分析法分析脉图血流动力学数据，建立阴虚阳亢证的判别函数。结果该判别函数诊断阴虚阳亢的正确率达 87.5％，错判率为 12.5％。陈泽奇等采用逐步判别分析法，从 44 例肝阳上亢证和 39 例阴虚阳亢证病人的 11 个化验指标中，挑选 CA、cAMP、TXB2 三项指标建立判别函数。结果 83 例回代符合率 74.7％，前瞻性 18 例检验符合率 62.1％。作者认为本函数方程既有较好的判别效果，又能帮助理解两证型不同临床症状的产生机制。

潘毅等用 Fisher 判别分析法建立了心气虚证诊断的判别函数。所选判别指标为：射血前期与左室射血时间比值、心脏收缩指数和每分输出量。得出判别心气虚与正常人判别式为：$Z＝11.16×1－0.29×2－0.0019×3$，判别心气虚证与非心气虚证的判别式为：$Z＝13.3×1－0.15×2－0.001×3$。前式的判别符合率、敏感度、特异度分别为 80％、86.16％、93％；后式的判别符合率、敏感度、特异度分别为 85％、86.6％、83％。不仅具有较为满意的判别效果，而且进一步证实了心气虚与左心功能减退之间的关系。

（二）研究方法

1. 辨证元 朱文锋认为，辨证分析的过程是确定其病位和病性等病理本质——证素，并作出证名诊断的思维认识过程。由于每一个证候都能体现一定的证素属性值，如果若干个证候组合起来，使得它们的证素属性值互相补充，完全满足某证型的所有证素属性值，就能够反映该证型的病理状态，即这些证候构成了该证型的一个辨证单元，即辨证元。"辨证元"模型与证素辨证计量模型的共同点在于它们均使用了证素辨证理论，但"辨证元"模型仅将其运用于辨证元的判定过程中，其余推理运算过程则不需涉及，而证素辨证计量模型需要将证素辨证理论由始至终贯穿其中。计量过程中，"辨证元"模型对辨证元权值的确定无需依赖专家经验或临床病案的统计，仅由构成辨证元的辨证因子等相关参数决定，辨证元更具有"叠加"与"激发"的独特运算规则，能够有效控制证型之间的关系。证型判定时，"辨证元"模型通过所有证型的辨证元群总权值的排序比较进行证型的判定，其最终的结果以"主证型-次证型-伴随证候"的形式表达。

辨证元计量诊断法由证素辨证体系发展而成，它将辨证元素在一定条件下组合成最小的运算单元，既能体现中医辨证的整体观，又能对辨证元素进行客观的量化。江启煜在现有的中医辨证计量诊断方法基础上，阐述了辨证元计量诊断思路。辨证元是由若干辨证因子组成的，能够代表某证型诊断性质的最小辨证单元。辨证因子即证候，包括症状、体征或舌脉等。诊断性质是指证型的病位、病性等属性。

"辨证元"模型的科学性在于能够直观模拟中医临床的辨证思维，以辨证因子、证型之间的基本逻辑关系为基础，构造出新的证型推理判定模型。在构造过程中，该模型利用证素理论反映了中医辨证的实质内涵，将中医辨证的整体观与模糊特性融入模型当中，为研制高水平的辨证施治系统提供了新思路。但"辨证元"模型尚存在许多不足之处，如当辨证因子群较离散时，可能导致可信系数与区分系数同时偏低，甚至无法构成辨证元，这将导致证型的"多义性"或无法辨证。此外，辨证元的确定也受到辨证知识等因素的影响，辨证元的准确判定前提是其参考的诊断知识库必须准确。

2. 等级计量与量表　多年来，应用现代先进的科技方法实现中医辨证的定量诊断，促使证型诊断的定量化，一直是国内外学者积极探索的重要课题。自从 20 世纪 60 年代初期 Ledley 等认为，布尔代数（逻辑代数）和后验条件概率定量可以用作计算和诊断的数学模型，从而开创了医学计量诊断研究的新领域。国内学者关于中医气血阴阳四虚证计量鉴别诊断和肺气虚证定量诊断的研究，均为中医辨证计量诊断研究工作提供了有益的经验。

袁肇凯等的项目从临床观察心血管疾病四诊指标入手，应用最大似然法编制成中医心病气血辨证症征计量诊断指数表，初步涉及心气虚证、心血虚证和心脉瘀证的计量诊断的计量诊断和计量鉴别诊断。由于研究资料均来源于临床四诊，病证的临床诊断都是依据全国统一标准，因而具有较好的判别效果和临床实用性。从诊断指数表中不同证型各项指标指数积分，不仅能简便、快捷地作出心病气血 3 证的诊断和鉴别诊断，同时也可以评估出各类症征的诊断价值。

根据中医症征程度变化区分为轻、中、重或者说一级、二级、三级，并予以数量化，以不同权重反映不同症状体征的主次，以不同计分反映症征的轻重程度变化，采用联合定量方法，使原有的定性计量诊断变成定性与定量相结合的计量诊断，见表 2-2-1。根据累计计分 100、80、60 作为证的轻重判别依据。病证轻重的表现形式除反映在症、征的程度上，还表现在症、征表现多少方面。如脾气虚证，有的病人食少、便溏、腹胀、气短、倦怠、消瘦、舌淡、苔白、脉弱，有的病人仅有食少、倦怠、脉弱、舌淡、苔白，其累计分是不同的，见表 2-2-2。累计积分之和的大小主要反映证是否典型，症征多，累计积分高，说明是典型证，反之，症征少，累计积分小，说明病证不典型。虽同为脾气虚证，但治法、处方、用药均有相应的变化。病证轻重受症征多少和症征程度的影响，证的等级计量诊断应注重联合量化，见表 2-2-3。

表 2-2-1　　　　　　　　　　　　　症、征主次与程度联合计量表

权重分配 $\Sigma wi = 10$		症状(6.5)					体征				累计计分 $\Sigma g_i w_i$
		X_1 (2.0)	X_2 (1.5)	X_3 (1.0)	X_4 (1.0)	X_5 (1.0)	X_6 (1.5)	X_7 (1)	X_8 (0.5)	X_9 (0.5)	
程度计分	例1	+++ (10)	+++ (10)	+++ (10)	+++ (10)	+++ (10)	+++ (10)	+++ (10)	+++ (10)	+++ (10)	(10×+++) (100)
	例2	++ (8)	++ (8)	++ (8)	++ (8)	++ (8)	++ (8)	++ (8)	++ (8)	++ (8)	(10×++) (80)
	例3	+ (6)	+ (6)	+ (6)	+ (6)	+ (6)	+ (6)	+ (6)	+ (6)	+ (6)	(10×+) (60)

注：+++表示程度重，计分为 10；++表示中等程度，计分为 8；+表示程度轻，计分为 6。

表 2 - 2 - 2   脾气虚证病人症、征多少量表

权重分配	症状(6.5)					体征				累计计分
$\Sigma wi = 10$	X_1	X_2	X_3	X_4	X_5	X_6	X_7	X_8	X_9	$\Sigma giwi$
	(2.0)	(1.5)	(1.0)	(1.0)	(1.0)	(1.5)	(1)	(0.5)	(0.5)	
例1	+	+	+	+	+	+	+	+	+	10
例2	+	+	−	+	−	+	+	+	−	7.5
例3	+	−	−	+	−	+	+	+	−	6

注：表中（＋）表示有此症征，（－）表示无此症征。

表 2 - 2 - 3   症、征主次、程度与多少联合量化表

权重分配		症状(6.5)					体征				累计计分
$\Sigma wi = 10$		X_1	X_2	X_3	X_4	X_5	X_6	X_7	X_8	X_9	$\Sigma giwi$
		(2.0)	(1.5)	(1.0)	(1.0)	(1.0)	(1.5)	(1)	(0.5)	(0.5)	
程度计分	例1	10	10	10	10	10	10	10	10	10	100
(gi)	例2	10	8	8	8	8	10	10	10	10	91
	例3	8	8	0	8	0	8	8	8	0	60
	例4	6	0	0	6	0	8	8	6	0	41

　　症状的等级计量研究方法：临床"疼痛"的计量研究，周小青等应用计量方法分析了针刺内关、神门、少海等穴对稳定型冠心病心绞痛的影响，对心绞痛从疼痛程度、范围、发作频率、持续时间、诱发因素、缓解方式等方面作了计量分析判别，结果表明针刺穴位能使心绞痛消失，或加快其消失，使疼痛程度减轻、范围缩小、持续时间缩短、发作频率降低，延缓运动中心绞痛的发作，消除运动诱发的心绞痛。有研究针刺对冠心病冠状动脉口径的影响，将确定为冠心病并需作冠状动脉造影的病人，针刺病人双手内关、神门、少海等穴，计量分析针刺对冠状动脉狭窄的扩张作用。

　　在舌苔定性定量研究中，周小青等运用显微分光光度技术对117例常见舌苔舌上皮细胞内 LDH、MDH、G-6-PDH、ANAE、ACP、RNA、-SH 等生物大分子活性物质的含量进行了定量对比分析，表明正常薄白苔、虚寒薄白苔及病理白厚、薄黄、黄厚、花剥、光剥舌苔在上述指标的变化上具有一定的规律性，从而提示舌上皮的细胞化学变化可能是不同病理舌苔形成的主要内在机制。另外，周小青等通过 B 超引导下肝脏穿刺，免疫组化法检测 CHB 病人肝脏 HBcAg 蛋白表达；荧光定量 PCR 技术检测 CHB 病人血清 HBVDNA 含量，探讨 CHB 病人病理舌苔（黄腻苔、白厚苔、薄黄苔、薄白苔）与血清 HBVDNA 含量、肝脏 HBcAg 表达的关系。结果显示：①黄腻苔和白厚苔组 CHB 病人血清 HBVDNA 含量最高，与薄白苔组相比，差异有统计学意义，薄白苔组 HBVDNA 病毒复制以少量为主；②黄腻苔和白厚苔组 CHB 病人肝组织 HBcAg 阳性细胞率明显高于薄黄苔和薄白苔组，其肝细胞 HBcAg 分布形态以浆膜型和混合型为主；薄白苔组以单纯核型为主。CHB 病人其舌苔厚薄与病毒载量有一定关系，血清 HBVDNA 含量高者，肝脏 HBcAg 阳性细胞率亦较高。为临床宏观望舌诊病，以外揣内提供理论指导。

　　另外，以临床准确辨证为目标，不照搬"病"的研究思路，遵循中医学理论和辨证思维规律，采用现代量化诊断的方法和技术，将证候与证素之间的诊断关系进行计量刻画，制定出具有特色的全病域中医辨证量表，对提高辨证诊断水平，具有重要的意义。朱文锋制定全病域的中医辨证量表，主要研究内容包括：全面收集证候并加以规范；证素项目的确定及规范；研究辨证量化的特色性设计技巧；将证候对证素的关系作出定性定量刻画；规定量表的操作规则、使用方法。确定证素的特征表现，准确规定证候对证素的贡献度，是研究的关键。规定各症状、体征等对有关证素的定性定量关系，其信息来源主要

有以下几方面：文献调研、专家调研、临床流行病学调查、信息处理、特色性设计要求与技巧。运用全病域中医辨证量表时，应规范临床辨证行为，明确量表的适用范围，要按阈值的要求进行证素和常见证的判断。根据量表所确定的50余项证素，约800个证候，基本包含了内、外、妇、儿科的常见病理信息，因而可运用于这些科所见病症的辨证。量表中未明确五官等专科的病位证素，相应的局部特征性症状亦可能未收入，凡主要或多个病理信息未能纳入时，一般不宜运用，其辨证结果不一定准确，因而运用时要分析对待。眼、五官、肛肠等专科需要建立辨证量表时，则应增设特征性的病位证素，增加相应的特征证候，研究特征证候对有关证素的贡献度，并规定有关的判别细则。

赵晖等通过流行病学调查，收集动脉硬化闭塞症（ASO）病人证候资料，用指数和法建立ASO证候指数诊断表，用百分位数法确定ASO证候的诊断临界值做定量诊断，并通过回代性检验和前瞻性检验，对指数和临界值法进行评价。结果显示：①ASO脉络寒凝证的诊断阈值为426，脉络血瘀证的诊断阈值为404，脉络瘀热证的诊断阈值为406。②回代性检验结果：指数和临界值法诊断的符合率分别为脉络寒凝证95.29%、脉络血瘀证96.43%、脉络瘀热证100%。③前瞻性检验结果：指数和临界值法诊断的符合率分别为脉络寒凝证95.31%、脉络血瘀证95.92%、脉络瘀热证100%。百分位数法确定的诊断阈值用于中医证候计量诊断研究具有良好的诊断效能与临床实用价值。

李学中等根据现代医学计量诊断的经验和有限的资料，编制成寒热虚实计量辨证表。临床验证了689人次，经统计，计量法和临床辨证完全符合者为71.1%，基本符合者为20.99%，不符合者为8%，有较广泛的实用价值。

宋树立等通过文献研究和临床研究初步建立中医证候学概念和诊断标准，设计中医稽延性戒断症状量表，并用量表对海洛因依赖者分别在其戒断后第15、第30、第60、第90和第120天进行5次临床调查，运用临床流行病调查学和计量诊断学等方法，确立稽延性戒断症状的中医证候分类，参照数理诊断最大似然法建立相应的诊断指数表。结果显示：①稽延性戒断症状的常见中医证候类型是毒瘀蕴结气血亏虚型、毒瘀蕴结气阴不足型、毒瘀蕴结阴虚火旺型和毒瘀蕴结阴阳两虚型。②对诊断指数表进行回顾性检验和前瞻性检验，结果显示诊断指数表具有较高的灵敏度和特异度，较低的误诊率和漏诊率。应用临床流行病调查学和计量诊断学方法对海洛因依赖稽延性戒断症状中医证候进行计量诊断是可行的，采用数理诊断最大似然法建立的指数诊断表有一定的临床实用性。

3. 多元统计分析　20世纪50年代初，英国医生Nash FA制成一种装置，通过对比82个症状、体征的各种组合，能从337种可能发生的疾病中选出最似然的诊断。1961年，Warner等报道了Bayes定理，可用于先天性心脏病的诊断，从此计量诊断开始兴起。70年代以来，随着计算机技术的普及和发展，又引入各种多元分析方法和多种数据挖掘算法。迄今为止，Bayes公式法（条件概率模型）、最大似然度法或计量诊断表法、多元回归分析法、判别分析法、聚类分析法、隐变量分析法、决策树分析法的概率分支（线段分支）的计算与临床检验决策分析的截断点计算、临床模糊逻辑和模糊计算、遗传算法、人工神经网络等许多智能新算法，已经或正在探索性地应用于西医和中医的诊断研究之中。

国内中医界学者对高脂血症痰瘀证候的临床症征、中医心病气血证候、冠心病中医证候临床实验指标、脑动脉硬化症的中医四诊信息、中国古代医案、临床流行病学调查资料等分别应用Bayes公式法、似然比指数法、判别分析法、Logistic回归分析法、聚类分析法、因子分析法、隐变量分析等统计分析及数据挖掘方法，进行计量鉴别诊断，对中医计量诊断研究的发展做出了有益的探索和贡献。

（1）回归分析：肖代齐等根据40例患儿的病史记录，找出阳性率较高的中医辨证要点，如注意力易于分散、做事不善始终等，共20项，应用二位回归方程，对多动综合征和非多动综合征的临床资料进行综合处理，确定计量诊断位，经过临床验证，符合率为98.68%。史雪前等利用Logistic回归法作为基本统计分析模型。用前进法、后退法或逐步法筛选症状范围，用OR值（优势比）作为症状权重，同样用OR值作为筛选主要、次要症状的根据，如凡OR值≥3（强关联）的症状列入主要症状，2.9≥OR≥1.5（中关联）的症状列入次要症状，OR值<1.4（弱关联）的症状删除。自变量是症状的有或无二值变量，应变量是证候的是或否二值变量，证候的诊断暂用各家作者自己引用的标准。样本含量估

计为自变量条目（症状条目）的 5～10 倍或更多。研究对象的年龄范围应包括各年龄组，最好是连续就诊病例，只患本病而无其他并发症及合并症。

（2）判别分析：判别分析（diseriminant analysis）是在事先已有明确诊断或分类标准条件下的一种鉴别诊断或分类技术，用于临床鉴别诊断。计量诊断学就是以判别分析为主要基础迅速发展起来的一门科学。判别分析的应用首先根据实际资料的个体类别建立两个或多个判别函数，然后利用判别函数鉴别诊断个体的类别。本分析方法的一个应用可参考冠心病中医证候临床实验指标的计量诊断研究，研究冠心病临床常见的 7 类证候临床实验检测指标计量诊断。方法：应用心功能、血脂、血液流变学、脉图、面部血流容积图、舌微循环等方法对冠心病心血瘀阻证 56 例、痰阻心脉证 41 例、寒凝心脉证 34 例、气滞心脉证 33 例、心气亏虚证 35 例、心阴亏虚证 38 例、心阳亏虚证 32 例及健康人 63 例开展临床实验检测。运用逐步判别分析法对所有检测资料进行统计检验和判别分析，筛选判别指标，并建立各证型的 Fisher 判别函数。应用回代性检验和前瞻性检验以评价所建各证型 Fisher 函数的判别效果。结果：从 6 类实验检测的 32 项指标中筛选出动脉顺应性、甘油三酯、全血黏度高切变率、快速充盈系数、外周阻力系数、血管硬度系数、舌蕈状乳头横径和舌微血流速度等 8 项，建立冠心病 7 类证候的 Fisher 判别函数。本组判别函数的回代符合率为 93.07%，前瞻性检验总符合率为 87.5%。结论：所建立的 Fisher 判别函数能较准确地作出冠心病 7 类证候的诊断和鉴别诊断，所入选的指标对深入研究冠心病证候所形成的机制具有启发意义。

杨勇等的研究应用前瞻性的判别分析方法，对功能性便秘中医证候计量诊断进行量化研究。根据相关诊断标准，制定中医四诊调查问卷（包括功能性便秘常见的 39 个症状），对 297 例功能性便秘病人进行问卷调查。将中医证型分为肝脾不调型（y1）、肺脾气虚型（y2）、肝肾阴虚型（y3）、脾肾阳虚型（y4）4 个证型。根据病人中医证候对四诊变量进行逐步判别分析，将有显著贡献的四诊变量建立判别函数式，并使用逐一回代法和刀切法对函数式的一致率进行检验。研究结果显示：功能性便秘不同证候的症状变量经过逐步判别，最后筛选出 15 个对证候分类具有较大贡献的变量参数，运用这 15 个变量所建立的判别函数模型具有显著的判别效果。中医症状变量赋值后判别函数得到的函数值采用 Bayes 最大值归属，即 4 个判别函数式最大值为该病人的证候归类。从得到的 4 个判别函数模型中可以看到，不同证候中每个变量的系数不同，肝脾不调型腹胀、胃脘痞满、善太息、胁肋胀、咽部异物感的系数较高，肺脾气虚型神疲、乏力、气短的系数较高，肝肾阴虚型腰膝酸软、五心烦热的系数较高，脾肾阳虚型畏寒怕冷、四肢不温的系数较高。系数较高的变量（即证候"内实"部分）反映了其在证候分类中的判别作用较大，因此，该研究所得的判别函数模型与临床实际基本吻合。对所建立判别函数模型的一致性进行检验，发现理论判别与实际资料具有较高的总吻合率。

赵艳玲等对 757 例中风后遗症病人的中医证候临床流行病学调查显示，中风后遗症中医证候以阴虚血瘀证、阴虚阳亢（火热）证、气虚血瘀证、风痰阻络证为主，在用判别分析中的逐步 Bayes 判别法进行中医证候的计量诊断分析时，筛选出有判别意义的症状因子 26 个作为中医证候计量诊断的辨证指标，并建立各症状因子的 Bayes 判别函数和各证候的 Bayes 判别方程式，再计算各证候的后验概率，并根据后验概率的大小确定中医证候诊断。同时对验证样本 165 例进行判别效果验证，其前瞻性误判概率估计为 11.5%，从统计学角度认为用逐步 Bayes 判别法探讨的中风后遗症中医证候计量诊断方法有较好的参考和实用价值，可为后期多中心的前瞻性判断提供较好的方法及选择。

陈东汉等通过多因素分析法，我们进一步了解到弦脉不但具有一组相对联系在一起的脉图原始参数改变规律，而且具有一组联系在一起有一定特性的心血管功能参数改变规律。因此弦脉的计量诊断方法为探讨中医脉象的病理生理学基础提供有益的途径，并为中医脉象的客观化和自动分析打下较可靠的基础。此外从原始参数和派生参数建立判别方程回代符合率来看，除非要分析血流动力学功能，否则单纯作中医弦脉的计盈诊断只要原始参数判别方程即可达到判别的目的。这样可以大大简化许多复杂的计算工作。

袁肇凯等学者的项目从高脂血症的四诊入手，研究资料均来源于中医临床，其痰瘀辨证的诊断均依据于国内统一标准，因而具有较好的判别效果和临床实用性。所研制的"诊断指数表"不仅能简便快捷地作出高脂血证痰瘀证候的诊断，同时也可评估各有关症征的诊断价值。诊断指数表研究的回代性检验和前瞻性检验对于评估其实用性是必需的。一般应包括敏感性、特异性、准确性（即诊断效率）和可用性4项基本参数，但某些研究的回代性检验仅以"符合率"（即敏感性）作为指标，显然是不全面的。该项研究回代性检验的各项参数值均高于前瞻性检验的同项参数值，但诊断指数表的实际可用性更取决于前瞻性检验的结果。在最大似然模型法研究中，两鉴别证的积分值应相差多少才具有鉴别诊断意义是一个值得探讨的问题。本项目确定当二者之差应大于较大者的10%，是根据高脂血症痰瘀辨证计量症征的主次和客观性程度而确定的。

罗团连等为了完善研究，对中医肝病中的肝气郁结、肝阳上亢、肝阳化风、肝火上炎及肝血虚五证采用多类别分析进行计量鉴别诊断。判别分析就是根据多种因素对事物的影响，从而对事物的属性进行判别分类的统计方法。在研究中影响事物属性的因素，即所选定的37个判别指标，按等级资料处理。如头痛按不痛、轻度痛、中度痛、重度痛、严重头痛5种表现。关于症状程度的判别，我所制定了严格的标准，按各判别指标的5种表现来清点观察例的个数，根据已经掌握的一批已确定类别 Yi 和指标表现 Xjk 的样品作为参考组，算出各类别下各指标的各种表现的构成比。由于参考组的样品数较大（本研究为230例），可作为各类别下各指标的各种表现的条件概率。运用最大似然判别法总结出分类的概率型判别公式，进一步简化为指数表，也称为计量诊断表。然后进行回代和前瞻性检验。本研究得出的中医肝脏五证计量诊断表对230例回代，符合率84%～100%，对120例新样品前瞻性检验，符合率达85%，说明简单、正确、可行。

周慎等对757例中风后遗症病人的中医证候临床流行病学调查显示：中风后遗症中医证候以阴虚血瘀证、阴虚阳亢（火热）证、气虚血瘀证、风痰阻络证为主，在用判别分析中的最大似然判别法进行中医证候的计量诊断分析时，筛选出15组47项症状因子作为中医证候计量诊断的辨证指标，并计算出各症状因子的频数对数和各证候的似然概率，再根据似然概率的大小确定中医证候诊断。同时对验证样本165例进行判别效果验证，其前瞻性误判概率估计为7.3%，从统计学角度认为用最大似然判别法探讨中风后遗症中医证候计量诊断方法有较好的参考和实用价值，可为后期多中心的前瞻性判断提供较好的方法及选择。

邱向红等通过判别分析，建立了一个"脾虚证诊断计分表"。该表除了具有较好的诊断效果之外，还具有如下一些主要特点：①运用现代统计学原理和方法，初步实现对脾虚证的计量诊断。这比起单纯分主次症和清点症状个数的经验诊断方法向前迈进了一步。②结合"病"研究"证"。该表主要适用于消化性溃疡和慢性胃炎的脾虚证诊断，针对性较强。③表中各指标是经过统计分析而精选的，从而避免将一些鉴别意义不大的指标罗列进去，较为简明实用。④从各指标在表中的得分多少，可以初步看出它们在脾虚证诊断中的相对地位，为评价各指标的诊断价值提供数量上的依据。⑤从计分表的组成来看，较为符合中医的诊断思路和四诊合参的指导思想。加上我们根据中医理论对诊断条件的规定，可使诊断结果更符合临床实际。⑥该表对脾虚证的诊断要求介于初步诊断标准与全国标准之间，较为适中。

王洁贞等根据几种常见脉象之各自的形态特征，采用了不同的分析方法。对浮、沉、迟、数、洪脉的诊断选用了单因素分析方法，而对平、弦、滑、弦滑、紧等脉的诊断则采用了3种不同的多因素分析方法，建立了判别式。组内回代结果，各法的总符合率在93%以上，各脉的符合率在80%以上；组外回代结果，各法的总符合率在91%以上，各脉的符合率在83%以上。

吴皓萌等基于前期研究结果，对腹泻型肠易激综合征（diarrhea-predominantirritable bowel syndrome，IBS-D）中医证候进行了判别函数的构建，具体方法为采用《肠易激综合征临床信息采集表》对439例IBS-D病人进行中医临床流行病学调查，运用聚类分析获取初始证候，以四诊信息和病人血清脑肠肽为变量，运用逐步判别法进行分析。结果：聚类为肝郁脾虚证、脾胃虚弱证、肝郁气滞证、脾肾阳虚证、脾胃湿热证和寒湿困脾证，其中肝郁脾虚证最多，有效百分比为34.2%，寒湿困脾证最少，有效百分比为5.5%；逐步法所得肝郁脾虚证、脾胃虚弱证、肝郁气滞证、脾肾阳虚证及脾胃湿热证5

个判别函数，回顾性误判概率 4.1%，交叉验证误判率为 15.4%。结论：建立的判别函数，对 IBS-D 的中医证候的客观诊断及鉴别诊断有一定的参考价值。对此，学者们有以下认识：首先，用于构建判别函数的变量不是越多越好，非显著变量的引入还可能降低判别效果，故需剔除。其次，逐步判别分析的主要思想是新变量引进后，可使已引入的变量失去显著判别能力而被剔除，重复此过程，直到没有变量可剔除为止，最终筛选出具有较高判别效能的变量，使判别函数精简，效果稳定可靠。最后，变量被剔除了不意味着没有诊断意义，只是判别效能低于保留变量（即临床诊断意义较保留变量小），随着样本量的进一步扩增，其诊断价值可能有新的体现。

袁肇凯等应用心功能、血脂、血液流变学、脉图、面部血流容积图、舌微循环等方法对冠心病心血瘀阻证 56 例、痰阻心脉证 41 例、寒凝心脉证 34 例、气滞心脉证 33 例、心气亏虚证 35 例、心阴亏虚证 38 例、心阳亏虚证 32 例及健康人 63 例开展临床实验检测，运用逐步判别分析法对所有检测资料进行统计检验和判别分析，筛选判别指标，并建立各证型的 Fisher 判别函数；应用回代性检验和前瞻性检验以评价所建判别各证型 Fisher 函数的判别效果。结果从 6 类实验检测的 32 项指标中筛选出动脉顺应性、甘油三酯、全血黏度高切变率、快速充盈系数、外周阻力系数、血管硬度系数、舌蕈状乳头横径和舌微血流速度等 8 项，建立了冠心病 7 类证候的 Fisher 判别函数。本组判别函数的回代符合率为 93.07%，前瞻性检验总符合率为 87.5%。结论所建立的 Fisher 判别函数能较准确地作出冠心病 7 类证候的诊断和鉴别诊断，所入选的指标对深入研究冠心病证候形成的机理有启发意义。

吴圣贤等在福建省中医药研究院附属第二人民医院老年病科进行了双盲前瞻性检验，把前瞻性检验结果与脑动脉硬化症中医辨证计量诊断判别函数式诊断结果进行对比评价。结果显示该函数式灵敏度、特异度、误诊率和漏诊率都处于相似水平。该函数式的诊断效能有比较好的可重复性。同上，在福建省直机关老干部 630 例体检资料的基础上进行了脑动脉硬化症（CAS）计量诊断研究。采用多元逐步判别分析模型，在本底资料的基础上，建立 CAS 中医辨证计量诊断的判别函数式。继而运用 DME 方法，通过 15 项反映诊断能力和综合应用价值的指标考核该函数式对阴虚阳亢证和气虚血瘀证的诊断效能。结果 CAS 中医辨证计量诊断判别函数式具有良好的诊断效能，有一定的推广应用价值。

4. 数据挖掘　证候是中医辨证论治的关键环节，治疗前后证的轻重比较以及证型的变化是评价中医药疗效的重要依据。以往证的量化研究往往忽略了这一问题，大多数只是以多元分析方法求出相应证的判别式或诊断阈值，再求得敏感度、特异度、符合率与前瞻性回代结果，较少进一步求得证的轻、中、重的诊断标准。这样的计量诊断与临床中医药疗效评价需要的标准是有距离的。因此，证的轻、中、重的诊断标准的提出是计量诊断的进步方向，在这里，较好的操作应是那些可求得证诊断阈值（得分），而每一症征本身又能赋以权重或得分的方法，本研究的频数优势法的应用，正是这方面的一种有益的尝试。频数优势法对数据的分布没有严格要求，此法可对每指标赋予权重（分值），从而可判断诊断中各指标作用的大小，进而求得各证的核心指标与重要指标。诊断阈值是以分数形式呈现，并可在此基础上进一步求取证之轻、中、重程度。用于中医证的研究或据此作为临床疗效评定时较具实用性。

潘毅等以大样本社会人群为研究对象，在多个现代心理量表及自编制的中医证候四诊信息采集表调查的基础上，筛选出心理应激人群，以频数优势法对该人群的中医常见证型：肝气郁结、肝气犯脾、肝气犯胃及胆气虚等证进行计量诊断。结果：在求得各证的诊断阈值的基础上，对原确诊的各证型病人作回代检验，诊断符合率均在 93% 以上，并进一步求得各证的轻、中、重不同程度的诊断阈值。频数优势法作为一种新的计量诊断方法，除具有传统计量方法的功用外，尚可求出轻、中、重不同程度的诊断阈值，这是计量诊断的进步方向，并可据此作临床疗效评定，较具实用性。

杨冬爱等对其院 2012—2014 年收治的 300 例慢性乙肝病人的临床资料进行回顾性分析，包括病人的临床症状、体征、中医证型、西医诊断结果、用药情况等。采用 Logistic 回归分析对各个中医证型中有意义的辨证计量进行筛选，根据病人的用药情况分析病人的用药特点。结果显示 300 例慢性乙肝病人共分为 9 个中医证型，其中以肝郁脾虚型病人所占比例明显高于其他中医证型的病人比例。300 例病人最常见的中医症状、体征为纳呆、脉弦。对 300 例病人的 9 个中医证型进行辨证计量诊断发现，各证型均有 3 个以上贡献率较大的变量。柴胡、丹参为 300 例病人中医方剂中应用频数最多的药物。结论对慢性乙肝病人的中医辨证计量诊断和用药特点进行分析，可有效提高慢性乙肝病人中医诊断和疗效评价的客观性。

大数据是指无法在可承受的时间范围内用常规软件工具进行捕捉、管理和处理的数据集合，称为"巨量资料"。其基本特征为数据规模大、种类繁多、价值密度低、处理速度快。大数据是"互联网时代"诞生的一个新型的技术资源，已被全球各领域熟知和应用。传统中医的认识体系较多从宏观上观察并进行诠释，如望闻问切、整体观念、辨证论治，目前诸多研究者结合现代科技的手段和方法进行中医客观化和标准化的研究。大数据时代已经到来，合理、有效地运用大数据来认识中医诊断的各个环节，是当前研究的主要任务。何建成课题组通过调研收集了临床各科包括内、外、妇、儿常见病的常见症状，同时结合相关文献及医案，参考临床专家意见，总结出常见症状 460 个，并分为主要症状、次要症状，且每个症状又分有、无 2 级。采取人机问答的形式，由测试人员与病人共同进行临床检测，对 1767 例临床病人进行测试，通过与专家判读对比分析，成功建立了数字化中医问诊诊断系统。

〔曾逸笛〕

五、中医病证信息技术研究与应用

辨证论治是中医临床诊断的核心，医生在临床中就是利用医学知识对临床个案进行辨证，根据辨证结果得出诊疗方案。中医医生临床辨证论治就是对已有知识的灵活运用过程，中医医生的知识积累过程一般为：通过中医基础理论的学习形成初步的意象思维，熟读经典病案提炼出对经典病案中症状、证、方之间的关系模型，在临床过程中观察病人，并将病人主要症状（医生个体视角，不同医生对病人的认知各有不同）与经典病案以及临床有效病案进行模糊匹配，以此辨证处方，然后再不断通过疗效评价治疗方案、积累治疗经验，修正优化对病人主要症状的把握，从而更加迅速地匹配治疗方案。自有计算机技术以来，人们就想利用计算机模拟人的思维过程，因此就需要用计算机能够理解的方式对知识进行表示，以此形成临床决策知识系统辅助临床诊疗。

知识表示的内容包括精确的、确定的和完全的知识，也包括复杂的、模糊的、不确定的和不完全的知识。前者采用规则表达是合适的，而后者用语言表达都是比较困难的，但可以采用案例知识表达。这两种方式也体现在临床诊断过程中，如对常见疾病形成的临床指南就是一个较精确的、确定性知识表达，而包括历代医案在内的有临床疗效的临床病案就可能是一个模糊的不确定性的知识表达。无论是哪一种知识，在临床应用中都有着重要的作用，因此利用计算机模拟中医辨证的研究也都是围绕这两类知识的获取、表达、运用来研究。

（一）信息技术在数据获取方面的应用研究

1. 临床病历数据获取　无论是人类还是利用机器获取知识，都必须有产生知识的数据。人类文明产生以来，自然语言就是人类表达信息和知识的最佳工具，但自然语言本身具有的时代性、个体性也会造成表达的歧义性。利用现代信息技术处理信息获取知识的基本前提就是要获得标准化的结构化数据，为了解决这一问题，一些医院开始采用结构化电子病历系统，以此直接将病人信息结构化保存在数据库中，以便后期采用数据挖掘等信息技术发掘知识。但结构化的电子病历缺乏信息表达的灵活性，在填写方面也繁琐，对医务人员来讲，这种方式的病历记录是非常低效和不太符合临床实际的。由此，有些医院则使用半结构化或非结构化的可使用自然语言记录电子病历的电子病历系统。这种采用自然语言记录的电子病历可以灵活、完整地记录病人信息，但却不适合后期采用信息技术对病历进行知识发现，也不利于采用现代技术进行病历分析和评价。

由于计算机能够处理的数据都必须是无歧义的、最好能够用数字编码的、可靠的、完备的数据，因此在应用数据挖掘技术处理这些病历信息的第一步就是对数据的收集、整理和清洗。对于采用自然语言描述的病历信息既可以采用人工的方式分离出症状、证、病名、药等术语，也可以利用自然语言处理技术进行处理。由于中文词语与词语之间没有分隔符，在提取症状、证、病名、药物名称时相比于英语是比较难的。因此，采用自然语言处理中文文本信息的第一步一般是分词，然后再识别出哪些词是需要提取的，就目前的自然语言处理技术来讲，并没有一种通用的准确度百分之百的技术，还需要进一步研究。

2. 中医知识形式化表示方法　医学知识是人类对健康的认识，世界各国都非常重视医学知识工程的研究，并不断探索知识工程中知识的表示。知识表示方法有很多，如一阶谓词逻辑表示法、产生式规则表示法、框架理论表示法、语义网络表示法、案例知识表示法和基于 XML 的知识表示法等。无论采用何种方法形式化中医知识，其基础都是对中医领域中的概念及概念之间的关系的描述。

（1）基于本体的术语系统：在自然语言中，术语作为特定学科领域中用来表示概念的称谓，其规范化是知识表达、检索、临床决策支持系统和知识发现等应用的基础。本体作为概念模型的明确的规范说明，近年来被广泛地用于表示概念及概念之间关系，具有逻辑严谨、易于维护、支持推理等特点，因此也被广泛应用于医学名词术语系统。如有美国国立医学图书馆的统一医学语言系统（Unified Medical Language System，UMLS）已成为基于本体的生物医学领域知识的医学语言表示标准，它为医学知识的应用提供了统一的可共享的信息资源；SNOMED-CT（Systematized Nomenclature of Medicine-Clinical Terms，医学系统化命名法—临床术语）是系统组织编排的综合性临床术语集，是一个较全面的、多语种的临床医疗术语集，它定义了 30 多万个医学概念和 700 多万条语言关系，并不断更新。

我国中医术语本体知识表示的研究也初见成效，《中医药学语言系统语义网络框架》和《中医药文献元数据》（ISO/DTS17948 Traditional Chinese medicine literature metadata）两项国际标准由国际标准化组织（ISO）于 2014 年首次发布，该国际标准系在国家中医药管理局和中国中医科学院的大力支持下，由中国中医科学院中医药信息研究所研究员崔蒙带领信息标准研制团队历时 3 年研制而成的。《中医药学语言系统语义网络框架》以中医药学语言系统为基础，描述和定义了中医药学语言系统语义网络框架。该标准的提出不仅规范和支持了中医药学语言系统的建设，还为中医药学术语系统和本体的创建提供了语义标准，为中医药学语言系统和统一的医学语言系统的映射提供了支持，对于中医药学术语信息的交换具有重要的意义。《中医药文献元数据标准》是在都柏林核心元数据元素（Dublin Core Metadata Element Set）上细化和扩展的具有中医药特征的国际上首个专门针对中医药文献的元数据技术规范，它规定了中医药文献元数据标准化的基本原则和方法，对中医药文献资源的系统保护和深度利用具有重要意义。

（2）中医知识本体语义网络：语义网络（semantic network）是美国心理学家 M. R. Quilian 在 1966 年提出的一种人类认识自然界的心理模型，自 1972 年以来用于自然语言理解系统中，用于结构化描述自然语言。1999 年 Web 的创始人 Tim Berners-Lee 及合作者提出语义 Web（semantic web），语义 Web 是语义网络的一个应用场景，采用 W3C1 标准来实现 Web 的一个扩展，实现数据之间的链接。链接数据项目提供了很多高质量的结构化的数据，如基于维基百科的结构化数据库，这些公开的数据库为后期的人工智能应用提供了强大的支撑，如 IBM Waston 和谷歌知识图谱。

语义网络是通过概念及其语义关系来表达知识的一种有向图，它用节点表示各种事物、概念及其属性等，用弧表示节点之间的各种语义关系，节点和弧必须带有标识，以区分各个不同对象以及对象之间的各种关系。语义网络可以用来表示复杂的概念、事物以及语义联系，语义关系一般有：类属关系（IS-A）、推论关系（A-Kind-Of）、聚类关系（A-Part-Of）、位置关系（Located-On），等等。正是这种特性，语义网络广泛地用于人工智能的许多领域，是一种表达能力强且灵活的知识表示方法。语义知识网络的建立提高了机器的交互能力和自动化处理程度，这种知识表达方式改变了人类知识生产、知识传播、知识创新、知识分配的方式。

中医临床诊断知识的描述核心就是对症状—证（病）—方的概念及其关系的描述，采用基于本体的语义网络来形式化表达是非常合适的。如肝郁脾虚证、肝血瘀阻证、肝肾阴虚证、脾虚湿困证是慢性乙型肝炎的 4 种常见证，证与病之间的关系可用类属关系（IS-A）或推论关系（A-Kind-Of）来表示。肝郁脾虚证的主要症状有情志抑郁、腹胀和纳呆，次要症状有乏力、烦躁易怒、胁胀、便溏和脉弦细，那么这些症状与肝郁脾虚证可以建立聚类关系（A-Part-Of）。慢性乙型肝炎的病位与肝之间可以建立位置关系（Located-On）。通过对中医术语本体构建中医语义网络可以灵活全面地表示中医知识，为中医知识的快速准确地检索、高效地传播、自动创新等提供基础，同时也为中医智能诊断提供支撑。

（3）中医知识图谱：知识图谱（Knowledge Graph）是通过将应用数学、图形学、信息可视化技术、信息科学等学科的理论与方法与计量学引文分析、共现分析等方法结合，并利用可视化的图谱形象地展示学科的核心结构、发展历史、前沿领域以及整体知识架构达到多学科融合目的的现代理论。知识图谱用于表示实体（或概念）之间的关系，是对知识的形式化、可视化描述，可以融合各种知识工程技术，如数据挖掘、自然语言处理等技术，可以描述不同层次和粒度的概念抽象，可以作为互联网资源组织的基础。

知识图谱本质上是一种语义网络，其结点代表实体或概念，实体（或概念）之间的关系用边表示。也可以说知识图谱是大数据背景下的一种海量知识管理与服务的模式，谷歌于 2012 年 5 月 16 日发布的 Google Knowledge Graph 就是一个这样的知识图谱，它与谷歌搜索引擎的结合提升了其搜索能力。

由于知识图谱语义特性，在知识管理与服务上的优势，已经成为 Web 服务和知识服务领域的一个研究热点。在中医药领域中也有相关研究，但还未构建 Knowledge Graph。中国中医科学院中医药信息研究所利用已开发的"中医药学语言系统中的 10 余万个中医概念和 100 余万个语义关系形成语义网络，可利用各种资源开发出中医药相关领域的大型知识图谱。中医药相关知识图谱如图 2-2-1 所示，可以描述症状-证-药（方）-出处之间的关系，是对知识的来源、演进、传播的一种动态描述，可以构建一个巨型的动态知识库，是中医智能诊断的基础。

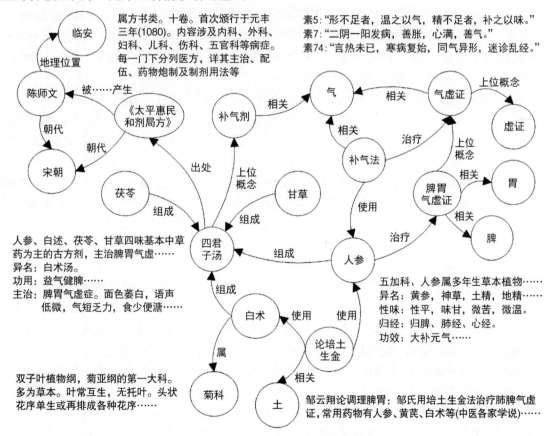

图 2-2-1　中医知识图谱示例

（二）中医专家系统辨证模型

1976 年斯坦福大学研制出 MYCIN 系统并出版了对应的专著，MYCIN 系统的成功激发了中医领域对中医专家系统的研制，自 1978 年开始的随后十年中，涌现出大量的专家系统，这些专家系统一般都是模拟不同的名老中医的诊断过程而研制，大部分中医专家系统都冠有中医专家的姓名，如湖南中医药大学的 WF 文锋-Ⅲ中医辅助诊疗系统就冠有朱文锋教授的名字。

人工智能技术在智能诊断中的应用始于中医专家系统的研发，最早的中医专家系统多采用 MYCIN 的方法和模型：基于产生式规则的不确定性推理。这种方法简单也容易被中医专家接受，但这种仅基于产生式规则的系统缺乏灵活性，无法推断出没有建立规则的诊断，无法应对疾病本身的复杂性。为了符合中医诊断规律和满足疾病诊断的复杂性、高维性，统计学方法以及基于统计的数据挖掘方法、基于规则的数据挖掘方法以及基于统计和规则的机器学习方法也逐渐被应用于中医专家系统。如 1978 年湖南中医药大学朱文锋教授牵头研发的"中医数字辨证机"就是随着技术发展不断增加人工智能处理技术，以此提高诊断的精确度，其应用的技术有模糊数学、模式识别、基于规则的推理、粗糙集、贝叶斯网络、神经网络等，该系统也随着技术应用的发展而不断更名，如 1985 年该系统升级为"中医辨证论治电脑系统"，2002 年升级为"WF 文锋-Ⅲ中医辅助诊疗系统"。

王瑞祥等还采用了粗糙集简约理论进行条件属性的简约，根据优势距离逐个判断当前病人的证候因素，根据证候向量获得知识库中与当前病人相似度最近的实例，实现专家诊断思维模拟。

吕汉兴等根据中医学的辨证规律，应用集合论和模糊数学中的基本原理和方法，提出了一种能为疾病诊断提供灵活辨证的辨证推理决策模型。这个辨证模型考虑到了证型的标准症候群具有多种不同的组合形式，并且考虑到了多病域中多证并存的特点，该决策模型在"中医外感病专家系统"的课题中的验证结果显示辨证符合率可达到 96%。

杨健等根据传统中医诊疗业务流程及辨证思维过程，提出了基于案例推理（case-based reasoning，CBR）的中医诊疗专家诊断模型。他们对模型中案例的表示、案例提取网（case retrieval nets，CRN）的构建做了研究，并将中医学理论规则作为案例的解释，通过案例学习、修正案例，依据解释规则辅助完善诊断信息，提高诊断精度。因此，基于案例的诊断模型对不确定、不完全和不一致的病患信息有较强的适应能力，可以基于解释来实现更加明确的问诊。

中医专家系统的研发，促进了信息技术在中医诊断中的应用和发展；信息技术的深入应用，尤其是大数据驱动的计算机技术在中医智能诊断中的应用，同时也促进中医诊断学理论的发展。这种相互促进在朱文锋教授的研究体系中尤为明显，为了更好地实现智能诊断，同时兼顾多种辨证方法，朱文锋教授提出证素辨证体系，这一体系为中医知识在计算机中可表达可计算给出了有力的理论支撑。中医专家系统的研发经历了初始阶段的繁荣 10 年，在这一时期里一部分专家系统还推向了市场。但由于疾病本身的复杂性、中医学本身的理论特点，加上当时的信息技术相对于研发需求有所滞后，中医专家系统的研究也经历了较长的低潮期。目前，随着人工智能技术的发展壮大，中医智能诊断又迎来了一个发展的春天。

（三）数据挖掘技术在中医临床诊断中的研究

自 20 世纪 70 年代开始，计算机技术就应用于临床医学，并不断将新的信息技术应用于临床决策支持系统。数据挖掘作为适合在高维、海量、异构、不完全、半结构化数据中发现隐含的、有意义的知识的技术，被广泛应用于中医证候研究、名老中医临床经验挖掘、用药组方规律等研究中。应用的数据挖掘技术有频数分析、关联规则、粗糙集、贝叶斯网络、支持向量机、神经网络等。

1. 数据挖掘用于中医证候的研究　证候是疾病过程中一定阶段的病位、病因、病性、病势及机体抗病能力的强弱等本质有机联系的反应状态，表现为临床可被观察到的症状等。中医辨证过程就是对证候进行分类的过程，因此就可以运用数据挖掘的分类或聚类技术进行研究。

王瑞祥等将贝叶斯网络应用于以辨证为核心的中医专家系统，根据信息熵判定症状之间是否存在因果关系，然后计算判定症状群的类别所属，其优点在于把各个症状看作彼此相互联系的整体。唐启盛等针对 705 例广泛性焦虑症病人的症状，运用贝叶斯网和聚类分析建立中医证候模型，确定了广泛性焦虑症的 6 个证型，并制定了《广泛性焦虑症的中医证候诊断标准（草案）》，实验结果表明贝叶斯网适合中医证候规律的研究。

2. 数据挖掘用于症-证（素）的研究　中医临床数据挖掘中一个重要应用就是发现症状与证或症状与证素之间的关系，以此得到疾病诊断模型，形成诊疗规范。如朱文锋等通过将中医体系的 916 个症状、53 项证素及 1700 条证名构成中医辨证贝叶斯网的节点集，从而确定症状和证素之间的因果关系，利用建立的贝叶斯网中医辨证系统，进行数据计量分析、推理验证症状与证素间的因果关系、证素与证名间的关系，其结果与中医专家经验有很高的吻合性。

尽管数据挖掘技术在中医临床病历知识发现方面的应用研究已经非常丰富，而且技术的组合运用在实际临床经验的总结与归纳方面确实非常出色，但还是存在一些问题，值得更加深入的研究。如：目前对名老中医经验的整理和传承的数据挖掘研究中，缺乏专家本人的核正，在收集名老中医诊疗数据的时候缺少诊疗效果的客观评价和病例随访，所做研究侧重于经验总结，并没有对名老中医经验的疗效评价，具有一定的局限性。

〔肖晓霞〕

六、中医病证系统生物学研究与应用

（一）系统生物学概述

系统生物学（systems biology）又译为"系统集成生物学"或"系统综合生物学"，是近年来继人类基因组计划之后科学界关注的又一个研究热点，是目前研究生命复杂体系比较公认的思维方式和研究手段。钱学森先生说："系统论是还原论和整体论的辩证统一。"系统具有多元性、差异性、相关性、整体涌现性的特点。辩证唯物主义体现的物质世界普遍联系及其整体性思想，也就是系统思想。

系统生物学在中医药方法学创新研究中受到广泛关注，其整合的思想理念与中医学"整体观""辨证观"等不谋而合，将系统生物学与证本质研究相结合，有望从完整的疾病分子机制角度解释"证""辨证论治"等中医特色的概念，可以更好地阐明证候的实质，使证候得到客观、定量的描述，实现证候理论的现代科学诠释，也是中医药发展现代化的重要出路。

1. 系统生物学概念　根据人类基因组计划创始人莱洛伊·胡德（Leroy Hood）的定义，系统生物学是研究一个生物系统中所有组成成分（基因、蛋白质等）的构成，以及在特定条件下，如遗传的、环境的因素变化时，分析这些组分间相互关系的学科。也就是说，系统生物学不同于以往的实验生物学——仅关注个别的基因和蛋白质，它要研究所有的基因、蛋白质等组分间的所有相互关系。同时，通过整合各组成成分的信息，以图画或数学方法建立能描述系统结构和行为的模型。它的技术平台为组学，即基因组学、转录组学、蛋白质组学、代谢组学、相互作用组学、表型组学和计算机生物学等。

2. 系统生物学的特点、方法及研究思路

（1）系统生物学的主要特点：

1）整合：指系统内不同构成要素（基因、蛋白质、生物小分子等）的整合，从基因到细胞、到组织、到个体的各个层次的整合。

2）信息：生命系统是一个分级信息流的过程，从 DNA→mRNA→蛋白→蛋白质相互作用→信息通路→信息网络→细胞→组织或细胞网络→生物体→群体→生态，系统生物学就是要研究并揭示这种信息的运行规律。

3）干涉：系统生物学一方面要了解系统的结构组成，另一方面要揭示系统的行为方式，也就是说，系统生物学研究的并非是一种静态的结构，而是要在人为控制的状态下，揭示出特定的生命系统在不同的条件下和不同的时间段具有什么样的动力学特征。

（2）系统生物学的研究方法：

1）组学实验（湿实验）：应用各种组学技术检测系统内所有成分，并通过干扰实验获得参与生命活动过程各种成分在各个层面的信息。

2）理论计算（干实验）：通过数学、逻辑学和计算科学模拟的手段，对真实生物系统进行还原。通过组学实验和理论计算两大技术不断周而复始地进行，是系统生物学研究最基本的方法。系统生物学研

究方法的特点是通过层次与层次之间、网络与网络之间、系统与系统之间的联系和整合建立起来的复杂系统，并不是简单系统的叠加。

（3）系统生物学的研究思路：概括起来，系统生物学第一步是整合数据；第二步是建立数学模型；第三步是预测系统行为。将组学实验方法获得的各种生物信息转换为数字化信息，变成不同学科的共同语言，进行归纳和数学建模，建立生物系统的理论模型，提出若干假设，然后对构建的模型进行验证和修正，进行全面系统的干扰整合。通过对系统进行人为扰动，不断获得信息变化与功能改变之间的相互关系，进而不断调整假设的理论模型，使之更加符合真实的生物系统。这个复杂系统会出现一些涌现性行为和涌现性规律，出现一些单独系统所不能反映的新行为。系统生物学研究也会通过不同网络之间的贯穿特性，使得基因或蛋白质过渡到生物学功能（表型）。

3. 系统生物学与中医病证本质的相关性　中医学理论体系的主要特点，一是整体观念，二是辨证论治。中医学的整体观念，主要体现于人体自身的整体性和人与自然、社会环境的统一性两个方面；中医运用辨病思维来确诊疾病，对某一病的病因、病变规律和转归预后有一个总体的认识，再运用辨证思维，根据该病当时的临床表现和检查结果来辨析其目前处于病变的哪一阶段或是哪一类型，确立"证"；辨证论治和整体观念密不可分，即使是一个局部的病变，都要结合整体情况来考虑。中医理论中蕴涵着对人体生命活动复杂内容的独特认识，属于复杂性科学。作为对人体病理状态进行宏观描述的中医证候学，从系统整体层次动态地把握机体的功能失序状态及病理演变规律，它所阐释的人体病理系统与复杂性科学意义下的复杂系统有许多相似之处，这使证候学的研究可以引入复杂性科学的理论与方法。

中医证本质研究的目的就是要用现代医学理论揭示中医证候理论中蕴藏的科学内涵，找到中医"证"的物质基础，实现微观辨证的依据。由于证候是一个非线性的"内实外虚""动态时空"和"多维界面"的复杂巨系统，只有采用与证候复杂性相适应的复杂性科学理论及思维方法对其进行研究，才能揭示其科学内涵。系统生物学是当前生命复杂体系研究比较公认的科学思维方式和研究手段，是近年生物医学研究领域引人瞩目的重要研究理念，是分子生物学研究成果与高通量研究技术、计算机科学等相整合的结果。将系统生物学与证本质研究相结合，有望从完整的疾病分子机制角度解释"证""辨证论治"等中医特色的概念，实现证候理论的现代科学诠释。

4. 系统生物学在中医证本质研究中的应用模式　中医学认为"有诸内必形诸外"，以血液、尿液、粪便等生物样品为窗口，从不同组学层面探测特定"证"下的全身病理状态，得到对应"组""群""谱"调控规律与中医辨证之间的关联性。组学技术整体、动态地揭示了证候的生物学基础，为系统生物学理论提供了大量的科学数据，由此促进了系统生物学理论的发展和完善。"证"的宏观表型与微观生物分子之间的关系十分复杂，系统生物学为建立"证"宏观与微观之间的联系提供了一种新的思路与途径。系统生物学的技术平台主要为各种组学研究，包括基因组学、转录组学、蛋白质组学、代谢组学、相互作用组学、表型组学等，这些高通量的组学实验平台构成了系统生物学的大科学工程。这些组学方式主要通过以下模式进行应用：

（1）"证"特征性标志物谱的筛选："证"是对动态变化的机体病理生理整体反应状态的外在表现的推理和概括，中医"证"的整体观及动态性与生物网络平衡动态的阐释疾病发生发展的观点具有相通性。生物网络的分析方法是揭示"证"内涵的有效手段，通过对生物网络拓扑结构分析，可以客观、准确地找出具有特定生物功能的，在网络构成中起关键作用的节点用于证候客观标志物的筛选。

（2）"证"特征性标志物谱的聚焦：在药物-疾病分子生物学网络等多层次网络功能模块的对应区域，即网络的"共模块"中探讨药物机制、方证关系，为个体化诊疗，中医药疗效判定等提供依据。中医证候网络和药物靶标网络的"共模块"，是证候和药效机制的共性物质基础，对多层网络"共模块"的比对和研究，有助于在系统的分子水平上探索对证方药的作用机制，"共模块"网络中的关键节点同时是证候判定和药物靶效的重要节点，有助于筛选并聚焦具有证候诊断和疗效评价功能的潜在证候标志物。基于药物靶标网络和证候网络"共模块"的比对分析有助于聚焦潜在证候标志物，但囿于中医证候的复杂性以及方药的多组分特点，缺乏阐释证候以及药物之间整体性和动态性内在关系的研究方法一直是阻碍证候研究的难题。

（3）"证"特征性标志物谱的验证：最终验证"证"本质以及"证"标志物准确性的还是需要大样本的反复的临床试验，在此基础上完成成果转化，研发形成稳定表达、操作简便的实用检测产品，服务应用于临床，方可真正突破困扰中医药现代化和国际化的瓶颈，实现证候的客观化和量化。

（二）系统生物学与中医病证的应用研究

1. 基因组学与中医病证应用研究

（1）基因组学的概念：基因组学从整个基因组的层面来阐释所有基因在染色体上的位置、结构、基因产物的功能及基因之间的关系。根据基因组学的发展历史和现状，可细分为 3 大模块，即结构基因组学、功能基因组学和应用基因组学。结构基因组学以对基因组的作图和测序技术为核心内容，可测定各种类型生物基因组结构和功能的概况；功能基因组学以基因功能的高通量研究方法为核心内容；应用基因组学则主要在个体化医药、新酶筛选和进化研究等领域中应用。

（2）基因组学与中医病证："证"的本质是多基因在 mRNA 和/或蛋白质水平发生改变并导致人体偏离正常的状态，中医证候基因组学旨在从整体基因表达水平阐述"证"的本质。

（3）基因组学在中医病证研究中的应用：国内许多专家应用基因组学对中医病证本质进行了探索研究。邱龙龙团队通过 RT-PCR 与基因芯片检测发现，绝经后骨质疏松肾阴虚证 CLCF1 基因表达显著下调；连方等通过对不孕症病人的卵泡液进行高通量基因测序，结果与正常组相比，肾阴虚证组、肾阳虚证组基因表达谱均存在明显差异，进一步分析发现肾阴虚证单独调节的基因主要与细胞凋亡、生殖功能相关，肾阳虚证单独调节的基因主要与女性妊娠、胚胎着床相关；罗云坚利用 cDNA 芯片技术发现脾气虚证慢性胃炎与溃疡性结肠炎病人外周血白细胞中有免疫相关基因组学基础，脾虚时机体发生免疫功能紊乱；王静通过对慢性浅表性胃炎和溃疡性结肠炎的脾虚证及脾胃湿热证以及正常对照组病人的临床标本进行基因表达谱分析，进一步通过细胞实验进行验证，结果表明脾气虚证本质与核糖体蛋白基因的表达相关；汪洋发现类风湿性关节炎脾虚证存在差异表达基因组学背景，这些差异基因主要与炎症、感染、蛋白质代谢、神经内分泌免疫网络等有关。

（4）基因组学在中医病证研究的发展方向：虽然芯片结果获得部分差异基因，但目前对这些差异基因的比较、分析、验证、重复等后续报道较少；考虑到基因芯片数据海量，研究者重点关注的是小同证特征性差异表达基因，基于小同证与正常的比值差异及基因的相对表达量（芯片读数计算值）这 2 个基本条件，去筛选证形成的主效应基因，然后开展后续的验证研究才是基因组学技术在证本质研究中的价值所在，对阐明证的物质基础才具有真实的学术意义。

2. 转录组学与中医病证应用研究

（1）转录组学的概念：转录组研究能够从整体水平研究基因功能以及基因结构，揭示特定生物学过程以及疾病发生过程中的分子机制。转录组学其目的在于提供构成生物全部基因的表达调节系统和全部蛋白质的功能、相互作用等信息以及实现对生物及细胞功能的全部情况解析等，通过高通量的基因组学技术平台和生物信息学的方法构建网络联系，进而从基因转录组水平对"证"的本质作出全面解释。转录组研究能够从整体水平研究基因功能以及基因结构，揭示特定生物学过程以及疾病发生过程中的分子机制。

（2）转录组学与中医病证：成熟的转录组分析技术，尤其是新兴的全转录组测序技术，以其整体性、系统性、个体组织差异性、时间独立性等优势，可以更好地从基因水平阐明中医学的辨治原理、方药的作用机制等问题，改善了以往单基因研究不能切合中医学整体观念的不足，因而是当前中医药研究应当重视的重要方法。

（3）转录组学在中医病证研究中的应用：在已有的报道中，有关"证"实质的转录组研究已有人作了初步的尝试。马晓娟等经基因芯片分析和 QRT-PCR 验证研究血瘀证病人差异基因表达谱，筛选出差异基因共有 48 个；严石林等分析了不同疾病肾阳虚证的转录组特征，通过对差异表达基因进行 Pathway 分析，找出 332 条共同差异表达基因，其中有注释的基因为 181 条，探讨了肾阳虚证"同证异治"的生物学基础。这些差异表达的基因为中医证候本质的研究开启了一扇大门。

（4）转录组学在中医病证研究的发展方向：一方面，应加强对疾病和"证"模型的研究，逐步建立和完善病证转录组数据库，可为中医临床精确诊断、对症下药、同病异治奠定基础；另一方面，充分利用全转录组测序技术，加强对 mRNA 修饰和蛋白质修饰的研究，促进基因组学加深对功能基因和调控基因功能和结构的认识，进一步丰富各种蛋白质、次生代谢物的数据库，可以帮助人们在蛋白组学、代谢组学水平上更深层次地研究中医的病证。

3. 蛋白质组学与中医病证应用研究

（1）蛋白质组学的概念：蛋白质组学是指通过生化方法对蛋白质进行大规模研究的科学。随着人类基因组测序计划的完成，单纯的基因组研究已经满足不了科研的需求，生命科学的重心开始转移到对基因的表达产物蛋白质的研究上来。

（2）蛋白质组学与中医病证："证"是生命活动的表现特征，而生命活动的主要执行者则是蛋白质，基因决定蛋白质的表达，蛋白质的表达决定人的外表、特征、行为等，那么不同的"证"可能受不同的基因调控。而基因作为遗传信息的载体，均要表达为相应的蛋白质或修饰相关蛋白才能影响生物的功能。蛋白质组学可以作为连接中医药与现代医药两种科学体系的桥梁，为中医药认识疾病的方法、理论的现代科学表征体系提供适宜的方法。蛋白质组具有整体性、动态性、时空性、复杂性等特征，这与中医基本理论体系十分吻合。以蛋白质组学为切入点进行中医药科学研究在现代实验研究中具有明显的优势。对中医证候的蛋白质组学分析，建立某种证型特定的蛋白质数据库，有利于补充中医诊断的标准，为其提供客观准确的依据。

（3）蛋白质组学在中医病证研究中的应用：Liu 等通过筛选和鉴定潜在生物标志物，成功地将结核病的 3 个中医"证"进行区分，载脂蛋白 CⅢ 被确定为结核病中医证候的潜在生物标志物；黄金燕通过蛋白组学技术分离并鉴定子宫内膜异位症（EM）血瘀证、气滞血瘀证、肾虚血瘀证病人在位内膜的差异蛋白质，结果发现，EM 血瘀证病人与健康妇女在位内膜之间有差异蛋白表达，Ang2、Foxp3、MIF 可能是潜在的 EM 血瘀证及其主要相关复合证肾虚血瘀证、气滞血瘀证的辨证相关分子标物。

（4）蛋白质组学在中医病证研究的发展方向：尽管以上小同"证"与有关蛋白质的关系被初步发现与阐明，但这些蛋白质能否代表"证"的特征、是否具有特异性、重复性又如何等诸多问题尚无定论，因而，未来进一步对这些蛋白质与病证关系的后续深入研究是重点，以获得可信、稳定、真实的中医病证物质基础。

4. 代谢组学

（1）代谢组学的概念：代谢组学是致力于研究生物体系（细胞、组织或生物体）受外部刺激（或扰动）后所产生的所有代谢产物（内源性代谢物）种类、数量及变化规律的科学。它是以生物整体、系统或器官的内源性代谢物质的代谢网络为研究对象，建立以各种分析手段包括核磁共振、气相色谱串联质谱仪、超高压液相色谱串联质谱仪、高分辨气相色谱-飞行时间质谱联用仪等为核心的超微量、超并行和超灵敏的代谢分析技术体系和相应的模式识别技术体系。

（2）代谢组学与中医病证：中医的"证"是一个多因素参与的、多层次的、具有整体涌现性的复杂系统，面对的是复杂生命现象的功能层面、整体层面、动态层面，具有典型的开放性、层次性、涌现性和高维性特征。而应用代谢组学研究方法则可以从整体出发认识和把握细节，寻找可分析、观测的层级结构基础和可认识、推理的层级涌现规律，从中提取有意义的功能信息，进行归纳和整合，研究"证"的内在发病机制，对"证"及辨证的规范化具有重要的意义。

（3）代谢组学在中医病证研究中的应用：目前国内已成立中医方证代谢组学研究中心。王喜军提出中医方证代谢组学解决中药有效性等相关科学问题的理论或研究策略，利用代谢组学技术发现并鉴定中医证候/病生物标记物，利用中药血清药物化学方法分析方剂对应证候有效状态下体内直接作用物质的显效形式，将血清中外源性中药成分与内源性药效标记物相关联，提取与证/病标记物高度关联的外源性中药成分作为潜在的中药药效物质基础，并进行生物学验证，发现并确定中药药效物质基础，解决有效性相关问题的应用科学。鹿小燕研究冠心病痰证、血瘀证病人血清代谢组学特征，结果表明冠心病病人有特异性的代谢组特征，痰浊证和血瘀证既有特性差异性代谢物，也有共性代谢物，痰浊证和血瘀证有共同的物质基础，这与中医理论的"痰瘀同源"是一致的。

（4）代谢组学在中医病证研究的发展方向：第一，随着代谢组学在证本质研究中的不断推广，临床检测中产生了大量的数据，如何对这些数据进行科学解读与分析，是当前需要解决的关键技术和瓶颈之一；第二，中医证型欠规范，辨证标准不统一，虽然在中医理论和中医病因学指导下建立的动物模型能模拟中医证候，但动物的代谢模式是否与人类完全一致，通过动物试验发现的标志性代谢产物及其代谢通路与临床上同一证型的病人是否相同，仍值得深入研究；第三，目前证本质研究中药物干预措施的应用尚不广泛，在今后的研究中可以运用中药进行辨证治疗，在病人症状明显改善时行代谢组学检测，观察已被发现的特异生物标志物含量是否发生改变，从而更能有力证实该生物标志物的特异性；第四，代谢组学只是系统生物学的一个组成部分，只有将代谢组学数据同基因组学、转录组学、蛋白质组学等系统生物学的方法与数据相对接，才能实现对生物体结构与功能的整体、动态把握。

（三）中医病证系统生物学研究展望

1. 技术层面　基础实验方面，疾病、证型的种类和动物模型的建立都需要进一步丰富和规范；临床实验方面，研究样本的多样性及其与中医证候形成的相关性需要进一步提升和加强；平台建立方面，各种中医药组学实验方法及样本信息数据库的建立还有待提高；数据处理方面，关联多种组学数据信息的生物信息学分析方法还需进一步开发。此外，各组学和组学间的常规实验技术和研究侧重点需要进行有机的结合和拓展，通过不同研究方法和研究层面间的优势互补来克服单一平台或单一技术可能造成的实验结果的片面性，在不同层面上探讨和相互印证"证"的科学内涵。

2. 方法层面　重点应该围绕"同病异证"和"异病同证"进行系统生物学研究，在筛选到病证独特表达的差异基因、差异蛋白及差异代谢组分等基础上，进一步对这些基因、靶蛋白、代谢小分子之间的联系与相互作用进行深入探索，以鉴定证本质特征；此外，今后中医病证的研究需要从整体论和转化医学理念出发，立足临床，采用"病-证-方"结合的体系思路，以临床常见、具有代表性的证型为切入点，在严格的临床样本选择与质量控制前提下开展研究工作，通过方证对应的临床干预试验对潜在标志物谱进行初步验证，后续通过开展大规模的反复临床验证实践，以期得到稳定表达的"证"标志性物谱并实现成果转化。

总之，系统生物学是生命科学中的一个新兴领域，代表 21 世纪生物学的未来，在医药方面的应用具有无限的潜力，将对中医基础医学研究、临床研究及药物的研发具有重要影响。系统生物学是目前最为适合研究复杂科学的方法学，应该积极纳入中医"证"本质的现代化研究中，从大数据角度全面分析研究辨证相关命题，有望揭示中医辨证论治原理的关键科学问题。

〔贺佐梅〕

参考文献

[1] 朱文锋. 中医病证规范化之研究 [J]. 中国医药学报，1996，5 (11)：262 - 264.

[2] 朱文锋. 中医诊断学 [M]. 上海：上海科学技术出版社，1995：1 - 3.

[3] 金益强. 中医肝脏象现代研究与临床 [M]. 北京：人民卫生出版社，2000：23 - 26.

[4] 王建华. 脾气虚证本质研究的途径及其方法 [J]. 中医杂志，1998，39 (1)：50 - 52.

[5] 林求诚. 证的研究现状和展望 [J]. 中国中西医结合杂志，1997，17 (7)：387 - 389.

[6] 陈家旭. 中医"证"研究的回顾与展望 [J]. 北京中医药大学学报，1998，21 (1)：40 - 42.

[7] 陈家旭，瞿德竑. 中医计量诊断方法研究进展 [J]. 中国医药学报，1999，14 (6)：63 - 65.

[8] 刘士敬，朱倩. 中医证的实质研究值得认真反思 [J]. 医学与哲学，1998，19 (7)：357 - 359.

[9] 沈自尹，王文健. 中医虚证辨证参考标准 [J]. 中西医结合杂志，1986，6 (10)：598.

［10］梁茂新，洪治平. 中医症状量化的方法初探——附虚证 30 症的量化法［J］. 中国医药学报，1994，9（3）：37 - 39.

［11］中风病证候诊断标准的研究［J］. 北京中医药大学学报，1996，19（4）：49 - 50.

［12］中华人民共和国国家标准 ZY/T001. 1 - 94，中医病证诊断疗效标准［S］. 南京：南京大学出版社，1994.

［13］梁俊雄. 中医辨证定量化的思路［J］. 广州中医药大学学报，1997，14（1）：5 - 7.

［14］中华人民共和国国家标准 GB/T16751 - 1997，中医临床诊疗术语［S］. 北京：中国标准出版社，1997.

［15］刘旺华，朱文锋. 中医症状规范化若干问题的思考［J］. 中医杂志，2007，48（6）：555 - 557.

［16］黄碧群. 中医辨证应以症状规范为基础［J］. 中华中医药杂志，2007，5（25）：1813 - 1814.

［17］张卫东. 病、证规范化研究中若干问题的思考［J］. 陕西中医，2002，23（12）：1103 - 1105.

［18］朱文锋. 中医病证规范化之研究［J］. 中国医药学报，1996，11（5）：6 - 8.

［19］申晓伟. 古代中医病证分类研究［D］. 中国中医科学院博士学位论文，2014.

［20］徐浩. 病证结合临床研究的关键问题［J］. 中国中西医结合杂志，2011，31（8）：1020 - 1021.

［21］徐璡，许朝霞，王又闻，等. 基于病证结合的中医证候规范化研究进展［J］. 中华中医药杂志，2014，29（1）：14 -16.

［22］张星辉. 肺系病证自评量表的初步研制及考评［D］. 福建中医药大学硕士学位论文，2016.

［23］安海红. 心系病证量表的初步编制及考评［D］. 福建中医药大学硕士学位论文，2016.

［24］许朝霞，刘腾飞，王忆勤，等. 基于隐结构分析的心血管疾病中医问诊证候分类研究［J］. 中国中医药信息杂志，2012，19（3）：9 - 12.

［25］徐璡，王忆勤，邓峰，等. 基于 SVM 的中医心系证候分类研究［J］. 世界科学技术与中医药现代化，2010，12（5）：714 - 717.

［26］袁肇凯. 中医心病气血辨证临床症征计量诊断研究［J］. 中医杂志，1999，40（5）：302 - 304.

［27］衷敬柏. 高血压病病证结合中医诊疗指南方法学研究［D］. 中国中医科学院博士学位论文，2014.

［28］孟繁丽. 缺血性中风病恢复期辨证规范研究［D］. 辽宁中医药大学硕士学位论文，2014.

［29］安佰海. 原发性高血压肝肾阴虚证诊断规范化研究［D］. 山东中医药大学博士学位论文，2013.

［30］黄柄山，李爱中，郝吉顺，等. 中医整体内伤病证候之结构框架及完整之证候诊断标准的设计（草案）［J］. 黑龙江中医药，2012，41（3）：2 - 4.

［31］陈剑明，王天芳，张声生，等. 中医症状规范化研究现状的思考［J］. 中华中医药杂志，2017，32（6）：2358 -2361.

［32］沈洪兵，齐秀英. 流行病学［M］. 第 8 版. 北京：人民卫生出版社，2013：1 - 12.

［33］陈伟伟，王文，隋辉，等. 《中国心血管病报告 2016》要点解读［J］. 中华高血压杂志，2017，25（7）：605 - 608，600.

［34］朱文锋. 中医诊断学［M］. 北京：中国中医药出版社，2002：176 - 181.

［35］王永炎. 中医内科学［M］. 北京：人民卫生出版社，2011：32 - 285.

［36］中国中西医结合学会心血管学会. 冠心病中医辨证标准［J］. 中西医结合杂志，1991，11（5）：257 - 258.

［37］郑筱萸. 中药新药临床研究指导原则［M］. 北京：中国医药科技出版社，2002：72 - 73.

［38］陶汉华. 中医病因病机学［M］. 北京：中国医药科技出版社，2002：80 - 179.

［39］孙广仁，郑洪新. 中医基础理论［M］. 第九版. 北京：中国中医药出版社，2012：217 - 298.

［40］毕颖斐，毛静远. 层次分析法与 Delphi 法相结合的中医临床研究方法初探［J］. 中国中西医结合杂志，2012，32（5）：689 - 692.

［41］贺春瑞，王振彪. 临床流行病学调查方法在中医证候研究中的应用［J］. 中国中医基础医学杂志，2006，12（5）：385 - 386.

［42］毕颖斐，毛静远，王贤良，等. 冠心病中医病因及证候临床流行病学调查表的设计与制作［J］. 中华中医药杂志，2013，28（12）：3626 - 3628.

［43］朱克俭，黄一九. 常见病中医证候临床流行病学调研思路［J］. 中华中医药杂志，1999，14（1）：62 - 64.

［44］齐方洲，柴可夫，马纲，等. 基于流行病学调查的糖尿病早期微血管病变证候特征研究［J］. 中华中医药杂志，2016，31（6）：2383 - 2385.

［45］毕颖斐，王贤良，赵志强，等. 冠心病现代中医证候特征的临床流行病学调查［J］. 中医杂志，2017，58（23）：2013 - 2019.

［46］王文婷，张厂，王林恒，等. 胃食管反流病中医证候学研究探索［J］. 环球中医药，2016，9（8）：931 - 936.

［47］陈璇，张宏耕，宋炜熙. 精神分裂症的中医证候规律研究［J］. 湖南中医杂志，2016，32（9）：1 - 5.

[48] 周文，黄毅. 三峡库区老年单纯收缩期高血压中医证候流行病学调查 [J]. 四川中医，2017，35（8）：49－51.

[49] 谷孝芝. 老年肺炎呼吸道病毒感染情况调查及其中医证候研究 [D]. 广州中医药大学，2017.

[50] 李毅，刘艳，许永攀，等. 基于因子分析和 Logistic 回归分析的溃疡性结肠炎证候研究 [J]. 辽宁中医杂志，2018，45（2）：241－244.

[51] 黄大未，安静，贾云飞，等. 北京杭州两地胆汁反流性胃炎中医证候对比研究 [J]. 浙江中医杂志，2017，52（7）：487－488.

[52] 阮进钟，刘凤斌，段光辉. 河内市与广州市慢性胃炎临床特点比较研究 [J]. 天津中医药大学学报，2017，36（5）：356－358.

[53] 刘振峰，邓迎杰，孟庆才，等. 膝骨性关节炎病人围手术期中医证候变化特点分析 [J]. 中华中医药学刊，2018，36（1）：225－228.

[54] 王连珂，崔伟锋，潘玉颖，等. 2144 例河南高血压病中医证候分类研究 [J]. 中医药临床杂志，2018，30（1）：89－92.

[55] 罗侃，罗畅，剡雄. 从循证医学与中医辨证论治谈中西医结合的前景 [J]. 中国中西医结合急救杂志，2002，9（6）：311－313.

[56] 王俊文，崔蒙，赵英凯. 中医药领域循证医学发展建议 [J]. 世界中医药，2010，5（5）：305－307.

[57] 李婷，苟小军. 循证医学在中医药研究中的应用 [J]. 中医药导报，2017，23（11）：82－85.

[58] 王蕾，周苏宁. 循证医学在中医药领域的研究进展 [J]. 江苏中医药，2010，42（5）：78－80.

[59] 费菲. 循证医学如何规范推进中医药临床科研？——访北京中医药大学循证医学中心主任刘建平教授 [J]. 中国医药科学，2015，5（22）：1－4.

[60] 何彬毓. 从循证医学角度探讨中医对慢性乙型病毒性肝炎的研究 [J]. 辽宁中医药大学学报，2011，13（10）：49-51.

[61] 刘清泉，程发峰，杨保林. 病证结合研究是中医循证医学实现的基础 [J]. 北京中医药，2009，28（2）：101－104.

[62] 张泽. 中医与循证医学：从理论到实践 [J]. 中华中医药杂志，2015，30（10）：3417－3419.

[63] 李华伟. 从循证医学的角度看中医发展的机遇与挑战 [J]. 中医研究，2005，18（11）：1－3.

[64] 汪强. 肩关节周围炎中医治疗的循证医学量表评价 [J]. 河南中医，2015，35（11）：2680－2682.

[65] 刘建华，曾金雄，戴西湖. 循证医学与中药新药临床研究 [J]. 中国中医药信息杂志，2005，12（4）：3－4.

[66] 吕爱平. 中医证候研究：从疾病证候分类到临床疗效评价和组合药物研发 [J]. 中国中西医结合杂志，2015，35（8）：942－945.

[67] 孔薇，王钢. 循证医学对中医肾病诊疗标准化研究的启示 [J]. 中国中西医结合肾病杂志，2003，4（2）：113-114.

[68] 谢世平，胡研萍，许前磊. 用循证医学模式及方法制定《艾滋病中医诊疗指南》[J]. 中华中医药杂志，2009，24（9）：1115－1118.

[69] 李孟魁，宋俊生，郭利平.《金匮要略》方治疗冠心病方剂运用规律研究 [J]. 辽宁中医杂志，2016，43（5）：949－953.

[70] 潘兆兰，童娟娟，郑兰，等. 基于循证医学的中医治疗痛经文献研究 [J]. 中医药临床杂志，2016，28（8）：1094－1096.

[71] 王钢. 中医肾脏病学研究方向与展望 [J]. 中国中西医结合肾病杂志，2004，5（6）：360－362.

[72] 徐桂琴，刘健，忻凌，等. 基于循证医学建设痹病现代文献数据库的研究 [J]. 中医药管理杂志，2014，22（2）：181－185.

[73] 卢依平. 循证医学对中医"证"研究的启示 [J]. 中医杂志，2005，46（3）：169－170.

[74] 张容瑜，尹爱田，安健. 中医药循证医学的发展思路 [J]. 中国医学伦理学，2011，24（5）：616-618.

[75] 殷鑫，刘小燕，韩丽萍. 试论循证医学与证候规范化 [J]. 现代中医药，2005，25（5）：50－52.

[76] 李孟魁，商蓉，宋俊生. 基于循证医学《金匮要略》方治疗前列腺炎的治疗规律研究 [J]. 河北中医，2017，39（9）：1311-1315.

[77] 刘建平. 循证医学与中医疗效评价 [J]. 中医杂志，2007，48（1）：26－28.

[78] 孔薇. 循证医学与中医诊疗标准化 [A]. 中华中医药学会中医药现代化与科技创新高层论坛暨金陵名医论坛 [C]. 2002.

[79] 林洪生. 中医肿瘤规范化研究与循证医学 [J]. 世界中医药，2007，2（6）：329－331.

[80] 王永炎，刘保延，谢雁鸣. 应用循证医学方法构建中医临床评价体系 [J]. 中国中医基础医学杂志，2003，9（3）：

17 - 23.

[81] 章友忠. 循证医学在中医骨伤科中的运用 [J]. 中医药管理杂志, 2015, 23 (18): 7 - 8.

[82] 仝选甫. 循证医学在中医耳鼻喉科临床研究中的应用 [J]. 中国中西医结合耳鼻咽喉科杂志, 2003, 11 (3): 105 - 107.

[83] 陈立典, 杨珊莉. 循证医学在建立中医卒中单元中的应用 [J]. 中国针灸, 2006, 26 (2): 138 - 140.

[84] 刘旺华, 周小青, 曹泽标, 等. 构建 "主诉-证素" 诊病辨证体系的思路探讨 [J]. 中华中医药杂志, 2017, 32 (1): 29 - 33.

[85] 杨冬爱, 陈琳琳. 慢性乙型肝炎中医辨证计量诊断及用药特点的探讨 [J]. 中国当代医药, 2016, 23 (7): 167 - 169.

[86] 吴皓萌, 徐志伟, 敖海清, 等. 基于中医四诊和脑肠肽的腹泻型肠易激综合征中医证候判别研究 [J]. 中国中西医结合杂志, 2015, 35 (10): 1200 - 1204.

[87] 曹泽标, 周昊, 范钊坤, 等. 基于计量诊断的计量中医模式探讨 [J]. 中医杂志, 2015, 56 (18): 1548 - 1551.

[88] 杨勇, 丁曙晴, 杨光, 等. 功能性便秘中医证候的判别分析 [J]. 广州中医药大学学报, 2015, 32 (2): 189 - 193.

[89] 赵晖, 熊卫红, 陈家旭, 等. 指数和临界值法在老年动脉硬化闭塞症中医证候计量诊断中的应用 [J]. 辽宁中医杂志, 2012, 39 (11): 2117 - 2119.

[90] 熊卫红, 赵晖, 陈家旭, 等. 老年动脉硬化闭塞症常见中医证候的计量诊断研究 [J]. 中医杂志, 2012, 53 (17): 1488 - 1491.

[91] 周小青, 罗尧岳, 刘建新, 等. 中医计量诊断理论与方法探讨 [J]. 湖南中医药大学学报, 2011, 31 (3): 3 - 5.

[92] 戴霞, 郭伟星. 中医证候诊断标准规范化研究概况 [J]. 中医杂志, 2011, 52 (2): 168 - 171.

[93] 江启煜, 孙晓生. 计量诊断与计算机诊疗系统的研究进展 [J]. 陕西中医学院学报, 2010, 33 (3): 89 - 91.

[94] 江启煜, 孙晓生. 试论 "辨证元" 计量诊断模型的基础 [J]. 广州中医药大学学报, 2010, 27 (2): 175 - 177, 180.

[95] 江启煜, 孙晓生. 中医辨证计量诊断新方法——辨证元 [J]. 新中医, 2009, 41 (11): 4 - 6.

[96] 史雪前, 任金香, 李峰, 等. 中医证候计量诊断研究探索 [J]. 吉林中医药, 2009, 29 (3): 210 - 214.

[97] 董佳晨, 孙一鸣, 王志强. 慢性前列腺炎气滞血瘀证证候计量诊断研究 [J]. 中国中医药信息杂志, 2008, 15 (3): 15 - 18.

[98] 周慎, 周重余. 最大似然判别法对中风后遗症中医证候的计量诊断研究 [J]. 上海中医药大学学报, 2007, 21 (4): 26 - 29.

[99] 刘新华, 周小青, 罗尧岳. 慢性乙型肝炎病人病理舌苔与血清 HBV DNA 含量、肝脏 HBcAg 蛋白表达的关系 [J]. 中西医结合肝病杂志, 2007, 17 (3): 139 - 142.

[100] 朱莹杰, 杨金坤, 郑坚, 等. 进展期胃癌患者脾虚证等级的计量诊断研究 [J]. 辽宁中医杂志, 2006, 33 (9): 1057 - 1059.

[101] 潘毅, 徐志伟, 严灿, 等. 频数优势法对心理应激人群中四个中医常见证型的计量诊断 [J]. 江西中医学院学报, 2006, 18 (4): 63 - 65.

[102] 张志斌, 王永炎, 吕爱平, 等. 论证候要素与证候靶点应证组合辨证 [J]. 中医杂志, 2006, 47 (7): 483 - 485.

[103] 吴圣贤, 林炳辉, 方素钦, 等. 脑动脉硬化症中医计量诊断前瞻性研究 [J]. 中医杂志, 2006, 47 (7): 535 - 537.

[104] 吴圣贤, 林炳辉, 方素钦, 等. 脑动脉硬化症中医辨证计量诊断的前瞻性研究 [J]. 天津中医学院学报, 2006, 25 (1): 12 - 14.

[105] 袁肇凯, 田松, 李杰, 等. 冠心病中医证候临床实验指标的计量诊断研究 [J]. 湖南中医学院学报, 2005, 25 (4): 26 - 29.

[106] 黄碧群, 朱镇华. "证素" 及其与相关概念的关系 [J]. 中医研究, 2005, 18 (6): 6 - 7.

[107] 朱文锋. 制定全病域中医辨证量表的设计思路 [J]. 辽宁中医杂志, 2005, 36 (6): 521 - 522.

[108] 宋树立, 白晓菊, 高学敏. 海洛因依赖稽延性戒断症状 760 例中医证候分类及其计量诊断的初步探讨 [J]. 中国中西医结合杂志, 2005, 25 (1): 33 - 35.

[109] 袁肇凯, 黄献平, 李跃南, 等. 高脂血症中医痰瘀证候的临床症征计量分析 [J]. 辽宁中医杂志, 2001, 28 (5): 270 - 272.

[110] 吴圣贤, 林求诚, 王永炎. 脑动脉硬化症中医辨证计量诊断的回顾性研究 [J]. 北京中医药大学学报, 2001, 29 (1): 59 - 63.

[111] 陈家旭，瞿德竑. 中医计量诊断方法研究进展 [J]. 中国医药学报，1999，14（6）：63-66.

[112] 袁肇凯，周小青，范伏元，等. 中医心病气血辨证临床症征计量诊断研究 [J]. 中医杂志，1999，6（5）：302-304，305.

[113] 罗团连，陈国林，赵玉秋，等. 中医肝病五类证的计量鉴别诊断及其临床评估 [J]. 中国现代医学杂志，1999，9（4）：31-32.

[114] 袁肇凯，周小青，范伏元，等. 中医心病气血辨证临床症征计量诊断研究 [J]. 中国医药学报，1998，（6）：18-21，79-80.

[115] 吴圣贤，孙玉信. 中医计量诊断研究概况 [J]. 北京中医药大学学报，1998，21（3）：35-37.

[116] 陆小佐，李淑芬，等. 中医计量诊断刍议 [J]. 中国中医基础医学杂志，1997，3（1）：26-27.

[117] 赵天敏. 略论最大似然法计量诊断在中医辨证鉴别诊断中的应用 [J]. 云南中医杂志，1994，15（4）：39-40.

[118] 周小青，吴正治，刘建新，等. 常见舌苔舌上皮细胞化学的定性定量研究 [J]. 中国中医药科技，1994，1（4）：3-6，2.

[119] 周小青，刘建新，袁宜勤，等. 计量分析针刺内关等穴对冠心病心绞痛的作用 [J]. 中国中西医结合杂志，1993，13（4）：212-214，196.

[120] 肖代齐，陈寿康，施美芬. 多动综合征的中医计量诊断 [J]. 湖北中医杂志，1991，13（4）：28-29.

[121] 周小青，A. Maseri. 针刺对冠心病冠状动脉口径的影响 [J]. 湖南中医学院学报，1990，10（3）：166-168.

[122] 潘毅，关汝耀，李丽霞，等. 心气虚证的计量诊断初探 [J]. 广州中医学院学报，1990，7（2）：78-83.

[123] 陈群，徐志伟. 中医脉证计量诊断研究近况 [J]. 广州中医学院学报，1990，7（2）：118-121.

[124] 邱向红，邓铁涛，王建华，等. 脾虚证计量诊断的探讨 [J]. 广州中医学院学报，1990，7（1）：24-27.

[125] 陈泽奇，李学文，孙振球，等. 肝阳上亢证与阴虚阳亢证实验计量诊断探讨 [J]. 湖南中医杂志，1989，（2）：47-48.

[126] 陈东汉，高玲，陈南生，等. 中医滑脉的血液动力学数学分析 [J]. 福建中医药，1989，20（4）：46-48.

[127] 陈群. 多元分析在冠心病脉图计量诊断中的应用 [J]. 广州中医学院学报，1989，6（1）：31-35.

[128] 罗文豪，林求诚. 中医辨证的计量诊断 [J]. 福建中医药，1989，20（1）：41-43.

[129] 陈国林，李炜，向跃前，等. 肝阳上亢证辨证标准探讨 [J]. 中西医结合杂志，1988，8（9）：549-551.

[130] 陈东汉，陈文发. 脉图在高血压病和冠心病的计量诊断中的应用 [J]. 福建中医药，1987，（4）：25-26.

[131] 张大祥，余历宇，吴国璠，等. 脉图法诊断冠状动脉粥样硬化性心脏病的实验研究 [J]. 江西中医药，1986，（S1）：59-61.

[132] 陈东汉，蔡光东. 中医弦脉的计量诊断初步探讨 [J]. 福建中医药，1986，（4）：33-36.

[133] 李学中，张岚，魏继周. 计量诊断法在中医四诊中的应用 [J]. 吉林中医药，1984，（2）：17-18.

[134] 王洁贞，束怀符，肖珙. 几种常见中医脉象的计量诊断方法 [J]. 山东医学院学报，1983，（4）：22-35.

[135] 林求诚，郭桂星. 用现代科学的客观指标探讨中医辨证的计量诊断 [J]. 福建中医药，1983，（5）：53-56.

[136] 牛元起，董素琴，徐森，等. 应用脉象图判别脉象——弦与弦细脉多指标综合分析与鉴别 [J]. 天津医药，1980，（4）：232-234.

[137] 张大祥，胡幼卿，肖行贯. 若干疾病的判别函数与判别方程 [J]. 江西中医药，1980，（3）：32-37.

[138] 周慎，易振佳，刘伍立，等. 逐步 Bayes 判别法对中风后遗症 757 例中医证候的计量诊断研究 [J]. 湖南中医杂志，2004，20（6）：4-6.

[139] 朱文锋. 创立以证素为核心的辨证新体系 [J]. 湖南中医学院学报，2004，24（6）：38-39.

[140] 杨天权，张镜人. 脉象多因素分析法 [J]. 辽宁中医杂志，1986，（10）：42-44.

[141] 杨卓寅，邓慧英，张崇，等. "阴虚阳亢"病机的初步探讨——脉图法血液动力学分析 [J]. 江西中医药，1981，（4）：45-50.

[142] 叶枫，周根贵，吕旭东. 基于规则与案例推理的临床决策支持 [M]. 北京：科学出版社，2014：16-19.

[143] ISO 首发两项中医药信息国际标准——《中医药学语言系统语义网络框架》和《中医药文献元数据》[J]. 江苏中医药，2014，46（10）：27.

[144] 李海燕.《中医药文献元数据》和《中医药语言系统语义网络框架》两项国际标准即将出版 [J]. 中医药国际参考，2013，（10）：32-33.

[145] 于彤，崔蒙，李海燕，等. 中医药文献元数据标准化研究进展 [J]. 中国数字医学，2013，8（7）：66-69.

[146] Berners-Lee T. The Semantic Web [J]. Scientific American, 2003, 284 (5)：34 - 43.

[147] 杨连初. 从网上医疗谈中医专家系统 [J]. 湖南中医学院学报, 1999, 19 (2)：64 - 65.

[148] 杨连初, 朱文锋. "中医诊疗标准软件（TCMDSS）" 的研究及其实现 [J]. 中医药导报, 1999, 5 (5)：44 - 45.

[149] 朱文锋, 朱咏华, 黄碧群. 采用贝叶斯网络运算进行中医辨证的探讨 [J]. 广州中医药大学学报, 2006, 23 (6)：
      449 - 452.

[150] 王瑞祥, 刘晓玉. 一种基于粗集简约的中医专家系统设计和实现 [J]. 时珍国医国药, 2013, 24 (10)：2476 -
      2477.

[151] 朱文锋, 晏峻峰, 黄碧群. 贝叶斯网络在中医证素辨证体系中的应用 [J]. 中西医结合学报, 2006, 4 (6)：567 - 571.

[152] 白春清. 中医辨证数学模型和方法评述 [J]. 湖北中医药大学学报, 2011, 13 (3)：73 - 75.

[153] 朱文锋. 构建 "证素辨证" 新体系的意义 [J]. 浙江中医药大学学报, 2006, 30 (2)：135.

[154] 白春清. 中医专家系统三十年 [J]. 医学信息（上旬刊）, 2011, 24 (2)：550 - 552.

[155] 吕汉兴, 孙德保, 程良铨, 等. 中医专家系统辨证推理的决策模型 [J]. 华中理工大学学报, 1989, 17 (6)：
      67 - 72.

[156] 杨健, 马小兰, 杨邓奇. 基于案例推理的中医诊疗专家系统 [J]. 微型电脑应用, 2008, 24 (2)：37 - 39.

[157] 王瑞祥, 崔利锐. 基于贝叶斯网络的中医专家系统构建方法 [J]. 中国医药导报, 2007, 4 (7)：58, 73

[158] 唐启盛, 孙文军, 曲淼, 等. 运用数据挖掘技术分析广泛性焦虑症的中医证候学规律 [J]. 中西医结合学报,
      2012, 10 (9)：975 - 982.

[159] 朱文锋, 晏峻峰, 黄碧群. 贝叶斯网络在中医证素辨证体系中的应用 [J]. 中西医结合学报, 2006, 4 (6)：
      567 - 571.

[160] 朱咏华, 朱文锋. 基于贝叶斯网络的中医辨证系统 [J]. 湖南大学学报（自然科学版）, 2006, 33 (4)：
      123 - 125.

[161] 沈自尹. 系统生物学和中医证的研究 [J]. 中国中西医结合杂志, 2005, 25 (3)：255 - 258.

[162] 吴欣芳, 李影华, 王朋倩. 基因组学与中医药研究 [J]. 辽宁中医药大学学报, 2012, 14 (5)：53 - 55.

[163] 周忠科, 刘家强, 王米渠. 中医证候基因组学研究的探讨 [J]. 中华中医药学刊, 2008, 26 (4)：826 - 827.

[164] 翁莉. 原发性肝癌肝肾阴虚证外周血单个核细胞差异基因的研究 [D]. 第二军医大学, 2012.

[165] 罗云坚, 修宗昌, 黄穗平, 等. 脾气虚证免疫相关基因组学机制初探 [J]. 中国中西医结合杂志, 2005, 25 (4)：
      311 - 314.

[166] 王静. 脾气虚证相关基因 RPS20 在 IEC - 6 细胞的生物功能鉴定 [D]. 广州中医药大学, 2009.

[167] 汪洋. 基于粪便上清代谢组学及基因组学探讨类风湿关节炎脾虚证的生物学特征 [D]. 浙江中医药大学, 2013.

[168] 邱龙. 绝经后骨质疏松症肾阴虚证相关基因 CLCF1 表达的研究 [D]. 福建中医药大学, 2013.

[169] 连方, 姜晓媛, 孙振高, 等. 肾阴虚证及肾阳虚证不孕症患者卵巢颗粒细胞基因表达谱研究 [J]. 中医杂志,
      2015, 56 (2)：143 - 147.

[170] 胡志峰, 肖诚, 何燕, 等. 系统生物学将会促进中医药学的发展 [J]. 上海中医药杂志, 2007, 41 (2)：1 - 4.

[171] Care：Toward Predictive, Preventative, and Personalized Medicine [J]. Journal of Proteome Research, 2004, 3
      (2)：179.

[172] Heath JR, Phelps ME, Hood L. NanoSystems biology [J]. Molecular Imaging & Biology, 2003, 5 (5)：312 -
      325.

[173] Ideker T, Galitski T, Hood L. A New Approach to Decoding Life：Systems Biology [J]. Annu Rev Genomics Hum
      Genet, 2001, 2 (1)：343 - 372.

[174] 杨胜利. 系统生物学研究进展 [J]. 中国科学院院刊, 2004, 19 (1)：31 - 34.

[175] 许树成. 系统生物学 [J]. 生物学杂志, 2004, 21 (3)：8 - 11.

[176] 胡作为, 周燕萍, 沈自尹. 从现代生物学的发展谈中医药从整体上调控基因功能的优势 [J]. 中华中医药学刊,
      2004, 22 (1)：91 - 93.

[177] 沈瑾秋. 系统生物学在中医学研究领域的应用 [J]. 中华中医药学刊, 2008, 26 (8)：1797 - 1798.

[178] 高宏生. 系统生物学 [J]. 国外医学·卫生学分册, 2007, 34 (6)：66 - 67.

[179] 徐静雯, 李运伦. 蛋白质组学是研究中医证候和方剂作用的重要工具 [J]. 山东中医药大学学报, 2014, 38 (4)：
      313 - 315.

[180] 张爱华，王喜军. 中医药的代谢组学研究 [J]. 世界科学技术——中医药现代化，2013，15（4）：643 - 647.
[181] 李晓娟，陈家旭，刘玥芸. 探讨证本质研究在完善中医辨证论治体系中的意义 [J]. 中华中医药杂志，2017，32（6）：2353 - 2357.
[182] 刘旺华，梁昊，谢梦洲，等. 关于中医诊疗规范化的思考 [J]. 中医杂志，2016，57（9）：721 - 723.

第三节　中医专科专病诊断临床研究

一、心病病证诊断研究

新中国成立以来，继承发扬中医学的工作不断取得新进展。中医院校和中医医院的建立，使内科学同其他各学科一样，取得了日新月异的发展。《中医内科学》统编教材的几次修订和使用，一些中医名家整理了自己的心得体会，著书立说，如秦伯未的《谦斋医学讲稿》、蒲辅周的《医案》《医话》，任应秋的《论医集》都有一定的见解和发挥。1983 年的"衡阳会议"和 1985 年的"合肥会议"对振兴中医起了巨大的推动作用，特别是中共中央书记处在卫生工作的决定中明确指出："要把中医和西医摆在同等重要的地位。一方面，中医药学是我国医疗卫生事业所独具的特点和优势，中医不能丢，必须保存和发展；另一方面，中医必须积极利用先进的科学技术和现代化手段，促进中医药事业的发展。"这一决定得到了全国的响应，各类中医学校和中医医院像雨后春笋般的出现，中医药队伍不断成长，造就出一大批内科专业人才，既继承了历代医家的学术思想和临床经验，又汲取了现代中医内科在理论和实践方面的新成就、新技术、新发展，更好地指导临床实践，促进了中医内科学的迅速发展，为中医走向世界创造了条件。

（一）心系病病名规范化研究

中医内科学病证的命名原则主要是以病因、病机、病理产物、病位、主症、体征为依据。如"胸痹"一词，始见于《内经》《养生方》，当时概指肺系疾病。汉·张仲景《金匮要略》"夫脉当取太过不及，阳微阴弦，即胸痹而痛，所以然者，责其极虚也。今阳虚知在上焦，所以胸痹、心痛者，以其阴弦故也"。正式提出胸痹心痛一词，根据其本证的文献描述及临床特点，主要与现代医学的冠心病（心绞痛、心肌梗死）、消化系疾病相关。后代医家常在此基础上进一步扩展，如隋·巢元方《诸病源候论·咽喉心胸病诸候》中记载："胸痹候：寒气客于五脏六腑，因虚而发，上冲胸间，则胸痹。"说明冠心病的发生发展与寒邪入侵人体密切相关，但其他"噎塞不利，习习如痒，喉里涩，唾燥"等胸痹症状与咽喉、食管部一些疾病相关，扩展了胸痹范畴。"心痛"一词，最早见于《五十二病方》，《足臂十一脉灸经》亦有记载。《素问·举痛论》："寒气客于背之脉则脉泣，脉泣则血虚，血虚则痛，其腧注于心，故相引而痛，按之则热气至，热气至则痛止矣。"后金元至明代，对于"心痛"一病，朱丹溪、虞抟、张介宾等多数医家认为除了真心痛之外，都是胃脘痛。现皆认为胸痹与心痛是一种病证的两个方面，而心痛重者为真心痛。胸痹指胸阳不振、气血痹阻而言，其证可见胸闷、短气甚则心胸疼痛。心痛则因心之阴阳气血不足，气滞寒凝，痰阻血瘀所致，其证可见心胸疼痛为主。胸痹为该病的病性和病机，心痛则为该病的主症与病位。胸痹心痛作为全国统一病名，与西医之冠心病病名对等，目前已被中医药管理局医政司所采用。有关行业标准、国家标准及著作中均已采用此病名。方药中教授及国医大师邓铁涛等主编的《实用中医内科学》将胸痹内容归入心痛范畴。1977 年版《中医内科学》规划教材将胸痹心痛合并，认为其是由于正气亏虚、痰阻、血瘀、气滞、寒凝而引起心脉痹阻不畅，临床以胸中或左胸部发作性憋闷、疼痛为主要表现的一种病症，相当于西医的冠心病心绞痛，病位以心为主，其发病多与肝、脾、肾三脏功能失调有关。1997 年国家标准化管理委员会制定的、国家技术监督局颁布的《中华人民共和国国家标准·中医临床诊疗术语·疾病部分》中将胸痹心痛合并归入心系病类，并有高原胸痹病名。2003 年，中国中医药学会内科分会内科疾病名称规范研究组编写的《中医内科疾病名称规范研究》亦将胸痹心痛合并，并对其病因病机及症状进行总结，提出此病多见于中老年人。心电图提示有心肌缺血、损伤及梗塞样改变。多见于西医的缺血性心脏病。

1999年朱文锋主编的《国家标准应用·中医内科疾病诊疗常规》中心系病的病名定义如下：

"胸痹（心痛）"指因胸阳不足，阴寒、痰浊留踞胸廓，或心气不足，鼓动乏力，使气血痹阻，心失血养所致。以胸闷及发作性心胸疼痛为主要表现的内脏痹病类疾病。本病相当于西医学"缺血性心脏病"。

"厥心痛"又称真心痛，指因胸阳虚损，或气阴不足，或瘀痰阻痹，心脉闭塞所致。以心胸剧痛，甚至持续不解，伴有汗出肢冷、面白唇青、脉微欲绝为主要表现的痛病类疾病。相当于西医学"心肌梗死"。

"高原胸痹"指因新处高原之地，气候失宜，使胸阳痹阻，心血不畅，气滞血瘀而成。以头痛、胸闷痛、咳嗽气喘、心悸为主要表现的内脏痹病类疾病。本病相当于西医学"高原病"。

"心痹"指因风寒湿热等邪侵及形体，阻痹经气，复感于邪，内舍于心，久之损伤心气脉络，心脉运行失畅。以心悸、胸闷短气、心脏严重杂音、颧颊紫红等为主要表现的内脏痹病类疾病。本病相当于西医学"风湿性心脏病"。

"心衰"指因心病日久，阳气虚衰，运血无力，或气滞血瘀，心脉不畅，血瘀水停。以喘息心悸、不能平卧、咳吐痰涎、水肿少尿为主要表现的脱病类疾病。本病相当于西医学"心力衰竭"。

"心厥"是由于心脏的严重病变，以致心阳虚衰，运血无力，心脉、脑神失血充养而阳气外脱。以面白、肢厥、脉微、血压降低、昏厥或神昏为主要表现的心病及脑的厥病类疾病。本病相当于西医学"心源性休克及昏厥"。

"肺心病"指因肺病日久，痰气阻滞，进而导致心脉瘀阻。以咳嗽气喘、咳痰、心悸水肿、唇舌紫暗为主要表现的肺病及心的疾病。本病相当于西医学"慢性肺源性心脏病"。

"心瘅"指因外感温热病邪，或因手术等创伤，温毒之邪趁虚侵入，内舍于心，损伤心之肌肉、内膜。以发热、心悸、胸闷等为主要表现的内脏瘅病类疾病。本病大致相当于西医学"急性病毒性心肌炎或感染性心内膜炎"。

"心动悸"指由诸种原因使心脏气机紊乱，心动异常。以阵发心悸、胸闷气短为主要表现的心系疾病。本病相当于西医学"心律失常"。

"支饮"指因感染痨虫，或感受温热、湿热等邪，郁而不解，入侵心包之络，或因肾衰水毒上犯，损伤心包。以胸痛、气喘、心包腔积液等为主要表现的痰饮类疾病。本病相当于西医学"渗出性心包炎"。

"风眩"指因肝肾阳亢阴亏，风阳上扰，气血逆乱所致。以眩晕、头痛、血压增高、脉弦等为主要表现的眩晕类疾病。本病相当于西医学"高血压病"。

"虚眩"指因禀赋不足，或后天失养、劳累太过等，以致气弱血亏，心脉、清窍失其充养。以眩晕、疲乏、脉弱等为主要表现的眩晕类疾病。本病相当于西医学"体位性低血压"。

（二）传统辨证方法在心系病的发展

古代内科疾病辨证，多以八纲辨证、病性辨证、病位辨证为主，这其中病性辨证可包括六淫辨证、阴阳虚损辨证、气血辨证、津液辨证等；病位辨证主要包括脏腑辨证、六经辨证、卫气营血辨证、三焦辨证。而心系病则是众多内科疾病中一个重要的组成部分，在古代临床实践过程中，常常使用上述多种辨证方法对心系疾病进行辨证论治。

随着医学的发展和研究的深入，现代医家又各有自己的辨证理念，如梅国强教授在《伤寒论》六经辨证与温病学的基础上提出的"融寒温"的辨证思想，运用到临床，注重舌质舌苔的变化，将舌诊结果作为某些方剂的鉴别使用依据，借温病之实，来辅佐辨证。

吴承玉提出"以五脏为病位中心，按病性分类立证"的五脏系统辨证理论体系，且尤擅长心系疾病的辨证论治，还构建了心系证素模糊识别教学模型，建立了心舌脉数据库，为病证规范化研究及辨证理论体系的完善提供重要参考。

王行宽教授提出心系病虽病位在心，但与肝关系密切，故在脏腑辨证的基础上提出"心肝并治"的理论思想，为临床治疗心系疾病提供新的思路与方法。

对于心衰的中医病证归属，通过长期临床实践和理论认识，程丑夫认为心衰在其急性发病期多属中医学"饮证"范畴，气虚血瘀、阳虚水泛、水血同病与心衰发病密切相关，其中阳虚水泛是其病机关键，其证候实质多为本虚标实。

刘建和提出心悸的病机多为少阳不和且有宿痰，若正气已虚，无力化痰驱邪外出，邪正相争，正胜邪退则脉律暂时稳定，邪胜正退则宿痰内扰心神而发为心悸。

（三）现代检测手段在心系病诊断中的应用

冠心病（coronary heart disease，CHD）是一种严重危害人们身体健康的常见心血管疾病，如果CHD 发生时的年龄较轻（男≤55 岁，女≤65 岁），称为早发 CHD。胡志希等认为早发冠心病属胸痹、真心痛范畴，主要是由于寒凝、情志、体虚因素引起的血行不畅，心血痹阻，脉络不通，中医证型中以血瘀居多。其基本的病机则是心脉不通。胡志希等通过应用 GD-3 型光电血流容积面诊仪与 Pclab 生物功能系统匹配，检测 55 例冠心病心血瘀阻证病人与 72 名健康人额部、左颊、右颊、鼻头、下颌的血流容积指标情况。结果显示冠心病心血瘀阻证组较之健康对照组波幅指标 Hd，He，Hf 降低；血管弹力系数（Hd/Hb）、心搏输出系数［（Tae-Tab）/Tag］、血管张力系数（Hf/Hb）降低；而外周阻力系数（He/Hb）、血管硬度系数（Tw/Tag）明显增高。证实冠心病心血瘀阻证病人面部光电血流容积指标在一定程度上反映了其病理特点，特别是外周阻力增加与心输出量减少是其基本病理特征之一，这为临床辨证和鉴别诊断提供了客观量化的指标。在此基础上，胡志希等进一步通过 GD-3 型光电血流容积面诊仪检测早发冠心病血瘀证、痰浊证病人，探索其与一氧化氮（NO）、内皮素（ET）含量、氧合血红蛋白（HbO_2）之间的关系。结果发现血瘀证组、痰浊证组和正常组比较，氧合血红蛋白在这 3 组中具有明显的差异，其中在正常组波幅最高，痰浊证组次之，而血瘀证组最低，与光电血流容积主波幅在这 3 组间的变化方向一致，提示光电血流容积与血氧含量的变化有关。当血红蛋白含量较低时，肺中血气交换减少，血液中氧合血红蛋白（HbO_2）含量较低。而还原血红蛋白（Hb）的含量增高，致使血液对照射的光线吸收系数增大，透过或反射的散射光减少，因而血流容积图的幅值也较低；当血红蛋白逐渐增高，肺中的血气交换增多，血液中的 HbO_2 增加，而 Hb 含量减少，使血液的吸光系数减小，透过或反射的散射光相对增加，血流容积波幅值逐渐增大。3 组 NO 比较，血瘀证组的 NO 含量明显低于正常组及痰浊证组，正常组与痰浊证组则无差异。3 组 ET 无差异。随着光电血流容积主波幅的增加，NO 值逐渐增加，与之呈正相关；而 ET 值逐渐下降，与光电血流容积主波幅呈负相关，并且在高波幅组和低波幅组差异有统计学意义。说明随着 NO/ET 值逐渐增大，血管舒张功能加强而处于扩张状态，血流容积增大，所以光电容积主波幅增高。可见，光电血流容积主波幅的变化与 NO 及 ET 的变化关联性很好，可以准确反映血管的扩张状态及血管扩张时体内生物活性物质的变化，为科研及临床提供可靠的证据。

（四）现代中医/中西医结合共识/指南中医证候分类研究

临床实践指南（clinical practice guidelines，CPGs）是系统开发的报告以协助医生和病人为特定的临床情形做出适当的卫生保健决策。CPGs 多由官方政府机构或学术组织针对特定临床问题，经系统研究后制定发布，用于帮助临床医生和病人做出恰当决策的指导性文件。其制定方法大体上可以分为基于专家共识（consensus-based guideline，CB）的临床指南与基于循证医学（evidence-based guideline，EB）的临床指南，近年来的中医临床指南有两种方式的混合（consensus-based guideline and evidence-based guideline，CB-EB）。

目前，国内已经发布与原发性高血压有关的指南性文件有 6 个，即 20 世纪 60 年代有关高血压分型 2 项、《中药新药防治高血压病临床研究指导原则》及 1 项高血压中医诊疗方案、2 项高血压中医临床指南。在新药开发及临床研究中，一般采用较多的为 2002 年出版的《中药新药临床研究指导原则》中提出的高血压分型与诊断标准，该方案将高血压分为肝火亢盛、阴虚阳亢、痰热壅盛、阴阳两虚 4 型。《中医病证诊断疗效标准》中有头风与眩晕两个病证，头风分为肝阳上亢、痰浊上扰、瘀阻脑络、气血亏虚和肝肾虚五型，眩晕分为风阳上扰、痰浊上蒙、气血亏虚、肝肾阴虚四型。2008 年，韩学杰以中华中医药学会心病分会名义在中华中医药杂志发布了"高血压病中医诊疗方案（初稿）"，该方案将原发性高血压分为痰瘀互结证、阴虚阳亢证、肾阳亏虚证、气血两虚证 4 型，但文中未交代制定方案的方法及专家组成员。同年，中华中医药学会内科分会发布了《中医内科常见病诊疗指南》，高血压诊疗指南将证候分为 7 类：肝火上炎、痰湿内阻、瘀血内阻、阴虚阳亢、肾精不足、气血两虚、冲任失调。但该指南没有对证据进行分级，也没诊断依据与干预措施的推荐强度。2011 年，雷燕等发布了《高血压病中医循证临床实践指南》。该指南遵循循证指南的基本原则，证候包括肝阳上亢、阴虚阳亢、肝肾阴虚、阴阳两虚、风痰上扰、瘀血阻络 6 个证型，在证候诊断方面设置了主症、次症与舌脉 3 个方面，内容较为丰富，但推广不够。

　　1987 年修订的《胸痹心痛诊疗规范》首次明确将冠心病分为心血瘀阻、心血亏损、气阴两虚、心阳不振、寒凝气滞、痰浊闭塞 6 种证型，而 7 年后国家中医药管理局重新对冠心病这一疾病在新的诊疗标准中予以定型，具体为痰浊内阻、心肾阴虚、心肾阳虚、心气虚弱、寒凝心脉、心血瘀阻 6 种证型。2002 年，我国中药新药临床研究上也出台了《中药新药临床研究指导原则》，在此原则中将冠心病分为 8 种证型，具体为气滞血瘀、痰阻心脉、心血瘀阻、气虚血瘀、心肾阴虚、阳气虚衰、阴寒凝滞、气阴两虚。与此同时，近年来中医药院校所使用的《中医内科学》教材中也对冠心病证型进行了分类，以 1997 年上海科学技术出版社出版的教材为例，该版教材将胸痹心痛分为寒凝心脉、气滞心胸、痰浊闭阻、瘀血痹阻、心气不足、心阴亏损、心阳不振 7 个证型。目前证型分类虽然多种多样，但多数医家对冠心病的认识基本趋于一致，冠心病是属于本虚标实之证，本虚为气血阴阳亏虚，病位在心，涉及肺、脾、肾，标实为气滞、血瘀、痰浊、寒凝。心气虚和心阴虚是本病的内因，而痰与瘀是本病继发因素，因此冠心病都以虚、实为纲进行证型的分类，虚证则从阴阳、气血不足进行分类，实证则从瘀血、痰浊、气滞具体划分，所以总体上可以看出其证型主要包含以下 5 种：气虚血瘀型、心血瘀阻型、痰阻心脉型、寒滞心脉型、阳气虚衰型。近年研究发现，部分胸痹心痛病人的病机难以用传统的正虚、痰浊、瘀血、气滞、寒凝来解释，使用常规的扶正、化痰、活血、祛寒等方法难以取得理想疗效，根据这部分病人临床发病急骤、病情变化多端、病程迁延反复、发病时作时止等特点，提出胸痹心痛络风内动病机理论。2014 年发布的《胸痹心痛络风内动证诊断专家共识》根据疾病的虚实性质将胸痹心痛络风内动证分为热毒生风（实证）、络虚风动（虚证）、外风引动内风（虚实夹杂证）3 个方面。

　　2016 年发布的《慢性心力衰竭中西医结合诊疗专家共识》中，认为慢性心力衰竭属本虚标实之证，病机可用"虚""瘀""水"概括，益气、活血、利水为心力衰竭的治疗大法。根据心力衰竭的发生发展过程，从心力衰竭的高发危险因素进展为结构性心脏病，出现心力衰竭症状，直至难治性终末期心力衰竭，可分成 A、B、C、D 4 个阶段。A 阶段时，中医证候以原发病证候为主；B 阶段时，中医证候仍以原发病证候为主，可见心气虚证，故临床应在原发病辨治的基础上，结合补益心气法以延缓心力衰竭的发生发展；C 阶段时，中医核心证候为气虚血瘀证，不同个体可表现出偏阳虚和偏阴虚，常兼见水饮、痰浊证。D 阶段时，中医常见证候与阶段 C 相似，但程度更重，阳虚、水饮证亦更多见。

　　随着经皮冠状动脉介入治疗（PCI）作为冠心病治疗的主要手段之一，其 PCI 治疗前后出现的抑郁、焦虑、胸痛等现象日益引起临床关注。2014 年以中华中医药学会介入心脏病学专家委员会为主联合发布了《经皮冠状动脉介入治疗手术前后抑郁和/或焦虑中医诊疗专家共识》及《经皮冠状动脉介入治疗术后胸痛中医诊疗专家共识》。共识中认为病人 PCI 手术前后出现的抑郁和/或焦虑症，属于中医学"郁证"范畴，治疗郁证的相关方药适用于 PCI 手术前后抑郁和/或焦虑症的辨证治疗。郁证初多病实，以六郁见证为主。病久则由实转虚，引起心、脾、肝气血阴精的亏虚，出现虚证或者虚实夹杂之证，可分为气郁化火、气滞痰郁、气滞血瘀、肝胆湿热、心脾两虚、心胆气虚、阴虚肝郁 7 种复合证型。PCI 术后胸痛仍属于中医学"胸痹心痛"范畴，其病机可概括为本虚标实，本虚以脏腑气血阴阳亏虚为主，标实以血瘀、痰阻、气滞、寒凝多见，可分为气虚血瘀、气滞血瘀、痰阻血瘀、寒凝心脉、气阴两虚、阳虚水泛、心阳欲脱七种复合证型。

（五）心病证素分布研究进展

证素概念的提出为冠心病的证型研究提供了新的方向。辨证的内容包括辨别疾病的原因、部位、性质、发展趋势以及确定证名等，重点在于辨别疾病的位置和性质。证素的实质是通过症状、体征识别疾病的部位、性质等本质，"证素辨证"新体系符合辨证的普遍规律，涵盖了以往诸种辨证方法的实质内容，其辨证过程更符合临床思维，以有限的证素灵活地辨别处理可能无限的证，解决了以往各种辨证方法混杂的缺陷，临床应用更灵活简便。如衷敬枯、李军等用王永炎院士提出的 29 分类法分别对 1994—2004 年、1995—2006 年发表的冠心病证候相关文献进行证素提取，两项研究均显示血瘀、气虚、阴虚、痰浊、气滞、阳虚在冠心病中居于重要地位，寒凝、阳亢也是二者的共同之处。二者研究的结果也不尽相同，如衷敬枯等研究结果还有热（毒）、食积，而李军等尚有血虚、内火、内湿，并提取到心、肝、脾、肾、胆 5 个病位证素。毛倩茹等研究结果较衷敬枯研究结果多痰热证（实际包括痰和热两种证素），其余结果基本一致，血瘀、气虚、痰浊、阴虚在南北各地区均为主要的证候要素。毕颖斐等以临床流行病学调查的方法对冠心病（包括心肌梗死和冠心病心力衰竭病人）证候进行研究，其结果显示相关证素有血瘀、湿阻、热蕴、寒凝、气滞、痰浊、气虚、阴虚、阳虚、血虚、水停。冠心病主要的证候要素血瘀、痰浊、气滞、寒凝、气虚、阴虚、阳虚、血虚。洪永敦等对岭南地区冠心病辨证相关文献进行研究，较前面研究少血虚证，而多热毒证。

（六）证型客观化研究进展

1. 中医证型与冠状动脉造影及 CT 冠状动脉成像　近年，冠心病心绞痛的辅助检查手段日益丰富，核素心肌显像（MPI）、正电子发射断层心肌显像（PET）、冠状动脉内超声显像（IVUS）等相继应用于临床。然而，冠状动脉造影（CAG）及多层螺旋 CT 冠状动脉成像（CTA）仍然是应用最广泛的评价冠状动脉狭窄程度的检查手段。探讨中医证型与 CAG 及 CTA 的关系成为现代中医研究冠心病证型客观化的热点。农一兵等对 102 例胸痹心痛病人进行中医辨证分型，并与冠状动脉造影进行比较，结果显示气虚证（68.6%）和血瘀证（55.9%）为冠心病的主要证候，50 例气虚证中冠状动脉多支病变 46 例，占 92%，35 例气虚血瘀证中冠状动脉多支病变 33 例，占 94.3%，提示气虚在影响冠状动脉病变程度上起着重要作用。郭冬梅等对冠心病（CHD）147 例者辨证分型分组，行冠状动脉造影检查，结果显示冠状动脉狭窄程度与中医证型之间存在一定相关性，在冠状动脉中度及以上狭窄病人中，痰浊壅塞证 61 例，心血瘀阻证 46 例，非痰浊血瘀证 40 例，组间比较具有显著统计学差异。然而 3 组证型间冠状动脉病变支数却未显示出显著统计学差异。进一步佐证痰浊、血瘀是导致冠状动脉粥样硬化的病理基础。张鹏等研究经冠状动脉造影确诊的冠心病 368 例，探讨其与中医证型的相关性，研究结果表明：冠状动脉重度狭窄以痰瘀相兼证（66.4%）、血瘀证（58.1%）为主，与气滞证比较有显著性差异。朱文莉等临床研究探讨胸痹心痛证型与冠状动脉 CTA 之间的关系，72 例冠状动脉重度狭窄病人中心血瘀阻证 25 例，痰浊壅塞证 22 例，与阴寒凝滞证、心肾阴虚证、气阴两虚证及阳气虚衰证比较，差异具有统计学意义。刘书宇的临床研究也得出类似结果，纳入的 98 例病人中冠状动脉重度狭窄 42 例，其中心血瘀阻 17 例，痰浊内阻 13 例，寒凝心脉 7 例，心气虚弱 3 例，心肾阳虚 1 例，心肾阴虚 1 例。完全闭塞 20 例，其中心血瘀阻 9 例，痰浊内阻 5 例，寒凝心脉 3 例，心肾阳虚 3 例。冠状动脉多支病变 68 例，其中心血瘀阻 24 例，痰浊内阻 21 例，寒凝心脉 12 例，心气虚弱 5 例，心肾阳虚 4 例，心肾阴虚 2 例。胸痹心痛的实证、虚证冠状动脉重度狭窄例数差异具有统计学意义，心血瘀阻及痰浊内阻证在冠状动脉狭窄程度、病变累及支数上均显著高于其他证型，是胸痹心痛的危险证型。在胸痹心痛的病程进展过程中，早期以虚证为主，气虚血行不畅，水液输布失调，水湿内停，聚湿生痰，病情逐步恶化，与上述临床研究结论亦基本吻合。

2. 中医证型与心电图及心脏彩超　心电图和心脏彩超作为评价心肌缺血和心功能最为实用的检查手段，其与辨证分型的相关性同样成为冠心病中医证型客观化研究的主要内容。杨健威的临床研究显示，健康对照组 QT 值 26±17.23，本虚组 58±16.74，标实组 74±14.35，随着 QT 均值的升高，中医证型由本虚向标实发展，心肌复极异常逐渐加重，更易发生恶性心律失常。而何小莲等研究却显示，在女性冠心病病人中，标实组 SDNN6（2.57±20.35）ms、SDANN（74.57±14.39）ms、RMSSD（27.34±9.56）ms、PNN50（8.39±9.56）%。本虚组 SDNN（81.49±13.52）ms、SDANN（59.32±17.28）ms、RMSSD（21.68±7.27）ms、PNN50（5.72±4.09）%，组间比较有统计学意义。本虚证的心率变异性（HRV）下降更加显著，心脏自主神经功能损害更加严重。丁邦晗等对胸痹心痛 375 例辨证分型、冠状动脉造影及心电图检查，对比分析不同心电图改变的证候分布规律，结果 278 例确诊为冠心病，其中有心电图异常表现 ST 段压低（83.6%，46/55）、ST 段抬高（90.0%，27/30）和异常 Q 波（96.8%，61/63）比例明显多于正常心电图者（57.6%，68/118），T 波倒置（36.8%，21/57）和 ST 段压低（36.4%，20/55）组气滞证的比例均显著高于异常 Q 波组；异常 Q 波组阳虚证的比例（28.6%，18/63）显著高于正常心电图组，表明不同中医证候胸痹心痛病人的心电图特点有所不同。

岑永庄等对 446 例冠心病病人中具有不同证型心律失常的 203 例心电图诊断与中医辨证分型关系进行比较分析发现：房颤和室性早搏以心脉瘀阻型发生率为最多；窦性心动过缓、传导阻滞以心阳虚为多见；阵发性心动过速以气阴两虚多见，均具有一定的特异性。陈凌芳将近几年来以惊厥、怔忡为诊断的 60 例心律失常中医辨证分型与心电图关系进行分析发现，临床表现呈"火热""气阴两虚"等症状，按中医辨证属热邪侵心、耗气伤阴及阴虚火旺、内扰心神型病人，心电图呈窦性心动过速及阵发性室上性心动过速；临床上表现"虚""寒"症状，中医辨证属心阳不足、鼓动无力型，心电图呈窦性心动过缓；临床呈气阴不足、气滞血瘀之证型，多为房颤病人。林棋对 124 例心脏病病人进行了心电图检查，发现心气虚证组的左室肥厚发生率明显高于心阴虚证组，而快速心律失常发生率心阴虚证组较高，另外，心阴虚证组的 QT 间期延长和 ST-T 段异常的发生率均高于心气虚证组。王润桃等对 216 例冠心病病人进行心电图检查发现，心电图异常中 ST 段上抬，心律失常、R 波电压增高，主要分布在中、重度血瘀证病人中，冠心病血瘀证的等级随着心电图异常增加而增高。王硕仁使用多普勒超声心动仪，通过检测左室收缩功能和舒张功能的相关指标，发现冠心病心气虚证左室收缩功能和舒张功能的部分指标与非心气虚证比较有显著性差异；左室舒张功能的评价对心气虚的诊断有高度敏感性（87%），左室收缩功能则有高度的特异性（88%），陈伯钧等将 190 例冠心病病人按临床征象及四诊分为 6 型。入院后 1 周内予以心电图或动态心电图检出各种类型心律失常，并行心脏彩色多普勒检测左心功能，分析其中与中医分型之间的关系。结果显示：所有病人中共有 114 例检出各型心律失常，其中气阴两虚和心肾阴虚型以发生室性心律失常为主；而寒凝心脉和阳气虚衰型则以心律缓慢为多；冠心病 6 种证型的心功能指标值为寒凝心脉型、阳气虚衰型＞心肾阴虚型、气阴两虚型＞心血瘀阻型、痰浊闭阻型。结果表明：冠心病中医分型与心律失常发生情况和左室功能损害程度有一定关系。谢慧文对 117 例慢性心功能不全病人、按中医辨证分为心肺气虚型、气滞血瘀型、心肾阳虚型，进行超声心动图检查测定左室收缩、舒张功能及左室解剖结构值，结果：3 组病人收缩及舒张功能均有下降，呈心肾阳虚组＞气滞血瘀组＞心肺气虚组，心肌重量及心腔内径增加呈心肾阳虚组＞气滞血瘀组＞心肺气虚组，室间隔及左室后壁厚度增加呈气滞血瘀组＞心肺气虚组＞心肾阳虚组。

〔刘建和　　肖冰凌　　盖亭伊〕

二、肝病病证诊断研究

中医肝病指肝（包括胆）的生理功能失调及肝胆经络病变化所表现出的一切病证的总结，范围大，涉及内容极多（除现代医学中主要涉及肝胆本身的疾病，还涵盖了心脑血管、消化、血液、内分泌、代谢、神经、免疫、生殖等系统的诸多疾病），现代对于其的研究主要集中在以证候辨证诊断和辨病诊断研究方面，将四诊资料（望、闻，问，切）、局部辨证（围绕病变部位进行辨证）、微观辨证（西医实验与影像诊断等技术和方法）等组合起来以阐明疾病证候性质及其传变规律，拓宽了传统中医辨证的视野，提高了现代中医肝病病证诊断的准确率。现将肝病诊断的研究进展总结如下：

（一）中医肝病四诊研究进展

1. 望诊

（1）面诊：主要是运用色差计、分光光度计、光电血流容积仪、红外热像仪和数码摄像技术等对人脸图像进行收集和整理，利用计算机自动分析人面部特征给出初步诊断结果，为肝病望诊学提供客观的数据。

吴宏进等根据中医理论对疾病状态进行五脏病位分析，对比肝病五脏病光谱色度特征发现在右颧部的光度均高于下颌部。邬艳波等应用光谱测色法检测，通过 CIE（国际照明组织委员会）LAB 色差比较肝原性黄疸病人阴黄与阳黄证面色分布及色差特点，证明阴黄与阳黄在鼻尖与额头部位的总色差分别为 9.98 和 5.82 色差单位，其中明度差为主要成分，分别为 9.95 和 5.67 色差单位。为肝病黄疸诊断的中医辨证分型提供了客观参考指标。

彭瑜等通过构建数字化面色望诊信息系统，研究慢性乙型病毒性肝炎（简称慢性乙肝）相关病证与面部五色的变化规律，应用软件工程方法进行数字化面色望诊信息系统的构建，在明确软件需求的基础上，建立系统功能图、系统流程图、数据库设计、界面设计，系统实现病人信息的录入、面部图像的预处理，以及面部图像颜色分析等功能，为后续对慢性乙肝病人进行面色望诊，提供数字化面色望诊图像处理平台。研究显示面色变化以肝之青（苍）色，肾之黑色和脾之黄色的过于显露为主，并确立"补肾生髓成肝法"，即通过补肾生精髓、骨髓和脑髓而调控转化生成肝，以维持或促进正常的肝脏发生发育和再生修复机制（维持或促进"肝主生发""髓生肝"）、防止肝再生紊乱机制（预防延缓、阻断、逆转"肝失生发""髓失生肝"），从而防治肝脏病证的发生发展。

李福凤等建立了 6 种典型面色（正常、青、赤、黄、白、黑）的 RGB 模型，之后樊明杰在马丽霞等的研究基础上提出了"主色调颜色直方图特征"和"1D 直方图特征"两个颜色特征提取方法，并通过在 Lab 和 RGB 两个颜色空间中的实验，证实了二者均有较高的准确性。傅言在暗室中，采用标准面光源进行人脸图像采集了 88 例重肝（无黄疸型肝炎），29 例黄疸型肝炎及 29 例健康人脸部色彩人面部图像，通过其在多种颜色空间下的分类结果的比对，确定在 RGB 和 Lab 两种空间下运用消除分布量影响的引力叠加法为最佳的面色分类方法。

（2）舌诊：现代医学认为肝脏参与维持凝血、抗凝纤维系统的平衡，肝功能受损会从不同环节影响血液循环，进而影响舌微循环，进而影响舌部组织的供血状态，而导致舌象、舌下络脉出现一系列特征性改变。但是上述具体机制尚不清楚，且肝病临床症状多变，病情复杂，关于肝病舌诊的研究主要还是集中在通过收集各类肝病舌象及舌下脉络文献数据进行分析比较，并在一定的舌象及舌下脉络变化规律的前提下探讨其可能存在的作用机制。

通过临床观察发现慢性乙肝舌色以淡紫舌、暗红舌多见，色之深浅可反映肝血瘀滞的程度。通过观察慢性乙肝舌色，可了解气血运行情况，邪正盛衰状况。淡舌多出现于病毒携带者，部分出现于慢性迁延性肝炎或静止性肝硬化病人。慢性乙肝中肝肾阴虚证多为少苔，肝郁脾虚证多为薄苔，湿热中阻证多厚苔；慢性乙肝病人多见红绛舌和暗舌；舌质颜色与肝实质回声有一定相关性，淡舌和舌以肝实质回声 1 级为主，暗舌以肝实质回声 1 级为主，绛舌以肝实质回声 2 级为主。乙肝各型舌质均出现肝细胞变性肿胀、炎细胞漫润，但不同舌质又有不同的肝脏病理组织学变化，淡红舌以纤维组织增生和肝细胞松亮为主要特点；红舌以碎屑坏死、灶性坏死、界板坏死为主要特点；绛舌以细胞排列紊乱、碎屑坏死、界板坏死为主要特点；紫暗或瘀斑舌以碎屑坏死、界板坏死为主要特点。

另外，就青紫舌与瘀血的关系，目前大部分认为青紫舌主要形成机制与静脉瘀血、血流缓慢，血液黏稠、毛细血管扭曲畸形，脆性增加等因素相关。谭少华等发现乙肝诊断为瘀血证时，青紫舌与血清纤维化标志物透明质酸（HA）、Ⅲ型前胶原（HpcⅢ）和Ⅳ型胶原（IV-C）指标相关。邓华亮等发现慢性肝病的舌象及舌下络脉主要表现为舌质青紫，舌下络脉扭曲、瘀点，且其严重程度与门静脉高压、食管胃底静脉曲张、脾大、肝损害程度呈正相关。为了更好地收集肝病舌下脉络信息，符小玉等制定了舌下络脉积分量化标准，并提出可通过观察舌下络脉积分判断肝纤维化的病程、动态跟踪肝纤维化进展。

2. 闻诊　由于闻诊主要是听声音、嗅气味，此信息不便捕捉，且主观性较强，目前并未有很好的关于闻诊辨证方面的研究进展。

3. 问诊　西医对慢性肝病的诊疗大多以肝功能、病毒学指标等为重心，而忽视了提高慢性肝病病人生命质量是临床诊疗的重要目的之一。对病人精神、心理、社会影响等角度多方面评价，这是中西医治疗肝病皆需更多关注的领域，而此方面主要通过问诊实现。立足于"整体观念"和"辨证论治"，以中医"问诊"为基础，建立反映"生物-心理-社会医学"关系轴，制定一套符合中医特色的慢性肝病生活、生存质量诊疗评价标准，是慢性肝病中医临床诊疗体系工作之一。

(1) 慢性肝病中医临床证候量表：构建符合慢性肝病临床疗效评价的中医基本证候，通过统计设计，开展问卷调查、专家咨询会议，确定与证候相关的症状、体征及权重积分，制定出证候诊断的标准，建立和完善"慢性肝病中医临床评价证候量表"。"量表"与辨证标准相配套，以"评定量表"为工具、"样本调查"为基础，建立量表条目库，并使相关条目具有相应检查程序和评分标准，同时使"评定量表"符合信度、效度检验要求。

具体操作必须以中医基础理论为指导，结合医生望、闻、问、切四诊内容，涵盖肝藏血（血虚、出血等方面）、肝主疏泄（疏泄气机、气血津液代谢、疏泄情志、影响脾胃运化、疏泄胆汁）等中医肝脏生理功能与特性。条目选择从肝的病因、病机、功能、情志改变、肝与脏腑官窍关系等多方面因素考虑。运用计算机数据库技术对慢性肝病中医临床数据、古今文献、名老中医临床经验进行挖掘与系统分析，选择出若干中医肝病基本证候，将指标量化，进行聚类分析，初步筛选出中医肝病临床疗效评价的基本证候。并参照《中药新药临床研究指导原则》《中医量化诊断》建立和完善"中医肝病临床证候评价指标"。对评价指标进行特异性、敏感性、准确性、可重复性等检验，并对适用范围、等级、域值等进行大样本、多中心、随机对照研究，积累和分析数据，最后修正完善。

(2) 具有中医特色的慢性肝病病人生命质量量表：借鉴国际公认的关于人群健康评定的通用生命质量量表如生活质量（health related QOL，HRQOL），慢性肝病问卷（chronic liver disease questionnaire，CLDQ）等量表，并结合我国传统文化特色、中医基础理论关于生活质量的内涵，建立适用于中医药疗效评价的生存质量通用量表，既考虑到与国际接轨，又立足于中医的优势，结合中国国情及中医诊疗特点，从而制定出一套具有中医特色的慢性肝病病人生命质量测量的特异性量表。

(3) 以 PRO 为基础的中医肝病综合评价量表：基于病人报告的结局指标（patient reported outcomes，PRO）的研究目前已成为临床疗效评价体系发展中的重要内容，其内容包括：病人描述的功能性或症状性指标和生存质量指标两大块。传统中医与现代 PRO 存在一定的内在相关性，PRO 包括了中医四诊证候量表、生活质量量表等符合疾病特点的一系统中西医疗效评价标准，故将其中、西贯通融合而作为一个综合评价体系，成为中医肝病临床诊疗评价的一个重要方向。

为了构建更为可靠和科学的中医肝病临床疗效评价系统，许多研究者就与中医肝病相关的 PRO 做了多个研究。罗华等专门就慢性肝病心理制作了中华慢性肝病 PRO 量表的计量心理测量学考评表。王蠡等就生理、心理、独立性以及社会自然 4 大领域，构建了中医慢性肝病 PRO 量表理论结构模型。容丽辉等基于对中医基本理论藏象学中肝脏生理功能及特性的研究，结合病人报告结局指标（PRO），建立中医肝病临床疗效评价量表的理论模型，内容包括生理领域（29 个条目）、心理领域（5 个条目）和社会关系领域（27 个条目），共 61 个条目的慢性肝病中医生命质量量表。另外还有大量关于制定适用于中医慢性肝病有关疾病特异性量表的研究，如杨小兰通过大样本、多中心的临床调查研究，修订并考核中医肝病 PRO 初选量表的信度、效度及反应度，研制出中医肝病（肝硬化）PRO 量表，用于中医肝病的临床疗效评价。

4. 切诊　近年来脉诊仪在临床普及，但是国内仍然没有公认的脉象图判断标准，大多数个体经验将量化指标转化为不确定性指标使用，脉诊仪记录的脉相图如何运用于临床尚不明确，如何运用脉诊仪诊断疾病仍是一大难题，国内学者运用脉诊仪对肝病诊断的客观化做了大量的工作。刘亚琳等运用一型三探头中医脉诊仪，与传统中医诊脉三部九候方法结合，结果发现：肝郁气滞证组以弦脉或其变异类型（缓慢、圆钝的负向波）为主，脉证诊断符合率为 70.6%；肝火炽盛证组以弦数、滑数脉及变异类型（较快、高尖负向波）为主，脉证诊断符合率为 64.3%，初步揭示肝郁气滞证和肝火炽盛证的脉象信息特征及其与病因病机证候的相关性。王思颖等结合大量文献资料，归纳不同肝病的脉象类型及脉图特征认为：肝炎的脉象类型多为弦脉；肝硬化多为弦脉及弦滑、弦细等相兼脉象，失代偿期，可见弦滑、弦数、弦细数，并随病情加重变为沉脉，寸关沉尺弦等；肝癌多为弦脉、滑脉、数脉及各自的相兼脉象；脂肪肝脉象多为弦脉、滑脉、细脉。陈慧娟等总结有关"肝应左关"和"弦为肝脉"肝病辨证论治依据的研究发现，左关异常脉象和脉见弦象皆有助于诊断肝病。

（二）局部辨证与微观辨证单个或多个组合诊断研究进展

1. 局部辨证　局部辨证是中医辨证的主要组成部分，目前单纯以局部辨证的研究比较少，当局部病变表现突出，或全身病变不典型时，可以通过局部病证进行诊断。慢性肝病早期几乎无症状或症状较少，无法通过全面辨证进行诊断，这个时候局部辨证就显示出一定优势。邵凤珍等举例说明：肝区疼痛是许多慢性肝病病人最常见的临床症状，尤其在一些相对较轻和稳定肝病病人，其肝功能轻度异常或基本正常，主要不适是肝区疼痛时，可根据疼痛性质判断疾病的性质并作出诊断，从而制定相应的治疗方法。如：疼痛以窜痛为主，随精神情绪波动而变化，多为肝郁气滞；以肝区闷痛为主，多为湿热；以隐痛为主，劳累加重，多为肝肾阴虚；疼痛部位固定不移，痛如针刺，多为肝血瘀阻。

2. 微观辨证　微观辨证即运用西医实验生化指标、影像诊断等指标变化规律对中医病证进行辨证，其相对传统的四诊，客观性更强。袁肇凯等运用 WX-753B 型微循环显微镜闭路电视系统赫尔 WXS-I 型微循环血流测速仪、超声仪、双抗体检测即分光度法发现甲襞微循环观测在一定程度上反映了血吸虫肝纤维化的病理生理变化。李勇认为 B 超可作为一种特殊的望诊，肝病早期，病损较轻，以肝细胞的炎症、肿胀为主，声像图多表现为肝脏轻度增大、回声基本正常或光点略有增粗，中医辨证多为肝胆湿热、肝郁脾虚证；随着病变的加重，肝细胞变性、坏死、结缔组织增生、肝脏纤维化声像图则见肝包膜增厚不光滑，实质内回声增粗增强，欠均质，肝内血管走行欠清晰，中医辨证多为肝肾阴虚、瘀血阻络。唐智敏等总结的肝病血瘀证诊断标准，并就肝瘀血证与门脉血流动力学、肝纤维化程度、血清球蛋白分别进行了论述，认为肝病血瘀证常有血流动力学障碍的客观变化，其中门脉平均流速及门脉血流量反映肝瘀血证更敏感；肝血瘀程度可反映肝纤维化指标；血府逐瘀汤不仅可以改善肝血瘀程度，而且可以降低与肝纤维化程度密切相关的指标；血清 γ-球蛋白可作为评估肝病血瘀证程度的指标；此 3 项内容均确定了不同指标作为评估肝病血瘀证的依据，但由于临床肝病的复杂性，目前并不能说 3 项指标升高就一定是提示有肝瘀血证的存在，临床确定肝瘀血证还需要结合中医理论四诊合参确定。朱文芳等发现乙肝相关性肝衰竭病人中医辨证中不同的黄疸证病人的肠道菌群有不同的特点。与健康人相比较，以"湿热"为主的阳黄证肠道菌群失调表现为肠球菌、肠杆菌的显著增多，即以需氧菌的增多为主要表现，并认可菌群失调以肠球菌、肠杆菌显著增多的阳黄证病人正处于激烈的"正邪相争"。

（三）肝病现代辨证诊断创新性研究

肝病辨证诊断研究的创新之处主要表现在辨证方法和辨证机制的研究方面。

1. 以辨证方法创新性研究为例　裘爱国首次提出"中华三环疗法免疫辨证肝病诊疗新技术"，该免疫辨证中的"免疫"如同伤寒六经辨证和温病三焦与卫气营血辨证，只是对疾病状态的一种概括，不特指哪一种或哪一类物质。其仍是以中医宏观整体辨证思维为基础，并以现代医学对疾病的微观认识为依据，针对病毒性肝炎免疫病理损害动态变化的病机特征，确立全新、具有有效指导临床实践的免疫辨证理论体系，通过免疫辨证，将肝炎病毒持续感染者划分为免疫耐受、免疫介入和免疫不全三大类 11 个证，实施针灸药综合治疗，内外治密切结合的高度个体化动态治疗。经过多年临床观察发现：该种辨证疗法体系对自然杀伤细胞（NK），白细胞介素-2（IL-2），可溶性白细胞介素-2 受体（SIL-2R）和 T 淋巴细胞（T4/T8）比值等免疫物质有一定影响，从而证实了该方法的可行性。康坚强等创建中医肝病五行辨证系统模式并归纳出中医肝病五行辨证的 11 个模式，即肝木自病五行辨证；肝病传脾，太过相乘辨证；肝病传肺，太过相侮辨证；肝病太过乘脾侮肺辨证；肝虚金乘，不及相乘辨证肝虚土侮，不及相侮辨证；肝病不及，肺乘土侮辨证；肝病传心，母病及子辨证；肝病传肾，子病犯母辨证；肝病传心肾，母子相及辨证；肝病胜复辨证。并阐明了各辨证模式的概念证候表现辨证分析及审证要点。同时确立了肝病五行辨证的相应治法，如补母泻子法、抑木扶土法、泻南补北法、养木泻火法、泻木补火法、泻木补水法。高锐等认为乙型肝炎病毒（HBV）既不属于湿热之邪，也不属于湿热疫毒（只有甲型肝炎病毒才真正属于湿热疫毒），更不属于瘟疫，而应属阴邪疫毒，可从六经辨证入手进行诊疗。

2. 以辨证机制的创新性研究为例　主要运用现代肝病证型与微观指标进行综合比较分析，推测肝病辨证机制的研究，其中对于湿热、脾虚、血瘀证 3 个研究最为深入。现代慢性乙肝中医证型与肝功能关系的研究，比较一致的观点认为湿热是慢性乙肝活动的一个表现，慢性乙肝湿热中阻型主要表现为血清胆红素、血清转氨酶升高；近年来，以内毒素为轴线的肠道微生态失衡和肝衰竭相关性等方面取得了较多成果，随着人们对肠-肝轴认识的不断深入，肠道微生态在慢性肝病发病过程中的作用备受关注，中医"脾"作为后天之本，其与现代免疫系统之间存在的相关性也被证实，有关脾与肠道菌群间的研究更是不胜枚举，肝病脾虚证与肠道免疫之间关系不言而喻，"温阳健脾方"治疗重型肝炎脾虚病人在临床上也取得了一定疗效。现代就肝病血瘀证的舌脉、相关生化指标、肝脏 B 超做了许多分析比较，唐智敏专门就肝病血瘀证制定了诊断标准，并就其门脉血流动力学、肝纤维化程度、血清球蛋白分别进行了论述（详见本节微观辨证解说）。

（四）关于中医肝病术语规范化

使用规范、统一、标准的中医术语是实现中医临床辨证论治过程标准化，进而建立中医临床评价体系的基础，而中医临床评价体系是实现科学、客观、综合地评价中医临床，实现中医药在新时代健康发展，与推动中医药现代化事业进程的重要保障力量。2011 年，国家中医药管理局颁布了《"十二五"国家中医药发展纲要》，明确提出：要加强中医药标准化、信息化建设。具体到中医临床，要以中医诊疗技术数据化为手段，创建中医药诊疗规范、术语及信息标准，实现中医临床诊疗的规范化、标准化，提高中医临床诊疗水平，并以此推动中医的国际化进程。目前，中医肝病术语使用相当混乱，存在的主要问题有：术语的名称不统一、分类不系统、对症状的临床特征不重视，同一个概念所具有的名称繁多，许多名称不是严格的术语却被当作术语来使用，等等。中医肝病术语的规范化研究目前还处在起步阶段，对于肝病定性的思路和框架尚没有统一标准。

1. 基于电子信息处理技术的中医肝病术语规范化研究　在国家科技部、国家中医药管理局的支持下，国家中医临床科研（肝病）研究基地——湖南中医药大学第一附属医院，开展了基于电子信息处理技术的中医黄疸病术语规范化研究。对中医黄疸病古今文献、临床病历、临床科研信息采集系统及电子CRF 收集进行收集存储、检索、分析、统计，在数据化处理方式的支持下对其病名、证候诊断、中医治则治法、中药、方剂、辨证论治规律进行规范化、标准化研究。研究结合目前的临床、科研实际需求，确定术语覆盖范围、完善术语分类框架，遵循科技术语的命名原则规范、已有的中医药国标、行标、药典等权威性著作，如《标准化法》《确立术语的一般原则与方法》《中医药学名词审定原则与方法》等文件，利用现代信息技术，在标准化、规范化的基础上，充分整合计算机、数理统计、数据挖掘、人工智能等方法，结合专家咨询论证，明确术语之间的逻辑关系，最终建立中医黄疸病术语规范。

2. 中医肝病病名规范化的研究

（1）中西医病名独立分类：为避开中西医之间的冲突，将中西医病名单独分类进行归类。如 1993年由洪嘉禾主编的《实用中医肝脏病学》将肝病分为两类，即病证篇（黄疸、臌胀、积聚、头痛、胁痛、颤证、痫证、痉证、眩晕、中风、疝气、奔豚气）和疾病篇（急性肝炎、慢性肝炎、重症肝炎、肝硬变、吸血虫病肝纤维化、原发性肝癌、胆道疾病、高血压、急性脑血管疾病、神经系统疾病、睾丸疾病、更年期综合征），并单独为每一个病名就其中医病因病机证型做了详细解说。

（2）以西医肝胆病位规范病名：1997 年国家标准《中医临床诊疗术语》有肝痈、肝痨、肝癖〔痞〕、肝著〔着〕〔胀〕、肝积、臌胀、肝瘤、肝癌、肝厥、胆疸、血疸、蚕豆黄、胆瘅、胆胀、胆石、胆癌等病名，采用西医肝胆病位规范病名。

（3）以中医肝病证候规范病名：以 1995 年国家标准《中医病证分类与代码》（简称《国标》），及 2012 年"十二五"国家级规划教材《中医内科学》为代表。两者不同之处在于：《中医内科学》将《国标》的"厥病之气厥病、血厥病、痰厥病、食厥病、寒厥病、热厥病"统归为"中风"；将"郁病"单独移到了杂病之气血津液病证里面；剔除了"胆胀"病名，并将"疟疾"加入肝胆疾病的范畴中。

（五）基于真实世界的中医肝病临床诊疗体系构建

随着计算机、网络及数据挖掘技术的飞速发展，社会进入了"大数据"时代，基于真实世界研究（Real-World Study，RWS）将是未来临床研究的趋势。临床研究数据来自真实的医疗环境，是反映实际诊疗过程和真实条件下的病人健康状况的研究。其数据来源可以是病人在门诊、住院、检查、手术、药房、可穿戴设备、社交媒体等多种渠道产生的海量数据。数据类型包括基于特定研究目的病人调查、病人注册登记研究（registry study）、电子病历，以及基于真实医疗条件开展的干预性研究（如实效性随机对照试验）的数据；也可是非研究数据，如多种机构（如医院、医保部门、民政部门、公共卫生部门）日常监测、记录、储存的各类与健康相关的数据，如医院电子病历、医保理赔数据库、公共卫生调查与公共健康监测（如药品不良事件监测）、出生/死亡登记项目等。早在 2002 年，中国中医科学院刘保延教授便率先在国内开展"以人为中心，以数据为导向，以问题为驱动，医疗实践与科学计算交替，从临床中来到临床中去的临床科研一体化的科研"。既基于真实世界的中医临床科研新范式，设计研发了"中医临床科研信息共享系统"，并通过国家中医临床科研基地建设应用推广。

湖南中医药大学第一附属医院通过已建成的慢性肝病临床管理与随访平台用（CR-LF），平台包含住院病人临床科研共享平台、门诊病人管理平台、院外分中心病人登记平台三部分，实现对院内、院外病人全程管理，对病人中医四诊信息进行实时、动态收集，并分析挖掘与评价，以海量中医数据开展中医术语规范、证治规律及临床诊疗等研究。如：利用中医临床科研信息一体化研究平台，通过对 2007—2013 年湖南中医药大学第一附属医院收治的 203 例慢加急/亚急性肝衰竭（肝瘟）病人，中医四诊数据信息采集，围绕证型与中医四诊的关系进行分析，研究肝瘟病病人不同证型的中医四诊特点，并探讨"阳黄-阴阳黄-阴黄"辨证论治模式各要素之间的联系与相互关系。研究发现：阳黄证病人主要表现为身目发黄如橘皮，乏力、尿黄、食欲减退、神疲懒言、腹胀，脉弦，舌体正常，舌质红，苔黄腻；阴阳黄证则身目发黄如橘皮与面色晦暗兼见，尿黄、食欲减退、乏力、神疲懒言、腹胀，脉多细数，舌体多正常，舌质多淡红，苔白腻；阴黄证最主要表现身目发黄如烟熏，面色晦暗，大便溏泻、肢体困重、全身燥热、胃脘痞满、恶心，脉弦细，舌体正常，舌质嫩，舌苔少而干燥。病位主要在肝、脾，证型以湿热瘀黄证、脾虚瘀黄证、寒湿困脾证为主，治疗多以祛湿退黄、化瘀解毒、温阳健脾为法。

阳黄-阴阳黄-阴黄证型-现在症复杂网络图及黄疸病不同证型中医四诊特征复杂网络如图 2-3-1、图 2-3-2 所示。

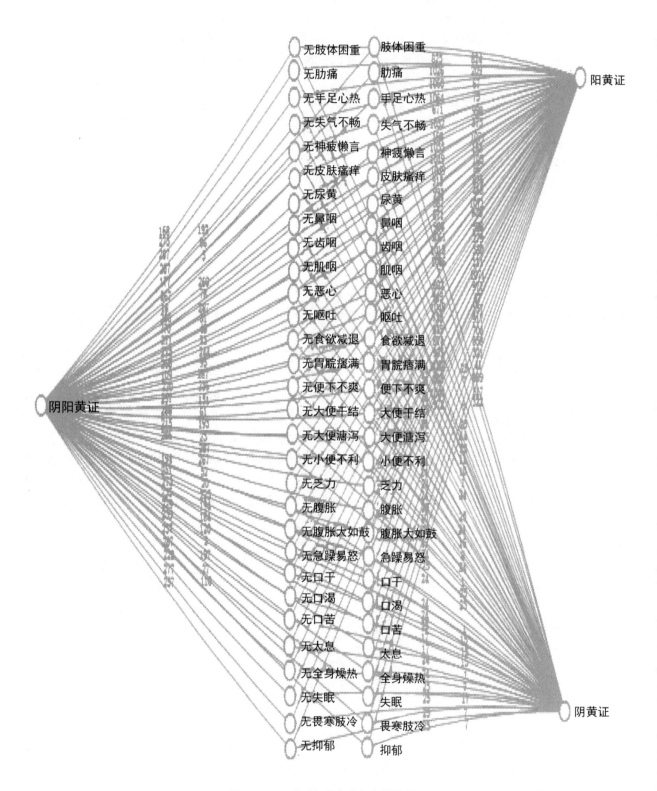

图 2 - 3 - 1　证型-现在症复杂网络图

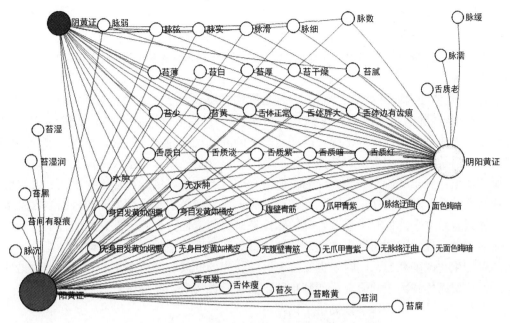

图 2 - 3 - 2　黄疸病不同证型中医四诊特征复杂网络

（六）肝脏的生理功能现代研究进展

1. 肝主疏泄理论

（1）边缘系统：边缘系统是肝主疏泄的调节中枢，而平滑肌系统是肝主疏泄的效应器，边缘系统的信息传递主要通过边缘系统-脑干-自主神经通路和交感-肾上腺髓质通路来实现，而肝脏在边缘系统控制下完成整个疏泄过程。糖皮质激素通过对边缘系统兴奋性和敏感性的影响，调节着肝主疏泄的功能状态和强弱。此外，海马是边缘系统的重要组成部分，主要与情绪的控制和高级神经活动有关，是与应激密切相关的高位中枢。研究发现，慢性应激等不良情绪可以引起下丘脑-垂体-肾上腺皮质轴功能持续亢进，体内糖皮质激素水平过度升高，导致海马相应区域的损害。而中医学认为"肝主疏泄"，其与人的精神、意识、思维活动密切相关，这与边缘区海马区功能相类似。

（2）脑肠肽理论：凌江红等认为中医"肝主疏泄"的功能可能是调节脑肠肽的核心，脑肠肽是存在于胃肠道内分泌细胞、肠道神经系统及中枢神经系统的肽类激素，与调节胃肠运动、分泌吸收功能、情绪有关。生长抑素（SS）是一种典型的脑肠肽，肝郁状态下机体处于不正常的应激状态，交感神经兴奋，SS 释放增加，可继而影响消化。聂丹丽发现，肝郁大鼠的胃肠运动明显受到抑制，胃平滑肌紧张度明显降低，胃饥饿收缩消失，胃蠕动功能下降、排空延迟，且血浆 SS 水平较正常组升高。而在肠易激综合征（IBS）研究中发现，疏肝理脾方药痛泻要方对 IBS 大鼠体内 SS 分泌有抑制作用。而中医认为，肝主疏泄有促进脾胃运化水谷精微的生理功能。肝气的生发之性使脾胃之气升降有序，胆汁得以正常排泄，中焦运化有职。由此可见，脑肠肽与肝主疏泄有一定相关性。

2. 肝藏血理论　肝脏具有涵养肝气、调节血量、濡养肝及筋目、为经血之源、摄血，即防止出血之作用。可藏血于肝之本体、冲任血海及全身。调节冲任二脉，控制女子月经来潮；助肾化为精藏于肾，将肾精注入于肝化为血为肝所藏。

（1）含血量丰富：其具有双重血液供应，即门静脉和肝动脉。正常肝脏 70%～80%血液供应来自于门静脉，仅 20%～30%来源于肝动脉。整个肝脏系统可储存全身血量的 50%。

（2）主凝血与抗凝平衡：大部分凝血因子都由肝脏合成，中药的抗凝物质如蛋白 C、抗凝血酶-3等也有肝细胞合成；此外，很多激活凝血因子和纤溶酶原激活物质等也由肝细胞清除，肝功能异常可致机体凝血与抗凝平衡紊乱，出现出血，甚至诱发弥散性血管内凝血（DIC）等。

（3）促红细胞生成素（EPO）信号通路：EPO 是由成人的肾皮质肾小管周围间质细胞和胎儿时期

肝脏分泌的一种激素样物质，主要通过与骨髓红系造血干细胞表面的促红细胞生成素受体（EPOR）结合，促使干细胞分裂、分化和成熟，形成成熟的红细胞。成熟的红细胞因为缺少细胞分裂、分化所需的细胞结构，无法通过自身分裂、分化增加其数量，所以，EPO是人体红细胞生成的唯一途径，也是造血功能的重要指标。

（4）下丘脑-垂体-肝轴：《灵枢·经脉》"肝足厥阴之脉，起于大指丛毛之际……连目系，上出额，与督脉会于巅"。从经脉的角度说明肝与脑有密切联系。1982年所提出的"下丘脑-垂体-肝轴"新概念，认为肝脏是人体一个大的内分泌腺，病理状态下的肝血流量异常受血管、神经、神经递质等诸多因素的调控，肝脏可被视为能使激素和其他细胞调节因子成为统一的一个重要部位。

（5）调节血量：有学者研究肝血虚证病人血管舒缩状态与血容量的病理生化改变，发现辨证属肝血虚证的"缺铁性贫血"和"慢性再生障碍性贫血"病人血浆降钙素基因相关肽和醛固酮含量水平增高非常显著，心钠素含量水平降低非常显著，且缺铁性贫血组与慢性再生障碍性贫血组各项指标组间两两比较差异均无显著性，提示辨证属肝血虚证的缺铁性贫血和慢性再生障碍性贫血病人可能处于一种代偿性保护作用的病理生化改变状态。同时，也支持中医学认为的肝具有调节血量的理论观点。另外目前还有诸多基于肝血虚对人体各因子的研究，如脑啡肽，血管活性物质，红细胞，T_3、T_4、rT_3等。

以上理论为"肝藏血"的科学性提供了论据。

3. 开窍于目的理论　目系指从视神经至视中枢整段视路的解剖结构，即包括产生视觉功能的视路、视神经鞘膜及伴行血管等相关组织。肝经与目的直接联系点就在目系，目系病症与肝的病症常常相随出现，具有明显的肝系疾病的特征，故目系属肝。彭清华研究发现眼病病人具有肝脏循环血流量减少，流速减慢，肝内阻力增大，肝脏血液充盈困难，回流受阻等病理变化，说明眼与肝之间具有内在联系，从现代病理学角度论证了"肝主目"的科学性。

4. 肝在体合筋、其华在爪的理论

（1）肝在体合筋：肝脏通过提供能量和受核酸代谢来影响四肢的运动。肝所主之筋其功能是连缀骨节，是主司肢体活动的组织，现代医学解剖学认为：肌肉主要分布在关节周围，附着在两块或两块以上的骨面上，以维持人体的平衡和实现各种随意运动，从而说明肝所主的筋与现代医学解剖学中的肌肉基本相同。另有研究者认为：肝在体合筋主要是指肝脏与肌肉和肌键的相合，骨骼肌是肢体运动的根本源泉，肌键是骨骼肌的附属结构，在运动功能上起辅助作用，在体主司运动的是骨骼肌而不是肌键。因而筋应为现在组织学上的骨骼肌，肌肉的增减遵循用进废退的原则，把其归属于以"动"为功能特点的肝脏是合理的。在病理上，肝风症状，如两目上视、口角㖞斜、四肢抽搐、角弓反张、手足拘挛等表现是通过骨骼肌的异常收缩来形成的。

（2）其华在爪：早在2000年前，人们就通过观察肝病病人的甲襞微循环的变化来验证"肝其华在爪"的科学性，研究发现肝病病人甲襞微循环变化各项指标均高于非肝病组，其中微血管形态、模糊状态、红细胞聚积现象、出血或渗出情况、血液在血管中的流速较对照组有非常显著差异。血吸虫病病人普遍存在甲襞管祥内径缩小、管壁增厚、微血管压力加大、微血流速度减慢等微循环障碍，甲襞微循环观测在一定程度上反映了血吸虫肝纤维化的病理生理变化。

5. 肝主情志谋虑的理论

（1）肝主情志：目前探讨肝与情志的关系，主要从心理应激理论着手，中医病因学说中的情志致病范畴包含了现代医学的病理性心理应激的概念。而从中医角度来看，中医的肝主疏泄功能在机体调节心理应激中起到了决定性的作用，这是因为任何形式的应激首先是影响机体正常的气机，进而导致气血津液及脏腑功能受损。五脏的精、气、血、津液是情志活动产生的物质基础，而五脏的功能活动又有赖于气机的调畅，而肝主疏泄功能中最为首要的是调节气机，故情志活动与肝的疏泄功能密切相关。机体物质与能量的产生有赖于脾胃的运化功能，脾胃为气血生化之源，但肝主疏泄、调节气机是脾胃正常升降的前提，因此肝主疏泄功能的正常对于应激状态下物质能量的合成代谢以及满足机体适应性反应需求具有十分重要的意义。

（2）肝主谋虑：田进文等指出中医"肝胆关系"的生理基础是平滑肌与括约肌在调节体内物质流动功能上的相互配合关系。肝主谋虑在生理上的意义是指物质在被疏泄流动中相对保持质的稳定性的阶段，胆主决断的生理意义是物质将发生质的改变的最后输送和疏泄环节。胆居于半表半里之间正与括约肌位于物质流动的中介点、要冲点的解剖特性相符。

6. 肝藏魂的理论 《灵枢·本神》首次提出的"肝藏血，血舍魂"的肝藏魂理论，目前仍然没有直接关于肝藏魂机制的现代研究，大多通过研究肝病病人与失眠的相关性来间接探讨肝藏魂的理论，认为魂是与睡眠及夜梦有关的精神活动。

〔张 涛 孙克伟〕

三、脾病病证诊断研究

脾病病证一般属于消化系统病变范畴，作为内科病证，沿袭下来的病证名称虽然简朴，但概念混淆，病种不全，证候描述及辨证方法很不规范。中华人民共和国成立后，特别是 1956 年后全国建立了中医高等院校，中医诊断学和中医内科学等进入教学必修课，对脾病病证诊断的研究进入新阶段，主要反映在病证的规范化（求同）方面和病证的差异化（求异）方面。一方面，自 20 世纪 80 年代始病证诊断研究者们不断探索脾病的病证规范化：首先，在规范教材编著上，1984 年第五版《中医内科学》及《中医诊断学》教材在之前的基础上规范了基本病种及证型，此后历次版本基本保留并略有增改；其次，以朱文锋、邓铁涛、赵恩俭、赵金铎、王雨亭、姚乃礼、程绍恩、冷方南等作者为代表的相关学术著作及国家标准，铺垫了证候及辨证诊断的前期研究；第三，脾胃相关病证专家在共识意见上不断修订和完善，更好地指导临床诊断与治疗。另一方面，由于临床病证诊断的复杂性，也产生了病证的差异化诊断研究：如脾虚阴火证、脾阴虚证或脾血虚证及脏腑兼证等的提出，使学术界对脾病病证的研究不断进行反思、修订，脾病病证诊断不断走向创新研究道路。

（一）脾病名诊断规范化研究

首先，在规范教材编写方面，1984 年第五版《中医内科学》规划教材中仅收录了常见脾病证：胃痛、噎膈、呕吐、呃逆、泄泻、痢疾、腹痛、便秘、霍乱、虫证共 10 个，奠定了中医内科学常见脾病证范式，此后因为卫生条件的提高去掉了霍乱及虫证，历次版本教材基本沿用剩余 8 个病名，并增加了痞满病。其次，在学术著作方面，1994 年，湖南中医药大学中医诊断研究所朱文锋教授在《内科疾病中医诊疗手册》中介绍了中医病名规范研究的基本概念、原则、思路、方法等，并详细把脾病的概述、诊断与鉴别及辨证治疗纲要进行了归纳，按照消化系统疾病思想，归为肝脾系病变，涉及肝、胆、脾、胃、胰、小肠、大肠、直肠等病变，病名达 87 个。1999 年《中医内科疾病诊疗常规》付梓，2003 年《现代中医临床诊断学》出版，此阶段内科病证变更很大，脾系病分为 40 余个，脾系证类分为 81 个，并作了治法部分，旨在建立统一、科学的中医临床诊疗术语标准。第三，在国家标准方面，1994 年，中华人民共和国中医药行业标准《中医病证诊断疗效标准》发布，在内科病中详细明确了脾病的胃脘痛、噎膈、呕吐等常见病名的诊断依据、证型分类、疗效评定。1995 年，国家中医药管理局为满足中医医疗、教学、科研、卫生统计、病案管理、出版和国内外学术交流的需要，组织制定国家标准《中医病证分类与代码》，其中脾系病增加了便血、齿衄、紫癜病等，共包含病名 23 个。秉承以上两个标准，以湖南中医药大学中医诊断研究所朱文锋教授为主起草的《中医临床诊疗术语》于 1997 年在全国发布实施。最后，在专家共识意见方面，自 80 年代学术界开始在脾病病证方面制订诊断标准，主要表现为针对西医病名和中医病证的诊断和治疗及评定标准。中医病证如胃脘痛病，又称胃痛病：1985 年中华全国中医学会内科学会制定了《胃脘痛诊断、疗效评定标准（草案）》，1993 年卫生部颁发中药新药治疗胃脘痛的临床研究指导原则中明确了病的诊断，1994 年国家中医药管理局制定的《中医病证诊断疗效标准》，包含了胃脘痛的诊断依据、证候分类、疗效评价标准。2011 年中华中医药学会脾胃病分会张声生等修订了行业标准《胃脘痛诊疗指南》，2017 年又修订公布《胃脘痛中医诊疗专家共识意见》。其他脾病病证如便秘、脾虚证、肝脾不调证、泄泻、脾胃湿热证等专家共识意见，针对西医病名如非酒精性脂肪性肝病、急性胰腺炎、肠易激综合征、慢性胃炎、肝硬化腹水、消化性溃疡、溃疡性结肠炎、功能性消化不良、胃食管反流病、胆囊炎等中医诊疗专家共识意见，大多在 2011 年后开始制订和公布，明确了脾病的诊断和辨证治疗，不复述评。

（二）脾病辨证诊断规范化研究

历代医家关于脾病的辨证诊断较多，但很不规范，可分为虚、实两大类证型。除《黄帝内经》中提及脾瘅、脾热外，历代医家均认为脾病以虚证、寒证居多，较少提及阳盛、血虚、阴虚证。1985 年由邓铁涛、郭振球主编的五版《中医诊断学》教材在前基础上规范了基本证型，涉及脾脏 6 个基本证型诊断，胃腑基本证型诊断 4 个，此后增加胃气虚证及胃阳虚证，为 12 个基本证型诊断，至"十三五"规划教材时基本保留脾胃 12 个基本证型模式。然而，临床辨证是复杂的，最初只能运用病性或八纲来指导辨证，到邓铁涛《中医证候规范》、赵恩俭《中医证候诊断》、王雨亭《中医疾病证候辞典》、冷方南《中医证候辨治轨范》、朱文锋《内科疾病中医诊疗手册》等开始摆脱八纲、病性辨证思维的束缚，初步运用病位、病性进行综合辨证，创新辨证思维，给临床和教学提供了突破性示范，对此后的《中医内科学》规划教材辨证论治影响极大；1994 年，《中医病证诊断疗效标准》发布，精简内科常见 57 个病名进行辨证诊断，增加了证候诊断，弥补了《内科疾病中医诊疗手册》未列证候表现的不足；1995 年，国家中医药管理局发布国家标准《中医病证分类与代码》，制订证候类有脾证类、脾阳证类等 15 个。1997 年，秉承以上两个标准，以湖南中医药大学中医诊断研究所为主起草的《中医临床诊疗术语》在全国发布实施，此次内科脾系证类分为 81 个，并作了治法部分，旨在建立统一、科学的中医临床诊疗术语标准。为了承接《中医临床诊疗术语》的变更，满足临床的迫切需要，1999 年《中医内科疾病诊疗常规》付梓，对脾系病进行分证论治，更深地推广国家标准的应用。然而自古以来，临床辨证极其复杂，在八纲、病性、六经、脏腑、三焦等几种辨证方法下仍然不能规范的、有效的、统一的应用于疾病辨证，经过多年的病证规范研究，2008 年，朱文锋教授编著了《证素辨证学》，根据证候，辨别证素，组成证名，形成复杂的三阶双网结构，构建了证素辨证完整体系。其在证素辨证中，认为脾病指的是病位在脾的疾病或证型，归纳了脾病类证共 99 个证型，为了详细地指导证素辨证应用于临床。2009 年朱文锋又编著《实用中医辨证手册》，对包括脾病证在内的证候标准、证素特点、证名规律等进行详细阐述，更辨证具有实用性。至此，脾病病证诊断研究逐渐规范化。如噎膈病辨证：在《内科疾病中医诊疗手册》中分为痰气阻膈证、胸膈燥热证、津液亏虚证、痰瘀滞膈证、胸膈虚寒证共 5 个证型；在《中医病证诊断疗效标准》中修改为痰气阻膈证、瘀血阻膈证、津亏热结证、气虚阳微证共 4 个证型，并增加证候诊断特点；至十三五规划教材《中医内科学》中修改为痰气交阻证、津亏热结证、瘀血内结证、气虚阳微证共 4 个证型，基本保留证素辨证思维。又如胃脘痛辨证：1983 年 9 月，中华全国中医学会内科学会召开全国脾胃病专题学术讨论会，制定了《胃脘痛诊断、疗效评定标准（草案）》，初步地运用病性辨证分为气滞证、虚寒证、阴虚证、火郁证、寒凝证、瘀血证、食积证共 7 个证型；1985 年五版《中医内科学》辨证分为胃寒证、食滞证、气滞证、血瘀证、胃热证（肝胃郁热证、湿热中阻证）、阴虚证、虚寒证，仍未摆脱单独运用病性辨证的局限；至 1994 年，在《内科疾病中医诊疗手册》中，突破性地运用病位、病性进行综合辨证，分为寒滞胃肠证、胃热炽盛证、肝胃郁热证、肝胃不和证、湿热中阻证、食滞胃肠证、瘀滞胃络证、胃阴虚证、脾胃虚寒证共 9 个证型，至此胃脘痛辨证诊断基本定型，但相关研究并未停止；在《中医病证诊断疗效标准》中精简为肝胃气滞证、寒邪犯胃证、胃热炽盛证、食滞胃肠证、瘀阻胃络证、胃阴亏虚证、脾胃虚寒证共 7 个证型；至"十三五"规划教材《中医内科学》中修改为寒邪客胃证、饮食伤胃证、肝气犯胃证、湿热中阻证、瘀血停胃证、脾胃虚寒证、胃阴不足证共 7 个证型；2016 年海峡两岸医药卫生交流协会中医药专业委员会消化学组制定了《胃痛中医诊疗专家共识意见》，把胃痛病辨证分为胃气壅滞证、胃中蕴热证、肝胃气滞证、肝胃郁热证、胃络瘀阻证、脾胃虚寒证、胃阴不足证共 7 个证型；2017 年中华中医药学会脾胃病分会也制定出《胃脘痛中医诊疗专家共识意见》，分为寒邪客胃证、饮食伤胃证、肝胃不和证、脾胃湿热证、寒热错杂证、瘀血阻胃证、胃阴亏虚证、脾胃虚寒证共 8 个证型。

（三）脾病证证候诊断研究

证候严格来说是指证的外候，是证具有内在联系的症状或体征。辨识证候是辨证的前提，从临床实际来看，证候与证型之间并不是一一对应的简单关系，一个证型往往与多个证候有关，反之亦是，且相关的亲疏关系也不同，有主次之分。通过规范证候，可以更加准确地辨证诊断，甚至更加客观地计量诊断。脾为太阴，喜燥恶湿，最易受湿邪侵害致病，故脾病多虚证、夹湿证，证候主要表现在三个方面：一是消化系统功能障碍，如腹胀、腹痛、呕吐、便秘、泄泻等；二是全身功能障碍，如神疲乏力、头昏、畏寒、面色苍白、易感冒等；三是功能紊乱引起的各科症状，如发热、睡眠障碍、痛经、月经不调、出血、皮肤损害等。自 20 世纪 80 年代开始，关于脾病的证候诊断的研究多了起来，铺垫了证候诊断的前期研究，如赵恩俭在《中医证候诊断治疗学》中以证候为目标，以不同辨证方法为内容，论及了 6 个脾病的证候，如泄泻的证候辨证上分为大便溏泻、大便水泻、大便不禁、便溏如酱、水谷泻等 15 个亚证候，并对每个亚证候特点进行规范和病机分析，加入治法方药参考。如：以大便溏泻为例，诊断以大便不实为特点；以大便水泻为例，诊断以大便泻下稀水为特点；以水谷泻为例，诊断以泻下水谷不化为特点。1987 年邓铁涛、郭振球主编的五版《中医诊断学》教材中，对思伤脾证候特点的诊断以倦怠少食、健忘怔忡、嗜卧、消瘦、脉沉结为辨证要点确定下来，此后各版本均宗此述。又如《中药新药临床研究指导原则》，除制订了各科疾病和证型的证候诊断标准以外，还专列了中医证候的临床指导原则一章，根据《中医临床诊疗术语·证候部分》制订了常见 13 种证型的诊断标准、症状量化分级以及相应的疗效判定标准，以肝郁脾虚证为例，主症以胃脘或胁肋胀痛，腹胀，食少纳呆，便溏不爽为特点；次症以情绪抑郁或急躁易怒，善太息，肠鸣矢气，腹痛即泻，泻后痛减，舌苔白或腻，脉弦或细为特点；症状分级量化见表 2-3-1。

表 2-3-1　　　　　　　　　　　　　　　　肝郁脾虚证症状分级量化表

症　状	轻	中	重
胁肋胀痛	偶尔发生胀痛，半小时内可自行缓解	每日疼痛时间少于 2 小时	呈持续痛，需服止痛药
腹胀	食后腹胀，半小时内自行缓解	食后腹胀少于 1 小时	腹胀不休
食少	纳差	食量较平时减少 1/3 以下	食量较平时减少 1/2 以上
便溏不爽	大便不成形	大便稍溏，每日 1 次	大便呈糊状，每日多于 2 次
情绪抑郁或急躁易怒	偶有情绪抑郁或急躁	易发情绪低落抑郁或烦躁易怒	经常情绪低落抑郁，或烦躁易怒难以自我控制
喜太息	偶有太息	精神刺激则太息发作	太息频作
肠鸣矢气	肠鸣矢气偶有发生	肠鸣矢气发作较频	肠鸣矢气频作
腹痛欲泻，泻后痛减	偶有发生	经常发作，遇精神刺激加重	每日发作

北京中医药大学中医诊断学课题组自 20 世纪 90 年代致力于肝郁脾虚证的研究，其中在对 1995—2005 年有关肝郁脾虚证的期刊文献进行统计分析和总结时发现肝郁脾虚证的证候特点如下。①躯体症状：胁和/或胸胀痛/闷、食欲不振、便溏、腹胀。②舌脉症状：舌苔白或白腻、舌淡、脉弦或细。2010 年薛飞飞、陈家旭等发现即使不同疾病间，也能表现出上述核心证候。吴圣贤等人应用临床流行病学（DME）方法，在全国 15 家中医三甲医院同步专家问卷调查研究中医肝郁脾虚证的症状分布和特征，结果中医肝郁脾虚证最常见的 5 个症状依次是脉弦、胸胁胀闷、纳呆食少、舌苔白和神疲乏力。至2017 年肝脾不调证中医诊疗专家共识意见对亚型肝郁脾虚证的证候诊断，分为主症、次症、舌脉三方面。主症：①胁肋胀痛或窜痛；②脘腹痞满，食后加重。次症：①纳差；②肠鸣；③矢气；④排便不爽；⑤情绪抑郁或善太息。舌脉：舌质淡红，舌苔薄白，脉弦或细。至此可见，肝郁脾虚证的证候诊断

已经成熟完善起来。另外在脾病证证候分布研究上，有基于西医病名、中医病名及证型的证候分布研究，多旨在提高证候诊断的客观性和准确性。如杨勇等根据相关诊断标准，制定中医四诊调查问卷（包括功能性便秘常见的 39 个症状），对 297 例功能性便秘病人进行问卷调查，研究功能性便秘中医证候分布，将中医证型分为肝脾不调型（y_1）、肺脾气虚型（y_2）、肝肾阴虚型（y_3）、脾肾阳虚型（y_4）4 个证型，再根据病人中医证候对四诊变量进行逐步判别分析，将有显著贡献的四诊变量建立判别函数式，并使用逐一回代法和刀切法对函数式的一致率进行检验。结果筛选出对区分 4 类中医证候有显著贡献的 15 个变量，包括：临厕努挣无力（x_1）、便出艰难（x_2）、神疲（x_3）、乏力（x_4）、气短（x_5）、善太息（x_6）、胁肋胀（x_7）、腹胀（x_8）、胃脘痞闷（x_9）、腰膝酸软（x_{10}）、五心烦热（x_{11}）、畏寒怕冷（x_{12}）、四肢不温（x_{13}）、咽部异物感（x_{14}）、心悸（x_{15}），通过这些变量所建立的功能性便秘中医证候判别函数模型与临床诊断吻合良好，为证候计量诊断的研究提供了参考价值。闫丽芳运用非条件 Logistic 多元逐步回归方法初步筛选出中医脾病证候的特征症状群，发现中医脾病常见的 7 组证候及其特征症状群如下。①脾气虚证：大便稀、淡白舌、便血、乏力、腹胀、单腹胀大；②脾阳虚证：大便稀、畏寒、淡白舌、浮肿、腹胀；③脾虚湿困证：浮肿、大便稀、黏腻苔、带下量多；④脾不统血证：便血、经期延长、大便色黑、皮下紫斑、呕血；⑤脾虚气陷证：淡白舌、大便稀、肛门下坠；⑥脾阴虚证：口干、消谷善饥；⑦寒湿困脾证：大便稀、滑苔。并认为：①大便稀与中医脾病证候关系密切；②中医脾病证候以虚证多见；③脾虚证是指脾气虚证或脾阳虚证，不是脾阴虚证。新近如章莹应用文献整理、临床病案调查以及专家征询的方法对脾系病位特征及其基础证进行分析研究，总结出 16 个脾系基础证型，包括脾气虚证、脾虚气陷证、脾阳虚证、脾阴虚证、脾不统血证、湿邪困脾证、热邪犯脾证、寒邪伤脾证、胃气虚证、胃阳虚证、胃阴虚证、胃火炽盛证、寒滞胃脘证、食滞胃脘证、胃脘气滞证、胃络瘀阻证，并对这个基础证的概念、证候术语、诊断标准进行了规范，特别探讨了现代实验室及辅助检查作为诊断脾系基础证的临床参考信息，完善由主症、次症、舌脉、辅助检查四类临床信息有机组合而成的基础证的诊断依据。

（四）脾病证诊断差异化研究

自 20 世纪 80 年代开始，专家学者对脾病证不断规范化整理过程中，也存在和反思了部分较少见病证，此类病证结合临床也成为不可忽视的一部分。上文述及脾病多气虚证、阳虚证、夹湿证，但学者们同时也反思了脾阴虚证、脾血虚证、脾虚痰湿证、脾虚气滞证等证型的临床意义及证候诊断特点。如脾阴虚证，多与脾瘅混称，因证候不易归纳总结，故在教材中较少提及，只在王忆勤主编的《中医诊断学》中，诊断为：食少，腹胀，食后尤甚，大便溏薄或秘结、溏结不调，口干舌燥，形体消瘦，面色无华，倦怠乏力，手足心热，舌红少津，苔少或无，脉细无力。其实早在 1978 年万友生便依据《脾胃论》相关"阴火"理论，从临床经验结合理论论述了脾虚阴火与甘温除热。1987 年郭道增也发文论述了 63 例"脾虚阴火"的临床分析，提出顾护脾阴的观点。随后洪广槐、郭振球、路志正等特地论述了胃阴虚与脾阴虚的区别与联系，1995 年杨匀保从沿革、概念、病因病机、证型鉴别及治疗上论述了脾阴虚证。随后，闫爱玲通过分析古代医著中关于脾阴虚证的病机，以及对脾阴虚病人的症状进行统计分析，认为脾阴虚证的病机实质是"气阴两虚"，并可在此基础上进一步演化为脾的"阴阳两虚""阴虚气陷"及"阴虚夹湿"等证。近期徐伟超、李佃贵等从中医古籍和临床两个方面着手，通过对脾阴和脾阴虚证候的认识，将其病因病机、证候特征及施治规律进行阐述，认为脾阴虚的证候特点是脾阴虚与脾不健运症状共见，并作了治疗规律论述。

（五）脾病证现代检测诊断研究

依托科学技术在现代医学中的运用，脾病证的临床现代检测比较成熟的手段有胃镜、肠镜、B 超、尿检、粪检、血清相关检测等，然而自 20 世纪 80—90 年代中医学术界便开始了对于脾病证诊断方面的检测研究，且大多数集中在脾虚证的研究上。如劳绍贤等通过对脾虚时唾液淀粉酶活性、胃电图波幅、乙酰胆碱、血真性胆碱酯酶含量、皮肤电位、尿 3-甲氨基-4-羟基苦杏仁酸（VMA）、多巴胺 β 羟化酶、大脑皮质诱发电位和血环核苷酸含量等的改变进行总结，提出脾虚时自主神经功能紊乱，主要表现为：①交感神经功能偏低，副交感神经功能偏亢；②交感与副交感神经的应激能力低下。1991年李顺民、邓铁涛对31例重症肌无力病人进行了唾液淀粉酶活性与D-木糖排泄率测定，结果发现重症肌无力脾虚证唾液淀粉酶活性酸刺激前后比值明显低于正常，D-木糖排泄率降低，然而后来研究发现，并非所有脾虚病人均会出现sAA活性比值下降，其下降率波动于60%左右，仅由sAA这一项指标尚不能全面客观地诊断脾气虚证。后来杨龙等人再次观察了脾气虚证MG病人sAA活性改变情况及其临床症候特点，并将其二者结合，与脾虚湿热证病人对比，发现脾气虚证者sAA活性比值占86.2%，明显大于健康组的33.3%，但是脾虚湿热证者sAA活性比值明显降低至61.9%，说明需将症状表现与sAA活性比值综合分析较单一的sAA活性指标更可靠、更客观，能够有效指导临床辨证，提高辨证的准确性。一些研究发现，脾虚时免疫系统的功能低下，主要包括：免疫器官重量（脾、胸腺指数）下降，细胞免疫功能下降，T细胞亚群研究提示脾虚时T细胞总数、Th细胞数目明显减少，Ts数目不变，但与总数相比相应增加，体液免疫功能下降，血清中IgA、IgG、IgM降低，唾液sIgA水平明显低于正常。吕凌研究脾虚证发现：①脾失健运可表现出血清淀粉酶、钠钾ATP酶、琥珀酸脱氢酶活力下降和血清胃泌素含量升高，提示脾失健运与消化吸收功能减弱以及能量的合成代谢能力下降关系密切；②脾失健运主要与物质代谢、组织构成、细胞信号转导、细胞死亡和增殖方面相关的蛋白质功能异常有关，其中绝大部分与糖、脂类、蛋白质代谢过程密切相关；③脾失健运的发生与细胞内Ca^{2+}超载和细胞膜损伤密切相关。刘友章等人研究发现，长期脾虚模型大鼠细胞线粒体数量减少，线粒体结构损伤，认为脾主肌肉与细胞线粒体有密切的关系。在随后的研究中，脾虚模型大鼠，无论是肝、心肌、胃还是骨骼肌细胞线粒体细胞色素a、b、c、c_1均降低，细胞色素氧化酶的量低于正常大鼠。马贤德等人通过对脾虚证小鼠肠道白假丝酵母菌群的观察发现，经口感染白假丝酵母菌后，粪便活菌数明显增加，加重肠道的假丝酵母菌群紊乱及小肠组织的病理改变，脾虚小鼠的$CD4^+T/CD8^+T$比例发生改变，经口感染白假丝酵母菌后，$CD4^+T$、$CD8^+T$亚群分布变化更为明显，机体的免疫功能受损更为明显，脾虚加重了机体白假丝酵母菌感染病情，故认为Perforin和Granzyme高表达水平可能是脾虚小鼠感染白假丝酵母菌的发生机制之一。吕林等人发现脾虚型FD大鼠胃窦GRP78/BiP蛋白表达升高，存在内质网应激现象。陈硕等发现脾虚痰湿证代谢综合征病人存在肠道菌群失调情况，不同中医证型间肠道菌群存在差异，以脾虚痰湿证病人尤为明显，菌群改变可能对脾虚痰湿证的形成起重要作用。另外，红外热成像技术的发展，应用于中医辨证可提供一定的参考依据，如许艳巧、黄碧群等收集胃痛病例130例，根据中医辨证并分组，研究证素特征后应用红外热成像进行分析，发现病位与红外热成像具有相关性，病性为寒、阳虚者的腧穴、面部、手部对应的脾胃区域温度多出现凉偏离，病性为热、阴虚者腧穴、面部、手部对应的脾胃区域温度多出现热偏离，表明寒、阳虚、热、阴虚的病性可在红外热成像图中有明显的寒热规律，相关性较强，为分析病位证素、寒、热病性证素提供了一定的参考依据。

〔夏帅帅　李　亮〕

四、肺系病证诊断研究

史利卿教授在原《十问歌》基础上编写了《肺病十问歌》：一问寒热二问汗；三问咳喘四问痰；五问饮食六胸腹；七咽八渴与二便；九问旧病十问因；再兼服药参机变。史锁教授提出以肺系内容为核心的三焦问诊，即按照三焦的顺序，先问上焦心肺症状，中焦脾胃症状，下焦肝肾症状。通过三焦问诊，这些全面的问诊信息可逐层了解每一焦的虚实寒热，很有针对性，并为治法奠定了重要的基础。传统中医诊断肺系病证沿用中医四诊，中医四诊做出的诊断，是一个模糊、宏观的病证名诊断，从目前临床的角度来看，中医四诊误诊的概率会较大。现代检查手段逐步被引进肺系病的诊法领域，充分吸收现代科技的最新成果，借助于现代化的设备，如理化检查与实验技术等，完善、弥补中医四诊的不足。提出了中医"五诊"即望、闻、问、切、查。无论是中医高等院校统编教材，还是中医各种不同形式的专著、临床报道、经验总结及中医临床各科疾病的诊断指南等，都已有西医相关辅助检查的内容。如肺痈、肺痨等肺系病变，必须借助于现代医学的辅助检查如X线胸片、肺CT等，现代检测手段更为肺系病诊断及辨证提供了依据和内容。

（一）肺系病名规范化的研究

朱文锋教授等强调中医的病名，都是由病因、病性和病位相互组合而构成。以"哮病"和"喘证"研究为例。哮病是指发作性喉中哮鸣有声，呼吸困难，甚则喘息不得平卧为主要表现的反复发作性肺系疾病。喘证是以呼吸困难、动则加重，甚至张口抬肩、鼻翼扇动、不能平卧为主要表现的一种肺系病证，严重者可致喘脱。1956年，我国开始在北京、上海、广州、成都四地创建第一批中医学院，随后在1960年第一版《中医内科学讲义》教材出版，哮病与喘证合成一篇为喘哮病篇，将哮病分为冷哮和热哮2种，喘证则按病性分为实喘和虚喘2种。经过了一年的教学实践，卫生部又组织专家在1964年出版了《中医内科学讲义》第二版教材，将喘证与哮病分成两篇。在"文革"期间进行了改编的《内科学》第三版教材，只列喘证病篇，哮证包含喘证之中。直到2003年由周仲英主编出版的新世纪全国高等中医药院校规划教材《中医内科学》，将哮病和喘证分为哮病和喘证两个病篇。认为哮病病势的轻重，发作频度的疏密，发作时间的长短等均因人而异，不必划分为发作期和缓解期，而将本病分为冷哮、热哮、寒包热哮、风痰哮、虚哮进行辨治。李智亦提出哮病分发作期和缓解期这种体系不能充分反映哮病的证治规律，并根据哮喘的发生规律，将其分为早、中、后3个时期，同时以脏腑辨证为纲，把哮喘归纳为鼻哮、肺哮、肝哮、脾哮、肾哮5个证型，称为"三期五证"辨证体系。如咳嗽病，咳嗽是指肺失宣降，肺气上逆作声，咳吐痰液而言，为肺系疾病的主要证候之一。证候和症候是中医学中不易区分的两个概念。证候，是证之外候，是证的外在表现，包含了经过医生主观分析后的成分，反映了疾病发展过程中某一阶段的病理变化的本质，是具有论治意义的最终依据，是对应着"病证"的概念而来的。而症候，是疾病的外在表现，包含了病人的主观感觉和机体的非正常状态，是病人在疾病状况下机体作出的自然反应，是对应着"疾病"的概念而来的。因此，教材将咳嗽作为"证候"，直接对应着"肺系疾病"，似有不妥，建议改成"肺系疾病的主要症状之一"，或"为肺系病证的主要证候之一"，更能体现出教材的规范性和严谨性。中医病名规范化必须保持中医特色，但随着医学的发展，某些疾病有了新的发展，增添了新的认识，中西医之间也是互相渗透的，有些中医病名可以根据临床实际应用情况，借鉴引用西医病名。如"癌病"，虽在宋代《卫济宝书》中就提出了"癌"之病症，作为痈疽五发之一，但当时对于癌症的认识与现代医学的癌症有所不同。教材结合现代医学各个不同部位癌症的疾病规律单列"癌病"一节，完全符合临床实际。中医肺癌病名最早见于方药中等主编的《实用中医内科学》，系沿用西医病名。此后，《中西医病名对照目录》及第六版《中医内科学》均已采取这种做法，命名为肺癌，充实了中医病名内容，又体现时代特色。

（二）传统辨证方法在肺系疾病中的发展

肺系疾病易多脏累及，或是易脏腑同病，涉及肺、脾、肝、肾、肠等脏腑，传统辨证论治，较为复杂，治肺需兼顾脾肝肾及大肠等脏腑。辨证方法多从脏腑辨证、卫气营血辨证、八纲辨证、气血津液辨证着手。清代温病学大家叶天士开创了"卫气营血辨证"的外感温热病经典体系，提出"大凡看法，卫之后方言气，营之后方言血"的观点，揭示了其病机演变的规律性，其本质是疾病由轻到重、由浅及深的动态转化过程。但五脏、六腑及经络皆可有卫气营血传变过程，现代医家经过不断地临床实践，提出卫气营血辨证与脏腑辨证相结合，以卫气营血辨证为横向系辨深浅，脏腑辨证为纵向系辨病位，建立卫气营血-脏腑立体辨证体系。邵雅聪、张伟在治疗放射性肺炎时，早期根据射线属温邪之类，首先犯肺，传变迅速，单纯卫分证候几乎不见，往往表现以卫气同病为主症，此期病位主要在肺，辨证为卫分—肺证。气分—肺证，本证多为急性起病，病程进一步进展，直达气分，病位在肺。此期往往为急性放射性肺炎合并感染。气分—肠证，本证邪气流连气分，顺传于阳明，病位在大肠，形成可下之证。营分—肺证，本证多由气分热炽未解，传变入里，深入肺营，或营阴素亏，起病即见营分证，致热灼营阴，瘀血内阻，瘀热交结于胸中。从现代医学角度，随放射量增加，放射线对外周血白细胞损伤程度加重，且对骨髓抑制作用更为明显，造成淋巴细胞及血小板生成减少，出现皮肤黏膜出血等症状。血分—肺证，本证多在热伤肺营的基础上，营热羁留，深入血分，瘀热交结于胸，迫血妄行，损伤肺络致动血、出血等病变。血分—肾证，本证临床特点以肺部不同程度的纤维化表现为著，而较少出现出血表现。其多见于血分证后期，呈肾阴耗竭或肝肾阴虚之征。

我们不可囿于三焦辨证仅为外感温热病、湿热病（传染性疾病）的辨证纲领。临床实践发现，在脏腑辨证的基础上以三焦辨证统摄多种肺系疾病发生、发展的全病程，两种辨证方法不仅毫不相悖，而且相得益彰，可以更明确地判断其病位、病性，对于辨证、立法、处方、用药也有更好的指导作用。上焦辨证：急性支气管炎及肺炎，病位位于上焦，涉及卫表、气分。中焦证治：慢性支气管炎初病、慢阻肺、肺心病、肺心病高凝血症或合并冠心病、肺心病、肺性脑病，临床表现为上焦、中焦同病，病性虚实夹杂，但仍以邪实为主。下焦证治：慢性肺心病至终末，此为久病之后肺病及肾，表现为上焦、中焦、下焦三焦同病，病性虚实夹杂，以虚为主。如张曦光、刘臣、白颖舜在治疗肺心病时运用三焦辨证方法，认为肺心病早期病在上焦，临床表现为呼吸道感染症状较为突出，心脏症状较轻，治疗时遵循"上焦如羽，非轻不举"的原则。肺心病中期肺病日久未经有效治疗，上焦瘀滞进一步加重累及中焦，可见中焦各脏腑（脾、肝）受累之临床表现。用药应遵循"治中焦如衡，非平不安"的原则。肺心病晚期，三焦气运水行均有不利，此时病已伤及五脏，周身气血均有瘀滞，故常见周身水肿。肾位于下焦。治疗上以"下焦如权，非重不沉"为原则，重在治标。

（三）现代检测手段在肺系疾病诊断中的应用

在过去，呼吸系统疾病的检查多使用听诊器、CT 及 X 线，其中 CT 检查与 X 线检查均需射线，且无法频繁监测病人生理与病理变化；听诊器虽然实用性强，但是存在较大的主观性。应用血液流变学、微循环、肺循环动力学、血管内皮细胞受损指标、血清免疫、肺部呼吸成像系统等现代手段在肺系疾病的诊断研究中逐渐开展。下面以肺心病、支气管哮喘和慢性咳嗽为例。

李彬先、高风华等研究发现，肺心病病人血液流变学变异表现为全血和血浆黏度明显增高、血细胞比容增大、血沉加快、红细胞电泳时间延长、电泳率降低、红细胞刚性指数增大、全血还原黏度增加、红细胞聚集指数增强。微循环以甲襞、球结膜和舌尖为观察指标，其变化共同的特点是微血管畸形率显著增加，细静脉异常扩张，微血流流动缓慢甚至瘀滞不动，微血管周围景象模糊不清，其中舌尖微循环管径以扩张障碍为主。肺血管异常表现为肺血管收缩、痉挛，血管阻力增加，流速减慢。经临床大量病例临床观察，证实了应用活血化瘀药物后，上述各指标均得到良好的改善，说明了肺心病病人血瘀病理的存在。

在支气管哮喘病人，除了上述血液流变学，甲襞、球结膜和舌尖的微循环、肺循环动力学相似改变外，其炎症介质组胺、5-羟色胺、前列腺素等，使血管通透性增加，外周血管舒张，支气管平滑肌痉挛，肺内血管收缩，气道腺体分泌增加，肺微循环渗出增加，致使血液浓缩，血黏度增高，血流缓慢，产生瘀血现象。然而哮喘的慢性炎症过程又可刺激纤维细胞增生，导致纤维蛋白原生成增加，加重瘀血现象。

$CD4^+$（Th 细胞）和 $CD8^+$ 细胞（Ts 细胞）及其比值（$CD4^+/CD8^+$）的动态平衡是决定机体免疫状态的重要环节。支气管哮喘病人 T 淋巴细胞亚群、血清免疫、红细胞免疫功能在急性发作期变现为 $CD4^+$、$CD4^+/CD8^+$、血清 IgM 水平明显增高，$CD8^+$、RBC-C3bRR（红细胞免疫）则明显降低；在缓解期均有不同程度的恢复。说明哮喘病人体内 $CD4^+$ 细胞功能增强、$CD8^+$ 细胞功能低下，不能发挥对 IgE 等的调控作用，致使免疫功能紊乱。谭伟、戴冰等研究分析 VRI（振动反应成像技术）图像与肺功能的相关性，发现 VRI 振动曲线异常评分和动态图像异常评分与 FEV1％存在线性相关，说明在评估支气管哮喘病人气流受限程度及病情严重程度方面 VRI 技术有着一定的诊断价值。

洪广祥在慢性咳嗽中医药治疗时谈到，西医的慢性咳嗽应属中医内伤咳嗽范畴，慢性咳嗽病因，不仅与呼吸系统（肺系）有关，还与鼻咽喉（为肺之门户）、消化系统（脾胃肝）有关。其发生与"肺系""胃系"和"肝"的气机失调有关。传统的中医学认为内伤咳嗽病因病机为痰湿、痰热、胃气上逆、肝火犯肺，多以邪实为主，兼有虚象，阴精亏耗咳嗽则属虚。现代大量实验研究和临床经验已经证明，慢性咳嗽的常见病因包括：咳嗽变异型哮喘（cough variant asthma, CVA），上气道咳嗽综合征（upper airway cough syndrome，UACS），嗜酸粒细胞性支气管炎（eosinophilic bronchitis，EB），变应性咳嗽（atopic cough，AC）以及胃食管反流性咳嗽（gastroesophageal reflux induced cough，GERC）。

近年来提出咳嗽高敏感性综合征（cough hypersensitivity syndrome，CHS）的概念。咳嗽敏感性增高是 CHS 病人的主要临床和病理生理学特征。临床上咳嗽敏感性的检测方法目前仍主要依赖于吸入 $TRPV_1$ 激动剂如辣椒素或柠檬酸诱导咳嗽反射，对于其他通道介导的咳嗽敏感性尚不能有效检测。赖克方、陈如冲等研究采用通过定量吸入激活无髓鞘的 C 纤维为主的辣椒素气溶胶，以咳嗽阈值 LgC_5 判断呼吸道咳嗽敏感性，咳嗽阈值越低则咳嗽敏感性越高。发现慢性咳嗽常见病因病人辣椒素咳嗽敏感性有不同程度的增高，又以 AC 及 GERC 增高最为明显。目前发现咳嗽敏感性增高是 AC 病人的普遍现象。传统观点认为 GERC 发病系由于反流的胃内容物误吸至咽喉部甚至气管所致，但近年随着双电极 24 小时食管 pH 值监测的应用发现，多数 GERC 病人只存在远端（食管下段）反流，仅有少数情况下发生近端反流及反流物误吸现象。单纯的微量误吸难以解释 GERC 的发病。GERC 咳嗽敏感性增高与远端食管 pH 降低相关联。近年陆续有动物实验提示食管-支气管神经反射导致气道神经源性炎症，从而参与了 GERC 的发生。对于 UACS 旧观点认为是鼻腔和鼻窦分泌物刺激咽喉部的咳嗽感受器引起咳嗽。赖克方、陈如冲等研究发现多数 UACS 病人的辣椒素咳嗽敏感性增高并不明显。认为其病变位置可能更多的位于上呼吸道，而气管、支气管的咳嗽感受器未必明显受累，因此推测 UACS 病人咳嗽的原因是鼻和鼻窦分泌物（其中含有鼻及鼻窦黏膜感觉神经末梢释放的刺激气道感觉神经的神经肽类）直接或间接刺激了咽喉部等上呼吸道的咳嗽感受器。但鼻及鼻窦黏膜是否也由局部的神经源性炎症而引起咳嗽，则需要进一步探讨证实。EB 病人的咳嗽敏感性增高，但与 CVA 无显著差别。亦有研究发现 CVA 病人的咳嗽敏感性在治疗症状缓解后也无显著变化，而随后长达数年的随访中，不管长期应用激素吸入治疗与否，CVA 病人咳嗽敏感性并无显著改变。认为 EB、CVA 咳嗽发生机制可能不限于辣椒素敏感的 C 纤维咳嗽感受器。受平滑肌痉挛而激活的有髓 $A\delta$ 感觉纤维（包括快适应受体和慢适应牵张感觉受体）也可能是 CVA 咳嗽的主要发生机制。在血清免疫中慢性咳嗽病人变现为 CD3$^+$、CD4$^+$ 及 CD4$^+$/CD8$^+$ 明显增高，CD8$^+$ 则明显降低，说明慢性咳嗽病人体内 Th 细胞功能增强、Ts 细胞功能低下，致使免疫功能紊乱。细胞免疫功能低下、T 细胞亚群比例失调等虚证病理。提示医者在治疗此病时不是单纯的祛邪，还应补虚。现代检测手段在肺系病应用的结果，为肺系病的诊断、辨证提供了新的依据。

（四）肺部血瘀证、气虚证辨证要点的提出

肺血瘀证古之记载罕见，现行规划教材中亦弃而不载，然收集先哲所论，参以现代临床及实验研究，认为临床中肺病从瘀论治并不少见，肺血瘀证有其形成的生理基础、病理机制。支气管动脉在支气管扩张、肺纤维化的情况下可以扩张、瘀血，破裂时引起大量咯血。肺脏因其丰富的血流，及其与心脏血流动力学的密切关系，正是构成肺瘀血证的生理基础。现代医学普遍认为，血黏度增高、肺间质纤维化、肺动脉高压为瘀血的病理表现，药理研究证实中药活血化瘀药可改善上述情况，亦证明肺瘀血证的客观存在。

湖南中医药大学陈新宇教授结合肺系病的临床特点和实验结果的研究提出了肺系病瘀血证的辨证要点，具体如下：

1. 主证构成

（1）肺系病症：咳嗽，喘促，或伴喉间哮鸣，咯血，或咳吐脓血，或痰中带血，胸闷胸痛，水肿等。

（2）瘀血病症：久咳久喘难愈，顽哮，咯血，胸痛有定处，固着不移，面色晦暗，口唇指甲紫绀，舌紫有痕斑，紫而青暗者偏寒，紫而红绛者偏热，脉涩。

2. 辨证参考

（1）肺瘀血证常兼他证，表现形式有气虚血瘀、气滞血瘀、痰（水）瘀互阻、热壅血瘀等。

（2）肺系疾患经久不愈，或顽难痼疾，如硅肺、哮喘等，若体质较好，其他症状不显者，可按肺瘀血证论治，或痰瘀同治，常可获效。

（3）舌腹静脉观察可提供肺系疾患肺瘀血证客观依据和瘀阻程度的灵敏指标，此法简便易行。舌腹静脉瘀阻分级标准如下。①Ⅰ级：静脉延伸扩张，稍弯曲，外带无异常；②Ⅱ级：静脉饱满隆起、曲张，末梢有丘疹状红点；③Ⅲ级：主干明显隆起、弯曲，侧支弯曲充盈，周围可见多数萎缩小泡。正常情况下，舌下系带终点处舌下静脉<2 mm，色彩淡红透紫。

（4）肺瘀血证甲襞微循环表现为管袢排列多紊乱不齐，动、静脉口径比例失常，或动脉痉挛，或静脉瘀张，血流中等或慢，血球聚集而呈断状流态。

（5）肺瘀血证的舌尖微循环观测显示：蕈状乳头的微血管丛扩张瘀血、色暗红，微血管周围可伴渗出或出血。可以说，微循环障碍在舌尖的表现比手指甲皱更为明显。

（6）血液流变学指标有助于肺瘀血证的诊断及治疗效果的观察。它包括血球压积、全血比黏度、全血还原黏度、血浆比黏度、红细胞电泳时间、纤维蛋白原、红细胞沉降率、血沉方程 K 值等。

近年来对肺气虚从呼吸功能、内分泌、免疫学方面研究、基因芯片方面进行了深入的研究和探索，使其在宏观基础上进一步微观化和客观化，使中医辨证客观化、标准化成为现实，以取得质的飞跃。肺气虚证病人肺功能参数 VC、FVC、FEV1、FEV1/FVC、PEF 及 MVV 均不同程度降低，说明肺气虚证病人存在不同程度的肺功能损害，存在明显通气功能障碍，反应肺主气司呼吸功能低下。李泽庚、张杰根等对肺气虚病人三碘甲腺原氨酸（T_3）、甲状腺素（T_4）、超氧化物歧化酶（SOD）、过氧化脂质（LPO）测定。结果显示肺气虚证病人 T_3、T_4 均明显低于对照组，肺气虚证病人普遍存在 SOD 活力下降、LPO 含量升高。李泽庚、张杰根等向采用流式细胞术对肺气虚证病人外周血 T 细胞亚群和 CD_{16}/CD_{56} 进行测定，结果显示，与健康对照组比较，肺气虚证组 $CD3^+$、$CD4^+$ 表达降低，$CD8^+$ 表达升高，$CD4^+$/$CD8^+$ 表达降低。同时肺气虚证病人外周血 NK 细胞活性下降。李泽庚、王国俊等通过基因芯片技术研究肺气虚证病人 T 淋巴细胞基因表达的差异，结果发现与正常人比较，肺气虚证病人外周血 T 淋巴细胞相关差异基因出现明显异常。基因水平研究的提高为肺气虚证的微观本质研究提供了有力保证。唐永祥、王晓玲等观察肺气虚证与血管内皮之间的关系，结果发现肺气虚证病人血管内皮细胞功能出现损伤，具体体现为肺气虚证病人血液处于高凝状态。

1979 年广州会议首次提出肺气虚证诊断标准。①主症：病发时以咳为主，咳声清朗、多为单咳或兼咳，白天多于夜晚，痰量不多；②次症：易汗、恶风、易感冒；③体征：舌质正常或稍淡，舌苔薄白，脉弦或缓细；肺部无肺气肿征；④其他检查：X 线胸透正常，或纹理稍粗，无肺气肿征象；肺功能基本正常，或轻度减退；心电图正常。

1986 年全国中西医结合虚证与老年病研究专业委员会制定了肺气虚证的诊断标准（肺虚与气虚兼见）。

（1）肺虚证：①久咳，痰白；②气短、喘促；③易患感冒。具备两项即可。

（2）气虚证：①神疲乏力；②少气懒言；③自汗；④舌胖或有齿痕；⑤脉虚无力（弱、软、濡等）。具备三项即可。

（五）肺系辨证及肺系病常见症候研究

临床上的辨证施治，归根到底都是从脏腑出发，脏腑辨证在肺系病辨证体系乃至整个中医辨证体系中居于核心位置。八纲辨证是各种辨证方法中具有共性的辨证纲领，能指出病位的表里及病性寒热虚实，说明病证的大体性质和总的趋向，但仍需以脏腑为基础来定位。如运用八纲辨证为"里虚证"，在临床上并不能满足诊断结论，必须结合脏腑的生理功能和病理变化特点。即必须在疾病定性的基础上进一步定位，才能有充分的立法处方依据。如八纲辨证属于"里热证"，但心、肺、胆、胃、大肠、小肠和膀胱等脏腑均有热证之不同，只有辨明属于哪个脏腑，才能使治疗有很强的针对性，而取得满意的效果。在三焦辨证中明确指出上、中、下三焦证候与心肺、脾胃、肝肾的关系。在具体的辨证过程中，以卫气营血及三焦为纲，以脏腑为目，从而明确特定病程阶段的证候病机。其次在治法上根据病机所涉及的脏腑不同选用相应的方药。可见脏腑辨证是各种辨证方法的共同基础，是疾病定位的重要依据，在治法上则视其功能失调而随证治之。如肺主气司呼吸，在其主气病理表现，一为无气所主，即为气虚，一为不能主气，即为标实如气滞痰阻，气虚则卫外功能失司，外邪从孔窍内侵，见自汗畏风，气短乏力，面白神疲。气滞痰阻则气机升降失常，肺气不能正常宣发肃降，见于咳、咳痰，肺气不能肃降则见通调水道，下输膀胱功能无法正常运行，故见小便不利。如在肺胀的辨证分型上，结合了现代的流行病学和统计学的研究，使辨证分型上更趋于全面，总结出了痰气互结，痰热壅肺、肺肾气虚、瘀血、肺气虚、肺肾阴虚、寒饮停肺、气阴两虚、肺脾气虚等证型。传统中医学认为，肺痨的整个疾病过程以"阴虚"为主，"正气不足"贯穿始终。但结合肺结核病人临床表现统计可知，其主要表现为持续性或刺激性咳嗽、咳痰、胸部平片肺部可见斑片影和肺门钙化灶等"邪实"症状。而乏力、食欲不振等"气虚"症状较少见，以及传统上认为结核病病人有低热、潮热盗汗、消瘦、咯血等临床表现也仅小部分。传统中医学认为肺结核常见证型有肺阴亏虚型、阴虚火旺型、气阴耗伤型、阴阳两虚型四个证型。由此可知肺结核临床辨证分型，已随着疾病的演化发生变化。张严艺、高冰等用电子支气管镜进行气道内局部辨证，将镜下肉眼表现望诊归纳为三类。一为具有黏膜黄斑、浅表溃疡、浅表血管曲张等化脓性病变者；二为具有腔内肉芽肿、分嵴部增宽等形态改变表现者；三则是具有黏膜苍白、软骨环间肌肉瘦削、苍白色瘢痕组织等营养不良表现者。利用电子支气管镜镜下观察，并结合舌苔、脉象，局部辨证分为痨热毒郁肺血败肉腐型、气滞血瘀痰凝湿阻型和气血不足气阴亏虚型。为诊治肺痨开创新思路。

〔彭素娟　陈艳巧〕

五、肾病病证诊断研究

中医肾脏病的现代诊断研究经过了一段艰苦的历程。肾作为人体先天之本，在中医藏象学说中占有极其重要的地位。肾藏精，寓元阴元阳，元阴即为肾精，人体根本之阴，具有滋养、温煦脏腑，充骨、养脑和荣发的作用。无论元阴还是元阳，皆宜固密封藏，忌消耗，固言肾无实证、多虚，故中医对"肾"的研究多注重肾虚证，现代对肾虚证的研究也颇多。证候研究是中医基础研究的一个关键的科学问题，因为它是连接临床和基础理论的桥梁。在整个中医药理论体系的框架内，中医的证候问题始终处于核心的地位，所以中医对肾病病证的研究大部分是从证候、辨证分型的研究开始的。同时，对病名也进行了一系列规范化研究。随着现代科技的进步，越来越多的现代检测手段和技术也应用到肾病的诊断中。

（一）肾病病名规范化研究

病名规范化是中医学理论体系的一个重要问题，如何使中医病名科学化、规范化，则是中医工作者的重要课题。因为没有明确诊断，"辨病与辨证相结合"就无从谈起。但由于历史的原因，中医疾病命名中弊端不少，有一些病名并不能完整准确地表达出疾病全过程的特点与规律（包括病因病机、主要临床表现、演变趋势等），所以对指导临床治疗意义不大。如肾脏疾病中"水肿""腰痛""尿血"等病名就是如此。如水肿是一个病名，包括肾性水肿、心脏病水肿、肝病水肿及特发性水肿等，它横跨了多个病机性质不同的病种。腰痛也是以症状命名，表现为腰痛的病种，涉及多个系统，既可是内科病，也可是外科、骨伤科疾病。尿血的原因也非常复杂，血液病所致者自不待言，仅泌尿系统疾病就包括肾炎尿血、肾结核尿血、肾肿瘤尿血、肾结石尿血等，不同的病因、发病机制会导致病证的发展趋势、预后转归、治疗方法存在根本不同。可见，这些以症状命名的病名都难以反映出疾病发生发展的规律，有待于进一步改进。

其实，中医病名并非皆以症状命名。据病因定名、据病机定名、据病位定名、据临床特点定名、据发展趋势定名者，难以尽述。在中医古代文献中，有不少病名是能够较好地反映疾病发病特点和演变规律的。如：《内经》"肾风""肾热"病名，《金匮要略》"肾水"病名等，都是很有特色的中医病名。我们必须继承前贤这些智慧的结晶，并立足今天的临床实际，加以创新和发展。

1. 肾风　该病名最早见于《内经》。1993 年王永炎院士主编的《临床中医内科学》专设"肾风病"的章节，认为"肾风病是在肾元亏虚的基础上，风邪或兼夹其他病邪侵入肾体而发病……少数病人的病情可能自行缓解。多数病人病情逐渐加重，由虚损发展成虚劳，甚则发展成虚衰，转为慢性关格"。明确指出"凡西医临床诊断分类中的慢性肾炎（高血压型和普通型），均可按肾风病辨证治疗"。在其病因中列举了肾虚和风邪（风热、风寒、风热夹湿、风寒夹湿）。治法"应在围绕调整阴阳的基础上，不忘记病因风邪"。肾风病位在肾，以肾虚外受风邪而发病，可表现为面目肢体浮肿等症状，新感于邪，可表现为风水，非常类似于现代医学肾炎发病特点、发展趋势、临床表现。所以，任继学教授在《悬壶漫录》中把现代医学肾炎一类的疾病，中医病名定为"肾风病"，并根据症状差异分为卒病肾风、急症肾风、隐型肾风、痼疾肾风。

2. **肾水**　肾水病在《内经》属水病范畴，《金匮要略》始专列肾水之名。《金匮要略·水气病篇》"肾水者，其腹大，脐肿，腰痛，不得溺，阴下湿如牛鼻上汗，其足逆冷，面反瘦"，提示肾水是一种肾脏病引起的严重水肿。很类似于现代医学肾病综合征表现高度水肿者。所以，吕仁和教授主张把现代医学的原发性肾病中医病名定为"肾水病"。该病名可以提示该病病位在肾，病变以肾为中心，发病与肾虚、气化不利、水湿泛溢有关，同时与脾运化水湿、肺通调水道功能失常也有关系。

3. **肾热**　肾盂肾炎与膀胱炎、尿道炎相比，均可有尿频、尿急、尿痛等淋证表现，而预后转归却存在差异。前者病位在肾，病位深而更易于慢性化，病情迁延反复，可使肾元持续损伤，终致肾衰关格危证。而且肾盂肾炎急性发作者，还可表现高热、恶寒、腰痛、口渴等症状，无尿频、尿急、尿痛表现，所以想用"淋证"病名统括肾盂肾炎显然存在困难。《泌尿系感染中医调治》一书把肾盂肾炎称为"肾热病"。该病名提示疾病病位在肾，发病与肾虚、热毒有关，治疗应重视扶正保肾和清热解毒治法。其中急性肾盂肾炎，病程短，治疗较易，故称为"卒病肾热"；慢性肾盂肾炎，病程长，治疗困难，预后较差，故可相对于"卒病肾热"，称为"痼疾肾热"。

（二）肾病中医证型研究

1. **肾病综合征**　肾病综合征（NS）隶属于中医学"水肿"范畴，中华中医药学会肾病分会将 NS 分为实证和虚证。

（1）实证：①风湿证。尿泡沫多，尿蛋白多，或伴红细胞尿，逐渐加重的水肿、尿少；舌淡红，脉滑或弦滑。②血瘀证。尿色红，镜检有红细胞，病久，或腰痛如锥，面色黧黑，肌肤甲错；舌淡或红，脉细或细涩。③湿热证。烦热口渴，胸腹痞闷，或尿频涩痛，或腹痛泄利，或大便反干结不通；舌红，苔黄或腻，脉沉。

（2）虚证：①气（阳）虚证。神疲乏力，或有面浮肢肿，或有畏寒，少气懒言，腰酸身重，或自汗、易感冒；舌胖，或舌边有齿痕，脉虚无力。②阴虚证。手足心热，咽燥口干，心烦少寐，或便结而尿短赤；舌红少苔，脉细数。③气阴两虚证。神疲乏力，面浮肢肿，手足心热，咽燥口干，少气懒言，腰酸身重，或自汗、易感冒，心烦少寐，便结，尿短赤；舌嫩或胖偏红，少苔，脉虚细或偏数。

马鸿斌等采取回顾性分析方法，研究 100 例 NS 的中医证候分布规律得出：正虚诸证的总出现率中肺肾气虚所占比例最高，肝肾阴虚及气阴两虚最低，脏腑辨证涉及肝脾肺肾，以肾虚为主；邪实诸证的总出现率中湿热证所占比例最高，水湿证最低。王智对 80 例 NS 临床研究得出，本病辨证分为本证 4 型：肺肾气虚证、脾肾阳虚证、肝肾阴虚证和气阴两虚证；标证 5 型：外感证、水湿证、湿热证、瘀血证和湿浊证；病机发展趋势是：气虚、阳虚转化为阴虚，由水湿致湿热、湿浊、瘀血。杜雨茂依据多年临床体会，依据伤寒论将本病辨证为：少阴阴虚、水湿瘀热交阻，太阴肺脾气虚、少阴肾阴亏损、兼挟水湿瘀热，太阴少阴阳气亏虚、水湿泛溢、兼瘀血留滞，太少二阴阴阳两虚、兼水湿瘀热阻遏，三焦水火游行不利。李法刚临床研究 NS 病人 60 例，将其辨证为风水内侵、湿热内蕴、水湿浸渍、阳虚水泛、脾虚湿困。

2. **IgA 肾病**　聂莉芳等编纂的《IgA 肾病中国临床实践指南概览》中认为 IgA 肾病中医病名诊断以症状或病机诊断为主。以血尿为主症者，诊为尿血；以腰痛或水肿为主症者，可诊为腰痛、水肿病；病机呈正气虚者，可诊为虚损。将 IgA 肾病分为风热犯肺证、下焦湿热证、气阴两虚证、脾肾气虚证、脾肾气虚证、瘀血阻络证。中国中西医结合学会肾脏疾病专业委员会在《IgA 肾病西医诊断和中医辨证分型的实践指南》中认为 IgA 肾病的中医核心病机为正虚邪实，其中医辨证的流程为：首辨分期（急性发作期、慢性持续期），再辨主症、次症；先辨正虚，再辨邪实。将急性发作期的中医证型分为外感风热证、下焦湿热证；将慢性持续期的中医证型分为：肺脾气虚证、气阴两虚证、肝肾阴虚证、脾肾阳虚证，并根据 IgA 肾病病人使用激素或配合免疫抑制剂治疗时的症状辨证为阴虚火旺证、热毒炽盛证、气阴两虚证、肝肾阴虚证、脾肾阳虚证。

3. 肾小球肾炎

（1）急性肾小球肾炎：急性肾小球肾炎是儿科常见的免疫反应性肾小球疾病，是一组病因不一，临床表现为急性起病，多有前驱感染，以血尿为主，伴不同程度蛋白尿，可有水肿、高血压或肾功能不全等特点的肾小球疾患。多属"水肿""尿血"等范畴。《中医儿科临床诊疗指南·小儿急性肾小球肾炎（修订）》中将急性肾小球肾炎辨证分为急性期及恢复期，急性期包括常证（风水相搏证、湿热内侵证）、变证（邪陷心肝证、水凌心肺证），恢复期为阴虚邪恋证、气虚邪恋证。

（2）慢性肾小球肾炎：慢性肾小球肾炎是一种常见而难治的慢性肾脏疾患。临床以水肿、蛋白尿、血尿、高血压为特征，中医学无慢性肾炎之名，其症状的描述，散见于中医学"水肿""虚劳""腰痛"等范畴，其病机特点是本虚标实。中华中医药学会肾病分会于 2006 年提出《慢性肾小球肾炎的诊断、辨证分型及疗效评定（试行方案）》，根据本虚标实的病机，将慢性肾小球肾炎辨证分为本证（肺肾气虚证、脾肾气虚证、气阴两虚证、肝肾阴虚证、脾肾阳虚证）和标证（湿热、血瘀、湿浊）。

4. 慢性肾衰竭 慢性肾衰竭的病机复杂多变，证候虚实夹杂、阴阳失和贯穿病程始终，辨证分型各有不同。目前针对慢性肾衰竭的辨证分型多从虚实两方面论述，1987 年 9 月在天津召开的第二次全国中医肾病专业委员会上制定了《慢性肾衰中医辨证分型和疗效判定标准》，将慢性肾衰竭分为正虚 5 型及邪实 8 型。正虚 5 型为：脾肾气虚、脾肾阳虚、肝肾阴虚、气阴两虚、阴阳两虚；邪实 8 型为外感、痰热、水气、湿浊、湿热、瘀血、风动、风燥。近年来亦有医家进行相关的研究，赵惠等对肾科医家治疗慢性肾衰竭辨证分型文献的证型和证型因子进行频数分析，发现文献中共涉及证型 28 种，以脾肾气（阳）虚、肝肾阴虚、气阴两虚、阴阳两虚、脾虚湿滞 5 种证型为主；证型因子 19 种，以阴虚、阳虚、气虚、湿浊、血瘀 5 种证型因子为主。杨霓芝等采用专家咨询法，通过向全国 20 位资深中医专家发送问卷调查，对慢性肾脏病（CKD）3、4 期基本证型进行咨询，结果发现，慢性肾脏病 3、4 期中医基本证型可分为本虚证（脾肾气虚证、气阴两虚证、肝肾阴虚证、脾肾阳虚证、阴阳两虚证）、标实证（湿浊证、湿热证、血瘀证、水气证、浊毒证）。依据本研究确定的慢性肾脏病非透析病人中医证候，进一步对 195 例 3～5 期非透析慢性肾脏病病人进行中医证候分布规律探析，发现从 CKD3 期到 5 期，脾肾气虚证和血瘀证出现频次均为最高，但脾肾阳虚和浊毒证所占比例分别在本虚证和标实证中呈递增趋势。从 CKD3 期到 5 期，随着病情的加重，脾肾阳虚证、浊毒内蕴证的临床表现逐渐明显。李爱峰等应用聚类分析对慢性肾衰竭中医证候规律进行研究，发现慢性肾衰竭正虚邪实、寒热错杂。正虚为本，邪实为标。正虚以气阴两虚为主，脾肾气虚、肝肾阴虚次之；邪实以湿浊（湿热、寒湿）、水气为主，风热、痰热、血瘀较少见。寒热错杂，热证较寒证偏多。

（三）肾虚证研究

1. 肾阳虚证研究 肾阳虚证为中医的基本证型之一，临床主要表现为面色㿠白，形寒肢冷，精神不振，腰膝酸冷，阳痿阴缩，遗精尿频，小便清长，余沥不尽，夜尿频多，女子带下清稀，宫寒不孕，或尿少心悸，肢肿气短，喘咳痰饮等，舌淡苔白润，脉虚弱无力。从组织细胞到分子水平等多方面的研究表明，肾阳虚证与神经、内分泌、免疫系统等密切相关，是多系统和器官功能的综合表现。

（1）肾阳虚证本质神经生物学研究：

1）NO：是由精氨酸在一氧化氮合酶（NOS）的作用下形成的一种重要的第二信使物质，是近几年来神经递质学的研究热点，其可作用于靶细胞的 GC，使 cGMP 增加，并可能通过该途径影响下丘脑的神经内分泌功能。高博等提出 NOS/cGMP 系统可能在肾阳虚证中发生变化，抑制了下丘脑的功能。实验表明，肾阳虚下丘脑组织 NOS（以 nNOS 为主）活性升高，血清和下丘脑组织 NO 水平也明显升高，但下丘脑升高幅度明显高于血清，高博等认为 NO 在下丘脑局部的显著升高可能从侧面证实了下丘脑在肾阳虚证发病机制中的重要作用。郑里翔等用氢化可的松造模，观察肾阳虚对大脑单胺类递质和胆碱酯酶的影响，发现肾阳虚证组大鼠大脑组织中去甲肾上腺素（NE）、多巴胺（DA）、谷氨酸（Glu）、天冬氨酸（Asp）与正常组比较有明显下降，乙酰胆碱酯酶（AchE）则明显上升。认为 DA、NE 的变化打破了大鼠的体温调节平衡，导致大鼠出现形寒肢冷等症状。DA、NE 的降低可能是导致肾阳虚大鼠嗜睡的原因，而 AchE 活性的升高，使 Ach 水解量增加，最终使肾阳虚大鼠记忆减弱。

2）c-fos：是一种原癌基因，又称为第三信使，通过表达磷蛋白在许多第二信使和靶基因的表达中起着桥梁作用。宋春风等研究表明，肾阳虚时下丘脑视交叉上核肾上腺 fos 有过度表达，而 fos 过度表达能够促进细胞的凋亡。认为这与肾阳虚大鼠 Ca^{2+} 浓度升高，钙调蛋白的信使核糖核酸（CaM-mRNA）表达和钙调蛋白依赖性的蛋白激酶（CaMPK）活性的升高有因果关系，而 Ca^{2+}-钙调素复合物（Ca^{2+}-CaM）信号系统传导通路下游的关键酶 CaMPK II 在肾阳虚模型下丘脑、肾上腺组织中显著增强。CaMPK II 被 Ca^{2+}-CaM 激活后可以产生磷酸化反应，引起酶级联反应及 c-fos 表达改变，从而导致机体反应异常，出现肾阳虚的症状。

（2）肾阳虚证本质亚细胞学研究：近年来，随着整体研究水平的提高，更多的学者将研究目光转移到了电镜水平形态学研究。肾主水，肾阳对水液有气化蒸腾作用。若肾阳不足，蒸腾气化无力，则出现小便清长等表现，故肾阳虚证存在着肾脏的病理改变。傅晓晴等利用腺嘌呤法建立了肾阳虚型慢性肾功能衰竭大鼠模型，发现肾小球毛细血管基底膜轻度增厚，管腔狭窄，内皮细胞足突部分融合。肾小管上皮细胞水肿；退变线粒体肿胀，嵴破坏断裂，并伴有内质网扩展及脂滴少见；有的上皮细胞内含针状或长方形结晶；溶酶体增多，并与退变的细胞器融合，形成次级溶酶体。

早在 1973 年，重庆医学院在光镜下发现肾阳虚病人垂体、肾上腺皮质、性腺细胞均有不同程度的变性和坏死，但未深入到电镜水平。宋春风等利用醋酸可的松建立肾阳虚大鼠模型，观察到下丘脑正中隆起室管膜细胞界限不清，微绒毛分布改变，微绒毛顶端膨大呈球形，许多细胞部位出现孔洞，几乎未见分泌样颗粒结构，并认为是细胞分泌功能下降，细胞坏死的表现。肾阳虚大鼠垂体 ACTH 细胞内质网扩张，线粒体空化，核形态正常。睾丸细胞核质比变大，细胞萎缩，脂滴显著变小，堆积在部分细胞中，而另一些细胞脂滴则完全消失。雷娓娓等在对肾阳虚和脾虚造型免疫超微结构进行比较研究时发现肾阳虚证模型 SD 大鼠脾脏多数淋巴细胞溶解消失，残存的淋巴细胞稀少，边界不清，核内异染色质变少，核周间隙变宽，细胞质中细胞器明显减少。在胸腺中，淋巴细胞的排列松散，形状不规则，界限不清，细胞核固缩或变性，可见巨噬细胞。

（3）肾阳虚证本质细胞分子免疫学研究：中医学认为"正气存内，邪不可干"。中医肾与命门本同一气，是人生生不息之根，正气的产生不能离开肾阳的温煦。故肾与免疫具有十分密切的关系。目前，对肾阳虚的现代免疫学研究主要集中在肾阳虚的细胞免疫、红细胞免疫等方面。李庆阳等对老年肾虚与 T 细胞亚群关系进行了研究，发现老年肾阳虚组的 CD3、CD4 和 CD4、CD8 与非肾阳虚各组比较有显著性降低，CD8 有显著性上升。他们认为 T 细胞网络失去平衡，使细胞免疫功能失调，导致了肾阳虚的发生。刘永琦等认为肾阳虚与肾阴虚在细胞免疫上的区别是肾阳虚证辅助性 T 细胞降低，肾阴虚则为抑制性 T 细胞低下。红细胞不但具有运输氧气的作用，还是一种免疫物质。人体中 90% 以上的免疫复合物都是靠红细胞运输至肝脾中被清除。李瑞荃等实验发现肾阳虚性模型组大鼠红细胞 C_{3b} 受体花环率显著下降，红细胞补体受体（CR_1）受体活性受到抑制，红细胞膜上黏附的免疫复合物花环率下降，表明肾阳虚的红细胞免疫能力下降。董慧等对 19 例肾阳虚证病人红细胞的过氧化脂质（LPO）、超氧化物歧化酶（SOD）进行检测。研究表明，肾阳虚证病人红细胞的 LPO 明显升高，SOD 活性明显减低，提示红细胞脂质过氧化反应增强，而清除氧自由基能力下降，抗氧化能力降低。红细胞的结构损害，其免疫能力也随之下降。各种 ATP 酶通过对离子的主动运输来维持细胞膜内外的离子平衡，且与人体的寒热有密切的关系，Na^+-K^+-ATP 酶、Ca^{2+}-Mg^{2+}-ATP 酶等都有活性，于健康人有显著的升高，ATP 酶与肾阳虚的关系还有待进一步研究。

（4）肾阳虚证本质代谢组学研究：代谢组是指某一生物或细胞在某一特定生理时期内所有的低分子量代谢产物，代谢组学具有的在体观察、代谢产物检测以及根据时间变化动态观测等方法与中医学整体观念的特点与司外揣内的思维模式有相通之处。基于肾阳虚证的普遍性，由于机体系统的代谢物能真实反映机体在不同生理和病理状态下代谢终点的信息，假设肾阳虚证可能存在机体某种特定的代谢轮廓的变化，利用代谢组学的方法捕捉肾阳虚证所具有共性的代谢特征探究并验证肾阳虚证特定代谢轮廓，对于研究肾阳虚证的本质是一个新的思考方向。何君等采用代谢组学研究，发现肾阳虚模型动物的代谢网络明显偏离正常组动物，通过补肾中药干预后，模型动物的代谢谱回归至正常范围，呈现代谢网络修复的结果。李发美等用氢化可的松制造肾阳虚证大鼠动物模型，以 UPLC-MS 考查了淫羊藿提取物在肾虚模型大鼠和正常大鼠体内的代谢情况。在模型大鼠血液中均可以检测到淫羊藿的 4 种活性成分，并且其中两种的代谢物可以在大鼠尿液中检测到。代谢物含量在模型大鼠给药前后具有明显的差异，并且给予淫羊藿后代谢的不正常状态逐渐恢复到正常。陈闽军等利用代谢组学技术进行了中药方证对应性研究，观察到肾阳虚大鼠代谢网络表达水平的变化。在给药前及给药后第 1 日、第 3 日、第 7 日、第 10 日分别收集尿样，用 GC-MS 测定尿样中内源性代谢物的组成。结果表明，"肾阳虚"证大鼠的代谢网络明显偏离正常范围，而饲喂温补肾阳的肉苁蓉后，大鼠扰乱的代谢网络逐渐修复，并回归正常。

2. 肾阴虚证本质研究　　肾阴虚是肾阴液不足的表现，多因病久亏损，或素体阴虚，或性欲过度，或失血耗液，或情志内伤，暗耗真阴，或过服温燥劫阴之品所致。临床除见有腰酸膝软、头晕耳鸣、齿动发脱、失眠健忘等肾之为病的共性特点外，由于虚火内生，相火扰动，还会出现如五心烦热、潮热盗汗、午后颧红、形体消瘦等。现代临床亦见于高血压、糖尿病、女性更年期以及亚健康部分人群等。

（1）肾阴虚神经内分泌的变化：

1）下丘脑-垂体-靶腺与褪黑素：关于肾阴虚与下丘脑-垂体-靶腺轴的关系研究比较多，统一的观点认为肾阴虚和免疫低下病人下丘脑-垂体-靶腺轴功能亢进，血液中糖皮质激素水平升高，内分泌功能失常，表现为下丘脑促肾上腺激素释放激素（CRH）、促肾上腺激素（ACTH）增加，进而刺激肾上腺皮质释放糖皮质激素，使血浆糖皮质激素水平明显升高。同时 CRH 及糖皮质激素的大量释放可在下丘脑、垂体、性腺多水平对性腺轴产生抑制作用，从而导致生殖内分泌的紊乱。祁建生等测定 33 例慢性胃炎女性肾阴虚证型病人 24 小时尿 17-羟类固醇（17-OHCS）含量，并对 22 名同年龄段正常女性进行对照试验。结果病人组 24 小时尿 17-OHCS 显著低于对照组。蓝健姿等发现慢性肾小球肾炎肾阳虚组的甲状腺素 T_3、T_4 含量明显低于肾阴虚组。任小巧等以慢性激怒应激法制造的肝肾阴虚证模型大鼠表现为血清游离三碘甲腺原氨酸(FT_3)、游离四碘甲腺原氨酸(FT_4) 同时降低，三碘甲腺原氨酸（rT_3）增多，下丘脑 TRH 分泌增加，垂体促甲状腺素（TSH）、血清 TSH 降低。吴水生等分别对中老年男性和女性肾虚三证研究，结果显示肾阴虚原发性骨质疏松（POP）病人男性性激素睾酮（T）、T/E_2 的含量变化小于肾气虚和肾阳虚病人，雌二醇（E_2）相较最高。而肾阴虚女性性激素 T、T/E_2 的变化在肾气虚和肾阳虚之间，E_2 的降低无组间差异。

褪黑素是哺乳动物和人类松果体产生的一种胺类激素。它的合成受光周期的制约，夜间分泌量较白天多，成昼夜节律性变化。褪黑素具有镇静、抑制肾上腺皮质、甲状腺、性腺功能，清除自由基，调节免疫等功效。王剑等通过对大鼠增加光照的方法，使其体质量和血清中褪黑素（MT）含量均下降，T、肾上腺素（E）和去甲肾上腺素（NE）含量升高，提示持续光照所诱导褪黑素分泌下降可升高交感神经的兴奋性水平，而经滋肾阴清相火方药治疗后，MT 含量升高至正常水平，而 NE 和 E 的含量下降至正常水平。

2）活性多肽：心钠素（ANP）是心房肌细胞合成和释放的一类多肽。具有强大的利钠、利尿、舒张血管、降低血压和对抗肾素-血管紧张素系统和抗利尿激素作用。郭文娟发现慢性肾炎肾阴虚证组病人血浆 ANP 含量明显高于健康人组及肾阳虚证组病人。

除了心钠素，内皮素-1（ET-1）也与肾阴虚有联系。陈小燕等选择糖尿病肾病肾阴虚病人，用放免法检测其 ET-1 含量，结果发现肾阴虚证组 ET-1 含量显著高于肾阳虚证组和正常人组，肾阳虚证组 ET-1 含量也高于正常人组。

（2）肾阴虚与免疫功能：李丽对肾阴虚型更年期综合征妇女外周血的观察肿瘤坏死因子 α（TNF-α）、白介素-6（IL-6）水平显著高于正常对照组，提示绝经后机体处于慢性炎症状态，服用大补阴煎加味能改善临床症状且显著降低血清中 TNF-α、IL-6 的水平。胡旭光等用甲状腺素和利血平建立肾阴虚小鼠模型，发现模型组小鼠脾脏 T 淋巴细胞 CD_4/CD_8 比值与空白组比较显著下降；经六味地黄汤及其生物制剂治疗后，比值显著提高。周虎等报告慢性病毒性肝炎病人 IgG、IgA 和 IgM 高于正常对照组，且肝肾阴虚 IgG 和 IgM 最高。全建峰选取慢性肾炎和糖尿病肾阴虚证病人为研究对象发现，两种疾病病人与正常人相比，血清中 IgM 和 IgG 含量有所升高，血清 IgA 含量也有升高趋势，但无显著性差异。血清补体 C_3 有显著升高，补体 C_4 有升高但无显著性差异。

（3）肾阴虚的基因组学研究：崔丽娟等运用抑制性消减杂交技术（SSH）构建糖尿病肾阴虚证 DNA 消减文库，经蓝白斑筛选后得到 548 个阳性克隆，随机挑取 92 个，经聚合酶链反应分析证实 86 个克隆的质粒内均载有约为 200～1000 bp 大小的单一片段，可能是将要寻找的与糖尿病肾阴虚证发生发展有关的特异性基因片段。赵晓山等从糖尿病、慢性肾炎、狼疮性肾病以及亚健康状态等肾阴虚证入手，应用 RNA 微量扩增、SSH、基因克隆等技术方法，分别构建肾阴虚的 cDNA 子消减文库，再运用核酸分子杂交原理和 PCR 筛选相同部分，最后筛选出阳性重组质粒，构建了肾阴虚证的 cDNA 文库。魏敏等也用 SSH 技术分离差异 cDNA 片段，成功构建了 IgA 肾病肾阴虚证的 cDNA 文库。谢丽华等对绝经后骨质疏松肾阴虚证相关基因进行了信息学的分析发现其与 GPR_{27}，ASB_1，$PROK_2$，$CLCF_1$ 和 $GSTM_5$ 基因的表达有关，并与谷胱甘肽代谢通路、细胞因子与其受体相互作用通路和 JAK-STAT 信号传导通路存在关联。

3. 肾虚证辨证因子等级评判操作标准的研究　随着现代化科学技术的发展，人们对"证"的本质的研究已取得突飞猛进的发展，不少学者从微观的角度、分子生物学的深度寻找了许多揭示"证"的本质的实验指标。尽管这些研究在揭示"证"的本质方面有良好的开端，取得多方面的进展，有着一定的意义，但仍不能为"证"的临床诊断、鉴别诊断提供切实可行的诊断标准，特别缺乏临床实际操作的可行性。梁茂新运用移植现代心理学行为功能量化及生命质量量化等评分方法，把辨证的要素因子——症状、体征进行轻、中、重的等级记分，对证候辨识注入一定量化的分析。严石林等根据国家颁布的肾虚证的辨证标准，结合肾虚证临床上的常见表现，提取最能反映肾虚证的 68 个症状、体征，制定肾虚证辨证因子的评分细则。具体细则见表 2-3-2。

表 2-3-2　　　　　　　　　　　　　　　　肾虚辨证因子评分细则

症　状	轻	中	重
夜晚尿频	夜晚 2～3 次	夜晚 4～5 次	夜晚 6 次以上
白天尿频	白天 6～7 次	白天 7～8 次	白天 9 次以上
尿后余沥	尿后几滴即尽	尿后滴几滴，停顿片刻，又滴几滴，方能解尽	尿后反复滴尿，淋漓不尽
小便失禁	小便自我控制能力较差，偶尔自流，或劳累诱发	小便不能控制，容易自己流出，不存在诱发原因	小便完全失控，有一点流一点
夜间遗尿	1 周内偶尔睡中来尿 1～2 次，遗后可醒	一周内睡中遗尿 3～4 次，遗时可醒	每晚均有遗尿，遗后不知
小便清长	尿清，昼夜 2000～2200 mL	尿清，昼夜 2200～2500 mL	尿清，昼夜 2500 mL 以上
小便黄赤	淡黄，如淡茶叶水	正黄色，如二开茶叶水	深黄，如浓茶叶水
小便涩少	尿出偶尔不畅，尿道略有不适，1 日尿 1200～1500 mL	尿出间断不畅，尿道有滞涩感，1 日尿 1000～1200 mL	尿出经常不畅，尿道有疼痛感，1 日尿 1000 mL 以下
大便秘结	大便干结，排便欠畅，2 日 1 次	大便燥结，排便不爽，3～4 日 1 次	大便燥结坚硬，排便艰难，4 日以上 1 次
大便溏稀	大便溏稀，大便略稀，1 日 2～3 次	大便清稀，1 日 3～4 次	大便清稀如水，1 日 4 次以上

续表 1

症 状	轻	中	重
大便失禁	尚能控制,偶尔自遗	大便已不能控制,不时自遗	大便失约,经常自遗
完谷不化	大便中含有少许食物残渣	大便中含有较多食物残渣	大便清稀如水,食物成形,全未消化
五更泄泻	偶尔清晨 5:00～6:00 解便,腹部稍有不适	每日清晨 5:00～6:00 解便,腹部隐痛,大便微溏	每日清晨 5:00～6:00 点解便,腹痛明显,大便清稀
早泄	性交不足 0.5 分钟即射精	阴茎刚插入即射精	还未进入阴道已经射精
阳痿	阴茎能勃起,刚进入阴道,立即射精	阴茎虽能勃起,但举而不坚,不能进入阴道	阴茎完全不能勃起,不能进行性交
阴冷	阴囊略有冷感,得温则减	阴冷发凉,得温难减	阴冷如冰,冷汗淋漓,得温不减
面色淡白	面色微微淡白	面色淡白,略有光彩	面色苍白,面目轻度浮肿,白而发光
面色暗黑	面色灰暗,而有光泽	面色黑暗,略带光泽	面色暗黑,没有光泽
月经量少	经来 3 日内干净,量偏少,小于 50 mL	经来 3 日内干净,量少,小于 30 mL	经来点滴而下,量极少,小于 10 mL
月经淋漓	经量较少,持续 5～10 日	经量中等,持续 10～15 日	经量较多,持续 15 日以上
胎动易滑	妊娠期腰膝酸痛,少腹下坠,阴道少量出血,尚无堕胎病史	有 1～2 次堕胎或半产病史	有 3 次以上堕胎或半产病史
性欲减退	不易引起性欲冲动,性交无快感	性欲淡漠,不欲同房	没有性欲,排斥异己,厌恶同房
性欲亢进	容易引起性的冲动,有触即发,容易满足	有较强的性欲要求,时有梦交,能基本满足性欲要求	性欲很强,性交频繁,不易满足性欲要求
精神萎靡	劳倦后出现精神不振,休息后容易恢复	不因任何原因,容易出现精神疲倦,休息后不易恢复	成天无精打采,疲惫不堪,休息后不能恢复
面目水肿	面目时有轻度浮肿,皮薄不发亮	面目经常浮肿,皮薄发亮,按之凹陷不显	面目明显水肿,眼裂变窄,皮薄光亮,按之有凹陷
下肢水肿	内踝附近有轻度水肿,按之凹陷不甚明显	膝关节以下经常水肿,按之凹陷明显,尚能逐渐恢复	整个下肢高度水肿,按之如泥,凹陷不易恢复
畏寒冷	时有怕冷,稍有怕风,不必增加衣被	经常怕冷,见风则畏,想穿着厚衣被	极度怕冷,不敢见风,必着厚衣被
四肢发冷	自不觉冷,摸之腕、踝关节以下有冷感	自觉手足发冷,按之腕、踝关节上下有冷感	自觉手足如冰,按之肘、膝关节以下发冷明显
腰背发冷	腰背时有冷感,不必增加衣服	腰背经常发冷,喜温喜热,适当增加衣被	腰冷如冰,着厚的衣被不能缓解寒冷
咳喘痰清	偶尔咳嗽气喘,痰白清稀,活动后无明显加重	经常咳嗽气喘,痰白清稀,呼多吸少,活动加重,休息减轻	咳嗽心累气喘,痰白清稀,呼多吸少,动则尤甚,休息无明显减轻
行动不便	下床活动不便,生活二便能够自理	下床活动困难,需要别人帮助,生活二便基本能够自理	不能下床活动,生活二便不能自理
两颧发红	两颧发红午后时见,两颧微微发红	午后时见,两颧微微发红,但脸部不热	经常两颧发红,红而鲜艳,局部发热

续表 2

症　状	轻	中	重
头晕目眩	偶尔发生,略感头昏眼花,随即自行消失	经常感到头昏眼花,时轻时重,但闭目能止	头昏眼花,天旋地转,如坐舟车,站立不稳,不能自止
潮热	偶尔见到,热势较低,很快消失	间断出现,热势中等,可持续0.5~1 小时	每日发作,热势较甚,持续 2~3 小时以上
五心烦热	偶尔发作,发热轻,可自行消失,不影响生活	间断出现,发热明显,但对生活休息无碍	经常感到手足心发烧,手足贪凉喜冷,心中烦躁
盗汗	偶尔睡中出汗,汗量较少,不足湿衣	间断睡中出汗,局部汗出较多,汗出润衣	每天睡中遍身汗出,湿透衣衫
失眠	偶尔失眠,能睡 5~6 小时,精神尚可	经常失眠,或睡眠表浅,能睡 3~4 小时,精神稍差	易入睡,或能睡 3 小时以下,甚至彻夜不眠
健忘	记忆力比平时减弱,总感到不易记事	往事尚能记忆,近事即易忘记	远事近事均不能记忆,甚至不认识亲人朋友
耳鸣	偶尔出现,鸣声较低,时作时止	间断性耳鸣,鸣声如蝉,白天声小,夜晚声大,按之可减	持续性耳鸣,鸣声如潮,持续发作,按之不减
耳聋	时而听不清正常说话的声音,或总是容易听错说话	听力明显减退,要大声讲话才能听清,或极易听错说话	听力完全丧失,不能听见任何声音
痴呆	说话、行动、反应都较迟慢,生活一切正常	沉默少言,表情淡漠,智力迟钝,生活尚能自理	目光呆滞,说话不清,不能识人,生活不能自理
发育迟缓	比同龄人生长发育推迟半年至一年左右	比同龄人生长发育推迟 2~3 年左右	比同龄人生长发育推迟 4~5 年以上
齿松发脱	牙齿稍有松动,头发偶尔脱落	牙齿明显松动,头发时常脱落,但数量减少不显	牙齿极易脱落,头发大量脱落,数量明显减少
早衰	比正常年龄提前衰老 5~10 年以上	比正常年龄提前衰老 10~15 年以上	比正常年龄提前衰老 20 年以上
腰痛	隐隐约约感到腰痛,可自然消失,无多大痛苦	劳累后腰痛,休息、按压后可好转,活动自如	经常腰痛,休息按压后不能减轻,弯曲转侧困难
久病不愈	病程 0.5~1 年以内	病程 2~3 年以内	病程 3 年以上
刺痛	偶尔发生,刺痛轻微,如蚊虫叮咬,疼痛可忍	间断发作,刺痛明显,有如针刺,痛苦勉强可支	持续发作,刺痛较凶,有如刀割,疼痛难忍
痛处拒按	重按才有疼痛,疼痛可忍	轻按即有压痛,痛不可忍	轻按即痛,常用手护痛处,防止触按
心悸	感触而发,或偶尔发作,微感心跳加快,持续时间短,很快缓解	有无感觉均可发生,或间断发作,持续时间较长,亦可自然缓解	经常心跳不安,动则加剧,不能完全缓解
口渴饮水	口中微渴,或口干明显,但饮水量少,或渴思热饮	口渴明显,饮水量不多,但思温或冷水,饮可解渴	口渴尤甚,饮水量多,但思冷饮,饮不解渴
口咸	口中略带咸味,偶尔可见	口中有咸味,或吐痰、吐口水中带有咸味	口中常有咸味,或吃任何食物只能感觉咸味
舌上津少	舌面上只有少许津液,舌质淡红,苔质不燥	舌面缺乏津液,舌质红,苔质颗粒较粗	舌面津液严重亏损,舌质红绛,苔质颗粒粗糙如砂

续表 3

症　状	轻	中	重
舌青紫	舌稍淡紫,舌面有津;舌稍红紫,舌面无津	舌淡紫,舌面有津;舌红紫,舌面无津	舌紫,舌面有津;舌紫,舌面无津
舌质红	舌淡红	舌鲜红	舌深红(略带暗色)
舌质淡胖	舌质淡白,舌体略有增大,伸舌时与口唇四周有少许间隙	舌质淡白,舌体增大,伸舌时与口唇四周间隙减小	舌质淡白,舌体增大明显,盈口满嘴,舌露口外,不能回缩
苔黄	苔淡黄,舌上津润	苔深黄,舌质颗粒粗而干燥	苔焦黄,呈黄褐色,舌面焦干
苔白滑	苔白,舌上有津,苔质细腻	苔白,舌面津液充足,光亮	苔白,舌面水液过剩,伸舌欲滴
苔薄	舌面舌苔似有似无,能清楚看见舌质	舌面有少许舌苔,见舌质	舌面有层薄薄苔垢,隐隐能见舌质
苔厚	舌苔边缘较薄,中心略厚,透过舌苔中心不见舌体	舌苔满布,从舌的表面完全不见舌体	舌苔满布,明显高出舌面,厚厚堆积一层,完全不见舌体
细数脉	脉一息 5 次(每分钟大约 90～100 次)	脉一息 5～6 次(每分钟大约 100～120 次)	脉一息 6 次以上(每分钟 120 次以上)
迟脉	脉一息 4 次	脉一息 3～3.5 次(每分钟 50～60 次)	脉一息 3 次以下(每分钟 50 次以下)
脉浮	轻取即得,但脉象不明显,中取、重取脉象显著	轻取明显,但中取、重取脉象亦显著	轻取最明显,中取、重取不显著
沉脉	轻取、中取脉象轻微跳动,重取明显	轻取无脉,中取脉象轻微跳动,重取明显	轻取、中取无脉,重取明显
脉无力	脉象柔弱,应指略有一点力量	脉象极软,应指缺乏力量	脉象似有似无,应指毫无力量
尺脉不足	浮取不得,中取、重取脉来略有力量	轻取无脉,中取、重取力量不足	轻取、中取无脉,沉取隐约感到尺脉跳动
脉有力	轻取脉跳应指有力,重取力量不足	三部脉应指均有力量	脉象搏动强劲有力,如按坚石

(四)现代医学指标在肾病诊断中的应用

近年来,检验医学的迅速发展使人体许多生理指标的精确定量检测变成现实。运用检验技术揭示中医肾脏病,尤其是肾虚证证候相关生理指标变化规律,将有助于中医医生对肾病的客观认识和病情判断,减少因临床医生个人经验判断失误和认识差异引起的误诊与漏诊。

1. 生化检验指标

(1)性激素:肾虚病人生化指标的改变主要表现为性激素、肾上腺相关激素以及甲状腺相关激素的分泌紊乱。性激素的改变主要体现在卵泡刺激素(FSH)、睾酮(T)、黄体生成素(LH)和雌二醇(E$_2$)等方面。杨敏、李琦等通过实验发现,肾虚病人体内 FSH 和 LH 显著高于正常人群,肾虚病人 T 和 E$_2$ 水平显著低于正常人群,而两组催乳素和孕酮的含量比较差异无统计学意义。史志萍等在探究补肾和生殖类相关激素水平的研究中发现,给予病人补肾治疗能明显提高其体内 E$_2$ 水平含量、降低 FSH 和 LH 的含量。尽管目前对垂体-性腺激素研究颇多,但尚无研究者就具体检验指标提出数据量化标准,相关科研工作还需扩大检测人群,筛选出一个较为敏感的检验组合以供临床诊断时参考。

(2)肾上腺激素和甲状腺激素:沈自尹等早在 2004 年就指出肾虚和下丘脑-垂体-肾上腺皮质-胸腺轴(HPAT)关系密切。董杨等研究发现,肾虚病人促肾上腺皮质激素和皮质醇较正常人群显著降低,表明肾上腺功能减退是肾虚衰老的重要组成部分。蓝健姿等对 168 例肾虚型肾病病人检测发现,肾阴虚

组 T_3、T_4 含量明显高于肾阳虚组，表明肾阳虚组甲状腺功能相对于肾阴虚组有着不同程度的减退。

2. 免疫检验指标　肾虚症状的出现涉及人体免疫功能调节的紊乱，这在近年来的研究中得到证实。王晗对 40 例肾虚病人研究发现，肾虚病人体内补体 C_3、血清总补体活性（CH50）含量显著低于健康对照组。钟伟兰等对妇科恶性肿瘤肾虚病人进行补肾，治疗后发现，病人 $CD3^+T$、$CD4^+T$ 细胞以及 $CD8^+T$ 细胞变化显著，NK 细胞与治疗前相比显著增高。相关研究还发现，肾虚病人 IL-2、IL-10 含量均有所降低，差异有统计学意义；IL-2 降低和 IL-6 升高是肾虚病理基础之一。

3. 分子基因　早期研究表明，肾阴虚时主要表现为血浆环磷酸腺苷（cAMP）含量上升，且 cAMP/环磷酸鸟苷（cGMP）比值升高；而肾阳虚时则主要表现为 cGMP 含量上升，cAMP/cGMP 比值降低。连方等通过对 33 例肾虚病人进行卵巢颗粒细胞基因的测定发现，对比正常人的基因表达，肾阳虚病人差异表达了 319 条，肾阴虚病人差异表达了 313 条，这可能与病人妊娠、胚胎着床等相关，因而卵巢颗粒细胞基因有望成为诊断肾虚和不孕的新目标基因。叶洁等在 392 例骨密度 t 值和肾虚的相关性研究中运用 Man-Whitneyu 检验，发现肾虚病人骨量减少及骨质疏松的比例远大于无肾虚表现的对照组，差异有统计学意义，从而进一步验证了肾虚和骨病间的联系。目前对肾虚检验项目的研究主要集中于生化激素类水平的变化和免疫相关指标的变化，利用现代医学的先进技术阐述中医的传统经典理论已经成为当下的研究热点，相信结合现代临床检验技术定能够为祖国传统中医药学的发展提供更多的科学证据。

（五）"肾在液为唾"在肾病诊断中的应用

《素问·宣明五气》："五脏化液，心为汗，肺为涕，肝为泪，脾为涎，肾为唾。"唾为五液之一，五液的生成源于水谷，赖脾胃运化，输注于脏腑，而后归藏于肾中，故有"肾者主水，受五脏六腑之精而藏之"（《素问·上古天真论》）。肾中藏纳的"水"样（液态）营养物质，既能"淖泽注于骨""泄泽补益脑髓"，使"皮肤润泽"（《灵枢·决气》），还能"灌精濡空窍者也"（《灵枢·口问》），出于口中之唾液，即是由肾液灌注舌窍而成的。若肾之精气充盛，则能蒸化摄纳津液，上承于口，使其津常润，致口中和合，食饮甘味，而且还可灌注脏腑，润泽肢体肌肤。倘若肾之精气不足，温煦、蒸化、摄纳、封藏失常，则可出现多唾久唾或少唾无唾等唾液泌泄失常之病证。因此，肾之功能盛衰可见唾液的变化。

1. 唾液中肌酐的变化　肌酐是肌肉组织中肌酸或磷酸代谢的最终产物，是体内的一种废物，在体内由肾脏排出体外。在肾功能受损时，排出受阻引起血肌酐浓度的升高。由于肌酐是小分子，能够透过细胞膜，从而引起唾液中肌酐含量变化，因此可以测定唾液中的肌酐来评估肾功能状况。刘观昌等通过观察 120 例慢性肾衰竭（CRF）病人与正常人唾液肌酐，发现 CRF 病人随着血清肌酐含量的升高，其唾液肌酐含量也相应增多，二者有明显的相关性，唾液肌酐含量的高低可反映血清肌酐的变化。黎德群等实验结果显示，健康人组唾液肌酐平均浓度为 10.3 mmol/L；肾病病人唾液肌酐平均浓度为 148.65 mmol/L；健康人组血清肌酐平均浓度为 84.5 mmol/L；肾病病人血清肌酐平均浓度为 517.06 mmol/L。健康人的唾液和血清肌酐无相关性，但在肾病病人中有显著相关性。

2. 唾液中尿素变化　血清尿素是体内氨基酸分解代谢的最终产物之一，在肝内合成，通过血液运输至肾脏排出体外。尿素是一种小分子，能够透过细胞膜均匀分布于机体体液。在肾功能受损时，尿素排出受阻，会引起体液尿素浓度的升高。肾脏疾病病人唾液尿素与血液尿素有很好的相关性。近年来研究结果显示，利用相同的临床常规方法对正常人和肾脏病人进行唾液和血液尿素含量分析，健康组和病人组唾液和血液中的尿素浓度均呈显著正相关。而且对于重症病人如尿毒症等，唾液尿素的升高较血液尿素升高敏感，并且随着病情的加重，唾液尿素升高更能反映重症病人的病情变化，尤其是肾衰竭和小儿病人。

与血液标本相比，检测唾液是一种容易操作、对病人无损伤的、可诊断许多疾病的辅助工具。人体内一些小分子物质能透过细胞膜和黏膜，因此血液中一些小分子物质浓度的变化会引起唾液中相应成分的改变。临床上检测尿素、肌酐时用唾液作为标本，容易采集、病人无痛苦，与血液中的相应成分有很好的相关性，能满足临床的需要，有很好的应用前景。

（六）命门学说

1. 命门学说发展历程　命门，首见于《内经》。《素问·阴阳离合论》："少阴之上，名曰太阳，太阳根起于至阴，结于命门，名曰阴中之阳。"《灵枢·卫气》中认为肾之标"在两络命门"，代指眼部左右各一的"睛明穴"。《黄帝内经太素·经脉标本》中也有相关的论述，即"肾为命门，上通太阳于目，故目为命门"。由此可知，在《黄帝内经》时代，命门即指睛明穴或眼睛。而到了《难经》时代，命门学说才得以成形。《难经》三十六难及三十八难中均提出"左者为肾，右者为命门"，"男子以藏精，女子以系胞，其气与肾通，故言脏有六也"。明确指出左肾是肾，右肾为命门，并且认为命门是独立的脏，故脏有六者。命门学说的兴盛主要在明代，主要的代表人物为薛己、赵献可、张介宾等人。薛己作为两代御医，并进而为太医院使，由于他的地位及巨大的影响力，推动了命门真阴真阳学说的形成。到17世纪，经赵献可、孙一奎、张介宾、陈士铎等医家的发展，命门学说成为当时医学理论的核心内容。清代初期经典杂病派出现，这一学派的医家大多排斥命门水火等金元以后的学说对命门学的批判，使命门学说由盛转衰。到了现代，因为主流思想的改变，使命门学说的核心结构与核心理论的结构存在差异，并相互排斥，使命门学说原本的问题被放大，所以在现代全国统编中医基础教材中处于边缘地位。

2. 命门学说现代研究　对于命门的研究，主要表现在命门形态和部位，自《内经》之后，存在着"有形与无形"之说和"右肾与肾间动气"之争。近代医家不断地总结前人的研究成果，提出更多不同的观点。

（1）命门-肾-元气说：张鸿谟认为命门"其气与肾通"，是人体生命的原动力；梁锦铭认为中医学理论所指的"命门"，其位置确与肾有关，但又不完全在肾中。朱晓蕾认为命门与肾同属一体。杜国平从元气的角度论述，认为命门是元气，命门是阴阳的统一体。任艳玲等认为，命门与人体生命调控系统有关。俞洋等认为肾精应该与命门等同起来，把肾与命门的关系理解为命门是肾的高级调节中枢，肾又是机体各脏腑的调节中心，命门通过对肾的调节达到对机体全身的调节。

（2）内分泌调节学说：陈新生认为命门是肾上腺皮质及其功能。而赵棣华认为命门非单一器官功能，而是一套完整的下丘脑-脑垂体-肾上腺皮质系统。邵念方认为命门的物质基础其实为环核苷酸。何爱华认为命门应为自主神经系统，命门功能失调则表现为自主神经紊乱。朱明等通过对现代医学与明代医家关于命门的解剖位置及其功能的描述进行比较，认为命门与肾上腺的位置和生理功能基本相合。沈自尹通过对小鼠进行肾阳虚证的研究后，提出肾阳虚证涵盖神经内分泌免疫网络，且其调控中心在下丘脑的设想。乔富渠通过现代科学实验技术论证，命门在解剖结构上相当于肾上腺，在生理功能上相当于内分泌系统，在脏腑功能上主要归属于肾。郑清国等从前列腺的位置和生理功能方面进行阐述，分析命门即为前列腺。张红英等通过实验论证，认为下丘脑即为命门。

（3）脑为命门之说：郑雅琴总结"以脑为脏"派观点，认为人体阴阳的发源地为命门，而此处亦为元阳元阴之所居，生命之窍，阴阳之宅，因此命门位置应在头部。张志锋认为脑（包括脊髓）即为孙一奎所谓的"坎中之阳"和"肾间之动气"，它是促进人体发生发育的原动力，"命门"实为"生命之门"；并且其部位与"肾间动气说"和"肾间命门说"中所论述的命门的部位和生理功能相似，因此，脑（包括脊髓）即为命门，命门实则就是脑（包括脊髓）。

（4）生殖系统说：孙香艳等对胎儿的成长过程和冷冻受精卵解冻后发育进行研究，高英茂据此推测胎儿成长所需的真阴真阳可能存在于受精卵中。许积成认为命门乃生殖器官。付璐等更是进一步认识到受精卵的功能与命门之内涵相应。

自《内经》《难经》以来，命门学说经后世医家的不断补充，现已形成包括肾、内分泌、脑、受精卵等多解剖结构在内的理论学说，可以认定命门是一个凌驾于五脏六腑、十二经络之上的高层次人体调节系统，命门的功能与人体的遗传、生殖、衰老以及代谢等生理病理过程密切相关。现代学者对命门的部位及功能运用等争议还很大，尚未形成一致认识，还有待于进一步研究发掘。相信随着中医学理论与临床经验的不断继承与发展，推进命门学说等中医理论的发展和创新指日可待。

2016年2月3日，习近平到江西考察江中药谷制造基地时指出：中医药学是中国古代科学的瑰宝，也是打开中华文明宝库的钥匙。当前，中医药振兴发展迎来天时、地利、人和的大好时机，希望广大中医药工作者增强民族自信，勇攀医学高峰，深入发掘中医药宝库中的精华，充分发挥中医药的独特优势，推进中医药现代化，推动中医药走向世界，切实把中医药这一祖先留给我们的宝贵财富继承好、发展好、利用好，在建设健康中国、实现中国梦的伟大征程中谱写新的篇章。现代诊断技术已经普遍应用于临床实践，为临床工作和科学研究提供了非常客观、精确的方法。中医药事业需要发展，要求我们中医人具有现代科学的理论、方法，学会洋为中用，把现代诊断新技术应用于临床，不断提高临床诊断治疗水平，也可以大大促进中医诊断学的发展，促进中医事业的发展。

〔蔡　蔚　蒋　斌〕

六、儿科病证诊断研究

1949 年中华人民共和国成立后，现代科学技术飞速发展，政府对儿童健康十分重视，且大力发展传统医学，中医儿科学进入了快速发展的新时期。在儿科队伍建设方面，逐步发展现代中医中等和高等教育、硕士生、博士生及在职医生的继续教育，在这种较完整的教育体系下，为中医儿科界输送了大量人才，不断提高中医儿科队伍素质，成为学科发展的保证。在书籍方面，整理出版了历代儿科名著及大量中医儿科学术著作，编写了不同层次的中医儿科学教材等。现代中医儿科诊断技术也快速发展，在儿科诊法、脉图分析等方面进行了研究，并且尝试利用血液化学、超声影像等现代技术方法取得的微观辨证资料，与应用传统四诊手段取得的宏观辨证资料相结合，发展了儿科辨证学。

（一）儿科病名、病证规范化的研究

长期以来由于中医医家众多，百家争鸣，其著作纷繁且良莠不齐，名词术语、辨证方法等不规范这些原因，给中医的学习造成很大的困难，关于中医病名、病证等问题是中医界一直争论的问题。一些医家认为发展中医学的病名体系，既要利用现代技术，又要引进一些现代医学病名，"西名中用"有助于中医理论的发展。而制定形成一批相关标准，将中医儿科相关标准资源进行整合，为中医儿科行业的从业人员提供中医儿科标准方面的信息支持，促进中医标准化发展是近代以来的学者所努力研究的问题。在 1990 年"全国中医病名与证候规范研讨会"上就中医的一些疾病、病名、病候等进行规范，其中包括儿科相关疾病。近年来很多学者在整理古今文献、统一病证名称的基础上，制订了一系列证候分类诊断标准，促进了中医儿科学的发展。

以鹅口疮这一病名为例。《疡科心得集·卷上·辨婴孩螳螂子雪口疳梅花疳论》："雪口疳，乃胎热蕴蓄心脾，上蒸于口，舌上遍生白屑，如鹅之口，故又名鹅口。甚则咽间叠叠肿起，致难乳哺，哺时必多啼叫。"关于鹅口疮在古代文献中记载的名称各不一样，如《小品方》中称为"鹅口"，《备急千金要方》中称为"小儿鹅口"，《本草纲目》中称为"鹅口白疮"，《医学研悦》中称为"雪口""马牙"，《疡医大全》中称为"乳鹅"，《本草纲目拾遗》中称为"鹅口疳"，《幼科释谜》中称为"噤口风"。现代已统一病名为"鹅口疮"，在现代胡光慈《实用中国小儿科学》中提及"古谓本病发生，由于心脾之热"。按现代医学，病原体乃白假丝酵母菌。每由不洁之乳房、哺乳器、营养品等传染，皮上损伤及自然预防力消失为发病之因素。一般发生于衰弱之婴儿、早产儿及营养不良之小儿；健康儿未受伤之黏膜上并不繁殖。如奶癣，在《圣济总录·卷一百八十二·小儿癣》："论曰小儿体有风热，脾肺不利，或湿邪搏于皮肤，壅滞血气，皮肤顽厚，则变诸癣。或斜或圆，渐渐长大，得寒则稍减，暖则痒闷，搔之即黄汁出，又或在面上，皮如甲错干燥，谓之奶癣。"古代文献中名称也不一，《诸病源候论》中称为"乳癣"；《幼幼新书》中称为"小儿奶癣""胎癣""肥疮""炼银疮癣"；《太平惠民和剂局方》中称为"湿奶癣"；《儒门事亲》中称"眉炼""小儿眉炼""眉炼疮"今已统一病名为奶癣，西医谓之小儿湿疹。刘弼臣在《中医儿科治疗大成》中提及："婴儿湿疹，古名胎疮、奶癣、乳癣、浸淫疮等。其主要特征为皮肤表面出现细粒红疹，奇痒流水，反复发作，蔓延迅速，好发于婴儿头面部。"

在国家的支持下，中医儿科标准化工作有了很大的成就。据不完全统计，目前我国已有中医儿科国家标准、行业标准 40 多部，内容涉及儿科常见病种 40 多种，其中包括国家标准《中医病证诊断疗效标准》，它包括 33 个病种，行业标准 40 部及儿科疾病的诊断疗效标准等。当然也有一些独立的中医儿科标准，如南京中医药大学研究制定的《中医儿科常见病诊疗指南》等。我国首创中医儿科标准数据库，它依据中医药标准的分类体系，并结合中医儿科标准化工作发展现状，建设中医儿科标准系列数据库。其中主要包括：中医儿科相关标准系列数据库、中医儿科基础标准、中医儿科诊疗标准、中医儿科技术标准、中医儿科其他标准等；西医儿科相关标准系列数据库等，内容涉及理、法、方、药，如名词术语标准、中药学标准、方剂标准等；中医儿科诊疗标准收集的是与中医儿科临床疾病诊疗相关的标准，如诊断疗效标准等；中医儿科技术标准收集的是与中医儿科相关的技术操作规范，包括中医儿科临床技术操作标准和中医儿科研究相关技术标准，中医儿科其他标准收集的是包括管理标准等在内的其他中医儿科标准，西医儿科标准收集的是与中医儿科相关的现行西医儿科标准。

中医儿科标准化研究是现代科学研究方法与中医药结合的产物，是中医药发展的自身要求和必然，对于中医儿科病名、病证的统一能更大限度地使人们熟悉和接受，也更加有利于中医儿科学的推广和发展，也使临床医生在诊疗过程中有章可循，从而让诊疗过程更加规范，相信在儿科医家的努力下中医儿科的发展也会越来越好。

（二）儿科疾病辨证规律的研究

近代许多医家都为中医儿科的疾病的辨证规律做了很多研究，如王孟清教授探讨小儿迁延性、慢性腹泻的证候特征、证候的影响因素及其病理演变规律，分析本病的辨证规律。辨病名：小儿迁延性、慢性腹泻是指病程超过 2 周的小儿腹泻病，其中病程 2 周至 2 个月者为迁延性腹泻，大于 2 个月者为慢性腹泻。因本病病程较长，时间界限常绝对分开，故现代医学常将二者合称，简称小儿迁、慢性腹泻。就病程而言，本病属中医学"久泻"范畴。辨病位：久泻病位，古人常责于脾肾胃肠及下焦，并以此作为辨证的基础。治法运用规律：久泻的治法主要包括补脾、温肾、升提、固涩，其运用的一般规律为：脾胃亏虚者补脾，久泻及肾者温肾，气虚下陷者升提，滑脱不禁者固涩。据证选方规律即古代医家治疗小儿久泻选方的一般规律：脾胃气虚常选参苓白术散、五味异功散、七味白术散；脾虚下陷常用补中益气汤；脾胃阳虚常用益黄散、八味理中汤、人参理中汤或理中汤加附子；脾肾阳虚常用六味地黄丸、附子理阴煎、六味回阳饮等。据症选方规律即根据常见症候选方的规律为：久泻脱肛多用补中益气汤、四君子汤；滑脱不禁常用胃关煎、术附汤、六神散；泄久而渴不止者多用白术散；久泻发热者常用白术散；久泻，面色青黄，肠鸣厥冷者常用五味异功散。治病之道在于用药，古代医家治疗小儿久泻的方剂近30 首，但用药不多，其用药的一般规律如下。补脾：常用药物有人参、黄芪、白术、山药、茯苓、白扁豆、芡实、莲子、党参、炙甘草等；温中：常用药物有干姜、附子、吴茱萸、肉豆蔻、伏龙肝、益智等；温肾：常用药物有补骨脂、附子、干姜、肉桂、吴茱萸、益智、熟地黄等；涩肠：常用药物有赤石脂、乌梅、诃子、罂粟壳、五味子、枯矾、龙骨等；升提：常用药物有升麻、黄芪、人参、白术等。此外，尚有根据病情选用化湿、行滞药者，常用化湿药有广藿香、苍术，常用行滞药有木香、青皮、陈皮、神曲。通过上述辨证规律研究能很好地指导临床。

还有学者通过文献研究与计算机统计分析相结合的方法，对历代小儿水肿的方药进行了系统的分析研究，从中总结和归纳出较为完整的中医辨证治疗的规律和方法。其通过运用文献学方法，收集古今文献，系统分析小儿水肿的病名沿革、病因、病机、辨证、治则、方药和现代临床及实验研究，从整体上认识小儿水肿辨证论治的发展规律；并运用统计学方法，从方药使用的角度出发，对元代以前、明代、清代和近现代小儿水肿的证治状况和特点进行统计分析研究，通过分析统计结果，结合文献研究和中医药基础理论，探求小儿水肿的方药证治规律，认为脾虚失运、气滞湿阻、湿热壅盛、风遏水阻、瘀血内停是本病主要病因病机，水湿、瘀血、热毒既是致病因素，又是病理产物，是影响疾病转归的重要因素；利水消肿、健脾益气、行气化湿、清热利湿、宣肺利水、活血利水为主要治法；在以利水渗湿药为主组方的基础上，加减配伍，是治疗小儿水肿的有效方药。然后结合历代中医对小儿水肿的认识、方药统计分析结果和中医体质学说，分别论述了本病辨病因、病位、体质的辨证三要素。认为其病因当分内外，病位在肺脾肾，体质则包括气虚、阳虚、阴虚、痰湿、阳热和蕴毒等 6 类基本体质，并根据统计学分析结果，对小儿水肿的辨证论治规律进行了重新认识和探讨。并且基于权威的中医临床各科教材，总结中医临床各科疾病的"证素"分布特点，为开展证素辨识模型训练研究筛选证素。通过选择《中医儿科学》中的病证记录，经证型术语规范化及证素拆解后，进行频数统计及对比分析。儿科疾病证素以肺、肌肤、动风、外风为特色。肺为"华盖"，上通于喉，开窍于鼻，且与外界相通，故风邪犯肺，可径直而入。风为百病之长，易与寒、热等邪结合而侵犯人体。且小儿脏腑娇嫩，肺脏虚弱，更易致外风侵入。若外邪入里化热，调治不当，则容易轻病变重，重病转危，而出现高热、惊厥等危候。小儿具有"易热"的特点。明代医家万全曾曰："小儿病则有热，热则生风，不可不调理也。"外邪入里化热，易致心肝热盛，引动肝风。热则生风，风盛则痒，由此可出现皮疹、瘙痒等症状。

许多学者对儿科疾病进行了辨证规律的分析，如杨配力对于小儿支气管炎中医证候规范化研究、徐超对于儿童肺炎中医证候特点及演变规律研究、马萌对于小儿厌食症中医体质类型与证候相关性研究、林燕燕对于性早熟女孩中医证候分布规律及中医证候量化的研究、营在道对于小儿哮喘脾气虚证辨证体征初步量化研究。许多近代医家对中医儿科辨证规律的研究，为中医儿科的发展做出了贡献，也能更好地指导临床。

（三）数据挖掘法在儿科的运用

数据挖掘又称数据库中的知识发现，是指从大型数据库或数据仓库中提取隐含的、未知的、非平凡的及有潜在应用价值的信息或模式，是为解决"数据丰富，知识贫乏"状况而兴起的边缘学科之一，是一种能够从海量数据中获取知识的可靠技术。这一特点正满足中医药信息化发展的需求。它一般要经过数据采集、预处理、数据分析、结果的解释评价等一系列过程，最后将分析结果呈现在用户面前。强大的查询分析功能为实现对名老中医临床多维关系的分析提供了基础。其分析结果能够体现并分析中医临床以人、以病证、以处方及以治疗等不同角度的关联规律和经验知识，对中医临床进行总结归纳，为中医理论框架和科学假设的形成提供思路和启发。如对儿科名家学术思想进行数据化挖掘，研究其理论，运用聚类分析、列联分析、判别分析、因子分析等数据挖掘的方法，多维动态分析出刘弼臣教授辨证特点、诊断技巧、组方特点、治疗方案、疗效特点、证候演变规律等情况。研究主要遵循"证法方药"的研究路线，重点挖掘分析刘弼臣教授诊疗小儿咳嗽的经验及辛苍五味汤的使用规律，基本挖掘整理出符合刘弼臣教授在这方面的临床诊疗经验。如在中医小儿肺炎的数据挖掘主要完成的功能包括数据管理、数据预处理、数据挖掘、数据分析、性能分析、疗效判定、系统日志等。其中，数据管理完成数据的录入、查询和维护。数据预处理模块主要完成生成挖掘工作用的完整、简约、没有错误的数据。数据挖掘模块的功能是进行聚类分析、关联规则、时间序列分析，生成客观的中医小儿肺炎辨证规范、疗效评价体系。数据分析模块将调用工具进行数据的多维分析查询，提供给用户一个多维的直观的数据。查询结果、性能分析用于比较各个不同算法的性能。进行性能测试疗效判定模块的主要功能是依据通过挖掘生成的判定标准等进行对比分析，最终生成标准的、客观的疗效判定标准。系统日志模块主要完成记录整个系统的使用情况、数据集的使用情况、算法执行的时间等信息，便于系统管理者进行系统信息的分析和统计。再如王继军等通过对《小儿痘疹方论》中治疗小儿痘疹的78首复方用药规律的挖掘分析，发现治疗以补虚药、清热药、解表药、利水渗湿药等中药为主，单味中药以甘草、人参、茯苓、当归、白术等药物为主，为现代临床辨证施治提供更科学合理的理论依据。王进进等通过对900余例小儿感冒的信息进行挖掘，总结出小儿感冒的常见病因、9种分类证型，以及使用频数最高的方剂和药物，为中医儿科临床辨证施治提供参考。郑燕霞等为研究小儿慢性咳嗽的中医证素特征，采用数据挖掘方法对所得数据进行分析，结果表明病位证素主要在肺、表、脾，病性证素主要为风、痰、气虚。潘芳等运用支持向量方法对孔光一教授诊治小儿外感咳嗽风热犯肺证医案进行了挖掘，提炼出宣肺、解毒为主的治法，并归纳出桑叶、金银花、连翘、黄芩为主的用药规律。郝宏文等通过信息挖掘技术对王素梅诊治的757例多发性抽动症患儿的证候要素分析，通过对其常见证型、证素、病机的归纳，总结出王素梅治疗多发性抽动症之健脾平肝、熄风通络的治则大法。虽然数据挖掘在中医儿科的运用带来很多好处，但由于中医药学的特殊性，中医药名词种类纷繁复杂，存在描述重复、歧义、不确定等问题，影响挖掘结果的质量。其次，中医药同一领域、同一类型的数据挖掘方法未形成统一，以致挖掘结果的可靠性及效用度尚有待考量。所以数据挖掘的结果需与客观实际相结合，单纯依靠计算机信息技术得出的结果，不能完整反映名医名家的内在思维活动，仍然要结合个体以做出评估。

（四）现代检测手段在儿科诊断中的应用

现代检测技术的发展，提高了中医儿科在诊断方面的能力。如红外热像仪在儿科临床的运用，红外热象仪探测的是人体的红外辐射能，能够动态、连续、全面、重复记录人的体表温度，从时间上（连续性、可重复性）、空间上（全面性、整体性）观察体表温度变化，获得人体热能量结构的信息，早期发现人体功能改变，为临床医生提供参考，并且还能追踪病情发展的变化，为治疗方案的选择提供依据。此外，它还是一个安全无损伤、无放射性、灵敏快捷的诊断方法，这是其他诊断仪器无法比拟的。越来越多的中医专家关注并参与红外热像检测技术在中医领域中的研究和临床应用，红外成像检测技术在中医科研临床领域发挥出很大的作用。目前有文献在研究通过红外热像仪来获得儿童面部和舌部红外热像图谱，进而可以有效鉴别脸部各部位的温度和温差，将红外热像获得的面部温度场分布与中医五色望诊进行对应观察，据此可以依据面部和舌部的红外热像谱特征诊断疾病。虽然红外热象技术能帮助临床诊断，但由于该技术尚未完全成熟，需要进一步验证，且大多数的研究所测得的红外观察值是所测部位的绝对温度值，而不是该部位的相对温度值，这个数据很容易受阳光、湿度、温度及人体状态的影响，产生误差，所以应辨证的看待。

胃电图对于儿科诊断也有一定帮助，它是一种通过感知、获取、分析胃电节律来检测胃部疾病的检测手段，近年来在儿科应用逐渐广泛，也有研究文献报道，如朱莉娜等对 160 例胃电图按检查顺序统计，其中临床脾虚主证辨证者 124 例，胃热者 36 例，从数量上看前者患儿占绝大多数，符合小儿"脾常不足"的生理特点。脾虚胃痛的胃电图特点是幅值降低，波形不规律。胃热胃痛的胃电图特点为幅值在正常值的高限内或明显升高，未出现低于正常值的病例，其波形无规律。两型不同的中医辨证病例胃电图变化有实质性不同，幅值的变化在一定程度上反映了胃的运动功能，这些特点可以作为小儿临床脾胃辨证分型的参考依据，对中医疗效评价与证情变化的观察有实际应用价值。胃电图检查因无痛苦、简便，深受欢迎，但其发展成熟还需要很长的过程。

新中国成立以来，通过运用内镜等现代检测手段，对胃脘痛进行多角度较广泛的研究。这些研究包括中医宏观辨证分型与胃镜诊断内在联系和规律性的总结、胃镜下胃黏膜微观辨证与宏观辨证的比较，将"胃镜像"引入中医儿科辨证施治领域内，为探索小儿胃脘痛临床研究提供科学化和规范化依据。通过宏观辨证与胃镜像结合诊治胃痛，有利于将"胃痛"这一模糊的泛指病名明确化，有利于更好地总结辨证规律、把握疾病本质，有利于开阔思路、提高疗效。胃脘痛在中医学中是一个以症状和病位命名的模糊的泛指病名，经过大量研究发现，成人胃脘痛可包括现代医学中的慢性胃炎、消化性溃疡、十二指肠炎、胃神经官能症、胃黏膜脱垂症、胃痉挛、上消化道肿瘤等疾病。小儿脏气清灵，生机旺盛，与成人相比，疾病尚属单纯，病程相对较短，故小儿胃脘痛必然有不同于成人的特点，不能将小儿简单地视为成人的缩影，需要具体研究其自身特点，总结小儿胃脘痛的辨治规律。新中国成立以来尤其是近 10年，随着 B 型超声、上消化道造影、胃电图、内窥镜等检测手段在儿科的应用，以及对小儿胃脘痛病因病机、发生发展规律认识的深入，中医从整体观念出发，发挥辨证论治的优势，使小儿胃脘痛的治疗效果显著提高，为儿童的健康成长作出了积极的贡献。胃镜像是指在胃镜下所见的客观征象，它不但能提供现代医学某些疾病的诊断依据，也能提供中医学特有的虚寒、湿热、阴虚、血瘀等微观辨证表现，从而延伸了传统中医四诊中望诊的深度和范围。有研究将 300 例胃脘痛患儿进行胃镜检查及临床观察，将胃镜下黏膜辨证分为 5 型，即胃肠虚寒型、胃肠滞热型、肝胃不和型、胃络阴伤型、胃肠瘀滞型，临床宏观辨证分为脾胃虚弱（寒）、湿热中阻、肝胃气滞、胃阴不足、胃络瘀滞 5 型。各宏观证型与胃镜下黏膜病变有密切的关系，并有一定的规律性，说明中医宏观辨证是有其微观病理基础的。利用胃镜进行黏膜望诊，进一步延伸了中医望诊的深度和广度，可为中医辨证论治提供一些客观指标，也为中西医结合防治食道、胃、十二指肠疾病，提高临床疗效打下一定的基础。虽然胃镜像能帮助诊断，但由于黏膜微观辨证在一定程度上是整个机体病变在局部的集中反映，必然要受到病人体质、反应性等的影响；另一方面，整体反应性与局部反应性之间会有差异；这就会造成临床宏观辨证与黏膜微观辨证在一些病例中表现不一致。

脉象为重要的中医四诊信息之一，鉴于脉象的主观性，现代多采用客观化方法研究脉象，使用脉象仪采集脉象信息，通过分析脉图参数，比较不同病情、证型之间的脉象特征。脉诊是中医诊断疾病的重要方法，脉诊的现代研究不断深入，小儿脉象的客观化研究也逐步发展，如通过分析小儿反复呼吸道感染各证型脉图参数的差异，探讨小儿各证型脉象客观指标的规律。费兆馥等研究证实，发热时脉图参数 t 值减小，心率加快。在脉诊仪中 h_1 为主波幅度，主要反映左心室的射血功能和大动脉的顺应性，t 为心动周期，w 为主波上 1/3 高度处的宽度，相当于动脉内高压水平所维持的时间，w/t 为主波上 1/3 高度处的宽度值与脉动周期的比值，相当于动脉内持续高压时间在脉动周期中所占比例，其值主要反映动脉管壁弹性和外周阻力大小，是弦脉、滑脉的主要判别指标之一。h_3、h_3/h_1 为重搏前波幅度及其与主波幅度的比值，主要反映动脉血管弹性和外周阻力状态。h_4、h_4/h_1 为降中峡幅度及其与主波幅度的比值，主要反映动脉血管外周阻力大小。h_5、h_5/h_1 为重搏波幅度及其与主波幅度的比值，主要反映大动脉弹性（顺应性）和主动脉瓣功能情况。如有文献通过应用脉象仪检测健康儿童与患病儿童脉图参数，进行统计分析，结果发现与健康对照组比较：易感儿组 h_1、h_3、h_4、h_5、t、h_4/h_1 降低；小儿反复呼吸道感染肺气虚组 h_1、h_3、h_4、h_5 降低；风热犯肺组 h_4、h_5、t、w、h_3/h_1、h_4/h_1、h_5/h_1 降低；痰热壅肺组 h_1、h_3、h_4、h_5、t、w、h_3/h_1、h_4/h_1 降低；风寒犯肺组 h_5、t、h_5/h_1 降低，脉图参数可为小儿反复呼吸道感染辨证分型提供客观依据。相信脉诊仪在儿科临床运用会随着时间的推移而逐渐广泛运用。

甲襞是指环绕甲体周围的肌肤皱襞肌肤，支持甲体并供应血液与营养。甲襞孙络密集，呈微细网络。目测检查时要观察皱襞形态、色泽、孙络动态，甲襞与甲体结合状况是否规整，有无缺损，甲襞微循环是否良好等。微循环一般是指管径在 100 μm 以下的微细血管网中的血液循环。微血管和微淋巴管是身体内各器官的最小功能单位的组成成分之一，微循环直接参与细胞、组织物质交换的体液（血液、淋巴液、组织液）循环。微循环研究的主要内容为：研究在微血管内的各种体液（包括毛细淋巴管内、细胞、组织间隙内的体液）流动的规律及管壁与体液的关系；研究炎症、水肿、出血、过敏、休克、肿瘤、烧伤、冻伤等基本病理生理过程中微循环变化的特点和在发病过程中的意义；通过对研究各种疾病、外伤时微循环的改变，进一步更加深入、直观地阐明在疾病的诊断、病情的分析、预后的疗效评估等各个方面的意义；还能够根据微循环变化的特点和规律对某些疾病、外伤，制定合理的治疗方针，以及进一步的救治措施；研究体内重要器官的微循环的变化特点与体内重要器官的特殊功能，以及新陈代谢之间是否存在内在的联系；同时也在加深理解、发扬祖国的传统医学方面起着重要作用。微循环在一定程度上与身体各器官的功能有联系。如肾脏的微循环系统直接参与了尿液的排泄，如果没有肾小球微血管的血液循环，则肾脏不能完成其过滤功能；如果没有肾脏远曲小管及近曲小管周围微血管的血液循环，则不能完成尿液的吸收、浓缩以及分泌的功能。如肺脏的微循环直接参与肺泡与周围毛细血管的物质、能量交换。肝脏的微循环参与了肝脏的代谢功能。这些重要器官的血容量和流量都比较大。脑组织、睾丸的微循环系统主要任务是完成脑组织、睾丸组织的物质、营养交换，它们血管中的血容量相对比较小，说明参与交换的面积不大。但是其血流的速度快，血流量还是比较大的。临床微循环的常用观察部位为甲襞及球结膜等。指（趾）甲由多层排列紧密的角化细胞构成，露在外面的为甲体，埋于皮肤内的为甲根，甲体下面的为甲床，甲体周缘的皮肤为甲襞，甲体与甲襞之间的沟为甲沟，甲根附着处的甲床上皮为甲母质，是甲的生长区。文献报道采用多部位微循环仪及微机测量系统，观察急性肾小球肾炎患儿急性期（入院时）及恢复期（综合治疗后）甲襞微循环改变并与正常儿童对照，可以观察到其血流变化规律，临床上运用微循环仪监测急性肾小球肾炎患儿各个不同时期的甲襞微循环，指导应用双嘧达莫、低分子右旋糖酐、川芎嗪、复方丹参等活血化瘀、改善微循环的药物以减少并发症的发生，对缩短患儿病程有一定的意义。

中医儿科学的形成和发展已有数千年的历史，目前正在向着学科现代化的方向前进。中医儿科学的现代化，就是要建立起一整套源于传统中医儿科，适应未来社会需要，与现代科学自然衔接、协调发展的全新理论和实践体系。中医儿科诊断方面也需要我们更加努力钻研，科学研究是其必由之路，人才培养是其基础工程，相信经过长时期的努力，中医儿科学的现代化，将会随着整个中医学的现代化而逐步实现。

〔谢 静 饶 慧〕

七、妇科病证诊断研究

妇科疾病的诊断和其他科一样，必须通过望、闻、问、切四诊，全面了解经、带、胎、产的病症特点和全身表现。把获得的多方面信息运用辨证方法进行综合分析，找出疾病的发生原因和病理机制，确定脏腑经络气血的病变性质，作为妇科疾病辨证施治的依据。

（一）妇科疾病四诊要点

妇科疾病的四诊要点，在诊察全身症状、舌苔、脉象的同时，着重经、带、胎、产方面的诊察方法，在临证时一定要通过望、闻、问、切四诊合参，对病人情况进行全面的调查了解。

1. 望诊 根据妇科疾病特点，望诊时除观察病人的神志、形态、面色、舌象外，应注意观察月经、带下以及恶露的量、色、质的变化。

（1）望形神：在妇科临床上，望形神的改变对诊断疾病的性质和轻重有重要参考价值。若神思清楚，捧腹曲背，面容痛苦，多为妇科痛症，或为经行腹痛，或为胎动不安腹痛，或为产后腹痛；若妊娠足月，腹痛阵作，坐卧不宁，是临产之象；若头晕困倦，甚至昏不知人，肢冷汗出，面色苍白或晦暗，多为妇科血证，或为经血过多，崩漏暴下，或为堕胎、小产、胎堕不全、异位妊娠，或为产后血崩；若神情淡漠，向阳而卧，欲得衣被，面色白或青白，多为妇科寒证，或为月经错后、闭经，或为妊娠腹痛，或为宫寒不孕；若神昏谵语，高热不退，躁动不宁，面赤息粗，多为妇科热证，或为感染邪毒产后发热，或为热入血室。

（2）望面色：包括颜色和光泽两部分，可以反映脏腑气血盛衰和邪正消长状况。面色白者多属气虚、阳虚；面色苍白者，多为急性大失血或气血两虚；面色红润者，多为气血充盛，或血热；面色浮红而颧赤者，多为肺肾阴虚或阴虚血热；面色萎黄少泽者，多为血虚、脾虚；面色紫黯者，多为气滞、血瘀或血寒；面色晦黯者，多为肾气虚、肾阳虚；兼目眶黯黑者，多属肝肾亏损。

（3）望唇舌：包括望口唇、望舌质、望舌苔。

1）望口唇：口唇的颜色、润燥等变化反应脾胃的情况。唇色红润，是脾胃健运，气血充盛的正常表现。

2）望舌质：舌为心之苗窍，五脏六腑通过经络、经筋都直接或间接与舌相连，脏腑精气上荣于舌，故脏腑的病变都反应于舌。舌质的颜色、形态、荣枯对判断邪正关系、病情进退有很重要的价值。

3）望舌苔：望舌苔的颜色，可察病变之寒热；舌苔的厚薄，可辨邪气之深浅；舌苔的润燥，可验津液之盈亏。

（4）望月经：经量过多，多属血热或气虚；经量过少，多数血虚、肾虚或寒凝血滞；经量时多时少，多属气郁、肾虚；经色紫红或鲜红，多属血热；经色淡红，多属气虚、血虚；经色紫黯，多属瘀滞。经质黏稠，多属瘀、热；经质稀薄，多属虚、寒；夹紫黯血块者，多属血瘀。

（5）望带下：带下色白，多属脾虚、肾虚；带下色黄，多属湿热或湿毒；带下色赤或赤白相兼，多属血热或邪毒；带下质地清稀，多属脾虚、肾虚；带下质地黏稠，多属湿热蕴结。

（6）望恶露：恶露量多、色淡、质稀者，多属气虚；色鲜红或紫红，质稠者，多属血热；色紫黑多有血块者，多为血瘀。

2. 闻诊 包括耳听声音、鼻嗅气味两个方面。

（1）耳听声音：听病人的语音、呼吸、吸气、叹息、痰喘、咳嗽等声音，帮助判断病在何脏何腑，属虚属实。寡欢少语,时欲太息,多属肝气郁结;语音低微者,多属中气不足;声高气粗,甚或语无伦次者,多属实证、热证;嗳气频作,或恶心呕吐者,多属胃气上逆,脾胃不和;喘咳气急者,多属饮停心下,或肺气失宣。

(2)鼻嗅气味:了解病体及病室气味,以辨阴阳、寒热。在妇科主要是了解月经、带下、恶露等气味。若气味腥臭,多属寒湿;气味臭秽,多属血热或湿热蕴结;气味恶臭难闻者,多属邪毒壅盛,或瘀浊败脓等病变,为临床险症。

3.问诊　通过问诊可以了解病人起居、饮食,特殊的生活习惯等,同时了解疾病的发生、发展、治疗经过、现在症等与疾病相关的情况,为诊断提供重要依据。在妇科疾病诊察过程中,要熟练掌握与妇女经、带、胎、产有关的问诊内容,并围绕主诉进行仔细询问。

(1)年龄:不同年龄的妇女,由于生理上的差异,表现在病理上各有特点,因此在治疗中也各有侧重。《素问病机气宜保命集·妇人胎产论》:"妇人童幼天癸未行之间,皆属少阴;天癸即行,皆从厥阴论之;天癸已绝,乃属太阴经也。"一般来说,青春期常因肾气未充,导致月经疾患。育龄妇女由于胎产、哺乳,肝肾失养等,常出现月经不调、胎前、产后诸病。中老年妇女易脾肾虚衰,常发生经断前后诸证、恶性肿瘤等。因此,询问年龄在妇科诊断上具有一定参考价值。

(2)主诉:主诉应该包括两个要素,即主要病证性质和发生时间。"主诉"在问诊时必须首先询问清楚,在具体书写时要求文字简练、精确。主诉为其他问诊内容提供了线索,在疾病诊断上具有重要价值。

(3)现病史:包括发病原因或诱因,起病缓急。开始有哪些症状、治疗经过与效果以及现在有何症状等。

(4)月经史:了解月经初潮年龄,月经周期,经行天数,末次月经日期,经量、经色、经质的变化,经期前后的症状,现在或经断前后的情况。经期提前,多属血热或气虚;经期错后,多属血虚或寒凝;经期或先或后,多属肝郁或肾虚。月经持续超过7日以上者,属月经过多或经期延长;不足2日者,为月经过少。育龄妇女突然停经,应注意是否妊娠。若经前或经期小腹疼痛拒按,多属实证;经后腰酸腹痛,按之痛减,多属虚证。胀甚于痛者,多属气滞;痛甚于胀者,多属血瘀;小腹冷痛喜按,得温痛减,多属虚寒;小腹冷痛拒按,得温痛减,多属寒实。

(5)带下:询问带下的量、色、质、气味等情况,也须结合望诊、闻诊进行辨证。若带下量明显增多,色白清稀,气味臭者,多属虚证、寒证;色黄或赤,黏臭秽者,多属热证、实证。同时还应注意阴部有无坠、胀、痒、痛等情况。

(6)婚产史:问结婚年龄,配偶健康状况,孕产次数,有无堕胎、小产、难产、死胎、葡萄胎、产后诸病,以及避孕措施等。

(7)既往史:目的在于了解过去病史与现在妇科疾病的关系,既往有慢性肾病史者,怀孕后易发浮肿;既往有高血压病史者,怀孕末期患子晕、子痫概率增大,而且病情较重,应予以重视;有严重贫血、心力衰竭、药物中毒、严重感染等病史者,常出现死胎、堕胎、小产;有结核病史、反复刮宫病史者,易患闭经。

(8)家族史:着重了解有无遗传性疾病、肿瘤病史等。另外,肝炎、肺结核也有一定家族性,与生活上的经常接触有关。

(9)个人生活史:包括职业、工作环境、生活习惯、嗜好、家庭情况等。如久居湿地,或在阴湿地区工作,常为寒湿所侵;偏嗜辛辣,易致血热;家庭不睦,常使肝气郁结;经期产后,房事不禁,易致肾气亏损,或感染邪毒。

4.切诊　切诊包括脉诊与按诊两个部分。

(1)脉诊:妇科疾病寒、热、虚、实的辨证,其脉诊与其他科相同。这里仅就经、带、胎、产的常见脉象阐述如下。

1)月经脉:①月经常脉:月经将至,或正值月经来潮期间,脉多滑利。②月经病脉:月经病脉主要有虚、实、寒、热四个方面。

2）带下脉：带下量多，脉缓滑者，多属脾虚湿盛；脉沉弱者，多属肾气虚损；脉滑数或弦数者，多见热；脉沉紧或濡缓，多见寒湿。带下过少，脉细数者，多属肾阴亏损；脉弦涩者，多属血瘀津亏。

3）妊娠脉：①妊娠常脉：已婚妇女，平素月经正常，婚后停经且脉来滑数冲和，左寸动甚，伴有嗜酸或者呕吐等表现，为受孕怀胎之候。②妊娠病脉：若妊娠现沉细而涩，或两尺弱甚，多属肾气虚衰，冲任不足，易致胎动不安、堕胎等。

4）临产脉：又称离经脉。《脉经》："怀妊离经，其脉浮，设腹痛引腰脊，为今欲生也，但离经者，不病也"。一般来说，离经脉是六脉浮大而滑，即产时则尺脉转急，如切绳转珠，同多种妇科疾病时中指本节、中节甚至末端指侧动脉搏动。

5）产后脉：①产后常脉。产后冲任气血多虚，故脉多见虚缓和平。《四诊扶微》："新产之脉，沉细缓为吉。"②产后病脉。脉浮滑而数，多属阴血未复；虚阳上泛，或外感实邪；脉细伴乳汁不足，为气血虚弱之候；脉沉细瞌冒，目无弱者，多属虚脱虚损诸证；脉弦紧伴腹痛，恶露不下，多为寒凝气滞。

（2）按诊：妇产科疾病的按诊，主要是按察腹部、四肢。凡痛经、经闭、癥瘕等病，临证应按察小腹，以辨证之虚实，以明结块之有无，并审孕病之区别。若妇女经行之际，小腹疼痛拒按，多属实证；隐痛而喜按，多属虚证；诊四肢不温，小腹疼痛，喜热喜按，多属虚寒。总之，临床上宜四诊合参，抓住主症，分析病变所在，才能做出正确的诊断。

（二）现代中医诊断方法在妇科临床研究中的应用

1. 脉诊仪在妇科临床　自20世纪50年代以来，结合现代科学技术的最新进展，对脉诊学的理论、诊脉方法、临床诊断和实验研究等方面均开展了大量工作，取得了较大的进展。对人体脉搏系统和脉搏信息的定量研究，是其最具有应用价值的方面。国内的研究者根据中医诊脉的原理，研制了种类繁多、性能各异、工作原理不同的脉象传感器。通过对中医脉诊客观化研究的发展历程和现状进行分析，首次提出通过采集妊娠脉象，利用数字信号处理技术，找出并提取妊娠脉象中跟婴儿性别相关的特征信息，建立定量采集、分析人体脉搏波的一般方法，将分析脉搏波中产生此特征信息的成因，对检验、完善脉搏系统力学模型具有指导意义；以妊娠脉象和婴儿性别为研究突破口对脉诊客观化研究具有较大意义。

2. 舌诊仪在妇科疾病舌诊客观化研究中的应用　临床多囊卵巢综合征（PCOS）病人的中医证候规律及舌象特征可采用数码相机拍摄病人的舌象照片，通过图像统一化处理对舌象的颜色、形态、舌苔等进行分析。还可用中医舌象数字化分析仪采集治疗前后的舌象客观化参数，研究中药治疗肝郁肾虚证和湿热瘀阻证慢性盆腔炎病人前后的舌象变化。舌色分析软件可用于心血管疾病、消化系统疾病及妇科疾病病人的舌色、舌苔面积进行比较，以舌质色调、明度、饱和度、红色值、绿色值、蓝色值等定量指标作为评估中药疗效的客观指标。舌诊仪可作为进行中药疗效客观评价的方法之一。

（三）妇科疾病辨证要点与常见证型

妇科疾病的辨证要点，是根据经、带、胎、产的临床特征，综合全身症状、舌象、脉象，按照辨病与辨证相结合的原则确定诊断。妇科采用的辨证方法主要是脏腑辨证和气血辨证。

1. 脏腑辨证　脏腑辨证是以脏腑的生理病理为基础进行的辨证分析，以便掌握各脏腑病变的证候特征。

（1）肝病辨证：肝主藏血，血海的蓄溢受肝气所司；主疏泄，通过疏泄肝气以调节血海蓄溢，调节情志，使气畅血旺，对月经周期、血量恒定起关键作用；肝亦是女性生殖功能调节的枢纽。肝病在妇科临床上主要表现为实证和虚中夹实证，有肝气郁结、肝郁化火、肝经湿热、肝阳上亢、肝风内动等证型，并可见于多种妇科疾病，如月经先期、月经先后无定期、痛经、闭经、崩漏、带下病、阴痒、妊娠恶阻、妊娠眩晕、妊娠诸证、缺乳、不孕等。

（2）脾病辨证：脾乃后天之本，气血生化之源，为统血摄血之脏，具有运化之功。女子以血为用，月经的主要成分是血，妊娠又依赖血下注胞宫以育胎，分娩时需赖津血助其娩出，哺乳时的乳汁亦由血所化生。《妇科要旨》："虽言心主血，肝藏血，冲、任、督三脉俱为血海，为月经之源，而其统血则惟脾胃，脾胃和则血自生，谓血生于水谷之精气。"妇科诸多疾病确由脾病所致，而脾病在妇科临床上主要表现为虚证或虚中夹实证，有脾气虚、脾阳虚等，脾病导致的妇科疾病有月经先期、月经后期、月经过多、闭经、经行泄泻、带下病、妊娠恶阻、胎动不安、妊娠肿胀、子宫脱垂，不孕、崩漏等。

（3）肾病辨证：肾为先天之本，主藏精，主人体生长、发育和生殖。若妇女肾气不足，冲任亏损，便发生经、带、胎、产各方面疾病。肾病在妇科临床上主要表现为虚证，有肾气虚、肾阴虚、肾阳虚等证型，并可导致多种妇科疾病，如月经先期、月经后期、月经先后无定期、崩漏、闭经、经断前后诸证、带下、胎动不安、堕胎、小产、妊娠肿胀、子宫脱垂、不孕等。

（4）心病辨证：心藏神，主血脉，胞脉属心，在气为火。心病在妇科临床上的证型较为少见，主要见于月经过少、闭经、经断前后诸证、妊娠小便淋痛、脏躁等。辨证时要熟悉心的生理功能和病理变化。心病多有"心悸心烦，少寐多梦，神志失觉"的证候。依其心气虚、心阴虚、心火偏亢等变化而有不同的兼症。

（5）肺病辨证：肺主气，主肃降，通调水道，肺朝百脉，诸病气郁，皆属于肺。肺病在妇科临床上证型也较少见，主要见于经行吐衄、血枯经闭、子咳、子烦、子肿、子淋、产后发热、产后咳嗽、产后小便失禁等。

2. 气血辨证　气血辨证是以气、血的生理、病理为基础进行的辨证分析，从而掌握气血各种病变，气血是由脏腑所化生并使之运行，又是脏腑功能活动的物质基础，所以脏腑病变可以影响气血，气血病变也可损伤脏腑。

（1）气病辨证：气在人体有推动、温煦、防御、固摄、升发、气化等多种生理功能，在病理上有气虚、气陷、气滞、气逆等不同变化。按虚、实论述如下：

1）气虚证：以全身功能活动低下为主要特征。在妇科临床上气虚可以导致多种疾病，如月经先期、月经过多、崩漏、胎动不安、恶露不绝、子宫脱垂等，在辨证时气虚证常见"气短懒言，神酸乏力，舌淡薄，脉缓弱"的证候。

2）气滞证：是以全身或局部的气机不畅与阻滞为主要特征。在妇科临床上气滞也能导致多种疾病，如月经后期、痛经、经行乳胀、妊娠肿胀、难产、缺乳、癥瘕等，在辨证时气滞证常见"胸闷不舒，小腹胀痛，舌苔正常，脉弦或弦涩有力"的证候。

（2）血病辨证：妇科血证属常见、多发病症，常见于月经病、妊娠、产后等疾病过程。《景岳全书》："女子以血为主，血旺则经调而子嗣，身体之盛衰无不肇端于此。故妇人之疾病，当以经血为先。"血在人体有内荣脏腑、外润肌肤而充养精神的生理功能，在病理上有血虚、血瘀、血寒、血热、出血等不同变化。

1）血虚证：以血液不足，脏腑血脉失养，全身虚弱为主要特征。在妇科临床上血虚可以导致多种疾病，如月经后期、月经量少、闭经、经行头痛、胎动不安、产后腹痛、不孕等，在辨证时血虚证常见"头晕眼花，心悸少寐，手足发麻，皮肤不润，面色萎黄或苍白，舌淡少，脉细无力"的证候。

2）血瘀证：以血液运行迟缓，或阻滞不畅，壅遏脉道为主要特征。在妇科临床上血瘀也能导致多种疾病，如经间期出血、崩漏、闭经、痛经、产后腹痛、恶露不绝、胞衣不下、癥瘕等，在辨证时血瘀证常见"刺痛拒按，痛有定处，皮肤干燥，甚则甲错，腹内积块，舌紫黯，或有瘀斑、瘀点，脉沉涩有力或沉滑"的证候。

3）出血证：以脉络损伤，血溢于脉外为其特征。在妇科临床上，血上溢者有经行吐血、衄血，血下溢者有月经过多、经期延长、经间期出血、崩漏、胎动不安、胎漏、堕胎、小产、产后血崩、产后恶露不绝等；还有内出血疾病如异位妊娠、黄体破裂等。

3. 证素辨证　中医证素辨证体系由朱文锋教授提出，并出版了《证素辨证学》专著。证素即辨证的基本要素，证素辨证体系研究的内容主要包括约 800 个临床信息的规范、量化，50 余项证素的规范、基本特征、判别和组合规律，由证素组合成的约 150 个常见证的诊断标准及判别方法，疾病中证素的分布规律、演变规律等，其中最关键的是对症状与证素之间的计量关系进行全面系统研究，即明确每一症状在不同证素中的贡献度。

（1）妇科临床证素研究：绝经后骨质疏松症虚证证素以阴虚、阳虚积分为高，显著高于气虚、血虚；实证证素以血瘀、气滞积分为高，显著高于痰、湿；病位证素以肾、脾、肝积分为高，显著高于心、肺；因此肾、脾、肝阴阳虚损，兼有血瘀、气滞是绝经后骨质疏松症的中医病理特征。PCOS 采用证素辨证及积分方法进行临床观察，其病位主要在胞宫、肾，其次为肝、脾、肺；PCOS 虚证证素积分从高到低依次为气虚、阴虚、阳虚、血虚，气虚积分显著高于阴虚、阳虚、血虚积分；实证证素积分从高到低依次为气滞、痰、湿、血瘀、热，气滞积分显著高于痰、湿、血瘀、热积分。因此 PCOS 病位以胞宫、肾为先；虚证证素以气虚为主，实证证素以气滞为主；病性多为本虚标实，单纯虚及单纯实的证素均较少。临床子宫内膜异位症的中医证候要素分布规律建立数据库，采用聚类分析和因子分析，提取出病位证素 4 个：胞宫、肝、肾、脾；病性证素 10 个：气滞、瘀血、寒、热、湿、痰、气虚、血虚、阳虚、阴虚。经动态样品聚类分析发现本病病位在胞宫，与肝、肾、脾相关，病性虚实夹杂，主要证素为气滞、瘀血、寒、热、湿、痰、气虚、血虚、阳虚、阴虚，中医证型以气滞血瘀证为主。

（2）妇科证素演变研究：临床对卵巢子宫内膜异位囊肿的病人，将其术前及术后 1 个月、3 个月、6 个月、1 年的证候进行调查登记，运用"证素辨证"方法，计算、分析各时间点中医证素特征，结果胞宫、肝、肾是该病的主要病位证素，相关性多因素 Logistic 回归分析后提示，术后血瘀、气滞为复发的危险因素。

〔刘慧萍　张韫玉〕

八、眼科病证诊断研究

新中国成立以来，中医眼科病证诊断进入了一个新的发展时期。这个时期的主要特点，首先是1956 年以后，全国各地相继创办了中医学院，作为临床必修课的中医眼科学，于 60 年代初编出了试用教材《中医眼科学》，首次系统整理了传统的中医眼科病证诊断方法，包括问诊（问病史、问眼部自觉症状和问全身自觉症状）、眼前部（胞睑、两眦、白睛、黑睛、神水、黄仁、瞳神、晶珠、眼珠）的望诊和辨外障与内障、辨翳与膜、辨常见症（视觉、痛痒、红肿、眵泪等）等眼科常用辨证方法。随着学科的发展，时代的进步，现代检查手段被逐步引入中医眼科学的诊法领域，使眼科诊法学说有了很大的发展。其次是近 30 年来，在现代科学技术的逐渐渗透下，人们对眼内组织病变认识的不断深入，眼科辨证方法有不断深化的趋势。现代检测手段在眼科诊断中的应用为眼病诊断及辨证提供了新的内容，尤其是内眼疾病诊断和辨证的研究取得了长足的进展。

（一）眼科病名规范化的研究

一个完整的中医病名，要含有病位、病性内容，彭清华教授在《中医眼科病名规范化的探讨》一文中提出了对中医眼科病名应进行规范，其后不断进行了相关研究工作。以对"暴盲"这个病名的研究为例，暴盲是指眼外观端好，视力急剧下降的眼病。最早见于《证治准绳·杂病·七窍门》："平日素无他病，外不伤轮廓，内不损瞳神，倏然盲而不见也。"《抄本眼科》称其为"落气眼"："落气眼不害疾，忽然眼目黑暗，不能视见，白日如夜，此症乃是元气下陷，阴气上升。"彭清华在 20 世纪 80 年代就提出应将暴盲病名分化为视衣脱落暴盲（视网膜脱离）、目衄暴盲（视网膜静脉周围炎和视网膜静脉阻塞）、脉络阻滞暴盲（视网膜动脉阻塞）、目系炎性暴盲（急性视神经炎、急性球后视神经炎和视盘水肿）、目系外伤暴盲（视神经挫伤、外伤性视神经萎缩）5 种；在 20 世纪 90 年代中期由彭清华、朱文锋编著的《中国民间局部诊法》中仍是将暴盲病名分化为目系炎性暴盲、目系外伤暴盲、视衣脱落暴盲、目络阻滞暴盲、目衄暴盲 5 种。4 年之后，在彭清华编著的《中医诊断与鉴别诊断学·眼病》（人民卫生出版社，1999 年）中，对暴盲病名进行了修改，将其分为络阻暴盲（相当于视网膜动脉阻塞）、目衄暴盲（相当于视网膜静脉阻塞）、络损暴盲（相当于视网膜静脉周围炎）、火郁暴盲（相当于急性视神经炎）、视衣脱离（相当于视网膜脱离）5 种。之后，在彭清华编著的《现代中医临床诊断学·眼病类》（人民卫生出版社，2003 年）中仍沿用络阻暴盲、目衄暴盲、络损暴盲、火郁暴盲、视衣脱离 5 个病名。

2002 年，经副主编彭清华教授提议，编委会讨论，新世纪全国高等中医院校国家级规划教材《中医眼科学》（第七版）（中国中医药出版社，2003 年）在彭清华分类的基础上，将暴盲分为络阻暴盲、络损暴盲、目系暴盲和视衣脱离 4 种。彭清华主编的新世纪全国高等中医院校规划教材《中医眼科学》（第九版）（中国中医药出版社，2012 年）、新世纪全国高等中医院校规划教材《中医眼科学》（第十版）（中国中医药出版社，2016 年）进一步将暴盲分为络阻暴盲、络瘀暴盲、络损暴盲、目系暴盲 4 种。在第九版、第十版规划教材《中医眼科学》中，彭清华教授还将"暴风客热"修改为"风热赤眼"，"消渴目病"修改为"消渴内障"，"时复证"修改为"时复目痒"等，使之更符合临床实际。

同时，通过学习朱文锋教授为主编制的国家标准《中医临床诊疗术语》，将国家标准病名引入《中医眼科学》规划教材，如目倦、酸碱伤目、电光伤目、热烫伤目等，经过全国中医药行业"十二五""十三五"教材的推广应用，已经初步被广大眼科医者所接受。

（二）眼内组织疾病诊断的研究

由于历史条件的限制，古代医家在认识眼科疾病时，均是通过望、闻、问、切四诊来进行诊断，这对于外眼疾病的诊断有较大的实用价值，但对于内眼疾病（主要是瞳神疾病），如仅凭病人的自觉症状，就很难对疾病作出正确的诊断。现代医者借助裂隙灯显微镜、眼底镜、眼底荧光血管造影、OCT 等检查手段，对眼内组织的病变进行诊察，大大提高了其诊断的准确性。如："暴盲"一病，古代医家仅凭"眼外无物，而视力急剧下降"来诊断。殊不知眼内能引起视力急剧下降的疾病有多种。而每种疾病的发病原因又互不相同，因而仅凭视力急剧下降一点来诊断暴盲，对临床治疗并无多大的指导作用。故彭清华教授等人在 20 世纪 80 年代就根据眼底检查的临床实际将"暴盲"分为视衣脱落暴盲、目衄暴盲、脉络阻滞暴盲、目系炎性暴盲、目系外伤暴盲等。更有甚者，对于内眼疾病，干脆将中医诊断弃而不用，代之以西医病名作诊断。另外，在近年出版的中医眼科专著和教材中，亦均是在每一中医诊断的病名下，介绍了其相对应的西医病名。如此，使中医眼科诊断更切合临床实际，既对指导临床治疗有重要意义，对促进中医眼科病证诊断的规范亦有一定的价值。

（三）传统辨证方法在眼科的发展

古代眼科辨证，多为八纲辨证、脏腑辨证、气血津液辨证和眼部的五轮辨证、八廓辨证、内外障辨证。现代医者在临床实践中，发展了眼科辨证体系。如陈达夫在《伤寒论》六经辨证理论和传统的眼科辨证理论的基础上创立了眼科六经辨证理论，其特点是从眼发病部位与六经经络循行的关系来归经。如目内眦属足太阳膀胱经，目外眦属足少阳胆经，眼眶属足阳明胃经等，它实际上是一个以六经为纲，融五轮、八廓、经络、脏腑、八纲与卫气营血等眼局部辨证和全身辨证于一炉的辨证综合体，使眼科整体综合辨证的方法得到了发展。

卫气营血辨证本是温热病辨证的一种方法，此法将温热病发生发展中所表现的证候进行分析、归纳，概括为卫、气、营、血 4 个不同阶段以及各个阶段症状类型，用以说明病情的轻重、病位的深浅以及各个阶段的病理变化和疾病传变规律，为治疗提供依据。现代医者根据在眼科疾病中，有的急性热性疾病如暴风客热（风热赤眼）、天行赤眼、针眼、眼丹、漏睛疮、火疳、金疳、聚星障、凝脂翳、黄液上冲、血灌瞳神、瞳神紧小、物损真睛以及眼底的充血、水肿、渗出、出血等病变，都具有发病急、变化快，或具有明显的红、肿、痛、热等症状及视力骤降的特点，在临床中采用卫气营血辨证进行治疗。如卫分证用辛凉解表法，气分证用清气泄热法，营分、血分证用清营凉血散血法等，可取得较好的临床疗效。魏鸿祺、张明亮等人曾报道对聚星障（病毒性角膜炎）早期点状浸润按卫分证治疗，中期地图状、圆盘状浸润按气分证治疗，若出现黄液上冲，则按营血分证治疗，疗效很好。

另外，三焦辨证也被现代医者引入到眼科疾病的辨证中。如庞万敏对病毒性角膜炎病人采用三焦辨证的方法，提出本病早期宜从上焦风热论治，采用祛风清热的方法治疗；中期宜从中焦热毒论治，采用清热解毒的方法治疗；后期宜从下焦阴亏论治，采用养阴退翳的方法治疗等，疗效亦好。

即使对古代早已形成的五轮辨证和内外障辨证，现代亦有补充和发展。如陈达夫等根据现代解剖、生理的认识，将古代五轮之中瞳神属肾的眼内组织分为：视神经、视网膜、虹膜睫状体及晶状体悬韧带，属足厥阴肝经；视网膜黄斑区，属足太阴脾经；脉络膜，属于少阴心经；玻璃体，属手太阴肺经；眼中的一切色素，属足少阴肾经等。这种"内眼组织与脏腑经络相属"学说，为眼底病变的中医辨证奠定了基础。由于属于内障范畴的视神经、视网膜、视网膜血管、黄斑、脉络膜等眼底组织不独为肾所主，而与五脏六腑均有直接或间接的联系，眼底变化也就是脏腑功能失调的反应，因此，经过许多医者多年的临床探索，逐步形成了辨眼底常见症状的辨证方法。这种辨证方法是对充血、出血、血管痉挛、阻塞、水肿、渗出、萎缩、变性、机化等眼底最常见的病理改变进行辨证分析，以指导临床治疗用药，它是对眼科五轮辨证和脏腑辨证的补充和发展。

（四）现代检测手段在眼科诊断中的应用

在面对眼科具体的疾病时，尤其是眼底病、青光眼这一类较为复杂的眼病时，不可避免要使用到现代仪器设备和实验室的化验方法来辅助检查。应用血液流变学、微循环、眼血流动力学、血管内皮细胞受损指标及免疫学、微量元素等现代检测手段在眼科疾病诊断研究中已逐步开展，尤以对眼科疾病虚证、瘀证的研究较深入。现举例如下：

1. 青光眼　对于闭角型青光眼，传统中医认为：其病因病机为肝胆火旺、肝气郁滞、脾虚生痰及肝胃虚寒等原因导致气血失和，经脉不利，目中玄府闭塞，神水瘀积。彭清华等经过多年的临床观察发现，本病除神水瘀积的病理改变外，脉络瘀滞（血瘀）也是重要因素，且二者互为因果，相互影响而加重病情。现代研究亦表明：眼压升高并不是导致青光眼视功能损害的唯一因素。为此，把原发性闭角型青光眼病人分为急性闭角型青光眼发作期（急闭Ⅰ型）、慢性期（急闭Ⅱ型）和慢性闭角型青光眼（慢闭型）3组；按中医的辨证分型为肝郁气滞型、肝胆火旺型、肝阴虚阳亢型和肝胃虚寒型四型。经过一系列的临床研究，客观地证明了闭角型青光眼血液瘀滞，脉络瘀阻，神水瘀积的病理机制及其与中医证型的关系。

（1）与正常人相比，原发性闭角型青光眼病人的眼压明显升高，房水流畅系数显著降低，房水白蛋白和总蛋白均明显升高。这说明闭角型青光眼病人存在房水黏度增高，房水流出阻力增大，房水瘀积于眼内的"水停"病理改变。但不同的是眼压升高的程度：急闭Ⅰ型＞急闭Ⅱ型＞慢闭型；房水流畅系数降低的程度和房水蛋白升高的程度：慢闭型＞急闭Ⅱ型＞急闭Ⅰ型。由此说明：慢性闭角型青光眼和急性闭角型青光眼慢性期病人房水瘀积原因主要是房水黏度增加，房水流出受阻，不过后者程度较轻。且两类病人房水瘀积的程度是肝郁气滞型＞肝阴虚阳亢型＞肝胃虚寒型＞肝胆火旺型。而急性闭角型青光眼发作期房水瘀积主要是由于眼压急剧升高，晶体、虹膜前移，阻塞房角，导致房角关闭，房水流出受阻，与房水黏度关系相对较小；且房水瘀积的程度为：肝胆火旺型＞肝郁气滞型＞肝阴虚阳亢型＞肝胃虚寒型。

（2）应用眼彩色多普勒超声检查反映"局部血瘀证"的眼血流动力学指标，发现眼动脉和视网膜中央动脉的血流参数呈现收缩期峰值、舒张末期速度和平均血流速度下降，搏动指数和阻力指数升高的血瘀病理改变。且这种局部血瘀病理改变的程度，与眼压升高的程度呈正相关，即眼压越高，眼血流参数指标的变异程度越明显；且这种局部血瘀的程度表现为急闭Ⅰ型＞慢闭型＞急闭Ⅱ型；肝胆火旺型＞肝郁气滞型＞肝阴虚阳亢型＞肝胃虚寒型。

（3）原发性闭角型青光眼病人的血液流变学，血浆内皮素-1（ET-1），血液中的血栓素和前列腺素均有变异，而它们都是反映血瘀证的重要客观指标。具体表现为：全血黏度、血细胞比容、红细胞电泳、血浆黏度、红细胞聚集指数、血沉、纤维蛋白原、ET-1、血栓素 B_2（TXB_2）、血球蛋白、Von Willebrand Factor（vWF）和 T/K 比值均显著升高，6-酮-前列腺素（6-keto-PGF1α）明显降低等。这提示：原发性闭角型青光眼存在血液的黏滞性增高，血管内皮细胞明显受损，血小板聚集性增强，血流速度缓慢，血液呈高凝状态的血瘀病理改变，且这种全身血瘀病理改变的程度表现为慢闭型＞急闭Ⅱ型＞急闭Ⅰ型；肝郁气滞型＞肝阴虚阳亢型＞肝胃虚寒型＞肝胆火旺型。

而对于开角型青光眼病人，彭清华等研究发现，原发性开角型青光眼病人眼房水白蛋白和总蛋白含量均增高，从开角型青光眼中医辨证分型组间房水蛋白检测来分析，开角型青光眼肝郁气滞、痰湿犯目、肝肾阴虚各证型组房水白蛋白和总蛋白均明显高于对照组，房水蛋白的增加，提示房水的黏度增加，房水瘀积于眼内。说明开角型青光眼不论其中医病理机制如何，均存在房水（神水）瘀积于眼内的病理特点，这种病变特点的严重程度在开角型青光眼 3 证型组中呈现痰湿犯目证＞肝郁气滞证＞肝肾阴虚证的趋势。

原发性开角型青光眼病人眼血流动力学的改变及其与中医辨证分型之间的关系研究发现，开角型青光眼病人组眼动脉和视网膜中央动脉的血流参数指标均表现为 PSV，EDV 和 AV 的降低，RI 和 PI 的升高。其中在 OA 血流参数中，与正常组相比，PSV，EDV，AV 差异均有非常显著性；在 CRA 血流参数中，与正常组相比，PSV，EDV 和 AV 差异均有非常显著性。OA 和 CRA 的血流参数指标在开角型青光眼肝郁气滞证、痰湿犯目、肝肾阴虚证中均表现为 PSV，EDV 和 AV 的下降，PI 和 RI 的升高。在 4 证型组中各指标的变异程度以肝郁气滞证略高，痰湿犯目与肝肾阴虚证相对较轻。在 OA 血流参数中，肝郁气滞证组与痰湿犯目证组相比 PSV 有显著性差异；肝郁气滞证组与肝肾阴虚证组相比 PSV 差异有非常显著性；痰湿犯目证组与肝肾阴虚证组相比，各指标差异均无显著性。在 CRA 血流参数中，肝郁气滞证组与痰湿犯目证组相比 PSV 有显著性差异；肝郁气滞证组与肝肾阴虚证组相比 PSV 差异有非常显著性；痰湿犯目证组与肝肾阴虚证组相比，各指标差异均无显著性。说明 OA 和 CRA 的血流参数指标可反映开角型青光眼各证型眼血流速度、循环障碍的轻重程度，可作为开角型青光眼微观辨证的指标之一，是开角型青光眼及其中医证型间局部血瘀程度的一项重要指标。

对原发性开角型青光眼病人眼底荧光造影及血液流变学改变与中医证型关系的研究发现：原发性开角型青光眼高眼压型病人和正常眼压型青光眼病人与正常组相比，高（V_H）、中（V_M）、低（V_l）切变率下全血表观黏度值、红细胞压积明显升高。原发性开角型青光眼中医辨证分型各组与正常组比较，均表现为红细胞压积升高。其中肝郁气滞证和肝肾亏虚证组的高（V_H）、中（V_M）、低（V_l）切变率下全血表观黏度值、血细胞比容均升高；痰湿泛目证组的红细胞压积比值明显升高，均有显著性差异。原发性开角型青光眼高眼压型病人和正常眼压型青光眼病人与正常组相比，眼底荧光血管造影中臂-脉络膜充盈时间（A-CT）、臂-视网膜动脉充盈时间（A-AT）、视网膜动-静脉充盈时间（A-VT）延长，差异均有非常显著性。原发性开角型青光眼中医辨证分型各组与正常组比较，均表现为臂-脉络膜充盈时间（A-CT）、臂-视网膜动脉充盈时间（A-AT）、视网膜动-静脉充盈时间（A-VT）延长。其中肝郁气滞证、肝肾亏虚证组与痰湿泛目证组与正常组相比，更为明显。说明原发性开角型青光眼高眼压型病人和正常眼压型青光眼病人均存在明显的血液呈现高凝状态的血瘀病理改变，而正常对照组的血瘀改变不明显。在中医证型中，这种血瘀病理以肝郁气滞证最明显，肝肾亏虚证次之，痰湿泛目证最轻，呈现肝郁气滞证＞肝肾亏虚证＞痰湿泛目证的趋势。

对原发性开角型青光眼病人血管内皮、血小板功能改变及与中医证型关系的研究发现：原发性开角型青光眼高眼压型病人和正常眼压型青光眼病人与正常组相比，ET、TXB_2、血浆 β-血栓球蛋白（β-TG）、vWF、6-keto-$PGF1\alpha$、T/K 比值均有显著性差异。原发性开角型青光眼中医辨证分型各组与正常组比较，均表现为 ET-1、TXB_2、β-TG、vWF 和 T/K 比值升高，6-keto-$PGF1\alpha$ 下降。其中肝郁气滞证和肝肾亏虚证组分别与正常组相比，TXB_2、β-TG、vWF、6-keto-$PGF1\alpha$ 和 T/K 比值均有显著性差异；痰湿泛目证组与正常组相比，T/K 比值有显著性差异。说明原发性开角型青光眼高眼压型病人和正常眼压型青光眼病人均存在明显的血管内皮细胞受损和血小板聚集性增强，血液呈现高凝状态的血瘀病理改变，而正常对照组的血瘀改变不明显。在中医证型中，这种血瘀病理以肝郁气滞证最明显，肝肾亏虚证次之，痰湿泛目证最轻，呈现肝郁气滞证＞肝肾亏虚证＞痰湿泛目证的趋势。

向圣锦等对原发性青光眼抗青光眼术后中医证候特征研究发现，原发性青光眼病人在术后 1 个月气郁证 46 例，气虚证 18 例，气血两虚证 19 例，肝肾阴虚证 23 例；术后 6 个月上述 4 种证型分别为 37、15、33、29 例；术后 1 年分别为 32、9、36、31 例。青光眼病人在术后 6 个月时证候转化率为 28.9%，1 年时证候转化率为 10.2%。血瘀证兼症在青光眼术后 1 个月、6 个月、1 年的比例分别是 73.6%、64.1%、75.9%。说明原发性青光眼病人术后均可分为气郁证、气虚证、气血两虚证、肝肾阴虚证 4 种证型。原发性青光眼病人在术后早期均以气郁证多见；证型稳定后以气郁证、气血两虚证、肝肾阴虚证多见；随着病程延长，存在着证候由气郁证向气血两虚证、肝肾阴虚证转化，即由实转虚的趋势。原发性青光眼在术后 6 个月以后证型相对稳定，说明术后青光眼具有相同或类似的病例基础。血瘀证是青光眼术后重要的病理特点之一。

杜红彦等对 114 例原发性青光眼中医证型分析发现，原发性青光眼病人中肝经实证最多，心肺气虚证最少。肝经实证的病程最短，脾肾亏虚证病程最长。肝经实证的眼压和证候积分最高。说明原发性青光眼与肝经病证密切相关，其中医证型有从肝经实证经肝经虚证向脾肾亏虚证发展的趋势。

2. 眼底病　张惠蓉等研究发现，作为眼科典型血瘀证的视网膜静脉阻塞病人，其眼血液动力学障碍，表现为眼血流量减少，血流阻力增加，流速减慢：其甲皱、舌尖和球结膜微循环的改变明显，表现为微血管袢扩张，微血流中红细胞聚集，局部血流停滞，血管扩张；血液流变学明显变异，主要表现为全血黏度、血浆比黏度、红细胞电泳时间明显延长，血栓弹力图反映时间和凝血时间、血沉明显降低等；血液中的血红蛋白、血黏度、总胆固醇、甘油三酯增高，高密度脂蛋白降低，凝血时间缩短；电镜下可见血小板扩大型、聚集型和聚集数均明显增高，而圆型和树突型血小板明显减少等。且经活血化瘀药物治疗后，上述各种指标均有明显的改善，说明视网膜静脉阻塞病人血瘀病理的存在。

而对视网膜色素变性病人，除有上述视网膜静脉阻塞病人眼血流动力学、甲皱及球结膜微循环、血液流变学的相似改变外，其血浆 β - TG、TXB_2、血小板膜颗粒蛋白、vWF 含量显著升高，6-keto-$PGF1\alpha$ 含量降低，血栓素 A_2（TXA_2）与前列环素（PGI_2）比例失衡等体现了血小板功能亢进和血管内皮细胞受损等血瘀病理。另外，视网膜色素变性患者头发锌、铜、铁含量及血清锌、铜含量和血清铜/锌比值均明显降低；其眼电图中 LP、DP、LP-DP、Arden 比等亦明显降低；血清性激素中催乳素（PRL）、促卵泡激素（FSH）、促黄体素（LH）、雌二醇（E_2）、雌二醇/睾酮（T）值明显升高，而 T值明显下降；自由基体系指标中自由基含量、血浆中脂质过氧化物含量明显升高，红细胞内超氧化物歧化酶活性（SOD）下降显著；血清免疫学指标中 T_1、T_4、T_8、C_3、C_4 明显降低，IgM、T_4/T_8 CIC 明显升高。以上结果说明，视网膜色素变性病人存在微量元素降低、视细胞功能减弱、血清性激素内环境失调、人体内对自由基的清除能力低下和自由基的毒害作用增强、细胞免疫功能低下、T 细胞亚群比例失调、体液免疫紊乱、循环免疫复合物增高等虚证病理。综合其血瘀病理，由此说明视网膜色素变性属于虚中夹瘀证。提示医者在治疗此病时，不能和古人一样单纯补虚，还应活血。后经临床大量病例的治疗观察，证实了此研究成果的科学性和实用价值。这些均是现代检测手段在眼科应用的结果，为中医眼科诊断、辨证提供了新的依据。

彭耀崧等观察高度近视 72 例中医辨证分型与眼部黄斑病变和屈光度之间的关系，对比不同病变中医辨证分型的规律。发现高度近视中医辨证分型以虚证为主，其中又以脾气虚、肝肾阴虚和脾肾阳虚为多。各型病人在不同年龄组中的分布相同，但脾肾阳虚者表现为屈光度较高及具有更高的黄斑病变发生率。说明高度近视中医辨证分型与屈光度和黄斑部病变密切相关。

张亚欣等对 2 型糖尿病视网膜病变（DR）病人 104 例中医证候学进行研究，发现其证候出现频率为痰湿证＞血瘀证＞阴虚证＞气郁证＞湿热证＞气虚证，出现频率均超过 50%，表明此次研究样本在证候分布上正虚以阴虚、气虚为主，标实以痰湿、血瘀、气郁、湿热为主。认为多证组合、虚实夹杂是DR 显著的证候特点。证候演变符合阴虚→气阴两虚→阴阳两虚，阴虚贯穿病变的始终。糖化血红蛋白水平与 DR 痰湿证、湿热证程度有正向联系，尿微量白蛋白水平与 DR 病人阳虚证、痰湿证程度有正向联系，出血、硬渗、软渗眼底微观改变与阳虚证表现程度呈正相关。

罗向霞等探讨糖尿病视网膜病变阳虚病机的代谢组学物质基础，将符合 2 型糖尿病诊断的 DR 病人89 例，按中医症状分组为无阳虚证组和有阳虚证组，以正常健康者 30 例作对照，应用气相色谱/飞行时间质谱联用技术（GC/TOFMS）进行血浆全代谢组学检测，建立 DR 及正常人的血浆代谢组指纹图谱，并对潜在生物标志物进行分析。结果：DR 各组和正常人的代谢指纹图谱分类结果显示，DR 有阳虚证组和无阳虚证组基本分离，较少重叠，结合载荷图，DR 阳虚证组与无阳虚证组分类的潜在标记物按贡献率从大到小依次为 17.197，8.28，4.717，15.31，2.277，12.683。说明 DR 阳虚证与无阳虚证的代谢组指纹图谱具有一定差异，阳虚可能通过影响机体能量代谢致使机体内环境发生重大变化，从而导致 DR 病情进展。

贾站荣分析 116 例 2 型糖尿病的中医脏腑辨证分型，发现 DR 病人的脾肾阳虚证型明显高于其他证型，统计学处理有非常显著性差异。

吴婧对 65 例未合并 DR 的 2 型糖尿病病人组（NDR 组）和 68 例 2 型 DR 组的中医证候进行分析，发现痰湿证在 NDR 组出现频率略高于 DR 组，其他证候在 DR 组出现频率更高。两组间本虚证均以阴虚证最为多见，其次为气虚证、阳虚证及血虚证，DR 组阳虚证明显高于 NDR 组。标实证中，NDR 组以痰湿证为主，DR 组以血瘀证为主。NDR 组及 BDR 各期阴虚证、气虚证及血瘀证常相伴出现。DR 组气郁证发生率明显高于 NDR 组。

唐敏对 DR 与非视网膜病变的中医证候差异性进行研究，其中 DR 组 33 例，NDR 组 29 例，中医临床基础证型方面，DR 与 NDR 在阳虚证、实热证、气滞证、痰饮证方面，差异具有统计学意义，在气虚证、阴虚证、血瘀证、湿热证方面差异均无统计学意义。DR 组单纯型与增殖型比较，气虚证、阴虚证、气滞证、痰饮证、阳虚证差异有统计学意义。

苏晓庆对 DR 证型与视野及尿白蛋白关系的研究发现，DR 病人视野指数 MS 与血虚证呈显著负相关，MD 与血虚证显著正相关，而与气虚证、阴虚证、阳虚证、血瘀证无相关性，LV 与上述证型均无相关性；DR 病人 UAER 与阳虚证、血瘀证呈高度显著正相关，与气虚证、阴虚证、血虚证无相关性。

（五）眼部血瘀证诊断标准的提出

血瘀证是近 30 年来研究得最为深入的课题之一，全身各个系统的疾病均可出现血瘀证。为便于各地医者统一标准对血瘀证进行更深层次的研究，早在 1982 年中国中西医结合研究会活血化瘀专业委员会就从内科角度制定了血瘀证的诊断标准，之后，不少人为完善血瘀证的诊断标准，探讨血瘀证的病理机制，作过许多努力。在眼科领域，也有人对血瘀证的眼部体征作过一些有益的探索，并积累了丰富的临床资料。临床观察表明，许多眼病与血瘀证有关。但以往对眼部血瘀证的研究，主要停留在临床现象的直观认识上，缺乏更深层次的探索。为便于眼部血瘀证的深入研究，彭清华等通过参阅大量古今文献，结合眼科临床特点和实验研究的结果，提出了眼病血瘀证的诊断标准，并通过一段时间的临床验证，证实了其准确性和实用价值。这不仅对眼部血瘀证深入广泛的研究有促进作用，而且也有利于眼科其他常见证型研究的开展。现将其诊断标准录于此：

1. 血瘀性眼病的全身症状 ①甲襞及舌尖毛细血管异常扩张，血液郁滞；②舌质呈紫红色、暗红色或紫色，舌体有瘀点、瘀斑及瘀血，舌下静脉弯曲、扩张、暗红，舌下脉外带有瘀点；③月经不调，痛经，经血污浊有血块；④脉涩或细涩。

2. 血瘀性眼病的局部症状 ①眼睑及结膜颜色暗红或青紫，或有瘀点、瘀斑；②眼内外的各种出血、积血；③球结膜或视网膜血管怒张、扭曲或呈波浪状及网状畸形；④眼底血管显著变细；⑤眼内外各部的新生血管；⑥局部组织的增生物（如颗粒、结节、硬节、肿块）；⑦视盘苍白色；⑧视野显著缩小；⑨眼球胀痛或刺痛。

3. 血瘀性眼病的实验室检查 ①眼血流动力学障碍：血流量减少，血流阻力增加，流速减慢，血管紧张度增加，弹性减退。②血液流变学异常：全血黏度、血浆比黏度、血细胞比容、红细胞变形指数、体外血栓长度、体外血栓湿重、体外血栓干重、血小板黏附率、血小板数、血小板聚集数、血小板聚集扩大型增加，血栓弹力图反映时间和凝固时间、血栓最大幅度、血栓最大凝固时间、血栓最大弹力度降低。③血压升高，红细胞增多，凝血时间缩短，出血时间延长。④血沉慢，血浆纤维蛋白原增高，纤维活性降低。⑤ TXB_2、前列腺素 E_2（PGE_2）及前列腺素 F_2（PGF_2）升高，6-keto-$PGF_{1\alpha}$ 降低。⑥病理切片显示血瘀。⑦新技术显示血管阻塞。

（六）眼科专科辨证体系及眼科常见证候的研究

1. 建立眼科专科辨证体系的必要性 中医学精髓在于辨证论治，现有的辨证体系有八纲辨证、脏腑辨证、卫气营血辨证、六经辨证等，主要适应于内、妇、儿科，特别是适合于内科疾病的辨证，对于眼科疾病的特异性反映不够。因此，要提高中医临床对眼科疾病的防治水平，有必要在中医辨证论治思想的指导下，反映具有眼科特色的辨证论治基本规律，建立正确的眼科临床辨证基本模式。

辨证主要是辨别疾病当前阶段的病位与病因病性。在辨病因病性方面，主要是阴阳气血、寒热虚实、痰饮水湿、气滞血瘀等，临床各科都辨这些内容，科别之间一般没有项目上的区别，只是侧重面有所不同。尽管在《中医眼科学》教材中，认为眼科常用的辨证方法，除八纲辨证、脏腑辨证等之外，眼科独特的辨证方法有辨外障与内障、辨红肿、辨眵泪、辨翳与膜、辨视觉等，但这些内容实际上主要是分析症状的辨证意义，它与八纲辨证、脏腑辨证等不属同一类概念。

以往的眼科辨证诊断，都是共用大内科的证名，难以反映眼科证候的特殊性，且大内科证名所提示的常见症状，在眼科则不一定能见到，从而造成眼科证名诊断的困难，或证名使用欠准确，更乏眼科特征性。

如风热之邪上犯于目，出现发热恶风，目赤疼痛，眵多，羞明流泪，脉浮数等为常见症的证候，以往常统称为风热犯表证。但风热犯表证是泛指风热之邪侵袭卫表，一般只列发热微恶风寒，头痛，口微渴，苔薄黄，脉浮数等症状，而本证则以胞睑红肿，目赤，眵多，畏光流泪等为特征性表现，故风热表证难以反映其特征性，而"风热〔火〕犯〔攻〕目证"则更能体现辨证的针对性与准确性。

又如痰湿阻于胞睑脉络，以胞睑有肿块，不红不痛，皮肤推之能移，或觉眼睑重垂不适等为常见症的证候，以往统称为痰湿阻滞（结聚）证。但痰湿阻滞（结聚）证系泛指痰湿内蕴所见体胖身重、胸闷吐痰等为一般症的证候，其所指范围广泛。若改为肉轮痰湿证，则为专指痰湿结聚于胞睑，虽或有痰湿内蕴的一般证候，但以胞睑生肿块、眼睑重坠等为特征性表现，因而证名提示更为准确。

2. 国家标准《中医临床诊疗术语》（简称《术语》）对眼科专科辨证的贡献　《术语》共列有眼科证候 35 证。其所列证候的特点主要体现在以下 2 个方面：

（1）初步建立起了眼科专科辨证的模式：在辨证形式上，冲破了大内科辨证体系的格局，在中医传统五轮学说的指导下，建立起了独具特色的眼科"五轮辨证"体系。如在《术语》中，对证候按气轮、肉轮、风轮、水轮、血轮进行归类，而每类中又包括若干子证名，如风轮风热证、风轮湿热证、风轮热毒证、风轮阴虚证等，使病变的位置更为明确，不仅指明了病位在目，而且可避免与脏腑病证的混淆。

（2）辨证要素具有眼科专科的特点：《术语》对眼科疾病的证名作了大胆、系统而规范性的改进，建立了具有区别于其他学科的独特证名体系。

由于其以五轮学说为基础，直接以五轮定病位，故病位体现了眼科的特征性，克服了以往证名中往往只提示所属脏腑经络等较笼统概念的局限，因而其病位更为准确、具体。如风热犯目证、外伤目络证、肉轮痰湿证、肉轮气虚证等，表达了病在于目或肉轮等病位，而由于风热、外伤、痰湿、气虚等病因病性不同，故证名不同。如果按以往的习惯术语来表达，则为风热证、血瘀证、痰湿证、气虚证，便不能反映眼科专科病位的特点。

其病性虽仍为湿热、风、痰、瘀、阴虚、气虚等，但所列证候则更具眼科局部的特征性，如目赤痒痛、两目干涩、视物模糊、视力下降、眼珠胀痛、视觉异常、视野缩小、白睛混赤、黑睛生翳、黄液上冲、瞳神散大、眼底色晦暗、视盘充血水肿或淡白、眼底瘀血征，等等。从而克服了以往脏腑、经络辨证中一般只提湿热、瘀痰、阴阳、气血等的常见表现，而缺少眼科专科特征症状的不足，避免了当全身症状不明显而眼部表现突出时，难以准确辨证，或证名中病性概念与实际临床表现欠符合的弊端。

3. 对《中医临床诊疗术语》眼科证候的补充修改　《中医临床诊疗术语》为首次正式提出具有专科特色辨证的眼科证候，难以十分完备，彭清华、朱文锋教授通过多年的研究，对《中医临床诊疗术语》眼科证候作了以下几方面补充修改：

（1）增补眼科证名：在《中医临床诊疗术语》所列眼科证候 35 证的基础上，进行补充修改，增补眼科证名 18 个：风寒犯（入）目证，气轮阴血亏虚证，血轮气血两虚证，血轮阴虚证，肉轮风痰阻络证，风轮风寒证，风轮实火证，风轮痰热蕴结证，风轮血热瘀结证，风轮阴虚津伤证，水轮风热证，水轮虚火证，水轮湿热证，水轮风火证，水轮气不摄血证，水轮郁火证，水轮阳虚络痹证，水轮气虚络痹证；并对《中医临床诊疗术语》所列证候部分内容进行了修改，对眼科辨证中证名的应用进行了规定，使其体系基本完成。在辨证形式上，冲破了大内科辨证体系的格局，在中医传统五轮学说的指导下，建立起了独具特色的眼科"五轮辨证"体系。

如果对证候按气轮、肉轮、风轮、水轮、血轮进行归类，而每类中又包括若干子证名，如风轮风热证、风轮湿热证、风轮热毒证、风轮阴虚证等，使病变的位置更为明确，不仅指明了病位在目，而且可避免与脏腑病证的混淆。

（2）对《中医临床诊疗术语》证候部分内容进行修改：①"肉轮血瘀证"的定义是"外伤胞睑，或邪热阻络，胞睑气血瘀滞，以胞睑肿胀青紫，睑硬疼痛，或胞睑内面赤脉紫胀，椒粒增生，或生红肉等为常见症的证候"，据此改为"肉轮瘀热证"，若仅有因外伤胞睑所致的胞睑肿胀青紫，则为"肉轮血瘀证"。②眼科临床及教材中通常所说的"风轮阴虚证"，当为"风轮阴虚津伤证"。而《中医临床诊疗术语》中"风轮阴虚证"所描述的症状，实为"风轮阴虚邪恋证"的临床表现。③"水轮实火［热］证"所列证候"眼前有似云雾飘动，目渐加重，影响视力"不妥，已改为"视力急剧下降，甚或失明"。④"水轮络痹精亏证"，应改为"水轮精亏络痹证"，其病机及症状描述亦改为"精血亏虚，不能升运于目，目中脉络痹阻，以视力下降，视野缩小，眼底色晦暗，脉络细窄"，如此则与临床相符。⑤"血轮实热证"中"内眦部红肿疼痛"，宜改为"眦部红赤"，即两眦部皆可出现红赤。若限指"内眦部红肿疼痛"，常见于漏睛疮，其辨证当为"血轮热毒证"。⑥"肉轮血虚证"的概念不完整，宜包括血虚生风的病机和症状，如胞睑振跳等。⑦"风轮湿热证"之脉象，脉弦数改为脉濡数。⑧"风轮热毒证"的症状，宜增加"翳色带黄绿"，其脉弦数宜改为脉数有力。⑨"水轮气虚血瘀证"的症状，"视物模糊、视物变形"不妥，宜改为"视力急剧下降"。

（3）增补证的鉴别：《中医临床诊疗术语》作为国家标准，言简意赅，对文字的简洁、语言的严谨有较高要求。为帮助学习眼科专科辨证，特增加证的鉴别，以利于加深理解、准确掌握及熟练运用。如"肉轮血虚证"与"血虚生风证"的鉴别：后者指血虚失养，虚风内动的证候，除面白、唇淡、脉细等症以外，以肢体抽搐、蠕动、震颤等为特征性表现。前者除有血虚的一般证候外，以胞睑干燥、皲裂、脱屑、瘙痒，或眼睑时时振跳等为特征性表现。又如"风轮热毒证"与"风轮实火证"的比较：虽均有黑睛生翳，黄液上冲，白睛混赤，眼睑难睁，羞明，热泪如汤等表现，但风轮热毒证更表现出黑翳溃陷，色带黄绿，头目剧痛等症，故病情更为严重，系热毒为犯。

综上所述，中医眼科诊断方法的研究在近40年中取得了较大的成绩。除上述内容之外，另如有人还提出了眼科辨证的五原学说、五色诊学说等，其理论体系虽在目前还不够完善，但它至少为今后中医眼科辨证诊断的研究提供了思路。然而，我们也应看到，在中医眼科病证诊断研究中还有诸如眼科常见证型辨证标准及客观指标的研究、从临床大病例角度探讨八廓辨证的实用性、眼科疾病诊断的规范化等许多问题，有待我们进一步探索。

〔彭清华　姚小磊　彭　俊〕

九、耳鼻咽喉科病证诊断研究

耳鼻咽喉位于头面部，是清阳之气上通之处，是清阳之窍，是体表的组织器官，为形体诸窍，它们通过经络循行与脏腑联结成一个整体。中医耳鼻咽喉科学是运用中医基本理论和中医思维方法研究人体耳、鼻、咽喉及口齿的生理、病理及其疾病防治规律的一门临床学科。《周易》《周礼》始出现耳、鼻、咽喉疾病的记载，先秦时期，耳鼻喉科处于萌芽状态。现代中医耳鼻咽喉科，是20世纪70年代从中医喉科的基础上发展成为一个完整独立的学科的，在创建和发展这门学科的过程中，许多学者对耳鼻咽喉科的病证诊断提出了新观点。随着学科的发展，时代的进步，现代科学技术和检查手段被逐步引入中医耳鼻咽喉科的诊疗领域，使耳鼻咽喉科诊疗有了很大的发展，耳鼻咽喉科辨证方法有不断深化的趋势。

（一）中医耳鼻咽喉科疾病病名规范化研究

中医耳鼻喉科疾病的病名繁多，但一般是根据病位、病因、病机、病性、症状等分别加以命名的。一个中医病名，其含义在各个时代、各个地区、各个流派往往不一致。除此，根据中医病名定义临床表现相似的疾病，中医名称常常有多种。中医耳鼻喉科的命名，大体上来自以下 3 个方面：一是直接选用古医籍；二是选用古医籍，给予重新定义；三是近代临床上新创并逐渐使用。如"喉痹"这一病名，最早见于帛书《五十二病方》，以后《内经》多次论述了喉痹。如《素问·阴阳别论》"一阴一阳结谓之喉痹"。《杂病源流犀烛·卷二十四》"喉痹，痹者，闭也，必肿甚"。在以上两部著作中，喉痹均是指呼吸不畅，汤水难下的急性喉阻塞。历代医家对喉痹的认识不尽一致，归纳起来主要有两方面的含义：一是咽喉口齿疾病的总称，古代文献多将咽喉口齿等部位的疾病统称为"喉痹"，其中亦包括喉风、喉痈等；二是仅指咽喉部疾病，近代医家多宗此认识本病。刘蓬主编的新世纪全国高等中医院校规划教材（第10 版）《中医耳鼻咽喉科学》（中国中医药出版社，2016 年）将喉痹作为急慢性咽炎的病名。又如"喉喑"这一病名，历代医家对喉喑的认识不一，所沿用的病名很多。西医的急性喉炎、慢性喉炎、声带小结、声带息肉、声带麻痹、喉肌无力等均可参考本病进行辨证施治。该病早在先秦甲骨卜辞中，已有"音有疾""疾言"的记载；《内经》中开始用"喑"作病名，并有"暴喑""卒喑"等病名记载；明代《医学纲目》谓之"喉喑"；《景岳全书》谓之"声喑"，并对其病因病理、证候特点及辨证论治有了较全面的论述，确立了"金实不鸣""金破不鸣"的理论基础；由王德鉴主编的《中医耳鼻喉科学》（第五版教材，上海科学技术出版社，1985 年）将该病称为"急喉喑"与"慢喉喑"；由王士贞主编的《中医耳鼻咽喉科学》（第七版，中国中医药出版社，2003 年）将该病称为"喉喑"；由熊大经、刘蓬主编的《中医耳鼻咽喉科学》（第九版，中国中医药出版社，2012 年）将该病修订为"喉喑"。

1994 年，国家中医药管理局组织有关专家规范和制定了本学科的行业标准《中医病证诊断疗效标准》。同时，通过学习以朱文锋教授为主编制的国家标准《中医临床诊疗术语》，将国家标准病名引入《中医耳鼻咽喉科学》规划教材。如部分鼻科病名："伤风鼻塞"因风寒或风热之邪壅塞肺系、犯及鼻窍所致，以鼻塞、流涕为主要表现的鼻病；"鼻窒"因脏腑虚弱，邪滞鼻窍所致；以鼻塞时轻时重，或双侧交替鼻塞，反复发作，下鼻甲肿大为主要表现的鼻病；"鼻槁"，因脏腑虚弱，鼻窍失养所致，以鼻内干燥，鼻腔宽大，鼻气腥臭，肌膜萎缩、结痂，嗅觉减退为主要表现的鼻病；"鼻鼽"，因禀质特异，脏腑虚损，兼感外邪，或感受花粉、粉尘及不洁之气所致。以突然或反复的鼻痒，喷嚏频频，清涕如水，鼻塞等为主要表现的鼻病；"鼻渊"，因外邪侵袭，或脏腑蕴热，蒸灼鼻窍，或因脏腑虚损，邪留鼻窦所致，以鼻流浊涕量多、鼻塞、嗅觉减退、头晕胀闷、鼻道有脓等为主要表现的鼻病。全国统编教材的中医病名，经多年使用后，在耳鼻咽喉科领域影响较大，已初步被广大耳鼻咽喉科医者所接受。

（二）耳鼻咽喉科疾病辨证的延伸与发展

中医耳鼻咽喉科疾病常用的辨证方法，也与其他临床学科一样，主要采用八纲辨证、脏腑辨证、气血津液辨证、六经辨证、卫气营血辨证。耳鼻咽喉疾病辨证方法是以八纲辨证为纲，明确分析归纳，择其要点，以脏腑辨证为基础，以深化补充八纲之不足，将官窍疾病落实在脏腑病理生理变化上。在耳鼻咽喉科，通常情况下，一个典型的证候，应既有符合该证的全身症状和体征的特点，也需要有符合该证的局部症状和体征特点。

中医传统的辨证方法所依赖的主要是望、闻、问、切四诊所收集的信息，这在耳鼻咽喉科领域往往会受到一定的限制，因为耳鼻咽喉疾病在有些情况下除局部症状与检查所见外，并无明显的全身症状，这就给按传统的中医方法（以四诊为主）进行辨证带来一定的困难，因此现代中医耳鼻咽喉科学者在传统的望、闻、问、切四诊之外，均已利用现代的各种检查手段对病人进行检查。1986 年出版的《现代中医耳鼻咽喉口齿科学》（何宗德、余养居、房学贤主编）在传统的辨证方法之外，增加了一个"内窥辨证"，试图利用中医传统理论来解释现代的各种检查结果从而为"辨证"服务，这无疑是一个大胆的尝试和良好的开端。

每一种特定的疾病往往要运用特定的检查方法来进行诊断，从这些"辨病"的特定的检查方法中筛选对"辨证"有用的客观指标，从而真正使现代检查融入中医辨证体系中，将传统的辨证提高到一个新的水平。主要有以下进展：

1. 鼻科　高粱琴通过检测慢性鼻炎病人鼻黏膜中一氧化氮合酶含量，发现一氧化氮的合成量与中医辨证分型存在相关性。孙铭涓通过运用生物传热学技术观察研究不同体质人群的鼻腔局部温度分布变化和中医体质的相关性，通过研究从传热学的角度揭示了鼻腔局部辨证的客观性。

2. 咽喉科　张慧等将声带息肉病理分型纳入中医辨证，出血型（风热蕴肺证、痰热蕴肺证）以银翘散或清金化痰汤加减，水肿型（湿浊壅阻证）以五苓散合二陈汤加减，纤维瘤型（肺肾阴虚证、痰瘀互结证）以百合固金汤或桃红四物汤合二陈汤加减，明显提高了临床疗效。

3. 耳科　将耳鸣按中医辨证标准分为虚证和实证，听力计测试结果发现，耳鸣的音调实证多集中在低频段，而虚证多集中在高频段，突发性聋的听力曲线类型与中医证型之间亦初步显示出一定的相关性。

除此之外，开展疾病大样本辨证分型研究有助于为治疗提供客观依据。有学者对360例变应性鼻炎进行中医证型分析，认为变应性鼻炎的中医证型主要有肺气虚证、脾气虚证、肺经蕴热证、肾阳虚证；其中虚证最多，虚证中又以肺气虚证及脾气虚证常见。有学者对500例耳鸣病人做证型分析，认为耳鸣应多从脾虚论治，并提出现今社会环境下，脾虚证型相对于肾虚证型病人多见。故在临床治疗中应结合病人全身情况辨证论治，不应将耳鸣病因皆归于肾虚。

（三）现代检测手段在耳鼻咽喉疾病诊断中的应用

由于耳鼻咽喉疾病在有些情况下仅有局部症状与检查所见，无明显的全身症状，传统四诊的方法对耳鼻咽喉科疾病诊断会受到一定的限制，要提高中医临床耳鼻咽喉科疾病的诊疗水平，有必要在中医辨证论治思想的指导下，借助现代先进仪器和技术，将传统、现代方法有机结合，通过现代检测手段进行微观辨证，然后与宏观辨证相结合，进行整体辨证。

耳鼻咽喉临床常用的检查方法如下。①实验室检查：如血液、鼻腔分泌物等，直接检测或者经培养或者提取核酸、蛋白质后再采用分子生物学方法进行检查，包括血常规、血清特异性IgE抗体、细胞因子、病原微生物、肿瘤标志物、T淋巴细胞亚群分类、变应原皮肤试验等，这些对于耳鼻咽喉疾病的诊断、疗效监测、追踪随访、预后判断提供了一定的实验室依据。②活组织病理学检查：从病人体内切取、钳取或穿刺等取出病变组织，进行病理学检查的技术，如鼻咽部活组织检查、上颌窦穿刺活组织检查等，对诊疗方案和预后提供一定的临床价值。③器械检查：间接鼻咽镜、前鼻孔镜、喉镜、鼻内镜、耳镜，音叉，纯音测听声阻抗仪，多导睡眠监测仪，听力计，影像学如X线、计算机体层扫描（CT）、磁共振成像（MRI）、造影、经颅多普勒超声等检查方法在耳鼻喉疾病的诊治中发挥重要的作用，并在临床中得到广泛的运用。

1. 在鼻部疾病诊断中的应用

（1）变应性鼻炎：本病中医学称为"鼻鼽"。多数病人鼻分泌物涂片可见较多嗜酸性粒细胞，部分病人变应原皮肤试验阳性，血清特异性IgE抗体阳性；变应原皮肤点刺试验（SPT）和/或sIgE阳性。胡安梅等研究发现鼻鼽肺气虚寒症病人血清总IgE水平（TIgE）、特异性IgE（sIgE）、IL-4、IL-5、IL-13、半胱氨酰、白三烯水平均显著升高。周小军等比较正常人与鼻鼽病人体质证候特征，结果，鼻鼽病人中医辨证多属阳气虚弱型，血清皮质醇及鼻分泌物sIgA含量明显低下，外周血嗜碱性粒细胞脱颗粒指数明显升高。另外，鼻鼽病人表现出肺气虚，其外周血T淋巴细胞亚群各项指标（CD3+、CD4+、CD8+、CD4+/CD8+），血浆和鼻腔分泌物中cGMP含量低于正常人，并且cAMP/cGMP的水平调节着肥大细胞及嗜酸性粒细胞的激活和脱颗粒反应。曹志等探讨鼻鼽虚证病人鼻腔脱落细胞的变化情况，对变应性鼻炎中医辨证为肺气虚、脾气虚及肾阳虚的113例病人的鼻腔进行脱落细胞检查。结果变应性鼻炎病人鼻分泌物中可见嗜酸性粒细胞。脾虚组、肾虚组、对照组的中性粒细胞比重较大，脾虚组和对照组比较有显著性差异，而肾虚组出现了嗜酸性脱落细胞，男女出现概率为16.6%及28.6%，变态反应症状越重及全身气虚、阳虚证症状越明显，则炎性反应越重，中性粒细胞比重越大，出现嗜酸性脱落细胞的阳性率越高。故鼻腔脱落细胞中的上皮细胞、中性粒细胞及嗜酸性粒细胞的变化可作为变应性鼻炎病人中医辨证分型的参考客观指标。

（2）急性鼻-鼻窦炎：中医学称为"急鼻渊"。在该病诊疗中，采用 X 线片或计算机断层扫描（CT）显示鼻窦阳性病理改变。X 线片示窦腔黏膜增厚或密度增高，CT 等影像学检查可清楚反映窦腔炎性改变。

（3）慢性鼻-鼻窦炎：中医学称为"慢鼻渊"。鼻窦 X 线或 CT 检查常显示鼻窦腔模糊、密度增高及混浊，或可见液平面。行上颌窦穿刺冲洗，有助于了解窦内有无脓液及其性质、量、气味等。鼻内镜检查，可以证实鼻道黏脓性分泌物及其来源、和/或黏膜水肿堵塞、和/或息肉。鼻阻力测试，可客观记录鼻腔通气功能受损情况。

2. 在咽部疾病诊断中的应用

（1）急性扁桃体炎：中医学称为"急乳蛾"或"喉蛾""莲房蛾"。该类病人外周血白细胞明显增多，体温升高，可达 39 ℃～40 ℃。

（2）慢性扁桃体炎：中医学称为"慢乳蛾"。慢性扁桃体炎已引起全身并发症时，病人血清中甲种、丙种球蛋白与黏蛋白多异常增高，而反应性蛋白检查多为阳性，抗链球菌溶血素"O"之效价增高，血沉亦多加快。通过免疫组织化学检查，氨基酸定量，血清中 α_2 蛋白高价，对病灶性扁桃体炎有重要意义。王志远等发现儿童组与成人组以及青少年组与成人组相比，病原菌构成比差异均有统计学意义，成人组革兰阴性菌检出率显著高于儿童组及青少年组。成年病人应首选对革兰阳性菌和革兰阴性菌敏感性均较好的广谱抗生素；未成年病人应首选对革兰阳性菌敏感性好的抗生素，同时取扁桃体隐窝内分泌物做细菌培养及药敏试验。病人血清中单个核细胞减少，细胞因子分泌增加以及 TLR-NF-κB 信号通路活化。

阻塞性睡眠呼吸暂停低通气综合征（OSAHS）属于中医学"鼾眠"范畴。多导睡眠仪检测是诊断 OSAHS 的主要客观手段，通过对病人进行整夜连续的睡眠监测，可以检测呼吸暂停和低通气指数、血氧饱和度、心电图、脑电图、肺功能等，有助于了解病人睡眠呼吸暂停的性质（类型）和程度等病情指标，可以作为选择治疗方案、预后评估的依据。OSAHS 病人软腭组织和血清中 HIF-1α、VEGF 的表达，与 OSAHS 严重程度有关。

3. 在喉部疾病诊断中的应用

（1）急性喉炎：属于中医学"急喉喑"范畴。病人间接喉镜检见喉部黏膜急性弥漫性充血肿胀，声带呈粉红或鲜红色，其上可见分泌物附着；声带闭合正常，或留有缝隙。声门下黏膜亦可充血，粗糙。鼻及咽部黏膜亦常有急性充血的表现。外周血常规检查可见白细胞可升高，亦可能正常，体温一般不高。

（2）慢性喉炎：属中医学"慢喉喑"范畴。病人间接喉镜检查时，单纯型者双侧声带呈淡红或暗红色充血肿胀，声带上可见黏性分泌物附着；肥厚型者双侧声带暗红色充血、增厚，声带边缘变钝，亦可呈结节状或息肉样，室带亦可肿胀，声门闭合不佳；萎缩型者双侧声带失去正常光泽，干燥，萎缩，张力差，声门闭合不良，喉腔内及声门下可见干痂。电子喉镜检查可以更清楚地证实上述征象，动态喉镜检查及喉发声功能检查更有利于声带病变的详细鉴别及发声功能评估。

（3）喉水肿：属中医学"急喉风"范畴。对病人进行喉镜检查和 X 线摄片等检查有助于鉴别诊断，并可以借此而确诊本病。

4. 在耳部疾病诊断中的应用

（1）外耳道真菌病：相当于中医学"耳窍霉痒症"。对病人的分泌物涂片、真菌培养等检查，可查到相关真菌菌丝体及孢子。

（2）急性化脓性中耳炎：相当于中医学"急脓耳"。

（3）慢性化脓性中耳炎：相当于中医学"慢脓耳"。脓耳的诊断在现代中医结合中耳局部检查、影像学检查、听力损失程度及性质进行综合判断。急脓耳病人纯音听力检查呈传导性耳聋，部分可呈混合性聋。血常规检查白细胞总数增加，中性粒细胞比例升高。鼓膜穿孔后，血常规各项指标渐恢复正常。X线检查显示乳突部呈云雾状模糊，但无骨质破坏。慢脓耳病人听力学检查显示，单纯型者听力下降程度不重，呈传导性聋；骨疡型者可有较重传导性聋；胆脂瘤型者可存在较重的传导性聋或混合性聋，但有时可因中耳内胆脂瘤连接中断的听骨链而使听力不表现明显下降。乳突X线片及颞骨CT扫描可以显示，单纯型者为硬化型乳突，无骨质破坏；骨疡型者可有边缘模糊不清的透光区，上鼓室、鼓窦及乳突内有软组织阴影，或有轻度骨质破坏；胆脂瘤型者可示上鼓室、鼓窦或乳突有骨质破坏区，其边缘浓密、整齐。

（4）突发性暴聋：相当于中医学"暴聋"范畴。对突发性耳聋与中医血瘀证作了相关性探讨，指出突发性耳聋与内耳血循环障碍相关，其病理可为血管痉挛、水肿、出血、血栓形成、红细胞黏集等，从而引起内耳毛细胞缺血缺氧，导致内耳感受器的功能紊乱，出现听力下降。突发性耳聋可伴有耳鸣，往往在瞬间或数小时内达到重度耳聋或全聋，部分病人伴眩晕及恶心呕吐。纯音测听以低频聋和平坦型多见。声导抗测试时，鼓室导抗图正常，镫骨肌反射阈降低，无病理性衰减，但可有重振现象。急性期过后，患耳前庭功能多为正常，也可以表现降低，尤以伴有眩晕者更为明显。影像学检查：内听道X线摄片或CT、MRI扫描显示内听道及颅脑无异常。田道法等将突发性暴聋分为风邪犯肺（16耳）、肝气郁滞（39耳）、肝阳上亢（32耳）3型。各组病人听力的平均值比较接近，但肝阳上亢组全聋者明显高于其余二组。

5. 在耳鼻咽喉-头颈部特殊性炎症及皮肤普通感染疾病诊断中的应用

（1）鼻硬结病：中医学称为"鼻生恶疮"，其部分表现类似于"鼻槁"。病人典型病理特征为Mikulicz细胞、Russel小体。鼻分泌物或病变组织细菌培养，可以找到KR。病变组织细菌培养阳性率高于鼻分泌物培养。因在不同病期KR数量不同，约有40%会出现阴性结果。血清补体结合试验常呈阳性，IgM明显降低，该项检查无特异性，需结合临床进行诊断。纤维内镜可对鼻腔、咽、喉、气管、支气管等病变处进行直观检查，并可取活检组织。CT扫描可准确显示病变部位及范围。

（2）耳鼻咽喉白喉：白喉的中西医病名相同。1864年，中国第一部白喉专著《时疫白喉捷要》面世，白喉一名也由此而确定。本病又称为"白缠喉""疫毒喉痹"。病人假膜涂片或细菌培养均可发现白喉杆菌。

（3）耳鼻咽喉结核：常继发于肺结核或胃肠结核，原发性者少见，其发病率高低依次为喉结核、咽结核、中耳结核及鼻结核。中医学称咽喉结核为"咽喉癣"。病人病检可发现Langhans巨细胞、淋巴细胞、干酪样坏死物等。痰及分泌物涂片和培养，或可找到结核杆菌。结核菌素试验及血清结核抗体检查阳性。继发性者，X线摄片可在肺、胃肠等处发现原发性结核病灶。

6. 在头颈部肿瘤诊断中的应用　肿瘤标志物和各类影像学技术已经常用于头颈部肿瘤检查。

（1）鼻咽癌：经典中医文献中无此病名，但"失荣""上石疽"等证的描述类似于本病的颈淋巴结转移症状，其他如真头痛、鼻渊、恶核、瘰疬诸证中，也有部分相关的类似症状描述。有学者曾提出以"颅额岩"概称本病，但目前倾向于"鼻咽癌"称谓。85%的鼻咽癌病人IgA/VCA滴度可以达到1∶20以上；IgA/EA阳性率虽仅26.7%，但特异性高于IgA/VCA；EDAb抗酶率≥70%；当有两项以上指标明显升高时，鼻咽癌检出率显著增加。细胞内AgNORs颗粒数明显增加，且有颗粒融合等形态变化。鼻咽、颅底X线摄片、CT扫描和MRI检查，可以了解病变的位置、侵犯范围和发展趋势，有利于临床分期和合理治疗方案的制定。

（2）喉癌：中医经典文献中无此病名，仅有咽喉菌的记述。为区别咽与喉的病变，现趋向于以"喉菌"专指发生于喉部的恶性肿瘤。这类病人肠癌相关抗原CCA为多阳性（57%），免疫抑制酸性蛋白IAP高于正常人1倍以上。二项指标可于手术后分别转阴或降至正常水平。喉部的X线照片（包括断层摄影）可以提供癌肿部位及浸润范围的某些资料，CT片不仅可显现喉部新生物的存在与否，还能显示黏膜、黏膜下及深部的隐匿病变及其发展趋势，有助于判定肿瘤的位置、大小、周界，对喉软骨的侵犯及向声门下或喉外扩展的范围。尤其是喉部间隙显示清晰，对会厌前间隙及声门旁间隙的侵犯情况诊断准确率可高达 100％。CT 检查提高了临床分期的准确性。对于可疑喉癌病变者，可行电子动态喉镜检查，观察其静态和动态图像中黏膜波及其振幅的变化。如果黏膜波消失或振幅减弱明显，应警惕早期喉癌的存在。对于存在癌前病变者，宜定期作动态喉镜检查，比较观察其动态发展趋势。

〔何迎春　范婧莹　姚敬心〕

十、外科病证诊断研究

中医外科学是以中医药理论为指导，研究发生于人体体表或窍道，具有肉眼可见、有形可征等特征的外科疾病证治规律及预防保健的一门临床学科，包括疮疡、乳房疾病、瘿、瘤、岩、皮肤及性传播疾病、肛门直肠疾病、泌尿男性生殖系统疾病、周围血管和淋巴疾病及外科其他疾病等内容。中医外科学从原始社会起源发展至今，历经历代医家的实践与总结，在中医外科疾病病因、病机、病名、证治等方面进行了详细的阐述与发展，积累了丰富的理论及实践经验，如汉代张仲景《伤寒杂病论》对中医外科的贡献最大，书中建立的辨证论治理论对外科疾病的证治具有重要的指导意义。随着 1954 年首个中医研究院在北京成立以来，各地相继成立了中医学院并聘请了一批著名的中医外科专家进行全面系统地教授中医外科学理论知识及临床经验。随后相继有中医外科专业的创建及专门的中医外科专科、专病医院及专业委员会的成立，为中医外科学的临床实践、科学研究、学术交流创建了良好的条件。中医外科学有其独特的理论体系，其特点是运用"有诸内，必形诸外""治外必本诸内"的人体内外统一理论去认识疾病的发生和演变规律，以阴阳辨证为纲，应用内治和外治相结合的方法防治疾病。

本节主要论述以中医基本理论为指导，结合现代科学理论、研究手段和方法的中医外科临床诊断研究。

（一）中医外科疾病病名规范化研究

中医外科疾病的命名繁多，但一般是依据其发病部位、脏腑、病因、形态、颜色、特征、范围、病程、传染性等分别加以命名的。历代中医外科著作颇多，各家所载外科疾病的病名，由于地区不同，方言各异，致使病名不统一，同一性质的疾病因所患部位、阶段、形态等不同而有几个病名，有时一个病名又包括多种性质的疾病。如记载"下疳"最早的中医文献为《诸病源候论》，而首次以"下疳"命名的文献是《疮疡经验全书》。《医宗金鉴·心法》对不同部位的下疳的病名进行了总结："下疳，统名疳疮，又名妒精疮，生于前阴。经云：前阴者，宗筋之所主，督脉经络循阴器合篡间。又云：肾开窍于二阴，是疮生于此，属肝、督、肾三经也。其名异而形殊。生于马口者，名下疳。生玉茎上者，名蛀疳。茎上生疮，外皮肿胀包裹者，名袖口疳。龟头外肿如瘤者，名鸡嗉疳。疳久而偏溃者，名蜡烛疳。痛引睾丸，阴囊肿坠者，名鸡肫疳。痛而多痒，溃而不深，形如剥皮烂杏者，名瘙疳。生马口旁有孔如棕眼，眼内作痒，捻之有微脓出者，名旋根疳。生杨梅疮时，或误用熏搽等药，以致腐烂如臼者，名杨梅疳。"又如"乳癖"一词最早见于汉代的《中藏经》，后世医家对本病的描述较为详细。《疡科心得集·辨乳癖、乳痰、乳癌论》："有乳中结核，形如丸卵，不疼痛，不发寒热，皮色不变，其核随喜怒为消长，从名乳癖……"隋代《诸病源候论》虽未有乳癖之名，但载有"乳中结核候"、乳内"核不消"的症候。《外科真诠》认为除中老年人外，青年女子亦可发生，其预后可以癌变，即其所说："乳癖……年少气盛、患一二载者……可消散；若老年气衰，患经数载者不治，宜节饮食，息恼怒，庶免乳癌之变。"明代陈实功《疡科心得集》："有乳中结核，形如丸卵，不疼痛，不寒热，皮色不变，其核随喜怒消长，次名乳癖。"

自 1997 年以来，以朱文锋教授为主编制的国家标准《中医临床诊疗术语》疾病部分规范中医外科类病名如男科疾病中的："子痈"，因湿热痰浊等邪阻滞肾子所致，以肾子（睾丸）肿痛为主要表现的痈病类疾病。"子痰"因肝肾亏损，痰浊凝聚所致，以肾子（睾丸）出现发展缓慢的无痛肿块，久则破溃成漏为主要表现的疮疡类疾病。"子岩"因瘀血、浊气凝聚，日久恶变而成，以肾子（睾丸）出现无痛性、表面不平的坚硬肿块，增长迅速为主要表现的癌病类疾病。"子隐"因先天不足所致，以阴囊一侧或双侧未触及睾丸为主要表现的男性前阴疾病。"肾囊风"因肝经湿热下注，风邪外袭所致，以阴囊皮肤潮红、起疹、湿润或有渗液，剧烈瘙痒，痛如火燎为主要表现的湿疮类疾病。"筋疝"因血脉瘀滞所致。以阴囊筋脉曲张如蚯蚓状，伴有坠胀为主要表现的疝病类疾病。"遗精"因肾失封藏所致，以不因性交而精液自行遗泄，一月4次以上为主要表现的不固类疾病。"早泄"因肾气不固等所致，以阴茎插入阴道不到1分钟便发生射精，不能实行正常性交为主要表现的不固类疾病。"阳痿"因命门火衰，肝肾亏虚，或因惊恐、抑郁等所致，以阴茎萎软，或举而不坚，不能插入阴道进行性交为主要表现的痿病类疾病。"无精"因先天亏损，或精道阻塞等所致，以精液中无精子，或精子极少，或精液逆流入膀胱，影响生育力为主要表现的肾系疾病。"血精"因阴虚火旺，湿热下注等所致，以精液呈粉红色、红色、棕红色或带有血丝为主要表现的肾系疾病。"精癃"因年老肾虚，败精瘀血阻塞精窍等所致，以排尿困难，滴沥不尽，甚或尿闭为主症的肾系疾病。"精浊"因湿热下注，阴虚火旺，精室瘀阻等所致。以尿后滴白，排尿不畅，少腹坠胀，或茎中痛痒，但尿液并不混浊为主要表现的肾系疾病。还有乳房疾病中的"乳癖"因情志内伤，冲任失调，痰瘀凝结所致，以乳房有形状大小不一的肿块，疼痛，与月经周期相关为主要表现的乳房病类疾病。"粉刺性乳痈"因肝郁化热，肉腐化脓而成，多有先天性乳头凹陷畸形，乳头中常伴粉渣样物排出，急性发作时脓液中常夹有粉渣样物质为主要表现的痈病类疾病。

（二）传统四诊在中医外科疾病诊断的延伸与发展

中医四诊的切诊包括脉诊和触诊，伴随近现代医学的发展，对人体构造的进一步了解，触诊在中医外科学疾病的诊断中的地位愈发重要。如：由于受时代的限制，传统中医理论中没有前列腺的解剖概念，四诊中也没有前列腺的切诊。20世纪80年代以来，慢性前列腺炎中医局部辨证方面的研究逐渐增多。《医经精义》明确指出："前阴有精窍，与溺窍相对，而各有不同。溺窍内通膀胱，精窍内通精室。"《类经附翼》亦言精室"居直肠之前、膀胱之后，当关元、气海之间"。据此，前列腺的中医名称应定位在精室。王琦等在考证中医古籍的基础上，认为前列腺当属于"精室"。王劲松亦指出，前列腺是精室的特殊有形器官之一。孙广仁在其主编的全国高等中医药院校规划教材《中医基础理论》中叙述"精室包括睾丸、附睾、精囊腺和前列腺等"。高兆旺等认为，精室解剖有广义与狭义之分，狭义仅指前列腺，广义乃睾丸、附睾、输精管、前列腺及精囊腺等内生殖器官的总称。1994年《中华人民共和国中医药行业标准·中医外科病证诊断疗效标准》中"精浊"和"精癃"的病位均在精室，且均指前列腺疾病。从以上论述可知，前列腺的中医解剖概念与精室相类似。清代林之翰《四诊抉微》发展了男科脉学理论，认为"男子尺脉恒弱""男得女脉为不足，病在内。左得之，病在左；右得之，病在右""男男得女脉者，谓尺盛而寸弱"。吴谦等编《医宗金鉴》记述了疝病的气血寒热虚实辨证要点，认为疝病"在左边阴丸属血分""在右边阴丸属气分""凡寒则收引而痛甚，热则纵而痛微。凡湿则肿而重坠；而虚也重坠，但轻轻然而不重也"。

张亚强认为，慢性前列腺炎辨证时局部切诊尤为重要，应查明前列腺大小、硬度、有无压痛、有无结节等。高正怡等提出，前列腺腺体饱满，按摩腺体有压痛，局部有结节，流出腺液少量等可辨证为血瘀型；腺体饱满，按摩时流出腺液大量，按后腺体松弛等可辨证为湿热型；按摩前列腺手感松弛，腺液很少可辨证为肾虚型等。鲍严钟等根据前列腺触诊与症状，将慢性前列腺炎分为7个证型。湿热型触诊：前列腺腺体大小正常，中央沟深，左右叶软、压痛，时触及结节或无结节。结节型触诊：中央沟深，左右叶软，触及如绿豆或米粒大小硬结，个数不等，一侧或双侧。肿胀型触诊：前列腺体超过正常大，肿胀、质韧而无弹性，中央沟饱满而消失，双侧均匀对称，按摩前列腺液少或无。潴留型触诊：前列腺增大，中央沟消失，按之有波动感。出血型触诊：腺体左、右叶软，中央沟存，触及精囊肿块，或形态发生变化。萎缩型触诊：腺体缩小变软，平塌或凹陷；或双侧不对称，一侧叶萎缩。硬化型触诊：前列腺体常大或略增大，中央沟消失或变形，左右叶变硬，弹力消失。李海松等收集慢性前列腺炎病人918例进行中医证型与前列腺质地的相关性研究。分析发现，前列腺的质地与临床分型之间有一定关联，特别是前列腺变小与肾阳虚有比较大的联系；湿热下注证与前列腺饱满正相关，而且相关性强；气滞血瘀证与前列腺硬度增加相关性较强。

　　张敏建认为，整体辨证与前列腺局部辨证同等重要，强调对前列腺的检查结果要据中医症状学进行分析，如肛周及腺体压痛明显，腺体饱满者多属湿热瘀等实证，而无压痛，质地偏软者多为虚证；腺体增大，中央沟变浅且表面有结节者，多为痰瘀互结之证。常德贵提出，慢性前列腺炎辨证时应整体辨证与局部辨证相结合，即以证候、舌脉等作为整体辨证的主要依据，前列腺肛门指诊等情况作为局部辨证的线索，如湿热下注型前列腺指诊：腺体饱满，按摩时大量黏稠前列腺液流出，按后腺体松弛。气滞血瘀型前列腺指诊：可触及结节，按腺体有轻压痛。肺脾气虚型前列腺指诊：腺体饱满，按摩时大量清稀前列腺液流出，按后腺体松弛。阴虚火旺型前列腺指诊：按摩前列腺手感松弛，或小，按后很少有前列腺液流出。阴虚湿热型前列腺指诊：腺体饱满，按摩时大量清晰前列腺液流出，按后腺体松弛。

　　徐福松指出，慢性前列腺炎辨证应结合直肠指诊情况，如湿热型多见腺体质地肿大腺液量多；瘀滞型多见腺体质地偏硬，或有结节，可伴有压痛；肾虚型多见腺体松弛，腺液量少，不易按出；气虚型多见腺体饱满，腺液量多，按后松弛，按后肛门坠胀感连续数天，劳累后症状加重。

　　李海松认为四诊合参的同时，需要结合指诊、镜检来扩大四诊的内涵，提高辨证的精准度。如血瘀在慢性前列腺炎的病机中占重要地位，因为前列腺特殊的解剖结构，容易减慢血液循环，而中医称前列腺为精室，具有易虚易瘀的特点。其典型的临床表现以前列腺骨盆区域疼痛为主，而其疼痛症状容易缠绵反复，符合中医所讲的"不通则痛""久痛入络"等理论，同时认为血瘀亦是阳痿的终极病机，肾虚、湿热、血瘀、肝郁都会导致阴茎气血运行不畅，甚则影响新血的生成。阴茎的血络受病理产物影响，阻滞不通，失去必要的气血濡养，因而萎软不用。他将此与脑中风相类比，提出"阴茎中风"学说，指出活血化瘀通络应贯穿阳痿治疗的始终。通过观察神经内分泌调节和血流动力学检测，治疗可更加具有针对性。

　　目前，前列腺肿大与湿热下注证的关系，痛和炎性结节与气滞血瘀证的关系已经为多数医家接受并被编入国家标准。在不育症的诊断中，睾丸检查对评价男性生育力水平具有十分重要的意义。睾丸的总体积与精液中精子总数呈明显的正相关，体积小时提示睾丸生精上皮不足。在早泄的诊断中，包皮过长或龟头炎都会使龟头表面太过敏感而引发早泄，这些都是在辨证施治的时候需要注意的。同时整体与局部辨证相结合，临床发现，抗精子抗体阳性的免疫性不育病人，常有口干、五心烦热、盗汗、溲黄、便秘等阴虚火旺的症状，或有反复感冒、鼻塞、流涕，以及咽痛、咳嗽等上呼吸道感染症状，亦可见纳差、腹胀便溏等消化道症状。应透过局部症状表象，审证求因。

　　（三）外科专科辨证体系及常见证候的研究

　　病是贯穿病理过程始终的全局整体，而证是疾病过程的局部阶段，是对此局部阶段更个体化、更深入地把握疾病当时的本质所在。病证结合，就是辨病与辨证相结合的诊断与治疗，以期探索中医外科疾病的辨治规律与诊疗体系，提高诊疗效果，这是当前临床普遍应用的思路和方法。现当代以来，随着中西医学科的发展，中医外科学不仅仅局限于传统医学，在保存自身优势和特色的前提下，更积极吸收、贯通现代医学理论及实践成果，中西医虽是两种不同的理论，但研究的却是同一个对象，在一定的结构或功能层次上必然有其共性的物质基础。辨证论治是中医的精华，中西医结合外科疗效机制研究是否能回避从某个单一的机制来诠释，是否存在高于这些单一的分子生物学信号通路的机制，同时又能阐述中医证候特点的思路，尤其是近年来我国中西医结合男科部分学者对"证"的把握，从宏观整体归纳分析，发展到微观基因、蛋白、代谢、基因组等角度分析，从而寻求病证结合研究的突破口。

　　1. 现代检测手段在中医外科中的应用　中医外科疾病的诊断，既要发挥传统四诊的优势和长处，也要借助现代先进仪器的检查，将传统、现代方法有机结合，通过现代检测手段进行微观辨证，然后与宏观辨证相结合，进行整体辨证，用以提高临床诊疗水平。近年来，随着一些敏感性高、特异性强的肿瘤标记物的发现以及超声显像、CT、MRI和内镜等检查方法的发展，使外科疾病的诊断水平得以明显提高。

　　临床常用的现代检查方法包括以下几种。①实验室检查：如尿液、前列腺液、尿道分泌物、精液检查、男性生殖内分泌检查及男性生殖系肿瘤标志物检查等，对泌尿生殖系疾病的诊断、疗效监测、追踪随访、预后判断提供了一定的实验室依据。②分子生物学检查：采用分子生物学技术直接探查机体或者病原体基因的存在和变异，从而对人体的状态和疾病做出诊断，如应用 PCR 检测淋病奈瑟菌及梅毒。③活组织病理检查：指因诊断、治疗的需要，从病人体内切取、钳取或穿刺等取出病变组织，进行病理学检查的技术，如睾丸活组织检查及前列腺穿刺活组织检查等。通过睾丸活组织检查可以了解睾丸的生精功能及生精障碍的程度，以评估生育能力并提供直接材料，对诊疗方案和预后提供一定的临床价值。④流式细胞技术是一种快速有效定量单细胞分析研究的工具，如前列腺癌 DNA 倍体表现为异倍体类型则提示肿瘤不完全局限于前列腺，很可能有转移灶。⑤器械检查：影像学如 X 线平片、造影、放射性核素、热像图、CT、MRI 和内镜、超声等检查方法在外科疾病的诊治中起重要的作用，并在临床中得到广泛的运用。

高喜源、刘岩等通过对 118 例男性不育病人进行精液分析，同时进行抗精子抗体测定，将其结果与中医辨证分型结果进行对比，结果为无精症都属于肾精不足型（100%）、少精症多属于肾精不足（33.3%）、肾阴虚型（33.3%）、弱精多属于肾阳虚型（50%）、脾气虚型（40%）、死精症多属于肾阳虚型（40%）、脾气虚型（30%）、精液少多属于肾阴虚型（66.7%）、精液不液化症多属于肾阴虚型（45.4%）、肝胆湿热证（27.3%），而畸精症在大部分分型中都有分布，无意义；抗精子抗体（+）者主要分布于肝胆湿热型（83.3%）和少数肾阴虚型（12.5%）；抗精子抗体（+）者，多属于精液理化性状异常中精液液化不良（50%）。认为男性不育证的精液综合分析和抗精子抗体情况可以作为中医辨证分型乃至辨证治疗的参考依据。

李海松认为古代医家受当时科学技术水平的限制，缺乏有效的检测手段，无法对不育症病人的微观指标如男性激素水平、染色体情况、精液质量等进行全面的观察分析，使得他们的辨证始终停留在整体水平上，无法深入，评估男性不育症病情是否缓解或加重主要参考的便是这几个实验室检测指标，基于此对不育症进行微观辨证。如精子数少，活力低下或射精无力，可辨为脾肾气（阳）虚证；如精液量少，精液稠厚且畸形率高，可辨为肾阴不足证；精子活力低，死精明显增多可辨为湿热瘀阻证；性交时不能射精，精液中精子稀少可辨为肝郁气滞证；精液中精子成活率低，活力较弱可辨为气血两虚证等。泌尿系 B 超和阴囊 B 超可协助检查是否有鞘膜积液或精索静脉曲张，使得用药更加精准。

前列腺液检查主要用于明确前列腺炎的诊断，其方法有直接涂片、细菌培养、脱落细胞及免疫学检查。正常前列腺液中卵磷脂小体几乎布满视野，圆球状，与脂滴相似，折光性强，发亮，分布均匀，大小不等，可略小于红细胞，也可小至红细胞的 1/4。炎症时卵磷脂小体减少，且有成堆的倾向，这是由于炎症时，巨噬细胞吞噬大量脂类所致。正常前列腺液内红细胞极少，往往在炎症时才可见多数红细胞。正常前列腺内白细胞散在，高倍视野下不超过 10 个，炎症时因排泄管引流不畅，按压后可见成堆白细胞。如每高倍视野白细胞超过 10~15 个，即可诊断前列腺炎。在正常前列腺中还含有一些体积较大的细胞即颗粒细胞，内含多是卵磷脂小体颗粒，有的是巨噬细胞，有的是吞噬细胞，在炎症时及老年人多见。淀粉颗粒系大小不一的分层状构造的嗜酸性小体，圆或卵圆形，微黄或微褐色，中央部分含小粒，系碳酸钙沉淀物质，淀粉颗粒随年龄而增加，故老年人患结石症较多，与疾病无明显关系。如按摩触及精囊部也可在前列腺液中检出精子。前列腺滴虫感染者可以检出滴虫，可将前列腺液加适量温盐水后立即镜检。细菌学检查最常见的致病菌包括大肠埃希菌、肠链球菌、金黄色葡萄球菌、结核分枝杆菌。采用菌落计数定量培养法和分段定位采集标本是诊断以细菌为病原体的前列腺炎的可靠方法。分别留初段尿 10 mL（VB$_1$）、中段尿 10 mL（VB$_2$）、前列腺按摩液（EPS）及前列腺按摩后立即排出的 10 mL 尿（VB$_3$），4 个标本分别作细菌定量培养，比较其结果。正常人 VB$_2$、VB$_3$ 几乎是无菌的，VB$_1$ 极可能污染，但细菌数 <600/mL 尿。如 EPS 和 VB$_3$ 的细菌数明显多于 VB$_1$ 及 VB$_2$，可诊断为慢性细菌性前列腺炎。如 VB$_1$ 菌数 >VB$_3$、EPS 的菌数，表示有尿道炎；如 VB$_2$ 菌数 >EPS、VB$_3$ 菌数，则表示有膀胱炎。

沈浩霖等探讨声触诊组织成像定量（VTIQ）技术鉴别诊断乳腺良恶性肿瘤的价值，选择 100 例乳腺肿瘤病人共 115 个肿瘤，其中 75 例病人经手术病理证实，25 例病人经穿刺活检病理证实。所有病人先行乳腺二维超声检查，进行乳腺影像报告与数据系统（BI-RADS）分类。然后在 VTIQ 模式下测量肿瘤剪切波速度（SWV）最大值、最小值及平均值。结果 VTIQ 技术诊断乳腺良恶性肿瘤的敏感度、特异度、准确性、阳性预测值和阴性预测值均优于二维超声检查。认为采用 VTIQ 技术测量的 SWV 平均值鉴别诊断乳腺良恶性肿瘤具有良好的临床应用价值。

　　2. 证型客观化研究进展　　辨证将四诊所得资料，包括症状和体征，结合现代检测结果，运用中医学理论进行分析、综合，辨清疾病的原因、性质、部位及发展趋向，从而做出证型诊断。辨证时应整体辨证、局部辨证与微观辨证相结合，在临床中须综合运用。整体辨证是传统中医辨证论治的基础，局部辨证可以体现专科辨证的特色，微观辨证则是当代中医辨证施治理论体系的外延，既可弥补前二者的不足，又能体现当代中医与时俱进的理念。局部辨证是外科专科辨证特色，是以病变的主体部位为中心来辨证，使用局部辨证可更方便地判断病变的病因及性质，进行局部辨证需要在整体辨证前提下斟酌运用现代科学技术，才能把握疾病的核心，熟识疾病典型的症状表现，从而更精确地临床施治。

　　李海松为探讨慢性前列腺炎病人前列腺液中白细胞计数与中医辨证分型间的关系，通过收集门诊病例 918 例，对病人进行辨证分型，同时记录前列腺液中白细胞计数情况，分析两者之间关系，最后结论为前列腺液中白细胞计数对于中医证型辨证的价值不大，只能是中医证型判别手段的补充、参考。研究中医证型与前列腺质地的相关性，发现前列腺的质地特征与临床分型之间具有一定的关系：前列腺的大小与肾阳虚的关系比较密切；湿热下注证与前列腺膨满与否呈较强的正相关关系；气滞血瘀证与前列腺硬度增加程度的相关性较强。若前列腺液呈乳白色，不借助仪器即可见星状白点，镜检发现炎性细胞较多者多为湿热所致；若前列腺液较清稀，镜检发现白细胞不多同时卵磷脂小体有明显减少者多为脾胃亏虚或下元虚损。

　　李兰群通过收集慢性前列腺炎连续病例进行统计分析，结果从事脑力工种为湿热下注证的主要危险因素；西医分类ⅢA 型、从事脑力和体力工种、工作时间 8 小时为气滞血瘀证的主要危险因素；病程＞12 个月、居住不舒适、饮用刺激性饮料、消化不良为肝气郁结证的主要危险因素；年龄增大、工作压力减小、冬季发病为肾阳虚损证的主要危险因素。从而认为年龄、病程、西医分类、工种、工作时间、工作压力、发病季节、居住舒适度、消化不良和饮用刺激性饮料等因素与慢性前列腺炎基本证型有关。

　　宋爱莉等研究乳腺增生病中医辨证分型与血流动力学的相关性，建立中医辨证客观化微观指标。收集临床可触及肿块的乳腺增生病病人 140 例，辨证分型为肝郁气滞型 21 例，痰瘀互结型 85 例，冲任失调型 34 例。通过彩色 B 超、彩色多普勒超声、病理等检测手段，探讨不同辨证分型与血流动力学的相关性。结果显示与肝郁气滞型、冲任失调型相比，痰瘀互结型乳腺增生肿块血流信号显示率明显增高，血流多为Ⅰ级，肿块周围及内部新生血管 Vmax、RI 均增高，血流频谱为高阻力型。病理显示痰瘀互结型囊性增生、Ⅱ、Ⅲ非典型增生显著增多。认为乳腺增生病中医辨证分型能反映出乳腺增生病血流动力学的改变，是建立乳腺增生病中医辨证微观指标的创新性研究，CDFI 可能成为乳腺癌癌前病变中医治疗疗效标准之一。

　　张鹏天等探讨女性乳腺增生病的中医辨证与钼靶 X 线表现的关系。将 80 例乳腺增生病病人进行中医辨证分型，同时应用乳腺钼靶 X 线机分别摄头尾位（CC 位）和侧斜位（MLO 位）检查，对每一位不同证型病人，加以对照分析，发现乳腺增生病病人中的 X 线表现显示：肝郁气滞型 49 例，比例最多，占 61.25%，其中腺体小叶增生 28 例，纤维性小叶增生 4 例，囊性小叶增生 12 例，腺病 5 例；痰瘀互结型 18 例，占 22.50%，其中腺体小叶增生 11 例，纤维性小叶增生 3 例，囊性小叶增生 2 例，腺病 2 例；冲任失调型 13 例，占 16.25%，其中腺体小叶增生 6 例，纤维性小叶增生 3 例，囊性小叶增生 2 例，腺病 2 例。认为 80 例乳腺增生病中医辨证及钼靶 X 线表现各有特点，为乳腺增生病辨证论治走向客观化提供依据。

　　楼丽华探讨乳腺增生病中医辨证分型与性激素的关系，建立乳腺增生病中医分型的客观指标。将 112 例乳腺增生病病人经中医辨证分为肝郁气滞、痰瘀互结、冲任失调 3 型，测定病人排卵期雌二醇（E_2）、孕酮（PT）、睾酮（T）、催乳素（PRL）、卵泡刺激素（FSH）及黄体生成素（LH）值。观察不同证型病人性激素含量变化并分析其与辨证分型的关系。发现乳腺增生病病人排卵期 LH、E_2 水平降低，PRL、PT 水平升高，T、FSH 无显著变化。其中肝郁气滞型和痰瘀互结型的 LH、E_2 水平均明显低于正常值，PRL、PT 水平明显高于正常值。冲任失调型虽然 LH、E_2 水平也明显低于正常值，但 FSH 水平却明显高于正常值。E_2 水平按肝郁气滞型、痰瘀互结型、冲任失调型依次降低。从而认为乳腺增生病病人排卵期内分泌呈紊乱状态，不同中医证型病人性激素分泌各不相同，性激素的变化可作为中医辨证分型的客观指标及临床用药的依据。

〔周　青　朱治亚〕

十一、骨伤科病证诊断研究

新中国成立以来，中医骨伤科病证诊断进入了一个新的发展时期。这个时期的主要特点，首先是 1956 年以后，全国各地相继创办了中医学院，于 80 年代相继成立了中医骨伤系，招收并培养了大量的骨伤专业硕士研究生与博士研究生，编出了教材《中医骨伤科学》，首次系统整理了传统的中医骨伤科病证诊断方法，包括骨伤病的望诊（望全身神色、形态，局部畸形、肿胀、瘀斑、创口、肢体功能）、闻诊（听骨擦音、骨传导音、入臼声、筋响声）、问诊（问受伤的原因、详情）、切诊、量诊（长度、周径、关节活动范围）、摸诊等骨伤科常用的辨证方法。随着学科的发展，时代的进步，现代检查手段被逐步引入中医骨伤科学的诊法领域，使骨伤科诊法学说有了很大的发展。在现代科学技术的逐渐渗透下，人们对深部骨关节病变认识的不断深入，骨伤科辨证方法有不断深化的趋势。现代检测手段在骨伤科诊断中的应用为骨伤诊断及辨证提供了新的内容。

（一）骨伤科病名规范化的研究

一个完整的中医病名，要含有病位、病性内容。由于中医解剖学长期处于不发达阶段，加之医学流派众多，师承不同，在浩如烟海的古籍中，骨骼的命名极不一致。如锁骨的解剖名称：《证治准绳》称缺盆骨，《洗冤集录》称血盆骨，《医宗金鉴》称锁子骨；由于解剖名称的不统一和整个解剖学的进展缓慢，导致了中医骨伤科病名的混乱。

孙达武教授在《试论中西医骨伤科病名的统一》一文中提出了对中医骨伤科病名应进行规范，并指出其现实意义：有利于中医骨伤科标准化、有利于交流与协作、有利于中医走向世界。对于中西医骨伤科病名统一性不利影响：不利于阅读古医籍、不利于辨证用药、未能全面概括中医骨伤科病名。并给出了解决办法：对一些重要的骨伤科古医籍做些必要注释；广大医务工作者在思维模式上应当作适当的调整，根据每个病的主要症状、体征、舌苔、脉象等进行辨证用药；中医骨伤科中的"关节错缝"、内伤病名应予保留，并使其规范化、标准化，补充现代医学病名之不足，使中西医骨伤科病名统一性更趋完善。国家中医药管理局于 1994 年发布的《中医病证诊断疗效标准》中提出"基于中医骨伤科界在建国以来从教学到临床逐步形成的共识，中医骨伤科疾病则以报伤的解剖部位和损伤的类型命名"，是中医骨伤科学病名规范的重大进步。国家技术监督局发布的国家标准《中医临床诊疗术语·疾病部分》亦认为"骨伤科目前已普遍使用现代解剖学名称作为诊断术语，而与西医病名相同"。邓天然等在《中医骨伤科病名中使用规范解剖学名词的建议》一文中，对部分不规范的解剖学名词进一步实施了规范，促进了中医骨伤科病名规范化。

（二）深部骨关节疾病、骨病的研究

由于历史条件的限制，古代医家在认识骨伤科疾病时，均是通过望、闻、问、切四诊来进行诊断，这对于浅表疾病的诊断有较大的实用价值，但对于深部骨关节疾病（如脊柱疾病），如仅凭病人的自觉症状，就很难对疾病作出正确的诊断。

现代医者借助 X 线、CT、MRI、核医学、脊柱内镜等，大大提高了其诊断的准确性。例如"腰腿痛"一病，古代医家仅凭"腰腿部疼痛"来诊断。殊不知能引起腰腿痛的疾病有多种，如腰椎间盘突出症、腰椎管狭窄症、梨状肌综合征等。而每种疾病的发病原因又互不相同，因而仅凭腰腿痛一点来诊断腰腿痛，对临床治疗并无多大的指导作用，故根据影像学检查将"腰腿痛"以西医病名细分作出诊断。

另外，在近年发表的中医药治疗骨伤科疾病的相关指南中，亦均是在每一西医诊断的病名下，根据中医四诊，介绍了其相应的辨证论治。如《中医药防治原发性骨质疏松症专家共识（2015）》，其对每一证型的主症、次症都有明确规定，以适应临床应用。肾阳虚证主症：腰背冷痛，酸软乏力；次症：驼背弯腰，活动受限，畏寒喜暖，遇冷加重，尤以下肢为甚，小便频多，舌淡苔白，脉弱等。肝肾阴虚证主症：腰膝酸痛，手足心热；次症：下肢抽筋，驼背弯腰，两目干涩，形体消瘦，眩晕耳鸣，潮热盗汗，失眠多梦，舌红少苔，脉细数等。脾肾阳虚证主症：腰膝冷痛，食少便溏；次症：腰膝酸软，双膝行走无力，弯腰驼背，畏寒喜暖，腹胀，面色白，舌淡胖，苔白滑，脉沉迟无力等。肾虚血瘀证主症：腰脊刺痛，腰膝酸软；次症：下肢痿弱，步履艰难，耳鸣。舌质淡紫，脉细涩等。脾胃虚弱证主症：形体瘦弱，肌软无力；次症：食少纳呆，神疲倦怠，大便溏泄，面色萎黄，舌质淡，苔白，脉细弱等。血瘀气滞证主症：骨节刺痛，痛有定处；次症：痛处拒按，筋肉挛缩，骨折，多有骨折史，舌质紫暗，有瘀点或瘀斑，脉涩或弦等。

如此，使中医骨伤科诊断更切合临床实际，既对指导临床治疗有重要意义，对促进中医骨伤科病证诊断的规范亦有较大价值。

（三）辨证方法在骨伤科的发展

古代骨伤科的辨证治疗最早是散见于脏腑气血经络辨证里的，历代医家不断总结完善，尤其是伤科学的发展，使得骨伤的治疗逐渐形成有别于传统内科的辨证体系。隋唐时期，蔺道人系统地阐述了被后世称为"蔺氏七步内治伤损法"，提出根据不同时期的临床表现，分别应用不同的方药以治疗不同阶段不同性质的损伤，开创了中医骨折分期辨证治疗的先河。元代危亦林概括性地提出骨伤内治总则，根据不同时期进行辨证，分别选择活血化瘀、养血舒筋和培元补肾三法。至清代陈士铎将骨折愈合过程总结为"瘀去""新生""骨合"3个阶段，按不同时期进行辨证。

现代中医骨伤学家将三期辨证进行了系统总结，将伤后到骨折愈合的过程分为3期。早期骨断筋伤，局部经络不通，肿痛明显，证属气滞血瘀、经络痹阻；中期血肿吸收，疼痛减轻，但筋骨尚在新生，瘀血尚未尽除，证属筋骨软弱、瘀血留恋；后期骨折临床愈合，但筋骨萎软，证属肝肾不足、气血亏虚。

现代中医骨伤科工作者运用统计学方法，对骨伤疾病进行证型、证素辨证。如刘志豪、卢敏等在长沙地区选择4家中医院，对确诊为膝关节骨关节炎的病例采用问卷调查方法，收集人口学、症候学资料建立SPSS数据库，以频数分析方法研究各症状的分布规律，用多维尺度分析方法探讨各辨证要素之间的相互关系，用聚类分析归纳出证候类型及其诊断要点。调查膝关节骨性关节炎病人804例，结果显示，该病的中医病因病机，肝肾亏虚、筋骨不强是其发病的病理基础，"寒""湿""瘀""虚""热"所致筋骨瘀滞是其基本病理。从症状上归纳出肾阳虚、血瘀、寒湿、肾阴虚、肝阴虚、痰浊、湿热、风、脾虚等9种辨证要素，聚类分析出肝肾阴虚、气滞血瘀、阳虚寒凝、湿热郁结等几种主要中医证型。何丽清等采用临床流行病学调查的方法，探讨膝骨关节炎的中医辨证分型及与中医体质的关系。共对北京市三家医院586例50～74岁确诊为膝骨关节炎的女性病人进行前瞻性研究，收集其四诊信息进行聚类分析，并采用九种中医体质量表对586例病人进行中医体质调查，分析九种中医体质与中医证型的关系。结果显示，50～74岁女性膝骨关节炎病人的中医证型分为3类（风寒湿痹型、肾气亏虚型、痰瘀互阻型）比较符合临床实际。体质以偏颇体质为多（偏颇体质以阳虚质、气虚质多见），从不同体质与中医证型的关系来看，风寒湿痹型与平和质、气虚质、阳虚质显著相关；肾气亏虚型与平和质、气虚质、阴虚质显著相关；痰瘀互阻型与气虚质、阳虚质、痰湿质、血瘀质显著相关。

（四）现代检测手段在骨伤科中的应用

在面对骨伤科具体的疾病时，尤其是脊柱脊髓疾病、骨关节损伤、骨病等较为复杂的病时，不可避免要使用到现代仪器设备和实验室的化验方法来辅助检查。应用X线、CT、MRI、放射性核素、血生化指标等现代检测手段在骨伤科疾病诊断研究中已逐步开展。现举例如下：

黄宏兴等选择广州中医药大学附属骨伤科医院和广州军区总医院入院及门诊治疗的绝经后骨质疏松

症病人 108 例，根据中医辨证分型的原则分为肾阳虚组、肝肾阴虚组、脾肾阳虚组、气滞血瘀组，采用双能 X 射线骨密度仪测量第 2～第 4 腰椎椎体侧位的骨密度，采用酶联免疫吸附分析（ELISA）法测定病人雌激素、骨保护素、NF-κB 受体活化因子配体的水平，应用方差分析方法分析绝经后骨质疏松症病人骨保护素、NF-κB 受体活化因子配体、骨密度和雌激素在不同证型间的关系：气滞血瘀组骨保护素和核因子 κB 受体活化因子配体水平高于肾阳虚组、脾肾阳虚组、肝肾阴虚组，雌激素水平及骨密度值明显低于肾阳虚组。脾肾阳虚组和肝肾阴虚组雌激素水平低于肾阳虚组。结果说明血清骨保护素、NF-κB 受体活化因子配体水平有可能作为区别绝经后骨质疏松症气滞血瘀型与其他三型的客观检测指标。

马少云等对 240 例膝骨性关节炎病人和 60 名健康血清中一氧化氮（NO）、白介素-1β（IL-1β）、转化生长因子 β1（TGF-β1）的水平进行测定，对病人按照四诊进行中医证型划分为肝肾亏虚、气滞血瘀、肝肾亏虚并气滞血瘀证。分析后显示肝肾亏虚并气滞血瘀组 NO、IL-1β 的水平高于肝肾亏虚组和气滞血瘀组，而 TGF-β1 的水平低于肝肾亏虚组和气滞血瘀组；气滞血瘀组 NO、IL-1β 的水平高于肝肾亏虚组，而 TGF-β1 的水平低于肝肾亏虚组。说明膝骨性关节炎病人的中医证型与体内 NO、IL-1β、TGF-β1 有一定的相关性。

（五）骨伤科疾病诊断标准的研究

由于古代骨伤科疾病分类不清，多以症状为主确定病名，如"痹病""腰痛"，可能出现一个病名实际对应多个不同疾病，不能有效指导临床，故现代中医骨伤科学的疾病命名已弃用，采用西医学病名。对于现有骨伤科疾病，一般采用相对确定的诊断标准进行诊断。

如在骨关节炎、类风湿关节炎有时都可出现膝关节疼痛、肿胀、晨僵、活动不利等症状，为进行区分，采用诊断标准进行区分。骨关节炎：①近一个月大多数时间有膝关节疼痛；②站立或负重位 X 线显示关节间隙变窄、软骨下骨硬化或囊性变、骨赘形成；③关节液检查符合（至少 2 次关节液检查清亮、黏稠，WBC＜2000 个/mL）；④年龄≥40 岁；⑤晨僵≤30 分钟；⑥活动时有骨擦音。满足①＋②或①＋③＋⑤＋⑥或①＋④＋⑤＋⑥可诊断为骨关节炎。类风湿关节炎：①晨僵，持续至少 1 小时（≥6 周）；②至少 3 个关节部位（包括双侧近端指间关节、掌指关节、腕关节、肘关节、跖趾关节、踝关节、膝关节）的关节炎（≥6 周）；③手关节炎。掌指关节，或近端指间关节，或腕关节肿胀（≥6 周）；④对称性关节炎，同时出现左右两侧的对称性关节炎（≥6 周）；⑤皮下结节；⑥类风湿因子阳性；⑦手和（或）腕关节 X 线片显示受累关节骨侵蚀或骨质疏松。具备以上至少 4 条者，可诊断为类风湿关节炎。

这些诊断标准的应用，提高了诊断精确性，使得骨伤科疾病在临床上较为容易区分。

（六）骨伤科专科辨证体系及骨伤科常见证候的研究

1. 建立骨伤科专科辨证体系的必要性　中医学精髓在于辨证论治，现有的辨证体系有八纲辨证、脏腑辨证、卫气营血辨证、六经辨证等，主要都是适应于内、妇、儿科，特别是适合于内科疾病的辨证，对于骨伤科疾病的特异性反映不够。因此，要提高中医临床对骨伤科疾病的防治水平，有必要在中医辨证论治思想的指导下，反映具有骨伤科特色的辨证论治基本规律，建立正确的骨伤科临床辨证基本模式。

辨证主要是辨别疾病当前阶段的病位与病因病性。在辨病因病性方面，主要是阴阳气血、寒热虚实、痰饮水湿、气滞血瘀等，临床各科都辨这些内容，科别之间一般没有项目上的区别，只是侧重面有所不同。

以往的骨伤科辨证诊断，都是共用大内科的证名，难以反映骨伤科证候的特殊性，且大内科证名所提示的常见症状，在骨伤科则不一定能见到，从而造成骨伤科证名诊断的困难，或证名使用欠准确，更缺乏骨伤科特征性。

如风寒湿之邪侵犯筋骨，出现恶寒发热，肢体关节（掌指关节、膝关节、脊柱关节）僵硬疼痛，活动不利，脉浮紧等为常见症的证候，以往常统称为风寒束表证。但风寒束表证是泛指风寒之邪侵袭卫表，一般表现为恶寒重，发热轻，无汗，头痛，肢节酸疼，鼻塞流涕，咽痒咳嗽，痰吐稀薄色白，舌苔薄白而润，脉浮或浮紧。而本证则以肢体关节（掌指关节、膝关节、脊柱关节）僵硬，活动不利为特征性表现，可能见于类风湿关节炎、强直性脊柱炎等疾病，辨证为风寒束表证恐怕难以准确说明病位、病机。若改为风寒湿凝滞筋骨证，则更能体现辨证的针对性与准确性。

如瘀血阻于腰脊，以腰脊刺痛、拒按等为常见症的证候，以往统称为瘀血内阻证。但瘀血内阻证系泛指瘀血内蕴所见患处刺痛，舌质有瘀斑，脉涩等为一般症的证候，其所指范围广泛。若改为瘀血犯腰证，则为专指瘀血聚于腰脊，虽可或有瘀血内阻的一般证候，但以腰脊刺痛、拒按等为特征性表现，因而证名提示更为准确。

2. 国家标准《中医临床诊疗术语》对骨伤科专科辨证的贡献　共列有骨伤科证候15证。其所列证候的特点主要体现在以下2个方面：

（1）初步建立起了骨伤科专科辨证的模式：在辨证形式上，系统概括了骨伤科的辨证体系。如在本标准中，对证候按六淫、病理产物（瘀血、痰湿）、外伤等不同病因进行归类，且辨证包含对病位的概括，如寒湿犯腰证、痰湿流注（经脉筋骨）证等，使病变的位置更为明确，不仅指明了病位在筋骨，而且可避免与脏腑病证的混淆。

（2）辨证要素具有骨伤科专科的特点：本标准对骨伤科疾病的证名作了系统而规范性的改进，克服了以往证名中往往只提示所属脏腑经络等较笼统概念的局限，因而其病位更为准确、具体。如瘀血犯腰证、伤损筋骨证等，表达了病在于腰脊、骨关节等病位，而由于六淫、病理产物、外伤等病因病性不同，故证名不同。如果按以往的习惯术语来表达，则为风热证、痰湿证、血瘀证，便不能反映骨伤科专科病位的特点。

其病性虽仍为湿热、风、痰、瘀等，但所列症状则更具骨伤科的特征性，如肢体关节游走或固定疼痛、腰脊冷痛、腰脊顽麻、筋骨刺痛、肢体关节触及柔韧肿块等，从而克服了以往脏腑、经络辨证中一般只提湿热、瘀痰、气血等的常见表现，而缺少骨伤科专科特征症状的不足，避免了当全身症状不明显而骨伤科表现突出时，难以准确辨证，或证名中病性概念与实际临床表现欠符合的弊端。

综上所述，中医骨伤科诊断方法的研究在近40年中取得了较大的成绩，除上述内容之外，尚有微观辨证学说。微观辨证是对辨证论治体系的发展，是中医药现代化的重要内容，其概念于1986年首次提出。是以中医基础理论为指导，运用现代医学技术像检查、实验室检查、病理学检查、各种内镜检查、基因检测等技术，力求从细胞、分子、基因等水平上辨别证的本质，从而为临床诊疗提供客观依据，但其在中医骨伤领域的应用较少。其理论体系在目前还不够完善，但它至少为今后中医骨伤科辨证诊断的研究提供了思路。然而，我们也应看到，在中医骨伤科病证诊断研究中还有常见证型辨证标准及客观指标的研究、骨伤科疾病诊断的规范化等许多问题，有待我们进一步探索。

〔邝　涛　刘庆哲〕

十二、皮肤科病证诊断研究

随着国家对中医学发展的重视和投入，通过中医皮肤科几代人不懈的努力，近年来中医皮肤科得到长足的发展。中医皮肤科病证诊断不断规范，中医治疗皮肤病的临床疗效得到显著提高，中医皮肤科的学术地位不断提高。

（一）皮肤病的中医辨证方法

皮肤病的中医辨证，既遵循中医辨证的基本原则，又具有鲜明的专科特色，特别重视局部皮损辨证。

1. 根据皮损辨证　在皮肤病的发生发展过程中，由于不同的致病因素，临床上会出现不同的、各种各样的皮损。根据皮损的分布、色泽、形态、疏密等特征，可以对皮肤疾病进行鉴别诊断，根据中医理论并可由此判断病邪的轻重、病位的浅深、病邪的性质、气血津液的盛衰以及证候顺逆。如水疱多湿、结节多为痰瘀、脓疱多为热毒；边界规则多为风湿热邪、边界不规则多属虫淫、皮损隆起正气充盛、皮损平塌正气不足；对称分布当从脏腑考虑、单侧分布多从经络考虑；皮损密集主毒热盛、皮损稀疏主正气虚；经络循行、十二皮部、脏腑各有所主部位、上部多风火、中部多气郁、下部多湿邪、偏于肢体伸侧属阳多热、偏于肢体屈侧属阴多湿；局限于一处多为湿、毒、痰、瘀；泛发于周身多为风、火、热邪。皮损青黄赤白黑紫、深浅、明暗意义各不相同：红斑鲜艳、压之不褪色为血热，斑色紫暗为血瘀，等等。

2. 根据自觉症状辨证　皮肤病特有的自觉症状主要有痒和痛，临床上可根据痒、痛的不同特点进行辨证。

（1）辨痒：瘙痒是皮肤病最常见的自觉症状，常谓之"十病九痒"，可由多种因素引起，如风、湿、热、虫、血虚均可导致瘙痒。

1）风痒：一般急性皮肤病的瘙痒多由外风所致，因风性善行而数变，故有瘙痒走窜不定、泛发而起病迅速的特点。风痒又有风寒、风热、风湿热的不同。风寒瘙痒的特点是皮疹色白，遇寒加重，兼畏寒、脉浮紧；风热瘙痒的特点是皮疹色红，遇热加重，伴恶风、口渴、脉浮数等；风湿热所致瘙痒的特点是抓破后渗液明显或起水疱。

2）湿痒：湿痒特点为缠绵不断，皮损表现为水疱、糜烂、渗出、浸淫四窜，伴有舌苔厚腻，脉沉缓或滑。湿为阴邪，易袭下位，故发生于下部的皮肤病多与湿有关。

3）热痒：热痒的特点是遇热加重，皮损焮红、灼热、痒痛相兼，伴舌质红，舌苔黄。

4）虫痒：虫淫作痒的特点是痒若虫行，多数部位固定，遇热或夜间加剧。

5）血虚痒：血虚痒的特点是瘙痒，皮肤变厚、干燥、脱屑、皲裂。

（2）辨痛：疼痛也是皮肤疾病常见的自觉症状，皮肤疾病所致的疼痛，既有实性"不通则痛"，亦有虚性"不荣则痛"。

1）血瘀痛的特点是痛有定处，痛点固定不移，痛而拒按，多见于带状疱疹后遗神经痛。

2）气滞痛的特点是痛无定处，痛而流窜，随喜怒变化而增减，如带状疱疹后遗神经痛。

3）热痛多皮色炽红，灼热疼痛，遇热加重，多见于丹毒、疖等感染性皮肤病。

4）寒痛多皮色不变，不热而酸痛，遇冷加重，多见于脱疽初期、冻疮等。

5）风湿痛多无定处，重浊而痛，如关节型银屑病。

3. 八纲辨证　八纲辨证是辨别证候的总纲，能够概括其他各种辨证方法的共性，掌握八纲辨证，就能将繁杂的临床表现，如疾病类别、深浅、性质以及邪正的盛衰，进行归纳总结，从而指导临床。临床上急性泛发全身，变化快和自觉痒痛明显的皮肤病，同时伴有发热、面红、烦躁、口干渴、大便干、小便黄，脉象浮、滑数者，如急性泛发性湿疹、接触性皮炎、银屑病进行期、药疹、急性荨麻疹等，多属阳证（表证、热证、实证）；而慢性、渗出性、肥厚性，以及自觉症状较轻微的皮肤病，同时伴有口淡，口腻，饮食欠佳，不思饮食，胸腹胀满，大便不成形或先干后稀；脉象沉细、沉缓或迟，舌质淡，舌体胖嫩或边缘有齿痕、舌苔腻或干而苔少。如寒冷性荨麻疹、冻疮、硬皮病、慢性溃疡等，多属阴证（里证、寒证、虚证）。

4. 脏腑辨证　脏腑辨证是根据脏腑的功能失常和病理变化所表现的特点，来判断皮肤病病症与脏腑的关系。如肝胆湿热证，多表现为胸胁满闷疼痛，小便短赤，带下色黄腥臭，外阴瘙痒；舌质红，苔黄腻、脉弦数。多见于急性湿疹、带状疱疹等。色素性皮肤病，如黄褐斑、黑变病、白癜风，多见于肝肾阴虚证或肝郁气滞证。慢性角化、肥厚性皮肤病，多见于脾虚湿滞或心脾两虚证。出血性皮肤病如过敏性紫癜、色素性紫癜性皮肤病等，多见于血热壅盛，迫血妄行，或脾虚不统血。先天性皮肤病，如鱼鳞病、大疱性表皮松解症等，多见于先天肾经亏损，后天肝血不足。

5. 六经辨证　六经辨证是以六经所系经络、脏腑的生理病理为基础，将外感病过程中所出现的各种证候，综合归纳为太阳病证、阳明病证、少阳病证、太阴病证、少阴病证和厥阴病证等六类证候，用来阐述外感病不同阶段的病理特点，并指导临床的辨证方法。皮肤病病因纷繁多样，病机多有不同。然而，限于机体的自然结构，与疾病斗争势所必然地有一固定形式，于是表、里、半表半里便成为凡病不可逾越的病位反应。对于皮肤病，可以借用六经辨证中各经的脉症提纲，从表、里、半表半里三个层面进行分类分析。

6. 卫气营血辨证　卫气营血既是温热病 4 类症状的概括，也是温热病发展过程中深浅不同的四个阶段。卫分病主要表现是：微恶风寒、发热、口不甚渴、咳嗽少痰或痰出不爽、舌边鲜红、脉浮数。可见于多形红斑、水痘的轻型，银屑病血热期，带状疱疹初期。一些皮肤病急性发作期皮肤潮红、肿胀、灼热、渗出、密集脓疱等，如急性湿疹、过敏性皮炎，常表现为气分证，病人可伴体温升高等。营分是温热入血的前期，一般既可由气分传来，也可温邪直入营分。见症主要是：高热不退、夜间尤甚、心烦不寐，严重者可有神昏谵语、口干不甚渴、脉细数、舌红或绛，持续高热不退、皮肤潮红、水肿。如疱疹样脓疱病、重症疱疹、重症过敏等。血分证是温热病入血的深重阶段，病位主要在肝脾。伤于肝，比较常见的主要有 2 种类型：①热迫血妄行，肝不藏血而致出血皮肤病的表现主要是发斑，又称"动血"；②热邪耗血，致血不荣筋而发生筋脉强直或抽搐，又称"动风"。伤于肾的耗血尤甚，津血转相耗夺因而造成伤阴或无阴失水之症。皮肤病中，过敏性紫癜、重症药疹、大疱性多形红斑等即常由血热妄行而引起出血，舌质深绛、脉数等症。本病在后期由于血热伤阴可出现发热面赤、手足心热、口干舌燥、心烦不寐等症。卫气营血辨证在皮肤病中常用于有全身症状的一些严重皮肤病。如重症药疹、大疱性皮肤病、重症过敏性皮炎、重症紫癜及免疫系统疾病。

（二）病证结合诊断皮肤病

"病"高度概括了疾病发生发展过程及传变规律，是对疾病实质的进一步揭示。西医学以"病"为纲，深入系统全面地开展其病因、发病机制、病理、愈后等的研究，在临床中，对中医的辨证施治有参考价值，大多数皮肤病的中医病名和西医病名是相对应的。如"瘾疹"相当于西医学"荨麻疹"，"风热疮"相当于"玫瑰糠疹"。"辨病"是通过对皮肤病临床形态学的观察、相关的辅助检查和疾病的一般发展规律来诊断疾病的方法，无论是中医，还是西医都强调辨识疾病的客观依据，二者在诊断疾病的本质上无明显差异。

中医的辨病大体相当于西医的诊断。有了疾病的明确诊断，才能了解疾病的发生发展过程和预后。但中医学认为相同的疾病由于病人体质不同和疾病的发展阶段不同，临床症候迥异，治法也不相同，在辨病基础上，尚需辨证。辨病的过程往往与鉴别诊断分不开，通过询问病史、诱发因素、发病特点和临床表现等加以确定。明确了疾病的诊断，就要根据疾病的不同发展阶段和伴随症状，进行辨证分析，辨证施治。如湿疹，诊断时要看其发病部位是否对称、皮损特点是否呈多形性和渗出倾向，是否伴有瘙痒等。然后根据病程、皮疹特点及伴随症状确定其辨证分型，进而确定治则。如急性期多以"湿热证"为主，亚急性期多以"脾虚湿盛证"为主，慢性期则多以"血虚风燥证"为主，但因个体差异，有些病人伴有阳虚症状，临床故采用温法，以"温阳健脾除湿"为主。

（三）皮肤病中医诊断规范化研究

《中医皮肤科常见病诊疗指南》规范了常见皮肤疾病的中医临床诊断、治疗，为临床中医生提供常见皮肤疾病的中医常规处理策略与方法。本指南的编写建立在专家共识基础上，全书共 20 个病种（包括白疕、白驳风、扁瘊、肺风粉刺、发蛀脱发、风热疮、风瘙痒、瓜藤缠、臊疣、顽湿聚结、黧黑斑、面游风、肌痹、蛇串疮、牛皮癣、阴部热疮、湿疮、瘾疹、皮痹、油风等病种），病名全部采用中医病名诊断，并与西医疾病一一对应。本指南的内容主要包括范围、术语、定义、诊断、辨证、治疗等部分内容，诊断要点依据对应的西医疾病诊断的内容。

（四）现代检测手段在皮肤科诊断中的应用

随着科技的发展，现代光学技术、精密制造技术与医学技术紧密结合，使皮肤科的诊断技术和治疗技术发生了日新月异的变化，尤其是皮肤图像新技术的层出不穷，使皮肤科医生逐渐摆脱了单纯依靠经验性的肉眼判断和病理活检诊断技术相结合的单一皮肤病诊断模式，为皮肤科诊断疾病提供了科学的利器。

众多皮肤测试仪、皮肤镜、皮肤 CT、皮肤超声等皮肤图像新技术是医生肉眼观察的延伸和放大。

其共同的特点就是无创性，这对于多发性皮损筛选性活检、可疑损害或面部皮疹的筛查，以及特定皮损的长期观察随访等十分有帮助。皮肤图像处理系统目前在皮肤科中应用渐多，其由图像采集系统（包括显微镜、皮肤镜、皮肤 CT、皮肤超声等）、图像数字化设备、计算机、输出设备组成，是利用计算机进行医学显微图像处理的工具，具有采集、数字化医学显微图像、图像处理、存储、测量、统计、辅助诊断和生成图文报告的功能。由于皮肤图像检查技术的诊断结果可以通过图像打印系统出具报告，给病人以客观的判断指征，病人信任感和对诊疗方案的依从性也会随之提高。同时，备存的资料对于病人疗效前后的评估也有了客观依据。

1. 皮肤检测仪　皮肤检测仪是唯一能对皮肤的病理学特征进行定量分析的仪器。Proter&Gamble 两大国际权威皮肤资料库提供支持，大量临床一手数据在问题肌肤的诊疗方面实现国际化转轨，更具权威性和专业性。皮肤问题检测仪不仅可以检测已经暴露在肌肤表面的问题，还能够通过定量分析将隐藏在皮肤基底层的问题也直观展示在医生面前，让医患能够有充分的时间将这些问题扑灭在萌芽状态。

皮肤检测仪运用先进的光学成像，RBX 和软件科技，即时测出和分析表皮的斑点、毛孔、皱纹和皮肤纹理，以及由于紫外线照射而产生的皮下血管和色素性病变，如卟啉（油脂）、褐色斑、红斑等，并揭示了由它们引起的如黄褐斑、痤疮、酒渣鼻和蜘蛛状静脉瘤等潜在危险。进而让皮肤科医生针对皮肤问题设计出最合适的治疗方案。

运用偏光镜头的表层检测功能，能够方便清晰地检测分析到皮肤表层的纹理特征，油脂分泌状态，保湿干燥现象，毛孔大小，黑白粉刺，皱纹深浅等。调整偏光镜头的深层检测分析功能，即可清晰地检测分析肌肤下层的色素沉淀状态，对于色斑的属性判别提供了可靠的依据，同时，还能够更广泛对肌肤水分流失、皮下微血管扩张（敏感肌肤）以及专业肌肤研究的学术性进行检测分析。

2. 皮肤水分检测仪　皮肤水分检测仪是一款智能型皮肤水分测试工具，通过采用新生物电阻抗分析技术的高精密测量仪，可以测验皮肤水分平均值，精确显示皮肤综合水分。

3. 皮肤镜　皮肤镜技术，是一种在体观察皮肤表面及以下微细结构和色素的无创性显微图像分析技术。它通过使用油浸、光照与光学放大，观察到表皮下部、真皮乳头层和真皮深层等肉眼不可见的影像结构与特征，这些特征与皮肤组织病理学的变化存在着特殊和相对明确的对应关系。根据这些对应关系确定皮肤镜检测的敏感性、特异性。

皮肤镜图像分析技术是近年来颇受关注和重视的皮肤无创测评技术之一。它是以皮肤镜图像处理软件为核心，结合皮肤镜完成对皮肤的无创、原位、动态、实时微观图像采集，经相关人员利用软件功能，对人体皮肤形态和颜色特征的数字图像进行综合分析，最终得出皮肤状态的综合性评估报告。

在国外，皮肤镜技术已应用多年，其对于恶性黑素瘤早期诊断上的重要价值已为大量研究所证实。近年来，皮肤镜技术在一些非肿瘤、非色素性皮肤病和皮肤健康综合评估中得到充分的应用。

皮肤镜技术主要适用于色素性和非色素性皮损及相关的皮肤良性肿瘤（痣细胞瘤、脂溢性角化病等）和皮肤恶性肿瘤（皮肤恶性黑色素瘤、基底细胞癌等）、血管性疾病方面的辅助性诊断与鉴别诊断，在诊断色素改变性疾病及判断其良、恶性方面有着无可比拟的优势。同时，该项技术对扁平苔藓、扁平疣、传染性软疣、疥疮、黑变病、银屑病、皮肌炎、紫癜和荨麻疹性血管炎等皮肤疾病或皮肤状态异常的检测，尤其对皮肤色素异常（如白癜风）的早期发现具有重要意义。

4. 三维皮肤 CT　三维皮肤 CT，学名"激光共聚焦扫描显微镜"，是目前世界上最先进的皮肤影像学设备。目前正广泛应用于世界各地，其利用新一代反射模式的激光共聚焦显微镜原理，在计算机辅助下，对皮肤病变部位进行无创、原位、实时、动态扫描成像的新型皮肤影像学诊断技术。

皮肤 CT 能在细胞水平上对皮肤进行实时、动态、三维成像，可用于无创诊断疾病，观察疾病演变过程、精细定位肿瘤边界、评估预后等医学领域。

5. 魔镜　魔镜皮肤检测仪是国际上公认最先进、最可靠的专业皮肤图像分析系统之一，广泛被使用在专业的医学美容检测及研究上，能在 RGB 和 UV 二种光谱下拍摄面部高清晰度的专业图像，从而科学分析皮肤特征，并可针对性地提出最佳个性特征美容治疗方案。它可透视到皮肤基底层、显示皮肤深层受紫外线损害的程度，对皱纹、肤色不均、毛孔、色斑等皮肤问题提供专业分析数据，在各个不同需要改善区域，准确显示改善的进度，内置的分级比较，可以与同年龄及皮肤类型相同的其他人做全面的量化比较，针对病人个别差异提供细致的分析报告，自动生成详细的治疗护理方案。

魔镜仪拥有全自动快速测试功能，可以通过不同组合形成 7 种标准测试光源，可以进行肌理质地、色素沉淀、UV 伤害程度、细菌感染度、微细血管损害度及皱纹分析 6 项测试。

6. 远红外热成像检测　医用红外热像技术是医学技术和红外摄像技术、计算机多媒体技术结合的产物，这是一种记录人体热场的影像装置。人体是一个天然的生物发热体，由于解剖结构、组织代谢、血液循环及神经状态的不同，机体各部位温度不同，形成不同的热场。红外热像仪通过光学电子系统将人体辐射的远红外光波经滤波聚集、调制及光电转换，变为电信号，并经 A/D 转换为数字量，然后经多媒体图像处理技术，以伪彩色热图形式，显示人体的温度场。正常的机体状态有正常的热图。异常的机体状态有异常的热图，比较二者的异同，结合临床就可以诊断，推论疾病的性质和程度。

7. 细胞学检查　用于大疱性疾病、病毒引起的水疱性疾病及某些皮肤肿瘤，但不能取代皮肤活检的组织病理检查。主要包括细胞学诊断、Sézary 细胞检查、细针抽吸淋巴结（有助于淋巴瘤与反应性皮肤病行淋巴结病的鉴别）、皮肤窗技术；具体介绍一下皮肤窗技术：用解剖刀将一数平方毫米的皮肤表面刮去，在其上滴加试验溶液，再覆盖玻片，在不同的时间间隔取下盖玻片并立刻覆盖另一盖玻片，再将取下的盖玻片染色，可对不同时间间隔的细胞反应做出评价。

8. 皮肤组织病理学检查　皮肤活体组织检查对许多皮肤病的诊断、分类、治疗及判断预后有很重要的价值。主要用于确定诊断（皮肤肿瘤、感染性皮肤病、代谢性皮肤病）、鉴别诊断、指导治疗（如皮肤恶性肿瘤通过病理分期、分级以指导治疗）。皮损选取未经治疗的成熟皮损，取材时应包括一小部分正常组织，尽量避免在腹股沟、腋窝、关节和面部切取标本。常用取材方法有手术切取法、环钻法、削切法。

〔刘朝圣　赵　云〕

十三、肛肠科病证诊断研究

新中国成立以来，在党的中医政策指引下，肛肠界学者孜孜不倦地继承祖国的宝贵经验，不断创新，在肛肠科学的科研、临床、教学等各个方面都取得了重大的进展。1980 年全国肛肠学会成立，标志着我国肛肠科学进入了一个新的发展阶段，此后全国各省基本建立了分会，定期开展形式多样的学术活动，创办专业期刊。肛肠病专科队伍也日益强大，科研小组也不断地研发新的治疗及诊断手段，受到国际上医学界的一致认可。

随着现代生活环境的改变，肛肠疾病的发病率逐年上升，而成为诸多学者研究的最新热点。医疗技术的发展，现代的诊察手段也被合理地运用在肛肠疾病的诊断及治疗中，使肛肠科学获得了极大的发展。

（一）肛肠科病名规范化的研究

中医的发展是动态的。中医对疾病的认识当经历"症—证—病"这一过程，病名就包含了整个疾病全程的特点和规律、根本矛盾。朱文锋教授在其所编写的《中医临床诊疗术语》中，就有对中医肛肠学临床疾病病名的深入探讨。以对"慢性溃疡性结肠炎"的中医病名探讨为例，朱文锋教授在所制定的中华人民共和国国家标准《中医临床诊疗术语》中，将其命名为"大瘕泄"。田德录教授等在《慢性非特异性溃疡性结肠炎中医研究述评》中提到溃疡性结肠炎是西医学病名，古代文献中虽有许多与之相类似的描述，仍不可能找到与之完全对等的病名，但是所有这些大量的文献论述对我们今天认识和治疗本病有重要参考价值和指导意义。根据溃疡性结肠炎以慢性复发型最为多见的发病规律和发作期与缓解期交替出现的病势转变及腹泻、脓血便、腹痛、里急后重的症候学特点，我们认为将其归纳到中医"休息痢"中更恰当些。随后王真权教授在《慢性溃疡性结肠炎（大瘕泄）中医辨证规范化及实验研究》中提出，慢性溃疡性结肠炎的中医病名繁杂而众多，就其规律而言，不外乎以病因而论者，如"疫毒痢"

"热痢""休息痢"等；从泻下物的性质形态而命名者，如"冷痢""赤白痢""水谷脓血痢""大瘕泄"等；从脏腑命名者，如"大肠泻""小肠泻"。王真权教授对大量古今有关大瘕泄的文献进行了系统的整理和归纳，在《慢性溃疡性结肠炎（大瘕泄）中医辨证规范化及实验研究》中提出，能准确反映慢性溃疡性结肠炎特性的病名，当以大瘕泄。大瘕泄有三大主症：泄泻、腹痛、便血或脓样黏液便，常伴有乏力、消瘦、发热等症，而且常迁延不愈，反复发作，愈而又发，时作时止，积年累月，不易根除。该病名最早见于《难经》，"大瘕泄者，里急后重，数至圊而不能便，茎中痛。"《医贯·痢疾论》认为大瘕泄是一种似痢病："阴虚似痢者，即五泻中大瘕泄是也。"而后在何永恒、凌光烈教授所编纂的《中医肛肠病学》中，又将其隶属"休息痢"范畴中。

经过多位学者长期的探讨及深入研究，目前"休息痢"该病名经过全国中医药行业"十二五""十三五"教材的推广应用，已经初步被接受。

（二）大肠肛门内组织疾病诊断的研究

由于古代医疗技术的局限，古代对于肛肠科疾病的认识多通过望、闻、问、切四诊来进行诊断，进而制定相关的治疗方案。但中医学认为，人是一个有机的整体，不仅包括病人的自我感知及外在表现，还应当包括更多内在的联系及表现。而现代医学的发展，对于疾病诊断的多样化，极大地方便了医者对于大肠肛门内组织病变的诊察，大大提高了诊断的准确性。如电子纤维结直肠镜、肛管直肠肛门压力测定、放射性核素显像检查、肠道运输功能检查等检查手段窥探大肠肛门内组织病变观察。如"休息痢"一病，古代的诊断标准仅局限于对泄泻、腹痛、便血或脓样黏液便等三大主症来诊断，而引发此类症状的疾病有多种，而缺少对"休息痢"特异性的、系统的、全面的诊断标准。王真权教授等在21世纪初就根据现代研究提出大瘕泄（休息痢）是以腹泻、黏液脓血便、腹痛和里急后重等为主要症状，以结肠黏膜慢性炎症和溃疡形成为病理特点的一种消化道疾病。跟随现代医学对于大肠肛门内组织的疾病诊疗技术的发展，强调病证结合即西医辨病与中医辨证论治相结合、病方结合即西医辨病与中医专方相结合将有力推进中医肛肠临床的发展，使中医肛肠更贴近临床实际。进而产生新理论、新认识，完善中医肛肠科学病证体系，反过来再推动中医肛肠临床的发展。

（三）传统辨证方法在肛肠科的应用

辨证主要是辨别疾病现阶段的病因、病位、病性，在辨病因、病性方面，主要是阴阳气血、寒热虚实、痰饮水湿、气滞血瘀等，临床各科没有项目上的区别，只是侧重有所不同。肛肠疾病以局部病变为主，但局部病症是全身病理变化的表现，所以不能忽视整体辨证，如八纲辨证、气血津液辨证、脏腑辨证等。只有将整体辨证与局部辨证相结合，这样既拓展了辨证内容，更具有专科特点，这也是全身辨证与局部辨证、宏观辨证与微观辨证相结合的一种模式，才能对疾病的病因、病机、病性、病位、转归作出详尽正确的判断。

阴阳是辨证的纲领，是临床辨证的关键。《疡科纲要》："疡科辨证，首重阴阳。"阴证泛指具有功能低下、衰退特征的证候，肛肠科各类疾病均可见到。如属脱出性肛肠疾患，则肿物易脱难收，肛门溢液潮湿；痈疡性肛肠疾患，则起病迟缓，病位较深，局部皮色紫暗或不变，皮肤不热或微热，肿势平坦或下陷，按之柔软或坚硬，自觉症状不甚但持久，溃脓较晚，脓水稀薄，溃后难敛；属下利性肛肠疾患，则大便清稀，混杂完谷，臭秽不甚，肛门控便力差，泻后乏力，腹痛隐隐，喜暖喜按，迁延难愈。阳证泛指具有功能亢进、躁动、兴奋特征的证候。如属脱出性肛肠疾患，可见突发性肿物脱出，难以复位，不及时还纳，则迅速发生剧烈肿痛；属痈疡性肛肠疾患，则起病迅速，局部红、肿、热、痛俱著，肿势局限高起，溃脓较早，脓液稠厚、腥臭，脓尽较易愈合；若为下利性肛肠疾患，则大便秽浊、黏稠，或粪水杂下，臭秽难闻，腹痛较甚，肛门常有灼热疼痛感，病情变化较快。

气血津液异常是肛肠疾病的常见病理变化，因此，对气血津液的辨证在肛肠病诊断中具有重要意义。《薛氏医案》"臀……其道远，其位僻，虽太阳多血，气运难及，血亦罕到，中年后尤虑此患"，认为肛肠病的发生与气血运行不足有关。肛肠病临床常见的气血异常有：气虚、气陷、气滞、血虚、血热等。若肛肠疾患属气虚证者，常以少气懒言、神倦乏力或头晕目眩、自汗，动则尤甚，排便乏力，舌淡脉弱为特征。肛肠疾患属气陷证，以大便久泄、腹部及肛门坠胀，甚或脱肛，肛内肿物易脱出肛外而难收为特点。肛肠疾患属血虚证者，表现为面色淡白或萎黄无华，唇、甲色淡，头晕眼花，心悸多梦，手足发麻，大便干燥难解，舌质淡，脉细无力，此证多见于长期便血或手术失血较多者。大肠在人体津液代谢中具有一定的作用，因此，肛肠功能异常可导致津液异常，而津液异常也可引起肛肠病变。肛肠病常见的津液异常有：大肠津亏、津液耗伤等。

肛肠疾病虽然是机体的局部病变，但其发生与脏腑有着重要关系。如痔之一病，《丹溪心法》"痔者皆因脏腑本虚"。脏腑虚弱为本，六淫等各种致病因素致痔为标，应标本兼治，急则治其标、缓则治其本。便秘虽是大便干结难下，病位在大肠，其病之根本在于脏腑虚弱。肾主五液，司二便之开合，《景岳全书》"肾为胃关，开窍于二阴，所以二便之开闭，皆肾脏之所主"。肾气亏虚则开合失司，津液不运，大肠失于濡润，则传导不利，大便秘结难下。此外，肾阳虚可导致五更泻，肾阴虚常可引起便燥秘结。这些都说明肾气强弱直接影响着肛门大肠的功能。脾失统摄，可使大肠功能紊乱，发生许多疾病，《医学入门》："盖饱食则脾不能运，食积停聚大肠，脾土一虚，肺金失养，则肝木寡畏，风邪乘虚下，轻则肠风下血，重则变为痔漏。"

（四）现代检测手段在肛肠科诊断中的应用

在面对具体的肛肠科疾病时，尤其是肛瘘、肛周脓肿、溃疡性结肠炎等这类较为复杂的疾病时，不可避免要使用到现代仪器设备来辅助检查。应用直肠腔内超声、肛门 MRI、电子结肠镜、血液流变学等现代检查手段，在肛肠疾病中医诊断及明确病灶方面可谓事半功倍。

1. 直肠腔内超声　超声显像可视为中医望诊、切诊手段的延伸，从超声显像获得的微观化依据是对中医宏观望诊和切诊的补充。虞洁薇等研究发现，肛周脓肿的中医辨证分型与超声声像图有一定的内在关系，火毒蕴结型脓肿显示病灶与正常组织分界不清，形态不规则，内部回声分布不均匀，或呈蜂窝状，内部及边缘血供较丰富；热毒炽盛型脓肿形态不规则，边界较清晰，病灶内部可见大小不一的液性暗区，探头加压时可变形；阴虚毒恋型脓肿病灶形态不规则，边缘比较清晰，内部可见少量液性暗区，或部分呈低回声区，有时亦呈强回声和低回声混合型团块。甄金霞等通过对肛瘘瘘管周围血流进行多普勒超声检查得出，热毒蕴结型瘘管周围血流呈低阻频谱，瘘管周围血管最大流速偏高；湿毒内蕴型瘘管周围血流未见特征性改变；正虚邪恋型瘘管内部回声不均，周围血流呈高阻频谱，瘘管周围血管最大流速偏低。

2. 肛门 MRI　孔德伟等提出 MRI 信号特征与复杂性肛瘘的中医证型有相关性，复杂性肛瘘病人中湿热下注证病人中的男性比例、BMI、有脓肿史及瘘管的信号强度多于或高于正虚邪恋证，正虚邪恋证病程较湿热下注证病程长。

3. 电子结肠镜　电子结肠镜可使病人黏膜图像最清晰地显示在电脑屏幕上。吴健等通过观察 137 例活动期溃疡性结肠炎（UC）病人证型分布及与黏膜象关系，发现活动期 UC 证型以大肠湿热证最多，其次为脾肾阳虚证、肝郁脾虚证、脾气亏虚证和血瘀肠络证，阴血亏虚证少见；不同黏膜损伤与中医证型有一定的相关性，如肠腔狭窄或纤维化以血瘀肠络证为多；水肿、糜烂、溃疡、脓苔以大肠湿热、脾肾阳虚、肝郁脾虚三证居多；白苔以脾肾阳虚证为多，黄苔以大肠湿热证为多等。徐代福等的研究表明，病人内镜下肠黏膜溃疡面色泽、水肿、覆苔与中医证型有相关性。杨振华等的研究表明，大肠湿热组以活动期内镜活动指数（EI）中度和重度为主；脾胃气虚组以缓解期和活动期 EI 轻度为主。

4. 血液流变学　吕永慧、钟东江等发现溃疡性结肠炎病人存在血液高凝状态，取受检者早晨空腹静脉血，将血液沿试管壁缓慢注入已加入肝素的干燥试管内，然后用手握住试管中部搓动，以使血液充分和抗凝剂混匀，在 25 ℃恒温下取抗凝全血 0.8 mL，经血液黏度仪分析后，结果显示 UC 病人全血黏度低切值、全血黏度高切值、血浆黏度及全血还原黏度显著高于正常值。UC 病人单纯湿热内蕴型或兼脾胃虚弱型或兼气滞血瘀型或兼脾虚气滞血瘀型或阴血亏虚型全血黏度低切值较正常值明显增高，且全血黏度低切值数值大小是单纯湿热内蕴型＜兼脾胃虚弱型＜兼气滞血瘀型＜兼脾虚气滞血瘀型＜阴血亏虚型。

　　研究结果表明：UC 病人反映高黏滞血症的全血黏度低切值、全血黏度高切值、血浆黏度、全血还原黏度、血细胞比容、显著升高；反映红细胞聚集症的红细胞聚集指数升高、血沉显著升高，说明 UC 病人血液具有浓稠性、聚集性、黏滞性的特征。由于 UC 病人血液中的浓稠性、聚集性、黏滞性增高，血液循环减慢，导致肠黏膜血液灌流减少，细胞缺血、缺氧，进而引起肠黏膜组织损伤；由于血液的高黏滞血症，毛细血管闭塞，血液沉积，瘀滞以及微血栓形成，也同样致血液循环减慢，肠黏膜组织变性坏死，形成溃疡。血浆黏度主要由血液中大分子蛋白质特别是纤维蛋白原和球蛋白 B 的数量所决定，尤其是纤维蛋白原在细胞之间起联接作用，易使红细胞聚集，血液黏度升高。血浆是血液的重要组成部分，因此血浆黏度的高低直接影响全血黏度的高低，如炎症或组织坏死，往往可引起纤维蛋白增多，血浆黏度增高。可推测当 UC 时，血浆中的纤维蛋白成分增多，血浆黏度增多，全血黏度增高，血细胞比容增高，红细胞聚集增高，形成血液的高黏稠状态，微循环障碍，反过来加重 UC 的病情发展，形成恶性循环。由此，说明了血液流变学指标在 UC 发病中的重要性，也为我们今后在治疗 UC 中，提供了选择适当治疗方法的理论依据。

　　UC 病人反映血液的浓稠性、聚集性、黏滞性增高，与中医的瘀血证是相一致的。所谓瘀血，是指血液运行不畅、有所停积；是指由于血液成分或性质的异常变化引起运行不畅，但不论中医的哪一型，都有瘀血的存在，并且伴有虚证时，瘀血的表现更明显。湿热之邪，蕴结体内，湿性黏滞、重浊，阻滞气机；热邪易灼伤津血，血受熏灼易凝结瘀塞，血行瘀滞，瘀滞日久，妨碍人体气血化生，而逐步转化为虚证血瘀；或气虚不能推动血液的运行而发生血瘀；或津亏不足于载血，则血行瘀滞，日久脂络受伤，肠黏膜溃疡，化为脓血。据文献报道，应用益气清热燥湿活血化瘀法治疗 UC 取得了满意疗效。

　　（五）湿热下注证诊断标准的完善

　　随着现代生活的改变，湿热证成为近年来下焦病最常见证候之一。全身各个系统都可出现湿热的证候，而下焦尤以湿热下注为甚。不少学者对湿热下注证有独到的方药，而目前为止却缺乏对湿热下注证的全面的、系统的诊断标准。在肛肠科领域，湿热下注证的提出已有上千年的历史，但都只停留在临床现象直观的认识上，缺乏深层次的探索。为了进一步提高湿热下注证诊断的准确性，现结合肛肠科临床特点及实验室研究结果，完善湿热下注证的诊断标准如下。

　　1. 湿热下注证的全身症状　①嗜睡、头昏沉、肢体倦怠、关节酸痛；②皮肤湿疹、瘙痒或滋水淋漓；③食欲不振，口腻不渴，纳呆，体汗色黄较黏腻；④面色晦垢，舌苔滑腻，脉濡、缓或细。

　　2. 湿热下注证的局部症状　①肛门灼热、大便不尽感，肛周潮湿；②大便黏腻，色黄味臭，或下痢脓血，或里急后重；③肛门部坠胀不适或肿痛；④肛门部瘙痒、潮湿明显。

　　3. 湿热下注证的实验室检查　①湿热证黄腻苔舌苔涂片中细菌、真菌总量明显多于薄白苔舌苔涂片；②湿热证病人可见血液中 5 - 羟色胺及组胺成分增高，尤以中 5 - 羟色胺升高为甚；③电子纤维结肠镜或其他肠道镜见肠道黏膜充血，附有黏腻性分泌物。

　　（六）肛肠科专科辨证体系及肛肠科常见证候的研究

　　1. 建立肛肠专科辨证体系的必要性　辨证论治乃中医理论之精髓，多年来，一直有效地指导着中医的临床实践。然而综观中医药典籍，中医对肛肠疾病的病名诊断较为具体，但对辨证却显得不足，缺乏特异性。如现有的八纲辨证、脏腑辨证、卫气营血辨证、六经辨证等主要都是适应于内、妇、儿科，特别是适合于内科疾病的辨证，对于肛肠疾病的特异性反映不够，很难体现辨证论治这一基本法则在肛肠学科的具体体现。所以，要提高中医临床对肛肠疾病的防治水平，有必要在中医辨证论治思想的指导下，反映具有肛肠科特色的辨证论治的基本规律，建立规范的肛肠科临床辨证基本模式。

　　针对当今中医对肛肠疾病重辨病、轻辨证，缺乏证候规范化的研究现状，有学者从肛肠疾病证候规范的原则、思路和方法等方面进行探讨，认为肛肠疾病证候的规范应当反映专科特色，从证候命名、概念、术语及诊断标准、辨证模式等方面进行规范。在辨证模式方面，认为肛肠科除八纲辨证、脏腑辨证外，首先应对肛肠疾病的常见症状如便血、肿痛、脱垂等进行辨证，这是分析症状的辨证方法。

　　2. 肛肠科常见证候的研究　宁余音等将痔的中医证候与中医体质类型结合，认为痔的中医证型从高到低为：湿热下注型、脾虚气陷型、风伤肠络型、气滞血瘀型，分别占 80.8％、8.5％、6.4％和 4.3％，其中阳虚体质易引发湿热下注型痔病，这体现了体质的偏性导致疾病易感性和倾向性，体质对证候的形成起着决定作用。高家治等通过研究发现饮酒、辛辣饮食、排便频率、疲劳均是痔病症状发作的诱发因素，痔的中医证型以脾虚气陷和湿热下注为主，疲劳是痔脾虚气陷证型的诱发因素，而辛辣饮食是湿热下注证型和气滞血瘀证型的诱发因素。王永会对混合痔、肛裂、肛周脓肿、肛瘘进行中医证候研究，发现混合痔中医证候属湿热下注、脾虚气陷者居多，肛裂属于血热肠燥者居多（84.43％），肛周脓肿则以湿热蕴结者为主（77.36％），肛瘘以湿热下注者和正虚邪恋者多见，其中湿热下注者占 83.24％。

目前溃疡性结肠炎（UC）临床辨证分型复杂多样，各医家辨证结果有正虚、有邪实，其中虚实夹杂均较多见，活动期多见邪实、虚实夹杂，缓解期多见正虚、虚实夹杂。吕永慧等纳入就诊广州中医院的 110 例 UC 病人，参照 2003 年《溃疡性结肠炎中西医结合诊治方案（草案）》进行中医辨证分型，发现活动期病人以大肠湿热、肝郁脾虚、血瘀肠络三型为主，缓解期病人以脾胃气虚、脾肾阳虚为主。杨桂芳等调查 97 例 UC 病人的证型分布与病情程度的相关性，发现轻度病人以大肠湿热证、脾胃虚弱证居多，中度病人以大肠湿热证及气滞血瘀证居多，重度病人以寒热错杂证及热毒炽盛证居多。岳宏通过对 683 篇涉及 UC 中医证候的研究文献进行证候名称规范、证候要素提取及数据统计，归纳证候类型 93 个，证候要素 28 个，证候类型主要为：脾肾阳虚、湿热、肝郁脾虚、脾胃虚弱、气滞血瘀，病位要素主要为脾、肾、肝、胃、肠，病性要素主要为气虚、湿、热、阳虚、气滞。王真权教授通过对 UC 多年的研究，认为 UC 中医证型分布及病机特点主要体现在以下几个方面：

（1）在慢性溃疡性结肠炎（大瘕泄）病人正虚证中脾气虚为最常见，也是最基本的证候，标实证中，湿热证及湿热夹瘀最为常见，常见的复合证为气虚湿热、气虚湿热血瘀和气滞血瘀湿热证。

（2）将慢性溃疡性结肠炎（大瘕泄）证型划分为四大类，即气虚湿热证、脾肾阳虚证、气滞血瘀证和阴虚血瘀证。

（3）慢性溃疡性结肠炎（大瘕泄）的发病基础为脾气虚弱，湿热、（肝郁）气滞、血瘀是慢性溃疡性结肠炎的病理因素，本病乃因湿热瘀滞大肠，病久入络，渐致阴虚、脾肾阳虚等，"湿热""瘀""脾气虚"应是 UC 最基本的病因病机，贯穿了疾病发展的始终，并以此提出了清热除湿益气化瘀的治疗方法。

以上是对肛肠科这一专科中医诊断方面的研究总结，也是对这一专科辨证体系要素的一次探索。中医肛肠学科研究的方法必须体现中医特色，坚持以整体观念为主导，脏腑经络为基础，辨证论治为特点的中医特色，同时必须认识到虽然中医对肛肠疾病有着悠久的历史和丰富的经验，但囿于当时的科学认识水平，人们对人体认识笼统肤浅，在这样的科技背景下，如何在更加广阔的范围和深刻的程度上发展中医肛肠学是迫切需要解决的问题，只有不断充实发展自己的内容和体系，才能保证中医肛肠学的客观性及科学性。

〔王真权　罗雯鹏　潘燎〕

十四、情志病病证诊断研究

情志病是指因七情或者神志异常而导致的脏腑阴阳气血失调的一类疾病，包括七情病、百合病、脏躁、郁证、不寐、癫狂、痫病等，也包括西方医学中更年期综合征、心脏神经症、功能性胃肠病、癔症、躁狂症、抑郁症、癫痫等。情志病定义较模糊，范围较广，中医心理学、中医精神病学等均属于中医情志病范畴。但历代病证名称很不规范，辨证诊断方法没有相关标准。中华人民共和国成立后，特别是 20 世纪 80 年代以来，中医学术界结合心理学、神经病学和精神病学等对其进行了整理和研究。1985年在成都召开了首届中医心理学学术会议，中医心理学从中医学中"分娩"出来，成为一门新兴学科。湖南中医药大学朱文锋教授及成都中医药大学王米渠教授在全国率先开展中医心理学思想的研究，主编了《中医心理学》及规划教材、《中医心理学原旨》等书，构建了中医心理学学科体系，福建中医药大学在全国中医药院校第一个建立了"中医心理学研究室"，并在《福建中医杂志》开辟了"中医心理学"专栏。随后，《中医心理学》及《情志病学》的相关书籍如雨后春笋般出版，郁证、癫狂等典型病证的诊断和治疗也写入了全国规划教材相关章节，情志病学的内容不断丰富，加之现代检测和技术水平的进步，促进了学科的深入发展，使情志病证诊断不断走向创新研究道路。

（一）情志病病名规范化研究

情志病病名首见于明·张介宾《类经》。现代对情志病定义为包括情绪、意志及精神、思维、心理活动等异常引起或继发的病证，归纳为：①因情志刺激而发的病证，如七情病、郁证、癫、狂、不寐等；②其他原因所致但具有情志异常表现的病证，如卑慄、脏躁等；③其他原因所致但具有精神、神志异常表现的病证，如阳明腑实证或热极引起的神昏谵语，妇女热入血室引起的如见鬼状，栀子豉汤所治热扰胸膈证，血瘀引起的癫狂、痫病、健忘，痰热扰神、痰蒙心神等。

情志病现代病名规范化研究中，首先，在规范教材编写方面，1984年第五版《中医内科学》规划教材中仅收录了常见情志病不寐、多寐、健忘、厥证、郁证、癫狂、痫证共7个，奠定了中医内科学常见情志病范式，此后历次版本教材基本沿用，并增加了痴呆。其次，在学术著作方面，1994年，朱文锋教授在《内科疾病中医诊疗手册》中极为重视情志病的研究，把脑神病变单独列为一个章节，从概述、诊断与鉴别及辨证治疗纲要进行了归纳，涉及昏迷、眩晕、头痛、失眠、痫病、癫病、卑慄、神劳、百合病、痴呆、脏躁、神郁等病变，病名达45个，至1999年《中医内科疾病诊疗常规》精简为34个。再次，在国家标准方面，1994年，中华人民共和国中医药行业标准《中医病证诊断疗效标准》发布，在内科病中详细明确了不寐、郁病、癫病、狂病、痫病等主要情志疾病的诊断依据。1995年，国家中医药管理局为满足中医医疗、教学、科研、卫生统计、病案管理、出版和国内外学术交流的需要，组织制定国家标准《中医病证分类与代码》，其中情志病增加了痴呆等。秉承以上2个标准，以湖南中医药大学中医诊断研究所为主起草的《中医临床诊疗术语》于1997年在全国发布实施，把有关情志病归为脑病类，精简出了痫病、癫病、狂病、癫狂病、多寐、不寐、卑慄、脏躁、百合病、神劳等共34个。以痫病为例，学术界又称痫证，俗称羊癫疯，自古以来易与癫病混淆，如明·张景岳在《景岳全书·杂证谟》言"癫即痫也"。

（二）情志病辨证诊断研究

自1982年始，长春中医药大学袁世华就根据张仲景情志病学术思想进行病因病机和治法方药的探讨和归纳，可见学术界对于情志病的研究大多根据《黄帝内经》理论及《伤寒论》《金匮要略》的病证特点进行阐述和深入研究，重点多在病机分析和方药治疗上，对于辨证诊断不够重视，各版教材涉及较少，且大多以病性辨证为主，具有粗犷不精的特点，辨证诊断尚未标准化、规范化。目前有关研究可归纳为4种。①脏腑分类方法：以五脏为中心，以机体情志变化为表象，将机体的情志活动与内脏关系相联系进行辨证。②虚实分类方法：因情志致病易扰乱气机、伤及脏腑、损耗正气、化火伤阴、痰浊内生、瘀血内阻，病机错杂，故从虚实辨证。③综合分类方法：分为喜证、怒证、忧思证和悲恐证。④七情分类方法：按致病因素和病证特点分为喜伤证候、怒伤证候、忧伤证候、思伤证候、悲伤证候、恐伤证候、惊伤证候。由于情志证候从病因、病机、临床表现、疾病转归和治疗方法均与情志密切相关，并有其特殊性，有别于一般的内伤病。按七情分类方法既可以避免把情志变化通责之于某一脏腑的绝对性，又可理顺情志证候寒热虚实夹杂的繁杂性，还可有别于脏腑证候的重叠性。1998年，谭开清主编了《七情病辨治》，对喜怒忧思悲恐惊七情分内外因进行详细辨证分型，辨别证候。如喜证辨治，在外因辨证中分为喜伤心气、喜伤心阴、喜伤犯肝等13个证型，辨别证候如对喜伤心气证型的证候诊断为喜笑不休，举止失常，神疲乏力，失眠易惊，舌淡苔白，脉缓无力或结代等；在内因辨证中分为了心气虚善喜、心阴虚善喜、心火炽盛善喜等15个证型，辨别证候如对心气虚善喜证型的证候诊断为无故喜笑不休，神情恍惚，精神涣散，心悸健忘，少气乏力，舌淡苔白，脉缓无力等。2015年，王小云等编著《郁证》，其中对古今郁证的文献辨证研究进行了总结，如抑郁症认为有气滞证、气逆证、肝郁气滞证、肝郁脾虚证、肝郁痰阻证、肾虚肝郁证、心脾两虚证、心胆气虚证、心阴不足证等证型；围绝经期以肾阳虚证、肾阴虚证、肾阴阳两虚证、心肾不交证、肝郁证、心脾两虚证为主，并作出了证候诊断。再以痫病为例，目前中医药学术界较认可的痫病证候分类标准有 2 个，一是 1991 年国家中医药管理局脑病急症协作组制定的《痫证诊断与疗效评定标准》，首先按八纲分辨阴阳，再根据症状表现，把证候诊断分为 5 个：风火上炎，痰热内闭；风动痰阻，浊邪上泛；瘀血内停，清窍受阻；心脾两虚，虚风动越；肾元不足，内风暗煽。另外一个是 1994 年中华人民共和国中医药行业标准《中医内科病证诊断疗效标准》中的痫病证型分类，共分为 6 个基本证型：痰火扰神、血虚风动、风痰闭窍、瘀阻脑络、心脾两虚、肝肾阴虚。两种证型分类均以病性辨证和病位辨证为基础，主要思想以内外风、痰、热、瘀、虚相互作用而致病为主，前者更明确了八纲辨证在痫病辨证上的运用，病变脏腑累及心脾肾；后者以心肝脾肾为主要病变脏腑，突出了肝风致病的思想。二者对临床论治和基础研究均具有重要的指导意义。

（三）情志病病证诊断方法研究

现代以来，中医学界在情志病辨证论治上的差异，主要是以辨证方法不同为前提的。其中，八纲辨证、病性辨证（包括六淫辨证和气血津液辨证）、病位辨证（包括脏腑辨证和经络辨证）均被运用于临床和基础辨证治疗研究。国内中医学界学者对痫病的证治研究具有以上特点。在运用八纲辨证进行辨治的研究中，如程为平从虚论治，创制首乌黄精汤治疗痫病；孙川把痫病发作期分为阳痫和阴痫，并认为儿童时期发作以阳痫为主，随年龄增长两种证型开始无明显差异；邓楚欣通过高脂寒药成功建立了适合对阴痫大鼠进行证候评价，包括症状、行为学及中医证候评分的综合方案，并使用五生丸合二陈汤"以方测证"证实了模型"阳虚痰湿"证候特点。运用病性辨证进行辨治的研究分为六淫辨证和气血津液辨证两部分：六淫辨证研究中，马融从火淫证辨治，认为外感风热、积而化热、火热内生等引起热痫，并采用银翘散、凉膈散、葛根芩连汤等进行治疗；李芸等从风火淫证辨治小儿癫痫及抽动多动症，认为风邪引动肝风，热炽伤肝，痰瘀阻滞气机，并以银翘散加减进行治疗。气血津液辨证研究方面，对痰证的研究是最多的，如吴西志运用星香涤痰汤治疗癫痫痰痫证比中成药镇痫片疗效显著；杨雪从痰证辨治小儿癫痫，并作了安神定痫汤的疗效观察；王立忠多辨为痰证，并自拟熄风醒脑定痫汤治疗；尹靖云等辨治癫痫多从"风痰闭阻"或"风痰上扰"进行辨证，方多取定痫丸（汤）亦有良效。江涛认为气机升降出入是辨治难治性癫痫的关键，故主张从郁辨治；刘金民也认为癫痫多属痰气郁滞证型，故临床添加柴贝止痫汤治疗，在改善癫痫的全面强直阵挛性发作中的中医主症上有一定疗效，可改善病人的强直及抽搐（阵挛）持续时间。日本 Hijikata Y 等根据中医理论，认为血瘀证是许多疾病过程的重要病理基础，将补阳还五汤加入常规治疗，结果发现可以减少 3 例癫痫病人的发作频率和严重程度。对痫病病位辨证的应用多与其他辨证方法结合起来，形成复合型辨证，如沈岩金对气虚中西医结合防治脾虚血瘀型子痫前期复发的临床疗效观察，就是对于气虚、血瘀复合证型进行治疗；余佳彬以清心温胆汤治疗痫病，多与病性辨证结合进行临床研究；马融在运用病性辨证的同时，也运用脏腑辨证进行结合，并认为抽搐以肝风内动为辨，神昏责之于痰蒙神窍；李艳芳等发现，运用杞菊地黄丸在孕 20 周前使用能有效纠正肝肾阴虚型孕妇的证型，改善妊娠结局。

（四）情志病证候诊断研究

情志病证候多呈现为病人主观感受，缺乏客观指征，证候诊断标准尚未规范化。目前学术界对于证候诊断基本认可定性与定量结合的研究方式。定性研究体现情志病证的有无，定量研究则根据证候特点体现量化程度。《中医病证诊断疗效标准》对痫病的证候诊断从典型强直、昏倒、抽搐到非重要特点进行列举，至"十二五"规划教材《中医内科学》中以突发意识障碍，手足搐搦，口吐白沫，甚或口中怪叫、角弓反张，醒后如常人等为典型症状表现。2007 年由袁肇凯主编的新世纪全国高等中医药院校创新教材《中医诊断学》在病性辨证中加入辨情志证候，如喜伤证候的鉴别要点为以精神涣散、心悸怔忡、四肢无力、语无伦次、喜笑不休、举止失常，甚则精神迷乱，舌淡苔薄，脉缓等心神不敛的表现；又如怒伤证候的鉴别要点为胸糊太息、急躁易怒、面红目赤、两胁胀痛、头晕目眩、失眠多梦、捶胸顿足、嚎啕大哭、视人如敌、怒目骂詈，耳鸣如潮、视物昏花，甚或妄闻妄见、昏厥吐血、舌红苔薄黄、脉弦或弦数等肝失条达的表现。2011 年由朱文锋、袁肇凯主编的中医药学高级丛书《中医诊断学》第二版保留了七情证候诊断的内容，按临床表现、机制分析、辨证要点进行总结，并在问诊中增加了问情志内容，如临床常见的七情症状有抑郁、焦虑、烦躁、愤怒、恐惧等，对于抑郁的证候诊断轻则持续情绪低落，心境苦闷，寡言少语，重则意志消沉，悲观绝望，自罪自责，有自杀观念或行为。

（五）情志病病证现代诊断研究

在现代诊断研究上，国内对于情志病证的现代诊断方法研究多体现在情志病证测评量表研究、体液分泌和代谢检测上，如常因怒伤证引发甲状腺功能亢进。少数情志病证也有形态学变化，如痫病，与大脑皮质神经元异常放电密切相关，需根据脑电图棘波节律进行诊断，病理形态学诊断会出现海马硬化。如王米渠等塑造恐伤孕鼠模型，对其子代鼠脑组织进行超微结构的观察。结果表明：恐吓组子代鼠脑可见神经细胞数目减少，细胞松散，周围严重水肿；神经细胞核内、外均有大小不等的空泡形成，有的坏死溶解形成裸核；线粒体肿胀变形，内质网扩张等病理改变。无恐吓对照组则正常，提示肾为先天之本，肾精可以充养脑髓。随后其又设计了以家猫惊恐孕鼠再用四甲基偶氮唑盐（MTT）改良法检测子代鼠自然杀伤（NK）细胞活性的实验，结果表明惊恐组子代鼠 NK 细胞活性明显高于对照组，有统计学意义，提示孕鼠在惊恐应激后神经内分泌免疫内环境的改变可能影响到其子代鼠的先天之本。

现代研究发现，交感神经系统活动可使情绪反应相对亢进，表现出心率加快、血压上升、瞳孔扩大、呼吸加深、汗出增多和血糖上升等变化。在某些情况下，副交感神经系统也可表现出相对亢进的现象，如：焦虑引起排尿和排便次数增加，嗅觉刺激引发的"愉快"情绪反应，表现为消化液分泌增多和胃肠运动加强。情绪引起的自主神经功能变化虽是交感与副交感神经系统对立统一状态的改变，但因人而异，有时交感神经系统占优势，有时副交感神经系统功能占优势。持久的情绪活动也会造成自主神经功能的紊乱。由于情绪活动与外周神经系统功能变化密切相关，因此，检测外周神经系统功能的变化常可反映一定的情绪活动。常见的检测方法有以下 3 种。①皮肤电阻检测：是一种检测由刺激诱发的多突触构成的交感皮肤催汗反射的方法，即变感神经皮肤感应。诱发皮肤电是机体在接受刺激时，所出现的皮肤电变化，利用情绪刺激材料诱发出不同性质的正负情绪状态，记录出皮肤电变化情况，以观察相关的机体生理变化。当前，通过皮肤电反应时情绪及与情绪有关的心身医学问题的研究，已取得一定的进展，但也存在不足，如愉快或悲伤情绪，在皮肤电反应上虽有所表现，但并不能区分二者之间的差别。随着刺激时间的延长，情绪对皮肤电反应逐渐减弱，出现的适应现象会降低该反应的特异性。②多导生理仪检测：除了研究脑电波外，还可检测皮肤电、皮肤温度、呼吸、血氧饱和度、血压和心率等变化。运用多导生理仪对皮肤末端神经温度瞬间的高度与肌肉紧张度的测定也是检验情绪刺激时机体生理状态的有效方法，这两个指标可以明确显示出人体精神放松程度。目前，已运用多导生理仪检测法证明了音乐刺激和人体放松的关系。③量子检测仪检测：量子检测仪通过电脑控制机器，透过人体穴位输入电波，利用人体生物回馈的作用来检测体内的自主神经功能变化情况，再与原有的正常值快速作出对比，分析出体内自主神经功能异常的情况或部位，并获取一个诊断结果。该法主要用于自主神经系统生理学指标的测定。音乐疗法的评价经常用量子检测仪来证实。除此之外，现代医学认为，神经-内分泌-免疫网络是情绪活动的生理学基础。情绪发生变化时机体的神经内分泌免疫系统会产生一系列相应的变化。精神活动除与神经内分泌系统关系密切之外，也与免疫系统之间存在着复杂的关系。有两条途径把脑和免疫系统联系起来，即自主神经系统和神经内分泌系统。实验研究表明，当情志病变时，脑内去甲肾上腺素（NE）、5-羟色胺（5-HT）等单胺类递质，脑啡肽、内啡肽、生长抑素等神经肽含量会发生相应的改变，因此，临床上可通过检测与情绪变化密切相关的脑神经递质、脑啡肽类等生化指标来分析情志病理变化情况，测定方法也简便易行，但由于神经递质在机体内变化速度较快，因此，测定时间段的准确性对情志病证诊断及治疗的影响较为关键。

（六）情志病病证临床研究展望

张丽萍在《现代中医情志学》中认为，近年来随着科技的快速发展，学科的交叉融合，情志病研究得到了较大的发展。为了进一步完善和加深情志病的现代研究工作，首先，在临床基础研究上，应积极借鉴现代情绪心理学、神经生物学、分子生物学、细胞生物学等技术和方法，揭示情志病证的基本生理病理及作用机制，微观上开展以细胞、分子、蛋白、基因等多层次的基础研究，宏观上结合现代心身医学的研究成果，以及情绪评定量表等现代手段展开多角度探索。其次，在临床研究上，选择较典型的情志病证为对象，进行病因、病机和病证相关性研究，建立整套研究整理方案，包括情志病证文献整理、调研检测配套量表和指标、病证诊断、中医分型标准和疗效评价标准、中医药干预可能的作用靶点，以及有效的药物等。鉴于情志病证自身的主观性和笼统性，需在研究方法上将定性与定量研究有机结合，同时在指标选择上要注意宏观与微观的结合，宏观上要体现中医客观规律和特色，微观上需借助现代科技手段作优势。通过情志病各项研究工作的深入开展，可逐步完善临床诊疗体系，建立适用于中医自身发展规律的评价系统和标准，加强大样本多中心随机对照试验研究，以保证临床疗效的客观性和科学性，更好地指导临床实践。同时王米渠认为，中医情志病研究存在着很大的不足，如学科发育不成熟；全国绝大多数中医院还没有建立中医心理科或心身医学科；专门从事中医心理学的专业人才还为数很少，绝大多数学者还都是中医心理学的兼职人员，这些人员中，大多数又是从事理论研究和文献整理的，特别是缺乏高层次的中医临床心理学人才；中医心理学研究队伍还比较松散，未能形成应有的合力和学术网络，研究项目和研究课题较少，特别是缺乏一些能够带动学科发展的大课题，从而制约了学科的进一步发展。

〔李 亮 杨 萍〕

参考文献

[1] 朱文锋. 国家标准应用·中医内科疾病诊疗常规 [M]. 长沙：湖南科学技术出版社，1999：237 - 258.

[2] 胡旭. 梅国强教授辨治心系疾病临证经验数据挖掘研究 [D]. 湖北中医药大学，2017.

[3] 顾任钧，吴承玉. 吴承玉教授对心系疾病的研究与应用 [J]. 世界中医药，2015，10 (5)：744 - 745，748.

[4] 王鹿. 王行宽教授"心肝并治"思想在冠心病辨治中的运用 [J]. 中国当代医药，2012，19 (33)：90 - 91.

[5] 程丑夫，张炜宁. 心衰的中医病证归属浅析 [J]. 山东中医药大学学报，1998，22 (2)：107 - 108.

[6] 龚培培，李鑫，王建国，等. 刘建和教授辨治心悸 (心律失常) 学术思想及临证经验 [J]. 中医药导报，2015，21 (18)：98 - 99.

[7] 胡志希，袁肇凯，陈宝珍，等. 55 例冠心病心血瘀阻证病人面部光电血流容积检测分析 [J]. 中西医结合心脑血管病杂志，2007，5 (9)：798 - 799.

[8] 胡志希，袁肇凯，陈娟，等. 早发冠心病血瘀证面部光电血流容积特征与 HbO_2 的相关研究 [J]. 湖南中医药大学学报，2009，29 (2)：26 - 28.

[9] 胡志希，袁肇凯，陈洁，等. 早发冠心病血瘀证痰浊证面部光电血流容积特征及与一氧化氮、内皮素含量的相关研究 [J]. 中国中医药信息杂志，2009，16 (3)：19 - 21.

[10] 郑筱萸. 中药新药临床研究指导原则 [M]. 北京：中国医药科技出版社，2002：73 - 77.

[11] 陈佑邦. 中华人民共和国中医药行业标准-中医病证诊断疗效标准 [M]. 南京：南京大学出版社，1994.

[12] 韩学杰. 高血压病中医诊疗方案 (初稿) [J]. 中华中医药杂志，2008，23 (7)：611 - 613.

[13] 中华中医药学会. 中医内科常见病诊疗指南·西医疾病部分 [M]. 北京：中国中医药出版社，2008：63 - 66.

[14] 中国中医科学院. 中医循证临床实践指南·中医内科 [M]. 北京：中国中医药出版社，2011：227 - 249.

[15] 陈贵延，薛赛琴. 最新国内外疾病诊疗标准 [M]. 北京：学苑出版社，1992：209 - 212.

[16] 国家中医药管理局. 中医病证诊断疗效标准 [M]. 南京：南京大学出版社，1994：18 - 19.

[17] 王永炎. 中医内科学 [M]. 上海：上海科学技术出版社，1997.

[18] 王显. 胸痹心痛络风内动证诊断专家共识 [J]. 中医杂志，2014，55 (17)：1528 - 1530.

[19] 陈可冀，吴宗贵，朱明军，等. 慢性心力衰竭中西医结合诊疗专家共识 [J]. 心脑血管病防治，2016，16 (5)：340 - 347.

[20] 王显，秦竹，赵志付. 经皮冠状动脉介入治疗 (PCI) 手术前后抑郁和 (或) 焦虑中医诊疗专家共识 [J]. 中医杂志，2015，56 (4)：357 - 360.

[21] 王显. 经皮冠状动脉介入治疗（PCI）术后胸痛中医诊疗专家共识 [J]. 中医杂志，2014，55（13）：1167-1170.

[22] 朱文锋，张华敏."证素"的基本特征 [J]. 中国中医基础医学杂志，2005，11（1）：17-18.

[23] 衷敬枯，董绍英，王阶，等. 2689 例冠心病心绞痛证候要素的文献统计分析 [J]. 中国中医药信息杂志，2006，13（5）：100-101.

[24] 李军，王阶. 冠心病心绞痛证候要素与应证组合的 5099 例文献病例分析 [J]. 中国中医基础医学杂志，2007，13（12）：926-927.

[25] 毛倩茹，张宏考. 冠心病心绞痛证候要素分布地域特征 [J]. 河南中医，2011，31（4）：430-432.

[26] 毕颖斐，毛静远，陆一竹，等. 冠状动脉粥样硬化性心脏病临床分型中医证素分布特征的初步调查 [J]. 环球中医药，2011，4（6）：434-437.

[27] 洪永敦，杨庆邦. 岭南地区近 20 年冠心病文献的中医证候规律分析 [J]. 广州中医药大学学报，2011，28（6）：579-582.

[28] 农一兵，林谦，王旭升. 冠心病中医证候与冠状动脉造影的相关性研究 [J]. 北京中医，2006，25（12）：707-708.

[29] 郭冬梅，安冬青，吕书勤. 冠状动脉造影结果与胸痹心痛中医证型关系探讨 [J]. 新疆中医药，2007，25（3）：14-16.

[30] 张鹏，王伟，徐伟建，等."痰瘀"分析 368 例冠状动脉造影确诊冠心病患者与中医证型的相关性 [A]. 中华医学会第 11 次心血管病学术会议论文摘要集 [C]. 中华医学会心血管病学分会，2009：2.

[31] 朱文莉，崔延安，朱敬荣，等. 胸痹心痛中医证型与 16 层螺旋 CT 冠状动脉成像的相关性研究 [J]. 辽宁中医杂志，2007，34（5）：545-546.

[32] 刘书宇. 胸痹心痛中医证型与动脉硬化程度相关性研究 [D]. 南京中医药大学，2013.

[33] 杨健威. 冠心病中医辨证分型与动态心电图改变的关系分析 [J]. 中国中医药指南，2013，11（10）：682-684.

[34] 何小莲，潘竞霞，陈银环. 心率变异性与女性冠心病中医证型及冠脉病变程度的相关性研究 [J]. 辽宁中医杂志，2014，41（10）：2142-2143.

[35] 丁邦晗，杨敏，周珂，等. 胸痹心痛患者心电图改变与中医证型的关系 [J]. 中国中西医结合急救杂志，2008，15（1）：31-33.

[36] 岑永庄，黎学松. 冠心病常见心律失常与中医辨证分型关系的临床研究 [J]. 新中医，1998，30（8）：34.

[37] 陈凌芳. 浅探心律失常中医辨证分型与心电图的关系 [J]. 中国民间疗法，2000，8（12）：4-5.

[38] 林棋. 心气虚证心阴虚证的心电图改变及临床意义 [J]. 中医药学刊，2005，23（6）：1067-1068.

[39] 王润桃，王硕仁，邢雁伟. 血瘀证与心电图异常的关系 [J]. 中医杂志，2005，46（6）：418.

[40] 王硕仁，赵明镜，吕希滢，等. 冠心病心气虚证与左心室功能及心肌缺血相关性的临床研究 [J]. 中国中西医结合杂志，1998，18（8）：457-460.

[41] 陈伯钧，张文清，张敏州. 冠心病中医分型与心律失常及心功能关系分析 [J]. 现代中西医结合杂志，2000，9（19）：1857-1858.

[42] 谢慧文. 慢性心功能不全超声心动图改变与中医分型的关系 [J]. 中国中医药信息杂志，2003，10（1）：10-11.

[43] 洪嘉禾. 实用中医肝脏病学 [M]. 上海中医药大学出版社，1993：20-22.

[44] 李福凤，邸丹，王忆勤，等. 基于计算机技术的中医面色诊信息采集与识别研究 [J]. 世界科学技术-中医药现代化，2008，10（6）：71-76.

[45] 樊明杰. 基于彩色图像的面色疾病诊断方法研究 [D]. 哈尔滨工业大学硕士学位论文，2010：14-22.

[46] 马丽霞. 彩色人脸图像颜色校正及其在肝病诊断中的应用研究 [D]. 哈尔滨工业大学硕士学位论文，2009：10-22.

[47] 彭瑜. 数字化面色望诊系统的构建及其应用 [D]. 湖北中医药大学，2014.

[48] 吴宏进，许家佗，张志枫，等. 疾病状态五脏病面色光谱色度特征研究 [J]. 中华中医药杂志，2012，27（4）：1029-1033.

[49] 谭少珍，关卫兵. 乙型肝炎患者舌下络脉与血清肝纤维化指标的关系 [A]. 中国中西医结合学会第十二次全国消化系统疾病学术研讨会论文汇编 [C]，2000.

[50] 邓华亮. 慢性肝病舌下络脉变化的相关性研究 [D]. 山东中医药大学，2002.

[51] 符小玉，孙克伟. 肝纤维化分期与舌下络脉积分的关系 [J]. 中西医结合肝病杂志，2008，18（1）：12-14.

[52] 刘文兰，张炎，于玫，等. 慢性乙型肝炎舌色与舌象其他特征关系的研究 [J]. 浙江中医杂志，2004，39（12）：516-519.

[53] 许岚，宓余强. 慢性乙型肝炎舌诊研究进展 [J]. 新中医，2013，（11）：120-121.

[54] 骆群，张导文. 慢性乙型肝炎患者舌象变化与肝脏病理学改变的关系 [J]. 浙江中医药大学学报，1996，（5）：29.

[55] 陈燕. 舌诊在慢性乙型肝炎中的应用 [D]. 湖北中医药大学，2009.

[56] 张赤志. 对慢性乙型肝炎舌象与组织病理的观察 [J]. 中华中医药杂志，1997，3（3）：44.

[57] 张茜茜，张涛，陈斌，等. 肝衰竭黄疸症中医临床术语集建立方法探讨 [J]. 世界科学技术-中医药现代化，2013，（5）：843-847.

[58] 张涛，胡莉，孙克伟，等. 构建中医肝病新药临床试验研究技术平台探索 [J]. 世界科学技术-中医药现代化，2013，15（5）：852-855.

[59] 张涛，容丽辉，孙克伟，等. 中医药治疗慢性肝病临床疗效评价体系初探 [J]. 中西医结合肝病杂志，2015，25（6）：374-376.

[60] 陈非凡. 中医肝病 PRO 量表的研制与考核 [D]. 广州中医药大学，2007.

[61] 罗芳. 中华慢性肝病 PRO 量表的计量心理测量学考评 [D]. 广州中医药大学，2013.

[62] 王蠡，张华，元唯安，等. 中医慢性肝病患者报告结局指标量表建立的理论结构模型构想 [J]. 中国中西医结合杂志，2014，34（11）：1386-1389.

[63] 容丽辉，张涛，熊焰，等. 慢性肝病中医生命质量量表的研制 [J]. 湖南中医药大学学报，2015，35（11）：56-60.

[64] 杨小兰. 中医肝病（肝硬化）患者报告结局量表的研究及考核 [D]. 广州中医药大学，2008.

[65] 刘亚琳，魏红，刘明林，等. 肝郁气滞证与肝火炽盛证脉象信息的临床研究 [J]. 辽宁中医杂志，2008，35（4）：541-543.

[66] 王思颖，薛晓琳，王天芳，等. 肝病脉象类型及脉图特征的现代文献研究 [A]. 中华中医药学会第十四次中医诊断学术会议改编 [C]. 2013.

[67] 陈慧娟，朱凌凌，梁尚华. 凭脉指导肝病辨证价值初探 [J]. 中华中医药杂志，2008，23（6）：475-477.

[68] 邵凤珍，张俊富. 整体辨证、局部辨证、微观辨证与慢性肝病 [A]. 世界中医药学会联合会肝病专业委员会学术会议改编 [C]. 2007.

[69] 袁肇凯，费尚文. 血吸虫病肝纤维化甲襞微循环变化及与肝脏 B 超、胶原代谢关系 [J]. 中国中西医结合消化杂志，1995，（3）：132-134，162.

[70] 李勇，刘冬梅. 慢性肝病的 B 型超声图像与中医辨证 [J]. 中国中西医结合影像学杂志，2003，1（4）：223-225.

[71] 唐智敏，黄学军. 肝病血瘀证与门脉血液动力学的关系 [J]. 中国中西医结合杂志，1996，（4）：216-217.

[72] 唐智敏，茹清静. 肝血瘀阻与肝纤维化关系的临床研究 [J]. 中国中西医结合杂志，1997，（2）：81-83.

[73] 唐智敏，陆定波，李延福. 肝病血瘀证与血清球蛋白的关系 [J]. 中医杂志，1995，（7）：423，388.

[74] 朱文芳，孙克伟，陈斌，等. 乙型肝炎相关性肝衰竭不同黄疸证的肠道菌群分析 [J]. 湖南中医药大学学报，2013，33（1）：128-131.

[75] 张涛，孙克伟，黄顺玲，等. 基于特异性细胞免疫学机制阐述慢性重型肝炎中医黄疸论治 [J]. 中西医结合肝病杂志，2010，20（5）：281-282.

[76] 张涛，孙克伟，陈斌，等. 黄疸病阴阳黄学说初探 [J]. 新中医，2011，43（1）：4-6.

[77] 裘爱国. 中华三环疗法免疫辨证肝病诊疗新技术 [J]. 华夏星火，2004，（5）：40-45.

[78] 康坚强. 中医肝病五行辨证研究 [D]. 贵阳中医学院，2008.

[79] 高锐. 从六经辨证看慢性乙型肝炎的病因病机 [C]. 中华中医药学会内科分会 2007 年学术年会，2007.

[80] 夏德馨，蒋健，王灵台. 慢性乙型肝炎中医辨证分型与某些实验室指标的关系 [J]. 上海中医药杂志，1985，30（1）：11-13.

[81] 王振常，毛德文，黄彬，等. 慢性乙型肝炎中医证型与生化及氧化损伤指标的相关性研究 [J]. 辽宁中医杂志，2010，37（3）：390-391.

[82] 孙克伟，陈斌，黄裕红，等. 凉血解毒、清热化湿和凉血解毒、健脾温阳法治疗慢性重型肝炎的临床观察 [J]. 中国中西医结合杂志，2006，26（11）：981-983.

[83] 彭杰，陈斌，孙克伟，等. 慢性乙型重型肝炎湿热血瘀脾虚证候分布与演变特点的回顾性分析 [J]. 中西医结合肝

病杂志，2011，21（3）：135-138.

[84] 李兰娟. 肝衰竭发病机制及治疗 [J]. 国际流行病学传染病学杂志，2008，35（4）：217-219.

[85] 王欣，崔淑玫，马健. 慢性乙肝中医辨证分型客观化研究进展 [J]. 辽宁中医杂志，2008，35（9）：1435-1437.

[86] 中华人民共和国国家标准. 中医临床诊疗术语疾病部分 [M]. 国家技术监督局，1997：3.

[87] 中国中西医结合学会肝病专业委员会. 肝纤维化中西医结合诊疗指南 [J]. 中华肝脏病杂志，2006，14（11）：260-264.

[88] Song J, Chen KJ. Set clinical therapeutic guideline in traditional medicine urgently [J]. Zhong Guo Zhong Xi Yi Jie He Za Zhi，2006，26（7）：581-584.

[89] 张涛，孙克伟. 中医治疗乙型肝炎相关性肝衰竭的经验与进展 [J]. 临床肝胆病杂志，2012，28（3）：169-171.

[90] 王雅，孙克伟，张涛，等. 温法治疗乙型肝炎相关性肝衰竭理论探要 [J]. 中华中医药学刊，2013，31（6）：1270-1272.

[91] 银思涵. 基于数据挖掘的259例HBV-ACLF患者证候及用药规律研究 [D]. 湖南中医药大学，2016.

[92] 王雅，陈斌，张涛，等. 基于数据挖掘的慢加急性（亚急性）肝衰竭证素分布特点及用药规律研究 [J]. 湖南中医药大学学报，2017，37（11）：1234-1237.

[93] 王国栋，陈斌，王若宇，等. 基于数据挖掘的肝瘟病阳黄-阴阳黄-阴黄辨证模式用药规律研究 [J]. 湖南中医药大学学报，2016，36（1）：78-80.

[94] 岳广欣，陈家旭，王竹风. 肝主疏泄的生理学基础探讨 [J]. 北京中医药大学学报，2005，28（2）：1-4.

[95] 赵宏波，陈家旭，李静. 逍遥散与慢性应激焦虑海马JNK通路的关系 [J]. 环球中医药，2013，6（8）：600-602.

[96] Yehuda R. Stress and glucocorticoid. [J]. Science，1997，275（5306）：1662-1663.

[97] 陈业强. 凌江红. 从脑肠肽进行肝郁证与功能性消化不良病证结合研究的思路 [J]. 中医杂志，2006，47（10）：784-785.

[98] 赵迪，任杰，安海燕. 肝主疏泄的源流追溯及现代研究 [J]. 中国中医基础医学杂志，2017，23（2）：289-291.

[99] 孙宏训. 实用肝脏病学 [M]. 上海：上海科学技术出版社，1963：73.

[100] 陈昌华，石林阶，舒毅则，等. 肝血虚证15项实验指标同步检测的分析 [J]. 湖南医科大学学报，2001，26（4）：337.

[101] 寇冠军，郑偕扣，徐强，等. 从"脑-肝-血管"轴初步探讨肝藏血、主疏泄的机制 [J]. 天津中医药，2015，（2）：124-128.

[102] 梁扩寰，李绍白. 肝脏病学 [M]. 北京：人民卫生出版社，2003：13-15.

[103] 石林阶，陈昌华，李学文，等. 肝血虚证病人降钙素基因相关肽、心钠素、醛固酮水平研究 [J]. 湖南医科大学学报，1997，22（3），271.

[104] 柴金苗，张俊龙. 目系属肝刍议 [J]. 江西中医药，2009，3（40）：5-7.

[105] 柴金苗，张俊龙，李钦青. "目系属肝"辨析 [J]. 江苏中医药，2009，41（4）：3-4.

[106] 彭清华. "肝主目"的实验研究 [J]. 甘肃中医学院学报，1991，8（4）：19-30.

[107] 贾赫. 肝脾所主之筋肌肉实体初探 [J]. 陕西中医，2002，23（7）：624-625.

[108] 田进文，石巧荣，韩成仁，等. 论肝藏在体为骨骼肌系统 [J]. 南京中医药大学学报，2005，21（3）：143-145.

[109] 张建军，盛国光. 从肝病患者甲皱及球结膜微循环变化看"肝主目其华在爪"的科学性——附64例报告 [J]. 中医研究，1995，8（2）：25-26.

[110] 袁肇凯，杨运高，费尚文，等. 血吸虫病肝纤维化甲襞微循环变化及与肝脏B超、胶原代谢关系 [J]. 中国中西医结合脾胃杂志，1995，8（2）：25-26.

[111] 田蕾，吴昊，韦昱，等. 从心理应激理论探讨中医肝主疏泄功能的研究思考 [J]. 世界中医药，2016，11（9）：1905-1908.

[112] 胡素敏. 肝主疏泄与心理应激的理论探讨 [J]. 江西中医药，2003，34（2）：12-13.

[113] 张鑫，周振华，李曼，等. "肝藏魂"理论与慢性乙型肝炎伴失眠症状患者的相关性 [J]. 中华中医药杂志，2018，33（1）：89-92.

[114] 张兰坤，过伟峰，盛蕾，等. 基于肝藏血舍魂理论探讨从肝论治失眠 [J]. 中华中医药杂志，2017，31（10）：4519-4521.

[115] 周子严，薛晓琳，崔玮玮，等. 从肝论治女性更年期失眠的中医证候分布和用药规律的文献研究 [J]. 中华中医药杂志，2017，31（11）：4925 - 4928.

[116] 张伯臾. 中医内科学 [M]. 上海：上海科学技术出版社，1985：133 - 178.

[117] 邓铁涛. 中医诊断学 [M]. 上海：上海科学技术出版社，1984：114 - 117.

[118] 邓铁涛，李惠德. 中医证候规范 [M]. 广州：广东科学技术出版社，1990：125 - 160.

[119] 赵恩俭. 中医证候诊断 [M]. 天津：天津科学技术出版社，1984.

[120] 吴勉华，王新月. 全国中医药行业高等教育"十二五"规划教材·中医内科学 [M]. 北京：中国中医药出版社，2012：178 - 242.

[121] 朱文锋. 内科疾病中医诊疗手册·分类与规范 [M]. 长沙：湖南科学技术出版社，1994：191 - 261.

[122] 朱文锋. 中医内科疾病诊疗常规·国家标准应用 [M]. 长沙：湖南科学技术出版社，1999：304 - 391.

[123] 朱文锋，何清湖. 现代中医临床诊断学 [M]. 北京：人民卫生出版社，2003：267 - 294，403 - 410.

[124] 国家中医药管理局. 中医病证诊断疗效标准 [M]. 南京：南京大学出版社，1994：6.

[125] 中华人民共和国国家标准 GB/T16751—1997，中医临床诊疗术语 [S]. 北京：中国标准出版社，1997：5，39 - 41.

[126] 中华人民共和国国家标准 GB/T15657—1995，中医病证分类与代码 [S]. 北京：中国标准出版社，1995：355，385 - 387.

[127] 中华全国中医学会内科学会. 胃脘痛诊断、疗效评定标准（草案）[J]. 中医函授通讯，1985，（3）：400 - 401.

[128] 张声生，汪红兵，李乾构. 胃脘痛诊疗指南 [J]. 中国中医药现代远程教育，2011，9（14）：127 - 129.

[129] 李军祥. 胃痛中医诊疗专家共识意见 [J]. 中医杂志，2016，57（1）：87 - 90.

[130] 张声生，周强. 胃脘痛中医诊疗专家共识意见（2017）[J]. 中医杂志，2017，58（13）：1166 - 1170.

[131] 朱文锋. 证素辨证学 [M]. 北京：人民卫生出版社，2008：238 - 242.

[132] 朱文锋. 实用中医辨证手册 [M]. 长沙：湖南科学技术出版社，2009：332 - 358.

[133] 朱文锋，李灿东，甘慧娟. 病位证素的特征 [J]. 福建中医药，2005，36（4）：1 - 4.

[134] 赵恩俭. 中医证候诊断治疗学 [M]. 天津：天津科学技术出版社，1984：346 - 395.

[135] 郑筱萸. 中药新药临床研究指导原则（试行）[M]. 北京：中国医药科技出版社，2002：364 - 365.

[136] 薛飞飞，陈家旭. 不同疾病肝郁脾虚证证候特点的文献学研究 [J]. 中国中医基础医学杂志，2010，16（6）：454，460.

[137] 吴圣贤，方素钦，王映辉，等. 中医肝郁脾虚证症状分布和特征专家问卷调查研究 [J]. 北京中医药大学学报，2007，（12）：854 - 856.

[138] 张声生，陶琳. 肝脾不调证中医诊疗专家共识意见（2017）[J]. 中医杂志，2017，58（16）：1436 - 1440.

[139] 杨勇，丁曙晴，杨光，等. 功能性便秘中医证候的判别分析 [J]. 广州中医药大学学报，2015，32（2）：189 - 193.

[140] 闫丽芳. 中医脾病证候的特征症状群研究 [D]. 山东中医药大学，2009.

[141] 章莹. 脾系病位特征及基础证的研究 [D]. 南京中医药大学，2011.

[142] 王忆勤. 中医诊断学 [M]. 北京：中国中医药出版社，2004：164.

[143] 王艺飞，王东. 从脾虚热郁论治脾瘅 [J]. 中医杂志，2017，58（24）：2144 - 2146.

[144] 万友生. 略谈脾虚阴火与甘温除热 [J]. 新医药学杂志，1978，（10）：10 - 13.

[145] 郭道增. 63 例"脾虚阴火"的临床分析 [J]. 上海中医药杂志，1987，（1）：15 - 17.

[146] 洪广槐，郭振球，路志正，等. 胃阴虚与脾阴虚的区别与联系 [J]. 中医杂志，1990，（7）：4 - 10.

[147] 杨匀保. 脾阴虚探析 [J]. 安徽中医学院学报，1995，（3）：14 - 15.

[148] 闫爱玲. 脾阴虚证病机实质研究 [D]. 成都中医药大学，2007.

[149] 徐伟超，贾蕊，李佃贵. 论脾阴虚及其临证治疗规律 [J]. 中华中医药杂志，2017，32（1）：57 - 59.

[150] 劳绍贤，连至诚，王建华，等. 脾胃虚实患者的消化道组织超微结构及运动功能改变 [J]. 中国中西医结合脾胃杂志，1993，（1）：11 - 14，33.

[151] 李顺民，邓铁涛. 重症肌无力脾虚证唾液淀粉酶活性及 D-木糖排泄率分析 [J]. 广州中医学院学报，1991，（4）：270 - 272.

[152] 杨龙，王丽辉，林传权，等. 从 N-糖基化探讨重症肌无力脾气虚证患者唾液淀粉酶活性改变机制 [J]. 中华中医药杂志，2016，31（9）：3516 - 3521.

[153] 卓勤，金敬善，邓新荣. 中医脾与神经内分泌免疫网络调节的关系 [J]. 中国中医基础医学杂志，2002，(9)：80-82.

[154] 吕凌. 基于蛋白质组学的脾虚大鼠脾失健运机理的实验研究 [D]. 辽宁中医药大学，2012.

[155] 刘友章，王昌俊，周俊亮，等. 长期脾虚模型大鼠细胞线粒体的研究 [J]. 中医药学刊，2006，(3)：391-394.

[156] 刘友章，王昌俊，周俊亮，等. 四君子汤修复脾虚大鼠线粒体细胞色素氧化酶的作用及机制 [J]. 中国临床康复，2006，(35)：118-122.

[157] 马贤德，韩晓伟，关洪全. 白色念珠菌肠道感染对脾虚小鼠小肠组织中 Perforin 和 Granzyme 的影响 [J]. 中国中医基础医学杂志，2015，21 (12)：1519-1521.

[158] 马贤德，张威，关洪全. 白色念珠菌感染对脾虚模型小鼠 T 细胞亚群的影响 [J]. 中国医科大学学报，2015，44 (12)：1070-1074.

[159] 马贤德，孙杨，孙宏伟，等. 白色念珠菌肠道感染对脾虚模型小鼠小肠组织中 IL-10 和 IL-12 影响的实验研究 [J]. 辽宁中医杂志，2015，42 (11)：2226-2229.

[160] 韩晓伟，马贤德，侯殿东，等. 白念珠菌消化道感染对脾虚小鼠肠组织中 IFN-γ mRNA 及 IL-10 mRNA 表达的影响 [J]. 中华中医药杂志，2015，30 (4)：1062-1065.

[161] 任平，马贤德，关洪全. 脾虚小鼠伴口腔白念珠菌感染唾液中 sIgA 含量改变 [J]. 辽宁中医药大学学报，2012，14 (2)：190-192.

[162] 韩晓伟，陈文娜，马贤德，等. 白念珠菌消化道感染对脾虚小鼠肠组织 IgA 变化的影响 [J]. 辽宁中医药大学学报，2009，11 (7)：205-207.

[163] 吕林，唐旭东，王凤云，等. 基于内质网应激角度探讨中医脾虚本质 [J]. 中华中医药学刊，2018，36 (4)：819-823.

[164] 吕林，王凤云，唐旭东，等. 脾虚型功能性消化不良大鼠胃组织 GRP78/BiP 蛋白表达及脾虚 1 号方干预研究 [J]. 中国中西医结合杂志，2018，38 (1)：54-59.

[165] 陈硕，牛天慧，孟凡荣，等. 脾虚痰湿证代谢综合征患者肠道菌群的定量研究及其意义 [J]. 解放军医药杂志，2018，30 (3)：9-12.

[166] 许艳巧. 胃痛中医证素辨证与红外热成像特征相关性研究 [D]. 湖南中医药大学，2017.

[167] 上海中医学院内科教研组编. 中医内科学讲义 [M]. 北京：人民卫生出版社，1960.

[168] 张伯臾. 中医内科学 [M]. 北京：人民卫生出版社，1988.

[169] 王永炎，鲁兆麟. 中医内科学 [M]. 北京：人民卫生出版社，1999.

[170] 杨凯，白逸晨，林彬，等.《肺病十问歌》解析 [J]. 现代中医临床，2016，23 (5)：49-51.

[171] 车洪柱. 慢性肺心病合并多器官功能衰竭患者的甲襞、球结膜、舌尖微循环变化 [J]. 辽宁医学杂志，1997，(1)：30-32.

[172] 方小桂，童芳芳，何克刚，等. 肺心病患者治疗前后肺循环血流变化及有关指标的相关性分析 [J]. 亚太传统医药，2015，11 (9)：69-71.

[173] 李彬先，高凤华. 肺心病患者血液流变学指标观察与分析 [J]. 中国血液流变学杂志，2001，(4)：332-341.

[174] 陈江华，顾向明. 哮喘血瘀证的凝血功能状态临床研究 [J]. 山西中医，2008，(1)：39-40.

[175] 石慧芳，丁毅鹏，许少英，等. 支气管哮喘患者治疗前后 3 项免疫指标的变化——T 淋巴细胞亚群、红细胞免疫功能、血清免疫球蛋白水平的初步观察 [J]. 海南医学院学报，2000，(3)：145-147.

[176] 洪广祥. 慢性咳嗽中医药治疗再探讨 [J]. 中药通报，2010，9 (3)：10-11.

[177] 赖克方，方章福，姚红梅，等. 咳嗽高敏感综合征：不明原因慢性咳嗽的新概念 [J]. 解放军医学杂志，2014，39 (5)：343-349.

[178] 陈如冲，刘春丽，罗炜，等. 慢性咳嗽常见病因之间咳嗽敏感性的差异 [J]. 中国呼吸与危重监护杂志，2013，12 (4)：384-389.

[179] 陈如冲，赖克方，刘春丽，等. 辣椒素咳嗽激发试验方法的建立及其安全性评价 [J]. 中华结核和呼吸杂志，2005，28：751-754.

[180] 刘春丽，赖克方，陈如冲，等. 胃食管反流性咳嗽的临床特征与诊断探讨 [J]. 中华内科杂志，2005，44：438-441.

[181] 李家萱，段敏超，黄天霞，等. 慢性咳嗽患者 T 淋巴细胞亚群、红细胞免疫功能的变化 [J]. 华夏医学，2008，(2)：247-248.

［182］陈新宇. 论肺瘀血证［J］. 湖南中医学院学报，1994，（2）：4-6.

［183］王秀兰，王玉兴. 肺血瘀证之复兴初探［J］. 天津中医药大学学报，2014，33（5）：261-263.

［184］朱文锋，贺泽龙. 加强中医标准病名的研究［J］. 湖南中医药大学学报，2007，（4）：1-3.

［185］邵雅聪，张伟. 基于卫气营血-脏腑辨证体系论治放射性肺损伤［J］. 天津中医药大学学报，2018，37（1）：21-24.

［186］张曦光，刘臣，白颖舜，等. 浅谈肺心病的三焦辨证观［J］. 四川中医，2013，31（9）：31-32.

［187］冉大伟. 三焦辨证活用于肺系疾病心悟［J］. 江苏中医药，2016，48（10）：95-97.

［188］周承志，田正鉴，吕文亮，等. 三焦辨证在肺系疾病中的运用［J］. 中国中医急症，2006，（7）：752-753，812.

［189］周平，孙洪岩，齐保龙，等. 不典型肺结核误诊原因分析［J］. 临床肺科杂志，2014，19（11）：2114-2115.

［190］李泽庚，张杰根，彭波，等. 肺气虚证和肺阴虚证患者外周血 T 细胞的变化［J］. 中国中医药科技，2006，（1）：65.

［191］李泽庚，张杰根，彭波，等. 肺气虚证和肺阴虚证患者外周血 NK 细胞表达分析［J］. 中医杂志，2005，（7）：533-534.

［192］张杰根，李泽庚，彭波，等. 肺气虚证患者 TNF、T-3 和 T-4 的变化及临床意义［J］. 安徽中医学院学报，2005，（2）：9-11.

［193］李泽庚. 肺气虚症与自由基代谢初探——附 102 例资料分析［J］. 辽宁中医杂志，1995，（5）：207-209.

［194］李泽庚，王国俊，彭波，等. 肺气虚证和肺阴虚证蛋白芯片研究［J］. 中华中医药学刊，2010，28（4）：705-707.

［195］唐永祥，王晓玲，陈彩英，等. 慢性阻塞性肺疾病肺气虚证与血管内皮细胞功能的关系［J］. 河北中医，2008，（5）：467-468.

［196］张永跟，陈馨馨，李友林，等. 脏腑辨证在中医辨证体系中的重要地位［J］. 环球中医药，2009，2（5）：365-367.

［197］张珊珊，刘伟，丁元庆，等. 关于对新世纪规划教材《中医内科学·肺系病证》中若干问题的商榷［J］. 中华中医药学刊，2008，（5）：1098-1099.

［198］张艺严，高冰，卢家泉，等. 支气管镜下望诊肺痨局部辨证规律探讨［J］. 山东中医杂志，2017，36（7）：544-547.

［199］谭伟. VRI 在哮喘诊断过程中的临床应用价值的探讨［A］. 中华医学会、中华医学会呼吸病学分会. 中华医学会呼吸病学年会——2011（第十二次全国呼吸病学学术年会）论文汇编［C］. 中华医学会、中华医学会呼吸病学分会：中华医学会，2011：2.

［200］中华中医药学会肾病分会. 原发性肾病综合征的诊断、辨证分型及疗效评定（试行方案）［J］. 上海中医药杂志，2006，40（10）：51.

［201］马鸿斌，王庆苗，李旭萍，等. 难治性肾病综合征中医证候分布规律的研究［J］. 甘肃中医学院学报，2010，27（5）：23.

［202］王智. 辨证论治难治性肾病综合征 80 例［J］. 临床医学，2009，22（10）：2112.

［203］杜雨茂. 原发性难治性肾病综合征的辨证论治思路与方法［J］. 陕西中医学院学报，2010，33（4）：1-5.

［204］李法刚. 辨证施治肾病综合征 60 例疗效分析［J］. 光明中医，2009，24（4）：668.

［205］聂莉芳，许建龙，余欢仁，等. IgA 肾病中国临床实践指南概览［J］. 中国中西医肾病杂志，2013，7（15）：565-567.

［206］中国中西医结合学会肾脏疾病专业委员会. IgA 肾病西医诊断和中医辨证分型的实践指南［J］. 中国中西医结合杂志，2013，33（5）：583-585.

［207］袁斌，王璐，赵长江. 中医儿科临床诊疗指南·小儿急性肾小球肾炎（修订）［J］. 中医儿科杂志，2016，6（1）：1-5.

［208］赵惠，周春祥. 慢性肾衰竭辨证分型文献分析［J］. 安徽中医学院学报，2010，29（6）：9-10.

［209］董兴刚，张庆怡，陈以平. 肾阳虚证的研究进展［J］. 中国中西医结合肾病杂志，2003，4（5）：299-300.

［210］高博，姚玉霞，张效云，等. 肾阳虚大鼠下丘脑神经元型 NOSmRNA 表达及补肾药的调整作用［J］. 中国中医基础医学杂志，2001，7（8）：23-24.

［211］郑里翔，刘晓庄，王莉，等. 肾阳虚对大脑神经递质、胆碱酯酶的影响［J］. 新中医，2000，32（5）：31-32.

［212］刘康生，曹小莉，钟天鹰，等. c-jun、c-fos、Bcl-2a 基因的功能和铅对其影响［J］. 检验医学，2014，2（28）：

174 - 177.

[213] 宋春风，尹桂山，赵建宏. 补肾中药对肾阳虚大鼠下丘脑-垂体-肾上腺轴 CaMPK Ⅱ 的影响 [J]. 中国中医基础医学杂志，2001，7（8）：45 - 47.

[214] 宋春风，尹桂山，李恩，等. 补肾中药对肾阳虚大鼠下丘脑-垂体-肾上腺轴 Fos 蛋白表达的影响 [J]. 中国中医基础医学杂志，2001，7（10）：38 - 40.

[215] 傅晓晴，武一曼，陈振彬，等. 腺嘌呤制作肾阳虚型慢性肾功能衰竭大鼠模型的电镜病理学研究 [J]. 福建中医学院学报，2002，12（3）：41 - 43.

[216] 宋春风，尹桂山，李恩，等. 右归饮对肾阳虚大鼠下丘脑正中隆起室管膜细胞的影响 [J]. 中国中医基础医学杂志，2001，7（1）：19 - 22.

[217] 宋春风，尹桂山，侯洁，等. 补肾中药对肾阳虚大鼠垂体-肾上腺超微结构的影响 [J]. 中医药研究，2001，17（2）：41 - 42.

[218] 雷娓娓，黄真炎，郑高飞，等. 肾虚、脾虚造型动物免疫超微结构的比较研究 [J]. 深圳中西医结合杂志，1999，9（2）：14 - 15.

[219] 李庆阳，郑家缣. 老年肾虚与 T 细胞亚群关系 [J]. 福建中医学院学报，2001，11（2）：5 - 6.

[220] 刘永琦，王文. 虚证的免疫学本质 [J]. 中国中医基础医学杂志，2003，9（5）：7 - 10.

[221] 李瑞荃，王明芳，潘学会，等. "益视片"对实验性肾阳虚大鼠红细胞免疫功能的影响 [J]. 成都中医药大学学报，1997，20（1）：41 - 42.

[222] 董慧，陈琢，黄毅. 肾阳虚证患者红细胞 LPO、SOD 和 ATP 酶活性的变化 [J]. 微循环学杂志，2002，12（3）：10 - 11.

[223] 符强，何立群，黄迪. 基于代谢组学的肾阳虚证本质研究设想 [J]. 中华中医药学刊，2008，(6)：1203 - 1205.

[224] 陶秀梅. "肾阳虚"模型及证候的代谢组学研究 [D]. 上海交通大学，2009.

[225] 何君，周宏灏. 代谢组学及其在药理学中的进展 [J]. 中国药理学通报，2006，22（11）：1304 - 1309.

[226] Li F, Lu x, Liu H, et al. A pharmaco-metabonomicstudy on the therapeutic basis and metabolic effects of Epimedium brevicornum Maxim. on hydrocortisone-in-duced rat using UPLC-MS [J]. Biomed Chromatography，2007，21（4）：397 -405.

[227] Chen M, Zhao L, Jia W. Metabonomics study on the bio-chemical profiles of a hydrocortisone-induced animal model [J]. J Proteome Res，2005，4（6）：2391 - 2396.

[228] 原雪，李福凤，王忆勤. 肾阴虚证本质的现代医学研究进展 [J]. 辽宁中医杂志，2012，39（9）：1875 - 1877.

[229] 范少光，丁桂凤. 神经内分泌与免疫系统之间相互作用的介导物质：共用的生物学语言 [J]. 生理科学进展，1995，26（2）：175.

[230] 祁建生，黄恒清，吴作干，等. 慢性胃炎女性患者肾阴虚证型机理初步探讨 [J]. 福建中医学院学报，1995，5（4）：15 - 17.

[231] 蓝健姿，严晓华，张雷梅，等. 肾虚证型慢性肾小球肾炎与血清总 T3、T4 含量关系的探讨 [J]. 福建中医药，2001，32（3）：34.

[232] 任小巧，卢跃卿，邓伟，等. 加味一贯煎对实验性肝肾阴虚证大鼠下丘脑-垂体-甲状腺轴的影响 [J]. 中国中药杂志，2000，25（3）：172 - 174.

[233] 吴水生，叶钦勇，林求诚. 中老年男性性激素水平与不同肾虚证型关系研究 [J]. 福建中医药，2000，31（2）：3.

[234] 吴水生，邱山东，林求诚. 中老年女性性激素水平与不同肾虚证型关系研究 [J]. 福建中医药，2000，31（1）：3.

[235] 尹毅，罗爱伦. 褪黑素的生理作用和认知功能 [J]. 中华麻醉学杂志，2005，25（6）：478 - 480.

[236] 王剑，陈群，张薇，等. 性成熟前期褪黑素分泌不足与肾阴虚证的关系研究 [J]. 广州中医药大学学报，2005，22（5）：410 - 412.

[237] 郭文娟. 慢性肾炎患者血浆心钠素（ANP）、血清白细胞介素-2（IL-2）与肾阴虚证相关性的临床研究 [J]. 山西中医学院学报，2005，6（3）：13 - 15.

[238] 陈小燕，严惠芳，杨春燕. 糖尿病肾病肾阴虚证与内皮素-1 相关性的临床研究 [J]. 中国厂矿医学，2007，20（4）：416 - 417.

[239] 李丽. 肾阴虚型围绝经期综合征妇女外周血 IL-6 TNF-α 的变化及大补阴煎加味治疗的临床观察 [J]. 辽宁中医药大学学报，2010，12（3）：136 - 137.

[240] 胡旭光，臧建伟，唐春萍，等. 六味地黄汤生物制剂对肾阴虚小鼠脾 T 淋巴细胞亚群的影响 [J]. 时珍国医国药，2008，19（5）：1033 - 1034.

[241] 周虎，周萍，俞庆福. 慢性病毒性肝炎 T 淋巴细胞亚群、免疫球蛋白变化与中医证候关系探讨 [J]. 江西中医学院学报，2001，13（2）：49 - 50.

[242] 全建峰，吴晓康，孙晓红. 肾阴虚证患者的血清免疫球蛋白 G、A、M 及补体 C3、C4 相关性研究 [J]. 现代中医药，2004，5（5）：53 - 54.

[243] 崔丽娟，赵晓山，罗仁，等. 运用抑制性消减杂交技术构建 2 型糖尿病肾阴虚证的相关基因文库 [J]. 中国临床康复，2005，9（19）：94 - 96.

[244] 赵晓山，罗仁，张曦倩，等. 肾阴虚证 cDNA 文库的构建 [J]. 中国现代医学杂志，2007，17（3）：285 - 290.

[245] 魏敏，孙晓梅，黄平，等. IgA 肾病肾阴虚证 cDNA 文库的构建 [J]. 热带医学杂志，2009，9（4）：362 - 365.

[246] 谢丽华，赵毅鹏，陈可，等. 绝经后骨质疏松肾阴虚证相关基因的信息学分析 [J]. 中国组织工程研究与临床康复，2011，15（15）：2833 - 2837.

[247] 杨敏，李灿东，梁文娜，等. 围绝经期综合征肝郁、肾虚病理与舌苔脱落细胞及性激素的相关性研究 [J]. 中华中医药杂志，2011，26（9）：1984 - 1986.

[248] 李琦，周佩云，李浩，等. 更年期综合征中医肾虚证患者实验室指标判别分析 [J]. 中国中西医结合杂志，2013，33（8）：1064 - 1068.

[249] 史志萍，刘霄霞，陆君，等. 补肾健脾中药对围绝经期及绝经期肥胖妇女体重指数与生殖激素水平影响的研究 [J]. 四川中医，2015，33（1）：88 - 90.

[250] 沈自尹，陈瑜，黄建华，等. EF 延缓 HPAT 轴衰老的基因表达谱研究 [J]. 中国免疫学杂志，2004，20（1）：59 - 62.

[251] 董杨，柳普照，宋海燕，等. 基于血清激素水平和基因差异性表达探讨老年性聋与中医肾虚的相关性及其物质基础 [J]. 中华中医药杂志，2012，27（10）：2544 - 2547.

[252] 蓝健姿，袁严晓，华袁邱，等. 168 例肾虚型慢性肾脏病与甲状腺激素含量关系的探讨 [J]. 福建中医，2009，40（5）：33.

[253] 孙理军，李翠，王震，等. 关于肾虚质实验动物模型相关问题的研究与思考 [J]. 时珍国医国药，2012，23（12）：3094.

[254] 孙理军，郝蕊，薛昶，等. 肾虚质大鼠 CD4+ T、CD8+ T 淋巴细胞亚群表达水平的研究 [J]. 陕西中医，2008，29（12）：1671.

[255] 王晗. 检验医学在中医肾虚证研究中的应用 [J]. 辽宁中医杂志，2014，41（12）：2611 - 2612.

[256] 钟伟兰，杨林华. 健脾补肾法治疗妇科恶性肿瘤肾阳虚患者 26 例临床观察 [J]. 新中医，2010，42（5）：38.

[257] 李炜弘，雍小嘉，范怀昌，等. 老龄肾阳虚证的差异表达基因谱分析 [J]. 时珍国医国药，2009，20（5）：1210.

[258] 陈小峰，许少峰. 肾虚患者的细胞因子研究 [J]. 福建中医学院学报，2000，10（2）：12.

[259] 王培源，刘蓬，黄燕晓. 肾阴虚豚鼠模型的建立及对内耳形态学影响的实验研究 [J]. 辽宁中医药大学学报，2006，8（4）：135 - 137.

[260] 连方，姜晓媛，孙振高. 肾阳虚证及肾阴虚证不孕症患者卵巢颗粒细胞基因表达谱研究 [J]. 中医杂志，2015，56（2）：143 - 146.

[261] 叶洁，王国栋，莫文，等. 92 例骨密度 T 值与"肾虚，气虚，血瘀证"的相关性研究 [J]. 世界科学技术-中医药现代化，2003，15（5）：1081 - 1088.

[262] 周惠平，王金良，周贵民，等. 临床微生物学标本采取和处理的规范化要求 [J]. 中华检验医学杂志，2000，23（5）：312.

[263] 刘观昌，李汝芹. 唾液肌酐测定对肾功能评价的临床应用 [J]. 中国煤炭工业医学杂志，2005，3（8）：255 - 256.

[264] 黎德群，张宁. 唾液和血清肾功能检测的对比分析 [J]. 四川省卫生管理干部学院学报，2004，3（1）：4 - 8.

[265] 夏运呈，彭灿辉，周志芳，等. 唾液尿素、肌酐、尿酸水平在慢性肾病患者中的临床意义 [J]. 中南大学学报（医学版），2012，37（11）：1171 - 1176.

［266］王维广，陈子杰，王慧如，等. 命门学说理论框架变迁及其原因的历史考察［J］. 北京中医药大学学报，2016，39（8）：624-629.

［267］张鸿谟. 浅述命门学说［J］. 青岛医学院学报，1984，35（1）：101-102.

［268］梁锦铭. 命门位置及功能的探讨［J］. 吉林中医药，1994，5（1）：1.

［269］朱晓蕾. 命门与肾同属一体［J］. 国医论坛，1997，12（6）：38.

［270］杜国平. 独辟蹊径探"命门"［J］. 中国中医基础医学杂志，2001，7（7）：13-14.

［271］任艳玲，郑洪新. 试论命门与人体生命调控系统［J］. 辽宁中医杂志，2002，29（10）：580.

［272］俞洋，贾蕴颖. 浅议肾与命门的关系［J］. 中医药学刊，2006，24（10）：1904.

［273］陈新生. 试论命门［J］. 哈尔滨中医，1965，8（8）：6.

［274］赵棣华. "命门"探讨［J］. 新中医，1974，1（24）：49.

［275］邵念方. 谈命门［J］. 山东中医学院学报，1980，4（1）：14.

［276］何爱华. 对"命门"学说的浅见［J］. 山西中医，1985，5（2）：36.

［277］朱明，戴琪. 命门动静观——兼论中医关于内分泌学的早期发现［J］. 北京中医药大学学报，2000，（5）：1-6.

［278］沈自尹. 有关证与神经内分泌免疫网络的研究［J］. 中医药学刊，2003，21（1）：10-14.

［279］乔富渠.《难经》命门脏器实质新论［J］. 陕西中医学院学报，2003，26（3）：5-6.

［280］郑清国，陈光强. 论命门即前列腺［J］. 福建中医学院学报，2005，15（5）：45-46.

［281］张红英，刘宝君. 下丘脑为命门初探［J］. 辽宁中医杂志，2010，37（7）：1246-1247.

［282］郑雅琴. 论中医学说脑与五脏、命门的关系［J］. 中国中医基础医学杂志，1997，6（3）：53-54.

［283］张志锋. 脑为命门初探［J］. 光明中医，2008，23（8）：1065.

［284］孙香艳，姜国诚. 小鼠受精卵的保存与解冻后的发育［J］. 解剖学杂志，2003，26（2）：135-138.

［285］高英茂. 组织学与胚胎学［M］. 北京：人民卫生出版社，2005：403.

［286］许积成. 命门乃生殖器官［J］. 中国性科学，2006，15（5）：16.

［287］付璐，王柏庆. 受精卵符合命门内涵［J］. 实用中医内科杂志，2012，26（2）：7-8.

［288］杨维益，陈家旭，王天芳等. 关于中医"证"研究的思考［J］. 中国医药学报，1996，（1）：4-6.

［289］梁茂新，洪治平. 中医症状的量化的方法初探——附虚证30症的量化法［J］. 中国中医药学报，1994，（3）：37-39.

［290］严石林，张连文，王米渠，等. 肾虚证辨证因子等级评判操作标准的研究［J］. 成都中医药大学学报，2001，1（28）：56-58.

［291］会议秘书组. 全国中医病名与证候规范研讨会述要［J］. 中国医药学报，1990，5（5）：36.

［292］李楠. 中医儿科标准数据库建设研究［D］. 南京中医药大学，2011.

［293］孟庆云. 辨证论治规范化的特征与方法［J］. 中国医药学报，1990，5（4）：9-11.

［294］刘涛. 皮肤"癣"类病名考证及其规范研究［D］. 中国中医科学院，2017.

［295］高秉钧. 疡科心得集［M］. 天津：天津科学技术出版社，2004：17.

［296］胡光慈. 实用中国小儿科学［M］. 成都：四川人民出版社，1957：157.

［297］赵佶. 圣济总录［M］. 北京：人民卫生出版社，1962：2966.

［298］刘弼臣. 中医儿科治疗大成［M］. 石家庄：河北科学技术出版社，1998：587.

［299］王孟清. 小儿迁延性、慢性腹泻辨治规律及其脾虚失运证的治疗研究［D］. 湖南中医学院，2002.

［300］潘月丽. 小儿水肿文献及方药证治规律研究［D］. 山东中医药大学，2007.

［301］杨配力. 小儿支气管炎中医证候规范化研究［D］. 山东中医药大学，2008.

［302］徐超. 儿童肺炎中医证候特点及演变规律研究［D］. 辽宁中医药大学，2013.

［303］马萌. 小儿厌食症中医体质类型与证候相关性研究［D］. 湖南中医药大学，2012.

［304］林燕燕. 性早熟女孩中医证候分布规律及中医证候量化的研究模式［A］. 第二十九次全国中医儿科学术大会暨"小儿感染性疾病的中医药防治"培训班论文汇编［C］. 2012.

［305］菅往道. 小儿哮喘脾气虚证辨证体征初步量化研究［D］. 山东中医药大学，2006.

［306］马玉慧. 中医小儿肺炎辨证标准数据挖掘系统中的数据预处理技术［D］. 东北大学，2006.

［307］杨蕾. 刘弼臣教授调肺论治学术思想数据化挖掘研究［D］. 北京中医药大学，2010.

［308］王继军，郑芬，李廷保. 基于数据挖掘宋代《小儿痘疹方论》治疗小儿痘疹用药规律探讨［J］. 中医研究，2013，

26 (9)：57-59.

[309] 王进进，杨梅，关赟，等. 小儿感冒用药经验数据挖掘分析 [J]. 云南中医学院学报，2014，37 (2)：60-62.

[310] 郑燕霞，林楚琴. 基于儿科病例四诊资料数据挖掘探讨中医证素辨证方法 [J]. 新中医，2013，45 (10)：77-80.

[311] 潘芳，庞博. 孔光一诊治小儿外感咳嗽风热犯肺证医案数据挖掘研究 [J]. 北京中医药，2014，33 (9)：686-688.

[312] 郝宏文，张润顺，王素梅. 757 例次小儿多发性抽动患儿证候要素分布特征及分析 [J]. 辽宁中医杂志，2013，40 (8)：1520-1523.

[313] 李洪娟，王乐鹏，莫芳芳. 红外成像检测技术在中医领域研究综述 [J]. 红外技术，2015，37 (3)：185-189.

[314] 吴敏，宓越群，倪建俐，等. 700 名健康学龄期儿童红外热像谱特征及中医望诊关联研究 [J]. 上海中医药杂志，2002，36 (3)：34-36.

[315] 朱莉娜，杜捷. 小儿胃脘痛胃电图改变与中医分型 [J]. 中国中西医结合脾胃杂志，2000，8 (6)：356.

[316] 周鸥. 宏观辨证与胃镜像结合诊断小儿胃脘痛的初步探讨 [D]. 北京中医药大学，2003.

[317] 詹继烈，罗靖，何萍. 胃黏膜相微观辨证分型探讨 [J]. 中医杂志，1989，30 (4)：37-40.

[318] 梁颖瑜，王忆勤，燕海霞，等. 348 例小儿反复呼吸道感染中医证型与脉图参数的相关研究 [J]. 世界科学技术-中医药现代化，2016，18 (11)：2001-2006.

[319] 费兆馥. 现代中医脉诊学 [M]. 北京：人民卫生出版社，2003：162-165.

[320] 田牛. 微循环概念的探讨 [J]. 微循环学杂志，1994，4 (1)：4-6.

[321] 刘应波，徐舒. 儿童急性肾小球肾炎的甲襞微循环变化 [J]. 微循环学杂志，2000，10 (4)：51-52.

[322] 马宝璋，齐聪. 中医妇科学 [M]. 北京：中国中医药出版社，2012：35-45.

[323] 徐小玉，连建伟. 妇人脉诊探究——连建伟教授脉诊经验总结 [J]. 中医研究，2007 (2)：53-54.

[324] 傅山. 傅青主女科 [M]. 上海：上海科学技术出版社，1993：15-19.

[325] (明) 张景岳. 景岳全书 [M]. 太原：山西科学技术出版社，2006：12.

[326] 姜丽娟，卜德艳，赵文方. 张良英教授从肝脾肾辨治妇科疾病心法 [J]. 云南中医学院学报，2009，32 (5)：49-51.

[327] 李洁旋，潘锐焕. 论脾胃学说与妇科的关系 [J]. 中华中医药学刊，2008，(1)：187-188.

[328] 彭振声. 肺与妇科证治 [J]. 中国中医基础医学杂志，2001，(6)：63-64.

[329] 鲍德泉. 妇科血证辨治 [J]. 时珍国医国药，2000，(3)：252.

[330] 周双双，魏绍斌. 浅谈舌诊在妇科疾病诊治中的应用 [J]. 吉林中医药，2014，34 (2)：119-121.

[331] 张玉珍，谭万信，尤昭玲，等. 中医妇科学 [M]. 北京：中国中医药出版社，2002：37.

[332] 尹香花，尤昭玲. 望诊在中医妇科临证中的运用体会 [J]. 湖南中医药大学学报，2009，29 (3)：6-7.

[333] 谭延亮，游开明，陈列尊，等. 脉诊客观化研究新思路 [J]. 四川中医，2007，(8)：21-23.

[334] 佟庆，金哲. 101 例多囊卵巢综合征患者舌象分析 [J]. 北京中医药，2013，32 (12)：928-930.

[335] 汤倩珏，陈锦黎，黎捷灵，等. 舌象在慢性盆腔炎中应用价值的探讨 [J]. 中国当代医药，2012，19 (14)：7-9.

[336] 朱凤兰，顾超，张志枫，等. 基于舌色分析软件 1.0 的中药疗效评估研究 [J]. 中西医结合学报，2006，4 (2)：152-155.

[337] 朱文锋. 构建"证素辨证"新体系的意义 [J]. 浙江中医药大学学报，2006，30 (2)：135-142.

[338] 梁文娜，李灿东，李西海，等. 绝经后骨质疏松症中医证素分布的临床研究 [J]. 福建中医药大学学报，2012，22 (2)：11-13.

[339] 林岚，林晴. 多囊卵巢综合征中医证素规律的临床研究 [J]. 甘肃中医学院学报，2012，29 (6)：45-48.

[340] 余燚薇，赵瑞华，张润顺，等. 子宫内膜异位症中医证候要素分布特点多元分析 [J]. 环球中医药，2017，10 (11)：1342-1347.

[341] 李小平，兰巧英，林舒，等. 卵巢子宫内膜异位囊肿术后复发的中医证素变化研究 [J]. 福建中医药，2012，43 (4)：1-2，7.

[342] 彭清华. 中医眼科病名规范化的探讨 [J]. 云南中医杂志，1989，10 (2)：40-43.

[343] 彭清华，朱文锋. 眼科专科辨证体系的研究 [J]. 中国中医眼科杂志，2000，10 (3)：172-174.

[344] 彭清华，朱文锋. 眼科专科辨证体系及眼科常见证候的研究 (1) [J]. 辽宁中医杂志，2001，28 (1)：12-13.

[345] 彭清华，朱文锋. 眼科专科辨证体系及眼科常见证候的研究 (2) [J]. 辽宁中医杂志，2001，28 (2)：68-69.

[346] 彭清华，朱文锋. 眼科专科辨证体系及眼科常见证候的研究 (3) [J]. 辽宁中医杂志，2001，28 (3)：134-135.

[347] 彭清华，朱文锋. 眼科专科辨证体系及眼科常见证候的研究（4）[J]. 辽宁中医杂志，2001，28（4）：202-203.

[348] 彭清华，朱文锋. 眼科专科辨证体系及眼科常见证候的研究（5）[J]. 辽宁中医杂志，2001，28（5）：269-270.

[349] 彭清华，朱文锋. 眼科专科辨证体系及眼科常见证候的研究（6）[J]. 辽宁中医杂志，2001，28（6）：331-332.

[350] 彭清华，朱文锋. 眼科专科辨证体系及眼科常见证候的研究（7）[J]. 辽宁中医杂志，2001，28（7）：396-397.

[351] 彭清华. 从眼病学角度探讨血瘀证的诊断标准 [J]. 云南中医杂志，1991，12（1）：11-13.

[352] 曾樨良. 陈达夫《中医眼科六经法要》的学术思想 [J]. 成都中医学院学报，1979，（3）：8-12

[353] 王明芳. 陈氏"内眼组织与脏腑经络相属"学说的临床应用 [J]. 成都中医学院学报，1985，（3）：11-13.

[354] 彭清华. 对"内障多虚"、"瞳神属肾"理论的临床考察 [J]. 江苏中医，1992，（7）：28-29.

[355] 彭清华. 对"外障多实、内障多虚"理论的初步探讨 [J]. 辽宁中医杂志，1991，（11）：6-8.

[356] 彭清华，李传课. 视网膜色素变性虚中夹瘀的机理研究小结 [J]. 中国医药学报，1993，8（6）：7-10.

[357] 张惠蓉. 视网膜中央静脉阻塞患者血小板电镜观察及服中药后的变化 [J]. 中华医学杂志，1980，60（5）：263-265.

[358] 徐俊义，蔡松年，郭秉宽. 活血化瘀治疗视网膜静脉阻塞的疗效机理研究——外周微循环观察 [J]. 中西医结合杂志，1985，5（2）：87-89.

[359] 庞纯玉，李阿筠，姜辉. 从血液流变学探讨视网膜静脉阻塞发病机理 [J]. 实用眼科杂志，1986，4（4）：220.

[360] 彭清华，胡欣平，曾自明，等. 视网膜色素变性辨证论治与血清性激素关系的初步研究 [J]. 中国中医眼科杂志，1993，3（2）：80-83.

[361] 庞万敏. 三焦辨证在治疗单疱病毒角膜炎中的运用 [J]. 云南中医杂志，1981，（6）：26-27.

[362] 张明亮. 病毒性角膜炎分层论治82例 [J]. 陕西中医，1994，15（6）：252-253.

[363] 谢文军. 角膜病从组织学分层进行辨证初探 [J]. 湖南中医杂志，1994，10（2）：45-46.

[364] 陈宪明. 眼科的卫气营血辨证 [J]. 山东中医杂志，1987，（6）：9-10.

[365] 魏鸿祺，李金萍. 从卫气营血辨证治疗单纯疱疹性角膜炎 [J]. 中国中医眼科杂志，1993，3（4）：241-242.

[366] 孙华，李健辉. 五原学说在色素膜炎治疗上的应用 [J]. 实用医技杂志，2007，14（24）：3319-3320.

[367] 喻娟，彭俊，彭清华，等. 从"血瘀"角度探讨原发性青光眼的病机和研究进展 [EB/OL]. 2016-04-22.

[368] 彭清华，朱文锋，李传课. 原发性闭角型青光眼眼压、房水流畅系数的测定及其与中医证型关系的研究 [J]. 湖南中医学院学报，2000，20（4）：50-52.

[369] 彭清华，朱文锋，李传课. 原发性闭角型青光眼房水蛋白含量的检测及其与中医证型关系研究 [J]. 湖南中医学院学报，2001，21（4）：38-40.

[370] 彭清华，朱文锋，李传课，等. 原发性闭角型青光眼患者血浆内皮素改变与中医证型关系的研究 [J]. 中国中医眼科杂志，2000，10（4）：207-210.

[371] 彭清华，朱文锋，李传课. 原发性闭角型青光眼血浆心钠素的改变及其与中医证型关系的研究 [J]. 中国医药学报，2002，17（11）：673-675.

[372] 彭清华，朱文锋，李传课. 原发性闭角型青光眼血液流变学改变及中医证型关系的研究 [J]. 中国中医药科技，2001，8（2）：67-68.

[373] 彭清华，朱文锋，李传课. 原发性闭角型青光眼血管内皮、血小板功能改变及与中医证型关系的研究 [J]. 湖南中医学院学报，2002，22（2）：39-42.

[374] 彭清华，朱文锋，李传课，等. 原发性闭角型青光眼眼血流动力学的改变及与中医证型关系的研究 [J]. 中医杂志，2001，2（2）：743-746.

[375] 彭俊，李建超，姚小磊，等. 原发性开角型青光眼房水蛋白含量的检测及其与中医证型关系的研究 [J]. 湖南中医药大学学报，2016，36（12）：31-33.

[376] 李建超，彭俊，曾志成，等. 原发性开角型青光眼患者眼血流动力学的改变及中医证型关系的研究 [J]. 湖南中医药大学学报，2016，36（12）：27-30.

[377] 姚小磊，彭俊，李建超，等. 原发性开角型青光眼患者眼底荧光造影及血液流变学改变与中医证型关系的研究 [J]. 湖南中医药大学学报，2016，36（11）：41-45.

[378] 徐剑，彭俊，姚小磊，等. 原发性开角型青光眼患者血管内皮、血小板功能改变及与中医证型关系的研究 [J]. 湖南中医药大学学报，2016，36（11）：37-40.

[379] 彭清华，朱文锋，罗萍. 原发性闭角型青光眼血瘀水停病理的研究 [J]. 湖南中医药导报，2000，6（9）：16-18.

[380] 彭清华，朱文锋. 原发性闭角型青光眼血瘀水停的病理研究 [N]. 中国中医药报，2000－06－14 (003).

[381] 彭清华. 眼病类. 见朱文锋主编. 中医诊断与鉴别诊断学 [M]. 北京：人民卫生出版社，1999：583－656.

[382] 彭清华. 眼底病特色专科诊疗手册 [M]. 北京：中国中医药出版社，2007.

[383] 向圣锦，李艳，方爱武，等. 原发性青光眼抗青光眼术后中医证候特征研究 [J]. 中国中医眼科杂志，2014，24 (6)：402－405.

[384] 杜红彦，王幼生，李景恒. 114 例原发性青光眼中医证型分析 [J]. 中医杂志，2007，48 (11)：1010－1012.

[385] 彭耀崧，王幼生，詹敏，等. 高度近视辨证分型与眼部病变的关系探要 [J]. 中医药学刊，2004，22 (11)：2233－2234.

[386] 张亚欣，赵进喜，王世东，等. 2 型糖尿病视网膜病变中医证候学研究 [J]. 世界中医药，2013，8 (5)：498－503.

[387] 罗向霞，段俊国，李响. 糖尿病视网膜病变阳虚病机的代谢组学物质基础 [J]. 中国中医眼科杂志，2013，23 (6)：394－397.

[388] 贾站荣. 糖尿病并发视网膜病变的中医证候相关性研究 [D]. 山东中医药大学，2007.

[389] 吴婧. 糖尿病视网膜病变中医证候及相关因素研究 [D]. 北京中医药大学，2009.

[390] 唐敏. 糖尿病视网膜病变与非视网膜病变的中医证候差异性研究 [D]. 广州中医药大学，2008.

[391] 苏晓庆. 糖尿病视网膜病变证型与视野及尿白蛋白关系的研究 [D]. 成都中医药大学，2011.

[392] 严道南. 中医耳鼻咽喉科名词术语标准化探讨 [J]. 中国中西医结合耳鼻咽喉科杂志，2011，19 (6)：381－382.

[393] 熊大经，刘蓬. 中医耳鼻咽喉科学 [M]. 北京：中国中医药出版社，2012：149.

[394] 何建北. 循证医学与中医耳鼻咽喉科学 [J]. 中国中西医结合耳鼻咽喉科杂志，2006，14 (5)：273－274.

[395] 王德鑑. 中医耳鼻喉科学 [M]. 上海：上海科学技术出版社，1985：79.

[396] 王士贞. 中医耳鼻咽喉科学 [M]. 北京：中国中医药出版社，2003：37－218.

[397] 王士贞，刘蓬. 对中医耳鼻咽喉科学科名称及病名的思考 [J]. 中国中西医结合耳鼻咽喉科杂志，2001，9 (1)：2－5.

[398] 冯文大，蔡文伟，何伟平，等. 耳鼻咽喉科的中西医结合治疗思路 [J]. 中华中医药学刊，2017，35 (3)：566－569.

[399] 高凉琴. 慢性鼻炎鼻腔黏膜中一氧化氮合酶与中医证型的相关性研究 [D]. 南京中医药大学，2007.

[400] 孙铭涓. 运用生物传热学技术初步探讨鼻腔局部辨证规律 [D]. 成都中医药大学，2013.

[401] 张慧，诸葛盼，王珊，等. 基于病理分型的中医辨证论治对声带息肉患者的临床疗效观察 [J]. 中华中医药学刊，2015，33 (1)：52－54.

[402] 王永华，甘雨，丁水耿. 耳鸣的虚实辨证及声学特征分析 [J]. 中国中西医结合耳鼻咽喉科杂志，1996，4 (3)：129.

[403] 赵荣祥，朱祥成. 突发性聋中医辨证分型与预后 [J]. 中国中西医结合杂志，1994，(增刊)：91.

[404] 田道法，李云英. 中西医结合耳鼻咽喉科学 [M]. 北京：中国中医药出版社，2016：70，77.

[405] 胡安梅，雷霞，赵颜俐，等. 益气祛风汤雾化吸入治疗鼻鼽肺气虚寒证的临床观察 [J]. 中国实验方剂学杂志，2018，24 (4)：197－202.

[406] 周小军，李宁，李凤梅，等. 寒热证候与鼻鼽相关性的临床研究 [J]. 湖南中医学院学报，2000，20 (3)：50－52.

[407] 曹志，李浩，刘元献，等. 鼻鼽虚证患者鼻腔脱落细胞变化的临床观察 [J]. 按摩与康复医学，2013，(3)：18－21.

[408] 郑兆晔，王军，闫博，等. 穿刺冲洗治疗急鼻渊的中药干预临床疗效观察 [J]. 天津中医药，2014，31 (8)：478－480.

[409] 刘昊斓，朱镇华. 鼻渊舒丸治疗脾气虚弱型慢鼻渊的临床观察 [J]. 湖南中医药大学学报，2017，(2)：185－187.

[410] 董建波. 慢鼻渊整体观 [J]. 世界最新医学信息文摘，2016，16 (77)：298－299.

[411] 龙清华，王平. 王平以培补元气法治疗慢鼻渊 [J]. 中华中医药杂志，2017，32 (3)：1123－1125.

[412] 陈建辉，陈华. 急乳蛾的临证辨治体会 [J]. 临床合理用药杂志，2015，8 (20)：69.

[413] 王志远，姜美妍，赵海，等. 不同年龄段慢性扁桃体炎患者菌群差异及药敏学分析 [J]. 临床耳鼻咽喉头颈外科杂志，2018，32 (13)：1027－1029.

[414] 郭庆，杨英. 慢性扁桃体炎对机体免疫功能影响研究现状的分析 [J]. 青海医药杂志，2012，42 (12)：78－80.

[415] 李浩，李延忠，王岩. HIF-1α、VEGF 在阻塞性睡眠呼吸暂停低通气综合征患者软腭组织中的表达及其意义 [J]. 山东大学耳鼻喉眼学报，2018，(32)(2)：43 - 47.

[416] 曹悦鞍，盛晓燕，李丽华，等. 阻塞性睡眠呼吸暂停低通气综合征患者血清 HIF - 1α 和 VEGF 水平及其与血压的关系 [J]. 中国现代医学杂志，2018，28 (12)：101 - 104.

[417] 李正虹. 喉瘖从肝辨治初探 [J]. 黑龙江中医药，1998，(3)：51.

[418] 隽刚. 失音病源流考略 [J]. 山东中医药大学学报，2009，33 (6)：522 - 523.

[419] 谢雪娟，欧孙玲，陈国郝. 外耳道真菌病病原学分析及曲安奈德益康唑乳膏局部涂布治疗疗效观察 [J]. 淮海医药，2016，34 (6)：674 - 676.

[420] 刘大新. 中医对脓耳的认识与临床治疗思路 [J]. 中医耳鼻喉科学研究，2016，(2)：12 - 13.

[421] 田道法，谭敬书. 特发性暴聋初诊证型与预后关系初探 [J]. 湖南中医学院学报，1989，9 (2)：99 - 100.

[422] 张芳园. 突发性耳聋 [J]. 山东医药，1993，33 (9)：39 - 40.

[423] 谭诗敏，魏政红，叶恒泰. 经颅多普勒超声在突发性耳聋诊治中的临床价值 [J]. 中国实验诊断学，2013，17 (6)：1134 - 1135.

[424] 王启荣，韩飞. 磁共振成像诊断耳鼻喉科疾病体会 [J]. 山东医药，1994，34 (9)：61.

[425] 李柄君. 电子喉镜在喉部疾病诊断中的应用研究 [J]. 中国医疗器械信息，2016，22 (12)：27 - 28.

[426] 宁殿秀，王秀凤，李智勇，等. MSCT 及 MRI 在耳部疾病诊断中的临床应用价值 [J]. 医学影像学杂志，2010，20 (8)：1089 - 1091.

[427] 朱运华，董明敏. 电子鼻咽喉镜诊断和手术治疗耳鼻喉科疾病的应用价值探讨 [J]. 医药论坛杂志，2014，35 (1)：64 - 65，68.

[428] 刘怡，田建明. 多层螺旋 CT 三维重建技术在耳部疾病诊断中的应用 [J]. 山东医药，2008，48 (10)：93 - 94.

[429] 田道法. 耳鼻咽喉科中西医诊疗套餐 [M]. 北京：中国中医药出版社，2012.

[430] 谢林，孙达武. 试论中西医骨伤科病名的统一 [J]. 湖南中医学院学报，1993，(3)：5 - 7.

[431] 邓天然，段戡，刘向前，等. 中医骨伤科病名中使用规范解剖学名词的建议 [J]. 中医正骨，1999，(4)：55.

[432] 葛继荣，郑洪新，万小明，等. 中医药防治原发性骨质疏松症专家共识（2015）[J]. 中国骨质疏松杂志，2015，21 (9)：1023 - 1028.

[433] 刘志豪，卢敏，肖学锋，等. 长沙市膝关节骨性关节炎中医证型分布调查研究 [J]. 中国中医骨伤科杂志，2010，18 (8)：39 - 42.

[434] 何丽清，闫立，杨涛，等. 586 例膝骨关节炎中医证型聚类分析及与中医体质的关系 [J]. 辽宁中医药大学学报，2012，14 (7)：52 - 55.

[435] 黄宏兴，万雷，邓伟民，等. 骨保护素、核因子 κB 受体活化因子配体与绝经后骨质疏松症中医证型变化的关系 [J]. 中国组织工程研究与临床康复，2007，(10)：1960 - 1962.

[436] 马少云，陈利新，曹建斌，等. 膝骨性关节炎中医证型与一氧化氮、白介素 1β、转化生长因子 β₁ 的关系研究 [J]. 中医正骨，2008，(4)：3 - 4，80.

[437] 赵辨. 中国临床皮肤病学 [M]. 南京：江苏科学技术出版社，2009：233 - 240.

[438] 赵炳南，张志礼. 简明中医皮肤病学 [M]. 北京：展望出版社，1983：85 - 87.

[439] 卢传坚，曾召，谢秀丽，等. 1979—2010 年寻常型银屑病文献证候分布情况分析 [J]. 中医杂志，2012，59 (11)：53.

[440] 朱仁康. 荨麻疹证治 [J]. 中医杂志，1987，28 (12)：887 - 890.

[441] 姜红伶. 卫气营血辨证治疗皮肤病浅析 [J]. 湖南中医药大学学报，2009，29 (10)：10.

[442] 邓丙戌，张志礼. 银屑病 [M]. 北京：科学技术文献出版社，2003：23 - 30.

[443] 童舜华，童瑶，段逸山.《黄帝内经》病证结合论治思想的萌芽 [J]. 辽宁中医学院学报，2003，5 (1)：14.

[444] 张方，黄泰康. 中医药现代化研究方法论的思考 [J]. 中医药学刊，2005，23 (12)：2246.

[445] 张志礼. 张志礼皮肤病临床经验辑要 [M]. 北京：中国医药科技出版社，2001：18 - 28.

[446] 范斌，李斌. 中西医结合皮肤科大师秦万章教授的学术思想和成才之路 [J]. 中国麻风皮肤病杂志，2006，(10)：883 - 884.

[447] 王跃溪，刘孟宇，王丽颖，等.《中医皮肤科常见病诊疗指南》临床应用评价研究 [J]. 中国中药杂志，2017，42

(17)：3257 - 3261.

[448] Rao BK，Ahn CS. Dermatoscopy for Melanoma and Pigmented Lesions [J]. Dermatologic Clinics，2012，30（3）：413 - 434.

[449] 夏金玉，邵丽，张斌，等. 皮肤镜临床应用新进展 [J]. 实用皮肤病学杂志，2015，8（4）：280 - 283.

[450] 苏占清. 中医病名将走向何处 [J]. 中国中西医结合杂志，2013，33（6）：726 - 730.

[451] 田德录，田海河. 慢性非特异性溃疡性结肠炎中医研究述评 [J]. 北京中医药大学学报，1994，（6）：2 - 6，69.

[452] 王真权. 慢性溃疡性结肠炎（大瘕泄）中医辨证规范化及实验研究 [D]. 湖南中医学院，2003.

[453] 袁学刚. 中医肛肠学科发展现状及对肛肠方药进行现代化研究的必要性 [A]. 第十五届中国中西医结合大肠肛门病学术交流会议论文集萃 [C]. 2012：3.

[454] 翟敏，孙建华. 中医肛肠病病因、病机的古文献探析 [J]. 浙江中医药大学学报，2009，33（1）：21 - 22.

[455] 王真权. 慢性溃疡性结肠炎中医辨证规律研究 [J]. 湖南中医药大学学报，2013，33（5）：106 - 108，112.

[456] 虞洁薇，吴彬. 肛周脓肿中医辨证分型与超声的相关性研究 [J]. 辽宁中医药大学学报，2013，15（4）：109 - 111.

[457] 甄金霞，曹永清，潘友珍. 肛瘘辨证分型与血流动力学关系的研究 [J]. 辽宁中医杂志，2010，37（7）：1298 - 1300.

[458] 吴健，王新月，孙慧怡，等. 137 例溃疡性结肠炎患者中医证型与肠黏膜象关系的研究 [J]. 中国中西医结合杂志，2012，32（4）：445 - 449.

[459] 许代福，郑波，李智红，等. 溃疡性结肠炎中医证型与结肠镜象相关性研究 [J]. 实用中医药杂志，2013，29（1）：4 - 5.

[460] 杨振华，殷坪，黄傲霜，等. 应用内镜荧光强度分析法研究溃疡性结肠炎中医证型特征 [J]. 中国中西医结合杂志，2012，32（10）：1319 - 1321.

[461] 吕永慧，钟东江. 溃疡性结肠炎患者血液流变学与中医辨证关系 [J]. 世界华人消化杂志，2001，（8）：977 - 978.

[462] 王秀梅，李铮，张华芳，等. 常用血液流变学指标及其影响因素 [J]. 中国血液流变学杂志，1999，（4）：221 - 222.

[463] 吕永慧. 肠炎清治疗湿热内蕴型溃疡性结肠炎的临床研究 [A]. 国际传统医药大会论文摘要汇编 [C]. 2000：2.

[464] 莲娜，黄李平，吕军影，等. 微生态学方法在湿热证舌苔微生物群研究中的应用 [J]. 广西医学，2009，31（4）：480 - 482.

[465] 危北海，金敬善，赵子厚，等. 神经介质和消化道激素与中医证型的关系分析 [J]. 中医杂志，1989，（11）：45 - 46.

[466] 周美利. 中医外科临床辨证与辨病关系 [J]. 中国中医基础医学杂志，2000，6（8）：53.

[467] 高原，赵青树，马富明，等. 肛肠疾病证候规范化研究探索 [J]. 光明中医，2006，12（21）：5 - 6.

[468] 宁余音，周艳琼，刘春强，等. 痔病中医体质类型及其与中医证候的关系研究 [J]. 护理研究，2017，5（31）：1611 - 1613.

[469] 高家治，刘华，王振宜，等. 痔病症状发作诱发因素的对照研究及其与中医证型相关性 [J]. 中国中西医结合外科杂志，2013，6（19）：223 - 226.

[470] 王永会. 混合痔肛裂肛周脓肿肛瘘住院病例临床资料分析与患病因素相关性研究 [D]. 山东中医药大学，2008.

[471] 吕永慧，丛龙玲. 溃疡性结肠炎中医证型分布研究 [J]. 中国中西医结合杂志，2012，32（4）：450 - 454.

[472] 杨桂芳，王翼洲. 97 例溃疡性结肠炎患者中医证候情况调查 [J]. 河南中医，2008，28（12）：56 - 58.

[473] 岳宏，王天芳，陈剑明，等. 溃疡性结肠炎常见中医证候及证候要素的现代文献研究 [J]. 北京中医药大学学报，2010，5（33）：306 - 308.

[474] 朱文锋，旷惠桃. 中医心理学原旨 [M]. 长沙：湖南科学技术出版社，1987：91 - 136.

[475] 张伯奥. 中医内科学 [M]. 上海：上海科学技术出版社，1985：113 - 129.

[476] 吴勉华，王新月. 全国中医药行业高等教育"十二五"规划教材·中医内科学 [M]. 北京：中国中医药出版社，2018：143 - 170，351 - 357.

[477] 朱文锋. 内科疾病中医诊疗手册分类与规范 [M]. 长沙：湖南科学技术出版社，1994：151 - 189.

[478] 朱文锋. 中医内科疾病诊疗常规国家标准应用 [M]. 长沙：湖南科学技术出版社，1999：179 - 235.

[479] 王小云. 郁证 [M]. 北京：中国中医药出版社，2015：89 - 137.

[480] 邢玉瑞. 七情内涵及致病特点 [J]. 中国中医基础医学杂志，2003，（9）：6 - 7，17.

[481] 张丽萍. 现代中医情志学 [M]. 北京：中国医药科技出版社，2011：216 - 250.

[482] 国家中医药管理局脑病急症协作组. 痫证诊断与疗效评定标准 [J]. 北京中医学院学报，1993，16（4）：13 - 14.

［483］中华人民共和国国家标准 ZY/T001.1—94，中医内科病证诊断疗效标准［S］．北京：中国标准出版社，1994．

［484］中华人民共和国国家标准 GB/T15657—1995，中医病证分类与代码［S］．北京：中国标准出版社，1995．

［485］中华人民共和国国家标准 GB/T16751—1997，中医临床诊疗术语［S］．北京：中国标准出版社，1997．

［486］袁世华．仲景对情志病的治疗及其指导意义［J］．吉林中医药，1982，（4）：9，15－17．

［487］谭开清．七情病辨治［M］．北京：中国医药科技出版社，1998：19－27．

［488］闫禹竹，程为平．程为平教授从虚论治痫证体会［J］．中医药信息，2010，27（6）：28－29．

［489］孙川．58 例难治性癫痫与中医痫证证型的关系及其毫针蝶骨电极脑电图的特点［D］．湖北中医药大学，2013．

［490］邓楚欣，于征淼．阴痫大鼠模型的建立与证候评价［J］．中华中医药杂志，2017，32（3）：1363－1368．

［491］闫海虹，马融，张喜莲，等．马融三焦分治热痫的临证经验总结［J］．中华中医药杂志，2017，32（8）：3523－3525．

［492］李芸，薛征．银翘散治疗小儿癫痫及抽动多动症经验采撷［J］．世界中西医结合杂志，2017，12（6）：852－854，888．

［493］吴西志，吴运畴．星香涤痰汤治疗癫痫痰痫证临床疗效研究［J］．中医临床研究，2015，7（19）：89－90．

［494］杨雪，王有鹏，孙珺．安神定痫汤治疗小儿癫痫失神发作的疗效观察［J］．中医药导报，2015，21（15）：69－71．

［495］谭高峰，刘爱华．王立忠教授治疗痫证经验［J］．中医研究，2014，27（11）：35－36．

［496］尹靖云．熄风定痫汤治疗卒中后迟发型风痰闭阻型癫痫的临床研究［J］．现代中西医结合杂志，2012，21（9）：953－954．

［497］曹勇，郑慧军．针刺联合医痫丸治疗颅脑外伤癫痫（风痰上扰证）疗效及对 NOX2/ROS 通路的影响［J］．中国中医基础医学杂志，2016，22（5）：674－677．

［498］张静．定痫汤添加治疗难治性癫痫的疗效观察及对模型大鼠 P-糖蛋白表达的影响［D］．湖北中医药大学，2016．

［499］王丛礼．镇惊止痫丸治疗痫证（风痰闭窍型）的临床研究［D］．黑龙江省中医药科学院，2013．

［500］江涛，武晓林，孙博，等．难治性癫痫从郁论治［J］．辽宁中医杂志，2017，44（1）：84－85．

［501］马然．中药柴贝止痫汤治疗痰气郁滞型癫痫的临床研究［D］．北京中医药大学，2014．

［502］Hijikata Y，Yasuhara A，Yoshida Y，et al. Traditional chinese medicine treatment of epilepsy［J］. J Altern Complement Med，2006，12（7）：673－677．

［503］沈岩金，黄秀琼，林寒梅，等．中西医结合防治脾虚血瘀型子痫前期复发的临床疗效观察［J］．云南中医中药杂志，2017，38（2）：21－24．

［504］余佳彬．清心温胆汤治疗难治性癫痫的临床研究［D］．广州中医药大学，2017．

［505］陈汉江，张喜莲，刘璇，等．浅析调肝八法在儿童癫痫治疗中的应用［J］．中华中医药杂志，2014，29（1）：155－158．

［506］李艳芳，朱玲，柯晓燕，等．杞菊地黄丸对肝肾阴虚型先兆子痫预防作用研究［J］．辽宁中医药大学学报，2013，15（4）：38－41．

［507］袁肇凯．中医诊断学［M］．北京：中国中医药出版社，2007：159－161．

［508］朱文锋，袁肇凯．中医诊断学［M］．北京：人民卫生出版社，2011：41，641－650．

［509］乔明琦，张惠云．中医情志学［M］．北京：人民卫生出版社，2009：183－211．

［510］王米渠，曾祥国，马向东，等．恐伤肾造模对子代鼠脑超微结构观察［J］．成都中医药大学学报，1996，（4）：38－40，68．

［511］王米渠，黄健，骆永珍，等．惊恐孕鼠对子代鼠自然杀伤细胞活性的影响［J］．成都中医药大学学报，1997，20（2）：34－35，57．

［512］王米渠．现代中医心理学［M］．北京：中国中医药出版社，2007：75－96．

［513］王米渠，谭从娥，李世通．中医心理学的发展历程与前景［J］．中国健康心理学杂志，2007，20（5）：470－472．

第四节　中医特色诊法临床研究

一、目诊法

目为人体的视觉器官，属五官之一。临床通过观察眼神，眼睛各部的色泽、形态等变化及目痛、目痒、目昏等症状以诊断疾病的方法，称为目诊法。目诊，首见于《内经》，该书不仅详细阐述了目与脏腑、经络、精、神、气、血的关系等基本理论，临床上还通过眼睛五色的变化、目中赤脉、瞳孔及目睛的状态（如瞳孔散大或缩小、目睛上视与内陷等）来诊断疾病。《灵枢·论疾诊尺》："目赤色者病在心，白在肺，青在肝，黄在脾，黑在肾。"说明根据目睛五色的变化可判断脏腑病位。故《内经》十分重视目诊法，明言"上工知相五色于目"（《灵枢·小针解》）。汉代张仲景在长期的医疗实践中，对目诊亦积累了丰富的经验，在所著《伤寒杂病论》中有不少关于目诊的论述，常将眼目症状作为伤寒、杂病诊断、辨证的重要依据，并涉及了较多的眼部病症如目赤、目眩、目瞑、目黯、血从目出、直视不能眴等。由于通过诊目不仅可辨别眼目疾病，还可察知五脏六腑的变化，且对某些病症的诊断具有"见微知著"的意义，故后世医家非常重视目诊，在眼科领域中，目诊的发展尤为迅速。

（一）诊断原理

1. 目是五脏六腑的缩影　由于目与五脏六腑的密切关系，因此脏腑发生病理变化时皆可反映于目。《灵枢·五癃津液别》："五脏六腑，目为之候。"其中目与肝的关系最为密切。《素问·阴阳应象大论》："肝主目"。《素问·金匮真言论》："肝开窍于目。"目还与心密切相关。《素问·解精微论》："心者，五脏之专精也，目者其窍也。""志与目精共奏于目也。"《素问·五脏生成》："诸血者，皆属于心。""心之合脉也""诸脉者皆属于目"。《灵枢·大惑论》："目者心之使也，心者神之舍也。"皆可说明目与心的密切关系。

此外，眼与脾、肺、肾也同样相关。脾为后天之本，《兰室秘藏》："五脏六腑之精气，皆禀受于脾，上贯于目。""脾虚则五脏之精气皆失所司，不能归明于目矣。"肺主气，肺气充旺，脏腑精气上注于目而眼目精明，如肺气不足，精气不能上输则视物昏，故《灵枢·决气》："气脱者，目不明。"肾主藏精，肾精生髓，目系通于脑，脑为髓海。《灵枢·海论》："髓海不足……目无所见。"肾藏命火，命火充足，则目中神光能正常发越。《审视瑶函》："神光者，谓目中自然能视之精华也，夫神光源于命门。"故诊察目窍，可以了解脏腑功能的盛衰与否。

2. 眼分五轮，归属五脏　《灵枢·大惑论》："五脏六腑之精气，皆上注于目而为之精，精之窠为眼，骨之精为瞳子，筋之精为黑眼，血之精为络，其窠气之精为白眼，肌肉之精为约束，裹撷筋骨血气之精而与脉并为系，上属于脑，后出于项中。"后世据此将眼分为五轮，分属于五脏。可见，眼目是脏腑之外镜，目最能反映脏腑之虚实。《审视瑶函》："夫目之有轮，各应乎脏，脏有所病，必现于轮。如肝有病则发于风轮，心有病则发于血轮，肾有病则发于水轮，脾有病则发于肉轮。"

3. 眼分八廓，分属于脏腑　虽历代眼科名著对八廓定位有所不同，现认为主要分属于六腑及心包、命门。其中水廓为瞳人，配属膀胱；风廓为黑珠，配属胆；天廓为白珠，配属大肠；地廓为上下胞睑，配属胃；火廓为内眦，配属小肠；雷廓为内眦，配属命门；泽廓为外眦，配属三焦；山廓为外眦，配属包络。故八廓亦是脏腑在眼之外应，诊察八廓，即可诊断其相应脏腑的病变。

4. 眼与经络的联系最为广泛，胜过其他五官九窍　《灵枢·邪气脏腑病形》："十二经脉，三百六十五络，其血气皆上于面而走空窍，其精阳气上走于目而为睛。"《灵枢·口问》："目者，宗脉之所聚也。"皆说明眼目与经络直接关联，并以此和脏腑相沟通。十二经脉中有八条经脉，奇经八脉中有五条经脉，其循行与眼密切相关，其中尤以心肝二经与目系（视神经）有直接联系。可见眼与经络的关系十分密切。故诊察眼目，可测知上述经络及其相应脏腑的病变情况。

（二）诊察方法

诊察眼目应在充足的光线或在手电筒照射下进行，病人面窗而坐，医者背窗，面向病人。必要时需借助放大镜、直接或间接检眼镜、眼压计、视野计、裂隙灯显微镜等检查。从外眼到内眼依次按序检查视力、胞睑、两眦、白睛、黑睛、黄仁、瞳神、晶珠、神膏、目系、视衣等，并询问有无目痛、目痒、目眵、目泪及视觉情况，触按胞睑、眼眶有无肿块硬结及压痛，指按眼珠的软硬以了解眼压情况，按压目内眦睛明穴以观察有无脓液或黏液从泪窍溢出等。总之，诊察眼目，望、闻、问、切四诊均不可少，但以望诊和问诊最为重要。

正常人两目精彩内含，神光充沛，视物清晰。胞睑色黄润泽，开合自如，睑弦上生有睫毛，排列整齐，睑内血络淡红，光滑平整。眼珠外形如球似珠，转运灵活，无突出、下陷及偏斜。两眦部血脉红活，泪窍、泪泉通畅，无黏浊泪水外溢及赤脉攀睛。白睛表层光泽透明，有少许血络分布；里层色白而坚韧。黑睛透明而呈青黑色。两眼瞳神等大等圆，阳看则小，阴看则大，展缩自如，气色清莹透澈，能明视万物。晶珠及神膏透明，目系色淡红，边界清晰，视衣无出血及渗出、水肿，其上血脉走行正常，比例协调。眼珠软硬适中，眼睛各部无疼痛及压痛等。

（三）临床运用

1. 目神变化

（1）眼睛黑白分明，光彩清莹，明朗润泽，容色精爽，神光充沛，有泪滋润，不燥不涩，视物清晰正确，为眼有神，虽病易治。反之，若见白睛暗浊，黑睛色滞，失却精彩，浮光暴露，无眵无泪，视物模糊错乱，为眼无神，多为阴血亏虚或精气衰败，病属难治。

（2）两目深陷无光，多见于脏气败竭；神采飞扬，目视逼人，多见于狂证先兆；神色暗淡，目光呆滞，多见于癫证的预报；目光忧郁，多见于郁证的前讯。

2. 胞睑病变

（1）胞睑虚浮肿者，主风、主虚；胞睑赤肿者，主风热；眼圈青色，主肝寒、伏饮；胞睑黯黑，肌肤甲错，为内有干血；睑内色白者，主血虚、脏寒；睑内色滞黄白者，主食积；睑内有粟粒状白粒，主虫积。

（2）胞睑肿胀如球，按之虚软，皮色光亮，不红不痛不痒，为脾虚失运，湿邪停聚；或肾阳不振，水湿上泛。胞睑高肿难睁，皮色红赤，如熟桃，多由风热邪毒客于胞睑肌肤之间，集聚成肿；或脾肺壅热，上犯于目，客于胞睑所致。胞睑生疮，红赤肿痛，触之灼热，压痛明显，甚至腐肉成脓者，多因热毒炽盛所致。

（3）胞睑局限性红赤肿胀，如涂丹砂，触之质硬，表面光亮紧张，因风热火毒外袭，郁于肌肤而成；或眼睑皮肤外伤，邪毒乘伤袭入所致。眼睑边缘或睑内局限性红肿硬结，继之成脓，压痛明显者，多因邪毒外袭，或脾胃热毒壅盛，瘀滞胞睑而成。本病反复发作者，多因脾胃不健所致。胞睑局限性肿胀，不红不痛，触之有核状硬结，多因痰湿郁滞胞睑，血气不分，混而遂结；或因睑内针眼，日久不溃，硬结不消，转化而成。

（4）眼部挫伤后，胞睑青紫肿胀，为外伤后脉破血溢，瘀血内停所致。

（5）眼睑皮肤红赤，出现水疱、脓疱、糜烂渗水，多因风湿热邪客于胞睑肌肤，或脾胃湿热蕴积，上攻于目，郁于胞睑而成；或因点用某种药物发生过敏所致。眼睑一侧胞睑族生水疱，疼痛剧烈，水疱基底暗红，疱群之间皮色正常，其范围不超过颜面正中线，多因脾胃湿热内蕴而成，或因肝胆湿热上承所致。

（6）眼睑边缘红赤溃烂、痒痛并作，多内因脾胃湿热蕴积，外因风邪侵袭，以致风湿热三邪搏结于胞睑而成。赤烂限于眦部者，称为"眦帷赤烂"，多因心火内盛，风火上炎，灼伤睑眦所致。发生于新生儿或婴儿时期，称为胎风赤烂。因感受风邪而发赤烂者，称为迎风赤烂。

（7）睑内表面丛生花椒样颗粒，色红而坚，多因风热邪毒外侵，脾胃湿热内蕴，内外合邪，郁于胞睑，气血瘀滞而成。睑内表面丛生粟粒样颗粒，色黄而软，多因脾虚湿邪上泛，湿邪停滞胞睑而成；或湿热熏蒸，郁于胞睑血络，气血壅滞所致。

（8）每逢春夏季节，双眼奇痒难忍，睑内红色颗粒，排列如铺卵石样，为脏腑失调，风邪入侵，上扰清窍；或因湿热上承，又夹风邪，以致风湿热三邪蕴结，郁滞脉络而成。

（9）上睑垂下，遮掩瞳神，不能提举，多因先天禀赋不足；或脾气虚弱，清气下陷；或肌腠空虚，风邪阻络所致。

（10）眼睑外翻与其睑皮黏着，面睑内表面暴露于外，多因眼丹、创伤、烧伤等痊愈结瘢，瘢痕收缩而成，或风邪入络所致。睑内表面与白睛表层黏着。若黏着较重而致眼珠不能转动者，又称练睛。多因椒疮等症，脾胃积热上承，风邪外侵，以致睑内与白睛浅层黏着，或因酸碱等物烧伤眼内组织，处理不当，致创面愈合而成。

（11）眼睑肌肤不自主地跳动，多因气血不和，肝血不足，血虚生风；或心脾亏损，气血不足，筋脉失养而筋惕肉瞤。

3. 两眦病变

（1）经常流泪，当指压大眦部或冲洗泪道时，可见泪液与脓液混杂自泪窍溢出的慢性眼病，又称为眦漏证。多因椒疮日久，邪毒蔓延，窍道阻塞，复加心热上承，热毒蕴积，灼伤津液气血，蓄腐化脓而成。

（2）内眦部睛明穴处，骤然出现红肿热痛，触之有豆样或枣核样硬结，化腐溃脓。多因风热邪毒外袭，心火内炽，内外相搏，结聚于内眦而成。

（3）大眦部因疮口溃破，久不收口，遗留瘘管而常流脓水，又称为眦漏或漏睛。多因心火上燔所致；或痰湿阻络，气血不行，溃而成漏；或气血不足，毒邪稽留。

（4）赤脉起于眦部，横贯白睛，甚则侵及黑睛。发于大眦者，称为大眦赤脉传睛；发于小眦者，称为小眦赤脉传睛。赤脉粗大者，为心经实火所致；赤脉细小，干涩不适者，为心经虚火所致。眦部白睛上附有三角状肉膜，由眦角横布白睛渐侵黑睛。多因外受风沙、日光等长期刺激，内因心肺风热壅盛，或脾胃湿热上熏，以致血脉瘀滞而成；或因肾阴亏耗，水不制火，心火上炎所致。

4. 白睛病变

（1）白睛红赤，越近白睛周边越明显，颜色鲜红，其血络位于浅层，推之可移动，为白睛红赤：多为外感风热或肺火上炎所致。环抱风轮发红，颜色紫暗，其血络位于深层，推之不能移动，为抱轮红赤，多为肝火上炎兼有瘀滞所致。若白睛红赤与抱轮红赤同时存在，称白睛混赤，多为肺肝热盛，夹有瘀滞所致。

（2）白睛浅层赤脉纵横，粗细不等，疏密不匀，方位不定，甚则虬蟠旋曲，称赤丝虬脉，多由风热眼病失于调治，余邪未尽，或竭视伤阴，虚火上炎；或风沙刺激，热郁血脉所致。

（3）白睛浅层有片状血液，境界分明，初起鲜红，继则紫暗，终则暗黄而消失。多因年老阴精不足，脉络脆弱，络破血溢所致；或因热郁肺经，肺气失宣，顿咳不已，震破脉络引起；或因撞击外伤，眼部手术，球结膜下注射，脉络受损，血溢络外而成。

（4）白睛呈蓝白色，多见于小儿及孕妇，常为血虚所致；白睛色苍白为肺气虚；白睛色青为肝病；白睛色黑乃肾竭，为大凶之兆；白睛出现绿点，为胃肠积滞，腑气不通；白睛散在小红点，是微细脉络末端扩张，多见于消渴病病人。白睛色黄者，为胆病；如黄如橘明者，为阳黄，多为肝胆湿热上熏；浊如烟熏者，为阴黄，多由寒湿上泛；肥人目黄者，热在阳明；伤寒汗已，身目俱黄者，为寒湿在里不解；尺脉浮，目睛晕黄者，衄未止；晕黄去，目睛慧了，知衄止。白睛色黄者小便不利；色淡黄者，为脾虚泻利，或脾有积滞或积聚；白睛老黄色，乃肺脾受邪，为疸证。

（5）白睛浅层红赤肿痛，伴胞睑红肿，眵泪俱多，称暴风客热或风热赤眼，多因客感风热邪毒，风热相搏，交攻于目所致；或由病人的眵泪相染而成。白睛浅层红赤壅肿，眵少或无眵，泪涕交流，骤然发生，称为天行赤眼；多因时行疫毒侵犯于目所致；或由病人的泪涕相染引起。本病易传染于人，可造成广泛流行。白睛浅层骤然红赤肿痛，黑睛骤生星点翳障，为天行赤眼暴翳，多因时行疫毒突然外袭，侵犯肺卫，肺金乘克肝木，或素有五脏积热，内外相搏，上攻于目所致。

（6）白睛浅层壅肿，色白或淡红，形如鱼鳔，甚者白睛皆可肿胀隆起，突出睑外，状若鱼胞。多为气虚之人，因风寒外束，肺失宣降，邪壅肺络而致；或见于其他全身性疾病如水肿、瘿瘤等。白睛肿胀高起，甚至突于胞睑之外，其形如虾，常黑睛受累，称为形如虾座。常因恣食辛辣厚味，脾胃蕴热，热极成瘀，久而成毒，瘀滞白睛所致。双眼白睛浅层水肿，透明发亮，伴眼睑水肿者，多为脾肾虚弱，水湿上泛所致；水肿仅限于眦部特别是外眦部者，多为眦部针眼所引起。

（7）白睛表层出现灰白色小泡，周围绕以赤脉，推之可移动，为金疳，多因肺火上承；或肺阴不足，虚火上炎，郁结不散，气郁血滞而成。白睛里层出现紫红色结节，呈圆形或椭圆形，初起较小，继之增大，推之不能移动，触痛明显，为火疳，多系肺经实火上炎，热郁滞结而成；或妇女行经之际，肝火偏盛，热郁血分，血热壅滞引起；亦可因全身疾病如痹证、杨梅结毒等所致。

（8）白睛局限性青蓝，呈隆起状，高低不平，称为白睛青蓝。多因肺肝热毒，或湿热蕴蒸，毒热蒸逼，困于白睛，致气滞血瘀，渐变青蓝；或因梅毒、结核等引起。若白睛青蓝一片，不红不痛，表面光滑，为色素沉着，乃先天形成。

5. 黑睛病变

（1）凡黑睛混浊，表面污浊，边缘模糊，基底不净，荧光素着色阳性，具有发展趋势或发展迅速者，均属于动翳。多因肝经风热，或肝胆火炽，或湿热熏蒸等所致。凡黑睛混浊，表面光滑，边缘清楚，基底干净，荧光素着色阴性，病理变化相对静止的，均属于静翳，又称为宿翳。其中，翳菲薄，须在聚光下方能察见者称冰瑕翳；翳稍厚，在自然光线下可见者称为云翳；翳较厚，一望则知者称为厚翳；翳与黄仁黏着者称为斑脂翳。均是黑睛疾患痊愈后结成的瘢痕翳障，常兼有津液受灼，气血失调的病机。

（2）黑睛生翳，形如星，色如银，独自生，称为银星独见。多因风热犯目；或素体肾阴不足，虚火上炎，复受风热之邪，郁滞于风轮所成。黑睛骤生多个细小星翳，散在如云雾状，或排例如树枝状，或如地图状，或向深层发展团聚如圆盘状，白睛红赤，羞明流泪，为聚星障。多指因机体抵抗力下降，风热或风寒之邪入侵；或肝火炽盛，上攻于目；或湿热痰火，熏灼黑睛；或热病伤阴，虚火上炎引起。黑睛表层出现细小星翳，眼内干涩不适，为白涩症。多因肺肾阴虚，阴津不足，目失濡养，或兼夹风邪所致。

（3）黑睛生翳，如凝脂样肥浮脆嫩，发展迅速，黄液上冲；若翳色淡绿，黑睛迅速溃烂，黄液量多，遮满瞳神，白睛混赤壅肿，为凝脂翳。多因黑睛受伤，风热邪毒乘伤侵入，致热毒炽盛而成；或聚星障等迁延不愈，复加邪毒侵袭，转化为本病。黑睛骤生翳障，四围高起，中间低陷，形如花瓣，称为花翳白陷。多因外感风热毒邪，内因肺肝积热，内外相搏，壅实上冲，灼伤黑睛，气血壅滞而成。黑睛出现圆形或椭圆形翳障，色黄暗，表面如腐渣样物堆积，逐渐向四周发展，眵泪黏腻，白睛混赤，称为湿翳。多因湿邪外侵，或湿郁化热，湿热（湿重于热）上熏，蒸灼黑睛所致。

（4）黑睛后黄仁前出现黄色脓液，少则如指甲根的半月白岩，多则可遮满整个瞳神，称为黄液上冲。多因脾胃积热，复加风热邪毒，内外合邪，毒盛热炽，以致三焦火毒上燔，蒸灼黄仁，灼伤神水，脓液内聚而成。

（5）黑睛上泛起翳障，黑而圆，大小高低不等，状如黑珠。多因外受风热邪毒，内夹肝胆积热，内外合邪，上攻黑睛而成。黑睛深层呈现灰白色混浊，同时赤脉从黑睛四周侵入，排列如梳，称为混睛障。多因肝经风热或肝胆热毒蕴蒸于目，蒸灼津液，气血不和，瘀血凝滞而成。

（6）黑睛长期暴露，致白睛混赤，黑睛生翳，称为暴露赤眼生翳。多因风牵出睑、睥翻粘睑等以致眼睑不能闭合；或因突起睛高，珠突出眶等以致眼睑未能覆盖黑睛；外与六气接触，伤津耗液，黑睛失于濡养所致。

（7）赤脉密集似膜，从白睛上方垂向黑睛，称为赤膜下垂。多因素患椒疮，肺肝热盛，火热上炎，热郁脉络，气血壅滞而成。赤脉从四周蔓掩黑睛，包满整个黑睛而成血翳，称为血翳包睛。多因初为赤膜下垂，复因心肝脾三经蕴热，热郁血分，热壅血瘀所致。

（8）黑睛溃破，黄仁自溃口绽出，状如蟹眼。多因肝胆火炽，邪毒炽盛，腐蚀黑睛，以致溃破，黄仁绽出而成。黑睛局部呈旋螺尖尾样突起，色呈青黑，周围绕以白色瘢痕翳障，黄仁嵌入其中。多因患斑脂翳，复因肝气过盛，气机壅塞，气血失和所致。黑睛高凸泛起，形似脑盖。多为先天异常，复因肝气独盛，郁结经络，肝失疏泄，气实上壅所致。黑睛生翳穿破，黄仁从溃口外突，与黑睛黏固，其形如钉。多为凝脂翳、花翳白陷等病后期所遗。

6. 瞳神病变

（1）瞳神疾病如瞳神散大、缩小或变形、变色，或外观如常而视力障碍等，皆属内障眼病，常因脏腑内损，真元耗伤，精气不能上奉于目所致，多属虚证。但亦常见因热毒火盛，痰湿郁滞，窍道闭塞；或肝风上冲清窍；或外伤破损等引起者。

（2）瞳神紧缩，甚至小如针孔，失却展缩功能，伴见神水混浊，红赤疼痛，视力下降。多因风热之邪外袭；或湿热内蕴，内外合邪，上攻于目；或风湿热邪，流窜经络，上扰目窍所致。黄仁与晶珠黏着，致瞳孔失去整圆而呈梅花或锯齿状。多因患瞳神紧小症，实热之邪久留不解，耗损津液，阴伤邪留，虚实夹杂；或劳思焦虑，酒色过度，肝肾阴亏，虚火上炎所致。

（3）瞳神散大，色呈淡绿，眼胀欲脱，眼硬如木，视力急剧下降，头痛呕吐，为绿风内障。多因情志不舒，郁久化火，肝胆风火上扰；或脾胃虚寒，肝气乘脾，浊气上泛，以致眼孔不通，玄府闭塞，气血不和，神水瘀滞而成。瞳神内气色昏暗，如暮雨中之浓烟重雾，视力日渐模糊，终至不见三光，为乌风内障。多因七情内伤，嗜欲太过，阴精内损，阴不制阳，肝风上扰所致。瞳神内微混，呈淡青色，如青山笼罩淡烟，视力日渐减退，视野日渐缩小，眼珠逐渐变硬，为青风内障。多由抑郁忿怒，肝气郁滞，化火生风；或劳瞻竭视，肝肾阴亏，气机不畅所致。瞳神散大难收，气色混浊不清，而呈淡黄色，神光欲绝，为黄风内障。多因绿风内障失治，肝胆风火上扰，耗损瞳神，蒸灼神膏而成。

（4）瞳仁极度开大，似无黄仁，瞳神与黄仁通混不分。乃由突受惊恐，气机逆乱；或肝经风热上壅，黄仁不成关锁；或外伤血瘀络阻所致。瞳神歪斜，或如杏仁桃核，或呈半月三角形。多因肝肾阴精消灼，水槁火炎，目失濡养所致。单眼瞳神区内有2个或2个以上的大小不等，形态不一、阳看则小、阴看则大、展缩如常的瞳仁。多因胎儿眼目发育异常，与生俱来，亦有手术所致者。

（5）两侧瞳神不等大（一侧缩小或散大），为气机逆乱，阴阳失调重证；若双侧皆缩小，是中风闭证的征兆；双侧皆散大，又为中风脱症的标志；瞳神由小变大，为病情由闭转脱之兆；凡瞳神散大，病必见凶，多有瞬息之变；如在瞳神发生变化的同时，还伴有目光晦暗，眼球呆滞和视物涣散，则为失神之兆，预后更为不佳。再者，临床上见瞳神紧小为梅毒、糖尿病、结核、麻风的预报；瞳神缩小如针尖大小为中毒之兆；瞳神不圆，双侧不等大又为颅脑肿瘤的信号；颅脑疾患中如瞳神对光反射迟钝为危笃凶兆；瞳神左右震颤为神经衰弱；瞳神开缩急速为神经过敏。

（6）瘀血积于瞳神下方或全掩瞳神，或瞳神内隐隐透见一点殷红或暗红色，为血灌瞳神。多因外伤撞击或针拨内障等，伤及黄仁血络，血流络外，积于瞳神；或因肝胆火炽，迫血妄行，血络破损，灌入瞳神。

（7）瞳神之内，晶珠混浊如银白色，形状整圆，为圆翳内障。如病变早期，混浊仅呈枣花、锯齿状者，则称为枣花内障。本症多见于老年病人，多因年老体衰，肝肾不足，精血亏虚，目失濡养；或脾胃虚弱，运化失常，清气不能上升，精微不能营养于目所致。瞳神内之晶珠核呈棕黄色混浊，为黄心内障。病因与圆翳内障基本相同，但以气血不足，清气不升，目失濡养为多。晶珠混浊与生俱来者，为胎患内障，多为双眼患病，可在生后数月发现，也有至十余年后才被察觉。因父母遗传，或先天禀赋不足，脾肾两虚；或因妊娠期饮食失调，将息失度，或误用某些药物，或患风疹等原因影响胎儿发育而成。眼珠受伤后，损及晶珠，出现灰白色或乳白色混浊，而障碍视力，为惊震内障。多因钝器击伤眼部，气血失和，脉络郁遏，目中清纯之气失运，晶珠失养，致气滞膏凝，逐渐成为内障；或因锐器刺伤，晶珠破裂，膏脂外溢，迅速凝结而成内障。

（8）瞳神变白（晶状体混浊）：为糖尿病、手足搐搦的征兆；瞳神变黄，为视网膜母细胞瘤（恶性肿瘤）、玻璃体脓肿的征兆；瞳神变红，为眼外伤、眼底出血的讯号；瞳神变青，为眼压过高（青光眼）。

7. 眼内病症

（1）玻璃体：眼内有炎性病变或病史，玻璃体内出现尘埃状混浊者，多为湿热蕴蒸。眼内有出血性病变或病史，或有外伤史，玻璃体内出现片状、条状混浊者，多为气滞血瘀。眼底呈退行性改变，玻璃体内出现棉絮状或蝌蚪状混浊者，多为肝肾不足或气血虚弱。

（2）视盘：视盘充血隆起，颜色鲜红，边缘模糊者，多为肝胆实火；或肝气郁结，郁久化火；或兼气滞血瘀所致。视盘颜色淡白或花白，生理凹陷扩大加深者，多为肝肾不足；或脾气虚弱，气血不足所致。但也有虚中夹实者。视盘血管屈膝，偏向鼻侧，或有动脉搏动者，多为阴虚阳亢，肝风上扰；或痰湿内阻所致。

（3）视网膜血管：血管粗大充血伴有渗出物或出血者，多为血分有热。血管痉挛，动脉变细，反光增强，或动、静脉交叉处有压迹；或黄斑部有螺旋状小血管者，多为肝肾阴虚，阴不潜阳，肝阳上亢所致。血管阻塞：发生在动脉者，表现为动脉显著变细如铜丝状，距乳头不远即消失，多为情志不遂，肝气上逆，以致玄府不通，脉络闭塞。发生在静脉者，表现为静脉怒张弯曲，甚或呈节段状，多为阴虚阳亢，脉络瘀阻；或肝火上炎，火灼脉道所致。血管细小，伴有眼底退变者，多为气血不足，目失濡养所致。

（4）视网膜出血：

1）视网膜出血：颜色鲜红，呈火焰状者，病情相对较轻；呈片状、团状，位于深层者，病情较重；若出血量多，充满玻璃体，眼底不能窥及者，病情更重。皆为血溢脉外所致。其因甚多，如心肝火热，蒸迫脉道，血液妄行；或肝肾阴虚，阴不潜阳，肝阳上亢，肝失藏血；或气血瘀滞，瘀血未去，新血妄行；或外伤脉道等所致。

2）若出血陈旧，血色暗红，多为气机不利，血凝不行，气血瘀滞之象。

3）若血液机化，组织增生，亦为气滞血瘀或痰湿郁积，凝积不散所致。

4）若反复出血，新旧夹杂，或有新生血管，多为阴虚火旺，虚火上炎；或脾气虚弱，统血失权；或虚中夹瘀，虚中夹邪，正虚邪留所致。

5）若出血仅局限于黄斑部，常见于中度以上近视和黄斑部盘状变性的病人，多因劳瞻久视，耗损肝阴，肝失藏血，或脾气虚弱，统血失权所致。

（5）视网膜渗出物：视网膜出现新鲜渗出物，多为肝胆湿热或热郁血分所致；较为陈旧者，多为肝肾不足兼有气滞血瘀或兼痰湿郁积所致。若视网膜呈弥漫性水肿，多为脾肾失调，水气上泛所致，常见于肾炎病人。视网膜出现萎缩退变，多为肝肾不足，气血虚弱。

（6）黄斑部：黄斑部渗出水肿，多为肝气犯脾，脾失运化，水湿停聚；若水肿消退，遗留渗出质，则多为气血失和，气血瘀滞。如果新鲜渗出物与陈旧渗出物相互夹杂，多为阴虚火旺所致。渗出质较为陈旧，或有色素沉着，或黄斑囊样变性者，多为肝肾不足所致。

8. 眼位改变

（1）单侧眼珠突高胀起，转动受限，白睛浅层壅肿，多因风热火毒，脏腑积热，上攻于目；或因头面疔肿、丹毒等邻近病灶，邪毒蔓延至眶内所致；眼珠进行性突出，多为眶内肿瘤所致。

（2）双侧眼珠突出，如庙堂凶神之目，红赤如鹘眼，凝视难以转动。多因情志失调，肝气郁结，郁久化火，火热上炎，目络涩滞；或因郁久伤阴，心阴亏耗，肝阴受损，以致阴虚阳亢所致。

（3）眼珠骤然突出，轻者含于睑内，重者突于眶外，怒吼呕逆时加重，仰头平卧时减轻。多因暴怒气悖、高声吼喊、低头进气等以致气血并走于上，脉络郁滞所致。眼珠突出，胞睑青紫肿胀，有明显外伤史，多因眶骨骨折，眶内软组织受伤，或针刺眼周穴位及球后注射时，误伤血络，血溢络外，停于眶内所致。

（4）眼珠向后缩陷，多因色欲过度，肾精过耗；或嗜食辛燥，耗津灼液；或误伤眼眶经络，出血过多，瘀血内停，血液机化，牵引眼珠向后缩陷所致。眼珠穿破，或瞳神紧小症失治所致眼珠萎缩陷下，是为陷睛翳；自幼眼珠细小，呈现低陷现象，为先天异常；若大吐大泻后眼珠陷下，为津液大脱之象。

（5）眼珠骤然偏斜于一侧，同时向患侧运动时受限，甚至严重受限，视一为二，恶心呕吐。多因气血不足，腠理不固，风邪乘虚袭入，致筋脉弛缓；或因脾胃失调，津液不布，聚湿生痰，风痰阻络所致；也有因颅内占位性病变引起者。本症偏斜严重者，称为瞳神反背；仅向下方偏斜者，称为坠睛。

（6）双目交替性向内偏斜，自幼所患，多因眼珠发育不良，形成远视，或长期逼近视物，以致目珠偏斜；或因小儿热病，风热之邪上攻于脑，脑筋受损，筋脉凝定所致。

（7）单侧或双侧眼珠偏向上方，不能下转。单眼上视者，多由正气内虚，腠理不固，外邪乘袭，或外伤所致；双目仰视者，多属火热亢盛，上扰心神，或痰涎壅盛而成。

（8）口眼偏斜一侧，多因正气不足，经脉空虚，风中经络，经隧不利；或痰湿内蕴，复感风邪，风痰阻络；或中风后遗，气虚血滞，脉络瘀阻；或头面外伤，经络受损等所致。

（9）双眼目珠不自主地向左右，或向上下如辘轳样不停地、有节奏地颤动或旋转不定，多因腠理不固，风邪外袭；或肝血不足，阴不制阳，肝风内动；或先天不足，眼珠发育不全，视力高度障碍引起。

9. 眼目疼痛

（1）性质：眼目疼痛，突然发生，痛势急重，持续不断，喜冷拒按，冷之痛减，按之痛甚者，为热证实证；眼目疼痛，缓慢发生，痛势缓和，时作时止，喜温喜按，温之痛减，按之则舒者，为寒证虚证。

（2）时间：眼珠日间痛属阳，夜间痛属阴；早晨目痛属阳，午后目痛属阴。

（3）程度：头目剧痛，头如斧劈，目若锥钻，为头风痰火，气血瘀阻，神水瘀滞，玄府闭塞所致；头目胀痛，胀而兼痛，为气机郁滞；头目刺痛，如艾之灸，如针之刺，为风热火毒壅盛，气血瘀滞；头目抽痛，痛连他处，若抽掣、似电击，为风邪窜络；眼内灼痛者，为热郁血分；眼内涩痛，除眼珠表层异物外，多为阴虚津液不足；眼部隐痛，痛势轻微缓和，为气血不足，血不养目；目珠转动时痛剧的，为邪客目系。

（4）部位：眼痛连及巅顶后项，属太阳经受邪；眼痛连及两侧颞颥，属少阳经受邪；眼痛连及前额鼻齿，属阳明经受邪；痛在眼眶深部，连及巅顶者，属厥阴经受邪。

（5）检查外眼无异，自觉眉骨疼痛，按压眶上切迹处疼痛加重，或痛连眶内，阵阵发作，时轻时重，尤以夜间为甚，为眉棱骨痛。多因风邪入侵，清阳受扰，脉络阻滞所致。因目疾所致目痛如锥，头痛如劈，甚则眼前昏黑，为雷头风。多因痰火内盛，上乘清窍；或风邪外客，循自系入脑所致。

（6）妇女行经之际，眼目涩痛，头痛，肿涩难开，羞明流泪，或黑睛生翳。多因肝经素蕴热邪，郁而化火，肝火上逆清窍；或月经之际，失血过多，肝经虚损，目失濡养所致。

10. 眼痒

（1）外有见症，眼部作痒：眼痒难忍，痒如虫行，春夏加重，秋冬缓解者，为风湿热三邪蕴结，郁滞脉络所致；眼痒而皮肤湿烂，红赤疼痛者，为脾胃湿热兼夹风邪；眼痒而干涩，皮肤粗糙者，为血虚生风；眼局部用药后作痒，皮肤生疹起疱者，为药物过敏；外障眼病，症状日渐减轻，兼轻度作痒者，为正气来复，病将痊愈之兆。

（2）外无见症，眼部作痒：眼不红不肿不痛，自觉眼部作痒者，为风在皮肤肌腠，或血虚生风引起。

11. 畏日羞明

（1）外有见症，畏日羞明：畏日羞明严重，眼部红赤疼痛者，多为肝经风热，或肝胆火盛所致；羞明较轻，红赤不显者，多为阴虚火旺所致；羞明而无红赤疼痛，伴白睛干燥、黑睛混浊者，多为脾虚肝旺所致。

（2）外无见症，畏日羞明：羞明既无红赤疼痛，又无赤脉翳膜，只是眼睑常欲垂闭者，为阳气不足所致。

12. 眵泪

（1）眼眵黄量多，甚至胶封眼睑者，为风热外袭或心肺火盛；眵绿量多者，为邪毒壅盛；眵白质稀量多者，为湿热互结，湿重于热；眵少干结者，为心经有热；眵白量少如黏丝状者，为有湿邪。

（2）眼泪：患眼不红不肿，时常流泪，泪无热感，迎风加重，为冷泪。多因肝肾虚弱或气血不足，不能制约泪液；或因椒疮迁延不愈，侵及泪道，以致泪道阻塞所致。泪下有热感，甚至热泪如汤，为热泪。此为外障眼病的症状之一，多因肝经风热或肝胆实火引起。热泪频流，兼夹血液，为血泪，多因外感风热或心肺热盛所致。泪下无时，挤压大眦部可见黏液或脓液自泪窍溢出者，为心经蕴热所致。

（四）现代研究

1. 观察两目光泽可以判定胎儿性别　有人观察发现，孕妇两目的光泽有阴阳属性，聚集者为阳，怀胎为男；平淡者属阴，怀胎为女。阳性光泽的表现为：无论棕色或棕黑色，在黑睛与瞳神的交界处似乎很浑浊，在瞳神（瞳孔）与黑睛的中心水平线上，透出一点微光或几乎没有光，给人一种神色团聚之感；而阴性的表现是：在瞳神与黑睛的交界处，颜色显得很明朗，瞳神与黑睛的水平线上透出明亮和蔼的光泽，给人一种平淡无拘之感。共观察 101 例，只 16 例出现误差。

2. 诊妇科病　近来有人研究发现，眼胞鼋黑与月经、带下病的关系密切。通过 153 例的观察，其符合率为 68.6%。且对原有眼胞熏黑，经、带疾病治愈 3 个月以上的 21 例病人进行追踪观察，眼胞鼋黑随经、带的治愈而消失者有 14 例，占 66.7%。还有人认为通过望眼胞可预知难产。即妇女初胎，心怀畏惧，而两眼下呈黑色者，多发生难产。

有人报道望眼辨妇女带下的经验，通过对 52 例带下病人的观察，均在其下睫毛边缘与眼下胞相连合处，有条线状的浅黑色的明亮带（称为明亮带征）存在，据此可诊断带下病。还有人认为妇女两眼上下胞睑发绀，是冲任亏损的表现，有此者多半是月经过多或带下不止。

梁江洪等将左右眼巩膜妇科反映区有蝌蚪状脉络和瘀点，作为子宫肌瘤的眼征观察标准，研究者随机抽取 160 例子宫肌瘤病人作为观察组，其中出现特定眼征达 136 例，诊断符合率达 85%。李珪等通过壮医目诊观察病人左、右眼"白睛"（巩膜）和"黑睛"（虹膜）相应反映区所获得的资料，采用六步积分法进行评分及诊断，并与金标准比较。壮医目诊灵敏度为 90.72%，正确诊断指数为 70.72%。壮医目诊尽管诊断子宫肌瘤仍有一定的漏诊率和误诊率，但可作为一种普查方法，尤其是在基层有推广应用价值。并可与 B 超、CT 等检查方法结合应用，对早期发现、及时处治子宫肌瘤具有重大意义。

3. 诊缺铁性贫血　有人观察发现，蓝色巩膜是诊断缺铁性贫血的敏感体征。在贫血早期，很多在皮肤黏膜无明显改变时，病人已有巩膜发蓝现象。青岛市于 1988 年的普查结果也表明，蓝色巩膜对发现缺铁性贫血病人有高度敏感性。在普查的 161 名儿童中，发现有 41 名蓝色巩膜者，后经实验室检查证实，其中的 40 名（97.6%）的三项血液学结果偏离了该正常值范围。

4. 诊蛔虫病　白睛的上部或下部，内部或外部，呈现一种如针尖至绿豆大小、不规则、不突出白睛表面的蓝色斑点，为白睛蓝斑，据此可诊断蛔虫病。江西省儿童医院报道 718 例，望诊与镜检符合者 577 例，为 80.4%。章湘平报道其准确率可达 99% 以上。

白睛上的小血管顶端和旁边，有蓝色、青黑色或紫褐色圆形的斑点，约大针头大小，为眼蛔斑，据此可诊断蛔虫病。一般而言，斑大，表明寄生的是成虫；斑小，表明寄生的为幼虫；斑数多，为虫多；斑数少，为虫少。有人报道在 203 例经镜检诊断为蛔虫感染者中，出现眼蛔斑和巩膜蓝斑者有 186 例，其符合率为 91.63%。尹德军通过对 105 例白睛中有颜色斑点和 25 例无颜色斑点儿童的对照观察，以用中西驱虫药后诸症消失或镜检虫卵在＋＋以上作为诊断标准，结果观察组的诊断阳性率为 97.8%，而对照组的诊断阳性率仅为 4%。

5. 诊钩虫病　白睛上的毛细血管上端和边缘，出现多样紫色云斑状的浅紫色、云絮状斑块，称为紫色云斑，据此可诊断钩虫病。斑块大者，为感染程度较重；斑块小者，为感染程度较轻。

6. 诊蛲虫病　目之黑睛左、右上方的白睛区出现近似圆形的一个或数个直径为 1～3 mm 大小的黑色斑点，称为黑色斑点，据此可诊断蛲虫病。发现对 26 例诊断为蛲虫症者，用杀虫药后，黑点消失或缩小；而 5 例诊断为蛲虫症但未用杀虫药者，黑点不变。

7. 诊疟疾　白睛的毛细血管末端或弯曲部，呈现着黑色、青紫色、棕色、紫红色、淡紫色、银灰色等各种色素斑点，形状有圆形、椭圆形、三角形等，直径约 1～4 mm 大小，为疟斑，据此可诊断疟疾。疟疾发作时，疟斑多呈黑色或青紫色，略凸出表面，境界清楚，血管的末梢呈膨胀样；疟疾治愈后，可恢复正常或成为斑迹。

8. 诊肝炎　在白睛的内下方（3～4 点间），其上的毛细血管呈充血、扩张、淡青色，称为白睛肝征，据此可诊断肝炎。俞德葆等通过对 144 例传染性肝炎和 47 例健康人的对照观察，发现肝炎病人的白睛上全部有赤脉出现，且目中赤脉与肝炎活动情况呈现互为消长的趋势。

9. 诊胃肠道疾病　在两眼瞳孔的下方 6 点处，白睛上的毛细血管呈充血、扩张、红黑之像，称白睛胃征，查此可诊断胃肠道疾病，如胃酸过多，肠胃炎等。通过对 122 例白睛胃征阳性病人的临床分析，此征与临床症状体征（急慢性胃肠炎、胃和十二指肠溃疡、胃癌等）的符合率达 90.2%（110 例）。

宋宁运用壮医目诊法对消化性溃疡病人的眼睛进行观察，归纳总结出消化性溃疡病人的特异性眼征为：两眼白睛消化区（两眼瞳孔下方约 6 点位置）出现异常脉络（脉络粗大呈深红、绛紫色，脉络弯曲度大，或其末端带有瘀点或瘀斑等），经临床 120 例经电子胃镜确诊为消化性溃疡病人的观察验证，发现其与电子胃镜的诊断符合率高达 80.83%；而 130 例随机抽取的消化系统其他疾病病人的阳性率为 20.76%，130 例随机抽取的患有消化系统以外疾病的病人，且胃镜检查无异常的阳性率为 18.46%，130 例随机抽取的经健康体检无异常的正常人的阳性率为 13.85%。梁江洪等运用壮医目诊法对 200 例消化性溃疡进行临床观察，诊断符合率达 76%。

10. 诊瘰疬病　在眼白睛部有充血样血脉贯入瞳孔，是瘰疬病的一种征象。独立 1 条赤脉者为病轻，有 2～3 条赤脉贯入者为病重，赤脉不入瞳者为最轻。

11. 诊癌症　眼珠上半部白睛浅层下呈"一"字形的静脉显露者为阳性，称为白睛癌征；可诊断癌症，其肝癌阳性率为 47%，食管癌阳性率为 35%，肠癌阳性率为 30%，胃癌阳性率为 28%。或眼球上半部血管的异常走向，健康人呈人字形走向，如出现横行血管，使血管走向呈 V 形者属阳性，可诊断癌症，其肠癌阳性率为 69%，胃癌阳性率为 58%，食管癌阳性率为 57%，肝癌阳性率为 48%。

李彤等将壮医常用的 4 种望诊诊断肝癌方法与现代医学中常用的 3 种望诊诊断肝癌方法，进行了 200 例已确诊肝癌的临床验证观察。经灰关联统计分析（GRA）表明：与原发性肝癌有关的壮医望诊和现代医学望诊指标比较分析，其重要性依次为壮医黑睛肝征（为右眼虹膜 7 时 30 分附近的黑斑以及虹膜卷缩轮扩大等表现，阳性率 80.5%）、肝掌（阳性率 68%）、壮医白睛肝征（为双眼巩膜上血管的怒张、弯曲、末端出血等表现，阳性率 67%）、蜘蛛痣（阳性率 52.0%）、壮医甲诊肝征（为双手指甲有色斑等表现，阳性率 51.5%）、壮医舌诊肝征（为舌质两边瘀点、瘀线以及舌下静脉曲张等表现，阳性率 50.5%）、巩膜皮肤黄染（阳性率 27.5%）。

12. 诊痔疮　白睛上 5～6 点间（乾卦与坎卦间）部位附近有由下向上行走的扩张、弯曲、充血的血管，颜色有鲜红、淡红，或红中带黄、红中带黑等，为白睛痔征，据此可诊断痔疮。痔征现于左眼，为肛门左侧有痔核；现于右眼，为肛门右侧有痔核。痔征呈现一条，且末端没有分支，表明仅有一个痔核；末端有分支，或在同一位置，呈现二条痔征的，表明有二个痔核；痔征的条数多，或分支多，表明痔核的个数也多。痔征细小，不甚曲张，不甚明显，为痔核小；痔征粗，且曲张有力者，为痔核大。痔征的根部特别膨胀，或数条并在一起者，为痔核有垂脱现象。彭显光据此诊断内痔，以肛门镜检作为诊断标准，检查 1270 例，其定性符合者 1079 例，占检查人数的 85%。林其鸣先后对 50 例已知内痔病人和 100 例未知有无内痔者作了检查，发现 50 例内痔病人巩膜痔征均为阳性；100 名未知者，经外科肛指复查确定患有内痔的有 88 人。丁树清对 112 例内痔病人巩膜痔征的观察结果，定性符合者 99 例，占 88.4%；定位符合者 89 例，占 79.5%。

13. 诊内外伤　病人伤后白睛见青紫色血络浮起，在血络末端有瘀血点，为白睛报伤点，又称为报伤眼征。瘀点颜色较黑，如针尖大小，则提示体内有伤。但如果瘀血点不在血络末端而在其中部，或离开血络，则无诊断价值。

（1）以瞳仁水平线为准，报伤点在水平线之上者，主要反映腰、背及上肢有伤。其中，腰部的瘀血点偏向内侧或近瞳仁；肩部与脊骨的瘀血点多居中；上肢的血络分支短，其瘀血点多偏向外侧且远离瞳仁；下肢的血络分支长且超过瞳仁水平线；若两下肢俱伤，则血络可呈中断跳跃状态。

（2）报伤点出现在眼的水平线之下者，主要反映胸部及下肢有伤。伤在乳头上方者，瘀血点居中；伤在乳头上内侧、龟子骨（即胸骨）旁者，瘀血点偏于内侧；伤在乳头外侧下方及血盆骨（锁骨）窝下者，则瘀血点偏向外侧；伤在龟子骨上端（胸骨柄）两侧者，则呈"Y"形血络分叉，瘀血点位于分叉的末梢。

（3）报伤点下的血络呈明显扩张、弯曲如螺旋者，示有较剧烈的疼痛出现；若血络粗细不一，则虽无瘀点，也示有伤。

（4）报伤点色淡如云，或黑而兼白，散而不聚者，为伤在气分，较轻；色黑而沉着，凝结如小芝麻者，为伤在血分，较重；色黑且周围有色淡如云，呈不规则晕状者，为气血两伤，最重。

福建中医学院西学中班望眼诊伤研究小组曾根据上述报伤点的特点对 1000 例作观察分析，1000 人中有报伤点出现者 691 例，其中报伤点的出现与诊断受伤符合者 605 例，诊断符合率为 87.5%。在有受伤史并有报伤点的 541 例中，其报伤点出现部位与受伤部位完全符合者 407 例，占 75%；报伤点出现数与受伤部位数相等者 304 例，占 56%。张傲清根据上述方法普查 486 例，从眼症诊察有伤者 62例，实际患有急慢性损伤者 68 例，符合率达 91.1%。

据叶有福医生的经验，两眼白睛的颜色呈黄色者，主位于两侧锁骨中线以内，乳头连线以上的胸部病变；红色者，主位于两侧锁骨中线以内，乳头连线以下，脐水平线以上的胸腹部病变；黑色者，主位于两侧锁骨中线以内，脐水平线以下的下腹部病变；青蓝色者，主位于两侧锁骨中线以外，脐水平线以下的两侧少腹部病变。左眼白睛血丝主左侧病变，右眼白睛血丝主右侧病变；瞳孔内侧主人体内侧病变，瞳孔外侧主人体外侧病变。若以瞳孔水平线为界分为上、中、下三部，则血丝出现部位与人体疾病相应的关系为：瞳孔内侧上部主锁骨中线以内，乳头水平线以上的胸部病变；中部主锁骨中线以内、乳头水平线以下的胸腹部病变；下部主锁骨中线以内、脐水平线以下的下腹部曲病变。瞳孔外侧的上、中、下部与内侧划分相同，只是位于该部之外侧而已。

福建松政县组织专人对叶氏的经验作了一次双盲调查，症状符合率：调查 51 例，完全符合的为37.2%，基本符合的为 54.9%，总符合率为 92.1%；病位符合率：调查 47 例，完全符合的为 38.3%。基本符合的为 40.4%，总符合率为 78.7%。

张兰泽介绍根据眼球的变化可判断跌打损伤病人的吉凶。如两眼巩膜上有红筋，外虽无伤，但内必有瘀；瞳孔失神者，预后多不良；眼珠火热，流泪不止者，定是险证。陶功钦通过观察眼眶八廓诊治陈旧性内伤 382 例。认为伤气型者，在八廓区的相应部位出现显著红筋，其末端带有圆形或方块形的瘀点，似针头大小，红筋可显著弯曲，甚至呈螺旋状，临床出现持续性隐痛，痛无定处，气候变化时疼痛加剧者，治以理气活血；伤血型者，在八廓的相应区可见紫色红筋，末端有黑沉、形如芝麻的瘀点，或见整齐的块状，临床出现持续性疼痛，痛有定处者，治以活血祛瘀；气血两伤型者，为伤气和伤血的眼部症状并见，末端有黑色圆点，周围色泽如云彩，临床出现局部刺痛或胀痛，多处并见者，治以补气养血。结果痊愈 285 例，占 74.7%；好转 80 例，占 20.9%。

14. 诊糖尿病　朱红梅用"壮医目诊"观察糖尿病 30 例，其糖尿病眼征为：白睛上常有小红点出现，双眼虹膜卷缩轮有典型念珠刻痕，状如蔷薇疹。2 型糖尿病观察组 30 例中 27 例出现该眼征（占90%）；健康人对照组 30 例中仅 5 例出现该眼征（占 16.67%）。

15. 早期发现高血压并发症　黄莉对 32 例原发性高血压病人在壮医目诊中的同时使用裂隙灯显微镜观察眼睛并拍片。发现壮医目诊中使用裂隙灯显微镜均清晰显示 32 例病人均存在目诊肉眼观察所未发现的心血管并发症，说明在目诊中应用裂隙灯显微镜可早期发现高血压并发症，对早诊断、早治疗具有重要意义。

16. 诊断 HIV 感染期及 AIDS 前期　李海强等初步探讨壮医白睛诊法诊断无症状 HIV 感染期及AIDS 前期诊断符合率及其目诊眼象特征与中医证型相关性，发现诊断符合率达 82.5%，与对照组比较差异具有显著意义。

17. 眼球经区诊法　彭静山教授提出此眼球经区诊法，将眼球划成 8 个经区，各经区所代表的脏腑，左右相同。1 区代表肺与大肠，2 区代表肾与膀胱，3 区代表上焦，4 区代表肝与胆，5 区代表中焦，6 区代表心与小肠，7 区代表脾胃，8 区代表下焦。观察各区球结膜上血管形状和颜色的变化可以诊断疾病。此诊法目前主要用于神经系统、心血管系统、生殖泌尿系统中的大多数疾病，以及胃病、胆囊炎、胆道蛔虫、肝炎、消化不良、肛门疾病、腰腿疼痛、头面五官疾患等，并在该诊法的基础上发展成了眼针，通过针刺眼八区十三穴，治疗全身各相应脏腑的疾病。

（1）如血管根部粗大，多属血流瘀滞；血管曲张，甚至怒张，多属血瘀证；血管变长，并从某一经区延到邻近经区，为病发于一经传到另一经之征象；血管像树枝分叉，常发生在瞳仁水平以下，多属血流瘀滞；血管在球结膜上似乎隆起一条，常常发生于六腑病变时，如左眼大肠区血管隆起，多属痔漏或肛门病；右眼小肠区血管隆起，多属十二指肠球部溃疡；瘀血凝集成片状，易出现于肝、胆、下焦区，多属郁症；延长的血管末端像悬垂的露水珠，多见于虫积或瘀血病人。

（2）血管色紫红，多属热盛；色浅淡，多属虚证（气血不足）或寒证；色红中带黑，为新病传热；若热炽血滞，则由紫转为黑色；鲜红色，多为新感的实热证；暗灰色，为陈旧性病灶；深红色，为病势加重；淡黄色，为疾病将愈；红中带黄，为病势减轻。

（3）如某经区的血管延伸至其他经区，且原发经区血管颜色深重，为邪传他经，原发经之病仍重；反之，为不传他经，原发经的症状已渐消退。

18. 其他　辰鸣等介绍相书望目的经验，如认为卧蚕（目下廉）部不肿而明，为肾气实，精气足，主生殖能力强；该部内虚而外肿，为肾阳虚，精液不足，主生殖能力低下；若该处黑肿而多纹，可见消渴之证，则更不易种子。

日本学者渡边正认为，眼球内斜者可为中风前兆，眼球外斜则是癌症的信号，眼球左侧外斜提示有糖尿病之可能。下眼睑浮肿发亮为怀孕的征候，左侧浮肿怀男孩的可能性大，右侧浮肿怀女孩的可能性大。虹膜与角膜界线清楚者不易患癌症；若混浊不清，边缘不整齐者易患癌症。眼睑浮肿，见于肾炎、心脏病及脚气病者；眼球突出，见于甲状腺功能亢进症、高血压和震颤麻痹。

韩文领认为睑结膜有出血点，多为血液循环系统疾病所引起，如高血压、动脉硬化等，也见于感染性心内膜炎。睑结膜苍白，显示患有心脏病和循环系统疾病。另外，患肺结核、贫血时，睑结膜也呈苍白色，眼球严重发白者肺部有病。球结膜充血，是静脉瘀血、营养过剩的表现，常见于心功能不全者。另外，高血压病人发生脑出血前，羊癫风病发作前，亦会出现结膜充血的症状。王晓鹤认为在内眦部有红色大头针的斑点，称为"中风点"，为原发性高血压中风之先兆征象。角膜周围出现金绿色环，为肝豆状核变性，提示铜积累过多。

宋少琪利用检眼镜，检查眼底络脉变化，认为络脉红活，粗细匀称，色泽鲜明，为肝气条达；络脉黯红，或枯涩，或垢腻，粗细不匀，或充盈，或扩张，或迂曲，或怒张，或螺旋，为肝气郁结；目系红色，境界不清，络脉变粗，或断续，或隐匿，为肝经郁热；目系色白或枯黄，境界特清，毫无血色，如月无光，络脉干细，则为肝血不足；血溢脉外，成点成片，为气滞血瘀，络脉瘀阻。

美籍华人郑德良等对望诊病研究30余年，绘制了一张东方模式的眼诊图（望眼诊病彩图），认为眼睛是全身的一个信息胚，将眼分为心脏区、大肠区、气管及肺区、肝胆区、肾脏区等14个区域，通过观察各区的变化以诊断全身疾病。如观察心脏区（心包络）的半月皱襞及附近的充血状态，能反映整体血流灌注（体循环）的强弱、积瘀的状况及其对整体健康状况的影响；观察大肠区的血管充血状态及线状变化、色素及浸润状况，可判断大肠（结肠及直肠）的排便功能及有关病变；观察气管及肺区的双侧巩结膜层的色素、絮状脂肪积聚状况，可检查呼吸系统的健康及疾患；观察肝胆区的色素、窟隆及角膜缘的色素环，可揭示肝胆及消化系统、内分泌系统及造血功能的状况；观察肾脏区瞳孔的大小、形状变化、瞳孔位置移动及瞳孔内的色素，可透视整体代谢、内分泌、生殖系统功能、脊椎、骨质变化及其对整体健康的影响；观察脾胃区下睑结膜覆盖的巩结膜表层色素浸润及毛细血管的异常充血形态，可检查胃及十二指肠区的食物运化状况及有关病变；观察小肠区位置与血管充血状况，可反映胃及十二指肠以下的空肠和回肠的吸收和消化功能；观察膀胱区血管与形态变化，对了解水液代谢及其器官变化十分重要；观察前列腺区色素、血管形态的变化，可以反映前列腺、阴囊、睾丸、输精管、尿道等泌尿生殖系统疾患；观察子宫及附件区的变化可了解女性内生殖器官如子宫、输卵管、卵巢的疾患；观察心脏（血管）循环系统区的血管（包括心脏、动脉、静脉及毛细血管）及充血状态、色素变化、瘀血积聚状态，可探知心脏小循环的血管变化和中医所称"神志"的变化；脑区位于心之上方，是观察大脑神经状态的最主要窗口，该区常与下方的心脏区共同对人的整体精神状态产生影响；观察肩胛区在上睑覆盖的巩结膜区的血管分布及瘀血形成的特殊状态，可诊断肩胛、颈椎及项背的病变；观察位于内眦上方的大脑分解区的血管形态及巩结膜层充血瘀积的大小，可反映大脑表层血管及神经系统活动状态，如神经性头痛（偏头痛）等。

〔彭　俊　彭清华〕

二、耳诊法

耳诊是一种通过观察耳郭的位置、大小、厚薄、形态、颜色、血管及其他"阳性反应物"（如丘疹、脱屑、皱折等）变化；或用手指触摸其形态改变；或用探笔、探棒等按压耳郭上的穴位以查其阳性压痛点；或用耳部信息测量仪测量耳部信息的变化；或用特制染色液进行耳穴染色以观察耳穴的颜色变化等来预测寿夭、诊断疾病、判断预后的诊断方法。目前，耳诊也由以前的单一耳穴视诊法，发展到了包括耳穴视诊法、耳穴触诊法、耳穴压痕法、耳穴电测定法、耳穴染色法、耳痛原因分析法、耳穴知热感度测定法、耳温测定法、耳穴压痛法、耳心反射法等多种方法，并在临床得到了广泛应用。

（一）诊断原理

1. 耳与经络的关系　《灵枢·邪气脏腑病形》："十二经脉，三百六十五络，其血气皆上于面而走空窍……其别气走于耳而为听。"说明经络与耳部的关系十分密切。十二经脉之中，手、足三阳经直接循行于耳郭。其中足阳明胃经"上耳前"；手太阳小肠经"……其支者……却入耳中"；足太阳膀胱经"其支者……从巅至耳上角"；手少阳三焦经"其支者……上项，系耳系，直上出耳上角……其支者，入耳后入耳中，走出耳前"；"手阳明之别……入耳，合于宗脉"；足少阳胆经"其支者，从耳后入耳中，出走耳前"。另外，足阳明之筋、足少阳之筋、手太阳之筋、手少阳之筋都循行于耳部。手足三阴经则通过它的别支（经别）合于阳经而与耳相连。《素问·缪刺论》："手足少阴、太阴、足阳明之络，此五皆会于耳中。"说明十二经脉均直接或间接地与耳发生关系。《灵枢·口问》："耳者，宗脉之所聚也。"现代实验研究表明，在所观察的 48 条经中，有 42 条经与相应耳穴发生感传联系，占 87%，提示耳穴与相应经络感传联系是客观存在的。十二经脉及阴跷、阳跷脉之经气皆上通于耳，因而通过经络的联系，耳郭是反映脏腑生理、病理的门户。

2. 耳与脏腑的关系　耳是人体体表与内脏联系的重要部位，五脏之中，耳与肾、心的关系最为密切。

（1）耳与肾的关系：耳为肾所主，肾开窍于耳。《素问·阴阳应象大论》："肾主耳。""肾在窍为耳。"《灵枢·脉度》："肾气通于耳。"《难经》《中藏经》也认为耳为肾之外候。《难经·四十难》："耳者，肾之候。"《中藏经》："肾者，精神之舍，性命之根，外通于耳。"足见耳与肾的特殊关系。现代研究也证实了肾与耳的关系，如余增福、曾兆麟等综述了现代学者通过实验研究证实了肾与耳的关系。如对内耳有毒性的氨基苷类抗生素（如新霉素、卡那霉素、庆大霉素、链霉素等）对肾脏亦有毒性作用；抑制肾功能的利尿药（如利尿酸、呋塞米）同时可以致耳聋；用肾 X 线造影剂（如泛影葡胺）治疗突发性耳聋具有一定疗效；肾衰竭、肾透析、肾移植病人出现听力下降；先天性肾功能障碍，常伴先天性耳聋；用中医滋补肝肾法治疗耳聋与内耳眩晕症获得疗效；调节肾功能的盐皮质激素——醛固酮可显著减弱利尿酸对内耳生物电的抑制作用，且内耳（耳蜗与前庭）中含有醛固酮受体；肾阳虚病人甲状腺功能减退，而先天性甲状腺功能减退症病人，内耳和中耳发育障碍，听力下降等。

（2）耳与心的关系：《素问·金匮真言论》"心开窍于耳，藏精于心"。至于心开窍于耳的意义，晋代《针灸甲乙经》认为心气本通于舌，五脏皆有窍，舌非窍，故心窍寄于耳。扬上善《太素》"肾者水也，心者火也，水火相济，心气通耳，故以窍言之，即心以耳为窍"。现代实验观察证实手少阴心经的刺激感传可以上传耳郭，表明心耳之间确实以经络为媒介，二者存在着密切的联系。

此外，肝藏血，耳受血始能听。心主血，肺主气，心肺合司宗气，肺朝百脉，宗气上贯于耳，耳方能闻。脾胃为升降之中轴，脾胃升降失司，清阳之气上达贯耳，耳方能聪。因此，耳不仅为肾窍、心窍，同样亦为肝窍、肺窍、脾窍。耳虽为人体的一个小部分，不过占人体总面积的百分之一而已，然而由于耳与脏腑的密切关系，耳具有预报全身脏器生理、病理的全息作用。事实上，耳下确有丰富的神经血管，与脑及人体各部组织皆有着千丝万缕的联系，现代医者从神经生理学、神经体液学、生物控制学说、生物电学说等角度亦证实了耳穴与脏腑经络的关系。所以脏腑组织的病变可反映于耳，通过察耳可较早测知内脏疾患。

综上所述，耳郭是人体体表外窍中的重要荧光屏，是人体信息输出、输入最强、最集中的地方之一。耳是人体各脏腑组织器官的缩影，人体各脏器、各部位于耳部皆有集中反映点，脏腑组织有病必然反映于耳，因此，通过察耳可以窥知内脏之疾患。

（二）诊察方法

耳部诊察的方法有多种，现将目前临床常用的几种方法介绍于下。

1. 望诊法　通过肉眼观察耳郭皮肤上出现的色泽、形态改变、血管变化、丘疹、脱屑等"阳性反应物"的出现及耳郭的大小、厚薄等，并依据其所在耳穴对疾病做出诊断。望诊前切忌揉擦、洗浴耳郭。光线应充足，且以自然光线为佳，并力求排除耳郭上痣、疣、小脓疱、冻疮、瘢痕等假象，同时还应注意耳郭上阳性反应物与气候、出汗程度的关系等。

2. 触诊法　包括触摸法和压痛法。触摸法是医者左手轻扶耳郭，用拇指指腹放在被测耳穴上，食指衬于耳背相对部位，两指腹互相配合进行触摸；或利用作压痛测定的探棒或耳穴测定仪的探测极在探测耳穴时稍用压力，并在划动中感知耳穴的形态变化。触摸法主要注意有无隆起、凹陷、压痕及其深浅和色泽改变。触摸时先上后下，先内后外，先右后左，按耳郭解剖部位进行。在系统触摸耳郭各部位基础上，右耳以触摸肝、胆、胃、十二指肠、阑尾穴为主；左耳以触摸胰腺、心、脾、小肠、大肠穴为主。

压痛法是医者左手轻扶病人耳背，右手持探棒、圆珠笔芯等以 50～100 g 的均匀压力按压耳郭各穴，并观察病人的疼痛反应，从而寻找出压痛最敏感的耳穴。用压痛法普查耳郭或在耳轮脚周围、肿瘤特异区、三角窝探查痛点时，还可采用划痕法，即用上述压力，均匀地在被测部位滑动，以观察病人的疼痛反应，并根据划痕颜色的红、白和凹陷恢复的快慢来决定有关病证的虚实。

3. 电测定法　采用信息诊断仪或耳穴探测仪通过探查耳穴生物电的改变，并以电阻降低（为阳性信号）的部位作为躯体、内脏病症诊断的参考，又称为良导法；所探查到的穴点又称为良导点。

测定时，先打开仪器，将地极固定在受检查者的手指或手腕上，用测试极测试受检查耳部各个穴位。先用直流检测部分测试，再用交流检测部分测试（以直流检测为最好）。先测左耳，再检查右耳，自上而下，自内而外进行检测。将检测结果全部记录下来，再进行归纳、分析、综合等处理，最后填写报告单。

4. 耳穴染色法　使用染色液和相应的活体染色技术使与患病脏腑的相应耳穴着色的一种直观耳诊法。该法采用由用氨基黑 10B 0.5 g，加甲醇 50 mL、冰醋酸 10 mL、蒸馏水 50 mL，充分混合而配制成的染液，密闭于玻璃瓶内。染色时依次用 4% 硫酸氢钠溶液、0.3% 高锰酸钾溶液、5% 草酸溶液、蒸馏水清洗耳郭，去脂去污，然后将浸有染液的棉球置于耳甲腔内，紧贴皮肤，持续着色 2 分钟，再用甲醇、冰醋酸、蒸馏水按 5∶1∶5 的比例配制而成的脱色剂脱色、还原，然后记录、绘图。耳穴着色的形状有点状、片状、线状、环状、花斑状等。染色前注意不要摩擦、按压耳穴，且染色必须按顺序进行，每一步骤均不能省略。

上述各项耳穴诊断法在临床应用时可互相参照，并可根据一看（望诊法）、二摸（触诊法）、三压（压痛法）、四电（电测法）进行系列诊察。这样不仅能排除各种假阳性点，而且也只有在对出现的各种阳性反应全面分析后，方能得出比较正确的结论。耳部信息综合分析可分为 3 个步骤：①将敏感穴按系统和脏腑器官进行归类，在每个系统内找出最强点，做出初步的诊断。②根据一个系统和另一个系统之间的内在联系，以最强的信号为中心，去伪存真，排除假阳性，做出初步的诊断。③结合临床症状和病史进行最后的诊断。

（三）临床运用

1. 耳郭望诊

（1）色泽：耳郭红润，为先天肾阴充足；耳郭色白属寒证，常见暴受风寒或寒邪直中；耳薄而白为肾败，见于垂危病人；耳厚面白者，为气虚有痰。

耳轮红润，属正常现象；若色红赤，则为上焦心肺积热，属少阳相火上攻，或为肝胆湿热及外感热毒；久病微红者，多为阴虚火动；若耳背见有红络，伴耳根发凉，多为麻疹先兆。

耳青黑为痛，常见于剧痛病人，为肾水不足，或肾水寒极生火；纯黑为肾气将绝，也见于肾病实证；浅黑为肾病虚证；耳轮干枯焦黑，多为肾水亏极的象征，可见于温病后期，肾阴久耗及下消证。

耳黄伴耳肿彻痛者，为风入肾；若忽然发热恶寒，脊强背急如痉状，有类伤寒，为湿热下结于肾；微黄色主疾病将愈；浅黄色为胃气尚存，也见于湿邪中阻；若黄色过盛，则见于黄疸病。

总之，无论何色，以鲜明润泽为吉，沉浊晦暗为凶；色明为新病，色晦为久病。

（2）形态：

1）耳郭外形宽大厚实，耳垂肥厚下垂者是形盛，为肾气足，主寿；耳郭瘦小而薄，耳垂小而不能下垂者是形亏，为肾气亏，主夭。

2）耳肿为邪气实，多属少阴相火上攻，亦有阳明蕴热或上焦风热；耳枯萎皱薄，是肾气竭绝，属危候；耳轮甲错，为久病血瘀或有肠痈。

3）察耳纹：分纹形与纹色两种。纹形有竹丫形、树枝形和网状形等。竹丫形干直而分枝少，约2～3条，由"完骨"起直上耳尖，主无病或轻症；树枝形干斜上而分枝多，约4～5条，主有病且重；网状形树干粗细难明，纹多且乱，状如蛛网，患病主危。纹色红主内外皆热，青主气滞血瘀兼风，紫主热邪内闭，黑主寒邪内伏。病情轻重，一般是红轻、紫重、黑危。

4）耳疖、耳疮：生于外耳道，呈局限性红肿，突起如椒目者，称为耳疖或耳疔；若外耳道弥漫性红肿，称为耳疮。多因挖耳恶习，损伤耳道，风热邪毒外侵，或肝胆湿热循经上乘，蒸灼耳道而成。

5）脓耳：指脓液自耳内流出，量多，质黏成脓性，耳道不红肿或红肿轻微。流黄脓为聤耳；白脓为缠耳；红脓为耳风毒；臭脓而黑为耳疳；清脓为震耳。多因肝胆火盛，邪热外侵；或脾虚湿困，上犯耳窍；或肾元亏损，邪毒停聚所致。若急性脓耳，耳部流脓不畅，耳后完骨部疼痛、压痛，甚则肿起，或溃破流脓，称为耳根毒，又称为耳后附骨痈；多因内、外火热邪毒炽盛所致。脓耳日久，出现口眼㖞斜者，称为脓耳口眼㖞斜；多因脓耳失治，邪毒潜伏于里；或气血亏损所致。脓耳日久，或流脓臭秽黑腐，突而脓量减少，兼见头痛、呕吐、壮热、神昏、抽搐、项强者，称为黄耳伤寒；多因血分瘀热，或热入心包所致。

6）望耳诊伤：耳壳上出现鲜红或紫色的丝状红筋或斑点，压之不散，为诊伤耳征。此征显于右耳示右侧半身有伤；显于左耳示左侧半身有伤；显于耳壳上半部，示背部有伤；显于耳壳下半部，示胸部有伤；在耳的上项有黑或红色向外扩散的点，示左腋下有伤；在耳垂底有白色或黑色点，示右腋下有伤。

（3）耳郭阳性反应物：耳郭皮肤上出现变色、变形、丘疹、脱屑、血管变化等色泽形态改变。

1）变色：①红色反应。有鲜红、淡红、暗红色，可呈点状、片状、不规则反应。鲜红色见于急性病症、疼痛病症；淡红、暗红色见于疾病的恢复期或病史较长的病人。如急性腰痛在肾区可呈片状红润；子宫颈炎伴有带症，三角窝区可呈大片红色反应伴脱屑；头晕在晕区呈条片状凹陷红润。②白色反应。可见片状不规则的白色隆起，光泽发亮，片状苍白或中央呈点片状白色，边缘红晕，亦可见片状白色中小点片状不规则红润。白色反应多见于慢性病，点白边缘红晕为慢性疾病急性发作。如慢性浅表性胃炎，胃区呈现片状不规则白色反应；风湿性心脏病心区呈片状白色边缘红晕；腹胀、腹水在腹胀区或腹水点见白色反应；慢性胃炎急性发作时，胃区呈片状白色中间点状或不规则红润。③灰色反应。有淡灰、暗灰、灰色、如蝇屎色之分。灰色多见于陈旧性疾病和肿瘤。如肿瘤在相关耳穴部位及肿瘤特异区，呈现灰色，似蝇屎状反应，压之褪色。④深褐色反应。慢性病变，病愈后在相应的耳穴上呈现色素加深似色素沉着反应。如乳腺癌根治术后，在乳腺区可见深褐色反应；神经性皮炎在患病的相关耳穴上色素加深，皮肤粗糙，纹理加深。

2）变形：相关的耳穴出现隆起水肿、凹陷或点片状隆起并伴有线状或点片状凹陷等。变形反应常见于慢性器质性疾病。线状凹陷又称耳折征，其与冠心病的关系后文将详细讨论。①隆起：常见结节状，小似芝麻、大如绿豆样硬结，高出于皮肤，或链珠状，三五个结节状硬结连在一起，高出于皮肤，或有片状、条片状、条索状隆起。如结节状圆形隆起，常见各种头痛；链珠状隆起，常见肥大性脊柱炎；条索状隆起，为关节疼痛；片状隆起，见于腹胀；条片状隆起，见于肩背肌纤维炎。②凹陷：可见点状、片状、线形凹陷。如点状凹陷，为耳鸣、散光；片状凹陷，见于胃和十二指肠溃疡；线形凹陷，见于冠心病，耳鸣、耳聋、缺齿等。③点状、片状隆起伴有点、片状凹陷或线形凹陷，常见于屈光不正。④耳穴皮肤粗糙不平、增厚或似皱褶，常见于皮肤病。

3）丘疹：常见有点状丘疹和水疱样丘疹，高于周围皮肤。从颜色上可分为红色丘疹、白色丘疹或白色丘疹边缘红晕，少数有暗灰色丘疹，似鸡皮疙瘩，数目不等。丘疹反应常见于急慢性器质性疾病、过敏性疾病、皮肤病等。①丘疹呈扁平样密集状改变似蚕子，常见于结节样痒疹。②丘疹呈白色点状或聚集样改变，常见于胆囊结石、支气管炎、腹泻等。③丘疹呈暗褐色改变，似鸡皮疙瘩，常见于神经性皮炎。④丘疹呈米字样排列改变，常见于心律不齐，传导阻滞。

4）脱屑：脱屑常呈白色糠皮样或鳞状，不易擦去。脱屑反应常见于皮肤病、吸收功能低下、带下及内分泌功能紊乱等疾患。①过敏区、肺区脱屑，常见于皮肤病（如脂溢性皮炎）。②三角窝内脱屑，常见于妇科炎症、带下症。③食管、贲门处脱屑，常见于消化不良、吸收代谢功能低下。④相应部位鳞片状脱屑，常见于鱼鳞癣。⑤全耳郭脱屑，常见于脂溢性皮炎、牛皮癣。

5）血管充盈：耳穴血管反应，常见于血管扩张、扭曲呈网状、条纹状、海星状、弧状、蝌蚪状或鼓锤状，其色泽为鲜红色、暗紫色和暗灰色。血管变化常见于心血管疾病、脑血管病、急性炎症性疾病和急性出血性疾病。①血管扩张：可呈扇叶状或条段状。扇叶状，常见于消化道溃疡、腰腿痛；条段状，常见于关节痛、支气管扩张；色泽鲜红多为急性病、痛性病症；色泽暗紫，多为病愈、恢复期。②扭曲：海星状，多见于溃疡病；环球状、弧状，多见于风湿性心脏病；蝌蚪状、鼓锤状，多见于冠心病；梅花状，多见于肿瘤。③网状：血管呈网状改变，多见于急性炎症，如咽喉炎、扁桃体炎、乳腺炎。④血管中断：血管主干充盈扩张，见中间呈条段状中断，常见于心肌梗死。

6）耳褶征：又称为耳垂皱折，是从耳屏间切迹外伸到耳垂边缘的一条斜线皱痕。耳折征的出现，对冠心病的诊断有一定价值（表2-4-1）。

表2-4-1   常见疾病的耳穴的耳褶征

疾 病	部 位	耳折征
冠心病	心区、小肠、耳垂	耳褶征（耳垂斜皱纹）
多梦、失眠、心律不齐、早搏	心区	呈皱折圆圈
肝癌	肝区	有的可见圆形水纹状皱折
煤硅肺病	肺区、肝穴、脾穴	耳垂折痕

7）阳性反应物的特征与疾病性质的对应关系：①点片状红润或充血，点片状白色边缘红晕，或红色丘疹，并有脂溢及光泽者，多见于急性炎症或慢性炎症的急性发作。②点片状白色、凹陷或隆起，白色丘疹，又无脂溢及光泽者，多见于慢性器质性疾病。③结节状隆起，或点片状暗灰色，或呈蝇屎状，多见于肿瘤。④糠皮样脱屑（不易擦去）、丘疹、皮肤纹理增粗、增厚，呈深褐色，多见于皮肤病。⑤线条状圆形，白色半圆形，或暗灰色瘢痕等，多见于手术及外伤。

总之，耳郭视诊的总原则为急性色泽多发红，慢性色白凹或隆；易擦脱屑是炎症，鳞状结核皮肤病；手术瘢痕色白条状月牙形，暗灰结节隆起见癌肿。

2. 耳穴触诊

(1) 探触法：包括隆起、结节、凹陷、条索、变形等。

1) 隆起：有各种不同形态，显示不同类型的疾病。①点状隆起：多见于头痛、气管炎、近视。②片状隆起：多见于腰腿痛、腰肌劳损、偏头痛、后头痛、慢性浅表性胃炎、慢性阑尾炎、肠功能紊乱、腹胀、口腔溃疡、牙周炎。③条片状隆起：多见于肌纤维组织炎、腰肌劳损、慢性胆囊炎、附件炎、便秘、眉心痛、肩背痛。

2) 结节：多见于子宫肌瘤、头痛、乳腺纤维瘤。

3) 条索：多见于子宫肌瘤、慢性胃炎、慢性十二指肠溃疡、慢性胆囊炎、肝大、冠心病、阵发性心动过速、痔疮、支气管炎、颈椎或腰椎骨质增生、外伤性关节炎等各种慢性病变。

4) 软骨增生，多见于神经衰弱、肝大、颈椎骨质增生。

5) 凹陷：与疾病相关的耳穴可出现点状、线状、片状等不规则的凹陷，凹陷反映不同的疾病。①点状凹陷：多见于缺齿、散光、十二指肠溃疡、鼓膜内陷、耳鸣、龋齿。②片状凹陷：多见于慢性结肠炎，十二指肠溃疡、头晕、缺齿。③线状凹陷：又称耳褶征，多见于耳鸣、缺齿、冠心病。

6) 压痕：压痕有深浅、色泽改变和压痕恢复平坦的时间不同，临床耳诊时，据此可辨别虚证和实证。①压痕深：色白，恢复平坦时间慢者多为虚证，多见于贫血、缺氧、水肿、酸中毒、耳鸣，龋齿、肾虚、腰痛、过敏疾患。②压痕浅：色红，恢复平坦时间快者为实证，多见于高血压、急性荨麻疹、肝炎、腹胀、胃炎、胆道感染、阑尾炎。

7) 水肿：①凹陷性水肿，多见于慢性肾小球肾炎、腹水、水肿、神经血管性水肿、肾虚腰痛、月经过多、内分泌功能紊乱等。②水纹波动感，多在触诊后探笔下耳穴出现周围性水肿，见水纹波动感，多见于冠心病、心律不齐、功能失调性子宫出血、糖尿病。

(2) 触摸法：注意有无耳软骨增生、软组织隆起，及隆起、增生的范围、软硬度，耳穴触摸的临床意义根据触摸到阳性反应的部位来确定。

1) 耳垂：触摸有无片状隆起增厚，如在上下颌处触摸到片状隆起质软，多见于牙周炎。

2) 对耳屏：若在对耳屏及对耳轮之间部位触及条状软骨增生，多为神经衰弱；若在耳背部的对耳屏与对耳轮之间触及软组织增厚、质软，多为多梦。

3) 耳舟：若在耳舟起始部触及条片增厚，多为肩背肌纤维炎。

4) 对耳轮上脚：触及增生变形质硬，多为外伤骨性关节痛；片状隆起、质软，多为良性关节痛、软组织损伤。

5) 耳甲部：是触摸内脏疾病的部位，如肝区触摸到海绵状隆起多为脂肪肺；胆区触摸到片状隆起质硬多为慢性胆囊炎等。

6) 耳轮部：触摸病变部位多在肛门穴、肿瘤特异区Ⅱ区结节状、条索状改变和肿瘤特异区Ⅰ区触摸疼痛敏感。

(3) 压痛法：在探找压痛最敏感的穴区后，可根据敏感穴区所对应的解剖生理功能部位或脏腑进行分析诊断。如肝区出现压痛敏感点阳性时，提示可能有肝病；十二指肠、交感、皮质下区出现压痛点阳性时，则可能与消化性溃疡有关；肾区出现压痛点阳性时，可能是肾病、腰痛或耳鸣；肺区出现压痛点阳性时，可能是肺病、大肠病或皮肤病的表现。

在多个穴（区）出现压痛点阳性时，就需进行比较，看哪个穴（区）压痛最敏感，最敏感的穴（区）所对应的脏腑或器官可能有病变。如肺区敏感点最强而大肠区同时也出现压痛点阳性时，那么可能不是大肠的病变而可能是肺病，大肠区出现的反应是由于肺与大肠相表里的缘故。如骨折的病人除相应部位有压痛点外，在肾区同时也出现压痛阳性，此根据"肾主骨"的学说加以解释分析，可不致错诊为肾脏有病。

3. 电测定法　又称为耳部信息测量法，临床运用此法对肿瘤、心脏病、肺病、肝胆疾病、泌尿系疾病等均有一定的诊断价值（表 2 - 4 - 2）。

表 2 - 4 - 2 常见疾病的耳穴电阻变化

疾 病	部 位	电阻变化
心绞痛	心区、左神门、交感、皮质下	低电阻
心动过速	心区	低电阻
肝炎	右耳肝区、脾区、胃区	低电阻
黄疸性肝炎	肝区	良导阳性
胃大部分切除术、十二指肠溃疡手术后	整个消化道区	良导阳性
血吸虫病	血基点、直、大肠	低电阻
疝修补术	大、小肠，膀胱区	良导阳性
肾炎	肾区、膀胱、内分泌、肾炎点	良导阳性
肺气肿	肺区、心区、大肠区	良导反应阳性
宫颈炎	子宫、附件区	低电阻
肩关节高举困难	肩、肩关节	低电阻
脊椎变形、肥大或骨折	相应部位	低电阻
内眼疾病	眼、目$_1$、目$_2$、新眼	低电阻

4. 耳穴染色法　耳穴染色法目前在临床上主要应用于心脏病、肝胆疾病、间日疟等。常见疾病的耳穴染色反应如表 2 - 4 - 3 所示。

表 2 - 4 - 3 常见疾病的耳穴染色反应

疾 病	部 位	染色反应
冠心病	心区、小肠、耳垂	染色阳性（点状、片状或成群状着色为阳性）
胆囊炎	相应区	染色阳性，有压痛
间日疟	脾区、疟区	疟区染色阳性，呈点状、片状黑色

（四）现代研究

1. 诊癌肿　癌症病人的耳部阳性特征主要表现为耳壳有关部位的增厚隆起，以及相应部位皮肤颜色的异常。朱丹认为肿瘤在耳郭的表现除了常规的脱屑、充血、丘疹等变化外，还有以下特征。

（1）早期癌症：在耳穴肿瘤特异区相应部位有点片状白色改变。

（2）中晚期：出现相应部位黑色如苍蝇屎样小点，边缘不整齐，中心部位有较明显的深黑色堆积物。

（3）肿瘤中、晚期：在肿瘤特异Ⅱ区（耳轮边缘中上段，耳穴结节及其上下方）有褐色或暗灰色点片状色素沉着。

（4）肿瘤早期：在肿瘤特异Ⅰ区（耳穴轮 4 至扁桃体穴之间，耳垂后缘一条狭长带状区域）有明显压痛。

（5）臀部穴（Y2）软骨增生。

对于特定肿瘤，还有一些特异性表现。①食管癌：食管穴对侧软骨增生；②肝癌：在松肌点有暗灰色梅花印；③肺癌：在耳穴肺区有灰暗色凹陷、压痛；④乳腺癌：在乳腺穴有结节隆起；⑤肠癌、前列腺癌：在耳穴相应部位皮下有结节；⑥胃癌：整个耳郭失去光泽、干燥、脱屑，在胃区有结节状或胃区增宽，耳轮结节对耳轮呈灰褐色，在幽门及十二指肠，有新生暗红色血管呈放射状。

这些发现对于推断病位有一定价值。何成江等调查 49 例癌症病人，39 例耳穴有增生隆起，约占 70%，并注意到肝部癌肿切除后，耳穴增生物在一段时间内并无变化。张梅春选取 40 例恶性肿瘤病人，依次进行耳郭阳性反应物、耳穴探诊、耳郭染色的观察，与 CT 诊断结果对比，耳穴探测与 CT 检查完全符合者 34 例，其符合率为 85%。耳郭染色诊断法与 CT 检查完全符合者 24 例，符合率为 60%。潘德年等观察到消化道癌病人单侧相应耳穴区局部隆起者，胃癌为 59%，肝癌为 52%，食管癌为 33%，肠癌为 39%，单侧相应耳穴凹陷者，上述几种癌症依次分别为 42%、39%、21%、22%。与健康对照组相比均有显著差异。对于肝癌病人的耳轮视诊，宋一同对 54 例的观察结果，肝区有结节隆起者 32 人，对照组 52 人中只有 2 人；肝区呈菜花状或点片状暗灰色者 22 人，对照组则无。此外，54 例肝癌病人在特异区Ⅰ（耳轮边缘的中上段）、特异区Ⅱ（耳垂扁桃体穴 3~4，呈一条线），也都有不同程度的阳性反应，而对照组仅有 6 人有阳性反应，与现代医学诊断结果对照，符合者占 83.33%。足见耳穴反应与肝癌的关系密切。在食管癌方面，王允惠等对 23 例病人及 39 例健康人的耳部食管穴作了探查，结果食管癌病人耳壳增生物的出现率明显高于对照组（$P > 0.01$）。其敏感性高达 96.96%，特异性为 64.1%。赵守仪对子宫肌瘤病人进行耳穴触诊观察，发现凡在单穴皮下组织内有 1 mm 粗细、2~3 mm 长的触之不消失的条索状反应物为阳性，子宫穴条索一般为上下走行，少数为斜行或横行；内分泌穴条索均与外耳道平行走行。子宫穴触诊阳性的 67 例中，术后病理诊断为本病者 48 例；内分泌穴触诊阳性的 63 例中，术后病理诊断为本病者 45 例。邢剑秋、俞明、仲远明分别研究了肝癌、食管癌、胃癌病变的耳穴电特征反应，结果表明：耳穴的点位、电容和电阻等电特征三变量具有反应癌变的特异性。此后，赵卫梅对胃癌也进行了类似研究。朱兵等曾用电阻、电容二参数动态测量方法筛检上消化道癌，检测 2 万余人，检出癌 70 例，癌前病变 126 例。试验结果表明，耳穴电容比电阻更具反映癌肿的显著性。李学义等通过对大量病例进行耳部信息探查，发现恶性肿瘤的各期，肿瘤 1~4 阳性指数均增高，反映在音响和电流指数上。阳性穴位电流的平均值下降及皮质下穴阳性增高是诊断肿瘤的重要依据之一。耳部信息探查对肿瘤普查亦有价值，如李选员用信息诊断仪对 1245 人进行体检，查到有肿瘤信息者 12 人，后经西医确诊 11 人，符合率为 91.6%。

2. 诊心脏疾病　耳褶征的出现与冠心病的发病有明确关系。1973 年 Frank 首次报道了 20 例冠状动脉疾病的耳征，其中 19 例有一种以上冠心病的危险因素，他提出早发的心血管疾病可伴发耳垂皱褶。他随后的观察表明，冠心病耳垂皱褶的发生，显著高于年龄相同的对照组。在 531 例证明有急性心肌梗死的冠心病人中，47%（251 例）有单侧或两侧耳斜形耳垂皱褶；而在 305 例年龄相同的对照组中，只有 30% 有耳垂皱褶。Christiansen 等通过 533 例病人的观察，亦发现斜形耳垂皱褶随着年龄而增加，其存在与冠心病有明确的关系。Lichstein 等于 20 世纪 70 年代末研究年龄在 40 岁以上的 113 例尸检材料，观察冠状动脉硬化和闭塞的程度与耳垂皱褶之间是否有关，结果：有双侧耳垂皱褶者其冠状动脉硬化最显著，单侧者较轻，无耳垂皱褶者最轻，无耳垂皱褶组与两侧耳垂皱褶组比较，其动脉硬化的程度在统计学上有显著的差别。美国芝加哥大学曾对 1000 人进行调查，其中 373 人耳部有皱褶，他们当中 73% 的人有心脏病。另有研究显示，耳褶征的角度亦有重要临床价值。男性如有约 45°角的耳褶横跨耳壳，55% 的会死于心脏病，而其他耳皱褶角度的心脏病致死率不如 45°高。国内上海卢湾区医院、四川富顺县人民医院等地的报道也证实了上述特征，且冠心病耳褶征的阳性率为 73.9%~97.7%，较国外报道为高，而正常人与非冠心病病人此征的阳性率则在 24% 以下。山东医科大学陈克忠等对 92 例冠心病病人和 20 例健康老人耳褶征的观察，其耳褶征阳性率冠心病组为 63%，健康老人组为 35% 两组比较，差异具有统计学意义。冠心病耳褶征阳性者较之阴性者，其血液流变学指标中的全血黏度、血浆比黏度、血细胞比容、血沉、胆固醇、甘油三酯均增加。冠心病病人产生耳折征的原因尚难确知，Meslen 等认为耳垂系由结缔组织组成，既无韧带亦无软骨，故可能对缺血更敏感，如动脉发生病变，全身之微循环皆可能改变。还有人以耳郭心区出现环状、条状、弧状改变作为冠心病的反应。王民集对 60 例冠心病病人进行耳穴染色观察，并与 60 例排除冠心病的受试者分组对照，结果表明，心与小肠区同时着色，是冠心病在耳穴上的反映特征，其符合率可达 80% 左右，而对照组仅为 3.3%。白哲伦则报道了急性心肌梗死与梗死后心绞痛病人的耳穴变化。马来西亚 Ong Lean Swee 等对 35 名心脏病病人和 75 名健康者进行外耳心区皮肤导电性检测，结果大多数心脏病病人耳郭心区皮肤电阻与对照组比较显著降低。

3. 诊肺部疾病　肺部疾病在耳郭上也有其特征性改变。郑延玉等对 32 例早期发现硅肺的工人耳区视诊检查，结果 91％的人耳轮出现黑色斑点，72％～75％的人出现肺区丘疹、脱屑和硬结。管遵信用耳穴染色法结合粉尘接触史诊断硅肺，与 X 线摄片诊断硅肺对比，对确诊硅肺病人和非硅肺受试者各 40 例的耳穴染色结果指出，其符合率达 95％。用耳部信息检测诊断肺病的研究报道很多。如薄志云选用耳穴电测定、耳穴染色、穴位压痛诊断 3 种方法对 500 例接触粉尘工人进行诊断，结果证明：凡 2 种或 2 种检查方法以上阳性反应者，可列为 X 线普查对象，提高 X 线摄片的检出率。管遵信对硅肺组和不接触粉尘的成年男性对照组各 470 例作耳穴探测，发现硅肺组耳穴硅肺点（S 点）、肺点、大肠、肾四穴敏感性很高，依次为 82.34％、88.51％、83.40％、82.98％；而对照组依次为 6.60％、11.28％、49.57％、48.30％。二者差异非常显著。继后用双盲法对 5884 人进行验证，对硅肺点四穴作进一步研究，结果获得重复。1978 年又普查 14449 名矿工，经与 X 线摄片对照，证实用该法诊断硅肺符合率在 80％左右，可作为普查的一种辅助手段。郑延玉采用视诊、音响测定之后，阳性点再作电测定等耳部信息，并与 X 线透视对照检查 501 例支气管炎，结果视诊脱屑、丘疹、充血病变最多，并集中在气管区、肺区、大肠区、咽喉区、脾区，音响及电位检测急性支气管炎以气管、大肠、肺区呈强阳性，慢性支气管炎以气管、肺、"支扩"、大肠区呈强阳性。耳部信息诊断为急性支气管炎者 88 例，临床符合 87 例；慢性支气管炎 413 例，临床符合 406 例。总符合率为 98.4％。另外，土家医也运用耳诊来诊断肺癌。

4. 诊肝胆疾病　贝润浦观察 68 例肝硬化病人的耳穴变化情况，并与 68 例健康人或非肝病病人相对照，发现 39 例病人耳穴肝区局部可有棕灰色或紫红色的色素改变，并有斑状、条索状或丘疹样软骨隆起，阳性率为 57.41％；对照组的阳性率仅 14.8％。窦国祥等耳壳视诊已确诊肝胆疾病 64 例，其中肝病（肝炎、肝硬化、血吸虫肝病、肝脾大）31 例，胆病（胆囊炎、胆石症等）33 例，有 57 例耳壳肝胆区均见阳性发现（呈斑块或条束状软骨隆起，丘疹样或粟粒样软骨结节和不高出皮肤的苍白斑区），其中双耳 29 例，单耳 28 例。关于肝病耳郭信息探测的研究，南京部队探测 115 例已确诊肝炎病人的耳郭，80％以上病人在肝炎区、肝阳 1、肝炎点、内分泌及交感等 5 穴均同时出现敏感点。在胆囊疾病方面，南京部队探测 24 例已确诊胆囊炎病人的耳郭，其中 21 例脐区、肝、腹外三穴呈现敏感点，且胆区有刺痛感。安徽耳部诊断研究协作组观察 142 例胆道结石病人的耳穴染色，结果耳郭染色后有 93％的病人出现着色斑点，而 34 例健康对照组耳郭着色点较少，占 41.18％，两组着色率有显著差异（$P >$ 0.05）；且耳郭胆囊穴着色部位与耳穴视诊的阳性反应点基本符合（76.31％），即有 29 例与耳郭视诊所见的皮肤白点相重合。刘士佩等耳郭视诊 108 例胆石症病人，发现 83.33％的病人耳穴胆区有皮肤色泽及形态的改变，明显高于健康对照组（11.11％）。耳穴皮肤改变以白点为多数，占 90.74％，白块片状增生占 9.26％，白点多少与胆道结石形态有关；视诊与耳穴染色诊断符合率为 76.32％；耳穴皮肤改变处的中心电阻值小于周围正常皮肤。王惠明应用耳部信息仪探测 100 例慢性胆囊炎、胆石症病人，并与 B 超确诊结果相对照。结果在胆、胆点、肝点、胃等穴中，以胆、胆点信号最强，二者对照确诊符合率为 96％。福州市传染病院观察 60 例传染性肝炎病人中两耳三角窝均有压痛的占 73.2％，病程在急性期者，阳性率可达 92.2％；而对照组 129 例健康人或其他病者中两耳三角窝压痛阳性率仅占 11％。陈巩苏等亦探测 75 例肝炎病人，左耳肝区压痛阳性者 54 人，右耳肝区压痛阳性者 59 人，双耳肝区压痛阳性者 52 人。不论一侧或双侧，凡肝区有压痛者 61 人，占 81.30％。而 151 例正常人中仅 4 例右耳肝区压痛阳性。

5. 诊消化系疾病　除肝胆疾病之外，还有不少医者对消化系统其他疾病的耳部信息进行了研究。如孟荣华观察 103 例已确诊消化系疾病的耳壳反应，结果耳壳相应穴出现丘疹、点片状充血、红晕等反应者 75 例（72.81％）；相关脏腑穴出现反应者 22 例（21.36％），无反应者 6 例（5.82％）。王吉根通过对 1287 例病人进行染色诊断与上消化道钡餐检查诊断进行对照比较，证明染色的深浅与疾病的性质和程度呈正相关关系。管遵信观察经纤维胃镜确诊的 36 例单纯性胃炎、31 例胃合并十二指肠炎或溃疡病人和 91 例排除胃、十二指肠疾病的对照组的耳穴染色，结果胃、十二指肠病人的耳穴着色与对照组相比，差异具有统计学意义。施永明等观察了 150 例胃病病人，耳穴胃区呈阳性反应者 24 例，其中病理证实为胃癌者 22 例；耳穴胃区呈阴性反应者 123 例，病理证实非胃癌者 122 例；耳穴胃区呈可疑反应者 3 例，病理证实均为非胃癌病人。贾孟辉对 481 例耳穴胃区望诊进行模拟病理性诊断分析，结果正常为淡红色；浅表性胃炎单纯型以黄褐色居多，出血糜烂型以充血居多；十二指肠球部溃疡活动期以充血、灰白斑居多，静止期以紫暗斑、灰白斑居多；浅表性萎缩性胃炎以油腻、粟样丘疹居多；慢性萎缩性胃炎以紫暗斑、粟样丘疹居多；十二指肠炎以油腻、充血居多；胆汁反流性胃炎以黄褐、充血、紫暗斑居多；胃溃疡以充血、灰白斑居多；胃癌以紫暗斑、粟样丘疹、干枯、黑顶样丘疹居多。此外，土家医在耳诊中主要有看、摸、脉、鸡爪探四种方法，若耳中色黄，耳微肿起且腔内湿热说明湿热蕴结于肚肠，耳后脉象快而滑动，鸡爪探耳腔内上部有明显触痛，则说明胃有隐疾。

6. 诊泌尿系疾病　贵阳医学院用经络测定仪探测 20 例肾炎病人的耳郭良导点，发现其左右耳肾区良导者分别为 95% 和 90%，而正常人仅为 4.5%。南京部队对 52 例已确诊的肾炎病人探测耳穴敏感点，发现肾、膀胱、内分泌、肾炎点四穴敏感点的出现高达 98.1%，说明以上 4 个敏感点和肾炎有一定的关系，故将此四穴视为分析肾炎病时的诊断参考穴位。

7. 诊精神疾病　国内有人自 1963 年以来就开始注意了"耳甲压痕"与精神分裂症的关系，20 余年来先后通过近 3000 例精神分裂症病人和 2500 名正常人对照观察，发现"耳甲压痕"（指耳郭背面呈陷窝状或皱裂状如指甲按压痕迹样的微小畸形）在精神分裂症病人中的出现率远高于正常人，而且多见于素质缺陷较明显的青春型和嫁接型精神分裂症病人，故耳甲压痕可能是先天性发育缺陷在耳郭上的一种标志。

8. 诊间日疟　向家伦等对间日疟病人的耳诊研究做了大量的工作。

(1) 耳穴视诊方面：通过对 91 例患间日疟血检原虫阳性者的观察，发现疟区（在贲门穴与上支气管扩张点连线中点向外延伸 0.6 cm 的区域内），脾穴上有变色、变形、丘疹、脱屑等阳性改变者 66 例，占 72.5%；而 84 例与疟原虫感染无关者，仅 4 例有阳性改变，占 4.5%。其后对此法进行验证，结果获得重复。

(2) 耳穴探测方面：用穴位探测仪探测间日疟流行区人群受检者耳穴肾、膀胱、疟区、脾等，与血检发现疟原虫对照，经过大量资料表明，耳检与血检阳性符合率达 79.2%～90%。

(3) 耳穴染色方面：77 例间日疟病人组的染色阳性率（83.12%）显著高于 75 例对照组的染色假阳性率（14.66%）。

以上研究表明，用耳诊法诊断间日疟有一定的特异性和实用价值。

9. 诊血吸虫　原中山医学院以良导法探测 230 例血吸虫病人和 230 例非血吸虫病人的耳穴，结果血吸虫病病人的血基点（耳甲艇尖端中央）阳性反应者占 97.5%，而对照组阳性率仅 4.8%。通过进一步分析发现，以血基点为基础加上直肠上段、直肠下段、大肠、肝等主要辅助诊断点中的一个或多个，分别构成 2、3、4、5 联点，则提示出现上述辅助诊断点越多者，诊断的可靠性就越大。

10. 诊脑血管病　乌鲁木齐中医院研究 200 例正常人和 125 例脑动脉硬化症病人耳褶征对比观察结果，发现脑动脉硬化症病人耳褶征出现率为 91.1%，与正常人有明显差异。柳美芳通过望诊耳垂出现斜纹，预警各类脑血管病的发生，对 2012—2014 年门诊和病房病人进行调查、统计，望诊耳垂异常病人 86 例，年龄最大 84 岁，最小 32 岁。高血压病人 81 例，占 94.1%，血脂异常 77 例，占 89.5%，超重肥胖占 43 例，占 50%，高血压合并糖尿病病人 73 例，占 84.3%，颈部 B 超斑块或狭窄 68 例，占 79%，经颅多普勒 TCD，大脑中动脉狭窄 73 例，占 84.8%，恶性肿瘤（肝 Ca）1 例，占 11.6%。综上，发现耳诊异常者患病危险因素及各类基础病的发生率均高于正常。

11. 诊疼痛症　Oleson 等用双盲法来检查耳针穴位与肌骨疼痛的对应分布，对 40 例病人用电测定、肉眼观察、触压痛检查，发现大多数耳郭上的"反应性"穴位与病人主诉躯体疼痛的发生部位是一致的，耳诊可靠度为 75.2%。他认为耳诊对昏迷病人和小儿很有用。

12. 诊脊柱病　张向丽等凭症状初筛颈椎病疑似病例，耳诊观察病人对耳轮体部下 1/5 结节，诊断用 CRS 摄影检查，诊断符合率为 86%。李小花研究证实耳穴电测阳性反应点与神经根型颈椎病和椎动脉型颈椎病有关。孟宪恩等利用日光反射耳穴法检查耳郭的耳轮和肾区诊断脊椎骨质增生，以耳轮形成黄白色道与暗红色道平行排列而成的阶梯形及肾区为依据，据此诊断 200 例脊椎骨质增生病人，与 X 线摄片相对照，有 196 例符合 X 线摄片诊断，确诊率为 98％，与对照组相比，有显著性差异。另外，包国庆亦有相似的报道。赵磊等选择 40 例主诉腰痛、腰部活动受限和腿部放射性疼痛等临床自觉症状与功能障碍的病人，分别采用耳穴电测法探查耳部穴位与影像学检查，比较二者结果发现符合率较高。吕明庄选取自诉有脊椎退行性病变症状的病人 125 例，耳诊观察病人耳郭对耳轮体、耳甲肾上的阳性反应，与 X 线对比观察，符合率为 95.2％。

13. 诊痔疮　陈巩荪等探测 20 例痔科住院准备手术病人的两耳良导点，并与 16 例正常人对照，提示痔科病人耳郭良导点有一定规律：良导点不是孤立出现于某一点，而是呈某种组合现象，经排除了对照组出现率也较高的良导点外，剩下直肠下段、尿道、外生殖器区及臀区、坐骨区可视为痔科疾病的相关良导点。

14. 诊手术创伤　陈巩荪对胃和十二指肠溃疡、疝气、食管癌病人及早孕拟行人工流产加输卵管结扎的妇女，在手术前及手术后 3 日内逐日探测良导点的结果：除妊娠妇女在人工流产加扎管手术前肾区、膀胱区、内分泌区和三角窝（包括子宫，神门）良导点出现率较多，符合生理变化的部位及所影响的主要脏器外，胃和十二指肠溃疡、疝气、食管癌三病手术前在耳郭上并未见有规律性的良导点分布。但手术后均见上下耳根、三角窝、耳舟处良导点明显增加；且胃大部切除术者良导点在整个消化道区；疝修补术者在大肠、小肠、膀胱区；人工流产加扎管者在卵巢区良导点明显增加，食管癌者在食管区良导点减少。这些与手术创伤部位有相应关系的良导点的出现应予以注意。

15. 诊乳腺疾病　刘文涛以耳穴国际标准化方案的"胸椎"和"胸"的下缘与"颈椎"和"颈"的上缘处为其视诊区。视诊区皮肤略隆起，按之皮下结节，判断是否患有乳腺增生，诊断符合率高。

16. 诊妇科疾病　南京第一医学院采用耳壳掀压法探查 20 例妇科病人的耳壳敏感点，发现以内分泌区为多（80％），次为卵巢区（55％）。南京部队发现痛经者耳壳子宫区呈点状白色或红晕，有油脂；月经及白带过多者，子宫区呈点状丘疹充血；月经过少或短期闭经者子宫区呈点片状白色、无光泽。李惠芳等用耳穴染色法对 50 例早孕妇女和 50 例未婚女青年的染色结果，早孕组子宫、阴道等穴的阳性率（94％和 64％）明显高于对照组（16％和 20％）。这一结果提示：不仅在患病时，即使在子宫产生某些生理变化时，其相应的耳穴也能产生反应，并可用染色法使其直观可见。土家医通过在耳背根部看耳筋显露情况来诊断妇科疾病：耳背筋脉红色为火气重，青色为风气重，紫色为阴内在脏物。

17. 诊中风　呼伦贝尔市人民医院用 CLRH-A 型耳穴探测器对 30 名中风病人耳穴阳性反应点探测，发现脑干、皮质下、额、心、肝、颞、枕、肾、交感频次排在前 9 位，认为这些耳穴与中风存在相关性。王频采集中风病例与健康人群相关耳穴电学特征数据，采用量化积分表方法量化中风证候，判断证候虚实，并通过研究耳穴非线性面积、弛豫面积和平衡系数在中风病例与健康人群中的异同，以及中风虚实证候间的差异，分析中风及中风虚实证候与耳穴电学特征的相关性。结果表明中风病人相关耳穴的电学特征参数不同于健康人群，差异有统计学意义，耳穴肝、脾具有非常显著的辅助诊断意义，其次是内分泌、脑干，再次是肾、肾上腺，最后是交感、皮质下和心；中风虚实证候相关耳穴的电学特征参数比较，差异亦有统计学意义，耳穴交感、肾可较明确地诊断中风虚实证候，其次是内分泌，再次是神门和肾上腺。

18. 诊急腹症　刘继洪随机选择具有急腹症临床表现，准备行手术治疗的病人 50 例，术前作一般诊断、耳穴定位诊断，经手术确诊后作比较，并选择无腹部症状的对照组 45 例作耳穴定位诊断比较。结果：耳穴定位诊断的符合率为 88％，一般诊断的符合率为 50％，而二者在统计学上无显著性差异；急腹症组、健康人组耳穴定位诊断与最后确诊相符率的比较，急腹症组符合率为 88％，健康人组为 84％，二者在统计学上无显著性差异。可见耳穴诊断法对急腹症进行定位诊断有一定的准确性和可行性，可作为急腹症诊断的一种辅助诊断方法。

19. 诊阑尾炎　上海杨浦区中心医院观察到阑尾炎病人耳郭痛点的形成一般在刺激症状后 2～14 小时，痛点的分布除大、小肠区外，还可分布在耳舟、三角窝等处，压痛点随病情而变化，病情加重及有合并症时压痛点增加，相反则减少或消失；术后耳郭压痛敏感点的消失约需 5～7 日。

20. 诊小儿多动综合征 上海长宁区妇幼保健所用耳穴诊断仪测定小儿多动综合征 60 例，发现其耳穴导电值增高，有利于早期诊断。上海针灸经络研究所采用耳-体穴导电诊断，共检测 1258 名小儿多动症患儿的左耳，测出肾上腺、枕、脑点、胆、额、皮质下、交感、肾 8 个耳穴的导电值明显增高，另外内分泌、肝、心、脾、神门 5 个耳穴的导电值都有 60％以上的患儿增高，差异有统计学意义。这些导电值增高的耳穴，可用作诊治本病的客观依据。

21. 诊中毒性耳聋 赵宜观等采用耳-体穴位导电诊断药物性中毒耳聋，发现耳穴中的外耳、内耳、肾上腺、神门等穴位导电相对值的异常与药物中毒性耳聋存在内在联系，该病病人组外耳、内耳、肾上腺三穴的导电相对值与对照组比较均显著高于导电基准值。经穴位导电治疗后，复查上述三耳穴的导电相对值，均出现不同程度的降低。

22. 其他 Akumob 认为，当耳郭皮肤出现苔藓样硬化、点状小疱、色素沉着、脉管纹增强时，可协助诊断腰骶神经根炎；长期患弥漫性椎骨发育不良的病人，耳轮皮肤出现脱屑。长友次男根据耳郭压痕点颜色的红、白和凹陷恢复平坦的快慢来决定有关病证的虚实。如压痕颜色淡，甚至不发红或凹陷恢复平坦的时间慢者，多认为是虚证，常见于贫血、缺氧、水肿、碱中毒等；反之则认为是实证。Arens 等用耳诊（按压敏感点测定电阻等）检查软组织风湿病并进行耳针治疗，取得了很好的效果。Guillermo 通过对病人耳郭进行触诊，所得到的数据与各种复杂的检查和化验如心电图、脑动脉照像、血压、血液化学、肝功能化验和其他方法所得到的测量结果相符合。此法已用于包括多种症状的 3500 名病人，诊断结果仅有 2.3％的误差。Portnov 也用双盲法分析了一些病例的耳郭诊断符合率，认为耳郭诊断与临床诊断存在很高的一致性，符合率皆在 80％以上。

贝润浦报道对 50 名 80 岁以上长寿老人耳郭视诊的观察结果，发现长寿老人耳郭的特点是耳郭长和耳垂大。据其测量，80 岁以上老人，耳郭的长度皆在 7 cm 以上（一般人为 5～8 cm），有的甚至达到 8.5 cm；80 岁以上老人耳垂长度都在 1.8 cm 以上（一般人为 1～2.5 cm），有的竟达 3.2 cm。有的老人甚至自觉 60 岁以后耳郭及耳垂有逐渐增长的趋势，足见耳郭与耳垂对寿夭有一定关系。胡志希对 24 例长寿老人与 21 例短寿者耳轮色泽的观察和对耳轮郭长、宽、厚的测量发现，长寿老人耳轮颜色淡红、荣润光泽、肉厚丰满、耳轮长、耳垂长，而耳宽无明显改变；短寿者耳轮颜色多晦暗苍白、枯槁无泽、耳郭肉瘦干薄，耳轮和耳垂短。说明耳郭的长、厚与肾之精气、经脉气血的盛衰和寿年长短有密切关系。

〔欧 晨 彭清华〕

三、山根诊法

山根，即鼻根部。观察山根部位脉纹的形态、色泽变化以诊断疾病的方法，称为山根诊法。这种诊法主要运用于小儿科。

（一）诊断原理

1. 山根 又称下极，位于鼻根部，两目内眦之间，正中睛明穴上。根据《内经》"中以候中"的原理，山根部位正好候心。由于山根位于两目内眦之间，手少阴心经"还目系"，手太阳小肠经脉到达目内眦，心又与小肠经脉相表里，其经气均能上达目内眦间。因此，山根色泽的变化最能反映心气的存亡。尤其在小儿科，山根色诊更显得十分重要。

2. 山根 即鼻根部，鼻为肺之窍而属脾经，足阳明胃经"起于鼻之交頞中"。《幼幼集成》："山根，足阳明脉所起。""倘乳食过度，胃气抑郁，则青黑之纹，横截于山根之位。"说明山根络脉的变化，可以测知肺、脾、胃等脏腑的病变；诊察山根横截之络脉在提示"脾肺为病，以脾为主"上有一定的参考价值。

（二）诊察方法

在充足的自然光线下，受检者取坐位面向门窗。检查者详细观察山根部位脉纹（即皮下显露的毛细血管）的形态（横形、竖形、斜形等）、色泽（黄色、青色、红色等）等变化。

健康婴幼儿的脉纹呈青筋隐隐，或连及鼻梁、眉毛；有病则青筋显露，颜色转深。

（三）临床运用

1. 部位（脉络所在位置的高下）

（1）小儿山根脉纹位置较高，布于山根偏高之处，或于眉心印堂者，所患疾病病位多偏于上焦胸肺。如印堂青筋多主心热发惊。

（2）小儿山根脉纹位置居中者，所患疾病病位多偏于中焦脾胃。《厘正按摩要术》即云："山根为足阳明胃之脉络，小儿乳食过度，胃气抑郁，则青黑之纹横截于山根，主生灾。"故山根所示之病，多与脾胃相关。

（3）小儿山根脉纹位置低者，所患疾病病位多偏于下焦。

2. 形态

（1）小儿山根脉纹呈横向型（如"一"字形）者，多为消化系统疾患（如消化不良、肠炎等），常见于呕吐、泄泻、积滞、虫证、疳证等脾胃病证。饶宏孝观察 1000 例小儿病人中，出现面部山根纹呈横向型者 369 例，其中有 228 例出现上述病证。

（2）小儿山根脉纹呈竖向型（如"1"字形）者，多见于咳嗽、哮喘、肺炎喘嗽、感冒（如支气管炎、支气管哮喘、上呼吸道感染等呼吸系统疾患）等肺经病证。饶宏孝观察小儿山根脉纹呈竖向型的 358 例病人中，有 218 例出现上述病证。

（3）小儿山根脉纹呈横向型与竖向型并见的混合型者，多为消化系统疾患和呼吸系统疾患同时发病，可同时出现脾胃与心肺疾病证候。

（4）小儿山根若出现青脉多条，且弯曲成虫形者，多为虫积。

（5）小儿山根脉纹呈钩字型（形如 U）或斜向型（形如"＼"或"／"）者，其临床价值不大。

3. 色泽　病色可分为青、赤、黄、白、黑 5 种，分别见于不同脏腑和性质的疾病。五色与五脏对应的关系是"青为肝，赤为心，白为肺，黄为脾，黑为肾"。

（1）小儿山根脉纹色青：包括淡青及黑色，多属消化系统疾病。常见于：①惊风，多因肝阳妄动或心肝火盛所致，或久病中气虚衰，木强侮土而成慢惊风；②中寒腹痛，多系肝经气滞或肝脾不和，引起乳食积滞而出现盘肠气痛、肠蛔虫病、泄泻、疝疾等；亦有惊泄、大便色青，伴微热及惊惕不安。故山根脉纹色青，为风、为寒、为痛，多属肝经证候。饶宏孝观察 288 例出现青色脉纹的病人中，见于惊风、盘肠气痛、虫证、泄泻、感冒等属肝经病变者 160 例。

（2）小儿山根脉纹色黄：多属脾虚或湿盛，常见于积滞（消化不良）、泄泻（急慢性肠炎）、痢疾、疳证等病证。积滞者，多因脾虚湿困或脾胃有热；泄泻及痢疾者，多系湿热内蕴，乳食积滞；疳证者，多属脾胃虚损，运化功能失调。故山根脉纹色黄，其病为湿、为热、为虚，提示脾胃受病。若为病后他色渐隐，黄色见于山根、鼻头、目眦者，为将愈之兆。是因黄色属脾，病后山根见之，为胃气将复之故。饶宏孝观察 322 例出现山根脉纹色黄的小儿病人中，有 229 例出现泄泻、积滞、呕吐、虫证、疳证、口疮等属脾胃病的证候。

（3）小儿山根脉纹色红：主热，提示心、肺热证，其中以呼吸系统疾患占多数。常见的有感冒、乳蛾、哮喘、咳嗽、肺炎等，出现外寒内热或风热咳嗽，或外感风热结于咽喉的乳蛾，或痰热闭肺的哮喘。饶宏孝观察山根脉纹色红的 390 例小儿中，其中出现感冒、咳嗽、哮喘、肺炎喘嗽等属肺经病证者 212 例。临床表现多见外感时邪、发热、咳嗽、哮喘、痰鸣、气促、夜烦不宁、纳呆、口渴喜饮、大便干燥等症，符合"红色见而热痰壅盛"（《察儿形色赋》）之说。

（4）山根光泽：山根色泽光亮鲜明，多为新病，证较轻而易治；颜色光泽晦黯而滞者为久病，证较重而缠绵难愈。山根色㿠白者，见于心脏病病人，心阳虚时尤甚；但在心血瘀阻时轻则出现青灰色，重则出现紫暗色。而小儿山根青灰，提示心阳不足；山根发暗，则提示气厥。山根色光泽为热，晦滞为寒为湿，色淡为气虚。脉络由明润转晦槁，是病趋重危；由晦槁转明润，是病情好转。山根脉络颜色浅淡，多主虚证；深浓，多主实证。色泽由浅淡转深浓，是病因虚而至实；由深浓转浅淡，是病由实而转虚。

4. 散抟　散，是脉络疏散，多主新病，或病邪将解；抟，是脉络壅滞，多主久病，或病邪渐聚。《望诊遵经》："何谓散抟，散者疏离，其色开也，抟者壅滞，其色闭也，散者病近将解，抟者病久渐聚，先抟而后散者，病虽久而将解，先散而后抟者，病虽近而渐聚，此以散抟分久近也。"如小儿山根脉络赤青聚集成团者，主赤白痢疾。《小儿推拿》：山根"若见赤乌一团，为赤白痢"。

（四）现代研究

著名儿科专家董延瑶老中医发现婴幼儿山根色诊确与脾胃、肺表病症有所关联，认为横截山根筋脉的出现，与脾胃疾患尤为关系密切。脾胃病人（47例）绝大多数异色于山根（42例）；而邪在胸肺者（22例）则多青晦布于山根偏高之处（16例），或于眉间印堂；筋纹每成斜势，甚至直抵眉内。

王霞芳亦认为山根出现青筋多属脾胃病变；并指出印堂出现青筋微黑或赤，多主心热发惊。

苑文平等对小儿山根与头发锌的关系进行了研究，观察患儿100例，除均有山根青筋突起外，另有面色黄、舌质淡、舌苔白、指纹紫、能食、食后腹胀痛、大便干稀无规律、手心烧、脉细滑等症状，且其发锌含量均明显低于正常值，予服调理脾胃中药，配合饭后服硫酸锌糖浆，每次1 mL，每日2次，连服1个月后，山根及其他症状均全部消失，发锌含量较治疗前显著升高。

郭双子等对150例反复呼吸道感染非急性发作期患儿进行临床调查，山根青在病例统计中出现87例，占总体58.0%。

肖挹认为山根色青滞或青脉横截山根而滞者，多为乳食积滞，为实证；山根色青而淡者，多为脾虚夹积；山根色青，夹有青色斑点，多为泄泻。

时毓民等发现有山根青筋的哮喘患儿在发病时青筋显露，好转后青筋变浅。在3个月以上的随访患儿中，青筋随症状减轻或消失，色泽也转浅。血小板聚集率的对比中，山根青筋组较对照组、无青筋组有明显升高。经免疫功能测定，山根青筋患儿存在着细胞免疫的低下和体液免疫IgE的升高。同时，他们也发现，山根青筋的反复呼吸道感染、哮喘小儿多存在细胞免疫紊乱，甲襞微循环存在某些异常。应用益气中药治疗有明显改善。

丁敬远等对197例反复呼吸道感染的患儿进行观察，其中120例有山根部青筋（占60.9%），中医证型以脾肺两虚居多，且山根青筋组较对照组T细胞亚群中的$CD3^+$、$CD4^+$降低更为显著。

汪永红等对100例面部青筋的婴幼儿患病情况进行前瞻性对照观察，发现面部青筋婴幼儿均有山根青筋，其上呼吸道感染、急性支气管炎的发生率高于对照组，而腹泻病、厌食症、贫血、佝偻病、营养不良等方面与对照组比较无明显差异。

〔邓　颖　彭清华〕

四、人中诊法

人中，又称水沟，位于鼻下唇上正中处。古代医籍中常用"鼻下"表示人中部位。临床上通过诊察人中的形态、色泽、温度、干湿等来诊断疾病的方法，称为人中诊法。人中诊法最早见之于《内经》，书中已有望人中色泽、形态以推测膀胱子处病变的记载。《灵枢·五色》"面王以下者，膀胱子处也"以及"唇厚人中长以候小肠"之说，张景岳注："面王以下者，人中也，是为膀胱子处之应。子处，子宫也。"古代医家诊查人中每附于口、唇、鼻诊之范畴，如《灵枢·经脉》之"口喎唇胗"，《金匮要略·中风病脉证并治》之"正气引邪，喎僻不遂"；《中藏经》之"唇正赤者生，唇面俱青者死"以及"风之病，鼻下赤黑相兼，吐沫身直者，七日死"等。其后，从唐宋至明清亦有类似的论述。如《医学纲目》提出口眼喎斜之病因为风，其病属胃等。新中国成立以后，全国高等院校二版教材《中医诊断学》提及人中之长短变化，预示疾病的吉凶，并有一些以察人中推测子宫正常与否的文献报道。人中诊法也日益受到人们的重视。

（一）诊断原理

1. 人中部位是经络交错、经气贯注的要地，与经脉的关系密切。如手阳明大肠经"交人中"；足阳明胃经"挟口环唇"；足厥阴肝经"环唇内"；手太阳小肠经"别颊上顺抵鼻，至目内眦"等。由于经脉的络属关系，使人中与经脉及其相应的脏腑联系起来，故人体脏腑功能和气血津液等的变化，可以通过人中的形态、色泽、温度等改变反映出来。

2. 由于冲、任、督三脉皆起于人体会阴部的胞中，循行向上时，任、督二脉直接交会于人中，冲脉亦有一支络脉环绕于唇而与人中联系。而任脉为阴经之海，总领诸阴；督脉为阳经之海，统领诸阳，其气与肾通，因此人中为人体经气汇聚之地，不仅脏腑经络的疾病可以反映于人中，而且尤可反映阳气的存亡和肾气的盛衰。人中是反映肾、命门、阳气的重要部位，诊察人中对泌尿生殖系统病症的诊断尤具有重要意义。

3. 从人体发生学角度来看，人中与子宫在发生学方面有一定的联系。因子宫形态异常与中肾旁管发育异常有关，而中肾旁管形成的时期，恰好是上唇（人中）形成的时期（胚胎生长的第6～第7周），如果此时期胚胎受到某种因素的影响，则中肾旁管的形成和上唇的形成，均可遭受同一因素的影响而产生形态上的同步变异。因此说，观察人中的改变可以反映男女泌尿系及生殖系统的状况。

（二）诊察方法

人中之诊察，以望诊为主，包括望人中的色泽（白、赤、黑色等）、长度、人中的深浅、人中沟内有无异常隆起或明显的皱褶纹等，其次是触诊人中的温度（灼热、冷等）和湿度（汗出、干燥等）。

1. 人中长度的测量方法与标准　可参照《人体测量手册》的有关规定，以鼻下点（鼻中隔与上唇顶部交点）至上唇缘中点的连线为人中长度。人中长度小于12 mm为人中偏短；12～19 mm为中等；大于19 mm为人中偏长。

2. 人中沟道深浅的观察方法与标准：受检者与检查者相对而坐，用聚焦灯光侧面照射人中沟，光线与上唇平面成30°～45°角，观察人中沟的两侧沟缘隆起是否清楚。若沟缘隆起不明显，沟道浅平或上唇漫平，则在沟道内无照射阴影，列为人中沟浅平；沟缘隆起明显，两条沟缘间有明显凹陷，沟道内可见明显的照射阴影，为人中沟深；介于二者之间为人中沟中等深浅。

3. 人中沟形态观察方法与异常特征：方法同人中沟道深浅的观察方法，观察人中沟道内有无细线状或点状隆起，有无明显的纵行或横行皱褶纹。细线状隆起者，其形状似皮肤疤痕，长度不一，大多呈纵向或斜向分布于沟道内；点状隆起者似针头大小，皮肤色泽正常，无充血红肿现象，可与毛囊炎鉴别；纵行皱褶纹大多在侧光照射时显现明显；横行皱褶纹则多见于微笑时。

人中沟将上唇平均分成两边，为人身左右的基准线，在人体发育成熟时定型。正常人人中正直不斜，两侧沟缘清晰，中滩外阔，长短与食指同身寸近似。身高面长者，人中稍长；身矮面短者，人中稍短；肥胖面宽者，人中偏宽；瘦削面狭者，人中稍狭。其温度和颜色与整个面部的温度和颜色一致。

（三）临床运用

1. 人中整齐端直，略呈上窄下宽的梯形，沟道深浅适中，沟缘清晰均匀、对称，为端直型，为正常形态，提示子宫、阴茎等生殖系发育良好，女性月经、排卵、生殖等功能正常。

2. 人中短浅：人中特短，沟道扁平，沟缘隐约，其色淡者，为短浅型，一般提示子宫小（常为幼稚型子宫），宫颈短，发育差，多无内膜生长；或见宫颈松弛，受孕后易漏胎；或阴茎短小，睾丸先天发育不良。据临床观察，此种人性欲较低，多有不育症，女性可有月经初潮迟，经量少；男性可有阳痿遗精，精液检查见精子活动度往往低于50%，精子计数亦偏少。据报道，人中长度短于中指同身寸0.5 cm以上的，男性可出现阳痿遗精不育症，精液检查死精子占70%。

3. 人中狭长：人中沟道狭窄细长，沟缘显著，或中段尤细，上下稍宽，其色黯者，为长窄型。提示子宫体狭小，宫颈狭长，男性可见包皮过紧或过长，女性多出现痛经。据报道，人中长度大于中指同身寸者常见子宫下垂，沟深者常为子宫后位，浅者为前倾，宽阔者为子宫肌瘤。

4. 人中上宽下窄，似倒梨形，为倒梨型人中，多提示子宫前倾或前位，常有经行胀痛。

5. 人中上窄下宽，呈八字形，为八字型人中，多提示子宫后倾或后位，常表现经行腰酸，严重者可影响受孕，多见于矮胖体型之人。

6. 人中不正：人中沟道或一侧沟缘向左或向右偏斜（除先天性、损伤性及神经性的鼻唇沟变形外），为偏斜型人中。人中向左倾斜者，提示子宫体偏左；人中向右倾斜者，提示子宫体偏右。

7. 人中有凹陷者，称为凹陷型人中，据李兆鼎报道提示骨盆异常或骨盆狭窄，易发生难产。

8. 人中有双沟者，称为双人中，提示内有双子宫，甚至双阴道或双阴道横膈。以人中沟双凹畸形判定双子宫或双角子宫畸形，诊断符合率达75%；而以无人中沟双凹畸形判定无双子宫或双角子宫畸形，诊断符合率达98.8%。

9. 人中沟道浅而平坦，沟缘不显，称为浅坦型，宽狭均可见。浅而窄者提示后天性子宫萎缩，质硬，活动较差，常表现为经期紊乱，经量逐渐减少而致经闭；浅而宽者提示先天性子宫发育不良，或生殖功能低下，或子宫萎缩（多见于老年人）。

李兆鼎按照上述规律对妇女的月经及疾病作了以下观察。①月经初潮时间：正常型、八字型的较早（12～14岁），浅坦型、短浅型的较迟（15～18岁）；②行经：八字型、倒梨型行经时（前）伴腹痛、腰痛明显；③闭经：以短浅型、长窄型、偏斜型为多；④不育：先天性者以短浅型、长窄型、浅坦型居多；继发性者以偏斜型、混合型（几种形态同时存在）为多。

10. 人中隆起：沟道中有位置及形态不定的增生物隆起，甚至引起沟形的改变，称为沟道凸隆型人中。提示情况较复杂，一般为宫颈糜烂。一侧增生或变形，则多有一侧腹痛或压痛或腰酸以及月经不调等症，妇科检查多有附件炎或增厚，子宫肌瘤或息肉、囊肿等。

11. 人中起疹子，多提示宫颈糜烂、附件炎，男性则可见前列腺炎、精索炎等。

12. 人中有瘀斑，多提示子宫内膜结核、附睾结核、精索静脉曲张等。

13. 混合型人中，为多种异型人中复合交叉在一起出现，提示其临床意义与上述相同。

14. 人中松弛变长者，多见于子宫下垂。

15. 在孕妇，如果人中短于同身寸，多为先天肾气不足，提示有流产、早产之倾向；若人中原本正常，而孕后某一时期突然短缩，且伴腰膝酸痛，带下绵绵者，提示难免流产，这种迹象每在流产前7～15日即已显露。

16. 孕妇人中出现枯黄而浅平，且水沟呈上宽下窄的倒梨形，提示胎儿发育停止，甚或胎死腹中。

17. 孕妇人中较孕前变长，且气色黄活，多提示胎儿为男性。有人曾运用此中医方法辨别胎孕男女计264例，其中男性126例中有94例在孕中出现人中增长，占78%。

据秦学义观察70例原发性不孕和100例经产妇女之人中沟和子宫发育情况，证实人中与子宫二者之间确有联系。将人中沟形态归纳为五型，即端直型、梨状型、平坦型、横凹型和狭窄型。并发现70例原发性不孕病人中，端直型和梨状型人中沟仅10例，占14.29%；而平坦型、横凹型和狭窄型者达60例，占85.71%。对照组100例经产妇中端直型、梨状型人中沟97例，占97%。有非常显著性差异。说明原发性不孕症与人中沟的类型有非常密切的关系。且170例受检者中，子宫正常大者110例，其中端直型、梨状型人中沟者105例，占95.45%；其他三型人中沟仅5例，占4.55%。有非常显著性差异。说明子宫正常大者多见端直型、梨状型人中沟，而子宫不正常者多见平坦型、横凹型、狭窄型人中沟。

18. 泌尿系病症常变现于人中。如癃闭病人，若人中常变浅而呈㿠白色，为肾虚气化不及膀胱；若人中先萎弛，继则变浅而缩短，为肾虚之极，水毒内踞，邪有冲心蒙窍之趋势；如肾病出现氮质血症时，人中每有萎弛之象，继转尿毒症则反短缩，迨至昏迷临危则唇外翻。

19. 人中亦示小肠与心脏之病变。如隐性冠心病者在临床症状尚不显著时，而人中每呈长窄型状，其色晦滞，迨至心绞痛发作时，则人中紫暗，甚则短缩。

20. 危重病人，如人中短缩，唇且变薄，为脾阴绝；若短绝似无，则为阴阳离决之危征；人中卷缩者，谓之唇反，为脏腑之气欲绝，尤其是脾气败竭之征象。反之，人中满，为脾阳欲绝之象；若满而唇外翻，亦为阴阳离决之征。《中藏经》："面青，人中反者，三日死。""唇反，人中满者死"；"唇反者，肉先死。"

21. 人中形态的改变，在危重病证之中，最常见于中见。风邪中于经络，每见口眼㖞斜；风中脏腑，可见口痉、"唇反张"；唇颤动者，可由血虚风动或脾失濡养所致，多见于生育过多的年老妇女、人流次数过多的贫血妇女，或中风后遗症病人。

22. 人中色泽与其人面部色泽相似，当病情严重时，可有异常色泽出现于人中。人中色黄而透红，肌肤丰润，为脾肾健旺，后天充盛之象；反之，人中色萎黄，肤松肉薄，为脾肾虚弱，阴血不充之征；人中显土黄色，为脾胃虚寒；孕妇人中隐黄则胎漏下血，为子死腹中。

23. 人中色白者，病危难治；人中色淡白，见于虚寒泄泻（慢性溃疡性结肠炎）；色淡白面干者，多为血枯闭经；人中㿠白，冷汗涔涔，多见于咳嗽、咯血（支气管扩张、肺结核咯血）；人中上近鼻际处呈㿠白色，多为气虚崩漏。

24. 人中微见赤色，多病发痈；人中下段近唇际处潮红，多属血热崩漏，或为膀胱湿热之血淋；人中下段近唇际处色淡紫，甚则水沟短缩，多见于实热胃痛（十二指肠球部溃疡）；人中隐现紫红，多见于瘀热痛经。似疗而生于人中，形如赤豆，色紫顶焦，称为龙泉疔，由上焦风热攻于督脉而成。

25. 人中色青主寒证；人中隐现青色，多见于寒性痛经。

26. 人中色黑，可见于肾病综合征及尿毒症；人中时青时黑，主肝病及肾；摄口色青，人中颤动，为肝风侮脾；人中微黑主热证；人中色灰暗失荣，多见于阳痿、男性不育、房劳过度、失精及男性泌尿系疾病和女性宫颈炎、附件炎、卵巢囊肿、子宫肌瘤等病人；人中青黑，可见于睾丸炎、前列腺炎、输尿管结石等病变疼痛之时；下痢者，脐下忽剧痛，人中色黑，乃病危之征。

27. 人中呈暗绿色，多见于严重胆囊炎、胆结石、胆绞痛病人。

28. 人中出现黑褐色，或有片状黑斑，为天癸气竭，冲任不足；人中色泽偏晦滞而枯夭，或见色素沉着，多为肾虚不孕；人中光泽明润，提示孕妇气血旺盛，母子安康。故人中部位色泽的变化，可作为早孕的诊断参考。

29. 人中温度与颜面温度近似，触之表面灼热者为外感温热病，重按始觉温热者为阴虚郁火潜藏；脾阳虚陷之久泻病人，每于子后至午前人中烘热，为阴火上乘之象；人中冰冷为阳虚阴寒太盛或寒厥、癫痫厥逆。

30. 人中汗出蒸蒸而热，当辨是否服过发汗之剂，或为阳明潮热汗出；人中冷汗淋漓，多为虚阳外越之脱证。

31. 血热崩漏病人常自觉人中灼热；气虚崩漏病人则每觉似有清涕欲下，而喜用手帕按压。

32. 热厥之早期，肝风之欲临，类中之初始，人中常抽搐，或麻木。

33. 查与人中有关的局部症状，亦能提供人中诊断病症的辅助旁证。如：①孕妇人中色偏红而时生红疹者，多示胎毒甚重，娩出之小儿多疮疖之灾。②人中偏斜，而舌体活动如常，则示病在舌体；活动欠灵，则示病在脏腑，病重且深。

（四）现代研究

李浩然认为人中诊断学的意义，不仅是能提示重危疾病之预后和转归，而且能较早地反映消化系、心血管系以及泌尿生殖等系统的病理变化，从而对疾病的诊断与防治提供重要旁证。

林伟芬介绍江苏名老中医朱良春的临床经验，临床上凡是人中与中指同身寸长度不等的，无论男女，其"膀胱子处"均有病变，且长度差别越大，症状就越明显，男性则有阳事、生育等方面的病症，女性则见经带胎产诸异常与子宫下垂。并测量了男女各150例病人的中指同身寸及人中的长度，发现同身寸与人中之长度差距超过正常范围（大于0.3 cm）的98例中除1例男性病者外，均有生殖系统病症；长度差距在正常范围（小于0.2 cm）的则无生殖系统病症。其中男性中指同身寸长度大于人中0.5 cm的有29例，占受检人数的19.33%，分别患有阳痿、早泄、不射精、不育、子痈、狐疝等病症；女性中指同身寸长度大于人中0.5 cm的有69例，占受检人数的46%，分别患有痛经、崩漏、经前腹痛、习惯性流产、早产、不孕、闭经、妊娠恶阻、白带多等病症。且一般经治获效的病人，其人中的异常颜色如黑、赤、青等，均随病情向愈而转为正常，但人中长度不能改变。

张德林则发现针刺人中穴可使月经逐渐减少，并继发痛经、闭经等；改刺承浆穴可使月经复常而怀孕，从而认识到了人中和子宫有一定联系。

顾亦棣等对 284 例育龄妇女的子宫和人中形态学进行了相关性研究。

(1) 正常组与疾病各组人中长度比较，子宫发育不良组人中偏短的出现率（11/51），经 χ^2 检验，明显高于正常组。即正常组 88 例、畸型子宫组 49 例、子宫发育不良组 51 例、子宫肌瘤组 55 例、卵巢功能不全组 61 例，其人中长度偏短者依次为 4、1、11、1、4 例；人中长度中等者分别为 77、40、39、31、52 例；人中长度偏长者依次为 7、8、1、3、5 例。

(2) 正常组与各组人中深度比较：上述 5 组人中浅者分别为 14、10、28、8、29 例；人中中等深者分别为 47、31、18、22、26 例；人中深者分别为 27、8、5、5、6 例。经 χ^2 检验，差异有非常显著性意义。其中子宫发育不良组（54.90%）和卵巢功能不全组（47.54%）人中浅平的出现率，明显高于正常组（15.91%）。

(3) 正常组与各组人中沟形态比较：上述 5 组人中形态正常者分别为 69、8、39、20、49 例；形态异常者分别为 20、41、12、15、12 例。经 χ^2 检验，差异有非常显著性意义。其中畸型子宫组（83.67%）与子宫肌瘤组（42.86%）人中沟异常形态的出现率均明显高于正常组（22.73%）。

(4) 正常组与各组中指同身寸与人中长度关系比较：上述 5 组中指同身寸与人中长度之差 ≥5 mm 者分别为 39、17、23、12、28 例；长度差 ≤0 者分别为 11、13、5、7、6 例；长度差在 0～5 mm 之间者分别为 38、19、23、16、27 例。经 χ^2 检验，差异无统计学意义。

(5) 正常组与各组体型比较：上述 5 组体型瘦者分别为 47、23、30、19、20 例；体型中等者分别为 22、13、13、12、13 例；体型胖者分别为 11、6、4、2、4 例。经 χ^2 检验，差异无统计学意义。

李志刚通过人中诊与 B 超检查的对比分析，发现人中的变化与妇产科疾患确有一定的关系。

蔡庄等从形态学角度对 284 例人中诊察结果分析，以探索人中与子宫的相关性及其机制。临床观察 5 个组资料均通过显著性检验（卡方检验和方差检验）证实了人中与子宫相关的临床意义。其中子宫发育不良组的人中浅平型或短促型出现率较高；卵巢功能不健组的人中浅平型出现率明显增高；畸形子宫组和子宫肌瘤组的人中沟形态异常（隆凸、褶纹、线状隆起）出现率较高。说明在形态学方面，人中与子宫有一定的相关性。

屠立平等对女性"人中"形态与妇科疾病的相关性做了研究，从人中上宽、下宽、高度、面积等方面进行了探讨，发现月经失调组人中上宽、下宽、高度、面积均较小；正常组、子宫肌瘤组各指标值较大；而内异症组各指标值大多居于二者之间。说明人中形态与妇科疾病之间可能存在着一定的内在联系。

辛国芳等对人中沟与子宫形态进行了研究，所测受试者子宫 3 径及 3 径和数的值 3 组间相比较有显著差异，尤其是幼稚型子宫组的子宫纵径、横径、厚径远小于子宫发育良好组；但 3 组间相比较人中沟的中长线、最宽线、最深线的值却无显著差异。幼稚型子宫组的人中沟 3 线值不但不小，反而略高于其他 2 组，说明人中沟的长短、宽窄、深浅并不能反映子宫的大小形态。

王子义等通过对 500 名妇女的跟踪报道发现人中与子宫的一些关系，月经初潮时间：正常型、八字型较早，一般在 11～14 岁；浅坦型和短平型较迟，一般在 15～18 岁。行经：八字型、倒梯型行经时或行经可伴有腹痛和腰痛明显。闭经：短平型、狭小型、偏斜型、沟道凸隆型为多。不育：先天性的以短平型、狭小型、浅坦型为多。继发性的以偏斜型、沟道凸隆型和混合型为多。

〔蒋鹏飞　彭清华〕

五、腹诊法

腹位于身体前部，上连胸，下接股，侧临胁，后有背，其性属阴，内藏脾、胃、肾、膀胱、大肠、小肠、女子胞等脏器，为内在脏器的屏障和宫城，有保护脏腑的作用。腹部大体分为心下、胃脘、大腹、小腹、少腹五部分。剑突下方称心下，上腹部相当于胃脘，脐周为大腹，下腹部系小腹，小腹两侧为少腹。心下、胃脘、大腹部位又名中焦，内居脾胃；小腹、少腹部位又名下焦，内居肾、膀胱、大肠、小肠、女子胞等脏腑。临床通过望腹形、观腹色、听腹音、测腹温、按腹力、诊压痛、问腹痛、察腹中动气、探腹中癥块等以诊断疾病的方法，称为腹诊法。通过腹诊，可得到诸多反映胸腹部脏腑、经络等病理变化的腹证。而腹证是临床各种疾病判断病位、病因、病性、转归、预后以及辨证用药的重要客观指征与依据。

中医腹诊源远流长，它是在《内经》《难经》的理论基础上发展起来的一门诊断学科。《黄帝内经》是现存我国第一部记载有腹诊内容的医籍。汉代《伤寒杂病论》一书的问世，把腹诊腹证与临床诊断、方药治疗密切联系起来，全书涉及腹诊论法的文字有300多处，论及有关腹诊的条文达141条，是历代任何书籍都不可比拟的。隋唐时期的《诸病源候论》初步奠定了腹证的病理学基础，并载有腹诊手法，腹诊的范围也进一步扩大到内、外、妇、儿各科病症中。宋金元时期成书的《类证活人书》《注解伤寒论》《伤寒明理论》《卫生宝鉴》《幼幼新书》《妇人大全良方》《圣济总录》《太平圣惠方》和金元四大家的书籍中有关腹诊的研究，体现在关于《伤寒论》腹诊的研究及补充，脏腑理论的深化对腹诊发展的促进和内、儿、妇科等专科著作为特征的腹诊论述及医案三方面。明清时期的医家对温热病的腹诊、脏腑腹诊部位的确立、脏腑的经穴诊断、脏腑病证腹诊内容的补充、腹部动气诊法和中医腹诊的全面整理等方面进行了研究。

（一）诊断原理

腹部为阴海，内纳五脏六腑。《灵枢·胀论》："脏腑之在胸胁腹里之内也。"俞根初之《通俗伤寒论》："胸腹为五脏六腑之宫城，阴阳气血之发源。"日本吉益东洞："腹者，生之本，百病皆根于此。"说明腹部是人体之外廓，是保护脏腑进行正常生理活动的坚强护卫，为水谷之乡、气血津液生化之源和输布气血津液营养全身的重要枢纽，生命之根本，且又是全身经气最集中的部位，故腹可谓全身之阴府，五脏六腑之宫城。根据《内经》"有诸内，必形诸外"的原理，胸腹之形色能反应脏腑、经络、气血的生理病理变化，因而有诊断疾病的重要价值。

从经络循行来看，任脉、冲脉、足少阴肾经、足厥阴肝经、足太阴脾经、足阳明胃经、阴维脉、阴跷脉、带脉等经脉主要循行于腹。另外，手太阴肺经"起于中焦，下络大肠"；手阳明大肠经"下膈，属大肠"；手少阴心经"出属心系，下膈络小肠"；手厥阴心包经"下膈，历络三焦"；手少阳三焦经"下膈，循属三焦"；足少阳胆经"贯膈，络肝，属胆"。这些经络又皆起于腹和止于腹，即十二经脉中除足太阳膀胱经外都和腹有直接联系，奇经八脉中除督脉及阴跷、阳维脉之外，也都和腹有直接联系。因此，腹部为全身经脉走循最多、穴位分布极密的部分。故诊察腹部可了解上述经脉及其相应脏腑的病变情况。

由于腹部内藏有脾胃、肾等重要脏器，脾胃为后天之本，气血生化之源；肾为先天之本，内藏真阴真阳，又受五脏六腑之精而藏之，为生命之精气的根本，故腹部是脏腑阴阳气血汇聚之地。又由于腹为阴，手足三阴经及任脉皆循于腹，故腹部为阴脉之海，主候阴气的盛衰。当人体脏腑发生病变以致阴阳之平衡被打破时，即可反映于腹。

此外，腹部经穴密布，腹部之十二募穴内通五脏六腑，为窥视脏腑之孔道。更由于腹部还有神阙、气海等要穴，为观察内脏，尤为候脾胃冲任之要地。因此，腹部是窥视人体内脏的一个重要哨所。《灵枢·胀论》："胸腹脏腑之廓也。"再者，由于腹部募穴通过内气与背俞穴相通应，因此在诊断方面，二者必须互参，所谓"审募而察俞，察俞而诊募"是也，于此有利于增加诊断的准确性。

（二）诊察方法

诊腹时，让病人仰卧于床上，两手放于身体两侧，头部垫起，大致与身体平衡。袒露胸腹，全身放松，体态自然，排空二便，心绪安宁。医者立于病人一侧，首先察看腹部的外形、紧张度、皮肤色泽、性质，有无黄疸、皮疹、瘀斑、水肿、溃疡、青筋，并闻其有否肠鸣等异常声音。然后，问其是否进食，有无痞满、疼痛等不适感觉。最后，暖手，集中精神，以心下、胃脘、大腹、小腹、少腹为序，循序渐进，由上而下，先左后右，从轻到重，由表及里地切按腹部，诊察有无痛、硬、急、结、悸等病变征象。

腹诊的手法，虽然各家有所不同，但大致上可分为以下 2 种。

1. 伏手压按法　医者以右手掌伏于病人腹部，五指微浮起，先徐徐抚摸胸上 2～3 次，然后转向腹部。诊时手掌轻轻随病人呼吸进行，无阻其气，再渐渐重压，左旋右还，候胸腹内之静躁，诊肌肤之滑涩润燥。

2. 三指深按法　医者以右手食、中、无名指之侧，微微按腹皮，审候凝滞、结聚。若深按有结聚，宜辨大小以及疼痛与否。如按有微小之征，再以中指深按之；或以三指直立深探，以察腹底之候。

正常人腹部肌肤细密润泽，颜色如常，上腹稍低，下腹微丰，中间微凹，两旁略高，常与胸骨下端到耻骨联合的连线相平，脐孔稍凹陷。小儿及肥胖者腹部可稍凸起，身体瘦弱者可稍见凹陷。正常之腹部无膨满、紧张，心下舒适。腹壁按之柔软而有弹性，腹肌张力适中，皮肤光洁，与肌肉不分离，青筋不显露，无黄染、皮疹、溃疡、水肿、瘀斑，扪之无硬结、肿块、动悸、压痛等。

（三）临床运用

1. 色泽

（1）腹皮色赤者，主热证，包括实热与虚热。局部皮肤焮红者，为疮疡或内痈。全身皮色如常，唯独腹皮变赤，按之退色，放手则色赤如故，为火热之邪壅聚于腹部的征象，常因胃肠溃破引起，常伴有剧烈的腹痛，腹皮按之疼痛，放手时疼痛更甚。

（2）腹皮色黄者，主黄疸或虫积；麻疹出而忽隐，腹皮色白者，为正气不足；腹皮色白，又主虚证、寒证；色青者，主寒证、痛证及惊风；色黑者，主寒证、痛证、劳伤及瘀血；外感时邪，腹皮卒然青黑者，为危证。

（3）腹皮色淡，腰带部位呈褐色者，多为正常，亦可见于肾上腺皮质功能减退之肾阳虚者。左腰部呈蓝色，为腹内出血外渗，见于急性出血性胰腺炎。脐周发蓝为腹内大出血的征象，称为 Cullen 征，见于急性胰腺炎、异位妊娠破裂者。腹部和腰部不规则斑片状色素沉着，见于多发性神经纤维瘤。妇女妊娠后，在脐下正中线上有褐黑色线，常持续至分娩后才逐渐消退。

2. 形态

（1）腹部凹陷、腹壁松弛者，多为虚证。如上腹部及右季肋部出现局限性凹陷，多见胃脘胀痛，为胃、十二指肠穿孔的早期征象。若整个腹壁瘦薄，腹皮甲错，腹皮以脐腹为中心下陷于里呈舟状者，称为舟状腹；严重者深凹着背，脐周搏动明显可见。多见于严重消瘦，伤津脱液，脏腑精气极度耗竭的病人，如霍乱、泄泻、痢疾等。

（2）腹部胀满，隆起，腹壁紧急者，多为实证。腹皮紧急光亮，抚之太热者，为内痈重症；腹皮因胀满或腹水而致腹大无纹者，为危证；腹膨满见于腹胀，未满心窝者病尚轻，已满心窝者病重。麻疹见腹胀满者，为逆证。

（3）臌胀：又称为单腹胀，以腹部胀大，皮色苍黄，甚则腹部青筋暴露，四肢不肿或微肿为特征，乃由气、水、血积于腹内所致。如病人平卧时腹部高于胸部，坐位及站立时腹部突出于身前，按之柔软无凹痕，叩之如鼓，无波动感者，为气鼓，多因气结所致。如腹部坚满，皮色光亮，平卧如蛙腹，按之如囊裹水，腹壁有凹痕，叩之音浊，摇动有水声，有波动感者，为水鼓，多因水聚所致。如见腹上青筋暴露，面颊、颈胸部出现红缕赤痕，是以血瘀为主。本病腹未见青筋者，虽胀易治；青筋暴露，腹臌胀者，难治。

（4）疳积：小儿形瘦，腹大如鼓，青筋暴露，伴厌食、便溏诸症者，为疳积。乃因脾胃久虚，滞积内停所致。

（5）疝气：表现为直立时或用力后，腹壁呈半球状隆起，平卧后可回纳腹腔者。多因寒滞肝经，或气虚升提无力，气滞腑气不通所致。发生于脐部者称为脐疝，多见于小儿，啼哭时尤甚；出现于腹部正中线上者称为腹壁疝；位于腹股沟中部者称为股疝，多见于女性；发生于髂窝部者称为腹股沟疝等。一般有轻度胀痛感，如平卧不得回纳者，可产生剧烈绞痛。

（6）腹纹变异：妇女怀孕后，在下腹壁丰满处多出现纵行条纹，色淡蓝或粉红，产后可转为银白色而长期存在，称为妊娠纹。乃怀孕之后，血养胎儿，冲任失养所致。另外，臌胀、腹水及较久之积聚症病人亦可出现紫色的腹部纹，但多伴有大腿上部和臀部紫色纹及其他体征。腹纹还可见于长期服用大量激素的病人。

（7）腹筋怒张：指腹部出现青紫色的脉络怒张，多见于久病体羸、血瘀气滞之证。如果出现以脐为中心向上、向下走行的青筋怒张，其血流方向正常，此为经脉不畅，气滞血瘀于脉中，病情相对较轻；若出现以脐为中心向上、向下、向左、向右走行的腹壁青筋怒张，血流以脐为中心呈放射状走行者，常伴见蟹爪纹和血丝缕（蜘蛛痣），多因经脉阻塞，血流不畅，血液瘀滞所致，病情较重，见于单臌胀病人。

（8）腹皮厚实者肠厚实，腹皮薄者肠薄。腹皮厚廓大，按之柔而有力，或按之如水上浮板，有根底可应，为有神之象，主寿；反之，腹皮薄廓小，按之硬而无弹性，或按之虚软如水上浮纸，无根底可应，为无神之象，主夭。

（9）妇女腹皮宽大者多子。孕妇腹部隆起，上小下大者，怀胎为女；中正圆高者，怀胎为男。孕妇腹部松弛下陷者，多为胎萎不长，或胎死腹中。

（10）腹上凹陷而下部凸出呈袋状，多是内脏下垂（胃下垂），为中气不足所致；腹部大而匀衡凸出，皮肤有厚的皱褶，肚脐深陷，是肥胖的特征。

（11）腹部动气高者，主虚亦主热；其动散而不聚者，为脏气大虚之象。腹部包块时起时无者，为虫积。腹中有块冲起，有头足者，为寒痛。

（12）腹皮枯而无泽，腹皮拘急，或如板者，为内有瘀血之兆；腹中有动气为内有恶血的信号；小腹右旁凝结为内有蓄血的标志；脐下甲错为小腹必有瘀血之象；小腹痛而见腹皮甲错者为肠痈。

（13）腹中蠕动：腹部见到明显蠕动者，多为脏腑功能紊乱，属于病态。若蠕动见于胃脘部分，由左胁下近处开始，缓慢地向脐的右上方移动，形成宽大的波形，一起一伏，周而复始者，为病在胃，多为胃下口狭窄梗塞，水谷难通，可使人食入即吐，大便燥结状如羊屎，形容枯槁。若蠕动见于脐周，其形近乎平行排列，此起彼伏，状如索条而或粗或细，腹部隆起者，为病在肠，多为肠中梗塞不通，常并见呕吐不已、大便矢气尽无、腹中剧痛等症。

（14）腹部皮肤出现斑疹，多见于急性热病病人，或由风邪、湿热之毒侵犯肌肤所致。

3. 声音

（1）肠鸣音：即腹中漉漉作响之声。肠鸣音高亢宏亮者，病属阳属实；肠鸣音低弱者，病属阴属虚。若其声在脘部，如囊裹浆，振动有声，若直立行走或以手托按，其声则漉漉由上转下者，为痰饮留聚于胃；如声在脘腹，漉漉如饥肠，得温得食则减，受寒饥饿时加重者，为脾肾阳虚，肠胃不实之病；若腹中肠鸣如雷，气冲全腹，频频而作者，多属风、寒、湿邪停滞中焦，湿甚则脘腹痞满、大便濡泄，寒甚则脘腹疼痛、肢厥吐逆；肠鸣伴脘腹胀满，嗳气叹息，每遇生气则肠鸣腹痛加重，为肝脾不和，肝气横逆，克伐脾土，脾气不升所致；肠鸣且发热，里急后重，大便奇臭，腹痛即泻，泻后痛减者，多因饮食不洁，湿热内生所致；肠鸣音增高呈金属声，多因肠道梗阻，腑气不通所致；肠鸣音消失，多见于肠麻痹。

（2）振水音：常人在饭后或空腹饮大量水后，晃动身子或用手撑击腹部可发出叮当水击震荡声，不为病态。若在饭后6～8小时或空腹时仍有振水音则为病态，多为胃气不足，水谷运化失司，蚀滞胃脘所致，常见于胃下垂、胃扩张、幽门梗阻及肠道梗阻等病症。

4. 疼痛

（1）胃脘痛：胃脘部冷痛剧烈，得热则减者，属寒邪犯胃。为寒邪直接损伤胃腑阳气，使胃脘收缩拘急所致。胃脘灼热疼痛，消谷善饥，口臭便秘者，属胃热炽盛。多由火盛灼津，胃的腐熟功能亢进所致。胃脘胀痛，嗳气，郁怒则痛甚者，属胃腑气滞，系气郁不舒，肝气犯胃所致。胃脘刺痛，痛有定处者，属胃腑血瘀，是因瘀血内停，胃腑脉络阻滞而致。胃脘隐痛，喜暖喜按，呕吐清水者，属阳虚，由阳虚生寒，胃的腐熟功能减弱而致。胃脘灼痛嘈杂，饥不欲食，舌红少苔者，属胃阴虚，为阴津亏虚，虚火内扰所致。

（2）腹痛：大腹（上腹）隐痛，喜暖喜按，便溏者，为脾胃虚寒，运化失职所致。小腹（脐下正中部）胀痛，小便不利者为癃闭或蓄水证，乃膀胱气化不利所致；小腹刺痛，小便自利者为蓄血证，系瘀血停于下焦所致。少腹疼痛，多与肝经病有关。包括寒凝气滞、湿热下注、血瘀癥瘕、肠痈、疝气等实证及肝肾虚损，冲任不固之虚证。如少腹疼痛，牵引睾丸，坠胀剧痛，或兼阴囊收缩，遇寒痛剧，得温痛缓者，为寒滞肝脉；少腹胀满，痛引阴睾，时作时止，时急时缓者，为肝郁气滞；左少腹痛甚，下痢脓血，里急后重者，为热毒结肠；右少腹拘急疼痛，拒按，或有包块，或伴寒热者，为肠痈；左少腹绵绵作痛，面色㿠白，倦怠乏力，形寒肢冷者，为下焦虚寒。

绕脐疼痛，起包块，按之可移者，为虫积；腹痛绕脐，按之如山峦高下不平者，为寒疝，多因小肠受寒所致；脐腹绞痛，欲吐不吐，欲泻不泻，烦躁闷乱者，为干霍乱，多因暑热湿邪阻滞中焦，气机窒塞不通所致；腹痛绕脐，满硬拒按，日晡潮热，大便秘结，或下利稀水者，为阳明热结；脐腹疼痛而满，矢气而减，或脐部有气瘕攻动而痛，情志不畅加重者，为肠胃气滞；脐腹疼痛，痛则欲泻，下而不爽，里急后重，便下脓血者，为湿热毒痢。凡腹痛暴急剧烈，胀痛，拒按，得食痛甚者，多属实证；凡腹痛徐缓，隐痛，喜按，得食痛减者，多属虚证。凡腹痛得热痛减者，多属寒证；腹痛喜冷者，多属热证。

（3）压痛：腹部压之疼痛者为实证；按之痛甚或拒按者，为邪实内阻，如胃肠燥结、瘀血等，亦主寒甚。胃脘胀闷、按之则痛者，称为小结胸，因邪热内陷，痰饮互结心下，胃气上逆所致；胸脘腹皆硬满疼痛，手不能近者，称为大结胸，乃由热与痰、水相结而致。腹部疼痛，按之痛甚，痛处固定不移，刺痛不止者，为瘀血留内；按之胀痛，病处按此连彼者，为病在气分，多属气逆。

心下胃脘部正中线偏左或偏右处压痛明显者，提示有胃脘痛（胃和十二指肠溃疡）；右少腹压痛，常见于脐与右髂骨棘连线的中外 1/3 交界处压痛明显，称为阑尾点，提示有肠痈；右侧上腹外缘与肋弓交界处压痛明显者，称为胆囊点，提示有胆腑病变。

5. 胀满

（1）痞满：自觉心下满闷，堵塞不通，按之濡软者，为心下痞证，乃由脾胃气伤，无形之邪内陷结于心下，中焦气机失常所致。

（2）腹胀：按之如鼓者，为气胀；按之如水囊者，为水胀；按之坚硬如板者，为血胀；腹胀凸起，腹筋暴露者，为臌胀，即单腹胀；腹皮胀大如鼓，按之痛或不痛，青筋暴露，肚脐突起，腹肌强硬者，为臌胀。腹胀多因寒热湿邪入侵，气滞、痰饮、食积、瘀血、虫积等，以致气机不畅，气滞血瘀；或气化失司，气运不宜所致。

上腹胀，多属脾胃病变；小腹胀，多属膀胱病变，如蓄水、蓄血等；胁下胀，多属肝胆病变，为气滞血瘀。妇女少腹微胀，逐月渐大者为妊娠；若坚大而痛者，可能是癥瘕。

腹胀时减，复如故者，为寒；胀不减，且燥实者，为热；卒然腹胀甚者，为气郁；胀无休止，痛有定处，为有形之食积、瘀血、虫积、癥块所致；时胀时止，痛无定处，为无形之气郁、寒热、血虚所致；胀久不减为实，常因于气结、水停或燥屎所致；胀满时减者为虚，常见于脾虚。

腹胀，腹皮软，不泄不喘者易治；如迁延日久，身瘦喘息不安，腹皮硬结，腹内拘急有拍水音者皆难治。单腹胀，四肢面容消瘦，而腹部肿胀甚，按之硬满而痛者亦难治。

（3）腹满：多因寒邪凝结，聚而不散所致。腹满属寒者多，属热者少。腹部胀满，按之有充实感觉，有压痛，叩之声音重浊者为实满，主实主热；腹部膨满，但按之不实，无压痛，叩之作空声者为虚满，主虚主寒。腹满身重，难以转侧，口不仁面垢者，多为邪热内盛，胃气不通之证。

6. 软硬

（1）腹壁按之柔软，而重按脐腹有力者，为正常。腹壁瘦薄，脐腹按之柔软无力者，多为虚证；腹部按之陷软无力者，为脏气虚损；按之如指入灰者，为脏腑精气衰竭；按之腹皮陷而久久不起者，为水停肌肤。

（2）腹壁按之硬者，为邪实居内；腹肌肿胀，按之痛硬，或反跳痛，甚或腹肌硬如板，痛不可近手者，为急腹症；腹壁强硬如板，也见于癌瘤晚期。

外感病按之腹未硬者，为邪在表；按之腹硬痛则为邪已入里。

7. 积块

（1）积聚：腹中扪及肿块，痛有定处，推之不移者为"积"，为阴凝所结，累及血分；痛无定处，发作有时，推之能移，时聚时散者为"聚"，为气滞所致，病在气分。积聚多因七情郁结，气滞血瘀；或饮食内伤，痰滞交阻；或寒热失调，正虚邪结而成。

腹部积聚因位置不同而有不同名称，如肿块位于脘腹，自心下至脐上一条扛起，其大如臂者，为"心积"，又称伏梁；位于中脘，腹大如盘者，为"脾积"，又称痞气；左胁下如覆杯，有头足者，为"肝积"，又称肥气；右胁下覆大如杯者，为"肺积"，又称息贲；腹中有块，不时上下，如豚自少腹直奔心下者，为"肾积"，又称奔豚。

（2）癥瘕：指腹内按之有硬块。一般以按之硬块形证可验，坚硬不移，痛有定处者为"癥"，属于脏病；聚散无常，推之游移不定，痛无定处者为"瘕"，属于腑病。常由情志抑郁，饮食内伤，致肝脾受损，脏腑失和，日久正气不足，气滞血瘀所致。本病与积聚相类，但积聚多见于中焦，癥瘕多见于下焦。

（3）痃癖：脐旁两侧有条索状肿块物者为"痃"；癖块隐伏于两胁，平时寻摸不见，痛时方能触及者为"癖"。多因饮食不节，脾胃受伤，寒痰结聚，气血凝滞而致。本病亦与积聚相类，但以上焦为多见。

（4）石瘕：指妇女下腹增大，状如怀子，扪及积块，伴有月经不调、白带增多等症，其病在胞宫，为胞中损伤，瘀血结成。

（5）肠覃：指妇女小腹内生长肿物，始如鸡卵，久如怀孕，按之坚，推之不动，月经仍下，或多或少的疾病，多为寒气客于大肠，气阻血瘀，结而为瘕。

（6）虫块：腹中按之形如筋结，久按转移，细心诊察，觉指下如蚯蚓蠕动，腹壁凹凸不平，按之起伏聚散，往来不定者，为虫积，多见于儿童。

（7）左少腹作痛，按之累累有硬块者，为肠中有宿粪；右少腹作痛，按之疼痛且有包块应手者，为肠痈；男子小腹扪之有包块者，多为疝。

（8）腹中肿块按之软柔、有水鸣者，为饮邪内聚；结块硬而按之不痛者，常与结核、瘰疬等病症有关。

8. 动悸

（1）心下悸急：病人自觉心下悸动不安，按之扑扑跳动者，为"心下悸"。由肾阳虚衰，制水无权，寒水之气上乘，凌心犯胃而致；或水停胃中，胃阳被水寒所抑，阴来搏阳所致。

心下胃脘部或胀满之极，或疼痛之极，或拘急紧张不可耐者，为"心下急"。为少阳阳明合病、阳明胃热结聚之象。

（2）脐部动气：

1）脐上动气：①动气在脐上，脐跳躁急，渐浮于表面，腹肌板窒少活力者，为下焦虚寒，阳气浮越而致。②脐上筑动，按之虚弦或大而不实，上及脘中或虚里，腹壁软绵，环脐无力者，乃阴精亏损，虚阳浮越之象。③脐上动气，连及虚里而澹澹大动，虚跃不息者，为下虚已极，摄纳无权，病情危重，亟宜培元固脱。

2）当脐动气：①动气在当脐，脐跳濡弱，腹肌板窒，脐腹时痛，痛而喜按，肠鸣呱呱有声者，为脾肾虚寒，命门火衰，不能温煦中土，冲脉失于镇护，冲气逆动所致。②当脐筑筑跳动，其势充满搏指，腹肌灼热，满腹虚胀而不拒按者，因肠热蕴结，阳明气逆而致。③脐跳当脐或左旁，或上冲脘中，其势如新张弓弦，按之弦劲搏指者，由水亏火旺，冲阳上冒所致。

3）脐下动气：动气在脐下，脐跳弦紧或弦细，腹部拘急，腹中线有较明显的弦急感，病人喜蜷卧以缓其急，为脾肾阳虚，寒邪内郁，寒伤冲脉，冲气于上所致。

（3）冲任脉动：

1）冲任脉动高者主虚主热；动微者亦主虚。外感病内有积热时，可见冲任脉动高。动而低者热尚轻；动而高者热甚重；邪热退后，冲任脉动渐微者佳。久泻之人而冲任脉动跃震手者，为亡阴之候。冲任脉动沉微，按之虚冷者，为命门不足；冲任脉动甚，兼虚里脉亦动跃，或并心胁皆振动者，为真阴失守的大虚之候。

2）按冲任脉动而热，热而灼手者，症虽寒战咬牙，肢厥下利，是为真热而假寒之候；若按腹两旁虽热，而冲任久按无热而冷者，症虽面红口渴，脉数舌赤，亦为真寒假热之候。

9. 凉热

（1）腹皮按之不温暖而冷者，为寒证，喜暖手按者属虚寒；按之热或灼手者，为热证，喜冷物按者，属实热证。

（2）脉候有热而腹皮候无热者，为表热；按腹而其热灼手者，为伏热，热不易去；小儿肚腹按之热者，为宿食；热退后，腹部按之热者，为热未尽解。

（3）危重病人少腹冰冷者，为阳气欲绝；治疗后脐下转温者，为阳气回复之征。

（四）现代研究

1. 腹诊方法的研究

（1）传统诊察：张仲景提出了按法，既把按法作为诊察手法，也把按法作为治疗手段。俞根初不仅首次提出了腹诊的定义，还对腹诊的手法进行了详细的说明。认为腹部诊察的手法应分为轻、中、重三类手法，与脉诊时的浮、中、沉三种手法一一对应。还提出了"按摩当分轻、重、击、抑，察肌表当轻手循抚，查深部病变宜重手推按，沉积之何如介于二者之间，宜中手寻打"。

（2）现代诊察：现代临床的腹诊法主要以丹波宦庭提出的轻手循按、中手循扣和重手推按三种诊察手法为主，再配摩法、扣法、推法（推法是指医者在按压积块或局部肿胀、疮疡、肢肿等病证时用手指从病化一侧推动，试探其坚硬程度及活动度或波动感，来判断疾病的性质、转归及预后）予以辅助。刘文巨将手法分为伏手压按法和三指深按两种，腹诊的顺序一般自上而下，先观胸胁及虚里，次为上腹部，再为脐部，最后为下腹部。李灿东归纳手法为触按、推按、叩击三种。胡爱平归纳手法为按（双手按、单手按）、压、摸、拍、弹五种。唐先钰将腹部按诊归纳为按、指压、起按、滑按、持按等，以察腹部冷热、软硬、疼痛、痞块、动悸等。也有人将腹证归纳为观形态，视脉络，按腹力，听声音，测腹温，试肌肤，探虚里，诊拘急、疼痛、痞硬支满、胀满、动悸、癥块等，并分别论述不同腹诊的四诊所见特征。肖凡等则将主要腹诊手法分为轻手循抚法轻按、扪按、热手按、中手寻扪法中按、揉按、揣摸，重手推按法3种，其他尚包括叩诊法、浮沉触诊法、腹痛单指触诊法等，应用以上手法诊查腹征细致入微，可获得大量的客观信息，对于辨别病因、准确处方用药起到了指导作用。

（3）腹诊仪诊察：据王琦、李斌芳等介绍，目前临床上的腹诊仪主要是通过系统的模拟电路（如传声器电路、前段信号处理、控制模块）来采集腹部肌力、温度、肠鸣音和肌电信息等，从而判断疾病的寒热虚实性质和病变部位等。

（4）腹诊施诊顺序：龚玲通过对日本汉方医腹诊的研究，指出医生站于病人右侧，以右手诊查。腹诊前应先嘱病人放松仰卧，双手自然垂直，下肢取伸展位，使腹直肌保持自然长度，进行触诊之后再让病人屈膝，在腹肌松弛状态下以拳扣听振水音。通常用手掌自胸至腹轻轻向下触诊，对腹肌的紧张度、腹壁的厚薄、腹部的动悸及温度进行探测。肖凡等对腹诊诊察方法及内容进行了论述，内容涵盖腹诊基本要求及注意事项、被诊者及诊者姿势、腹诊方法及内容。其认为腹诊包括虚里诊、脐诊、穴位诊断等，腹诊应该按望、闻、问、切顺序进行，对胸腹各部位进行探察。孙忠年等亦认为腹诊应该按望、闻、问、切顺序进行逐步诊察。每一诊均按先胸后腹顺序开展，内容详尽，包括胸腹肿胀、斑疹、胸腹胀满、胸腹疼痛、动悸与奔豚等，并且附有妇女胸腹问诊方法。腹诊作为一种诊断方法，要求病人、医生在安静环境、平静状态下按一定程序进行。这对于医生获得可靠信息、准确辨证施治至关重要。

2. 常见腹证的研究

（1）胸胁苦满：是病人两季肋区出现的一种自我充满感，而他觉症状是在诊断时，诊者拇指自季肋下向胸腔内上方按进去，有明显抵抗感，同时病人感到气短，痛苦加重。胸胁苦满可于两侧同时出现，也可在一侧单独出现，但多见于右侧。该项腹证的出现为肝胆经的病变，是用柴胡汤一类方剂的指征。

日本医者通过注入肝脏处理不了的大量抗原，诱发慢性炎症，制成胸胁苦满的病理动物模型。将佐剂关节炎鼠注射酪蛋白抗原发生的结缔组织增生症候群，模拟胸胁苦满，并投与大、小柴胡汤，观察到了预计的显著抑制作用。以四氯化碳造成家兔肝损伤，可见到胸胁苦满部位呈现低电阻状态以及纤维样变性、毛细血管破裂等浆液性炎症的初期阶段变化。用细针刺入并留置于家兔的左、右膈肌边缘部，在出现胸胁苦满的部位，也呈低电阻状态，局部皮肤、皮下结缔组织呈现增厚、浮肿和轻度硬结样改变。从而说明弥漫性肝炎和膈肌炎症时皆可出现胸胁苦满，其病理改变是结缔组织炎。

日本有地滋认为，胸胁苦满是间叶系统的免疫性炎症，是机体的一种反应，当体力下降时，其有关表现也即消失。胸胁苦满在急慢性肝炎都可以明显看到，而当发展成为肝硬变时，胸胁苦满也随即消失。这可能是由于肝硬变时，病人抵抗力减退所致。因此胸胁苦满的发生，决定于致病因素及机体防御力两个方面的对比。

（2）心下痞及心下痞满：心下痞为自觉心下部位有痞塞不适，但触摸时不触到心下部的抵抗或压痛感觉，多为痰饮上犯所致，临床常选用苓桂术甘汤。

心下痞满为心下痞兼在心下部位有膨满状，多为虚证，常选用人参汤一类的方剂。

（3）心下痞硬：为心下部位的腹直肌紧张。腹诊时，拇指除外，四指并起，在心下部位探索，有弹性的抵抗感，但无压痛。可单独出现，也可与胸胁苦满同时出现，并有虚实之分。虚证较明显时多采用泻心汤加减；若伴有胸胁苦满，可与柴胡汤类方合并化裁。心下痞硬，按之痛者，为实证，如心下硬满、心下痞坚、心下石硬等，可选用大陷胸汤之类的方剂。

土佐宽顺等探讨了伴随心下痞硬出现的自觉他觉症状，综合这些症状，认为均与湿邪有关，而心下痞硬则是湿邪侵犯机体出现在腹部的反应。并对 136 例、平均年龄 51.7 岁、腹诊为心下痞硬的病人，进行了腹部平片检查，发现心下痞硬腹证与胃的形态学改变（胃窦部有气影及黏膜皱襞影等）呈正相关关系。土佐宽顺等还研究了心下痞硬腹证与血清儿茶酚胺的关系，结果心下痞硬病人血中去甲肾上腺素明显增高，从而得出心下痞硬腹证的产生与交感神经功能失调有关的结论。高桥宏三等从超声波探讨发现，心下痞硬者肝右叶的右侧胸壁中腋窝线附近额面断层的计测值（R_L）与肝左叶腹主动脉的矢状面断层的计测值（L_L）的比值（R_L/L_L）有变小的趋势。因而认为心下痞硬的发生与交感神经功能以及肝左叶的大小有关。

（4）心下支饮：为心下闻及有振水音的一种腹证，若以指掌抚摸心下，稍用力即听到水声，指掌似摸暖水袋一样的感觉，为胃部停留水湿，多属虚证，可选用苓桂术甘汤一类的方剂。

（5）心下支结：为上腹部腹直肌拘急，支撑心下的一种状态。触诊时病人可有紧张感，腹下部柔软。该类腹证可选用柴胡桂枝汤加减方。

（6）拘急：指腹肌，特别是腹直肌的拘急。腹诊时在脐两侧抚摸到尤如按琴弦一样的感觉。此乃腹壁深层拘急而被触到的一种状态，又称为里急，属于虚证，常用大、小建中汤缓解拘急。

（7）腹满：为一种自觉或他觉的全腹部膨满状态，有虚、实之分。实者腹满内容充实、紧张，用力按压腹壁有底力。虚证的腹满腹壁松弛，亦或紧张，但按之无底力。腹满便秘者多实；腹满腹泻，或伴有腹水者多为虚证。

（8）胸腹动悸：系腹动脉搏动而显现出来的一种跳动。诊者在腹诊时易从腹表望到，并可通过指掌感到跳动的他觉症状。如诊者不能看到和感觉跳动，仅病人自我感觉者称为悸，即自觉心跳不安的感觉。动悸的部位因病情而异，如心下悸、脐下悸、肾动悸等，均属虚证。不同的动悸部位，需用不同药方剂。如心动悸用炙甘草汤；心下动悸用茯苓甘草汤、苓桂术甘汤；脐上、脐旁动悸用补中益气汤；脐下悸和肾动悸用五苓散等。

（9）少腹满及少腹硬满：下腹部的膨满称少腹满，同时有抵抗感者称少腹硬满。少腹满有自觉与他觉同时并见者，也有仅自觉满者。自觉与他觉并见者，多为虚证。少腹硬满还有水证与血证之分，水证者小便不利，为蓄水；血证者小便自利，为蓄血。

（10）小腹拘急和小腹弦急：均属下腹部拘挛状态，可见到腹直肌从脐下至耻骨联合附近痉挛。常见于下焦虚证。小腹拘急和小腹弦急虽属同类，但后者在发病程度上较前者为重。

（11）少腹急结：可见于少腹左侧，触之如条索状，对于擦过性之压力有急迫性疼痛，多见于女性。腹诊时让病人伸直两腿，用手指尖轻轻触及皮肤，然后迅速从脐旁擦过样移向髂窝。如有少腹急结证，病人就会突然感到疼痛而屈膝，即使是意识不清的病人也会皱眉，并努力避开医生的手。仅用力按压时产生的疼痛并不是少腹急结。少腹急结证是瘀血的体征。

（12）小腹不仁：为小腹麻痹之意，并有无力空虚状，为肾虚元气不足的一种体征。不仁又为感觉不灵敏及功能障碍之意，故截瘫、昏迷或腹部手术后大小便功能未恢复等病人，亦属于小腹不仁的性质。

（13）正中芯：指人体腹部腹皮下沿正中线可触到如铅笔芯状线。腹诊时可用食指和中指与芯线呈垂直角度上下探摸，除手指有感觉外，病人并有疼痛感。此为虚证的腹证。正中芯出现的部位不同用方亦不同，在脐上为四君子汤，脐下为八味丸，贯脐之上下为真武汤等。

日本角田朋司通过对 3300 多名患儿的检查，发现小儿正中芯的出现率男孩多于女孩，并且不同疾病正中芯的出现部位不同。哮喘男孩正中芯的出现率高，低年龄层尤为明显，4～5 岁以后有减少的趋势，与无哮喘组呈明显不同的分布，故认为这是哮喘患儿的特征。

（14）瘀血腹证：除少腹急结、少腹硬满外，还可能触到有抵抗、压痛的条索状物。部位不同用药也不同，少腹左侧用桃核承气汤；脐左侧用桂枝茯苓丸；脐右侧用大黄牡丹皮汤；小腹部用抵挡汤等。

王阶等认为急、结、硬、满为瘀血的典型腹证。少腹急结、少腹硬为较急重之证，而少腹满者，虽证较缓，但蓄血亦已成。瘀血腹诊的区域主要是脐区、脐下区、京门区和少腹区。脐区诊察脐腹的结痛、压痛、刺痛；脐下区诊察少腹满、少腹硬、少腹硬满、少腹满痛、少腹急结等；左少腹区主要诊察血之凝块及其压痛；右少腹区诊察少腹肿痞（肠痈时的反应）；京门区诊察软块、条索状物等。并对诊断为血瘀证又同时具有瘀血腹证的 50 例病人观察的结果，发现瘀血病人中精神异常常与瘀血腹证相随出现，是运用活血化瘀方药的一个指征。

日本学者发现，腹诊时将手指轻按脐左（有时脐右）斜下方 2 横指部位，腹部出现抵抗，再向其深部加压时，病人主诉疼痛向上或向下放散，称为瘀血压痛点。这种拒按现象与瘀血的存在有重要的关系，为察知瘀血是否存在不可缺少的诊断方法。瘀血压痛点可分为脐旁压痛点、回盲部压痛点和乙状结肠部压痛点，通过指压大腿内侧的血海穴，可使瘀血压痛点消失率接近 100％。腹部瘀血压痛点越明显，血海穴的压痛反应越敏锐。

日本小川新将脐旁及脐以下的腹部瘀血性变化重新分类，并以自行建立的检查法对 3 万余人检查，认为脐周围及下腹部抵抗压痛为瘀血症状之一。在具有瘀血腹证的 600 例病人中，544 例有不同程度的腰椎、骨盆的骨病变，其中大部分为距盆腔最近的骶椎、耻、坐骨、骶髂关节下缘等部位的变化，即具有瘀血腹证的病人多有骨盆的变化。

用热像图及超声波观察瘀血腹证，发现少腹急结病人的左髂窝附近压痛部位的体表温度低，皮下脂肪组织的层次排列紊乱，但随着服用桂枝茯苓丸压痛缓解后，低温影像也消失。另外少腹急结的病人，静脉血氧分压低下，血栓弹力图呈凝固亢进状态，肝促凝血酶、尿激酶升高。用末梢血流量变动光谱对骨盆淤血综合征进行探讨时发现，该病病人 10 秒周期以下的频率区域，其频率急剧下降，而服用桂枝茯苓丸后自觉症状改善者，波型接近正常。褐噪声型光谱显示流体力学中的郁滞，从而反映了骨盆瘀血综合征病人微小血管狭窄，或血黏度增大，红细胞变形能力低下。因而确认瘀血腹证与微循环障碍、血液流变学异常、血小板功能及生化代谢异常等存在一定的联系。

日本柴田良治研究瘀血腹证与放射线的关系，认为瘀血初为流动的血液（包括淋巴液、组织液），受到炎症等因素的影响后导致水肿，血液黏度增高，循环障碍，引起腹征的变化。用中药治疗后，不仅腹证消失，而且放射线征象亦有明显改善。

史载祥等对 31 例瘀血腹证组和 25 例正常人组腹部表浅血流量的观察结果，瘀血腹证组下腹部、右髂部、左髂部的表浅血流量均较正常人减少，其中下腹部和右髂部的表浅血流量有极显著差异。用红外热图像仪同步测定瘀血腹证组 15 例和正常人组 12 例的腹部温度，结果表明，瘀血腹证组腹部最低温度为（29.82±0.21）℃，正常人组腹部最低温度为（31.14±0.26）℃，两组比较，有极显著性差异。分析腹部低温区出现的部位，瘀血腹证组腹温最低部位多出现在下腹部，其余依次为右髂部、左髂部；正常人组腹部低温区多出现在右髂部，其次为下腹部。

（15）全腹紧张：多为危重病人的一种腹证。全腹紧张多兼腹痛，常是外科、妇科急腹症的表现，多为实证，应及时处理。

（16）腹皮枯燥：腹诊时，手心扪之感到皮肤有明显的枯燥感者，为腹皮干涩，说明津液已伤。

（17）腹壁的厚薄与弹力：腹壁缺乏弹力，皮肤能被手指抓起来者，多为虚证；反之，皮下脂肪丰富，腹部有弹力，腹皮不能摄起来者，多为实证。

3. 临床应用的研究　目前腹诊在临床上尚未得到广泛应用，腹诊研究也以理论研究和文献研究为多，但理论与文献研究最终是为临床应用服务，临床应用的研究不仅可以验证理论的科学性，而且可以为实验研究提供新的思路和方法。关于腹诊的临床应用研究主要有胃肠道、心血管、恶性肿瘤等内科疾病，急性胰腺炎、阑尾炎等外科疾病以及妇科和儿科，对于判断疾病的病性、病位、病势，揭示疾病的发生发展规律，并进而指导确立治法和处方用药有重要意义。

（1）中风：金鸿伟总结分析了 200 余例中风病人腹诊情况，如以腹诊定病位深浅，对主诉肢麻无力又无阳性体征者，令其仰卧，伸直抬高两腿与床面呈 45°角，半分钟后，凡见一侧下肢无力而下垂，并见同侧腹肌张力上下均减低或增高者，为中风中络之征；半身不遂，两侧腹肌张力及反应性差别较大者，多为中经已深，差别不大或无差别者中经尚浅；中风意识障碍，两侧腹肌张力明显增高或降低，多提示病情危重（中脏），非闭即脱。如以腹诊断病性虚实，则以深按腹壁深层有充实感（抵抗力）者为实，无抵抗力者为虚。如以腹诊辨风痰瘀热病理性质，则起病时腹肌强硬或手按腹壁后局部出现肌肉强直为风象；自觉心下痞塞，腹诊按之无抵抗和压痛为湿痰，若有抵抗和压痛为风痰和热痰；出现少腹急结、满、硬、硬满是瘀血的表现。如以腹诊定通疏之治法，则项强伴腹部板硬但不胀满为刚痉，用葛根汤治疗；项强伴腹软为柔痉，用瓜蒌桂枝汤治疗；项强伴腹满，或腹虽不满但心下硬满者，均急当通下，用大承气汤治之。

（2）胃下垂：黄肖功曾对 20 例胃下垂病人作立位或卧位腹诊，并以 X 线摄片作对照，发现均有不同程度的胃形低垂、下腹膨起、抱腹后舒服、腹壁脂肪菲薄和腹肌松弛。剑突下沿中线向下触及空瘪的止点（相当于胃小弯处）与 X 线片示胃小弯位置呈现一定相关性；8 例剑下空瘪止于上脘穴与中脘穴间者，X 线示胃小弯平髂脊；10 例空瘪止点在中脘与建里穴间者，胃小弯在髂脊下 2～3 cm。在此基础上，他又用腹诊计量法对 45 例胃下垂病人进行诊断，与 X 线片所示结果对照，45 例中 X 线片示胃小弯在髂脊下 2 cm 者 17 例，腹诊计量法鸠尾至上腹空瘪止点除以同身穴距的商数是 3，上下波动不超过 0.5；28 例 X 线片示胃小弯在髂脊下 3 cm 以上者，其商数是 4，上下波动不超过 0.5；45 例之外凡商数在 2～2.5 之间者，均列入胃缓。

（3）胃炎：刘启泉等通过多年临床实践，通过腹诊，结合脉诊及现代诊察手段电子胃镜、电子肠镜、数字胃肠造影，总结出胃肠疾病腹诊证治的特点，其认为如果胃脘心下部出现轻度压痛，无板结，病程较短，多为浅表性胃炎，属胃炎活动期，结合舌脉辨证，治疗宜理气清热和胃；如呈中、重度压痛，伴有明显的节律性疼痛，诊之有条索状物，则多为溃疡病或糜烂性胃炎，结合舌脉及症状，宜清热解毒，化瘀通络和胃；若按之较软，有"振水声"，多为水湿内停，宜化湿和胃；若腹部干涩，按之有板状感，轻按有分层感，说明病程久，虚实夹杂，宜扶正祛邪并举；若腹部干涩，按之板结，腹部干瘪，伴消瘦、乏力、舌红等，则多为胃阴亏虚，宜选用石斛、南沙参、百合等益气养阴之品。

（4）肠道疾病：在肠病的辨证中，刘启泉认为如脐左右压痛明显，多为脾虚或肠道湿热。若右少腹脐右寸压痛，大便秘结，兼腹满，舌红苔腻，脉滑或实，为热结肠腑。而左少腹脐左寸压痛，兼见大便溏泄；腹满，舌淡苔腻，多为脾虚夹湿。若小腹脐下寸压痛，多为乙状结肠病变。治疗宜根据兼症不同灵活加减。湿热用黄芩、黄连、败酱草等；气滞用预知子、佛手、香附等；血瘀者选用姜黄、丹参、郁金、五灵脂等。另外，他还指出腹诊应与辨病相结合，如根据腹诊所得辨别浅表性胃炎、溃疡病、萎缩性胃炎及肠上皮化生等。

李正之通过对 56 例慢性胃肠病人临床观察，通过腹诊及日本 RM－6000 型多导生理记录仪进行腹主动脉搏动描计，发现脾胃虚弱与腹主动脉搏动亢进有一定的正相关性。证明了"当脐有动气，按之牢若痛，有是者乃脾胃虚，无是者则非也"，对脾胃虚弱证的诊断有一定的参考意义。

程孝雨治疗一例老年肠梗阻误诊为感冒的病人，通过腹诊及光片诊断为肠梗阻，据中医"腹痛以通为用，六腑以通为用"的原则，给予灌肠、抗感染等治疗，后转危为安。通过案例说明了腹诊在临床诊疗中的重要性。他认为临床当中不能忽视腹诊的应用，只有做到四诊合参才能诊断明确，不至于遗漏任何疾病征象。

黄煌教授据大柴胡汤之心下痞硬，按之有抵抗感腹证，治疗胃大部切除术后倾倒综合征病人，以大柴胡汤加减，七剂而安。

（5）急性胰腺炎：李艳冬观察 30 例本病病人之腹证，发现均有上腹正中或偏左、偏右的压痛拒按，局部硬（肌肉紧张）。认为本病是以上腹正中为主的腹证表现，辨证属少阳阳明合病，经用大柴胡汤加减治疗，平均 7 日腹诊体征基本恢复正常。

（6）慢性胆囊炎急性发作：李艳冬对 30 例本病病人之腹证进行观察，结果 30 例均有右上腹胁下硬满拒按，5 例有反跳痛者之腹证更明显，合并胁满胀的 13 例为少阳气机受阻，故本病为少阳肝胆的腹证表现。

（7）阑尾炎：李灿东对 31 例阑尾炎进行术前腹诊，发现各种阑尾炎在轻按时均以肤荣、湿热为特征。而急性单纯性阑尾炎又以兼见重按时胀痛、刺痛、局部疼为特点；慢性复发性阑尾炎以兼见刺痛、局部疼为特点；坏疽性阑尾炎以兼见刺痛、局部疼，叩击时鼓音、浊音为特点；穿孔性阑尾炎以兼见刺痛、全腹痛、板状腹、弹按痛，叩击时鼓音为特点；阑尾周围脓肿以兼见局部痛，推按时隆起、弹按痛，叩击时浊音为特点。

（8）慢性前列腺炎：李夫道观察了 360 例慢性前列腺炎的腹诊反应，126 例湿热下注型在左右维道穴区有阳性反应，而血瘀型 24 例则在左右天枢穴区有阳性反应。深压痛为瘀血和肾虚，条索结节多属湿热，按压则舒多见于虚损型。

（9）妇科疾病：朱斌认为腹诊可辨别痛经腹痛的部位、时间、性质，以确定治则；可辨析流产前的胎漏与胎动不安，辨析流产或宫外孕的腹痛，辨析产后腹痛的虚实，辨析肠覃、石瘕等女性盆腔生殖系统发生的肿块等。郑其国也探讨了妇科腹诊的内容以及对于病位、病性、病邪种类及胎别的诊断意义。认为望腹之隆凹、滋润、枯燥等可辨虚实，望肌肤甲错可诊断瘀血。郑其国还探讨了腹诊在不孕症辨证治疗中的应用，认为通过腹诊，可以辨不孕症的虚实、分寒热、诊痰阻、候气滞、察血瘀；可以确诊不孕症的病位如肾、肝及胞宫等；还可以指导临床治疗。

张红认为妇科腹诊当四诊合参为是。问诊时如腹部刺痛固定不移，拒按拒揉者，属瘀血实证；少腹如扇，冷痛不适，属阳虚寒甚，凝滞胞宫；经前腹痛多实，经后腹痛属虚；腹中烦满不得卧者，多为气滞血瘀；少腹坚痛，恶露不尽，属血瘀内结；小腹坠胀，气短食少，属气陷不固；腹中满胀，灼热不适，多为湿热下注。望诊时如腹部皮肤松懈下陷，萎黄不泽，多属气血亏虚，或胎萎不长，亦见于胎死胞中；妊娠腹大异常，多见于羊水过多；腹大胀满，矢气频作，常见气机郁滞；腹色枯燥，状若鳞甲，多属瘀血内结。闻诊主要为腹部听诊，可监测胎儿的状况等。切诊时凡见腹中积块，应细心诊察肿块的大小、形状、硬度、活动度及喜按拒按等情况以辨识其良恶性质。如坚硬如石，推之不移，活动度差，多属恶疾；质软可移，触痛不甚，多为气滞；妊娠腹痛，按之腹皮绷急、压痛、反跳痛，多为宫外孕；脐中及其周围，触之应手，动微无力，多属冲任气虚；下腹硬肿、疼痛，多属湿浊阻滞，或瘀血内结；腹中如裹，多属胎水肿满，或羊水过多等。

张英英认为中医腹诊在中医妇科临床诊病过程中有着不可替代的作用，他根据自己多年临床经验，结合现有腹诊文献资料，对腹诊在妇科中的意义进行了论述。他认为妇科腹诊包含望、闻、问、切腹四部分，通过以上四步多能辨别病证的寒热虚实，邪气之性质。他认为切诊是中医腹诊中最为重要的内容。以腹痛为主的两类月经病证为例，他提出腹痛绕脐，按之如山峦高下不平者，其痛多为肾气不足，两少腹按之作痛，多属肝气郁结证；上腹按之或痛或胀多为太阴经病变；小腹按之痛者，为冲任病变。他主张中医腹诊应结合现代诊断仪器，这样中医腹诊将会不断发展，生生不息。

（10）儿科疾病：杨卫平阐述了小儿腹诊的范围、具体方法及临床运用。认为通过小儿腹诊可辨虚实、审寒热、辨表里、审脏腑、求病因等。如轻按即痛者病在表，重按始痛者病在里；若见发热患儿，按其腹无热者病在表，按腹热甚灼手者病在里。关元、天枢有压痛或硬结，提示为肠痈；中极有压痛，提示病在膀胱；腹诊见胸胁苦满者，为病在肝胆；若见胃脘与脐腹部不温者，为脾胃虚寒。全腹膨胀，且见压痛，腹中雷鸣者，多属肠结；腹绞痛兼现肠鸣如蛙者，为肠盘气痛；腹痛阵发性加剧，位于右上腹者，提示蛔虫钻胆；腹痛见于右下腹者，为肠痈；肚大青筋，若现波动感者，多为水肿；若兼见胁下有痞块者，常属瘀积；兼见面黄肌瘦者，多属疳积。

章新亮总结了江西省名老中医江心镜腹诊治疗儿科疾病的经验，江心镜根据自己多年临床经验，摸索出一套扣按小儿肚腹的诊断方法，结合其他辨证方法，提高了临床疗效。江氏认为"要知热肚腹求"，小儿肚腹有热则生胀满，一般小儿肚腹鼓音为热，如扣之呈沙瓜之音则为秽热，或为暑天伤冷，热湿积中，或为脾虚夹湿热积滞。如扣之如纸箱之音，为湿重于热，有痰实积滞。如为木桶之音，则为热重于湿，或是有痰湿水饮。如扣之不响，按之如石，则为单腹胀，宜采用消导之法。小儿肚腹瓜形鼓起而大为热，绵软者为虚热，坚硬者为实热，形似蛙腹扁而宽为寒或湿重。总之，江氏总在掌握了其他疾病资料后再进行腹诊，这样获得的诊断就会更加准确全面。刘朝晨探讨了小儿腹痛腹诊法，文中刘氏探讨了小儿胃脘痛、虫积腹痛、肠痈腹痛、肠结腹痛的腹诊特点及方法，如其谈及胃脱痛时指出乳食积滞者，腹部胀痛拒按，按之痛甚；脾胃虚寒者，腹痛隐隐，喜温喜按癖滞者，按之痛如针刺，或按之痛有定处而拒按。总之，在诊察小儿腹痛时，一定要耐心细致，灵活应用腹诊法，才能不误断病机，达到准确诊断的目的。

（11）心脑血管疾病：肖凡等以现代医学疾病的分类方法对心血管疾病当中的病毒性心肌炎、心律失常、冠心病、慢性心力衰竭等进行了腹证描述，论述了各种疾病当中出现的腹证，并处以方药及单方验方。如其认为心律失常的腹诊特点以心悸、胸闷为主可伴心前区不适等，用药以养心安神为基本法则。曹丽静根据刘保和教授经验，对血府逐瘀汤的腹证进行了临床验证，以"敲击右胁肋痛并牵引剑突下疼痛"为应用指征，治疗心悸、眩晕等病症取得了满意疗效。王满囤通过多年临证观察，认为附子汤的腹证为腹部无压痛点，但全身伴有不适之症状属虚证，并提出了如伴有压痛则为实、热、郁等，结合问、舌脉诊，以附子汤为主加减治疗高血压病、脑血栓形成等取得了很好的临床效果。另王满囤根据自己多年积累的临证经验，将附子泻心汤应用于冠心病的治疗当中，他认为"下脘穴至脐的中点压痛""脐左处压痛或脐左下至腹股沟之间有明显压痛"是附子泻心汤的腹证关键，结合恶寒汗出等症，用附子泻心汤治疗阳虚兼肠腑热实的原发性高血压、冠心病，疗效可靠。

（12）神经、精神疾病：王尔玺通过探讨桃核承气汤之少腹急结症，以小腹左侧有抵抗或触痛，深部触之可见索状柔软物为辨证处方标的，根据腹诊所得将桃核承气汤用于精神分裂症、周期性精神病当中，取得了满意疗效。陈武夫将腹诊应用在失眠的辨治中，通过对门诊例失眠病人腹证的观察，在不同类型失眠病人当中，以胸胁苦满、腹胀满痛、脐旁压痛点3个为主要腹证表现，其中尤以胸胁苦满、脐旁压痛点占多数。张丽娟．摘译日本东洋医学杂志"精神疾患与腹证"，论文作者通过对神经症、自主神经功能紊乱病人的腹证观察，经腹诊辨证选用汉方治疗，取得了很好的效果。另该观察发现，病人精神症状缓解的同时腹证也得到了改善。

（13）呼吸系统疾病：曹丽静以"敲击右胁肋痛并牵引剑突下疼痛"为血府逐瘀汤的应用指征，治疗1例咳嗽病人，前后共服15剂而收功。林健祥则根据大柴胡汤全腹肌紧张，剑突下按之不适感的腹证，以大柴胡汤合小陷胸汤治疗支气管哮喘病人，诸症缓解，后以三拗汤合二陈汤善后而安。

（14）内科危重病：李庭凯介绍了朱进忠教授治疗昏迷病人探求腹诊的经验，朱进忠认为腹诊在辨别为重疾病当中有重要的作用，不可不按腹即断虚实。昏迷病人按压腹部病人皱眉即说明病人有压痛，剑突下小范围有压痛，为痰实；整个胃脘部位压痛，为食滞不化；左肋下压痛，为肝寒，右肋下压痛，多实热或痰实；胃脘按之如坚盘一块，属寒痰；少腹一侧或两侧压痛，多为寒凝或血瘀；而腹部按之柔软无反应多为虚证。李夏平则探讨了腹诊在恶性肿瘤诊治中的意义，他们对多种肿瘤病人进行了腹诊诊察，结果显示不同肿瘤病人出现不同腹证，其中心下痞硬、振水音、胸胁苦满出现的频率较高，而腹力及压痛均有不同程度的表现，其中腹诊表现程度重者死亡，无腹诊表现者预后相对较好，这证明腹诊对于判断恶性肿瘤病人的预后有一定的意义。张朝玉等也认为腹诊对于肿瘤等疾病的诊断、鉴别诊断及治疗具有重要意义

（15）其他疾患：钱守章临床体会到：凡青年男子形体瘦弱，按虚里穴跃动剧烈，应手明显，范围广泛，是肝肾阴亏，多有遗精病；妇女见此为低热带下，或兼肝胃气痛；老年人见此为高血压肝风内动、眩晕抽搐、唇及四肢发麻或燥咳痰血。通过按脐下腹主动脉还可诊断相火妄动，若按抵脐下时，触知弦硬刚劲的搏动，则是相火妄动。叶橘泉在临床上常运用腹诊诊断脏躁、寒实结胸、热实结胸等病证。王琦等在临床上常借助腹诊以诊断特异性的疾病，辨别证候，审察病机之所属，判断病位之所在，病性之寒热虚实，病因之气滞、血瘀、水饮，指导立法论治、选方遣药，观察疗效，判断其预后转归。黄肖功常运用腹诊诊断肺气肿引起的肝界下移、肺心病并发的肝脏瘀血、胆囊炎、胆道蛔虫病、脾脏疾病、肾虚喘息久嗽、奔豚气、膀胱病候中之癃证、妇科疾患中之癥瘕、前列腺肿瘤、疝气、结肠折叠扭曲等病症。潘德孚则根据腹诊反应，拟定治法治疗腰部闪挫伤、上肢及腰脊疼痛走窜等。

叶橘泉报道，对少女狂躁型精神分裂症，根据少腹急结，投与桃核承气汤不数剂而愈；胆囊炎、胆结石、胰腺炎，诊得心下急、郁郁微烦、腹满痛、呕吐、往来寒热，投与柴胡汤为主随症加减，往往应手奏效；妇科病、月经障碍，诊得少腹急结，属瘀血证，予桂枝茯苓方，屡获良效。冯振兴对100例腹部动悸的临床观察，发现脾胃虚弱、中气下陷者易扪及腹部动悸，且以脐部多见，胃下垂者必有腹部动悸，二者轻重程度一致，肋下角越窄，动悸越明显。

刘智壶对巨厥、膻中穴压诊与心电图的对照观察表明，二穴反应为重度压痛（＋＋＋）之病例，与心电图 ST-T 的异常改变有密切的关系；中度（＋＋）也多有 ST-T 的异常改变；轻度（＋）则很少出现 ST-T 的异常改变。但老年人和气血亏虚者二穴轻度压痛或不痛者，不能排除 ST-T 异常改变的可能性。从中医辨证分型来看，气滞血瘀证二穴全部表现为重度压痛，而气血亏虚者则未见重度压痛；痰湿内阻证则以轻度和中度压痛为主。因此，巨厥、膻中穴出现重度压痛，可提示心病属气血瘀阻之病机。而对腹证与血脂对照观察证明，腹证可作为血脂增高的明显指征。并且，这种肥满大腹、按之濡的腹证，亦是痰湿内阻证的重要体征。

武德卿将腹诊与刘绍武的协调疗法相结合，观察到胸胁苦满是柴胡类方的运用指征，腹动亢进是桂枝类方的运用指征，胸胁苦满＋腹动亢进是柴胡桂枝类方与柴胡桂枝干姜类方的运用指征。认为临床可以通过"四脉定位，腹诊定性"来分类使用协调疗法诊治各科疾病。王满囤运用腹诊辨别少阳病，判断少阳病的病变部位在消化系统，以指导治疗。

〔李　翔　彭清华〕

六、脐诊法

通过观察肚脐的颜色、形状、分泌物及其性状、切按脐之软硬和脐部动气等情况来诊断疾病的方法，称为脐诊法。肚脐虽然位于腹部中央，脐诊法可属于中医腹诊法的范畴，临床有时须与腹诊同步进行，但肚脐又是人体中的一个独特的组织，因而有其特殊性。清代医家俞根初言："按腹之要，以脐为先。"可见脐诊法在中医腹诊中的特殊性和中医诊法中的重要性。

（一）诊断原理

1. 脐，位于大腹中央，居一身之正中。《东医宝鉴》："脐者齐也，身之半，正谓脐中也。"此言脐乃人体上下左右交会之中心，所以在正常情况下脐部之阴阳处于平衡状态，即阴平阳秘；而当机体发生病理变化，使阴阳处于失衡状态时，即可反映于脐。

2. 脐下有丹田，《诊病奇侅》"脐者，元气之所系，十二经之根本"及"脐下丹田，真气之所聚"。人生元气源于肾及命门，藏之于丹田，故张景岳指出："命门者，下丹田，精气出入之处""先天真炁藏于此""一点真灵之气聚于脐下。"说明脐与源于命门之元气有密切关系。又丹田位于人体的中焦，中焦属脾胃所主，脾胃为后天之本，人体出生后各组织器官能否正常地生长发育与后天水谷精微之是否充盛有密切的关系，故脐的变化能够反映肾、脾胃及其他脏腑的病理变化。这也是练气功时为何强调通过意守丹田（脐）来达到锻炼身体、增强体质的原因之一。

3. 肚脐又称为神阙，《厘正按摩要术》："脐通五脏，真神往来之门户也，故曰神阙。""是神气之穴，保生之根。"神阙为任脉之要穴，后与督脉之命门相应。任督二脉，一为阴经之海，总领诸阴；一为阳经之海，总督诸阳，互为表里，统属全身诸经百脉。脐又为冲脉循行之域，冲乃经脉之海，且任、督、冲"一源而三歧"。三脉经气相通。更由于奇经纵横，串于十二经脉之间，具有溢蓄经脉气血的作用。可见脐联系于全身经脉，通过各经气的循行，交通于五脏六腑、四肢百骸、五官九窍、皮肉筋膜等，无处不到。在正常情况下，任督经气相通，阴阳相济，调节各脏腑的正常生理活动。若各部气血阴阳发生病理改变，即可表现于脐。

4. 人体胎儿时期均是通过脐带来获取母体内的各种营养，以维系各脏腑组织的正常生长发育。因此，人体出生前各组织器官发育是否完善与经过肚脐而进入体内气血的多少有密切关系，而人体先天的充足又有利于后天的发育。故肚脐又有"命蒂"之称，即生命之根蒂。因而肚脐的状况应该可以反映机体，尤其是肾气的生理病理变化情况。

因此，观察肚脐的变化，能测知人体脏腑经络的盛衰情况，可作为临床辨证和确定诊断的重要依据。

（二）诊察方法

脐诊之时，令病人仰卧或直立，两腿伸直，两手放置于身体两侧，以使脐部处于自然伸展状态。医者位于病人的一侧或正前方，以观察肚脐（包括脐轮、脐壁、脐底、脐蒂等及其周围的色泽改变（如红赤、暗黑等），肚脐的各种形状改变（如突出、凹陷、圆形、三角形、倒三角形等），肚脐上有无出血、分泌物及其性状（如黏液性、水性、脓性等）；还可以手掌小鱼际，或密排三指切按病人的脐部，以体会脐部之柔软与坚硬，及脐痛之喜按与拒按；或作轻、重、浅、深之按切，以体会脐动脉（脐下动气）之缓与急、粗与细、深藏与浮露等情况。由于脐位于腹部，故脐诊之法有时需与腹诊法同步进行。

正常人脐与腹壁相平或稍凹陷（婴幼儿脐窝较丰满，可稍高出于腹壁面），其形状多为圆形，看上去结实、丰满，无出血及分泌物，脐动和缓有力，深藏不露，常常无所觉察。脐诊时应注意病人形体之胖瘦与腹壁脂肪之厚薄。凡形体较瘦或腹壁脂肪较薄者或少年之人脐稍突出，脐跳较正常明显而易按得；相反，形体肥胖或腹壁脂肪较厚者脐较深凹，脐跳不明显且不易按得。故临证时当细心观察与体会。

（三）临床运用

1. 脐轮为圆形或椭圆形，轮口丰满，色泽红润，边缘滑利而富于弹性，说明脏腑精气充足，生机旺盛；如脐轮薄，脐口不圆，色泽不正，按之枯涩，为脏腑精气不充，禀赋素薄。一般而言，脐直径在2.0 cm 以上者称为大圆脐，1～2 cm 者称为中等脐，小于 1 cm 者称为小脐。

2. 脐壁（又称脐廓）厚实，色泽明润，脐宇宽宏属正常。若脐壁薄，色泽枯晦，脐廓窄缩则属异常。一般而言，脐廓深度大于 1.5 cm 者为深脐，小于 1 cm 者为浅脐，过深或太浅之脐廓均为异常。《诊病奇侅》："脐大容李者为寿相，浅大者亦为寿相。"然脐宇虽小，只要坚固牢实者亦非病态。总之，脐之大小得宜，脐部坚牢厚实者为肾气实；反之，脐廓软薄萎缩，脐宇小浅者为肾气虚。

3. 脐底光滑红润，脐之根蒂居中，牢实挺拔，推之不移，为元气充盛；反之，若根蒂应手虚软，色泽枯夭，或苍白显露青筋，甚至呈晦滞色者，皆属异常脐底；若见脐与肉相离者则为元气败脱之兆。

4. 脐温过高为大小肠积热，或阳明腑实蕴热，或心经积热流于小肠，如同时并见脐部发汗，有小疮疖，则有脐痛之虞；脐上冷（脐温过低）多预兆心肺阳虚，常并见心悸气短、浮肿无力等症；脐周发凉则提示脾胃虚冷；脐下寒为命门火衰，肾阳不足。

5. 脐色㿠白无光泽，反映肺气虚、心阳不足或血虚，常与脐下陷、腹凉并见；脐色红赤，甚至有疮疖，提示心火重，热毒内蕴，或心火下移小肠，热积腹中，或腑气不通，阳明热毒内蕴，毒溢于脐；脐色黑为肾阳式微、命火败绝的凶讯，亦为暴病将卒和久病生机将绝之征兆，临证险恶；脐色发黄，并有油性分泌物渗出，发痒，为湿热蕴积脾胃或肝胆湿热之兆，常因感受湿热外邪或过食肥甘酒肉内生湿热所致；脐色发青或青蓝，为内有寒积、水饮或风寒内伏中州，或为痛证；脐色发紫，色泽晦枯，或见瘀斑，为内有瘀积之象，腹腔症积和盆腔肿瘤尤可反映于脐。

6. 绕脐疼痛，喜用手按，多属于虚证、寒证；拒按则多属于实证、热证；绕脐疼痛，按之磊磊者，为肠中有燥屎，乃阳明热盛所致；突起绕脐剧痛，按之如山峦高低不平者，名为寒疝，其因多为小肠受寒；疼痛时轻时重，绵绵不休者，多为脾肾虚寒。

7. 脐边青黑，脐突腹紧，角弓反张者，为脐风险证，因断脐时感染风毒所致。

8. 肚脐呈圆形，看上去结实、丰满，表明精力充沛，身体健康；肚脐呈倒三角形（▽）者，多为脾虚，中气不足，易患脏器下垂和慢性虚性疾病，如腹痛、胃脘痛、妇科疾病等；肚脐呈三角形（△），或离开腹壁正中线而偏移于右侧者，易患胁痛、胃脘痛等肝气不舒、肝气犯胃等肝胃不和之证；肚脐偏移于左侧者，易患脾胃虚弱，消化不良之证；肚脐浅小者，表明体质较弱，气血亏虚。

9. 肚脐突出，称为脐突。小儿初生，肚脐突出而红赤肿大者，称为积热脐突；乃小儿在胞胎中受热，热蕴腹中，冲入脐中所致。小儿初生旬日后，肚脐忽然肿胀，不红赤者，称为寒湿脐突；系婴儿着凉受寒，寒湿之邪侵袭脾胃，气机阻滞，郁于脐中而成。脐部呈半球状或囊状突起，虚大光浮，大如胡桃，以指按之，肿物可以推回腹内，但当啼哭叫闹时又复胀突，称为脐疝；乃因婴儿腹壁肌肉嫩薄松弛，小肠脂膜突入脐中所致。腹部胀大，肚脐突出，见于臌胀病人，多因湿热蕴结，或寒湿困脾所致；腹胀脐突，按之坚硬，大便硬结者，多属阳明腑实证，为肠中有燥屎所致。危重病人亦可见脐突。肿胀病人出现脐突，为危证；乃脾肾俱败，不治；喘胀病人出现脐突为险候，预兆肺肾之气将绝；哮病出现脐突发黑，多为心阳欲绝之预兆；脐部溃烂坚硬，固定而突出者，多为癌症。当剧烈咳嗽及闭气胀腹时，肚脐亦可突出，不属病态；如发生脐疝，则属病态。

10. 肚脐深凹，称为脐陷。多见于体质虚弱及慢性虚性病者，如泄泻、癌症病后期等，或见于久泄元气将脱及暴吐之后。而脐突然内陷为正虚邪闭之凶兆，多见于小儿瘟疫染身、毒邪内通之证。

11. 脐位下移，下落中线，为肾虚中气不足的表现，多兼见腹壁松弛虚软，提示内脏下垂，如胃腑下垂、肝肾下垂及脱肛、子宫脱出等。

12. 脐位上移，超越中线，为气逆气滞的反应，如肺胃之气上逆，或肝气升发太过，或肝郁气滞等。此外，内有癥瘕积聚亦可牵提致脐上移，脐上移的腹壁常呈紧张拘急状，临证时需脐腹合参。

13. 婴儿脐肿如栗、如葡萄，疼痛而软者，称为脐肿。多因风湿侵袭所致。脐部微痛微肿，渐渐高突，或肿大如茄，皮色或红或白，触之痛剧，此为脐痈，多因局部不卫生，感染邪毒所致，一般溃后脓出稠厚而无臭味者为顺，容易收口；若溃后脓出臭秽，甚或夹有粪汁，可致久不收口，内生窦管。脐孔部胬肉高突，脐孔正中下方有条索状硬结，此为脐漏或肠漏形成，又称为漏脐疝。脐中时出黄色黏液，不痛而痒者，多属脾胃湿热脐漏；脐中脓水清稀，不痛不痒者，多属气血俱虚脐漏；脐漏日久不愈，或热毒感染而成脓漏者，可引起抽风而死亡，因此临床应及早治疗。

14. 脐带脱落以后，脐中湿润久而不干，或微红肿突者，称为脐湿。乃脐部为水湿或尿湿浸渍，感染秽毒所致。如不及时处理，可转成脐疮或脐痈。

15. 脐凹内出现黏液样分泌物者，多为感受湿热所致；出现水样分泌物，且具有尿臊味者，多为先天发育畸形，脐尿管未闭所致。

16. 肚脐出血，称为脐血。可因断脐时结扎不善所致。婴儿出生后第 1 周，脐带脱落前后脐部有血渗出者，多因胎热内盛，迫血妄行所致；肚脐时有渗血者，乃因肾水素亏，或肝肾阴虚，致肾火偏亢，阴虚生内热所致。

17. 肚脐周围脉络扭曲、扩张，或细络密聚，兼脐突腹胀者，多为肝脾血瘀；常见于臌胀病。脐周皮肤直径 2.5 cm 紫色斑块（Cullen 征），结合上腹部肝动脉收缩期吹风样杂音者，可确诊为肝癌。

18. 以手触按脐部，柔软者多属于虚证，如泄泻、便血（远血）、胃脘痛等脾胃不和、脾肾亏虚之证；按之硬满者多属于实证，如见于小儿疳积、食积、腹痛、呕逆、便秘、臌胀、肠痈等肝胃不和、阳明腑实等证。

19. 用手掌按脐，脐下跳动和缓有力者为肾气充足；一息六至以上，为冲任伏热；按之脐部不温，其动沉微者，为命门火衰；按之燥热，其动细数，上及中脘，为阴虚气冲；按之即散，为元气虚败；按之不动，为冲任空竭。

20. 脐下筑筑跳动者，称为脐下悸动。多责之于肾气亏虚，冲脉为病。如脐下跳动，口吐涎沫，小便不利，多由素体阳虚，或汗出多而伤阳，阳虚不能制水，水蓄下焦而悸动；如脐下跳动，连及脐部，伴有气喘，时太息者，为肾不纳气脐下悸动，多由肾气素亏，气不摄纳，鼓动于下；或为表证妄汗妄下，气血大亏，以致肾气不纳，动于下焦而成。

21. 因脐为元气之候，故察脐可预测寿夭。如脐深、脐环圆整、轮廓宽宇、肌肉厚实、色泽明润、按之有力、应手如有根蒂之脐，为神气内守、元气充盈之象，主寿；反之，如脐浅，脐环不圆，轮薄廓狭，脐肉薄虚色泽不华，按之虚软如泥者，为无根蒂之脐，为神气不充、元气虚弱之夭象。《诊病奇侅》云："人之寿夭，相脐可知也。"

（四）现代研究

1. 从肚脐看健康　日本研究发现，从肚脐的形状可以看出健康的状况：

（1）圆形：肚脐圆圆的，下半部丰厚而朝上，这是男子中最好的一种。表明血压正常，肝、肠和胃等内脏健康，精力充沛。

（2）满月形：看样子结实、丰满，下腹有弹性，这是女子中最好的一种。表明心身健康，卵巢功能良好。

（3）向上形：肚脐向上延长几乎成为三角形的人，多半胃、胆囊和胰脏的情况不佳，要多注意。

（4）向下形：形状与向上形相反，表明病人有胃下垂、便秘等病，亦要注意慢性肠胃病及妇科病。

（5）偏右形：易患肝炎、十二指肠溃疡等病。

（6）偏左形：多肠胃不佳，应注意便秘、大肠黏膜病变等。

（7）浅小形：说明身体较虚，激素分泌不正常，经常会感到周身乏力等现象。

2. 从色泽看健康　脐底发白者，为气血两虚，体质较弱，容易感冒伤风，气短或心肺功能较弱，心阳不足或血虚，腹凉；脐壁发红者，为体内热邪入侵，易上火，心火重，热毒内蕴，有暗疮，或有胃热、便秘等胃肠道系统疾病；脐底发黑颜色发黑者，为肾阳衰微，肾虚，气血瘀滞或严重肾部疾病；色泽暗紫者，体内有癥积、腹腔肿瘤或盆腔肿瘤；肚脐发黄有油性分泌物渗出，为湿热蕴积脾胃或肝胆湿热之象；肚脐发青者，为体内有寒积、水饮或风寒内伏中焦脾胃，或痛证。

3. 脐全息　齐永根据全息理论将脐部视为一个后天八卦图，则人体五脏六腑在脐周各有定位。其顺序依次是离位主心与小肠，坤位主脾，兑主肺，乾主大肠，坎主肾，艮主胃，震主肝，巽主胆。脐周某一部出现异常，则该部所主脏腑有病变。

4. 脐凸出与凹陷

（1）凸形：脐外凸较少者多见婴幼儿，或见极少运动者，内脏张力减弱，内脏器官下垂；脐外凸较多者多见有严重水肿、卵巢囊肿，也是喘胀的险候，预兆肺、肾之气将绝。另外脐外凸应与脐疝鉴别。

（2）凹形：脐陷于大腹是脾肾大虚之凶兆，多见于久泻、大汗后，元气将脱，或见于暴吐之后。脐突然下陷为正虚邪闭的凶兆，多见于小儿瘟疫染身、毒邪内逼之证，病情险恶，预后不佳。

有人认为当腹部有大量积水或卵巢囊肿时肚脐就会向外突出。肥胖或腹部发炎时，如粘连性结核性腹膜炎肚脐会向内凹陷。陈铁诚认为脐凸气势在外，其气不守，按之如泥者命不远。脐因病凸，有腹胀、血毒、水毒蓄脐。臌胀症瘦预后不良。伍鸿基观察到脐的形状和小儿的疾病也有一定的关系。脐形平浅外突，此类小儿多表现有气虚症状，可视为摄敛不足的形体表现，与"气虚则不摄敛"的中医理论相吻合。

5. 脐孔移位

（1）脐位上移：脐向上延长成三角形为气滞、气逆的反应，临床上为肺、胃之气上逆，或肝气升发太过，或肝气郁滞之象，或提示胃、胆囊、胰腺有病，或腹内有较大的肿瘤，因瘤体的位置牵拉引起脐位上移。脐位下移：多为肾虚、中气不足、内脏下垂、子宫脱出及脱肛。

（2）脐位右移：多为气虚，可见于原发性高血压、左侧肢体瘫痪。脐位左移：多为血虚，见于各种贫血、寄生虫病人及右侧肢体瘫痪。

（3）有人认为肚脐偏左应预防肠胃功能不佳、便秘或大肠黏膜病变。肚脐偏右应注意肝炎、十二指肠溃疡等疾病。

6. 脐孔深浅　脐孔的深浅取决于皮下脂肪的多少，皮下脂肪越厚，则脐孔深，这说明其营养状态良好；皮下脂肪越薄，脐孔越浅，营养较差。如脐孔过深，提示营养过剩，可见于脂肪肝、高脂血症、原发性高血压、冠心病、糖尿病、痛风等病。

另外有人认为肚脐浅小表示身体较为虚弱，体内激素分泌不正常，浑身无力，精神状况不佳。

7. 脐附属物

（1）体毛：脐周有毛并与会阴相连，提示肾气充足，性功能较强。如突生体毛并累及颜面和全身，则应注意体内癌症。

（2）血管：脐周静脉曲张，提示肝硬化门脉高压，常合并有脐周色泽暗黑。

（3）角化：脐周皮肤局部点状角化，提示相应脏器有结石存在的可能。

（4）分泌物：脐孔有油性分泌物，提示过食油腻。

8. 有报道辨水肿腹满症，以手按之脐部，脐随手移左右，不与背脊正对，按之无根者死；久病脐按之无力，如指入灰者难治；气弱者，推之脐移于一方，左移者左绝，右移者右绝，上移者上绝，下移者下绝，此谓之脐绝，病人见之难治，然高年见之则无害。可见，脐诊有推测预后之功，于疑难重病之中，尤当细辨。

9. 还有报道通过察脐辨各种臌胀的方法，可供参考。即用盐炒热，以布包好放在脐上，水鼓者盐化为水，食鼓者盐呈红色，血鼓者盐呈紫色，气鼓者盐呈黑色，气虚中满者盐色不变；或用食盐炒过包好。候微温时，置于病人脐上半小时后取起，再将盐摩擦，盐粉碎者为水鼓，如不粉碎则为血鼓。

〔李　翔　彭清华〕

七、手诊法

（一）诊断原理

手由皮、肉、筋、骨、脉等组织组合而成，而皮毛为肺所主，肉为脾所主，筋为肝所主，骨为肾所主，血脉为心所主。由于五脏与手的密切关系，故五脏的虚实与病证，均可反映在手上。《内经》："肺心受邪，其气流于两肘；肝受邪，其气流于两腋；脾受邪，其气流于两髀；肾受邪，其气流于两腘。"即说明了五脏与手的关系。然五脏之中，脾与手的关系最为密切，故又有"脾主四肢"之说。

从经络循行来看，手三阴经从脏走手，行于手臂内侧；手三阳经从手走头，行于手臂外侧。由于十二经脉中有六条循行于上肢，因而手三阳、手三阴经脉及其相应脏腑发生病理变化时即可表现于上肢。由于上肢与脏腑经络的密切关系，上肢能反映机体多方面的病变情况，在望诊方面占有仅次于头面的重要地位。

爪甲为手指与足趾的覆盖，是筋之延伸，五脏之中，爪甲与肝的关系最大，为肝胆之外候。爪甲为筋之余，筋为肝之血气所生，爪甲的荣养来源于肝，肝胆之病变与筋的虚实情况，可以从爪甲的变化反映出来。爪甲与肺、心等其他脏器亦有密切关系。爪甲与人体内在脏腑、气血的盛衰密切关联，甲相是脏腑气血功能状态的外露。甲床上分布有丰富的经络网，气血极为充盛，是洞察经络及其相应脏腑症结的良好窗口。

现代医学也认为甲床有丰富的血管及神经末梢，是观察微循环变化的要地。中医学认为，四肢为诸阳之本，为经气的发源地之一。《灵枢·根结》："太阳根于至阴，结于命门……厥阴根于大敦，结于玉英。"指甲作为经气之根源足以说明甲象与体内的关系。临床上，手指也最具有先兆价值。刘河间《河间六书》："凡人初觉大拇指麻木不仁或不用者，三年内必有大风。"孙思邈《千金方》："故风毒中人也，或先中乎足十指。"实践中手指尖十宣穴可作急救复苏之用，皆说明了甲象与体内密切相关，观察甲象的变化可以早期预测疾病。

现代许多研究表明，根据生物全息的原理，手掌和手背等均是脏腑的反射区，全身各脏腑组织在手上均有投影，因而诊察手可了解各脏腑组织器官的生理病理状况。

关于指甲与脏腑器官的定位关系，据《外科证治全书》记载：拇指属肺，食指属大肠，中指属心包络之脉，无名指属三焦，小指内侧属心、外侧属小肠。但临床上各指指甲所反映的疾病范围与此并不完全相同。李学诚著《指甲诊病彩色图谱》一书，又将十指定位为：大拇指主管全身；食指主要反映大脑、心脏的生理病理变化；中指重点表现消化系统如胃、肝、胆、胰、脾、肠道的病理变化；无名指主管胸部、肺、纵膈、心内膜的病理变化；小指主要反映肾脏、腰部疾病、男性生殖系统的疾病。王文华著《指甲诊病》书中，分述十指指甲所反映的脏腑、组织、器官的病变，其定位又与《指甲诊病彩色图谱》所述内容不同，认为把五指并拢、对掌空握、十指相对时，恰似胎儿的缩影。它以指甲近端为背侧，远端为腹侧；以拇指指甲为头、颈，食指指甲为胸、背，中指指甲为腹、腰，脏腑器官基本各居其中，它的手、肘在食指指甲，臀、膝在无名指指甲，足、踝在小指指甲，并且两侧对称。说明十指指甲也含有人体的全部信息。

（二）诊察方法

诊察之时，令病人挽起袖口，必要时解衣，充分暴露上肢，以观察上肢有无瘦削、肿大、痿软、瘫痪、强直、拘急、抽搐、震颤、青筋突起、内翻与外转、手掌的形态与色泽等，询问上肢有无疼痛、麻木、酸楚、乏力、郁胀，触摸上肢之温凉，按压上肢有无浮肿、疼痛等情况。

诊察指甲时要有良好的光线（日光或荧光灯照明），有适宜的气温（20℃左右）。病人伸手俯掌，自然平放胸前桌上，高度以平心脏为宜，各指自然伸直，医生距手一尺用目直观，也可借助放大镜观察，有时还可通过捏、捩、推、挤、揿、撂、捋等动作来观察对比。诊察时宜逐一检查各指甲体、甲床、月痕、甲襞、孙络，分辨其形状、质地、颜色、泽度、动态等。一般应诊视两手指甲并相互对比，必要时亦可诊视两足趾甲。指甲上若有污垢者宜洗净，有染甲或有外伤史的指甲应除外。其检查要领有：

1. 甲体 是微曲透明的角质板，注意其形态、大小、凹凸、弯曲等。
2. 甲床 指按甲板透过角质层检查甲床形态、斑纹、瘀点等。
3. 月痕 甲根基底部显淡白色弧影，观其形态、色泽、经络动态。
4. 甲襞 甲襞之形态、色泽以及与甲体结合是否紧密规则。

5. 孙络　指甲的血气符号及甲下脉络的色泽与形态改变等。

指、趾甲是皮肤的附属器之一，在胎儿 3 个月左右开始生长，至 5 个月左右可长成形，甲每日平均长 0.1 mm 左右。一般人使用右手较多，因而右手指甲比左手长得快。在同一只手上，中指甲长得最快，拇指和小指较慢。手指甲的生长速度是足趾甲的 4 倍。甲的生长还可受多种因素的影响，如青少年及成年人较婴幼儿、老年人快；中年以后逐渐减慢；妇女怀孕时较平常快。若指甲受伤脱落或手术拔除后，新甲自根部生长到甲缘处恢复正常形态，约需 100 日。

正常人的上肢肌肉丰实，骨骼坚固，筋腱柔韧，运动协调，活动自如，无关节肿大、瘫痪、拘急、疼痛等病理现象，亦无左右粗细或长短不匀及畸形，肌力适中。肘关节伸直时，上臂与前臂之间有一个 5°~15° 的外翻角。

正常人甲板可呈长方形、方形、梯形或铲形，甲面饱满、平滑、光洁、润泽、半透明，内泛红润之色，色泽均匀，其上有极细的平行纵纹，甲面无嵴棱沟裂，甲下无斑纹瘀点。甲板平均长度为 12~13 mm，宽度不等，厚 0.5~0.8 mm。其根部有乳白色的半月弧（半月甲），前部有淡红色的弧线，后面接甲襞，两侧接甲沟。弧线隐隐可见，半月弧嫩白，一般不超过总长度的 1/4，边缘整齐。向甲体加压时变白色，停止加压时立即干枯或有棱纹不平滑，亦属正常现象。

（三）临床运用

1. 上肢畸形　肘关节伸直时，上臂与前臂之间的外翻角增大，称为肘外翻；外翻角减小，则称为肘内翻。肘变形亦可见于外感热病，热极动风，筋脉拘急；或外伤的后遗症。外伤后上肢或关节剧烈疼痛，伴有上肢位置异常，关节畸形，活动受阻，大多是脱臼或骨折的表现。

2. 上肢瘦削　指上肢的肌肉萎缩，枯瘦如柴的症状，常见于痿证、鹤膝风等。多由脾胃虚弱、气血亏虚而致。

3. 关节肿大　肘、腕、指等关节肿大变形，伴有酸痛，活动不利，为风寒、湿热诸邪引起的痹证；或由于痹证日久，气血不足；或肝肾亏损，邪聚于关节而致。若上肢关节逐渐肿胀变粗，疼痛，活动受限，肌肉萎缩，多发于山区及丘陵地带，俗称"算盘子病"。多因水土中精微缺乏，致正气亏虚，复感风寒而为患。若关节肿大，焮红热痛，溃破流脓，为关节痈证，如肘痈等。多因邪热结聚，营卫不和，气血壅滞而致。

4. 手部疔疮　指手部出现局限性红肿热痛，麻木作痒，继则肿势逐渐扩大，疼痛剧烈，患处中软应指，脓出黄白稠黏，逐渐肿消痛止的疾病。由于所发部位和形态的不同而名称各异。如：在指头顶端者称为蛇头疔，在指甲内者称为沿爪疔，在指甲后者称为蛇背疔，在手指骨节间者称为蛀节疔，在指甲旁者称为蛇眼疔，在手指螺纹者称为螺疔，在五指丫处者称为手丫疔，在手掌中心者称为托盘疔等。多由脏腑火毒凝结而成。若先在手生疔部位或皮肤破伤之处有红肿热痛的症状，继则在前臂皮肤上有红丝一条，迅速向躯干方向走窜者，称为红丝疔；多由于手部生疔，或由皮肤破损，感染毒气，以致毒流经脉，向上走窜而继发。

5. 指掌变化　手掌大小鱼际及指端腹面肤色鲜红，压之褪色，皮肤变薄者，称为朱砂掌；多为瘀血郁阻肝脏所致。若两手掌青络较多，则多为阳虚阴寒内盛而成。手掌心燥痒，继起白皮，皮肤枯槁燥裂，能自掌心延及遍手，但不犯手背者，称为鹅掌风；多因血燥生风所致。手丫生小粒如芥子，瘙痒难忍，逢热更剧，搔破后出血或流黄水，结成干痂，久之化脓，痒痛并作者，称为疥疮。临床有干疥、湿疥和脓疥之分，总由风湿蕴毒化生而致。手指螺干瘪陷下，多因呕吐、泄泻，水液暴脱引起，常见于霍乱病人。

6. 上肢痿软　上肢筋脉弛缓，软弱无力，甚则出现手不能握物，肘、腕等关节如觉脱失，肌肉萎缩者，多见于痿证。常因肺热伤津，或湿热侵淫，或脾胃虚弱，或肝肾亏虚，或外伤瘀血阻滞而致。

7. 上肢瘫痪　指上肢不用的症状。可由痿证发展而来。多因肝肾亏虚，气血不足，风、寒、湿、热、痰等邪气乘袭而致，也可因肝瘀血虚或外伤血瘀而为患。若左侧或右侧上下肢瘫废不用者，称为偏枯，又称为半身不遂、半肢风等，常伴见瘫痪侧的面部口眼㖞斜，日久可有患肢枯瘦，麻木不仁，每见于中风后遗症。多由气虚血滞，或肝阳上亢，致脉络瘀阻而成。

8. 上肢强直　指上肢筋肉强硬，伸直而不能屈曲，或上肢关节僵硬，不能屈伸的病变。多由外邪阻络，或肝阳化风所致。此外，若年老体衰，或久病之后，出现上肢渐次强直，伴见头晕目眩，耳鸣如蝉，神情呆滞者，为肝肾阴虚；伴见手足厥冷，昏不识人，二便失禁者，为阳气虚衰。若于外伤（如头部外伤、胎产受伤）或中毒后出现上肢强直，不能屈曲，神识不清，二便失禁，日久肌肤甲错者，为血瘀气滞所致。

9. 上肢拘急　指上肢筋脉拘紧挛急，屈伸不利的病变。多因风寒外袭，或湿热侵淫，或寒湿蕴结，或热盛伤阴，或肝血亏虚，致经气不利、筋脉失养而成。手指挛急，不能伸直，腕部以上活动如常者，俗称"鸡爪风"；多由阴血不足，筋失所养而致。手指挛急卒发且手指剧痛者，为寒凝脉急所致；手指挛急呈间歇性出现，常随情志状态的改善而缓解者，为情志异常、气机不畅所致。

10. 上肢抽搐

（1）抽风：上肢不自主地频频伸缩，抽动不已者，俗称"抽风"。常见于痉证、痫证、破伤风、惊风等病证，多为风动之象，外风、内风皆可致之。

（2）小儿惊风：小儿上肢抽搐有力者，称为急惊风。多因感受邪热，化火生风；或痰热内盛，引动肝风；或卒受惊恐，神志不宁而致。若小儿上肢抽搐缓慢无力者，称为慢惊风。常因热病伤阴，肝肾不足，阴亏风动；或脾胃虚弱，肝木侮土，脾虚生风而致。

（3）经行抽搐：妇女上肢抽搐，经行即发，经后即愈者，称为经行抽搐。多为血虚不能养筋所致。

（4）痫证：指突然昏倒后出现上肢抽搐，伴见口吐涎沫，两目上视，牙关紧闭，或口中发出类似猪羊的叫声，移时苏醒，除感觉疲劳外，一如常人，时有复作的，称为痫证，又称胎病、癫痫、羊痫风。多因惊恐或情志失调，饮食不节，劳累过度，伤及肝、脾、肾三经，使风痰随气上逆所致。

（5）妊娠风痉：若上肢抽搐发于妊娠妇女临产前或临产时的，称为子痫，又称为妊娠风痉、儿风、子冒等。多因平素肝肾阴虚，孕后阴血养胎而益虚，阴虚而阳亢，致肝风内扰，虚火上炎，引动心火，风火相煽而成。

11. 上肢震颤　指手震摇颤动或蠕动的病症。多由肝阳化风，或风痰阻络，或风寒湿侵，或脾虚、血虚、阴虚引动内风而致。

12. 撒手握拳　两手撒开，连手臂也不能动弹的，称为撒手，为中风病脱证之一。若两手握固成拳，称为握拳，为中风闭证之一。

13. 撮空引线、循衣摸床　两手向空捉物者，称为撮空；两手相引，如拈丝线者，称为引线；手抚衣被，如有所见者，称为循衣；手常摸床，似欲取物者，称为摸床。均为病人在神识昏迷时出现的上肢无意识动作。由热邪内陷心包，或痰浊蒙蔽心窍等原因所致；亦见于精神涣散，虚阳浮越的病证。均为失神的表现。

14. 上肢麻木　指上肢肌肤知觉消失，不知痛痒的病症。可由风寒入络，或风痰阻络，或湿热郁阻，或肝风内动，或气血亏虚，或气滞血瘀等而致。若一侧肢体麻木，或麻木始自无名指，次传中指，再传其他三指，并渐及于臂者，为中风之先兆。

15. 上肢酸楚　指上肢肌肉酸楚不适，绵绵不已的病症。可因风湿侵袭，或湿热阻络，或寒湿蕴结，或气血亏虚，或肝肾阴虚，或劳损而致。

16. 手部汗出　手心常有汗，至冬天寒冷尤甚者，多为湿热内淫，阳胜其阴所致。若妇女两手皮肤皱裂，掌红热，汗出淋漓，月经不调者，多为失血久病，耗伤阴血，致心肝阴血亏虚所致。手足及全身发热，若同时手足溅然汗出者，为邪在阳明，为阳明燥热或燥实，津液受蒸而外出。

17. 手指变形　手指关节增粗，呈梭状，有疼痛，多为风湿痹症；若同时出现鱼际至腕黑色或暗紫色条状肌肤者，则多兼有腰痛。若指端粗大，指甲甲板增宽，并向手指尖弯曲者，为气虚血瘀，提示患有咳喘、痰饮或心阳虚、积聚、癥瘕等症。小指和无名指关节处若有青筋暴起，多提示有胸阳失宣，气机闭阻，脉络不通的胸痹之证。若手掌浮肿无纹，或手背肿至手腕，手冰冷麻木者，为心阳衰微或阳虚气结。

18. 手型诊病　手型，即手掌的外型特征。常见有以下 7 种手型。

（1）原始型：外型短而弯曲，指结如树根一样厚硬粗糙，指背三约纹深而杂乱，掌背青筋浮露，皮肤色泽较深。提示体质较好，即使有病亦轻微。但易情志急躁，易患高血压及呼吸系统疾病。

（2）四方型：外型直而方，筋骨厚而坚实，除手指外，手腕部也接近四方形，手背三约纹较淡。提示体力好，精力充沛，全身发育良好。

（3）竹节型：外型修长，骨关节较高，手背三约纹较明显，皮肤颜色较深，手背筋肉和血管隆起。提示善于思考，往往因过度用脑而致体力较差，呼吸、泌尿、生殖等系统功能多较弱。

（4）圆锥型：手型与指型均细长，指头较尖，纤细柔软，肤色较白，指背三约纹轻淡，青筋隐而不露，肌肉柔软富有弹性。提示脾胃功能较差，易患消化系疾患。中晚年易发生风湿痹痛症。

（5）汤匙型：指尖粗大如汤匙，筋骨结实有力，掌指厚而方，多见于体型高大者，提示身体健康，但性情急躁，易患高血压、糖尿病等疾病。

（6）鼓槌型：为病后指尖逐步粗大，指根相对较小，手掌相对薄弱。见于先天性心脏病病人，以及由心脏病引起的循环系统疾患和肺结核后期病人。

（7）柔弱型：手指柔弱无力，指、掌薄而略带弯曲，指端较尖，皮肤白，青筋较明显，提示健康状况较差，神经衰弱，泌尿、生殖系功能较弱，易患呼吸系统疾病。

19. 望指诊病　据报道，五指相对分别反映不同年龄阶段的健康状况，如拇指多反映幼年时期，食指多反映青年时期，中指多反映壮年时期，无名指多反映中年后期，小指多反映老年时期的身体状况。

（1）五指饱满有力，发育完好者，提示身体健康；如有某一指头特别瘦弱或明显偏曲，提示与其相应的年龄段健康状况较差，多脾胃衰弱。

（2）指端红润为气血充足；指端苍白为气血不足；指端紫晦多为瘀血。

（3）食指过长或较短，提示少年期营养不良或多病；无名指过长或较短，提示中年时期脏腑功能受损；小指宜挺长，如果较短，多提示老年时易患心、脾、肾不足的疾病。

（4）方指型者，多身体健康，但易患神经衰弱和结石症；指尖呈汤匙型者，其体质多酸性，易患心、脑血管病及糖尿病；手指呈圆椎型者，易患胸部（包括胸腔内）疾患；手指呈细长型者，易患胃肠病和抑郁症；混合型（5 个指头分别属不同类型）者，其抵抗力很强，一般不易生病；鼓槌型者，提示患有慢性呼吸系统或循环系统疾病。

（5）大拇指圆长强壮，指节长度平均，为健康之征。大拇指过分粗壮，其人心情急躁，易动肝火，过于扁平薄弱，其人体质较差；若再有弯曲，多为神经衰弱；拇指的第二节散乱多纹，若第二节屈纹线紊乱不清者，容易紧张，易患头痛、失眠等疾病；拇指节较短且过于坚硬、不易弯曲者，易患高血压、中风、头痛及心脏病。

（6）食指圆秀强壮者为佳，其外型直，且与中指密合者，提示肝胆功能良好。食指第一指节过长者，多体质较差；第二指节过粗者，其人钙质吸收多不平衡，骨骼、牙齿多较早损坏；第三指节太短者，易患神经精神方面的疾患。食指苍白而瘦弱者，提示肝胆功能稍差，容易疲劳和精神不振；若指头偏曲，指节缝隙大而纹路散乱者，多由肝胆病影响致脾胃纳食运化功能失常。

（7）中指圆长健壮，3 个指节长短平均，指节柔而不弱，指型直者，提示身体健康，元气充足。中指苍白、细小而瘦弱者，提示心血管功能不足或贫血；指头偏曲、指节漏缝者，提示心与小肠功能较弱；3 个指节不对称，中间一节特别长者，多精力不足，钙质代谢不正常，易患骨与牙齿疾患。中指偏短（自手背中指指节点测量至指尖，其长度小于手掌）者，其人身体健康，但老年易患肺脏与肾脏疾病；中指偏长者，其人性情温和，多愁善感，易患心脑血管疾病；指掌等长者，阴阳气血较平衡，多身体健康。

（8）无名指宜圆秀健壮，指节长短平均，直而不曲，指屈纹清爽。无名指太短，多为元气不足，体力不佳；无名指苍白细小，提示肾脏与生殖系统功能较差。无名指根部一节提示生殖能力与内分泌功能，因而不能过于衰弱；第二指节过长，或苍白、瘦弱者，钙吸收不良，致骨骼、牙齿均较脆弱；指头偏曲，指节漏缝者，多发生泌尿系疾患或情志抑郁、神经衰弱。

（9）小指以细长明直、指节长短平均为佳，提示脾胃健运。若苍白瘦弱，提示消化吸收障碍或便秘，或腹泄；小指侧弯、手掌皮肤干燥者，多见于消化吸收功能障碍；小指弯曲，亦示肺活量小。

20. 手掌诊病

（1）手掌呈淡白色者，常见于贫血、潜出血等症；呈白色者，提示肺脏有疾患或体内有炎症；呈蓝色者，常见于肠道功能障碍；呈青绿色者，常见于血液循环障碍；呈绿色者，提示有贫血或脾胃疾病；呈黄色者，常见于慢性病症；呈金黄色者，常见于肝脏疾病；呈土黄色，没有光泽，提示可能患癌症；呈红色后又逐渐变成暗紫色，常见于心脏病，并预示病情在逐渐加重；掌色过红者，提示有患中风的倾向；高血压病人如果整个手掌呈红茶色，提示可能是脑出血的前兆；手掌皮肤变厚、发硬、发亮、光滑、干燥，呈淡黄色，称为掌距角化病，常为染色体显性遗传；手掌出现红色网状毛细血管，常见于维生素 C 缺乏；整个掌面有暗红或紫色的斑点，常见于肝脏病；手掌表面，特别是大、小鱼际部位和指端面的皮肤充血性发红，常见于肝硬化和肝癌；手掌皮肤像缎子样柔软红润者，提示容易患风湿热或痛风；手掌的皮下组织瘀血发绀，呈青紫色，常见于严重的感染性休克等疾病；手掌面上嵌着一些烟灰样薄薄的斑点，常是吸烟量大的人患心脏病的信号；手掌呈黑色，常见于肾脏病；手掌中间呈黑褐色，常见于肠胃病；从手腕到小鱼际处出现黑色或暗紫色，常是因风湿患了腰部疾病的信号。

（2）手掌呈圆形者，多身体健康，精力充沛；呈方形者，健康状况尚可，但到了一定年龄易患心、脑血管疾病；手掌肌肉较薄而呈长方形者，易患健忘症；呈汤匙形者，容易衰老，易患腰痛。

（3）手掌丰厚者，多精力充沛；手掌肌肤柔软细薄者，多精力欠佳，虚弱多病；手掌虽厚却绵软无力者，亦精力不足；手掌瘦而硬者，提示消化系统功能不健全；小鱼际丘和小指边缘肌肉下陷，皮肤无泽者，每见于慢性腹泻或慢性下痢；手掌中见明显的青筋者，提示肠道有宿便、燥屎滞留，其人多患有习惯性便秘或静脉瘤、痔疮等疾。

（4）手掌老茧有时和癌症有关，这种手掌角化病的特征多发生在大、小鱼际隆起部，其次为掌心和五指上，呈点状，多数直径为 1～3mm，为黄色珍珠样或肉色的、半透明的表皮角化丘疹，高出皮肤表面，其中 81％为环状鳞片样，11％为中心凹陷。手掌角化病发生率随年龄增大而增加，且多见于男性，在手掌角化病病人中，膀胱癌的发生率较高。若突然发生大、小鱼际处的手掌角化病的病人，应警惕患癌的可能性。

（5）手掌指间距的宽窄与疾病也有一定的关系，如手掌指间距窄者，性多急躁狭隘，易患十二指肠溃疡、结核、郁证等病；手掌指间距宽者，性多豁达开朗，但易患血脂过高、肥胖症和心脑血管病等。

（6）手掌鱼际肌肤红赤，为热邪入里，部位可能在胃；鱼际肌肤青色，多为脾胃虚寒；鱼际肌肤青、黑、赤色并相出现，多是寒热往来相兼之证；鱼际肌肤色青短小，为元气衰少；鱼际色黑者，多为瘀血或气虚；鱼际脉络呈赤色而忽变暗红色或近黑色，则为痹证。

21. 触指诊断　根据经脉学说大拇指属肺经、食指属大肠经、中指属心包经、无名指属三焦经、小指属心与小肠经的理论，用小锤反复敲击右手 5 个指点，然后候其恢复常态，恢复较慢的指即代表所属经络有病；最后恢复且有麻木感觉者多属阳证、热证、腑证、主表、主气；有疼痛感觉者多属阴证、寒证、脏证、主里、主血；先痛后麻者，与单纯麻相同；先麻后痛者，与单纯痛相同。

22. 指甲诊病

（1）色泽变化：爪下之血色，亦与面色同法，若按之不散，或散而久不复聚者，为血死之征。一般认为血色恢复慢者为气滞或血瘀；不复红者多是血亏，不散是瘀血。因肝主筋，甲为筋之余，爪甲的色泽对肝病有特殊的预报意义，如指甲明润光泽丰厚而实为肝血充、肝气旺之象，而指甲枯瘪晦滞或薄而不滑，或苍白粗裂为肝虚气血大亏之兆；足小趾甲枯萎少泽提示肾气虚，因足少阴肾经起源于足少趾之故。

1）白色：指甲软萎皖白，压之白而无华，多是元气亏损，肝血不荣。一般色苍白者为虚寒，多因脾肾阳衰；色淡白者，多为血虚或气血两虚。若甲板全部变白，称为全白甲病；病人常有某些先天性疾患，多由先天禀赋不足，甲失荣养而致。

2）黑色：表现为爪甲出现带状黑色或全甲变黑色或黑褐色，压之不退。爪甲乌黑者，主瘀血而痛，或死血内凝；黑而枯槁者，多为凶候；若发生于久病之后，多属肾绝之象；若甲黑而伴见肢厥呕逆，颜面乌青，其病凶险；小儿爪甲青黑，忽作雅声者，为肝绝；若因局部外伤挤压所致，必是瘀血，并非死证。

3）青色：表现为爪甲青紫、失去光泽。爪甲色青，多为寒证，青色近乎蓝。实证见蓝色甲，多属瘀血，或为心血瘀阻，或为肝经受刑；虚证见蓝色或青紫，多属恶候；病久而见爪青，手足亦青者，是为肝绝，其预后不良；甲色青紫，多为邪热重笃，气血郁滞。

4）红色：爪甲红赤多主热，一般为气分有热；若色鲜红，则多为血分有热；若红而见紫或色绛，为风热毒盛，邪犯心经，或为痹证、历节风等；红紫且暗或紫绀者，为死血瘀滞，见于久痹，或为痰火风热阻于胸肺，气血郁闭。但爪甲色红见于饮酒、洗澡之后，为正常现象。

5）黄色：爪甲色黄，多为黄疸，若黄如被柏汁所染，为湿热熏蒸所致，多为肝胆疾患。其色以鲜明者为顺，黄而黯滞者多凶。若甲板色黄，边缘为黑色，伴有腹胀便溏，乏力气短，饮食无味，面目及肢体浮肿等，称为黄甲综合征；多因脾气不足、饮食失节或偏嗜五味，以致脾胃中气受损所致。若指甲表面呈现晦黄色，而无其他黄疸症，多见于呕血、血漏等慢性疾患而呈脾肾两虚者。林紫宸报道凡患肝癌、胃癌、子宫癌的病人，其指甲表面必现晦黄色。

6）绿色：表现为爪甲部分或全部变绿，压之不退色。如为铜绿假单胞菌感染或白假丝酵母菌感染者，有时能使爪甲变成绿色，并伴有甲分离及甲沟炎，称为绿甲综合征，常由湿热毒邪外袭而成。另外，长期接触肥皂、水湿或从事染织的女工亦可发生绿甲。

（2）形态改变：

1）干枯甲：爪甲干枯多主肝热。另外，心阴不足，肝血亏虚，血运不畅也可见到干枯甲。爪甲干枯常属凶候。另有一种"鱼鳞甲"，爪甲干枯如鱼之鳞，多为肾气衰竭，或脾失健运，气化不行，水液滞留所致。

2）萎缩甲：甲体萎缩，状如初生虫翅。多属心阴虚损，血行障碍；或为疬风大毒所致。若见于先天性甲发育不良症，则多因先天禀赋不足，精血亏损，甲失润养而成。

3）剥离甲：甲板与甲床逐渐分离，如剥竹笋状，又称为竹笋甲。初起指甲游离缘处发白变空，后向甲根部逐渐蔓延，呈灰白色，无光泽，变软薄，多发于手指，单发或多发。多由失血过多，营血亏损；或素体肝血不足，肝经血燥，气血不济，阴阳失调，气机不畅，以致爪甲失于荣润。常见于消化道出血及其他出血症、营养不良等致贫血，亦有因外伤或甲癣所致者。

4）脱落甲：指甲自行脱落，又称代甲或暴脱甲。多因患瘰疬、蛇疔、脱疽、疬风等病所致。排除外科疾患的病后致脱，不再复生者为危候，提示命门火衰，身体虚弱至极而难以恢复。

5）脆裂甲：甲板不坚，失去韧性，易于断裂，且呈层状分离的，称为脆裂甲。如从中央裂成两片的，称为纵裂甲。多因血行障碍，或血虚风燥，不能荣润爪甲，以致质脆易裂。常提示易患循环系统疾病或痴呆症。亦见于外伤或甲癣病人。

6）软薄甲：生理的软或薄，甲不失其坚韧之性；病态的软薄，爪甲失去韧性，失去其保护功能，甲下色淡，半月不整，甲襞亦不整齐。此多因气弱血亏，血行障碍，以致阴精不布，爪甲失养。提示易患出血症和钙质缺乏症。或因患疬风、久痹所致。

7）粗厚甲：指甲远端或侧缘日渐增厚，甲体表面失去光泽，呈灰白色，表面高低不平，质粗增厚，变脆枯槁，呈粉状蛀蚀或缺损，甲板下生污黄色斑，常伴有足丫真菌感染，为粗厚甲，见于鹅爪风和甲癣病人。多因气虚血燥而受风，以致爪甲失于荣养而枯厚。亦有水湿浸渍或湿毒外侵，阻遏气血所致的。

8）钩状甲：甲板向指端曲屈，中间隆起呈山尖状，甚则形如鹰爪，又称为鹰爪甲或鹰爪风。其甲面粗糙不平，呈黑色、灰黑色或黑绿色，不透明，无光泽。多有外伤诱因，或属先天禀赋而得，但总因气郁血瘀，阻滞络脉，不能濡养爪甲而致。常见于风痹、筋挛病人。

9）勺形甲：甲板变薄发软，周边卷起，中央凹下，状如小勺，称为勺形甲，又称反甲。其甲下色偏苍白，甲襞不整齐，甲面有时出现小白点，多发于手指，少发于足趾。多因气虚血亏，或肝血不足，或脾失健运，营养不良，以致爪甲失养。提示易患贫血，营养不良。常见于大病之后，或脾胃素虚，身体羸弱，或患癥瘕、积聚以及久痹之人。

10）横沟甲：甲板表面上出现凹陷之横沟，多少不等，使甲表面凹凸不平，甲面透明度降低，称为横沟甲。多因邪热肺燥，气津不布，或肝气郁结，或气虚血瘀，以致爪甲失养。常提示肝功能异常，伴甲下瘀血者多为外伤。

11）嵴棱甲：由甲根向远端起纵行嵴棱，数目多少不等，往往平行，形成纵沟，使表面凹凸不平，又称纵沟甲。多因肝肾不足，肝阳上亢，或气血双亏，或甲床损伤，以致阴阳失调，气血失和所致。有此甲者易患营养不良症、过敏症和呼吸系统疾病。

12）扁平甲：甲板逐渐变为扁平，表面不平，有交叉纹理，呈网球拍状，远端宽而扁，指节变短，甲沟肿胀。多发于婴幼儿，往往因吸吮或咬指甲等不良习惯，致气血不能循行畅达，指甲失养而变扁平。

13）长甲：甲面修长，对光观察甲面一般有轻微的纵行沟纹，正视光洁度较好，甲下色明润稍淡，半月较正常，甲与皮肤交界之甲襞有时起倒刺。提示呼吸系统较弱，胃肠功能易紊乱，情绪不稳定。

14）短甲：甲面短，其长度占末节指节背侧距的 1/3 左右，甲色甲下色正常，半月很小，有时隐于甲襞中。一般显示健康状况良好，身体强壮，暴发力好。但情绪不稳定，易烦易怒，不加调节易患高血压及肝病。

15）圆甲：甲面紧扣左右肉际，与甲上端肉际缘共同构成半圆形甲，甲襞一般不整齐，甲色和甲下色基本正常。提示暴发力强，身体强壮，情绪不稳，易患眩晕症、偏头痛及代谢病。

16）卵甲：甲面边缘与顶端围成卵形，整个甲面四周曲线缓和无棱角，对光观察甲面上有轻微的纵向纹，甲色、甲下色及半月正常。提示身体健康，情绪不稳定，不满足感强，易患胃病及头痛、失眠等症。

17）窄甲：甲面左右横径小，两侧肉际较宽，左右径长为甲长的 1/3。仔细观察，可见甲色不均匀，也易出现较轻微的横向条纹。提示易患颈腰椎病、骨质增生及心脏病。

18）阔甲：甲面横径大，顶端更显，甲根部凹大，半月相应偏长，甲面对光可见纵横条纹，但较轻微，甲色和甲下色尚正常。提示易患甲状腺功能变异性疾病、生殖功能低下症等。

19）方甲：横径不及阔甲，甲长不及末节指节的一半，甲显方形，甲色、甲下色及半月正常，甲面有时亦现红斑，甲下色红紫相同。提示易患循环系统疾病和心脏病。

20）梯甲：甲远端横径小于根部，甲面长度适中，整个甲面如梯形，甲色、甲下色和半月较正常，有时半月可呈三角形或梯形。提示易患呼吸系统疾病，如肺炎、支气管炎等。

21）三角甲：甲远端宽度大于甲根部，半月多呈三角形，甲色、甲下色大致正常，有时甲下色易白紫相间，按压甲面后甲下色恢复较慢。提示易患中风、脑血栓等脑血管疾患。

22）黑线甲：甲面上出现一条或几条细而黑的纵行线，甲下色不均匀，甲皱不整齐，半月泛红偏斜。提示患内分泌失调症、妇女经期不稳、行经腹痛及脑力、体力消耗过大。

23）凸甲：甲面中央明显凸起高于四周，甲远端部下垂，像贝壳或倒覆的汤匙，对光观察甲面上有凹点，甲色及甲下色偏白，半月色偏粉红。提示易患结核病，甲根部紫色者更应注意。

24）凹甲：甲面中央凹下低于四周，甲面上可见凹点与纵纹，甲下色不均匀。提示肝、肾功能不佳，易于疲劳，精力不充沛，也易患不育症。

25）串珠甲：甲面出现纵向凹凸不平的串珠样或甲面肉有串珠样斑点。提示营养不良，或吸收功能障碍，微量元素缺乏及消化器官的疾患。

26）偏月甲：甲半月偏斜不正，而不再成半月形，甲下色粉或粉中有苍白暗区。提示体力消耗大，或营养吸收不好，入不敷出，造成机体抵抗力下降。

27）缺月甲：指甲无半月。如果拇指有，余下各指没有，且甲下色淡黯呈粉红色，提示近期饮食起居失常，情绪紧张，身体疲乏，机体抵抗力减弱。如果所有指半月均无，易患循环系统疾病及血液病。

28）筒状甲：指甲卷曲如筒状，又称为葱管甲。多见于久病体虚之人，或安逸少劳之人。多是气血两虚，机体抵抗力很弱，易患绝症。若以指压甲板，甲床苍白为血虚；松指仍显苍白，兼示气弱。

29）倒甲：为爪甲忽然倒生肉内，刺痛如锥，又称为嵌甲，其甲面透明度降低，半月有时不整，多发于足趾。提示易患神经系统、循环系统障碍，如神经症、自主神经功能紊乱、先天性心脏病等。亦可因鞋靴窄小挤压，或受外伤，或生甲癣趾甲粗厚所致。

30）柴糠甲：甲面光泽黯淡且自远端两侧增厚，变脆枯槁，呈黄朽木色，粉状蛀蚀或缺损，表面高低不平。提示循环功能障碍，肢端不得荣养而受风湿侵袭。易见脉管炎、肌肉萎缩、甲癣等。

31）云斑甲：在指甲的中心部呈现条状或细块状、边缘不整齐的白色云斑，称为指甲云斑。此甲多见于小儿，多提示体内有蛔虫。云斑大、色浓者，提示蛔虫亦多；反之，云斑小、色稀者，提示蛔虫亦少。

32）花甲：在儿童拇指、食指的指甲上，呈点状如大头针头大小、形圆的白色斑，与指甲红白相间，称为花甲。亦为蛔虫病的征象：白色斑大、色浓、出现的指多者，提示蛔虫亦多；反之，白色斑小、色稀、出现的指少者，提示蛔虫亦少。

33）花斑甲：甲面光洁度不好，甲色不明润，有隐黄暗斑块，亦有微现的纵纹。提示患有消化系统疾病，并伴肠道蛔虫症，或长期神经衰弱，易于疲乏倦怠。

34）扭曲甲：指甲扭曲变形，失去光泽，称为扭曲甲。多因肝气虚，或血不荣筋，以致爪甲失荣。

35）球形甲：指甲板增宽，并向指尖弯曲，呈球面，指端粗大如蒜头，又称为蒜头甲。多为气虚血瘀所致。若压之孙络如细丝涌沸，多为气机郁窒，血行瘀阻。常见于咳喘、痰饮、肺痿、劳瘵、心阳虚衰之胸痹以及肝郁之癥瘕积聚。

36）瘪螺甲：指甲瘪缩，甲床苍白，称为瘪螺甲（俗称瘪螺痧）。多因大吐、大泻、大汗，以致气津暴脱，或暴病亡阴之重笃者，津涸液竭，致指甲瘪缩。

37）癥瘕甲：为甲下赘生肿物，顶起甲板，又称甲下赘疣。其疣软者为血瘀，坚者为骨疣，皆气血瘀滞所致。

38）杵状甲：指、趾末端肥大，甲板亦明显向纵、横方向增大，呈凸状膨出，向指、趾尖端包围弯曲，称为杵状甲。多由气血不能循行畅达，阻于络脉而成。

39）甲印异常：正常甲印（半月）不超过指甲总长度的1/4，边缘整齐。甲印过大（一般超过甲长的1/3）者，多为气血旺盛；甲印过小（稍露边缘）或无甲印者，多为气阴不足；甲印边缘不齐者，多为气血不调。

40）弧线异常：正常为淡红色，边缘整齐，隐约可见。弧线变明显且宽者，多见于外感风寒、荨麻疹、营卫不和等证。

41）报伤甲征：指甲下出现星状、片状或块状且按之不散的瘀血斑点，其颜色呈暗红、青紫、黑色或黄色，称为报伤甲征。若甲下斑点按之即散，则为假性甲征，无诊断意义。若伤征在拇指甲，示伤在头部；伤征在食指甲，示伤在锁骨以下、膈肌以上；伤征在中指甲，示伤在膈肌以下、脐以上；伤征在无名指甲，示伤在脐以下、耻骨联合以上；伤征在小指甲，示伤在耻骨联合以下。

伤征呈暗红色，为3～5个月内受轻伤，在气分，预后良好；呈青紫色为半年至2年内受伤，较重，在营分，或受伤时间虽短，但伤重，预后也较好；呈黑色为2～5年内受伤，很重，在血分，预后差；呈黄色为伤在5年以上，或时间虽短而伤极重，为气血两伤，预后多不佳。

42）指甲孕征：据报道，妇女妊娠时，在指甲上呈现指甲孕征。即妇女停经，按压其拇指甲，呈红活鲜润者为孕征，暗滞无华的为月经病。

（3）甲络改变：甲络主要是观察其甲皱微循环管袢的数目、外形及色泽，以预测阴阳气血的虚实。现综合国内各家研究报道，将临床常见证型的甲络改变归纳如下。

1）虚证：①气虚证，表现为色泽淡红，管袢纤细短小，管袢模糊不清，管袢数减少（＞7 条/mm），长度缩短（＞0.2 mm），张力差，血流速度慢，血液流量小，流态多虚线，管袢排列不规则，畸形管袢≥30％，渗出和出血点多。②血虚证，表现为血色淡红或苍白，管袢变细，充盈度差，管袢模糊或尚清楚，管袢数目减少（＞7 条/mm），管袢长度变短（＞0.2 mm），血流减慢，多为中等，流态持续或呈虚线、断线、粒流，管袢排列不规则，畸形管袢≥30％，有片状出血。③阴虚证，表现为血色鲜红或暗红，管袢清晰，管袢数＞9 条/mm，口径较粗，管袢长度增加（＞0.45 mm），管袢排列不规则，畸形管袢≥30％或见乳头下静脉丛，血流加快，血流呈线状持续流动。其中心阴虚：管袢纤细，血流加快；肺阴虚：管袢紧张度差，多数管袢排列不整齐，畸形管袢率高，袢顶瘀血程度重，袢顶、袢周出血率增加，血流中血细胞聚集较集中，血流速度慢，管袢数及长度异常；肝阴虚：管袢被动性扩张和延长，排列紊乱，充盈度增加，顶端瘀血；肾阴虚：管袢数目增多，底色多深红；肝肾阴虚：管袢出血少，色泽较红，扭曲管袢数目增多，扩张微血管丛增多，流态呈非线状。④阳虚证，表现为血色淡红，管袢口径细，管袢短小，管袢模糊，分支型管袢较多，流速减慢，血流流态呈虚线状。其中，心阳虚：管袢多瘀张，血流速度慢；脾肾阳虚：呈血虚型和渗出型；肾阳虚：血色浅红，管袢数目减少，管袢紧张度差，多数管袢排列不整齐，畸形管袢率增高，袢顶瘀血程度较重，袢顶、袢周出血率增加，血流中血细胞聚集较集中，血流速度减慢，管袢数目及长度异常。⑤气血两虚，表现为管袢数目减少，异形管袢明显增多，管袢轮廓模糊，长度缩短，管袢张力、充盈度均差，血流速度慢，流态多不清，或红细胞聚集，管袢瘀血。⑥气阴两虚，表现为血色淡红，管袢排列不规则，管袢异形以扭曲形为主改变，异形管袢比例＞40％的出现率增加，管袢长度明显缩短。⑦阴阳两虚，管袢开放数目减少，异形管袢增多，管袢扭曲变形、扩张，管袢模糊，周围渗出，流速缓慢，流态异常。

2）实证：①气滞证，表现为血色暗红或鲜红，管袢清晰或尚清楚，管袢口径较细，扭曲管袢所占比例较大，管袢排列不规则，管袢数目较少，管袢偏短，血流速度缓慢，血流量减少，血流态以断续流较多，袢顶可见瘀血、扩张（不重），微血管周围出现渗血与出血，可见乳头下静脉丛。②痰湿证，表现为管袢间隙扩大、明亮。③湿热证，表现为底色模糊不清，管径稍宽，边缘粗糙，异形管袢增多。④实热证，表现为血流快，轮廓模糊，底色红，管袢扩张、整齐。⑤火郁证，表现为管袢普遍扩张，分枝管袢较多，管袢较长，血色多为鲜红，血液流态多呈线流，且未见红细胞聚集。⑥血瘀证，表现为血色暗红，管袢扩张，口径增宽，管袢变长，畸形管袢增多，且多为扭曲或呈花瓣状，袢顶瘀血明显，血流减慢，流态呈粒线流、粒流、粒缓流、红细胞聚集，血管内瘀滞甚至血栓，微血管周围渗血、出血、水肿，可见乳头下静脉丛。⑦气滞血瘀证，表现为血色暗红或紫暗，异形管袢数明显增多，以囊网状或菜花样为主，排列较紊乱，张力差，静脉支及袢顶扩张、瘀血，动静脉枝管径比例失调，管袢短粗，大小不一，血流呈粒流、粒缓流，红细胞呈中至重度聚集，管袢有渗出。

3）虚实兼夹证：①气虚血瘀证，表现为血色暗红偏多，管袢模糊，充盈度降低，管袢排列不规则，管袢细长，袢顶瘀血比例＞30％的出现率增多，异形血管以树枝状或鹿角状为主，血流呈粒线流、粒流为主，有轻至中度红细胞聚集，袢周有出血倾向。②阴虚阳亢证，表现为微血管开放数目增多，管袢扭曲变形减少。③阳虚气滞证，表现为血色暗红，管径粗细不均，甚则显露不全，微血管排列紊乱，血流态异常明显，血流速度缓慢，微血管周围少量渗血、出血，袢顶瘀血、扩张。

4）鉴别诊断：①心阴虚与心阳虚。二者均见微血管管袢畸形数目较多，尤以重度扭曲为多，血色以紫红或暗红为主，微血管动静脉比例以（2∶4）～（2∶6）占多数，血流速度 350 $\mu m/s$ 左右。但心阴虚病人的管袢多表现为纤细，血流速度快；而心阳虚型管袢多瘀张，血流速度缓慢。②肺肾阴虚与肾阳虚。二者均见管袢紧张度差，多数管袢排列不整齐，畸形管袢率高，袢顶瘀血程度较重，袢顶、袢周出血率增加，血流中血细胞聚集较集中，血流速度慢，管袢数目及长度异常。但阴虚型管袢清晰度比阳虚型高，乳头下静脉丛显现率高，血流速度快，管袢可见数目多，口径较粗。③肝郁气滞、肝肾阴虚与气滞血瘀。肝郁气滞最轻；肝肾阴虚证比前者扭曲管袢数目增多，扩张微血管丛增多，流态呈非线状；三者之中，气滞血瘀证最为严重，异形管袢数最多，排列较紊乱，血色暗红，张力差，管袢有渗出，流态呈非线状，且有瘀滞表现。④气血两虚、气血虚实夹杂与气血瘀滞。三者管袢轮廓模糊出现率增高，异形管袢增加，红细胞聚集，血液流态异常，血流速度减慢，管袢瘀血，管袢数目减少。但气血两虚、气血虚实夹杂型的管袢轮廓模糊出现率明显高于气血瘀滞型，气血两虚型管袢数目较气血瘀滞型减少。⑤肾阴虚、肾阳虚与肾阴阳两虚。三者均可见异形管袢增多，毛细血管扭曲扩张，管袢模糊，周围渗出，流速缓慢，流态异常等改变，但肾阴阳两虚证的管袢模糊较单纯肾阴虚、肾阳虚者为高。⑥阴阳两虚与阴虚阳亢。阴阳两虚证毛细血管开放数目减少，管袢扭曲、变形的百分比均高于阴虚阳亢型。管袢开放数目增多者则以阴虚阳亢型为高。⑦血瘀型、虚证型与痰浊型。三者均可见管袢排列不整齐，管袢长度缩短，畸形管袢数增多，乳头下静脉丛清晰及管袢内血流速度减慢等。但三者之间未发现有明显统计学上的差异。

（四）现代研究

1. 夏少农等介绍肺痈验指螺法，认为肺痈病人其手指必饱满若蚕蛾腹，且随病情而变化；病剧时指螺愈鼓隆，病渐瘥则指螺渐复正常。

2. 赵立华介绍黄鼎坚临床经络诊察与八卦结合，认为拇指与大鱼际（艮位）主脾胃疾患，食指和巽位与肝胆疾患有关，中指和离位与心小肠疾病有关，无名指和兑位与肺大肠疾病有关，小指和坎、坤位主肾和膀胱疾病。

3. 盛燮荪介绍陆紫簧的儿科分经察纹法

（1）掌面指纹各部与脏腑经脉的关系：大指横纹属肺，本节后大鱼际部属胃；食指第一节横纹属大肠，第二节横纹属脾；中指第一节横纹属三焦，第二节横纹属心包；无名指第一节横纹属肝，第二节横纹属肺；小指第一节横纹属肾，第二节横纹属膀胱，第三节横纹后、小鱼际大横纹前属小肠，掌心属心；小鱼际部属胆。

（2）各部纹形、颜色所主病候：大指横纹中央有明显纹形显露者主肺经病，患儿每有咳嗽，纹色淡者其咳较轻，色深者咳甚；大指本节后鱼际部有散纹，色青者为寒食积滞，色黄者为脾虚伤食；食指第二节横纹上有淡色纹形者为泻痢，脉纹紫色者为便秘，第一节横纹有淡红色脉纹者为脾虚；中指第一、第二两节均主候热病，凡第二节横纹有纹形显露者为热入心包；若第一节横纹有赤色横纹，则已热甚而属热邪弥满三焦；无名指第一节横纹主肝经病，见青色脉纹者为惊风，青紫色纹者为疟疾、痞块；无名指第二节横纹见紫色脉纹者，为肺中痰热较盛；小指第一节横纹见青色纹者，为肾元虚冷，小便每清长而频；小指第二节横纹见紫色脉纹者，为膀胱热，小便必短赤；小指后、小鱼际大横纹前有明显的脉形显露者，为小肠有热，小便必短少，甚至癃闭；小鱼际部若见青色散纹者，主惊厥；掌心见散乱之赤色脉纹者，为心火灼热，或见牙血、鼻血等症；十指横纹均见脉纹者，为疳积。

4. 丁婷婷介绍贾孟辉临床手诊经验　通过全息论联系中医整体观念及易学思想而形成，其中包括：

（1）望掌形，辨五行体质。木形人，掌长，指长且瘦，指形不尖，肝胆主病；火形人，掌大，指根粗，指根向指端逐渐变细，呈圆锥形，心主病；土形人，掌方厚，指方，短粗，脾胃主病；金形人，掌圆润，指形玲珑，掌指比例和谐，色泽如玉，肺主病；水形人，掌肉浮胀软滑，指节不显，指短而圆，色淡黑而润，肾主病。

（2）明色泽，辨寒热。认为掌色较常人偏红有光泽，主热证；掌色较常人偏白无泽，主寒证，且多为脾胃虚寒；如若色泽辨别寒热不是很明确，可继触手温深辨，较常人温热者多为热证，较常人寒凉者多为寒证。此外，如掌中发现红色斑疹，则为体内有热，其斑疹部位具体属络的脏腑要结合手掌的总体经络走向，还要结合手掌上、中、下三部。

（3）触手掌，辨厚薄软硬。认为手掌厚薄是与生俱来的，是秉承父母基因而不会随后天变化改变的，通过感受手掌的质地判断先天之精气是否充盈，从而判断机体对疾病的耐受性。手掌瘦薄，先天禀赋薄弱，机体的耐受性较差，病邪侵袭，即刻发病，属于正不胜邪，如若后天加以调摄，正气尚足，否则病邪袭体，犹如城门失守，防不胜防，发病在顷刻之间，平素多有火；手掌肥厚，尤其掌跟宽大者，犹如树大根深，先天禀赋较好，机体的耐受性也较好，病邪侵袭，正气充足，发病缓慢，预后比较理想，平素多有痰湿；手掌偏硬者，阳脏较盛，平素易上火或气郁化火；手掌偏柔软者，阴脏较盛，平素多气虚、痰湿。

（4）望形态，辨阴阳虚实。观察五指形态，五指笔直伸展，动作敏捷，快速伸出，大多属实证，阳证；若五指伸开时，手指微屈曲，动作迟缓，为虚证，阴证；五指伸展并拢为有寒，五指伸展散开为有热。

（5）查经络，定分区，辨病位。认为当脏腑经络阴阳失调而致病时，脏腑相应的掌中经络及分区会出现异常变化，如六经循行部位出现斑丘疹、结痂、青筋暴露，掌中八卦分区出现斑丘疹、发红、发白、塌陷及破损等。

5. 董子亮等对 92 例寒热证病人和 26 例正常人拇、食两指掌侧指端皮肤温度的观察结果，表寒证的浴前和浴后温度，均与正常组无显著差异，但复温时间较正常组慢；里寒证的浴前和浴后温度均较低，复温时间也慢，与正常组相比，均有显著差异；表热证的浴前和浴后温度均高，复温时间较快；里热证组的浴前、浴后温度及复温时间与正常组均无显著差异；表寒证与表热证相比，表寒证的浴前温度低，浴后温度差别不显著，复温时间较慢；里寒证与里热证相比，里寒证的浴前和浴后温度均较低，复温时间也较慢，均有显著性差异；表寒证与里寒证相比，表寒证的浴前温较高，复温时间较快，浴后温度也高；表热证与里热证相比，表热证的浴前温度较高，复温时间较快，浴后温度也高。说明指端皮肤温度的测试，对鉴别寒、热证有一定的临床意义。

6. 英国有人研究发现，在排卵期，妇女的手、手指和脚趾都会变凉，血流量减少。认为每日测定流经手指的血流量，便可预测排卵期。并有一种用综合方法预测排卵期的装置将问世，这种装置长 5 m，可以固定在某一手指上，由被一个电子光电探测器隔开的两个光源组成，使用者进入排卵期时，它便会发出指示信号。

7. 尹本义认为临床上许多心肺疾病，如支气管扩张、慢性肺脓肿、肺癌、特发性肺间质纤维化、某些发绀型先天性心脏病、亚急性感染性心内膜炎等可出现杵状指（指端变得特别粗大，像一根打鼓的鼓槌，甲床如钟表玻璃一样凸起）。需要特别强调的是，中老年人突然出现原因不明的杵状指要高度警惕肺癌之可能，这一现象有时还是肺癌的早期表现。

8. 郎勇对 120 例经颈椎 X 拍片或颈椎 CT 诊断为颈椎病的病人进行手诊，发现在其拇指桡侧远端甲根至第 1 指关节横纹间出现皮肤粗糙变形，局部探压可探及条索样或瘢痕样改变，且压痛明显。手诊的临床效果显示：全部 120 例观察到拇指皮肤变化者 96 人，占 80%。探压到皮下瘢痕或皮下条索样改变者 108 人，占 90%。局部压痛敏感者 120 人，占 100%。

9. 段明福等对 100 例胃病病人进行手的"气""色""形态"（望气主要是观察手掌是否荣润光泽，或者晦暗枯槁；察色主要是观察手位的颜色，如白色、红色、黄色、青色等及其变化程度；观形态主要是看手位某一区域内斑点的 8 种形态，即凸、凹、浮、沉、淡、浓、疏、密）诊察。其中：

（1）急性胃炎组 16 例，手诊征象：在胃的手诊部位出现发亮的白色或红色的斑点，且稍有凸起，似皮肤水肿样。本组呈白色斑者 3 例，红色斑者 5 例，红白相间斑者 8 例。

（2）慢性胃炎组 28 例，手诊征象：在手诊部位出现疏散的淡白色、片状黄色、暗青、暗黄、暗紫色的斑点，局部凹陷或凸起。皮肤干枯或乱乱。表现为较疏散的白点，而且很淡，位置在中间，不是太浮，也不是太沉，浓度不是太大，无明显凹凸者 8 例；表现为一片暗青、暗黄色或暗紫色，皮肤干枯，而且有凹陷者 12 例；表现为黄色凸起，似老茧新起，皮肤纹理粗乱，似有汗者 8 例。

（3）胃溃疡组 30 例，手诊征象：在胃的手诊部位，出现一个或数个白色的圆斑，其内可见鲜红或暗红色的小点，有的为黄棕色或咖啡色斑点。本组表现为圆形单个白色斑点者 12 例；多个圆形白斑者 11 例，其中 5 例表现为白斑内见鲜红色小点；表现为黄棕色斑点 4 例；咖啡色斑点 2 例。

（4）胃癌组 26 例，手诊征象：在胃的手诊部位，出现一个或数个棕黄色、暗青色，边缘不清楚、凸起的斑点。本组表现为棕色斑点者 10 例；暗青色斑点者 14 例；瘢痕凸起者 2 例。统计学分析表明：胃部疾病的手诊征象、彩超特征、临床表现呈正相关，相关系数为：r1＝0.9089，r2＝0.9238，充分证明气色形态手诊与彩超对胃部疾病的诊断有显著相关性，二者同临床表现有较强的统一性。

10. 刘井红通过文献研究及流行病学调查表对 30 例糖尿病病人进行手诊相关研究，手征采用：①十指尖鲜红即指腹发红如染异常、全掌大小鱼际鲜红异常、十指尖红与全掌红对比显著。即樱红掌。②小鱼际中下部有 1～3 条横纹。即糖尿病纹。③小鱼际下部鲜红异常。十指甲均呈凹勺状。结果表明糖尿病手征①和③具有诊断价值。中医手诊糖尿病的诊断标准为①和③。糖尿病组与非糖尿病组左、右手掌心颜色值比较，差异有统计学意义。说明糖尿病病人的左、右手掌心颜色可以作为区分糖尿病与非糖尿病的指征。

11. 郭文静报道殷克敬运用九宫八卦手诊法诊断心血管疾病，将手诊法与九宫八卦划分法相结合，将手掌划分为乾宫、坎宫、艮宫、震宫、中宫、巽宫、离宫、坤宫、兑宫 9 个区域，通过手掌各个区的形态、纹线、颜色等的变化，来反映疾病的发生、发展及身体健康状态，应用起来及时有效，简单易学，故在心血管疾病的早期诊断上可以起到见微知著、未病先防的作用，值得推广。临床应结合八纲辨证和其他诊断方法，能更有效地诊断疾病。

12. 日本医者观察发现，令病人将两手向左右或向前方水平伸展，向上举，当手腕伸开后，无任何原因失去了圆形成为扁平形，为口腔和咽喉有病和容易引起疾病的象征。将两个手腕进行比较，哪一侧成平形则是哪一侧有病；两侧均扁平者，为两侧的咽喉和扁桃体均有病，如扁桃体炎和咽喉炎。日本医者提出指极测量法，即将两手向左右水平伸直，测量从右指尖到左指尖的长度为指极，身高减去指极，如得数在 2～4 cm 者为身体健康，在 2 cm 以下者为肺功能弱，在 4 cm 以上者易患脑出血。

关于手指与内脏的关系，日本医者认为，食指主管人的肝、胃、肠、脾脏等消化和营养器官，右手显示肝脏功能，左手显示胃的功能，饭量大者食指发硬；中指主管人的心脏、肾脏和血管，与下肢有关，在精神方面显示内在性格；无名指主管人的神经系统，患有癫痫、哑巴、慢性风湿热和神经痛的人无名指功能差；小指主管肺和生殖器官，小指弯曲的人同侧肋膜有粘连，小指短的人子宫小，胎儿不幸运。另外，手的姿势从手腕开始向小指方向弯曲，上肢向左右水平伸直时，手向小指后方弯曲者，体内碱过剩，可能患癌症；而从手腕开始向拇指侧弯曲者体内酸过剩，易患肺病，哪一只手的手指间隔宽，其同侧肺脏有病。再者，凡走路时有气无力，脚步沉重者，多数大腿内侧肌肉收缩不良，内股肌消瘦或萎缩，其人生殖功能衰退，性功能不良；大腿内侧肌肉明显消瘦下陷，为衰老的表现。胫骨和腓骨间隔过宽的一侧，脚腕运动困难，则该侧肾脏有病。

13. 1981 年，美国纽约心脏病研究所的大村惠治提出大村氏双指 O 环试验，可用于判断脏腑异常，分辨病因，选择药物及检查疗效。此项试验性研究现还在美、日等国进行。方法为：让病人一只手的拇指与食指（或中指、无名指、小指）用力捏成环状。检查者用两手的手指各 2 个或 3 个（据抗力大小而定）去用力拉开，体会力量的强弱。然后给病人某种特殊刺激，再拉 O 环。根据刺激因素与试验前后抗力变化，作出判断。此试验的用途为：

（1）诊断脏器异常：脏器代表点分布于体表，部分类同募穴，部分由大村惠治自定。用 20～30 cm 的玻璃棒或橡胶制的小吸杯刺激脏器代表点。如相应的脏器有异常，用双指捏成的 O 环就会使不上劲，从而抗力减弱。此时进一步来判断患病性质，即事先制好各种脏器不同病种的组织切片和各种病原微生物的载片。在病人另一手持载片后，O 环捏力减弱，说明所患疾病与载片性质相同，由此可发现早期癌症与潜在感染。

（2）体表绘制脏腑图形和类经络网，通过特定组织切片与脏器代表点的按压，可于体表绘出脏腑器官图形。如胃大部切除后，绘出为术后胃，绘出的经络图形与文献所载相似等。

（3）判定药物对整体的适用性。病人一手接近或握住药物，如药物对人有害，则 O 环捏力减弱；有益则增强。如用药量过大，捏力也减弱。

（4）判定药物对各脏器的适用性：刺激脏器代表点，并使一侧手接近药物。如药对相应脏腑有害，

O 环抗力降低；有益则增强。

（5）选择针刺最佳穴位：体表发现的异常脏器代表点，是最理想的治疗穴位。肢体的病，不宜用脏器代表点治疗的，可用大村试验法选择性地触压对所治疾患常用的穴位，O 环减弱即为有效。针刺后可再试，如增强为有效。

大村惠治最初考虑脑循环与神经系统之间的关系时，发现第 1、第 2 指 O 环抗力下降是第 6 对颈神经异常，第 1、第 3 指则为第 7 对颈神经上半部异常。以后，他提出双指 O 环反应，并试图从物理学角度来阐明其机制。如认为人体内发出的电磁波可达体表，在与外界某物质组织切片的分子结构相同时，会发生双指 O 环反应。

1986 年以来，大村惠治在这方面的研究更趋深入。他认为 O 环力量变化是体内物质与参照物出现电磁共振所引起，进而提出用此法观察经络现象的新方法。开始时，除心包、三焦经外，在人体体表走行的 10 条正经（脾经用胰腺组织切片或标本制作），基本与传统经络的体表走行相符。宽度一般为 1～2 mm。以后，他又用肾上腺、卵巢或睾丸组织绘出心包、三焦经的走行。他还发现类经络网上膨大部位与穴位相符，其平均直径受机体病变和针刺的影响。

14. 入江氏等在大村惠治的基础上又有所发展，并提出了以下观点：

（1）寸口脉与脏腑经脉的联系：在被试者右手关部（脾脉部位）放一个小磁铁，用纸胶带固定。此时，用另一只手做 O 环试验（同侧手亦可）。如脾无异常，则 O 环不易被拉开。但如试验时间超过 30 秒，原来没有异常的亦可被拉开。此试验表明脏腑经脉的信息可传输至六部脉诊部位。

（2）五色与五脏的联系：例如在被试者右手关部放一个小磁铁，南极向外，用纸胶带固定，左手拇指和食指捏成 O 环。试者立即引拉，确认难以拉开（如 O 环易被拉开，说明脾有病，应排除此人）。此时在被试者右手掌放黄色纸片，O 环即可轻易被拉开，而白、黑、红、青纸片则否。

（3）五味与五脏的联系：仍以脾为例，接着在做完以上试验的被试者右手黄纸上依次放上用纸包好的糖、盐、咖喱、酒石酸的小包，此时被试者的双眼用毛巾遮住。然后分别作 O 环试验。这时，只有放上糖的小包时，O 环不易被打开。这种方法可辨别药物有无甘味，以此类推。在其他脉诊部位可辨别药物有无苦、辛、酸、咸等味。

（4）复方与证的适应程度：将适用于病人的药物（复方提取物）的一日用量分别包入纸内，并依次放在病人一侧手掌上。然后做 O 环试验，并据 O 环反应确定方证适应程度。根据拉开 O 环所需力的大小分为 8 个级别，从负 4 至正 4。以最难拉开的作为最佳处方。根据此种方法，检验了 154 例病人在投药 7～14 日后的改善程度。结果是 148/154（96.1%）有效，6/154（3.9%）无效。入江氏等据此认为，此法有一定应用价值。

乔氏报告：使用双指 O 环试验可帮助确定疼痛原因。当在病人手掌上放置抗生素而使 O 环被拉开的力量发生改变时，就可证实该疼痛系由感染引起。对病人投以此抗生素后，可以迅速止痛。在 1988 年召开的第四届国际针刺与电疗学术讨论会上，日本 Yasuhiro Shimotsuura 提出双指 O 环试验可作为快速诊断衣原体感染的检验方法。美国有人用双指 O 环试验代替昂贵的实验室检查来确定脊背疼痛病人有无器质性病变。凡出现器质性病变，如髓核突出、脊椎管狭窄、神经孔狭窄、椎间盘突出时，O 环呈 −3 或 −4 变化。否则，尽管病人诉说疼痛严重，O 环均呈 −2、−1 或 0 变化。在实验室客观检查与病人主诉不符时，可通过此项检查来帮助确定有无进一步检查之必要。

15. 现代医学认为，手腕下垂无力，或手指关节变形如鸟爪样，称为爪状手，是手前臂的桡尺神经损伤引起的手部进行性肌萎缩；手指关节肿大，皮肤萎缩，肌肉肌腱萎缩，常见于胶原性疾病；手指关节肿胀，两头小中间粗，如同织布的梭子，且呈屈曲强直、不能伸直、疼痛，活动时加重者，常见于类风湿关节炎；指骨骨折，愈合后手指完全不能弯曲，如病变在拇指，则不能与其余四指接触，称为指骨愈合病，为一种罕见的遗传性骨骼病变；闭目直立，双手平伸，手指张开，可见手指轻微颤抖者，为甲状腺功能亢进症；手掌肌肉严重萎缩，特别是大鱼际肌和小鱼际肌萎缩明显，手掌变平，如同猿手者，为猿形手，常见于手臂神经受伤和炎症；手掌浮肿，手指麻木者，提示可能是心脏病；整个手掌变宽增厚，手指粗而短，同时颧骨、下颌骨、前额骨等突出者，常见于成人脑垂体肿瘤；双手指尖苍白冰冷，可能患有慢性肠胃病，并有患胃癌的倾向；手的肤色变深，常见于色素失调症和肠胃疾病；远端指节呈杵状膨大者为杵状指或槌状指，为肢端缺氧、代谢障碍及中毒性损害而致。

用触指（侧）法还可诊断早孕。其方法是医者用右手拇指或食指在病人左手中指两侧自下而上反复推拿10～40次，推后病人手指、腕、肘之间出现酸、麻、胀或沉重感者为受孕。如王启俊等检查250例，一般推拿10～20次，指测阳性245人，准确率为98％。李梦泉等认为准确率在95％以上。卓宏英检查1000例，其早孕阳性率为96.4％，与妇科检查对照符合率为96.2％，并观察到妇女受孕之后30～70日内阳性率最高，以后则降低或消失。

现代研究发现，甲半月苍白，指甲扁平苍白为甲状腺功能低下的征兆；爪甲映色淡白见于急性失血或慢性贫血病人。据朱子青报道，指甲内映血色㿠白无华，如白蜡色者，多为血虚已极，见于多种较多的出血症，如面色苍白见于呕血、血崩等急性失血后；面色萎黄见于经常黑便、钩虫病等慢性失血症。映色㿠白无华，不如上述白蜡色，压之可见血液隐然流通者，多为脾虚；如压之不见血液流通者，为病程已久，阳气衰微的血枯症。映色灰白，压之微见，隐隐有血行者，多见于慢性哮喘病及浮肿症等，为气虚血衰严重时。映色灰白，而隐然见不匀整的极淡紫色斑者，多为肺劳、肺痈、肺胀极期，多为死征，是心气衰竭、肺气将绝；小儿见之，为脾肺衰竭，疳积末期多见，多不救。小儿映色灰白，指甲亦灰白者，亦为脾肺两虚已极所致，然为虚寒大症，急予温运脾肺治疗方有得生者。小儿映色灰白，但系一时性，少倾即恢复正常者，多为心虚胆怯，先天或后天不足之小儿多见；成人见之，则为大惊、大恐所致。映色苍白而指肉消瘦者，多为脾虚寒症，见于慢性泄泻、痢疾、下利频甚时。指甲骨质呈现较粗大白点或条状，边缘不整齐，内映血色绯红者，为肺痨初期证候；指甲骨质洁白，略有光泽，从根部起，见1/3或半截，或全见者，为久病不起的重病；指甲骨质白如死骨，全无光泽者，常见于热病末期肾液耗尽之时，多为死征；两手同一指甲同时逐渐变成乳白色，渐至完全不能见到内映血色，逐渐发展至十指皆然者，此为复杂的慢性病变，包括经脉循环阻滞、慢性风湿痛、脊骨病变、高血压等，而以属于肾水之肿胀为主征。

16. 朱子青报道，指甲骨质发现自甲根生出的灰黑色直线条，为肝肾阴虚的体征。现代也发现指甲变黑为脑垂体或肾上腺功能不足的西蒙病、艾迪生病之征，多为命门火衰或肾水不足。另外，接触煤焦油、服用氯喹等药物或照射长波紫外线者，均可出现黑甲；甲下色素痣、甲下交界痣等也表现为黑甲。

指甲映青色，不紫不蓝而突发者，为大寒证，表现为脘腹剧痛、泄泻无度等；甲映青色而非突发者，见于寒瘀血分之经闭而腹痛频作，或胎死腹中，或寒疝、厥痛过久时；小儿指甲青色而突发者，多为将发急惊之征兆；小儿指甲青色而非突发者，多为肺寒大症之兆，或见于寒泻过甚时；指甲现青紫色而突发者，多为即将抽搐或正在抽搐中；青紫而非突发者，多为瘀血凝滞、经脉阻塞所致；指甲呈青蓝色者，多为急性病征，如霍乱津竭，或小儿抽搐、发痫等。赵鹤龄报道，指甲呈蓝色，是白喉、大叶性肺炎、急性肠道传染病及气道异物梗阻而致之缺氧和微循环障碍的反应；肠源性青紫症、亚硝酸盐中毒及内服阿的平等，也会出现蓝甲。

指甲内映血色绯红，多为虚劳早期的征象，尤多见于肺痨及肠痨初期。如按压后复红快者为病轻，复红慢者为病重或久病。指甲根部绯红，而甲中部、前端为淡白色者，多为肺脾两虚，相火独旺，见于咯痰、咯血等症；若绯红见于指甲尖端、中部，而根部色淡者，多为肾虚证，如女子月经不调，男子头晕目眩等；若指甲前端、根部绯红，中部色淡者，多为虚劳病脾虚不能生血，或慢性胃病而有初期内出血，或钩虫病严重时。

17. 宋孟斋报道，爪甲干枯脱落与十二指肠球部溃疡有关。曾有一辨证为肝气犯胃的十二指肠球部溃疡病人，症状严重发作时，双足大蹰趾甲内侧颜色发生改变，趾甲增厚干枯，用手一剥一块块脱落，但无疼痛不适，爪甲干枯无光。每逢冬春发病时都有类似的爪甲荣枯改变。溃疡病缓解后，爪甲亦恢复正常。故认为爪甲的荣枯变化，可作为溃疡病发作之先兆。

18. 詹爱菊等观察51例四肢骨折病人指、趾甲变化的结果发现，外伤性新鲜骨折，一般约20～30

日后，隐约可见甲体近端长出"新甲"，红润有光泽。随着新甲逐渐生长，远端的旧甲渐渐变成粗糙、晦暗，呈淡棕黄色、灰白色或灰黑色，且表面高低不平、无光泽。新、旧甲之间渐渐形成分界线，多数呈隆起的嵴状。当新甲长到甲体约 1/3～1/2 时，X 线显示骨痂生长良好，骨折线仍存在，但已模糊不清，正是骨折临床愈合阶段。当新甲长到甲体 2/3～3/4 以上时，X 线显示骨折线消失，骨折愈合，最后新甲长满整个甲床。张超然对各类骨折病人的指、趾甲观察后亦发现了上述随着指、趾新甲的生长，骨折处骨痂的形成此一特征性改变。因此，望指甲的变化规律，对判断四肢骨骨折愈合情况及预后有一定的参考价值。

19. 徐玉锦运用朝医辨证施治对 168 例正常人甲印的观察，归纳出四象人甲印的以下特点：

（1）少阴人甲印：主要特点是甲印偏小，甲印宽度常小于 1 mm。与正常型甲印相比，甲印的指数减少，一般为 0～3 个。据相关"望甲印辨寒热"的记载，甲印指数越少、宽度越小，说明体质偏寒的程度越重；甲印指数越多、宽度越大，说明体质偏热的程度越重。少阴人为重阴之人，天禀多寒体质，机体阳气不足而阴寒内盛，故甲印偏少。少阴人寒多型，十指均无甲印，此为大寒型；热多型可见 3 个甲印。

（2）太阴人甲印：主要特点是甲印较大，且有甲印的指数也多，甲印的颜色接近淡红色。太阴人甲印一般为 7～10 个。其中太阴人寒多型甲印为 7～8 个，热多型则为 9～10 个甲印。

（3）少阳人甲印：主要特点是甲印大，甲印宽度可大于 4 mm，有甲印的指数一般为 4～6 个。少阳人寒多型甲印为 4 个，热多型为 5～6 个。少阳人为重阳之人，天禀多热体质，其甲印变大，为机体阳盛阴虚之表现。

（4）太阳人甲印：主要特点是十指均有甲印且宽度在 3 mm 以上。因"太阳人过偏于阳之人"，故甲印指数多。临床便按象用药，针对不同体质而治。

指甲对人体瘀血有独特的诊断意义，如指甲失其荣润，变得枯晦紫黯，甲下有瘀点或瘀斑，多为内有瘀血之象，如内有积聚、臌胀、癥瘕等，指甲则逐渐变得青紫晦滞；又临床上甲板粗糙如鱼鳞者多为久瘀之象，指甲青紫亦为内有寒凝血瘀之征。

据报道，有心血管疾病、心肌梗死的病人，往往在发病前 1 个月，指甲出现横纹；而指甲凸起向指肉中卷伸，象征慢性呼吸系疾病；指甲条纹紊乱且呈现深褐色，是脱水和初期肾虚的反映；指甲上有竖的条纹，是维生素 A 缺乏；指甲部分脱色或全部脱色，表明新陈代谢紊乱；指甲淡白无华为虚寒，苍白是血虚，紫黑为血瘀；指甲柔软不坚，是营养不良的表现；指甲平坦、凹陷或呈匙状，无光泽且脆弱，多是缺铁性贫血的表现。指甲能迅速地反映健康状况的好坏，如人体缺乏维生素 K，指甲就会出现血点；缺乏钙质和维生素 D，指甲又会出现一些小白点，如果指甲变得脆而易断，通常也是缺乏这两种营养素所致；若指甲起横脊纹，多半是最近刚患过一场大病，或是其他原因引起的营养高度不足。

另外，凸突甲伴有杵状指为先天性心脏病气血不运的标志，亦为喘息性支气管炎慢性供血不良的征兆。指甲削薄，表面弯曲，说明呼吸系统不够健壮；指甲有横沟出现，多半是结核病的预兆。甲下毛细血管搏动，多为主动脉瓣闭锁不全或先天性动脉导管未闭的外候。

20. 谢德秋认为手指微血管搏动现象也具有诊断价值。检查方法：在指甲之前缘轻加压力，如在指甲底部的组织出现随着心搏而节律性地充血的现象，这就是指甲毛细血管搏动，这种现象多发生在脉压（动脉的收缩压与舒张压之差）增高之时，如主动脉瓣关闭不全、先天性动脉导管未闭、动静脉瘘、甲状腺功能亢进症等疾病。

据报道，如病人出现扁平甲（手指甲呈扁平反甲，长出甲床部分的指甲无故自裂）是有钩虫病的征象。

21. 俞长荣报道，验指甲端半月状淡红晕可辨虚实。认为体质壮实、气血旺盛者，晕小色淡红；如果晕大色淡白，多半是气血衰弱或色欲过度的表现。赵鹤龄认为甲态的变异，是某些疾病的体表反映。凡筋力健壮者，爪甲多坚韧；筋衰无力者，爪甲多薄而软；肝血不足者，爪甲色泽枯槁；甲入肉甲旁肿胀为甲疽等。李元文报道了甲半月的主病规律。认为甲半月属阴，可反映脏腑精气封藏程度。一般而言，甲半月暴露太多为脏腑阴液封藏失职，致功能亢进，见于阴虚火旺，肝阳上亢诸证；甲半月暴露太少或全无甲白则为阴寒内盛或阳气不足，阴不得阳不生之故。甲白与五脏有关，拇指甲白属肺，食指甲白属心，中指甲白属脾，无名指甲白属肝，小指甲白属肾，观察左右双手甲白是否对称及暴露程度可测知五脏病变。

22. 江苏仪征市人民医院对 964 例各种病人 20 余种甲征进行分析，发现甲征与疾病特异性、敏感性较相关的征兆有：甲床毛细血管舞蹈（主动脉闭锁不全，阳性率 90%）、月牙缘舞蹈（孕妇分娩时，阳性率 73.9%）、病程浅或点（重症疾病时，阳性率 84%）、月牙纹增重（孕妇 3 个月以上，阳性率 64%）、肌肤甲错（营养不良，阳性率 55%）等；甲征与疾病特异性相关，但不敏感的征兆有半黑半白征、甲床瘀血、月牙区增大、甲体色黄、末梢循环衰竭、匙状甲、厚甲、点彩状甲、指甲白线等；甲征敏感性高，但假阳性亦高者有甲体纵纹、腹旁纵纹、甲缘内卷、杵状指、指甲云斑等。

23. 手指甲的变化还与癌症有关。潘德年报道，手指甲床的纵指纹，颜色深浅不一，粗细不等，深者呈黑色，浅者呈褐色，宽度 0.1～0.4 cm 之间，一指或多指同时出现一条或几条，即为阳性。检查结果：胃癌阳性率为 53%，肝癌阳性率为 49%，肠癌阳性率为 46%，食管癌阳性率为 39%。杨维益认为：大拇指、食指、中指指甲出现黑纹和紫纹，可为消化道肿瘤及女性生殖系统肿瘤的迹象，其特点为与指甲根部相垂直，可为一条或数条，粗细不等，可如发丝粗至 0.3 cm，多见于右手。其中，拇指、食指两指甲紫纹多见于食管癌、胃癌，先兆价值可早于局部症状 3 年。拇指、中指甲紫纹可见于女性生殖系统肿瘤的最早期。

24. 王文华《指甲诊病》对头痛、支气管炎、冠心病、肝炎、慢性肾炎、风湿性关节炎、高血压、糖尿病等 42 种疾病的甲象进行了描述。

（1）慢性胃炎的甲象表现为右手中指甲桡侧远端呈淡红色，发作时呈紫红色的条形、椭圆形改变。临床观察 22 例病人，与胃镜检查结果比较，符合率为 82.76%；与 X 线钡餐比较，符合率为 95.23%。

（2）胃溃疡及十二指肠球部溃疡的甲象表现为右手中指甲中部远端呈淡红（发作时鲜红或紫红）的圆、椭圆或三角形改变。临床检查 110 例病人，与 X 线钡餐检查比较，符合率为 95.35%。

（3）胃窦炎的甲象表现为右手中指指甲桡侧远端呈淡红色（发作时显鲜红色，重症时为紫红色乃至暗紫色）的菱形改变。临床检查 143 例，与胃镜和 X 线钡餐检查结果比较，符合率分别为 81.81% 和 79.09%。

（4）慢性胆囊炎的甲象表现为右手无名指甲尺侧中近端呈淡红（发作时鲜红或紫红）的条形改变。临床检查 162 例，与 B 超和 X 线胆囊造影检查比较，符合率分别为 94.94% 和 72.72%。

（5）肝脾大的甲象表现为分别在右、左无名指甲中部近端呈淡红、紫红的锥形或三角形改变。临床检查肝大 61 例，与 B 超检查结果比较，符合率为 73.77%；检查脾大 43 例，与 B 超检查结果比较，符合率为 72.09%。

（6）偏头痛的甲象表现为拇指甲尺侧远端呈淡红色（发作时鲜红或紫红）斜条形改变，临床检查 97 例，与主诉症状比较，符合率为 88.06%。

（7）原发性高血压的甲象表现为左食指甲中部呈淡红色条形或哑铃形改变，临床检查 216 例，与血压计测量结果比较，符合率为 75.86%。

（8）支气管炎的甲象表现为右手食指甲桡侧远端呈淡红色（发作时鲜红）的斜条形改变，临床检查 142 例，与 X 线胸透结果比较，符合率为 93.27%。

（9）肺结核钙化点的甲象表现为右手食指甲近端呈淡灰色的圆点状改变，临床检查 205 例，分别与 X 线胸片和胸透检查结果比较，符合率为 94.87% 和 91.09%。

（10）阵发性心动过速的甲象表现为左手中指甲中部呈淡红色长条形（纵或斜形）改变，临床检查 205 例，与主诉症状比较，符合率为 91.50%。

（11）过早搏动的甲象表现为左手中指甲中部近端和远端及左手食指甲中部近端和远端呈淡红色点状改变，临床检查 110 例，与主诉症状比较，符合率为 92.41% 等。

25. 李学诚《指甲诊病彩色图谱》对呼吸、消化、心血管、泌尿生殖、血液、神经、骨骼各系统及妇科、五官科的 120 余种疾病的甲诊特征进行了描述，并附有彩色图片，可供临床研究者参考。

26. 齐凤军认为望指甲可诊过去病。根据指甲上残留痕迹的大小、长短，可以推断疾病病程的长短；根据其形态、颜色及其深浅等，可以推断疾病的性质、急缓、轻重；根据其所在何指，可以推断疾病所在的脏器。他认为肝胆疾病易反映在无名指上；胃、十二指肠、小肠、大肠的疾病易在食指留下痕迹；心、脾疾病易反映在中指上；呼吸系统疾病多反映在大拇指上；肾脏及生殖系统疾病则多反映在小指上。指甲的荣枯可反映肝胆功能的兴衰；其营养状况反映消化功能；血色反映心脾功能；气色反映呼吸功能的强弱。指甲黑色说明曾有脏器功能低下、气血运行不畅、经络不通、瘀血、寒邪、肾阳虚、急性炎症、发作疼痛性疾病等；黑色斑块表示有瘀血、损伤、癌症、寒邪、心血管疾病、脑梗死；淡黑表示肾阳虚、慢性疼痛、气血经络不畅；白色表示急性炎症、急性发作性疼痛；直行白线表示脏器功能低下或急性炎症转为慢性炎症；横白线表示曾有过急性炎症或发作性疼痛；白斑表示功能低下后患有急性炎症。指甲上出现凸起，可以呈直行、线状、横条、网格状、杂乱条纹或中间隆起等，多为组织或内脏功能较差，或免疫功能下降；指甲上的凹痕可呈直行或横行条纹、斑块、斑点状，说明组织器官功能低下，组织退化、破坏或萎缩，或组织已被切除，或内脏下垂；指甲大块凸起或凹痕表示脏器严重损伤，大面积斑点浅凸或凹说明慢性炎症；若指甲凹凸呈直行条纹不断从甲根长出，说明病变持续；若其根部已离开甲根皮缘，则说明疾病已愈；若仅现于指甲的某段，说明病变只存在于此前的某段时间内；横行条纹改变说明疾病发生于某一时段；条纹长度反应病程长短，粗细反应病情轻重。

27. 刘颖《指甲生命信息学》运用通俗语言介绍指甲探病的源流、原理及具体操作方法，为广大农村医务人员门诊、巡回医疗及城乡居民的家庭保健提供了较好的选择。

〔夏　飞　逯　晶　彭清华〕

八、小儿食指络脉诊法

望小儿食指络脉原称望小儿指纹，《四诊抉微》《医宗金鉴·幼科心法要诀》皆称为"虎口三关脉纹"。虽称指纹，实指手太阴之络脉，故称脉纹较为贴切。是指食指掌侧前缘的浅表静脉。

该诊法渊源于我国先秦时期的《内经》，是《内经》诊鱼际络法的发展。据《景岳全书》记载，该诊法最早见于唐代王超的《仙人水镜图诀》（此书已佚）。其后宋代成书的《幼幼新书》《普济本事方》和《小儿卫生总微论方》均对此诊法有较详细的记载。此后，宋·陈文中、元·滑伯仁、明·王肯堂、清·陈飞霞等都对小儿食指络脉诊法有所发挥，使之内容逐渐充实，并应用于临床，一直流传至今。

（一）诊断原理

食指内侧络脉是由手太阴之脉分支而来。《灵枢·经脉》："肺手太阴之脉，……入寸口，上鱼，循鱼际，出大指之端；其支者，从腕后直出次指内廉，出其端。"故望食指络脉，与切寸口脉、望鱼际络脉是同出一辙的，其原理和意义也相似。手指食指部位不仅有手太阴肺经的分支循行于此，而且是手阳明大肠经的起源部位以及手阳明经筋所出，因此亦为气血较为集中的部位，加之小儿皮肤嫩薄，脉络易于显露，食指络脉更是显而易见。近代有人通过解剖学观察，指出食指部位的指掌侧静脉注汇于头静脉，更证实了食指络脉的诊察价值。

现代医学也同样认为手指能及早反映整体，如伦敦皇家医学院医学系的科学家发现，人的肢体末端的供血量是随着血液中某些激素水平的变化而上下波动的，这些激素对肢体末端的血流量，以及血管对体温的反应性变化，均有明显的影响。韦伯还报道，将有一种用综合手法预测排卵期的装置问世，它不仅测量妇女清晨的体温，而且每日测定流经手指的血流量，以便确实可靠地对育龄妇女进行生育指导。这些皆表明了指络和人体内部是密切相关的，通过指络能预测内脏的状况。

食指络脉的显现与分布，可分为风、气、命三关。食指第一节横纹曰风关，其部位当是从掌指关节横纹算起，至第二节横纹之间；第二节横纹曰气关，即第二节横纹至第三节横纹之间；第三节横纹曰命

关，即第三节横纹至末端（图2-4-1）。食指络脉定三关，对三岁以内小
儿均适用。

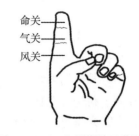

图 2-4-1　小儿指纹三关图

（二）诊察方法

诊察小儿食指络脉时光线宜充足，抱小儿向光，医生用左手握小儿食
指，以右手大拇指从命关向气关、风关直推，用力要适中，推数次后，络
脉愈推愈明显，便可进行观察，主要察其脉络的隐露、淡滞、色泽、形态
等改变。病重患儿，络脉十分显著，不推即可观察，但推按却另有意义，
可诊其气血灵活与凝滞。《四诊抉微·审虎口三关法》认为男先看左手，女
先看右手；《医宗金鉴·幼科心法要诀》也有此主张。其道理虽可用左为阳、右为阴加以解释，但实属
牵强，可存疑待考。

正常的小儿食指络脉，应呈浅红色，红黄相兼，或略微带青，不浮不沉，隐现于风关之内，大多不
明显，多是斜形、单枝、粗细适中。但粗细也与气候寒热有关，热则变粗增长，寒则变细缩短。长短也
与年龄有关，一岁以内多长，随年龄增长而缩短。

（三）临床运用

1. 色泽　小儿食指络脉的颜色有白、黄、红、紫、青、黑六种。色红浮露者，主外感表证，多属
风寒；色紫者，主内热，多属邪热郁滞；色青紫者，多为风热；色青者，主风、主惊、主各种痛证；色
淡红者，为虚寒；色白主疳证；色黄为伤脾；色黑为中恶；色深紫或紫黑者，主血络郁闭，为病危
之象。

现代医者临床观察发现，正常的小儿食指络脉颜色，65％为红色及紫红色，亦有报道86.3％的是
淡紫色或隐而不显。解放军202医院小儿科观察了303例健康儿的络脉，其中59％是淡紫色，27.7％
是紫红色。而沈永艾对451名健康婴幼儿的观察结果显示，37.3％的为淡紫色，42.6％的为紫色。因此
正常儿的食指脉络一般是淡色，以红及淡紫色为多见。

既病之后，则外感风寒初起，其脉纹多色红而浮。据统计，寒证呈淡红色脉纹者占95％，如邪气
化热，则随着体温的升高，络脉的颜色也由浅而深，变为深红，或由红而紫。据林日铣等统计，紫色脉
纹中属热证者占92.5％。若病情进一步发展加重，则食指络脉可变青变黑。如冯益真所见，热证者有
96.87％属青紫和青黑色脉纹。至于虚弱之体，其气血每多不足，则食指络脉色多淡，常见淡红或兼黄
色，脉络隐而不现。临床统计，食指脉络色青者83.3％的主惊证。但冯根源认为，络脉色红不主寒证，
应为络脉色青主寒，色紫主热。具体分类为：色青而浮主外感风寒；色紫而浮主外感风热；色青显露主
风寒邪盛；色青而透气关偏重于风邪；色红艳而浮属寒热转折之际；色青转紫主邪从热化；色紫隐青为
惊风之变；色青而沉滞主寒极、痛证或气血瘀阻；色淡青而沉属脾气虚弱。

现代研究认为，食指络脉的颜色可反映血液的质与量及缺氧的程度。贫血和营养不良时，血液中的
血红蛋白含量下降，红细胞减少，血色变淡，则食指络脉颜色亦淡。寒证时功能下降，代谢率低，耗氧
少，血红蛋白及还原血红蛋白均少，故络脉多呈淡红。高热时机体对氧需要量增加，红细胞相应增多，
同时静脉中的二氧化碳含量亦增，血色变深，故食指脉呈紫色；如高热稽留不退，则血容量减少，血
液浓缩黏稠，使络脉颜色进一步变深而呈青紫；脱水、休克也因同样道理而使食指络脉呈紫色。在机体
缺氧的情况下，血中的还原血红蛋白含量升高，血液颜色明显呈暗红状态，故食指络脉色多青紫，甚则
为黑。肺炎及心力衰竭的患儿有明显的缺氧情况，惊厥患儿也有不同程度的因呼吸障碍而引起的缺氧，
因而它们的食指络脉多呈紫色或青色。而食指络脉呈黑色多提示有血液瘀滞、末梢循环衰竭以及疾病严
重危笃的情况。

临床上还发现某些中毒能使血液的颜色发生改变，如当一氧化碳中毒时，血液呈樱桃样鲜红色，因
而食指络脉也出现红色；亚硝酸盐、苯胺、磺胺类中毒，可产生深度发绀，则食指络脉亦多呈青紫色。

此外，食指络脉的颜色也往往受皮肤色素的影响。肤色浅的，食指络脉清晰；肤色深者，则络脉模
糊或隐约不见。

2. 浮沉　络脉浮露者，主病在表，多见于外感表证；沉滞者，主病在里，多见于外感和内伤的里证。但是临床观察统计表明，健康儿童，也有偏浮偏沉的。

林日铣等对古人"浮沉分表里"进行临床验证，结果"浮"属表证者占 62.9%，"沉"属里证的占 65.2%。其机制多认为络脉既为太渊脉的旁支，太渊脉浮，则食指络脉也当变浮。浮者，血流清畅，多主轻病、新病、六腑病；沉者，血流浊滞，故主久病、里病、五脏病。其次，血管充盈偏盛，络脉多见浮；血管充盈不足，络脉多见沉。故络脉浮未必定属表证，常见高热气血两燔及先天性心脏病虽属里证，而络脉却现浮者，实为血管充盈增加之故。再者，营养不良消瘦小儿，皮肤嫩薄，血管表浅，又无血流不畅，则指纹常清楚可见而呈浮象；而肥硕小儿，皮下脂肪丰盛或有皮肤组织水肿的患儿，其浮象就不甚明显。有报道，食指络脉的浮沉对判断病情吉凶有很大的实践意义，临床上络脉色深沉滞、推之不移是病深重笃之危候，如心衰心力不运多有此兆；络脉浮淡无根亦提示预后不良，可为浮阳不敛、亡阳之端倪。

3. 浓淡滞活　食指络脉色深浓的病重，色浅淡者病轻；无论络脉何色，凡推之质淡流畅者，多属虚证；如滞涩不活，推之不流畅者，多属实证。临床有阴阳暴脱者，由于阳气不达四末，以致浅淡到不见其形；若邪陷心包的闭证，常致气血郁闭，络脉色深而滞。如淡而红者，多属虚寒；紫而滞者，多属实热。

现代研究发现，正常儿童的食指络脉活泼流利，推之即动，按之则退，并能很快复原。正常食指静脉流速约为 4 cm/s，若食指络脉复盈时间超过 10 cm/s 者为速，少于 2 cm/s 者为迟。对于古人"淡滞定虚实"的临床意义，据原福建医学院附属医院小儿科的观察，络脉淡的 14 例全部属虚证，而络脉滞的 40 例则全属实证。据林日铣等的统计结果，淡纹属虚的占 92.5%，滞纹属实的占 92.5%。不少研究表明，涩滞之象多是病邪稽留体内，阻遏营卫的运行所致，常因痰湿、食滞、邪热、气滞郁结等，导致气血不畅，其血液循环障碍，静脉回流受阻，血流减慢甚至瘀血是其发生的机制所在，故常表现为"实"；而指纹淡则常见于体质虚弱、血气不足、营养不良及慢性功能衰退的病儿，故多主"虚证"。

4. 形态　食指络脉日渐增长者，为病进，日益加重；络脉日渐缩短者，为病退，日益减轻。但是也有津伤液竭、气阴两衰者，由于气血不充，而络脉缩短在风关以下。若阴虚阳浮者，多见络脉延长。络脉增粗者，多属热证、实证；络脉变细者，多属寒证、虚证。络脉单枝、斜形，多属病轻；络脉弯曲、环形、珠形、多枝，为病重，多属实证。

在刘昉的《幼幼新书》中将小儿指纹称为"三关之脉"，并且附有指纹脉形 8 种，包括鱼刺形、悬针形、水字形、乙字形、曲虫形、环形、乱纹形、流珠形，书中还记载了庄氏的 11 种脉形，包括曲向里、曲向外、斜向右、斜向左、双钩、三曲如长虫、两曲如钩、一头如环、面上有黑子、头面肚上有大脉并青筋、如乱虫等。曾世荣的《活幼口议》中将小儿指纹形态发展为 13 种，流珠形、环珠形、长珠形、来蛇形、去蛇形、弓反里形、弓反外形、枪形、鱼骨形、水字形、针形、透关射指面形、透关射甲形。曹无极的《万育仙书》中将小儿指纹形态发展至 17 种，如流珠形、环珠形、长珠形、来蛇形、去蛇形、弓反里形、弓反外形、枪形、针形、鱼刺形、鱼骨形、如环形、曲虫形、乙字形、水字形、透关射指、透关射甲。吴谦《医宗金鉴》中将小儿指纹的形态发展为 20 种，如长珠形、流珠形、去蛇形、来蛇形、弓反里形、弓反外形、纹斜向左形、纹斜向右形、针形、枪形、透关射指形、透关射甲形、乙字形、二曲如钩形、三曲如虫形、水字形、环形、曲虫形、鱼骨形、乱虫形。《小儿推拿广义》曾提出小儿指纹形有 49 种。杨力《中医疾病预测学》认为指纹形态大多为先天而定，后天改变不多，故纹形对疾病的诊断价值不大，虽然有一定的价值，但对疾病的诊断意义不大。至清代时陈复正将指纹化繁从简，归纳为"浮沉分表里，红紫辨寒热，淡滞定虚实，三关测轻重"，而后为后代医家沿用，成为望小儿指纹的主要依据。

现代研究发现，健康小儿的纹形一般是短小单纯、少分支、少延伸、不见明显弯曲。疾病时，纹形多有改变，但没有一个纹形十分集中于哪一种疾病，往往与循环、呼吸、神经系统的功能障碍及营养不良等有较为密切的关系。指纹的色泽与血液中的含氧量有关，血浓度和微循环的微小变化都能很明显地改变指纹的色泽，指纹长短与静脉压升高、末梢血管扩张、营养不良有关，而静脉压与指纹长短成正比。由于循环和呼吸的障碍，多造成小静脉内血液瘀滞，静脉压增高，血流迟缓，以致络中之血，郁而不伸，使之络脉横冲斜窜，弯环曲折而现诸般形状。在肺炎及心力衰竭的患儿多出现青紫或紫色的指纹。指纹的动态变化与心功能、血氧饱和度、静脉压等成正相关，可反映心脏与循环功能状态，作为小儿肺炎合并心力衰竭的参考指标。有人研究小儿指纹与甲襞微循环的相关性，发现在小儿外感发热、肺炎等病症中，小儿指纹变化与甲襞微循环有一定关系。临床部分重症会导致静脉压升高造成血液微循环障碍，使小静脉瘀滞而显露表现为指纹变长。汝兰洲对 1300 多例患儿进行指纹观察，发现三关与病情严重程度密切相关，与中医古籍记载相符。同样在惊风、搐搦、剧烈疼痛、流行性乙型脑炎后遗症、小儿麻痹症及上肢弛缓性瘫痪等疾病中，都因神经血管失于协调，血流迟滞致使络脉有多种形状的变化。发育营养不良及贫血患儿，其指纹多数变细，分支及弯曲亦少，由于红细胞及血红蛋白减少，指纹也变浅，与血流较速也有关系。体温高低也与纹形有关，体温愈高，则指纹的分支及弯曲也就愈多，其机制可能是由于体温的升高使呼吸、循环、神经系统的功能障碍而引起。一般来说，纹少多直，主无病及轻证；纹多多曲，多达气关与命关，主病重病危。但也有见到虚证纹多的，其鉴别当观粗细，粗者为实，细者为虚，如看色泽，则色深为实，色淡为虚。杨力又提出指纹怒张，多提示气血郁滞（可见静脉压升高、静脉瘀血），往往伴有色紫和透关射甲，临床上多为心衰的预兆；而纹形空虚色淡又为亡血、气脱之凶候。

5. 三关吉凶　　食指络脉出现的部位及其形色，恰好随邪气入侵的浅深而变化。若络脉显于风关时，是邪气入络，邪浅而病轻；若络脉从风关透至气关，其色较深，则是邪气入经，主邪深而病重；若络脉显于命关，是邪气深入脏腑，可能危及生命，故曰命关。若络脉直达指端，称为"透关射甲"；病更凶险，预后不佳。对于内伤杂病的诊法，也是如此，同样以络脉见于风关为轻，见于气关为重，过于命关则属难治或病危。

姚伟然等报道，健康小儿指纹除隐而不显外，88.5％的到风关或过风关（未到气关）。轻症疾病一部分指纹隐而不显，大部分过风关 1/2 以上，乃至气关、命关者在比例上明显增加。张先新统计了 604 名儿童的指纹，健康儿多数在风关、气关（占 71％）；少数在命关或气、命关（占 29％）。汝兰州观察了 1376 例 3 周以内的乳幼儿，其中健康儿及轻病儿的指纹在风关者的比例为最高，分别占 33％及 39.5％；重病儿则主要在气关，占 58.2％，命关次之，占 31.1％；危重病儿则主要在命关，占 66.2％。以命关的出现率来看，则健康儿、轻病儿、重病儿、危病儿的比率是依次而升高的。张笑歌观察了 526 名正常儿的指纹，其中风关以下者占 37.6％，风关者占 40％，气关者占 20％，命关者占 2.4％。杨景柱对 401 例健康儿童和 821 例患儿指纹的观察，健康儿童出现于虎口者占 52％；轻症患儿出现于风关、气关者占 71％；重症者有 83％出现于气关、命关，甚至通关射甲。沈永艾对 451 名 3 岁以下健康婴幼儿指纹的观察，透至虎口者占 93.6％，透至风关者占 4.4％，透至气关者占 1.6％，透至命关者占 0.2％。上述研究很明显地可以看出，虽然病儿及健康儿的指纹均可现于三关，但其分布比例则有显著差别。管鹏声等对纹现三关的 216 人次的小儿进行了观察分析，发现病儿与健康儿发生率之比为 4.5∶1，重症与轻病之比为 25∶1，也说明了这个问题。贵县人民医院报道，别三关有利于测病之预后，若指纹透关射甲，断续不连者，常为胃气欲绝，病情危重，临床上每因抢救无效而死亡；相反，指纹未达命关或透关射甲，即使证情较重，也多能抢救成功。但济南铁路局中心医院儿科对 200 例健康儿、200 例外感病、20 例婴儿泻泄脱水病人指纹的观察，发现外感组及健康组的指纹透达风关者居多；外感组病重危者仍多在风关，甚至临终前仍有在风关者；而达命关者（外感组与健康组均占 6.5％）却无一例死亡。故认为三关不能作为判断病情及预后的依据。

胡培德通过 16 例指纹直透命关的患儿的临床分析，认为指纹直透命关可以作为心血管功能不全的辅助体征。心血管和周围循环调节功能紊乱，血管张力改变，血流速度减慢，毛细血管循环障碍，使血液瘀滞在末梢血管，指纹充盈度便相应升高，于是通透命关，甚至穿关射甲。但一些疳积小儿皮肤腠理俱薄，或屡发气急顿咳，指纹亦可直透三关。

（四）现代研究

1. 关于食指络脉诊法起源的争论　对食指络脉诊法的创始，有各种不同的看法。李连达等人认为小儿食指络脉诊法乃宋代儿科医生钱乙所首创，《幼幼集成》言"指纹之法，起于宋钱仲阳"，因而现代不少学者也遵循是说。然经考证查对，发现现存钱氏《小儿药证直诀》中并无络脉诊的记载，所以高晓山、康诚之等认为所谓食指络脉诊由钱乙首创之说不能成立。张先新、萧正安等人认为，描述小儿食指络脉起于唐代王超的《仙人水镜图诀》，书中记载了以小儿次指的上、中、下三节定名为风、气、命三关作为小儿食指络脉的部位，并有其形态"八段锦"的描述。但因该书已佚，无据可证，且唐朝与其相去不远的《千金方》《外台秘要》《千金翼方》三书均未提到食指络脉，故对此说也难作定论，有待进一步考证。最近黄攸立通过考证发现，明代医家所引述的《水镜诀》不是唐代王超的《仙人水镜图诀》，可能是元代曾世荣所作，因此不能作为证明小儿食指络脉诊法起源于唐代的依据。但据《幼幼新书》引述的王超《仙人水镜图诀》《杜光庭指迷赋》以及孙思邈之论和唐代"画指为信"在"立契"上的应用表明，小儿食指络脉诊法起源于唐代是可信的。

有食指络脉诊法记载的现存最早的医书为成书于1132年的许叔微的《普济本事方》，其后《小儿卫生总微论方》和刘昉的《幼幼新书》（均成书于1150年）亦为记载有小儿食指络脉诊法的很早古籍，而后者又引用了杨大邺等八家之说，来源甚广。故高晓山认为，小儿食指络脉诊法起源于五代至北宋末年之间，是民间医者经验的积累，不是某一名医家之独创。

2. 食指络脉的解剖学研究　小儿食指络脉是指食指掌侧的络脉，一般均显而易见。朱兴仁等通过用剥离法、组织学观察及活体调查，证实了此为汇入头静脉的食指掌侧静脉。林日铣等认为食指掌侧静脉较其余手指静脉粗而浅表，观察较为方便，故为望诊的理想部位。静脉周围为皮下脂肪组织，皮下脂肪薄者，食指络脉清晰浮现；皮下脂肪厚者，则指纹隐沉难见。故小儿体质的胖瘦往往影响食指络脉的望诊结果。朱兴仁等用解剖的方法发现，食指掌侧静脉汇入头静脉时有六种不同方式的类型，见到3例食指掌侧静脉有侧支，5例有并行静脉，2例有并行的食指掌侧固有动脉，6例为一条静脉，1例有两个分叉的属支。这种情况表明，此静脉的分布有先天性的个体差异，而食指络脉的形状亦应与此有不可分割的关系。

3. 食指络脉诊法的适用年龄　对食指络脉诊法的适用年龄，明·鲁伯嗣《婴童百问》言"未至三岁"，清·陈复正辑《幼幼集成》言"小儿自弥月而至三岁……不若以指纹之可见者与面色病候相印证"。后人多依此说而用于临床，其理由乃因小儿的皮肤娇嫩而薄，表皮的透明度高，因而可以清楚地看到毛细血管的形状和色泽。年龄愈小，其皮肤愈娇嫩而薄，所以食指络脉的显露也愈清楚。随着年龄的增长，皮肤逐渐加厚，则食指络脉也随之模糊不清。一般说来，食指络脉在3岁以下的小儿显露较为清楚，而对1岁以下的婴儿则更为显著。但也有人在观察了30例3～6岁的小儿食指络脉后，发现其与3岁以内小儿相同，因而认为年龄可推广到学龄前期，甚至也有主张至5～10岁的。

4. 食指络脉的三关　食指络脉的三关与病情有密切关系。食指络脉延长的机制，现代研究发现与以下几个因素有关。

（1）静脉压升高：根据李树春等的实验，观察到食指络脉达风关时的静脉压平均为1～15 cm，气关时为7～20 cm，命关时为16～35 cm，提示静脉压与食指络脉的长短成正比关系。静脉压的升高，临床上表现为血液的瘀滞，如心功能不佳，则血流速度减慢，末梢循环衰退，血液在静脉内瘀滞，使远侧端不能看到的细小静脉扩张而显现出来。据沈文鸳等统计，先天性心脏病患儿指纹达"气命"（一手指在"气"，一手指在"命"）、"命关"者占60%；肺炎患儿由于缺氧和肺循环压力增高，易于产生急性或亚急性肺源性心脏病，引起毛细血管循环障碍，血液郁滞，静脉压增高，使食指络脉每因充盈度升高而延长；乳幼儿病人，由于神经及心血管的功能还未健全，一旦病情严重，就会使神经及心脏功能发生变化，末梢循环也受一定的影响，小静脉瘀血显露，因此年龄越小，食指络脉长的比例越高，以后随年龄的增长则逐渐缩短。总之，任何使静脉压升高、血液瘀滞的因素，都可导致食指络脉延长。

（2）末梢血管扩张：呕吐、泄泻、温病后期阴血损伤、津液内竭（脱水及血液浓缩）或急性暴发性感染、晕厥等，都可引起末梢血管扩张，使食指络脉变粗伸长；自主神经兴奋性的改变，也可使血管的舒缩受到影响，因而使食指络脉的部位发生变化。气候的寒热，也会影响血管的舒缩，寒者收缩，热者扩张，则食指络脉也随之而有短长的现象可见。

（3）营养不良：此种病儿多较瘦弱，皮下脂肪也薄，因而本应难见之络脉也能显现，其食指络脉达命关的比例也较高。

5. 食指络脉诊法的临床应用研究　有关食指络脉诊法临床研究的报道较多，除部分内容已在"临床运用"节记述外，张笑歌还报道胸腔积液患儿食指络脉的特点为：在风关上下，有两条皮下静脉，两端合拢呈梭形，且纹理较正常粗大，其色青紫无泽，血流迟滞。当积液消退或抽出后，梭状脉纹消失。此特点对诊断胸腔积液有可靠参考价值。通过33例休克脱水病儿的观察，发现其食指络脉逐渐呈向心退缩，且与休克严重程度基本一致。其口径变细，早期血流加速，与休克早期脉搏细数一致，且先于血压下降出现。30例充血性心力衰竭患儿食指络脉中，风关以下2例，风关2例，气关17例，命关9例，一般均向指端伸长，且形态粗曲，血流迟缓，色多紫暗。

余光开等观察食指络脉变化与疾病的关系：上感以浮为最多，平次之，沉最少；气管炎、佝偻病以平最多，浮、沉相对较少；在比较严重的乙脑、白喉、百日咳等病中，以沉最多，且由于缺氧、静脉瘀血、静脉压增高，故透入命关者较多，纹色以紫色为较多；心衰以青色较多；色淡者在佝偻病中比例较高，其与贫血有关。

李树奇探讨了树枝形食指络脉与婴儿内热的关系，认为6个月以内小儿食指络脉末端乱如树枝状，对婴儿内热的诊断有一定意义。树枝形络脉为过气关后开始分支，色紫红，纹端多接近命关，病久可达命关，但未发现危象，内热消除后，络脉可自然消退。

另外，还有人对危重患儿的食指络脉、小儿外科疾病的食指络脉变化及小儿食指络脉与甲皱微循环的关系进行过观察，具体内容，请参阅原文。

6. 食指络脉诊法的现代检测手段研究　小儿指纹图像采集、指纹图像处理与分析等方面取得了一些新的成果，从计算机智能信息图像技术等角度对舌诊、脉诊、小儿指纹进行客观化研究一直是热点，并取得了一定的成果。利用数码成像技术，借助现代科技手段，直观定量的微距观察小儿指纹，使小儿指纹望诊的人为误差减少到最小；其除可观测微循环血管袢是否有扩张充血、渗出、迂曲，甚至融合以及血液流态变化、血色深浅等异常反应外，还能够检测出微血管血流速度和血流量大小等，并能显示出精确的数据。通过对小儿指纹形色和症状体征的同步分析，阐述小儿指纹变化与临床病证的相关性，能一定程度上解决小儿指纹望诊客观化、定量化的难题，为促进传统诊疗技术的现代化研究提供了科学依据。

〔谢　静　彭清华　彭　俊　饶　慧〕

九、足部诊法

足部诊法是一种通过观察足部局部皮肤组织形态改变（如变形、皱裂、龟裂、足癣、外伤、鸡眼、水疱、烫伤、溃疡、皮肤剥离、角质化、瘢痕、色素沉着等变化）、足部局部皮肤颜色的改变、足趾甲形态改变、足趾甲颜色改变、足甲络形态，或用手指触摸其形态改变，或手指按压足部的穴位、足部反射区以查其阳性压痛点等来预测寿夭、诊断疾病、判断预后的诊断方法。足部诊法最早见于《内经》。《素问·三部九候论》"遍诊法"对足部切诊有论述。东汉名医华佗《华佗秘笈》的"足心道"即为足诊疗法。唐代时期，中国足诊疗法传入日本，日本沿用《华佗秘笈》的概念称之为足心道，并流传至今。在欧美，16世纪阿当姆斯和阿塔提斯医生把中国古代的足底按摩介绍到欧洲。1917年，英国耳鼻喉医生菲特兹格拉德提出了人体区带反射理论和人体反射区带图，在此基础上创立了足反射疗法，于1917年出版了《区域疗法》一书。分布了人体反射区域图，将人体纵向划分为10个区带，每个区带都是人体信息的缩影。菲特兹格拉德结识对中医学颇有研究的布雷斯勒博士，从中医经络系统里受到启发，根据反射区带图绘出了足的反射区带，又将人体的各器官系统投射到足反射区带内，绘出人体在足的全息图。此后，美国、英国、德国、瑞士、奥地利、苏联等国的学者相继发表了反射区疗法的论著，随着生物全息胚胎学的流行，足部全息也发展起来，逐步形成了现在的足全息图。

20世纪80年代，国外大量足诊书籍进入国内，兴起了现代"传统足诊疗法热"，我国对于足诊的研究取得了一定的成绩，1980年我国山东大学张颖清在生物泛胚论的基础上创立全息医学更是将足部诊法推向高潮，国内相继出版了冀振华《形色足诊》、漆浩《中华神奇足诊足疗》、刘强《中医诊断十四法》、胡祖耀《甩手、捏指、足诊保健功》、钟仲义《足诊彩色图谱》、王学点《知"足"常乐学足诊图解足部按摩全集》、周新《对症足按分步图解》、周新、周耕野《足疗入门必读手册　系统学习足疗基础教学课程》、钟仲义《足部反射区诊疗保健按摩学习手册》、张书琴《摸脚诊病治病新法：反射区简化为一个字代号的使用》、周新、周耕野、辛小玲《足反射疗法临床手册》、杜琳《老中医教你面、耳、手、足自查自诊》、王彤《图说手诊面诊足疗速查手册》、杜琳《七彩生活　面、耳、手、足诊病自查图谱》、阮继源《简易足摩保健》、韦贵康《图解足部全息推拿法》等一系列足诊相关书籍。

（一）诊断原理

人有四根即"鼻根，苗窍之根；乳根，宗气之根；耳根，神机之根；脚跟，精气之根。"《素问·厥论》："阳气起于五趾之表，阴气起于五趾之里。"说明双足与人体周身阴阳、气血密切相关，是人体生命功能的根源之地。

1. 足与经络关系　在人体中十二经脉与足联系密切，足三阴经——足太阴脾经、足少阴肾经和足厥阴肝经起于足部，足三阳经——足太阳膀胱经、足少阳胆经和足阳明胃经止于足部，手足三阴、三阳经通过表里和同名经与足密切相连。奇经八脉中阴维脉、阴跷脉起于足部，阳维脉、阳跷脉止于足，与足密切联系。阴维脉能维护诸阴；阳维脉能维护诸阳；阴跷脉为通利内侧经气的经脉；阳跷脉是通利外侧经气的经脉；且足三阴三阳经与手三阴三阳经相互联系，使其经气环循周身。

十二经脉中与足相关的足三阴经和足三阳经，总计76穴位，分布于双足（左右足各38个穴位），经外奇穴分布于足则有百余个。各穴位均有其主治疾病和调整脏腑的功能。

2. 足与脏腑关系

（1）各脏腑通过经络与足联系：与足联系最为紧密的脏腑为肾、肝、脾、膀胱、胆、胃。足三阴经——足太阴脾经、足少阴肾经和足厥阴肝经起于足部，足三阳经——足太阳膀胱经、足少阳胆经和足阳明胃经止于足部，足通过经络与各脏腑联系。肾是人体阴阳之根，为先天之本；脾胃是气血生化之源，为后天之本；肝是条达气机、贮藏血液的脏器；胆参与消化与意识决断；膀胱是水液贮纳蒸化排泄的器官，其经脉广络周身，输注全身脏腑经穴之气。故人体某一脏腑器官发生病理变化，即可通过经脉反映于足部。

（2）足部病理反射区与足全息图：近来国内外的研究结果均发现，人体各个脏腑器官在足掌部几乎都有各自的投影反射区，各反射区压痛的出现，即代表其相应的组织器官发生了病理变化。故足和耳、目一样，也是人体的缩影。诊察足，可通过触诊各投影反射区诊断全身组织器官的病变。

1）足部病理反射区：人体的各部位器官在足部都有各自的反射区，如果将人体从中线分为左右两部分，双足合并在一起的中线即与人体从鼻尖到脐部所连中线相互对应。中线左右内侧缘的位置对应人体脊椎，外侧缘对应人体上、下肢；脚趾部分相当于人体头颈部，前脚掌部分对应人体胸腔和上腹部，足心相当于人体下腹部，双足跟相当于人体的臀部。即足内反射区对应人体脊椎及盆腔器官；足外反射区对应人体肢体及盆腔器官；足底反射区对应人体脏腑器官；足背反射区对应人体面部组织器官。

2）足部全息图：足与整体的关系，类同一个胎儿平卧在足的掌面，头部位于足趾，臀部朝着足跟，五脏六腑即分布在跖面中部。利用上述规律，通过穴位、经络的传导作用，经探压、刺激来诊断疾病和治疗脏腑病症。

（二）诊察方法

光线充足的诊室，且以自然光线为佳，让病人取坐位或平卧位，两足自然放好，全身放松，以舒适为度，依次从足背至足趾、从足趾至足掌、从足掌至足跟，先查看一足再看另一足，两足对比观察。

足部诊察的方法有多种，现将目前临床常用的几种方法介绍于下：

1. 望诊法

（1）望足部局部皮肤组织形态及皮肤色泽改变：足部组织形态学的改变，如皲裂、龟裂、趾间疣、鸡眼、静脉瘤、瘢痕等变化，可以根据其所在部位，诊断相关脏腑组织有疾病。

（2）望足趾甲形态、色泽及甲络改变：诊察趾甲时要有良好的光线（日光或荧光灯照明），有适宜的气温（20℃左右）。诊察时宜逐一检查各足趾甲体、甲床、月痕、皱襞、孙络，分辨其形状、质地、颜色、泽度、动态等。一般应诊视两足趾甲相互对比主要看甲形、甲之质。趾甲上若有污垢者宜洗净，有染甲或有外伤史的指甲应除外。正常的足趾甲应呈淡红色，柔韧性好，表面光滑，稍呈弧形，有光泽，按压其尖端后血色即散，放之即恢复。

2. 触诊法　触诊分为有痛诊断和无痛诊断。不同的反射区有不同的手下感觉，根据疾病的性质、病变的程度、时间的长短而体会不同的手感，在恰当的力度下，用手指指腹、指间关节去实施对反射区的触摸，细心体会反射区的皮肤、皮下组织产生的组织变异，进而做出判断。

在足部全息反射区进行检查诊断时，要特别注重双足反射区上出现的异常现象。除反射区按压后的压痛反应之外，要着重触摸反射区组织异常情况。如：全息反射区出现的颗粒感、块状感、丝状物、条索状感、凸起，以及局部组织变硬、肿胀是否有抵触感，组织是否空虚感或是凹陷，局部组织温度有无过低，等等。

3. 闻足诊病　在没泡足之前，足部特殊的气味具有一定的临床意义。

4. 切足脉诊病　《素问·三部九候论》"三部九候"诊法指按切上、中、下三部的天、地、人三候，以体察经络气血运行情况，从而推断疾病的脉诊方法。又称为遍诊，为古代脉诊方法之一。切脉部位有上（头部）、中（手部）、下（足部）三部，每部各分天、地、人三候，共九候。

（1）上部：天候按两额动脉；人候按耳前动脉；地候按两颊动脉。

（2）中部：天候按手太阴经以候肺；人候按手少阴经以候心；地候按手阳明经以候胸中之气。

（3）下部：天候按足厥阴经以候肝；人候按足太阴经以候脾胃；地候按足少阴经以候肾。

这其中下部即为足，可候肝脾肾。

上述各项足部诊断法在临床应用时可互相参照，并可根据一看（望诊法）、二摸（触诊法）、三闻（闻诊）、四切（切诊）进行系列诊察。这样不仅能排除各种假阳性点，而且也只有在对出现的各种阳性反应全面分析后，方能得出比较正确的结论。足部信息综合分析可分为3个步骤：①将敏感穴或敏感足部投影反射区按系统和脏腑器官进行归类，在每个系统内找出最强点，做出初步的诊断。②根据一个系统和另一个系统之间的内在联系，以最强的信号为中心，去伪存真，排除假阳性，做出初步的诊断。③结合临床症状和病史进行最后的诊断。临床进行分析应从以下脏象学说理论、足部全息医学、特定穴位及特定足部投影反射区、经络学说及现代医学生理、病理学理论进行分析。

（三）临床运用

1. 望足诊病

（1）足部局部皮肤组织形态改变：足部组织形态学的改变，如皲裂、龟裂、趾间疣、鸡眼、静脉瘤、瘢痕等变化，可以根据其所在部位，诊断相关脏腑组织有疾病。皲裂、龟裂多为供血不足，津液不能布达四末，说明相应脏腑组织功能活动障碍，水谷津液运化失常。趾间疣、鸡眼、静脉瘤、瘢痕说明相应组织器官潜在有功能障碍，或有慢性炎症所形成之痕迹。

（2）足部局部皮肤颜色的改变：

1）红色：若在足全息反射穴区发现异常红色，多属对应组织器官有炎症，淡红色为新病；暗红色为慢性炎症。

2）黄色：若在足全息反射穴区发现黄色，多为脾胃虚弱，或疲劳过度，或湿热内停。

3）青紫色：若在足全息反射穴区发现青紫色，多属相应脏腑组织受寒所致寒性疾病或阳气亏虚，或经络不通、气血阻滞，或体内有瘀血。

4）白色：若在足全息反射穴区呈白色，多属相应脏腑组织气虚，或阳气虚弱，或血虚精亏。

（3）足趾甲形态及颜色改变：详见甲诊法。

2. 触足诊病

（1）有痛诊断：疼痛的性质。在对足部全息反射区进行刺激时，病人某一反射区是一种钝痛说明脏器或组织可能有慢性炎症，或慢性损伤，或虚证。若病人某一反射区是一种刺痛说明脏器或组织可能有急性炎症，或急性损伤，或血瘀，或经络不通，或神经紧张，或病情较严重所致，是新病，是实证。若病人某一反射区是一种胀痛说明脏器或组织可能有气滞血阻、经络不畅、肝气郁结，水湿内停，或劳损，或慢性损伤。

（2）无痛诊断：不同性质的脏腑组织器官在全息反射区的病理变化是不同的，触到的感觉也不同。根据不同的感觉，不同的反应来诊断其所反映的疾病。一般来说，人体器官中空腔脏器的器官其手下的感觉是颗粒感、沙粒状、条索状，比较容易感觉诊断。如：患慢性肠炎、胃炎、结肠炎等，在其双足肠、胃、结肠反射区触摸时，即可感觉到有明显沙粒感，或颗粒感。经触诊，为诊断肠、胃的疾病提供了可靠的依据。人体实质性器官在足部反射区上的反应是局部组织失去了正常组织的柔软、弹性，而表现为僵硬，或有条索状物、丝状物，或有块状物，如呼吸系统、泌尿系统、生殖系统、平衡器官、肝脏、心脏等反射区，手下的感觉即是这种感觉。骨骼方面的病变在足部反射区上的表现是僵硬、凸起、沙粒样感觉。如脊柱骨质增生在相应的反射区可以触及到凸起，或僵硬，或沙粒样感觉。软组织损伤方面的病变在足部反射区上的表现是僵硬、条索状物、丝状物，或有颗粒状感觉。如腰肌劳损在足腰椎反射区就有僵硬，或条索状物，或丝状物，或有颗粒状感觉。

3. 闻足诊病　若足有腥臭味者，多为肺病；若足有恶臭者，多为消化系统疾病；若足有酸臭味者，多为肝胆疾病；若足有咸臭味者，多为泌尿系统或妇科疾病；若足有谷气味为脾胃旺盛，谷气外益布达四末的表现。足部有异味说明体内的废物正在向外排泄，也即说明脏腑功能较差，或病人体内相应脏腑存在疾病，不能把代谢废物从正常通道排泄出去，足位于人体最低部位，所以从足部排泄出去，其实足成了脏腑排泄废物的代偿。长期有足异味者，即说明病人代谢补偿。

4. 询问足部感觉　询问足部感觉时注意与全身其他症状结合，常见足部感觉异常归纳如下：

（1）四肢麻木：指四肢肌肤知觉消失，不知痛痒的病症。可由风寒入络，或风痰阻络，或湿热郁阻，或肝风内动，或气血亏虚，或气滞血瘀等而致。若四肢麻木，伴恶风畏寒肢冷者，为风寒入络；伴目眩呕恶，肩背沉重者，为风痰阻络；下肢麻木且有灼热感，肢困乏力者，为湿热郁阻；四肢麻木且振颤，伴头晕目眩，烦躁易怒者，为肝风内动；四肢麻木，无力抬举者，为气血亏虚；四肢麻木且郁胀，按之则舒者，为气滞血瘀之候。若一侧肢体麻木，或麻木始自无名指，次传中指，再传其他三指，并渐及于臂者，为中风之先兆。

（2）四肢温凉：

1）凡疾病初起而手足俱凉者，为阳虚寒盛；手足俱热者，为阳热炽盛。若手足俱凉，伴身热面赤，烦躁便秘者，称为"热厥证"；多因内热郁结，阳气不能达于四肢而致。伴胸脘满闷，喉间痰声漉漉，或呕吐痰涎者，称为"痰厥证"；多因痰湿内盛，痹阻胸阳而成。伴上腹阵阵绞痛，呕吐清水或吐蛔者，称为"蛔厥"；多因蛔虫窜扰，气机逆乱所致。一侧手掌汗出，另一侧不出汗者，多为气血痹阻，经络不畅所致。

2）手足温热，若手足背较热者，为外感发热；手足心较热者，为内伤发热。或额上热甚于手心热者，为外感发热；手心热甚于额上热者，为内伤发热。

3）阳虚病人，若四肢犹温，为阳气尚存；若四肢厥冷，为阳气衰亡。

4）小儿足心热主热，足胫凉主寒。手指尖冷主惊厥；中指独热主外感风寒；中指梢尖独冷，为麻疹将发之兆；若手足心俱热者，多由疳积、脾虚或血虚阴亏所致。

（3）手足汗出：手足心常有汗，至冬天寒冷尤甚者，多为湿热内淫，阳胜其阴所致。妇女两手皮肤皱裂，掌红热，汗出淋漓，月经不调者，多为失血久病，耗伤阴血，致心肝阴血亏虚所致。手足及全身发热，同时手足漐然汗出者，为邪在阳明，为阳明燥热或燥实，津液受蒸而外出。

5. 切足脉诊病　通过切冲阳胃脉、太溪肾脉、太冲肝脉这足部三脉以候病象辨吉凶。

胃是后天之本，化生血液之源。脉象有胃气则生，无胃气则死。冲阳是足阳明胃经之原穴，可候胃气有无；肾是先天之本，肾藏精，精化气，是人体十二经脉之根本，是各脏腑经络、组织、器官功能活动的原动力。太溪是足少阴肾经之输穴、原穴。可候肾气有无；肝藏血主疏泄，是指肝脏具有贮藏血液和调节血量的功能，对维持人体各脏腑、经络、器官正常的功能活动起着至关重要的协调作用。太冲是足厥阴肝经之输穴、原穴，可候肝气有无。

（四）现代研究

1. 黄道生利用肛趾温差来诊断热厥，通过对 14 例感染中毒性休克的肛温及双足蹞趾和次趾缝间皮肤温度的测试，得出结论：①在低温季节肛趾温差大于 7.5 ℃，高温季节大于 6 ℃，结合病史、临床特点和脉、舌、血压改变等条件，在排除冻伤、一般阳虚肢冷、寒厥证、周围血管疾患之后，便可诊断为热厥。②肛趾温差越大，提示厥逆越危重，预后越差。并对此法的机制进行了探讨，认为温热毒邪，伏于体内，正气与之相争，症见发热，热能耗伤人体阴津，使阳气失去依附而不能宣通于肌表，即阳盛于里，故里热而肛温高；阳为阴遏而外寒故趾温低，便形成了肛趾温差。因为局部温度与血流量关系密切，故检查肛趾温差可以了解肢端厥冷和发绀的情况。

2. 刘宏生等研究发现，脚趾开始肿胀，然后逐渐向膝上延伸，多为心脏病的征兆；脚和脸部都浮肿，是肾病的征兆；脚掌纹路十分明显，为患有精神抑郁症的征兆；5 个趾甲都翘起，为精神压力过重的征兆；趾甲有纵行条纹，表示处于极度疲劳状态，身体功能低下，容易患病；脚蹞趾腹侧皮肤有网状粗纹，且有针孔状损害的女性，可能患有性腺内分泌失调的各种症状，如月经不调、性欲减退等；脚趾腹侧若有不自然的凹凸现象，多为药物使用过多的表现；从侧面看，如果第 2 趾、第 3 趾的关节曲起，提示可能会有胃肠疾病。脚的跟骨横卧，脚心突出者为平板脚，多身体状况不佳。

3. 日本医者提出看鞋底诊病法，认为通过观察鞋底磨损的情况，就可了解其健康状况。如走路时脚趾用力的人，鞋底蹞趾侧会磨得明显减少，提示易患肝脏病。小趾侧鞋底磨损明显者为心脏有病，而且多是心室有病。其中，左小趾侧鞋底明显磨损者，为左室有病；右小趾侧鞋底明显磨损者，为右室有病。脚后跟部的鞋底磨损明显减少者，提示输尿管、膀胱壁有病，且左、右鞋底与左、右侧输尿管、膀胱壁的病变相对应，这种人不能仰卧，夜尿多，易尿床。鞋底脚后跟外侧明显磨损者，提示肾脏有病。其中，左脚后外侧鞋底明显磨损者，提示左肾有病；右脚后外侧鞋底明显磨损者，提示右肾有病。

4. 傅洪义等发现，在足内侧存在着一群对应于人体脏器的穴位分布，以人手拇指与食指自然伸展的长度，恰是足内侧新穴从头穴到足穴的总长，食指与第 2 掌骨侧头穴连接处是胃穴，虎口处是肺穴，胃穴与肺连线中点是肝穴，食指第 1 指节尖是足穴，第 2 指节尖是腰穴，第 3 指节处是脐周。按压某穴出现酸、麻、胀痛感，则说明该穴相对应的器官有病。如心穴压痛则提示心脏，或神志，或舌，或血脉有病；肺穴压痛则提示肺，或胸，或背，或食管气管，或皮毛，或鼻有病；肝穴压痛则提示肝胆，或两胁，或目，或筋有病；胃穴压痛则提示脾胃，或肌肉，或口唇有病；腰（肾）穴压痛提示腰，或肾，或膀胱，或子宫，或命门，或耳有病。哪侧压痛明显，说明哪侧病变较重。轻压即有酸麻胀痛感者为病较重，重压方有酸麻胀痛感者为病较轻。

近 30 年来，不少医者在足诊的基础上发展成了足针或足象针或踝针及足底按摩疗法，认为足可以看成人体脏腑组织的缩影，通过针刺或按摩各脏腑组织在足部的反射区，可治疗相应及相关组织器官的疾病。大量研究表明，足针及足底按摩不仅可治疗全身各个系统的疾病，而且足底按摩还有却病延年的作用。

5. 常德贵采用随机、对照的方法研究足部反射区按摩对药物治疗慢性非细菌性前列腺炎的临床增效作用及机制，通过对 144 例慢性非细菌性前列腺炎病人 1 个疗程（4 周）治疗后，观察各组病人美国国立卫生研究院慢性前列腺炎症状评分（NIH-CPSI）、中医症状评分、前列腺液常规检查（卵磷脂小体、白细胞）及前列腺液中细胞因子（TNF-α、IL-8）水平的变化。经统计分析后得出结论：足部反射区按摩治疗慢性非细菌前列腺炎临床有效，能提高药物治疗的愈显率，特别是能明显改善病人的排尿症状，提高卵磷脂小体水平，降低前列腺液中细胞因子（TNF-α、IL-8）水平的表达。

6. 詹爱菊等观察 51 例四肢骨骨折病人指、趾甲变化的结果发现：外伤性新鲜骨折，一般约 20～30 日后隐约可见甲体近端长出"新甲"，红润有光泽。随着新甲逐渐生长，远端的旧甲渐渐变成粗糙、晦暗，呈淡棕黄色、灰白色或灰黑色，且表面高低不平、无光泽。新、旧甲之间渐渐形成分界线，多数呈隆起的嵴状。当新甲长到甲体约 1/3～1/2 时，X 线显示骨痂生长良好，骨折线仍存在，但已模糊不清，正是骨折临床愈合阶段。当新甲长到甲体 2/3～3/4 以上时，X 线显示骨折线消失，骨折愈合，最后新甲长满整个甲床。

7. 张超然对各类骨折病人的指、趾甲观察后亦发现了上述随着指、趾新甲的生长，骨折处骨痂的形成此一特征性改变。因此，望指、趾甲的变化规律，对判断四肢骨骨折愈合情况及预后有一定的参考价值。

〔李银鑫　彭清华〕

十、腧穴诊法

腧穴是人体脏腑气血输注于体表的部位，《内经》称之为"节""会""气穴""气府""骨空"等。《灵枢·九针十二原》："节之交，三百六十五会……所言节者，神气之所游行出入也，非皮肉筋骨也。"《针灸甲乙经》称之为"孔穴"。另有称为"穴道"者。目前临床一般称为"穴位"或"腧穴"。腧穴有俞穴、募穴、郄穴、原络穴、下合穴、经穴、奇穴之分。临床通过观察腧穴上出现的红晕、苍白、瘀斑、丘疹、脱屑、隆起、凹陷等异常反应，按切腧穴有无结节、条索等阳性反应物及麻、痛、酸、胀等感觉以诊断疾病的方法，称为腧穴诊法。腧穴诊法在古代医籍中虽有据此辨证的记载，但腧穴诊法的广泛运用是始于中华人民共和国成立以后。目前该诊法已广泛应用于内、外、妇、儿各科疾病的诊断中。

（一）诊断原理

腧穴多分布于人体的筋骨、皮肉之间，与经络脏腑有着密切的联系，如十四经穴即分布在十二经脉和任、督脉上。生理上，穴位具有转输经络气血、调理脏腑阴阳的功能。由于腧穴是体现经络及其相关脏腑生理病理的窗口，又是病邪侵入人体的门户，因此，穴位可以作为反映内在脏腑、经络病理变化的体表反应点，观察和按压体表的有关腧穴（俞、募、原、郄穴等）的变化，可以诊断相关的内脏疾病。《灵枢·九针十二原》："五脏有疾也，应出于十二原，十二原各有所出，明知其原，睹其应，而知五脏之害矣。"说明内脏有病时，可在体表寻找其压痛点，便可得知为何脏、何腑的病证。因此，通过对人体体表腧穴的诊察，可以推测内脏病变的部位、性质、转机和预后。

（二）诊察方法

诊察腧穴之时，应注意腧穴上出现的红晕、苍白、㿠白、瘀斑、丘疹、脱屑、隆起、凹陷、皱折等异常反应。在切诊腧穴中，临床多利用指腹或工具（如探针、毫针针柄等）点压穴位，操作时，医生可用右手拇指指腹（或右手握持点压工具），左手拇指轻轻点在所要点压部位的一侧，以扶持或固定部位，然后用右手点压、循按、触扪，并按自上而下、自左而右、先外后里、先背后腹的顺序进行。一般而言，医生在诊前应根据临床症状进行初步辨证，大致把握应重点检查的部位，以便有的放矢。切诊时，穴位的阳性反应物以结节（如圆形、扁平形、梭形、椭圆形、条索状、链珠状、气泡样等不同形状）多见，其异常感觉一般包括痛、酸、麻、胀、沉、灼热、针刺样、触电样、传导等。另外，切诊时还当注意穴位对触按的敏感度，以确定病情的轻重缓急。如轻压即疼痛难忍为高度敏感，说明病情较急较重。

（三）临床运用

1. 诊俞募穴　腧穴因其分布于背部，又称背腧，为脏腑之气输注于背部的穴位。背腧位于背腰部足太阳膀胱经之上，多依脏腑位置而上下排列，并分别冠以相应脏腑之名。募穴是脏腑经气汇集于胸腹的部位，六脏六腑共有 12 募穴。《难经本义》："阴阳经络，气相交贯，脏腑腹背，气相通应。"说明腧募穴在生理上是相互通应的。因此，在穴位诊断中，二者常常配合应用。故前人有"审募而察俞，察俞而诊募"之说。

(1) 背腧和募穴上出现点状或片状红晕、充血，并有光泽，多属实证、热证或急性病；出现苍白色或暗灰色，晦暗无光，多属虚证、寒证或慢性病变。若边缘有红色光晕，则为慢性病急性发作；瘀斑为气滞血瘀或热毒炽盛；丘疹为湿热凝滞；脱屑或皮肤片状干黄，多属阴虚内燥；皮肤隆起、皱褶或皮肤增厚，多提示器官肿瘤、肿大、结核、痔疮或组织增生等慢性病；而凹陷、塌陷则属正气虚损、精血亏耗。

1）胃俞、中脘穴出现点片状苍白或暗灰，并伴有皮肤凹陷者，可推测患有慢性胃炎、胃和十二指肠溃疡；若边有红晕，则提示可能近期内会急性发作。

2）肺俞、中府穴出现红晕或红点有光泽，或伴有丘疹、瘀斑者，可推测患有急性肺部炎症；若伴有脱屑、皮肤干黄增厚，多示肺结核活动期。

3）心俞、巨厥穴出现皮肤瘀点、隆起或皱褶，或苍白边有红晕者，可推测患有冠心病、心绞痛等。

4）大肠俞、天枢穴出现点片状红晕，伴有光泽或丘疹者，可推测患有急性肠炎或痢疾。

5）肝俞、期门穴出现点片苍白，晦暗无光，瘀斑或皮肤片状干黄、脱屑，皮肤增厚者，多提示患有肝肿大或肝癌。

6）脾俞、章门穴出现点片状苍白，皮肤凹陷无光者，多提示患有消化不良、脾虚寒证。

7）肾俞、京门穴出现点片状苍白或暗灰、鲎黑、皮肤塌陷者，可推测患有遗精、阳痿或妇科病。

8）胆俞、日月穴出现点片状红晕，伴有瘀斑、丘疹或皮肤隆起者，可推测患有胆囊炎、胆石症。

(2) 切按腧募穴时，出现胀痛、灼热、针刺样、触电样感觉，常为急性或炎性病变；出现酸麻感，多属慢性病变（如肺结核、慢性胃炎等）；出现麻木感，则多为顽固性疾病（如肝硬化等）。

(3) 切诊腧募穴时，出现圆形结节（圆滑如珠，软硬不一，一般如黄豆大小，大者似蚕豆，移动性较小），多见于偏头痛等；出现扁平结节（形如圆饼，质软不移动，因位于浅表部位，检查时用力要轻，方易于触及），多见于慢性病，如遗精者在肾俞处可扪及；出现梭形结节（两头尖中间大，表面光滑，质稍硬，在皮下常可移动），多见于炎症、痛证或气滞血瘀等证；出现椭圆形结节（形态卵圆，质软或硬，光滑而易移动），如耳鸣者可于肾俞触及；出现气泡样结节（囊泡样空洞感，大小不一，表面不光滑，多见于皮下），一般见于恶性肿瘤。另外，慢性肝炎病人可在肝俞穴摸到条索状结节（形如条索，粗细不一，质较硬而富弹性，可移动）等。

2. 诊郄穴　郄穴是指人体气血深聚于四肢肘膝关节以下、筋骨之间空隙部位的 16 个穴位，十二经脉及奇经八脉中之阴跷、阳跷、阴维、阳维各有 1 个郄穴。郄穴是穴位诊断之要穴，也是急性病反应最明显的地方，而且与他穴比较，郄穴对按压的反应也最敏感，脏腑器官的病变容易在郄穴上触及阳性反应物。

(1) 郄穴皮肤上出现的色泽、形态变化的情况及其临床意义与俞募穴相同。

(2) 郄穴上出现绞痛、胀痛、灼痛，为急性病或炎症病变；出现酸楚、酸痛、麻木、沉重，为慢性病变或顽固性疾病；而灼热感多为实热证，寒凉感多为虚寒证。

1）手太阴肺经郄穴孔最胀痛，可推测哮喘发作。

2）手厥阴心包经郄穴郄门灼痛，可推测胸膜炎。

3）手少阴心经郄穴阴郄绞痛，可推测冠心病。

4）足太阴脾经郄穴地机寒凉感，可推测妇科虚寒证。

5）足厥阴肝经郄穴中都酸重，可推测慢性肝炎。

6）足少阴肾经郄穴水泉酸痛，可推测肾炎。

7）手阳明大肠经郄穴温溜胀痛，可推测消化道穿孔。

8）手少阳三焦经郄穴会宗胀痛，可推测耳聋。

9）手太阳小肠经郄穴养老胀痛沉重，可推测腰痛。

10）足阳明胃经郄穴梁丘酸痛，可推测痹症。

11）足少阳胆经郄穴外丘灼痛，可推测胆囊炎。

12) 足太阳膀胱经郄穴金门胀痛,可推测水肿。

(3) 郄穴区域的强压痛或感觉过敏,多为急性病证,为实证;而轻压痛或酸胀、麻木等感觉,多为慢性病症,为虚证。结节硬胀伴有压痛,多为急性病;若结节柔软不痛,则多为慢性病。

3. 诊原络穴　原穴是脏腑原气经过和留止的部位,十二经脉在腕、踝关节附近各有一个所属的原穴,又称为十二原。络穴是联络相表里两经脉的穴位,多位于正经所别出之络脉上。十二经在四肢肘膝关节以下各有一穴,加上任脉的鸠尾、督脉的长强及脾之大络大包共 15 穴,称为十五络穴。在治疗上,原穴和络穴常配合应用,即所谓原络配穴法。在诊断上,二者亦常须配合应用,方能准确诊断。

(1) 原穴、络穴上皮肤出现的色泽、形态改变及临床意义与俞募穴相同。

1) 太渊、列缺穴呈点片状红赤或伴有丘疹,可推测肺热咳嗽;若伴肺俞、中府红晕或压痛,可提示急性肺部炎症;伴孔最红晕或瘀斑,可提示急性咯血。

2) 太白、公孙穴呈点片状红晕伴皮肤凹陷、无光泽,或脉络灰白,可推测慢性腹泻。

3) 神门、通里穴呈红晕或皮肤瘀点、隆起,伴有心俞、巨厥阳性反应,可推测冠心病、心绞痛;若伴有血压点阳性反应,可推测低血压;若伴有神堂穴阳性反应,可推测心动过缓。

4) 大陵、内关穴呈红晕或点状苍白,伴瘀斑或脉络青紫,可推测心绞痛发作;若伴神堂穴阳性反应,可推测心肌炎发作。

5) 太溪、大钟穴呈点片状苍白,皮肤凹陷无光泽,可推测慢性肾炎;若点状红晕伴有肾俞阳性反应,可推测急性肾炎或慢性肾炎加重。

6) 丘墟、光明穴呈红晕或瘀斑,可推测五官疾病,如头痛、目赤肿痛;若兼有胆俞穴阳性反应,可推测肝炎。

(2) 切按原络穴出现的病理反应与俞募穴相关。详见表 2-4-4。

表 2-4-4　　　　　　　　　　　　　切原络穴诊断疾病概况表

经　脉	原　穴	络　穴	切诊发现	主　病
肺经	太渊	列缺	压痛或敏感或伴条索	咳嗽、气喘、咯血、胸痛
大肠经	合谷	偏历	压痛或敏感或伴条索	头面痛、齿痛、咽痛、颊肿
胃经	冲阳	丰隆	压痛或敏感,伴结节	头痛、齿龈痛、癫狂、热病
脾经	太白	公孙	压痛或敏感	腹痛、泄泻、痢疾
心经	神门	通理	压痛或敏感	心痛、低血压、心动过缓
小肠经	腕骨	支正	压痛或敏感	头痛、耳聋、耳鸣、项强、手腕痛
膀胱经	京骨	飞扬	压痛或敏感	头痛、目眩、腰痛、痔疮
肾经	太溪	大钟	压痛或敏感,伴结节或条索	急慢性肾炎、咽痛、气喘
心包经	大陵	内关	压痛或敏感	冠心病、心绞痛、心肌炎
三焦经	阳池	外关	压痛或敏感	热病、偏头痛、耳聋、耳鸣
胆经	丘墟	光明	压痛伴条索或结节	胆囊疾患、目疾
肝经	太冲	蠡沟	压痛或敏感	肝脏疾患如肝炎、肝硬化、高血压
任脉		鸠尾	压痛或敏感伴结节	心胸痛、胃脘痛、反胃
督脉		长强	压痛或敏感	痔疮、泄泻、痢疾、腰背痛
脾之大络		大包	压痛或敏感	胸痛、关节痛

4. 诊下合穴　下合穴是六腑气血汇集于下肢阳经的穴位,它反映了手足三阳经之间经脉之气的密切联系。下合穴是治疗六腑病候的主要穴位,也是反应六腑病候、诊断六腑疾患的要穴。

(1) 下合穴皮肤上出现的病理反应与腧募穴相同,据此可推测病位所在和病性所属。其病性诊断可与诊俞募穴和诊郄穴相参。

(2) 下合穴的切诊是推测和诊断六腑疾病的主要依据。具体内容见表 2-4-5。

表 2 - 4 - 5　　　　　　　　　　　　　　　　切下合穴诊断疾病概况表

经　脉	下合穴	阳性反应	主　病
手太阳小肠	下巨虚	结节伴压痛	急性肠炎、痢疾
手阳明大肠	上巨虚	结节伴压痛	阑尾炎、肠炎
手少阳三焦	委阳	条索状结节	遗尿、癃闭
足太阳膀胱	委中	条索状结节伴压痛或敏感	急性膀胱炎、急性腰痛
足阳明胃	足三里	结节伴压痛	溃疡病、急慢性肠炎
足少阳胆	阳陵泉	压痛或敏感	消化道出血、胆囊炎、胆绞痛

5. 诊其他穴

（1）各系统疾病的穴位诊断：

1）呼吸系统疾病的穴位诊断：①肺俞配风门，可诊断感冒；②肺俞配库房，可诊断支气管炎；③肺俞配气户，可诊断支气管哮喘；④肺俞配膺窗，可诊断支气管扩张；⑤肺俞配痰喘（膺窗穴外斜上1.8 寸分处），可诊断肺气肿；⑥肺俞配五里，可诊断肺炎；⑦肺俞配渊液，可诊断干性胸膜炎；⑧肺俞配渊液、水分，可诊断渗出性胸膜炎；⑨肺俞配渊液、足临泣，可诊断矽肺；⑩肺俞配银口（位于肩胛骨下角处），可诊断咯血。

2）消化系统疾病的穴位诊断：①食管下俞（位于第8 胸椎棘突下旁开1 寸处）配水分，可诊断食管炎；②中脘配左承满，可诊断胃炎；③中脘配右承满，可诊断胃窦炎；④中脘配左承满、梁丘，可诊断胃痉挛；⑤中脘配水上，可诊断胃酸过高；⑥中脘配左商曲，可诊断胃神经疼；⑦中脘配右梁门、水分，可诊断十二指肠炎；⑧中脘配左承满、下巨虚，可诊断急性胃肠炎；⑨中脘配呃逆（位于乳头直下第7、第8 肋间隙中），可诊断膈肌痉挛；⑩中脘配食关（位于脐上3 寸旁开1 寸处），可诊断消化不良；⑪中脘配二里半，可诊断食物中毒；⑫天枢配下巨虚，可诊断急性肠炎；⑬天枢配魂舍，可诊断痢疾；⑭天枢配腹泻（位于脐下5 分处），可诊断腹泻；⑮天枢配通便（位于脐旁开3 寸处），可诊断便秘；⑯天枢配气中，可诊断肠痉挛；⑰天枢配营池，可诊断肠出血；⑱中脘配阳陵泉，可诊断消化道出血；⑲中脘配止泻（位于脐下2.5 寸处），可诊断过敏性结肠炎；⑳天枢配便毒（位于承扶穴与委中穴连线的中点，偏外5 分直下5 分处），可诊断肛周脓肿；㉑天枢配筑宾，可诊断中毒；㉒天枢配血愁（位于第2 腰椎棘突上方凹陷中），可诊断便血。

3）肝胆系统疾病的穴位诊断：①肝俞配肝炎点（位于内踝尖上1.5 寸，胫骨后缘处）、至阳，可诊断急性肝炎；②肝俞配至阳、肝炎点和枢边，可诊断急性黄疸型肝炎；③肝俞配肝炎点，可诊断慢性肝炎；④肝俞配肝炎点、水分、兴隆，可诊断肝硬化腹水；⑤胆俞配胆囊点（阳陵泉穴下1 寸处）、外丘，可诊断胆道感染；⑥胆俞配胆囊点、百虫窝（位于血海穴上1 寸处）、陵下，可诊断胆道蛔虫。

4）心血管系统疾病的穴位诊断：①神堂配郄门，可诊断心动过速；②神堂配通里，可诊断心动过缓；③神堂配心俞，可诊断心律不齐；④神堂配心脏点（位于前臂屈侧尺侧线，肘横纹下3 寸处）、小肠俞，可诊断风湿性心脏病；⑤神堂配郄上，可诊断心脏瓣膜病；⑥神堂配寸平，可诊断心力衰竭；⑦神堂配灵道，可诊断冠心病心绞痛；⑧神堂配极泉，可诊断心肌梗死；⑨神堂配大陵，可诊断心肌炎；⑩神堂配间使，可诊断心房纤颤；⑪神堂配谊沼，可诊断心包炎；⑫神堂配督俞，可诊断心内膜炎；⑬血压点（位于第6 颈椎棘突下旁开2 寸处），可诊断高血压；⑭血压点配神门，可诊断低血压。

5）泌尿生殖系统疾病的穴位诊断：①肾俞配太溪，可诊断肾炎；②肾俞配子宫，可诊断肾盂肾炎；③肾俞配盲俞（位于神阙穴旁开5 分处），可诊断输尿管炎；④肾俞配遗精（位于关元穴旁开1 寸处），可诊断性神经衰弱；⑤中极配玉泉，可诊断膀胱麻痹；⑥中极配夜尿（位于脐下4.5 寸，旁开1 寸处），可诊断尿失禁；⑦中极配尿血（位于肩胛下角外5 分），可诊断尿血；⑧次髎配生殖点（位于次髎穴内5 分处），可诊断妊娠；⑨生殖点配滑肉门（位于脐上1 寸，旁开2 寸处），可诊断孕吐；⑩三阴交压痛，可诊断月经不调；⑪次髎配带脉（位于第11 肋游离端直下约1.8 寸，与脐平行），可诊断子宫内膜炎；⑫三阴交配血海，可诊断功能性子宫出血；⑬三阴交配鸠杞（位于第2 骶椎棘突上方凹陷中），可诊断崩漏；⑭三阴交配外陵，可诊断痛经；⑮三阴交配通经（位于髂前上棘内侧 2 寸，直上 1 寸处），可诊断闭经；⑯三阴交配阴交（位于脐下 1 寸处），可诊断带下；⑰三阴交配次髎，可诊断盆腔炎；⑱次髎配积聚痞块（位于第 2 腰椎棘突下旁开 4 寸处），可诊断卵巢囊肿；⑲次髎配漏阴（位于足内踝下缘下 5 分处），可诊断产后恶漏。

6）神经、内分泌系统疾病的穴位诊断：①前曲泽（位于曲泽穴下 1 寸处），可诊断甲亢；②胰俞配肾系（位于大腿伸侧股直肌肌腹中，髌骨中线上 6 寸处），可诊断糖尿病；③少阳维（位于太溪穴上 1 寸处），可诊断红斑狼疮；④项肌（取坐位，头稍低，用食指按压后颈部双侧颈肌时，一侧肌张力降低处）配神道（位于第 5 胸椎棘突下凹陷中），可诊断神经衰弱；⑤血压点配阴穴，可诊断脑溢血；⑥血压点配哑门，可诊断脑血管痉挛；⑦头风穴（风市穴上 3 寸处），可诊断头晕；⑧通天穴配颈二（位于第 2 颈椎旁开 2.5 寸处），可诊断偏头痛；⑨颈二穴，可诊断头痛；⑩无名穴（位于第 2 胸椎棘突下凹陷中），可诊断精神病；⑪定志穴（位于大椎穴旁开 2.5 寸处），可诊断癫痫；⑫静穴（位于前臂屈侧，肘横纹桡侧端与腕横纹正中联线之中点处），可诊断肋间神经痛；⑬肾俞配坐骨（位于臀部，大转子与尾骨尖联线之中点直下 1 寸处），可诊断坐骨神经痛；⑭胰俞配肾系、小天心（位于手掌面，大小鱼际之中点处），可诊断糖尿病昏迷。

7）外科疾病的穴位诊断：①肾俞配中空，可诊断腰痛；②肾俞配扭伤点（位于阳池穴与曲池穴连线的上 1/4 与下 3/4 交界处），可诊断腰扭伤；③肾俞配天宗、扭伤点，可诊断上肢扭伤；④肾俞配阳溪，可诊断舟状骨骨折；⑤肾俞配银叉手（指患手呈银叉状态），可诊断柯雷骨折；⑥肾俞配掌三（指第 3 掌骨呈缩短状态），可诊断月骨骨折；⑦肾俞配髋骨（位于大腿伸侧，髌骨中线上 3 寸处），可诊断腿痛；⑧中极配大巨，可诊断膀胱炎；⑨中极配箕门，可诊断尿潴溜；⑩肾俞配生殖点（次髎穴内 5 分），可诊断前列腺炎；⑪大肠俞配孔最，可诊断痔疮；⑫中脘配温溜，可诊断消化道穿孔；⑬天枢配阑尾点（足三里下 2 寸处）、水分，可诊断阑尾炎；⑭肩井配水分，可诊断乳腺炎；⑮胰俞配地机、中脘、水分，可诊断急性胰腺炎；⑯天枢配渊腋（位于胸侧部，腋窝直下方第 7～第 8 肋间隙）、水分，可诊断急性腹膜炎；⑰足临泣配子宫，可诊断肾盂结石；⑱足临泣配盲俞，可诊断输尿管结石；⑲足临泣配中极、大巨，可诊断膀胱结石；⑳肾俞配大杼，可诊断骨性关节炎；㉑肾俞配天宗、大杼，可诊断颈椎关节病；㉒肾俞配天宗，可诊断肩周炎；㉓小肠俞配髓膏（位于大腿伸侧，髌骨中线上 3 寸，股直肌外缘之点向外旁开 1.5 寸处），可诊断风湿性关节炎；㉔脉根（位于第 2 骶后孔后正中线旁开 3 寸直下 5 分处），可诊断为血栓性静脉炎；㉕臁筋（位于足根中点处），可诊断为筋膜炎；㉖臁背（位于足心，涌泉穴外开 5 分处）压痛，可诊断足背痛。

8）五官科疾病的穴位诊断：①牵正穴压痛，可诊断口腔溃疡；②颈三穴压痛，可诊断眼病；③颈四穴压痛，可诊断鼻病；④颈五穴压痛，可诊断咽炎；⑤岩池穴（位于乳突高点与发际连线之中点）压痛，可诊断青光眼；⑥头风穴（位于风市穴上 3 寸处）压痛，可诊断梅尼埃（美尼尔）综合征；⑦衄血穴（位于后颈部双侧项肌之间，后发际之中点）压痛，可诊断鼻衄；⑧副鼻窦压痛，可诊断鼻旁窦炎；⑨额窦压痛，可诊断为筛窦炎；⑩上额窦压痛，可诊断上额窦炎；⑪鼻流（位于鼻孔下缘，鼻中隔与鼻翼之中点）压痛，可诊断慢性鼻炎；⑫散笑（位于迎香穴外下方鼻唇沟之中点）压痛，可诊断急性鼻炎；⑬夹鼻（位于鼻骨与侧鼻软骨交界处）压痛，可诊断变应性鼻炎。

（2）部分特异性穴的诊断：

1）新大郄穴［位于臀横纹（承扶穴）与腘横纹（委中穴）连线之中点，偏外 5 分直下 5 分处］可诊断癌症，配下列穴位，才能定位：①新大郄穴配肺俞，可诊断肺癌；②新大郄穴配中脘、左承满，可诊断胃癌；③新大郄穴配中脘、右承满，可诊断为胃窦部癌；④新大郄穴配胰俞、地机，可诊断为胰腺癌；⑤新大郄穴配天枢、大肠俞，可诊断为直肠癌；⑥新大郄穴配肩井，可诊断为乳腺癌；⑦新大郄穴配肝俞，可诊断为肝癌；⑧新大郄穴配中极、大巨，可诊断为膀胱癌；⑨新大郄穴配次髎、带脉，可诊断为子宫癌；⑩新大郄穴配中极、生殖点，可诊断为前列腺癌；⑪积聚痞块穴有压痛，提示病人体内有包块，配合新大郄穴，可诊断为良性肿瘤。

2）结核穴（位于大椎穴旁开 3.5 寸处）压痛可诊断结核病，但需配合下列穴位才能定位：①结核穴配肺俞，可诊断为肺结核；②结核穴配渊液，可诊断为结核性胸膜炎；③结核穴配渊液、水分，可诊断为胸腔积液；④结核穴配太溪、子宫，可诊断为肾结核；⑤结核穴配次髎、带脉，可诊断为子宫结核；⑥结核穴配天枢、大肠俞，可诊断为肠结核。

3）足临泣穴压痛，可诊断结石病，需配下列穴位才能定位：①足临泣配胆囊点、胆俞，可诊断为胆石症；②足临泣配肾俞、子宫穴，可诊断为肾盂结石；③足临泣配肾俞、肓俞，可诊断为输尿管结石；④足临泣配中极、大巨，可诊断为膀胱结石。

4）温溜穴压痛可诊断消化道穿孔，配下列穴位后可以定位：①温溜穴配肝俞、食管下俞，可诊断为食管破裂；②温溜穴配中脘、左承满，可诊断为胃穿孔；③温溜穴配中脘、右梁门、右溃疡点，可诊断为十二指肠球部溃疡并穿孔；④温溜穴配中脘、天枢、大肠俞，可诊断为肠穿孔。

5）脾俞凹陷可诊断为内脏下垂，配下列穴位后可以定位：①脾俞凹陷配肝明，可诊断为肝下垂；②脾俞凹陷配下垂点（位于脐上 2.5 寸处），可诊断为胃下垂；③脾虚凹陷配太溪，可诊断为肾下垂；④脾虚凹陷配次髎、带脉，可诊断为子宫下垂。

6）阳陵泉穴压痛，可诊断消化道出血，配下列穴位后可以定位：①阳陵泉配食管下俞，可诊断为食管出血；②阳陵泉配中脘、左承满，可诊断为胃溃疡出血；③阳陵泉配中脘、右梁门、右溃疡点，可诊断为十二指肠球部溃疡出血；④阳陵泉配天枢、大肠俞，可诊断为直肠出血；⑤阳陵泉配天枢、营池，可诊断为肠出血。

7）右溃疡点（位于胃仓穴旁开 2 寸处）压痛可诊断消化系溃疡，配下列穴位后可以定位：①右溃疡点配中脘、左承满，可诊断为胃溃疡；②右溃疡点配中脘、右梁门，可诊断为十二指肠球部溃疡；③右溃疡点配天枢、大肠俞，可诊断为溃疡性结肠炎。

8）水分穴压痛，提示体内有炎症或积液，各系统的急性炎症都可能出现水分穴压痛，故可协助诊断。

此外，两侧项肌不对称，提示病人睡眠不好；厥阴俞压痛，主心神不安，多梦；胆俞压痛，主胆量小，易做噩梦；膻中穴压痛，提示病人性情急躁、善怒；左乳根压痛，提示病人情绪易激动，若压痛明显，可考虑为神经症等。

（四）现代研究

1. 手法检查的研究　早期穴位诊断的研究工作，以利用手法检查为主，根据穴位上出现的压痛反应、结节、条索等来进行辨证。20 世纪 50 年代詹永康提出，膻中穴压痛可诊断为气管炎，横骨压痛可有月经不调和遗精疾患，胸椎 1～7 的压痛对头痛、头昏及心肺疾患的诊断有重要意义，命门、肾俞压痛可辅助诊断生殖器、泌尿系疾患，脾俞、胃俞压痛可诊断胃病。张德润认为，胰腺炎在左脾俞、阑尾炎在右天枢、肾结核在肾俞、肺癌在肺俞等处压痛明显；胆道蛔虫症在右肝俞、右胆俞同时有明显压痛，如仅为左胆俞压痛则为急性胆囊炎、胆石症；左幽门及左下商曲压痛为胃溃疡或胃穿孔；右幽门及右下商曲压痛为十二指肠溃疡或穿孔；双侧三阴交及气海压痛为妊娠，单侧三阴交压痛为腹股沟疝。叶孝礼以取颈（在扶突、天鼎穴处）、胸（在膻中、中庭、大包等处）、背（在神道、灵台、至阳等处）、足（在太冲处）四处压痛过敏点，作为传染性肝炎的初步诊断依据，经 45 例确诊病人检查，具有压痛过敏点的 39 人，阳性率为 86.6％。何宏邦报道指按阳枢穴出现剧痛、刺痛、胀痛、木胀、酸楚等可诊断传染性肝炎，经检查 331 例各型肝炎，其阳性率为 87.9％，其中又以急性无黄疸型肝炎最高，达 93.4％。

刘中明认为诊断是否肺结核，可在锁骨下缘、胸骨体的平面及两侧的边缘、背部胸椎 1～5 两侧及第 2～第 5 肋骨平面等处按摩。病征未明显前，即出现压痛点，但反应点小而轻；如病已发生，则压痛点大；如病变严重，则胸骨及第 1～第 4 肋骨下缘均有压痛点；病变部位如在左肺，则右侧的胸、锁、肋部有压痛点；如在右肺，则左侧的胸、锁、肋部有压痛点。后福建省中医研究所等单位组织专人对此进行验证，经 300 例肺结核病人和 100 例正常人的观察，其诊断准确率可达 83.66％。

王凤阁对 30 例肾阴虚、肾阳虚病人和 30 例健康人进行脊柱压诊法（脊柱两旁穴位压痛点）、颈椎触诊法、肩胛部压诊法检查，凡诉酸、麻、疼者为阳性，结果肾虚者全部阳性，而正常人仅 5 例为弱阳性。刘云鹤认为：募穴主深久之病，俞穴主初浅之病，郄穴主急性病症。他以触到结节、条索状物及指下感觉胀硬等为阳性征象，认为孔最主呼吸道、皮肤疾患，郄门主神经衰弱、高血压疾患，阴郄主心血管疾患，温溜主大便不调、大肠、肛门、腹膜疾患。左养老穴主疝气，右养老穴主阑尾炎。中都主肝炎、眼目疾患及高血压；地机主消化不良和脾、胰疾患；水泉主肾、生殖系统及骨骼疾患；梁丘主消化系统及腹直肌疾患；外邱主运动障碍、风湿痹痛及胆道疾患；金门主泌尿系疾患。若同时在几个郄穴触到结节条索，则另有不同主病，如孔最、水泉同时触及者则为结核；中都、水泉同时触及者为脑神经、耳、眼疾患；金门、水泉同时触及者主肾炎；会宗、中都同时触及者主肝炎、肝硬化；中都、地机、水泉同时触及主肝硬化重症；中都、地机同时触及主妇女病及血液病。陆正伟认为，溃疡病在中脘、足三里有压痛；阑尾炎在上巨虚压痛；结肠炎在三阴交压痛；肝炎在肝俞、太冲压痛；胆囊炎与胆绞痛在日月、阳陵泉、胆俞、足临泣压痛；肾炎、泌尿系结石在肾俞、承山压痛；盆腔炎在三阴交压痛；胸膜炎在中府压痛；慢性气管炎在膻中压痛；冠心病在内关、冠心点压痛。

到了 20 世纪 80 年代，手法检查又有新的进展。刘卓佑等以右合谷、右天宗、阳陵泉、足三里、太冲、肝俞、胆俞、脾俞、胃俞压痛为指标，诊断 32 例消化性溃疡，经手术及 X 线钡餐摄影证实者 30 例，符合率达 93%。吴秀锦对 175 例胃、肝、肺、肠、心及肾病的病人进行了穴位检查，在 110 例各种胃病中比较了 8 个穴位的病理反应，发现在胃病时，足三里、胃俞受影响最明显，次为阳陵泉、中脘，再次为脾俞、上脘、阴陵泉、地机。在 45 例各种肝病的病人中，比较了 11 个穴位的病理反应，确定阳陵泉、足三里受肝病的影响最明显，次为肝俞、太冲、曲泉，再次为期门、胆俞、脾俞、胃俞、阴陵泉、地机。胃俞在胃病时的阳性率远高于肝病时；阳陵泉在肝病时的阳性率高于胃病时；足三里在胃病和肝病时反应都很明显。此外，还观察到肺病在肺俞及孔最最有反应；心病在心俞有反应；肠病在天枢、大肠俞、足三里有反应；肾病在肾俞、太溪有反应。并且发现穴位反应随病情转化而变化，病愈时则反应消失。

陈家轴等用足临泣、渊液、肺俞三穴的压痛为指标，对 1200 例粉尘作业工人进行硅肺检查，并与胸部 X 线片对照，结果穴位诊断符合率为 78.08%。盖国才以十二经的募穴、腧穴、郄穴作为定位穴，把临床治疗某种疾病效果好的穴位作为定性穴，二者结合起来进行辨病诊断。经过 20 余年的摸索实践和数万穴次的检查分析，确定了 157 个穴位，用于 126 种疾病的诊断，采用双盲法与现代医学检查结果进行对比，其诊断符合率为 68%。金坤对 48 例已确诊的早孕妇女，以坐位浮取天突穴触到明显搏动为指标进行观察，阳性率为 82.29%；而对照组 48 名非妊娠妇女，阳性率仅为 3%。二者有非常显著性差异。熊源清等认为生殖穴区压诊能诊断早孕，他们对 203 例停经 40～70 日的妇女进行压诊，选其中无任何早孕反应的 119 例进行分析，阳性率达 93%，与未孕妇女 100 人对照，未孕组仅 3% 阳性。

苗艳换以 15～35 岁的 30 例原发性痛经病人（痛经组）和 30 例健康女性（健康组）为研究对象。分别于痛经组的痛经期和非经期、健康组的月经期和非经期，测定双侧脾经三阴交、地机、阴陵泉穴压痛的出现情况、压痛值（VAS 值）及压痛阈值；以受试者的双侧脾经三阴交、地机、阴陵泉穴的标准定位为基准点，检测脾经三阴交、地机、阴陵泉穴的压痛区域，测量三穴的体表压痛区最敏感点、最远点到标准定位点的距离，并观察三阴交、地机穴压痛区与相邻经络的位置关系。发现三阴交、地机、阴陵泉穴具有反映痛经急性发作这一病理状态的作用，3 穴的压痛 VAS 值、压痛阈值、体表压痛区最敏感点的分布范围、最远点的分布范围和与邻经的位置关系随女性月经的生理、病理状态而变化，具有一定的动态性。且三阴交、阴陵泉穴在痛经病人和健康女性的月（痛）经期均呈现较地机穴更高的压痛敏感度。

刘岱通过对 90 例耳鸣组及 30 例非耳鸣对照组的十二原穴进行按压，记录出现压痛反应的十二原穴及其频次；并运用压痛测试仪测定十二原穴的压痛阈。结果发现：耳鸣组的十二经原穴均有压痛反应，其中冲阳、合谷、太冲、阳池、太渊、太白、神门、京骨、大陵和太溪 10 穴的压痛较敏感。耳鸣组的五脏相关证型主要为肝相关证型，其次为脾相关证型；同时肝经、脾经及胃经原穴的压痛也相对敏感，说明原穴与相关脏腑的证型具有一定的相关性。

谭程等对 96 例支气管哮喘病人肘膝关节以下的十二经脉及背腧进行循经切按，记录异常反应，发现病变经脉及有异常反应的背俞穴。结果显示异常经脉以肺经为首，其次为大肠经、脾经，继之为肝经、胃经和三焦经；背腧的异常反应主要出现在肺俞，其次为大肠俞、脾俞。说明肺及其经脉和相表里的大肠及其经脉在病理状态下关系密切。

刘冠军认为，穴位压痛有助于辨证，如阳明头痛在阳白、太阳头痛在天枢、外感风寒头痛在攒竹和天会均有压痛；高血压病人在期门压痛为肝阳上亢，在京门压痛为肾亏所致的上实下虚证。杨泰舜等认为俞穴出现的结节形状不同，其所主之病症亦不一样。如肾俞有条索状结节，压痛敏感者，一般是阳痿、头晕、腰痛及耳鸣之症；梭状结节兼有明显压痛者多为血尿、腰痛、浮肿之症；局部皮肤隆起有卵圆形结节伴压痛者，是肾虚有热、耳鸣头胀等病。

陶正新认为右阳陵泉直下 5 分至 2 寸这一区域有压痛，多为胆总管、胆囊、肝管疾患。穴位压痛明显的 167 例中经 B 超检查，74 例诊断为胆囊炎、胆管扩大、胆系结石者 70 例，符合率为 94.56%；经 B 超检查 93 例，诊断为胆囊充盈不良者 90 例，符合率为 96.77%。田世秀根据天宗穴压痛诊断胆道感染和结石症，检查 35 例，全部具有右侧天宗穴明显压痛。高德元等通过 100 例病例的观察，发现在膻中穴有压痛者，96% 的可证实有心肝二经之病变。日本有人对百会诊进行了研究，提出切按百会穴时，若此穴高度水肿，多属于水毒症。各种疾患百会两指按压穴位时，有陷下的感觉的出现率分别为：各种神经痛为 42%，慢性胃肠炎为 60%，慢性肝炎为 69%，花粉症为 72%，低血压症为 74%，冷症为 83%。王维庭观察按压至阳穴以诊断冠心病心绞痛，经 105 例检查，其阳性率为 99.0%。

李佩群等应用穴位诊断法诊断肿瘤，通过对群体 728 人进行肿瘤筛选普查，检出恶性肿瘤 18 人，证实 4 人，癌前病变 2 人；良性肿瘤 65 人，证实 51 人，其余为假阳性。

李任先在诊治慢性胃炎时尤重腧穴诊察，他根据中医"有诸内，必形诸外"的诊断学原理，结合针灸学中经络腧穴有关理论，认为中脘穴局部压痛，或压之酸胀，或扪及结节，或局部皮色变化是诊断胃病的有力证据。中脘穴是胃之募穴，募穴是脏腑原气输注于胸腹的部位，在一定程度上可反映脏腑功能的变化，尤其是在慢性疾病中，与胃镜检查结果的符合率颇高，尤适用于无胃脘局部症状病人的诊断。此外，有时在足三里穴和胃俞穴局部亦出现上述变化，但以中脘穴为多见。

2. 穴位诊断客观指标的研究　为了克服手法检查易受主观因素影响的缺点，有不少医者进行了客观指标的研究。如吴忠一等用经络探测器测试手术前原发性肝癌病人的肝区体表，发现 32 例肝癌病人肝区体表均能测到数目不等（平均 8.38 个）的启穴点，启穴的位置位于肿瘤的外围。

林蕙兰等以穴位温度为指标，对 60 例肝实热证病人的太冲、肝俞各 120 穴次进行了穴温测定，结果与正常人比较，平均穴温均有增高，其中肝实热盛的重型组 20 例中，肝俞穴温比健康人组增高 0.7 ℃，二者差异显著。太冲穴温较健康人组增高 1.55 ℃，两者有非常显著差异。提示肝俞、太冲穴温与肝实热证轻重相关，认为穴温可作为反映和探索内脏病变的客观指标之一。李佩群等用 DTC-1 型探穴测温仪对 113 例肺癌病人及 113 例无肺癌对照组的定性穴新大郄、定位穴肺俞的对应穴位温差进行观察，发现二者差异显著。肺癌组新大郄穴温差均大于 0.5 ℃，提示有癌症存在；其中 105 人肺俞穴温差大于 0.5 ℃，提示癌症发生在肺部。而无癌症组新大郄温差均小于 0.5 ℃，提示不是癌症病人；肺俞 90 例温差小于 0.5 ℃，提示肺部无任何病变。盖国才等用 TXY 穴位探测仪以双侧同名穴温差超过 0.5 ℃作为异常的指征，对 100 例已确诊的肿瘤病人进行检查，结果 86% 的符合。与 60 例同年龄组正常人相比，二者有非常显著的差异。以上研究说明，同名穴双侧温差可作为穴位诊断的客观指标。

利用红外成像技术和人体冷光信息对穴位诊断进行研究，建立客观指标，亦是近年来兴起的项目。宋贵美等对 38 例 41 人次的背腧触诊阳性穴位进行红外热图检查，二者符合率达 92.68%；对已确诊的癌症和溃疡病人进行检查，结果背腧触诊阳性率为 82.93%；患病脏腑相应背腧红外显示率达 95.12%。

严智强等根据人体在新陈代谢过程中伴随着可见光的产生和变化的现象，用 GDB‐52 型光电倍增管作探测器，对体表冷光进行研究，发现正常人组双侧相同部位发光对称，而病变组则有左右发光不对称的经穴，称为病理发光信息点。这种病理发光信息点在心脏病表现在少泽、少冲，感冒表现在少商，面肌痉挛表现在商阳、中冲，原发性高血压表现在中冲，半身不遂表现在商阳、中冲、合谷，颜面神经麻痹表现在商阳等。

还有人利用电泳原理显示穴位的方法对穴位诊断进行研究。原上海第二医科大学针麻组报道用这种方法在 57 例十二指肠溃疡病人的下肢上观察到在胃经上的显示点较多。龚启华等在 79 例肺结核病人的前臂上用电泳法较客观地显示了该区域的低电阻现象，观察到肺经上的电泳显示点较多，占 28.85%，这与正常人相比有显著性意义。这些成果亦可作为穴位诊断的客观指标。

另外，曾有不少人以皮肤电现象作为观察指标，对经穴与内脏相关规律进行研究，其中的一些成果亦可作为穴位诊断的客观指标，但多数作者认为主要是经络诊断的指标，故于此不再赘述。

〔左志琴　李　洁　魏歆然　彭清华〕

参考文献

[1] 李传课. 中医眼科临床手册 [M]. 上海：上海科学技术出版社，1987.

[2] 杨力. 中医疾病预测学 [M]. 北京：北京科学技术出版社，1991.

[3] 刘宏生，刘宏禧. 百病自测秘诀 [M]. 上海：上海科学技术文献出版社，1992.

[4] 渡边正. 体貌手形识病法 [M]. 魏中海，编译. 太原：山西科学教育出版社，1989.

[5] 福建省中医研究所. 几种中医简易诊断法 [M]. 北京：人民卫生出版社，1964.

[6] 施华成. 眼睛内某种光泽与子代性别的关系 [M]. 自然杂志，1986，9 (3)：63‐64.

[7] 徐荣谦. 小儿目下暗斑的临床意义 [J]. 中医杂志，1988，5 (3)：69‐70.

[8] 庞志红，赖祥林. 眼胞鳌黑与月经、带下病的关系——附 153 例临床观察 [J]. 广西中医药，1985，(5)：15‐16.

[9] 郑祖培. 预知难产 [J]. 福建中医药，1960，(5)：28.

[10] 关天相. 望眼辨带病 52 例临床初步观察 [J]. 广东医学·祖国医学版，1964，(6)：28.

[11] 俞长荣. 观眼环辨妇科病 [J]. 福建中医药，1960，(5)：28.

[12] 张伯铭. 姜汁滴目辨寒热 [J]. 福建中医药，1960，(5)：28.

[13] 翁成举. 辨狂犬病轻重 [J]. 福建中医药，1960，(5)：29.

[14] 陈卫春. 蓝色巩膜——诊断缺铁性贫血的敏感体征 [N]. 健康报，1989‐2‐19 (2).

[15] 张佩蓉，胡正儒. 面部望诊诊断蛔虫症 718 例的观察 [J]. 江西医药，1961，(11‐12)：2‐4.

[16] 章湘平，吴友勤. 望诊诊察蛔虫病点滴经验介绍 [J]. 广东医学·祖国医学版，1964，(5)：19‐20.

[17] 张季平. 几种蛔虫病体征的诊断学意义 [J]. 新医药学杂志，1974，(6)：29‐30.

[18] 尹德军. 小儿蛔虫病的望目诊断法 [J]. 云南中医杂志，1987，(1)：42.

[19] 王晖. 试析白睛黑点与蛔虫蛲虫证的关系 [J]. 浙江中医杂志，1982，(7)：321.

[20] 俞德葆. 目有赤脉与传染性肝炎关系问题的初步探讨 [J]. 浙江医学，1963，4 (2)：76.

[21] 陆迨福，李守托，魏连荣. 122 例巩膜胃征阳性临床分析 [J]. 河南中医学院学报，1978，(2)：21.

[22] 潘德年，林腮菊，黎昌琦，等. 中医望诊法在消化道癌临床诊断应用初探 [J]. 中医杂志，1985，(6)：51‐53.

[23] 彭显光. 球结合膜血管望诊诊断内痔 1270 例的观察报告 [J]. 贵阳中医学院学报，1986，(1)：40‐41.

[24] 韩其鸣. 巩膜痔征诊断内痔法 [J]. 浙江中医杂志，1982，(1)：35.

[25] 丁树清，黄寿鹏，沈世绩. 巩膜浅层血管变化在痔的诊断意义（附病例 112 例报告）[J]. 天津中医，1991，(3)：19‐20.

[26] 福建中医学院西学中班望眼诊伤研究小组. 望眼诊伤（一千例分析）[J]. 福建中医药，1960，(8)：24‐25.

[27] 张傲清. 望眼诊伤 [J]. 上海中医药杂志，1986，(8)：49.

[28] 蔡宗敏. 叶有福老先生望面诊病的经验介绍 [J]. 福建中医药，1962，7 (4)：5‐6.

[29] 张发荣. 中风辨证问题析疑 [N]. 中医药信息报，1986 - 12 - 03.

[30] 立冬，京丽. 从瞳孔的颜色辨眼病 [J]. 科学画报，1986，(4)：16.

[31] 彭清华. 目诊研究概况 [J]. 浙江中医杂志，1987，(8)：337 - 339.

[32] 刘智壶. 对《内经》有关目诊的研讨 [J]. 湖南医药杂志，1981，(4)：48.

[33] 彭清华.《内经》目诊辨析 [J]. 国医论坛，1988，(2)：22 - 23.

[34] 黄志杰. 张仲景目诊初探 [J]. 陕西中医，1984，5 (5)：1 - 2.

[35] 李浩澎.《伤寒》《金匮》中的审目诊疾及其临床意义 [J]. 河南中医，1986，(4)：5 - 6.

[36] 张谷才. 从仲景目诊谈现在临床诊断上的价值 [J]. 南京中医学院学报，1982，(4)：5 - 9.

[37] 王明杰. 李东垣眼科学术思想探讨 [J]. 中医杂志，1992，(11)：4 - 7.

[38] 曹洪欣. 钱乙目诊初探 [J]. 中医药学报，1985，(6)：20 - 22.

[39] 祁宝玉. 试析《景岳全书》眼目卷 [J]. 中医杂志，1984，(8)：61 - 62.

[40] 王三虎，宋立人. 景岳研究伤寒特色初探 [J]. 国医论坛，1987，(4)：44 - 45.

[41] 王明杰. 陈达夫眼科学术思想和经验介绍 [J]. 中医杂志，1982，(5)：11 - 14.

[42] 王明芳. 陈氏"内眼组织与脏腑经络相属"学说的临床应用 [J]. 成都中医学院学报，1985，(3)：11 - 13.

[43] 王明杰. 试论瞳神 [J]. 中医杂志，1984，(6)：8 - 10.

[44] 喻干龙. 五轮学说在眼科临床上的实际意义 [J]. 浙江中医杂志，1980，(9)：424.

[45] 庞泗泉. 眼与精气津液神的关系 [J]. 新中医，1982，(9)：50.

[46] 郝文轩. 论目诊的临床意义及其应用 [J]. 河南中医，1984，(5)：24 - 25.

[47] 郝文轩. 目诊撮要 [J]. 中医杂志，1984，(1)：79.

[48] 马一民. 关于五轮学说和眼部解剖关系的探讨 [J]. 浙江中医杂志，1980，(9)：422.

[49] 陈明举. 五轮八廓学说的沿革与争议 [J]. 中西医结合眼科，1982，2 (1)：49.

[50] 阎侃斋. 八廓所属方位之我见 [J]. 河南中医，1983，(1)：23 - 24.

[51] 肖国士. 试论五轮学说的命名与渊源 [J]. 江西中医药，1987，18 (4)：4 - 5.

[52] 金文亮，洪亮. 张子述眼科经验举隅 [J]. 中医杂志，1987，(1)：27 - 29.

[53] 彭清华. 对"外障多实"、"内障多虚"理论的初步探讨 [J]. 辽宁中医杂志，1991，(11)：28 - 29.

[54] 彭清华. 对"内障多虚"、"瞳神属肾"理论的临床考察 [J]. 江苏中医，1992，(7)：28 - 29.

[55] 彭清华. 肝与目关系的研究 [J]. 辽宁中医杂志，1989，(4)：11 - 15.

[56] 彭清华. 37 例眼底出血及中药治疗前后肝血流图的观察 [J]. 浙江中医杂志，1991，(5)：41.

[57] 陈耀真. 传染性肝炎眼部征状初步报告 [J]. 中华眼科杂志，1960，(3)：145.

[58] 浙江医科大学眼科学教研组，等. 传染性肝炎的眼部症状和发现 [J]. 浙江医学，1961，2 (7)：285.

[59] 姚勇. 病毒性肝炎的眼部症候与"肝开窍于目"——附 100 例分析 [J]. 上海中医药杂志，1984，(11)：20 - 21.

[60] 张兰泽. 伤科辨眼法 [J]. 上海中医药杂志，1955，(10)：10.

[61] 陶功钦. 观察眼眶八廓诊治陈旧性内伤 [J]. 浙江中医杂志，1986，(10)：453.

[62] 周金伙. 望诊可知内伤 [J]. 生活与健康（香港），1984，(3)：23.

[63] 杨光裕，武荣国，程传勋，等. 望诊法诊断蛔虫病实用价值的综合分析 [J]. 新医药学杂志，1978，(12)：7 - 9.

[64] 高隆声. 望诊法诊断肠道寄生虫病意义的探讨 [J]. 新医药学杂志，1978，(8)：14 - 16.

[65] 辰鸣，清和. 望诊与相术（续一）[J]. 中医药研究，1987，(6)：33 - 34.

[66] 韩文领. 预测疾病的面相学和手相学 [M]. 重庆：科学技术文献出版社重庆分社，1989.

[67] 王晓鹤. 望诊与相面 [M]. 北京：中国医药科学技术出版社，1989.

[68] 宋少琪. 诊眼内络脉法 [J]. 浙江中医杂志，1985，(11)：542.

[69] 王俊清. 眼诊的临床意义浅谈 [J]. 陕西中医，1987，8 (2)：95.

[70] 彭静山. 眼诊与眼针 [J]. 安徽中医学院学报，1982，(4)：28 - 29，27.

[71] 彭静山. 关于"眼针疗法"一些问题——对读者来信的答复 [J]. 辽宁中医，1979，(1)：32 - 33.

[72] 张法信. 眼针疗法与应用 [J]. 河南中医，1986，(3)：38 - 39.

[73] 宋宁. 壮医目诊诊断消化性溃疡 120 例观察 [J]. 辽宁中医杂志，2007，34 (1)：46 - 47.

[74] 段天荀. 心肺疾病望诊研究概况 [A]. 全国中医诊断第二次专题学术会议论文集 [C]. 1991.

[75] 马居里，严惠芳. 目络诊法争议 [J]. 陕西中医函授，1991，(6)：11 - 13.

［76］郑德良，郑智峰. 中医望眼辨证图解［M］. 沈阳：辽宁科学技术出版社，2003.

［77］郑德良，郑智峰. 望眼辨治女性疾病［M］. 沈阳：辽宁科学技术出版社，2006.

［78］高树中. 中国眼疗大全［M］. 济南：济南出版社，1994.

［79］李国贤，鄢毅，袁景珊，等. 血瘀证目征与血瘀证诊断标准的比较研究［J］. 中国中西医结合杂志，1995，15（8）：472－475.

［80］刘益群，刘正明. 常见眼底疾病的内窥辨证及中医治疗［J］. 安徽中医学院学报，1994，13（2）：42－44.

［81］彭清华. 从眼病学角度探讨血瘀证的诊断标准［J］. 云南中医杂志，1991，12（1）：11－13.

［82］李国贤. 血瘀证目征的研究［J］. 中西医结合杂志，1988，8（10）：630.

［83］秦大军. 血瘀证的眼部体征［J］. 中西医结合杂志，1988，8（10）：631－632.

［84］钟辉. 视网膜血管变化对血瘀证诊断的意义［J］. 中西医结合杂志，1988，8（10）：632.

［85］黄攸立，张秉伦. 中医学目诊的发展［J］. 自然辩证法通讯，1998，20（3）：55－61.

［86］宋宁. 壮医目诊的研究概要［J］. 辽宁中医学院学报，2005，7（1）：32－33.

［87］朱红梅."壮医目诊"观察糖尿病30例总结［J］. 中国民族民间杂志，2006，（81）：218－219.

［88］庞声航，黄东挺，吕琳，等. 壮医目诊诊断消化性溃疡的临床研究［J］. 中国民族医药杂志，2006，（6）：39－40.

［89］梁江洪."壮医目诊"诊断消化性溃疡200例［J］. 河南中医，2001，21（3）：33.

［90］梁江洪，刘智生. 壮医目诊诊断子宫肌瘤160例临床观察［J］. 中医药研究，1999，15（4）：22－23.

［91］李彤，李琼，藤红丽，等. 四种壮医望诊与三种现代医学望诊在诊断肝癌中的比较分析［J］. 云南中医中药杂志，1999，20（5）：19－20.

［92］李彤. 观目诊病［M］. 南宁：广西民族出版社，1991：33.

［93］林乾树. 望目诊痔探讨［J］. 中国肛肠病杂志，1999，19（12）：18.

［94］郭霞，宁远红.《内经》论目诊［J］. 四川中医，1995，（4）：13－14.

［95］金仁炎. 略论《内经》目诊及对临床的指导意义［J］. 浙江中医学院学报，1991，15（2）：6－7，5.

［96］肖家翔. 从《内经》看目与生物全息律［J］. 贵阳中医学院学报，1990，（1）：9－11.

［97］宋建萍.《金匮要略》中的目诊［J］. 中医函授通讯，1991，（5）：13.

［98］陈国信.《金匮要略》目诊探［J］. 贵阳中医学院学报，1997，19（3）：3－4.

［99］张安富.《金匮要略》目诊的运用［J］. 中医函授通讯，1991，（3）：19－20.

［100］唐庸德.《金匮要略》论目诊探析［J］. 四川中医，1991，（10）：4－5.

［101］王付. 仲景目诊探析［J］. 河南中医药学刊，1998，13（4）：8－10.

［102］黄克臧，张剑荣. 张仲景目诊浅析［J］. 新疆中医药，2006，24（4）：10－11.

［103］孙西霞. 浅谈张仲景目诊法论治杂病的学术思想［J］. 河南中医，2005，25（3）：7－8.

［104］提桂香，邱萍. 王今觉望目辨证学术思想探讨［J］. 中国中医基础医学杂志，2005，11（1）：72－73.

［105］肖家翔. 钱乙论目述要［J］. 山东中医杂志，1990，9（5）：10－12.

［106］陶昌华. 目诊在临床上的应用［J］. 浙江中医杂志，1995，（4）：186－187.

［107］王今觉. 谈"望目辨证"的中医学理论基础［J］. 中国中医基础医学杂志，2005，11（5）：324－325，332.

［108］王今觉. 开展"望目辨证"研究，促进中医诊断客观化［A］. 中国中医药发展大会论文集［C］. 2001：308.

［109］黄汉儒，黄冬玲. 发掘整理中的壮医［M］. 南宁：广西民族出版社，1994：62.

［110］黄惠勇，胡淑娟，彭清华. 中医目诊的研究进展与评述［J］. 中华中医药学刊，2013，31（7）：1479－1483.

［111］文毅，晏峻峰，彭清华. 中医目诊的研究现状与思路探析［J］. 湖南中医药大学学报，2015，35（9）：70－73.

［112］彭清华，彭俊，谭涵宇，等. 中医目诊的基本原理与方法［J］. 湖南中医药大学学报，2015，35（10）：1－5.

［113］彭清华，彭俊，谭涵宇，等. 中医目诊——眼底病理改变的获取与分析［J］. 中华中医药学刊，2016，34（5）：1031－1033.

［114］穆珺，晏峻峰，彭清华. 基于中医目诊的虹膜图像特征表示方法研究［J］. 湖南中医药大学学报，2015，35（11）：65－69.

［115］朱红梅."壮医目诊"观察糖尿病30例总结［J］. 中国民族民间杂志，2006，（8）：218－219.

［116］宋宁. 壮医目诊诊断慢性胃炎350例观察［J］. 云南中医学院学报，2006，（增刊）：92－93.

［117］胡家凯，李海英. 80例乙型肝炎患者中医目诊阳性征分析［J］. 吉林医学，2010，31（10）：1327.

［118］谭俊，付小珍. 150例乙肝患者壮医目诊阳性征分析［J］. 云南中医中药杂志，2007，28（8）：145－146.

[119] 李凤珍. 壮医白睛诊法诊断大肠癌 30 例临床观察 [J]. 中国民族医药杂志，2007，(6)：45.

[120] 梁树勇，韦英才，王凤德，等. 壮医目诊诊断腰椎间盘突出症 142 例临床观察 [J]. 中国民间疗法，2008，(3)：40.

[121] 李珪，黄莉. 高血压病在壮医目诊的征象观察 [J]. 中国民族医药杂志，2007，(4)：65.

[122] 朱红梅. "壮医目诊" 观察甲状腺功能亢进症 38 例总结 [J]. 中国民族医药杂志，2008，(4)：28-29.

[123] 龚梅芳，邹季，胡世芬，等. 84 例头痛患者球结膜微循环和甲襞微循环研究 [J]. 中国微循环，2002，6 (4)：230-231.

[124] 朱雪虹，熊雯雯，朱慧，等. 慢性乙型肝炎及肝硬化血瘀证目征改变的临床研究 [J]. 实用中西医结合临床，2009，9 (6)：3-5.

[125] 张甚英，吴卫民，张淑华，等. 高血压眼底改变与球结膜微循环变化的特征 [J]. 心血康复医学杂志，2001，10 (3)：242-243.

[126] 杜松，张玉辉.《黄帝内经》目诊理论探讨 [J]. 中国中医基础医学杂志，2012，18 (8)：815-817.

[127] 刘洪波，肖跃红. 浅析仲景辨眼候 [J]. 河南中医，2011，31 (12)：1343-1344.

[128] 杜松，张玉辉.《诸病源候论》面部官窍望诊理论探讨 [J]. 中国中医基础医学杂志，2013，19 (5)：491-492，500.

[129] 蓝毓营. 壮医目诊与中医目诊比较研究 [J]. 四川中医，2009，27 (5)：38-39.

[130] 李珪，余胜民，严付红，等. 壮医目诊诊断子宫肌瘤技术规范研究 [J]. 中国民族医药杂志，2014，20 (2)：30-32.

[131] 黄莉. 32 例高血压病患者在壮医目诊中应用裂隙灯显微镜的初探 [J]. 中国民族民间医药，2014，23 (2)：71.

[132] 李海强，张伟宏，何力，等. 壮医白睛诊法诊断无症状 HIV 感染期及 AIDS 前期临床研究 [J]. 中医药临床杂志，2014，26 (12)：1226-1228.

[133] 黄丽春. 耳穴诊断治疗学 [M]. 北京：科学技术文献出版社，1991.

[134] 黄丽春. 耳穴诊断学 [M]. 北京：科学技术文献出版社，2008.

[135] 耳穴诊断学编委会. 耳穴诊断学 [M]. 北京：人民卫生出版社，1990.

[136] 陈巩荪. 耳针研究 [M]. 南京：江苏科学技术出版社，1982.

[137] 管遵信. 中国耳针学 [M]. 上海：上海科学技术出版社，1995.

[138] 李志明. 耳穴诊治法 [M]. 北京：中医古籍出版社，1988.

[139] 王忠. 耳针 [M]. 上海：上海科学技术出版社，1982.

[140] 杨传礼. 实用耳穴诊疗法 [M]. 北京：对外贸易教育出版社，1989.

[141] 刘福信. 耳针疗法 [M]. 西安：陕西科学技术出版社，1991.

[142] 彭清华. 耳诊研究进展（一）[J]. 山东中医学院学报，1989，13 (2)：53-59.

[143] 彭清华. 耳诊研究进展（二）[J]. 山东中医学院学报，1989，13 (3)：55-60.

[144] 图门吉日嘎勒. 蒙医儿科耳诊与耳-肾关系的现代医学解读 [J]. 中国民族医药杂志，2010，16 (1)：21-22.

[145] 余增福. 中医肾与耳关系的现代医学研究进展 [J]. 中西医结合杂志，1985，5 (9)：574-576.

[146] 曾兆麟. 中医肾与耳关系的研究进展 [J]. 中国中西医结合杂志，1993，13 (2)：119-121.

[147] 尉迟静. 心寄于耳的理论初探 [J]. 北京中医学院学报，1985，(3)：37.

[148] 胡志希. 耳轮郭大小枯荣与寿夭的关系 [J]. 湖南中医学院学报，1992，12 (1)：36-38.

[149] 吴凯，朱丹. 朱丹耳穴临床诊治经验 [J]. 实用中医药杂志，2015，31 (2)：147-149.

[150] 何成江，胡增珍，蒋美英，等. 耳穴局部隆起对肝癌等疾病的诊断意义 [J]. 上海中药杂志，1981，(9)：26-28.

[151] 张梅春. 40 例恶性肿瘤的耳穴探诊、耳郭染色与 CT 检查的对比观察 [J]. 甘肃中医，1994，7 (4)：33-34.

[152] 潘德年，林腮菊，黎昌琦，等. 中医望诊法在消化道癌临床诊断应用初探 [J]. 中医杂志，1985，(6)：51-53.

[153] 宋一同，刘士佩. 耳郭视诊肝癌 54 例临床观察 [J]. 安徽中医学院学报，1986，5 (3)：41-42.

[154] 王允惠，赵泽贞. 耳诊辅助诊断食管癌的初步探讨 [J]. 辽宁中医杂志，1983，(8)：30-31.

[155] 赵守仪，刘心莲，黄丽春. 70 例子宫肌瘤耳穴触诊的初步观察 [J]. 北京中医杂志，1985，(5)：40-41.

[156] 邢剑秋，胡智慧，俞明，等. 耳穴电特性反应肝癌病变特异性的实验研究 [J]. 江苏中医，2000，21 (12)：52-53.

[157] 俞明，徐定，朱兵，等. 耳穴电特性反应食道癌病变的特异性 [J]. 南京中医药大学学报（自然科学版），2002，

18 (6)：357-359.

[158] 仲远明，俞明，胡智慧，等. 耳穴电特性反应胃癌病变的特异性研究 [J]. 江苏中医，2001，22 (12)：43-44.

[159] 赵卫梅，仲远明，吉争鸣，等. 多元耳穴电信息反应胃癌特异性的临床研究 [J]. 南京中医药大学学报，2010，26 (2)：111-114.

[160] 朱兵，陈巩荪，许瑞征. 耳郭穴位电学特性的研究 [J]. 中国针灸，1999，19 (6)：36-39，5.

[161] 朱兵，陈巩荪，许瑞征，等. 耳穴的电学特性及其特异性 [J]. 中国针灸，2001，21 (12)：731-734.

[162] 姜荣建，郑竹虚，唐英蓉. 耳皱与冠心病及年龄的关系研究 [J]. 中国老年学杂志，1997，(3)：43-44.

[163] 熊伟，杜晓琼. 冠心病耳部望诊与心电图检查对比观察 [J]. 中国针灸，1998，18 (2)：86.

[164] 欧家满，李京波. 耳垂皱纹与冠心病的临床相关性研究 [J]. 中西医结合心脑血管病杂志，2003，1 (10)：563-564.

[165] 韦湘林. 耳垂皱纹与冠心病的相关性观察报告 [J]. 中国医药学报，1995，10 (5)：25-26，64.

[166] 金明磊，赵晓玲，赵丽英，等. 冠状动脉造影结果与耳垂皱纹相关性临床研究 [J]. 河北医学，2010，16 (6)：667-669.

[167] 王民集. 耳穴染色诊断冠心病的实验观察 [J]. 河南中医，1987，(4)：39-40.

[168] 白哲伦. 急性心肌梗塞与梗塞后心绞痛患者耳穴的观察 [J]. 云南中医杂志，1993，14 (1)：31-32.

[169] 郑延玉，林敏，毕莲茹. 运用耳部信息诊断支气管炎的探讨 [J]. 河南中医，1987，(2)：31-32.

[170] 管遵信. 研究耳针学的一种新方法——耳穴染色——附用耳穴染色诊断矽肺 40 例报告 [J]. 云南中医杂志，1981，2 (5)：27-32，56.

[171] 管遵信. 耳穴探测法诊断矽肺的研究 [J]. 云南中医杂志，1980，(5)：1-4.

[172] 薄智云，杨俊祥，宋建宇，等. 耳穴系列诊断尘肺 462 例分析报告 [J]. 山西中医，1992，8 (2)：38-39.

[173] 王银槐. 耳穴探测矽肺、煤矽肺在普查中的应用 [J]. 中国针灸，1986，(4)：28-30.

[174] 陈启亮，唐东昕，龙奉玺. 土家医诊疗技法在肺癌中的运用 [J]. 中国民族民间医药，2016，25 (8)：2-3.

[175] 窦国祥. 耳壳视诊肝胆疾病 64 例简介 [J]. 浙江中医杂志，1980，(5)：217.

[176] 刘维洲，杨云碧，刘士佩，等. 142 例胆道结石病人耳穴染色诊断的观察 [J]. 中国针灸，1986，(2)：25-26，12.

[177] 刘士佩，杨云碧，刘维洲，等. 108 例胆石症患者耳穴视诊观察 [J]. 安徽中医学院学报，1987，6 (3)：46-47.

[178] 王惠明. 100 例胆囊炎、胆石症耳部信息探查和 B 超确诊对照分析 [J]. 河南中医，1987，(3)：25.

[179] 孟荣华. 耳壳视诊的方法与实用价值（附 103 例报告）[J]. 四川中医，1983，(1)：42-43.

[180] 王吉根，申华军. 耳穴染色诊断法在放射科临床上的运用 [J]. 针灸临床杂志，2000，16 (12)：39.

[181] 施永明，沈铭昌，徐维萍. 耳穴视诊诊断胃癌的初步观察 [J]. 中医杂志，1988，(4)：6.

[182] 贾孟辉，贺晓慧. 481 例耳穴胃区望诊模拟病理性诊断 [J]. 陕西中医，1992，13 (1)：32-33.

[183] 彭芳胜，瞿显友，周大成. 土家医耳诊法研究 [J]. 中国民族医药杂志，2002，8 (3)：19-20.

[184] 冉光辉，唐东昕，龙奉玺，等. 土家族诊疗技法在胃癌中的运用 [J]. 时珍国医国药，2017，28 (6)：1424-1426.

[185] 向家伦，唐贤伟，张尚武，等. 耳穴望诊间日疟的效果观察 [J]. 中国针灸，1981，(3)：46.

[186] 向家伦，唐贤伟. 耳穴探测法诊断间日疟 [J]. 云南中医杂志，1982，(3)：30-31.

[187] 向家伦，唐贤伟，蒋开群，等. 耳穴染色法诊断间日疟的效果观察 [J]. 中国针灸，1985，(3)：22-23.

[188] 柳美芳. 耳诊异常与脑卒中早期预警观察 [J]. 临床医药文献电子杂志，2014，1 (2)：81.

[189] 陈泽霖，魏振装，黄小愚. 全国中西医结合四诊研究学术会议纪要 [J]. 中西医结合杂志，1984，4 (4)：253-256.

[190] Oleson TD, et al. An experimental evaluation of Presentations (7thWorld Congress of Acupuncture)，1981：82.

[191] 张向丽，管耀辉，张录焕，等. 颈椎病的耳诊观察与研究 [J]. 中医杂志，2007，48 (9)：837-838，842.

[192] 李小花. 神经根型颈椎病和椎动脉型颈椎病与耳穴电测阳性反应点的相关性研究 [D]. 山东中医药大学，2012.

[193] 孟宪恩，朱明娟. 应用日光反射耳穴法诊断脊椎骨质增生 [J]. 辽宁中医杂志，1985，(1)：26.

[194] 包国庆，方幼安，蔡佩武，等. 脊椎病变在对耳轮的反应的观察 [J]. 上海中医药杂志，1988，(4)：23-25.

[195] 赵磊，张丽丽，李小花，等. 腰椎病耳诊与影像学检查对比观察 [J]. 上海针灸杂志，2012，31 (3)：198-199.

[196] 赵磊，包华，张丽丽，等. 耳诊阳性反应与腰椎间盘突出症的相关性研究 [J]. 中国民间疗法，2014，22 (9)：

77-78.

[197] 吕明庄. 脊椎退行性变耳诊与 X 线检查对比观察 [J]. 贵阳医学院学报，1998，23（2）：154-156.

[198] 刘文涛. 耳穴诊断乳腺疾病 50 例的临床意义 [J]. 陕西中医，2000，21（5）：224.

[199] 李惠芳，王红磊，熊磊. 妊娠早期耳穴染色结果报导 [J]. 云南中医杂志，1985，（3）：27-28.

[200] 赵磊，张丽丽，包华，等. 耳穴阳性反应点与中风病的相关性研究 [J]. 中国针灸，2015，35（6;）：609-612.

[201] 王频，杨华元，王忆勤. 中风病及其虚实证候的耳穴电阻抗非线性特征 [J]. 中西医结合学报，2010，8（6）：525-529.

[202] 刘继洪，老锦雄，张继平. 耳穴定位诊断等三种方法在急腹症诊断中应用的对照研究 [J]. 中国中医药科技，2002，9（2）：67-68.

[203] ArensK. 耳医学用于诊断和治疗软组织风湿病的可能性 [J]. 国外医学•中医中药分册，1983，（4）：63.

[204] Guillermo LM. Reviews of Presentations (7th World Congress of) Acupuncture), 1981：63.

[205] Pormov FG. Tierexperimentelle Grundlagen und Klinische Erfahrun gen mit der Aurikulodiagnostikundtherapie [J]. Per Akupunkturarzt Au rikulomerapeut, 1983, (3)：77.

[206] 朱元根，朱柏君，杨友泌，等. 大鼠实验性胃溃疡的耳穴反应和电针体穴的作用 [J]. 中国针灸，1994，（4）：39-42，63.

[207] 川喜田健司. 实验性胃溃疡，テットの耳介部低电抵抗点の凳现机序た关する研究 [J]. 全针杂志，1983，32（1）：10.

[208] 周文琪，周定邦，杨映宁，等. 耳体联系的实验研究之二——家兔左侧实验性胸膜炎、耳部胸肺区的染色定位 [J]. 云南中医中药杂志，1996，7（6）：39-42.

[209] 管遵信，张缙，王克凡，等. 耳穴染色与内脏相关性的研究：家兔实验性急性阑尾炎术后 10 天之耳穴染色观察 [J]. 云南中医杂志，1985，6（1）：4-6.

[210] 管遵信，李惠芳，熊磊，等. 耳穴诊治疾病的组织学基础 [J]. 云南中医杂志，1988，9（1）：18-21.

[211] 管遵信，李惠芳，梁凤书，等. 患病脏腑相应耳穴中过氧化物酶活性的实验研究 [J]. 云南中医杂志，1991，12（4）：7-10.

[212] 叶燕燕. 耳郭全息探测的意义及其在耳穴诊断中的应用 [J]. 全息生物医学杂志，1997，2（1）：19.

[213] 赵钦，曹淑英，李映苓，等. 中毒性肝炎家兔耳郭染色及体内化学元素含量的变化 [J]. 云南中医杂志，1992，13（5）：37-40.

[214] 虞搏. 医学正传 [M]. 北京：人民卫生出版社，1953.

[215] 饶宏孝. 察小儿面部山根形色的临床意义初探 [J]. 浙江中医杂志，1980，（10）：444-445.

[216] 饶宏孝. 一千例小儿面部山根脉纹形色的临床分析 [J]. 辽宁中医杂志，1986，（12）：11-12.

[217] 肖挹. 小儿山根色青与脾胃疾病 [J]. 中医杂志，2000，41（4）：253.

[218] 洪虹. 杨维华主任医师儿科山根诊法经验浅析 [J]. 中医药导报，2008，13（1）：23-25.

[219] 宋知行，张永，王霞芳，等. 婴幼儿山根色诊的临症分析：附80例报告 [J]. 江苏中医杂志，1985，6（8）：20-22.

[220] 王霞芳. 审于分部知病处——略论《内经》分部面诊及其在儿科的应用 [J]. 上海中医药杂志，1984，（11）：33-35.

[221] 苑文平，白少英，李丽芬，等. 小儿山根与头发锌的关系 [J]. 中医药研究，1991，（6）：58.

[222] 郭双子，李荣辉，潘璐. 150 例小儿反复呼吸道感染的中医证型分析 [J]. 中国中西医结合儿科学，2010，2（1）：65-67.

[223] 时毓民，俞健，丁敬远. 哮喘患儿山根青筋望诊的临床意义 [J]. 上海中医药杂志，1998，（10）：22-24.

[224] 时毓民，汪永红. 小儿面部青筋与脾肺虚证关系的初探 [J]. 辽宁中医杂志，1995，22（7）：289-290.

[225] 丁敬远，时毓民，汪永红. 山根青筋望诊对诊断小儿反复呼吸道感染临床意义的初步探讨 [J]. 中医杂志，1998，39（9）：557-558.

[226] 汪永红，沈雅娟. 100 例面部青筋婴幼儿患病情况的前瞻性观察 [J]. 辽宁中医杂志，1999，26（1）：12-13.

[227] 广东中医学院. 中医诊断学 [M]. 新 1 版. 上海：上海人民出版社，1972：36.

[228] 湖北中医学院西学中班. 从脏腑学说来看祖国医学的理论体系 [J]. 中医杂志，1962，（6）：1-8.

[229] 李兆鼎. 人中与子宫关系初探 [J]. 浙江中医药，1979，（10）：355-356.

[230] 林纬芬. 人中诊法刍议 [J]. 江苏中医杂志，1984，（1）：56.

[231] 秦学义. 人中沟形态与子宫发育关系的临床观察 [J]. 陕西中医，1984，5（3）：11-13.

[232] 李浩然. 略谈人中的诊查方法及诊断意义 [J]. 陕西中医, 1985, 6 (9): 391-392.

[233] 魏永庆. 人中诊察初探 [J]. 云南中医杂志, 1987, (3): 9.

[234] 辰鸣. 望诊与相术（二）[J]. 中医药研究, 1988, (1): 41-42.

[235] 张德林. 针刺人中承浆穴与子宫关系初探 [J]. 浙江中医杂志, 1980, 15 (11, 12): 525.

[236] 顾亦棣. 子宫与人中的相关性研究——附284例观察结果分析 [A]. 全国中医诊断第二次学术会议论文汇编 [C]. 1991.

[237] 杨力. 中医疾病预测学 [M]. 北京: 北京科学技术出版社, 1991: 81.

[238] 邵象清. 人体测量手册 [M]. 上海: 上海辞书出版社, 1985: 206.

[239] 徐相富. 针刺"人中沟"治疗某些疾病的体会 [J]. 吉林中医药, 1983, (5): 30-31.

[240] 辛国芳, 王强. 人中沟与子宫在形态上的相关性研究 [J]. 浙江中医杂志, 1996, (7): 304-305.

[241] 李志刚. 89例妇女人中诊察与B超对比分析 [J]. 广西中医药, 1993, (5): 3-5.

[242] 蔡庄, 顾亦棣, 朱良王. 浅谈人中与子宫的相关意义——附284例临床观察 [J]. 编辑之友, 1996, (6): 9-11.

[243] 屠立平, 罗承铉, 许家佗, 等. 女性"人中"形态与妇科疾病的相关性研究 [J]. 上海中医药大学学报, 2011, 25 (5): 54-56.

[244] 王子义, 杨玲, 孟繁华, 等. 人中与子宫关系新探讨 [J]. 中医药信息, 1995, (3): 24.

[245] 梁嵘. 中医腹诊源流概述 [J]. 北京中医学院学报, 1987, 10 (3): 44-46.

[246] 李文瑞. 日本汉方医腹诊简介 [J]. 中医杂志, 1982, (3): 77-78.

[247] 张鸣鹤. 张仲景腹诊的考查与临床实践 [J]. 山东中医学院学报, 1984, 8 (4): 26.

[248] 王琦, 陆云飞. 论中医腹诊源流与原理 [J]. 山东中医学院学报, 1989, (4): 6-8.

[249] 谭同来. 中医腹诊与用药 [M]. 太原: 山西科学技术出版社, 2007.

[250] 刘志勇.《伤寒》、《金匮》腹证辨析 [J]. 山东中医学院学报, 1982, (1): 55.

[251] 周朝进.《内经》腹诊初探 [J]. 浙江中医杂志, 1986, (2): 81.

[252] 郭家襄. 论仲景腹诊法之重要性 [J]. 新中医, 1982, (9): 3.

[253] 冯五金. 仲景腹诊与辨证关系探析 [J]. 中医药研究, 1991, (3): 25.

[254] 潘德孚. 腹诊浅识 [J]. 浙江中医药, 1979, (8): 284.

[255] 吴杰. 张仲景运用腹诊法初探 [J]. 浙江中医学院学报, 1987, 11 (6): 8.

[256] 毛德西. 对《伤寒论》腹证诊治的认识 [J]. 河南中医, 1982, (2): 5.

[257] 陆云飞, 王琦. 首届全国中医体质学说及腹诊研讨会学术总结 [J]. 中西医结合杂志, 1987, 7 (11): 702.

[258] 梁嵘. 中医腹诊源流概述 [J]. 北京中医学院学报, 1987, 10 (3): 44.

[259] 骆竞洪. 对祖国医学中"腹诊法"的探讨 [J]. 成都中医学院学报, 1980, (1): 49.

[260] 靳士英.《诸病源候论》和中医腹诊 [J]. 云南中医杂志, 1982, (6): 5.

[261] 梁嵘. 戴天章对温病腹诊的研究及贡献 [J]. 云南中医杂志, 1988, 9 (5): 5.

[262] 沈万生. 论俞根初对腹诊的贡献 [J]. 浙江中医杂志, 1987, (6): 277.

[263] 宋金岭. 俞根初对腹诊的发挥与贡献 [J]. 中医研究, 2014, 27 (11): 62-64.

[264] 田煜.《傅青主女科》腹诊初探 [A]. 首届全国中医腹诊学术研讨会论文集 [C]. 1987.

[265] 宋金岭.《伤寒杂病论》腹诊理论及临床应用研究 [D]. 湖北中医药大学, 2011.

[266] 刘智壶. 中医腹诊概述 [J]. 湖南医药杂志, 1982, (2): 24.

[267] 刘智壶. 中医腹诊基本理论及临床意义的初步研讨 [J]. 湖南中医学院学报, 1982, (3): 48.

[268] 陆云飞. 胸腹证象与脏腑病机相关论——《伤寒杂病论》腹诊研究 [D]. 湖北中医学院研究生毕业论文集, (1983～1984级): 12.

[269] 郁觉初. 中医腹诊简介 [J]. 南京中医学院学报, 1982, (2): 18.

[270] 唐朝霞. 中医腹诊简谈 [J]. 铁道医学, 1979, (6): 373.

[271] 王琦, 陆云飞, 谢建军, 等. 常见腹证的诊断 [J]. 云南中医中药杂志, 1988, 9 (6): 6.

[272] 赵文郁. 腹部定位诊断初探 [A]. 首届全国中医腹诊学术研讨会论文集, 1987: 16.

[273] 武定一. 腹诊划区及腹诊顺序探讨 [A]. 首届全国中医腹诊学术研讨会论文集, 1987: 26.

[274] 李春颖, 吕障, 高俊化, 等. 大腹全息八卦疗法治疗疑难眼病的理论探讨及病案分析. 中国针灸. 2011 (11): 1031-1033.

[275] 李小溪，宋远斌，廖晓明，等. 薄氏腹针规范化处方解析 [J]. 亚太传统医药，2008，(7)：84-85.

[276] 张立群，李伊为. 头皮针疗法与穴位全息律 [J]. 上海针灸杂志. 1996，(5)：11-13.

[277] 徐波克. 腹针疗法（孙申田学术经验总结）[D]. 黑龙江中医药大学，2006.

[278] 陈玉琢. 腹证奇览 [M]. 北京：中国书局出版部，1988.

[279] 刘文巨，周超凡. 中医与汉方医腹诊 [M]. 南昌：江西科学技术出版社，1985.

[280] 木下晴郎. 腹诊和经络的判定 [J].；莫国万；译. 广东中医，1960，(6)：307.

[281] 刘文巨. 日本应用中医腹诊的情况简介 [J]. 国外医学·中医中药分册，1980，2 (3)：1-4.

[282] 张铁忠. 腹诊在日本东洋医学中的应用 [J]. 中西医结合杂志，1987，7 (9)：559.

[283] 王益平. 日本汉方腹诊法简介 [J]. 陕西中医函授，1987，(5)：62.

[284] 俞雪如. 腹诊 [J]. 中医药国外资料摘译，1983，(3)：9.

[285] 陈微微译. 谈谈腹证 [J]. 日本医学介绍，1981，(12)：31.

[286] 罗绳祖译. 瘀血腹诊考 [J]. 日本医学介绍，1981，(7)：27.

[287] 藤严健. 瘀血的腹证 [J]. 东洋医学，1984，12 (1)：78，(2)：86.

[288] 李治淮，王东亚. 腹诊——日本汉方医学诊断方法介绍 [J]. 山东中医学院学报，1982，6 (4)：36.

[289] 山田光胤. 腹诊的产生和继承及其应用 [J]. 北京中医学院学报，1981，(4)：40.

[290] 间中喜雄. 中医的腹诊与证 [J]. 国外医学·中医中药分册，1986，8 (5)：48.

[291] 卢明喜，张仁，储秀珍. 中医诊断技术——腹诊 [J]. 陕西中医学院学报，1983，(4)：23.

[292] 汉·张仲景原著，何任，何若苹整理. 金匮要略 [M]. 北京：人民卫生出版社，2005.

[293] 清·俞根初著. 连建伟校订. 三订通俗伤寒论 [M]. 北京：中医古籍出版社，2002.

[294] 刘文巨. 关于中医腹诊的初步研讨 [J]. 中国医药学报，1987，2 (4)：10.

[295] 李灿东. 腹部切诊法在肠痈病证中的应用 [J]. 福建中医药，1988，(4)：39.

[296] 王琦. 中医腹诊检测方法的研究及腹诊仪研制临床验证 [J]. 医学研究通讯，1999，28 (10)：12-16.

[297] 李斌芳，张伟荣，何新慧，等. 中医虚实辨证客观化研究之一——ZF-Ⅰb 型腹诊仪的研制 [J]. 上海生物医学工程，2007，3 (30)：60-61.

[298] 龚玲. 日本汉方医的腹诊 [J]. 北京中医，1995，(2)：63-65.

[299] 孙忠年，陈选平. 中医腹诊学 [M]. 西安：陕西科学技术出版社，1991.

[300] 冈田耕造. 腹诊时脐部位置的临床解剖学研究 [J]. 汉方の临床，1999，46 (1)：138. [马玉昕，罗金花（译）. 日本医学介绍，1999，20 (12)：572]

[301] 王阶，陈可冀. 瘀血腹诊的探讨 [J]. 中医杂志，1989，30 (10)：41-44.

[302] 史载祥，程伟，王伟纲. 瘀血腹证的表浅血流及红外热图像改变 [J]. 中医杂志，1991，(4)：41-43.

[303] 金鸿伟. 腹诊在中风临证中的应用 [J]. 浙江中医杂志，1987，(9)：385.

[304] 黄肖功. 胃下垂的腹诊计量法初探 [J]. 浙江中医杂志，1989，(6)：269.

[305] 刘启泉，杜艳茹，王志坤. 中医腹诊在胃肠病诊疗中的应用 [J]. 中医杂志，2006，(3)：224-225.

[306] 李正之，王衍宗. 脾胃虚弱证的腹诊 [J]. 北京中医，1994，(5)：15-16.

[307] 程孝雨，郑明常. 从老年肠梗阻误诊案看腹诊的价值 [J]. 河南中医，2006，26 (3)：75.

[308] 庄严，林季艳. 黄煌教授对大柴胡汤的认识及运用 [J]. 国医论坛，2003，18 (3)：9-10.

[309] 李艳冬. 三种急腹证与中医腹诊 [J]. 山东中医杂志，1983，(6)：25.

[310] 李夫道. 360 例慢性前列腺炎腹诊反应规律初探 [A]. 首届全国中医腹诊学术研讨会论文集 [C]，1987：87.

[311] 朱斌. 腹诊法在妇科临床中的应用 [J]. 云南中医杂志，1987，8 (4)：10.

[312] 郑其国. 腹诊法在妇科临床上的运用 [J]. 浙江中医杂志，1988，(11)：487.

[313] 郑其国. 腹诊在不孕症辨证治疗中的运用 [J]. 浙江中医杂志，1991，(2)：82.

[314] 张红，许淑芬，刘玉侠. 中医妇科腹诊初探 [J]. 长春中医学院学报，1997，13 (63)：3.

[315] 张英英. 中医妇科腹诊探讨 [J]. 陕西中医，2009，30 (7)：852-853.

[316] 杨卫平. 小儿腹诊的临床运用 [J]. 云南中医杂志，1986，(5)：18.

[317] 章新亮. 江心镜叩按肚腹诊治小儿的经验 [J]. 浙江中医杂志，1997，(1)：44.

[318] 刘朝晨. 谈小儿腹痛中医腹诊法 [J]. 江西中医药，1995，(S2)：97.

[319] 曹丽静，刘保和. 血府逐瘀汤证主症心得 [J]. 陕西中医，2005，26 (4)：363-364.

［320］王满囤，王董臣. 腹诊辨少阴病之附子汤证［J］. 河北中医，2009，31（11）：1655－1656.

［321］王尔玺，崔瑞林. 论腹诊少腹急结症及临床应用［J］. 中外医疗，2008，27（4）：39－39.

［322］陈武山. 失眠症与常见中医腹证对应关系研究［J］. 中国中医基础医学杂志，1997，（S3）：78－81.

［323］张丽娟. 精神疾患与腹证［J］. 国外医学·中医中药分册，1994，16（3）：26.

［324］林健祥. 运用体质、腹诊法辨大柴胡汤证［J］. 江西中医药，2010，41（1）：52－53.

［325］李庭凯. 朱进忠教授对昏迷必求腹诊的经验介绍［J］. 北京中医药大学学报，2004，11（1）：38－38.

［326］李夏平，殷东风. 中医腹诊对恶性肿瘤诊断和预后的意义［J］. 中医药临床杂志，2008，20（3）：250－252.

［327］张朝玉，崔向男，林彬，等.《黄帝内经》腹诊理论初探［J］. 上海中医药大学学报，2014，28（3）：12－14.

［328］叶晨阳，沈峥嵘. 浅述中医腹诊推拿法［J］. 中国临床医生，1999，27（7）：39－40.

［329］骆仲达，任蓉，廖金蓉. 腹诊腹症推拿术在内科临床中的运用［J］. 按摩导引，2006，22（8）：46.

［330］图娅. 腹部反射穴与腹诊实践［J］. 国外医学·中医中药分册，1999，21（3）：26－30.

［331］李艺. 腹部诊察方法的文献研究和应用探索［D］. 北京中医药大学，2017.

［332］鲍建峰，刘红星，李进龙. 燕赵名医骆俊昌腹诊推拿术应用经验探微［J］. 河北中医药学报，2010，25（2）：25.

［333］李进龙，张国忠，王娟. 腹诊推拿手法的临床应用［J］. 陕西中医，2008，29（5）：589－599.

［334］魏林林，任蓉，焦建凯，等. 骆氏腹诊推拿法治疗慢性浅表性胃炎临床研究［J］. 中医药信息，2011，28（5）：93－95.

［335］骆仲达. 慢性胃炎的腹诊腹证推拿临证探讨［A］. 中华中医药学会推拿分会第十四次推拿学术交流会论文汇编［C］. 深圳，2013.

［336］钱守章. 相火与腹诊［J］. 浙江中医杂志，1987，（9）：387.

［337］叶橘泉. 腹诊方法及治疗举例［J］. 浙江中医杂志，1982，（10）：441.

［338］王琦，陆云飞. 中医腹诊的临床运用［J］. 中医杂志，1988，（7）：10－12.

［339］黄肖功. 腹诊一得［J］. 浙江中医杂志，1986，21（10）：464.

［340］叶橘泉. 仲景学说《腹诊与方证》的研究［J］. 中西医结合杂志，1986，（2）：74.

［341］冯振兴. 腹诊动悸100例分析［A］. 首届全国中医腹诊学术研讨会论文集［C］，1987：82.

［342］武德卿，苏庆民.《伤寒论》腹诊与协调疗法的临床运用［J］. 中国中医基础医学杂志，2017，23（5）：727－730.

［343］王满囤，王董晨. 辨少阳病用腹诊法［J］. 河北中医，2004，26（10）：762－763.

［344］蔡光先，彭清华，李绍芝，等. 传统中医理论现代研究［M］. 长沙：湖南科学技术出版社，1990.

［345］张鸣鹤. 光电腹诊仪应用于中医腹诊的构想［A］. 首届全国中医腹诊学术研讨会论文集［C］，1987：116.

［346］王海龙，唐学游. 浅谈中医腹部四诊［J］. 浙江中医学院学报，1987，11（6）：42.

［347］日·丹波苣庭. 诊病奇侅［M］. 太原：山西科学教育出版社，1986.

［348］杨力. 中医疾病预测学［M］. 北京：北京科学技术出版社，1991：132－136.

［349］吴琪. 不该遗忘的人体黄金点［J］. 大众中医药，1987，（4）：25.

［350］刘培. 从肚脐的形状看健康［N］，光明日报，1985－7－6（3）.

［351］曹希和，曹永康. 试论脐诊法［J］. 中医杂志，1988，（9）：649－651.

［352］陈正平. 朱莘农"脐诊法"简介［A］. 全国中医诊断第二次专题学术会议论文汇编［C］. 1991.

［353］秦伯未，李岩，张田仁，等. 中医临证备要［M］. 北京：人民卫生出版社，1963.

［354］赵金铎. 中医症状鉴别诊断学［M］. 北京：人民卫生出版社，1985.

［355］清·吴谦. 医宗金鉴［M］. 北京：人民卫生出版社，1963.

［356］清·张璐. 张氏医通［M］. 上海：上海科学技术出版社，1963.

［357］麻仲学. 中国医学诊法大全［M］. 济南：山东科学技术出版社，1989：124.

［358］黄锦青. 我们是这样治疗水肿病的［J］. 福建中医药，1960，（9）：7.

［359］吴杭州. 水肿和臌胀的民间诊断法［J］. 福建中医药，1960，（9）：7.

［360］莫立屏，陈奕彤. 望脐诊健康一谈［A］. 中华中医药学会中医美容分会2009年学术年会［C］. 2009：52－53.

［361］刘西通. 脐诊的古今文献研究［D］. 山东中医药大学，2012.

［362］看肚脐测病［J］. 恋爱婚姻家庭（养生），2010，（8）：12.

［363］陈铁诚. 崭露头角的脐诊［J］. 新疆中医药，1992，（1）：33.

［364］伍鸿基. 小儿脐诊初探［J］. 浙江中医杂志，2003，38（9）：397.

[365] 陶晓华，余瀛鳌. 中医脐疗法文献研究 [J]. 中医杂志，1992，33（10）：43-45.

[366] 杨汉辉. 神阙穴的现代应用进展 [J]. 中医杂志，1986，（1）：37-40.

[367] 刘森亭，张争昌. 简述神阙穴的临床应用和进展（综述）[J]. 陕西中医，1984，5（11）：35-37.

[368] 彭清华. 论中医脐诊法 [J]. 中医诊断学杂志，1995，1（1）：39-42.

[369] 齐永. 脐针疗法、脐全息与脐诊法 [J]. 中国针灸，2004，24（10）：732-737.

[370] 李敏民. 中医药防治肿瘤研究进展 [J]. 辽宁中医杂志，1986，（11）：41-45.

[371] 秦伯未，李岩，张田仁，等. 中医临证备要 [M]. 第2版. 北京：人民卫生出版社，1981.

[372] 李文旭. 望诊 [M]. 广州：科学普及出版社广州分社，1984.

[373] 徐少承. 手针感传——手与人体十二脏腑相关的初步探讨之一 [A]. 全国生物全息律学术讨论会论文汇编 [C]，1983.

[374] 陈尚杰，帅记焱，黄鼎坚. 手诊与微经络相关性辨识 [J]. 中医药学刊，2004，22（3）：553-555.

[375] 刘井红. 手诊的基本原理及其诊断特色释义 [J]. 中医药学刊，2005，（1）：81-83.

[376] 张秋臻，张振兴. 观手诊病 [M]. 上海：第二军医大学出版社，2007.

[377] 牛惠芳，赵可辉，于功昌，等. 手诊法在疾病诊断中的应用价值探讨 [J]. 中医临床研究，2016，8（5）：135-138.

[378] 沈全鱼，吴玉华，沈丽鸽. 一看即会知病法：望面看手 [M]. 太原：山西人民出版社，1988.

[379] 周幸来，周举. 全息望诊图谱 [M]. 南宁：广西科学技术出版社，2006.

[380] 林为民. 手诊生命密码的另一种解析 [J]. 医疗保健器具，2005，（5）：67.

[381] 李开武. 望手诊病一得 [J]. 吉林中医药，2007，27（10）：26.

[382] 方云鹏. 手象针与足象针 [M]. 西安：陕西科学技术出版社，1978.

[383] 郭长青. 微针疗法 [M]. 重庆：重庆出版社，1989.

[384] 吴更伟，郝东方. 精易手足按摩法 [M]. 石家庄：河北科学技术出版社，1991.

[385] 赵云长. 左右侧肢体与疾病诊治初探 [J]. 中医药研究，1989，（5）：5-12.

[386] 王天如. 薄言"手足诊" [A]. 全国中医诊断第二次专题学术会议论文汇编 [C]，1991.

[387] 刘隆棣，马永华. 脾虚与握力关系的初步研究 [J]. 南京中医学院学报，1988，（3）：17.

[388] 张树生，肖相如. 中华医学望诊大全 [M]. 太原：山西科学技术出版社，2010：352-391.

[389] 刘宏生，刘宏禧. 百病自测秘诀 [M]. 上海：上海科学技术文献出版社，1992.

[390] 庄振西. 手形手纹手诊 [M]. 北京：华龄出版社，1995.

[391] 刘剑峰. 手诊 [M]. 北京：华龄出版社，1992.

[392] 林朗晖. 手纹与健康 [M]. 福州：福建科学技术出版社，1987.

[393] 李兴民. 手诊缀谈 [J]. 陕西中医，1985，6（9）：388-391.

[394] 黄志信. 掌纹诊病之理论研究 [D]. 山东中医药大学，2013.

[395] 王建业. 掌纹诊病在中医治未病中的应用研究 [J]. 世界最新医学信息文摘，2017，17（90）：91.

[396] 徐宏超. 手可反映人体全信息 [N]. 大众卫生报，1996-3-15（6）.

[397] 朱振华. 手针新疗法 [M]. 北京：人民军医出版社，1990.

[398] 梁秋湖，刘彪，王登旗. 手掌与疾病 [M]. 南宁：广西科学技术出版社，1991.

[399] 王晨霞，潘梅. 癌症看指掌 [M]. 北京：知识出版社，2002.

[400] 刘宗明. 触指诊断法 [J]. 浙江中医杂志，1983，（1）：44.

[401] 王启俊. 指测法诊断早孕250例 [J]. 浙江中医杂志，1986，（2）：64.

[402] 李梦泉. 妊娠诊断上的一点经验介绍 [J]. 哈尔滨中医，1962，（8）：21.

[403] 卓宏英. 指测法诊断早孕1000例分析 [J]. 陕西中医，1987，（12）：91-92.

[404] 赵睿霆. "手诊法"在中医诊断学中的理论基础及临床应用研究 [D]. 成都中医药大学，2012.

[405] 夏少农，夏涵. 介绍肺痈验指螺法 [J]. 上海中医药杂志，1964，（11）：27.

[406] 赵利华，黄瑜，庞勇. 黄鼎坚名老中医的经络辨证特色 [J]. 针灸临床杂志，2007，（7）：63-64.

[407] 盛燮荪. 陆氏儿科"分经察纹法" [J]. 浙江中医杂志，1964，（9）：210.

[408] 丁婷婷，李宏伟，侯荔桉，等. 贾孟辉教授手诊法诊病经验 [J]. 现代中医药，2017，37（6）：11-12.

[409] 董子亮. 寒、热证与指端皮肤温度的关系 [J]. 北京中医学院学报，1985，8（4）：32-34.

[410] 黄道生. 肛趾温差与热厥证 [J]. 上海中医药杂志，1982，(7)：17-18.

[411] 尹本义. 杵状指，肺癌的凶兆 [N]. 长沙晚报，1996-12-2.

[412] 郎勇. 颈椎病 120 例手诊诊断 [J]. 医学理论与实践，2001，(2)：167.

[413] 段明福，丛景，祁明，等. 胃部疾病的影像诊断与手诊的相关性研究 [J]. 中国医学影像技术，2001，(5)：492-493.

[414] 刘井红. 糖尿病手诊的试验研究 [D]. 北京中医药大学，2005.

[415] 郭文静，牛文民，殷克敬，等. 殷克敬教授运用九宫八卦手诊法诊断心血管疾病经验 [J]. 现代中医药，2016，36 (5)：62-63.

[416] Omura Y. Electro-magnetic resonance phenomenon as a possible mechanism related to the "bi-digital o-ring test molecular identification and localization method" [J]. Acupunct Electrother Res，1986，11 (2)：127-145.

[417] Omura Y. Re-evaluation of the classical acupuncture concept of meridians in Oriental medicine by the new method of detecting meridian-like network connected to internal organs using "Bi-Digital O-Ring Test" [J]. Acupunct Electrother Res，1986，11 (3-4)：219-231.

[418] Omura Y, Takeshige C, Shimotsuura Y, etal. Imaging of the stomach, and localization of the stomach meridian & its acupuncture points in a human cadaver by the use of the indirect "Bi-Digital O-Ring Test Imaging Technique" [J]. Acupunct Electrother Res，1988，13 (4)：153-164.

[419] 卢志雁，黄玉云. 望气色光泽在手诊中的意义浅析 [J]. 大同医专学报，1998，18 (2)：27-34.

[420] 杨维益. 中医望诊的研究进展 [J]. 北京中医学院学报，1991，14 (1)：3.

[421] 张宏俊. 手诊 [N]. 中医护理报，1992-12-15 (3).

[422] 何钊毅. 健康地图——手诊学 [J]. 医疗保健器具，2005，(5)：70-71.

[423] 邓铁涛. 中医诊断学 [M]. 北京：人民卫生出版社，1987.

[424] 李学诚. 指甲诊病彩色图谱 [M]. 太原：山西科学教育出版社，1990.

[425] 王文华，李捷珈. 指甲诊病 [M]. 上海：上海中医学院出版社，1991.

[426] 林朗辉. 手纹与健康 [M]. 福州：福建科学技术出版社，1987.

[427] 彭清华. 指趾甲诊研究的进展 [J]. 北京中医杂志，1989，(1)：53-55.

[428] 毕业东. 浅谈爪甲诊断 [J]. 天津中医学院学报，1987，(3)：39-40.

[429] 李博鉴. 辨甲论治 [J]. 中医杂志，1985，(11)：58.

[430] 覃保霖，覃自容. 诊察指甲与甲象辨证 [J]. 辽宁中医杂志，1983，(10)：21-23.

[431] 陈平虎，王宁，马倩，等. 论指甲甲象在疾病诊断中的作用 [J]. 新疆中医药，2003，(6)：5-7.

[432] 侯明钟. 指甲与疾病 [J]. 大众医学，1983，(5)：41.

[433] 刘宏生，刘宏禧. 百病自测秘诀 [M]. 上海：上海科学技术出版社，1992：56-63.

[434] 孔凡族. 甲诊的临床意义 [J]. 湖北中医杂志，2000，22 (11)：27.

[435] 唐汉庆，黄岑汉. 瑶医学月痕诊法与中医学望爪甲诊法的比较浅析 [J]. 中华中医药杂志，2015，30 (1)：296-298.

[436] 王豪. 甲印望诊 [J]. 养生月刊，2000，(3)：158-159.

[437] 陈贵生. 浅谈小儿望虎口纹合观爪甲形色的助诊意义 [J]. 中国临床医生，2005，33 (9)：48.

[438] 朱子青. 指甲病理变化在临床上的诊断价值 [J]. 江苏中医，1959，(9)：46-50.

[439] 赵鹤龄. 谈谈"辨爪甲" [J]. 广西中医药，1984，7 (1)：6.

[440] 林紫宸. 癌肿诊断 [J]. 福建中医药，1960，(5)：29.

[441] 宋孟斋. 爪甲荣枯与溃疡病 [J]. 河北中医，1984，(2)：19.

[442] 赵桂馨. 甲诊心得 [J]. 云南中医杂志，1984，(6)：32-33.

[443] 福建省中医研究所. 几种中医简易诊断法 [M]. 北京：人民卫生出版社，1964.

[444] 杨香波. 几种中医简易诊断法 [M]. 北京：人民卫生出版社，1964：34-36.

[445] 杨逸淦，刘耀崇，周雯，等. 报伤甲征在疾病诊断中的运用概要 [J]. 时珍国医国药，2009，20 (8)：2112.

[446] 林云章. 验指辨伤 [J]. 福建中医药，1960，(5)：29.

[447] 张越林. 简易妊娠诊断 [J]. 上海中医药杂志，1989，(3)：3-5.

[448] 彭清华. 甲诊实验研究进展（一） [J]. 国医论坛，1990，(5)：43-46.

[449] 彭清华. 甲诊实验研究进展（二）[J]. 国医论坛, 1990, (6): 40-42.

[450] 金惠明. 微循环障碍与"血瘀"及"活血化瘀"[J]. 中西医结合杂志, 1982, 2 (3): 182-184.

[451] 吕志平, 罗仁, 陈素云. 71例气虚、阴虚、气阴两虚、血瘀气虚证的中医辨证与甲皱微循环观察 [J]. 辽宁中医杂志, 1987, 11 (10): 34-36.

[452] 詹爱菊, 张谢安. 四肢骨骨折患者的指趾甲变化观察 [J]. 中西医结合杂志, 1985, 5 (1): 47.

[453] 张超然. 介绍中医判断骨折愈合的方法之一——观察指（趾）甲状态 [J]. 江苏中医, 1963, (9): 34.

[454] 徐玉锦. 甲印与朝医辨象方法初探 [J]. 中国民族医药杂志, 2010, 16 (3): 29-30.

[455] 金泉译. 从掌纹判断健康 [J]. 生活画报, 1985, (9): 20.

[456] 谢德秋. 观手识病 [J]. 科普文摘, 1983, 3 (总18): 96.

[457] 俞长荣. 验指甲晕辨虚实 [J]. 福建中医药, 1960, (5): 29.

[458] 李元文. 辨甲在中医诊断中的意义 [J]. 云南中医杂志, 1988, 9 (1): 40-41.

[459] 祝恒琛. 指甲望诊一得 [A]. 全国四诊研究第二届学术会议论文专辑 [C]. 1987: 252.

[460] 杨维益. 肿瘤内科学总论 [M]. 呼和浩特: 内蒙古人民出版社, 1978: 143.

[461] 王文华. 关于胃窦炎的指甲诊断的探讨 [J]. 上海中医药杂志, 1988, (10): 23-24.

[462] 齐凤军. 望指甲诊过去病的探讨 [J]. 中国民间疗法, 2001, 9 (7): 6.

[463] 刘颖. 指甲生命信息学 [M]. 北京: 中央民族大学出版社, 2009.

[464] 翁维良, 郭玉英, 钱穆英, 等. 对糖尿病人"瘀血"的研究 [J]. 中医杂志, 1982, (1): 46-48.

[465] 韩得婷. 冠心病患者指甲与中医体质关系的探究 [D]. 山东中医药大学, 2016.

[466] 秦万章, 施永德, 李鹏, 等. 血瘀证的本质及活血化瘀原理的初步探讨 [J]. 自然杂志, 1979, (2): 115.

[467] 上海第一医学院活血化瘀研究组. 血瘀的本质及活血化瘀原理的初步探讨 [J]. 上海第一医学院学报, 1976, (1): 35.

[468] 王长荣. 小儿指纹研究进展 [J]. 中医杂志, 1982, 23 (4): 73-76.

[469] 朱兴仁. 小儿指纹的解剖学观察 [J]. 哈尔滨中医, 1964, 7 (5): 4-6.

[470] 杨景柱. 小儿指纹观察 [J]. 河北新医药, 1979, (2): 28.

[471] 姚伟然, 严本孝. 414例小儿指纹的初步探讨 [J]. 中医杂志, 1962, (8): 8.

[472] 解放军202医院小儿科. 300名正常小儿指纹舌象调查报告 [J]. 医学资料汇编, 1975, (1): 38.

[473] 李连达. 指纹临床意义的初步探讨 [J]. 中华儿科杂志, 1959, 10 (1): 27-28.

[474] 高晓山. 小儿指纹诊法起源略考 [J]. 上海中医药杂志, 1962, (12): 29-30.

[475] 高晓山. 小儿指纹的研究 [J]. 中医杂志, 1960, (6): 43-47.

[476] 康诚之. 小儿虎口三关指纹诊断法在实际应用中的一些体会 [J]. 云南医学杂志, 1963, (3): 16-17.

[477] 张先新. 对小儿指纹诊法的初步探讨（附604例临床分析）[J]. 成都中医学院学报, 1979, (2): 71-78.

[478] 林日铣. 626例小儿指纹的观察研究 [J]. 福建中医药, 1962, 7 (4): 1-2.

[479] 蔡化理. 小儿指纹产生机转及其对疾病的诊断意义 [J]. 中医杂志, 1964, (2): 36.

[480] 沈永艾. 对451名健康婴幼儿指纹的观察 [J]. 浙江中医杂志, 1984, (10): 447.

[481] 朱志云. 观察小儿指纹的点滴体会 [J]. 浙江中医杂志, 1965, (11): 373.

[482] 沈文鸳. 虎口三关指纹诊查的临床意义初步探讨 [J]. 上海中医药杂志, 1962, (3): 21-24.

[483] 胡培德. 小儿指纹直透命关的临床意义 [J]. 浙江中医杂志, 1964, 7 (8): 198.

[484] 张笑歌. 小儿指纹临床观察初步总结 [J]. 河南中医学院学报, 1979, (1): 25-31.

[485] 李树勋. 小儿指纹诊察法简介 [J]. 辽宁中医, 1978, (1): 55-56.

[486] 梁翰芬. 婴儿病诊指纹之研究 [J]. 广东中医, 1960, 5 (3): 107.

[487] 芦鸿福. 危重患儿指纹观察100例初探 [J]. 医药资料选编（江西景德镇）, 1978, (1): 19.

[488] 管鹏声, 许民生, 李兰芬, 等. 婴幼儿指纹1012例初步观察 [J]. 云南中医杂志, 1980, (2): 13-17.

[489] 冯根源. 小儿指纹"红色主寒"辨析 [J]. 辽宁中医杂志, 1986, (3): 15.

[490] 福建医学院附院小儿科. 55例婴幼儿指纹临症初步观察 [J]. 福建中医药, 1961, (1): 27.

[491] 济南铁路局中心医院儿科. 小儿指纹425例分析 [J]. 山东医药, 1980, (2): 27-29.

[492] 萧正安. 小儿指纹诊法的起源及临床应用 [J]. 山东中医学院学报, 1988, 12 (1): 10.

[493] 黄攸立. 小儿指纹诊法起源考辨 [J]. 中国医药学报, 1991, 6 (1): 46.

[494] 郭振球. 小儿指纹之研究 [J]. 中医药研究, 1987, (6): 42.

[495] 张有奎, 宋淑珍. 浅谈小儿指纹诊法 [J]. 山东中医杂志, 1988, 7 (6): 8-9.

[496] 余光开, 付廷洋, 顾耀林. 968 例小儿指纹的初步观察 [J]. 泸州医学院学报, 1978, (4): 29-31.

[497] 李树奇. 试谈树枝形指纹与婴儿内热 [A]. 河南开封市中医院资料汇编 [C]. 1980: 79.

[498] 褚仙秋, 李兆萧. 小儿指纹特点及其在小儿外科中的临床意义 [J]. 遵义医学院学报, 1980, 3 (2): 61-65.

[499] 庄宝玲. 小儿指纹与甲皱微循环 [J]. 医学文选, 1980, (1): 124.

[500] 许叔微. 普济本事方 [M]. 北京: 中国中医药出版社, 2007: 169.

[501] 元万林. 小儿指纹观察在心衰诊治中的临床意义初探 [J]. 中国中西医结合杂志, 1996, 16 (7): 438-439.

[502] 冯益真. 日喀则地区小儿指纹 200 例初步观察 [J]. 山东中医学院学报, 1981, (2): 60-63.

[503] 叶培, 郭植材, 姚龙. 肺炎患儿指纹与甲皱微循环及血气的关系 [J]. 广西医学院学报, 1986, 3 (3): 30-32.

[504] 张湘屏, 邢向晖, 董锡华, 等. 小儿外感热病 154 例指纹与早皱微循环的相关分析 [J]. 中医杂志, 1991, 35 (9): 551-553.

[505] 汝兰洲. 小儿指纹的诊察方法及对 1376 例的临床观察 [J]. 山东医药, 1965, 9 (11): 22.

[506] 王维治, 罗祖明. 神经病学 [M]. 北京: 人民卫生出版社, 2002: 224-240.

[507] Mathison S, Nagilla R, Kompella U B. Nasal route for direct delivery of solutes to the central nervous system: fact or fiction [J]. Drug Targeting, 1998, 5 (6): 415.

[508] 李吉宗, 张乐平, 顾星. 基于微距摄影对小儿指纹颜色的研究 [J]. 湖南中医药大学学报, 2010, 30 (9): 152-154.

[509] 张孝龙. 小儿指纹采集与图像处理研究 [D]. 山东中医药大学, 2013.

[510] 江梅, 张魁星, 马志庆. 小儿指纹诊法的客观化研究 [J]. 北京生物医学工程, 2013, 32 (4): 415-417, 420.

[511] 冀振华. 形色足诊 [M]. 天津: 天津科学技术出版社, 2004.

[512] 汤叔梁, 杨秉元. 脚部按摩疗法 [M]. 南京: 东南大学出版社, 1990.

[513] 张朝卿, 张佩芳. 特效足底按摩 [M]. 北京: 人民体育出版社, 1991.

[514] 郭长青. 微针疗法 [M]. 重庆: 重庆出版社, 1989.

[515] 吉元昭治. 足反射疗法 [J]. 国外医学·中医中药分册, 1986, 8 (4): 40.

[516] 傅洪义. 生物全息律医学应用及新的探讨 [A]. 全国生物全息律学术会议论文汇编 [C]. 1983.

[517] 姜平. "足诊三脉" 辨安危决生死 [J]. 双足与保健, 2003, (2): 35-36.

[518] 黄道生. 肛趾温差与热厥证 [J]. 上海中医药杂志, 1982, (7): 17-18.

[519] 刘宏生, 刘宏禧. 百病自测秘诀 [M]. 上海: 上海科学技术文献出版社, 1992.

[520] 方云鹏. 手象针和足象针 [M]. 西安: 陕西科学技术出版社, 1982.

[521] 许政. 三例顽固性三叉神经痛的脚针治疗观察 [J]. 新医学, 1972, (9): 31.

[522] 肖少卿. 足针治疗 25 种疾病的经验介绍 [J]. 上海中医药杂志, 1962, (7): 25-27.

[523] 吴更伟, 郝东方. 精易手足按摩法 [M]. 石家庄: 河北科学技术出版社, 1991.

[524] 封进启. 足部反射区保健按摩 [M]. 天津: 天津科技翻译出版公司出版, 1993.

[525] 伍锐敏, 袁永端, 伍煌铮. 足反射疗法 [M]. 北京: 中国医药科技出版社, 1990.

[526] 常德贵. 足部反射区按摩对药物治疗慢性非细菌性前列腺炎的临床增效及作用机理研究 [D]. 成都中医药大学, 2006.

[527] 马东华, 石冠军, 邱斌, 等. 中华足诊医学对甲状腺功能亢进症青年患者的个案疗效观察 [A]. 中国足部反射区健康法研究会第六次全国会员代表大会暨 2014 年中华反射疗法养生大会 [C]. 2014: 109-112.

[528] 马东华, 石冠军, 邱斌, 等. 中华足诊医学对食道增生个案疗效观察 [J]. 双足与保健, 2013, (6): 40-41.

[529] 杨维益. 肿瘤内科学总论 [M]. 呼和浩特: 内蒙古人民出版社, 1978: 143.

[530] 金玉洪. 健康报, 1985-7-21 (2).

[531] 刘宗明. 触指诊断法 [J]. 浙江中医杂志, 1983, (1): 44.

[532] 董子亮. 寒、热证与指端皮肤温度的关系 [J]. 北京中医学院学报, 1985, 8 (4): 32-34.

[533] 杨维益. 中医望诊的研究进展 [J]. 北京中医学院学报, 1991, 14 (1): 3-6.

[534] 齐凤军. 中医足诊探析 [J]. 湖北中医学院学报, 2003, (1): 45-46.

[535] 刘强. 中医诊断十四法 (修订版) [M]. 北京: 金盾出版社, 2008.

［536］钟仲义. 足部反射区诊疗保健按摩学习手册［M］. 北京：军事医学科学出版社，2005.

［537］周新，周耕野，辛小玲. 足反射疗法临床手册［M］. 北京：中国医药科技出版社，2010.

［538］钟仲义. 实用足部望诊概要［J］. 双足与保健，2017，26（1）：1-4.

［539］盖国才. 穴位诊断法［M］. 北京：科学技术文献出版社，1981.

［540］杨甲三. 腧穴学［M］. 上海：上海科学技术出版社，1984.

［541］彭清华. 几种中医诊法的研究进展［J］. 国医论坛，1989，（5）：39-42.

［542］詹永康. 漫谈经穴压痛诊断法［J］. 新中医药，1956，（12）：30.

［543］张德润. 中医压痛点的发现与临床的关系［J］. 江苏中医，1963，（7）：25-27，31.

［544］叶孝礼. 新过敏点诊断传染性肝炎初步报告［J］. 福建中医药，1962，（6）：9.

［545］何宏邦."阳枢"穴压诊对传染性肝炎诊断的临床观察［J］. 中医杂志，1963，（1）：15-17.

［546］刘中明. 肺结核的按摩诊断［J］. 福建中医药，1960，（4）：32.

［547］福建省中医研究所推拿按摩研究小组，等. 按摩诊断肺结核的初步观察报告［J］. 福建中医药，1960，（8）：21-23.

［548］王凤阁. 肾虚症体表压痛点诊断的探讨［J］. 黑龙江中医药，1965，（1）：16-19.

［549］刘云鹤. 针灸病历与检查（附经络触知诊断法）［J］. 天津医药杂志，1963，（5，6）：338-340.

［550］陆正伟. 穴位压痛点的临床应用［J］. 赤脚医生杂志，1977，（7）：13-15.

［551］刘卓佑，周康瑜，杨作体. 经络作用的临床实验研究［J］. 中国针灸，1981，（2）：25-28.

［552］吴秀锦. 第三次全国经络现象经穴-脏腑相关研究专题座谈会论文选编［A］. 1980：184.

［553］陈家轴. 湖北科技情报（医药）［J］，1980，（1）：3

［554］金坤. 按天突穴诊断早妊初探［J］. 浙江中医杂志，1982，17（3）：114.

［555］熊源清，郑关知."生殖穴区"压诊对早孕诊断的临床观察［J］. 中国针灸，1982，（5）：5.

［556］苗艳换. 痛经患者脾经腧穴诊察研究［D］. 北京中医药大学，2014.

［557］苗艳换，赵吉平，云洁，等. 痛经患者三阴交穴压痛反应研究［J］. 针刺研究，2014，39（5）：401-405.

［558］刘岱. 耳鸣患者十二原穴的巧痛反应及其与证型特点的相关性研究［D］. 北京中医药大学，2017.

［559］谭程，高丹，张昶，等. 基于支气管哮喘患者经络腧穴切诊的肺与大肠相关性研究［J］. 中国针灸，2014，34（2）：145-148.

［560］刘冠军，纪青山，李一清. 试论经络学说对诊治的指导意义［J］. 新中医，1974，（2）：47.

［561］杨泰舜，李贞芬. 浅谈"经穴"诊断［J］. 江苏中医杂志，1982，（6）：42.

［562］陶正新. 穴位诊断并以针灸为主治疗慢性胆囊炎、胆系结石167例［J］. 中国针灸，1986，（2）：20.

［563］田世琇. 探索天宗穴压痛与胆道感染和结石症［J］. 中国针灸，1986，（4）：20-21.

［564］高德元. 膻中穴压痛诊断的临床意义［A］. 全国中医诊断第二次专题学术会议论文［C］. 1991.

［565］村松睦. 百会诊的研究［J］. 国外医学·中医中药分册，1987，9（4）：23.

［566］王维庭，魏万林，王善利，等. 按压至阳穴对冠心病诊断价值的探讨［J］. 中医杂志，1988，（8）：17.

［567］李佩群，于香泉，邓金田，等. 应用穴位诊断法进行肿瘤普查［J］. 人民军医，1987，（8）：40-42.

［568］李保良. 李任先教授诊治慢性胃炎的经验［J］. 四川中医，2003，21（5）：2-3.

［569］吴忠一，张汉石."启穴"测定协助肝癌定位诊断的初步观察［J］. 江苏医药，1982，（5）：54.

［570］林蕙兰，马杜古. 从穴温探索内脏与体表的联系［J］. 新中医，1982，（1）：30-32.

［571］李佩群，盖国才，马智民，等. 从穴位温度探索内脏与体表的联系［J］. 中国针灸，1988，（2）：32.

［572］盖国才. 对100例肿瘤患者双侧同名穴温差改变观察［A］. 全军中医、中西医结合第二次学术交流会资料［C］. 1984.

［573］宋贵美. 背部阳性俞穴和红外显示与临床的对照分析［A］. 全国第四届经络学术讨论会论文［C］. 1982.

［574］严智强，张旭良. 人体体表发光的初步探讨［J］. 生物化学与生物物理学进展，1979，（2）：48-52.

［575］严智强，于书庄，李君华. 人体经穴病理发光信息的研究［J］. 中医杂志，1981，（8）：50-52.

［576］上海第二医学院针麻研究组. 电泳漆显示取穴法的针麻临床应用［J］. 针刺研究，1977，（4）：83-84.

［577］龚启华，余爱珍，陆凤琴. 穴位显示在临床上的观察［J］. 上海针灸杂志，1983，（3）：24-26.

［578］侯召棠. 日本拍摄出人体"穴位"照片［J］. 国外医学·中医中药分册，1982，（2）：49.

［579］翟德华，康清平，于卫民. 浅谈经穴阳性反应（物）在临床诊断上的运用［J］. 针灸临床杂志，2000，16（11）：47-49.

[580] 王思洲. 应用经络腧穴诊法辨证论治医案 3 例 [J]. 四川中医，2003，21（11）：31-32.

[581] 黎敬波. 经穴诊断法研究述评 [J]. 中医诊断学杂志，1997，3（1）：44.

[582] 成柏华，王卓群，王载礼，等. 经穴与内脏相关特异性的体液途径观察 [J]. 中国针灸，1984，（4）：33-36，43.

[583] 刘精微. 俞穴与疾病的关系 [J]. 中国针灸，1981，（3）：25-28.

[584] 彭清华. 几种中医诊法的研究进展 [J]. 国医论坛，1989，（4）：30-34.

[585] 彭清华. 几种中医诊法的研究进展 [J]. 中医杂志，1989，（10）：52-55.

[586] 彭清华. 几种中医诊法的研究进展 [J]. 国医论坛，1990，（3）：44-45.

[587] 彭清华. 几种中医诊法的研究进展（续）[J]. 国医论坛，1990，（4）：40-43.

[588] 陈家旭，梁嵘，阎洁，等. 中医诊法研究进展及其复杂性研究 [A]. 中医药现代化研究学术大会论文集 [C]. 2001：16.

[589] 王诗惠，龙杞，刘清国. 穴位诊断法的研究概况与展望 [J]. 上海针灸杂志，2014，（1）：91-93.

[590] 郑利岩，王巍，林立全. 经络输声疏通经络作用的临床实验研究 [J]. 中国针灸，1998，（10）：17-18.

第五节　中医临床综合运用研究

一、中医疾病诊断

（一）健康与疾病的概念

传统的健康概念，主要是指一个人生理功能状态良好，没有疾病或病证。随着社会及医学的发展，人们对健康的认识逐渐深化。1948 年，世界卫生组织在其签署的章程中对健康提出了新的定义；随后世界卫生组织又重新修改了关于健康的定义："健康不仅仅是躯体没有疾病，而且还要具备心理健康、社会适应良好和道德健康。"新的健康概念比起传统的健康概念显然深刻、科学得多，它把"健康"这个高级生物——人的基本要求与社会及其文化因素紧密联系起来。新的健康概念不仅是对人们身体的判定，也是对人们的精神和社会行为的判定；它表明人的健康不仅是生理与心理精神的统一，而且也是人与环境、社会的统一。

什么是疾病？这是一个难以确切回答的模糊概念，因而以往对其有许多不同的解释。实际上疾病与健康是相对而言的，而二者之间又没有截然可分的界限。

一般来说，"疾病"是指在一定的致病因素（包括六淫、七情、遗传、饮食营养、劳逸、外伤等等）的作用下，机体与环境的关系失调，机体内部的阴阳气血发生紊乱，生理状态被破坏，出现了功能或形态、神识活动等方面的异常变化，并反映为一定的症状或体征的邪正交争的病理过程。

实际上，有时对于机体的一些变动情况，到底是生理现象还是病理现象？是构成了疾病还是没有发生疾病？并不能作出绝对的判断。更何况一名临床医生不可能只满足于是有病还是无病的简单结论，而是应根据病史和临床表现等，具体地诊断出疾病的病名和证名。因此，所谓"疾病"是一个非常广泛的笼统的概念，它可以包括各种具体的病种、证候、病状、病因、病机等内容。

（二）病名的研究

中医诊断应包括病名和证名诊断，而病名与证名的判断都主要是以症状和体征作为依据。因而在中医学中，有疾病、病名、证候、证名、病状、病类等概念，且常常混淆不清。20 世纪 80 年代初，卫生部原中医司将中医病证规范列入重点科研课题以来，各地在规范化研究方面进行了大量的尝试。1990 年 6 月，中国中医学会在长沙召开的"全国中医病名证候规范化研讨会"期间，通过对 460 余篇应征论文的评审，并听取了 60 余位与会代表的发言，会后以会议秘书组的名义发表了"研讨会纪要"，对病、证规范化研究进行了总结交流。

经过许多专家的多年辛勤钻研，尤其是国家中医药管理局医政司的领导与组织、支持，使中医病名与证名规范研究在许多方面都取得了一些可喜的阶段性成果。《中国医药学报》《中国中医药信息》

《北京中医药大学学报》《辽宁中医杂志》《中医诊断学杂志》现《数字中医药与诊断》等均开辟了专题讨论。现在国家中医药管理局主持制定的中医药行业标准《中医病证诊断疗效标准》，中华人民共和国国家标准《中医病证分类与代码》相继公布。最近又制定了中华人民共和国国家标准《中医临床诊疗术语》，已正式颁发实施，其中对病名、证名等有较为完整、系统的规定。

　　1. 病名的定义　　由于各种疾病中的病因、病机、病状、过程等各有不同，因而临床上对各具特色的病种应当赋予一个特定性的名称，这就是"病名"。如感冒、痢疾、消渴、痛经、红丝疗、股骨骨折、凝脂翳、鼻渊、喉癌等。每一疾病的定义（或称概念），是对该疾病全过程的病理本质（如病因病机病位病性、临床特征）与规律（如演变转归）等所作的概括性论述，是该病的总纲。由于中医病名的简要，只起着代名词、纲目的作用，因此，病名的定义，则是对该病认识的科学性、准确性的根本体现，务必十分严谨，要做到全面、准确、精炼、逻辑性强。临床上，根据病人的病状、病史等特点，对照医书上所规定的各病的定义和特性，医生经过分析，从而区别病种、确定病名的思维过程，称之为"辨病"。其所作出的判断，即"病名诊断"。

　　在中医古籍中，有许多疾病的定义是非常简捷的、准确的。《灵枢·痈疽》："寒邪客于经络之中则血泣，血泣则不通，不通则卫气归之，不得复反，故痈肿……发于足趾，名脱疽，其状赤黑，死不治；不赤黑，不死。不衰，急斩之，不则死矣。"《金匮要略·疮痈肠痈浸淫病篇》："肠痈者，少腹肿痞，按之即痛，如淋，小便自调，时时发热，自汗出，复恶寒，其脉迟紧者，脓未成，可下之，当有血；脉洪数者，脓已成，不可下也；大黄牡丹汤主之。"二书分别对脱疽、肠痈的病因病机证候、诊治预后等作了非常简捷而精辟的论述。

　　但是也应看到，有少数病种的定义至今仍不够科学、严谨，如《中医内科学》第五版教材在"咳嗽"的概述中称："咳嗽是肺系疾病的主要证候之一""咳嗽既是具有独立性的证候，又是肺系多种疾病的一个症状。本篇讨论范围，重点在于以咳嗽为主要表现的病证"。疾病、症状、证候、病证的概念有何异同？所论咳嗽到底是指什么？对其基本的病因病机病性病位与诊断规律更未阐明，因而这样的概述是模糊而欠确切的。其实如果以咳嗽作为"病"的话，其严格的定义应该是："咳嗽是肺系疾病的常见症状。肺咳（按：国家标准所定病名）是指外邪袭肺，或痰饮停肺等，致使肺失清肃，而以咳嗽为突出表现的肺系非特异性病变。其新起病程短者为新肺咳，病久而反复发作者为久肺咳。"所谓"非特异性"即指不是因肺痨、肺痈、肺痿、肺胀、肺岩、尘肺、肺热病等特殊病变所致，亦即在删除肺系诸特异性病变的基础上，病位在肺，且以咳嗽为主症的病变，这实际上就基本类似于西医所称气管-支气管炎的诊断了。因而"肺咳"作为病名有其确切的概念，可以作为独立病种供临床应用。

　　按照逻辑学的规定，在给概念下定义时，不得直接或间接包含有被定义的概念。我们如果在给疾病下定义时，只是说"头痛是以头为主要表现的病变"；"臌胀者，腹部膨胀如鼓者是也"等，这显然是不合逻辑要求的，犯了"同语反复""循环定义"的错误，失去了作为给疾病下定义的意义。

　　为使病名诊断规范，各独立的具体病种之间一般应当互斥，应将似是而非的病种加以区别。对同一种病名概念，不允许有多个不同的含义，否则就会造成混乱。以"疝"为例，对其含义古代有多种表述，有泛指体腔内容物向外突出的病症；有指生殖器、阴囊、睾丸部位的病变；有指腹部剧烈疼痛，兼有二便不通的病症等。假如不对"疝"的本质属性作出统一的规定，则疝病的范围就无法确定，病名规范就不可能真正实现。逻辑学要求定义必须是相应相称的，即定义概念的外延与被定义概念的外延应相等，否则就会出现"定义过宽"或"定义过窄"的错误。前面所指 3 种"疝"的含义都显得定义过宽，难道前阴部的一切病症、所有腹痛而二便不通都可称为"疝"？如果体腔内容物向外突出的病症都称为"疝"的话，那么脱肛、阴挺、腹部外伤致肠胃暴露于外者，是否也可称为"疝"呢？相反，有的书称"疝气是指少腹痛引睾丸，或睾丸肿痛的一种疾病"，则又定义过窄，若如此，则脐疝、水疝、㿉疝等均不得称为"疝"了。因此，"疝"的定义应以"体腔内容物向外突出，而其外仍有皮肤包护的病变，以及阴囊部肿大为主的病变"较为确切，并可据此对各种疝的名称进行分辨扬弃。

　　对于每个病种的定义，应力求完整而准确，争取做到无懈可击。如："肺痿"的病理，一般认为是

"肺叶枯萎"，然经 X 线检查则有形质无异者，因此，若将"肺叶枯萎"改为"肺叶萎弱"则更为妥当，它既可是阴津枯燥而肺叶不荣，又可是阳虚失煦而肺叶不用，肺之津气不能正常输布，故转化为浊唾涎沫。《坤宁集》"凡九窍有肉突出，皆名为痔"，若如此，那么胬肉攀睛、阴挺等，皆为"肉突出"，岂不是亦可称为"痔"，可见此说有"定义不全"的错误。

对于一种真正具有独立意义的具体疾病。如哮病、胸痹、痫病、消渴、蛔厥、石淋、肌痿、蛲虫病、钩吻中毒等，应遵循属加种差的定义法，而给该病下定义，其一般形式可为：××（病名）是指因……所致（病因病机），以……为特征（主症或主要表现）的××（病位）××性疾病。

病名是反映疾病全过程的总体属性、特征或规律的概念，它是由病因、病位、主症或特征等某一方面或几方面综合后得出的。由于病名是指疾病全过程，概括了整个病程中各种证型，所以它不需要象证名一样出现多样性的综合和抽象，而只要能体现出疾病的主要矛盾或发生、发展规律就可以了。

2. 病名诊断的意义　中医学历史上是重视病名诊断的。在中医历代医籍中，记载有大量的病名，如《诸病源候论》就将黄疸分为二十八候，《圣济总录》更有九疸、三十六黄之分。不少病名的命名非常科学，如破伤风、天行赤眼、鹅口疮、舌菌、阴吹等，精炼准确，见名知义，易于掌握。有的病名如痢疾、霍乱、疟疾、白喉、癫痫、哮喘、痛风、感冒、子痫、麻风等，一直为国内西医所沿用。

病名是中医在长期临床实践中产生和发展起来的重要概念，病人所问者所患何病，疾病结论及证明所书为病名，临床各科教材及著作都是以病为纲。因此，病名是中医学术体系的重要内容。

病名诊断是中医诊断不可缺少的部分，它不能由"辨证"或西医病名所替代，否则必然难以按"病"的概念进行思维，从而影响诊疗效果。因为"辨病论治"的前提是正确的病名诊断，这样才能有针对性地选择适当的方药。《旧病书·许胤宗传》："夫病于药，有正相当者，唯须单用一味，直攻彼药，药力既纯，病即立愈。"吴又可《温疫论》："能知一物制一气，一病只须一药之到而自已，不烦君臣佐使品味加减之劳矣。"又如对于消渴病的诊断与预后，《外台秘要·消渴消中门》中即有尿甜的发现。《证治要诀·消渴》："三消久病而小便不臭反作甜，气在溺桶中滚涌，其病为重。"《医宗金鉴·消渴》指出消渴的并发症有"湿多舌白滑者，病久则传变水肿泄泻；热多舌紫干者，病久则发痈疽而死也"。这些都是对消渴病的特殊本质的认识。说明临床应当重视对病的本质的认识，而不能满足于只是辨证论治。

正由于每一种病都有各自的病因病机可查、规律可循、治法可依、预后可测，所以，应当高度重视病名诊断的临床意义。朱肱《南阳活人书》："因名识病，因病识证，如暗得明，胸中晓然，无复疑虑，而处病不差矣。"叶天士《外感温热篇》言"必灼见初终转变，胸有成竹，而后施之以方"，否则"前后不循缓急之法，虑其动手便错，反致慌张矣"。

3. 病名的分化与定义　以往内、妇、儿等科的所谓"病"，实际上大部分属于"病类"的概念，如风温、温毒、伤寒、痹证、厥证等，各自都包括多种具体病种；或者是以主症（或体征）作为辨证论治的基本纲目，如咳嗽、发热、胃脘痛、泄泻、带下、崩漏等，其实都不是指某一具体的病，而是多种病共有的突出表现；有的书虽将疟、痢、痫、哮等作为病类对待，其下分若干病名，但实际上则只是一种病的不同类型或证候，内科病名中真正可视作具体和独立病种者很少，仅有感冒、肺痈、肺痨、胸痹、消渴、癫、痫、霍乱、疰夏等名。

因此，病种的分化势在必行。病种的分化、更名，则必然要对重新给定的病名作出恰当而准确的定义。

（1）主症可否作为病名：病名是医学上对疾病本质认识所作的概括。疾病的本质一般应包括致病因素、病理性质、主要症状或体征、演变规律及预后等。在一个用词很简短（常为 1～4 个字，一般为 2个字）的中医病名中，要全面反映出该疾病的所有本质属性是很困难的，因而实际上往往只能提取其中某一两个本质属性作为疾病的病名。

以疾病独特的致病因素、内在的病理性质作为病名，固然是好的，但应该看到，无论是中医学或西医学，对疾病的认识水平，至今仍然是很肤浅的，或者说是不完整的。如疾病的形成往往是多因素的影响，病理变化往往涉及多个层次结构，单一病因、局部病变的结论不一定正确。对许多疾病的病因、病理，并没有真正、完全认识。因此，对于疾病的病名，事实上很多是以其所反映的主要征象即症状或体征进行命名的。如麻疹、白喉、顿咳、肛瘘、高血压病、糖尿病，各种骨折等，其病名都没有脱离症状或体征。

症状与体征，在对疾病诊断的意义上，既有相同之处，又有不同之处，其同就在于都是疾病所反映的现象，医生通过对这些现象进行逻辑思维。其异就在于症状是病人的主观感觉，这种感觉有真切、灵敏的一面，现在能将生物信息还原为理化信息者仍然不多、不易，以致目前对病人的许多自觉症状，如痛、胀、酸、麻、晕等，尚缺乏很科学而简便可靠的检测方法，但又不可否认这些感觉的真实存在，然而干扰感觉的因素很多，如各人可有不同的阈值范围，尤其是容易受到心理因素的影响，因而显得不够客观，缺乏明确的定性定量标准。体征是可由医生检测的客观表现，并可借助仪器扩大或延伸人体感觉的认识范围，因而对体征的认识可以较为精细、准确。在临床诊断时，应当将症状与体征等综合起来进行分析判断。

以往的中医学病名中，尤其是内、妇、儿科疾病中，不少是以主症作为"病名"，如眩晕、腹痛、心悸等。严格地说，这些都确实只是症，而不是真正的病，因为它只是疾病的现象，而不是内在本质。在每一个主症中可能包含着多种为同的病变，如肺痿、肺痨、肺痈、肺岩、哮病……，都可有咳嗽的主症；腹泻可见于痢疾、肠痨、大瘕泄、霍乱、肠痈等疾病之中。从这点来说，如果简单地将主症一概作为病名，显然是不够严谨的。

然而，若认为主症一概不能作为病名，而必须以疾病内在的病理本质作为病名的话，那也是不符合中医学当前的客观实际的。同时，主症也是疾病的本质属性之一，以主症作病名并且有利于临床的掌握和运用。西医学的心绞痛、小儿舞蹈症、硬皮病、肢端肥大症、躁狂抑郁症、尿崩症等，同样是以主症（征）作为病名，麻疹、白喉、消渴、痢疾等，其实也属主症（征）性病名，谁也没有对其合理性提出疑义，因此，不能简单认为中医学以主症命作病名为不科学。

实际上，病名只是客观疾病的一个代名词，西医学有不少是以医学家名字命作病名者就是其证，所以问题的实质并不在于主症能否作为病名，而关键在于能否对其作出准确的定义，并从概念、标志上严格区分该主症是独立作为病种的名称，亦或仍只是作为症状。

在病名规范研究时，对于涉及病种较少、特征明显、界定清楚的主症，如呃逆、黄汗、遗精、阳痿、厌食、遗尿等，可直接定名为"病"；对于涉及病种较多的主症，如胸痛、胃脘痛、咳嗽等，则应尽可能地将其病种进行分化，并逐一作出严格定义，指明其内涵，规定其外延，而不是笼统地以主症作为病名。同时，仍可保留常见主要症状，如心悸、眩晕、泄泻等，作为病种尚未确定时的暂时性诊断使用，并用以指导辨证论治。但在临床应用时，要尽量争取作出病因病性病名诊断，而不以主症待查之的诊断形式为满足。

（2）病名分化的必要性：由于中西医是不同的医学体系，因此保留中医学的病名是十分必要的，然而现有中医临床各科教材总计才有 500 种左右的疾病名称，尤其是内科杂病仅列 49 种，确实显得不够，且其中不少是属于病类名称，或仅为主症性病名，确非真正独立的病种，对于不同的疾病，难以从全过程的角度深刻提示其特殊本质。因此，中医病名的分化是非常必要的，中医诊断不能永远停留在主症性或病类性病名诊断的水平之上。

国际疾病分类（ICD-9）已收疾病名称 54000 多种（含某些不正规的名称）。早在《诸病源候论》中便收载病变 1739 候，张震研究员主编的《中医疾病的整理研究》（内部资料）共收病名 3744 种，其中虽有不少同病异名和重复名称，或仅是症候而非独立的病种，但可肯定中医内科疾病决不只是数十种。因而病名的分化是客观的需要，也只有分化才能与国际上对疾病分类是由简到繁、由粗到细的总倾向保持一致。

其实有些病中医学虽将其归于一类，但亦认识到其间的差异。如"水肿"现一般视作一病，其实为水肿病类，并非单一病种，早在《金匮要略》就有风水、皮水、正水、石水、心水、肺水、脾水、肝水、肾水等之分，在病名规范时，如果我们据此而对各种水肿的病位、病性加以区别，分为若干具体病种，并给予严格定义，那就既不是简单地取消水肿的概念，而以肾炎之类病名相替代，并且又加深了对疾病本质的认识，而不至于笼统地称之为水肿，既保持了中医学的理论与特色，更不会在名与实上出现"肾炎不炎"的悖论，且有利于中西医学的对照、结合。

又如所谓"厥证"，《内经》便已区分为尸厥、气厥、风厥、阳厥、骨厥、血厥、寒厥、热厥、煎厥、暴厥、薄厥等名。《素问·痹论》等书中早已将"痹证"分为风寒湿痹、尪痹、周痹、众痹、血痹、五脏痹等名称，这说明各科疾病病名的分化也是有基础的，是完全可能的。

实际上不少疾病的中西医认识在本质上无多大区别，只是称谓有别，同时由于中医学重辨证，而对病名未加考究，或受检查手段的局限，对病位等还分辨得不够细致，如各种"痨""岩（癌）"病的命名等，今若将其结合病位而对其病种进行分化，使认识判断更精细、更准确，则不仅不会对中医诊疗思维产生负迁移，并且有利于认识的深化、学术的发展。

既然要分化病种，势必要增加一些新的病名，除了尽量继承古代已有之善名而用之以外，创立新的病名也是允许的，只是要做到合理、准确。其实既然古代医家能够创立出千百种名称，那么现在为达到分化病名，使之有利于诊断与鉴别，而改造、新创一些病名又何偿不可。

（3）病名分化的方法及举例：为了既保持中医学的特色，又使病名得以分化、具体，可有以下措施：

1）参照西医学的病种，而扩展中医学的鉴别分化认识，因为西医学所列病种较齐全，区分较细，鉴别较明显，可补中医认识之不足，但对其病种要用中医术语定名，否则名称与理论便难以相符，甚至产生诊疗思维的负迁移。如可考虑将肾结核、肠系膜结核分别称为肾痨、脂膜痨，将急性胆囊炎称为胆瘅，将非特异性溃疡性结肠炎定为大瘕泄（按："大瘕泄"之名出自《难经·五十五难》，有人认为即指痢疾，但《医贯》认为是一种似痢证。用大瘕泄命名该病正好合拍，盖"大"者病位在大肠，"瘕"者假也，似痢而非痢，"泄"者言其主症），将肠道阿米巴定名为奇恒痢（按：非通常之痢疾也）等。这样，既保持了中医病名的特色，又可将许多具体病种分化开来，而不致再笼统地称作痨病、胁痛、腹泻等名。

2）充分运用病理类别与具体病位间的共性与个性关系，进行推导以扩充病名。如"虚劳"实际为病类概念，是对各种虚损进行辨证论治，并非独立的具体病名。我们在病名分化时，则可将虚损为主要特点的疾病归入"虚劳病类"，并具体分为神劳（神经衰弱）、髓劳（再生障碍性和再生不良性贫血）、气劳（白细胞减少或粒细胞缺乏症）、血劳（缺铁性贫血、失血性贫血等）、瘿劳（甲状腺功能减退症）、肾劳（肾上腺皮质功能减退症）等。又如中医有"郁证"之名，并有气、血、痰、火、湿、食六郁之分，然皆属辨证的概念，根据"郁"乃情志拂郁而气机郁滞之义，可考虑设"郁病类"病变，所指相当于神经官能症、抑郁症、轻度的反应性精神病、自主神经功能紊乱等病症。并可分为神郁、心郁、胃郁、肠郁、脏躁、百合病等具体病种。这样，既有病类的共性又有各病的不同特点，从而有利于加深对疾病本质的认识。

3）充分运用中医学的病理名词，对主症所见的常见病变进行区分。如："胃脘痛"的常见病种可有胃疡（胃和十二指肠溃疡）、胃痿（萎缩性胃炎）、胃胀（肥厚性胃炎）、胃下（胃黏膜脱垂）、胃缓（胃无力、胃下垂）、胃岩、胃郁（胃神经症）、胃石、胃瘅（急性胃炎）、蛔厥（胆道蛔虫病）等。又如：食管癌、贲门痉挛等，临床较常见，中医以往一般皆称为噎膈，且进食梗塞的原因尚有其他，而癌与非癌其本质大不相同，因此，若将食管癌独立命名，而将贲门痉挛称作食管痹，将食管的炎性病变称为食管瘅，而只将其他因素所致之进食梗塞称作噎膈，则对疾病本质的提示要深刻、具体得多。

4）对具有中医学特色、符合中医学原理、临床实际存在的病名，即使西医学目前尚无相应的恰当病种或认为无特异性者，仍应保留。如肺痿、脾约、鹤膝风、缩阴、喑痱等。

4. 证、病、症及证名、证候与病名的关系　从文字学及中医学的历史考证，"證""证""症"以及"征（徵）"字的含义有互通之处，在医学上是指疾病的征象、特征、验证、证据。然而，在近代中医学中，已逐渐约定了证、症、征的各自含义，今有进一步规范的必要。

疾病中所表现的各种现象，即为"病状"，古代亦有称为病形、病候、病能、病之形能者。病状主要包括"症"和"征"两部分，症即症状，指病人主观可以体会到的异常感觉，如疼痛、耳鸣、恶心、腹胀等。征即体征，指医生或病人自己可以发现的客观病理征象，如面色白、舌苔黄、脉涩、下肢水肿等，并指通过仪器设备检测所得到的病理指标，如血压高、大便中有虫卵、血红蛋白低等。

症状和体征，又可统称为"症"。"症"是机体有了病变时的各种单个的（不是指有内在联系的一组）客观表现。是判断病种、进行辨证的主要依据，但它毕竟只是疾病的现象，而不是病变的本质。疾病过程中，各个具有内在联系的一组症状和体征，可将其称为"证候"，其意义则与单个症状或体征有所不同。

现代中医学所指的"证"，已经赋给了其特殊的含义，实际上一般是指有别于病名概念的证名，如痰热壅肺证、脾阳虚证、暑伤津气证等。"证"是中医学的特有概念，是对疾病所处一定阶段的病性、病位等所作出的病理性概括，是对致病因素与机体反应性两方面情况进行综合分析，而对疾病当前本质所作出的结论。证名是病变当前本质的代名词，其所反映出的特定的、具有内在联系的一组症状或体征，即为"证候"。故证的本质决定了表现的证候，而通过证候可以作出本质性的证名判断。

证名是中医病名之下的进一步诊断疾病的概念，它反映了疾病发展过程中，某一阶段或瞬间的本质的内部联系。证名是通过对疾病的病因、病位、病机等多方面的概括和抽象形成的，所以现在往往把证名或证型与证候混同起来，是不够严格的。证是指证名或证型而言，而候当表现或征象讲，也就是构成某一证型的症征。我们通常说要证候规范化、标准化，就是要确定各种证型的症征，使各种证名的诊断有明确标准。

按照现代中医学的约定：症即病状，包括症状与体征，是疾病表现的单个现象；病指病名，代表该具体疾病全过程的本质性特征；证指证名，是对疾病过程中一定阶段的本质所作的结论。

症、病、证三者，含义各不相同，但都统一于"疾病"的总概念之中，都是由疾病的病理本质所决定。症是辨病、辨证的主要依据，病的本质一般规定病的表现和证的变动。病代表疾病全过程的根本矛盾，证代表病变当前的主要矛盾。病的全过程可以形成不同的证，而同一证又可见于不同的病之中，因而病与证可理解为具有纵横交叉的相互关系。

5. 症、病、证概念的混淆应纠正　既然症、病、证三者是密切相关，又有严格区别的不同概念，那么中医学就应当纠正症、病、证称呼混淆的现象，而使症名、病名、证名规范。

如内科所列哮证、厥证、痫证、虫证、淋证、痹证、痿证、儿科的疳证、耳鼻咽喉科的脓耳变证等，实际上都应是病名，或者是一大类病（病类）的概念，有的书甚至称疟疾、感冒、痢疾等为疟症、感证、痢证者，均属不妥，应明确其为独立的病而不是证。

虽然中医学有不少病名是据主症而命名，即所谓"症病名"，如麻疹、白喉、偏头痛、脱肛、遗精等，但当这一主症一旦作为病名时，它便成了该病本质的代名词，而不再是单个症状的概念了。所以，伤科的所谓平足症，眼科的蟹睛症、白涩症等，都不能称症而应属病。

诊断学中有所谓"舍证从脉""舍证从舌"的提法，既然证为疾病当前的病理本质，自然不能舍弃，可舍者只能是某个症状，因而宜改称舍症从脉、从舌。

《伤寒论》中所谓太阳病、阳明病等，实际上都不是指疾病的全过程，而只是疾病过程中某一阶段的病理变化，因而较接近证的概念，而不是真正独立的病种。

以往常将某病种的不同病因病性、不同表现，即不同的证称作不同的病。如久疟、虚疟、湿疟、温疟、瘅疟、痰疟……其实疟疾才是独立的具体病种，温、湿、痰等均属证的范畴，因而这些名称实际是证、病合称的"证病名"，不能将其一一视为独立的病。

6. 中西医病名的主要异同　中西医的病名，一般都是由一些基本因素（本质属性）的相互组合而构成的，这些基本要素主要是各种病因、病性（病理）、病位和病状。在病位方面，中西医的大体解剖名称是相同的，但中医学的认识较笼统而西医学的概念更精细，且在各组织器官的生理、病性（病理）

方面，中西医理论体系有所不同。在病因、病性（病理）方面，中西医的概念基本不同，中医称为风寒湿热、痰饮瘀血、阴阳虚实、劳瘵痹厥、痈疽翳障等，西医则称为菌毒、变态、免疫、炎症、综合征、亢进、减退、衰竭等，而气、血、水、脓、毒、火（炎）等，则中西医均可将其视作基本的病理（病性）改变。

对于疾病的命名诊断，西医有病因（原）性诊断、病理解剖性诊断、病理生理性诊断等，并且注意几个方面的结合而作出完整的诊断。因而其病名冗长、复杂、限定清楚，至于临床表现，西医虽视其为诊断的重要依据，但一般不作为诊断用词。与之不同，中医学将主症既视作诊断依据，又常直接用以组成病名，至于病因与病性、病位诊断，则并非每一病名所必备，而可通过辨证诊断来补充，因而中医病名显得极其精炼，并不是将所有本质属性概括无遗。西医病名重菌毒、重病灶，而中医病名重病状、重性理，并常结合时令等而命名，这是中西医在病名诊断上的主要差别，也是中西医病名难以一一对应的主要原因。

某些病原体所引起的疾病，尤其是许多传染病、寄生虫病等，如伤寒、霍乱、麻疹、鼠疫、白喉、百日喉、淋病、鼻疽、破伤风、麻风、狂犬病、蛔虫病、蛲虫病、绦虫病等，中西医病名基本相同。分析其原因，可能是一个中西医认识互相渗透的过程，即根据某病的表现，先按中医诊断定名，然后寻找该病的病原体，并以中医名称对该病原体命名或译名，如麻疹病毒、白喉棒状杆菌、淋病奈瑟菌、疟原虫、破伤风梭菌等，从而使中西医病名及认识趋同。但中医所指的病，如伤寒、淋病、霍乱等，常不限于该病原体所致疾患，因而这些病名的中西医概念，又不完全相等。这些都可作为我们开展病名规范研究时的借鉴。

7. 病名中存在的问题　中医病名有自己的优点和特色，但也不可否认，其中存在不少问题。在病名规范研究中，有必要加以认识，并予以改进。

（1）病、证、症概念的混淆：病、证、症在古代常无严格的区分，以致混淆互用，有病反称证者，如郁证、痛证、疟证等，有证反作病者，如痰饮、瘀血、气逆、气滞涩等。有医书还将病、证作为互词。尤在泾《伤寒贯珠集》："伤寒一证，古称大病。"吴坤安《伤寒指掌·自序》："世之伤寒，正病绝少，类证殊多；寒证绝少，热病殊多。"《诸病源候论》所列1739候，这些"候"是指病还是证，亦或是症，尚难说定。内、妇、儿科疾病，常以主症为病名，以致在很多情况下，其所指不知是病还是症，难以区别。

（2）一病多名，多病同名：如历节风就有历节、白虎、白虎历节、痛风以及鹤膝风、行痹、痛痹等名，痢疾又有肠澼、下利、滞下等称呼。张仲景既将"太阳病，发热，汗出，恶风，脉缓者"，名为中风，又将"半身不遂，或但臂不遂者"认为是"中风使然"。后人为加以区别，又有真中风、类中风、外中风、内中风、似中风之谓。淋病本指小便滴沥涩痛为主的病变，古代却又称之为癃，过去亦有将性病称为淋病者。

（3）病名的内涵与外延不够明确：有的病名由于对其概念缺乏明确规定，尤其对病情的演变规律、与近似病种的鉴别等研究和阐述不够，因而对同一病人，各人的理解不一，论证不同，从而造成混乱、误解。如：现在所指的脚气病，与唐以前所称脚气的含义相同，但宋元以后所谓之脚气，大约不过指寻常的脚痛、脚痹之类。又如："关格"在《灵枢》中本指阴阳偏盛，不得相荣的病理概念，后来引申为病名，称小便不通为关，呕吐不已为格，小便不通而呕为关格，其实即癃闭之类；又有指呕吐而渐见大小便不通为关格者；亦有以大便不通名为内关，小便不通名为外格，二便俱不通曰关格者。

此外，病种分化不够，不少属于主症性的病类名；病类与具体病名的概念混淆；有的病名过于隐僻，甚至理涉神怪；有的病种的子项分名过于繁杂；有的虽有名而无具体病情论述等，也都是古代中医病名中存在的问题。

8. 中医病名混乱的因素分析

（1）缺乏统一的命名标准：中医学术已有数千年的历史，在古代不可能制订统一的疾病命名标准，每位医家只能根据自己的见解而给定病名。因而各种病名称谓，有恰当者，有不恰当者，有互相交错者，甚至有抵触矛盾者。

（2）学术交流少而有流派之分：由于历史的局限，古代医家难以穷尽所有医籍及其所含病名，又无临床会诊的可能，因而学术难以交流，往往是各承师说，临症各定病名。如有的为了自己学术观点的需要，将所有的外感病都混称伤寒，以致伤寒病名，五花八门，应有尽有。雷少逸《时病论》："尝闻专治伤寒家，有温病伤寒、热病伤寒、痧病伤寒、疮疡伤寒等名。不知温病、热病皆伏气，痧因沙秽，疮因湿热，岂可混称为伤寒乎？尤其痰伤寒、夹食伤寒、夹气伤寒、夹血伤寒等名，揆厥由来？痰、食、气、血，是伤寒之兼证，又岂可混称为伤寒乎？……至时俗混称伤寒之证，更为不通，见初起吐者，谓为醒醒伤寒；泄泻者，为漏底伤寒；胁痛者，为刺胁伤寒；寒不甚寒，热不甚热，绵绵难愈者，为痩瘵伤寒，即徽俗谓之混沌伤寒。名目极多，难以枚举。"更有的医者，本来识病不真，而胡凑病名。如吴鞠通《温病条辨·伪病名论》："病有一定之名，近有古无今有之伪名，盖因俗人不识本病之名而伪造者，因而乱治，以致误人性命。"

（3）书目编纂造成的影响：不少医籍的书名虽称之为"病"，但在编辑上并非都能以具体而独立的病名为纲目，而是病、证、症、病类等混为一团，罗列各种名称，而对其间的关系、鉴别比较，则论述不够。如余云岫所编《古代疾病名候疏义》，共有 703 个病目，虽曰"病疏"，而实际上只是将《尔雅》《说文》《十三经》等书中有关疾病方面的字、词等进行注疏，其中大量的是症，若将其均作病名看待，则显然不妥。他如《诸病源候论》《万病回春》《杂病源流犀烛》《万病验方大全》《杂病广要》等书所列病目，也不全都是真正的病。读者若不究其实质，皆以病名对待，则难免临床上不造成病名混乱。

9. 疾病命名的原则　进行病名规范研究，或是保留原有病名，或对原名予以修改、分化，或是重新定义，或是创立新名，其目的在于使病名更能反映该病的本质，有利于病种间的鉴别，提高病名诊断的实用价值。然而对于古代的万千病名，根据什么原则进行分析、取舍或修正？对于新的病种，又根据什么原则确定其病名？《荀子·正名》："名无固实，约之以命实，约定俗成谓之实名。名无固善，径直而不拂，谓之善名。必将有循于旧名，必将有作于新名。""惟名以系实，实以覆名。"荀子关于事物命名的约定公义、径直不拂、沿用继承、创立新名、名实相符等这些原则，同样适用于中医病名规范的研究。

（1）继承为主：疾病的病名，大部分已为前人所发现，并赋予了当时认为是恰当的病名，因此，病名规范应以中医原有病名为基础，尤应注意继承和挖掘古代的善名。

对于历代沿用，并能说明该病之特征的病名，如落枕、交肠病、儿枕痛等，自然均可采用。某些病名虽不能直接说明该病的本质属性，但已习用公认者，如强中、下疳、喑痱、脏躁、百合病等，仍可采用。

后世少用，而古代实际已有之病名，应注意加以发掘，不必重新定名，如逆生、肠蕈、卑慄、胃缓、鼻息肉、肺胀、大瘕泄、气胎、蝶斑疮、肾劳等，都是很好的病名，不可遗忘。尤应指出，现代临床各科，尤其是内科教材，所载病名甚少，而不少医生仅从其中选取病名，置许多具体病名于不用，因而古代许多好的病名有被遗弃的危险。

（2）切合临床：病名是医家对客观病情的抽象，它应当以临床实践为基础。但由于古代认识水平的局限，有的将疾病命名建立在推导、类比的基础上，以致有的病名不一定有客观的疾病存在，如五脏咳、六腑咳、五疔、五崩、五膈、五噎、五脏疟、六经疟等，对于这诸多病名的判断取舍，都必须以临床实践作为基础，临床确有者肯定之，否则应予废弃。

古代因检测手段所限，不少病只能据其主症等而作笼统的病名诊断，如胃脘痛、癥瘕、泄泻等。其实这些名称可能实际上包含着多种不同的疾病，现在的认识已有很大的进步，若病名仍停留在原有水平，不予分化，则远不能满足当前中医诊断的实际需要。

（3）创新合理：人们对疾病的认识是在不断发展的，新的病种也会不断出现或被发现，因而旧的病名概念、分类系统不可能一成不变，创立新名、革新概念是势所必然。古代病名是古人创定的，现代的新病应当由今人来研究。

但是，在创立新的病名时，一是要查明以前是否确无其病，或者确无恰当的病名。若以前已有，则一般不宜另创，而应尽量尊重创始之名，若有不恰当处，则加以改进即可。二是新名要符合中医学理论体系，即与中医学的基本理论、诊疗知识相适应，而能为广大中医药工作者所易于理解、接受，并不致产生惰性思维。

对于病种的确立、分化，参照西医学的认识是有益的，但由于中西医理论体系的差异，故一般不宜直接沿用西医病名，否则名实难以相符，如隐窝炎、乳腺增生病、何杰金病等，其实中医已有肛痈、乳癖、真核痨等颇为精当的名称，若舍中名而用西名，则很不恰当。当然，某些新病中医尚无合适病名可取时，如艾滋病、农药中毒等，中医用之亦未尝不可。对于那些中西理论、概念已趋统一的病名，如各种骨折、寄生虫病、气胸等，则无需名分中西，因其对中医诊疗思维并不产生不利影响。

（4）弃劣择善：当一个病有多个名称时，应选择最能反映该病本质，有利于病种间的鉴别，易为临床所掌握运用的名称作为正式病名，其余作为异名或舍弃，如肾囊痈显然要比子痈之名为好，白睛溢血要比色如胭脂症之名为好。又如内眦处按之脓出，甚至红肿成疮成瘘的病变，有漏睛、漏睛脓出、窍漏、眦漏等名，由于"睛""窍"的概念较"眦"为笼统，而"眦漏"之名既能指明病变的准确部位，又能说明病理性质，故宜作规范病名。

对于某些病名辞意隐僻、理涉神怪、病候不定、未能反映病的本质、含义不确切，甚至容易产生误解的病名，如"髓溢"（指牙齿日长，渐至难食）、"痢风"（指痢后发生的鹤膝风）、"肾岩"（实指阴茎癌）、"胞漏疮"（阴囊处起粟作痒，破流脂水）、"痰包"（实际仅指舌下囊肿）等，以及某些过于隐僻而不径捷的病名，如"人面疮"（肘、膝部生疮，溃后疮面如人面）、"上水鱼"（窝折纹两梢处的肿疡）、"马脾风"（小儿急喘）、"土疳"（即针眼）等，均应予舍弃，改用能反映其本质属性的病名。

总之，中医病名应坚持中医学的理论体系，以临床实践为基础，保持和发扬中医病名贵简明、重性状之特色。在原有病名的基础上，或保留沿用，或改造修正，或分化补充，或创立新名，或严格定义，通过吸取精华、革弊创新之分析整理研究，使中医病名达到科学、严谨、规范、公认、乐用之目的，使病名更能反映该病的本质，以提高疾病诊断的临床实用价值。

10. 规范病名的应用　医学是一种高度积累性的事业，任何规范都没有、也不可能解释所有的客观事实，更不能束缚人们对疾病认识的不断发展，因而国际疾病分类虽已历百余年，但现在还在继续修订，并有各国不同的适用本。中医病名规范研究，是一项学术性很强的工作，它不可能一蹴而就、一劳永逸，需要有一个不断修订、完善的过程。

国家标准病名对病种的分化较为齐全，病名已增加千余种，每一病种的定义较为严格、全面，这对发展中医学术，提高诊疗水平，应当有益。但尚不能说就已经完善无误了，其中还有一些困难尚难克服，如有的西医病种（如布氏菌病、豆状核变性、甲状旁腺功能亢进病等），还难以按中医学理论命以恰当的名称；有的病种之间，如胃瘅、类霍乱、肾水、肾厥、肾绝、脾痿、乏营病、脚气等之界限与鉴别，也不一定完备与准确；有的病名虽古已有之，如肺水、血风劳、奇恒痢、肝著等，但赋予了新的或特定的含义，在认识上有一个适应的过程；有的病名还似乎不伦不类、不中不西，并不十分恰当，可能还要更改，不断实践，不断完善。

中医过去对疾病的临床诊断，一般只列出一个病名，实际上有的病人可能是多病同存，病种间又可兼并和转化，如胆胀可合并胆石；既患感冒，又有肩痹宿疾；某些肝病的全过程，可有肝瘅→肝著→肝症→臌胀→肝绝等病名。因此数病同存而有多个诊断，或随病情转变而有不同病名，都是允许的，它与病间互斥（即同一疾病不允许既可诊断为甲病，又可命名为乙病）是不同的概念。

借鉴西医学在诊断思维、表达技巧上的合理成分，对中医临床诊断是有裨益的。如西医学有"发热待查""某病待删""某病？"等诊断形式，中医学可以仿效，对于主症突出而对其具体病名尚难以确定时，不妨先以××（主症）待查作为初步诊断，并进行辨证论治，采用"腹痛待查""肺热病？""疫斑热待删"之类诊断用语，乃是一种科学的求实态度。

为了达到确诊和鉴别的目的，对每一病列出若干条诊断依据，其中包括某些必要的检测指标，如

"癌""痨"的确诊指标，胃疡的 X 线或胃镜观察指标，消渴的血糖与尿糖指标等，是有必要的。因为当代中医已经不是几百年前、更不是千年以前，甚至不是几十年前的中医了，选用某些必要的客观指标，使之"洋为中用"，有助于提高诊断的准确性。

相对而言，标准病名的诊断要求是比较严格的，临床上的病变则不一定都会"标准"，尤其是对于缺乏条件的医院，或学识不丰的医院或医生来说，则不一定能按标准病名作出准确诊断。因此，理论上的规范与临床实际应用会有一定的矛盾与差距，误诊、漏诊、诊断不完整，标准病名不能完全反映、满足临床的实际等，总是会存在的。这只能通过不断学习、应用中获得提高，不断地得到修正、完善，而不能因噎废食，不能因此而放宽对病名规范的要求。

（三）疾病的分类

分类是认识客观事物发展的必然手段之一，通过分类可使知识系统化，可以得知该门科学系统有关事物的相互联系和发展变化，启发发现新事物。疾病诊断实际上就是要把各种各样的病变从"疾病"这个总概念中分别开来，因而从某种角度来讲，医学是分类的学问。

疾病分类无论在理论上或实践上都是一个复杂的问题，"国际疾病分类（ICD）"，从 1893 年制订以来，约每十年进行一次修订，现已至 ICD-10。我国接受 ICD 较晚，20 世纪 80 年代开始，现已在全国推广，但尚未编制出 ICD 的中国适用本。

中医学以往也有疾病分类，病名规范必然要涉及分类的问题，因而有必要在了解疾病分类的历史、明确分类的规则、比较各种分类法的利弊的基础上，探讨新的疾病分类框架。

1. 分类的规则　科学分类的根据是事物的本质属性，即把事物根据一定的标准按照同样的特性组织在一起，但是事物的本质属性可有多个方面，因此可根据需要或认识角度的不同，而将提取特性作为分类的依据，所以，任何分类方法都不是尽善尽美、概括无遗的。

疾病的分类，应当遵循划分的一般规则，主要包括：划分的标准必须统一，否则就会混淆根据；划分的子项必须互斥，即不能互容，否则便难以鉴别；划分的母项与子项必须相称，否则会多出子项或划分不全；划分必须按层次逐级进行，不能超级划分。

具体地说，中医疾病分类，应注意以下问题：

（1）明确概念与标志：《荀子·正名》"故万物皆众，有时而又欲遍举之，故谓之物。物也者，大共名也。推而共之，共则有共，至于无共然后止。有时而又偏举之，故谓之鸟兽。鸟兽者，大别名也。推而别之，别则有别，至于无别然后止"。这就是说，事物有共性和个性，用共性归类事物，大至无共为止，用个性分别事物，小至无别方止。

疾病是总概念，其下可分若干大类，大类再分小类，然后才是具体的病种，而有的病种又可分为若干型或者分病。在这里，"病类"与具体"病名"是不能混淆的概念，应该严格区分。在医籍中与临床上，虽都称之为"病"，但病类只是归类病种，如胃病、牙病、月经病、肛门病、春温、风温、暑温，下至所谓血证、虫病、厥证、痰饮、脱位、淋病，上至温病、伤寒病、杂病、久病、急性病、外科病、妇科病等，都是不同性质、级别的病类概念，不能用以作为临床诊断名称。只有诸如感冒、疰夏、蛔虫病、痫病、阴挺、肱骨骨折、沙眼、喉瘤、鼻渊等具体病名，才是独立病种，才能正式作为诊断名称。急喉痈、慢喉痈，疫毒痢、休息痢、间日疟、正疟、痛痹、着痹、行痹等，则是具体病种下面的分病名，亦可作为正式诊断名称，且更为具体。

（2）划分的标准必须同一：对各种各样的疾病，如何对其分级归类？每一级以什么作为划分的标准？这是在疾病分类研究时，必须首先考虑到的。每一级的划分标准必须同一，这是一条规则，否则就会造成"混淆根据"，就会导致将某病或子类病既可划属此，又可归入彼。

如：《杂病源流犀烛》将所有疾病分为脏腑门、奇经八脉门、六淫门、内伤外感门、面部门、身形门等六大部分，不仅既有按部位分，又有按病因分的弊端，而且互相混淆而难以划分，如感冒是归于六淫门，还是归入外感门？这是因为同级的划分标准不同所致。

又如：《圣济总录》将各科病证分为 60 多门，如诸风门、寒伤门、肝脏门、胆门、消渴门、胸痹门、大小便门、面体门、眼目门、妊娠门、小儿门等，这就更是将病因、脏腑、部分、器官、医学分科、病种等混同并列了，划分的标准极不规范。

当然，仅按某一个特性作为划分的标准，往往难以概括全面，总会有一些无法归类的中间环节。其处理办法一般可用"其他""杂项""特列"等形式解决，而不允许同级有多个标准并存的现象。

（3）划分的母项与子项应当相称：划分的母项与子项相称，就是说母项的外延等于各子项之和，各个子项都应符合母项的内涵。

如内脏痿病类是指多因久病正虚，或年老体弱，内脏失却温煦濡养，以致脏器萎缩，气机痿弱的一类慢性虚弱性病变，因而内脏痿就应当包括肺痿、胃痿、脾痿、脑痿等子项之痿病，否则就会遗漏子项，出现"划分不全"；而各子项之痿病都应符合母项内脏痿的规定，否则就不应当将其纳入。

由于新的病种的出现，医学认识的不断发展，因而划分不全的现象是会时常存在的，但对疾病进行分类时，应尽量将现有病种归纳得完整、准确一些，并及时进行补充、修改。若是子项不合母项的内涵，则应特别引起重视，最好能修正子项的名称，或更改归属，如《金匮要略》将黄汗划归水气病类就有不妥；又如将针眼称作土疳则容易将思维引入"疳"病的歧途。

2. 分类轴心的选择　要建立一个分类系统，必须对事物的特性有所了解，选择恰当的特征作为分类的轴心（或称依据）。选择轴心的主要因素：一是事物的哪种特性（如疾病的病因、病位、临床特征等）最能可靠地收集、说明事物的本质；二是分类的目的性（如指导就诊分科、病案分类统计、科学研究等）。

评价分类系统的标准，一般应考察其先进性——能反映本门科学当代认识发展的先进水平；准确性——类与类之间彼此独立、互斥、不互含；本质性——最有利于反映事物的本质特性；一致性——所有同义语应能编于同一类；详尽性——同类之子项尽力包括齐全，"杂项"越少越好；适合需要——有利于达到分类的目的；适合来源——有利于对原始材料的充分利用。

事物的命名与事物的分类密切相关。一般而论，命名法一方面指导事物命名，同时又是分类法的基础。因为事物应根据一定的法则而命名，各种事物名称不同，则可分属不同的类。于是命名法在一定程度上可起到分类法的作用。

由于中、西医学理论体系、疾病名称不同，因而中、西医学的疾病分类也不尽相同。但是中、西医学均存在着疾病分类原则不一、分类粗细不等、划分不全等问题，从而形成多轴心分类、一病可划归多处等矛盾。

西医的病名诊断，包括病因、病理生理、病理解剖等内容，于是对疾病就可分别选择病因、病位、临床特性、病理等作为分类的轴心，而每一分类轴心都各有利弊，都不能满足疾病分类法各方面的需要。因此，国际疾病分类（ICD）也是利用混合轴心进行分类。

以上之中医病名，多数是以病因、病位为词头，病性、病状为词尾，如风温、痰喘、肺痈、耳衄等，也有单以病因、病理、病位等而命名者。因而中医的疾病分类同样可以选择病变位置（如肺系、心脉、肝胆、五官等）、病理性质（如劳、痨、厥、郁、骨折、疔、疝、翳等）、病状特征（如痛、水肿、出血、疸等）以及病因等作为轴心。同样各有利弊，均非尽善之法。此外，中、西医都有按医学分科而对疾病进行分类的方法，如内科疾病、外科疾病、眼科疾病等。

3. 中医疾病分类的不同框架　在中医病名规范研究中，对疾病的分类已有多种意见。

欧阳琦研究员主编的《临床必读》，系先分科，再分类。即：内科分四时病类、时行病类、温毒病类、头痛眩晕病类、咳喘病类、胸痛心悸病类、神志病类、厥逆闭脱病类、虚劳病类、斑疹出血病类、痹痿病类、黄疸消渴病类、呕逆胀痛病类、肿胀病类、疝瘕积聚病类、癌瘤类、大便异常病类、小便异常病类、遗精早泄病类、虫病类、地方病类；外科分疖病类、痈疡病类、疽病类、疔病类、流痰流注病类、疮病类、风癣病类、瘿瘤病类、外伤病类、肛肠病类；妇科分月经病类、带下病类、妊娠病类、临产病类、产后病类、妇人杂病类；儿科分新生儿病类、四时瘟疫病类、咳喘病类、吐泻病类、惊痫病类、佝偻病类、小便异常病类、虫积病类、出血病类、其他病类；眼科分胞睑病类、白睛病类、两眦病类、黑睛病类、内障病类、其他病类；耳鼻喉科分耳病类、鼻病类、咽喉病类、口腔病类；骨伤科分骨折类、脱位类、伤筋类、内伤类。

张震研究员主编的《中医疾病整理研究》，首按外感、杂病、外伤分篇。次按病性、科属分章，再按病类分节。即：第一篇外感，下分伤寒病，温热病（含温病类、热病类），时令病（含感冒类、暑邪类、疟疾类、痢疾类、霍乱类），瘟疫病（含瘟病类、疫病类、其他类），地域病等 5 章；第二篇杂病，下分内科病（含风病类、痉病类、著病类、消渴类、痛病类、痹病涌、痫病类、癫病类、狂病类、积聚类、痞病类、癖病类、癥病类、瘕病类、痿病类、厥病类、水病类、历节类、淋病类、浊病类、郁病类、极病类、气病类、湿病类、绝病类、胀病类、痰饮类、结胸类、泄泻类、黄疸类、斑疹类、眩晕类、惊恐类、咳嗽类、哮喘类、汗病类、噎膈类、瘰疬类、瘤病类、瘿病类、虚劳类、虫病类、血病类、卒中类、痧病类、其他类），外科病（含疮病类、痈病类、疽病类、瘘病类、疝病类、发病类、毒病类、丹病类、疔病类、疡病类、疖病类、痔病类、其他类），妇产科病（含月经病类、妊娠病类、乳房病类、产后病类、带下病类、前阴病类、其他病类），儿科病（含胎病类、疳积类、惊风类、痧痘类、脐病类、发育类、其他病类），五官病（含眼病类、耳病类、鼻病类、喉病类、齿病类），皮肤病（含癣病类、疥病类、疣病类、其他类）等 6 章；第三篇外伤，下分骨伤、金创、跌挫伤、虫兽伤等 4 章。

台湾地区"卫生署"1987 年拟订中医临床分为九大类别专科。即：中医内科（下分心脏内科、肝胆内科、胃肠内科、肺脏内科、脑脊内科、泌尿内科、神经精神内科、风湿内科、内伤内科、中风内科），中医儿科，中医妇科，中医外科（下分皮肤外科、疮疡外科等），中医伤科（下分外伤挫伤科、接骨脱臼科等），中医耳鼻喉科，中医眼科，中医痔科，针灸科。

以上所选几家之见解，应该说各有一定依据，但因疾病分类上存在的固有矛盾尚难克服，所以这些分类法也必然还有不足之处，并且很难评判孰优孰劣。

4.《中医临床诊疗术语——病名部分》的疾病分类　对各种疾病可按病因、病理（性）、病位、病状、临床分科等分类而有多个轴心，或者综合运用而为混合轴心。中医疾病分类的基本轴心主要应是两种，一种是以病变部位（多为病名之词头）为主的分类法，一种是以病理性状（多为病名之词尾）为主的分类法。

中华人民共和国国家标准《中医临床诊疗术语——病名部分》的分类为：①症状性名称；②传染病、时行病、寄生虫病；③眼病类；④耳鼻咽喉口齿病类；⑤脑神病类；⑥心病类、血液病类；⑦肺胸病类；⑧胃肠脾病类；⑨肝胆胰病类；⑩肾系病类；⑪肛肠病类；⑫男性前阴病类；⑬妇女经、带、杂病类；⑭胎、产及其疾病；⑮新生儿病、小儿特发病；⑯颈瘿病类、乳房病类；⑰躯体痹、痿、瘤等病类；⑱疮疡病类；⑲皮肤病类；⑳中毒及其他病类。

这种分类是采用以部位脏器为主的综合分类法。这种疾病分类与国际疾病分类的思路靠近。国际疾病分类的类目为：第一章传染病和寄生虫病；第二章肿瘤；第三章内分泌营养和代谢疾病及免疫疾患；第四章血液和造血器官疾病；第五章精神疾患；第六章神经系统和感觉器官疾病；第七章循环系统疾病；第八章呼吸系统疾病；第九章消化系统疾病；第十章泌尿生殖系统疾病；第十一章妊娠、分娩和产褥期的并发症；第十二章皮肤和皮下组织疾病；第十三章肌肉骨骼系统和结缔组织病；第十四章先天异常；第十五章起源于围产期的若干情况；第十六章症状、体征和不明确的情况；第十七章损伤和中毒。

当前中医内、妇等科所列病症，约有半数实际上是主症，或为病类概念，均可见于多种疾病。故该分类首列症状等不确定情况。其次为传染病、时行病、寄生虫病等综合性疾病。然后以部位按从上到下、从内到外的顺序编排。这里面基本体现了分科归类疾病的特点。

二、临床诊断与鉴别诊断

（一）感冒

1. 定义　感冒是感受触冒风邪，导致邪犯肺卫，卫表不和的常见外感疾病，以鼻塞、流涕、咳嗽、恶寒、发热、头身疼痛、脉浮为主要临床表现。感冒又有伤风、冒风、伤寒、冒寒、重伤风等名称。

2. 临床表现　感冒起病较急，骤然发病，无潜伏期（或潜伏期极短）。病程短，少者 3～5 日，多者 7～8 日。以肺卫症状为主症，如鼻塞、流涕、喷嚏、咳嗽、恶寒、发热、全身不适等。症状表现呈多样化，以鼻咽部痒、干燥、不适为早期症状，继则喷嚏、鼻塞、鼻涕或疲乏、全身不适等，轻则上犯肺窍，症状不重，易于痊愈；重则高热、咳嗽、胸痛，呈现肺卫证候。

时行感冒起病急，全身症状较重，高热，体温可达 39 ℃～40 ℃，全身酸痛，待热退之后，鼻塞流涕、咽痛、干咳等肺系症状始为明显。重者高热不退，喘促气急，唇甲青紫，甚则咯血，部分病人出现神昏谵妄，小儿可发生惊厥，出现传变。

3. 诊断依据

（1）根据气候突然变化，有伤风受凉，淋雨冒风的经过，或时行感冒正流行之际。

（2）起病较急，病程较短，病程 3～7 日，普通感冒一般不传变。

（3）典型的肺卫症状，初起鼻咽部痒而不适，鼻塞、流涕、喷嚏、语声重浊或声嘶、恶风、恶寒、头痛等。继而发热，咳嗽，咽痛，肢节酸重不适等。部分病人病及脾胃，而兼有胸闷，恶心，呕吐，食欲减退，大便稀溏等症。

时行感冒呈流行性发病，多人同时发病，迅速蔓延。起病急，全身症状显著，如高热、头痛、周身酸痛、疲乏无力等，而肺系症状较轻。

（4）四季皆有，以冬、春季为多见。

4. 鉴别诊断

（1）外感咳嗽：当感冒出现发热恶寒、咳嗽时，易与外感咳嗽相混，其鉴别应以主症为主，若发热恶寒症状突出者，按感冒论治；咳嗽吐痰，甚则喘息症状突出者，辨为外感咳嗽病证。

（2）外感头痛：当感冒出现发热恶寒、头痛时，易与外感头痛相混，其鉴别应以主症为主，若发热恶寒症状突出者，按感冒论治；若头痛明显，以其为主要痛苦者，应辨为外感头痛病证。

（3）风温肺病感冒：与早期风温肺病都有肺卫方面的症状，但感冒一般病情轻微，发热不高或不发热，病势少有传变，服解表药后多能汗出热退，病程较短。而风温肺病其病情较重，咳嗽较甚，或咳则胸痛，甚或咳铁锈色痰，必有发热，甚至高热寒战，服解表药后热虽暂减，但旋即又起，多有传变，由卫而气，入营入血，甚则神昏、谵妄、惊厥等。

（4）鼻渊：感冒与鼻渊均可见鼻塞流涕，或伴头痛等症。但鼻渊多流浊涕腥臭，感冒一般多流清涕，并无腥臭味；鼻渊眉额骨处胀痛、压痛明显，一般无恶寒发热，感冒寒热表证明显，头痛范围不限于前额或眉骨处；鼻渊病程漫长，反复发作，不易断根，感冒愈后不再遗留鼻塞、流腥臭浊涕等症状。

（二）咳嗽

1. 定义　咳嗽是指外感或内伤等因素，导致肺失宣肃，肺气上逆，冲击气道，发出咳声或伴咳痰为临床特征的一种病证。历代将有声无痰称为咳，有痰无声称为嗽，有痰有声谓之咳嗽。临床上多为痰声并见，很难截然分开，故以咳嗽并称。

2. 临床表现　肺气不清，失于宣肃，上逆作声而引起咳嗽为本病证的主要症状。由于感邪的性质、影响的脏腑、痰的寒热、火的虚实等方面的差别，咳嗽有不同的临床表现。咳嗽的病程，有急性咳嗽和慢性咳嗽。咳嗽的时间，有白日咳嗽甚于夜间者，有早晨、睡前咳嗽较甚者，有午后、黄昏、夜间咳嗽较甚者。咳嗽的节律，有时作咳嗽者，有时时咳嗽者，有咳逆阵作、连声不断者。咳嗽的性质，有干性咳嗽、湿性咳嗽。咳嗽的声音，有咳声洪亮有力者，有咳声低怯者，有咳声重浊者，有咳声嘶哑者。咳痰的色、质、量、味等也有不同的临床表现。痰色有白色、黄色、灰色甚至铁锈色、粉红色等。痰的质地有稀薄、黏稠等。有痰量少甚至干咳者，有痰量多者。痰有无明显气味者，也有痰带腥臭者。

3. 诊断依据

（1）以咳逆有声，或咳吐痰液为主要临床症状。应询查病史的新久，起病的缓急，是否兼有表证，判断外感和内伤。外感咳嗽，起病急，常伴肺卫表证。内伤咳嗽，常反复发作，病程长，多伴其他兼证。

（2）急性咳嗽，周围血白细胞总数和中性粒细胞增高。

（3）听诊可闻及两肺野呼吸音增粗，或伴散在干、湿啰音。

（4）肺部X线摄片检查正常或肺纹理增粗。

4. 鉴别诊断

（1）哮病、喘病：哮病和喘病虽然也会兼见咳嗽，但各以哮、喘为其主要临床表现。哮病主要表现为喉中哮鸣有声，呼吸气促困难，甚则喘息不能平卧，发作与缓解均迅速。喘病主要表现为呼吸困难，甚至张口抬肩，鼻翼扇动，不能平卧。

（2）肺胀：肺胀常伴有咳嗽症状，但肺胀有久患咳、哮、喘等病证的病史，除咳嗽症状外，还有胸部膨满，喘逆上气，烦躁心慌，甚至颜面紫暗，肢体浮肿等症，病情缠绵，经久难愈。

（3）肺痨：咳嗽是肺痨的主要症状之一，但尚有咯血、潮热、盗汗、身体消瘦等主要症状，具有传染性，X线胸部检查有助鉴别诊断。

（4）肺癌：肺癌常以咳嗽或咯血为主要症状，但多发于40岁以上吸烟男性，咳嗽多为刺激性呛咳，病情发展迅速，呈恶病质，一般咳嗽病证不具有这些特点，肺部X线检查及痰细胞学检查有助于确诊。

（三）肺痨

1. 定义 肺痨是一种由于正气虚弱，感染痨虫，侵蚀肺脏所致的，以咳嗽、咯血、潮热、盗汗及身体逐渐消瘦等症为主要临床表现、具有传染性的慢性消耗性疾病，相当于西医学"肺结核"。

2. 临床表现 痨虫侵蚀肺脏所引起的临床表现，以咳嗽、咯血、潮热、盗汗等为主要症状，这些症状可出现于肺痨的各种类型。各症可以间作，或相继发生，或同时兼见。但早期或病变轻微者常无明显症状，有症状者均为病变活动时或病变较重者。

3. 诊断依据

（1）有与肺痨病人密切接触史。

（2）初期仅感疲乏无力，干咳，食欲不振，形体逐渐消瘦。病重者可出现咯血，潮热，颧红，形体明显消瘦等症。

（3）病灶部位呼吸音减弱或闻及支气管呼吸音及湿啰音。

（4）痰涂片或培养结核分枝杆菌多呈阳性。

（5）X线摄片可见肺部结核病灶。

（6）血沉增快，结核菌素皮试呈强阳性有助于诊断。

4. 鉴别诊断

（1）虚劳：两病都具有消瘦、疲乏、食欲不振等虚证特征，且有一定联系，肺痨可发展为虚损，故《金匮要略》将之列为虚劳范畴。但二者是有区别的。肺痨主要病变在肺，具有传染性，以阴虚火旺为病理特点，以咳嗽、咯血、潮热、盗汗、消瘦为主要临床症状；而虚劳则由多种原因所导致，病程较长，病势缠绵，病变为五脏虚损而以脾肾为主，一般不传染，以气、血、阴、阳亏虚为病理特点，是多种慢性虚损病证的总称。

（2）肺痿：肺痨与肺痿二者病位均在肺，但肺痿是多种肺部慢性疾患后期的转归，如肺痈、肺痨、咳嗽日久等，若导致肺叶痿弱不用，俱可成肺痿。肺痨晚期，如出现干咳、咳吐涎沫等症者，即已转属肺痿，故《外台秘要》称肺痨为肺痿疾。

（四）哮病

1. 定义 哮病是由于宿痰伏肺，遇诱因或感邪引触，以致痰阻气道，肺失肃降，痰气搏击所引起的发作性痰鸣气喘疾患。发作时喉中哮鸣有声，呼吸气促困难，甚至喘息不能平卧为主要表现。相当于西医学中的支气管哮喘，喘息性支气管炎。

2. 临床表现 痰阻气道，肺失肃降，痰气搏击引起的喉中哮鸣有声，呼吸急促困难，甚则喘息不能平卧等，是哮病的基本证候特征。本病呈发作性，发作突然，缓解迅速，一般以傍晚、夜间或清晨为最常见，多在气候变化，由热转寒，及深秋、冬春寒冷季节发病率高。发作前或有鼻痒、咽痒、喷嚏、流涕、咳嗽、胸闷等先兆症状。发作时病人突感胸闷窒息、咳嗽，迅即呼吸气促困难，呼气延长，伴有哮鸣，为减轻气喘，病人被迫坐位，双手前撑，张口抬肩，烦躁汗出，甚则面青肢冷。发作可持续数分钟、几小时或更长。由于感受病邪的不同，发作时病人除具上述证候特征外，还可呈现或寒或热的证候。

3. 诊断依据

（1）呈发作性，发无定时，以夜间为多，但有个体差异，发作与缓解均迅速，多为突然而起，或发作前有鼻塞、喷嚏、咳嗽、胸闷等先兆。每因气候变化、饮食不当、情志失调、疲乏等因素而诱发。

（2）发作时喉中哮鸣有声，呼吸困难，甚则张口抬肩。不能平卧，或口唇指甲发绀，约数分钟、数小时后缓解。

（3）哮病的发作常有明显的季节性，一般发于秋初或冬令者居多，其次是春季，至夏季则缓解。但也有常年反复发作者。

（4）平时可一如常人，或稍感疲劳、纳差，但病程日久，反复发作，导致正气亏虚，可常有轻度哮鸣，甚至在大发作时持续难平，出现喘脱。

（5）多与先天禀赋有关，大多起于童稚之时，有反复发作史，有过敏史或家族史。

（6）发作时，两肺可闻及哮鸣音，或伴有湿啰音。

（7）血嗜酸性粒细胞可增高，痰液涂片可见嗜酸细胞。

（8）胸部 X 线检查一般无特殊改变，久病可见肺气肿影像改变，查体可见肺气肿体征。

4. 鉴别诊断

（1）喘病：哮病与喘病都有呼吸急促的表现，哮必兼喘，而喘未必兼哮。喘以气息言，以呼吸急促困难为主要特征；哮以声响言，以发作时喉中哮鸣有声为主要临床特征。哮为一种反复发作的独立性疾病，喘证并发于急慢性疾病过程中。

（2）支饮：支饮虽然也有痰鸣气喘的症状，但多系部分慢性咳嗽经久不愈，逐渐加重而成，病势时轻时重，发作与间歇界限不清，咳和喘重于哮鸣，与哮病间歇发作，突然发病，迅速缓解，哮吼声重而咳轻，或不咳，二者有显著的不同。

（五）喘病

1. 定义　喘病是因久患肺系疾病或他脏病变影响，致肺气上逆，肃降无权，出现气短喘促，呼吸困难，甚则张口抬肩，不能平卧等症。严重者可由喘致脱出现喘脱之危重证候。喘病古代文献又称为"鼻息""肩息""上气""逆气""喘促"等。多见于阻塞性肺气肿、肺源性心脏病、心肺功能不全等。

2. 临床表现　肺气上逆失于宣降，或肾失摄纳所引起的喘病表现，如呼吸困难，甚至张口抬肩，鼻翼扇动，不能平卧等，为喘病的各种证候所共有，是喘病的证候特征。

呼吸困难为喘病的特征性证候，临床表现轻重不一。轻者仅见呼吸急迫，呼气吸气深长，一般尚能平卧。重者可见鼻翼扇动，张口抬肩，摇身撷肚，端坐呼吸，面唇发绀。急发者多表现呼吸深长费力，以呼出为快，胸满闷塞，甚则胸盈仰息，声高气涌，气喘与劳动及体位无关。缓发者多表现呼吸微弱而浅表无力，以深吸为快，声低息短，动则加重，气喘与劳动及体位明显相关。若病情危笃，喘促持续不已，可见肢冷汗出、体温、血压骤降，心悸心慌，面青唇紫等喘脱危象。

3. 诊断依据

（1）以喘促气逆，呼吸困难，甚至张口抬肩，鼻翼扇动，不能平卧，口唇发绀为特征。

（2）多有慢性咳嗽、哮病、肺痨、心悸等病史，每遇外感及劳累而诱发。

（3）两肺可闻及干、湿啰音或哮鸣音。

（4）实验室检查支持引起呼吸困难，喘促的西医有关疾病的诊断，如肺部感染有血白细胞总数及中性粒细胞升高，或 X 线胸片有肺纹增多或有片状阴影等依据。

4. 鉴别诊断

(1) 气短：喘病与气短同为呼吸异常，但喘病以呼吸困难，张口抬肩，甚至不能平卧为特征；气短亦即少气，呼吸微弱而浅促，或短气不足以息，似喘而无声，亦不抬肩撷肚，不像喘病呼吸困难之甚。《证治汇补·喘病》："若夫少气不足以息，呼吸不相接续，出多入少，名曰气短，气短者，气微力弱，非若喘症之气粗迫也。"但气短进一步加重，可呈虚喘表现。

(2) 哮病：哮指声响言，为喉中有哮鸣音，是一种反复发作的疾病；喘指气息言，为呼吸气促困难，是多种急慢性疾病的一个症状。一般说来，哮必兼喘，喘未必兼哮。

(六) 心悸

1. 定义 心悸是因外感或内伤，致气血阴阳亏虚，心失所养；或痰饮瘀血阻滞，心脉不畅，引起以心中急剧跳动，惊慌不安，甚则不能自主为主要临床表现的一种病证。

2. 临床表现 心悸的基本证候特点是发作性心慌不安，心跳剧烈，不能自主，或一过性、阵发性，或持续时间较长，或一日数次发作，或数日一次发作。常兼见胸闷气短，神疲乏力，头晕喘促，甚至不能平卧，以致出现晕厥。其脉象表现或数或迟，或乍疏乍数，并以结脉、代脉、促脉、涩脉为常见。

3. 诊断依据

(1) 自觉心慌不安，心跳剧烈，神情紧张，不能自主，心搏或快速，或心跳过重，或忽跳忽止，呈阵发性或持续不止。

(2) 伴有胸闷不适，易激动，心烦，少寐多汗，颤动，乏力，头晕等。中老年发作频繁者，可伴有心胸疼痛，甚至喘促，肢冷汗出，或见晕厥。

(3) 常由情志刺激、惊恐、紧张、劳倦过度、饮酒、饱食、服用特殊药物等原因诱发。

(4) 可见有脉象数、疾、促、结、代、沉、迟等变化。

(5) 心电图、血压、X线胸部摄片等检查有助于明确诊断。

4. 鉴别诊断

(1) 胸痹心痛：胸痹心痛病人也可伴见心悸的症状，如表现为心慌不安，脉结或代，但以胸闷心痛为主症。此外，胸痹心痛中的真心痛，以心前区或胸骨后刺痛，牵及肩胛两背为主症，并常伴较突出的心悸症状，脉或数，或迟，或脉律不齐，常因劳累、感寒、饱餐、情绪波动等而诱发，多呈短暂发作，但甚者心痛剧烈不止，唇甲发绀或手足青冷至节，呼吸急促，大汗淋漓，脉微欲绝，直到晕厥，病情危笃。因此，在胸痹心痛中心悸应视为胸痹的一系列临床表现中的一个次要症状，而与以心悸为主症的心悸病证有所不同。

(2) 惊悸与怔忡：惊悸发病，多与情绪因素有关，可由骤遇惊恐，忧思恼怒，悲哀过极或过度紧张而诱发，多为阵发性，病来虽速，病情较轻，实证居多，病势轻浅，可自行缓解，不发时如常人。

怔忡多由久病体虚，心脏受损所致，无精神等因素亦可发生，常持续心悸，心中惕惕，不能自控，活动后加重，多属虚证，或虚中夹实，病来虽渐，病情较重，不发时亦可兼见脏腑虚损症状。心悸日久不愈，亦可形成怔忡。

(七) 不寐

1. 定义 不寐又称失眠，是由于情志、饮食内伤，病后及年迈，禀赋不足，心虚胆怯等，引起心神失养或心神不安，从而导致经常不能获得正常睡眠为特征的一类病证。主要表现为睡眠时间、深度的不足以及不能消除疲劳、恢复体力与精力，轻者入睡困难，或寐而不酣，时寐时醒，或醒后不能再寐，重则彻夜不寐。

2. 临床表现 不寐以睡眠时间不足，睡眠深度不够及不能消除疲劳、恢复体力与精力为主要证候特征。其中睡眠时间不足者可表现为入睡困难，夜寐易醒，醒后难以再睡，严重者甚至彻夜不寐。睡眠深度不够者常表现为夜间时醒时寐，寐则不酣，或夜寐梦多。由于睡眠时间及深度质量的不够，致使醒后不能消除疲劳，表现为头晕、头痛、神疲乏力、心悸、健忘，甚至心神不宁等。由于个体差异，对睡眠时间和质量的要求亦不相同，故临床判断失眠不仅要根据睡眠的时间和质量，更重要的是以能否消除疲劳、恢复体力与精力为依据。

3. 诊断依据

(1) 轻者入睡困难或寐而不酣，时寐时醒，醒后不寐，连续 3 周以上，重者彻夜难眠。

(2) 常伴有头痛头昏、心悸健忘、神疲乏力、心神不宁、多梦等。

(3) 常有情志失常、饮食不节、劳倦过度及病后、体虚等病史。

(4) 经各系统及实验室检查，未发现有妨碍睡眠的其他器质性病变。

4. 鉴别诊断　不寐应与一时性失眠、生理性少寐、他病痛苦引起的失眠相鉴别：不寐是以单纯以失眠为主症，表现为持续性、严重的睡眠困难。若因一时性情志影响或生活环境改变引起的暂时性失眠不属于病态。至于老年人少寐早醒，亦多属于心理状态。若因其他疾病痛苦引起失眠者，则应以祛除有关病因为主。

(八) 胃痛

1. 定义　胃痛是由于胃气阻滞，胃络瘀阻，胃失所养，不通则痛导致的上腹胃脘部近心窝处发生疼痛为主症的一种脾胃肠病证。胃痛，又称胃脘痛。

2. 临床表现　胃痛的部位在上腹部胃脘处，俗称心窝部。其疼痛的性质表现为胀痛、隐痛、刺痛、灼痛、闷痛、绞痛等，常因病因病机的不同而异，其中尤以胀痛、隐痛、刺痛常见。可有压痛，按之其痛或增或减，但无反跳痛。其痛有呈持续性者，也有时作时止者。其痛常因寒暖失宜，饮食失节，情志不舒，劳累等诱因而发作或加重。本病证常伴有食欲不振，恶心呕吐，吞酸嘈杂等症状。

3. 诊断依据

(1) 上腹胃脘部疼痛及压痛为主症，可表现为胀痛、刺痛、灼痛、隐痛、剧痛、闷痛等不同性质。

(2) 常伴有食欲不振，胃脘痞闷胀满，恶心呕吐，吞酸嘈杂等胃气失和的症状。

(3) 发病常由饮食不节，情志不遂，劳累，受寒等诱因引起。

(4) 上消化道 X 线钡餐透视、纤维胃镜及病理组织学等检查，查见胃、十二指肠黏膜炎症、溃疡等病变，有助于诊断。

4. 鉴别诊断

(1) 痞满：胃痛与痞满的病位皆在胃脘部，且胃痛常兼胀满，痞满时有隐痛，应加以鉴别。胃痛以疼痛为主，痞满以痞塞满闷为主；胃痛者胃脘部可有压痛，痞满者则无压痛。

(2) 心痛：胃处腹中之上部，心居胸中之下部。《医学正传·胃脘痛》："胃之上口，名曰贲门，贲门与心相连。"《证治准绳·心痛胃脘痛》："然胃脘逼近于心，移其邪上攻于心，为心痛者亦多。"心与胃的位置很近，胃痛可影响及心，表现为连胸疼痛，心痛亦常涉及心下，出现胃痛的表现，故应高度警惕，防止胃痛与心痛，尤其是防止胃痛与真心痛之间发生混淆。胃痛多发生于青壮年，疼痛部位在上腹胃脘部，其位置相对较低，疼痛性质多为胀痛、隐痛，痛势一般不剧，其痛与饮食关系密切，常伴有吞酸、嗳气、恶心呕吐等胃肠病症状，纤维胃镜及病理组织学等胃的检查异常；心痛多发生于老年，其痛在胸膺部或左前胸，其位置相对较高，疼痛性质多为刺痛、绞痛，有时剧痛，且痛引肩背及手少阴循行部位，痛势较急，饮食方面一般只与饮酒饱食关系密切，常伴有心悸、短气、汗出、脉结代等心脏病症状，心电图等心脏检查异常。

(3) 胁痛：肝气犯胃所致的胃痛常攻撑连胁而痛，胆病的疼痛有时发生在心窝部附近，胃痛与胁痛有时也易混淆，应予鉴别。但胃痛部位在中上腹胃脘部，兼有恶心嗳气、吞酸嘈杂等胃失和降的症状，纤维胃镜等检查多有胃的病变；而胁痛部位在上腹两侧胁肋部，常伴恶心、口苦等肝胆病症状，B 超等实验室检查多可查见肝胆疾病。

(4) 腹痛：胃处腹中，与肠相连，从大范围看腹痛与胃痛均为腹部的疼痛，胃痛常伴腹痛的症状，腹痛亦常伴胃痛的症状，故有心腹痛的提法，因此胃痛需与腹痛相鉴别。胃痛在上腹胃脘部，位置相对较高；腹痛在胃脘以下，耻骨毛际以上的部位，位置相对较低。胃痛常伴脘闷、嗳气、泛酸等胃失和降、胃气上逆之症；而腹痛常伴有腹胀，矢气，大便性状改变等腹疾症状。相关部位的 X 线检查、纤维胃镜或肠镜检查、B超检查等有助于鉴别诊断。

（九）呕吐

1. 定义　呕吐是由于胃失和降、胃气上逆所致的以饮食、痰涎等胃内之物从胃中上涌，自口而出为临床特征的一种病证。对呕吐的释名，前人有2种说法：①认为有物有声谓之呕，有物无声谓之吐，无物有声谓之干呕；②认为呕以声响名，吐以吐物言，有声无物曰呕，有物无声曰吐，有声有物曰呕吐。呕与吐常同时发生，很难截然分开，因此无细分的必要，故近世多并称为呕吐。

2. 临床表现　呕吐的临床表现不尽一致，常有恶心之先兆，其作或有声而无物吐出，或吐物而无声，或吐物伴有声音；或食后即吐，或良久复出；或呕而无力，或呕吐如喷；或呕吐新入之食，或呕吐不消化之宿食，或呕吐涎沫，或呕吐黄绿苦水；呕吐之物有多有少。呕吐常有诱因，如饮食不节，情志不遂，寒暖失宜，以及闻及不良气味等因素，皆可诱发呕吐，或使呕吐加重。本病常伴有恶心、厌食、胸脘痞闷不舒、吞酸嘈杂等症。呕吐多偶然发生，也有反复发作者。

3. 诊断依据

（1）具有饮食、痰涎、水液等胃内之物从胃中上涌，自口而出的临床特征，也有干呕无物者。

（2）常伴有脘腹不适，恶心纳呆，泛酸嘈杂等胃失和降之症。

（3）起病或缓或急，常先有恶心欲吐之感，多由感受外邪，饮食、情志、寒温不适，闻及不良气味等因素而诱发，也有由服用化学药物、误食毒物所致者。

（4）上消化道X线检查、纤维胃镜检查、呕吐物的实验室检查等，有助于脏腑病变的诊断。

4. 鉴别诊断

（1）反胃：反胃与呕吐同系胃部病变，同系胃失和降，胃气上逆，同有呕吐，故反胃亦可归属呕吐范畴。但反胃又有其特殊的临床表现和病机，因此呕吐应与反胃相区别。反胃病机为胃之下口障碍，幽门不放，多系脾胃虚寒所致，症状特点是食停胃中，经久复出，朝食暮吐，暮食朝吐，宿谷不化，食后或吐前胃脘胀满，吐后转舒，呕吐与进食时间相距较长，吐出量一般较多；呕吐的病机为胃失和降，胃气上逆，症状特点是呕吐与进食无明确的时间关系，吐出物多为当日之食，呕吐量有大有小，食后或吐前胃脘并非一定胀满。

（2）噎膈：噎膈虽有呕吐症状，但其病位在食管、贲门，病机为食管、贲门狭窄，贲门不纳，症状特点是饮食咽下过程中梗塞不顺，初起并无呕吐，后期格拒时出现呕吐，系饮食不下或食入即吐，呕吐与进食时间关系密切，因食停食管，并未入胃，故吐出量较小，多伴胸膈疼痛，噎膈病情较重，病程较长，治疗困难，预后不良；呕吐病位在胃，病机为胃失和降，胃气上逆，症状特点是进食顺利，食已入胃，呕吐与进食无明确的时间关系，呕吐量有大有小，可伴胃脘疼痛。

（十）腹痛

1. 定义　腹痛是指胃脘以下，耻骨毛际以上部位发生疼痛为主要表现的一种脾胃肠病证。多种原因导致脏腑气机不利，经脉气血阻滞，脏腑经络失养，皆可引起腹痛。文献中的"脐腹痛""小腹痛""少腹痛""环脐而痛""绕脐痛"等，均属本病范畴。

2. 临床表现　腹痛部位在胃脘以下，耻骨毛际以上，疼痛范围可以较广，也可局限在大腹、胁腹、少腹，或小腹。疼痛性质可表现为隐痛、胀痛、冷痛、灼痛、绞痛、刺痛等，腹部外无胀大之形，腹壁按之柔软，可有压痛，但无反跳痛，其痛可呈持续性，亦可时缓时急，时作时止，或反复发作。疼痛的发作和加重，常与饮食、情志、受凉、劳累等诱因有关。起病或缓或急，病程有长有短，常伴有腹胀、嗳气、矢气，以及饮食、大便异常等脾胃症状。

3. 诊断依据

（1）以胃脘以下，耻骨毛际以上部位的疼痛为主要表现，腹壁按之柔软，可有压痛，但无肌紧张及反跳痛。

（2）常伴有腹胀，矢气，以及饮食、大便的异常等脾胃症状。

（3）起病多缓慢，腹痛的发作和加重，常与饮食、情志、受凉、劳累等诱因有关。

（4）腹部 X 线、B 超、结肠镜、大便常规等有关实验室检查有腹部相关脏腑的异常。能排除外科、妇科腹痛，以及其他内科病证中出现的腹痛症状。

4. 鉴别诊断

（1）胃痛：胃处腹中，与肠相连，腹痛与胃痛从大范围看均为腹部的疼痛，腹痛常伴胃痛的症状，胃痛亦时伴腹痛的表现，故有心腹痛的提法。因此二者需要鉴别。胃痛在上腹胃脘部，位置相对较高；腹痛在胃脘以下，耻骨毛际以上部位，位置相对较低。胃痛常伴脘闷、嗳气、泛酸等胃失和降、胃气上逆之症；而腹痛常伴有腹胀，矢气，大便性状改变等腹疾症状。相关部位的 X 线检查、纤维胃镜或肠镜检查、B 超检查等有助于鉴别诊断。

（2）与内科其他疾病中的腹痛相鉴别：许多内科疾病中出现的腹痛，为该病的一个症状，其临床表现均以该病的特征为主。如痢疾虽有腹痛，但以里急后重、下痢赤白脓血为特征；积聚虽有腹痛，但以腹中有包块为特征，而腹痛则以腹痛为特征，鉴别不难。但若这些内科疾病以腹痛为首发症状时，仍应注意鉴别，必要时应做有关检查。

（3）与外科腹痛相鉴别：外科腹痛多在腹痛过程中出现发热，即先腹痛后发热，其热势逐渐加重，疼痛剧烈，痛处固定，压痛明显，伴有腹肌紧张和反跳痛，血象常明显升高，经内科正确治疗，病情不能缓解，甚至逐渐加重者，多为外科腹痛。而内科腹痛常先发热后腹痛，疼痛不剧，压痛不明显，痛无定处，腹部柔软，血常规多无明显升高，经内科正确治疗，病情可逐渐得到控制。

另外，若为女性病人，还应与妇科腹痛相鉴别。妇科腹痛多在小腹，与经、带、胎、产有关，伴有诸如痛经、流产、异位妊娠、输卵管破裂等经、带、胎、产的异常。若疑为妇科腹痛，应及时进行妇科检查，以明确鉴别诊断。

（十一）泄泻

1. 定义　泄泻是以大便次数增多，粪质稀薄，甚至泻出如水样为临床特征的一种脾胃肠病证。泄与泻在病情上有一定区别，粪出少而势缓，若漏泄之状者为泄；粪出大而势直无阻，若倾泻之状者为泻，然近代多泄、泻并称，统称为泄泻。

2. 临床表现　泄泻以大便清稀为临床特征，或大便次数增多，粪质清稀；或便次不多，但粪质清稀，甚至如水状；或大便清薄，完谷不化，便中无脓血。泄泻之量或多或少，泄泻之势或缓或急。常兼有脘腹不适，腹胀腹痛肠鸣，食少纳呆，小便不利等症状。起病或缓或急，常有反复发作史。常由外感寒热湿邪，内伤饮食情志，劳倦，脏腑功能失调等诱发或加重。

3. 诊断依据

（1）具有大便次数增多，粪质稀薄，甚至泻出如水样的临床特征。其中以粪质清稀为必备条件。

（2）常现有腹痛，旋即泄泻，常兼有脘腹不适，腹胀腹痛肠鸣，食少纳呆，小便不利等症状。

（3）起病或缓或急，常有反复发作史。常因外感寒热湿邪，内伤饮食情志，劳倦，脏腑功能失调等诱发或加重。

（4）大便常规、大便细菌培养、结肠 X 线及内镜等检查有助于诊断和鉴别诊断。

（5）需除外其他病证中出现的泄泻症状。

4. 鉴别诊断

（1）痢疾：二者均系大便次数增多，粪质稀薄的病证。痢疾以腹痛，里急后重，便下赤白脓血为主症，而泄泻以大便次数增多，粪质稀薄，甚至泻出如水样为主症，其大便中无脓血，也无里急后重，腹痛也或有或无。

（2）霍乱：是一种卒然起病，剧烈上吐下泻，吐泻并作的病证。泄泻与霍乱相比，同有大便清稀如水的症状，故需鉴别。霍乱的发病特点是来势急骤，变化迅速，病情凶险，起病时常先突然腹痛，继则吐泻交作，所吐之物均为未消化之食物，气味酸腐热臭，所泻之物多为黄色粪水，或如米泔，常伴恶寒发热，部分病人在吐泻之后，津液耗伤，迅速消瘦，或发生转筋，腹中绞痛，若吐泻剧烈，则见面色苍白，目眶凹陷，汗出肢冷等津竭阳衰之危候。而泄泻只以大便次数增多，粪质稀薄，甚至泻出如水样为主症，一般起病不急骤，泻水量不大，无米泔水样便，津伤较轻，无危证。

（十二）便秘

1. 定义　便秘是指由于大肠传导功能失常导致的以大便排出困难，排便时间或排便间隔时间延长为临床特征的一种大肠病证。相当于西医学"功能性便秘"。

2. 临床表现　本病主要临床特征为大便排出困难，排便时间或/和排便间隔时间延长，粪质多干硬。其表现或粪质干硬，排出困难，排便时间、排便间隔时间延长，大便次数减少，常三五日、七八日，甚至更长时间解一次大便，每次解大便常需半小时或更长时间，常伴腹胀腹痛，头晕头胀，嗳气食少，心烦失眠等症；或粪质干燥坚硬，排出困难，排便时间延长，常由于排便努挣导致肛裂、出血，日久还可引起痔疮，而排便间隔时间可能正常；或粪质并不干硬，也有便意，但排便无力，排出不畅，常需努挣，排便时间延长，多伴有汗出、气短乏力、心悸头晕等症状。由于燥屎内结，可在左下腹扪及质地较硬的条索状包块，排便后消失。本病起病缓慢，多属慢性病变过程，多发于中老年和女性。

3. 诊断依据

（1）排便次数每周少于3次，大便排出困难，排便时间或/和排便间隔时间延长，粪质多干硬。起病缓慢，多属慢性病变过程。

（2）常伴有腹胀腹痛，头晕头胀，嗳气食少，心烦失眠，肛裂、出血、痔疮，以及汗出，气短乏力，心悸头晕等症状。

（3）发病常与外感寒热，内伤饮食情志，脏腑失调，坐卧少动，年老体弱等因素有关。

（4）纤维结肠镜等有关检查，常有助于便秘的诊断和鉴别诊断。

4. 鉴别诊断

（1）积聚：积聚、便秘均可在腹部出现包块。但便秘者，常出现在左下腹，而积聚的包块在腹部各处均可出现；便秘多可扪及条索状物，积聚则形状不定；便秘之包块排便后消失，积聚之包块则与排便无关。

（2）肠结：二者皆有大便秘结。但肠结多为急病，因大便通降受阻所致，表现为腹部疼痛拒按，大便完全不通，且无矢气和肠鸣音，严重者可吐出粪便。便秘多为慢性久病，因大肠传导失司所致，表现为大便干结难行，偶伴腹胀，饮食减少，恶心欲呕，有矢气和肠鸣音。

（十三）胁痛

1. 定义　胁痛是以胁肋部疼痛为主要表现的一种肝胆病证。胁，指侧胸部，为腋以下至第十二肋骨部位的统称。《医宗金鉴·卷八十九》："其两侧自腋而下，至肋骨之尽处，统名曰胁。"《医方考·胁痛门》："胁者，肝胆之区也。"且肝胆经脉布于两胁，故"胁"现代又指两侧下胸肋及肋缘部，肝胆胰所居之处。

2. 临床表现　本病以胁肋部疼痛为主要特征。其痛或发于一侧，或同时发于两胁。疼痛性质可表现为胀痛、窜痛、刺痛、隐痛，多为拒按，间有喜按者。常反复发作，一般初起疼痛较重，久之则胁肋部隐痛时发。

3. 诊断依据

（1）以一侧和两侧胁肋部疼痛为主要特征。疼痛性质可表现为胀痛、窜痛、刺痛、隐痛，多为拒按，间有喜按者。

（2）部分病人可伴见胸闷、腹胀、嗳气呃逆、急躁易怒、口苦纳呆、厌食恶心等。

（3）反复发作的病史。常有饮食不节、情志不遂、感受外邪、跌仆闪挫或劳欲久病等病史。

（4）血常规、肝功能、胆囊造影、B超等实验室检查，有助于诊断。

4. 诊断依据

（1）胸痛：胸痛与胁痛均可表现为胸部的疼痛，故二者需鉴别。不过胁痛部位在胁肋部，常伴恶心、口苦等肝胆病症状，实验室检查多可查见肝胆疾病；而胸痛部位则在整个胸部，常伴有胸闷不舒、心悸短气、咳嗽喘息、痰多等心肺病证候，心电图、胸部X线透视等检查多可查见心肺疾病。

（2）悬饮：胁痛发病与饮食不节、情志不遂、感受外邪、跌仆闪挫或劳欲久病等有关，其病机为肝络失和；其主要临床表现为一侧或两侧胁肋部疼痛。悬饮多因素体虚弱，时邪外袭，肺失宣通，饮停胸胁，而至络气不和；其临床表现为饮停胸胁，胸胁咳唾引痛，呼吸和转侧加重，患侧肋间饱满，叩诊呈浊音，或兼见发热。

（十四）黄疸

1. 定义　黄疸是由于感受湿热疫毒等外邪，导致湿浊阻滞，脾胃肝胆功能失调，胆液不循常道，随血泛溢引起的以目黄、身黄、尿黄为主要临床表现的一种肝胆病证。黄疸为临床常见病证之一，男女老少皆可罹患，但以青壮年居多。

2. 临床表现　本病的证候特征是目黄、身黄、小便黄，其中以目黄为主要特征。患病初起，目黄、身黄不一定出现，而以恶寒发热、食欲不振、恶心呕吐、腹胀肠鸣、肢体困重等类似感冒的症状为主，3～5 日后，才逐渐出现目黄，随之出现尿黄与身黄。亦有先出现胁肋剧痛，然后发黄者。病程或长或短。发黄程度或浅或深，其色或鲜明或晦暗，急黄者，其色甚则如金。急黄病人还可出现壮热神昏，衄血吐血等症。常有饮食不节，与肝炎病人接触，或服用损害肝脏的药物等病史。

3. 诊断依据

（1）以目黄、身黄、小便黄为主症，其中目睛黄染为本病的重要特征。

（2）常伴脘腹胀满，纳呆呕恶，胁痛，肢体困重等症。

（3）常有外感湿热疫毒，饮食不节，与肝炎病人接触，或服用损害肝脏的药物等病史，以及过度疲劳等诱因。

（4）血清总胆红素、直接胆红素、尿胆红素、尿胆原、血清谷丙转氨酶、谷草转氨酶，以及 B 超、CT、胆囊造影等检查，有助于诊断与鉴别诊断。

4. 鉴别诊断

（1）萎黄：黄疸与萎黄均有身黄，故需鉴别。黄疸的病因为感受时邪，饮食所伤，脾胃虚弱，砂石、积块瘀阻等；萎黄的病因为大失血，久病脾虚等。黄疸的病机是湿浊阻滞，脾胃肝胆功能失调，胆液不循常道，随血泛溢；萎黄的病机是脾虚不能化生气血，或失血过多，致气血亏虚，肌肤失养。黄疸以目黄、身黄、小便黄为特征；萎黄以身面发黄且干萎无泽为特征，双目和小便不黄，伴有明显的气血亏虚证候，如眩晕耳鸣，心悸少寐等。二者的鉴别以目黄的有无为要点。

（2）黄胖：黄胖多与虫证有关，诸虫尤其是钩虫居于肠内，久之耗伤气血，脾虚生湿，致肌肤失养，水湿渐停，而引起面部肿胖色黄，身黄带白，但眼目不黄。《杂病源流犀烛·诸疸源流黄胖》："黄胖宿病也，与黄疸暴病不同。盖黄疸眼目皆黄，无肿状；黄胖多肿，色黄中带白，眼目如故，或洋洋少神。虽病根都发于脾，然黄疸则由脾经湿热郁蒸而成；黄胖则湿热未甚，多虫与食积所致，必吐黄水，毛发皆直，或好食生米茶叶土炭之类。"二者的鉴别也以目黄的有无为要点。

（十五）头痛

1. 定义　头痛病是指由于外感与内伤，致使脉络拘急或失养，清窍不利所引起的以头部疼痛为主要临床特征的疾病。头痛既是一种常见病证，也是一个常见症状，可以发生于多种急慢性疾病过程中，有时亦是某些相关疾病加重或恶化的先兆。

2. 临床表现　病人自觉头部包括前额、额颞、顶枕等部位疼痛，为本病的证候特征。按部位中医有在太阳、阳明、少阳，或在太阴、厥阴、少阴，或痛及全头的不同，但以偏头痛者居多。按头痛的性质有掣痛、跳痛、灼痛、胀痛、重痛、头痛如裂或空痛、隐痛、昏痛等。按头痛发病方式，有突然发作，有缓慢而病。疼痛时间有持续疼痛，痛无休止，有痛势绵绵，时作时止。根据病因，还有相应的伴发症状。

3. 诊断依据

（1）以头痛为主症，表现为前额、额颞、巅顶、顶枕部甚至全头部疼痛，头痛性质或为跳痛、刺痛、胀痛、昏痛、隐痛、空痛。可以突然发作，可以起病缓慢，可以反复发作，时痛时止。疼痛持续时间可以数分钟、数小时、数日或数周不等。

（2）有外感、内伤引起头痛的因素，或有反复发作的病史。内伤头痛者常有情绪波动、失眠、饮食、劳倦、房事不节、病后体虚等病史。有的有头部外伤史。

（3）检查血常规、测血压，必要时做脑脊液、脑血流图、脑电图检查，有条件时做经颅多普勒、颅脑 CT 和 MRI 检查，有助于排除器质性疾病，明确诊断。

4. 鉴别诊断

（1）类中风：类中风病多见于 45 岁以上，眩晕反复发作，头痛突然加重时，常兼半身肢体活动不灵或舌謇语涩。

（2）真头痛：真头痛多呈突然剧烈头痛，常表现为持续痛而阵发加重，甚至伴喷射样呕吐、肢厥、抽搐等。

（十六）眩晕

1. 定义　眩晕是由于情志、饮食内伤、体虚久病、失血劳倦及外伤、手术等病因，引起风、火、痰、瘀上扰清空或精亏血少，清窍失养为基本病机，以头晕、眼花为主要临床表现的一类病证。眩即眼花，晕是头晕，二者常同时并见，故统称为"眩晕"。其轻者闭目可止，重者如坐车船，旋转不定，不能站立，或伴有恶心、呕吐、汗出、面色苍白等症状。

2. 临床表现　本病的临床表现特征是头晕与目眩，轻者仅眼花，头重脚轻，或摇晃浮沉感，闭目即止；重则如坐车船，视物旋转，甚则欲仆。或兼目涩耳鸣，少寐健忘，腰膝酸软；或恶心呕吐，面色苍白，汗出肢冷等。发作间歇期长短不一，可为数月发作一次，亦有一月数次。常可有情志不舒的诱因，但也可突然起病，并可逐渐加重。眩晕若兼头胀而痛，心烦易怒，肢麻震颤者，应警惕发生中风。清代李用粹《证治汇补·卷一·中风》："平人手指麻木，不时眩晕，乃中风先兆，须预防之。"

3. 诊断依据

（1）头晕目眩，视物旋转，轻者闭目即止，重者如坐车船，甚则仆倒。

（2）可伴有恶心呕吐，眼球震颤，耳鸣耳聋，汗出，面色苍白等。

（3）多慢性起病，反复发作，逐渐加重。也可见急性起病者。

（4）查血红蛋白、红细胞计数，测血压，做心电图、颈椎 X 线摄片、头部 CT、MRI 等项检查，有助于明确诊断。

（5）应注意排除颅内肿瘤、血液病等。

4. 鉴别诊断

（1）中风：中风以卒然昏仆，不省人事，伴有口舌㖞斜，半身不遂，失语；或不经昏仆，仅以㖞斜不遂为特征。中风昏仆与眩晕之仆倒相似，且眩晕可为中风先兆，但眩晕病人无半身不遂、口舌㖞斜及舌强语謇等表现。

（2）厥证：厥证以突然昏仆，不省人事，或伴有四肢厥冷为特点，发作后一般在短时间内逐渐苏醒，醒后无偏瘫、失语、口舌㖞斜等后遗症。严重者也可一厥不醒而死亡。眩晕发作严重者也可有眩晕欲倒的表现，但一般无昏迷不省人事的表现。

（3）痫病：痫病以突然仆倒，昏不知人，口吐涎沫，两目上视，四肢抽搐，或口中如作猪羊叫声，移时苏醒，醒后一如常人为特点。痫病昏仆与眩晕甚者之仆倒相似，且其发前多有眩晕、乏力、胸闷等先兆，发作日久常有神疲乏力、眩晕时作等症状表现，故应与眩晕鉴别，其鉴别要点为痫病昏仆必有昏迷不省人事，且伴口吐涎沫，两目上视，抽搐，猪羊叫声等症状。

（十七）水肿

1. 定义　水肿是指因感受外邪，饮食失调，或劳倦过度等，使肺失宣降通调，脾失健运，肾失开合，膀胱气化失常，导致体内水液潴留，泛滥肌肤，以头面、眼睑、四肢、腹背，甚至全身浮肿为临床特征的一类病证。

2. 临床表现　水肿初起多从眼睑开始，继则延及头面、四肢、腹背，甚者肿遍全身，也有的水肿先从下肢足胫开始，然后及于全身。轻者仅眼睑或足胫浮肿，重者全身皆肿，肿处皮肤绷急光亮，按之凹陷即起，或皮肤松弛，按之凹陷不易恢复，甚则按之如泥。如肿势严重，可伴有胸腔积液、腹水而见腹部膨胀，胸闷心悸，气喘不能平卧，唇黑，缺盆平，脐突，背平等症。

3. 诊断依据

（1）水肿初起多从眼睑开始，继则延及头面、四肢、腹背，甚者肿遍全身，也有先从下肢足胫开始，然后及于全身者。轻者仅眼睑或足胫浮肿；重者全身皆肿，肿处按之凹陷，其凹陷或快或慢皆可恢复。如肿势严重，可伴有胸腹水而见腹部膨胀，胸闷心悸，气喘不能平卧等症。

（2）可有乳蛾、心悸、疮毒、紫癜，感受外邪，以及久病体虚的病史。

（3）尿常规、24小时尿蛋白定量、血常规、血沉、血浆白蛋白、血尿素氮、肌酐、体液免疫、心电图、心功能测定、肾脏B超等实验室检查，有助于诊断和鉴别诊断。

4. 鉴别诊断　臌胀的病因主要是酒食不节，情志所伤，久病黄疸、积证，血吸虫侵袭，劳倦过度，脾虚等。主要病机是肝脾肾三脏功能失调，气滞、血瘀、水停于腹中。临床上臌胀先出现腹部胀大，病情较重时才出现下肢浮肿，甚至全身浮肿，腹壁多有青筋暴露。

水肿的病因主要是外感风寒湿热之邪，水湿浸渍，疮毒浸淫，饮食劳倦，久病体虚等。病机主要是肺失宣降通调，脾失健运，肾失开合，膀胱气化失常，导致体内水液潴留，泛滥肌肤。其症状是先出现眼睑、头面或下肢浮肿，渐次出现四肢及全身浮肿，病情严重时才出现腹部胀大，而腹壁无青筋暴露。

（十八）消渴

1. 定义　消渴是以多饮、多食、多尿、乏力、消瘦，或尿有甜味为主要临床表现的一种疾病。消渴之名，首见于《素问·奇病论》，根据病机及症状的不同，《内经》还有消瘅、肺消、膈消、消中等名称的记载，认为五脏虚弱、过食肥甘、情志失调是引起消渴的原因，而内热是其主要病机。

2. 临床表现　消渴病起病缓慢，病程漫长。本病以多尿、多饮、多食、倦怠乏力，形体消瘦，或尿有甜味为其证候特征。但病人"三多"症状的显著程度有较大的差别。消渴病的多尿，表现为排尿次数增多，尿量增加。有的病人是因夜尿增多而发现本病。与多尿同时出现的是多饮，喝水量及次数明显增多。多食易饥，食量超出常人，但病人常感疲乏无力，日久则形体消瘦。但现代的消渴病病人，有的则在较长时间内表现为形体肥胖。

3. 诊断依据

（1）凡以口渴多饮、多食易饥、尿频量多、形体消瘦或尿有甜味为临床特征者，即可诊断为消渴病。本病多发于中年以后，以及嗜食膏粱厚味、醇酒炙博之人。若有青少年期即罹患本病者，一般病情较重。

（2）初起可"三多"症状不著，病久常并发眩晕、肺痨、胸痹心痛、中风、雀目、疮痈等。严重者可见烦渴、头痛、呕吐、腹痛、呼吸短促，甚或昏迷厥脱危象。由于本病的发生与禀赋不足有较为密切的关系，故消渴病的家族史可供诊断参考。

（3）查空腹、餐后2小时血糖和尿糖，尿相对密度，葡萄糖耐量试验等，有助于确定诊断。必要时查尿酮体，血尿素氮，肌酐，二氧化碳结合力及血钾、钠、钙、氯化物等。

4. 鉴别诊断

（1）口渴症：口渴症是指口渴饮水的一个临床症状，可出现于多种疾病过程中，尤以外感热病为多见。但这类口渴各随其所患病证的不同而出现相应的临床症状，不伴多食、多尿、尿甜、瘦削等消渴的特点。

（2）瘿病：瘿病中气郁化火、阴虚火旺的类型，以情绪激动，多食易饥，形体日渐消瘦，心悸，眼突，颈部一侧或两侧肿大为特征。其中的多食易饥、消瘦，类似消渴病的中消，但眼球突出，颈前生长瘿肿则与消渴病有别，且无消渴病的多饮、多尿、尿甜等症。

（十九）咯血

1. 定义　因肺络受伤而致血自肺中，经气道咳嗽而出，或纯血鲜红，或痰血相兼，或痰中带血丝的现象，又称嗽血、咳血。外邪袭肺、痰瘀阻肺，肝火犯肺，肺肾阴虚，气虚不摄等诸病因均致肺络受损，肺气上逆，血溢气道。一般外感咯血病程短，起病急，初起即有发热恶寒等表证；内伤咯血起病缓，病程长，均有脏腑阴阳气血虚衰或偏盛的表现。

2. 临床表现　咯血是喉以下呼吸器官出血经口腔排出的一种病症。

3. 诊断依据

（1）咯鲜红血，常呈泡沫状或与痰液混杂。

（2）多数病人有反复咯血史。

（3）胸部 X 线摄片，可无特异性改变。病变明显时可见蜂窝状或卷发样阴影。

（4）必要时作支气管碘油造影或支气管镜检查，可见柱状、囊状或混合型的扩张。

4. 鉴别诊断

（1）吐血：咯血与吐血血液均经口出，但二者截然不同。咯血是血由肺来，经呼吸道随咳嗽而出，血色多为鲜红，常混有痰液，咯血之前多有咳嗽、胸闷、喉痒等症状，大量咯血后，可见痰中带血数日，大便一般不呈黑色；吐血是血自胃而来，经呕吐而出，血色紫暗，常夹有食物残渣，吐血之前多有胃脘不适或胃痛、恶心等症状，吐血之后无痰中带血，但大便多呈黑色。

（2）肺痈：肺痈病人的咯血多由风温转变而来，常为脓血相兼，气味腥臭。初期也可见风热袭于肺卫的证候，当演变到吐脓血阶段时，多伴壮热、烦渴、胸痛、舌质红、苔黄腻、脉滑数等热毒炽盛证候，以此可与咯血证相鉴别。

（3）口腔出血：鼻咽部、齿龈及口腔其他部位的出血，常为纯血或血随唾液而出，血量少，并有口腔、鼻咽部病变的相应症状可寻，可与咯血相区别。

（二十）中风

1. 定义　中风是由于正气亏虚，饮食、情志、劳倦内伤等引起气血逆乱，产生风、火、痰、瘀，导致脑脉痹阻或血溢脑脉之外为基本病机，以突然昏仆、半身不遂、口舌喎斜、言语謇涩或不语、偏身麻木为主要临床表现的病证。根据脑髓神机受损程度的不同，有中经络、中脏腑之分，有相应的临床表现。本病多见于中老年人。四季皆可发病，但以冬春两季最为多见。

2. 临床表现　脑脉痹阻或血溢脑脉之外所引起的脑髓神机受损是中风病的证候特征。其主症为神昏、半身不遂、言语謇涩或不语、口舌喎斜、偏身麻木。次症见头痛、眩晕、呕吐、二便失禁或不通、烦躁、抽搐、痰多、呃逆。舌象可表现为舌强、舌歪、舌卷，舌质暗红或红绛，舌有瘀点、瘀斑；苔薄白、白腻、黄或黄腻；脉象多弦，或弦滑、弦细，或结或代等。

（1）神昏初起即可见。轻者神思恍惚，迷蒙，嗜睡。重者昏迷或昏愦。有的病人起病时神清，数日后渐见神昏，多数神昏病人常伴有谵妄、躁扰不宁等症状。

（2）半身不遂轻者仅见偏身肢体力弱或活动不利，重者则完全瘫痪。有单个肢体力弱或瘫痪者，也有一侧肢体瘫痪不遂者；病人起病可仅为偏身力弱，而进行性加重，直至瘫痪不遂，或起病即见偏身瘫痪。急性期，病人半身不遂多见患肢松懈瘫软。少数为肢体强痉拘急。后遗症期，多遗有患肢强痉挛缩，尤以手指关节僵硬、屈伸不利最为严重。

（3）口舌喎斜多与半身不遂共见，伸舌时多歪向瘫痪侧肢体，常伴流涎。

（4）言语謇涩或不语轻者，仅见言语迟缓不利，吐字不清。病人自觉舌体发僵；重者不语。部分病人在病发之前，常伴有一时性的言语不利，旋即恢复正常。

3. 诊断

（1）以神志恍惚、迷蒙，甚至昏迷或昏愦，半身不遂，口舌喎斜，舌强言謇或不语，偏身麻木为主症。

（2）多急性起病。

（3）病发多有诱因，病前常有头晕、头痛、肢体麻木、力弱等先兆症。

（4）好发年龄为 40 岁以上。

（5）血压、脑脊液检查、眼底检查以及颅脑 CT、MRI 等检查，有助于诊断。

诊断时，在中风病名的诊断基础上，还要根据有无神识昏蒙诊断为中经络与中脏腑两大中风病病类。中风的急性期是指发病后 2 周以内，中脏腑类最长可至 1 个月；恢复期是发病 2 周或 1 个月至半年以内；后遗症期系发病半年以上者。

4. 鉴别诊断

（1）口僻：俗称吊线风，主要症状是口眼㖞斜，多伴有耳后疼痛，因口眼㖞斜有时伴流涎、言语不清。多由正气不足，风邪入于脉络，气血痹阻所致，不同年龄均可罹患。中风病口舌㖞斜者多伴有肢体瘫痪或偏身麻木，病由气血逆乱，血随气逆，上扰脑窍而致脑髓神机受损，且以中老年人为多。

（2）痫病：痫病中脏腑均有卒然昏仆的见症。而痫病为发作性疾病，昏迷时四肢抽搐，口吐涎沫，双目上视，或作异常叫声，醒后一如常人，且肢体活动多正常，发病以青少年居多。

（3）厥证：神昏常伴有四肢逆冷，一般移时苏醒，醒后无半身不遂、口舌㖞斜、言语不利等症。

（4）痉病：以四肢抽搐，项背强直，甚至角弓反张为主症。病发亦可伴神昏，但无半身不遂、口舌㖞斜、言语不利等症状。

（5）痿病：以手足软弱无力、筋脉弛缓不收、肌肉萎缩为主症，起病缓慢，起病时无突然昏倒不省人事，口舌㖞斜，言语不利。以双下肢或四肢为多见，或见有患肢肌肉萎缩，或见筋惕肉瞤。中风病亦有见肢体肌肉萎缩者，多见于后遗症期由半身不遂而废用所致。

（二十一）呃逆

1. 定义　呃逆是指胃气上逆动膈，以气逆上冲，喉间呃呃连声，声短而频，令人不能自止为主要临床表现的病证。呃逆古称为"哕"，又称"哕逆"。

2. 临床表现　呃逆的主要表现是喉间呃呃连声，声音短促，频频发出，病人不能自制。临床所见以偶发者居多，为时短暂，多在不知不觉中自愈；有的则屡屡发生，持续时间较长。呃声有高有低，间隔有疏有密，声出有缓有急。发病因素与饮食不当、情志不遂、受凉等有关。本病常伴胸膈痞闷，胃脘嘈杂灼热，嗳气等症。

3. 诊断依据

（1）临床表现以喉间呃呃连声，声短而频，令人不能自止为主症。

（2）常伴胸膈痞闷，胃脘嘈杂灼热，嗳气，情绪不安等症。

（3）多有饮食不当、情志不遂、受凉等诱发因素，起病较急。

（4）呃逆控制后，作胃肠钡剂 X 线透视及内镜等检查，有助于诊断。

4. 鉴别诊断

（1）干呕：干呕与呃逆同有胃气上逆的病机，同有有声无物的临床表现，二者应予鉴别。呃逆的特点是气从膈间上逆，气冲喉间，其声短促而频；干呕的特点为胃气上逆，冲咽而出，其声长而浊，多伴恶心，属于呕吐病，不难鉴别。

（2）嗳气：嗳气与呃逆也同属胃气上逆，有声无物之证，然呃逆的特点为声短而频，令人不能自制；嗳气的特点则是声长而沉缓，多可自控。

（二十二）淋证

1. 定义　淋证是指因饮食劳倦、湿热侵袭而致的以肾虚、膀胱湿热、气化失司为主要病机，以小便频急，滴沥不尽，尿道涩痛，小腹拘急，痛引腰腹为主要临床表现的一类病证。

2. 临床表现　淋证以小便频急，滴沥不尽，尿道涩痛，小腹拘急，痛引腰腹为基本特征。其起病或急或缓，其病程或长或短，长者久淋不已，时作时止，遇劳即发。小便频急者每日小便可达数十次，而每次尿量较少，或伴有发热，小便热赤；或小便排出砂石，排尿时尿流中断，腰腹绞痛难忍；或尿中带血或夹有血块；或小便浑浊如米泔或滑腻如脂膏，种种不一。病久或反复发作后，常伴有低热、腰痛、小腹坠胀、疲劳等症。

3. 诊断依据

（1）具有淋证的小便频急，滴沥不尽，尿道涩痛，小腹拘急，痛引腰腹等基本临床特征。尚可有各种淋证各自的特征。

（2）病久或反复发作后，常伴有低热、腰痛、小腹坠胀、疲劳等症。

（3）多见于已婚女性，每因劳累过度，情志变化，感受外邪而诱发。

（4）结合有关检查，如尿常规、尿细菌培养、X线腹部摄片、肾盂造影、双肾及膀胱B超、膀胱镜等，可明确诊断。

4. 鉴别诊断

（1）癃闭：癃闭以排尿困难，全日总尿量明显减少，点滴而出，甚则小便闭塞不通为临床特征。淋证以小便频急，滴沥不尽，尿道涩痛，小腹拘急，痛引腰腹为特征。其中小便短涩量少，排尿困难与癃闭相似，但癃闭排尿时不痛，每日小便总量远远低于正常，甚至无尿排出；而淋证排尿时疼痛，每日小便总量基本正常。

（2）尿血：血淋和尿血都有小便出血，尿色红赤，甚至尿出纯血等症状。其鉴别的要点是有无尿痛。尿血多无疼痛之感，虽亦间有轻微的胀痛或热痛，但终不若血淋的小便滴沥而疼痛难忍。《丹溪心法·淋》："痛者为血淋，不痛者为尿血。"故一般将痛者称为血淋，不痛者称为尿血。

（3）尿浊：尿浊虽然小便浑浊，白如泔浆，与膏淋相似，但排尿时尿出自如，无疼痛滞涩感，与淋证不同。以有无疼痛为鉴别要点。

（二十三）遗精

1. 定义　遗精是指因脾肾亏虚，精关不固，或火旺湿热，扰动精室所致的以不因性生活而精液频繁遗泄为临床特征的病证。本病发病因素比较复杂，主要有房室不节，先天不足，用心过度，思欲不遂，饮食不节，湿热侵袭等。有梦而遗精者，称为梦遗；无梦而遗精，甚至清醒时精液自出者，称为滑精。

2. 临床表现　不因性生活而精液频繁遗泄，每周2次以上，或在睡中有梦而遗，或在睡中无梦而遗，或有少量精液随尿而外流，甚者可在清醒时自行流出，常伴有头晕、耳鸣、健忘、心悸、失眠、腰酸膝软、精神委靡，或尿时不爽、少腹及阴部作胀不适等症状。多因劳倦过度，用心太过，恋情纵欲，感触见闻，饮食辛辣等因素诱发。

3. 诊断依据

（1）已婚男子不因性生活而精液自出，或在睡眠中发生，或在清醒时发生遗精，每周超过1次以上；或未婚男子频繁发生精液遗泄，每周超过2次以上，伴有耳鸣、头昏、健忘、失眠、神倦乏力、腰酸膝软等症，并持续1个月以上者，即可诊断为遗精。

（2）直肠指诊、前列腺B超及精液常规等检查，有助于病因诊断。

4. 鉴别诊断

（1）溢精：成年未婚男子，或婚后夫妻分居者，1个月遗精1～2次，次日并无不适感觉或其他症状，为溢精，属于生理现象，并非病态。《景岳全书·遗精》："有壮年气盛，久节房欲而遗者，此满而溢者也。""至若盛满而溢者，则去者自去，生者自生，势出自然，固无足为意也。"

（2）早泄遗精：是没有性交时而精液自行流出，而早泄是在性交之始，甚者在交接之前，精液提前泄出可致不能进行正常的性生活。

（3）精浊：精浊是指尿道口时时流出米泔样或者糊状浊物，茎中作痒疼痛，痛甚如刀割样，而遗精是从尿道口流出精液，且无疼痛。

（二十四）汗证

1. 定义　汗证是指由于阴阳失调，腠理不固，而致汗液外泄失常的病证。其中，不因外界环境因素的影响，而白昼时时汗出，动辄益甚者，称为自汗；寐中汗出，醒来自止者，称为盗汗，又称为寝汗。

2. 临床表现　汗证是指不因其他疾病（如发热等）的影响，而以汗出过度为主要表现的自汗盗汗。其临床特征是：①自汗表现为白昼时时汗出，动则益甚，常伴有气虚不固的症状；盗汗表现为寐中汗出，醒后即止，常伴有阴虚内热的症状。②无其他疾病的症状及体征。

3. 诊断依据

（1）不因外界环境影响，在头面、颈胸，或四肢、全身出汗者，昼日汗出溱溱，动则益甚为自汗；睡眠中汗出津津，醒后汗止为盗汗。

（2）除外其他疾病引起的自汗、盗汗。作为其他疾病过程中出现的自汗、盗汗，因疾病的不同，各具有该疾病的症状及体征，且出汗大多不居于突出地位。

（3）查血沉、抗"O"、T_3、T_4、基础代谢、血糖、胸部 X 线摄片、痰涂片等检查，以排除风湿热、甲状腺功能亢进症、糖尿病、肺痨等疾病。

4. 鉴别诊断

（1）脱汗：脱汗表现为大汗淋漓，汗出如珠，常同时出现声低息微，精神疲惫，四肢厥冷，脉微欲绝或散大无力，多在疾病危重时出现，为病势危急的征象，故脱汗又称为绝汗。

（2）战汗：主要出现于急性热病过程中，表现为突然恶寒战栗，全身汗出，发热，口渴，烦躁不安，为邪正交争的征象。若汗出之后，热退脉静，气息调畅，为正气拒邪，病趋好转之象。

（3）黄汗：汗出色黄，染衣着色，常伴见口中黏苦，渴不欲饮，小便不利，苔黄腻，脉弦滑等湿热内郁之症。

（二十五）厥证

1. 定义　厥证是由多种原因引起的，以气机逆乱，升降失调，气血阴阳不相接续为基本病机，以突然昏倒，不省人事，或伴有四肢逆冷为主要临床表现的一种急性病证。病情轻者，一般在短时内苏醒，醒后无偏瘫、失语及口眼㖞斜等后遗症；但病情重者，则昏厥时间较长，甚至一厥不复而导致死亡。

2. 临床表现　厥证乃为内科急症，临床上以突然发生一时性的神志异常为证候特征。厥之轻者在昏倒不知人事后可于短时间内苏醒，醒后感到头昏乏力，倦怠口干，并无其他明显后遗症。厥之重者可一厥不醒，"半日远至一日"，乃致死亡。本病的特点有急骤性、突发性和一时性。急骤发病，突然昏倒，移时苏醒。往往在发病前有明显的诱发因素，如情绪紧张、恐惧、惊吓、疼痛等，发作前有头晕、恶心、面色苍白、出汗等先期症状。发作时昏仆，不知人事，或伴有四肢逆冷。由于气、血、痰、食、暑等厥的不同，又各有相应的不同病史及临床证候表现。

3. 诊断依据

（1）病人在发病之前，常有先兆症状，如头晕、视物模糊、面色苍白、出汗等，而后突然发生昏仆，不知人事，呈一时性，"移时苏醒"，发病时常伴有恶心、汗出，或伴有四肢逆冷，醒后感头晕、疲乏、口干，但无失语、瘫痪等后遗症。

（2）应了解既往有无类似病证发生。发病前有明显的情志变动、精神刺激的因素，或有大失血病史，或有暴饮暴食史，或有素体痰盛宿疾。注意询问发作时的体位、持续时间以及发厥前后的表现。

（3）脑电图、脑干诱发电位、心电图、颅脑 CT、MRI 等检查有助于诊断。

4. 鉴别诊断

（1）眩晕：头晕目眩，视物旋转不定，甚则不能站立，耳鸣，但无神志异常的表现。

（2）中风：以中老年人为多见，素体常有肝阳亢盛。其中脏腑者，突然昏仆，并伴有口眼㖞斜、偏瘫等症，神昏时间较长，苏醒后有偏瘫、口眼㖞斜及失语等后遗症。

（3）痫证：常有先天因素，以青少年为多见。痫证之病情重者，亦为突然昏仆，不省人事，但发作时间短暂，且发作时常伴有口歪、抽搐、口吐涎沫、两目上视、小便失禁等。常反复发作，每次症状均相类似，苏醒缓解后可如常人。此外还可作脑电图检查，以资鉴别。

（4）昏迷：为多种疾病发展到一定阶段时出现的危重证候。一般来说发生较为缓慢，有一个昏迷前的临床过程，先轻后重，由烦躁、嗜睡、谵语渐次发展，一旦昏迷后，持续时间一般较长，恢复较难，苏醒后原发病仍然存在。

（二十六）痹病

1. 定义　痹病指正气不足，风、寒、湿、热等外邪侵袭人体，痹阻经络，气血运行不畅所导致的，以肌肉、筋骨、关节发生疼痛、麻木、重着、屈伸不利，甚至关节肿大灼热为主要临床表现的病证。

2. 临床表现　肌肉、筋骨、关节疼痛为本病的主要证候特征。但疼痛的性质有酸痛、胀痛、隐痛、刺痛、冷痛、热痛或重着疼痛等。疼痛的部位，或以上肢为主或以下肢为甚，可对称发作亦可非对称发生，或累及单个关节或多关节同病，可为游走不定或为固定不移。或局部红肿灼热，或单纯肿胀疼痛，皮色不变。或喜热熨，或乐冷敷。多为慢性久病，病势缠绵，亦可急性起病，病程较短。病重者，关节屈伸不利，甚者关节僵硬、变形，生活困难。

3. 诊断依据

（1）发病特点：本病不分年龄、性别，但青壮年和体力劳动者、运动员以及体育爱好者易于罹患。同时，发病的轻重与寒冷、潮湿、劳累以及天气变化、节气等有关。

（2）临床表现：突然或缓慢地自觉肢体关节肌肉疼痛、屈伸不利为本病的症状学特征。或游走不定，恶风寒；或痛剧，遇寒则甚，得热则缓；或重着而痛，手足笨重，活动不灵，肌肉麻木不仁；或肢体关节疼痛，痛处焮红灼热，筋脉拘急；或关节剧痛，肿大变形，也有绵绵而痛，麻木尤甚，伴心悸、乏力者。

（3）舌苔脉象：舌质红，苔多白滑，脉象多见沉紧、沉弦、沉缓、涩。

（4）辅助检查：实验室和 X 线等检查常有助于痹病诊断。

4. 鉴别诊断

（1）痿病：肢体痹病久治不愈，肢体关节或因痛剧，或因屈伸不利，或因变形而活动减少，肌肉废用而渐萎瘦，而与痿病相似。其鉴别的要点是看有无疼痛。痿病以肌肉软弱无力或萎缩为临床特征，并无疼痛，因肌肉软弱无力而行动艰难，甚至瘫软于床榻。

（2）痹病：以肢体肌肉关节疼痛、酸楚、麻木为临床特征，因疼痛或关节变形而行动艰难，因行动艰难肌肉少用而渐瘦，但不至瘫痪。临床上也有既有肢体肌肉萎弱无力，又伴有肌肉关节疼痛者，是为痿痹并病，可按其病因病机特点，辨其孰轻孰重进行辨证论治。

（二十七）腰痛

1. 定义　腰痛是指腰部感受外邪，或因劳伤，或由肾虚而引起气血运行失调，脉络绌急，腰府失养所致的以腰部一侧或两侧疼痛为主要症状的一类病证。

2. 临床表现　腰部一侧或两侧疼痛为本病的基本临床特征。因病理性质的不同而有种种表现。多缓慢发病，病程较久，或急性起病，病程较短。疼痛性质有隐痛、胀痛、酸痛、濡痛、绵绵作痛、刺痛、腰痛如折；腰痛喜按，腰痛拒按；冷痛，得热则解，热痛，遇热更甚。腰痛与气候变化有关，腰痛与气候变化无关。腰痛劳累加重，休息缓解。腰痛影响功能活动，腰"转摇不能"，"不可以俯仰"。腰痛固定，腰痛放射其他部位，引起腰脊强、腰背痛、腰股痛、腰尻痛、腰痛引少腹等。

3. 诊断依据

（1）自觉一侧或两侧腰痛为主症，或痛势绵绵，时作时止，遇劳则剧，得逸则缓，按之则减；或痛处固定，胀痛不适；或如锥刺，按之痛甚。

（2）具有腰部感受外邪、外伤、劳损等病史。

（3）有关实验室检查或腰部 X 线片，提示西医学风湿性腰痛、腰肌劳损、强直性脊柱炎、腰椎骨质增生等诊断者，有助于本病的诊断。

4. 鉴别诊断

（1）肾着：虽有腰部沉重冷痛，与腰痛相似，但多有身体沉重，腰以下冷，腹重下坠等，为一个独立性疾病，需作鉴别。

（2）腰软：虚证腰痛可伴有腰软，但腰软是以腰部软弱无力为特征，少有腰痛，多伴见发育迟缓，而表现为头项软弱，手软、足软、鸡胸等，多发生在青少年。

（3）淋证：淋证中的热淋、石淋常伴有腰痛，但必伴有小便频急、短涩量少或小便中带血等症状，可与本病鉴别。

（二十八）针眼

1. 定义　针眼是眼科疾病里面比较常见的症状之一，主要多因内热外毒攻窜上炎导致。其主要特点是胞睑近睑缘部生小疖肿，局部红肿疼痛起硬结，易于溃脓，本病与季节、气候、年龄、性别无关。可单眼或双眼发病，现代医学里面的睑腺炎（又称为麦粒肿）可参考本病进行辨证治疗。

2. 临床表现　初起，胞睑微痒痛，近睑弦部皮肤微红肿，继之形成局限性硬结，并有压痛，硬结与皮肤相连。若病变发生于小眦部，红肿焮痛较剧，并可引起小眦部白睛赤肿。部分病人可伴有耳前或颌下淋巴结肿大及有压痛，甚至伴恶寒发热、头痛等全身症状。

3. 诊断依据

（1）初起胞睑痒痛，睑弦微肿，按之有小硬结，形如麦粒，压痛明显。

（2）局部红肿疼痛加剧，逐渐成脓，起于睑弦者在睫毛根部出现脓点，发于睑内者，睑内面出现脓点，破溃或切开排出脓后，症情随之缓解。

（3）严重针眼，胞睑漫肿，皮色暗红，可伴有恶寒发热，耳前常有臖核，发于外眦部，每易累及白睛浮肿，状如鱼胞。

（4）本病有反复发作和多发倾向。

4. 鉴别诊断

（1）胞肿：胞肿如桃胞睑皮肤红赤，高肿难睁，状如桃李，肿痛拒按，白睛赤肿。相当于西医学眼睑炎性水肿。

（2）眼丹：眼丹发病部位同针眼，但眼睑赤痛漫肿，质硬拒按，常有恶寒发热、头痛等全身症状。

（3）眼痈：眼痈发病部位在眼睑皮下，较针眼病势凶猛，红肿热痛甚，化腐成脓范围大，可波及全部眼睑。并有畏寒高热、头痛等全身症状。

（二十九）天行赤眼

1. 定义　本病白睛暴发红赤，眵多黏结，常累及双眼，能迅速传染并引起广泛流行，故称为天行赤眼，又称天行赤热、天行暴赤，俗称红眼病。本病见于《银海精微》。该书对本病病因及其传染流行等均有描述。本病多于夏秋之季发病，病人常有传染病接触史。本病与西医学"急性传染性结膜炎"相似。

2. 临床表现　本病发病迅速，多是双眼先后发病，患病早期，病人感到双眼发烫、烧灼、畏光、眼红，自觉眼睛磨痛，像进入沙子般地滚痛难忍，紧接着眼皮红肿、眼眵多、怕光、流泪，早晨起床时，眼皮常被分泌物黏住，不易睁开。有的病人结膜上出现小出血点或出血斑，分泌物呈黏液脓性，有时在睑结膜表面形成一层灰白色假膜，角膜边缘可有灰白色浸润点，严重者可伴有头痛、发热、疲劳、耳前淋巴结肿大等全身症状。

3. 诊断依据

（1）白睛红赤，或见白睛溢血呈点、呈片，胞睑红肿，黑睛可见星翳。耳前或颌下可扪及眷核。

（2）眼沙涩，灼痛，畏光流泪，甚者热泪如汤，或眵多清稀。

（3）起病迅速，邻里相传，易成流行。

4. 鉴别诊断　天行赤眼、天行赤眼暴翳、暴风客热的鉴别：前二者系猝感疫疠毒邪，起病急，传染快，易造成广泛大流行。后者则因风热之邪外袭所致，有一定传染性但不流行。3种病均有眼焮热赤痛、白睛红赤、胞睑浮肿的特点。天行赤眼则白睛同时出现点状、片状出血；天行赤眼暴翳则泪多眵少，发病1周后黑睛出现星翳而影响视力，愈后遗留翳障，且早期耳前肿核压痛。

（三十）圆翳内障

1. 定义　圆翳内障主要是指因年老体弱，精气日衰，目失涵养所致晶珠混浊，视力渐降，最终瞳神内呈圆形银白色或棕色的翳障，导致失明的眼病。相当于西医学老年性白内障，也包括各种原因继发的（胎患内障、震惊内障除外）晶珠完全混浊的白内障，是首位致盲但可手术复明的眼病。

2. 临床表现

（1）圆翳内障初起，眼无红肿疼痛，仅自觉视物微昏，或眼前有位置固定之点状、条状或圆盘状阴影；或视近尚清，视远昏朦；或明处视昏，暗处视清；或明处视清，暗处视昏；或视灯光、明月如有数个。昏朦日进，则渐至不辨人物，只见手动，甚至仅存光感。

（2）检视瞳神，圆整无缺，展缩自如。初起，若晶珠混浊出现于边缘，状如枣花、锯齿，视力多无明显影响。继则晶珠灰白肿胀，如油脂浮于水面，电筒侧照，可见黄仁之阴影呈新月形投射于晶珠表面。最终晶珠全混，色白圆整，电筒侧照，黄仁阴影消失。此时翳定障老，正宜手术治疗。否则，日久晶珠缩小，翳如冰棱而下沉。若晶珠混浊从核心开始，渐向周围扩散，其色多为棕黄、棕红或黑色。

3. 诊断依据

（1）视物模糊，逐渐加重，渐至不辨人物，仅存光感。无眼红、眼痛、流泪等症。

（2）年龄在 45 岁以上，视力渐降。

（3）裂隙灯检查见晶状体混浊，皮质性老年性白内障分 4 期。

1）初发期：皮质中出现水隙，空泡和板层分离，周边部皮质首先可见楔状混浊，逐渐向中央进展。

2）膨胀期：晶状体混浊加重，饱满，前房变浅。

3）成熟期：晶状体全部混浊，虹膜投影阴性，前房恢复正常。

4）过熟期：晶状皮质混浊呈液化状乳白色、核下沉、前房加深。

老年性核性白内障混浊从核开始，呈棕色混浊，向周围发展，影响视力。

4. 鉴别诊断

（1）飞蚊症：飞蚊症是指患眼外观端好，自觉眼前有蚊蝇、蛛丝或云雾样漂浮物的眼病。

（2）外伤性白内障：外伤性白内障是指有明确的外伤史，查体可见晶状体前囊破裂，晶体浑浊。

（三十一）经行先期

1. 定义　月经周期提前 7 日以上，或 20 日左右一行，连续发生 2 个周期或以上。月经先期属于以周期异常为主的月经病，常与月经过多并见，严重者可发展成崩漏，应及时治疗。西医学功能失调性子宫出血和盆腔炎等出现月经提前，可按本病治疗。

2. 临床表现

（1）血热经行先期：经期起前，来时量多，色深红或紫黑成块，质脓稠黏，或有臭秽之气。心烦口干，喜冷怕热，便秘溲赤。舌质红，苔薄黄，脉滑数。

（2）阴虚经行先期：经期提前，量少，色红无块，头晕，心悸，失眠，腰酸，手足心热，或有低热，或两颧潮红。舌红少苔，脉细数。

（3）肝郁化热经行先期：月经提前，量或多或少，色红或紫，或有血条血块，经行不畅，兼有行经时乳房、胸胁、小腹胀痛。或精神抑郁，心烦、易怒，口苦咽干，或面色青黯。舌质红，苔薄黄，脉弦数。

（4）血瘀经行先期：经期提前，一般先量多而后少，或淋漓不止，色紫黯有块，下腹部发胀、压痛。舌质正常或略紫或见瘀斑，脉沉涩或沉细。

（5）气虚经行先期：经水前期，量多色淡，质清稀，小腹空坠，或腰部发胀。神疲肢软，心悸气短，或纳少便溏，面浮色㿠。舌淡苔薄，或边有齿痕，脉弱无力。

3. 诊断依据

（1）病史：有血热病史或有情志内伤、盆腔炎等病史。

（2）临床表现：月经提前来潮，周期不足 21 日，且连续出现 2 个月经周期以上；经期基本正常，可伴有月经过多。

4. 鉴别诊断　月经提前 10 日以上的人应注意与月经间期出血相鉴别：月经间期出血常发生在月经周期的第 12～第 16 日，出血量较少，或表现为透明黏稠的白带中夹有血丝，出血常持续数小时至 2～7

日，自行停止，西医学称为排卵期出血。月经间期出血量较月经期出血量少，临床表现为出血量一次多一次少的现象，结合 BBT 的测定，即可确诊。月经先期则每次出血量大致相同，且出血时间不一定在排卵期内，持续时间一般与正常月经基本相同。

（三十二）经行后期

1. 定义　月经周期延后 7 日以上，甚至 3～5 个月，连续 2 个周期以上，称为月经后期。如在初潮后 1～2 年或更年期，经期时有延后，并无其他证候者，是生理现象，不属本病。月经后期又称为经水后期、经行后期或经迟。相当于西医学"月经失调、月经稀发"。

2. 临床表现

（1）冲任血虚经行后期：月经错后，量少，色淡红，无腹痛，伴有头晕、心慌。舌质淡，脉细弱。

（2）冲任虚寒经行后期：月经延后，量少，质稀，经色黯黑，或混有小血块，腹痛绵绵，喜按，得热痛减。畏寒肢冷，面色晦暗。舌质淡润，苔薄白，脉沉迟无力。

（3）冲任寒瘀经行后期：月经延期，血量涩少，经色紫黯夹块，小腹疼痛拒按，喜热熨。面色青黯，形体壮实。舌质润或紫黯，苔白，脉沉迟有力或沉紧。

（4）肝气郁结经行后期：经期间隔延长，经色紫红夹块，小腹胀痛，胸胁乳房作胀。苔正常，脉弦或涩。

（5）痰湿阻滞经行后期：经期延后，色淡而黏，身体较胖，胸闷纳少，痰多，懒于行动，心悸气短，平时白带多。舌淡苔腻，脉濡细。

3. 诊断依据

（1）病史禀赋不足，或有感寒饮冷，情志不遂史。

（2）临床表现：月经周期延后 7 日，并连续出现 2 个月经周期以上的临床特征。可伴见经量、经色、经质的异常。

（3）检查：妇科检查，必要时做妊娠试验以排除妊娠。

4. 鉴别诊断

（1）妊娠：本病与妊娠都是以月经周期延后为特点，育龄期妇女月经周期延后，可作妊娠试验以排除妊娠。

（2）妊娠期出血病证：若以往月经周期正常，本次月经延后又伴有阴道留血，量、色、质均异于平时，或伴小腹疼痛者，应注意与胎漏、胎动不安、异位妊娠（宫外孕）相鉴别。

（三十三）崩漏

1. 定义　崩漏是月经的周期、经期、经量发生严重失常的病证。其发病急骤，暴下如注，大量出血者为"崩"；病势缓，出血量少，淋漓不绝者为"漏"。可发生在月经初潮后至绝经的任何年龄，足以影响生育，危害健康。属妇科常见病，也是疑难急重病证。相当于西医学"无排卵性功能失调性子宫出血"。

2. 临床表现

（1）肾阴虚崩漏：阴道出血量多，或淋漓不断，血色鲜红，或紫红，质稠，偶有血块，腰酸肢软，头晕耳鸣，五心烦热，口干不欲饮。舌质红或淡（血虚时），脉细数。

（2）肾阳虚崩漏：阴道出血量多或淋漓不断，色淡红，质稀，无块，或面生黄褐斑，形寒肢冷，身体较胖，腰痛。舌体胖淡，或有齿痕，脉沉弱或虚数（血虚时）。

（3）脾虚崩漏：阴道出血量多或淋漓不止，血色淡，质稀，面色㿠浮，神倦纳少，下腹胀坠，或大便不实。舌淡，脉细弱或虚数（血虚时）。

（4）血瘀崩漏：阴道出血量多或淋漓不止，经色紫黯，夹有瘀块，小腹疼痛，拒按，瘀块排出后则疼痛减轻。舌质紫黯或舌尖边有瘀点，脉沉涩或弦滑（血虚或血瘀化热时）（但对一些出血时间长，久漏不止的病人，用辨证方药治疗无效者，尽管无上述的瘀血证候也应考虑为瘀滞所致）。

3. 诊断依据

（1）崩漏病特指月经周期紊乱，阴道出血如崩似漏的疾病，包括崩中和漏下。多见于青春期、更年期妇女，检查未发现肿瘤等病变。

（2）常规妇科、产科检查，应作为必备诊断。

（3）血常规、血液生化检查，必要时可作脊髓液、细胞培养等检查。

（4）腹部 X 线摄片、B 超、CT 检查等，能帮助确定病位和明确诊断。

4. 鉴别诊断

（1）月经先期、月经过多、月经延长、月经先期是周期缩短，月经是经量过多，经期延长是行经时间长。这种周期、经期、经量的各自改变与崩漏的周期、经期、经量的同时严重失调易混淆，但上述之病各自有一定的周期、经期和经量可作鉴别。

（2）月经先后无定期：主要是周期或先后，即提前或延后 7 日以上 2 周以内，经期、经量基本正常。

（3）经间期出血：崩漏与经间期出血都是非时而下，但经间期出血发生在两次月经的中间，颇有规律，且出血时间为 2～3 日，不超过 7 日左右自然停止。而崩漏是周期、经期、经量的严重失调，出血不止。

（4）生殖器肿瘤出血、生殖系炎症（宫颈息肉、宫内膜息肉、子宫内膜炎、盆腔炎等）临床可表现为如崩似漏的阴道出血，必须通过妇科检查或 B 超、MRI 检查，诊断性刮宫，可以明确诊断以鉴别。

（5）外阴阴道伤出血：如跌倒仆伤、暴力性交等，可通过询问病史和妇科检查鉴别。

（6）内科血液病：内科出血性疾病如再生障碍性贫血、血小板减少，在来经时可由原发内科血液病导致阴道出血过多，甚则暴下如注，或淋漓不尽。通过血液分析、凝血因子的检查或骨髓细胞的分析不难鉴别。

（三十四）经行腹痛

1. 定义 经行腹痛简称痛经，为最常见的妇科症状之一，指行经前后或月经期出现下腹部疼痛、坠胀，伴有腰酸或其他不适，症状严重影响生活质量者。痛经分为原发性痛经和继发性痛经两类，原发性痛经是指生殖器官无器质性病变的痛经，占痛经 90％以上；继发性痛经是指由盆腔器质性疾病引起的痛经。

2. 临床表现

（1）肝郁气滞经行腹痛：经前或经行小腹坠胀而痛，经量多少不定、血色或红或紫，亦可夹有血块，经行不畅，胁痛乳胀，烦躁胸闷，舌质正常或紫黯，脉弦。肝郁日久化热，则症见口苦，目赤，眩晕，胸胁闷胀，月经色紫黏稠，便秘溲赤，舌质暗红，脉细数或弦数。

（2）胞宫血瘀经行腹痛：经行时小腹疼痛比较剧烈，痛引腰骶，经行不畅，经色紫黯有块，瘀块下则痛减，舌质黯或有瘀斑，脉沉迟而涩。

（3）寒湿凝滞经行腹痛：经前或经期小腹冷痛，得热则减、形寒肢冷，月经后期，经量少，涩滞不爽，经色黯红夹有血块，大便多溏，带下绵绵，舌质黯或有瘀斑，舌苔白腻而滑，脉沉紧或沉迟。

（4）湿热郁结经行腹痛：经前或经期，少腹刺痛而有灼热感，且拒按，月经提前或先后不定期，经色黯红秽臭，质黏稠，平日黄白带下，大便干或不爽，小便短赤，舌质红，苔黄腻，脉滑数。

（5）气血两虚经行腹痛：经期或经后腹痛绵绵，喜按喜温，月经量少，色淡质稀，面白或萎黄，头晕心悸，倦怠无力，舌质淡，苔薄白，脉细无力。

（6）冲任虚寒经行腹痛：经期或经后小腹冷痛，得热痛减，遇寒加剧，喜温喜按，经期愆后，量少色淡，带下清稀，腰脊酸痛，背寒肢冷，小便清长，舌质淡嫩，舌苔薄白，脉象沉弱。

（7）肝肾亏损经行腹痛：经期及经后小腹隐隐作痛，经量少，色淡红，腰膝酸软、头晕耳鸣、舌质红嫩少苔，脉沉细数。

3. 诊断依据

（1）病史：有感受寒邪、情志失调、饮食不节等病史。

（2）原发性痛经在青春期多见，常在初潮后 1～2 年内发病。伴随月经周期规律性发作的以小腹疼痛为主要症状。继发性痛经症状同原发性痛经，由于内膜异位引起的继发性痛经常常进行性加重。

（3）疼痛多自月经来潮后开始，最早出现在经前 12 小时，以行经第 1 日疼痛最剧烈，持续 2～3 日后缓解。疼痛常呈痉挛性。一般不伴有腹肌紧张或反跳痛。

（4）可伴有恶心、呕吐、腹泻、头晕、乏力等症状，严重时面色发白、出冷汗。

（5）妇科检查无异常发现。

4. 鉴别诊断

（1）子宫内膜异位症：子宫内膜异位症有痛经、不孕等症状。妇科检查及辅助检查：盆腔检查发现内异症病灶；影像学检查（盆腔超声、盆腔 CT 及 MRI）发现内异症病灶，血清 CA125 水平轻、中度升高。腹腔镜检查：腹腔镜检查是目前诊断内异症的通用方法。在腹腔镜下见到大体病理所述典型病灶或对可疑病变进行活组织检查即可确诊。

（2）子宫腺肌病：子宫腺肌病有痛经、月经异常等症状。妇科及辅助检查：子宫增大、压痛等；影像学检查（盆腔 B 超）、血清 CA125 等提示。

（三十五）滑胎

1. 定义　自然流产连续 3 次以上者，每次流产往往发生在同一妊娠月份，称为"滑胎"。滑胎主要因先天不足、房劳过度、孕后纵欲损伤肾气，胎失所系；或素体气血不足，大病久病失血耗气，胎失所养；或素体阴虚内热，胞络不固等引起。与现代医学的习惯性流产相当。

2. 临床表现

（1）肾气不固滑胎：曾数次堕胎，受孕之后腰膝酸软，小腹下坠，头晕耳鸣，尿频或失禁，或阴道流血，舌质淡，脉滑大，两尺尤弱。

（2）脾胃气虚滑胎：数次堕胎或小产，面黄微肿，腹胀下坠，神疲乏力，少气懒言，口淡纳呆，大便溏薄，舌淡红，苔薄白，脉缓。

（3）相火妄动滑胎：多次堕胎，形瘦色枯，面颧红赤，五心烦热，口干喜饮，腰酸痛，阴道流血，舌质红赤，苔少，脉滑数或尺部虚人。

（4）虚寒相搏滑胎：有滑胎史，少腹冷痛，四肢不温，形寒喜暖，腰膝酸痛，大便泄泻，小便清长，舌质淡，苔薄白滑润，脉沉迟无力。

3. 诊断依据

（1）病史：有自然流产病史。

（2）临床表现：有连续发生 3 次以上的堕胎或小产。

（3）相应的辅助检查诊断，如输卵管造影、宫腔镜、超声检查等。

4. 鉴别诊断

胎动不安：滑胎后再次受孕，常有腰酸腹坠，或阴道流血等症，与胎动不安一症无异，但滑胎有反复堕胎史，可资区别。

（三十六）胎动不安

1. 定义　胎动不安是指妊娠期间，自觉胎动下坠，腹痛腰酸，或兼见阴道少量出血而言。若小腹坠痛及腰酸加重，阴道流血增多，易致"堕胎""小产"或"胎死腹中"。因此，胎动不安常为堕胎、小产之先兆。

2. 临床表现

（1）气虚胎动不安：妊娠胎动下坠，腹胀腰酸，阴道不时有少量出血，色淡质稀，或下黄水，面色白，精神疲倦，气短懒言，畏寒，舌质淡，苔薄白，脉浮滑无力或沉弱。

（2）血虚胎动不安：妊娠腰酸腹胀，或自觉胎动不安，重迫下坠，阴道不时下血，面色萎黄，头晕心悸，神疲乏力，皮肤不润，舌质淡红，苔薄或无苔，脉细数。

（3）肾虚胎动不安：妊娠小腹下坠，或胀或痛，腰酸腰痛，阴道下血，头晕耳鸣，两腿软弱，尿频或失禁，舌质淡，苔薄白，脉沉细无力。

（4）血热胎动不安：孕后 3～5 个月，阴道不时下血，色鲜红，腰酸，小腹坠痛，口干咽燥，渴喜饮冷，小便短赤，大便秘结，舌质红，苔薄黄而干，脉滑数有力。

（5）气郁胎动不安：妊娠期间，腰酸胎动，腹痛隐隐，下血暗红。精神抑郁，心烦易怒，胁肋胀痛，嗳气食少，舌质红，苔薄黄，脉弦滑。

（6）外伤胎动不安：妊娠期间，突然胎动下坠，腰酸痛，腹胀或痛，下血色红，神疲乏力，舌质正常，脉滑无力。

3. 诊断依据　根据病史及临床表现，对疑难和复杂病例，需进行辅助检查，应尽量早期诊断，动态观察，明确病因。

（1）病史：停经史。应了解妊娠前后是否接触放射线、重金属或有机苯，有无使用碍胎之中、西药，以往有无堕胎、小产病史，或人工流产、引产史，曾生育或早产、晚期流产者，应询问婴儿或胎儿有无畸形。

（2）临床表现：妊娠后阴道少量出血，时作时止或淋漓不断，无腰酸腹痛者，是诊断胎漏的主要依据。若妊娠后腰酸，小腹轻微疼痛，或腰腹下坠，或伴有阴道少量出血，则是诊断胎动不安的临床依据。

4. 鉴别诊断

（1）与异位妊娠、堕胎、小产、胎死不下、葡萄胎等病症相鉴别。

（2）激经：又称盛胎、垢胎、妊娠经来。特点是在妊娠早期仍按月经周期阴道少量出血，无其他不适，亦无损于胎儿，随胎儿渐大而血自止。

（3）子宫颈出血：宫颈糜烂、息肉均可有接触性出血，常发生于性交后。妊娠早期因子宫颈较充血，无房事也可能有少量出血，通过妇科检查可作鉴别。

此外，还要与内、外科疾病所致的出血、腹痛相鉴别。

（三十七）水痘

1. 定义　水痘指由感染时行病毒，蕴于肺脾，发于肌肤，皮肤出现红色丘疹，中有水疱的传染病。

2. 临床表现　初起有发热、流涕、咳嗽、不思饮食等症，在发病 24 小时内出现皮疹，皮疹先发于头皮、躯干受压部分，呈向心性分布。最开始为粉红色小斑疹，迅即变为米粒至豌豆大的圆形紧张水疱，周围明显红晕。黏膜亦常受侵，见于口腔、咽部、眼结膜、外阴、肛门等处。在为期 1～6 日的出疹期内皮疹相继分批出现，皮损呈现由细小的红色斑丘疹→疱疹→结痂→脱痂的演变过程，脱痂后不留瘢痕。水疱期痛痒明显，若因挠抓继发感染时可留下轻度凹痕。体弱者可出现高热，约 4% 的成年人可发生播散性水痘、水痘性肺炎。

3. 诊断依据

（1）初起有发热、流涕、咳嗽、不思饮食等症，发热大多不高。在发热的同时，1～2 日内即于头、面、发际及全身其他部位出现红色斑丘疹，以躯干部较多，四肢部位较少。疹点出现后，很快变为疱疹，大小不一，内含水液，周围有红晕，继而结成痂盖脱落，不留瘢痕。

（2）皮疹分批出现，此起彼落，同时丘疹、疱疹、干痂往往并见。

（3）起病 2～3 周前有水痘接触史。

（4）白细胞计数正常或稍低，淋巴细胞相对增高。

4. 鉴别诊断

（1）脓疱病：好发于鼻唇周围和四肢暴露部位。易形成脓疱及黄色厚痂，经搔抓而播散。不成批出现，无全身症状。

（2）丘疹样荨麻疹：系婴幼儿皮肤过敏性疾病。皮疹为红色丘疹，顶端有小水疱，无红晕，分批出现，离心性分布，不累及头部和口腔。

（3）带状疱疹：疱疹呈簇状排列，沿身体一侧的皮肤周围神经分布，不对称，有局部疼痛。

（三十八）湿疹

1. 定义　湿疹是由多种内外因素引起的瘙痒剧烈的一种皮肤炎症反应。分急性、亚急性、慢性三期。急性期具渗出倾向，慢性期则浸润、肥厚。有些病人直接表现为慢性湿疹。皮损具有多形性、对称性、瘙痒和易反复发作等特点。

2. 临床表现

（1）急性湿疹：皮损初为多数密集的粟粒大小的丘疹、丘疱疹或小水疱，基底潮红，逐渐融合成片，由于搔抓，丘疹、丘疱疹或水疱顶端抓破后呈明显的点状渗出及小糜烂面，边缘不清。如继发感染，炎症更明显，可形成脓疱、脓痂、毛囊炎、疖等。自觉剧烈瘙痒。好发于头面、耳后、四肢远端、阴囊、肛周等，多对称发布。

（2）亚急性湿疹：急性湿疹炎症减轻后，皮损以小丘疹、结痂和鳞屑为主，仅见少量丘疱疹及糜烂。仍有剧烈瘙痒。

（3）慢性湿疹：常因急性、亚急性湿疹反复发作不愈而转为慢性湿疹；也可开始即为慢性湿疹。表现为患处皮肤增厚、浸润，棕红色或色素沉着，表面粗糙，覆鳞屑，或因抓破而结痂。自觉瘙痒剧烈。常见于小腿、手、足、肘窝、腘窝、外阴、肛门等处。病程不定，易复发，经久不愈。

3. 诊断依据　主要根据病史、皮疹形态及病程。一般湿疹的皮损为多形性，以红斑、丘疹、丘疱疹为主，皮疹中央明显，逐渐向周围散开，境界不清，弥漫性，有渗出倾向。慢性者则有浸润肥厚。病程不规则，呈反复发作，瘙痒剧烈。

4. 鉴别诊断

（1）接触性皮炎：有明显接触史，皮损局限接触部位，皮损多为单一形态，境界清楚，去除接触物可自愈。

（2）神经性皮炎：皮损多见于颈项、肘、膝的伸侧及尾骶部，典型损害为苔藓样改变，无渗液，瘙痒阵发性加剧。

（3）手癣：皮损界限清楚，常单侧分布、蔓延扩散，可有小水疱和脱屑，有足癣史，真菌检查阳性。

三、误诊避免方法

误诊是指在临床工作中对疾病作出错误判断或未能全面诊断的现象，误诊是医学科学共有的临床现象，在中医临床各科中也普遍存在。误诊不但影响疾病的治疗，甚至可以危及病人的生命，每一位临床医生都应该尽量避免误诊。中医误诊包括：临床资料收集过程的失误；诊断确立时间的延误；将某种病证诊断为另一种病证；将有病诊断为无病，或将无病诊断为有病；将2种或2种以上的病证（如合病、并病、相兼、错杂）诊断为其中某一种病证等。中医误诊是中医诊断的重要分支和补充。

（一）临床误诊发生的原因

由于导致误诊的诸多原因的存在，误诊在临床工作中是客观存在的。导致误诊的认识方面的原因很多，既有业务水平、服务态度、思想作风等主观方面的原因，也有医院管理、设备条件等客观方面的原因，这里主要讨论误诊发生的认识方面的原因。

1. 疾病的复杂性　疾病作为认识的客体，其表现是复杂的。同种疾病可以表现不同，不同的疾病可以表现相似；疾病的表现不仅有真相，还常常出现假象；疾病可以有典型性表现，也可以有非典型性表现；疾病的表现不仅有单一性，还常常有叠加性。因此，即使是同种疾病也可以形成临床上千差万别的表现及错综复杂的演变形式，这是导致医生误诊的重要原因之一。

2. 诊断的紧迫性和资料的不完备性　正确的诊断一般要求拥有较全面的临床资料，但由于临床诊断在时间上的紧迫性往往导致临床资料欠完整。临床工作不仅是对疾病的探索研究，更为重要的是医生肩负着救死扶伤的崇高职责，特别是对危急重症的病人，不可能置病人的生死而不顾，去寻找全面而完善的资料，而只能有选择地做某些检查，在不很完善或相对完善的临床资料的基础上，在较短的时间内做出诊断，争分夺秒地抢救病人的生命。因此，在临床资料不完整的情况下，医生的判断和处理往往带有或然性，容易得出错误的结论。

3. 认识手段的局限性和资料的欠准确性　临床辅助检查仪器的应用，延伸了医生的感官，为诊断提供了许多有意义的资料。但是，任何先进的仪器设备都是由人制造的、由人操作的，都会受到其机械性能、操作方法、技术条件、试剂纯度等方面的影响和制约，不可避免地会出现误差，同时，检测结果反映的仅仅是疾病某一阶段、某一局部的表现，不可能反映病人动态、整体的变化，如果医生对此没有足够的认识，就容易产生误诊。

4. 思维方式缺乏合理性　不合理的思维方式，如主观武断，不能具体问题具体分析；思维简化，主次不分；拘于现象，忽略本质；思维活动局限，缺乏动态发展的观点，等等，常常导致误诊。

（二）临床误诊避免的方法

从认识论的角度看，尽管导致误诊的因素很多，有些甚至是不可避免的，但这种不可避免性也是相对的。医生如果能够遵循疾病发生、发展的客观规律，深入实际，误诊还是可以减少甚至避免的。

1. 处理好疾病的普遍性与特殊性的关系　教科书中的疾病概念，是一个群体的理性概念，它是从无数个体疾病中抽象概括出来的，是属于群体性质的模式性疾病，即疾病的普遍性，它对医生的临床思维起着重要的指导作用。但是，医生所接触的是千变万化的活生生的具体病人，疾病在每一个病人身上的表现，都带有它的个体性，此即疾病的特殊性。群体性与个体性的关系是疾病的普遍性与特殊性、共性与个性的关系。疾病的普遍性、共性寓于特殊性、个性之中，并通过它表现出来，但疾病的普遍性、共性又不能包罗具体疾病的特殊性、个性的一切方面，因此，医生必须把对疾病的群体性的认识和个体性的认识结合起来，处理好疾病的普遍性和特殊性的关系，具体问题具体分析，才能做出正确的诊断。

2. 分清疾病的主要矛盾和次要矛盾　疾病往往是多种矛盾的统一体，医生要善于分析各种矛盾之间的关系。首先要抓住影响疾病转归、威胁病人生命的主要矛盾，分清诊断的主次，解决主要的临床问题，以免贻误疾病的诊治。同时还要注意疾病的发生、发展是作为过程而存在的，当前的症状、体征反映的仅是疾病某一个阶段的情况，随着体内外环境变化等因素的影响，疾病的表现也会随之发生新的变化，可能出现新的主要矛盾。因此，医生在临床实践中抓住主要矛盾的同时，还必须学会用动态的、发展的观点观察疾病的发展变化过程，及时分析和解决新的问题，适时作出新的诊断。

3. 透过现象认识疾病的本质　任何疾病都是现象与本质的统一。临床表现和辅助检查的阳性发现都是疾病的现象，是疾病本质的外部表现。了解了事物的现象，人们就有了认识事物的基础和根据，就能以现象作为认识事物本质的出发点和向导，进一步进行分析、比较，找出它们共同的规律性的东西。临床医生要善于分析和总结疾病的复杂现象，透过现象去认识疾病内部的、本质的东西，把握疾病的发展规律，只有这样才能做出正确的诊断。在收集事物的现象时，需要人们视野开阔，思路宽广，即发散性思维；在寻找事物现象背后隐藏的本质时，又需要人们思路集中，视野范围逐渐缩小，即思维聚焦。

4. 重视临床实践，不断完善初步诊断　人们对事物本质的认识不是一次完成的，需要经历曲折的过程。它是一个从现象到本质，从不甚深刻的本质到更深刻的本质的不断深化的过程。临床诊断过程就是一个由表及里、由浅入深的认识过程，它包括诊察、分析判断、初步诊断、临床实践检验与修正、最后诊断等基本环节。导致误诊的诸多因素的存在，决定了医生必须有一个消除不确定诊断，并逐步完善临床诊断的过程。初步诊断既有客观依据，又有主观推测，既有可靠的成分，又有不确定的因素。它是科学性与假定性的辩证统一，这个矛盾的解决过程，就是最后诊断建立的过程。医生只有通过临床实践，从实际出发，不断完善、验证自己的诊断，才能积累经验、增长知识。

四、中医病案书写

医案是祖国医药学的基础理论与临床实践密切结合的体现，是医生治疗疾病时辨证、立法、处方用药的连续记录。大量的医案中记载着历代各家临床实践的丰富经验、独特的医学见解和临床实践过程中的体会，是研究中医药学的重要资料。医案书写就是记载某一个病人四诊情况，全面了解病人所出现的证状（症状和体征），然后把八纲辨证和其他方面（卫气营血、六经、脏腑、经络等）的辨证结合起来，对证候进行全面分析，弄清疾病发生的病因、部位、性质及其发展趋势，从而掌握疾病的病机，确定治疗措施，这就构成了一个比较完善的病案记录。早在汉代，名医淳于意首先记载自己治疗的 25 例病案，当时称为"诊籍"，包括病人的姓名、地址、职业、病理、辨证、治疗、预后等。后世医家在医学著作中和专门编纂的医案书籍里也有记载，内容非常丰富，形式多种多样，不断丰富了中医药学伟大宝库。下面就论述中医医案书写的几种方法及住院病例的书写。

（一）中医医案书写方法

1. 症状辨治法　症状辨治法是常见的一种医案书写，主要根据临床症状、发病时间、病史情况以及治疗经过，进行辨证分析，确立病机，提出治则、方药，按照理、法、方、药，由浅入深，循序渐进地进行辨证论治的一种方法。

2. 病机归纳法　病机归纳法多见于古代和近代医案中，尤其是知识渊博、经验丰富的老中医，常用此法写医案。其特点简明扼要，归纳精练，但必须熟悉四诊情况和准确辨证，才能归纳出正确的病机，从而确立治则，选定方药。在病案记载中，主症、舌象、脉象可以记载，亦可以省略。此法医案很简练，使人一目了然。

3. 承上启下法　承上启下法经常用于复诊病例、会诊病例及经其他医生治疗过的初诊病例。在写医案时，必须对以上治疗情况和效果进行分析，肯定效果，尊重别人，即使对失败原因也要进行客观中肯的分析，切忌在医案中主观武断，甚至指责别人，抬高自己。然后将复诊时四诊情况认真分析，归纳病机，进行论治。

4. 主次分叙法　主次分叙法适用于病人有 2 个以上疾病同时存在。根据病人不同情况，可有 2 种处理方法：①抓住主要疾病治疗，不去考虑次要疾病；②2 个疾病都需治疗，但在处理上分主次。出现两个以上疾病同时存在的复杂情况时，就需主次分别论述，确立标本先后，轻重缓急，采取急治、缓治和同治的措施。此法可先描写主要疾病，次要疾病的主要症状、伴随症、舌脉象，然后分析病机，分别主次，确立治则，选用方药。

5. 引据辨治法　在历代医家的医案中经常见到引据经典著作原文，也有引用先辈医案的精华内容，来印证自己辨证论治的准确性。经常在医案的开头，分析病机或确立治法时，引用经典著作原文，或历代医家的论点、方法，夹议夹叙，进行辨证论治。这种写法说理深透，活泼新颖。但必须熟读典籍，熟悉和掌握前人的宝贵经验，方能把前人的经验比较准确地糅合在自己的医案之中，取得相得益彰的效果，如果引用不当，反而弄巧成拙。

6. 切脉辨治法　切脉是中医诊断的治疗方法之一，传统上认为左右两手的寸关尺六部脉，分别和一定的脏腑相对应，通过切诊六脉，可以诊断五脏六腑的病变。许多有经验的医家善于根据各种典型脉象，结合其他临床体征，进行辨证论治。要学好此法，除熟练掌握切脉的知识外，还需根据病情，脉证互参，全面分析，同时也要了解脉证取舍的特殊情况，这样才能写好这种医案。

7. 症状分类法　症状分类法常用于某一病情复杂，症状较多而病机一致的病例。将复杂的诸症进行分类辨证，可由上而下分类，或由表及里分类，分别求得病机，然后全面分析，求得总的病机。这样辨证眉目清晰，有条不紊，抓住关键，使治疗有的放矢。

8. 结合辨治法　结合辨治法是中西医结合的一种医案书写方法，常见于现代中医医案中，如《岳美中医案》《黄文东医案》《老中医医案话选》等。这种医案既保持了中医医案的特色，又在医案中结合了西医诊断、体格检查、实验室检查等内容，为明确诊断和恰当治疗提供了证据。把辨证论治和辨病论治有机地结合起来，便于西医学习中医，为开展中西医结合，交流临床经验，进行科研工作提供了有利条件。

（二）完整住院病历书写及示例

完整住院病历是病历书写的基础，书写完整住院病历是训练系统采集病史、系统体格检查和归纳分析能力的最好方法，主要用于实习医师、见习期医师及住院医师规范化培训。

1. 书写要求

（1）必须按规定的内容和格式书写，不能任意删减或更改。

（2）完整住院病历一般不归入住院病案中，作为教学资料保存；如住院病案中无入院记录，则应归入住院病案中。

（3）完整住院病历要求在病人入院后 48 小时内完成。

2. 完整住院病历格式及内容

（1）中医问诊：

1）一般项目：姓名、性别、年龄、婚姻状况、民族、职业、出生地、住址、入院时间、记录时间、发病节气、病史陈述者以及可靠程度。

2）主诉：指病人就诊时最主要、最明显的症状（或体征）及持续时间。要求重点突出，高度概括，简明扼要，能正确反映病人的主要病情，尽量避免使用诊断术语，字数以 20 字以内为宜。

3）现病史：围绕主诉按时间顺序并结合中医问诊系统记录病人本次疾病的发生、发展、演变和诊治经过，具有鉴别诊断意义的阳性或阴性资料。记录的内容要求准确具体，避免流水账式的记录。内容包括以下几种。①发病情况：记录发病的时间、地点、起病缓急、前驱症状、可能的原因或诱因。②主要症状特点及其发展变化情况：按发生的先后顺序描述主要症状的部位、性质、持续时间、程度、缓解或加剧因素，以及演变发展情况。③伴随症状：记录伴随症状，描述伴随症状与主要症状之间的相互关系。④发病以来诊治经过及结果：记录病人发病后到入院前，在院内、外接受检查与治疗的详细经过及效果。对病人提供的药名、诊断和手术名称需加引号以示区别。⑤发病以来一般情况：结合十问歌简要记录病人发病后的寒热、饮食、睡眠、情志、二便、体重等情况。

与本次疾病虽无紧密关系、但仍需治疗的其他疾病情况，可在现病史后另起一段予以记录。

4）既往史：是指病人过去的健康和疾病情况。内容包括既往一般健康状况、疾病史、传染病史、预防接种史、手术外伤史、输血史、药物及食物过敏史等。

5）个人史：记录病人的出生地及长期居留地（特别要注意自然疫源地及地方病流行区，说明迁徙年月），生活及饮食习惯、嗜好、性格特点，职业与工作环境及有无工业毒物、粉尘、放射性物质接触史，有无冶游史。

6）婚育史、月经史：记录婚姻情况、结婚年龄、配偶健康状况、有无子女等。女性病人记录经带胎产史，初潮年龄、行经期天数、间隔天数、末次月经时间（或闭经年龄），月经量、痛经及生育等情况。月经史记录格式为：

$$月经初潮年龄\frac{每次行经天数}{经期间隔天数}闭经年龄或末次月经时间$$

7）家族史：记录父母、兄弟、姐妹健康状况，有无与病人类似疾病，有无家族遗传倾向的疾病。

（2）中医望、闻、切诊：

1）望神：包括精神状况、意识、表情等。

2）望色：包括面容、色泽、病容等。

3）望形：包括发育、营养、体型、体质等。

4）望态：包括体位、姿势、步态等。

5）声息：包括发声高低清浊、语言强弱、气息情况、异常声音如咳嗽、哮鸣、呕吐、呃逆、呻吟等。

6）气味：是否正常、有无特殊气味等。

7）舌象：包括舌形、舌色、舌下脉络、舌苔等。

8）脉象：各种脉象。

（3）体格检查：

1）体温（T）、脉搏（P）、呼吸（R）、血压（BP）。

2）皮肤黏膜及淋巴结：①皮肤黏膜，如颜色、湿度、弹性、是否有水肿、出血、皮疹、皮下结节或肿块、蜘蛛痣、瘢痕、汗液、斑疹、白痦、疮疡等，并明确记录其部位、大小及形态。②淋巴结，如全身浅表淋巴结有无肿大及肿大的数目、大小、压痛、硬度、移动性，有无瘘管和瘢痕等。

3）头面部：①头颅，如大小、形态、压痛、肿块、头发（量、色泽、分布），有无疖、癣、瘢痕。②眼，如眉毛（有无脱落），睫毛（是否倒睫），眼睑（有无水肿、下垂、运动状况），泪囊（有无黏液、脓性分泌物），眼球（是否凸出、凹陷，运动状况，有无震颤、斜视），结膜（是否充血、水肿、苍白，有无出血、滤泡），巩膜（有无黄染等），角膜（有无浑浊、瘢痕、溃疡、老年环等），瞳孔（大小、形态、对称性、对光及调节反射）。③耳，如听力情况，耳郭有无瘘管、结节、局部发热疼痛、牵拉痛，外耳道有无分泌物、血液或异物堵塞等；乳突有无红肿或压痛等。④鼻，如有无畸形、鼻中隔偏曲或穿孔，有无鼻甲肥大或阻塞，鼻腔分泌物性状、出血（部位、数量），鼻旁窦有无压痛及嗅觉情况等。⑤口腔，如气味，唇（色，有无疱疹、皲裂、溃疡），牙（有无龋齿、缺牙、义齿、残根，并注明其位置），牙龈（色泽，有无肿胀、溢脓、出血、铅线），口腔黏膜（溃疡、白斑、腮腺开口、麻疹斑等），扁桃体（大小，有无充血、分泌物、假膜），咽（色泽、反射，有无分泌物），喉（发音）。⑥颈项，如颈部是否对称，有无强直、颈静脉怒张、肝颈静脉反流征、颈动脉或颈静脉异常搏动，气管位置，甲状腺（大小、硬度，有无压痛、结节、震颤、杂音），有无瘿瘤（如有，应描述其形态、硬度、压痛，有无结节、震颤及杂音）。

4）胸部：①胸廓，如是否对称，有无畸形、局部隆起、压痛，弹性；呼吸（频率、节律、深度）；异常搏动。②乳房，如大小，有无红肿、橘皮样外观、压痛、结节、肿块等。③肺脏，如呼吸运动（两侧对比），肋间隙变宽或变窄；语颤强弱，胸膜摩擦感，皮下捻发感，呼吸时胸廓活动度如何；叩诊音（清音、过清音、浊音、实音、鼓音），肺下界及肺下界移动度；呼吸音（性质、强弱，有无异常呼吸音），有无干、湿啰音、胸膜摩擦音，语音传导情况。④心脏，如心前区是否隆起，心尖搏动或心脏搏动的位置、范围及程度；心尖搏动的位置、强度，有无震颤（部位、期间）、心包摩擦感；心脏左、右浊音界，可用左、右第2、第3、第4、第5肋间距前正中线的距离（cm）表示之，并注明左锁骨中线至前正中线的距离。心率、心律、心音（强度，有无分裂，P_2 与 A_2 的比较）、额外心音（奔马律、开瓣音、喀喇音等）、杂音（部位、性质、时间、强度、传导方向）、心包摩擦音等。

5）血管：①桡动脉，如脉率，节律（规则、不规则、脉搏短绌），有无奇脉，左、右桡动脉脉搏的比较，动脉壁的性质和紧张度。②周围血管征，如有无毛细血管搏动征、枪击音、水冲脉、动脉异常搏动等。

6）腹部：①视诊，如是否对称，大小，有无膨隆、凹陷，呼吸运动状况，有无皮疹、色素沉着、条纹、瘢痕，腹部体毛状况，脐，有无疝、静脉曲张（及其血流方向）、胃肠蠕动波、上腹部搏动；腹围测量（有腹水或腹部包块时）等。②触诊，如腹壁紧张度，有无压痛、反跳痛、液波震颤、包块（部位、大小、形态、硬度、压痛、搏动、移动度）。③肝脏，如大小（右叶可在右锁骨中线上从肋缘至肝下缘，左叶可由剑突至肝左叶下缘多少厘米表示之），质地，表面及边缘情况，有无压痛、搏动。④胆囊，如大小，形态，有无墨菲征阳性，有无压痛。⑤脾脏，如大小、硬度、表面及边缘状况，有无压痛。⑥肾脏，如大小、形状、硬度、移动度，有无压痛、肾区叩击痛。⑦膀胱，如膨胀与否，是否叩浊，输尿管有无压痛点。⑧叩诊，如肝浊音界，有无肝区叩击痛、移动性浊音、高度鼓音。⑨听诊，如肠鸣音（正常、增强、减弱或消失），有无振水音、血管杂音。⑩肛门、直肠，如有无痔、肛裂、脱肛、肛瘘。直肠指诊有无狭窄、包块、压痛、前列腺肿大及压痛。

7）二阴及排泄物：①二阴，病情需要做相应的检查。②排泄物，如痰液、呕吐物、大便、小便、汗液等。

8）脊柱四肢：①脊柱，如有无侧弯、前凸、后凸，压痛，活动度如何。②四肢有无畸形、杵状指（趾）、静脉曲张、骨折，关节有无红肿、疼痛、压痛、积液、脱臼、活动度受限、畸形、强直，有无水肿、肌肉萎缩、肢体瘫痪或肌张力增强。

9）神经系统：肱二头肌反射、肱三头肌反射、膝腱反射、跟腱反射、腹壁反射、提睾反射情况，有无病理反射。必要时做运动、感觉及神经系统其他检查。

10）专科检查：根据专科需要记录专科特殊情况。

（4）辅助检查资料：病人入院前所作的与本次疾病相关的主要检查及其结果。应分类按检查时间顺序记录检查结果，如系在其他医疗机构所作检查，应当写明该机构名称及检查号。如果尚未进行任何检查，则写目前尚无检查资料。

（5）四诊摘要：对病史、四诊情况、体格检查、辅助检查等进行归纳整理、摘要综合，揭示诊断和鉴别诊断的依据，使其他医师或会诊医师通过摘要内容能了解基本病情。

（6）辨病辨证依据：汇集四诊资料，运用中医临床辨证思维方法，得出中医辨病辨证依据、分析病因病机、病位、病性，得出辨证结论等。

（7）初步诊断：是指经治医师根据病人入院时的情况，综合分析所作出的诊断。如初步诊断为多项时，应当主次分明。包括中医诊断（含疾病诊断及证候诊断）和西医诊断。对待查病例应列出可能性较大的诊断。

（8）医师签名：带教老师/住院医师。

3. 完整住院病历示例

姓名：李××	出生地：长沙
性别：男	地址：长沙市××小区×栋×号
年龄：45 岁	入院时间：2009 年 3 月 20 日 16 时 5 分
婚姻状况：已婚	记录时间：2009 年 3 月 20 日 20 时 55 分
民族：汉	病史陈述者：病人本人
职业：工人	可靠程度：可靠

发病节气：春分前 3 日

问诊

主诉：发热、恶寒、咳嗽 3 日，右胸掣痛半天。

现病史：2009 年 3 月 18 日，因外出衣着不慎而始感头痛，连及巅顶，鼻塞声重，时流清涕，微有咳嗽，恶寒发热，无汗。自以为是感冒而服"速效伤风胶囊"2 粒无效，但仍坚持工作。次日病情加重，头痛连及项背，周身酸楚乏力，下午 3 时，发热加重，寒战，咳嗽频作，痰黏而黄，涕浊，不欲饮食，便秘溲黄，遂到××医院急诊查 T 39.0 ℃，诊断为"上感"，予"泰诺感冒片"每次 1 片，每 6 小时一次，口服，"复方新诺明"，每次 2 片，每日 2 次，口服，并肌内注射"复方氨基比林"1 支，虽然汗出，恶寒减轻，头痛、鼻塞、流涕、周身酸楚等症好转，但身热不解，气粗咳甚，痰多色黄，渴喜冷饮，入夜尤甚。今日上午觉右胸掣痛，咳则痛剧，亦不敢深呼吸，痰色转"暗红色"，来本院急诊，经检查诊断为"大叶性肺炎"，并以上述诊断收入我病区。入院时症见：发热恶寒并见，发热重于恶寒，咳嗽，咳暗红色黏稠痰，量多，右胸掣痛，咽干口渴喜冷饮，纳差，大便干结，小便黄少，寐欠安，神疲乏力。

既往史：平素身体尚可，未患过肺结核及肺炎，未患过肝炎；无心脏、肾脏、血液、内分泌及神经系统疾病，亦无外伤、手术、中毒、输血史，否认药物、食物及其他过敏史。

个人史：出生于长沙，曾去过广东、上海等地，住地无潮湿之弊，生活及工作条件尚可，喜食辛辣，吸烟 10 余年，每日 10 支，性情急躁。

婚育史：25 岁结婚，配偶身体尚健，育一子一女均体健。

家族史：父母年过七旬，父母均患有原发性高血压，兄弟姐妹体健，家族中无特殊病史可询。

中医望、闻、切诊

望神：神识清，精神不振，表情痛苦。

望色：面色略红。

望形：发育正常，营养中等，形体消瘦。

望态：自动体位，倦卧于床。

声息：语声重浊，语言清晰，气促而不喘，时有咳嗽，咳声较响，无呕恶、太息、呻吟、腹鸣之声。

气味：无异常气味闻及。

舌象：舌体大小适中，无齿痕，活动自如，舌质红、无瘀点，舌苔黄微腻，舌底脉络色红，未见迂曲。

脉象：六脉弦滑略数，右寸浮。

体格检查

T 38.0 ℃　P 92 次/min　R 26 次/min　BP 120/70 mmHg

皮肤黏膜：皮肤颜色、纹理正常，温润，弹性佳，无斑疹、白痦，蜘蛛痣、疮疡、瘢痕及异常色素沉着、皮下结节、肿块，无瘀斑、紫癜、肌肤甲错及腧穴异常征，皮肤划痕征阴性。

淋巴结：全身浅表淋巴结无肿大、粘连及压痛，黏膜无异常发现。

头面部：

头颅　头颅大小正常，无畸形、肿块及压痛，无疖、癣、瘢痕，毛发稀疏，间有白发，有光泽，分布正常。

眼　目窠微隐，双目有神。眉毛无脱落，无倒睫。眼睑无水肿、下垂、闭合或歪斜。眼球活动自如，无震颤或斜视。结膜红润，无充血、水肿、出血或滤泡。巩膜无充血，无黄染。角膜清澈无瘢痕，角膜反射存在。瞳孔大小正常，双侧等大、等圆，对光反射灵敏。

耳　听力正常，耳郭无瘘管、结节，外耳道无分泌物、异物堵塞，乳突无红肿压痛。

鼻　鼻无畸形，鼻翼无扇动，无鼻甲肥大或阻塞。鼻腔黏膜稍充血，见有少量稠涕，无异常气味或出血。鼻旁窦无压痛。嗅觉灵敏。

口腔　唇色正常，无发绀、疱疹、皲裂或溃疡。牙齿黄垢，排列不整，左下磨牙有 1 枚缺如，无龋齿、义齿。齿龈无肿胀、溢脓、出血、铅线或萎缩。口腔黏膜无发疹、出血或溃疡。扁桃体无肿大、充血、假膜或分泌物。咽部轻度充血，无水肿，腭垂居中。

颈项　颈项双侧对称，活动自如，无抵抗强直、压痛或肿块。颈动脉搏动正常，无杂音。颈静脉不充盈，无青筋暴露。肝颈静脉反流征阴性。气管居中。甲状腺无肿大、压痛、结节、震颤及杂音。

胸部：

胸廓　胸廓外形正常，双侧对称，肋间隙正常，无局部隆起，凹陷、压痛、水肿、皮下气肿或肿块，无压痛，无静脉怒张及回流异常。

乳房　双乳房无异常发现。

肺脏　右肺呼吸音低，中部语音传导增强，可闻及中小水泡音，左肺呼吸音略粗，未闻及啰音。

心脏　心尖搏动于左第 5 肋间锁骨中线内 0.5 cm 处，无负性心尖搏动及心前区弥散性搏动，无震颤或心包摩擦感。心浊音界正常。

右（cm）	肋间	左（cm）
2	Ⅱ	2
2.5	Ⅲ	4
3	Ⅳ	5
	Ⅴ	7

心率 92 次/min，律齐，各瓣膜听诊区未闻及病理性杂音。

血管：股动脉及肱动脉无枪击音，未发现其他异常周围血管征。

腹部：

视诊 腹部对称，大小正常，呼吸运动正常，无膨隆、凹陷、皮疹、瘢痕、黄染、异常色素沉着及条纹。无脐疝、静脉曲张、胃肠蠕动波。

触诊 全腹柔软，无压痛、反跳痛及异常包块。

肝脏 肝于右锁骨中线肋下未扪及、剑突下 3 cm 可及，质地中等偏软。表面及边缘光滑、无结节、无触痛。

胆囊 未扪及胆囊，墨菲征阴性。

脾脏 脾脏未扪及。

肾脏 双肾区无压痛、叩击痛。

膀胱 无膨胀，输尿管无压痛点。

叩诊 肝浊音界无异常，肝区无叩击痛，无移动性浊音。

听诊 肠鸣音 1～2 次/min，未闻及振水音及血管杂音。

肛门、直肠：无异常发现。

二阴及排泄物：二阴无异常发现。

脊柱四肢：脊柱生理曲度存在，无畸形、强直、叩击痛，活动自如，两侧肌肉无紧张、压痛。四肢形态正常，无外伤、骨折、肌萎缩。四肢关节无红肿、疼痛、压痛、叩痛及脱臼，无畸形或关节强直。指、趾甲红润，有光泽，形态正常。双下肢无水肿。

神经系统：肢体关节活动自如，肌力、痛觉、触觉、温度觉及关节位置正常。双侧肱二、三头肌反射正常，腹壁反射、跖反射、提睾反射、膝腱反射及跟腱反射均正常。脑膜刺激征阴性，无病理反射。

实验室检查

血常规（2009-03-20）：Hb 120 g/L，WBC 13.0×10^9/L　N 0.87　L 0.13。

尿常规（2009-03-20）：正常。

大便常规（2009-03-20）：正常。

胸部正位片（2009-03-20）：右中肺大片阴影考虑为右中肺大叶性肺炎征象。

四诊摘要

病人李××，中年男性，此次急性起病，有外感史。发热、恶寒、咳嗽 3 日，右胸掣痛半天。刻下发热、恶寒并见，发热重于恶寒，咳嗽时作，右胸掣痛，咳暗红色痰，黏稠而量多。咽干口渴喜冷饮，神疲乏力，纳差，寐欠安，小便黄少，大便干结。舌红，苔黄微腻，脉弦滑略数，右寸浮。

辨病辨证依据

病人以发热、咳嗽、口干渴、胸痛为主证，诊断为风温肺热病。病人形体瘦削，喜食辛辣，肺胃素有蕴热。又时值春季，风气当令，病人不慎衣着，外感风热病邪，肌表被束，卫气不达则始见头痛，恶寒发热，周身酸楚。肺主宣发肃降，开窍于鼻，肺卫受邪，肺窍不利则鼻塞流涕。肺闭郁不宣，气不布津，凝聚为痰，加之外邪入里化热，以致痰热蕴结，清肃之令失常，则见咳嗽，咳痰黏稠。热伤肺络则咳痰色红。痰热阻肺，脉络失和而不通，不通则痛，故见右胸掣痛。肺热内郁，则发热重于恶寒。肺与大肠相表里，肺气不通，且肺胃内有蕴热，津液被灼，则见咽干口渴，大便秘结，小便黄少。嗜烟酒辛辣，熏灼肺、胃，脾失健运，化源不足，肢体失于濡养，故纳差，乏力。痰热扰心故寐欠安。舌红苔黄微腻，脉弦滑略数为内有痰热之象。右寸浮为表邪未尽之征。综观舌脉症，本病病位在肺、胃、大肠，以实热为主，以风热、痰热为标实，本虚之象不明显。总属卫气同病、痰热蕴肺之风温肺热病，病人病程短，正气未衰，经积极治疗，病情可望痊愈。

入院诊断

中医诊断：风温肺热病　　卫气同病，痰热蕴肺证

西医诊断：大叶性肺炎（右中肺）

住院医师：×××
带教老师：×××

（三）入院记录书写及示例

入院记录是指病人入院后，由经治医师通过望、闻、问、切及查体、辅助检查获得有关资料，并对这些资料归纳分析书写而成的记录。

1. 书写内容

（1）一般情况：姓名、性别、年龄、民族、婚姻状况、出生地、职业、入院时间、记录时间、发病节气、病史陈述者。

（2）主诉：促使病人就诊的主要症状（或体征）及持续时间。要求规范正确，重点突出，简明扼要。

（3）现病史：围绕主诉按时间顺序并结合中医问诊系统记录病人本次疾病的发生、发展、演变和诊治经过，具有鉴别诊断意义的阳性或阴性资料。并结合中医问诊要求，记录目前情况。内容包括：

1）发病情况：发病的时间、地点、起病缓急、前驱症状、可能的病因和诱因。

2）主要症状特点及其发展变化情况：要准确具体地描述症状的发生、发展及其变化。

3）伴随症状：描述伴随症状的特点、与主证的关系等情况。

4）发病后诊疗经过及结果：如果入院前经过诊治，应按时间顺序记录与本病有关的重要检查结果及所接受过的主要治疗方法（药物治疗应记录药物名称、用量、用法等）及其使用时间、效果。诊断名称应加引号。

5）结合中医"十问"，记录目前情况。

6）与本次疾病无紧密关系、但仍需治疗的其他疾病情况，可在现病史后另起一段予以记录。

7）记录的内容要求准确具体，避免流水账式的记录。

（4）既往史：指病人过去的健康和疾病情况。内容包括既往一般健康状况、疾病史、传染病史、预防接种史、手术外伤史、输血史、中毒史、药物食物过敏史等。

（5）个人史：记录病人的出生地及长期居留地（特别要注意自然疫源地及地方病流行区，说明迁徙年月），生活及饮食习惯、嗜好、性格特点，职业与工作环境及有无工业毒物、粉尘、放射性物质接触史，有无冶游史。

（6）婚育史、月经史：记录婚姻情况、结婚年龄、配偶健康状况、有无子女等。女性病人记录经带胎产史，初潮年龄、行经期天数、间隔天数、末次月经时间（或闭经年龄），月经量、痛经及生育等情况。月经史记录格式为：

$$月经初潮年龄\frac{每次行经天数}{经期间隔天数}闭经年龄或末次月经时间$$

（7）家族史：记录父母、兄弟、姐妹健康状况，有无与病人类似疾病，有无家族遗传倾向的疾病。

（8）中医望、闻、切诊：记录病人神色、形态、语声、气息、舌象、脉象等。

（9）体格检查：应当按照系统循序进行书写。重点记录体格检查的阳性体征和有鉴别意义的阴性体征。内容包括体温、脉搏、呼吸、血压，一般情况（包括中医四诊的神色、形态、语声、气息、舌象、脉象等），皮肤、黏膜，全身浅表淋巴结，头部及其器官，颈部，胸部（胸廓、肺部、心脏、血管），腹部（肝、脾等），直肠肛门，外生殖器，脊柱，四肢，神经系统等。

（10）专科情况：根据专科需要记录专科特殊情况。

（11）辅助检查：是指入院前所作的与本次疾病相关的主要检查及其结果。应分类按检查时间顺序记录检查结果，如系在其他医疗机构所作检查，应当写明该机构名称及检查号。

（12）初步诊断：是指经治医师根据病人入院时的情况，综合分析所作出的诊断。如初步诊断为多项时，应当主次分明。中医疾病诊断重点书写主要疾病诊断，以 4 个以内为宜，中医证候诊断针对主要疾病书写，尤其是治疗中与使用中药汤剂、中成药相关的证候诊断应书写，其他次要诊断可以不写证候诊断。对待查病例应列出可能性较大的诊断。

住院期间如有修正诊断、确定诊断、补充诊断时，应书写在原诊断的左下方，并签上姓名和诊断时间。

书写入院记录的医师签名。

2. 入院记录示例

姓名：李××	出生地：长沙
性别：男	职业：工人
年龄：52 岁	入院时间：2005 年 3 月 21 日 8 时 30 分
民族：汉	记录时间：2005 年 3 月 22 日 10 时 30 分
婚姻状况：已婚	病史陈述者：病人本人

发病节气：春分前 1 日

问诊

主诉：发热、恶寒、头痛 2 日。

现病史：病人自诉，2 日前同学聚会，衣着较少，回家后感觉头痛、头晕乏力、恶寒发热无汗，咽痛，自以为是"感冒"而未治疗，第 2 日晨起后病情加重，自测体温 39.1 ℃，畏寒，头痛连及项背，周身酸楚乏力，咽痛流涕，咳嗽频作，痰白而稀，不欲饮食，自服速效伤风胶囊 2 次无效，遂于今日来本院急诊，查 T 39.2 ℃，血常规示 WBC $6×10^9$/L，N 0.63，L 0.37，胸部透视正常，急诊以"感冒"收入我病区。现症见：高热恶寒，无汗，头痛连及项背，周身酸楚乏力，咳嗽，少痰，咽痛，口渴，纳差，小便黄，大便可，夜寐欠安。

既往史：2 年前体检时发现血压为 160/90 mmHg，近 2 年多次检查血压维持在 160～140/90～80 mmHg，一直未治疗。否认肺结核、慢性支气管炎、肝炎病史，无心脏、肾脏、血液、内分泌及神经系统疾病史，亦无外伤、手术、中毒、输血史，对磺胺类药过敏，未询及其他药物及食物过敏史。

个人史：出生地北京，曾去过广东、东北、苏杭等地，住地无潮湿之弊，无血吸虫疫水接触史，生活及工作条件尚可，喜食辛辣，抽烟，每日 1 包，不嗜酒，性情急躁。

婚育史：27 岁结婚，爱人体健。育 1 女，体健。

家庭史：母亲年过八旬，尚健。父亲因"脑出血"于 1988 年 64 岁时去世。家族中未询及其他遗传病史。

中医望、闻、切诊

神识清楚，精神不振，表情痛苦；面色略红；发育正常，营养中等，形体适中；自动体位，行动自如；语声重浊，语言清晰，气促而不喘，时有咳嗽，咳声较响，无呕恶、太息、呻吟、腹鸣之声。未闻及异常气味。

舌尖红，舌苔黄白相兼，脉浮数。

体格检查

T 39.2 ℃　　P 102 次/min　　R 21 次/min　　BP 130/80 mmHg

神清合作，发育正常，营养中等，急性病容，呼吸稍急，表情痛苦，自动体位。全身浅表淋巴结无肿大，咽部轻充血，腭垂居中，扁桃体无肿大、充血、假膜或分泌物。颈软，无抵抗及强直。双肺呼吸音粗，未闻及干、湿啰音，心界不大，心率 102 次/min，律齐，未闻及病理性杂音。腹软，无压痛、反跳痛及异常包块，肝脾肋下未扪及。脊柱四肢无畸形，脑膜刺激征阴性，病理反射未引出。

辅助检查

血常规（2005 - 03 - 21）：Hb　140 g/L，WBC　$6×10^9$/L，N　0.67，L　0.33。

尿常规（2005 - 03 - 21）：正常。

大便常规（2005-03-21）：正常。

胸部正位片（2005-03-21）：正常。

初步诊断

中医诊断：

  时行感冒

   表寒里热证

西医诊断：流行性感冒

                   医师：（签全名）

（四）再次或多次入院记录书写

再次或多次入院记录是指病人因同一种疾病再次或多次住入同一医疗机构时书写的记录。

再次或多次入院记录的内容及要求基本同入院记录，其特点有：主诉是记录病人本次入院的主要症状（或体征）及持续时间；现病史中要求首先对本次住院前历次有关住院诊疗经过进行小结，然后再书写本次入院的现病史。书写标题改为再次入院记录或第 X 次入院记录。

（五）24 小时内入出院记录

病人入院不足 24 小时出院的，可以书写 24 小时内入出院记录。

1. 内容及要求

一般情况：病人姓名、性别、年龄、职业、入院时间、出院时间。

主诉：病人就诊的主要症状（或体征）及持续时间。

入院情况：入院时病情摘要。

入院诊断：入院时所作出的初步诊断。

诊疗经过：住院期间的病情变化及诊疗经过。

出院情况：出院时存在的症状、体征、病情恢复程度，后遗症等。

出院诊断：含中西医诊断。

出院医嘱：包括注意事项、建议，带回药物名称、数量、用法等。

医师签名。

2. 24 小时内入出院记录示例

姓名：   年龄：

性别：   职业：

入院时间： 年 月 日 时

出院时间： 年 月 日 时

主诉：

入院情况：

入院诊断：

中医诊断：

  疾病诊断

  证候诊断

西医诊断：

诊疗经过：

出院情况：

出院诊断：

中医诊断：

  疾病诊断

  证候诊断

西医诊断：

出院医嘱：

医师：（签全名）

（六）24小时内入院死亡记录

病人入院不足24小时死亡的，可以书写24小时内入院死亡记录。

1. 内容及要求

一般情况：病人姓名、性别、年龄、职业、入院时间、死亡时间。

主诉：病人就诊的主要症状（或体征）及持续时间。

入院情况：入院时病情摘要。

入院诊断：入院时所作出的初步诊断。

诊疗经过：住院期间的病情变化及诊疗经过，重点记录抢救经过。

死亡原因：导致病人死亡的主要原因。

死亡诊断：即最后诊断。

医师签名。

2. 24小时内入院死亡记录示例

姓名： 年龄：

性别： 职业：

入院时间： 年 月 日 时

死亡时间： 年 月 日 时 分

主诉：

入院情况：

入院诊断：

中医诊断：

　　疾病诊断

　　证候诊断

西医诊断：

诊疗经过：

死亡原因：

死亡诊断：

医师：（签全名）

（七）门诊病案书写格式

时间： 年 月 日 科别：

姓名： 性别： 年龄： 职业：

主诉：

病史：包括现病史、既往史、个人史、过敏史

望闻切诊：

体格检查：

辅助检查：记录阳性体征及必要的阴性体征

诊断：

中医诊断：

　　疾病诊断

　　证候诊断

西医诊断：

处理：

1. 中医论治：包括治法、方药、用法

2. 西医治疗：药物、剂量、用法

3. 进一步检查项目：

4. 医嘱：

按语（辨证分析）：

医师：（签全名）

（八）急诊病历书写格式

科别：   时间：

姓名：   性别：   年龄：   职业：

主诉：

现病史：

既往史：

望闻切诊：

体格检查：记录阳性体征及必要的阴性体征

辅助检查：

初步诊断：

中医诊断：

　　　疾病诊断

　　　　证候诊断

西医诊断：

处理意见：

1. 中医论治：包括治法、方药、用法

2. 西医治疗：药物、剂量、用法

3. 进一步检查项目：

4. 医嘱：

医师：（签全名）

〔孙贵香　王　丹　肖　丹〕

参考文献

[1] 陈文翰，仝小林. 对"中医病名诊断""辨证论治"提出商榷及改革建议 [J]. 中华中医药杂志，2017，32（3）：923-925.

[2] 向著，林湘东，何军锋，等. 中西医病名对照诊断模式的思考 [J]. 北京中医药大学学报，2015，38（7）：447-449.

[3] 李守朝. 中医也要重视病名诊断 [J]. 陕西中医，1986，7（9）：401-402.

[4] 陈如泉. 浅谈中医病名与诊断 [J]. 湖北中医杂志，1986，（3）：42-43.

[5] 朱文锋，贺泽龙. 加强中医标准病名的研究 [J]. 湖南中医药大学学报，2007，27（4）：1-3.

[6] 李明，朱邦贤，周强. 中医疾病分类体系的思考与实践 [J]. 世界科学技术（中医药现代化），2011，13（1）：78-81.

[7] 朱文锋，黎敬波. 中医疾病分类方法和基本框架 [J]. 中国医药学报，1995，（3）：4-6.

[8] 吴勉华，王新月. 中医内科学 [M]. 北京：中国中医药出版社，2012.

[9] 贺慧娥. 中医医案核心价值研究 [D]. 湖南中医药大学，2014.

[10] 袁今奇. 中医医案书写格式九种 [J]. 新疆中医药，1987，（2）：46-48.

[11] 刘旺华，周小青，曹泽标，等. 构建"主诉-证素"诊病辨证体系的思路探讨 [J]. 中华中医药杂志，2017，32 (1)：29 - 33.

[12] 周小青，黄惠勇，刘旺华. 中医主诉诊疗学 [M]. 北京：中国中医药出版社，2017.

[13] 刘旺华，梁昊，谢梦洲，等. 关于中医诊疗规范化的思考 [J]. 中医杂志，2016，57 (9)：721 - 723，733.

[14] 朱文锋. 中医主症鉴别诊疗学 [M]. 长沙：湖南科学技术出版社，2000.

第三章　　中医诊断实验研究

第一节　中医诊法实验研究

一、微循环检测与应用

（一）微循环检测分析概述

微循环这一名词是 1954 年美国举行的第一届世界微循环学术会议上正式确立和使用的。其定义尚未完全统一。一般认为，广义的微循环是直接参与细胞、组织物质交换的体液（血液、淋巴液、组织液）循环；而狭义的微循环即指在循环系统中，细动脉与细静脉之间的微血管血液循环，这是目前实际上能够直接观察到的微循环。微循环是循环系统最基本的结构，是体内各脏器中最小的功能单位，如肝小叶、肾小球、小肠绒毛、肺泡中的血液循环，也是体内各组织器官内最小的功能——形态单位。微循环的基本功能是向全身各脏器、组织输送养料，送出代谢产物，调节血管内液与组织间液，从而参与细胞、组织的物质交换。

1. 正常微循环

（1）微循环的构成：微循环遍布全身各脏器和组织，由于各脏器组织功能不同，各处的微循环结构和组成也不尽相同。典型的微循环由细动脉、毛细血管前括约肌、毛细血管和细静脉 4 部分组成。它们是一个有机的整体，既精密协调，又合理分工，执行着各自的主要功能。

1）细动脉：是小动脉的分支，除有内皮细胞、弹力纤维、结缔组织以外，还有完整的平滑肌，收缩力较强。细动脉是血液流进微循环的前门，可节制动脉系统的压力和流速，调节进入毛细血管的血流量。

2）毛细血管前括约肌：是后细动脉的起始部与毛细血管的交接处，有丰富的环状平滑肌，调节毛细管内血液的分布。

3）毛细血管：由单层内皮细胞、基膜及外周细胞突起所组成，无平滑肌，具有容量大、血管长、分布广、管壁薄等特点。根据走行不同，毛细血管又可分为 3 类：网状毛细血管，纤细而连络成网；分支毛细血管，管径细，运行较直；集合毛细血管，由数个网状毛细血管汇集而成，走行弯曲，分支多。毛细血管能调整血液容积，改变血流方向和通透性，是脏器组织进行物质交换的主要场所。

4）细静脉：由内皮细胞、基膜和一层不典型的平滑肌构成。其管壁较薄，管径较粗，能接受毛细血管中的血液，是微循环血液的"流出道"。

应该指出，微血管是连续通道，在观察中要找出各段的截然分界是比较困难的，确切的区分则有赖于微血管细微结构的观察。

（2）微循环的主要通路：在微循环中，细动脉、毛细血管和细静脉之间存在着一定的压差，从而保证了不间断的微循环血液流动。一般来说，大多数组织和脏器中微循环血流主要有 3 条通路。

1）直路：又称直捷通道，即细动脉→后细动脉→直捷通道→细静脉。该路流量大，速度快，交换少，可减轻毛细血管网的负担。

2）小路：即细动脉→毛细血管前括约肌→真毛细血管网→细静脉。该路流量小，速度慢，物质交换充分，是一条较完整的通道。

3）短路：又称动静脉短路，即细动脉→动静脉短路→细静脉。由于动脉血液未流经网状毛细血管，故该路是一条非营养性通道。机体所有脏器、区域都有动静脉短路，在休克等病理情况下开放，有利于血液的回流和散热。

人体各脏器组织微循环的结构和组成虽有上述共性，但由于不同部位具有不同的形态、功能，因此体内各处微血管的构形也并不完全一致。常见的活体微血管构形可以归纳为 4 种类型（表 3-1-1），亦有少量其他形态。

表 3-1-1　　　　　　　　　　　　　　　　　常见微血管的构形

名　称	特　点	部　位	功　能
发夹形	整个管袢为毛细血管，由口径较细的输入枝、袢顶及口径较粗的输出支组成	皮肤（甲襞）、口唇黏膜、齿龈黏膜	保证局部的物质交换，适应体温调节
树枝形	由主干微血管发出分支，形成树枝状毛细血管网	球结膜、肠系膜、舌乳头、大脑、食管、膀胱、肌肉、肾上腺	局部的物质交换，并能代偿毛细血管网的局部病变
网孔形	由毛细血管交叉排列形成网状，或微血管不断分支形成网囊状	肝脏、小肠绒毛、肺表面、甲状腺滤泡、骨髓	适应物质交换、吸收及分泌功能
发团形	微血管排列成乱发样，或相互缠络成丝球状，或密网形，或珊瑚状	肾小球、脾小球、初级、次级淋巴结、胰岛	适应过滤分泌

应该说明，上述 4 类构形，并不能概括全身所有微血管的立体构形。即使是同一构形，各脏器之间亦有差别。而同一脏器不同部位，如小肠绒毛和肌层，皮肤乳头层和汗腺周围，其微血管的构形可完全不同。微血管的构形亦可随脏器功能状态不同而有相应的变化。

微循环系统各部位的血流速度是不同的，由于测定方法的差别，各家测量的结果也有所不同。细动脉约为 1.7 mm/s，细静脉为 0.9 mm/s，毛细血管平均为 0.4 mm/s。活体观察表明：细动脉、分支毛细血管、部分网状毛细血管的血流速度是随心动周期而变动，而细静脉及另一部分网状毛细血管血流速度则比较恒定。

微血流的流速与流态关系十分密切。不同形态、不同口径的微血管，其微血流速度和状态也不尽相同。但是，在正常情况下微循环的血流呈线状或带状，不能看清流动中的血细胞，称为轴流或层流。而在口径较小的毛细血管中，尤其是在网状毛细血管、集合毛细血管中，微血流速度慢些，呈"填塞流"。微循环上述流速和流态的特点，为组织、细胞的物质交换提供了良好条件。

在微血管周围，特别是管袢顶部常常有一个边缘较清晰的透亮区，称为管袢周围间隙；在间隙中有少量的体液，其中主要是基质和各种纤维。

（3）影响微血流的因素：微血流既受全身性因素影响，又受局部因素的调节，尤以后者更为重要。

1）全身调节：细动脉及部分细静脉有交感神经纤维，而且受延髓血管运动中枢控制，其余微血管主要是由血液中血管活性物质控制。局部组织细胞坏死、分解的产物大都具有使毛细血管扩张的作用；而全身性物质（如儿茶酚胺等）大都有收缩作用。正常情况下，由于全身性血管收缩物质的浓度保持相对恒定，所以微循环血管的收缩与扩张主要是由局部的体液性物质通过反馈作用进行调节。

2）局部调节：又可分成两类。第一是局部的反馈调节，通过微血管周围的代谢产物，如肥大细胞产生的组胺、缓激肽等物的产生和灭活调节微血流；第二是微血管本身的特殊调节，如毛细血管的开放或关闭、毛细血管内皮细胞向腔内舌状突起，微血管节律运动及动静脉短路开放等皆能调节微血流。

总之，微循环不同于一般血液循环，而具有"二重性"。即在属性上既是循环系统的最末梢部分，又是脏器的重要组成部分；在形态上既具有脉管的共性，又有脏器的特征；在功能上既是循环的通路，又是物质交换的场所；在调节上，既受全身神经、体液的调节，又受局部代谢产物的调节。

2. 主要病理变化　微循环的主要病理变化表现在微血管袢的形态、微血流流态及管袢周围的变异。

（1）微血管襟的形态变异：

1）管襟挛缩：由于机械或寒冷刺激及某些病理因素的影响，使细动脉、毛细血管或静脉管径缩小。

2）管襟扩张：多因炎症或其他病理因素致使微血管舒张、扩大、管径增宽，血流及通透性亦发生变化。

3）管襟迂曲：微血管走行迂曲，或回旋360°，绕成小环，再沿原方向前进。

4）管襟膨隆：微血管局部呈瘤状膨大，或单侧膨出，或管径缩小、扩大交替，有如串珠状。

5）管襟萎缩：毛细血管或细静脉明显减少或消失，其分布、结构亦发生改变。常因细动脉血液供应减少，毛细血管内压明显降低，血流减少所致。

（2）微血流流速、流态改变：

1）微血流流速减慢：①细动脉，由线流→线粒流（轻度）→粒线流或粒流（明显）；②毛细血管，呈粒缓流（轻度）→粒摆流（明显）→血流停滞（严重）；③细静脉，呈粒线流（轻度）→粒流（明显）→粒缓流或粒摆流（严重）。

2）红细胞聚集：由于红细胞表面失去光滑，血浆成分改变，血管内壁及周围组织损伤，血流速度改变等，皆可出现红细胞聚集。

3）轻度聚集：血流不成线条状，数个红细胞聚集一起，混杂流动，呈泥沙流状。

4）中度聚集：出现大小不等红细胞聚集的颗粒，血流中有明显的颗粒感，呈虚线流状，但无红细胞与血浆分离现象。

5）重度聚集：有较多的红细胞聚集成团，密度大，不规则，与血浆分离，在无色透明的血浆中呈散在红细胞聚集团块流动，呈絮状。

6）白细胞贴壁：在高倍镜下可见到白细胞的流态发生翻滚、贴壁、游出等由轻到重的连续变化，是组织损伤的早期表现。

7）微血管血栓：微血管壁内有局部的白色团块黏附，称为壁栓；在血流之中出现白色不规则团块漂浮而过，是流动血栓，可阻塞于毛细血管，引起严重的微循环障碍，常因血管内皮损伤或凝血活性增强所致。

（3）微血管襟周围变化：

1）微血管渗出：指血管内血浆成分过量通透微血管壁，并积存于微血管周围的现象。表现为管襟周围间隙明显扩大，微血管景象、边缘不清、看不清血流，微血管至表皮的距离增大，常伴有微血管口径舒张，血流减慢，多因微血管内皮细胞损伤、通透性增加所致。

2）微血管出血：指红细胞出现在血管外的病理现象，最常见于毛细血管、细静脉及其汇合部位。常伴有微血管局部舒张、膨大，血流减慢。多因微血管损伤，微血管的血液流变学变化，使红细胞穿过微血管壁。

3）微循环的病理变化，主要包括上述构形、流速、流态及管襟周围变异等。但这些病理改变往往并非单一出现，而是相互影响，同时出现。

3. 微循环的研究方法　由于微循环血管的管径细、管壁薄，易受血流动态影响，加之微循环血管大多与脏器的组织细胞有机地结合在一起，不能单独分离，因此，对于微循环的研究较之一般血液循环更为复杂，难度更大。近年来，随着自然科学的发展，国内外逐步建立和改进了许多微循环的研究方法，主要有形态学方法、生化学方法和生理学方法。这些研究方法都各具特点，但也有各自的局限性，而其中生理学方法与中医诊断研究关系比较密切。

（1）形态学方法：即研究固定了的微血管形态、结构和周围组织相互关系的方法。最常用的有组织切片或连续切片，以观察微血管的断面形态结构，描绘出微血管的立体分布、走行及相互关系。还可利用透射电镜，对认识微血管的微细结构、不同脏器微血管的特点、毛细血管与毛细淋巴管的差别有很大的意义；利用扫描电镜观察微血管的塑料铸型标本可获得完整、精细的微血管的立体分布和形态。灌注墨汁和明胶色素充盈微血管，可将周围组织透明，在解剖显微镜下清晰地显示微血管的分布、形态及微血管的相互关系。塑料铸型方法在形成脏器血管系统真实、完整的铸型，使微血管的空间分布、走行、形态、联系及过渡关系都十分清晰，亦可显示微血管内表面的结构。

上述研究微循环形态学的方法，其不足之处在于只能用于死亡或术后离体脏器组织的微血管观察，只能显示微血管壁的形态、分布、走向、构形，而不能观察微血管壁的结构及微血管径、流速、流态的动态变化；目前对于微血管的立体分布、构型，尚缺少定量测量仪器和技术。

（2）生化学方法：即分析活体微循环血流在正常或异常时生物化学上的变化规律，从而阐明微循环的调节及病理变化的机制。常用方法如观察^{24}Na、^{40}K放射性减弱消失的速度，以检测局部微血流量；根据^{131}I白蛋白放射性衰减与消失曲线的变化，以了解由组织进入淋巴管，代谢、分解所引起的减少速度；测定局部血管内血液、血浆的黏性、红细胞电泳、血液纤维蛋白原、纤维蛋白溶解活性、胞浆素及某些凝血因子、缓激肽等血管活性物质，以了解微循环状况。此外，测定微血管周围基质、纤维物质组成及生化改变，可进一步了解微循环。

（3）生理学方法：

1）间接生理方法：通过测量微循环以外的机体变化，以推测局部微循环的变化。如容积脉波描记、组织血流量分析、体表温度测量以及血压、脉搏、呼吸的幅度和频率、皮肤的色泽、神志、意识等，都是研究微循环变化的间接判断方法。

2）直接生理方法：借助显微镜，选择人体适当的部位，直接观察活体微循环的形态、分布、微血流速度、流态变化，以及微血管周围的情况。这是目前研究中医理论运用较多的一种微循环研究方法。由于人体活体微循环观察的部位有一定的限制，国内一般选择人体手指甲襞、眼球结膜、舌尖及口唇黏膜等处作为临床常用的观察部位（表3-1-2）。

现在，在活体微循环观察的基础上，国内已研制出许多定性、定量检测的微循环专用仪器设备，大大提高了活体微循环观察方法的客观性、科学性。如微循环荧光显微镜，不仅能观察血管分布、血流动态，而且能检测微血管的通透性；微循环电视显微镜可测量、描记微血管管径、血流速度的变化，使微循环观察逐步量化；高速显微摄影则是研究微血流流动过程中血细胞的运动、变形、血管运动性以及渗出、出血等现象的有效方法；微循环计算机图像自动分析系统使微循环检测更为准确、客观和规范，显著提高了微循环的分析质量。

表3-1-2　　　　　　　　　　常用人体活体微循环观察的部位及形态

名　称	部　位	设　备	正常形态
手指甲襞	左手无名指或左足第4趾	甲襞显微镜	发夹形
眼球结膜	左眼鼻侧球结膜	裂隙灯或球结膜显微镜	网孔形
舌体舌尖	舌尖背部黏膜乳头	舌尖微观仪	树枝形
口唇黏膜	下唇内面黏膜	舌尖微观仪	发夹形

在进行活体微循环观察时，要尽量减少某些干扰因素的影响。如生理性因素：年龄、精神、月经；物理性因素：寒冷、炎热、风、光、湿、燥的气候；化学因素：服药、吸烟；个体差异：生活习性、工作条件、居住环境、病种、职业，等等。总之，活体微循环的检测影响因素较多，要获得准确、可靠、能重复的数据，应该注意：全面认识影响因素；严格控制条件，将影响因素限制到最小程度，减小误差；制定正规、切实可行的操作规程并严格遵守；尽可能固定观察人员，或经共同学习，统一方法，统一指标。

4.微循环的观测指标　微循环活体观察的指标可分为微血管形态、微血流动态和微血管周围变化三大类。

（1）微血管形态：

1）外形：正常时，微血管柔和自然，血管轮廓较清晰。在病理情况下，微血管会出现痉挛、淤张、膨大和扭曲等畸形表现，当有液体从微血管中渗出时，微血管轮廓可模糊不清。

2）管径：在普通光学显微镜下，由于不易看清血管管壁和无色透明的血浆边流，因此所测得的微血管口径实际上是流动的血细胞柱，它的宽度略小于血管口径。但如在高倍（400倍）显微镜下或应用荧光微血管造影技术或采用先进的微血管口径测定仪器，则可看清血浆边流和血细胞轴流以及血管内皮细胞，进而测定真正的微血管口径。在观察中，根据微血管口径变化，可判断微血管扩张和收缩程度。

3）毛细血管网交点计数：有2种毛细血管网交点计数方法。①血管围成区域计数法：取面积约1 mm^{2}固定区域，其边界由血管围成，计算此区域中毛细血管与边界的交点数，未与边界相交的毛细血管不计算在内。毛细血管网交点计数为5.0。此法适用于毛细血管网较稀疏的部位，如眼球结膜和肠系膜等。②用方格形目镜测微尺在观察部位定出4个边长为0.15 mm的正方格。观察与这四个方格上16条边相交的毛细血管。计算相交的毛细血管数，能判断此部位毛细血管开放情况的动态变化。

（2）微血流动态：

1）血色：微血管中血色在一定程度上反映血液含氧程度，因此可粗略表示血液对组织的供氧情况。正常时，血液呈鲜红色，在病理情况下，因缺氧等因素血液可呈暗红或紫红色，也可因贫血或血液稀释，使血液变成淡红色。

2）流态：微血流流态应包括血细胞流态和血浆流态。由于在普通低倍光学显微镜下不易看清血浆流态，因此在一般情况下，微血流流态主要反映微循环中血细胞在血浆中的悬浮状态以及血细胞间的状态。在微循环中，红细胞流态最易观察，其变化最明显，并将它简称为流态。但如应用高倍显微镜、先进的微循环观测仪器或荧光微血管造影技术，则在微动脉和微静脉中能看清血细胞轴流和血浆边流的变化。为了便于判断，可将红细胞流态分为4级：0级为直线状（线粒流）；Ⅰ级为虚线状（粒流）；Ⅱ级为粒状（絮状）；Ⅲ级为瘀滞状，微血管中无红细胞流过现象。

在正常情况下，流态往往呈0级或Ⅰ级，微动脉和微静脉中轴流和边界流清楚，在边界流中可见少量白细胞和血小板。在微循环障碍时，流态出现Ⅰ～Ⅲ级，并可见白细胞贴壁翻滚、白色微小血栓、血小板团块和撒流现象，以及微动脉和微静脉中轴流与边界流界限不清楚。

3）流速：流速在一定情况下，可反映微循环的灌流状况，主要测定的是红细胞流速。可应用各种测速仪进行测定。如无测速设备，或因血管短小而弯曲无法应用测速仪，则可按照红细胞流态进行定性测定，即分为4种：快速，为直线状（线粒流）；中速，为虚线状（粒流）；慢速，为粒状（絮状）；停止，为瘀滞状。

（3）微血管周围变化：观察微血管周围是否有渗出和出血现象，以反映微血管壁通透性和完整性的变化。

1）渗出：正常时微血管壁通透性正常，微血管周围无明显渗出现象，因此微血管轮廓较清晰。在病理情况下，微血管壁通透性可升高，导致血管内液体渗漏到组织间隙，从而使微血管轮廓变得模糊。由于渗出的液体基本上是无色透明的，所以在普通光学显微镜下较难判别，往往要借助荧光微血管造影技术。

2）出血：如果微血管的管壁完整性受到破坏，损伤较严重以致引起出血，在微血管周围直接见到红细胞。根据血色素颜色深浅，可推断是新鲜性还是陈旧性出血。一般前者呈鲜红色，而后者呈棕黄色。

上述为微循环的常用指标。但在机体各不同组织和器官中，由于各自的生理生化功能不同，因此微血管构形和微循环表现也会有所区别，从而导致上述观察指标存在一定差异。

（二）微循环的检测方法

1. 人体活体微循环观察 人体微循环观测主要是以显微镜对体表某些部位进行无创伤性活体观察。目前国内一般选用手指甲襞、眼球结膜及舌尖等处作为常用的观察部位。现根据中国生理科学会病理生理学会第一届微循环专题讨论会拟定的《人体微循环观察的设备、指标及操作方法常规》试用方案，对中医微循环研究中常用的甲襞微循环、舌尖微循环和眼球结膜微循环作出简介。

（1）人体甲襞微循环观察：甲襞是覆盖在指甲根部的皮肤皱褶。甲襞表面为复层鳞状上皮所覆盖，其中皮肤真皮突起形成乳头。

每个真皮乳头区一般有 1 支到几支毛细血管，由于毛细血管呈袢状，故称为毛细血管袢。毛细血管袢由较细的输入支、袢顶和较粗的输出支组成，正常状态时大多呈"发夹状"。血流从输入支基底部流入，经袢顶，再从输出支基底部流出。输入支的血液主要是由弓形动脉进入，回收输出支流出血液的是乳头下静脉丛。此处血管交错成丛。甲襞微循环检查所能观察到的深度可达到乳头下静脉丛的水平。

甲襞是临床检查微循环的良好部位，其有利条件在于：甲襞表皮较薄，透光性能好，有利于观察微血管状态和血流动态；甲襞之下有白色的平滑甲板，利于与微血管对比；甲襞微血管走行与表皮略平行，易于观察；甲襞微血管丰富，对各种刺激的反应比较敏感；手指是机体的暴露部位，容易固定和变换位置，较为符合生理条件。一般选择左手无名指或小手指甲襞作为临床观察的部位。

1）检查设备：①显微镜。目前国内设计、制造的甲襞微循环显微镜大多是在体视显微镜的基础上配上适当光源组成。也可用普通生物显微镜代替。甲襞微循环观察都是在低倍率下进行，至少应备有 8×、10×镜物和 5×、10×的目镜各一个，最好采用平场消色差镜头，以减少因手指表面球面差所致的成像模糊，如备有 PK 摄影镜则更好。②光源。作为微循环检查用的光源要求能看清微血管、微血流和单个红细胞，因此光源应具备 3 个条件：强光，由于观察视野的光线是以 45°角投照之折射光，要使视野清楚，光源强度至少应在 5 V、40 W 以上。但光线过强对观察者眼睛刺激太大，且使血管与底色之间反差减弱，也不适宜。聚光，光源发出之光线应经过透镜聚光，在观察甲襞处聚成一点，经调节后射在甲襞局部的光斑直径约 0.5 cm。冷光，由于强光大多有热量发散，既会影响观察结果，又可能灼烧观察局部皮肤，因此常在聚光透镜前加上蓝绿色隔热玻璃片或滤色膜。光源经此隔热滤光后，不仅使红细胞血流颜色加深，观察清晰，而且在光源的焦点上放一温度计，20 分钟后最大温升不超过 3 ℃。此外，高压汞灯也能达到类似要求。如装有内光源的显微镜，则操作更为方便。③目镜测微尺。这是安放在显微镜目镜内的一种测微标尺。固定式测微尺为一块圆形有机玻璃片，直径约 15 mm。在它的上面刻有直线标尺，分成 5～10 个大格，每一大格又分成 10 小格，共计为 50～100 小格。目镜测微尺在使用前必须经过标准的物镜测微器的校正，以求出每 1 小格刻度的实际长度。使用时将目镜测微尺安放在目镜的光阑上，再插入显微镜的目镜抽管中，即可进行测量。将每 1 个格的长度乘以镜中毛细血管的格数，即为实际长度。目镜测微尺经校正后，该显微镜的目镜、物镜均应固定，如使用不同的显微镜或不同的目镜、物镜进行观测，则目镜测微尺需重新校正。④手指固定架。甲襞微血管活体观测时，必须固定手指，消除颤动，常常使用石膏、有机玻璃或金属制的手指固定架，以方便观察或摄影。对于手指固定架，一般要求既能固定手指，又不能压迫观察局部的手指血管，手的姿势还应自然、舒适。⑤观察油。甲襞微血管位于手指甲襞皮肤之下，观察光源是以 45°角折射，因此观察局部必须涂上观察油，其意义在于：能透明皮肤，帮助光线折射。甲襞处涂油后，使皮肤光滑，当光线折射到此表面时，可消除皮肤凹凸不平而引起的光线漫反射，因而增加其透明度。所有的观察油最好是无色、透明、有一定折光能力，其折射率应尽可能与皮肤相近，以免在观察油与皮肤之间形成界面。一般用香柏油、石蜡油。

若配备有微循环显微镜的摄影装置、显微电视接收装置，或计算机显示、测量系统，则检测更为精确。甲襞微循环观察可在普通室内进行，室温最好控制在 15 ℃～25 ℃。

2）检测指标和方法：

毛细血管袢的形态

［清晰度］

清晰：毛细血管袢轮廓清晰可见。

模糊：毛细血管袢轮廓模糊不清。

消失：甲襞乳头区内无微血管袢。

方法：分类观察计数甲襞第一排管袢中 10 根毛细血管袢的清晰度，并计算百分比。

正常参考值：85%以上微血管袢清晰。

［排列］

整齐：毛细血管袢排列整齐。

紊乱：毛细血管袢排列不规则，甚至紊乱。

方法：观察甲襞第一排管袢排列状况，每例检查 10 个视野，分类计算百分比。

正常参考值：甲襞均排列整齐。

［外型］

正常：毛细血管袢外型光滑，呈"发夹状"或"微弯交叉状"。

异常：除上述形状之外的其他管袢形状。

方法：从甲襞第一排某一标志微血管起，连续观察并分类计数 10 根毛细血管袢的外形，求出各类管袢的百分比。

正常参考值：正常人随年龄增长异形管袢的比例有所增多。一般健康人正常管袢应占 80％以上，异常管袢超过 30％才有意义。

［数目］即每毫米长度内毛细血管的数目。甲襞微循环检查常直接计数与目镜测微尺刻度线相切的毛细血管数，用"支/mm"表示。

方法：将目镜测微尺的刻度线与甲襞第一排管袢中央部相切，计数目镜测微尺内 1 mm 长度中的毛细血管袢数，在不同视野内测 3 次，取平均值。

测量时需注意：凡测微尺 1 mm 内所有管袢均应计入。以第一排管袢中部 1/2 以上者计入，低于 1/2 者不计入。计数时不应改变焦距，以免将不同深度的另一排管袢（模糊不清者）计入。

正常参考值：6～12 支/mm，平均 7 支/mm。

［长度］即毛细血管袢的平均长度，用"mm/支"表示。

方法：用目镜测微尺测量自毛细血管袢输入支的基底部到袢顶的全长。每例均测量第一排毛细血管中连续 3 根管袢的长度，再取平均值。

［注意事项］血管袢长短悬殊时，以长支为主者（＞6/10 支），则仅测量长支；以短支为主者（＞6/10 支），则仅测量短支；若长支或短支均＜6/10 支时，则无选择地按序测量。不同个体甲襞管袢差异较大，但同一人各管袢的长度仍较接近，因此应注意个体自身动态对比。不同群体之间比较，则应重点比较过长管袢（≥0.4 mm）及过短管袢（≤0.1 mm）出现率的差异则意义更大。

正常参考值：0.11～0.29 mm。

［管径］微血管管径应包括外径、内径、管壁厚度和血细胞流柱宽度 4 类，但一般活体观察中，仅取微血管的最大直径（即外径），以及毛细血管输入支与输出支管径的比例。

方法：本项指标的检测最好采用电视扫描定量仪或激光微循环显微镜、计算机图像分析系统等较精确的定量仪器进行，若不具备亦可采用以下方法粗略测量。目镜测微尺测量法：放大倍数一般宜在 150 倍以上。先调整显微镜焦距，使待测血管清晰成像，然后转动已校正的目镜测微尺，使之与血管纵轴垂直，读出横切血管的刻度数，即可求出血管直径。一般每例均测量第一排毛细血管从左至右的连续 3～10 根管袢中部的管径，再取平均值，以"μm"表示。红细胞通过数测量法：以平行通过管袢中段（输入支及输出支口径）的红细胞数来表示。若血流快而不易辨清时，操作者可用拇指和食指轻压被检查者手指的两侧，使指动脉受压后管袢流速减慢而便于观察，以"×个红细胞"表示。

［注意事项］仅测量 3 条管袢的管径时，若以管袢收缩变细者为主（＞6/10 支），则依次测量收缩之血管袢；如以管袢增宽者为主（＞6/10 支），则仅依次测量增宽者；若增宽或变细管袢者均＜6/10 支时，则无选择地依次测量。在测量管袢中部时应避开管袢节段性扩张或收缩处。

正常参考值：输入支直径平均 9.16±0.95 μm（1～3 个红细胞），输出支直径平均 12.04±1.59 μm（1～5 个红细胞，平均 2～3 个红细胞），输入支/输出支为 1/1.3～1.5。

［袢顶宽度］即毛细血管袢顶部的宽度，以"mm"表示。

方法：用目镜测微尺测量微血管袢顶在左右两侧切线间的距离。每例均测量第一排毛细血管中依次排列的 3 支微血管袢顶的宽度，取平均值。测量时注意避开畸形血管。

正常参考值：0.043～0.047 mm。

［乳头下静脉丛］大多数由细静脉组成，管壁较薄，易于扩张，能容纳较多血液。临床分级为：

未见：无明显的乳头下静脉丛可见。

轻度：有细而断续的乳头下静脉丛。

重度：静脉丛粗大、明显，相互连接成网。

方法：观察并分类计数 10 个视野，求出各类的百分比。

正常参考值：正常人乳头下静脉丛可见度与年龄有关，一般认为儿童较明显，青春期后减少，成年人可见，但不明显，老年人则明显易见。

［管壁张力］

正常：管襻粗细均匀，走向柔和，管壁光滑。

减弱：管壁呈锯齿状弯曲，或呈麻痹性舒张状态。

增强：管壁呈僵直状。

方法：每例分类计数 10 根毛细血管襻，求出各类的百分比。

正常参考值：管襻的张力均正常。

毛细血管襻内微血流的状态

［血液流态］即微血管内血液流动的状态，尤其应注意红细胞的流态。

直线状：血液流动均匀、连续，无红细胞聚集。

泥沙状：血流失去线形，有轻度红细胞聚集。

虚线状：血流呈粗颗粒状态，有中度红细胞聚集，但无血细胞与血浆分离现象。

絮状：血流移动缓慢，或靠管壁，有重度红细胞聚集，且血细胞与血浆分离。

方法：观察时调节显微镜焦距，使微血管和血流成像清晰，各类流态的差别是较明显的。每例分类计数第一排毛细血管连续 10 根微血管襻内血流状态，算出各类百分比。

正常参考值：血液流态均匀、连续，其形态常因微血管的部位、形状而有所不同。网状毛细血管多为泥沙流；集合毛细血管可为直线状或泥沙流状；细动脉为直线状血流；细静脉可为泥沙状血流。

［襻顶血流］

正常：管襻襻顶血流通畅。

异常：管襻襻顶膨大或瘀血。

方法：每例分类计数 10 个微血管襻顶，算出每类所占百分比。

正常参考值：正常人大部分管襻襻顶血流通畅，但可有少量襻顶膨大或瘀血，一般不超过 20％。

［血流速度］一般是测定微血管中红细胞的流速。测定方法有秒表测速法、示波器光点同步扫描法、显微电视法、激光多普勒法及流态半定量测速法。这里仅介绍两种简便易行的测速方法。秒表测速法：在显微镜下，选择一段走行较直的管襻（口径约 1～2 个红细胞）；先用目镜测微尺测量出该段血管的长度，然后用秒表记录出血流中红细胞（或血浆段）流过该段血管所需的时间，并求出其流速。一般每例测量 3 段不同血管的血流速度，求平均值。流态半定量测速法：即将血细胞在血管内流动时显微镜下所看到的流态分为 7 个等级，以此区别血流速度的快慢。这种方法简便，无需特殊仪器，易于掌握和应用。具体标准是：线流＞1.6 mm/s；线粒流＜1.6 mm/s；粒线流＜1.0 mm/s；粒流≤0.6 mm/s；粒缓流＜0.4 mm/s；粒摆流≤0.2 mm/s；停滞＝0.0 mm/s。每例观察 10 根毛细管流态，求取平均值。

正常参考值：因微血管的种类不同而有较大的差别。毛细血管为 0.4 mm/s 左右；细动脉为 1.7 mm/s 左右；细静脉为 0.9 mm/s 左右。

血色

毛细血管襻中血色在一定程度上反映了皮肤微循环血液的含氧饱和度及血液对组织的供氧情况。一般分为鲜红、暗红、淡红 3 类。

方法：拨下微循环显微仪灯室前的蓝绿色滤光片，每例分类计数 10 根微血管襻中的血色，求出各类所占百分比。

正常参考值：微血管血色均鲜红。

毛细血管袢周围的变化

［袢周状况］

清晰：管袢周围特别是袢顶部，有一个边缘清晰的透亮区（即管袢周围间隙）。

渗出：微血管边缘不清、模糊，长度缩短，看不清血流，管袢周围间隙扩大或有明显的渗出物。

出血：以管袢顶上部最常见，可呈三角形、半月形，或呈帽状、点状、片状、串珠状出血。新鲜出血时呈鲜红色，以后随时间的推移变成紫红色或黄褐色的陈旧性出血。临床上病理性出血与外伤性出血具有不同的特点，应予鉴别（表3-1-3）。

表 3-1-3   病理性出血与外伤性出血的比较

项　目	病理性出血	外伤性出血
病　因	有一定病理原因	主要是局部外伤
形　态	三角形、半月形、帽状或串珠状	不规则
部　位	一般在管袢顶部	不一定
特　点	常有管袢扩张、膨大、瘀血	一般无

方法：每例分类观察计数10根毛细血管袢周围，算出各类所占的百分比。

正常参考值：管袢周围均清晰。

［真皮乳头形态］甲襞第一排管袢顶部上缘可见到一排呈波浪形的圆丘，该处相当于真皮乳头所在，是鳞状上皮与真皮交界处。

正常：乳头比较整齐，呈弧形波浪状。每一乳头区可见1支或数支毛细血管袢。

异常：波浪形圆丘消失或变直、低矮平坦，或乳头区管袢数目减少。

方法：每例分类计数10个甲襞真皮乳头，求出各类所占百分比。

正常参考值：甲襞真皮乳头基本正常。

毛细血管袢刺激试验

［冷刺激］选择观察视野，认定标志管袢，然后将观察手指放在冰块上观察1分钟。

阴性：甲襞毛细血管袢的挛缩反应不明显，如正常人。

阳性：对冷刺激敏感性高，管袢迅速变细，血流断续或停滞。可见于某些病人。

［针刺激］选择观察视野，认定标志血管，然后在显微镜下用银针针刺血管袢。

正常：出现收缩反应，但恢复迅速。

异常：收缩不明显，或恢复延迟，甚至管袢麻痹。

毛细血管功能测定

［微血管运动计数（VMC）］甲襞管袢自发地出现管袢增宽或变细，或血流速度快、慢交替变化，即见血管运动。

方法：选择管袢清晰的视野，观察1分钟内毛细血管袢发生的自发性口径粗细变化或血流快慢变化的次数。

正常：比较恒定，一般为0～6次/min。

增快：＞6次/min。

［微血管压力测定（MPC）］即用无创伤性方法测定微血管的压力，简单的方法是指套法。选择一个大小合适的带气囊的金属（或塑料）指套。套入被检查者的左手无名指第2指节，在显微镜下看清管袢血流，然后加压，使血压计汞柱升到120 mmHg（16.0 kPa）左右，至管袢血流完全停止。然后一边慢慢放气降压，一边观察显微镜下管袢内血流，精确地读出微血流从停滞到开始流动瞬间的血压值，此值称为手指微血管压力（代表指动脉到甲襞毛细血管之间的微血管压力）。

正常：40 mmHg（5.33 kPa）左右。

异常：常因疾病而有变化，其规律有待于进一步研究总结。

（2）人体舌尖微循环观察：舌的主要动脉为舌动脉，但也有来自面动脉和咽升动脉的分支。舌动脉的分支有：舌背支，分布于舌根及腭扁桃体；舌下动脉，分布于舌下腺、口腔底的黏膜、齿龈等；舌深动脉，是舌动脉的末梢部分，经舌肌和颏舌肌间前进，伴舌神经同行，至舌尖与对侧同名动脉吻合，它沿途发出分支，在舌内构成丰富的毛细血管网，扩展到舌黏膜表面的舌乳头内。回流的血液，在固有膜内构成静脉丛，最后汇合成舌静脉。舌黏膜表面的每一个丝状乳头内都有 1～4 根较短的毛细血管袢，与表层不靠近，其上皮细胞表层也较厚；而蕈状乳头内有较大的血管到基底部后，即分成多个毛细血管袢，呈树枝形，与表层非常贴近，仅为菲薄之上皮细胞层覆盖，故在显微镜下可观察到舌尖的微循环情况。

舌是一个消化器官，舌黏膜下血管丰富，它位于口腔内，温度恒定，伸缩自如。因此，舌微循环观察研究，不仅能反映消化器官微循环的部分变化，而且为舌质的发生原理从微循环角度提供依据。

1）舌尖微循环检测仪：舌尖微循环检测仪包括 3 个部分。①显微观测部分：由显微镜、下颌托、舌尖固定架、单凹玻片和防鼻雾板所组成。物镜一般选用 5×、6×、8×，目镜选用 5× 或 10×，在目镜中可安装 1 块经校正的目镜测微尺。②光源部分：选用轻便荧光光源，在调焦灯室前安有隔热玻片及可活动的滤色膜，以满足活体显微观察所需之强光、聚光和冷光光源的要求。整个灯室安装在微观检测仪旁一个可调节的支架上，使光线从左侧 30°～45°位置斜射于观察表面。③摄影部分：应用单镜头反光照相机，配上摄影接套、相机滑座，将照相机固定于微观检测仪的目镜筒之后，使相机与显微镜同步调焦。

上述 3 部分固定在一块减震座板上，全机一体，便于操作、携带和保护。

2）检测指标和方法：

手持式放大镜观察

使用 5～10 倍手持式放大镜观察舌乳头的分布、颜色、形态及舌底络脉的形态、色泽。在放大镜下，丝状乳头呈圆锥形，尖端向后，为小粒状，表面常有角化脱落；蕈状乳头呈钝圆状，为粗颗粒形，夹杂排列在丝状乳头之间，色泽较红。蕈状乳头的上皮虽不呈角化状，但随着年龄增大，上皮逐渐增厚，其数目可减少。健康人中 80% 左右舌尖局部的蕈状乳头数量较多而且集中。

微观检测仪观察

［舌乳头横径］

方法：用目镜测微尺分别量取与微血管丛垂直的舌尖蕈状乳头和丝状乳头的最大横径值，每种舌乳头各量取 3 个，分别求出平均值。

正常参考值：蕈状乳头为 0.21～0.92 mm，平均 0.50 mm；丝状乳头为 0.13～0.33 mm，平均 0.20 mm。

［舌乳头内微血管丛数和丛中管袢数］

方法：第一，计数 3 个显微镜视野舌乳头内微血管丛的数目，取平均值；第二，选择管袢清晰可见的微血管丛（蕈状、丝状乳头各 3 个），计算每个舌乳头中血管丛中的管袢数。

正常参考值（8×5 倍）：①每个视野中舌乳头内微血管丛总数约为（18.16±3.53）个；②微血管丛中的管袢数是蕈状乳头为（8.07±2.12）支/丛，丝状乳头为（3.05±0.86）支/丛。

［舌乳头内微血管丛形态］舌蕈状乳头内微血管丛形态分为树枝形、花瓣形、网孔形、发团形和其他形 5 类。

方法：每例分类计数 10 个微血管丛，求出各类所占的百分比。

正常参考值：以树枝形和花瓣形为主，约占 70%；网孔形和发团形约占 30%。

［微血管袢周围状况］一般分为清晰、渗出、出血 3 类。检查方法同甲襞微循环，每例分类计数 10 根微血管袢周围，求出各类所占百分比。

正常参考值：管袢清晰者占 90％以上。

[血流颜色] 一般分为鲜红、暗红、淡红 3 类。检查方法同甲襞微循环。每例分类计数 10 支管袢血色，求出各类所占百分比。

正常参考值：血色均鲜红。

[病态舌乳头百分比]

微血管袢瘀血乳头：该乳头的微血管丛中出现 1 根以上瘀血微血管袢者。

微血管袢扩张乳头：该乳头的微血管丛中出现 1 根以上扩张微血管袢者。

方法：每例分类计数 10 个蕈状乳头，求出各类所占百分比。

正常参考值：微血管瘀血和扩张的舌蕈状乳头数均＜30％。

[血流速度] 检查方法同甲襞微循环，有秒表测速法、流态半定量测速法。

正常参考值：85％呈快速流动，10％血流观察不清，5％血流缓慢移动。平均血流速度为 0.5 mm/s 左右。

[血液流态] 分为直线状、泥沙状、虚线状和絮状 4 类。检查方法同甲襞微循环。

正常参考值：85％以上呈直线状。

（3）眼球结膜微循环观察：球结膜是结膜的一部分，是睑结膜的延续而覆盖于眼球前面的部分，在眼睛张开时可见到大部分，它直接与外界空气接触，易受到外界因素的影响。球结膜是一层薄而透明的黏膜。正常情况下，微血管表浅，清晰度高，能较全面地观察到微循环各种血管，即在一个视野中能同时见到微动脉、毛细血管和微静脉，球结膜底色较白，微血管中红细胞与底色反差较强，而且球结膜表面有眼内各种分泌物，起着润滑作用，可以去除因光源照射而产生的微热。

球结膜血管分 3 组，呈深浅两层分布。即深层的睫状前动、静脉和浅层的结膜后动、静脉及结膜前细动、静脉系统。上述三组球结膜血管均来源于颈内动脉，所以球结膜的血液供应主要来自颈内动脉的分支——眼动脉，而眼动脉又有 3 个分支，即外睑动脉、内睑动脉及睫状前动脉。球结膜微循环，主要观察其浅在微血管的形态和血流动态，同时也要注意深在的睫状前动、静脉的分布和形态。一般浅层血管比深层血管细，浅层血管中静脉系统明显多于动脉系统。

1）球结膜微循环观察方法：①体位。观测球结膜微循环可以采取坐位和卧位。坐位时，病人端坐，头部要固定，既不能上下移动，也不能左右摆动。简单的固定方法是利用眼科裂隙灯显微镜检查的固定架。显微镜水平放置进行观测。如果卧位病人头放平，仰卧床上，显微镜垂直放置进行观测。仰卧的优点在于病人舒适，头部不需要特殊固定，重危病人的球结膜微循环观测都需要采用卧位。②部位选择。球结膜大部分暴露于空气中，很容易受到外界因素如风、沙、冷、热等的影响。因此，在观测时尽量选择外界因素影响较小的球结膜部位。原则上颞侧和鼻侧球结膜都可以观测，但鼻侧微血管局部影响因素较多，睑裂斑比较明显，可见范围较小，故颞侧球结膜更适于微循环的观测。③显微镜。观测甲襞微循环的显微镜只要装配适当的支架及专用的多功能微循环显微镜，都可以用来观测球结膜微循环。眼科裂隙灯显微镜是观测球结膜微循环的良好工具。观测时倍数一般放大 35 倍以上，可以在×20、×40、×60、×80、×100 时观测。由于眼球在强光作用下有不自主的运动，且球结膜呈球形，放大倍数过大，视野狭小，所以景象不清。④照明。球结膜微循环观测时，照明局部的温度不可过热，光点尽可能细小，达到既能进行观测，又避免光线直接射入瞳孔。⑤注意事项。先低倍观测球结膜整个情况，再用高倍镜逐项观测。记录时应注明微血管区段、深层、浅层、改变的数量和程度。观测流速时要注意避开睑裂斑、动静脉短路、静-静脉吻合支、动-动脉吻合支以及出入下睑的血管。

2）检测指标：

微血管的分布与形态

正常人球结膜在四周各分布有 1～2 根小动、静脉，肉眼即可以看见。小动、静脉走行中分支成并行的细动、静脉，其数量不多，分布比较均匀。细动脉走行较直，细静脉走行稍弯曲，形成波浪，但外形柔和自然。毛细血管呈树枝网状，微动脉与微静脉近似平行，但血流方向相反，微动脉中血流速度较快，微静脉中血流速度较慢。

[清晰度] 清晰，指血流、血管管径都清楚可见；稍差，指只能隐约看见有血细胞流过，血管边缘看不清；模糊，指血流和血管边缘都不清。

[微血管数] 在25～40倍镜下，在颞侧两个不同视野在一定长度测微尺上所截的浅层微血管数（包括细动脉、细静脉、毛细血管），再换算成条/mm。

[缺血区] 球结膜局部微血管数量明显减少，毛细血管闭合呈现断离、消失状态。由于缺少血液供应，颜色苍白。在25～40倍镜下，大于3个毛细血管网格区域内无血管者称为缺血区。

[管径] 以目镜测微尺进行测量。先测出小静脉和细静脉的管径，再测出小动、静脉，细动、静脉之比例，换算出小动脉和细动脉的管径。亦可照相后在底片上测量或在电视荧光屏上直接测量。

[动静脉比] 正常人为1∶(1.5～2.5)，疾病时比例可增大或缩小。如老年人、高血压、动脉硬化等，其小动脉、细动脉变细，动、静脉之比增大。

[粗细不均] 正常球结膜微血管外形比较规整，管径比较均一，无膨大和缩小现象，异常时可出现管径粗细不均。

[边缘不齐] 管壁边缘不齐，不光滑呈锯齿状。

[微血管走行异常] 正常球结膜微血管小动、静脉，细动、静脉并行排列，走行较直。毛细血管可出现轻度弯曲。如果出现较多的弯曲、盘绕，或呈螺旋状甚至丝球状，则为异常。

[网格结构] 正常球结膜微血管呈树枝状结构。若出现网格结构说明有增生或闭锁的毛细血管受到刺激而开放。应区别网格出现部位（深层、浅层）、范围（局部、广泛）、网格疏密。

[囊状扩张] 血管局部出现囊状扩张，明显见到与血管相连，有时可见多处，多发生在集合毛细血管，多见于心血管疾病、糖尿病以及胶原性疾病。

微血管瘤：微血管局部膨隆形成瘤状，几乎见不到与血管的连接，称为微血管瘤，可见于球结膜的不同部位，但以鼻侧为多。微血管瘤的出现，一般都标志着微血管存在病理改变。

微血管的流态

血色（分为淡红色、红色、暗红色、紫红色）血液流速，红细胞聚集，白色微血栓，血管运动性。上述5项检查方法同甲襞微循环检测。白细胞数，正常时白细胞可被见到。白细胞连续、多量出现时为增多；观察较长时间多处视野仍见不到白细胞为全无。

动静脉短路

正常时动、静脉不直接相连，异常时在动、静脉间可形成短路支。

管袢周围变化

渗出或水肿，微血管通透性亢进，液体向其周围渗出，可致微血管形态模糊，严重时形成广泛水肿。局部水肿可呈小水泡样，为淋巴回流障碍所致。出血一般为局灶性，严重时亦可扩散到整个球结膜。含铁血黄素沉着一般为陈旧性出血的改变，多见于睑裂斑部位，为黄褐色点、片状斑块沉着于球结膜表面。

2. 动物活体微循环观察

（1）眼球结膜微循环观察：家兔眼球结膜微循环观察是实验室常用方法之一。此部位的解剖结构和特点与人体眼球结膜微循环基本相同。

1）操作方法：取家兔，雌雄不论，体重2.0～3.0 kg。在清醒或静脉麻醉（20％乌拉坦，5 mL/kg）状况下，作右侧卧位固定。用开睑器张开左眼睑，在落射光源下，用6×8倍显微镜观察。

2）观察指标：家兔眼球结膜微循环由微动脉、毛细血管与微静脉组成，相互交叉成网状。其观察指标与人体眼球结膜微循环基本相同。

（2）肠系膜微循环观察：肠系膜是一种透明组织，其血液供应与肠管一致。由于肠系膜微循环与肠管微循环变化较接近，观察又较方便，所以是动物实验中最常用的观察部位之一。目前，常用的动物是家兔、家猫、狗、大鼠和小鼠。观察方法基本相同，本文以介绍家兔肠系膜微循环观察为例。

1）操作方法：取家兔，雌雄不论，体重 2.0～3.0 kg。用 20％乌拉坦 5 mL/kg，静脉麻醉。然后使家兔仰卧固定，在中下腹作一长约 6 cm 纵形正中切口。打开腹腔后，找出一段游离度较大的小肠肠袢（一般取自回盲部肠袢），轻轻从腹腔中拉出，平铺在装有 38 ℃左右灌流液的肠系膜灌流盒中的圆形观察台上。灌流液从灌流瓶中流入塑料导管，经恒温水浴锅加热，再通过塑料导管流入灌流盒。灌流盒中灌流液由输液泵排出。灌流盒中灌流液进出速度相同，并要求恒温在 38 ℃左右。使家兔侧卧位，并将灌流盒置于显微镜载物台上。在透射光源下用 6×8、6×10 或 10×40 倍显微镜进行观察。操作时动作应轻柔，避免过分牵拉肠袢，引起内脏反射而致血压下降。

灌流液可用生理盐水、复方生理盐水等。如果实验持续时间较长，则需使用 Ringer-Tyrode 溶液。其配方如下：NaCl 9.02 g，KCl 4.20 g，$CaCl_2$ 0.24 g，葡萄糖 0.90 g，明胶 10.00 g，加水至 1000 mL，然后用 0.5 mol/L 的 $NaHCO_3$ 调整 pH 至 7.35～7.45，渗透压 295～350 mEq/L。如有条件，灌流液应与 6.5％ O_2、6％ CO_2 及 N_2 平衡。

2）观察指标：肠系膜微循环中，微动脉和微静脉可相伴而行，毛细血管交叉成网。肠系膜微循环可以清楚地看到肠系膜小动脉、细动脉、毛细血管网、细静脉、小静脉的分布和走行，能观测到血管内血液的循环动态如流速、流态及细胞变形等。在病理状态下能清楚辨认各种血流改变如血流减慢、红细胞聚集、白细胞贴壁滚动或穿过管壁，血球血浆分离、微小血栓等。选择好的部位，可见到淋巴管、淋巴管壁、淋巴管内的瓣膜、淋巴管的收缩舒张运动及淋巴细胞流动，肠管出血时在所属的淋巴管内可出现大量红细胞。在高倍镜下能看到血管内皮及内皮细胞。但是由于观察肠系膜微循环时可使用 40 倍以上的水浸物镜，所以在放大 400 倍以上的情况下，可见到微血管内皮细胞变化，观察内皮细胞有否肿胀、损伤或脱落，以及内皮细胞表面有否血细胞黏附等。此外，还能发现循环中是否有血小板黏附和聚集，白细胞有否黏附和贴壁翻滚等现象。

（3）软脑膜微循环观察：研究表明，脑实质的血管可来自软脑膜，而且脑实质和软脑膜毛细血管相互交织成网，因此软脑膜循环变化在一定程度上可反映脑实质循环变化。

观察软脑膜循环常用动物是大鼠、猫和家兔，但也有人用小鼠。所用方法基本相同，现介绍大鼠软脑膜微循环观察方法。

1）操作方法：大鼠，雄性，体重 220～320 g。用 1％戊巴比妥钠溶液 0.5 mL/100 g 作腹腔麻醉。俯卧位固定。切开头皮，暴露顶骨。先于小脑延髓池处用 4 号针穿刺，抽取脑脊液 0.2 mL，以降低颅内压。然后于左侧顶骨中央用颅骨钻开窗，形成 0.5 cm 直径圆形骨孔。用骨胶止血或用温生理盐水棉球压迫止血。最后剪去硬脑膜。操作时必须小心谨慎，避免损伤软脑膜及上矢状窦而致出血。软脑膜表面用 37 ℃人工脑脊液作间断滴注，以防干燥。固定大鼠头部，在落射光源下，用 6×8 倍显微镜观察。

人工脑脊液配方如下：Na^+ 150 mmol，K^+ 3 mmol，Ca^{2+} 2.5 mmol，Mg^{2+} 1.2 mmol，Cl^- 132 mmol，葡萄糖 3.7 mmol，尿素 6 mmol，HCO_3^- 25 mmol，加水至 1000 mL。如有条件，须与 6.5％ O_2、6％ CO_2 和 N_2 平衡，并保持温度 37 ℃。

2）观察指标：软脑膜微循环观察指标同球结膜微循环。在显微镜下，软脑膜微循环变化有以下特点：由于脑组织代谢率高，耗氧量大，因此微动、静脉中血液颜色差异明显。前者为鲜红色，后者为暗紫色，很易辨认。微动脉间相互贯通。微动脉可突然下降进入皮质，而在软脑膜上留下一血管盲端，在微动脉中常可见血液倒流现象。微动脉与相应的微静脉不平行。微动脉管径较细，位置较浅表，分支也较少。未发现动静脉短路。

（4）心脏微循环观察：心脏能自动地、节律地兴奋和收缩，以推动血液循环，完成体内的物质运输，要使心脏具备健全的生理功能，心脏本身必须有足够的血液供应。因此，研究心脏微循环的变化具有十分重要的意义。心脏微循环活体观察一般是在狗、猫、兔和大鼠等动物中进行。

1）操作方法：心脏微循环活体观察方法主要有 2 种。一种是在落射光源下进行心室肌微循环观察，另一种是在透射光源下观察心耳微循环。①心室肌微循环观察：大鼠，雌雄不论，体重 170～240 g。用

1%戊巴比妥钠溶液 0.5 mL/100 g 作腹腔麻醉。仰卧位固定。气管插管，接人工呼吸机。打开胸腔，去除心包膜，暴露右心室壁比较平坦的部位。用 37 ℃经 5% CO_2 和 95% O_2 平衡的 Krebs-Henseleit 溶液不断滴注，保持心脏湿润。由于心脏在不停地搏动，所以须在显微镜上接上高速摄影机，并使微循环图像聚焦在动物呼吸期末，在落射光源进行拍摄，在照片上进行观察和测定。该方法可观察到心外膜下20 μm 内的微循环变化。②心耳微循环观察：猫（雌雄不论），体重 2～3 kg。3%戊巴比妥钠间断静脉麻醉，使猫保持在中等程度麻醉状态。戊巴比妥钠总剂量不超过 30 mg/kg 体重。仰卧固定。气管内插管，接人工呼吸机。打开左胸，剪开心包膜，用 37 ℃经 5% CO_2 和 95% O_2 平衡的 Krebs-Henseleit 溶液不断滴注，避免心脏干燥。在心耳顶端部位用 Potts 夹夹住，然后在左心耳顶端开一小口，插入光导纤维，并迅速结扎心耳开口处，以防止血液流失。这样平坦的左心耳就能在光导纤维的透射照耀下，用显微镜与高速摄影机进行拍摄，并对照片进行分析。在操作时，要使心房壁张力适中，否则会影响与光导纤维相贴的心房部位的血液流通。

滴注心脏的 Krebs-Henseleit 溶液的配方如下：NaCl 6.92 g，KCl 0.35 g，$CaCl_2$ 0.28 g，KH_2PO_4 0.16 g，$MgSO_4$（×$7H_2O$）0.29 g，$NaHCO_3$ 2.1 g，葡萄糖 2.0 g，加水至 1000 mL。

近年来，国外有些实验室设计了一种漂浮物镜系统（floating lens system），放在搏动的心脏与显微镜物镜间。漂浮物镜系统能与心脏同步搏动，以使显微图像保持清晰。

2）观察指标：心肌微循环的活体观察比较困难，由于心脏的搏动，不易聚焦，观察景象不清。利用高速（400 张/s）显微摄影和影片分析可以分析流速和毛细血管，将猫麻醉后从动物左心耳向右心房插入玻璃管，管内放置石英棒或导光纤维使光源光线通过石英棒透照心房壁，通过显微镜拍摄显微电影。用上述方法观察活体心房肌经常可以看到不对称的毛细血管网和反向血流，但心肌缺血时，心肌毛细血管内红细胞压积变化十分显著，因此将它作为一个重要的观察指标，其测定公式如下：

$$H_{cap} = n \times MCV / \pi r^2 \times 1 \times 100\%$$

式中：H_{cap} 为毛细血管内血细胞比容；n 为红细胞数；MCV 为平均红细胞体积；πr^2 为毛细血管半径。

（5）耳郭微循环观察：鼠耳郭菲薄，微血管丰富，而且呈平面分布，因此可供活体微循环观察。在进行药理实验中，如在耳郭局部用药，则小鼠双耳郭可分别作为用药部位和自身对照部位。

1）操作方法：小鼠（雌雄不论），体重 25 g 左右。用 1%戊巴比妥钠溶液 0.05 mL/10 g 作腹腔麻醉。俯卧固定于鼠板上。两侧耳郭外侧滴液状石蜡，使耳郭易与塑料瓶盖相贴，呈水平位置，然后在落射光源下，用 6×8 倍或 6×10 倍显微镜进行观察。

2）观察指标：小鼠耳郭微循环由微动脉、毛细血管和微静脉组成。相应的微动、静脉基本平行，但血流方向相反。

小鼠耳郭微循环观察指标类同于其他部位微循环观测，主要包括血管管径、血管数量、血流速度、血管运动性等指标，以及红细胞、白细胞流态、微小血栓、渗出、出血、血管构型变化等病理性指标。所不同的是小鼠耳郭微血管自细动脉到细静脉包括的血管节段繁多，再加上小动脉、小静脉的各个节段，提供了许多可供观测的部位。

（三）微循环观察在中医学中的应用研究

1. 中医络脉理论与微循环　微循环一般是指微血管血液循环。限于历史条件，中医学虽未明确提出"微循环"这一名词，但在其大量关于"络脉"的解剖、生理和病理的论述中，已较为全面地阐述了类似于微循环的结构、功能和病理变化，并且早已指导临床实践。

（1）络脉的分布、流注与微循环的结构、流向：在结构上，微循环既是循环系统的最末梢部分，又是脏器最小功能单位（如肝小叶、肾小球、小肠绒毛、肺泡等）的组成部分。遍布全身各脏器和组织。在流向上，微循环既是血液循环的通路，但血管内血液与血管外组织液又可通过毛细血管双向流动，交换物质。而微循环的这些特点可体现在络脉的分布和流注中。

1）络脉分布：在人体经络系统中，"经脉为里，支而横者为络，络之别者为孙"，表明经脉是主体，而络脉和孙络都是由经脉支横别出的分支，共同起着运行气血的作用。《黄帝内经》："以络而言，则又有大络、孙络，在内、在外之别。深而在内者为阴络……浅而在外者为阳络。""凡人体遍体细脉，即皆肤腠之孙络也。"这说明络脉的分布极为广泛：既散布于表，又深入于里。人体周身内外、五脏六腑、五官九窍，无处不有，络脉的这种广泛分布性就类似于微循环中微血管的分布。

2）络脉流注：《内经》指出，络脉的流注一方面"经满气溢，入孙络受血，皮肤充实"；另一方面，亦可"孙脉先满溢，乃注于络脉，皆盈，乃注于经脉"。可见气血在络脉系统中，虽然运行流注不止，但它并不是像在经脉中那样单向流动，"营周不休……如环无端"，而是气血既能流离出络脉，布散于脏腑组织、四肢百骸；但脏腑组织、四肢百骸的血气亦可回渗到孙络，再注入络脉、经脉，参加经脉中的气血周流。络脉中的这种气血"双向"流动的特点与现代微循环中毛细血管内外液体双向流动就极为相似。

（2）络脉的渗灌、互渗作用与微循环生理功能：在功能上，由于微循环是循环系统的组成部分，全身的循环血液几乎全部流经微血管以灌注组织、细胞；另外，细胞、组织与血液、淋巴液的物质交换，也必须通过毛细血管内外液的双向流动才能完成。因此，微循环既是血液循环的通路，又是物质交换的场所。而中医络脉的生理作用，不仅协同经脉流通气血，沟通表里，抗御外邪，而且由于络脉的广泛分布和双向流动的特性，还具有"渗灌气血"和"互渗津血"等类似于微循环生理功能的特殊作用。

1）渗灌气血：《灵枢·小针解》"节之交三百六十五会者，络脉之渗灌诸节者也"，《灵枢·卫气失常》"血气之输，输于诸络"，这些论述都强调了经脉中的血气主要是通过络脉而"渗灌"到全身诸节，从而内溉脏腑，外濡肌腠。

2）互渗津血：《灵枢·邪气脏腑病形》"十二经脉三百六十五络，其血气皆上于面而走空窍"，同时指出"中焦出气如露，上注溪谷，而渗孙脉，津液和调，变化而赤为血"，可见津血在输布过程中，络脉中的血液，可从孙络渗出络外，与络外津液化合，濡润脏腑肌腠；而脏腑肌腠中的津液，亦可由络脉渗入经脉中，化赤为血，完成了津、血两种液态物质的交换过程。

可以认为，络脉的这种"渗灌气血""互渗津血"的功能，实际上起着类似微循环"血液循环通道"和"物质交换场所"的功能，以完成输送养料、排除废物、调节体液的生理作用。

（3）络脉病变与微循环障碍：微循环研究表明，其病理改变主要如下。微血管袢形态变异，如管袢收缩变细、扭曲或舒张、扩大，甚至萎缩、消失。微血流速、流态变异，如流速减慢、瘀滞，甚至血细胞聚集，形成血栓。微血管周围病变，如管袢周围渗出、出血。微血流血色改变，如血色深红、青紫等。络脉是气血津液输布贯通的枢纽，体小支多，分布甚广。一旦病变，亦可出现一系列类似微循环障碍的病理变化。

1）络脉变形、扭曲、扩张、充血：《杂病源流犀烛·肿胀源流》"皮肤间有红痕赤缕，皆由血溢离经，留滞于络"。中医诊断学专著《四诊抉微》指出，人体络脉病变时可出现"鱼刺形""水字形""虫纹形""乱纹形"等异形络纹。清代名医王清任《医林改错·通窍活血汤所治症目》明确提出，所谓"蟹爪纹""红点红纹""青筋暴露"者"非筋也。现于皮肤者，血管也"。古代医家限于条件，不可能进行显微观察，而上述对络脉病变时异常形态的论述，即类似于微循环管袢的形态变异。

2）络脉气血不畅，血行瘀阻：《素问·举痛论》"络血之中，血泣不得注入大经，气血稽留不得行，故宿昔而成积矣"。《景岳全书·血证》"或壅瘀于经络，则发为痈疽脓血，或郁结于肠脏，则留为血块、血癥"。这里所谓络脉"血泣""血积""血块"、"血癥"等，皆是络脉血流不畅或血行瘀阻的表现，类似于微循环血流缓慢，血细胞聚集，血栓形成等病理改变。

3）络脉津血失渗，留滞络中，溢于络外：张志聪"津液涩于络中，渗于络外，着而不去而积成矣"。说明当络脉因病变对津液失于灌渗，渗于络外，会形成络外津液停积的现象，类似微血管周围渗出的病理变化。《素问·至真要大论》还指出"血脉凝泣，络满色变，或为血泄"，"阳络伤则血外溢"，"阴络伤则血内溢"。强调了若是络脉发生凝滞或外伤，可致血不循经，溢出络外，类似于微循环管袢出血的病理改变。

4）络脉血色异常：由于感受不同的病因，可致络脉血色发生变化。《素问》："邪入于络也。则络脉盛，色变。"《灵枢·经脉》："凡诊络脉，脉色青则寒且痛，赤则有热……其暴黑者，留久痹也。"这些络脉血色的变化与微循环血流颜色的改变很有相似之处。

综上所述，可见中医"络脉"在人体气血津液输布、环流的某些功能，实际上起着类似微循环的作用。中医理论与微循环的联系，主要是建立在络脉的分布、流注，功能和病变基础上。所以上海医科大学姜春华教授指出："古之络或孙络相当于今之毛细血管"。望络脉是中医诊断的特色之一，如望小儿指纹、望鱼际络脉、望爪甲形色等诊法早已有效地运用于临床之中。运用现代微循环检测手段来研究中医诊断理论，探讨中医诊断客观指标，是符合中医基本理论的，为实现中医现代化提供了一条值得探索的途径。

2. 微循环在中医诊法现代研究中的应用

（1）中医舌诊微循环研究：舌诊是中医望诊的重要内容，对临床辨证论治有较大的价值。为了探讨舌象形成的原理，寻找客观的舌象辨证指标，国内许多专家对中医舌质进行了舌尖的微循环研究。

1）中医舌象与微循环的关系：陈泽霖等研究初步发现在不同疾病中，舌尖乳头的大小、多少，血管丛的形态、数目以及微血管祥内血流的流速、流态等，都会有不同程度的改变，这种改变不仅与舌质、舌苔的异常间存在某些有规律的联系，而且在治疗过程中，会出现一些有意义的相应变化。有研究表明：淡红、淡白、红绛、青紫四类舌质，三类病理舌质的舌尖微循环均有明显变化。且各类舌质的微循环变化有一定的特征性：青紫舌的蕈状乳头横径缩小，异形微血管丛，祥顶瘀血微血管丛、扩张微血管丛、血细胞聚集、流速减慢及渗出、出血的发生率增高。红绛舌蕈状乳头横径增大，微血管丛中管祥数目增多，微血管祥动、静脉臂口径增粗，扩张微血管丛、瘀血微血管丛及渗出百分比增高。淡白舌蕈状乳头横径增大，微血管丛中管祥数目减少，管祥动、静脉臂口径减小，微血管丛周围渗出明显。三组病理舌质的舌尖微循环各项异常指标与健康人（淡红舌）比较，均有显著或非常显著性差异。

秦吉华等观察不同中医辨证病人舌尖微循环，认为阴虚舌尖微循环表现舌乳头横径缩小，扩张微血管丛增多及血色鲜红，表明蕈状乳头萎缩，血管扩张、充血，符合阴虚多能量代谢水平增高的表现，也是形成阴虚舌质红的机制之一。阳虚表现血流缓慢的舌尖微循环障碍，符合阳虚多能量代谢水平低下，舌尖微循环低灌注状态的表现，又是形成淡白舌的病理基础，故阳虚病人多为淡白舌。气血两虚舌尖微循环障碍与阳虚组相似。主要表现为舌乳头微循环充盈不足，可能与表现淡白舌有关，说明舌尖微循环变化，可以反映体内病理改变，比观察舌象更为敏感。气滞血瘀舌尖微循环各项异常指标，与青紫舌舌尖微循环障碍的报道相符，微循环障碍与舌质青紫程度成正比，说明舌尖微循环变化反映了机体内血液瘀滞的状态。湿热病人在各组中是微循环障碍表现最轻的一组。可能与本组病人多数病情较轻，病程较短，舌象变化以舌苔异常为主有关。说明舌尖微循环变化，不但与舌质颜色的变化具有一致性，而且与机体病理改变的轻重也具有密切关系。

喻方亭对61例尿毒症病人的瘀点、瘀斑舌进行了血液透析前后舌尖微循环的连续动态观察，结果显示血液透析后舌乳头横径无变化，乳头内微血管丛呈树枝形和花瓣形的数目增多，发团形的数目明显减少，透析前后差异显著。舌乳头内微血管管祥清晰度差，血色多暗红，出血较明显，渗出严重，多数病人管祥血流呈线粒流，少数呈粒线流或粒流；透析后，以上微循环障碍均有明显改善。表明舌尖微循环障碍是尿毒症病人瘀点、瘀斑舌的病理基础之一。

袁肇凯研究表明，微循环变化不仅与理、化、个体差异及病种等因素有关，并受年龄因素影响。青少年时期微血管很少变异，中年以后，随年龄的增长，毛细血管迂曲、扭转程度增加，祥间短路支增多，血流有减慢趋势。青年组的舌尖蕈状乳头横径面积、微血管丛数以及微血管树枝形或花瓣形构形等指标的检测值，都在正常范围内，随受检者年龄的增长，这些指标的检测值也呈现出青年组＞中年组＞老年组的递减趋势。相反，舌尖微循环的微血管异形、微血流瘀滞、血色暗红和微血管渗出等微循环异常变化的发生率，呈现青年组＞中年组＞老年组的渐增趋势。提示舌尖微循环变化程度与舌体衰老、退化有一定联系。

温维良通过对 256 例病人观察表明，甲襞微循环与舌质改变有关，主要为管袢隐没者以淡舌质组明显。与正常组相比，管袢排列不规则，以白苔、青紫组为明显；管袢粗细不均者白苔组、黄苔组、淡舌组明显；流速改变和血细胞聚集，白苔和青紫舌组都有非常显著差异；红绛舌、黄苔、青紫舌三组乳头下静脉丛与对照组相比差异均非常显著。

魏艾红应用活体微循环显微镜对 460 人舌质色泽与镜下微循环变化关系进行了观察，通过各项指标的对比，看到淡舌、红舌、青紫舌均存在微循环障碍，但表现的指标不同。淡舌乳头清晰度最差，蕈状乳头上皮层较厚，蕈状乳头缩小，数目减少，乳头内微血管丛减少，微血管管径细，见许多微血管不清形似鹅卵石样蕈状乳头，出血比例最高。红舌蕈状乳头较大，部分微血管丛减少，微血管管径粗，袢顶增宽。青紫舌蕈状乳头清晰度不良，乳头上皮层明显增厚，蕈状乳头部分缩小，微血管丛减少或消失的数量最多，异常微血管形状多呈点钩片状，微血管管径粗，袢顶增宽，可见出血，无血管乳头，大部分血流态看不清。

陈泽霖研究发现舌质的类型与舌蕈状乳头关系较大，而舌苔的类型与舌丝状乳头关系较大。由于"心主血脉"，舌质的颜色与血流有关，故从微循环角度研究舌质者较多。淡红舌管袢以树枝形和发夹形为主，管袢清晰，袢顶有瘀血者少于 30%，血色鲜红，流速 85% 以上快速，呈线带状，无渗出或出血。淡白舌微血管丛减少，管袢口径变细，血色淡红，微血管出血、袢周渗出明显，常有舌乳头肿胀。红绛舌舌乳头横径增大，乳头数增加，血管袢清晰，管袢增粗、充血，血色鲜红，血流加快。青紫舌异常微血管丛、瘀血扩张的微血管丛增多，红细胞聚集明显，血色暗红，血流速度减慢，呈絮状或泥流状，管袢周围常有出血或渗出。舌质由淡红→红绛→青紫，舌尖微循环障碍逐渐加重，反之则逐渐变轻。

2）舌微循环影响因素：①年龄。袁肇凯通过对 149 例健康青年、中年、老年人的中医舌质和舌尖微循环观察，表明随着年龄的增长，舌蕈状乳头横径、面积、微血管丛数均呈青年组＞中年组＞老年组的递减趋势；相反，微血管袢渗出、血色暗红、血流缓慢等异常微观指标则呈青年组＜中年组＜老年组渐增趋势。这表明舌尖微循环变化的程度和舌质一样，与人体衰老有一定联系。由于生理性"气血衰退"亦可导致舌质和舌微循环障碍逐渐严重。②性别。袁肇凯对 100 例男女性健康人舌尖微循环进行观察，发现男女性健康人常规舌诊虽均属正常舌象，但男性舌尖微观异常变化较女性为重，女性舌蕈状乳头数目较多，面积较大，而且异常指标的发生率明显低于男性。这种男女性别舌微观的差别与体内性激素的水平的变化有关。③月经。袁肇凯对 46 例分别处于增殖期、排卵期、分泌期 3 个不同月经周期健康女性的舌象、舌尖微循环进行观察，结果表明三期受检者虽然都以正常舌象为主，但也存在着不同程度的舌微循环变化，各项舌微观指标均有一定的与该期月经生理相应的特征变化，呈分泌期→增殖期→排卵期的动态变化趋势。提示妇女舌诊时，亦须考虑机体所处月经周期生理因素的影响。

（2）中医爪甲微循环研究：为了深入研究爪甲色泽的形成与微循环变化的关系，袁肇凯对 154 例手指爪甲红润和爪甲淡白、深红、青紫者的甲襞微循环进行了观察和分析。发现与爪甲红润者相比较，3 类病理爪甲的甲襞微循环都有一定的特征性变化。爪甲淡白以甲襞管袢短缩、口径纤细、血色浅淡、血流缓慢为其特征，反映了机体气血虚弱的病理状态；爪甲深红者出现甲襞微血管增生、扩张、增粗、血色深红，流速加快等特征，基本上体现出了中医热证的性质；爪甲青紫者甲襞微循环障碍严重，管袢排列紊乱，异形管袢、瘀血、血色暗红等指标发生率明显升高，提示机体气滞血瘀的病理状况。因而表明，手指甲襞微观改变是中医不同色泽爪甲变化的病理生理基础，可以作为中医望爪甲的微观指标。

3. 微循环在中医辨证中的应用

（1）探讨血瘀本质：血瘀证是中医对循环和代谢障碍类疾病的独特病理概念。血瘀病人外周循环存在多种不同程度的微循环障碍主要有如下几种。

1）微血管痉挛：冠心病、脉管炎、支气管哮喘等血瘀证病人，常可发现有微血管痉挛。如甲襞微循环观察可见到血管数目减少，甚则模糊不清。长度也比正常缩短，血管口径变狭窄，有时毛细血管管径粗细不匀，呈串珠状改变。血流减慢，有时呈断线流，严重时血流消失，造成局部的缺血缺氧。微血管痉挛一般随病情加重而加剧，随病情好转而减轻。有学者对甲襞微循环改变、血瘀体征与中医辨证关系进行观察，认为甲襞微循环障碍为血瘀证指标之一，且有早期诊断意义，而痉挛型即为其中之一。

2）微血管畸形、血液瘀滞：血瘀证病人微循环检查，常可发现血流缓慢，血液呈粒状流，或慢粒流，重则发生停滞。微血管襻的顶端有扩张、血液积聚。活血化瘀治疗后，临床症状改善的同时血流加快。畸形微血管增多在血瘀证病人中也很常见。血瘀证病人中异形管襻增多常超过30％以上。球结膜微循环中，可看到血瘀证病人出现许多明显的微血管迂曲或呈螺旋形，有时尚有囊状变。舌尖微循环可见到青紫舌病人异形微血管丛数超过树枝状、菊花状微血管丛数。有瘀证的高血压、冠心病、动脉硬化、系统性红斑狼疮等病人，常有数目众多的微血管发生膨大呈瘤形、螺旋形或畸形扭曲等变化，微循环检查时发现有明显的微血管异常和微血流障碍者占40％左右。血瘀证病人在各部位微循环检查中，均可见到异形微血管增多，且在某些情况下与血瘀程度有一定关系。

3）血细胞聚集、微血管阻塞：血瘀证病人外周微循环中，常有明显的血细胞聚集现象，无论是眼球结膜微血流、甲襞微血流或舌乳头血管丛中的微血流，其流态都可从正常的线状或带状变成絮状、粒状或虚线状。血细胞聚集常伴有血流缓慢，严重时可在血细胞聚集的基础上，发生微血流的"瘀泥化"和血管内凝血，导致血管阻塞，使局部或全身微循环障碍。这种红细胞聚集，经过活血化瘀治疗后，随着病情好转，血流速度加快而解聚。可见，血细胞聚集与血瘀之间存在着联系。

4）微血管的渗出及出血：许多血瘀证病人（肺心病、糖尿病、冻疮、冠心病、系统性硬化病、系统性红斑狼疮等）在微血管周围可见到有出血、渗出，尤其在甲襞及球结膜微循环检查中易发现。甲襞微循环中，出血常在管襻顶端呈帽状，新鲜出血在近端，陈旧出血移向远端。球结膜出血形状各异，大小不等。舌尖微循环观察青紫舌68例中，有渗出和出血者占35例，而淡红舌76例仅占3例。这种出血与血管脆性增加、通透性增加及血管壁完整性障碍有关。

上述诸种微循环异常改变，并非在同一血瘀病人中可见到，常与血瘀程度有密切关系，重症病人常出现数种或广泛的微循环异常，轻症血瘀证病人仅有1～2种轻度的微循环异常改变，或只在某些部位的微循环检查中存在，因此，有学者提出多部位（甲襞、球结膜、唇、舌）微循环联合检查对血瘀证的诊断可能更有意义。王怡等通过研究指出舌微循环障碍属周围血管性疾病，在甲襞微循环检查可出现毛细血管襻小、痉挛、渗出、排列紊乱、模糊，管内血流缓慢、红细胞聚集、呈粒状流，甚至瘀血。由于舌微血管闭塞或栓塞，故出现舌体颜色青紫、瘀斑等病变。

（2）协助中医辨证分型：辨证是中医诊断学的特点，国内运用微循环研究手段对八纲辨证、气血津液辨证、脏腑辨证等进行了探讨，取得了一定的成绩。

1）八纲辨证研究：丁钰熊等通过建立类阴虚、类阳虚、类血虚、类血瘀4种证候的动物模型，观察研究了体表（耳）和内脏（肝、肾、肠）的微循环变化。结果表明，不同的证有不同的微循环改变特点，类阴虚证动物主要表现为充盈度不足，血色暗红，血流稍快，毛细血管开放数增多；类阳虚证动物为血流缓慢，血色淡，充盈度不足，毛细血管开放数减少；类血虚证动物为血色淡红，血流呈虚线状，充盈度不足，有片状渗出；类血瘀证动物为血流缓慢或瘀滞，红细胞聚集，血黏度增高。这些特点为中医辨证提供了客观指标。另有研究表明，阳虚证和阴虚证病人的甲襞微循环障碍有明显差别。阴虚证不仅管襻清晰度比阳虚证组好，还具有血流速度较快，单位面积管襻可见数目较多，管襻较长，口径相对较粗的特点。这种微循环方面的浅、显、快、多、长、粗等属于中医"阳"的范畴，是"阴虚阳亢"的现象之一。相反，阳虚证则相对具有甲襞皮肤血管襻深藏而隐晦、血流速度较慢、单位面积管襻可见数较少、管襻较短、口径较细等特点。这种深、隐、慢、少、短、细等属于中医学"阴"的范畴，是"阳虚阴盛"的现象之一。

有学者观察了84例原发性高血压病人，发现阴虚阳亢证偏阳亢型、偏阴虚型和非阴虚阳亢证病人均以动静脉口径缩窄、管襻畸形率增加为特点，因而造成"血瘀"病理，使气血逆乱。并且观察到非阴虚阳亢证病人微循环血流瘀滞程度较另外二型严重，其瘀滞率达33.3％。究其原因，可能是这类病人阴阳两虚、痰湿壅盛证型较多之故。因而提示各证型高血压病病人甲襞微循环都有其共同的病理基础。

2）气血津液辨证研究：中医学认为，气血津液是维持人体生命活动的物质基础，而微循环如络脉一样，是运行气血的通道。因而利用微循环研究中医学气血津液辨证，寻找气血津液诸证的客观指标是简便可行的。气血津液病证微循环的主要病理变化如表 3-1-4 所示。

表 3-1-4　　　　　　　　　　　　　气血津液病证的微循环变化

	气　虚	气　滞	血　虚	气滞血瘀	气血两虚	水液内停	津液不足
舌乳头形态		角化现象	平滑稀疏色白萎缩			发育不良色混肿胀	丝状乳头角化脱落
管袢形态	管袢不清充盈度差	排列不齐管袢迂曲	充盈度差	紊乱不齐管袢痉挛	较模糊张力差		清晰
管袢数目	减少		减少		减少		减少
管袢长度及口径	缩短	管袢增长口径增大	细小		管袢缩短口径细小	微动脉细微静脉大	变细
袢顶		袢顶瘀血静脉瘀血		或有瘀血	充盈		
血色		血色稍暗	淡红		暗红		鲜红
流速	缓慢	缓慢	中等	慢	慢		
流态	虚线状	断线状	虚线状断线状	断线状	不清		
管袢周围				渗出、出血	不清楚	渗物增多	无渗出物

胡国庆通过研究表明气虚证在甲襞微循环方面的特征有，管袢轮廓模糊，血色淡红、暗红，流态断线状，管袢发夹状减少，扭曲状增加，血流速度减慢，血流流量降低，上述表现在心气虚、肺气虚、脾气虚、肾气虚各组间无显著差异。气虚病人临床上常见到面色、唇、舌淡白、脉虚无力等症状，与相应的微循环变化相吻合。气虚与血瘀常互为因果，气虚证中甲襞微循环血色暗红者相当多见。随机选择40例气虚证病人，用黄芪、党参、白术、郁金、丹参补气理血药物治疗30日后，甲襞微循环显示微血管发夹状管袢明显增加，血流加快，血流量显著增加，病人主诉气虚症状不同程度改善。这表明甲襞微循环变化指标与气虚证的宏观诊断指标有一定的相关性。

孙世道等通过487例的甲襞微循环观察结果：气虚者均见管袢数目减少，长度缩短、张力差，流态多虚线，流速慢；血虚者可见管袢色泽淡红居多，充盈度差，流态多虚线，流速多中等；气血两虚者管袢张力、充盈度均差，流态多不清，流速慢，毛细血管口径明显扩张，极度衰竭时，血管轮廓显示模糊不清；气滞者主要为管袢排列欠整齐，乳头下静脉丛多数显露，其积分比正常高。

朱瑞芬等观察104例甲襞微循环的中医辨证分析，中医证型的甲襞微循环变化与对照组比较，气虚证的管袢数目增多，血流减慢，红细胞聚集，管袢顶瘀血，以红细胞聚集尤甚，阳虚证血流明显减慢，其血流异常和红细胞聚集程度与对照组比，有非常显著性差异，阴虚证与上两型同样表现血流的异常等动态改变，但程度亦较阳虚证轻，阴虚证微动脉端毛细血管扩张；阴阳两虚证除形态外，各动、静态指标均有显著性差异，表现为管袢数增加，袢延长，毛细血管径扩张，以静脉端为甚，血流显著减慢呈粒流，甚者粒缓流及袢顶瘀血；气郁证为毛细管袢扩张，形态异常及红细胞聚集，血流无显著性差异。

3）脏腑辨证研究：有学者对脾气虚、肺气虚、心气虚、肾阳虚和肾阴虚病人进行舌尖微循环观察，发现脾气虚证病人舌丝状乳头发育不良、低矮，无明显角化现象；肺气虚证舌蕈状乳头内微血管数目减少，微血流呈暗红色；心气虚证舌蕈状乳头内微血管数目减少，颜色浅淡；肾阳虚和肾阴虚证病人舌蕈状乳头均肿胀，但肾阳虚微血管模糊，血色浅淡，而肾阴虚证病人微动脉变细，微静脉变粗、扩张。另有人对肾阴虚和肾阳虚证病人甲襞微循环进行观测，认为肾阴虚病人管袢数增多，血色深红；而肾阳虚病人则管袢数减少，血色浅黄或红，冷水刺激后微血管袢先收缩而后扩张。也有报道，认为肝病的湿热内蕴证和肝郁气滞证病人外周微循环障碍不明显,但气滞血瘀证病人微血管畸形、微血流紊乱、瘀滞,管祥出血;肝肾阴虚证的微循环障碍较轻,色泽较红,有少量出血。

王鸿的研究显示呼吸系统疾病中肾阴虚(肺结核)病人甲襞微循环见管祥数增多,底色多深红。而肾阳虚病人(慢性支气管炎)管祥数目减少,底色多浅黄,管祥多浅红。

聂志伟等观察脾虚证(慢性结肠炎、溃疡性结肠炎、胃和十二指肠溃疡、慢性萎缩性胃炎和慢性浅表性胃炎)甲襞微循环表现为:管祥数目稀少,排列不整,管祥轮廓模糊不清,祥周渗出、水肿,血流速度明显减慢,红细胞聚集明显。其中,以管祥模糊、祥周渗出、水肿、血流速度缓慢、乳头平滑改变尤为显著。应用健脾益胃、补益强壮作用的健脾灵片治疗脾虚证疾病,随着临床症状好转,其微循环障碍亦有明显改善。

袁肇凯通过对高血压病肝火亢盛、阴虚阳亢、阴阳两虚和痰湿壅盛4型舌尖微循环进行观察,结果发现:肝火亢盛表现为微血管增生、扩张、充血,出现舌乳头横径、面积显著增大,微血管丛开放增多,微血管扩张,血流加快。这些微观变化,既反映了高血压肝火偏亢、气血上冲的病理机制,也体现了中医里实热证的性质。阴虚阳亢表现:一方面舌蕈状乳头横径和面积增大,管祥开放相对增多;另一方面微血管异形、瘀血,血流缓慢,渗出或出血等微循环障碍较之肝火亢盛证更为严重。这些微观改变在一定程度上反映了病人阴虚阳亢病理在血行上的动态变化。阴阳两虚表现以舌蕈状乳头横径、面积缩小,微血管丛开放数减少且管祥纤细、短缩,血流缓慢,微血管渗出为特征。反映了病人机体气血、阴阳不足的病理状态。痰湿壅盛表现舌尖微循环障碍最为严重,其异形、瘀血微血管丛、微血流缓慢、红细胞聚集、血色暗红、微血管渗出或出血等指标均显著增加,可作为本证痰湿阻滞脉络,气血瘀滞的辨证依据。四证型舌尖微循环异常,积分出现肝火亢盛→阴虚阳亢→阴阳两虚→痰湿壅盛证递增的趋势。

张清波等对133例病毒性肝炎进行了中医辨证,分为肝郁气滞、肝肾阴虚和气滞血瘀三型。初步发现,各型都存在不同程度和各自不同的微循环病理改变,初步揭示肝炎中医辨证分型的实质,为中医疏肝理气,活血化瘀,养阴柔肝等治法提供理论依据。有学者还从微循环角度,探讨温病卫气营血证型,徐应抒对103例温病病人,分卫气营血不同证型作甲襞微循环观察,发现温病卫分证、气分证、营分证和血分证病人微循环都存在不同程度的病理障碍,且微循环障碍的程度随卫、气、营、血证候的演变而愈趋严重,从而认为,微循环功能障碍是温病卫气营血不同证型的病理、生理学基础之一,是温病过程形成"热""厥""瘀血"的重要原因。由此提出:疏通、改善微循环,是治疗温病值得探讨的途径。也有人尝试建立动物模型来探讨微循环与中医证型的关系。丁钰熊观察了类阳虚小白鼠的耳郭、肝、肾脏及肠系膜等部位的微循环,发现类阳虚小鼠微循环血流减慢,流态为虚线状。因此认为,这些改变可能是小鼠类阳虚证的发生机制之一,同时表现外周微循环与内脏微循环病理改变有一致性,观察外周微循环改变,可判断内脏及全身的微循环状态。

周小青通过对44例肺心病病人痰瘀辨证与球结膜微观分析,认为痰瘀相兼证、痰饮证、血瘀证之间微血管渗出与出血、扩张、扭曲、血色暗红、血细胞聚集、流态异常等6方面均有不同程度的改变,而这种变化可作为临床辨证之参考。江晓芬对73例视网膜色素变性病人的球结膜微循环观察,发现脾肾阳虚证和肝肾阴虚证均表现为微血管口径宽窄不一,动静脉比例异常,血流减慢,红细胞聚集,而肝肾阴虚证者还可有微血管走行异常,微血管瘤出现率偏高和网格密度增高等。认为这些微观异常是该病证夹瘀病理的重要原因,因而提出活血化瘀作为视网膜色素变性病人的常规疗法。

郑进对168例胃脘痛血瘀证、气滞证、虚寒证和火郁证病人进行了唇黏膜微循环观察,结果表明兼瘀证病人微循环障碍介于纯瘀证和无瘀证组之间,而气虚证、虚寒证、火郁证也各具特征。气滞证多见管祥扭曲、细短;虚寒证管祥纤细,血色淡红;火郁证多管祥扩张,长度增加,血流加快。认为这些不同证型的特殊变化,可以作为胃脘痛辨证的参考依据。

谭敬书等运用鼻黏膜微循环显微镜对56例鼻病病人进行观察,其中郁热血瘀证毛细血管扩张,血管增生,祥顶扭转、膨大,血管周围组织色泽暗红;而肺气虚证毛细血管纤细、稀少、刚直,潜伏于肿胀的组织之中,色淡白,血管模糊。

4. 微循环中医药疗效评价中的应用 国内专家学者通过观察中医药对常见疾病的临床疗效，分析研究中医药与微循环的内在联系，以了解微循环在治疗学上的地位和作用。

胡志希等观察了养心通脉片对甲襞微循环的影响。结果显示养心通脉片还能改善胰岛素抵抗综合征甲襞微循环指标，使囊状扩张、微血管瘤、血色、血流速度、红细胞聚集、出血及形态积分、流态积分、襞周积分、总积分明显降低。

邓良刚等观察了通脉胶囊对脑梗死甲襞微循环的影响，结果显示通脉胶囊能减少管襞、管襞周围渗出率，提高粒线流比例，减轻红细胞聚集、白色微小血栓发生率。表明通脉胶囊具有显著改善微循环之功效。

杨丽君等观察了 60 例慢性乙肝病人经大黄䗪虫丸治疗后甲襞微循环的变化，结果显示急慢性肝病时肝脏均有不同程度的血液循环障碍，大黄䗪虫丸具有破血逐瘀、通络消癥、改善微循环障碍、抗肝纤维化、抗慢性肝损伤的作用，与对照组相比以流态积分值下降最显著，管周积分值、总积分值下降。

李兴英等采用新西兰白兔前房注入 α-糜蛋白酶制成持续性高眼压模型，观察了川芎嗪对兔眼高眼压微循环影响，结果显示与高眼压对照组相比，川芎嗪组球结膜微循环障碍明显减轻，提示川芎嗪可能改善微循环状况从而对高眼压兔眼视神经起到保护作用。

朱成全等观察了新正天丸对偏头痛血瘀证甲襞和球结膜微循环的影响，结果发现偏头痛发作期异常指标有毛细血管管径缩小，管襞数目减少，管襞交叉和畸形增多，微血管的流态出现流速减慢呈粒缓流，红细胞聚集增加，襞周渗出式出血，乳头浅平，乳头下静脉丛充盈可见，襞顶过度舒张，可见团块、乳头下静脉丛扩张等；经新正天丸治疗后观察组管襞交叉和管襞畸形改善，管襞清晰、襞周渗出吸收，血流加速呈线流或线粒流，红细胞解聚效应增强。经统计学处理，发作期甲襞微循环中形态流态、襞周状态变化的加权积分值及总积分值均较对照组明显增高。

张建萍等采用显微电视录像系统观察了大川芎丸（DCXW）对局部滴加肾上腺素造成大鼠肠系膜微循环障碍的影响，结果 DCXW 高、中剂量对局部滴加肾上腺素造成的肠系膜微循环障碍无论在微动脉管径、流速和毛细血管密度方面均有改善作用，并能明显缩短微循环血流完全恢复正常的时间，表明 DCXW 对微循环有明显的改善作用。

微循环检测在观察治疗效果、指导临床治疗、估计病情预后、协助针刺研究、开展实验研究等方面均有广泛应用。值得指出的是，上述微循环变化与中医诊断学中的病理改变是基本相符的，但这些微观改变是否就能作为中医微观望诊的指标，值得进一步研究。

〔刘旺华 李 花 别明珂〕

二、光电血管容积图检测与应用

光电血管容积描记（photo plethysmo graphie）是根据光电转换的原理检测末梢血管内血液灌流状态的一种无创伤性检测方法，可以观察可见部位末梢循环的变化。近些年来，国内外专家在研究微循环和压力脉图的同时，对血管的容积变化也给予了很大的关注，在中医诊法的研究中取得了一定的进展。

（一）光电血管容积描记的基本原理

光电血管容积描记是根据血液和组织对光线吸收系数的不同，利用校准的光源和适当的检波器，由反射或透射光线的多少以反映外周血流容积的变化，从而判断血管的功能状态。根据朗伯（Lambert）定律，光波经过物质吸收后，其强度将逐渐减弱，减弱的程度与物质的性质、厚度及光波波长有关。如果射入的单色平行光束为 Lo，则从吸收体射出的光线强度可表示为：$L = Lo/10EX$〔式中 L 为透过光线；Lo 为射入光线；X 为吸收体厚度（cm）；E 为吸收系数，其值由物质的性质和光波波长决定〕。

血液和组织的光学通透性有很大的差别。Kramer 研究表明，若以 8050 A 波长的光线，投射厚度（X）为 1.3 mm 的正常全血，可吸收射入光线（Lo）的 0.7%，而相同厚度的血管周围组织则为 62.0%。

如图 3-1-1 所示，光电血管容积描记仪的换能器部分是由一个光敏电阻和一个亮度稳定的光源构成。光敏电阻的阻值与射入光线的强度成反比。检查时，将换能器安置在体表某一可见部位的皮肤上，如颜面、舌体、嘴唇、指腹、甲床、寸口、足背等，当一定波长的光束照射在检测面上，受到人体的血管周围组织和血液的吸收和衰减作用，以致反射到光敏电阻时，引起光敏电阻阻值的改变。由于血管周围组织在血液循环中处于相对恒定的状态，对光的吸收、衰减作用也是恒定不变的；但所测区域内血管的管径和血流的容积则随着心脏射血的过程而呈规律性搏动性变化，致使其对光的吸收、衰减作用也呈脉动性变动。当光敏电阻受到不同强度的光线照射时，便引起光敏电阻上恒压电流的改变，将这种变化的电流通过仪器放大、显示、记录，便成为代表所测区域内血管容积变化的可见信号，即光电血管容积图。

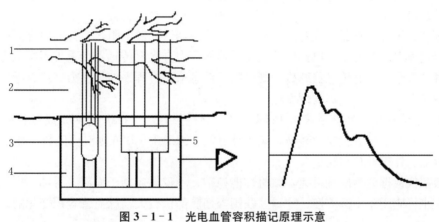

图 3-1-1 光电血管容积描记原理示意
1. 血管；2. 皮下组织；3. 光源；4. 传感器壳体；5. 光敏电阻

（二）人体光电血管容积描记的理论探讨

1. 皮肤血流状况是肤色变化的关键 现代研究表明，皮肤的血管非常丰富，可以储纳人体血量的 1/5。由身体内部分布到皮下组织的血管较粗，而到真皮与皮下组织之间则分支较细，形成网状的血管深丛（即真皮下血管丛）。血管垂直地上行至乳头层与网状层之间，再分支出细枝，构成皮肤的血管浅丛（即乳头下血管）。有很多毛细血管深入到真皮乳头内，由毛细血管的动脉臂，经过袢顶，转入静脉臂，渐渐融合成小静脉，并与小动脉并行。皮肤的肌肉主要是平滑肌，仅面部有少量表达喜怒哀乐情绪的横纹肌。平滑肌受交感神经的支配，若受到刺激可产生收缩。当炎症、理化刺激时，均可使皮肤血管网中微小血管、毛细血管扩张，血管容积增加而皮肤发红；寒冷、疼痛等刺激可使血管收缩，血管容积减小而使皮肤苍白；若各种病理原因，致使血液流动滞缓，血管容积的变化减小，则皮肤呈紫绀色。此外，皮肤的色泽也与血液中氧合血红蛋白（HbO_2）和还原血红蛋白（Hb）的含量有关，一般真皮浅层毛细血管开放，血管容积增加，血中氧合血红蛋白含量增高，则皮肤色泽红润。由于皮肤毛细血管网的分布和开放数量及血管容积变化，所反映的皮肤色泽也各异。

2. "色脉相合"是中医色诊的基本原理 限于历史条件，中医学并未提出"血管容积"这一概念，但是在大量的关于"色""脉"关系的经典论述中已较为全面地阐释了类似血管容积变化的生理、病理特点，显示出中医诊断学的特色。

色，是人体病理生理情况通过心脏、血管、血液等因素在皮肤表面的反映，是通过视觉来诊察的。色诊，是通过观察病人皮肤（主要是面部皮肤）的色泽变化来诊察病情的方法。由于"心主血脉""其华在面"，面部血脉丰富，为脏腑气血之所荣，故中医望色的重点在面部皮肤。脉诊，是医生用手指切按病人脉管，根据脉动的形象以了解病情，辨别病证的诊察方法。而诊察皮肤表面细小血脉，谓之"诊络脉"，则是运用望诊的方法对于没有脉冲的络脉（即毛细血管或细静脉）的形色变化进行诊察。《素问·经络论》："夫络脉之见也，其五色各异，青黄赤白黑不同。"

《素问·五脏生成》："能合脉色，可以万全。"张景岳解释："因脉以知其内，因色以察于外，脉色明则参合无遗，内外明则表里俱见，斯可以全无失矣。"这里所谓"能合脉色"，一者指出了"色""脉"对诊断病证的重要性，二者也强调了"色"与"脉"关系密切，不可分离。色与脉均与气血的运行有关，而气血运行又与人体经络密切相关，因此色、脉之间的联系主要建立在经络的气血运行的基础上。色诊，实际上是诊视皮肤络脉色泽变化，而皮肤络脉的流速、流态、容积受到各种内外因素的影响，致使外在的皮肤色泽荣夭亦产生相应的变化。这种变化在临床上具有察外以知内的实用价值，其根本的原理则是"色脉相合"。由于面部毛细血管丰富，故中医色诊主要在面色。今天我们应用血管容积变化来研究色脉理论，探讨中医望诊、脉诊的客观指标，是符合中医基本理论的。

（三）光电血管容积图检测装置

如图 3-1-2 所示，光电血管容积仪主要由传感器、Pclab 生物医学信号采集处理系统、电子计算机及输出装置所组成。

其中，传感器由压力传感器（应变片式）和光电传感器（光敏电阻式）共同组合而成。压力传感器可显示采集信号过程中的静态压力值，以反映不同取样压力；光电传感器可采集不同压力下血管容积变化的信息。这种"二合一"的传感器结构，既反映了信息采集过程中施加压力（浮、中、沉取脉）的情况，又如实反映了血管容积的生理病理变化。

Pclab 生物医学信号采集处理系统由 Pclab 硬件和软件组成。Pclab 硬件完成对各种生物信息的采集、调理、放大，并对信号进行模数转换，输入计算机。而 Pclab 软件则对已经数字化的生物信号进行显示、记录、存储、处理及打印输出。

光电血管容积仪数据处理准确迅速，整机性能稳定，不仅能应用于面部、舌部、皮肤等微区血管容积变化的检测，也可应用于中医人迎、寸口、趺阳等切脉部位较大动脉血管容积变化的测量。

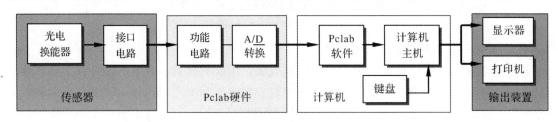

图 3-1-2　光电血管容积仪结构示意

（四）光电血管容积图的检测指标

如同压力脉图一样，光电血管容积图也是一种描记在心电图记录纸上的随着心动周期而变化的周相记录，是由一系列均等的呈周期性连续波动的曲线所组成，曲线表示每一次心搏而发生的血管容积变化。

如图 3-1-3 所示，一个完整的光电血管容积图主要包括以下组成部分：a、b、c、d、e、f、g，分别代表血流容积图的 7 个特征点。其中 a 是起点，g 是终点（也是下一个脉波的起始点 a'）；b、d、f 分别代表着 3 个向上的波峰顶点；而 c 和 e 则分别代表着 2 个向下的波谷底点。因此，3 个向上的波又依次命名为 b 波、d 波、f 波，分别相当于压力脉图的主波（h1）、潮波（h3）和重搏波（h5）；而 2 个向下的波谷被称为 c 波和 e 波，相当于压力脉图的潮波前峡（h2）和降中峡（h4）。

波形指标：一般情况下，根据波形特点即可确定其正常或病理状态（图 3-1-3）。

陡直波：正常波形，见于青少年。提示血管结构、功能状态、血流量及静脉回流无明显异常。

低张波：上升支呈直线上升，主波明显增高，重搏波在下降支的下 1/3 处。提示血管平滑肌松弛、扩张，血流容量增多。

速降波：其波幅多正常，但至主波后，迅速下降，重搏波靠近基线。提示动脉扩张，静脉外压增强，血液流出加速。

倾斜波：升支呈倾斜状，多见于中年以上者，随着生理性衰退而出现血管弹性减退，血液流入缓慢。

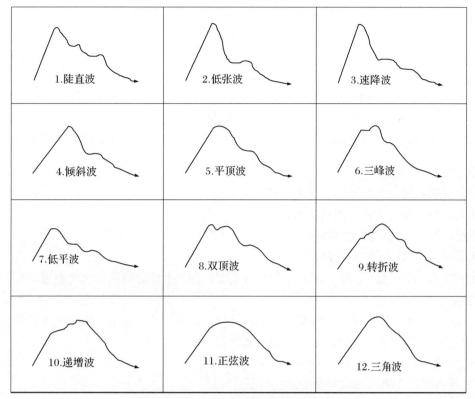

图 3-1-3　血管容积图常见波形的特点

平顶波：主波呈宽大平顶。提示血管弹性减退，紧张度增高。

三峰波：上升支陡直，主波未达到顶点，而潮波为最高点，重搏波亦有上升。提示血液灌注和流出阻力增大，但血管弹性尚好。青壮年多见，属正常波形。

低平波：波幅较正常降低 50%，提示血管高度狭窄，血流量减低。

双顶波：上升支陡峭，最高点时，第二峰（d 波）提前出现，呈双顶状。提示患有心脏疾患，但血管弹性尚好，多见于主动脉瓣关闭不全或动脉导管未闭病人。

转折波：上升支到达主波峰（b 点）前出现弯曲点，表明血管弹性减退。

递增波：主波 b 波、潮波 d 波、重搏波 f 波的波幅呈递增趋势。若其上升支倾斜，提示血管弹性尚好，但外周阻力较大，其上升支陡直者，说明容量性小血管扩张，血液流出缓慢。

正弦波：图形曲线左右对称，呈拱门状，表示动脉硬化，血管阻力增加，弹性消失。

三角波：图形呈三角形状，血管壁弹性受损，注入时间延长。

血管容积图的检测指标包括时间、波幅、角度、面积和比值等，其代表符号采用各名称的英文缩写字母，在此符号之后加上图形部位的符号，即组成某项参数的代表符号（表 3-1-5）。各项指标的具体测量可参考图 3-1-4、图 3-1-5。

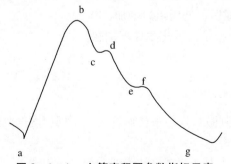

图 3-1-4　血管容积图参数指标示意

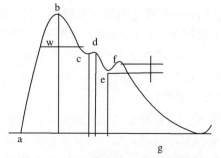

图 3-1-5　光电血管容积图的波组

表 3-1-5　　　　　　　　　　　　　血管容积参数指标的名称、符号和计量单位

参数名称	符号	计量单位	常用参数举例
时间（Time）	T	s（秒）	Tag、Tab、Tae、Teg、Tw
波幅（Height）	H	mV（毫伏）	Hb、Hd、He、Hf
角度（Angle）	AN	°（度）	ANbag、ANabc
面积（Aree）	A	mV·s（毫伏秒）	Aae、Aeg、Aag
比值（Ratio）	R		Hb/Tab、He/Hb、Tw/Tag

1. 时间（T）

Tag：脉动周期，对应于左室的一个心动周期。

Tab：速射时间，对应于左室的快速射血期。

Tae：心缩时间，对应于左室的收缩期。

Teg：缓降时间，对应于左室的舒张期。

Tw：高压时间，即主波（b 波）在上 1/3 处的宽度，相当于动脉内高压水平维持时间。

2. 波幅（H）

Hb：主波高度，代表收缩期血管的最大容积，反映了心脏射血功能和大动脉的顺应性。

Hd：潮波高度，反映动脉血管的张力和外周血管阻力状态。

He：降中峡深度，主要反映血管外周阻力的大小。

Hf：重搏波高度，主要反映大动脉的弹性状况。

3. 角度（AN）

ANbag：上升角，是主波升支与基线之间的夹角，反映血管弹性与血液黏性。

ANabc：主波角，是主波升降支之间的夹角，反映血管弹性与血液灌流状况。

4. 面积（A）

Aae：收缩期面积，是血管容积图曲线 ae 段下所含面积。

Aeg：舒张期面积，是血管容积图曲线 eg 段下所含面积。

Aag：血流容积图面积，是血管容积图曲线的总面积。

面积指标与心输出量的变化有关。

5. 比值（R）

Hb/Tab：快速充盈系数，又称流入容积速度。Hb/Tab 值增大，提示左室射血功能增强。

Hd/Hb：血管弹性系数。若 Hd/Hb 值下降，提示血管弹性下降。

He/Hb：外周阻力系数。若 He/Hb 值下降，提示血管扩张，外周阻力下降。

Hf/Hb：血管张力系数。如 Hf/Hb 值下降，提示动脉顺应性下降。

Tab/Tag：心肌收缩系数。如 Tab/Tag 升高，提示心肌收缩功能下降。

[Tae－Tab]/Tag：心搏输出系数。若下降，提示每搏输出量减少。

Tw/Tag：血管硬度系数。若增大，提示血管弹性减退，外周阻力增加。

1/2[Hb＋Hd]/Tae：平均灌流系数。若此值增大，提示血管充盈速度加快。

Tae/Teg：心搏速率系数。与心率有关，心率加快时 Tae/Teg 增大。

（五）光电血管容积图检测的影响因素

1. 生理因素的影响

（1）精神因素：剧烈的情绪波动，使交感神经受到刺激，致使末梢血管发生不同程度的收缩，使血管容积波幅减低；自然入眠，可使末梢血管舒张，波幅增大。

（2）肺部通气压力：如呼吸道阻塞、支气管痉挛，使胸廓的顺应性降低，通气压力增大，致使血管容积图的波形摆动增大，图形不稳。

（3）静脉压力：由于检测部位下垂，或某些疾病使末梢静脉压增高，回流受阻，可致血管容积图的波幅减小。

（4）心率快慢：如心率＞90 次/min，由于每搏心输出量减少，重搏波（f 波）多消失。

（5）血氧含量：当血液的血细胞比容增高，血氧含量从正常含量的 85％上升至 100％时，则可引起轻度周围血管阻力增强，而血流量减低；当吸入含有 10％二氧化碳的氧气后，由于二氧化碳张力增力，可使血管扩张，血压升高，外周血管阻力减低，血管容积波幅明显上升。

（6）药物作用：检测前使用血管收缩或外周血管阻力增加的药物，如氨茶碱等，在用药后不同时间呈现血管容积波幅降低；若使用血管扩张药物，如亚硝酸异戊酯等，则其波幅增高。实验表明，以药物导致血压下降，血管容积图波幅也开始增高，其持续的时间与血压维持的状态相关。

2. 检测条件的影响

（1）室内温度：室温对末梢血管的舒缩、末梢循环均有较大的影响。一般室温应控制在 20 ℃～30 ℃之间，并应尽量使室温对所测部位血管容积的影响保持齐同性。

（2）探头安置：探头安放时应使受检者体位舒适、放松；防止因局部皮肤不洁，或因肌肉紧张压迫血管而干扰图形描记；在传感较大动脉血管的容积变化时，应将光敏电阻采光窗对准脉搏最强点，否则波幅将受到影响。

（3）检测压力：应保持恰当的接触压力。若压力过大，脉搏波形的幅值降低，因为压力增大，挤压血管周围组织而造成血管内血容量减少。

（4）光源照度：检测照度必须恒定，照度过大或过小都将影响光电转换的灵敏度。此外，检测场地的光线宜暗，一般受检部位及探头应用黑布遮盖，防止杂散光的影响。

（5）仪器连接：电源的电压必须稳定，地线接触良好，仪器部件的接插处要清洁，否则易受外界电器的干扰，致使基线飘移，波形失真或交流干扰。

（六）中医光电血管容积图检测的临床应用

1. 健康人不同部位光电血管容积图检测分析　提出了健康人面部、舌尖、爪甲、寸口等不同部位光电血管容积图的时间、波幅、面积、比值等 23 项指标的正常参考值，并观察到受检者的肺活量、基础代谢率、血红蛋白含量的变化与光电血管容积图主波波幅呈同步变化。提示心脏射血的功能及收缩期血管的最大容积在一定范围内与人体肺活量、基础代谢率、血红蛋白含量呈相同变化。

2. 面部常色者面血管容积图参数变化　中医面部色诊理论起源于《黄帝内经》，历代诸家多有阐扬，认为其原理是"气由脏发，色随气华"。根据面部色诊结果指导临床，在辨病因病位及病证变化、判断疾病轻重与精气盛衰等方面有许多成功应用范例。因此，把光电血管容积技术应用于中医面部色诊理论之中，研制光电血管容积面诊仪可能是实现面部色诊客观化的突破口之一。

湖南中医药大学中医诊断研究所应用光电血管容积对 250 例健康人面部常色进行了调查，结果显示面色红黄明润者的首额、左颊、右颊、鼻尖、下颏五部的心搏输出系数（[Tae－Tab]/Tag）均无差异，提示作用于面部各部位的心脏射血功能相同；而随着健康人面部常色由偏红→红黄→偏黄→偏青→偏黑→偏白的不同，其血管弹性系数（Hd/Hb）渐小，而外周阻力系数（He/Hb）递增，表明血管容积变化是颜面常色变异的生理基础之一。研究也观察到性别、季节、时间等因素对健康人面部常色变化的影响。通过对受检者基础代谢率、红细胞比积、尿苦杏仁酸、面皮肤温度和氧消耗量的同步检测分析，阐释了中医面诊中主色和客色形成的机制。

3. 病理面色、舌色、甲色者的面、舌、甲血管容积图参数变化　与正常面色、舌色和甲色相比较，病理面赤、舌质红绛、爪甲深红者的快速充盈系数（Hb/Tab）和心搏输出系数（[Tae－Tab]/Tag）均明显增高，体现了病人热斥血脉，血行加速，脉络扩张的病理特征；病理面白、舌质淡白、爪甲淡白者的心肌收缩系数（Tab/Tag）均升高，表明病人心肌收缩功能下降，灌流不足，脉络失充的病理特点；病理面青、舌质青紫、爪甲青紫者血管硬度系数（Tw/Tag）和外周阻力系数（He/Hb）均显著增高，提示病人因各种病因致血管弹性减退，外周阻力增加，脉管挛急，血行瘀阻的病理特点。分析表明血流容积图的多项参数与舌尖、甲襞微循环的有关指标密切相关，证实了"色脉相合"的望诊原理。湖南中医药大学中医诊断研究所运用北京 BC-4 型定量式光电血管容积仪检测了 87 例病理面黑组病人，其中包含有 31 例面色黧黑组病人的面色血管容积图参数特征：心搏输出系数（Tae－Tab）/Tag 分别为 0.17 ± 0.03、0.17 ± 0.04，血管硬度系数（Tw/Tag）分别为 0.37 ± 0.08、0.36 ± 0.07；面色黧黑组的心搏速率系数（Tae/Teg）为 0.60 ± 0.13。光电血管容积仪的检测突破了单纯色度学范围，初步揭示了病理面色与面部血管硬度、外周阻力、心脏搏出量和射血功能之间的关系，可提供面色黧黑的血管容积图参数，客观量化面色黧黑。

4. 病理脉象寸口部血管容积图参数变化　近年来光电血管容积图在脉诊方面的应用研究已引起国内外专家的关注，它突破了传统脉诊的局限性。以其便捷、直观、定量的优势而成为中医脉诊研究的重要手段。湖南中医药大学中医诊断研究所应用 BC-4 型定敏式光电血管容积仪对 432 例受检者（包括正常脉象和 10 种常见病脉）进行寸口脉光电血管容积图检测，同步进行血流动力学参数分析。结果显示所检测的浮脉、沉脉、迟脉、数脉、虚脉、实脉、弦脉、滑脉、涩脉、细脉等 10 种病理脉象在寸口部血管容积图上均显示出各自的参数特征；相对于正常脉象，其中浮脉、实脉、滑脉、弦脉、数脉的快速充盈系数（Hb/Tab）、心搏输出系数（[Tae－Tab]/Tag）、平均灌流系数（1/2[Hb＋Hd]/Tae）等参数均有升高，而沉脉、虚脉、涩脉、细脉、迟脉者均有下降，显示出脉象阴阳属性的差别。同步检测的血流动力学指标的变化则反映了不同脉象形成的心血管病理生理基础。提示寸口部光电血管容积图参数为各类病理脉象的临床诊断提供了客观化依据。

5. 心病气血辨证与面血管容积图参数变化　与健康的对照组比较，心气虚证、心血虚证和心脉瘀阻证 3 证的主波波幅（Hb）、重搏波幅（Hf）均有降低，速射时间（Tab）、高压时间（Tw）明显延长，提示心病"病位"的微观共性特征；而心气虚证病人快速充盈系数（Hb/Tab）和血管张力系数（Hf/Hb）显著低于肺气虚证，心血虚证病人心肌收缩系数（Tab/Tag）和心搏输出系数（[Tae－Tab]/Tag）显著低于肝血虚证，心脉瘀阻证血管弹性系数（Hd/Hb）和血管硬度系数（Tw/Tag）显著高于肝血瘀证，均提示心病三证的证候特点。表明心气虚证、心血虚证、心脉瘀阻证等证面部血管容积变化显示出不同证型的特点，不同证型的面色、面部血管容积变化均有一定的与该证候本质相关的病理、生理基础。

6. 气滞血瘀与气虚血瘀辨证微观指标分析　较之健康对照组，两证病人面血管容积图外周阻力系数（He/Hb）和桡动脉脉图阻力系数（h_4/h_1），心功能的外周阻力值（RT）均升高，反映了两证"血瘀"病理的微观特征；气滞血瘀证潮波高度（Hd）、心肌缩系数（Tab/Tag）显著高于气虚血瘀证和健康人，提示本证血管张力和弹性下降的特征；而气虚血瘀证的主波高度（Hb）和快速充盈系数（Hb/Tab）明显低于气滞血瘀证和健康人，表明本证病人血液流通量减少，血管充盈度较差的特征。

7. 中医方药的疗效观察　应用养心通脉片治疗冠心病心绞痛 36 例，其总有效率（91.7%）、心电图改善率（61.1%）、症状积分减少率（49.4%）均显著优于复方丹参片组。治疗后，两组寸口部血管容积图各项参数均有改善，但养心通脉片组在快速充盈系数（Hb/Tab）、心肌收缩系数（Tab/Tag）、心搏输出系数（[Tae－Tab]/Tag）、血管弹性系数（Hd/Hb）和血管硬度系数（Tw/Tag）等指标上均显著优于复方丹参片组，提示养心通脉片能提高病人心脏泵力和血管顺应性，改善血液流变性，减少外周阻力，从而达到有效治疗冠心病心绞痛的目的。

8. 疾病诊断研究　临床研究表明，光电血管容积图检测可为心脑血管疾病、周围血管疾病、心功能衰退疾病、糖尿病、高血压、休克、皮肤移植及其他有关疾病的诊断、疗效分析提供参考依据。

通过检测冠心病心血瘀阻证人面部光电血管容积指标，探讨其病理特征与机制。胡志希应用 GD-3 型光电血管容积面诊仪与 Pclab 生物功能系统匹配，检测 55 例冠心病心血瘀阻证病人与 72 名健康人额部、左颊、右颊、鼻头、下颏的血管容积指标情况。结果显示冠心病心血瘀阻证组较之健康对照组波幅指标 Hd，He，Hf 降低，血管弹力系数（Hd/Hb）、心搏输出系数[(Tae－Tab)/Tag]、血管张力系数（Hf/Hb）降低；而外周阻力系数（He/Hb）、血管硬度系数（Tw/Tag）明显增高。这表明冠心病心血瘀阻证病人面部光电管容积指标在一定程度上反映了其病理特点，特别是外周阻力增加与心输出量减少是其基本病理特征之一，这为临床辨证和鉴别诊断提供了客观量化的指标。

心率作为人体健康的重要指标之一，人体的心率和脉搏在静止状态是对应相等的，在运动状态下略小于心率，所以通过测量脉搏来表示心率是一种新的方法。传统的心率监测仪设备虽然就有较高的测量精度，但测量需要很高的设备投入，且只能在安静状态下测量，不适合携带。光电管容积描记技术利用光电技术通过血液中物质变化提取出包含心率的多种人体生理信息的 PPG 信号，使得便携性能和接触问题得到很好的解决。

〔胡志希　钟森杰〕

三、红外热像检测与应用

（一）医用红外热成像技术的概述

医用红外热成像技术是一种可视化、可测量的功能影像技术。即将人体发出的红外线（温度）信息通过电脑进行数据分析后，将不同部位的异常情况以温度图像的形式直观地进行反映，该技术可将 $\pm 0.05\ ℃$ 的人体体温变化清晰地用彩色图像表示出来，以不同颜色表示人体体表的不同温度，说明检测部位的能量代谢情况。该技术经过 50 多年的临床医学研究和 20 多年的中医科学临床研究，逐渐成为一种科学、实用、便捷、廉价的临床检测新工具。红外热成像技术在医疗和亚健康领域的应用使得人体细胞组织温度的精确量化成为可能，这样我们能直观地看到人体五脏、六腑、五官、躯干、头颈、四肢及经络的功能状态。正如现代医学借助显微镜看到肉眼不能看到的致病微生物一样，红外热成像检测技术能使人体脏腑经络的阴阳寒热状态可视化、客观化、动态化，填补了中医传统"四诊"检测的不足，成为一种解读人体"黑箱"的现代化科学工具，可以从人体热能量代谢角度观察人体所发生的生命活动和生命过程。

红外热像仪由红外探测器、光学成像物镜和光机扫描系统组成，它能接受被测目标的红外辐射能量，将热分布图形反映到红外探测器的光敏元件上，在光学系统和红外探测器之间，有一个光机扫描机构，对被测物体的红外热像进行扫描，并聚焦到单元和分光探测器上，由探测器将红外辐射能转换为电信号，经放大处理，转化为标准视频信号通过电视屏和监测器显示红外热像图。

红外热成像技术最早应用于军事领域，后逐渐扩展到医学和亚健康领域。20 世纪 50 年代美国外科医生 Lawson 首次应用该技术成功诊断乳腺癌，自此红外热成像技术及设备受到了广泛的关注。目前的红外探测技术可将人体的热辐射信息转换成人眼能观察到的红外热图，人体各部位的温度高低和分布一目了然，将其与中医"寒热温凉"等诊疗理论相结合，便可实现中医诊疗从"感觉"向"可视"的飞跃。

（二）红外热成像检测原理

红外热成像原理并不神秘，从物理学角度分析，人体就是一个自然的生物红外辐射源，能够不断向周围发射和吸收红外辐射。正常人体的温度分布具有一定的稳定性和特征性，机体各部位不同，形成了不同的热场。当人体某处发生疾病或功能改变时，该处组织、血流量会相应发生变化，导致人体局部温度改变，表现为温度偏高或偏低，在红外热图上就会出现热区、凉区的变化。根据这一原理，通过红外热成像系统采集人体红外辐射，并转换为数字信号，形成伪色彩热图，利用专用分析软件，经专业医生对热图分析，判断出人体病灶的部位、疾病的性质和病变的程度，为临床诊疗提供可靠依据。

（三）红外热成像技术在中医学研究中的优势

医用红外热成像检查作为继 X 线、CT、MRI、B 超之后的一门全新成像技术，已逐渐被人们接受并受到欢迎。红外热成像技术在医学领域上的应用，无疑给亚健康管理和中医可视化带来了一场变革。可以预测，随着红外热成像检测的推广和普及，其应用领域将会越来越广泛。与现有的 X 线、CT、MRI、B 超等影像学检查技术相比较，红外热成像检查具有较明显的优势，主要表现在以下几个方面。

1. 全面系统　人体体表温度是人体健康的晴雨表，多数病症在体表都会形成特征性温场。通过红外热成像仪对人体进行全面扫描，将人体体表温度情况用伪色彩图显示出来，专业医生可以结合临床对病人全身情况进行全面系统的分析，克服了其他诊断技术局限于某个局部的片面性。现在应用红外热成像技术已经能够检测炎症、肿瘤、结石、血管性疾病、神经系统疾病等 100 余种常见病和多发病，涉及人体各个系统；同时也广泛应用于亚健康状态的检测、评估与管理。

2. 疾病早期预警　与 X 线、B 超、CT 等影像技术相比，红外热成像检测最重要的一个优势就是早期预警。目前，心脑血管疾病和肿瘤的发病率日益增高，X 线、B 超、CT 等技术虽各具特点，但它们都属于结构影像技术，只有在疾病形成病灶之后才能发现疾病，而疾病在出现组织结构和形态变化之前，细胞代谢会发生异常，人体会发生温度的改变，温度的高低、温场的形状、温差的大小可反映疾病的部位、性质和程度。红外热成像技术主要是功能状态的影像技术，是根据人体温度的异常来发现疾病，因此能够在机体只有功能障碍，尚没有明显组织结构异常的情况下解读出潜在的隐患，更早地发现问题。有资料显示，远红外热图比结构影像可提前半年乃至更早发现病变，为疾病的早期发现与防治赢得宝贵的时间。

正是由于红外热成像技术的这种功能性影像学的存在，使得我们能对未病状态得以评估和量化，预知人体的疾病发生情况，目前在亚健康领域得到了广泛的应用：评测亚健康及未病状态、指导亚健康干预调理、对干预前后客观化的疗效进行评价等，成为目前我们认知亚健康最有力的测评手段。

3. "绿色"无创　许多影像学仪器或多或少对人体都有不同程度的伤害，而红外热成像诊断不会产生任何射线，无需标记药物，是通过红外探测器接收人体发出的红外辐射并转换成伪色彩图像来判断疾病，因此，对人体不会造成任何伤害，对环境不会造成任何污染，而且简便经济。红外热成像技术实现了人类追求绿色健康的梦想，人们形象地将该技术称为"绿色体检"。

在中医学理论的指导下，结合红外成像检测技术，我们在临床诊治了许多的病人和亚健康人群（如宫寒不孕、感染高热待查、疼痛、乳腺增生、乳腺癌、中风、冠心病、糖尿病足、失眠、疲劳综合征等案例），都获得了良好临床疗效，且在红外检测前后的热图对比上亦有客观的、明显的改善，因此我们还可以用红外热成像来评价药物干预治疗的效果，目前在各医院临床科室、治未病中心、体检中心、健康管理中心已逐渐开始应用。此外，医用红外热成像技术在中医舌诊、面诊研究，专科建设，药物研究，疗效评价等方面亦有良好的应用，应用前景广泛，当然更全面的、大规模的研究还有待我们共同努力。

（四）红外热成像技术在中医理论研究中的应用

中医理论与红外热成像技术原理具有高度的吻合性，中医学理论核心是整体辨证观和动态平衡观，而红外热成像技术可以获得人体连续的、动态的功能代谢信息，提示机体的功能状态及发展趋势，因此用红外热成像技术来研究中医学的基本理论具有良好的可行性。而且红外热成像技术的特点是收集和分析人体表面热辐射信息，也符合中医"有诸内必形诸外""司外揣内、以象察脏"的诊断思想。红外热成像技术可以将传统千百年来只能通过望、闻、问、切四诊等原始手段获取的人体信息，通过数值化和可视化的影像形式客观地呈现出来，拓展中医四诊，对就诊者的脏腑、气血、阴阳的整体功能状态作出全面的、客观的、综合的评价，从而可以对病人提出合理的治疗措施，对亚健康人群能够制定出"治未病"的调理方案，可以预见，传统中医将不再神秘。

1. 红外热成像与中医藏象　根据王琦教授《中医藏象学》对藏象的概述：象是藏的外在表现，藏是象的内在功能，藏象就是内在的脏腑生理活动及病理变化反应于人体外部的征象，而这种征象，客观反映了内在功能变化，从而作为推论脏腑功能变化的依据。张景岳："象，形象也，藏居于内，形见于外，故曰藏象。"《类经》："有诸内，必形于外。"从上可知，脏腑与藏象的区别就是藏象是活体生命才具有的脏腑功能外在表现，而脏腑则是人体的实体器官，没有生命的人是有脏腑的，但其功能活动停止，如心脏停止跳动，肺脏停止呼吸，阴阳离绝，象也消失。人体红外热成像的区域温度差也是藏象的一种表现，健康人藏象的红外热成像呈现有序稳定的热图，死亡后阴阳离绝，热图热结构消失。

中医脏腑理论强调其脏腑功能属性，以一种用自然物质社会现象取类比象的方法诠释人体生命活动，定义中医脏腑功能。在人体红外热成像热图上，按照古人的描述确定脏腑位置，如"大腹主脾；腰为肾之府；肝胆居于左右两胁……"。根据《中医诊断学》对人体区域的定义：把躯干划分为三焦，上焦为膈肌到胸骨上缘，其中包括胸膺和虚里，虚里为心脏在体表的投影，胸膺为肺的体表投影；中焦从膈肌到肚脐以上区域，包括左右两胁和胃脘及部分大腹，胃脘是胃脏投影区，左右两胁为肝胆脏腑所居，且肝生于左，健康人左右两胁温度有细微温差，左胁略高于右胁 0.05 ℃左右。下焦为肚脐以下到耻骨联合，包括左右少腹、大腹、小腹。左右少腹为大肠投影区，小腹为膀胱生殖的投影区，大腹为肚脐周围半径 2 寸（同身寸）的范围，是现代医学小肠的投影区，从中医角度属于脾脏功能所主区域。躯干后的左右腰为肾脏的投影区域，亦位于人体中焦范围，古人论述中焦功能中强调"泌别清浊"，属于肾主水，而肾主藏精功能是指下焦男女生殖器官所居之处，元气生发之处，故元气虚衰可见小腹凉偏离。

　　五脏藏象特征：红外热成像临床研究中，我们发现健康人脏腑投影区温度高低排序，有一定规律，经典理论认为，五脏功能特征是"藏精气"，即生化和贮藏气血、津液、精气等精微物质。《素问·五脏别论》："五脏者，藏精气而不泻也，故满而不能实。"满，指精气盈满；实，指水谷充实。满而不能实，就是说五脏贮藏的都是精气，五脏病，多见虚证。脏为阴，腑为阳，五脏投影区温度低于六腑投影区温度。如果五脏投影区温度凉偏离，表示该脏气血不足，功能下降，比如心阳虚或气虚的病人在虚里区域出现热结构凉偏离现象；肾阳虚病人，在左右腰区出现凉偏离现象。如果五脏区域温度偏高热偏离，表示该脏阴血不足，比如胸膺热偏离，可以表示肺阴虚。

　　六腑藏象特征："腑"有府库之意，从形象上来看，六腑属于官腔性器官；从功能上看，六腑是主"传化物"，即受纳和腐熟水谷、传化和排泄糟粕，主要是对饮食物起消化、吸收、传送、排泄的作用。《素问·五脏别论》："六腑，传化物而不藏，故实而不能满也。"六腑传导，消化饮食物，经常充盈水谷，而不贮藏精气。因传化不藏，故虽有积实而不能充满。但应指出，所谓五脏主藏精气，六腑传化糟粕，仅是相对应的指出脏和腑各有所主而已。实际上，五脏之中亦有浊气，六腑之中亦有精气；脏中的浊气，由腑输泻而出，腑中的精气，输于脏而藏之。红外热图上，大肠腑气不通之实证病人，常表现出下焦高热特征。如果服用中药大便排除后，下焦热能明显下降。

　　奇恒之府特征：奇者异也，恒者常也。奇恒之府，形多中空，与腑相近，内藏精气，又类于脏，似脏非脏，似腑非腑，故称之为"奇恒之府"，所以说："脑、髓、骨、脉、胆、女子胞，此六者，地气之所生也，皆藏于阴而象于地，故藏而不泻，名曰奇恒之府"（《素问·五脏别论》）。在红外热图研究中，发现额头高热（光帽）现象，说明该人处于焦虑状态，或心理压力很大，脑神经高度紧张，人体自我调节能力下降。男性、女性下焦中线出现高辐射光团，位置固定不变，男性病人常有前列腺炎改变，女性病人常为子宫肌瘤等改变。说明红外检查对奇恒之府有一定的检查能力。

　　2. 红外成像与经络穴位　　经络是中医学理论中特有的组织结构，是人体气血流通的道路。《灵枢·海论》："夫十二经脉者，内属于脏腑，外络于肢节。"人的十二经脉、奇经八脉、十二经别、十二经筋、十二皮部、十五络脉及无数的浮络、孙络，无数的穴位等，像一张巨大的网络，把人体各部分联系成一个有机整体，使人体对外界环境形成一个反应系统。当外环境中的外邪侵袭人体时，这张网出现应激反应，调动身体的能量，阻止其入侵，保护脏腑。如果某条经络不通，反应机制中断，保护网就会出现漏洞，外邪就能趁虚而入。

　　经络是人体气血流通的轨迹，经络并不完全等同于血管、神经、淋巴管等组织，经络是一种能量信息流通道路。而红外热成像技术可以观察人体能量分布，从热能量的分布中推测人体气血运行状态，是研究经络最理想的工具。许多中医学者利用红外热成像技术研究经络，取得了丰硕的成果。

　　（1）经络的光学特性与经络诊断原理：根据中医学理论，经络是脏腑气血运行的通道，穴位是脏腑经络之气血输注的窗口，它既是脏腑病变的反应点和灵敏区，又是针灸治疗疾病的刺激点。因此，人体经络腧穴自发的红外辐射包含着与其功能相关的生理、病理信息。

　　研究发现在疾病某一阶段或针灸刺激时，出现一条沿着古典经典循行道路的高温轨迹，或相关穴位上的异常热源，这种热轨迹随着病情好转而消失。有人认为这是经络具有光学传导的特性，如同手电筒打出的光束，光粒子在真空中无法产生物质的碰撞，故看不见光束；在有尘埃的空气中，光粒子与尘埃颗粒碰撞而发生散射，可以看见光束。健康人经络通畅，经络轨迹上的温度与周围组织温度一样，红外热图上看不见经络；而疾病状态下，经络不通，能量流受到阻力，温度升高，红外热图上就可以看到经络热轨迹线。

（2）经络穴位客观化研究：经络学说是中医学理论的主要部分之一，其中穴位是针灸治疗的主要靶点。应用红外热成像技术，呈现经络穴位的温度分布规律及走形，观察针灸前后机体的温度变化是分析针灸作用的一个途径，也是经络客观化的重要研究方法之一。通过红外热成像技术探测经络的存在及循行路线，其探测到的红外高温线带与经络走行基本一致，证实了经络的客观存在。相关研究已基本证实，循经红外辐射轨迹是人体生命活动中普遍存在的一种现象，且多表现为经络线下的表皮层的高温线带。该红外辐射轨迹可以在穴位的体表刺激下诱发产生，但温灸是诱发循经高温线的最佳方式，电针次之。

许金森等用红外热成像技术进行中医经络循经红外辐射轨迹（IRRTM）的观察，发现应用该技术中等温显示和全温显示可以使人们能够直观地"看"到古人所描述的经脉循行路线，解决了长期困扰在人们心中的经络看不见、摸不着的难题，揭示了经络在外周必然有其相应的物质基础。汪培清等用红外热像仪摄取 113 例健康受试者的背部、胸腹部图像，结果沿督脉与任脉都可观察到红外热成像轨迹，背部和胸腹部中线分布的红外辐射图像与古典督脉、任脉的循行路线一致。并证明了观察到的红外辐射轨迹与皮下浅静脉或其他较深的大血管没有直接的关系，从而说明了任督二脉红外辐射轨迹客观存在的事实。

3. 红外成像与中医诊断　比较中西医诊断疾病的方法，中医采用黑箱理论原则，在不打开黑箱的前提下，通过外在信息，推断内在脏腑变化。而现代医学的诊断方法强调眼见为实，用各种仪器看到人体内部的变化。红外成像检测虽然属于仪器，但检测方法是接收人体体表热辐射波，根据体表温度分布，推断内在脏腑功能状态，所以，红外热成像检测符合中医诊断的基本原理。

（1）司外揣内、见微知著、知常达变：

1）司外揣内：观察和分析病人的外部表现，以测知其体内病理变化的一种检测方法。《灵枢·本脏》："视其外应，以知其内脏，则知所病矣。"中医学认为，病人的各种外部表现均属疾病的现象，体内脏腑气血失调的病机则概括了疾病的本质，而事物的现象与其本质之间存在着对立而统一的辩证关系，即本质通过现象表现出来，而现象是由本质决定的。红外热成像中局部区域的寒热偏离就是脏腑寒热虚实的外在表现。胸膺热偏离，表达外邪犯肺或痰热壅肺或肺阴虚，外邪或痰热清除后，胸膺热偏离缓解，好像"日月之投影、水镜之照形、击鼓之有声"一样，疾病病理与热图表现相互对应。

2）见微知著：观察局部微小的变化，可以测知整体的、全身的病变。这是因为人体是一个不可分割的有机整体，其任何一部分都与整体或其他部分密切联系，因而局部可以反映整体的生理、病理信息。例如看督脉脊柱端异常热反应点，可以推断相对应的神经节段所支配的脏腑病变，如身柱穴热偏离，提示心火亢盛。临床实践证明，这一原理不仅用于对众多局部症状、体征的辨证，而且有效地指导着治疗。

3）知常达变：以健康人体的表现或状态去衡量病人，就可以发现病人的异常之处及病变所在，从而为作出正确的诊断提供线索和依据。在红外检测中，我们以正常人体热结构为标准，评价受检人脏腑寒热偏离，比如中焦/下焦正常热值 0.1/0.3，如果中焦 0.1 而下焦热值超过 0.4，在排除干扰因素后，我们可以评价下焦热偏离。在诊查疾病时，要注意从正常中发现异常，从对比中找出差异，进一步认识疾病本质。《素问·平人气象论》："常以不病调病人。"中医调理的目标就是恢复人体原有正常的热平衡状态。

（2）整体审查、四诊合参、病证结合：

1）整体审查：人是以五脏为中心，配合六腑、五官、五体、五液等互为联系的一个整体。人体各组成部分之间，在形态结构上密不可分，在生理功能上互相协调，在物质代谢上互相联系，在病理上相互影响。人体的生理病理又与外界环境相通应，体现了结构与功能、物质与代谢、局部与整体、人体与环境的统一。红外热成像检测，能一次获取人体全身热结构信息，非常适合中医诊断的整体观原则，将全身热结构信息进行综合分析，确定疾病的病性与病位。如口唇温度低，同时大腹凉偏离，脾经和脾俞穴位有异常热机构反应，可以认为病人的脾功能减弱，运化能力下降，再结合临床四诊，初步推断脾虚证。

2）四诊合参：红外检测必须结合望、闻、问、切四诊收集的病情资料，综合判断，参照互证，以全面、准确地作出诊断。红外检测如果脱离四诊信息，不能全面掌握病人病情，很难正确诊断病证。如：红外热图上显示鼻子热偏离，其临床上有多种可能，包括鼻炎、中焦湿热、酒渣鼻、齄证等。如果没有临床四诊辅助，单纯看图是无法正确诊断的。红外热成像检测可以作为四诊的补充，不能取代四诊。任何夸大红外热成像检测的作用，而忽视其他诊法的观点和做法都是片面的、有害的，只有全面地应用四诊，系统地收集诊断所需要的各方面资料和信息，为辨证提供尽可能完整的依据，才能保证诊断结论的正确。

3）病证结合：中医诊断包括辨证和辨病，中医的诊断结论由病名和证名组成。病与证是疾病诊断的两个不同的侧重点，辨病是探求病变全过程总的发展规律，认识贯穿疾病始终的基本矛盾；而辨证则是识别疾病进程中某一阶段的病理总结（疾病的位置、性质等），抓住疾病当前的主要矛盾。中医历来既强调辨证，也不可忽视辨病，提倡在辨病的框架内辨证，把辨病与辨证结合起来。

（3）红外热成像中的同病异像和同像异病：疾病与中医证候存在"同病异证""异病同证"关系。人体红外热成像与疾病间的"同病异像""异病同像"，说明体表热结构与中医证候有一定相关性。证候本质的阴阳寒热虚实与人体热结构的寒热偏离相关。"阴盛则寒、阳虚则寒；阳盛则热、阴虚则热"为证候热力学研究奠定了理论基础，证候的热力学研究结合传统四诊辨证为中医临床诊断提供了客观、科学的循证依据，弥补传统中医诊断技术主观和经验之不足，为未来中医学对临床症状的认识、疗效评价、中西医汇通等提供多种研究方法，能在科学数据的基础上引入信息及数理分析，阐释主观症状在疾病个体化发生发展、诊断过程中的作用。

异病同像是指不同疾病表现出相同（类似）的人体热结构。以红外热图中左右少腹热偏离为例，大肠湿热证（慢性结肠炎）或肠燥津亏（功能性便秘）都表现出相同热图特征。因乙状结肠慢性炎症、肠道黏膜充血水肿，局部产热增加，散热减少，导致左少腹热偏离 1.2 ℃；病人长期便秘，大便干结如球，热图可出现左右少腹热偏离 1.3 ℃～1.4 ℃，且膀胱经大肠俞穴异常热源。表明排便可以散肠道积热，便秘造成肠道散热不畅，导致左右少腹热偏离。大肠俞反映内脏能量信号，故亦表现热源异常。为便秘病人治疗前后，大便通畅后左右少腹热值变化，下降 0.5 ℃以上。除此之外，腹部囊肿、卵巢病变等都可以表现出左右少腹热偏离。

临床上异病同像的现象很常见。如胸膺热偏离与肺或支气管炎症、肺结核、肺癌、肺间质纤维化等多种疾病相关；额头热偏离与失眠、神经性疼痛、高血压、额窦炎等相关；小腹凉偏离与盆腔慢性炎症、元气亏虚等相关。故红外热成像的临床诊断，必须结合临床四诊进行分析，才能获得有价值的诊断。

人体红外热成像中同病异像是指同一种疾病，可表现为不同热像（热结构）。虽然一种疾病的病理本质相同，但病程的不同阶段，人体功能反应状态不同，脏腑代谢不同，治疗不同，故体表热结构不同。如消渴，根据病程发展划分为不同证型：脾肾不足、痰湿瘀火阻滞、肝肾阴虚等。而从红外热图上，可以看到消渴病不同时期，不同证候人体热结构。如脾气虚，内热炽盛，可出现胸膺热偏离，大腹凉偏离；脾虚痰湿阻滞、肝气郁制，红外热图表现为左胁热偏离，大腹凉偏离；痰瘀阻滞、肝肾阴虚，红外热图表现为左胁热偏离加重，大腹小腹凉偏离，手足头面热偏离。除消渴病外，颈椎病、腰椎病、甲状腺功能亢进症、肿瘤等疾病，随着病程进展，累及脏器不同，都可以表现出同病异像。

4. **红外热成像的中西医汇通**　红外检测技术应用于现代医学诊断已有 30 年历史，在肿瘤、炎症、疼痛等疾病诊断中发挥了一定作用。西医强调物质结构改变，中医强调能量分布状态。自然界能量与物质本身就是不可分割的，所以，红外检测中的热结构，既表达了人体能量的分布状态，又可根据经验，推断出该能量状态下的组织结构改变。如同卫星云图一样，气象学家根据地球表面不同区域的能量结构，推断出该地区天气（风寒暑湿）变化，甚至该区域的物候特点。利用红外热成像研究人体生理病理，是从能量状态角度使中西医达到汇通。一张热图，既可以从现代医学角度出发，也可以从中医角度诠释，真正达到中西汇通。

（五）红外热成像技术在中医临床中的应用

中国医药学是一个伟大的宝库，需要用现代科学来努力发掘和开拓，实现中医现代化。几千年来，中医诊断的基本方法都是"司外揣内""见微知著""知常达变"，如看面色知内在气血运行，查舌象、脉象诊人体寒热虚实、推断脏腑功能，而望面色、诊脉搏的传统中医诊法是建立在经验医学的基础上，名老中医靠自己多年临床经验积累而成，人们感叹名老中医诊断神奇之时，又感觉这样的诊断技术难以传承，无法用现代科学技术进行诠释，不能重复和标准化操作。与此同时，中医"寒热温凉"等诊疗信息，长期以来靠中医传统的望、闻、问、切来感觉，受医生水平、技能的限制，又受光线、温度等外部环境条件的影响，缺乏客观评价标准，这也成为中医走向世界的"绊脚石"。中医要走科学化道路，诊断方法必须创新。将红外热成像仪应用于中医诊疗系统，可促进中医诊疗可视化、客观化和标准化，使年轻的中医师通过红外热图，更加清晰地了解病人的寒热虚实，作出正确诊断，指导辨证用药，提高临床疗效。

古人很早就开始利用身体各个区域温度辨别，诊断内在脏腑疾病。《灵枢·师传》："胃中热则消谷，令人悬心善饥，脐以上皮热；肠中热则出黄如糜，脐以下皮寒。胃中寒，则腹胀；肠中寒，则肠鸣飧泄。"《金匮要略》："肾着之病，其人身体重，腰中冷，如坐水中，形如水状……甘姜苓术汤主之。"红外热成像技术可以通过采集人体温度变化信息，形成红外热图，并通过对热图脏腑经络区域的热值测量，获取人体热结构。红外热成像技术能"看"到中医经典理论所阐述的整体观、阴阳、藏象、经络理论等，可以使临床医生和健康管理者的视野拓展到此前未及之处，及时了解病人健康状况，提前发现阳性改变，更加准确地对病人进行分诊分类，进而简化诊疗流程，早期预警人体健康，提高诊疗质量。

红外热成像技术是一种无创、可视化的诊查手段，它既可以固定观察人体某一点、某个区域的温度特征，又可以整体观察全身的温度分布状态；既可以分析异常热源间的关系，又可以考察温度转移的轨迹；既可以获取人体某一时间点的温度信息，又可以实时动态观察人体温度演变。红外热成像技术的这些特点能够很好地适应中医临床的需求。体温是人体的四大生命指征之一，是人体生物能代谢的最终表现形式，它表达出人体丰富的生理病理信息，脏腑组织无论是功能性还是器质性病变都有可能通过某种特征性的温度改变表现出来。

红外热成像技术在中医学的应用主要在辅助中医诊断、辨证、疗效评估、中医体质、亚健康等多方面的相关研究，也取得了一定的成果。

1. 辅助中医诊断方法的研究　红外热成像技术通过采集人体体表辐射的红外线来分析人体体表温度分布的状态，是中医望诊的延伸。目前红外热成像技术主要应用于面诊、舌诊以及其他局部望诊的辅助诊断。

（1）面诊：面诊是中医望诊中的重要部分，主要包括了面色与光泽的诊断。由于体质禀赋、季节、气候及环境等因素的影响，个体面色存在一定的差异。传统面部光泽判读，主要是依靠临床医生主观评价，缺乏客观化数据支持，成为影响中医面诊发展的重要原因之一。红外热成像技术应用于面诊研究能避开可见光检测技术的难点，通过分析面部皮肤表面的温度来测定对应脏腑的寒热属性。

吴敏等对700名学龄期健康儿童进行了面部红外热像望诊，结果表明正常学龄期儿童面部温度均值无明显性别差异。李洪娟等通过测定316例健康体检者面部红外热图，分别取额、目、鼻、唇、下颌等部位的平均温度。研究发现，平和质者两目温度最高，左右额头次之，男女无差异。鼻子温度最低，男性高于女性。左右面颊温度基本对称，右颊略高于左颊，嘴唇和下颌温度与额头接近，男女无明显差异。

（2）舌诊：舌诊是中医望诊独具特色的诊法之一。舌体与脏腑通过经络构成联系，是反映内部脏腑功能的一面"镜子"。相关实验证明，舌体上布满血管，没有脂肪组织，比起指尖以及手臂等部位更能准确地反映人体内部微循环等方面的信息，是疾病无创诊断的很好的测量点。舌温与年龄、性别、舌色、舌面分区、病证及舌血液灌注率等有关。

刘黎青等应用红外热成像技术，观察不同中医辨证分型的红外舌图特征及冷热温度负荷变化规律，之后又对 42 例糖尿病病人不同舌质进行了观察。研究发现糖尿病病人的舌温低于正常人，不同中医证型的红外舌图各有其特征及变化规律。此方法简便直观、无痛苦、可重复性强，可作为糖尿病的中医辨证分型、疾病转归、疗效判断的实用客观指标。此外，相关研究发现，不同的季节舌体的红外热像图存在差异性；老年人不同中医证型的红外舌图也各有其特征。

（3）其他局部望诊：除舌诊与面诊外，专家学者对其他局部望诊也进行了相关研究。李顺月等通过分析正常人体背部的红外热像图探寻背部温度分布规律，研究发现以下现象：①正常人背部的平均温度值为（32.58±0.91）℃；②背部及躯干左右两侧温度较对称，两侧温度差异均无统计学意义；③正常女性背部的平均温度值比男性的稍高；④颈部平均温度值为（34.10±1.21）℃，肩部平均温度值为（33.94±1.18）℃，背部平均温度值为（33.55±1.25）℃，腰部平均温度值为（33.18±1.27）℃，按照从颈、肩、背、腰部顺序向下温度呈逐渐降低的趋势。红外热像图所观察到的背部温度的正常值将为背部疾病的诊断和经络研究提供参考依据。

2. 辅助中医辨证的研究 寒证与热证，是人体阴阳盛衰的反映。辨清寒证与热证，是确定"寒者热之，热者寒之"治疗原则的依据，对于认识疾病的性质和指导治疗具有重要意义。红外热成像技术在辅助中医辨证方面的研究主要着眼于寒、热的辅助辨证。

人体是一个复杂的生物体，在同一病人身上，往往出现既有寒证，又有热证的寒热错杂现象；或者出现疾病本质为热证，却表现出"寒象"的真热假寒证，或者出现疾病本质为寒证，却出现"热象"的真寒假热证。通过传统中医望诊进行辨证很容易出现错误，而红外热成像技术通过分析人体体表红外热图数据可以一目了然地发现病证的寒热本质，为中医辨证提供了客观而准确的依据。

李红娟等通过红外检测发现，平和体质人群与冬泳、艾滋病感染者 3 组人群的督脉、命门等区域热差值有明显差异，说明正气强弱在人体体表温度上有差异。对比寒证、热证两组艾滋病病人的脏腑热值数据，获得两组人群在胸膺（肺）、大腹（脾）等区域热差值的显著差异，为辅助寒热辨证提供研究基础。张越等借助红外热成像技术对手足心热的病因进行分析，结果发现借助红外热图可以比较客观地区别阴虚、阳虚及脾虚阴火证等病因，打破了手足心热是由阴虚内热引起的常规认识。张宜等运用红外热成像技术对肾虚型膝骨关节炎病人不同部位的温度进行检测分析，结果发现膝骨性关节炎不但是局部病变，而且与肾阳虚和心脾阳虚相关；运用红外热成像技术可及早识别阳虚与阳虚兼证，从而可辅助中医辨证。

此外，通过对乳腺增生病病人不同中医证型与红外热图的关系研究发现，红外图像变化与不同证型之间有明显的对应关系，乳腺红外探查可作为中医辨证分型及判定临床疗效的观察指标，可望成为中医辨证的客观依据之一。

3. 中医疗效评估方面的研究 正常人体红外热像图与正常解剖结构相同，具有一定的对称性和稳定性。以人体后正中线为中线，以腰骶菱形窝为中心展开，上下及左右对称大致分布均匀。只要打破这种分布规律，红外热像就提示机体的代谢功能可能出现异常。当人体患病或者某些生理状况发生变化时，全身或局部的红外辐射热能就会受到破坏和影响，在临床上表现为组织温度的升高或降低。

从中医角度来说，人体健康的"阴平阳秘"状态就是构成人体各个区域热值均匀，脏腑产热散热平衡。当脏腑气血阴阳失衡，对应体表各个区域热值出现寒热偏离时，即为非健康状态；通过中医干预治疗，人体脏腑气血阴阳调和平衡，通过红外热像图则表现为全身各区域寒热偏离状态得到纠正。因此，红外热成像技术可作为中医疗法的客观评估指标之一。

诸多专家利用红外热成像技术，对不同疾病的中医干预疗效进行了评估。郭会鹃通过对 183 例艾滋病病人 2 个疗程的红外热值与 118 位正常人的红外热值对比，初步揭示了艾滋病病人治疗前后身体热态的变化趋势，从而验证了艾滋病病人治疗的有效性。张立娟采用红外热成像技术观察血府逐瘀汤治疗早期糖尿病足的疗效，实验证明血府逐瘀汤治疗后红外热像图变化明显，疗效显著。黄进淑采用红外热成像技术，利用热图中炎性病灶热区最长径线改变量及热区温差差值这两个量化指标对200例盆腔炎病人不同疗法进行对比评估，从而为中西医结合疗效的客观评估提供理论依据及基础。

4. 中医体质相关研究　中医体质是人体生命过程中，在先天禀赋和后天获得的基础上所形成的形态结构、生理功能和心理状态方面综合的、相对稳定的固有特质，是人类在生长、发育过程中所形成的与自然、社会环境相适应的人体个性特征。体质的差异性很大程度上决定了对病因的易感性、疾病的发生发展变化、转归预后的差异及个体对干预措施的不同反应性。红外热成像技术应用于中医体质的辨识，是中医体质辨识客观化的重要方法之一，避免了量表评估法由于个人主观理解及认识的不统一而产生较大偏差的缺点。

研究表明，红外热图能有效地显示出夏、冬两季人体体表温度分布的差异，并与中医体质具有一定相关性。因此，红外热成像技术能客观反映人体的季节性变化，并在中医体质客观化研究方面有重要应用前景。郑霞对30例阳虚质正常人和30例非阳虚质正常人的红外热图特点进行评价分析，结果发现，正常阳虚体质者和正常非阳虚体质者具有相同的代谢热值规律，头面部和四肢区位是应用红外热成像系统评价阳虚的两个敏感区位。李启佳采用非制冷镜头的红外热像成像仪对30例平和质与46例阳虚质的正常人的红外热像图进行对比研究，得出以下结果：①食指、中指、无名指和下肢是应用非致冷镜头的红外热像诊断系统判定阳虚的敏感区位；②无论何种致冷方式的红外热像仪对膝部、股后区与小腿后区热值差异的研究具有可重复性；③冬季仅行下肢扫描即可进行阳虚评价。

5. 亚健康的相关研究　亚健康是指人体处于健康和疾病之间的一种低质状态。亚健康状态者尚未发生器质性病变，临床生化物理检查无法得到阳性诊断结果。而红外热成像技术作为一项功能型影像学检查手段，能够为亚健康的诊断提供客观化的重要依据。

连志强通过对730例健康体检者的红外热像图筛查，诊断为健康组102例，亚健康组355例，疾病组273例，亚健康组的颈部不适部位与红外热像图异常区域符合。因此，颈部红外热像图可作为判断亚健康状态颈部不适的客观依据。王超以亚健康态胸痹人群作为研究对象，分别设置健康组、亚健康态胸痹组和胸痹组，采用红外热成像技术探索亚健康态胸痹的红外热像图特征。结果发现：亚健康态胸痹组的症状表现程度与红外热像图异常变化相符，红外热成像技术可作为判断亚健康态胸痹的客观依据之一。

红外热像仪探测的是人体的红外辐射能，能够动态、连续、全面、重复记录人的体表温度，从时间上（连续性、可重复性）、空间上（全面性、整体性）观察体表温度变化，获得人体热能量结构的信息，早期发现人体功能改变，为临床医生提供参考，并且还能追踪病情发展的变化，为治疗方案的选择提供依据。此外，它还是一个安全无损伤、无放射性、灵敏快捷的诊断方法，这是其他诊断仪器无法比拟的。

〔孙贵香〕

四、舌苔脱落细胞检测与应用

（一）舌苔脱落细胞检测分析概述

观察舌苔是中医诊断疾病的重要方法之一，前人对此已积累了丰富的经验。舌苔脱落细胞检测分析是应用现代临床细胞学检测技术，检测分析舌黏膜表面脱落细胞的动力学和病理学微观变化及其与舌苔形成的关系，为中医临床辨证和疾病诊断提供较为客观的舌苔诊断依据。

1. 正常脱落细胞

（1）上皮细胞：上皮是机体发育过程中首先出现的组织，由大量密集成层排列的细胞及少量间质组成。常见的有复层鳞状上皮细胞和柱状上皮细胞。

1）复层鳞状上皮细胞：它被覆于体表和与外界直接相连的腔道，如口腔、咽喉、食管、肛管、阴道及子宫颈外口等部位和全身表皮。不同部位的复层鳞状上皮细胞的厚度、大小有所不同，但其基本结构可分为基底层、中层和表层三部分（图3-1-6）。①基底层细胞：分为2类。内基底层细胞：又称生发层细胞，位于上皮的最深部，紧邻基底膜，为单层立方形或柱状细胞，有旺盛的繁殖能力，复层鳞状上皮细胞均由此产生。在脱落细胞中，此层细胞呈圆形，直径约 13～15 μm。细胞核圆或椭圆，居中或略偏位，核直径 8～10 μm，核染质均匀细致，呈紫蓝色微细颗粒状（此为巴氏染色，下文未说明者均同）。胞质厚，量少，染色呈深蓝或灰蓝色。核质比（图 3-1-7）约为 1：（0.5～1）。此层细胞难于

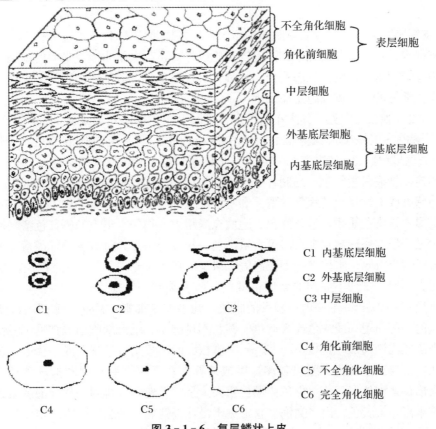

C1 内基底层细胞

C2 外基底层细胞

C3 中层细胞

C4 角化前细胞

C5 不全角化细胞

C6 完全角化细胞

图 3-1-6　复层鳞状上皮

脱落，在舌脱落细胞片中较少出现。外基底层细胞：又称深棘层细胞，位于内底层细胞之上，由 2～3 层细胞组成。在脱落细胞中呈圆形、卵圆形或不规则圆形，比内底层细胞大，直径约 15～30 μm。细胞核圆或椭圆，居中位或轻度偏位，核染色质细而疏松。胞质量增多，染灰色或淡绿色。核质比为 1：（1～2）。此层细胞在正常舌苔片中也不易见到，但在黏膜萎缩、糜烂、溃疡等表面细胞脱落时可见。②中层细胞：又称浅棘层细胞，紧接于外底层之上，由外底层细胞发育而来。在脱落细胞中呈不规则圆形、菱形或舟形，直径约 30～40 μm。细胞核相对较小，中心位。胞质量多，半透明，染成淡绿色或灰蓝色。核

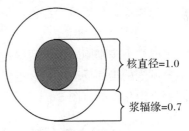

核直径=1.0

浆辐缘=0.7

核质比=1:0.7

图 3-1-7　核质比示意图

质比为 1：（2～3）。③表层细胞：又称角质层细胞，位于上皮层的最表面。在脱落细胞中此类细胞体积较大，40～60 μm，一般呈多角形，也有为圆形或卵圆形。细胞核小而圆。胞质薄而透明，边缘往往卷折。核质比为 1：（3～5）。根据细胞的角化程度，表层细胞又可分为 3 个亚型。角化前细胞：又称为颗粒细胞。胞质染色呈湖蓝色；胞核较中层细胞略小，核染色质较疏松，呈细颗粒状，分布尚均匀。不全角化细胞：又称角化细胞，位于最表层。胞质嗜伊红染成粉红色；胞核因染色质固缩而呈小点状，着深紫蓝色，看不清结构，在核周围常有"白晕圈"，有的近核处还可见到几个棕色小颗粒。注意：由角化前过渡到不全角化之间的细胞称为过渡期细胞。这类细胞的外形、核质比与不全角化细胞近似，但胞核稍大，圆或椭圆，核染色质疏松，核周亦常有透明的白晕圈，显示了不完全角化细胞逐渐退化的过程；胞质色淡而纤细，有嗜酸性（粉红色）及嗜碱性（湖蓝色）两种特性。在计数时，胞质粉红色者归属于不全角化细胞，而湖蓝色者归属于角化前细胞。完全角化细胞：又称超角化细胞。细胞极薄而有皱折

状，胞质呈杏黄色或橘黄色，胞核已完全消失。

总之，复层鳞状上皮细胞是由多层细胞所组成，在其发育过程中，由深部到浅表细胞的形态变化规律是：细胞的体积由小到大，胞核由大到小，胞核染色由浅到深，胞质染色由蓝绿色→湖蓝色→粉红色→红黄色。

2）柱状上皮细胞：因口腔及舌黏膜脱落细胞中少见，故此处从略。

（2）非上皮细胞：在人体各组织中，除上皮细胞以外，还有大量非上皮来源的细胞，构成了制片的背景，故又称为背景细胞。识别其形态变化，了解其出现的意义，对临床细胞学鉴别诊断很有意义。在舌苔脱落细胞中，常见的非上皮细胞是血细胞。

1）白细胞：白细胞较为常见，其大小较恒定，有时可用作粗测其他细胞的大小。经巴氏染色，白细胞呈淡蓝或蓝绿色，胞核染成深蓝黑色。①中性粒细胞：呈不规则圆形，制片干燥后直径 10～15 μm。经瑞氏染色呈粉红色，有许多细小均匀可见的紫红色中性颗粒。细胞内有 2～5 个小分叶状核，小核间有核丝相连，染成深紫红色。当制片中出现较多的中性粒细胞时，提示局部有感染或其他炎症，数量的多少常与感染或炎性反应的程度一致。②嗜酸性粒细胞：圆形，直径约 12～15 μm。胞核常分两叶，呈"眼镜"形。核染色质粗，呈紫红色。胞质充满粗大、均匀、整齐的橘红色嗜酸性颗粒。此类细胞在涂片中较少见，但在痰液制片中有时可大量出现，提示与炎症、过敏反应等因素有关。③嗜碱性粒细胞：圆形，直径约 10 μm。胞核常被颗粒遮盖，清楚时可见 2～4 叶，染色质粗糙。胞质常呈现淡紫红色，含少量粗大不匀、排列不规则的紫黑色颗粒。此种细胞一般在舌苔涂片中极为少见。④淋巴细胞：小圆形，直径 6～10 μm。细胞内有较大的胞核，几乎充满细胞，核的一侧凹陷，核染色质成深紫色。胞质仅在核的一侧出现一线灰色或天蓝色，甚至不见胞质。淋巴细胞出现常见于慢性炎症。⑤单核细胞：呈不规则圆形或椭圆形，直径 15～25 μm。胞核大而不规则，呈肾形或马蹄形，多扭曲折叠，染色质细疏如网状，染成淡紫红色。胞质较多，染成淡蓝色。⑥浆细胞：卵圆形，直径为 10 μm 左右。外形边缘可呈火焰状，胞核多偏位，染色质颗粒粗大，呈"车轮状"排列，核周的胞质染色较淡，形成"核周晕"。胞质丰富，染蓝色，内多空泡。它常见于慢性炎症病人细胞学标本之中。

2）红细胞：正常红细胞为两面微凹的圆盘形，平均直径 7.2 μm，厚约 2 μm，无核，侧面呈哑铃形。经瑞氏染色后呈粉红色，中央较淡；而巴氏染色呈鲜红色。标本片中出现红细胞提示有局部出血。

2. 变性上皮细胞

（1）上皮细胞的退化变性：上皮细胞可因营养不良、脱落太久、肿瘤表面供血不足、组织坏死，或十分剧烈的炎症反应以及标本保存欠妥等原因而发生退性变化。根据细胞的形态变化分为肿胀性退化和固缩性退化 2 类（图 3-1-8）。

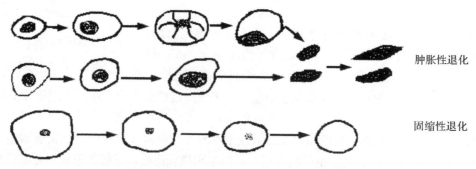

图 3-1-8　上皮细胞退化过程示意图

1）肿胀性退化：细胞因变性，水分增多，肿胀而增大，达到正常细胞的 2～3 倍，胞质出现空泡，或呈泡沫状、蛛网状；胞核被挤向细胞的边缘，呈"戒指形"细胞，甚至胞质完全崩解，留下裸核。细胞核也可肿胀增大，达正常的 2～3 倍，核染色质颗粒变粗而淡染，模糊不清，甚至核膜溶解、消失，常见于复层鳞状上皮的底层细胞或血细胞。

2）固缩性退化：细胞因失水而体积缩小，胞质浓缩。胞质染色由蓝变红或不同程度的红黄色。核体积缩小，染色质凝集致密，着色很深，称为固缩核。最后染色质崩解成碎片，受色变浅或消失。此变化常见于鳞状上皮细胞。

（2）上皮细胞的炎症变性：急性炎症时，上皮细胞可表现为急性坏死和退化变性；慢性炎症时，表现为上皮细胞增生、衰老、死亡等现象。鳞状上皮细胞的炎症改变可出现核肥大、核异形、核固缩或核碎裂；而胞质可呈明显形态变异，如蝌蚪形、梭形，或其他不规则的形态（图3-1-9）。

（3）核异质：指脱落细胞的核形态不正常，包括核的大小、形态异常，数目增多，染色增多或分布不均，核膜增厚，核边不整齐等。严重者常显示核已具有恶性特征，但胞质的质与量尚比较正常。核异质细胞是介于良性与恶性之间的一种过渡阶段细胞，约70％病例可恢复正常，30％可发展为癌细胞。核异质细胞的改变重点是细胞核在明显增大的基础上伴有一定程度的畸形和深染；而炎症变性细胞的核虽增大，但不伴有畸形和深染，或虽深染但反核固缩变小（图3-1-9）。

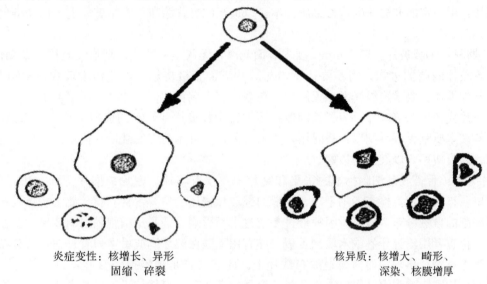

炎症变性：核增长、异形　　　　　　　　　　　核异质：核增大、畸形、
固缩、碎裂　　　　　　　　　　　　　　　　　深染、核膜增厚

图3-1-9　上皮细胞炎症变性与核异质

（4）异常角化：鳞状上皮胞质的分化程度，超过了细胞的分化程度而过度成熟，称为异常角化。在巴氏染色中表现为上皮细胞核尚幼稚，而胞质已变成红色或橘黄色。此现象若出现于中、底层细胞，称为早熟角化；若出现于表层角化前细胞则称为假角化。有人认为，这是癌前表现，应予重视。

3. **肿瘤细胞**　恶性肿瘤细胞的形态变化是多方面的，没有一个单独的特征能作为肿瘤的诊断依据。但是，由于肿瘤细胞具有异常过度的繁殖力，故核的染色质改变是诊断肿瘤的主要依据，而胞质变化则可鉴别肿瘤的类型。常见的鳞癌、腺癌和未分化癌脱落细胞鉴别如表3-1-6所示。

表3-1-6　　　　　　　　　　　　　　　常见癌细胞鉴别表

项　　目		鳞癌细胞	腺癌细胞	未分化癌细胞
一般形态	形态	大小不一，圆或不规则，纤维形、蝌蚪形等	圆或卵圆，棉桃形，大小差异明显，畸形不显	圆形，卵圆，大小形态差别明显或不显
	排列	多散在或成群，不整齐	常成团，重叠，拥挤，分化好的可有乳头状、腺腔状等排列	常密集成团，分界不清，有镶嵌现象
	核质比例	失常	失常，分化好者反而胞质增多	失常
细胞核	形状位置	畸形或圆形，多居中位，或偏位	圆形、卵圆形或受压形，常偏一侧	圆、卵圆，爪子仁形
	染色质	明显增多，深染，粗粒，分布不均，可向核边浓集，显粗糙。	不明显呈粗颗粒状，向核边浓集，使核边清楚，但光滑，也有粗糙	染色质增多不明显，粗颗粒状，向核边浓集，但不规则粗糙
	核仁	不显或增大，模糊不清	单个，大而清楚的核仁	单个或多个，或不清楚

续表

项　目		鳞癌细胞	腺癌细胞	未分化癌细胞
细胞质	浆量	一般或较多	不多，稀薄	很少或不见
	染色	匀实，染蓝、红或橙黄	染蓝、绿色	染绿、蓝色
	空泡	偶见小空泡	常有大小不等空泡	偶见或不见

（二）舌苔脱落细胞的检验方法

舌苔脱落细胞标本的采集、制片、固定、染色和镜检技术，是开展本项实验的基础，也是提高病证诊断准确率的关键，必须熟练掌握，不可忽视。其检验技术归纳如下：

1. 舌苔的制片、固定与染色

（1）制片：用一定的方法获取舌苔细胞标本，以适当的方式涂布于载物玻片上，以便染色和镜检即是制片。

1）制片器材：①载玻片。厚1 mm，要求表面光滑，无灰尘、油渍、划痕及破损。在操作过程中，宜用手指夹着玻片的两侧边缘，而不要让手指与玻片表面直接接触，以免污染玻片，影响制片质量。②推玻片，又称推片。要求边缘光滑，无缺损。在制作完1例舌苔标本片后，应更换1片。在无推玻片时也可用载玻片代替。③盖玻片。为了长期保存而加盖于载玻片标本上的极薄玻片，要求清洁、光滑、透明。④牙签或木质刮舌板。刮取舌苔时用，要求无菌，亦可用消毒的载玻片代用。⑤记号笔。为在载玻片上编号、划痕使用，以红色为最好。

2）制片方法：舌苔脱落细胞标本的采集和制片，主要有印片、涂片和推片3种方法。①印片法：令受检者张口，自然伸舌，检查者用干净、光滑的载玻片按压受检者舌背黏膜。此法特点是所取标本是舌背面脱落细胞的自然分布，但有时因唾液过多或过少而影响舌苔脱落细胞黏附的效果。②涂片法：令受检者张口，检查者用消毒牙签或木质刮舌板（亦有用无菌保健牙刷或手术刀者）在舌苔分布较厚之处刮取适量舌苔上浮物，再均匀而薄薄地涂布载片上。此法特点是细胞损伤变形较少，但若涂片厚薄不匀，细胞分布不均则影响观测结果。③推片法：令受检者张口，自然伸舌，检查者用干净、光滑的推玻片（或载玻片）由舌中根部至舌前部稍用力刮取苔上浮物，以涂血膜的方法推布于另一载玻片上（图3-1-10）。

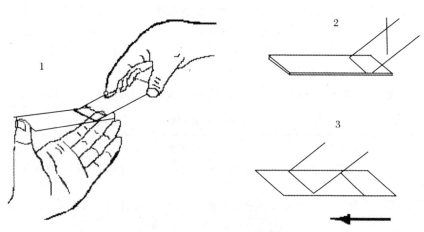

图3-1-10　推片方法示意图

推片方法：将所取舌苔上浮物标本置于载玻片右侧端，并黏附于推片上；将载玻片与推玻片在舌苔标本处形成30°～45°接触角；用推玻片压舌苔标本，使标本液在两片之间迅速散开成线；待其充分散开而又尚未达到载玻片上下缘时，将推玻片按原角度在载玻片上轻轻匀速地自右向左移动，直至舌苔标本液完全均匀地布于载玻片上为止。

一张良好的舌苔脱落细胞标本片，应占据载玻片中间1/2的面积，两端各空1/4，上下缘有一定空隙，能分出头、体、尾三部分，尾部呈半圆弧形或火焰状（图3-1-11）。推片法的特点是标本厚薄较适宜，分布较均匀，便于观察统计，但操作不慎有时会损伤细胞或使细胞变形。

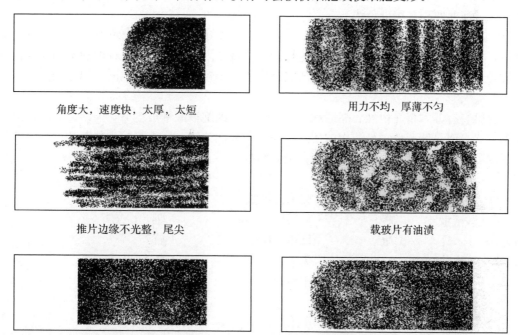

图3-1-11　各种舌苔推片的比较

3）制片注意事项：①在采集标本前半小时内，受检查者不能进食、服药、喝水、吸烟。②尽可能采取舌苔分布较厚的部位或舌面病变的部位，必要时可用干净滤纸吸去过多的唾液之后再制片。③制片时操作要轻巧，以免损伤细胞，制片的厚薄要均匀，尾端不能太靠载玻片一端，以免镜检时观察困难。④制片后应待其自然干燥，也可用升高室温，或持片在空气中挥动，借助体温等方法使标本迅速干燥。但不能用明火烤干，以免细胞变形。⑤每一受检者可同时制片2～4张备用。标本干燥后应立即用记号笔在制片厚的一侧写上受检者的姓名或编号，防止混淆。

（2）固定：固定是运用一定的方法使舌苔脱落细胞保持生前的形态结构、生化成分，防止细胞破坏、分解。

1）固定器材：①染色架，安插待固定的标本片。②固定液，常用的固定液有2种，任选一种。

乙醇-乙醚混合固定液

［配方］95%乙醇和乙醚等量混合。

［性质］乙醇能使标本中蛋白沉淀变性，而乙醚溶解脂肪，使细胞易于着色。

［处理］待标本自然干燥之后置入乙醇-乙醚固定液中15～30分钟即可。

卡诺（Carnys fluid）固定液

［配方］由无水乙醇6份，冰醋酸1份和氯仿3份混合而成。

［性质］这种固定液穿透力强而快。其中无水乙醇固定细胞质，冰醋酸固定染色质，并防止由于乙醇所引起的高度收缩与硬化。

［处理］标本自然干燥后，置入卡诺氏液中固定12～24小时。

2）固定方法：将待固定的舌苔标本片竖直插于染色架中，注意必须将标有受检者姓名或编号的一端朝上，将已插片的染色架置于上述固定液的一种，达到所定的相应时间即可。

3）固定注意事项：①被固定的标本必须新鲜，干燥后立刻固定，一般不超过2小时，以防止细胞浓缩、变性，或自载玻片上脱落或污染。②使用中的固定液应经常过滤，以除去落入固定液中的细胞和杂物。

（3）染色：借助染料，使细胞的某些结构及成分着色，以便在显微镜下观察其大小、形态和内部结构，这就是染色的目的。国内用于舌苔脱落细胞检验的染色方法有巴氏、瑞氏和苏木精-伊红染色法 3 种。本篇仅介绍前面两种常用染色法。

1）巴氏染色法（Papanicolaou stain）：巴氏染色法是较好的脱落细胞染色方法，本法所显示的细胞核结构清晰，分色明显，透明度好，胞质受色鲜艳，并且可因上皮细胞成熟程度的不同而着色有异，故可通过巴氏染色来区别细胞分化的程度。其缺点是染色手续较为繁杂，染色的时间较长。

原理

本法主要染料有苏木精、伊红、亮绿和俾士麦棕等。细胞核酸带负电荷，能结合带强正电荷的碱性染料氧化苏木矾，而呈紫蓝色；染液中的伊红、亮绿为酸性染料，俾士麦棕为盐基性染料，能与细胞质中具有相反的电荷的蛋白结合，而染出鲜艳的细胞结构。

试剂

蒸馏水	1瓶	苏木素染液	1瓶
0.5％稀盐酸溶液	1瓶	稀碳酸锂溶液	1瓶
95％乙醇	1瓶	EA36 溶液	1瓶
95％乙醇	3瓶	无水乙醇	1瓶
二甲苯	1瓶	中性树胶	1瓶

染色方法

［加水］涂片固定后，静置蒸馏水中 2 分钟。

［染核］置苏木素染液中 10～15 分钟，取出用水冲净。

［分色］置 0.5％稀盐酸中，3 秒后立即取出，彻底水冲，以脱去胞质内多余的苏木素染液，使核的着色与红色的胞质对比更鲜明。因此分色时切勿过长，以免细胞核褪色。

［蓝化］置稀碳酸锂溶液中 1 分钟，取出水冲，以蓝化细胞核，使涂片变蓝。

［脱水］置 95％乙醇中 2 分钟。

［染浆］置 EA36 染色液中 4～5 分钟，直至胞质着色鲜明为止。

［清洁］置 95％乙醇 3 杯中洗涤 3 次，每次各 1 分钟，去掉多余的染料。

［脱水］置无水乙醇中 2 分钟。

［透明］置二甲苯内 2 分钟。

染色结果

［上皮细胞］核染深蓝或紫蓝，核染红色。胞质受色根据细胞类型和分化程度不同，可染成蓝绿色、湖蓝色、粉红色或橙黄色。

［白细胞］核染深蓝黑色，胞质淡蓝绿色。

［红细胞］鲜红色。

［黏液］淡蓝色或粉红色

注意事项

苏木素染细胞核的时间随气温而异，冬天 15～20 分钟，夏天 5～10 分钟。

苏木素染液久置之后再用之前，先要用滤纸粘去或过滤浮在染液上面带金属光泽的染料膜，以免黏附于标本表面。染液久用之后，染料较淡，应补加适量的苏木素原液，以提高染色力。

EA36 染液由亮绿、黄色伊红和俾士麦棕 3 种染料组成，因混合液不能久置，故应配好后分装，使用前再按比例混合。

2）瑞氏染色法（Wrights stain）：瑞氏染色方法简单、省时、易于推广，且染色较清晰，特别是胞质中颗粒受染良好。因此，是目前最常使用的染色方法。其不足是核染质及核膜结构不如巴氏染色清晰。在舌苔脱落细胞学检验中，一般都是先用巴氏染片镜检，如看到较多的白细胞时，再作瑞氏染色进一步分类计数白细胞的数量和形态变化。

原理

瑞氏试剂中的酸性伊红和碱性亚甲蓝混合，经化学反应后变为中性的伊红化美蓝，久置氧化而会有天青。此 3 种染料分别和胞质中的 NH_3 和 COO—等结合，使胞核及胞质着色。由于各种细胞及细胞的各种成分化学性质不同，对于各种染料的亲和力也不一样，因此在染色的同一标本片上，可见到不同的着色。加之缓冲液调节酸碱度，故细胞受染以后颜色适中，显色清晰。

试剂

瑞氏试剂　1 瓶　　　　缓冲液　1 瓶

染色方法

[划痕] 将已编号的标本片两端用蜡笔各划一道蜡笔痕印，以防染液外溢，并将标本片平置于染色架上。

[染色] 在标本片上滴加瑞氏染液 4～8 滴，至标本完全被覆盖为止，稳定 2 分钟。

[缓冲] 滴加等量或稍多缓冲液，稳定 5～10 分钟，以气囊向玻片轻轻吹气，使染液与缓冲液混合均匀。

[冲洗] 用自来水冲洗干净，自然干燥或用滤纸吸干即可。

染色结果

[白细胞] 胞质能显示各种白细胞的特有色彩，胞核染成紫红色，染色质清楚，粗细松紧可辨。

[红细胞] 粉红色，有碟状立体感。

[上皮细胞] 胞质呈淡蓝色或淡紫蓝色；胞核深蓝色。

注意事项

涂片必须充分干燥，以防细胞脱落。

染色时间须根据气温、染液浓度而定。

冲洗时不能先倒染液再洗，以免染料沉着。

(4) 封片：即用中性树胶加盖玻片封固舌苔标本染片，以达保护标本的目的。

1) 操作方法：在所制作的舌苔染片的中央，滴上一滴中性树胶（约黄豆大小），取一片盖玻片平稳地放置于中性树胶上，当中性树胶沿着盖玻片均匀地散开，到达盖玻片的边缘时，封片完成。

2) 注意事项：①盖片时要平稳，防止残存气泡。②若不需保存标本，可在标本片上滴加液状石蜡 1～2 滴，即可镜检。若又需保存时，就先将液状石蜡先用无水乙醇洗 2 次除去，再经二甲苯洗后，可再滴中性树胶封片。

2. 舌苔脱落细胞的检验指标

(1) 印片背景：清晰——除脱落的上皮细胞以外，没有或少有白细胞、细菌及杂质。

模糊——除脱落的上皮细胞以外，能见到较多的白细胞、细菌和杂质。

混浊——除脱落的上皮细胞以外，有成堆的白细胞、细菌和杂质。

方法：标本片均按："头、体、尾"从左至右的方向置于显微镜载物台上，用载物台推片器上的标尺控制观测视野（图 3-1-12A）。用低倍镜（10×10）观察，每片观察 10 个视野，应用血细胞分类计数器求出每类背景数目及其百分比。

正常参考值：健康成人（淡红舌，薄白苔者）80％ 以上背景清晰。

(2) 细胞分布：

均匀——各种舌脱落细胞呈均匀分布，或散在分布，偶有数个细胞重叠。

密集——各种舌脱落细胞呈密集分布，有较多的细胞重叠在一起。

成堆——各种舌脱落细胞呈成堆分布，计数困难。

检测方法同上项，故一般与"印片背景"指标同时测取。

正常参考值：健康成人（淡红舌，薄白苔者）90％ 以上分布均匀。

(3) 脱落上皮细胞总数及分类：掌握舌苔各类脱落细胞的形态特征（表 3-1-7）。

方法：每例标本片观察 10 个中央视野（图 3-1-12A）。用高倍镜（40×10）检测，每片均用血细胞分类计数器计数 10 个视野的各种细胞数以及总数，再求出各类细胞所占百分比。

正常参考值：参看表 3-1-7 检测结果。

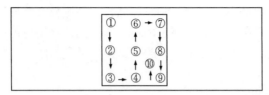

A. 印片背景、细胞分布、上皮细胞、变性细胞的视野观察顺序

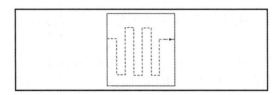

B. 白细胞分类计数的移片顺序

图 3-1-12 视野观察顺序

表 3-1-7   正常脱落上皮细胞的形态特征（巴氏染色）

细胞	直径（μm）	外形	胞质	胞核 大小	位置	形状	颜色	核质比
内底层细胞	13~15	圆形	厚，蓝绿色	大	正中	圆	紫蓝均匀的细颗粒	1:(0.5~1)
外底层细胞	15~30	圆形 卵圆形	较厚，深蓝或淡蓝绿色	大	正中或稍偏位	圆 卵圆	染色比内底层要深	1:(2~3)
中层细胞	30~40	不规则圆形、菱形、多角形	较薄，浅绿色	中等	正中或稍偏位	圆 卵圆	染色较深的颗粒状	1:(3~5)
表层角化前细胞	>40	钝角多边形	薄，湖蓝色	小	正中	圆	虽深可见颗粒结构	1:(5~10)
表层角化细胞	>40	钝角多边形	薄，粉红色	最小	正中	圆	固缩深染	1:(5~10)
表层完全角化细胞	>40	钝角多边形	薄，橙黄色				无核	

（4）变性上皮细胞总数及分类：如果在上项指标检测时，发现标本片中有较多的变性上皮细胞，则可进一步作变性上皮细胞的分类计数。检测项目包括肿胀退化细胞、固缩退化细胞、炎症变性细胞、核异质细胞和肿瘤细胞。

方法：同上项。在 10 个视野内计数变性细胞的总数、分类计数及其百分比。

（5）白细胞总数及分类计数：如果在巴氏染色片中发现较多白细胞，则需作白细胞总数及其分类计数（表 3-1-8）。

表 3-1-8   常见的成熟白细胞形态（瑞氏染色）

细胞		直径（μm）	核形	染色质	胞质	核质比
粒细胞	中性	10~15			颗粒最多，细小，均匀，染紫红色	
	嗜酸性	13~15	分叶	粗	颗粒粗大，整齐，均匀，染橘红色，充满胞质	小
	嗜酸性	10~12			颗粒量少，大小不均，排列不齐，染紫黑色，常盖于核上	

续表

细　　胞	直径（μm）	核形	染色质	胞　　质	核质比
淋巴细胞	6～5	圆形 肾形	粗紧 成块	透明蓝色，无或偶见少数粗大不均匀紫红色嗜天 青颗粒	大
单核细胞	15～25	肾形 马蹄形	疏松 网状	半透明灰蓝色，有细小红色嗜天青颗粒，弥散胞 质之中	中

方法：

1）白细胞总数：计数巴氏染色片中 10 个视野内的白细胞总数。方法同上。

2）白细胞分类计数：另取一张瑞氏染色片置于显微镜载物台上。先用低倍镜（10×10）浏览涂片染色情况、白细胞多少和分布情况。选择细胞分布均匀、染色良好的区域，以高倍镜（40×40）按图 3-1-12B 所示移片方式检查 50～100 个白细胞，并用血细胞分类计数器分类计数。

正常参考值：正常的舌苔标本片中白细胞极少，其中白细胞 1～5 个/高倍视野者不超过 15%，主要为形态较完整的中性粒细胞。

观测后将结果分别填记在专用表格中，对典型的视野，可进行显微摄影记录。

（三）舌苔脱落细胞检测在中医学中的应用研究

17 世纪 60 年代，英国学者虎克发现了细胞，19 世纪 30 年代末建立了细胞学说，使人类认识生物界从宏观深入到微观，由简单而到复杂。但运用舌落细胞学研究中医诊断学，探讨辨证规律，在我国还是近 30 余年来才开展起来的，并已取得一定的成绩。

1. 舌苔形成原理的研究　中医诊断学认为，舌苔是散布在舌体上面的一层苔垢，是由脾胃之生气上熏，胃津上潮，凝聚于舌面所生。现代研究表明，舌苔的形成主要是丝状乳头分化。丝状乳头之复层鳞状上皮分化成完全角化或不完全角化的角化树，在角化树分支的空隙中填有脱落的角化上皮细胞，并与唾液、细菌、真菌、食物碎屑及渗出的白细胞等混合而形成舌苔。可见舌苔的形成与舌黏膜上皮细胞的角化脱落关系极为密切。

那么脾胃之生气（胃气）对舌苔脱落细胞的变化影响如何呢？梁岩等对脾虚证及脾胃湿热证、寒湿中阻证共 67 例及 18 例正常人进行舌苔脱落细胞的检测，结果显示，与正常组比较，脾虚证组的角化细胞明显减少，而角化前细胞及中层细胞明显增多。兰州医学院附一医院中医科曾对 114 例有脾胃功能障碍的胃肠疾病病人及与正常人舌苔脱落细胞的变化进行对照观察，发现所有辨证为脾胃虚寒证的病人舌苔脱落细胞的角化程度普遍低于正常人；他们对其中 50 例病人治疗前后对照观察，通过调理脾胃，使病人脾胃功能有所恢复，舌苔亦有明显好转，同时舌苔细胞的角化程度均有普遍升高的现象。因而提示，舌苔脱落细胞角化程度的变化与人的胃气盛衰有关。

脾主运化，胃主受纳，为人体后天之本。当脾胃功能低下，人体受纳、腐熟水谷及吸收、转输精微的功能均受到影响，而"脾开窍于口"，则居于口腔之中的舌黏膜细胞亦因营养障碍、代谢迟缓而角化程度变慢，从而影响了舌苔发生变化。"胃气"又是通过什么环节来影响舌黏膜上皮细胞的呢？有学者提出，"胃黏膜可能产生一种因子，影响舌部及舌苔"。国外学者 W. Bloom 认为，疾病时消化有障碍，则舌黏膜角化细胞的正常脱落时间延缓。这些观点与中医"舌苔乃胃气所生"的理论似有暗合。我们应用舌苔脱落细胞检测的方法来研究中医舌苔诊断的原理是符合中医基本理论的。

2. 正常舌苔脱落细胞的常值研究

（1）舌苔脱落细胞的正常参考值：所谓"正常舌苔"是指"薄白润苔"。在正常生理状态下，舌黏膜上皮细胞的生长、增殖、分化、衰老、死亡等都保持相对平衡，舌黏膜上皮细胞从基底层转化为角化脱落细胞，是有一定的时间规律的。衰老和死亡的细胞被及时清除，同时由于咀嚼、谈话、唾液分泌及吞咽等口腔自洁作用，而使健康舌面总是保持着一层薄白舌苔。我国健康人正常舌苔的舌脱落细胞的常值如何，国内上海、云南、山东、湖南等地进行过研究，但目前尚无完全统一的数据。

1) 上海医科大学邱曾秀等人对 321 例 2～82 岁男女正常人（淡红舌质，薄白舌苔者）进行了舌印片脱落细胞的检测分析，其结果如表 3-1-9 所示。①印片背景：背景清晰者 70％；白细胞有 1～5 个/高倍镜者占 14％。②细胞分布：均呈散在分布，仅少数几个细胞重叠。③细胞总数及分类值：印片中只见到完全角化细胞、不完全角化细胞、颗粒层细胞（即角化前细胞）和浅棘层大多角细胞（即中层细胞）4 类，均未见内、外基底层细胞。作者在显微镜放大 44×10 倍的情况下计数了 10 个中心视野内各类细胞的绝对数总和及细胞总数的绝对值，并统计出各类上皮细胞数及总数的各百分位数值，提出了选用第 95 百分位数作为正常人舌苔脱落细胞的上限参考值。研究表明，正常人不论性别、年龄如何，其舌印片 4 类细胞均以不完全角化细胞最多，完全角化细胞其次，角化前细胞第三，而浅棘层细胞（即中层细胞）最少。

表 3-1-9　　　　　　321 例正常人舌印片中各类细胞数及细胞总数的百分位数值

名称	年龄分组	各百分位数					
		P50	P75	P80	P85	P90	P95
角化细胞		3	5	6	7	9	11
不完全角化细胞	2～29，≥40	6	11	13	15	18	23
	30～39	9	18	21	24	27	33
颗粒细胞	2～29	0	1	1	2	2	3
	≥30	0	2	2	3	4	5
大多角细胞		0	0	0	1	1	2
细胞总数		10	19	21	24	28	36

2) 原湖南中医学院对 100 例健康成年人淡红舌质、薄白舌苔者进行了舌苔脱落细胞检测，条件是推片法制片、巴氏染色、显微镜放大 40×10 倍，检测 10 个中央视野，其结果如表 3-1-10 所示。目前我们主要以该 100 例正常人舌苔细胞学检测结果为常值进行临床检测分析，亦可参考原上海医科大学所检测的舌苔细胞百分位数值。

表 3-1-10　　　　　　　　100 例正常舌脱落细胞检验结果

检验项目	印片背景			分布状况			脱落细胞总数	脱落细胞分类计数							
	清晰	模糊	混浊	均匀	密集	成堆		完全角化		不完全角化		角化前		中层	
	％	％	％	％	％	％		％	＞10％者	％	＞60％者	％	＞30％者	％	＞19％者
结果	87.1	12.9	0.0	94.6	5.4	0.0	30.0	7.9	31.0	70.9	81.0	21.2	21.0	0.0	0.0

为了避免在对各类细胞观察中的主观性，提高舌苔脱落细胞形态学研究的客观性，建立起舌苔脱落细胞形态计量参数变化的量化标准。有学者应用显微图像分析系统对脱落细胞进行形态计量学检测，测得中层细胞、角化前细胞、不完全角化细胞、完全角化细胞等不同脱落细胞的面积、周长、形状因子、等效直径和最大直径等形态计量学参数；总体脱落细胞面积、形状因子及最大直径等参数，提出了正常人舌脱落细胞中不同细胞的形态计量学参数及总体细胞形态计量学参数值的频率分布图，使量化的细胞形态特征具体化，便于直观比较，为今后对舌象变化的脱落细胞机制研究打下基础。

（2）舌苔脱落细胞常值的影响因素：

1）检测条件：正常人舌苔脱落细胞的常值国内报道不尽一致，究其原因，多因检测条件控制不一所致。常见的影响因素有：①受检者的年龄（2～82 岁、青年学生、献血者）、性别、体质差异及样本例数不一。②对正常人、正常舌象、正常舌苔的标准掌握不一致。③我国地域广阔，因气温、生活习惯的影响，致舌黏膜上皮细胞发育不一致。④由于舌苔细胞的采样时间（清晨、空腹、餐后）、制片方法（印片、涂片、推片）、固定液体（乙醇-乙醚、卡诺氏液）、染色规程（巴氏、HE、瑞氏、丹氏、PSA、

Feulgon)、显微镜放大倍率（视野周边半径）、观察视野数目等不同。⑤对各类舌苔脱落细胞的识别、分类、命名，尤其是对过渡细胞的归属不统一。⑥统计分析方法不同（H 检验、卡方检验、t 检验、Ridit 检验、百分位数值等）。

因此，在全国范围内制定严格的检测规程，在大量普查基础上，建立统一的观察指标和正常值，是使舌苔细胞学研究深入开展、推广应用的一项十分重要的工作。

2）其他因素：①舌上皮细胞的分裂、分化、移行与细胞角化脱落之间的动态平衡及口腔 pH 值改变是舌苔消长变化的重要因素。在病理条件下，口腔细菌过度繁殖，造成酸性环境，致细胞间的黏着力增加，阻碍了角化上皮细胞的正常脱落，故舌苔增厚；酸度增加到一定程度，还会同时影响舌上皮血供，致使舌上皮细胞营养代谢障碍，细胞角化过程受阻，过早变性、坏死，舌苔剥落。②细胞内有大量与代谢相关的大分子物质、酶，通过对其含量的测定分析，可以了解各种舌苔脱落细胞的代谢水平，间接地反映机体的生理状况，具有较好的客观性。舌苔正常时舌上皮细胞的新陈代谢较旺盛，这种旺盛的代谢状态与 cAMP、cGMP 有关，也与唾液皮质醇水平、铁锌元素含量及 pH 值的状态有关。③微核是染色体受损后的断片或有丝分裂后期滞后的染色体，正常口腔黏膜颊部、舌背、舌腹 3 个部位脱落细胞微核计数的分析表明舌背的角化程度高，完全角化细胞相对较多，它们位于上皮的表层，抵抗各种外界刺激，保护下层细胞，因而有核的不完全角化细胞、角化前细胞等受到的局部刺激及染色体损伤相对较少，反映在微核数上就偏低。

3. 病理舌苔舌脱落细胞变化的研究

（1）白苔：

1）薄白苔：薄白苔一般见于健康人，乃胃气充盛之象，亦常因舌的变异或见之于病人，而有不同的意义。我们对健康人正常舌象（淡红舌，薄白苔）、健康人舌苔正常舌质异常和病人正常舌象等三组受检者进行舌苔脱落细胞检测比较，由于均为薄白舌苔，故三组舌印片都以背景清晰、分布均匀为主，表层细胞的构成比也都以不完全角化细胞为主。但是，较之健康人常舌组，后两组的不完全角化细胞显著减少，渗出白细胞也明显增多。这表明舌苔细胞学的变化，不仅与形成舌苔的丝状乳代谢有关，也与舌质的局部代谢有关，或因疾病影响到舌组织血运、营养，使舌黏膜上皮组织的生理特性发生变化有一定联系。《舌胎统志》："必得淡红舌上有薄白之胎气，才是无邪之舌。"

2）厚白苔：多主痰湿、食浊内阻，或痰浊上泛，热伤津液。此类舌苔者常因消化功能紊乱，食欲减退，或轻度发热等，影响舌的自洁作用，使丝状乳头延长，舌苔角化细胞堆积，白细胞大量渗出，而形成较厚的白苔。山东中医药大学秦吉华等观察表明，厚白苔病人上皮细胞数目增多，背景较脏，且见到大量细菌和白细胞，有的白细胞成堆出现，可有单核或多核细胞。

（2）黄苔：黄苔的形成，多因病邪入里，邪已化热，胃气挟邪热上泛，熏灼于舌所致，故黄苔一般为里热之征。黄苔病人由于发热，引起消化功能障碍和自主神经系统功能紊乱，代谢失调，致使舌的丝状乳头增殖，或局部炎性渗出，大量白细胞存于舌面，某些产色微生物的着色作用，共同形成黄苔。

徐鸿达等观察了 81 例黄苔舌脱落细胞，发现中性粒细胞和淋巴细胞在黄苔中明显增高，进一步分析表明，出现消化系症状者比无消化系症状者中性、淋巴细胞均较高；燥苔较之其他黄苔病人中性粒细胞升高；细菌感染者中性粒细胞较高，而病毒感染者淋巴细胞升高。上述研究结果对黄苔类病证的中医治疗提供了一定的依据。我们亦对薄黄、厚黄、黄腻 3 类黄苔和正常薄白苔组的舌苔脱落细胞进行镜检分析，表明黄苔者各项舌苔细胞微观指标的异常率均高于薄白苔者，而各类黄苔微观异常的程度比较，则呈薄黄苔组＜厚黄苔组＜黄腻苔组的趋势，与临床邪热程度一致。这一研究为不同黄苔病人临床辨证提供了较为客观的微观诊察指标。

（3）灰黑苔：灰黑苔的形成，或因肾阳虚衰，里寒至极，或因里热极甚，灼炽肾水，故病情都较危重。陈泽霖等研究认为，观察黑苔形成的过程，可分为两个阶段：首先因肝肾阴竭，功能衰退，使舌乳头代谢缓慢，受刺激、病菌繁殖、颜色微生物增殖等因素，致使过长的细毛转黑，此时在角化层间有很多脱落细胞、细菌、真菌菌落等。

秦吉华等观察了 100 例各类病理舌苔，发现黑苔者舌上皮细胞计数增多，有重叠现象，背景较脏，较之白厚苔、黄厚苔更为显著。黑苔者可见成堆的白细胞，胞质不易着色，胞质中颗粒较粗大，部分细胞破碎，甚至仅能看到细胞核。黄道生等人研究认为，无论是实证或是虚实夹杂证中，黑厚苔舌脱落细胞中完全角化细胞的比例较其他舌苔均为高，显著出现过度角化的趋势。

（4）腻苔：腻苔常因湿浊内盛，停积于舌面所致。此类病人多有脾虚湿阻的表现，由于纳差食少，舌面磨擦机械因素减少，致使舌丝状乳头密度增加，乳头角化树分支也增多，互相纠缠交叉，不易脱落，乳头间充满舌苔脱落细胞、细菌、白细胞等，使舌苔呈油腻状舌苔。

国内多家研究认为，腻苔无论其颜色如何，其制片的背景较脏，细菌较多；脱落细胞有堆积现象，部分上皮细胞变性，甚至破碎，完全角化细胞明显地增加；中性粒细胞和淋巴细胞大量出现。

（5）剥落苔：舌苔剥落总因胃气匮乏，不能上熏于舌，胃阴枯涸，不能上潮于口所致。由于机体的抵抗力低下，外界生物因素的侵袭，造成大量的而且累及浅棘层上皮细胞变性、萎缩、坏死、脱落，最后导致舌黏膜上皮除基底细胞以外全部剥光，舌乳头萎缩，舌黏膜变平，光如镜面。因而舌上皮细胞的过度角化，渐进性坏死后脱落，是形成剥落苔的病理基础。

邱曾秀、秦吉华、胡庆福等认为，剥落苔者舌苔细胞成片、成堆分布，背景中见到较多白细胞。脱落细胞增多，10 个中心视野细胞总数达（116.67±33.36）个，比正常舌苔显著增多。舌苔片中可见到较多的中层细胞，并且有不同程度的细胞坏死现象，如胞核固缩、碎裂，染色质增粗、浓缩、深染，胞质内有空泡。细胞的坏死变性是光剥苔的重要标志。

常见病理舌苔脱落细胞的变化归纳如表 3-1-11 所示。

表 3-1-11　　　　　　　临床常见病理舌苔脱落细胞的变化

舌苔	印片背景	分布状况	脱落细胞分类计数			变性上皮细胞的情况	白细胞分类计数			备注
			超角化≥10%者	角化≥90%者	中层%		中性%	淋巴%	其他%	
白苔 薄白	较清晰		22.1%~45.4%	90.0%	未见无		25.8~69			
厚白	较脏，可见细菌、真菌	多有细胞重叠	44.8%~74.1%	86.7%	偶见	无	55.2~77			
黄苔 薄黄			57.1%~71.4%			59.8%	33.5			
厚黄	较脏	多有细胞重叠	54.5%~82.1%		3.3%		67.0~89.9	28.0		脱落细胞和体积较大
黄燥			64.7%				77.8	19.0		
灰黑苔	背景脏，满布碎细胞、细菌真菌	成堆出现较多	75.0%			有破碎上皮细胞	100.0%			脱落细胞体积大，成堆出现
腻苔 白腻	较脏，细菌多	有堆积的现象	75.0%	83.1%		70.8%				
黄腻	较脏，细菌多	有堆积的现象	82.3%	84.0%		部分细胞破碎	68.1~85.2	27.6		细胞成堆出现，体积大
剥落苔	有成堆白细胞或大量细菌菌落出现	细胞成堆或成片分布	50.0%~81.2%		31.3%	核固缩碎裂、溶解，胞质空胞崩解	60~66.6			细胞的体积较小萎缩，边缘厚

4. 辨证辨病与舌苔脱落细胞的研究

（1）辨证分型舌苔细胞学研究：

1）八纲辨证：黄道生等对 161 名虚证、实证及虚实夹杂证病人的舌象和舌脱落细胞进行观察，认为 3 类证型由于病理改变的不同，舌象和舌苔微观均有差别。其中虚证者舌苔脱落细胞角化的平均数高，完全角化细胞平均数低；实证者舌苔完全角化细胞所占的百分率较之虚证和正常都高，苔面的细菌也多；而虚实夹杂证者介于虚、实二证检验结果之间。秦吉华等从中医辨证的角度探讨了阴虚证、阳虚证病人舌象细胞学特点，认为二证病人均有舌上皮细胞过度角化的倾向。二证之比较，阴虚证以不完全角化细胞增高为主，背景清晰，有时可见到中层细胞；阳虚证以完全角化细胞增高为主，背景较脏，上皮细胞、白细胞、细菌较多。认为这种差别，可能主要与舌象不同有关。李颖等对慢对萎缩性胃炎寒热辨证与舌苔脱落细胞变化的关系进行了研究，发现寒证病人细胞角化的水平明显低于热证病人，而角化前细胞计数则明显高于热证组；两组病人舌苔制片中都存在大量白细胞，但寒证组以中性粒细胞高于热证组，淋巴细胞则少于热证组。认为这与寒证机体功能低下，代谢缓慢，影响上皮细胞更新过程有关。

2）气血津液辨证：马树恒等认为气虚证者脏腑组织的功能减退，舌质淡嫩，其舌上皮细胞分化速度较慢，观察显示气虚证全角化上皮细胞计数减低，而未角化上皮细胞计数增高，其原因可能与机体能量代谢低下有关。舌苔脱落上皮细胞中的角蛋白作为一种能量合成物质，在气虚状态下，其合成及转运速度降低，同时也减缓了上皮细胞角化死亡过程。

3）脏腑辨证：许自诚等为了探讨胃肠疾病辨证的规律，观察了脾胃虚寒、肝胃不和、脾胃湿热，胃阴不足和气滞血瘀各证型的舌苔脱落细胞的改变，均有一定差异，特别是脾胃虚寒型病人舌苔细胞的角化程度低下，与其他各型有显著差别。这种现象可能是由于机体处于"虚"和"寒"的病理状态时，全身代谢迟缓，舌苔角化程度延缓所致。钱立伟等对胃脘痛辨证与舌脱落细胞学的关系进行了临床研究，认为胃脘痛的火郁证、阴虚证、气虚证和虚寒证病人舌脱落细胞改变各自具有特征性，可较敏感地反映出胃肠疾病的寒热虚实辨证规律。湖南中医学院吴正治等运用细胞化学技术对胃脘痛脾虚证候舌苔上皮脱落细胞及免疫细胞的有关化学成分进行了定位、定性和定量的研究，发现脾虚证组病人舌上皮细胞 PAS、DNA 较正常人及非脾虚证组显著增高，而 SDH、ANAE 显著降低，而脾阳虚证变化较之脾气虚证更明显。这种变化提示脾虚证病人细胞氧化及合成代谢低下，表明脾胃功能的盛衰在舌苔上皮细胞的代谢上有明显的反映。黄秀凤等研究表明，脾不统血舌苔涂片细胞以角化前细胞居多，角化细胞减少，PAS 阳性物上皮细胞减少和涂片背景中性白细胞减少等变化，与该证胃黏膜上皮细胞分化障碍，不成熟细胞增多，DNA 合成增多，中性黏液减少，白细胞缺如或稀少等改变相一致，提示舌苔细胞学变化能反映胃黏膜病变及功能，可为脾不统血证诊断提供细胞学依据。何羿婷通过对脾虚证及肝胃不和、痰热证及正常人进行的舌苔脱落细胞的检测，结果表明，与正常人比，脾虚证的角化细胞明显减少，角化前细胞及中层细胞显著增多，反映脾虚病人新陈代谢缓慢，舌黏膜上皮细胞代谢障碍；肝胃不和及痰热证均为实证，机体代谢亢进，上皮细胞分化成熟过于旺盛，较之虚证，其角化前细胞及中层细胞明显减少，角化、完全角化细胞则显著增加。脾虚证治疗后与正常人比较无显著性差异。

4）卫气营血辨证：何健村等据叶天士"卫气营血"辨证理论，研究了舌苔脱落细胞变化与卫气营血各个病理阶段的关系。结果表明，卫分病证时，由于病位浅，病理变化尚未影响口腔唾液的分泌，也未产生舌乳头间存留物的腐败作用，故苔薄白，而舌脱落细胞的角化细胞不多（67.5%）；到气分病证时，证虽属里，但正气尚存，抗邪力强，此时舌苔角化细胞增加到 79.9%；至营血病证阶段，病位最深，病邪入里，此时舌苔角化细胞明显增加，分别达 91.4% 和 90.9%。此外，舌苔上渗出的白细胞的多少亦随着温病卫气营血不同病理阶段，病邪的进展而产生相应的变化。袁肇凯对温病病人舌尖微循环、舌黏膜脱落细胞学和舌面干湿度检测分析，表明温病卫、气、营、血四证在舌微观上都存在着一定的与各证病理本质相应的时相性特征，舌微观指标异常程度呈现卫分证＜气分证＜营分证＜血分证的递增趋势，反映了温病病情演变的连续性。

5）其他：秦吉华等对中医不同辨证病人（湿热证、瘀血湿热证、阴虚证、阳虚证、气血两虚证）舌苔脱落细胞酯酶反应观测，结果表明，辨证各组非特异性酯酶含量明显高于正常，其中阴虚组明显高于阳虚组，且与舌象及病情变化密切相关。阴虚病人凡舌象变化明显者，酶的含量增高也明显，随着舌象恢复正常，酶含量也下降。因此认为，非特异性酯酶染色对研究病理状态下舌细胞的变化及中医阴虚、阳虚辨证分型有参考价值。

（2）病情诊断舌苔细胞学研究：

1）消化道疾病：舌是暴露在外的消化器官，与消化系统关系密切。不同的消化道疾病舌脱落细胞有无特异性，至今尚无定论。贺祖喜等发现胃癌病人舌苔涂片中出现一种"浅染疏松大细胞"，并认为胃黏膜可能产生一种因子影响舌上皮，当胃癌发生时，此种因子减少或改变性质，可引起舌上皮细胞过早角化变性，并出现"浅染疏松大细胞"。秦吉华等观察了 50 例胃癌病人舌苔涂片，发现较多体积小、染色深暗的小角化细胞，认为这与胃癌病人舌上皮细胞代谢障碍，角化过程受阻有关。张珊珊等对 100 例消化道肿瘤病人（胃癌、食管癌、肠癌）与慢性胃炎病人舌象细胞学进行观察，发现消化肿瘤病人的舌象细胞学变化与正常人明显不同，与慢性胃炎也有差别，而这些差异的产生与舌苔的变化有密切联系。许自诚等研究认为，慢性胃炎、溃疡病及癌肿病人舌脱落细胞均有不同程度的改变，慢性胃炎和胃肠道癌症角化细胞"低于 95％者"较多，占 70％以上，而溃疡病则不明显。李灿东等研究慢性胃炎脾胃湿热证病人后指出：舌象能反映脾胃虚实证候，舌印片脱落细胞成熟指数（MI）、成熟价值（MV）与舌象形成有关。倪宗伽等应用电子显微镜技术通过对 35 例慢性胃病病人按中医辨证虚实两种不同证型的舌苔应用电镜观察，在电镜下可见舌苔细胞为单个上皮细胞或小片散在鳞状上皮细胞，表面有较多棘状突起，细胞内有较多成束的张力微丝，有的细胞内张力微丝散乱而不成束，个别细胞崩解，有的细胞可见桥连接，在上皮细胞周围有大量球菌、杆菌。张斌等观察发现慢性萎缩性胃炎癌前病变病人舌蕈状乳头数量减少，形态萎瘪甚至萎缩，且舌苔脱落细胞呈过度角化和异常角化倾向，可见小角化细胞。杨振江等发现，食管癌病人多见异常角化细胞，而正常角化细胞却减少，与健康对照组比较差异有显著性。其中阳虚证以角化前细胞增多为主，阴虚证表现为完全角化细胞增多，而痰湿证和血瘀证两组则角化前细胞和完全角化细胞均增多。

2）妇科疾病：杨正望等对淡红舌、薄白苔者（包括正常人和肾虚证者）同时进行阴道和舌苔涂片，两种涂片核致密指数显示出高度的相关性，认为舌苔涂片可以取代阴道涂片来观察卵巢的周期性变化。脱落细胞核致密指数正常组呈现排卵期＞黄体中期＞卵泡期＞黄体晚期的变化，与雌激素水平的变化相一致；而阳虚组则表现为黄体中期＞排卵期，可能因阳虚病人排卵期性激素水平偏低，上皮细胞核固缩减缓。尤昭玲等发现正常妇女舌苔脱落细胞 LDH、MDH、G-6-PD 3 种酶的活性从月经期至排卵期逐渐升高，排卵期达最高峰后逐渐下降，于月经期达最低值，与垂体和卵巢激素变化时相关联。通过对比研究从亚细胞分子水平证实了舌苔与机体这一整体密切相关、同步变化的规律，也为月经病临床舌诊的微观化、客观化提供了依据。祝君逢等对妇女乳腺增长病人舌苔脱落细胞进行观察，表明乳腺增生者舌苔脱落细胞核致密指数在妇女月经增生期与正常相似，但在分泌期则不下降，呈持续高水平状态。说明乳腺增生者分泌期雌激素高于正常人。这一现象给临床治疗探索有效用药时间提供了一定线索，即于排卵期开始用药，更有利于及时控制此期雌激素水平，从而提高疗效。

3）口腔疾病：邱曾秀等采用中药方治疗复发性口腔溃疡 36 例，同时作舌印片检查。结果 36 例中有 29 例完成全疗程，治疗前舌印片 6 项指标（即细胞分布、各类细胞数、出现深棘层小多角细胞、细胞总数、细胞坏死、全片背景）阳性率显著增高，与病情相符，说明舌印片可反映病情轻重。治疗后舌印 6 项指标阳性率均下降，提示舌印片检查有助于判断疗效及估计预后。

必须注意的是，舌苔脱落细胞的某些变化与临床某些病证有一定联系，但是这些微观变化是否能作为临床望诊的诊断指标，还需在临床上深入仔细地观察研究，才能确定。

5. 中医舌苔细胞学诊断研究的展望　舌象是中医辨证的重要客观指标，而舌苔的形成与舌黏膜上皮细胞的生长、分化、脱落关系密切，而且舌苔的刮取物还可以开展生物化学、组织化学及细菌学检查。因此，舌苔制片检查对舌苔形成机制的研究是有价值的，并提供了中医辨证学中原来所不具有的微观信息，值得今后进一步探索。舌苔细胞学检查设备简单、取样方便、操作安全、病人无痛苦，可作多次反复检查，动态观察，且适于中医医疗单位开展中医诊断理论和诊断方法的研究，有希望成为中医病证诊断的常规检查方法。

舌苔脱落细胞检查是一种局部的、以中医临床工作为基础的诊断方法，因此，应用此方法研究中医诊断学时，必须注意：①加强整体观念。要把局部的舌苔细胞学改变视作全身辨证中的一种表现来认识；②加强动态观念。应该利用本方法简单易行、可反复检查的优点，坚持动态观察，比较观察；③加强临床观念。要在临床中验证、丰富舌苔细胞学检查的内容和意义。

中医舌苔细胞学诊断的研究重点应考虑：①在全国范围内制定严格的检测操作规程，在大量普查的基础上建立统一的观察指标和正常参考值。②深入探讨舌苔脱落细胞的微观变化与胃肠病证的关系，提示舌苔上皮细胞与消化道上皮细胞及其功能的内在联系，为临床消化系统辨病辨证寻找客观依据，也为消化系肿瘤等病症的早期诊断、疗效判断和病情转归提供较为灵敏的指标。③由于舌上皮细胞的生长、角化和脱落过程受人体内生物节律的控制，因此舌苔脱落细胞学的动态观察不仅能作为判断疾病进退、证型转化的微观依据，亦可用于探讨人体生物节律现象。④舌苔的形成是局部和整体多种因素综合影响的结果，因此舌苔脱落细胞学检测应与其他舌诊研究方法结合，有目的地选择舌温、舌面干湿度、舌面酸碱度、舌微循环、唾液生化、体内激素代谢产物等检测方法，从多方面、多角度、多层次观察舌上皮细胞的变化，从而从整体上提示中医舌苔变化的客观律。

〔黄献平〕

五、嗅诊（嗅气味、气味）检测技术与应用

嗅气味，是指嗅辨与疾病有关的气味，分嗅病体气味与病室气味。嗅气味是中医诊断中闻诊的方法之一，中医理论强调人是一个有机的整体，认为"有诸于内，必形于外"，人体内脏气血运行，气化升降发生了病变，必定在体表表现出来。

人体气味具有人的生物信息。据生物学家测定，人体的气味是由几百种气体化合物构成。其中，由呼吸器官排出的化学物质有149种、胃肠气体中有250种、尿液中有299种、粪便中有196种、汗液中有151种，皮肤表面排出的有271种。病体散发的各种异常气味，临床上除医生直接闻诊所得外，其他诸如痰、涕、二便、经、带、恶露等排出的异常气味，还可通过询问病人或者陪护者而获知。嗅气味诊病的机制与气味的产生关系密切。很多食物都有气味，如羊肉、牛肉、橘子、苹果等食物都有各自特殊的气味。当食物变质以后，其气味也跟着变了。人也如此，人的气息、分泌物、排泄物以及整个身体也有气味。健康人阴阳平衡、气血流畅、脏腑调和的情况下，人的气息、分泌物、排泄物以及整个身体的气味不会发生较大的变化，不会散发出异常的气味。如果阴阳失去平衡，脏腑功能失调，邪毒入侵，气血运行失常，秽浊排除不利，腐浊排除不利，腐浊之气由是而生。可以出现一些具体的特殊气味的病理产物，身体就会通过皮肤黏膜或呼吸道分泌物或胃肠道分泌物及排泄物散发出特殊的异常气味，这些异常的气味很可能就是某些疾病的特殊信号。

（一）对人体气味及其影响因素的研究

1. 人体气味分类　已测出正常人的69种气味并将之分成三大类。

（1）与人体代谢有关的物质：此类物质共43种，如丙酮、乙醛、乙烯酮、二甲基三氯甲烷等。

（2）空气中存在的物质：此类物质共13种，包括污染物质，如苯、三氯氟甲烷等。

（3）不明成分的物质：此类物质共13种，如甲苯环乙烷、邻甲苯等。另有人已测出人体与各类疾病有关的呼出气味200多种，这些化合物可分为五大类：①酯的降解产物；②芳香族化合物；③含硫化合物；④胺类化合物；⑤卤化物。

2. 人体气味的主要影响因素

（1）运动：运动会强烈地影响代谢率或清除率，特别是快速代谢的产物或血液中溶解的产物。

（2）性别：呼出气味的成分与性别有关，如三氯甲烷呼出量男性＞女性，而丙酮呼出量则女性＞男性。

（3）饮食：饮食直接影响呼出气味的成分，如吃油炸食品可使气味中丙酮量增加 1～3 倍。

（4）微生物干扰：经测定挥发性脂肪酸主要是由肠道细菌对糖、脂肪、氨基酸分解而产生。

（5）体内脂肪：躯体肥胖的结果是使甲烷呼出减少。

（6）呼吸功能：凌晨 4 时呼吸气体中挥发性成分含量低，中午时含量最高，具有昼夜节律变化。

（7）排卵期：妇女排卵期月桂酸含量较平常增加 10 倍，甲基硫酸盐增加 2～4 倍。

（二）气味诊断技术的研究

"电子鼻"是模仿人类的嗅觉系统，设计研制的一种具有对气体高度交叉敏感系统的智能电子仪器。1964 年，Wilkens 和 Hatman 利用气体在电极上的氧化-还原反应对嗅觉过程进行了电子模拟，这是关于电子鼻的最早报道。而作为气体分类用的智能化学传感器阵列的概念最早是由英国 Warwick 大学的 Persaud 和 Dodd 教授在 1982 年提出的。1989 年，在北大西洋公约研究组织的一次关于化学传感器信息处理会议上对电子鼻做了如下定义："电子鼻是由多个性能彼此重叠的气敏传感器和适当的模式分类方法组成的具有识别单一和复杂气味能力的装置。电子鼻的基本结构及工作原理：电子鼻主要由气味取样器、气体传感器阵列和信号处理系统三部分组成。其中信号处理系统又包括了信号预处理子系统和模式识别子系统。电子鼻的工作原理：气味分子经气味取样器输入电子鼻中，被多个气敏传感器阵列吸附，并转换成电信号；生成的信号输入至预处理子系统中进行预加工处理，完成滤波、交换和特征提取；将预处理后的信号经模式识别子系统做进一步处理，完成对气体信号的定性和定量识别，从而做出气味辨识。

1. 电子鼻在临床的应用

（1）肺系疾病的检测：Cai X 等利用新型电子鼻（Z-nose4200 设备）定性和定量检查呼出气体的 VOC，发现肺癌病人呼出的九种挥发性有机化合物与健康对照组有显著差异。阻塞性睡眠呼吸暂停综合征（OSAS），一旦怀疑 OSAS 出现，多导睡眠图（PSG）是诊断黄金标准。但是，约 45％ 的 PSG 人不能发现 OSAS。Fens N 等应用电子鼻呼气指纹系统对 30 例 COPD 及 20 例哮喘病人进行区分，其准确率达到了 96％。Montuschi P 等应用电子鼻、肺功能、呼气氧化氮分数（FENO）分别对哮喘组与健康组进行检测，结论显示电子鼻、FENO 和肺功能测试的诊断率分别为 87.5％、79.2％ 和 70.8％，而电子鼻结合 FENO 检测哮喘率达到 95.8％，可以明显提高诊断率。

Gasparri R 肺癌病人的呼吸表现出特征性的 VOC 特征，其可被认为是肺癌特征，使用气体传感研究肺癌呼出气体的响应，肺癌病人的呼吸印迹与健康对照的呼吸印迹分开，灵敏度为 81％，特异性为 91％。患有和没有代谢合并症（如糖尿病，肥胖和血脂异常）的病人获得类似的数值。该装置在阶段 I 对 II/III/IV 期的肺癌显示出很大的敏感性（分别为 92％ 和 58％）。对于伴有或不伴有代谢合并症的病人，I 期的敏感性没有变化（分别为 90％，94％）。徐珍琴等应用电子鼻筛选非小细胞肺癌病人呼气中的挥发性标志物，其结果显示癸醛诊断的灵敏性、特异性分别达到 95％、70％。陈璐等通过比较病理确诊的肺癌病人与健康人呼出气体中可挥发性有机物（volatile organic compounds，VOCs）的差异，寻找可作为肺癌诊断的特异性生物学标志物。结果发现呼出气体中 VOCs 的组成和浓度可以反映机体的代谢状态和特定的疾病状态。建立和开发呼出气体中 VOCs 的数据库，对肺癌诊断具有重要的理论和实践意义。邹莹畅等构建了用于肺癌诊断的复合型电子鼻系统（HENS），本研究建立了一种非线性识别模型（NLDM）用于分析 HENS 检测单元产生的多元数据，提出了呼出气体冷凝物中的癌胚抗原、鳞状细胞癌抗原和神经元特异性。烯醇化酶的检测方法，实验表明上述 3 种蛋白可作为早期肺癌筛查的标志物。通过改良呼出气体冷凝物（EBC）采集装置，实现了 EBC 中大分子蛋白的收集。结合纳米金染色增强技术，显著提高了乐甫型声表面波免疫传感器用于呼出气体冷凝物中蛋白标志物检测的灵敏度。设计了呼出气体冷凝物检测仪器，开发配套的 iPad 端软件，实现了冷凝物中肿瘤标志物的高灵敏度快速实时检测。Machado 等采用电子鼻对 76 个受试者（其中包含 14 个肺癌病人）的呼吸气体进行肺癌检测，结果表明电子鼻的灵敏度为 71.4%，特异性为 91.9%。介绍了一种新型的基于虚拟气体传感器阵列及图像识别方法的新型无创肺癌检测与诊断电子鼻。该电子鼻包含一个由固相微萃取和毛细管柱组成的前处理装置实现病人呼吸气体中有机气体成分的浓缩吸附、脱附和分离，通过一个表面涂覆聚异丁稀薄膜差动结构的声表面波传感器对分离后的有机气体成分进行定量检测。此外，采用由毛细管柱方法实现的虚拟气体传感器阵列及改进的人工神经网络算法实现对肺癌呼吸气味图像的有效识别。通过临床实验验证，表明该电子鼻仪器可以有效地识别出肺癌病人、肺癌疑似病人和健康人，因此将有望在包括肺癌等疾病的早期诊断仪器中发挥重要的作用。

（2）2 型糖尿病的检测：糖尿病的并发症之一是会导致酮酸中毒，它与血液中酮酸体的含量有直接关系。而酮酸体在血液中代谢的最终产物丙酮可以通过呼吸排出体外，通过这一关系利用电子鼻技术直接检测呼气中的丙酮含量就可间接了解血糖值，以便时刻检测血糖的变化。王平等利用电子鼻对从医院采集的糖尿病病人的呼出气体进行识别，得到血糖和呼出气体中丙酮含量的线性相关性，从而论证了应用呼气诊断糖尿病的可行性。Mohamed EI 等分别采集 2 型糖尿病病人及正常健康人的尿液，应用电子鼻技术对尿液气味分子进行检测，结果显示 2 型糖尿病病人的检出率达到了 96%。Arasaradnam RP 在评估应用电子鼻技术检测人类相关疾病的研究中指出电子鼻对炎症性肠病或糖尿病的检出率约为 97%。选择 200 例 T2DM 病人作为观察对象，运用医用电子鼻（EN011103）采集 T2DM 病人口腔呼气的气味图谱。结合模式识别技术及图谱特征提取技术进行识别和比较，研究 T2DM 病人病、证相关口腔呼气的气味图谱特征。结果显示 T2DM 病人与健康者口腔呼气的气味信息存在差异，电子鼻（EN011103）对病人口腔呼气的气味图谱具有较高的识别准确率。将电子鼻技术应用于糖尿病的诊断，具有早期、无创、便捷的特点，因此备受医生及病人的青睐。糖尿病的并发症之一是会导致酮酸中毒，它与血液中酮酸体的含量有直接关系。而酮酸体在血液中代谢的最终产物丙酮可以通过呼吸排出体外，通过这一关系利用电子鼻技术直接检测呼气中的丙酮含量就可间接了解血糖值，以便时刻检测血糖的变化。奉轲等通过对模拟糖尿病病人呼气样本（30×10^{-6} 丙酮）与另两种干扰气体样本的识别结果表明，电子鼻能够解决单个传感器交叉敏感性的问题，具有较高的衡量丙酮气体识别率。为后期电子鼻实现无创糖尿病检测应用提供了参考。

（3）泌尿系疾病的检测：由于肾功能不全的病人不能正常排泄新陈代谢的废物，导致血液中的酸碱度和电解质失调，因而，这类病人的体味异于正常人。Voss A 等采集了正常者与肾功能不全病人的气味，并应用电子鼻进行鉴别分析，结果显示终末期肾衰竭和慢性肾衰竭病人的检出率为 95.2%。Guo D 等明确指出应用电子鼻对肾衰竭病人的呼气进行检测分析可以很好地评估血透的疗效。以色列科学家已经确定了呼气中与肾病相关的关键性物质，这有可能成为诊断人体肾脏健康的新方法。科学家在已经进行的试验中，用处于实验阶段的"电子鼻"对实验老鼠呼出的气体进行检测，其中一些老鼠肾脏健康，另一些患有肾脏疾病。结果显示，这种仪器能够辨认出患病老鼠呼出的气体中的 27 种挥发性有机化合物。尿毒症病人呼出的气体中含有微量的三甲基胺、二甲基胺等气体。台湾研究人员采用石英晶体传感器阵列和高灵敏度的生物材料 peptide 作为感测物质，设计了用于检测尿毒症的电子鼻，临床实验表明，电子鼻通过检测呼出的气体，可以区别正常人与血液透析病人、腹膜透析病人、慢性肾功能不全、慢性肾衰竭等不同严重程度的肾脏疾病病人，准确度可达 86.78%。

（4）微生物感染疾病的检测：Warwick 大学的 J. W. Gardner 等利用电子鼻对病原微生物白喉棒状杆菌、金黄色葡萄球菌的类型和生长阶段进行预测，结果显示金黄色葡萄球菌的识别达到 100%，白喉棒状杆菌的识别达到 92%，而对细菌 3 个生长阶段检测的精确度达到 80%。Yamada Y 等利用电子鼻对患有牙髓炎的病人口腔气味进行检测，并结合细菌培养发现当口腔中含有普氏菌、紫单胞菌、梭杆菌或拟杆菌属的细菌时，口腔气味中硫化氢和氨气的成分较正常人明显升高。因此，电子鼻检测口腔气味分子可以作为牙髓炎的客观指标。Thaler ER 等应用具有比色传感器阵列的电子对慢性鼻窦炎病人鼻腔中的气体检测以区分革兰阳性菌和革兰阴性菌，其准确度达到 90%。徐姗等针对传统的伤口感染诊断方法耗时长、操作复杂等问题，提出了一种基于电子鼻和独立分量分析（ICA）的方法来检测常见的伤口感染病原菌。该电子鼻的传感器阵列由 6 个金属氧化物半导体传感器组成，分别对 7 种常见病原菌产生响应，然后利用 RBF 神经网络对经 ICA 预处理后的数据进行识别。结果表明，ICA 对气体传感器阵列测量数据进行预处理，可以简化神经网络的结构，减少计算量，并能提高伤口感染病原菌识别的准确率。Shykhon 等应用 Cyranose 320 电子鼻对耳鼻喉科病人的感染进行鉴别和分类。研究采集了 90 个耳鼻喉感染病人的分泌物标本。将来自同一病人的标本分为两组，一组直接采用电子鼻检测，而另一组进行细菌培养和药敏。以细菌学诊断为参照，电子鼻诊断的正确率达到了 88.2％。英国 Dutta 等研究人员采用 Cyranose320 电子鼻对医院金黄葡萄球菌感染进行了检测研究，样本采集于耳鼻喉感染病人耳鼻喉感染部位。信号处理采用一种新的目标导向的数据聚类方法，能区分耐甲氧西林金黄色葡萄球菌（methicillin-resistant staphylococcus aureus，MRSA），甲氧西林敏感的金黄色葡萄球菌（MSSA）和凝固酶阴性葡萄球菌（coagulase negative staphylococcus，CNS）3 种葡萄球菌，识别率为 99.69％。初步研究表明，电子鼻对于葡萄球菌感染的快速检测鉴别及监测医院环境中的葡萄球菌十分有用。Pavlou 等采用电子鼻在体外区分厌氧菌。将脆弱类杆菌、破伤风梭菌落放置在琼脂中培养，含有 14 个导电聚合物传感器的电子鼻用于定性检测气味模型，信号分析采用主成分分析、遗传算法及神经网络来区分无细菌的琼脂块及含细菌的琼脂。电子鼻能识别 8 种细菌，研究表明电子鼻在厌氧菌的早期诊断有重要的医学应用价值。电子鼻用于伤口感染检测具有快速、无创、高效、对环境要求度不高等特点，具有广阔的应用前景。吕博等通过设计用于检测伤口细菌感染的医用电子鼻系统，针对常见伤口感染细菌生长过程中的代谢产物的气味，实现对伤口感染病原菌的检测。具有非常重要的临床实用价值。构建一种电子鼻气味采集平台，能够实现对细菌代谢产物的信息采集、数据处理和分析，达到快速筛查病人伤口感染病原菌种类的目的。同时，根据采集到的数据设计合适的算法，利用智能算法构建模式识别模型，可有效提高识别率和训练速度。

（5）慢性胃炎疾病的检测：运用电子鼻采集慢性胃炎气滞证病人口腔呼气的气味图谱，结果显示慢性胃炎气滞证病人与非气滞证、健康者的气味信息存在差异，电子鼻可对慢性胃炎气滞证病人口腔呼气的气味图谱特征作出辨识。选择 618 例慢性胃炎病人和 120 名健康者，运用基于阵列式气体传感器技术的医用电子鼻（EN011103‐A）采集口腔呼气的气味图谱，采用支持向量分类机的方法，选择高斯核对慢性胃炎病人和健康者的气味图谱特征的识别准确率高达 88.53％。运用电子鼻可以较准确地识别慢性胃炎病人口腔呼气的气味特征，并能初步判断慢性胃炎寒热病性的气味差异。选择 618 例慢性胃炎病人，运用证素辨证方法，进行病性证素诊断与分组；运用基于阵列式气体传感器技术的医用电子鼻（EN011103‐A）采集口腔呼气的气味图谱，探讨慢性胃炎常见病性证素间的气味图谱特征，结果运用电子鼻可以初步判断慢性胃炎常见病性证素间的气味差异。电子鼻可以为中医嗅诊客观化研究提供新的工具。此外，人工嗅觉系统还可以用于其他疾病的检测，Anna Aronzon 等人利用 Cyranose 320 电子鼻，结合主成分分析法，可识别脑脊髓液与浆液。这对于脑脊髓液渗漏的快速诊断提供了有力的工具。利用构建的乳癌电子鼻系统，对乳癌呼吸诊断的部分挥发性标志物进行了测试，并利用 BP 网络和 RBF 网络进行了定性识别，BP 网络和 RBF 网络对 3 种气体 27 个样本的识别率均为 100％，分类效果良好，验证了该系统对乳癌呼吸诊断标志物的敏感能力。

2. 其他气味分析仪　气味由多种挥发性物质混合而成，这些化合物成分繁多，化学性质繁杂且不稳定、易挥发，有些气味的组成成分尚不为人们所知。此外，嗅觉受心理因素、视觉影响，对气味的判断，单凭嗅觉是不够准确的。因此，对气味的研究是将其保持原貌地分离，再进行定性定量分析。目前主要有以下几种用于科研及临床。

（1）红外光谱法：红外光谱用于测定和鉴定呼吸气息成分。众多的混合物可在浓缩相当低的情况下得以鉴定和定量。

（2）直接顶空分析法：Jasson 和 Larsson 采用直接注入塑料袋收集呼吸样品的方法，通过气相色谱‐质谱来分析甲烷、乙醇、异戊二烯、丙酮、甲醇等。这种气相色谱‐质谱的联用最广泛，且简便易行，对人体气味的分离提供合适的方法。

（3）气相色谱-质谱：气相色谱法（gas chromatography）分析气味，主要是利用混合在流动相与固定相中有不同吸附能力或其他亲和力差异，当两相做相对运动时，混合物则分开来。由于这种方法在分析中不发生化学变化，能保持样品原貌，因此给气味分析带来极大方便。

（4）便携式口气测量仪：便携式口气测量仪（halimeter）是从工业上使用的检测环境气体中硫化物含量的便携式硫化物测量仪改进而来，可检测出气体中挥发性硫化物的含量。其原理是将受试者的口腔气体以恒定的速率泵入仪器内，口气中的挥发性硫化物与仪器内的氧化锌薄胶片半导体传感器结合，导致电位变化，并以数值的形式显示输出。

（三）口臭气味研究

口臭是影响大多数成年人社交的一种常见症状。它不仅给周围人带来不愉快的感觉，同时也给自己带来心理上的压力。然而参数太多，对口臭的测定相当困难，如繁多的分子种类、取样困难、时间的变化、观察对象的选择及不同参照指标的制定等。

1. 口臭的国际分类

（1）真性口臭（genuine halitosis）：

1）生理性口臭（physiologic halitosis）：不是身体器官病理性变化引起的口腔异味。

2）病理性口臭（pathologic halitosis）：包括来源于口腔疾患（oral pathologic），如未治疗的龋齿、牙周病、舌苔、不洁义齿、肿瘤等引起的口腔异味；以及来源于全身疾患（extraoal pathologic），以呼吸系统、消化系统、内分泌系统疾患为原因的口腔异味。

（2）假性口臭（pseudo-halitosis）：指病人自我感觉有口腔异味，检查结果为阴性者。可通过解释说明和心理咨询得到改善。

（3）口臭恐怖症（halitophobia）：指真性口臭和假性口臭的病人，通过治疗临床症状消失或减缓。但仍不能消除其心理障碍，不断要求治疗者。

2. 口臭的主要原因　导致口臭的主要物质为硫化物（volatile sulfur compounds，VSC），据 Yaegaki K 等研究表明，口腔气体中存在硫化氢（H_2S）、甲硫醇（CH_3SH）、硫化甲基［$(CH_3)_2S$］3 种化合物的混合气体，而这种混合气体是口臭的主要根源。

3. 对生理性口臭的研究　据 Yaegaki K 等对 120 例口臭病人检查发现，60％的病人口臭来源于舌后 1/3 舌苔部位。主要是由于脱落上皮细胞、葡萄球菌及残留食物残渣腐败发酵，产生过多 VSC 而引起的口臭。生理性口臭变化与以下因素相关：进行口腔清洁后及使用防腐口腔清洁剂后口臭减轻；口腔干燥时口臭更明显。这是因为致臭分子留在黏膜中，覆盖口腔肌肉，当组织干燥时这些分子更容易挥发；气味特征峰由几十种至几百种挥发性成分组成；尽管口腔中多种挥发性物质混合成一种气味，但当这些物质单独存在时闻起来并不像口臭，如 H_2S、CH_3SH。

4. 对病理性口臭的研究

（1）口臭来源于口腔：据 Kleinberg I 等临床研究表明，患龋齿和牙周疾病的病人群口腔内 H_2S 含量分别为 22％、50％，明显高于正常人群的 12％。牙周病病人口内 CH_3SH 与 H_2S 比值为 4.5∶1，明显高于正常人群的 0.5∶1。由此可表明，由于牙周病等病理原因，致口腔内环境发生变化，VSC 增加，产生口臭。同时发现：H_2S 的含量与牙周间隙深度成正比；60％的 H_2S 来源于舌表面；病例组舌苔数量是对照组的 1～4 倍，当去掉舌苔时硫化物明显减少；在牙周病唾液中 2-酮丁盐较高。这意味着有牙周疾病的病人中，甲硫化胺代谢成分 CH_3SH 增加了。

（2）来源于全身疾患：常见疾病有肾病、肝硬化、糖尿病、肺结核、肺癌等。然而这些不同疾病的口臭病人口腔气味的成分有何异同？能否作为这些疾病的诊断指标针对这些问题，众多医家对此进行了研究，并将已鉴定出来的特征化合物加以归纳，认为与以下几类疾病有关。

1）先天性代谢障碍：这些疾病由于酶缺乏或酶转运障碍所致。其在全身散发异味。病人呼出的气体经鉴定，含大量的挥发性硫化物（VSC）、H_2S 等。有 2 例病人口腔气味最浓，离几步远都能闻到，经口腔及全身检查均无异常。研究者对病人尿的胱氨酸进行反复测试，发现其中一人的尿含大量的硫胱氨酸，另一人则含大量的胱硫醚。提示了含硫氨基酸代谢障碍可能是导致胱氨酸尿症和半胱胺甲硫氨酸尿症的原因。所以含硫氨基酸多的成年人常出现持久的口臭。

2）自发性口臭：这类病人经 2 个或 2 个以上医生或牙科专家诊断无任何临床原因，可确认其异常气味来源于口腔或鼻腔。这类病人呼气中出现的三甲胺也在尿、汗中存在。初步推测自发性口臭可能与肝脏解毒功能有关，因正常人体的三甲胺主要在肝脏转化为无气味的代谢产物，通过粪、尿排除，其次可能与腋下及生殖部位产生的异味有关。但经解剖、生理检查却没发现任何联系，尚待进一步研究。

3）常见疾病的影响：呼吸道（支气管扩张、肺脓肿等）、消化道（幽门狭窄、胃癌等）、鼻喉（萎缩性鼻炎、鼻旁窦癌等）部位厌氧菌致蛋白分解产生恶臭如臭鸡蛋味；咽喉部、支气管、肺部假丝酵母菌感染可致甜味；肝癌体内 CH_3SH 积聚产生肝臭味；糖尿病高酮酸血症，体内丙酮积聚产生烂苹果味；有机磷中毒体内硒积聚产生蒜味；肾衰竭、肝衰竭致三甲胺尿症可散发鱼腥味；肝硬化、肝细胞癌、代谢性肝病等可致氨味；氰化物中毒可由氰化物分解产生苦杏仁味。

5. 口臭诊断方法研究　口臭的诊断方法有氨性口臭检测法、仪器分析法、生物分析法、感官分析法、问卷调查法等，各有其优缺点，研究者可根据不同的需要选择不同的方法。14 碳尿素呼吸试验仪（商品名 Heliprobe™）是用来检测与口臭相关的幽门螺杆菌感染的仪器，可用以检测氨性口臭。研究显示鼻闻法和 14 碳尿素呼吸试验仪测量的结果呈显著性相关），该测量法能准确表达氨性口臭的程度，可对氨性口臭的诊断和治疗提供可靠的依据。有学者使用茚三酮法检测健康人群及口臭人群的唾液以及口气，结果均显示两组人群氨的含量有区别，且与鼻闻法呈正相关。另外，Dadamio 等根据此方法建立了一种简便的椅旁诊断方法，将反应生成的不同浓度有色化合物的颜色显示在一张比色卡上，检测结果与鼻闻法分值、通过 Oral Chroma™ 检测的 VSCs 水平、用光谱气相色谱仪检测的氨含量相比较，均有较高的相关性（R＝0.46～0.77）。便携式气象色谱仪（简称 GC-SCS，商品名 Oral Chroma™）是一种小型轻巧方便携带的口臭检测仪，可对 3 种主要口臭气体 H_2S、CH_3SH 和二甲基硫醚分离进行浓度检测，其适合用于临床椅旁诊断及科研分析。GC-SCS 对检测 VSCs 具有很高的灵敏性，与 GC－FPD 一样，能区别口内来源及口外来源的口臭。Vandekerckhove B 等证实便携式气象色谱仪与鼻闻法有显著相关性（R＝0.66），并且以鼻闻法为标准，其检测口臭和非口臭的敏感性及特异性分别为 69％和 100％。王菁等采集 7 名口臭病人和 4 名健康者舌苔标本，使用通用引物扩增标本中所有细菌的 16srRNA 片段，测序分析并构建舌背微生物的种系进化树，结果其中 17 种已知细菌只在口臭病人舌苔上检出，证实口臭组舌背菌群的生物多样性高于非口臭组。Jensdottir 等研究了 4 种检测全口气味的方法的差别，分别为张嘴法、数数法、"哈-哈-哈"法和塑料管法。结果表明塑料管法得出的平均值高，并且检查者之间差异低。因此，认为塑料管法是鼻闻法检测口臭最好的方法。陈晓丽等对 780 名口臭病人进行分析，探究口臭与口腔基本情况、全身系统疾病、饮食生活习惯等相关因素的关系，结果病人就诊年龄为（39.4±15.2）岁，口臭检出率为 53.7％，15～35 岁年龄组的病人、舌苔指数 3～4 的病人及有吸烟习惯者口气值显著增高，有刷舌习惯者的口臭检出率较低，因此口臭的程度与舌苔指数有关，吸烟病人患口臭的风险明显增大，而全身系统疾病、饮食习惯、牙线的使用及漱口水漱口对口臭无显著影响。

（四）嗅气味研究的展望

人体气味包括口腔气味、躯体气味及排泄物气味，这些气味由机体代谢产生的挥发性成分组成。因此，在临床上分析这些气味的改变，对一些疾病的快速诊断有较大的帮助。中医历代医家非常重视嗅气味这一诊断方法，并积累了丰富的临床经验，但由于缺乏客观指标，嗅气味仍主要是凭借医生的主观嗅觉而定。而医者的感官有个体差异，心理状况、闻气味的经验、环境也不相同，因此嗅气味带有很大的随意性，嗅气味的标准化、客观化，是亟待解决的问题。因此运用物理、化学方法并研制高精密度、高灵敏度分析仪器对嗅阈、嗅觉享受梯度、嗅觉影响因素等进行测定及定性定量分析成为研究嗅气味的主要方向。

嗅气味的现代研究表明，人体气味的检验方式与一般检验方式相比具有不少优点：①样本易得又非损伤性；②密切反映生物物质在动脉血中的浓度又避免采血样；③样本无须经过复杂的预处理；④可直接提供呼吸功能的材料；⑤可对直接暴露于挥发性毒性物质环境中的人员进行动态实时检查；⑥可用于一些疾病的快速诊断，如癌、微生物感染、中毒等。然而由于历史的原因，人们对嗅觉的认识较为肤浅，目前对嗅气味研究还不够多，尤其是近几年，存在着重视不够、投入不足、量化信息模糊、指标零散、缺乏特异性、研究方法单一、病种样本量小、有关研究指标大多针对西医的"病"，与中医诊断脱节等问题。我们必须加快步伐，充分利用现代科学技术，进一步开发和完善采样-浓缩-分析鉴定系统，制定人体正常气味和异常气味的参照标准，建立各种病证气味的数据库，建立完善的人体气味学，以提高临床诊断准确性。

〔邵　峰　李　花〕

六、声诊检测技术与应用

中医学关于声音的发出，和肺、喉、会厌、舌、唇、齿、口鼻等有关。肺主声音，喉是声音之通路，会厌开阖，为声音之门户，舌是声音之枢机，又以唇齿为声音之扇助，如此而组成发音器官，再根据喉的宽隘，舌的锐顿，会厌、唇的厚薄，齿的疏密，从而产生不同的声音，以合乎五音。如肝声主呼，音主角；心声主笑，音主徵；脾声主哭，音主商；肾声主呻，音主羽等。在病理上，肺主声音，肺虚则发音的能源减弱，外邪犯肺，肺失宣降则直接影响气流的调制，根据其影响肺的性质和程度不同，所发出的声音亦就有相应的病理变化。

中医声诊传承已久，它是传统中医诊断方法中闻诊的重要组成部分。《难经》"闻而知之谓之圣"，闻诊的地位卓然可现。作为传统诊疗特色之一的中医声诊是历代医家在长期医疗实践的基础上，总结经验而形成的具有丰富理论依据的诊断方法。但因受到医家个人诊疗经验的不同，以及人的听力易受心理、年龄、疲劳和外界环境等因素的影响，使得这仅凭听觉来诊病的古老诊法缺乏令人信服的客观依据。人们感叹它的神奇也质疑它的权威。运用现代科学的技术手段和方法，结合声音学特征，进行客观化研究，使中医声诊得以发扬和传承。

早在《内经》即有记载。《素问·阴阳应象大论》"视喘息、听声音而知病所苦"，是说通过诊察病人喘息声音的高低粗细等变化，就能了解病人病情的寒热虚实。《素问·脉要精微论》："声如从室中言，是中气之湿也。"这又是说病人语气低沉重浊，往往是脾胃有湿浊之邪停滞。这是以病人肠鸣声音的异常，进行诊察疾病的方法。还有根据声音推断疾病预后的记载，《素问·宝命全形论》："病深者，其声哕。"到东汉时听病人异常声音诊病更为详细，《金匮要略》："语声寂寂然喜惊呼者，骨节间病；语声喑喑然不彻者，心膈间病；语声啾啾然喜细而长者，头中病。"这是以病人痛苦呻吟的不同特点，辨别病变所在部位。

西医学认为，声音的发出，是由发音器官产生的。人的发音器官，是通过长期的进化过程形成的。人的发音是一个复杂的声学现象。现代人的器官是由上唇、下唇、上齿、下齿、齿龈、硬腭、软腭、小舌、鼻腔、口腔、咽头、舌头、舌前面、舌后面、会厌、食管、气管、喉头、声带等19个不同的组织器官组成。肺呼吸空气，在声道中形成气流，它推动声带振动发音，是发音的能源，在中枢神经支配下，声道中的不同部位以不同的方式运动，从而对气流的声波振动进行调制，使其负载一定的信息，再以大气声波的形式辐射传播出去。声音具有3个基本特征：①频率（专指基频）；②振幅；③倍频成分。相应于人耳感觉，基频频率高低称为声调高低；振幅的大小给人耳以声音强弱的感觉，声源发声的强弱叫声强，经传播一定距离到人耳，人对声音强弱的主观感觉叫响度。倍频成分决定着声音的品色，是人耳区别声音倍频组分的主观感觉，通常称之为音色。基音频率、振幅或声强、倍频组分是声音的客观特性。而声调或音调、响度、音色是主观特性，即人耳对声音客观特性的主观感觉。

（一）声音诊断技术的理论研究

1. 中医声诊客观化研究　《内经》最早提出了五脏相音的理论，认为五脏各有正声，以合五音。提出：肝"在音为角，在声为呼"，心"在音为徵，在声为笑"，脾"在音为宫，在声为歌"，肺"在音为商，在声为哭"，肾"在音为羽，在声为呻"。将五脏与五音、五声相联系，说明五音、五声的内在基础是脏腑精气。

高也陶根据"五脏相音"理论，结合现代声学理论和技术方法研制了二十五音分析仪，研究健康人的二十五音规律，结果发现：男性以羽音为主，女性以角音为主，且随年龄变化而趋多，证实古代中医认为"男子以肾为先天之本""女子以肝为先天之本"的理论。同时对老年胆结石病人进行研究发现老年胆结石病人以角音为多，符合肝主角音的理论。李璞珉等运用"电脑经络探测系统仪"研究五音和五脏的心理生理的关系，结果证明"喳音"可以动肺，"呵音"可以动心，"呼音"可以动脾，"嘘音"可以动肝，"吹音"可以动肾等，由此揭示五音的不同声波对五脏的功能状态有不同的激活作用。郭锐等利用二十五音分析仪，检测152名接触硅尘的男性工人和31例无接触粉尘的健康男性的肺部发音，结果发现无肺尘埃沉着病者以羽音为主，Ⅰ期硅肺病人以商音为多，Ⅱ期硅肺病人发徵音频率明显减少，病人商音区发声的构成比均明显高于健康组。日本森和等分析了心、肝、脾、肺、肾五声，使传统的中医"五声"理论得到了客观表述。

2. 中医声诊的现代化研究　对于中医学闻诊理论和方法的研究，有2个都是非常重要的途径：①按照中医学的思维模式和方法对其进行系统的整理和诠释；②看到并挖掘其中所隐含的某些新的研究内容和方向。这就是我们将重点讨论的声生物学及其诊断技术。

声生物学及其诊断技术虽然是基于传统中医学而提出的，但它的研究和发展却必须以声物理学和声心理物理学为基础。

在过去的发展中，声物理学和声心理物理学的研究已经取得了巨大的进步。这些进步使我们能够更精确地对声振动和声波进行测量，了解声振动和声波传播的运动规律及其心理物理学特性，并利用各种方法和工具对声信号分别在时域和频域进行解析。如基于傅立叶变换分析声音的基频以及纯音成分构成，或者将某个特定的声音信号 f（t）分解到以 lejj 为正交基的空间等，再如基于 Matlab 对声波进行的 sptool、fdatool、wavelet、simulink 的分析处理，这些方法为声波识别提供了强有力的数学方法和工具，从而使我们能够从声信号中提取出更丰富的反映声振动和声波传播的动力学信息，使声信号更具有预测和诊断能力。

声物理学的研究还将声音分为乐音和噪音，基于乐音带给人的心理感受以及声音的心理物理学研究，音乐家们创造了音乐以及记录和表达乐曲的方法。在许多的音阶体系中，五音是一种独特的音阶和记谱方法，利用五音音阶能够创作出独具特色的音乐。

基于声物理学及其与中医学闻诊理论和方法相互比较，我们能够提出以下几方面的关于声生物学的研究问题，并得出某些重要的推论：

（1）无论机体的生理活动还是病理活动，都会产生相应的声音。这些生命之声携载着相关生命活动状态的丰富信息，是一种用于辨识生命活动状态和体质以及早期诊断疾病的重要信号。近代已有的一些研究表明，生物细胞具有振幅在 nm 水平的声振动频率（1 000 Hz/s）的微小振动。也有学者观察到，酵母细胞的振动频率大约相当于中音 C 的频率，且受温度的影响。对生命活动的微小声振动进行检测分析并阐明其中的生理学和病理学意义是未来声生物学研究的一个极有意义的研究内容。

（2）从物质和生命演化的时序看，声音作为物质固有或受激下的一种机械振动是先于生命存在于时空之中的。因而，生命的演化和进化过程不仅基于"自然选择"规律赋予了不同生命以不同的感受声音的结构和功能，而且还基于"自相似、自组织、自适应"规律将物质的声音特性映射于生命物质及其运动之中，这就是生命之所以能够感受声音以及生命运动具有声音变化的起源。这同样是声生物学需要加以阐明的问题。

（3）由此并按照中医学的"五藏相音"理论，我们可以给出一个大胆的推论：人体不同结构水平的生命活动不仅具有声振动的运动，而且能够以机体组织为媒质进行传播和相互作用，从而呈现五音组合（五而五之，二十五变）旋律，这种旋律随着生命活动状态的变化而改变。五音音阶乐律能够显著影响生命活动的大量研究反证出这一旋律的存在。对此进行完整的，也就是能够满足"五而五之，二十五变"要求的五音检测、分析和记谱，将是声生物学的一块非常具有吸引力的研究领域。可以预见，该领域的研究将使人类写出不仅仅是文学意义上的而且是生物学意义上的，不仅仅在感性意义上是美妙的而且在理性意义上同样是美妙的"生命之歌"。在中医学看来，五音、五藏和五行是相配的，以前的一项研究表明，五行相互作用的非线性动力学运行轨迹是一幅极具艺术美感的图画，可见其间的联系并非纯粹的臆想和偶然。

（4）可以利用声物理学和声信号的数学分析处理方法对中医学所闻之声进行检测和分析，这将推动基于中医闻诊方法的声生物学诊断方法及其全新的声生物学诊断仪器的研究和开发，同时也有助于从声生物学的意义上重新理解并定义相关的中医学闻诊理论。如：按照声物理学，声波的频率、振幅和能量是由声源决定的，其能量可以通过 $I=1/2pw^2A^2c$ 计算。进一步，通过傅立叶分析将其分解展开为正交函数线性组合的无穷级数或进行傅立叶变换研究它在频域的能量特性，并且，在传播媒质条件确定的情形下，声波的这些特性能够反映声源体声振动的能量变化规律和状态，因此，可以通过对特定声源体声波的测量和分析，确定并给出声源体声振动的能量变化规律及状态。此前我们的研究已经建立了气与能量的联系，给出了阴阳变化的正、余弦振荡性质，从此出发，正像中医学通过闻其声而知其证一样，就可以令我们给出"五气所病"之声对应的"五气所病"之体的具体能量形式、变化规律及状态。显然，这无论对于传统的中医理论，还是对于在传统中医理论基础上试图建立能量医学体系的努力都无疑是非常有意义的。

西安张华对声病进行了多年的研究，他认为声病涉及整个基础医学及各门临床学科，又吸收了物理学及心理学各门学科的理论知识和实施方法，使声病学的基础逐渐扩大。自电子科学技术的兴起与应用以来，给声病学在诊断方法上飞速发展又创造了有利条件。在声诊的研究方面，他提出了2套方案，一种是诊断生理性声音，一种是诊断病理性声音。以二者的差异为基础，然后提出了以生理性声音的发声方法为治疗病理性声音的前提。他提出了5种关于声诊的现代方法：①空气动力学诊断法：利用空气动力学检测仪弄清空气压力与声门阻力二者相互作用产生声音的实际过程，利用仪器可将所有记录的数值显示出来。②喉动态镜诊断法：现代电子喉动态镜在声诊中的临床用途包括声音生理的研究、诊断各种急慢性语声障碍、诊断急慢性嗓音障碍、特殊和非特殊性声带病变的鉴别诊断及喉、声带的良性和恶性肿瘤等。③声谱分析图诊断法：利用声图仪将人的声音信号通过电处理转换为描记图的形式显示出来的一种声音诊断方法。④X线诊断法：用于观察声音的生理功能，方法是观察膈肌的位置和状况，喉及软腭的活动情况及食管发音的病理及生理性活动。借病所显示的暗影，可以说明有关的声音症状。⑤肌电图诊断法：利用现代电子技术，记录肌肉的生物电活动，借以诊断声音系统器官肌肉所处的功能状态：一种是生理性肌肉活动，另一种是在发声时电极所致的机械性活动，即微音效应。国外，随着电子技术的发展，嗓音客观检查有了质的飞跃。1741年，Ferrein用离体喉研究声带振动，开创了现代声学的概念后，现代声诊研究吸收了基础医学、临床医学、物理学、空气动力学、电子科学等多方面的学科理论，电子计算机、声图仪等现代仪器及方法被广泛应用到声学研究中，极大地丰富和充实了声诊的理论基础，为中医学发展声诊客观化研究提供了坚实的理论和技术支持。

（二）声诊技术的发展及应用

1. 声诊技术在中医诊断中的应用

（1）声诊在病性辨证中的研究与应用：《景岳全书》"声音出于脏气，凡脏实则声弘，脏虚则声怯"，《医宗金鉴》"好言者热，懒言者寒"。古代医家认为听辨病人言语气息的高低、强弱、清浊、缓急变化以及咳嗽、呕吐等脏腑病理变化所发出的异常声响，可以判断疾病的寒热虚实性质。

王勇通过收集各年龄段正常成人的嗓音，采用嗓音分析仪得出相关数据，说明正常老年人声嘶与其气虚的状态密不可分，为中医辨证治疗老年声嘶提供"气虚为本"的病机依据。林耿弘、卓家祥等多位台湾学者分别对气虚、阴虚与非虚者的声音特征进行研究，提取了对虚证与非虚证判别有特征意义的声学参数。郑贤月运用二十五音分析仪，检测分析女性寒热体质者的声音平均频率，发现寒性体质者和热性体质者在羽音区和角音区的平均次数差异有统计学意义。由此说明"肝肾皆为女性先天之本"女性肝肾功能的好坏决定女性的寒热体质。

（2）声诊在脏腑辨证中的研究与应用：《金匮要略》"语声寂寂然，喜惊呼者，骨节间病；语声喑喑然不彻者，心膈间病；语声啾啾然细而长者，头中病"。可见病患的语音、语声中蕴含着对疾病病位判断及脏腑辨证有意义的丰富信息。运用声图仪等现代技术和方法，一些学者对临床疾病的声音特征进行了研究，以期寻找和发现对疾病脏腑辨证有帮助的客观数据和标准。

2. 声诊技术现代的发展及应用　国内外学者运用多种方法在嗓音学和现代医学领域对声诊进行了临床应用研究，得到了一些有价值的数据和结果。

莫新民应用声图仪测定声音属性的各种物理量，从中寻找共同的和特有的图谱表现及声学参数，分析声音成分，揭示声音共性与个性的实验科学不仅为声诊客观化研究提供了思路与方法，而且对临床诊断、科研与教学均具有实用价值。

王晓岚等应用电子计算机对肺结核病人的语声进行了研究。她把61名肺结核病人按辨证标准分为三组，并设5名正常人为对照组，用电子计算机对病人和正常人的语声进行了声学分析，以期探讨中医声诊的客观定理方法，寻找辨证、辨病的客观声诊指标、检测结果，元音［a］的振幅扰动各组间差异有显著性，结果提示电子计算机检测系统对肺结核病的辨证是客观的、先进的，并具有实用价值。若改变某些硬件和软件，则可广泛用于中医声诊的研究。

胡爱莲等采用数字式通用语音频谱仪对100名正常人及123名喉病病人的嗓音进行定量检测，测试谐噪比等6个声学参数，结果显示：正常成人6个参数年龄组及性别组间差异无显著性，病态嗓音谐噪比低于正常，其余高于正常，差异有显著性，为临床辅助喉科疾病的诊断提供了客观定量指标。

运用DrSpeech软件，侯丽珍、雷科等国内学者对不同性别和年龄段的正常国人嗓音进行研究；张志明、刘绮明等对病理性嗓音（常见的喉部及声带疾病等）进行研究；龚齐、张建国等人又将正常与病理嗓音进行对比研究，均得出了对正常和病理嗓音评价有参考意义的客观数据。

郭佳等提出一种闻诊声音采集改进方法，通过加入一个频率固定、声强固定的参考音，利用声强校准原理，将人的语音归一化到同一位置的声音幅度值，从而消除因距离和发音角度变化带来的信号不确定性。闻诊声音采集由于麦克风位置和发音角度的不确定性，带来幅值的变化。通过加入一个特定频率的参考音，消除因位置和发音角度不确定带来的影响，并介绍了如何生成和使用参考音的方法，以及使用matlab软件对采集声音的归一化分析。从结果中可以看出归化后幅度值误差小于6%。该方法可以用于时域和频域分析，目前无论是从声音幅度，包络变化，还是从共振峰变化，频率微扰角度，都可以进行很好的分析处理。同时此方法也可以应用于其他需要参考幅度的语音或者音频信号的采集中。该设计实现方便，成本低廉，可行性高，为解决声学上的问题提出了新的解决办法。

国外，Adrian等比较多发性硬化病人与正常人的声音特征，发现男性病人的频率微扰值高于其他组。Abdul等通过研究慢性肾衰竭病人血液透析前后的声音变化，了解长期血透对声音特征的影响。Brian等通过观察帕金森病人10年前后的基频变异值，发现帕金森病早期语言改变比前驱症状表现更早，基频变异性减低在帕金森病变早期和药物干预起始时期表现特别敏感。

（三）声诊研究的展望

鲁法庭等开展咳嗽声诊客观化研究的设想，如果我们将国内应用比较成熟的Dr Speech（DSS）软件与国外最专业的声音分析系统软件DSSF5E（Diagnostic System for Sound Fields v5055）相结合应用于咳嗽中医证型的声学客观化研究。采集病理性咳嗽声音，并将捕捉的病理声音信息进行分析，变换成用时间、频率和强度表示的三维声谱图，测定咳嗽声音属性的各种物理量，分析咳嗽声音的成分，并建立与咳嗽的中医证型的相关性，从中寻找共同的和特有的声图表现及声学参数，建立新的客观指标，揭示不同证型咳嗽的共性与个性。与临床治疗效果相结合，深入探索不同中医证型咳嗽症状缓解变化的声学规律。通过定量分析不同中医证型的咳嗽声音，搭建中医咳嗽证型与声学指标的对应关系，建立中医咳嗽证型声学指标数据库。应用于临床，可以辅助临床医生对咳嗽的中医辨证论治、评价治疗效果等，从而弥补传统诊法的听觉差异，避免了由于人的听觉误差而造成临床上的漏诊或误诊，提高临床疗效。

通过研究探索出的方法和技术可以为更多声诊对象如呼吸、语言、呕吐、呃逆、嗳气、太息、喷嚏、呻吟、喘息、啼哭等病理性声音的客观化研究搭建研究平台，提供可借鉴的方法，促进全面开展中医声诊的客观化研究。

中医闻诊有着悠久的历史和独特的理论方法，中医认为声音和气味的变化可反映脏腑器官的变化，通过"司外揣内"听闻其外在声音和气味变化就可以推测内部脏腑的病变，判断疾病的预后，这对于疾病的诊断和治疗有着重要的意义。但由于个人经验主观性等多种原因，单凭听觉、嗅觉来诊察病人的声音和气味的变异，从而辨别邪正虚实与脏腑病变，这对于辨证结果的准确性有着不确定因素，从而造成临床上的漏诊或误诊。所以，现代科学技术的介入为闻诊的客观化研究提供了现代方法和手段，从而有利于揭示和建立中医闻诊的客观诊断标准，促进中医四诊的现代化发展。

随着国内外声学、语言学研究的不断进展，嗓音医学的建立，声诊的现代检测分析仪器和技术方法日趋成熟，临床的应用研究也逐渐广泛。这为中医声诊客观化研究提供了技术上的支持。运用多学科技术和知识，现代声音采集分析仪器和方法，结合传统声诊的理论思想进行现代化和客观化的研究和应用，不仅为声音的生理、病理研究提供客观依据，而且对临床诊断、保留声音数据进行治疗前后效果比较，对研究临床客观辨证以及科研教学均具有重要的价值。

〔姚中华　刘旺华〕

七、问诊系统研制与应用

中医问诊的症状主观性强，存在问诊无序性、经验性等问题，研制中医数字问诊系统具有必要性。利用量表进行症状量化，采用专科量表和一般量表相结合的模式使中医问诊系统不但符合临床医患双方的思维习惯，而且还可实现中医问诊的数字化和程序化。

（一）问诊系统的必要性

问诊是医生询问病人或陪诊者，了解疾病的发生发展、诊疗经过、现在症状和其他与疾病有关情况，以诊察疾病和指导治疗的方法。对于疾病的很多情况，如病人的病史、自觉症状、既往健康状况和家族史等，只有通过问诊才能获得，而了解上述方面的情况，可为医生分析病情、判定病位、掌握病性、辨证治疗提供可靠的依据，特别是对于那些只有自觉症状而缺乏客观体征的疾病和因情志因素所致的疾病，问诊就显得更为重要，因此问诊被视为"诊病之要领，临症之首务"。问诊与其他几种诊法一样，在中医辨证中起着举足轻重的作用，医生通过询问病人或者陪诊者，了解疾病的发生发展，问诊所获得的病情资料更直接更为丰富。其重要意义在于：①问诊是获取病人主诉的唯一途径，只有知道了病人的主诉，才知道病人是为什么来看病，进而有针对地进行诊查。②问诊可以获得病人可能遗漏的重要症状，通过医生适当的提示，可以让病人表述出较为复杂的感觉，获取疾病诊断的重要信息。③问诊简便、直接，病人容易接受。④问诊可以融洽医患关系，为病人康复提供良好的心理支持。⑤问诊相对于望、闻、切三诊来说，是容易学习，容易运用的。大量临床资料都是通过问诊而获取的。因此，对问诊资料的分析研究有着举足轻重的意义。

随着现代信息技术的发展，计算机的语音识别和人工智能已能实现智能问诊系统。利用人机对话，发展互动式系统，这种一问一答的方式，类似于临床工作中的问诊，是提高临床问诊技能和实现就诊分流的第一步。但由于语言表达的复杂性和多样性，问诊相关的智能系统实施起来还有一定困难。

（二）解决方案

中医问诊系统首先要实现中医症状的客观量化。症状是病人自己的感受，这种感受医生无法体会，很多时候病人自己也表达不清楚，并且这种感受随时在变化着。这样症状的主观性、模糊性和不稳定性给客观量化造成了巨大障碍。目前，中医科研大量运用了量表的方法。制定量表时首先要考虑效度的问题，它反映调查问卷设计者的意图（通过将意图用具体问题表述，并且把相关问题组成模块的形式表述）能否让被调查者理解，即问卷能否有效地测量各项变量（如达到鉴别、评价、预测的目的）相符合的程度。调查问卷中的问题是调查者预先设计的，并且人为地归结成几个模块，这称为设计结构。而实际的调查问卷结果本身具有一定的潜结构，即依据调查问卷结果，将原始问题归纳成几个模块的统计结构。统计结构与设计结构吻合的好坏就表明了调查问卷的结构效度。

1. 一般问诊　医生要首先抓住病人的主要病痛，然后再围绕主要病痛进行有目的、有步骤的询问，既要突出重点，又要全面了解。同样地，胃痛问诊系统的量表分为胃病问诊和一般问诊两大模块，前者又可分为疼痛特征问诊（如疼痛的部位、性质、时间等）以及受饮食的影响等，重在发现病人的直接病因，而后者则分为问寒热、问头身、问其他病史等，目的在于深层次地寻找"胃痛"的病因病机和其他一些疾病，这样的设计符合临床病人和医生的思维习惯，又主次分明，避免了问诊的遗漏。

2. 问诊症状的量化问题　关于症状程度的计量方法很多，如口渴分为口微渴、口渴、口大渴 3 种，以示轻、中、重的程度。也可以用 5 分法或 10 分法，让病人依据自己的感受打分。国外对于症状严重度多用 100 mm 刻度法。研究者告诉病人症状严重度由左至右逐渐加重，范围为 100 mm，病人可根据自己治疗前后的体会在适当的点上选择，单位为毫米（mm）。中医症状量化也可以用频次法，如尿频、腹泻、呕吐、遗精：分别用 24 小时及 2 周内的次数定量表达，单位为次。另外，还可以用症状持续的总时间来考察症状的轻重。何种方法必须根据症状的特殊性而加以选择，分法过细未必适合临床需要。另一个重要的方面是依据症状对证型和疾病的贡献度不同进行加权记分。为获得较为准确的诊断权值（又称函数值，或直接称为分数），可从 4 个方面进行研究：①查阅大量的医籍文献资料，从理论上进行概括整理；②广泛收集临床医师的实践经验，分析诊断的关键所在；③运用数学统计方法，对已知病例进行回归分析；④对初定数据进行大批量的临床验证考核，反复修改数据。这样通过适当的症状量化，不但可以把主观化的感受转化为客观的量，而且还可以更好地指导治疗和疗效的判定。

3. 中医问诊系统的程序化和系统化　我们仍以胃痛为例。首先应考虑病人提供的资料的正确性而判断是否真正存在"胃痛"还是病人将"心绞痛"误认为"胃痛"，这个判断需要依靠专科的问诊量表。如果确定是"胃痛"，则再依靠专科问诊量表定量地判断出胃痛的虚实程度。然后结合一般问诊量表判断出"胃痛"的所在病因脏腑、气血阴阳虚损、痰湿血瘀及其寒热燥火等具体的量化证型，最后诊断出量化的病和证型。如果是"心绞痛"，则结合心绞痛的专业问诊量表进行，而一般问诊量表则是类似的。这样的程序化流程不但可以保证病人提供资料的可靠性和完整性，而且还可以减少不必要的问诊步骤。

4. 算法问题　基于复杂系统方法的中医问诊证候建模研究是目前的一种判别方法，但关键问题并不在算法，任何诊断算法都是系统后面的问题，声音的判别是重点，目前已基本由国内的科大讯飞公司利用机器学习进行了识别，并有较高的识别率。复杂系统方法对中医问诊的研究中，其中一个关键技术是系统划分，或者说社团发现和图划分。利用随机变量之间的信息关系寻找社团内部联系紧密而社团之间联系较弱的划分，每个划分都将引入一个隐变量使得小系统中显变量局部的独立，依据这个准则自下而上地构建出贝叶斯网络。图划分的关键技术是划分标准的选择，目前划分标准的研究热点主要有基于优化搜索算法的划分、基于模块度的划分、谱聚类分割、派系过滤算法、生成树分割、基于熵的划分和基于信息粒度的划分。但是目前还是没有较好的自动确定划分块数的方法。

（三）系统设计

系统开发时，由医学专家给出医学专业框架，计算机专家考虑其可行性，设计运行系统。包括硬件和软件两部分。

硬件方面，需要一台服务器，计算机需配备完善的输入和输出设备。

TTS（text to speech）发音技术用于文字到语音的转换。TTS 技术可以对文本进行实时转换，文本输出的语音音律流畅，所有声音采用真人普通话为标准发音，使得听者在听取信息时感觉自然，而无机器语音输出的冷漠与生涩感。TTS 语音合成技术可自动识别和混读中、英文及男、女声的语音输出。智能问诊首先解决语义识别问题，是提高问诊效率的关键。系统采用语义分解组件，将用户输入的每一句话分解为可以理解的关键词组，然后通过这些关键词组到后台的问诊数据库中进行智能查找匹配，搜索出相应的语义结果项，最终将结果项提交给 TTS 模块实现文字到语音的转换，从而实现计算机的语音回答。

由于存在语言表达的多样性和复杂性，数据管理时，为增加系统的识别率，在输入时需要考虑多种表达方式。如询问病人的年龄，可以表述为"多大年龄、多大了、几岁了、多大岁数"等，都要考虑周全，并且一定要选好关键词。同时系统具有良好的可扩充性，在运行时发现的问题随时补充、修改和完善。

运行包括前台和后台。前台用于问诊，后台用于管理。系统可以做到后台随时修改，前台即时显示修改的结果。运行过程如下：①打开主界面。主界面由简短的三维动画组成，包括系统的四个方面。②病人准备。病人先填写个人资料，姓名、性别、出生年月等，即可打开问诊界面。③进行问诊。为本软件独创的智能问诊系统，在"输入问诊内容"中由机器率先发问，如"请问您怎么不舒服"等，由计算机进行语音回答。在页面的右侧，动态显示可能的诊断，需要完善的检查等。

问诊思路。中医学认为"有诸内者，必形诸外"，即人体是一个有机的整体，脏腑与肢体是内外相应的，疾病变化的病理本质虽藏之于"内"，但必有一定的症状反映于"外"。根据这一基本原理，临床医生往往采用司外揣内的方法，遵循从现象到本质的认识规律，通过诊查病人的症状，以推测内在的病理变化。临床最为常见的当属"主诉辨治法"，通过抓住主诉主症，推进询问病史，开展有序的望、闻、问、切，从而探讨病因、落实病位、阐明病机、分清病性、明确病情（轻重）、详悉病势，然后得出病名证名，确定诊断，等等。由此可见，主症是整个诊病辨证过程的纲领，是进一步认识病证的线索和向导。因此，临床诊断的第一步便是抓住和确定主症，以作为诊断的主要线索；第二步是对主症进行纵向挖掘，明确主症的演变过程、部位、性质、程度、出现与持续时间、加重和缓解的因素等，即"抓住主症问深全"；第三步是围绕主症展开横向挖掘，包括与之相关的伴随症状、全身症状等，即"相关症状紧相连"；第四步是四诊合参，创新关联，全面了解病情，完善诊查资料；第五步是综合、整理、分析病情资料，确定诊断。临床若能准确抓住主症，并紧紧围绕主症进行有条不紊地询问和分析思考，则能快速、准确地实现对病证的诊断。如主症为头痛，首先应当详细询问头痛的病程、具体部位、疼痛性质、剧烈程度、每次持续的时间、诱发及缓解的因素等；其次应了解头痛的伴随症状，如有无恶寒发热、项背强痛及头晕目眩、耳鸣耳聋、目赤肿痛、肢麻乏力、胸脘满闷、恶心呕吐等；再次是询问全身的表现，如有无汗出、睡眠、饮食口味、二便等情况；最后望舌、切脉，并根据需要，进行必要的检查，如测量体温、血压，查血常规、颅脑 MRI、CT 等。因此，临证时应紧紧围绕主症展开纵向和横向的挖掘，四诊合参，并借助现代辅助检查手段将微观表现与宏观症征创新关联，充分掌握病情资料，进行综合分析，并根据各种"病"与"证"的不同特点，作出正确的诊断和鉴别诊断。假设病人以头痛为主症，围绕主症进行诊查，发现病程反复已有 3 年，以巅顶及右侧为主，每因恼怒诱发，发时头胀欲裂，时痛时止，并伴有胁肋胀痛、善太息、心烦失眠、食纳欠佳、二便不调及舌红苔黄脉弦。体温、血压、血常规、颅脑 MRI 正常。即可诊断为头痛（内伤头痛），肝阳上亢证。然后根据诊断进行治疗，采用平肝潜阳等法，随着病情的好转，作为主症的头痛也自然减轻或消失，反过来也证明围绕主症进行诊病辨证的正确性，同时可看出主症在整个诊断过程中的重要性。

（四）临床应用

上海中医药大学根据确定的心系问诊量表，结合计算机技术，研制了心系问诊采集系统。该系统经临床测试及用户测评，显示其界面友好，性能稳定，实现了人机结合的病史资料输入，提高了临床信息收集速度，又能确保病历的标准和质量，基本实现了中医心系问诊信息采集的规范化、程序化及数字化，实现了问诊病史记录的完整性及规范性。其后研制中医脾系问诊信息规范化采集系统，基于中医脾系问诊量表，结合中医临床诊疗习惯，研制中医脾系问诊信息采集系统。系统界面采用 B/S 架构，借助计算机编程语言来实现数据的采集、储存、查询、导出和打印等功能，并通过调用正确的算法程序对目标数据集进行统计、分析。初步实现脾系疾病中以问诊为主的四诊信息数据的采集与储存，能较好满足病例数据的查询、删改、数据导出、打印等功能，并在一定程度上实现了中医脾系问诊采集的规范化和客观化。

也有学者通过以中医理论望诊和问诊为依据，结合手机客户端实现了数据共享的疾病预警分析系统。该系统手机客户端与网页互动良好，功能稳定，可以根据诊断结果为用户提供诊断建议和食谱建议，以及相关的中医理论知识，让用户在家里完成简单的身体检查，提高生活质量与医疗保健质量。

（五）展望

中医临床问诊是一个复杂的过程，不同的临床经验问诊效果也不一样。许多经验丰富的老中医往往三言两语就能探明病因，而一些年轻大夫经验不足再加上病人的不信任会使问诊更加困难。中医问诊系统则完全可以依靠计算机的快速运算能力来弥补跳跃式思维的不足。另外，中医问诊系统更具备一般医生所不具备的优点。除了将病情量化使治疗更加细腻外，如果配备方便的语音输入则完全可以让病人置身于朋友间聊天式的轻松环境中，再加上设计出的个性化的操作界面，问诊系统可以大大消除部分病人在就医时的猜疑、焦虑和讳忌心理。这种网上聊天式的问诊更为中医提供了远程会诊的有利条件，这一点在今天的网络时代则显得更为重要。

但目前的问诊系统，并非真正意义上的问诊系统，因为信息采集并非通过语音识别直接收集语音资料，而是病人信息通过医生录入到问诊系统中，这其实和普通的辅助诊疗系统并无差别。

〔梁　昊〕

八、脉图检测与应用

脉诊是中医诊察疾病的特色方法之一，体现了中医学"整体观念"的思想，在中医四诊中的地位举足轻重。我国历代医家十分重视脉诊，编著了一系列脉学专著。但脉象的学习仍然是"心中易了，指下难明"，脉诊的数字化量化的实现面临挑战。随着现代医疗技术与传统医学的相互交融，今已初步形成一套较为完整的脉诊理论体系和检测方法。脉象的仪器检测和脉图分析逐渐成为未来中医脉诊的发展方向，日益为国内外学者关注。本章将从脉象形成的机制、脉图检测分析技术、脉图检测的运用、脉图研究的评价与展望等方面作概要介绍。

（一）脉象形成的机制

脉动应指的形象称为脉象，包括频率、节律、形态、充盈度、显现部位、通畅的情况、动势的和缓、波动的幅度等方面。脉象的形成与心脏搏动、脉道通利、心气盛衰和气血盈亏密切相关。心脏有节律地泵血引起心室的周期性收缩与舒张是脉象形成的根本动力。心脏运动引起主动脉内的压力和流量发生变化，以波的形式由心脏主动脉根部沿主动脉向外周血管传播，这种波就是脉搏波。通过体外血液的流动变形性来推测体内生理、病理变化从而探讨脉象形成的实质，为中医脉诊数字化量化研究提供新的方法和思路。

近年来，国内外学者提出理论并建立模型，研究血流动力学参数，主要有线性弹性腔理论、非线性弹性腔理论、弹性管道脉动流理论、弹性腔理论、脉搏波的线化理论、心跳谐振波与器官共振的物理模式、体循环动力结构理论等。一些学者从血流动力学角度研究中医脉象的形成机制，研究包括脉位、脉率和脉律、脉势、脉形等方面。如：沉脉者桡动脉平均动脉压、总外周阻力升高，平均血流速度、最大血流速度、舒张期、收缩期血流峰值均显著减小，阻力指数明显增大，脉压、每搏输出量减少，心指数下降；浮脉者桡动脉平均血流速度、最大血流速度减小，平均动脉压、脉压减小，心率加快。结代脉病人心脏左室总泵力显著降低，左室有效泵力、射血分数、射流压力明显降低，外周阻力增加、提示心肌收缩力减弱，而心肌耗氧量、心脏功率反而增加，说明心肌耗能性代偿亢进，而能量的转换降低，心脏受损。脉位的形成与心脏泵血量、血管张力及切脉局部血管的管径及横截面积、外周阻力、脉管系统的血流充盈、管上组织厚度等因素有关。

除此之外，脉象形成的机制可以从体液代谢动力学、神经功能动力学等方面进行研究。脉象的本质是血管、心脏和血液循环的系统反应，病脉是人体的血流动力学受到影响而在脉象上的表现，故脉象研究的最终观测点依然体现在心脏、血管以及血液循环方面。

（二）脉图检测分析技术

脉搏是由心脏射血活动引起的一种血液和血管壁震荡。震荡波最初在主动脉根部形成，然后沿着动脉树迅速向外周血管传播，形成各部分脉搏的表现波。脉搏波图（简称脉图）是主要采用换能器或脉象仪在体表对动脉搏动所做的客观记录，是动脉血管内压力、管壁张力及其整体位移运动的综合力和时相变化的轨迹。通过分析脉图的形态变化，可以提供脉象位、数、形、势的参数，为脉诊的客观化和标准化研究提供客观依据。

1. 脉图形成机制　脉图的形态可由于描记部位的差异而有所变化，但主要由升支和降支构成。升支是脉搏波形中由基线至主波峰顶的一条上升曲线，是心室的快速射血时期。降支是脉搏波形中由主波峰顶至基线的一条下降曲线，是心室射血后期至下次心动周期的开始。升支和降支称为主波；降支上有一切迹，将其称为降中峡。主波和降中峡之间可出现重搏前波，称为潮波。紧接降中峡而出现重搏波，称为降中波。波和峡是构成脉图的主要部分。（图 3-1-13）

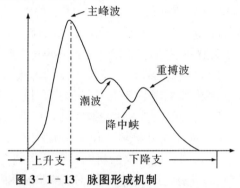

图 3-1-13　脉图形成机制

脉搏图的主波形态和幅值由升降支形成，主波是脉图的主体波幅，一般顶点为脉图的最高峰，反映动脉内压力与容积的最大值，同心脏射血功能和主动脉压力密切相关。重搏前波形态、幅值及出现时间与心脏功能、弹性及外周阻力和动脉血管壁张力等相关。降中峡的形态变化、外周阻力与主动脉瓣功能直接相关。

心肌收缩力、外周阻力增加及射血速率等因素均可影响脉图收缩期主峰的波形。主动脉顺应性和外周阻力共同决定舒张期压力波下降的速率，主动脉的顺应性也可反映血管壁软硬度对脉搏波返折叠加途中传导速度的影响，从而导致重搏前波发生变化。

通过研究脉图、切脉指感及临床证候，发现脉图特征与传统中医脉象的对应关系，明确脉图的参数范围，并为相对应脉象赋予名称，对中医脉诊现代化研究具有重要意义。目前研究已取得许多相对应脉象的脉图，如平脉、弦脉、滑脉、浮脉、沉脉、迟脉、数脉、涩脉、濡脉、结脉、代脉、促脉等。

2. 脉图基本知识　中医脉图描记大致经历了模式示意图、波式描记图和声象脉搏图 3 个阶段。

（1）模式示意图：西晋王叔和在《脉经》中确立了 24 种脉象名称及其指感形态标准，经历代医家探索研究，中医脉诊逐步完善。最早宋代许叔微撰写了《仲景脉法三十六图》，今未保存。南宋施发著《察病指南》将切脉所感绘制了 26 种常见脉和 7 种怪脉图形。明代张世贤的《图注难经脉诀》记载了三部九候、四时脉象和寸部诊脉模式图 22 幅。吴绍轩的《图注指南脉诀》、沈际飞的《人元脉影归指图说》等著作，都用自绘模式图形来阐明脉搏的部位和性状。近年来，国内出版的《脉象示意图说》《脉象图说》《脉学阐微》《实用新脉学》《濒湖脉诊新释》等脉诊专著，皆附有常见脉象的模式示图，这对于正确理解脉象形态，提高教学效果，颇为有益。

（2）波式描记图：自 1860 年法国学者 Vierodt 利用杠杆和压力鼓式描记出脉搏图后，脉图研究由模式图进入波式图。这种不能换能的杠杆式脉搏描记器虽然能较客观地获取脉搏的图形，因其灵敏度较低，失真度大，故很少使用，但这是人们试图用客观实验记录去替代主观经验感觉的可贵尝试。1895年后采用换能方式制造了杠杆式光学脉搏描记器。随着现代科学技术的发展，电子技术在医学领域也得到广泛的应用，旧式的脉搏仪也逐渐被新的一代换能式、具有放大功能的电子脉搏仪所取代。脉象仪的基本结构大致由以下几个部件所组成（图 3-1-14）：

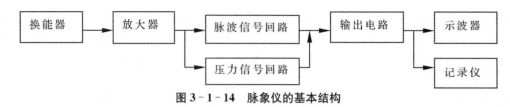

图 3 - 1 - 14 脉象仪的基本结构

1950 年以后，我国以电学换能途径，如压电晶片式、应变电阻式、电磁式、液态换能式、光电换能式、阻抗式等，开展了中医脉搏仪的研制和脉图的研究。国内先后研究使用较多的中医脉象仪有 Bys‑14 型心电脉象仪（北京）、MX‑811 型脉象仪（南昌）、DhG‑2 型气压电阻脉象仪（大连）、MX‑3 型和 ZM‑1 型中医脉象仪（上海）等 10 余种。虽然所用探头有别，但其成象图形基本类似。各种不同的传感器模仿中医诊脉，取得脉搏特征信息，再经放大、检波、滤波等处理，通过示波或描记，最后客观地描记出便于分析的多种脉搏曲线，绘制脉图，其稳定性、重复性基本符合临床检测要求。1981 年以来，上海、天津等地在单头脉象仪的基础上研制出 3MX‑1 型三头脉象换能器、MTY‑A 型三头多探头脉象仪，更有利于深入了解寸口三部脉的特征。魏韧等报道了"七点线列式脉管粗细换能器"，以近似直方图的形式描绘了脉道粗细。1985 年郑行一等用有机电压膜（PVDF）柔性传感器制造了多维脉象换能器，并附加了一个双支点梁贴应变片的换能器，以获取施压值。1987 年上海研制了多功能复合型换能器，其母换能器信号反映平均脉象信号和切脉压力值，子换能器输出 7 个各自独立的脉波信号。1990 年阮良等报道了横向线列 9 道脉象仪的研制，可获得相对应的 9 个静压力信号和九个搏动压力信号。2001 年袁肇凯等研制成光电血管容积仪，并对正常脉象和 10 种病脉进行了检测分析，提示寸口部光电血管容积图参数为各类病理脉象的临床诊断提供了客观化依据。

（3）声象脉搏图：随着雷达、声纳系统研究的发展，从 20 世纪 70 年代开始有学者使用超声多普勒和超声心动图探测中医脉象，检测脉搏的宽度、血流量、血流平均速度、心输出量、血管弹性及血管周围阻力等，从而使脉图研究进入声象图领域。经过几十年的发展，国内应用十几种不同类型的脉搏描记仪器，描记了 1 万余例脉图，从生理、病理上初步探讨了 31 种脉象形成的机制及脉图特征，传感器探头由单探头到双探头，再到三探头及多探头，从弹簧杠杆式脉搏描记器、电子换能式肤象仪、多功能智能脉象仪、影像式脉象仪到超声式脉象仪的问世，脉象客观仪器已经从最初的简单机械化发展到今天的智能化。通过与计算机处理和分析系统的结合，脉象仪可以对脉象信号进行自动采集、提取、分析、归类、判别，甚至可以自动打印出基本处方，更接近临床应用。

3. 脉图分析方法

（1）时域分析法：目前国内研究应用最多的脉图分析方法主要是分析脉波的波幅高度与脉动时相的关系，是直接在时间域内对压力脉图的动态过程进行研究的方法。多采用人工直观形态判读，从脉图的时值、夹角、振幅、比值、面积等方面进行分析，结合传统切脉手指的感域和脉图有感部分的参数变化，逐步建立脉图和切脉的关系。此法较为粗浅，但简易直观，各项指标有较明确的生理含义，易于与中医脉象的机制相联系。

（2）速率图分析法：又称为脉象微分图，与脉图曲线有严格的对应关系。脉图的速率是指动脉内压力的变化率，即脉图上每点运动速度的变化率（或称为斜率）。速率图比压力脉图可更灵敏、更确切地反映各种脉象的生理特征变化趋向。北京 Bys‑14 型心电脉象仪和上海 ZM‑1 型中医脉象仪均可同步输出速率图。

（3）频谱分析法：是近代物理学中一种常用的处理周期性动态信息的有效手段，即把复杂的周期性变化的脉波分解成不同频率特征的谐波，以精确地反映、分析脉象的各种变化规律。如贵州、上海等地对 13 种常见脉象进行了频谱分析。但由于条件限制，频谱分析在国内脉图研究未普遍开展。

随着计算机技术的发展，将脉象仪应用于模拟手指切脉，由指端压力感受器等感觉装置获取脉搏信息，采用压力感应元件测录压力脉搏波图，进而从中提取脉象信息，通过计算机软件自动判读脉象的各项生理参数，提高了脉图分析判读的准确性、规范性、客观性。上海、南京、西安等地均研制了电脑自动分析的脉象仪，使中医脉象仪成为一种多功能、多参数的实用型诊断仪器。随着现代科学技术的发展，日本、加拿大、西德等国学者，不仅对健康人脉象及其影响因素、脉图的波形、振幅、分析方法等做了大量研究，并且联系中医脏象学说、五行学说、经络学说进行了临床观察，部分脉诊的研究成果已应用于临床。

近年来，日本将脉搏描记用于多种心血管疾病的早期诊断与疗效判定，甚至列入心血管的常规检查。目前脉象仪的种类较多，现仅以上海产 MX-3 型脉象仪为例，简要介绍有关的操作规范。

（1）被测者体位要求：被测者取仰卧位或坐位，直腕仰掌，腕后垫一脉枕。

（2）脉象传感器定位：①采用单探头脉象传感器。②定位前，先以手指切到寸部桡动脉搏动最明显的部位，在这点作一与手臂纵轴相平行的直线，再从桡骨茎突作此线的垂线，取交点为关部的中心位置。③若需取寸、关、尺三部脉象，则用食指按在关前（腕侧）定寸，用无名指按在关后（肘侧）定尺。④布指疏密要与患者手臂长短和医生的手指粗细相适应。⑤确定好位置后，将传感器的探头对准该处固定绑带。支架应与腕面垂直，绑带的松紧要适宜。

（3）记录：①捻转传感器的垂直加压螺旋，使探头逐渐触压取脉部位。②逐渐加压过程中观察脉图波形变化。如果波形规则，且随压力增加有相应变化，说明定位基本准确。③在逐渐加压过程中确定最佳取脉压力的大致压力范围。④调节加压螺旋，使取脉压力退回到零位。⑤开始加压，并根据最佳取脉压力值，取 5～10 个压力段的波形，组成系列脉图，并需包括最佳压力脉图，每个压力段的段差一般为 25 g 左右。⑥记录完毕后，拆下换能器，注意观察探头压痕是否覆盖关部中心。⑦关闭电源，仪器复原。

4. 现代脉图仪 随着时代的进步，科技的发达，诸多学者根据脉诊客观化的研究自行开发研究相对应的脉诊仪。常见的有北京的 BYS-14 型四导心电脉象仪和 TP-CBS 型；上海的 MX-5 型、HMX-4C 型和 ZM-Ⅰ型、ZM-Ⅱ型脉象仪；天津的 MTY-2 型脉象仪；沈阳的 TL-MZ-XM-Ⅱ型三探头脉象分析仪等。这些脉象仪都运用不同形式的换能器，从而描记出脉搏图像的变化，之后运用电子计算机对脉搏图的信息进行自动的提取和分析。其区别主要在于传感器及脉象识别技术，有多种固态和液态的传感器，如铍青铜悬臂梁式传感器、液态汞式传感器、硅杯式传感器、差动变压式传感器等。其中压力传感器是中医脉诊客观化经常使用的探测手段，同时也是最符合中医诊脉习惯的重要脉诊方式。

（1）KJR/MM-3 脉象模型：是由上海中医药大学的科研人员经数十年的潜心研究而研制成的高科技成果。脉象训练模型应用仿生模拟及波形合成方法，用高分子材料配方研制仿生手及桡动脉血管；用新型调速电机及特制油泵来模拟人体心脏的舒张与收缩；用单片计算机及软件控制的电磁阀来模拟人体心脏瓣膜的开启状态；用不同黏度的硅油来模拟代替人体血液；从而在仿生手的桡动脉处模拟出十多种人体常见典型的脉搏特征。本模型作为中医脉象再现的信号源，可用于脉诊的教学过程，给学生创造良好的反复训练的实践机会，是理想的脉象教学工具，使学习者在短时间内就能强化"脉诊"指感的训练，很快掌握中医常见典型脉的诊脉技术。亦可用于脉象形成机制的体外实验研究。

（2）ZM-300 中医智能脉象仪：是由单头脉象换能器、脉象放大器、A/D 转换卡、计算机和脉象辨证分析软件等部分组成。能自动采集脉象型号，并将中医脉象的位、数、形、势和脉象的各项特征参数自动分析处理，同时结合中医望诊、问诊（以人机对话形式），根据中医八纲辨证的思路，提示受试者的健康状况等内容。中医智能脉象仪主要用于无创性脉象检测。换能器可根据需要安放在桡动脉寸、关、尺任何一部分测脉象进行系列的脉图检测，实时显示、存储、重读数字化脉波信号，自动判读脉象的位、数、形、势，识别脉图特征参数，并以多逻辑判断模式确定脉名；能以脉诊为线索，经人机对话询问病人的症状，作出初步的中医八纲和脏腑辨证结论；能显示和打印系列脉图、最佳脉图及其特征参数、取脉压力-脉幅趋势图、40 秒脉波趋势图等组成的脉图检测报告；以及根据脉象提示的动脉系统张力、阻力、生理年龄、自律神经平衡状态和辨证结论等组成的临床辅助诊断报告。

中医医生用手指进行"举按寻"等活动，一方面探测病人的脉搏，另一方面也是使用医生手指外加力量迫使病人寸口桡动脉进行强迫运动，通过改变桡动脉的运动，探测运动中的桡动脉的变化，获取更多的信息。使用压力传感器正是模拟这一行为，对获取的压力脉图进行研究，根据脉波与所加压力变化做出曲线，得出最合适的取法压力。通过判断在不同压力下的脉图，可以得出脉象的部分属性，所以压力传感器是中医脉诊客观化中必不可少的一部分。但大量的实验研究提示，用压力脉波作为研究手段，也有一定的局限性，不能全面反映脉象的丰富信息，所以在现有的基础上要进一步配合多种脉象波形分析技术，通过多信息、多角度来进行脉诊研究很有必要。如近年研制医管家多功能辨证仪则独辟蹊径，将时域频谱分析和模糊数学应用于脉象波形特征的界定上，进一步提高了识别脉象的种类及可分析性。此外，借助于其他测试技术，如先进的彩色多普勒超声显像方法等多种测试技术，计算机图像处理功能等，既可促进脉象客观化的研究，也可为实现脉诊自动化创造条件。

（三）脉图检测的运用

脉图中蕴含着重要的生理病理信息，通过记录脉图，应用不同的特征提取与识别方法，能够将其中包含的信息提取出来。目前应用较为广泛和成熟的是时域分析法，其主要分析脉波波幅的高度和脉动时相的关系。但由于各地研究部门所采用的测量方式不同，目前较被广泛采用的主要参数有：h_1 主波幅度，主要反映左心室的射血功能和大动脉的顺应性；h_3 重搏前波幅度，主要反映动脉血管弹性和外周阻力状态；h_4 降中峡幅度，与舒张压相应，与外周阻力有关；h_5 重搏波峰顶到降中峡谷底所作的基线平行线的高度，主要反映大动脉弹性和主动脉瓣功能情况；t_4 对应左心室的收缩期，t_5 则对应的是左心室的舒张期；As 为收缩期面积；Ad 为舒张期面积。还有一些地区测量波幅和某些角度，如主波为 P 波，代表心脏收缩期动脉中的管壁承受的压力和容积；P 角为上升支与下降支所形成的夹角，主要反映血管弹性和血流情况；U 角为主波升支角，反映血管弹性和血流状况；而此处将降中峡称为 V 波，亦与外周阻力有关。

1. 探讨脉图临床辨证

（1）八纲辨证：同一病种的虚证脉图与非虚证脉图的参数有所不同，气虚、阳虚、阴虚的脉图参数也各具特点，其比医师指感更具客观性、重复性。在参数分析中，气虚与阳虚、阳虚与正常的逐步回归方程诊断的效果远高于单因素变异的出现率，脉图参数分析中多因素占有一定优势。费兆馥等研究发现，部分阳虚证病人的脉图指标 h_3/h_1、h_4/h_1、w/t、t_5/t_4 等比值分别在一日的 10 时和 18 时出现 2 次上升，这可能与阳虚病人皮质醇分泌曲线呈"M"形变化类同。江西中医学院对 40 例阴虚阳亢的病人用脉图法作血流动力学分析，采用判别分析法筛选指标，正好是中医归纳阴虚阳亢证病机要点的参数，其判别的正确率达 87.5%。

（2）气血津液辨证：气虚者心缩功能明显降低，每搏心输出量减少，脉波速略低于健康人，且主波幅低，脉图面积减少，上升支及下降支斜率缓慢，重搏波不明显，与健康人比较，有一定的特异性。杨浠等人应用计算机脉象仪检测冠心病血瘀证病人及健康者脉图，由计算机脉象仪自动得出脉图参数，分析冠心病血瘀证病人计算机脉象仪脉图参数与健康者的差异性。结果与健康者相比冠心病血瘀证病人脉图参数 U_3、D_3 及 $\pm U_1$ 明显升高，D_1、D_2 明显降低，U_2、T_1、T_2 及 P 无显著改变。计算机脉图参数能在一定程度上反映冠心病血瘀证病人的脉图特点，为冠心病血瘀证判别提供了一种无创且简单有效的方法。

（3）脏腑辨证：证型不同脉形各异，肝郁型多弦脉，阴虚型多滑脉，湿困型脉多弦兼滑，气虚型脉多软而小。证型与左右手两关部脉力相关，右关比左关更为明显，气虚型右关脉减弱，湿困型右关脉增强，肝郁型左右两关脉增强，阴虚型左关脉减弱，表明寸口六部分候脏腑功能有一定意义。心火旺者以弦或弦数脉图为主，肝火旺者以弦滑数或滑数脉图为主。费兆馥等报道，正常人脉图 h_3/h_1、h_4/h_1、w/t、t_5/t_4 等比值在一日中上午 10 时有上升的趋势，其曲线呈"V"形。徐蓉娟等人通过研究 62 例慢性胃炎病人寸口六部的脉图，并按中医辨证标准分成脾胃气虚（气虚）、阴虚内热（阴虚）、湿困脾胃（湿困）、肝郁气滞（肝郁）4 型。

（4）卫气营血辨证：张镜人等统计分析了 105 例外感卫分证病人的脉图，以数脉、滑脉居多，其次为浮脉。发热时与热退后脉图指标中，除主波幅 h_1 之外，其他各项指标均较低。其中 W、W/t、h_4 和

h_4/h_1 等与外周阻力有关，提示外感发热时外周阻力较小，而热退后则相反。张泰怀等人检测温病气分证病人的脉图变化，发现其 h_1、h_4、h_4/h_1、t_4、t_3 和 t 值均较正常值为低，而 h_5、h_5/h_1 则高于正常值。这反映温病气分阶段，正邪剧争，全身应激能力良好，由于发热，循环加快，外周阻力有所下降。

2. 分析病情变化规律

（1）心血管疾病：冠心病脉图脉象弦硬，脉图潮波突出与主波相等。冠心病每搏输出量低于正常，而外周阻力则高于正常。波幅低、面积小、心搏量下降是冠心病弱脉图参数变化的特征，左心舒缩功能减退是导致心输出量降低的重要原因。高血压病早期多见平宽型弦脉图，若弹性尚好者呈双峰型弦脉图。中后期脉图可出现起伏转折僵硬钝滞现象，亦可出现弦涩的相兼脉图。原发性高血压以病理性弦脉为主，临床可分为弦Ⅰ、Ⅱ、Ⅲ型，脉图形态从纤细柔和的三峰波逐渐向僵直的平顶波型发展。重搏前波的抬高和提前是造成平顶波型的关键，反映了高血压病人血管总外周阻力增高，每搏输出量减少。

（2）消化道疾病：脾胃气虚型，脉形多弦而弱，右关脉力明显减弱；阴虚内热型多见滑脉，左手三部脉力偏弱；湿困脾胃型脉形弦、平而缓、右关部脉力增强；肝郁气滞型的脉形弦，二关部脉力增强。左关候肝，右关候脾。国外学者应用频谱分析法，测定寸口各部脉搏的功率谱。将脉波频谱图中 10 Hz 以下的能量与 10 Hz 以上的能量之比定为"能率"，健康人的能率均大于 100，病脉的能率均小于 100。并发现急性肝炎病人在左关部出现病脉，心脏病病人在左寸部出现病脉，胃肠道疾病病人除右关部呈现病脉外。脾肾阳虚型脉图参数具体表现为 Ph 降低，∠U 变小，∠P 增大，S_1、S_2、S_3 都变小，这些变化与脾肾阳虚的病机特点相符，亦与临床切诊脉象一致，故认为可作为慢性乙肝脾肾阳虚型辨证诊断的参考指标。

（3）泌尿系疾病：在三部寸口脉中，IgA 肾病脾肾气虚型病人治疗前后脉图参数分析表示，治疗后肾病组 h_1、h_5 均有升高趋势，h_1 为主波幅度，主要反映左心室的射血功能和大动脉的顺应性；h_5 为重搏波幅度，反映大动脉的弹性和主动脉瓣的功能。经过治疗，弦脉比例明显减少，滑脉比例明显增加。证明弦脉主要与周围血管阻力、心排出量增加等因素有关；滑脉与全血容量增加、血流加速及周围血管阻力降低等因素有关。慢性肾衰病人组脉图 h_3、h_3/h_1、W/t 的升高和 h_1、t_5/t_4 的降低，说明慢性肾衰竭病人心输出量减少，心肌收缩功能减弱，外周阻力增加，血管顺应性小，这可能与慢性肾衰竭病人随着肾功能的减退，肾动脉硬化的加重，多脏功能的损害有关。

（4）妇产科疾病：妊娠晚期滑脉、数脉、实脉的出现率高于妊娠中期，弦脉的出现率低于妊娠中期。滑脉者脉图升支陡峭，主波高而窄，降支下降迅速，降中峡相对高度较低，降中波显著。升支最大斜率（MSAB）、降支最大斜率（MSBC）、降中波波幅（h_5）较平脉者大，而 h_4/h_1、主波宽（W）较平脉者小，提示妊娠滑脉（真滑脉）的程度高于病理性滑脉，说明"真滑脉"是更典型的滑脉，这与中医切脉时的应指圆滑程度相一致。滑脉诊断早期妊娠的准确度为 97.6%，灵敏度为 97.9%，漏诊率为 2.1%，阳性预检值为 99.5%，尤登指数为 0.868，特异度为 88.9%，误诊率为 11.1%。

（5）神经精神病：精神分裂症病人脉图以滑脉、浮脉和数脉为主，情感性精神病脉图以滑脉和数脉为主，神经症则以弦脉为主，且脉图心血管功能检测均有一定异常。按一年二十四节气测定正常人和精神分裂症病人的脉图和心血管功能参数，正常人脉图 h_1 与气温、气压、温度的相关检验显示了"天人相应"的结果，而精神分裂症病人 h_1 与气温、气压、温度的相关系数接近于零，以脉图 h_1 参数衡量精神分裂症病人，提示病人顺应四时气候变化的能力已经消失，与天时不相应。

3. 指导临床治疗用药 近年来，脉图检测作为一种无创性检测方法，已逐渐被临床医生和科研工作者积极地应用到评价健康状态和临床诊疗中，尽可能最大程度地发挥脉图简便易行、信息含量丰富的检测方式。脉图一定程度上反映了循环功能状态，脉搏强度的改变往往先于血压的变化，故抢救休克病人时观察脉波强度比测量血压更快速方便。高血压病人当血压变化尚在 90～100/60～70 mmHg（12.0～13.3/8.0～9.3 kPa）时，寸脉已经消失，提示休克已经发生，应予以抢救。使用扩血管药补充液量不足，寸口脉可出现寸脉消失，提示血容量不足，宜尽快补充血容量。上海中医药大学张叶青等人通过观察原发性高血压病人治疗前后脉象参数的变化，探讨将脉象参数作为评价原发性高血压病人临床疗效参考指标的可行性。研究表明，降压治疗的作用只是近期效果，降低外周阻力和后负荷、扩张外周小动脉，使心脏每搏输出量趋向于正常，减少动脉壁的机械损伤，脉图参数作为评价高血压临床疗效具有一定的参考价值。

此外，脉图参数对糖尿病、冠心病、精神病、抑郁症病人治疗用药，具有一定的指导意义。弦脉、数脉为中老年 2 型糖尿病病人的常见脉象，此类脉象可能为中老年 2 型糖尿病提供一定的辅助诊断依据。脉象参数中 h_1、h_3/h_1、h_4/h_1、h_5/h_1、w_1/t、t 可作为中老年 2 型糖尿病中医辨证分型的参考指标。研究表明，抗精神病药对脉图影响明显，尤其是窦性心功过速的病人更为明显。窦速的病人心肌缺血受损时，可根据脉图参数的改变用药，改善心脏功能。根据血液循环动力学脉图检测仪分别检测米氮平和阿米替林对抑郁症病人用药前后的血流参数变化特征，2 种药物总疗程上疗效相当，但米氮平在短期内见效快，对心脏的影响较小，用药安全性高。观察复方丹参片和养心通脉片对于冠心病心绞痛治疗前后寸口部光电血管容积脉图和心功能参数的变化，结果显示治疗后两组寸口部血管容积脉图各项参数均有改善，养心通脉片组的心功能各项指标改善的程度较之复方丹参片组均有明显增加。

（四）脉图研究的评价与展望

脉图研究是中医四诊客观化中研究最多的、最有成效的一种方法。自古以来就有以脉图描述脉象的记载。由于医学界渴望用一种仪器测量代替手法切脉，以避免因主观因素造成脉象判断上的差异，中医脉图的研究已越来越引起人们的兴趣和重视。随着现代科学技术的发展，客观化的物理、数学等参数指标描述脉象的技术日益成熟，为促进中医临床诊病论治的规范化，实现中医现代化提供了可能。半个多世纪以来，对于脉诊的现代化研究，无论在理论方面、临床和实验研究方面，还是仪器的研制方面，都取得了一些成绩，但也存在不足。

脉图作为一种无创性检测方法应用到临床中，对诊断疾病、评估疗效及中医辨证的研究还处于初级阶段，一些研究还受到样本数量的限制，需要在今后的研究中进一步扩大样本量，使研究更具说服力。同时对于病种的研究尚不够全面，可在今后的工作中进一步拓展脉图检测的领域。现有脉诊仪所测的脉图参数标准尚未统一，各地区、各单位所使用的仪器的性能、规格、测试方法也各不相同，至今仍未有一种仪器能全面地反映中医脉象的丰富信息，故所研究的成果也很难推广和被广泛认可。

目前，脉图的信号大多数是由单探头提取的，鲜有报道同时检测寸、关、尺三部脉象，脉图所反映出来的信息量亦不够全面，而且中医的诊脉模式是三指触摸按压病人寸口搏动脉管，感受脉象的不同变化，从而对疾病作出诊断。三部脉象系统的研究才能更好地符合中医整体观。从以往的文献资料来看，虽然有人对三部脉象客观检测作了一定的研究，但是未能在临床得到较之单部脉象仪更广泛的使用，而且大部分脉图参数的建立和对脉象的判读，都是建立在单部检测法的基础上，因此，还需要对这种判读方法做进一步的研究和数据的补充。此外，中医脉象信息中除了频率、幅度、压力等变化之外，还存在着许多精细的触觉特征是传感器难以模仿的。上述问题成为脉图未来研究发展以及更好更快地投入临床应用的阻碍，需进一步完善改进。诸如此类问题，导致研究尚处于实验探索阶段，距离揭示脉诊原理，甚至发展中医脉学理论，促进中医诊断技术客观化和现代化的目标还有一定距离。

脉诊客观化一直以来都是中医工作者和相关交叉学科研究者孜孜以求的目标，要使用现代科学方法和先进仪器研究中医脉学，首先要学习和研究中医脉诊理论，熟悉正常人和各种病证脉象的相应变化，切脉定脉是脉图研究的基础，肯定现象、探索机制，才能为提高中医脉诊所用。进一步改进脉图仪的性能，逐步统一仪器和分析方法。随着计算技术的发展，要研制出中医脉象实用型自动诊断仪，且具有性能稳定、操作简便、精确度高等特点。并能提供血管周围软组织力场和多维分析信息，能对已确定的脉图参数进行数学分析，用数学公式将其运动规律表示出来，使复杂的中医脉象通过电脑分析判断，实现脉诊的客观化、自动化、数据化。大力开展对不同工种、不同地域、不同民族、不同性别、不同年龄层次的正常脉象脉图的普查工作，以确定我国健康人群体平脉脉图标准及各项参数的可信值。在大量的临床实际检测中总结规律，确定常见病理脉象特征和各项参数可信值的标准，使脉图研究从实验阶段逐步进入实用阶段。注意改进测量和分析方法，尽可能在相同条件下进行脉图描记分析，以增强可比度。加强对同一病人同项指标的分期测试，以获得脉象的动态变化，从变化中寻找规律。对同一病人采用多指标同步测试，以探讨脉图与其他检测之间的相关关系。采用多点测定法或频谱分析法，把 1 个脉搏波当作一个周期处理，不仅可了解管壁的特性，还可以了解脉搏波的传输特性。

中医脉学研究涉及的学科较广，不但与医学基础理论、临床医学、生理学有关，而且与数学、物理学、心理学、流变力学、电子工程、计算机技术、系统工程等学科有着密切关系，因此必须建立有组织、有计划的多学科协作攻关，在现有研究的基础上，继承传统的切脉经验，充分理解传统脉诊方法的真谛，按照中医学的辨证思维模式从病因病机、局部与整体、人体和环境等多方面进行设计与研究，研制出具有中医特色的、从多方面反映脉象信息的、灵敏实用的脉诊仪，建立具有中医特色的脉图分析方法和定量标准，实现中医脉诊现代化。

〔李　杰　张湘卓〕

九、分泌物排出物检测与应用

（一）分泌物排出物检测技术的概述

传统中医诊断疾病通常使用四诊法，即望、闻、问、切，这种辨证论治的方法是我国中医治疗疾病的核心。但是通常来说中医仅凭四诊法并不能认识到疾病发生的根源，四诊法虽然具备了中医整体性与宏观性的特点，但其为病人诊断得到的信息只是一个模糊的框架，同时结果还带有中医师本人的不确定性以及主观性，使得疾病与本质的关系未能明确理清。基于上述这种情况，倘若可以利用现代医学检测技术，让中医师客观全面地掌握患病机制，然后对症下药。如：常见的腰痛，临床诊断结果有肾结石、脊柱疾病等。仅凭四诊法是否能够区分疾病的本质？如贫血，通常贫血的临床特征只有气短、面色苍白等，中医学称其为"血虚"，然就贫血类型而言，就可分为失血性贫血、缺铁性贫血等，只通过望、闻、问、切是无法真正区别开的。而利用现代医学检测技术不仅可以准确了解病患的患病机制，还便于医生对症下药，使病人尽早得到康复。同时对于中医上的气虚、阳虚、阴虚以及身体器官功能状态如肝上火等情况，临床检测技术不仅可以使病人病因更加明确，还可以为中医师提供指导用药的依据。

纵观中医诊断的发展，早在 50 年前中医学就开始利用现代医学检测技术来为中医诊断提供病人患病机制的信息。因此可以说，现代检测技术是中医四诊法的补充和延伸。随着现代科学技术及现代医学的高速发展，各学科之间的相互渗透逐步加强，各种新的检查方法、新的仪器设备、新的诊断手段层出不穷。从 A 超到 B 超，到彩超；从 X 线照片到电子计算机断层扫描（CT），到磁共振成像（MRI）等，诊查仪器越来越先进，分辨疾病的能力越来越强，诊断水平也越来越高。从运用检测技术的情况分析来看，检测技术主要在以下 2 个方面得以应用。一是检测技术为中医师提供病人病因信息。通常病人器官功能的改变或恢复，都需要现代医学检测技术去进一步证实，如肝功能异常者在经过一系列中医疗程治疗后，肝功能恢复明显，在这个阶段中，肝中的蛋白质代谢、肝纤维化指标等明显变化为中医治疗的疗效提供确切证明。又如自身免疫性疾病系统性红斑狼疮，西医师在治疗时，多让病人使用抗生素，但效果并不明显。而中医在此方面的诊疗原则是活血化瘀以及清热解毒，效果显著。在这个时候，检测技术则可以为病人各项指标如血沉等进行检查，为中医诊疗效果提供确切依据。中西医本质是不同的，而且诊断方式也有所不同，但虽不同宗同源，其目的却高度一致，那就是使病人尽早康复。

但中医学却不能固守宗源，应当在原有的基础上不断完善与加强，检测技术则为其提供了良好的发展机会。从检测技术的本质来看，其是为病患提供身体内患病器官的各项指标参数作为医生诊断的客观依据，某些感染病的诊疗甚至离不开检测技术。倘若中医在诊疗病患时，利用检测技术则可以尽早准确找出病患的患病机制，进而尽早对病患病情加以控制，使病人能够早日康复。现代检测技术的应用，则为中医学的诊断提供了广阔的前景，使中医的诊疗作用发挥得淋漓尽致，为病患的治疗赢取了更加宝贵的时间。检测技术的应用，就是中医望、闻、问、切的延伸，不仅可以帮助中医更加准确的诊断，还将中医学推向了国际舞台。

排出物是排泄物（人体排出的代谢产物）、分泌物（人体官窍所分泌的液体）及某些排出体外的病理产物的总称。排出物为脏腑生理功能和病理活动的产物，通过观察其变化，可了解有关脏腑的盛衰和邪气的性质。运用现代医学检测技术，对人体的排出物进行定性定量的检测，可帮助我们更加准确地诊断病人的病情。

（二）分泌物与排出物的检测技术及应用

1. 血液检测技术及应用　血液是人体内循行流动于脉中的富有营养的红色液态物质，是构成人体和维持人体生命活动的基本物质之一。人体血液只有在脉管里面有序正常流动，才能发挥营养和滋润全身的作用，为人体生理活动提供营养物质，成为人体生命活动的根本保证之一。中医学认为，血主要是由营气和津液组成，营气和津液，都来自于所摄入的饮食，经脾胃消化吸收生成水谷精微，故此说脾胃是气血生化之源。《灵枢·邪客》："营气者，泌其津液，注之于脉，化以为血，以荣四末，内注五脏六腑。"精藏于肾，血藏于肝，肾中精气充盈，则肝有所养；血有所充，肝的藏血量充，则肾有所藏，精有所滋。血液运行有赖于气的推动和固摄作用，血液运行有赖于心脏搏动。《素问·痿论》："心主身之血脉。"《医学入门》："人心动，则血行诸经。"《难经·二十二难》："气主煦之，血主濡之。"概括了气与血功能之间的差别，但又有"气为血之帅，血为气之母"的密切关系，气能生血、摄血、行血，血能载气。血液的变化，是临床上一种常见而重要的现象。许多疾病，在其发生发展过程中，都可以引起血液的变化；反之，观察血液的变化，可以协助诊断疾病。

现代医学中的血液是指在循环系统中，心脏和全身各个血管腔内循环流动的一种液体。血液由血浆和血细胞组成。血浆内含血浆蛋白（清蛋白、球蛋白、纤维蛋白原）、脂蛋白等各种营养成分以及无机盐、氧、激素、酶、抗体和细胞代谢产物等。血细胞有红细胞、白细胞和血小板，哺乳类的血液具有凝血机制，血小板破裂时，会将血浆中原本可水溶的血纤维蛋白和血细胞等凝固成为血饼，剩余的透明液体就称为血清。所以，现在医学十分重视对血液的检查，将其列为实验室三大常规检查之一。

目前，血液检测技术在贫血疾病上应用最多，血液检测可用于贫血鉴别诊断的效果，红细胞（RBC）、血红蛋白（Hb）、平均红细胞容积（MCV）、红细胞/平均红细胞容积（RBC/MCV）、红细胞血红蛋白量（MCH）、红细胞分布宽度（RDW）作为检测指标，分析在缺铁性贫血、珠蛋白生成障碍性贫血以及健康体检中的差异。沈群玲等人将500例患有贫血的病人作为观察组，其中缺铁性贫血病人250例（观察组A），珠蛋白生成障碍性贫血250例（观察组B），将同期健康体检者250例作为对照组，3组均采用血液检验，比较3组的红细胞、血红蛋白、平均红细胞容积、红细胞/平均红细胞容积、红细胞血红蛋白量、红细胞分布宽度等。结果观察组A、B的Hb、MCV、MCH明显低于对照组，差异均有统计学意义；观察组A的RBC、Hb、RBC/MCV、MCH明显低于观察组B，组间有明显差异；观察组A的RDW明显高于观察组B、对照组，差异均有统计学意义。观察组A的特异性、灵敏度、符合率分别为70%、96%、82%，观察组B的特异性、灵敏度、符合率分别为67%、95%、76%。血液检验在2种贫血类型的鉴别中灵敏度较高。结果显示血液检验中MCV、MCH、RBC/MCV、RDW等指标对贫血鉴别诊断能够提供确切的参考依据，具有重要的临床指导意义。

赵丽娜等通过研究不同血液检测指标，用于探讨冠心病病人中的诊治价值。选取48例冠心病病人为受检对象，分别对血液的血小板（PLT）、降钙素原（PCT）、血小板平均容积（MPV）、血小板体积分布宽度（PDW）、红细胞分布宽度（RDW）以及肌酸激酶同工酶（CKMB）、心肌肌钙蛋白T、心肌肌钙蛋白I指标有效检测。检测结果显示RDW属于冠心病病人预后的不良影响因素，心肌肌钙蛋白I浓度变化能够判断心肌受损程度，强化分析血液检测指标，可使冠心病确诊率显著提高，确定心肌受损情况，对病情进展充分了解，可使病人的预后明显改善。由此可见，血液检测在冠心病中发挥着重要的作用。

现代研究把中医证候与西医检测技术相结合，发现很多相似之处，并在生化指标、基因组学、代谢组学、蛋白组学等分子生物学方面的研究进一步深入。如血虚证的血指标变化：红细胞减少、血红蛋白减少、血细胞比容（HCT）减少，红细胞平均体积变大、血黏度（WBV）升高、血浆黏度（PV）升高、出血时间延长、凝血时间延长、凝血酶时间（TT）延长，凝血酶原时间（PT）延长，纤维蛋白原含量（FIB）延长。有研究表明，血虚证与现代医学的贫血症性质相近，程度有异。血虚证常可见于轻度慢性贫血或贫血症前期，而重度贫血或急性贫血则常为气血亏虚、或精血不足证；血瘀证的血指标变化：红细胞变形、红细胞聚集性增强，微循环灌注不足、血液黏度增强、血小板黏附聚集增高、血细胞比容增高，血瘀证与现代医学中的血栓息息相关；血热证的血指标变化：红细胞升高、血小板减少、血清 INF-γ 和 IL-17、IL-23 升高、肿瘤坏死因子-α（TNF-α）升高、IL-10、IL-4 降低等，血热证在现代医学中多为银屑病。

刘伟等通过对老龄人中医证候与血液高凝状态的相关性研究，探讨中医证候与血液高凝状态的内在联系，结果表示：①具有血液高凝状态的老龄人中医证候发生率由高到低依次是：血瘀、气滞、气虚、痰湿、血虚、阴虚、风痰、阳虚。其中血瘀证候明显多于其他证候，其次为气滞、气虚、痰湿，血虚、阴虚比较少，而风痰、阳虚相对最为少见。②血小板及血小板体积分布宽度表明，血瘀和气滞较其他证候更高，有极显著差异。③血液流变学数据表明，在高切变率和低切变率下，血瘀组和气滞组的全血黏度较其他组更高；实证组的血浆黏度比虚证组更高，其中以痰湿组和风痰组最高。血沉数据血瘀和气滞证候稍高；血瘀组和气滞组的血细胞比容数值较其他组更高，但没有全血黏度突出。④血瘀组和气滞组的纤维蛋白原数值较其他组更高。

李杰等通过对冠心病血瘀证现代研究指标：血脂代谢、血管内皮功能、凝血机制等的综述，发现通过血液相关检测，更能加快对冠心病血瘀证的早期诊断和对疾病进行提前干预和治疗。毛以林发现血管紧张素转换酶基因的多态性和冠心病血瘀证具有相关性。李杰、黄献平等通过应用基于家系的连锁不平衡分析方法（HHRR、TDT），发现在冠心病血瘀证家系中，血管紧张素转换酶基因 I/D 多态是冠心病血瘀证的发病危险因素之一；凝血因子Ⅶ（FⅦ）基因 M_1/M_2 多态性与冠心病血瘀证存在关联，是冠心病血瘀证的发病危险因素之一；证实了载脂蛋白 E（ApoE）ε_4 等位基因和 $\varepsilon_3/\varepsilon_4$ 基因型在冠心病血瘀证家系中与疾病基因座存在连锁，说明 ApoE 基因多态性是湖南汉族人群冠心病血瘀证的遗传易患基因。袁肇凯等通过血管内皮细胞功能在冠心病心血瘀阻证中的作用，结果显示血管内皮细胞分泌的一氧化氮（NO）、内皮素（ET）、血管紧张素Ⅱ（AgⅡ）、可溶性细胞间黏附分子（sICAM-1）和可溶性血管细胞黏附分子（sVCAM-1）等血管活性物质，与 CHD 形成及病情变化密切相关，可能是冠心病"血瘀"病理的重要标志物。

近年研究发现血液雌激素受体 β 亚型（ER-β）基因甲基化可能与早发冠心病血瘀证的发生、发展有一定的相关性，IL-6 基因多态性位点 rs1800796、ATP 结合和转运体 A_1（$ABCA_1$）基因多态性位点 rs2230806、血管紧张素原（AGT）基因 rs4762、rs699 多态性与早发冠心病血瘀证均有相关性，其中 G 等位基因是早发冠心病易感危险因素；血管紧张素转换酶基因 rs4343 G 等位基因是早发冠心病发生的危险因素。

袁肇凯等运用 Affymetrix U133 Plus 2.0 基因芯片对血液标本研究发现在冠心病血瘀证家系与非家系的差异基因主要以炎症因子为主，冠心病血瘀证的差异基因表达主要涉及如下几类基因系的表达改变：①基质金属蛋白酶（MMP）系；②细胞色素氧化酶 P450（CYP）系；③白介素细胞因子；④与缺氧相关的基因；有研究对家系冠心病血瘀证差异表达基因的血液甲基化表达谱芯片分析发现：ER-β、CHL1、ZEB2 等 8 个基因的启动子区甲基化状态冠心病血瘀证与健康人比较有统计学意义。鹿小燕等利用核磁共振谱（GC-MS）和色谱/质谱（LC/MS）联用、模式识别技术研究冠心病痰证、瘀证病人血清代谢组学特征，发现大部分差异代谢物也是二证共同的代谢物。简维雄等采用气相色谱-质谱技术对冠心病心血瘀阻证大鼠模型血浆进行代谢组学的检测，结果发现乳酸、丙氨酸、缬氨酸、琥珀酸、苹果酸、硬脂酸、花生四烯酸、果糖等 8 种代谢物有可能作为心血瘀阻证代谢性生物标志物。由此可见，在中医医生的主观辨证与现代血液检测技术的客观的相结合下，能提高疾病的诊断正确率。

2. 痰液检测技术及应用　中医学"痰"的内涵极其丰富，有狭分。狭义的痰是指肺呼吸道分泌物可咳而出，可目视而得，称为外痰或有形之痰；应是指因体内水液代谢障碍而产生的病难产物停聚于脏腑、经络、组织、关节等，随气而行无处不到，无形可见，能引起多种病证的致病因素，又称为内痰或无形之痰。"痰"多由外感、内伤等引起，但无论是因外感还是内伤，痰的产生都与五脏密切相关，五脏功能失调是其产生的根本。

津液是人体内一切正常水液的总称，包括体内各脏腑组织中正常体液，而痰液正是津液代谢障碍形成的一种病理产物。津液在体内的代谢，是多个脏腑生理活动的复杂过程，是机体内诸多脏腑参与并相互协调完成的一个重要的整体活动。脾为生痰之源，脾脏最怕受困，一是气困，二是湿困。脾脏相当于全身气机的中央枢纽，负责水谷的转输。如果思虑耗神，元气受伤，生气不布，困厄脾阳或久居湿地，淋雨涉水，外湿内侵，困厄脾阳，则津液转输不利，化成痰湿，上输于肺。同时，脾亦受痰湿之困，愈加重气困，两因相缠，脾越虚，痰越多。肺为贮痰之器。肺主呼吸，调节气的出入和升降。当邪气侵袭肺时，容易导致体内的津液凝聚成痰。肾为生痰之本。因为脾阳根于肾阳，肾阳充足是脾阳健旺的根本。而脾阳健旺是正气内存的根本，正气内存则是邪不可干的保证。所以，痰液有助于诊察肺、脾、肾三脏的功能状态及病邪的性质。

现代医学中的痰液是一种由许多成分组成的物质，是气管、支气管和肺泡所产生的分泌物。它的高液体含量是上皮对离子和水转运的结果，而它的大分子主要来源于血液的漏出或局部分泌细胞的产物。清蛋白主要来自血液，而黏液细胞分泌糖蛋白，浆液细胞分泌抗微生物蛋白（如溶酶体和铁传递蛋白）和蛋白酶抑制剂。由信号分子（即神经递质）激活细胞表面的受体，进而激活导致细胞内钙升高的信号转导通路，其结果是发生分泌颗粒的胞吐作用。在颗粒释放后，黏蛋白通过细胞内的缠绕形成聚合体凝胶。浆液细胞产物和来自血液的分子与黏蛋白相互作用以调节凝胶的黏滞度。黏液与上皮纤毛的机械性活动相结合，起着转送带样作用，以 $10 \sim 20~\mu m/min$ 的速度将气道中的污物运出。痰液的黏稠度增加主要与痰中的酸性糖蛋白含量增加有关，这是由于糖蛋白分子依靠不同的键（如二硫键、氢键等）交叉联接在一起，形成一种凝胶网。痰液含有电解质，其中 Ca^{2+} 含量高，可以增加黏稠度。呼吸道感染时，由于大量炎症细胞的核破坏而产生的 DNA 亦使痰液的黏稠度显著提高，形成所谓脓痰，不易排出。痰的 pH 也影响其黏稠度，酸性液体中痰的黏稠度增加，而碱性液体中痰的黏稠度降低。正常人痰液很少，呈清晰水样。

痰液检测技术最常应用于肺脏疾病。我国是全球结核病高发的国家之一。检测痰结核分枝杆菌是诊断肺结核的方法之一，临床诊断结核中优先使用固体培养法和 XpertMTB/RIF 法检测。韩鹏等对 350 份疑似结核病病人、150 份临床确诊病人和 80 份非结核病病人的痰标本分别做涂片抗酸染色法、固体培养法和 XpertMTB/RIF 检测，并将结果进行比较。结果 80 份非结核病病人的痰标本中只有 XpertMTB/RIF 检测技术检测出 2 份涂阳，且显示极其微量的结核分枝杆菌阳性。曹静等通过对 137 例痰标本涂片用超高倍显微检测，见到真菌共 44 例，检出率为 32.12%。女性送检标本 30 例检出 9 例，检出率为 30.00%，男性送检标本 107 例检出 35 例，检出率为 32.71%，各种形态的真菌均可见到。临床应根据病人病情随时送检痰液镜检，痰液镜检对预防和治疗呼吸道真菌感染提供了实验室依据。

现代中医中痰液检测技术亦在肺系疾病中应用居多，肺系疾病辨证虚证肺气虚、肺阴虚类柱状纤毛细胞和扁平上皮细胞升高；肺气虚证柱状纤毛细胞升高更显著，肺阴虚证扁平上皮细胞升高亦显著；中性粒细胞降低；实证痰湿、痰热二证类扁平上皮细胞降低、柱状纤毛细胞数降低，中性粒细胞升高；血清中血小板聚集升高、IL-8、TNF-α 升高。由此可见痰液检测结果能够辅助中医辨证治疗。

杨会敏等探讨中医寒痰证、热痰证与痰液中细胞学及微生物学变化的关系。选择符合中医寒痰证、热痰证临床病人各 30 例的清晨痰液标本，分别进行 HE 染色和革兰染色后，结果显示中医寒痰证、热痰证的痰液细胞类别和微生物学的改变有明显不同，纤毛柱状细胞、吞噬细胞在寒痰中所占比例明显增高，嗜中性粒细胞、嗜酸性粒细胞在热痰中所占比例明显升高，革兰阴性杆菌在寒痰中所占比例明显增高，革兰阳性球菌在热痰中所占比例明显升高。结果显示：痰液细胞病理学和微生物学观察结果，同中医辨证有一定的规律性，存在证类方面的差异，可能对提高临床辨证的准确性起到帮助作用，能够为临床治疗提供更加准确的科学参考依据。

刘莉娟等通过检测慢性阻塞性肺疾病（COPD）病人与正常对照者痰液中黏蛋白 MUC5AC、

MUC5B 及相关介质的含量，分析慢性阻塞性肺疾病急性加重组（肺脾气虚证）、慢性阻塞性肺疾病稳定期组（肺脾气虚证）及正常对照组中黏蛋白 MUC5AC、MUC5B 及炎症介质等指标数目的差异，收集 120 名 COPD 病人及 60 名正常人采用诱导痰的方法，分离痰标本，并进行细胞计数及分类；对分离的痰液上清液采用酶联免疫吸附法（ELISA）检测其中的黏蛋白 MUC5AC、MUC5B。结果显示慢性阻塞性肺疾病稳定期、COPD 急性加重期、正常对照组中，COPD 病人中的 MUC5AC、MUC5B 增高，三组之间差异有统计学意义，其中诱导痰在 COPD 急性加重期增加，COPD 稳定期减少，COPD 急性加重期与正常对照组差异有统计学意义，COPD 急性加重期与 COPD 稳定期差异有统计学意义，COPD 稳定期与正常对照组差异有统计学意义。病人在诱导痰中，中性粒细胞、淋巴细胞及嗜酸性粒细胞均高于正常对照组，三组间差异有统计学意义。结果显示：MUC5AC、MUC5B 与炎症介质共同参与 COPD 的发病，黏蛋白的异常分泌与 COPD 关系密切，是 COPD 发病的物质基础，对黏蛋白的深入研究可为阐述"脾为生痰之源，肺为贮痰之器"提供科学依据。

3. 粪便检测技术及应用　大便是人体水谷代谢的产物，临床通过观察大便的颜色、形状，询问排便时的感觉、排便次数等来诊断疾病的方法，称为大便诊法。此法在《内经》中就有记载。古往今来，历代医家均重视对大便的诊察。《景岳全书·传忠录》："二便为身之门户，无论内伤外感，皆当察此，以辨其寒热虚实。"

大肠将消化吸收的代谢产物，适当地吸收一部分水分，最后形成便，从肛门排出体外。中医学把大肠的功能归属于脾，但脾胃功能正常还要靠肾阳的温煦。现代研究发现，大便的形成与排泄也与肾有一定的关系。肾阳可以促进肠胃的消化吸收，进而影响到大便的正常排泄。若肾阳不足，脾阳也会虚弱，运化失职，可出现大便溏薄、五更泄泻等；若肾阳虚衰不能蒸化津液，温润肠道，则可使大便排出难，以致便结不通。姜春华等在研究肾虚机制中，则把大便症状作为判断肾阳虚或肾阴虚证的指征之一，肾阳虚时大便溏薄；阴虚时大便干结。这无疑是简便易行的诊断方法。

现代医学中的粪便俗称大便，是人或动物的食物残渣排遗物。粪便的 1/4 是水分，其余大多是蛋白质、无机物、脂肪、未消化的食物纤维、脱了水的消化液残余以及从肠道脱落的细胞和死掉的细菌，还有维生素 K、维生素 B。食物未被吸收而产生的残渣部分，由消化道通过大肠，从肛门以固体、半流体或流体形式排出体外。现代医学将粪便检查列为三大常规检查之一。

粪便检验可以帮助医生对消化系统的炎症、出血、细菌或寄生虫感染等消化道疾病作出诊断，同时还是结直肠癌无创筛查的重要手段。粪便标本的检验内容包括细胞成分、食物残渣、结晶、寄生虫卵等，其易受食物残渣影响，且有形成分复杂多变。叶巍等通过 AVE－526 全自动粪便分析仪在粪便检测中发现具有有形成分回收率高、携带污染低及符合率高等特点，且操作简单，自动化程度较高，降低了生物风险，可应用于临床上粪便的检验。

陈利生等通过检测粪便中 miRNA 的表达情况，评价粪便 miRNA 对结直肠癌的诊断价值。收集 40 例结直肠癌病人临床资料、术前粪便标本、术中肿瘤组织和相应癌旁正常组织标本，提取所有组织及粪便中的 RNA，用 RT-PCR 检测各标本中 10 个 miRNA（miRNA17、miRNA18a、miRNA21、miRNA31、miRNA92a、miRNA96、miRNA143、miRNA181b、miRNA221、miRNA222）的表达量，选出 CRC 组织与癌旁组织、CRC 病人及健康人群中表达存在差异的 miRNA。结果结直肠癌组织与癌旁正常组织之间、CRC 病人与健康体检人群之间均检测到 miRNA-21、miRNA-31、miRNA-92a、miRNA-143 的表达存在显著差异，miRNA-21＋miRNA-143 二者联合对结直肠癌具有良好的诊断价值。

粪便检测技术更多地应用于胃肠道相关疾病。现代研究发现，上消化道出血时多为暗红色血便或柏油样黑便；下消化道出血时多为暗红色或鲜红色血便。急性上消化道大出血如伴有肠动加速时，可排出较鲜红的血便而不呈黑便。小肠出血时，如血液在肠内停留时间较长，可呈柏油样黑便；当小肠出血量多、排出较快时，则便血呈暗红色，甚至呈较鲜红的稀便。结肠与直肠出血时，往往排出鲜红色或较鲜红的血便。伤寒与副伤寒出血常在夏秋，消化性溃疡出血则多在秋末春初。儿童少年便血多注意肠套叠、直肠息肉、Meckel 憩室炎与溃疡、急性出血性坏死性肠炎、钩虫病等；青壮年便血多注意消化性溃疡、肠结核、局限性肠炎、伤寒与副伤寒、慢性非特异性结肠炎等；中老年便血多注意结肠或直肠癌、肝硬化、胃癌、缺血性结肠炎等。便血伴发热者须注意急性传染病、恶性肠肿瘤、急性出血性坏死性肠炎、局限性肠炎等；伴急性腹痛者可见于急性胆管炎、膈疝、肠套叠等；伴皮肤黏膜出血者多注意血液病、败血症、钩端螺旋体病、重型肝炎、尿毒症等；伴慢性上腹痛，出血后痛减者为消化性溃疡，疼痛无减者常见于胃癌；伴里急后重者可见于痢疾、直肠炎、直肠癌等；便血量少，血色鲜红，便后滴下或射出，提示为直肠肛管疾病。

陈红锦等通过在大肠癌高危病人粪便中脱落细胞 P53 基因突变与中医证候组相联系进行检测，对临床高度怀疑为大肠癌病人 25 例，运用 PCR-SSCP-EB 染色技术检测粪便脱落细胞 P53 基因突变，同时行纤维结肠镜及活组织检查以明确诊断，其中大肠癌病人 19 例，大肠腺瘤病人 6 例。并予中医辨证分型。结果大肠癌组 19 例病人中 11 例粪便 P53 基因突变（突变率为 57.89%），大肠腺瘤组 6 例病人中未见 P53 基因突变。两组差异有统计学意义。大肠癌 Dukes A 期、B 期（未转移）和 Dukes C 期、D期（转移）两组之间粪便 P53 基因突变差异有统计学意义。中医辨证分型实证组（包括湿热内蕴证、瘀毒内阻证）与虚证组（包括脾虚证、肝肾阴虚证、气血两虚证），两组间粪便 P53 基因突变差异无统计学意义。结果显示粪便 P53 基因突变检测具有良好的特异性，对筛查大肠癌和提示大肠癌周围转移情况具有可行性与一定的临床意义，符合中医学"治未病"的理念。

4. 尿液检测技术及应用　排泄尿液是人体正常的生理功能，尿液的变化，是临床上一种常见而重要的现象。许多疾病，在其发生发展过程中，可以引起小便的变化；反之，观察尿液的变化，可以协助诊断疾病。所以，现代医学十分重视对尿液的检查，将其列为实验室的三大常规检查之一。中医学从宏观角度对小便进行观察的历史十分悠久，早在 2000 多年前的《内经》一书中，就有诸如"不得小便""小便黄赤""溺赤"等尿的生理、病理改变内容的记载。继《内经》以后的历代医家，对此也甚为重视，如《伤寒论》《金匮要略》《诸病源候论》《景岳全书》《医宗必读》《医学入门》《类证活人书》《医学心悟》《温疫论》《望诊遵经》等医籍，均十分重视对小便的诊察，在临床诊断疾病时，常通过观察小便的变化来作为辨病、辨证的依据。尿为人体阴液之一，藏于膀胱。《素问·灵兰秘典论》："膀胱者，州都之官，津液藏焉，气化则能出矣。"尿出于溺窍，而肾开窍于前后二阴，肾主气化，司开阖，故尿与肾、膀胱的关系最为密切。肾与膀胱发生病理变化即可导致小便改变。尿液是水液代谢的产物，与人体水液的摄入量、输布、消耗和排泄有关。《素问·经脉别论》"饮入于胃，游溢精气，上输于脾，脾气散精，上归于肺，通调水道，下输膀胱"，说明从水液的纳入到小便的排出，需要依靠脾的运化、输布，肺的宣发肃降、通调水道，以及肾的温蒸气化和司膀胱开合的功能；小便的通畅与否，还有赖于三焦气化的正常，而三焦气化的正常又需依靠肺、脾、肾三脏来维持；另外，尿液的分泌还与小肠主液、分清别浊，大肠主津（吸收水分）的功能有关。因而上述脏腑发生病理变化均可导致小便异常。如肺肾气虚，膀胱不约，可形成小便遗溺；脾不升清，肾失封藏，膀胱失约，皆可导致小便失禁；三焦气化失司，水道不利，水湿潴留，溢于肌肤，而小便短少；肠道失于分利，亦致大便水泻而小便短少。此外，七情不畅，肝失调达，疏泄不利，亦可致小便不通；各种原因造成的体内津液耗损或水液代谢障碍，均可引起小便的变化。

现代医学中的尿液俗称"小便""尿"。是从人体中排出的代谢废物和毒素，是一种液体，一般呈黄色或无色。人类尿液形成是血液流经肾小球时，血液中的尿酸、尿素、水、无机盐和葡萄糖等物质通过肾小球的滤过作用，过滤到肾小囊中，形成原尿。尿液检查是三大常规检测之一。

尿液检测最常应用于肾脏疾病。尿液是由人体肾脏生成，通过尿道、膀胱、输卵管等组织排出人体外，此为保持人体内环境稳定的代谢性产物之一，为临床尿液检查提供一定信息。王丽东等人探讨了尿液分析仪和镜检法在尿液检测中的应用效果。选 350 例尿液检测人员采用日本 OLYMPUS 光学显微镜以及优特 500B 尿液分析仪进行检测。比较两种检测方法对所有被检尿液检测的白细胞阳性率、红细胞阳性率。结果：采用尿液分析仪与镜检法对被检尿液进行检测，尿液分析仪检测的白细胞阳性率、红细胞阳性率分别为 21.2%（74/350）、19.4%（68/350），而镜检法结果依次为 37.1%（130/350），

10.3%（36/350）。依该结果，尿液分析仪检测白细胞阳性率明显低于镜检法，而红细胞阳性率明显高于镜检法，组间差异具有显著性。对尿液标本行尿液分析仪检测法，其敏感性较高，操作简单，节省人力，重复性好，适用于大批量的检验工作，但在肾和泌尿系统疾病的检查及诊断等方面，镜检法仍具有极为重要的应用价值，检测工作中应联合两种方法，可以使两种方法互补，增加检测结果的可靠性，最大限度地发挥尿液检测的作用。

田英通过收集 126 例病人的早晨首次尿液 10～20 mL，用化学分析法进行检测，其结果显示 21 例尿液正常，其中 11 例糖尿病史、10 例慢性肾炎史、105 例尿液异常，其中 52 例糖尿病者、12 例慢性肾炎、17 例尿路感染、10 例黄疸、10 例肾结石、4 例酸中毒。其结论可提示尿液检验可在临床诊治疾病时发挥辅助性作用，为医生鉴别和诊断疾病提供可靠依据，且对疾病治疗状况有监护作用，其临床应用价值较高。

现代中医结合检测技术应用越来越广泛。吕仁和认为，尿浊（指小便混浊，白如泔浆，但排尿时并无疼痛）见于乳糜尿者，多因丝虫病所致，见于脾肾气虚，痰湿瘀阻。小便混浊加热后转清者多为尿酸盐，为酸性；加热后仍不能转清，而另加酸后很快转清者，为碱性，常见于磷酸盐、草酸盐和碳酸盐结晶，多因胃强脾弱，或脾肾虚寒，或脾虚湿盛，清浊不分。时振声则认为，尿浊初起多属湿热内蕴，晚则多属虚证或虚中夹实，如脾虚夹湿或肾虚等。

近 20 年来，不少中医学者利用现代科技手段检测尿中各种物质的含量，使尿诊微观化，为中医诊断提供了新的指标。万叔援等曾报道高血压和甲状腺功能亢进症的阴虚火旺型病人，其尿中儿茶酚胺含量明显增高，提示病人"下丘脑→交感→肾上腺髓质"功能活动增强。阴虚火旺型病人经中医辨证施治后，随着阴虚火旺症状的缓解，尿中儿茶酚胺含量明显降低。

毛良等对高血压、甲状腺功能亢进症、消化性溃疡等病人的研究中发现，阴虚火旺者的尿肌酐量、尿素量和尿儿茶酚胺量均明显高于单纯阴虚的病人及正常人，且尿肌酐量与尿儿茶酚胺量呈正相关关系，并观察到甲亢阴虚火旺者经中医辨证治疗后，随着症状的缓解，尿肌酐量亦明显降低。慢性肾炎阳虚病人尿中内生肌酐清除率（Ccr）、肌酐系数、尿素量、血清蛋白量、红细胞数、蛋白质和热量的摄入量，均明显低于正常人和阴虚病人；而阴虚病人的尿素量、血清蛋白量、红细胞数、蛋白质和热量的摄入量均比较正常，但其 Ccr 较正常人明显降低，肌酐系数却明显增高。阳虚病人的尿钾、尿磷、尿镁均明显低于正常人及阴虚病人，而阴虚病人的尿钾、尿磷与尿镁基本正常。可见尿诊对中医阴阳虚证的辨证有一定的参考意义。

宋一亭等对正常人和某些阴阳失衡（阴虚火旺与命门火衰）病人十二时辰尿渗透压和尿量曲线的观察发现，肾脏的尿稀释-浓缩功能明显受阴阳盛衰（肾中阴气和命门真火）的影响。阴虚火旺组和命门火衰组尿渗曲线明显上下分离，两组间平均尿渗差异非常明显，两组的尿渗变化幅度显著小于正常。阴虚火旺尿渗曲线处于高水平，且其变化幅度减小，符合阴气不足则阳气偏盛，有利于尿液浓缩的观点；命门火衰组尿渗曲线处于低水平，其变化幅度也明显减小，火衰则阴盛，故尿液浓缩发生障碍，且命门火衰病人尿溶质排量显著减少；而阴虚火旺病人虽明显高于命门火衰者，但仍明显低于正常人。提示两组病人代谢水平均趋低下。

郑惠田等通过对 60 例糖尿病性膀胱病变中医辨证与尿流动力学关系的研究，证实本组中医辨证分型符合膀胱病变的发展规律，排尿功能障碍程度可以通过中医辨证做出估计，为中医辨证提供了一定的客观依据，并对其治疗、诊断和估计预后具有一定的临床意义。如中医辨证为真阴不足、肺肾气虚型者，其残余尿较少，大多>100 mL；膀胱内压图大多为较轻度感觉麻痹型神经源性膀胱图形；逼尿肌和括约肌功能已有不同程度的协同失调；膀胱感觉减退；尿流率检查异常，在排尿量接近正常的情况下，最大尿流率（MVR）大致在 10 mL/s 左右，而尿流时间（VT）延长；肾功能大多正常或接近正常，无肾积水表现；一般属于早期膀胱病变，病情较轻，如及时治疗，预后较佳。中医辨证为真阴亏损、肾阳虚衰型者，一般病情较重，残余尿较多，大多>100 mL；膀胱内压呈现重度的感觉麻痹型或自主性神经源性膀胱图形；逼尿肌和括约肌功能严重协同失调；膀胱感觉大多消失；MVR 大致在

10 mL/s以下；肾功能较差，可能有肾积水，多为晚期膀胱病变，如不积极治疗，预后多不良。

〔李 杰 曾雪芹〕

参考文献

[1] 田牛. 微循环基础与临床 [M]. 北京：人民军医出版社，1986：3-35.

[2] 陈文杰，田牛，赵国忠. 微循环理论与应用 [M]. 北京：人民卫生出版社，1987：1-94.

[3] 田牛，单毅. 实用临床微循环学 [M]. 北京：军事科学出版社，1989：14-33.

[4] 张惠蓉. 眼微循环研究 [M]. 北京：北京医科大学中国协和医科大学联合出版社，1996：34-48.

[5] 陈泽霖，陈梅芳. 舌诊研究 [M]. 上海：上海科学技术出版社，1982：93，179.

[6] 姜春华. 活血化瘀研究 [M]. 上海：上海科学技术出版社，1981：222-266.

[7] 匡调元. 中医病理研究 [M]. 上海：上海科学技术出版社，1989：263-289.

[8] 陈奇. 中药药理研究方法学 [M]. 北京：人民卫生出版社，1996：500-504.

[9] 汪谦. 现代医学实验方法 [M]. 北京：人民卫生出版社，1997：978-997.

[10] 陈主初. 病理生理学 [M]. 北京：人民卫生出版社，2001：205-210.

[11] 金惠铭. 人体微循环观察的设备、指标及其操作规程 [J]. 中华医学杂志，1984，64（1）：20.

[12] 袁肇凯. 爪甲色诊与甲皱微循环关系的初步研究 [J]. 中医杂志，1988，8（39）：58.

[13] 陈泽霖，胡庆福，潘晓霞. 淡白、淡红、红绛、青紫四类舌质舌尖微循环研究 [J]. 上海中医药杂志，1983，6（33）：43-45.

[14] 袁肇凯，郭振球. 温病微观舌诊的临床研究 [J]. 中国医药学报，1993，8（5）：11-14.

[15] 胡志希，袁肇凯，田松，等. 养心通脉片对胰岛素抵抗综合征甲襞微循环影响的研究 [J]. 中国微循环，2003，7（5）：320-321.

[16] 胡志希. IRS甲襞微循环与球结膜微循环的观察 [J]. 中西医结合心脑血管病杂志，2003，1（6）：35.

[17] 葛文景，于长金. 肝硬化甲襞微循环改变及活血化瘀的应用 [J]. 现代中西医结合杂志，2001，10（7）：633-634.

[18] 田牛，李玉珍，刘育英. 血瘀证的微循环研究 [J]. 中国中西医结合杂志，2001，21（4）：248-251.

[19] 邓良刚，皮兴文. 通脉胶囊治疗脑梗塞80例甲襞微循环的临床分析 [J]. 时珍国医国药，2001，12（10）：910.

[20] 朱成全，薛秀琼，陈宝田，等. 新正天丸对偏头痛血瘀证甲襞和球结膜微循环影响 [J]. 微循环杂志，2001，11（1）：36-38.

[21] 秦吉华，刘斌，王莉，等. 不同中医辨证病人舌尖微循环观察 [J]. 中西医结合杂志，1990，10（10）：607-608.

[22] 喻方亨. 尿毒症病人血液透析前后舌尖微循环观察 [J]. 中西医结合杂志，1988，8（10）：630.

[23] 袁肇凯. 舌质、舌尖微循环观察与年龄关系的初步研究 [J]. 北京中医学院学报，1988，11（5）：34.

[24] 翁维良. 微循环检测方法在中医药研究中的应用进展与展望 [J]. 山东中医学院学报，1985，9（4）：50-52.

[25] 袁肇凯. 男女性正常舌象之舌尖、甲皱微循环及舌苔脱落细胞检测结果分析 [J]. 江苏中医，1988，（3）：39-42.

[26] 袁肇凯. 女性月经周期舌象、舌尖微循环和舌苔脱落细胞观测结果的初步分析 [J]. 陕西中医，1989，10（7）：325-327.

[27] 魏艾红，肖景. 四种舌质的舌尖微循环观察 [J]. 解放军医学杂志，1990，15（2）：126-128.

[28] 翁维良. 对糖尿病人瘀血的研究 [J]. 中医杂志，1982，23（1）：46.

[29] 金惠铭. 微循环障碍与"血瘀"及"活血化瘀" [J]. 中西医结合杂志，1982，2（3）：182-184.

[30] 李树森. 慢性阻塞性肺疾患的微循环障碍及活血化瘀治疗前后多部位微循环的临床观察 [J]. 中西医结合杂志，1984，4（5）：2-3.

[31] 王怡，翁维良，刘剑刚. 血瘀证病人微循环容积与舌诊比较研究 [J]. 中国微循环，1997，1（1）：42-44.

[32] 丁钰熊，顾永奋，龙楚瑜. 四种证候模型的微循环研究 [J]. 中国医药学报，1988，3（6）：12-14.

[33] 胡国庆，戚清权，张玲毅，等. 气虚证与甲襞微循环的研究 [J]. 上海中药杂志，1990，（5）：46-48.

[34] 孙世道，陈琪，徐昌泰，等. 甲皱微循环的变化与气血关系——487例临床动态观察的初步报告 [J]. 上海中医药杂志，1981，30（2）：30-32.

［35］聂志伟，陈治水，郭黎明，等. 脾虚证五种疾病甲皱微循环观察［J］. 辽宁中医杂志，1990，14（10）：11-12.

［36］朱瑞芬，王裕民，刘北南. 104 例甲皱微循环的中医辨证分析［J］. 山东中医学院学报，1989，13（1）：20-21.

［37］袁肇凯. 高血压病临床辨证微观指标的初步研究［J］. 辽宁中医杂志，1988，12（10）：34-36.

［38］张清波. 通过外周微循环、血液流变性和免疫功能的观察探讨病毒性肝炎的中医辨证分型［J］. 中华医学杂志，1982，62（8）：40-43.

［39］徐应抒，李跃英，廖大忠，等. 温病卫气营血证候 103 例的微循环和血液流变学研究［J］. 中医杂志，1986，（8）：39-42.

［40］丁钰熊，李行能，徐建中，等. 类阳虚动物模型的微循环观察［J］. 上海中医药杂志，1984，（2）：45-46.

［41］胡志希，袁肇凯，黄献平，等. 养心通脉片对胰岛素抵抗综合征血脂及甲襞微循环的影响［J］. 湖南中医学院学报，2003，23（4）：35-38.

［42］邓良刚，皮兴文. 通脉胶囊治疗脑梗塞 80 例甲襞微循环的临床分析［J］. 时珍国医国药，2001，12（10）：910.

［43］杨丽君，杨荣华. 大黄䗪虫丸对慢性乙型肝炎病人甲襞微循环和肝纤维化指标的影响［J］. 镇江医学院学报，2001，11（4）：500-501.

［44］李兴英，杨连州，康凤英，等. 川芎嗪对兔眼高眼压微循环影响的研究［J］. 中国微循环，2001，5（2）：119-120.

［45］朱成全，薛秀琼，陈宝田，等. 新正天丸对偏头痛血瘀证甲襞和球结膜微循环的影响［J］. 微循环学杂志，2001，11（1）：36-38.

［46］张建萍，王正荣，包定元，等. 大川芎丸对大鼠肠系膜微循环的影响［J］. 中药药理与临床，2006，16（2）：5-7.

［47］李珂，罗俊，程培芬，等. 150 例中老年高血压病患者甲襞微循环变化的观察［J］. 四川省卫生管理干部学院学报，2006，25（2）：105-106.

［48］周小青，郭振球. 肺心病痰瘀辨证与球结膜微循环变化的初步观察［J］. 湖南中医学院学报，1989，9（3）：156-157.

［49］江晓芬，朱文锋，李传课. 视网膜色素变性的球结膜微循环观察［J］. 眼科新进展，1992，12（1）：1-5.

［50］袁肇凯. 高血压病临床辨证微观指标的初步研究［J］. 辽宁中医杂志，1988，（10）：34-36.

［51］郑进，郭振球. 胃脘痛血瘀证患者唇粘膜微循环的初步研究［J］. 云南中医学院学报，1990，13（1）：1-4.

［52］谭敬书，郭兆刚，李皇城. 人体鼻粘膜微循环的初步观察［J］. 湖南中医学院学报，1991，11（1）：28-30.

［53］沈树声. 光电脉搏传感器械研制的初步报告［J］. 生理科学，1983，3（1）：37-39.

［54］李继德. 定量式光电容积脉波仪［J］. 医疗器械，1984，8（7）：26-27.

［55］田牛. 微血管的容积脉波. 微循环［M］. 北京：科学出版社，1986：13.

［56］王明时. 用光纤传感器测量脉搏的研究［J］. 医疗器械，1987，11（6）：311-315.

［57］袁肇凯. 中医药工程研究与应用［M］. 北京：中国中医药出版社，1992：122.

［58］傅骢远. 中医脉象今释［M］. 北京：华夏出版社，1993：96-137.

［59］袁肇凯，杨运高，黄献平. 气滞血瘀与气虚血瘀证微观指标的观察分析［J］. 中国中医基础医学杂志，1995，（3）：39-41.

［60］刘剑刚，王怡，孙立. 通脉冲剂对小鼠耳郭实验性微循环障碍及兔耳动脉光电容积波的影响［J］. 微循环技术杂志，1995，（2）：72-74.

［61］袁肇凯，杨运高，黄献平. 气滞血瘀与气虚血瘀证面色及面血流图观察［J］. 中国中西医结合杂志，1995，（12）：734-735.

［62］袁肇凯，程韵梅，张渝寒，等. 健康人面部常色血流容积变化的研究［J］. 中医杂志，1997，38（1）：43-45.

［63］赵秀英，杨永正，杨敏. 生物医学表面界面信息新概念及光电测试系统［J］. 光电工程，1997，24（6）：30-33.

［64］袁肇凯，黄献平，范伏元，等. 心病气血辨证面色及面部血流图检测分析［J］. 中国医药学报，1997，12（增刊）：139-141.

［65］李相波，刘修生，李明艳. 论中医望诊器的光电转换条件［J］. 湖北师范学院学报（自然科学版），2000，20（3）：66-69.

［66］孟兆辉，白净，王苏中，等. 高血压病人的光电容积脉搏波的频域分析［J］. 北京生物医学工程，2002，21（1）：1-4.

［67］谭兴贵，袁肇凯，黄献平，等. 养心通脉片对冠心病心绞痛光电脉图及心功能影响的观察分析［J］. 中国医药学报，2003，18（2）：96-98.

［68］黄献平，袁肇凯，范伏元. 面部病理五色光电血流容积图的观察［J］. 中国中医基础医学杂志，2001，（3）：61-64.

［69］胡志希，袁肇凯，陈宝珍，等. 55 例冠心病心血瘀阻证病人面部光电血流容积检测分析［J］. 中西医结合心脑血管病杂志，2007，(9)：798-799.

［70］胡志希. 基于光电血流容积的中医面部色诊研究［D］. 湖南中医药大学，2008.

［71］陈洁. 中医面部色诊的研究进展［A］. 朱文锋学术思想研讨会暨中医诊断师资班 30 周年纪念大会论文集［C］. 中华中医药学会，2012：5.

［72］钟敏，陈丹妮，陈思思. 光电容积描记技术测量心率的应用研究［J］. 黑龙江科技信息，2015，(18)：60-61.

［73］唐有瑜，胡镜清，王传池，等. "面色黧黑"内涵及诊治探源［J］. 中国中医基础医学杂志，2016，22 (7)：895-898.

［74］李洪娟. 红外成像检测与中医［M］. 北京：中国古籍出版社，2015：50-100.

［75］汪培清，胡翔龙，许金森，等. 人体体表十四经脉循行路线的红外热像显示［J］. 针刺研究，2002，27 (4)：260-261.

［76］汪培清，胡翔龙，许金森，等. 人体体表督脉与任脉的红外辐射轨迹显示的探讨［J］. 中国临床康复，2003，7 (9)：1379-1380.

［77］许金森，汪培清，胡翔龙，等. 红外辐射成像技术中等温显示与全温显示在中医经络研究中的应用［J］. 福建中医学院学报，2004，14 (2)：20-22.

［78］吴敏，宓越群，倪建俐，等. 700 名健康学龄期儿童红外热像谱特征及中医望诊关联研究［J］. 上海中医药杂志，2002，36 (3)：34-36.

［79］李洪娟，沙莎，李婷婷. 面部红外成像诊法研究［J］. 中国中医基础医学杂志，2012，18 (7)：787-790.

［80］王子焱，张志枫，应荐. 红外技术在中医舌诊中的应用［J］. 中西医结合学报，2005，3 (4)：326-328.

［81］刘黎青，周盛年，刘斌. 中医辨证分型与红外热像舌图特征及温度负荷变化关系的研究［J］. 中医杂志，2002，43 (11)：851-852.

［82］刘黎青，周盛年，张轶，等. 糖尿病患者红外热象舌图及温度负荷变化的研究［J］. 山东生物医学工程，2001，20 (3)：11-14.

［83］姜智浩，诸凯. 不同季节健康人红外舌像比较［J］. 甘肃中医，2007，20 (12)：6-7.

［84］刘黎青，周盛年，张亚伦. 老年患者不同证型红外热象舌图温度负荷的变化［J］. 山东中医药大学学报，2003，27 (1)：34-36.

［85］李顺月，张栋，马惠敏，等. 正常人体全背部红外热像图分析［J］. 陕西中医，2010，31 (3)：369-370.

［86］李红娟，郭会娟，刘颖，等. HIV/AIDS 患者不同寒热证候的热态数据分析及临床意义探讨［J］. 北京中医药大学学报（中医临床版），2011，18 (2)：43-45.

［87］厚磊，李红娟，王健. 感染者的红外热像特征初探［J］. 世界中西医结合杂志，2011，6 (6)：487-490.

［88］张越，谢胜. 应用红外热像技术对手足心热病因分析［J］. 陕西中医学院学报，2012，35 (2)：14-15.

［89］张宜，施杰，杜少辉，等. 运用远红外热断层扫描技术诊断肾虚型膝骨性关节炎的研究［J］. 广州中医药大学学报，2011，28 (3)：324-327.

［90］张耀如. 乳腺增生病中医分型与近红外像关系临床观察［J］. 山西中医，2006，22 (2)：20-21.

［91］王军，邓方阁，王刚，等. 红外热成像在腰椎间盘突出症诊断中的地位［J］. 临床军医杂志，2010，38 (1)：133-135.

［92］刘险峰，袁云娥，杨明会. 关于 300 例健康人体的远红外热像自动分析与探讨［J］. 中华健康管理学杂志，2010，4 (3)：172-173.

［93］李洪娟，李婷婷. 144 例 9 种体质人群夏季红外成像特征的研究［J］. 北京中医药大学学报（中医临床版），2013，20 (2)：37-39.

［94］郭会鹃，李洪娟，许俊琴，等. 红外热像技术在观察艾滋病患者热态变化趋势中的应用［J］. 北京中医药大学学报（中医临床版），2010，17 (2)：7-9.

［95］张立娟，张秀华. 红外热像仪观察血府逐瘀汤对早期糖尿病足的影响［J］. 天津中医药大学学报，2011，30 (1)：14-16.

［96］黄进淑. 盆腔炎性疾病行红外热像检查 100 例护理配合［J］. 齐鲁护理杂志，2013，19 (8)：91-92.

［97］张栋. 针灸原理和经络研究中红外热像技术的应用［J］. 中国针灸，2004，24 (1)：37-42.

［98］郑娟娟，沈雪勇，赵毅. 经络腧穴红外辐射特性研究［J］. 中国针灸，2010，30 (10)：831-834.

［99］张冀东，何清湖，孙涛，等. 中医偏颇体质与测评现状与展望［A］. 第八届国学国医岳麓论坛论文集［C］. 2014：28-32.

［100］黄博，李子孺，陈锂，等. 夏冬季节人体红外热像图像特征的初步研究［J］. 世界中医药，2011，6 (4)：287-290.

[101] 郑霞，刘奕，李启佳，等. 应用 TTM 对 60 例正常人阳虚质的评价研究 [J]. 南京中医药大学学报，2012，28 (1)：15-19.

[102] 李启佳，陆华，邓延莉，等. 应用非致冷镜头的红外热成像仪对 76 例正常人阳虚质的评价研究 [J]. 中国中西医结合影像学杂志，2014，12 (2)：113-115.

[103] 连志强，余华，孟鹃，等. 医用红外热像技术在亚健康人群颈部体检中的应用 [J]. 宁夏医学杂志，2013，35 (10)：956-957.

[104] 王超，余葱葱，张成明，等. 亚健康态胸痹与胸痹红外图谱的温度特征比较 [J]. 激光与红外，2010，40 (4)：380-382.

[105] 丁松屹，陈衍明，王超. 亚健康态胸痹的临床红外热图特征表现的研究 [J]. 云南中医中药杂志，2010，31 (4)：16-18.

[106] 李婷婷，魏明，李洪娟. 红外热像在中医学中的应用现状与展望 [J]. 北京中医药大学学报（中医临床版），2013，20 (4)：59-61.

[107] 彭霞，孙军刚，黄祖波，等. 红外热成像技术在临床应用中的困惑 [J]. 甘肃中医，2009，22 (10)：20-21.

[108] 魏明，孟祥奇，刘佳琪，等. 应用红外成像技术辅助中医诊治 1 例 [J]. 北京中医药大学学报（中医临床版），2013，20 (6)：48-49.

[109] 邱曾秀，金日晔，黄鹤年，等. 321 例正常舌印片脱落细胞的研究 [J]. 上海医科大学学报，1986，(4)：297-300.

[110] 秦吉华，孙芝莲，陈冬芳，等. 舌象细胞学的初步研究 [J]. 山东中医学院学报，1989，(4)：61-64.

[111] 袁肇凯，程韵梅，占芳，等. 155 例薄白舌苔脱落细胞检测结果分析 [J]. 中国医药学报，1990，(1)：35-37.

[112] 袁肇凯，程韵梅，占芳，等. 152 例黄苔舌脱落细胞检测分析 [J]. 湖南中医学院学报，1990，(3)：128-131.

[113] 邱曾秀，黄鹤年，陈兆平，等. 镜面舌 30 例临床分析与舌印片脱落细胞观察 [J]. 中西医结合杂志，1984，(12)：735-737.

[114] 袁肇凯. 舌苔消长舌脱落细胞舌面酸碱度检测分析 [J]. 辽宁中医杂志，1994，21 (7)：289-292.

[115] 吴正治，郭振球，李新华，等. 七种常见舌苔的细胞化学计量诊断研究 [J]. 北京中医药大学学报，1996，19 (3)：57-60.

[116] 李新华，吴正治，周小青. 白苔和黄苔细胞化学指标的观测 [J]. 中国中医基础医学杂志，2001，7 (6)：56-68.

[117] 何羿婷. 脾虚证、肝胃不和证及痰热证病人舌苔脱落细胞的检测 [J]. 广州中医学院学报，1995，(2)：22-25.

[118] 王莉，秦吉华，迟永利，等. 106 例胃癌患者舌苔脱落细胞观察 [J]. 山东中医学院学报，1995，19 (4)：258-260.

[119] 杨振江，张英，郭振球. 食管癌舌脱落细胞变化及其与中医辨证分型关系的初步研究 [J]. 中国中西医结合杂志，1995，15 (5)：277-280.

[120] 张平，水文霞. 正常人舌脱落上皮细胞的形态计量分析 [J]. 中国体视学与图像分析，2000，5 (2)：73-76.

[121] 刘文兰，梁嵘，陈家旭，等. 急性呼吸系感染疾病患者舌苔厚度与细胞凋亡的关系 [J]. 北京中医药大学学报，2001，24 (2)：24-26.

[122] 马树恒，张远炎，谭德银，等. 气虚证舌苔脱落细胞学研究 [J]. 成都中医药大学学报，2000，23 (1)：9-11.

[123] 杨正望. 月经失调肾虚证内分泌改变的实验研究 [J]. 湖南中医学院学报，1995，15 (3)：49-52.

[124] 尤昭玲，王若光. 月经后期患者性周期不同时相中舌粘膜细胞化学变化的动态研究 [J]. 中国中医药科技，1996，3 (3)：3-5.

[125] 倪宗伽，狄群英，李兰芬，等. 35 例慢性胃病患者舌苔脱落细胞超微结构观察 [J]. 云南中医杂志，1994，15 (5)：11-13.

[126] 李颖，郭振球. 慢性萎缩性胃炎虚寒证与郁热证舌苔超微结构变化 [J]. 中西医结合杂志，1991，11 (3)：138-140.

[127] 伍仕琨，谭伯强. 311 例胃十二指肠病变内镜象与舌象临床观察 [J]. 广西中医药，1990，13 (1)：1-4.

[128] 姚保泰，孙学毕，王莉. 实验性胃粘膜癌前病变大鼠舌与胃粘膜象观察 [J]. 中医杂志，1999，40 (3)：174-177.

[129] 袁肇凯. 中医诊断实验方法学（第 2 版）[M]. 北京：科技出版社，2007：109-123.

[130] 梁岩，学业，齐玉珍. 慢性胃炎脾胃湿热证患者舌印片观察 [J]. 宁夏医学杂志，2007，29 (10)：901-903.

[131] 梁岩，冯奇刚，李志明. 慢性胃炎湿证患者舌苔脱落细胞的检测分析 [J]. 宁夏医学杂志，2007，29 (9)：795-796.

[132] 李灿东，高碧珍，兰启防，等. 慢性胃炎脾胃湿热证舌印片与细胞凋亡的相关性研究 [J]. 中国医药学报，2003，18 (7)：404-407.

[133] 李灿东，高碧珍，兰启防，等. 慢性胃炎脾胃湿热证患者舌象与细胞凋亡的相关性研究 [J]. 中医杂志，2003，

44（1）：56－58.

[134] 陈宇，任健，刘家义. 120 例慢性胃炎患者舌苔脱落细胞理化指标与中医辨证相关性研究 [J]. 长春中医药大学学报，2008，24（3）：273－274.

[135] 吴德华，徐汉坤. 人体气味的证据价值及检验技术进展 [J]. 刑事技术，2006，（4）：18－23.

[136] 邰发道，孙儒泳. 人体气味及其功能 [J]. 生理科学进展，2002，33（1）：61－64.

[137] Persaud K, Dodd G. Analysis of discrimination mechanisms in the mammalian olfactory system using a model nose [J]. Nature, 1982, 299 (5881)：352－355.

[138] Cai X, Chen L, Kang T, et al. A Prediction Model with a Combination of Variables for Diagnosis of Lung Cancer [J]. Medical Science Monitor International Medical Journal of Experimental & Clinical Research, 2017 (23)：5620－5629.

[139] Fens N, Zwinderman A H, Mp V D Set, et al. Exhaled breath profiling enables discrimination of chronic obstructive pulmonary disease and asthma [J]. American Journal of Respiratory & Critical Care Medicine, 2009, 180 (11)：1076－1082.

[140] Montuschi P, Santonico M, Mondino C, et al. Diagnostic performance of an electronic nose, fractional exhaled nitric oxide, and lung function testing in asthma [J]. Chest, 2010, 137 (4)：790－796.

[141] Gasparri R, Santonico M, Valentini C, et al. Volatile signature for the early diagnosis of lung cancer [J]. Journal of Breath Research, 2016, 10 (1)：016007.

[142] 徐珍琴，丁露，刘虎，等. 电子鼻对非小细胞肺癌挥发性标志物检测的可行性 [J]. 安徽医科大学学报，2011，46（8）：798－801.

[143] 陈璐，刘畅，康涛，等. 呼出气体中部分可挥发性有机物用于诊断肺癌的预测模型 [J]. 肿瘤，2015，35（4）：404－413.

[144] 邹莹畅. 基于呼出气体及其冷凝物检测的肺癌早期诊断方法及仪器研究 [D]. 浙江大学，2016.

[145] Machado R F, Laskowski D, Deffenderfer O, et al. Detection of Lung Cancer by Sensor Array Analyses of Exhaled Breath [J]. Am J Respir Crit Care Med, 2014, 171 (11)：1286－1291.

[146] 曹明富，陈星，王永清，等. 基于虚拟气体传感器阵列的新型肺癌检测电子鼻实验研究 [J]. 中国生物医学工程学报，2008，27（1）：102－107.

[147] Ping W, Yi T, Xie H, et al. A novel method for diabetes diagnosis based on electronic nose [J]. Biosensors & Bioelectronics, 1997, 12 (9－10)：1031－1036.

[148] Mohamed EI, Linder R, Perriello G, et al. Predicting Type 2 diabetes using an electronic nose-based artificial neural network analysis [J]. Diabetes Nutr Metab, 2002, 15 (4)：15－21.

[149] Arasaradnam R P, Quraishi N, Kyrou I, et al. Insights into 'fermentonomics'：evaluation of volatile organic compounds (VOCs) in human disease using an electronic 'e-nose' [J]. Journal of Medical Engineering & Technology, 2011, 35 (2)：87－91.

[150] 郑哲洲. 基于电子鼻和证素辨证的 2 型糖尿病患者病证结合气味图谱研究 [D]. 福建中医药大学，2014.

[151] 何庆华，王正国，田逢春，等. 电子鼻技术在医学中的应用 [J]. 中国医学物理学杂志，2010，27（5）：2125－2127.

[152] 奉轲，花中秋，伍萍辉，等. 用于检测糖尿病标志物的电子鼻优化设计 [J]. 传感技术学报，2018（1）：13－18.

[153] Voss A, Baier V, Reisch R, et al. Smelling renal dysfunction viaelectronic nose [J]. Ann Biomed Eng, 2005, 33 (5)：56－60.

[154] Guo D, Zhang D, Li N, et al. A Novel Breath Analysis System Based on Electronic Olfaction. IEEE Trans Biomed Eng, 2010.

[155] Lin Y J, Guo H R, Chang Y H, et al. Application of the electronic nose for uremia diagnosis [J]. Sensors & Actuators B Chemical, 2001, 76 (1)：177－180.

[156] Gardner JW, Shin HW, Hines EL. An electronic nose system to diagnose illness [J]. Sensors and Actuators B, 2000, 70 (1)：19－24.

[157] Yamada Y, Takahashi Y, Konishi K, et al. Association of odor from infected root canal analyzed by an electronic nose with isolated bacteria [J]. Endod, 2007, 33 (9)：1106－1109.

[158] Thaler ER, Lee DD, Hanson CW. Diagnosis of rhinosinusitis with acolorimetric sensor array [J]. Breath Res,

2008，2（3）：037016.

[159] 徐姗，田逢春，杨先一，等. 独立分量分析在伤口感染监测电子鼻技术中的应用. 世界科技研究与发展，2011，33（4）：584－587.

[160] Shykhon M E，Morgan D W，Dutta R，et al. Clinical evaluation of the electronic nose in the diagnosis of ear，nose and throat infection：a preliminary study [J]. Journal of Laryngology & Otology，2004，118（9）：706－709.

[161] Dutta R，Morgan D，Baker N，et al. Identification of Staphylococcus aureus infections in hospital environment：electronic nose based approach [J]. Sensors & Actuators B Chemical，2005，109（2）：355－362.

[162] Pavlou A，Turner A P，Magan N. Recognition of anaerobic bacterial isolates in vitro using electronic nose technology [J]. Letters in Applied Microbiology，2002，35（5）：366.

[163] 吕博. 用于伤口感染细菌检测的医用电子鼻研究 [D]. 重庆大学，2016.

[164] 冯秀君. 基于证素辨证的慢性胃炎气滞证的口腔呼气气味图谱研究 [D]. 福建中医药大学，2017.

[165] 林雪娟，梁丽丽，刘丽桑，等. 基于电子鼻的慢性胃炎寒热病性间的气味图谱特征研究 [J]. 中华中医药杂志，2016，31（4）：1193－1197.

[166] 郭森仁，梁丽丽，林雪娟，等. 基于电子鼻的慢性胃炎常见病性证素间的气味图谱特征研究 [J]. 中华中医药杂志，2016，31（6）：2263－2266.

[167] Aronzon A，Hanson C W，Thaler E R. Differentiation between cerebrospinal fluid and serum with electronic nose [J]. Otolaryngology-head and neck surgery：official journal of American Academy of Otolaryngology-Head and Neck Surgery，2005，133（1）：16.

[168] 黎琪. 乳癌诊断电子鼻及应用 [D]. 重庆大学，2008.

[169] Yaegaki K，Sanada K. Volatile sulfur compounds in mouth air from clinically healthy subjects and patients with periodontal disease [J]. Journal of Periodontal Research，1992，27（1）：233－238.

[170] Yaegaki K，Sanada K. Biochemical and clinical factors influencing oral malodor in periodontal patients [J]. Journal of Periodontology，1992，63（9）：783.

[171] Kleinberg I，Codipilly M. The biological basis of oral malodor formation. Research perspectivesedl. Ramot Tel Aviv Israel，1995：13－39.

[172] Feijó A V，Parente M A，Behlau M，et al. Acoustic analysis of voice in multiple sclerosis patients [J]. Journal of Voice，2004，18（3）：341－347.

[173] Liatsos C，Hadjileontiadis L J，Mavrogiannis C，et al. Bowel Sounds Analysis：A Novel Noninvasive Method for Diagnosis of Small-Volume Ascites [J]. Digestive Diseases & Sciences，2003，48（8）：1630－1636.

[174] 张靖，李磊涛，江汉，等. 口臭的诊断方法及其应用 [J]. 临床口腔医学杂志，2017，33（3）：188－190.

[175] 陈曦，陶丹英，李箐，等. 胃幽门螺杆菌感染与口臭关系的初步研究 [J]. 上海口腔医学，2007，16（3）：236－238.

[176] 沈子晶，邹荣海，龚镭. HeliprobeTm 与鼻闻法测量氨性口臭的相关性 [J]. 牙体牙髓牙周病学杂志，2004，14（8）：456－457.

[177] Iwanicka-Grzegorek E，Lipkowska E，Kepa J，et al. P27 Comparison of ninhydrine methods of detecting amine compounds with other methods of detection in halitosis [J]. Oral Diseases，2005，11（Supplement s1）：114.

[178] 刘秦仲，姚薇，刘波. 茚三酮法检测口臭病人 31 例临床应用 [J]. 陕西医学杂志，2011，40（7）：919－920.

[179] Dadamio J，Tornout M V，Vancauwenberghe F，et al. Clinical utility of a novel colorimetric chair side test for oral malodour [J]. Journal of Clinical Periodontology，2012，39（7）：645.

[180] Tangerman A，Winkel E G. The portable gas chromatograph OralChroma™：a method of choice to detect oral and extra-oral halitosis [J]. Journal of Breath Research，2008，2（1）：017010.

[181] Vandekerckhove B，Velde S V D，Smit M D，et al. Clinical reliability of non - organoleptic oral malodour measurements [J]. Journal of Clinical Periodontology，2009，36（11）：964 － 969.

[182] 王菁，王明荣，王者玲. 口臭患者舌背菌群分析 [J]. 北京口腔医学，2010，18（1）：25－29.

[183] Bornstein M M，Kislig K，Hoti B B，et al. Prevalence of halitosis in the population of the city of Bern，Switzerland：A study comparing self-reported and clinical data [J]. European Journal of Oral Sciences，2009，117（3）：261 － 267.

[184] 陈晓丽，叶玮，唐纯，等. 口臭相关因素的分析 [J]. 临床口腔医学杂志，2013，29（5）：259 - 262.

[185] 何建成，王文武，丁宏娟. 计算机中医问诊系统的开发与研究 [J]. 时珍国医国药，2010，21（9）：2370 - 2372.

[186] 郑舞，刘国萍，朱文华，等. 中医脾系问诊信息采集系统研制与评价 [J]. 中国中医药信息杂志，2013，20（11）：19 - 21.

[187] 刘国萍，王忆勤，郭睿，等. 中医心系问诊采集系统初步研制及评价 [J]. 世界科学技术：中医药现代化，2008，10（5）：16 - 20.

[188] 李方玲，梁嵘. 问卷在中医证候研究中的应用与思考 [J]. 北京中医药大学学报，2006，29（3）：162 - 164.

[189] 陈春凤，王忆勤，燕海霞. 中医声诊客观化研究概况 [J]. 中华中医药学刊，2014，32（3）：483 - 485.

[190] 冯前进，刘润兰. 从中医闻诊到声生物学及其诊断技术研究 [J]. 山西中医学院学报，2010，11（2）：68.

[191] 莫新民，蔡光先，张建丽，等. 中医声诊客观化的临床实验研究 [J]. 中国中医基础医学杂志，1998，（5）：38 - 44.

[192] 王晓岚. 肺结核病辨证闻诊初探 [A]. 研究生论文摘要 [C]. 1992，（3）：29.

[193] 胡爱莲，张念祖，夏立军，等. 嗓音的定量检测与分析 [J]. 山西医科大学学报，1997，（4）：68 - 70.

[194] 侯丽珍，韩德民，徐文，等. 国人正常嗓音特点的相关研究 [J]. 临床耳鼻咽喉科杂志，2002，（12）：667 - 669.

[195] 雷科，杨旭，沈建中，等. 成人嗓音声学参数正常参考值的研究 [J]. 临床耳鼻咽喉科杂志，2000，（6）：255 - 257.

[196] 刘绮明，张建国，黄敏齐. 病理嗓音的定量分析 [J]. 山东医大基础医学院学报，2002，（2）：89 - 91.

[197] 张志明，杨式麟. 病态嗓音基频和音域的变化 [J]. 临床耳鼻咽喉科杂志，2000，（6）：260 - 261.

[198] 龚齐，沈伟，黄昭鸣，等. 896 例成人嗓音声学参数的计算机采集分析 [J]. 听力学及言语疾病杂志，2000，（1）：34 - 36.

[199] 郭佳，雍小嘉，赵刚. 中医闻诊声音采集方法研究与改进 [J]. 科学技术与工程，2012，12（18）：4538 - 4540.

[200] 鄢彬，王忆勤. 中医闻诊客观化研究进展 [J]. 中华中医药学刊，2014，32（2）：243 - 246.

[201] 鲁法庭，张学娅，杨梅，等. 声诊研究现状及开展咳嗽中医声诊客观化研究新思路 [J]. 辽宁中医杂志，2010，37（7）：1231 - 1232.

[202] 于波，崔龙涛，许家佗. 中医脉图诊断技术的临床应用进展 [J]. 中医药信息，2012，29（3）：124 - 127.

[203] 郭苗苗. 高血压患者脉象仪参数与肱动脉—踝动脉脉搏波波速相关性研究 [D]. 福建中医药大学，2013.

[204] 胡紫景. 不同血压组别的颈动脉反射波增强指数与脉象参数的相关性研究 [D]. 福建中医药大学，2012.

[205] 张义德. 促脉的形成机理及其与冠心病心力衰竭的相关性研究 [D]. 南京中医药大学，2006.

[206] 王玺玺，杨学智，李海燕，等. 从血液流变性质探讨中医脉象的形成机制 [J]. 北京中医药，2014，33（3）：193 - 195.

[207] 徐涛. 人体脉象生理信息的提取与识别方法研究 [D]. 山东科技大学，2008.

[208] 李雪，张伟妃，王慧雯，等. 汉族与苗族健康人群的面诊、舌诊及脉诊图像参数的比较 [J]. 中华中医药杂志，2018，33（1）：346 - 349.

[209] 燕海霞，王忆勤，宫爱民，等. 从血液动力学角度探讨中医脉象形成机制的研究现状及思考 [J]. 时珍国医国药，2010，21（8）：2016 - 2018.

[210] 瞿年清，谢梦洲. 计算机脉象仪与脉波识别 [A]. 全国中医诊断学术年会论文汇编 [C]，2012.

[211] 张义德，岳沛平. 脉图的实验及临床应用研究进展 [J]. 云南中医学院学报，2005，28（3）：68 - 70.

[212] 王凤飞，刘玥，齐新. 冠心病病人脉图特征分析 [J]. 中西医结合心脑血管病杂志，2017，15（7）：777 - 780.

[213] 张力. 脉诊研究进展 [J]. 山东中医药大学学报，1995（4）：281 - 284.

[214] 张坤艳. 脉象特征信息的提取与识别方法研究 [D]. 山东科技大学，2007.

[215] 曾凤. 2 型糖尿病中老年患者脉图参数变化与中医辨证关系的研究 [D]. 成都中医药大学，2008.

[216] 齐凤军，程井军. 左右关脉与脾肝内在联系的探讨 [J]. 中华中医药学刊，2011，29（1）：212 - 214.

[217] 张叶青，王忆勤，董耀荣，等. 高血压病患者治疗前后脉图参数变化观察 [J]. 中华中医药学刊，2012，30（4）：699 - 702.

[218] 魏世超，曹双双，骆杰伟，等. 基于瞬时波强技术（Wave Intensity）滑脉脉象图的构建 [J]. 时珍国医国药，2017，28（6）：1518 - 1521.

[219] 王琦. 中医四诊客观化研究的现状与思考 [J]. 中医杂志，2000，41（7）：106 - 109.

[220] 谢利. 脉诊客观化临床研究进展 [J]. 西部中医药，2003，16（9）：4 - 5.

[221] 瞿昊宇，谢梦洲，瞿年清，等. 计算机脉象仪的研制与脉象识别 [J]. 湖南中医药大学学报，2013，33（1）：92 - 93.

[222] 谭兴贵，姚湘玲. 养心通脉片对冠心病心绞痛光电脉图及心功能影响的观察分析 [J]. 中华中医药杂志，2003，18（2）：96-98.

[223] 伍洁. 基于 ACC-RBF 网络的脉象信号研究 [D]. 重庆大学，2008.

[224] 魏红，刘明林，郑洪新. 中医脉诊现代化研究思路探析 [J]. 中国中医基础医学杂志，2004，10（2）：69-71.

[225] 杨浠，谢梦洲. 冠心病血瘀证计算机脉图参数的研究 [J]. 现代诊断与治疗，2013，（12）：2690-2691.

[226] 倪正仙，王忆勤，张晓丹，等. 240 例妊娠中期和妊娠晚期脉象观察 [J]. 时珍国医国药，2009，20（4）：947-948.

[227] 张晓然，李素香，张勤善. 脉象仪的发展现状与思考 [J]. 中医研究，2008，21（5）：3-6.

[228] 崔骥，费兆馥，张志枫，等. 平、滑、弦脉的脉图分类参数范围研究 [J]. 上海中医药杂志，2016，50（12）：15-17.

[229] 韩承航，程云章. 基于模糊聚类和改进 C-V 模型的冠状动脉图像分割方法 [J]. 北京生物医学工程，2017，36（3）：262-267.

[230] 王贻俊，王劲松，蔡新吉. MXY-Ⅱ型脉象仪的设计 [J]. 现代医学仪器与应用，2000，（1）：6-8.

[231] 张子霖，陈清光，金龙珍，等. 基于脉诊客观化的临床应用和评价方法 [J]. 中医药导报，2016，22（4）：101-103.

[232] Nathalia，Gomes，Ribeiro，etal. Traditional Chinese medicine wrist pulse-taking is associated with pulse wave form analysis and hemodynamics in hypertension [J]. 结合医学学报（英文版），2016，14（2）：100.

[233] 王常松. 对中医"四诊"客观化研究的思考 [A]. 中华中医药学会第九次中医诊断学术会议论文集 [C]，2008.

[234] 王常松. 对中医诊断学相关研究的困惑 [A]. 中华中医药学会中医诊断学分会第十次学术研讨会论文集 [C]，2009.

[235] 彭欣，夏雷，李继贵，等. 血虚大鼠血流变和凝血功能的变化研究 [J]. 中国血液流变学杂志，2006，16（2）：174-177.

[236] 秦林，刘更生，宋月芹. 试论四物汤血虚证与贫血症的关系 [J]. 中国中医基础医学杂志，2004，10（2）：48-49.

[237] 杨晓燕，于戈群. 中医血瘀证与血液流变学机理探要 [J]. 新疆中医药，2009，27（3）：3-4.

[238] 陈丹，张影华，谢艳秋，等. 血热型/血燥型银屑病患者外周血 T 淋巴细胞亚群变化 [J]. 中华皮肤科杂志，2006，39（10）：600-601.

[239] 刘伟. 老龄人群中医证候类型与血液高凝状态相关性研究 [D]. 北京中医药大学，2007.

[240] 罗玲，谭宪伟. 肺系疾病中医辨证与痰细胞学检查关系初探 [J]. 中国中医急症，2004，13（1）：29-30.

[241] 杨晶，张爱丽. 慢性阻塞性肺疾病患者血清及痰液白细胞介素-8、肿瘤坏死因子的检测及临床意义 [J]. 现代中西医结合杂志，2007，16（31）：4598-4599.

[242] 吕仁和，时振声. 尿浊的辨治 [J]. 北京中医杂志，1991，4（5）：10-11.

[243] 万叔援，毛良，赵伟康，等. 阴虚火旺与尿 17-羟经皮质类固醇、儿茶酚胺排泄量关系的观察 [J]. 中华医学杂志，1979，59（12）：722-724.

[244] 沈群玲. 血液检验用于贫血鉴别诊断的效果观察 [J]. 临床合理用药杂志，2018，11（1）：150-152.

[245] 赵丽娜. 探讨血液检测中相关指标在冠心病患者诊治中的价值 [J]. 世界最新医学信息文摘，2017，17（90）：176-180.

[246] 李杰，袁肇凯. 冠心病血瘀证的病机研究 [J]. 中西医结合心脑血管病杂志，2006，4（7）：613-615.

[247] Jie Li，Lingli Chen，Jianguo Wang，et al. Association between apolipoprotein E gene and heart blood stasis syndrome in premature coronary heart disease pedigrees within the Hunan han nation population [J]. Biomedical Research，2017，28（21）：9543-9548.

[248] 袁倩，毛以林，李杰，等. 湖南地区人群早发冠心病血瘀证与 AGT 基因多态性的关系 [J]. 辽宁中医药大学学报，2015，17（4）：58-61.

[249] Meisen T，Zhengde H，Zhongjun X，et al. Research into relationship between estrogen receptor gene β promoter region methylation status and blood stasis syndrome of premature coronary heart disease [J]. China Journal of Traditional Chinese Medicine and Pharmacy，2015，30（5）：1464-1468.

[250] 向忠军. 基于甲基化修饰探讨加减养心通脉方对冠心病血瘀证及亚型 CTNNB1、DES 基因表达的影响研究 [D]. 湖南中医药大学，2015.

[251] 袁肇凯，王丽萍，黄献平，等. 冠心病血瘀证遗传相关的差异基因筛选及其功能路径分析 [J]. 中国中西医结合杂志，2012，32（10）：1313-1318.

［252］毛以林，袁肇凯，黄献平，等. 冠心病血瘀证与血管紧张素转换酶基因多态性的相关性研究［J］. 中国中西医结合杂志，2004，24（9）：776-780.

［253］李杰，袁肇凯，黄献平，等. 湖南汉族人群 ACEI/D 基因多态性与冠心病血瘀证的遗传流行病学研究［J］. 中西医结合心脑血管病杂志，2007，5（9）：787-789.

［254］李杰，袁肇凯，黄献平，等. 湖南汉族人群 FⅦ基因 M1/M2 多态性与冠心病血瘀证的遗传流行病学研究［J］，中国中医急症，2009，18（2）：253-255.

［255］袁肇凯，黄献平，谭光波，等. 冠心病血瘀证 ApoE 基因多态性的检测分析［J］. 北京中医药大学学报，2008，31（12）：830-834.

［256］袁肇凯，黄献平，谭光波，等. 冠心病血瘀证血管内皮细胞功能的检测分析［J］. 中国中西医结合杂志，2006，26（5）：407-410.

［257］鹿小燕，顾焕，徐浩，等. 基于气相色谱质谱联用对冠心病"痰""瘀"证候血清代谢组学的研究［J］. 中西医结合心脑血管病杂志，2016，14（9）：929-932.

［258］刘培，肖隋熙，罗颖，等. 心血瘀阻证动态演变过程生物信息学研究［J］. 湖南中医药大学学报，2018，38（2）：130-135.

［259］杨会敏，陶庆春，宋妍，等. 中医寒痰证、热痰证与痰液中细胞学及微生物学变化的初探［J］. 北京中医药大学学报，2010，33（11）：762-765.

［260］韩鹏，赵丽萍，李彦芳，等. 3种方法检测痰标本结果临床应用对比分析［J］. 医学动物防制，2018，34（1）：94-96.

［261］曹静，李采青，韩旭颖，等. 超高倍显微成像系统在痰液真菌检测中的应用［J］. 国际检验医学杂志，2017，38（8）：1119-1121.

［262］叶巍，马杰. AVE-562 全自动粪便分析仪在粪便检测中的性能评价［J］. 国际检验医学杂志，2017，38（21）：3038-3040.

［263］陈利生. 粪便 miRNA 检测在结直肠癌诊断中的价值［J］. 结直肠肛门外科，2017，23（5）：565-569.

［264］毛良，丁伟璜，宋菊敏. 从尿中肌酐、尿素、钾、磷、镁的排泄量探讨慢性肾炎病人阴虚、阳虚的病理基础［J］. 中西医结合杂志，1984，4（4）：209-211.

［265］宋一亭，顾铠，刘彩英. 尿渗透压测定与阴阳虚实辨证的关系［J］. 中西医结合杂志，1984，4（7）：417-419.

［266］崔贵珍，蔡碧滑. 用测定尿酶活力观察中医治疗肾盂肾炎 40 例的疗效［J］. 辽宁中医杂志，1986，25（8）：23-25.

［267］郑意田，黄羡明，孙吉山. 糖尿病性膀胱病变的中医辨证与尿流动力学关系之探讨［J］. 中西医结合杂志，1984，4（12）：732-733.

［268］罗艺，徐文莉，张洪德，等. 泌尿生殖系感染患者尿液中沙眼衣原体、淋球菌、解脲脲原体感染分析［J］. 国际检验医学杂志，2016，37（11）：1486-1487，1491.

［269］王丽东，那向杰，田欣鑫，等. 尿液分析仪和镜检法在尿液检测中的应用［J］. 中国医疗器械信息，2017，23（11）：81-82.

［270］田英. 浅析尿液检验在临床诊治中的应用［J］. 世界最新医学信息文摘，2017，17（85）：144.

［271］刘莉娟. 基于痰液中的黏蛋白分析研究 COPD 急性加重期（肺脾气虚证）的发病特点［D］. 新疆医科大学，2017.

［272］陈红锦，胡智亮，顾宁，等. 大肠癌高危患者粪便 P_{53} 基因检测与中医"治未病"理念［J］. 时珍国医国药，2011，22（7）：1771-1773.

第二节　中医病、证、症模型研究

一、舌象动物模型研制与应用

中医学认为"舌为心之候，苔乃胃之明徵""有诸内者必形于外"。清代杨云峰《临证验舌法》："内外杂证，无一不呈其行、著其色于舌。"可以说舌诊是中医四诊之望诊的重要内容，是充分体现中医诊法特色的内容之一，更是中医诊断疾病的重要方法。现代医学认为，舌是一个神经血管分布十分丰富的肌性器官，当人体发生疾病，舌的病理改变即首当其冲，使舌色和舌形态方面发生改变，这些变化是进行舌色和临床疾病相关性研究的主要内容。

现今随着中医临床现代化的进一步发展，对舌诊也提出了客观化、定量化的新要求。而以现代科学技术手段研究舌诊原理，提高其临床应用价值，使其更加科学化、客观化、具体化，已成为舌诊研究的必然方向。特别是近些年来，舌象动物模型的迅猛发展，为舌诊现代化研究注入了新的活力。

（一）大鼠舌象模型

1. 鼠舌象情况描述　舌体相对较大较厚，舌质红活，尖端锐尖，舌背可见大量丝状乳头覆盖舌面，微作白色，有粗糙感，舌苔不明显，舌正中沟明显，界沟顶点可见一略突起的轮廓乳头。舌腹面光滑柔润，中央凹沟明显，黏膜下静脉主干在舌系带两侧，属支自边缘汇入呈树枝状，线状青色隐约可见。舌背面丝状乳头众多，有圆锥形与圆柱形两种，中轴发出的次级乳头较少，表层呈明显的角化。蕈状乳头大而高，数量较少，主要分布在舌尖及边缘处，呈倒置杯状，每个乳头表层中央有一个较大的味蕾，表层似覆盖有一层黏膜细胞，中央有一小凹窝，即形成的味孔，有极薄的角化层。轮廓乳头在中线仅见1个，略高出黏膜，侧壁及环行沟有味蕾分布，数量不多，沟底有味腺导管开口。固有层有一排小静脉分布。舌腹面黏膜角化明显，固有层、下层有一排小静脉分布，靠近舌系带一条较粗大。在舌中隔两侧肌间隙中对称分布着舌动脉、舌静脉与神经干。味腺在轮廓乳头下，为浆液腺，舌下腺主要为黏液腺与混合腺。

2. 鼠舌象病理状态研究　马维骐等用链脲佐菌素（STZ）造模法造出糖尿病大鼠动物模型，观察大鼠舌下络脉变化发现：空白对照组为舌下络脉呈线状，色淡紫或淡青，一般显露于舌体的后1/2部分，其细小属支如树枝状隐现于黏膜下，均不达边缘。造模7日组呈现出典型血瘀征象表现为舌下络脉粗张，紫青加重，属支显露明显增多，延伸至边缘，有的可见瘀点。造模40日组则舌下络脉情况与对照组相差不大，形态接近，未见明显血瘀征象。造模70日组情况为舌下脉络轻度扩张，青紫加重，属支显露稍增多，延伸至边缘，表明有血瘀征象。邹世洁等采用脱氧胆酸钠和阿司匹林水溶液交替饮用加免疫损伤法造大鼠慢性萎缩性胃炎（CAG）模型，采用耗气破气药（厚朴、枳实、大黄）加饥饱失常法造脾虚CAG模型，采用钳夹激怒加肾上腺素注射法造肝郁CAG模型，采用MTU（甲基硫氧嘧啶）饮用法造肾虚CAG模型。实验8周后，观察舌象变化发现：空白对照组舌淡红，苔薄白；CAG组舌淡红，苔略少；脾虚CAG组舌淡红，苔少；肝郁CAG组舌淡红，苔薄白；肾虚CAG组舌淡红，黯，苔略少。实验27周后发现：空白对照组舌淡红，苔薄白；CAG组舌偏红、黯；脾虚CAG组舌嫩；肝郁CAG组舌有偏红趋势；肾虚CAG组舌淡嫩。

陈小野等观察大鼠长期（26周）脾虚造模（厚朴、枳实、大黄）和热证造模（熟附子、肉桂、干姜、女贞子）的活体舌象发现空白对照组舌质淡红，苔薄白，个别舌质红。脾虚组舌质淡、嫩，苔少，舌面水滑。热证组舌质红或淡红，苔薄白，舌面苍老。李乐军等采用富士数码相机在相同角度和光线下近距离拍摄3种不同部位脑缺血模型大鼠的舌腹面、舌下脉络；并进行脑缺血后1、3、5、7日不同时间点舌质色度值测定比较和舌下脉络显色长短分级记分。舌质色度值采用Image（NIH，USA）软件进行分析处理，选取每只大鼠舌中部3点数据进行统计。得出评价标准如下：舌质色泽红润记0分；舌质色泽红润略黯记 1 分；舌质色泽紫黯记 2 分；舌质色泽紫黑记 3 分。舌腹面舌下脉络色泽与长短分级如下：舌下脉络色泽红润，显色约 1/3 舌体长，记 0 分；舌下脉络色泽紫黯，显色大于 1/3 小于 1/2 舌体长，记 1 分；舌下脉络色泽紫黯，显色约 1/2 舌体长，记 2 分；舌下脉络色泽紫黑，显色约 2/3 舌体长，记 3 分。由此可见，大鼠舌象通过采用相机拍照，计算机图像处理的方法，可使其指标更为客观和准确。

官宗华等采用腹腔注射吲哚美辛（溶于 5% NaHCO$_3$ 液中）10 mg/kg；灌饲辣椒、白酒混合液 10 mL/kg，每日 2 次，造模 1 周，建立胃实热证大鼠模型。观察大鼠体征变化及舌外观，运用 photoshop 图片处理软件对大鼠舌象的色差红色、绿色、蓝色成分进行统计分析，并采用酶联免疫法检测大鼠血清中白细胞介素-6（IL-6）、白细胞介素-8（IL-8）、白细胞介素-10（IL-10）、内皮素-1（ET-1）、环磷酸腺苷（cAMP）、前列腺素 E$_2$（PGE$_2$）的含量。1 周后可见胃实热组大鼠活动量减少，体质量减少，食量减少，便质黑干硬等症状；舌质红、暗，舌象红色、绿色、蓝色成分数值明显降低，特别是红色成分数值降低更加显著；血清中 IL-6、IL-8、IL-10、ET-1 含量明显增加，cAMP、PGE$_2$ 的含量减少。表明采用热因素结合腹腔注射吲哚美辛建立大鼠胃实热证病理模型具有可行性，胃实热证病理模型的舌象诊断具有实际意义。

（二）BEAGLE 犬舌象模型

舌体相对较大较长，呈薄片状，尖端钝圆，边缘稍向腹面反卷。舌腹面有大量丝状乳头覆盖，略呈白色，舌正中沟明显，界沟前可见左右轮廓乳头各 1 个。舌腹面光滑柔润，中线上前 2/3 有一稍隆起的舌柱，后 1/3 有凹沟；黏膜下静脉粗而明显，青色，靠近舌系带的主干较粗，其属支发自舌尖与边缘呈扇状汇入主干。丝状乳头圆柱形较多，表层有厚而致密的角化层覆盖；蕈状乳头蘑菇状，常有一至数个味蕾分布；轮廓乳头高大，埋于乳头中间，环行沟清晰，味蕾常见数个至数十个整齐排列在侧壁上，顶部也有少数分布，次级乳头多而明显，味腺导管多条开口于沟底。固有层有一排小的薄壁静脉。舌腹面黏膜有小皱褶，表面轻度角化，黏膜下层有一排薄壁小静脉。舌中隔两侧肌间隙中有舌动脉、静脉及神经干走行，靠近舌腹面肌层中可见一圆形由横纹肌包绕的，由横纹肌、结缔组织、脂肪细胞组成的舌柱。肌层中的腺体近舌根部背侧主为浆液腺，腹侧主为黏液腺。

（三）恒河猴舌象模型

舌体相对较厚，质红活，尖端钝圆；蕈状乳头呈蘑菇状，高出丝状乳头，数量多满布于舌面上，舌尖舌边缘更多，排列整齐；轮廓乳头在界沟前，左右各 2 个，靠中线两个甚接近，大而高出舌面呈圆形。舌腹面光滑，中央凹沟深而明显，黏膜下静脉线状，显现不甚明显。舌乳头次级乳头增多，丝状乳头呈圆锥形或圆柱形，角化明显；蕈状乳头高大，侧壁与顶部可见味蕾 1 至数个；轮廓乳头圆柱形，有环行沟，乳头及环行沟侧壁上有众多的味蕾分布，沟底有多个味腺导管开口。有时中线上左右两个轮廓乳头直接相邻，中间无环行沟壁，乳头内有弥散的淋巴组织。固有层致密，有一排薄壁静脉。舌腹面中央凹沟较深，覆盖一层复层扁平上皮，轻度角化，黏膜固有层、下层较致密，亦有一层薄壁小静脉分布。在舌中隔两侧肌间隙中对称地分布舌的动脉、静脉、神经干。味腺为浆液腺，舌下腺主为黏液腺，可见较多的混合腺。

舌诊是中医望诊的重要内容之一，是随着中医学的发展而逐步形成的一种独特的诊断方法，几乎成为每一个中医临证的检查常规。近半个世纪以来，随着舌诊动物模型研究的不断发展，舌诊研究取得了巨大成就：在对传统理论的不断继承与创新中，舌诊的相关研究更加系统化；研究范围涉及了正常舌象、病理舌象以及舌象形成机制等内容；研究的深度也达到了细胞、亚细胞以及分子水平；研究方法日趋多样化与先进化，主要利用到细胞化学、PCR 技术、现代诊断方法（B 超、CT 等）、以及电子计算机技术等。我们认为，继续开展舌诊动物模型的探索，建立统一的标准，将可使舌诊的研究向更深的层次发展。

〔宋厚盼〕

二、脉象动物模型研制与应用

脉诊又称切诊，是医生用手指切按病人动脉，根据脉动应指的形象，以了解病情，辨别病症的诊察方法。脉诊具有悠久的历史，公元前 5 世纪，著名医家扁鹊擅长候脉诊病，《黄帝内经》亦记载了"三部九候"等诊脉方法。作为中医最重要、最具特色的诊法之一，脉诊在中医临床起着重要作用，同时又是中医临床的一大难点。临床很多学者在对脉象进行辨析时，都有"脉理精微，其体难辨，在心易了，指下难明"之困惑，因此在诊断疾病和研究人体脉象时受到种种限制。为了使脉诊更加客观化、准确化、具象化，促进脉诊更规范地运用于教学与临床，国内研究者通过建立脉诊相关动物模型，引入智能化脉诊仪，将人与动物的脉象（芤脉、滑脉、弦脉、涩脉等）进行对比研究，极大地促进了中医脉诊的发展。

（一）脉诊模型实验动物的选择

家兔、犬、绵羊和小型猪是常用的脉诊模型实验动物。家兔性情温顺，让家兔仰卧，顺毛抚摸其胸腹部，按其太阳穴，使其进入睡眠状态后，在不进行麻醉的情况下可进行快速的脉诊模拟实验。犬的循环和神经系统很发达，可用于脉象实验动物模型的构建。小型猪是生理指标最接近人类的大型实验动物，它的动脉搏动指下感觉最接近人类。牛欣利用 NX-3 多功能脉图仪获得过犬、绵羊和家兔颈动脉及股动脉脉搏图，并与人颈动脉（人迎脉）、足背动脉（趺阳脉）脉搏图进行了比较研究。

（二）动物模型脉诊部位的筛选

1. 家兔动脉　家兔动脉管壁有弹性且厚。家兔桡动脉管径小、搏动弱，难以在体表触及。肱动脉管径较粗，搏动较强，可触及到细微的搏动，但现在的脉图仪尚不能无创描取其脉搏图。因此，很多研究未将家兔的桡动脉、肱动脉作为取脉位置。家兔左、右颈总动脉脉管粗、搏动较强，在体表可触及搏动。使用脉象仪可无创描取其脉搏图，但颈总动脉所在之处周围肌肉、结缔组织柔软，无骨骼，所以压力换能器探头需较大的压强才能描取其脉搏图，加之动脉自身保护作用，动脉受到压迫时，发生弹性移位，移离压力换能器探头，故描记脉搏图小而不规则，无法进行统计，实验多采取暴露颈总动脉法描记颈动脉图。家兔的股动脉管径粗、搏动强，在股三角内走行较浅，可在体表触及其搏动。使用多功能脉象仪可无创描取其清晰、齐整的脉搏图。

2. 犬动脉　犬动脉管壁比家兔动脉弹性大且管壁厚。犬的桡动脉走行于肌肉和肌腱深处，在体表难以触及其搏动，不能描取其脉搏图。犬的肱动脉走行于肘窝，较接近于皮肤，在体表可触及其搏动，但指感微弱，实验采用暴露肱动脉描记其脉搏图。犬左、右颈总动脉管径粗、搏动强，在体表可触及搏动，指感清晰，使用多功能脉象仪可无创描取其脉搏图，但颈总动脉所在之处周围均为结缔组织和软肌肉，无骨骼，所以实验采取暴露颈总动脉法描记颈动脉图。犬的股动脉是股部最大的动脉，唯一供给血液的动脉。股动脉走行于股神经和股静脉之间。在股三角内可触及其搏动。犬股动脉管径粗、搏动强，在体表容易触及，使用脉象仪可无创描取其脉图。

3. 小型猪动脉　选用 4 个月龄的小型猪，其皮肤厚度及皮肤距所切动脉的距离与人体桡动脉相似；依据人体桡动脉的脉管特征，其管径变化范围在 2～4 mm，根据其解剖特点，选取双侧腋动脉和股动脉作为取脉位置，这些部位脉位、指感、脉长均接近于人体的桡动脉，易于暴露，取脉方便，尤其是腋动脉，采用脉象仪可收集到与人体桡动脉图相近的脉图，故实验采取后肢股动脉切脉、前肢腋动脉采集脉图的方法，体会指下感觉的同时观察脉图变化。

（三）脉诊动物模型的应用

为探讨动脉顺应性在脉搏形成中的作用，陈德奎通过改变动脉顺应性的方法，把犬降主动脉与腹主动脉换成硬塑料管，与原来的主动脉软管作对照。结果显示：在自身软管时犬的前肢压力脉图类似人类的平脉，上升支迅速，重搏波清晰，与主波分界明显；当换成硬塑料管时，脉图立即改变为类似于老年人的动脉硬化性弦脉，上升支缓慢，重搏前波与主波融合，重搏波消失。为了探讨动脉血压、动脉粥样硬化和脉速三者之间的关系，杨文给予家兔 30 天高脂膳食，复制成动脉粥样硬化模型。实验结果显示动脉硬化组的脉速明显大于对照组。

在犬全麻条件下，静脉滴注 1 mg 去甲肾上腺素溶液，观察到犬肱动脉脉图出现主波升高，潮波抬高、突出，超过主波或与主波融合，复制出类似于人桡动脉滑脉或弦滑脉图形，并测定了血流动力学指标，股动脉脉图参数也与血流动力学指标呈现相关关系。研究表明，弦脉主要与心输出量、外周血管阻力增加等因素相关；滑脉与全血容量增加，血流加速及外周血管阻力降低等因素相关。采用放血法造成家兔循环血量减少，发现当平均失血量达到（10.3±4.8）mL/kg 质量时，其脉图与失血前对比，呈现一定规律性变化，主波高降低、降中峡/主波高和主波时间均减少，时差增大，并且在股动脉和颈动脉脉图变化一致，同时观察到输液可使芤脉恢复，证实了循环血量减少到一定程度可产生芤脉。在此基础上，使用急性失血法在犬身上复制出芤脉模型，发现犬失血性芤脉的脉图特征基本与人相同，只是重搏波较小，降中峡高低与失血量呈显著的负相关。

通过减少犬每搏输出量复制出芤脉模型，随着每搏输出量减少，脉图由非典型芤脉转变成典型芤脉，而且其血流动力学指标也发生相应改变。采用放血法研究芤脉脉图，发现在犬颈动脉放血 300 mL 时，脉搏图主波峰变窄、上升支和下降支均变陡、波谷低甚至低于基线、重搏波不明显和脉动周期缩短；放血 600 mL 时，主波峰明显下降，波形不规则。采用呋塞米注射液造成非麻醉状态家兔利尿，形成伤津动物模型，采用 NX‐3 型多功能脉图仪记录颈动脉、股动脉脉图的变化。伤津后家兔颈动脉、股动脉脉图参数主要变化有主波高峰降低，降中波高/主波高比值降低，降中峡高/主波高比值降低，脉动周期缩短，时差增大。提示伤津可使家兔颈动脉、股动脉脉图呈现芤脉脉图改变。尿源于津液，是水液在人体内代谢后的产物，津液是体内一切正常水液的总称。津液与血液是同源互化，关系非常密切。大吐、泄泻等导致津液大伤时，血随津枯，气随津脱，血脉失于充盈，亦可出现浮大中空的芤脉。

司银楚运用小型猪建立了涩脉模型。麻醉前 10 小时禁食不禁水，以 0.3％戊巴比妥钠腹腔给药麻醉 3 mg/kg，10 分钟后站立不稳，抬置活动操作台上，套管针建立耳大经脉液路，0.9％氯化钠 5～8 滴/min 维持，用于术中补充麻药及造模给药。待小型猪麻醉后，对其股动脉及双侧腋动脉分别做触诊部位标记，根据骨性标志触诊体会指下感觉，不浮不沉、应指明显、和缓有力者定为小型猪脉平。同时用脉诊仪以最适取脉压力下采集同侧腋动脉平脉脉图、二导心电图。根据涩脉形成机制，选取心得安 5 mg 静脉给药，并快速推注 10％高分子右旋糖酐 7 mL/kg（3 分钟内推注完毕），随后切脉，约 5 分钟指下感觉出现变化，脉势涩滞不畅，脉率较前略减，由原来的一息 5 至降为一息 4 至左右；脉律均匀规整。脉宽变细，脉长变短，是脉涩变最明显的属性。较造模前指下力弱，脉流艰涩晦滞，脉波搏动时感流利度差，指下似觉脉流前后不续，脉管紧张度无明显变化，与造模前比较无显著改变，有时似有脉管略软的感觉。

脉诊动物模型可观察各种脉象的动态变化，动物模型具有人体皮肤的指感，虽然动物模型在脉率上与人体存在差异，但基本具备所建立模型的指感特点，与脉诊机械模型相比，动物模型具有真实性、客观性等优势。国内研究者通过构建脉诊动物模型，采用 NX‐3 多功能脉象仪等脉诊仪器绘制出犬和家兔无创与有创的脉搏图，用 NX‐8 型采脉装置绘出小型猪的脉图，并根据脉搏图创建了适于中医诊断教学、科研的脉诊模型，可操作性强、可重复性高，填补了中医脉诊教学、科研的空白，使脉象教学研究变得更加具象化、客观化，通过建立动物实验模型不仅能加深学生对脉象产生机制的理解，同时还能加强学生的动手能力。研究者们可通过灵活运用脉诊动物模型进行更深入和广泛的研究，促进中医脉诊的发展与现代化。还可运用客观化模型研究名老中医的脉诊技巧，将传统中医继承、推广、发扬光大。建立脉象动物模型是中医之路不断改革创新的重要探索。

〔宋厚盼〕

三、六淫证候动物模型研制与应用

近年来，随着现代医学研究技术的不断发展，六淫的现代生物学基础研究也逐渐成为热点。开展六淫的现代生物学基础研究，构建适宜的实验动物模型是关键。近年来，研究者们或依据六淫的中医形成理论进行动物模型构建，或采用病理因素（注射细菌、病毒，或给予药物）进行动物模型构建，或采用中医病因＋病理因素方法进行动物模型构建。现将六淫动物模型总结如下，以期为研究者构建和探索适宜的六淫证候动物模型提供参考。

（一）风淫证动物模型

凡致病具有善动不居，清扬开泄特点的外邪，称为风邪。风为百病之长，寒、热等邪往往依附于风邪而侵袭人体。风淫证动物模型也主要以风寒证动物模型和风热证动物模型为主。

1. 风寒证动物模型　杨士友等取 SD 大鼠，置于（20±2）℃，相对湿度（40±5）％环境中，适应性喂养 1 周。置于不锈钢丝笼中（透风），调节电扇距离和转速，使大鼠感受风力为 5～6 级。在自然室温为（5±2）℃、湿度不变环境中饲养 6 日。模型大鼠出现恶风寒，弓背毛耸，打喷嚏，流涕，摄食减少，饮水增多，体温明显升高，体重明显降低，血压有升高趋势。

刘占厚等取 ICR 大鼠，置于（20±2）℃，相对湿度（40±5）％环境中，适应性喂养 1 周。置于不锈钢丝笼中（透风），调节电扇距离和转速，使大鼠感受风力为 5～6 级。在自然室温为（5±2）℃、湿度不变环境中饲养 7 日。研究显示，模型大鼠 11 时第 1～第 4 日，IL-10 的表达升高，第 3 日达高峰，5 日后水平开始下调。23 时第 2～第 4 日，IL-10 表达水平升高，5 日后水平下调，并接近对照组。

刘占厚等取 KM 大鼠，置于 2 ℃～5 ℃，相对湿度 60％，风速 4～5 级，自然光线环境中，饲养 7 日。置于透风的不锈钢丝笼内饲养，调节电风扇的距离和转速，使小鼠感受到的风力为 5～6 级，室温为 3 ℃～5 ℃，相对湿度（75±5）％（通过洒水增加湿度）的环境中，动物自由活动摄食。造模 3 日后，部分小鼠出现拥团，活动减少，耸毛、抓耳挠腮，尾部略显青紫。造模 6 日后，小鼠出现蜷卧扎堆，打喷嚏，尾部青紫，出现腹泻症状。造模 7 日后，小鼠蜷缩、耸毛，鼻内分泌物明显增多，耳缘苍白，活动差，有寒战腹泻等症状。模型小鼠体重显著下降，体温显著升高。

张发斌等取 KM 大鼠，置于 2 ℃～5 ℃，相对湿度 60％，风速 4～5 级，自然光线环境中，饲养 7 日。模型大鼠出现蜷卧或团缩聚卧状态、活动较少、弓背耸毛、打喷嚏、流涕、进食明显减少、饮水增多、肛温升高、体重下降。第 1、第 2、第 3、第 4、第 6 日 11 时及 23 时 IL-2 含量显著高于空白组，且第 2、第 3、第 5、第 6、23 时显著高于 11 时。

陈克进等取成猪，麻醉后在猪的两侧放置冰块，并相距 1m 进行电风扇吹风，持续 2 小时。模型猪微血管数显著减少，管径显著增宽，呼吸频率显著加快。

陈新等取 NIH 大鼠，分别于处死前 1、3、5、7 日，置于自制风寒刺激箱（温度 3 ℃～10 ℃、风速 2.5 m/s）中，刺激 10 小时，中间停止刺激 1 小时。模型大鼠在风寒刺激后第 1 日 RES 廓清 Idian Iik 功能即受到抑制，至第 3 日达到抑制高峰，第 5 日至第 7 日逐渐恢复和趋向正常。风寒刺激后，第 1、第 3、第 5、第 7 日 PM φH_2O_2 释放量显著降低。

李杰等取 KM 大鼠，置于 2 ℃～5 ℃，相对湿度 60％，风速 4～5 级，自然光线环境中，饲养 7 日。置于透风的不锈钢丝笼内饲养，调节电风扇的距离和转速，使小鼠感受到的风力为 5～6 级，室温为 3 ℃～5 ℃，相对湿度（60±5）％（通过洒水增加湿度）的环境中，动物自由活动摄食，连续 7 日。造模期间（第 1～第 7 日）模型组小鼠普遍出现蜷卧或团缩聚卧状态、弓背耸毛、畏寒喜暖、打喷嚏、反应迟钝、活动较少、倦怠、精神委靡、饮食减少、大便清稀情况。模型小鼠肺指数、大肠重量及系数较空白对照组低。

沈映君等取大鼠皮下注射经一定处理的新鲜啤酒酵母后，可见 2～3 小时的低温时相，动物表现为耸毛、蜷缩、四肢发冷、耳郭苍白，肛温下降 1.5 ℃左右，3 小时后恢复正常，随即体温逐渐升高，7～8 小时发热达高峰。这一体温变化过程类似中医所说的表寒化热。进一步研究认为，大鼠皮下注射一定数量的肺炎链球菌活菌，在攻毒 2～7 小时段属于表证的恶寒期。

2. 风热证动物模型　杨进等采用过多种攻毒方法，如细菌（金黄色葡萄球菌、大肠埃希菌、巴氏杆菌等），内毒素（大肠埃希菌内毒素）和病毒（仙台病毒、流行性感冒病毒、兔瘟病毒等）等以不同的途径给动物接种，在攻毒之初期都或多或少地出现类似表证的表现。其中给小鼠鼻腔滴入仙台病毒

4 小时后，先后出现耸毛、团缩聚卧状态、活动甚少，进食明显减少等表现。攻毒 8 小时，肺脏无明显实质性病变。在第 12 小时后，肺脏病变明显加重，肺泡壁明显增厚，有多量单核细胞、淋巴细胞浸润，并发生大范围的肺实变，有些肺泡腔内有出血及少量炎细胞渗出。提示在攻毒 4～12 小时，肺脏病变较轻，这一阶段可认为是处于风热证时期。

（二）寒淫证动物模型

凡致病具有寒冷、收引、凝结特点的外邪，称为寒邪。寒淫证动物模型主要以灌服寒凉之品（冰水、寒凉药物）等，或直接给予冻伤等方式进行造模。

文彬等取 Wistar 大鼠，灌胃冰水，3 次/d，10 ℃凉水泡浴，1 次/d，连续 5 周。造模后，雌鼠食量增高较明显。雄性大鼠饮水量显著下降，体重下降。冰水灌胃后 7 日开始出现大便发黄，偶见黑褐，较湿润，质地较软，常为长条状，较粗，加用凉水泡浴后，大鼠大便发黄湿润等症状更为明显，偶尔可见大鼠泄泻，出现大便黄而稀溏、大便玷污肛门的情况。模型大鼠爪趾及鼻唇苍白或淡红，耳郭颜色淡红无华，甚至苍白，舌象多为嫩红舌或青紫舌。模型组大鼠在单用冰水灌胃后 3 日出现性情稍温顺而冷漠的表现，灌胃过程中挣扎减少。加用凉水泡浴后，大鼠出现性情委靡，喜群聚，情志淡漠的表现，尤以雌性大鼠为明显。于每次凉水泡浴结束后，大鼠即出现颤抖，站立不稳，常因腿软无力或腿部因冷冻而硬等原因向侧边摔倒，背部拱起蜷缩，爪指、尾部和耳郭苍白湿冷。凉水泡浴结束后约 1～2 分钟，大鼠开始缓慢舔舐身上的水分，当大鼠体毛稍干燥后，常出现群聚抱团，蜷缩于一处等行为表现。模型组大鼠胃黏膜颜色较浅，为浅红色或苍白色，部分胃黏膜皱襞出现收缩，无明显溃疡及出血点。局部胃黏膜坏死（1%～5%），黏膜固有层灶状淋巴细胞浸润（1%～5%）考虑为轻度慢性胃炎改变。

吴垦莉等取青紫蓝家兔，脱双后腿足毛，四周位置冰袋（3 份冰＋1 份结晶氯化钙，粉碎混合，温度降至零下 20 ℃～25 ℃），冷冻 1.5 小时，在 45 ℃温水中复温 5 分钟（室温 12 ℃）。可见兔两侧后腿足局部冷冻后，显示精神委靡不振，两后肢匍匐，瘫而跛行。冻后 1 天，后肢足背肿胀，其足背周径为（13.25±2.30）cm，皮肤呈紫色，出现耸毛、不活泼、蜷缩少动，反应迟钝，心跳加快，呼吸急促，冻后 3～5 日足背肿胀，紫色，足背周径 3 天为（13.55±3.10）cm，5 日为（13.00±2.80）cm，正常对照组为（7.0±1.5）cm。足背周径明显大于对照组。多数兔足背、脚趾见有大小不等的水疱，趾间皮温升高为（26.80±6.30）℃，5 日为（27.20±6.70）℃，1 日为（23.70±5.10）℃，正常对照为（20.30±4.0）℃，明显高于对照组。血沉在冻后 3～5 日明显加快。压积在冻后 3～5 日明显下降，纤维蛋白原在冻后 1～5 日都有明显增加。血浆黏度在冻后 3 日明显增加。眼球结膜毛细血管的轮廓、管壁模糊不清晰。血管的血色、血流、网交点都显示异常。SOD 显著下降。光镜查见足背皮肤出血、瘀血、水肿、坏死、中小细静脉弹力纤维拉直断裂，血管壁坏死，见有纤维素性和混合血栓形成，弥散分布。在肺组织中发现有出血、瘀血，中小细静脉内膜增厚，内皮细胞肿胀，弹力纤维拉直断裂，红细胞聚集，见有纤维素性和混合血栓形成。少数肌性小动脉为见有血管内膜增厚，内皮细胞肿胀，有混合血栓形成。在肾、肝、脾、脑中也见有瘀血，散在出血。电镜观察到足背皮肌细胞坏死，核和细胞器崩解，肌丝断裂，间质出血、瘀血、水肿。肺胞腔出血、瘀血、水肿，肺间隔上皮细胞坏死，肺泡隔毛细血管内皮坏死。

陆恩昊等取雄性 SD 大鼠，灌服寒凉药物〔称取石膏（打碎包煎）0.4 g，知母 0.3 g，黄柏 0.2 g，龙胆 0.2 g，混合均匀，加入 10 倍量水浸透，用武火煮沸后，保持微沸煎煮 1 小时，趁热过滤，残渣加入 8 倍量水再煎，沸腾后保持微沸煎煮 1 小时，过滤，合并 2 次药液，浓缩成相当于生药量为 1.5 g/mL 的药液〕，30 g/(kg·d)，2 次/d，连续给药 2 日。模型组大鼠体重显著下降，进食量显著降低。

黎敬波等取 Wistar 大鼠，麻醉下采用 20%醋酸微量注射法造模，灌饲冰水施加寒性刺激，2 mL/100 g 体重，2 次/d。第 7 日开始发现胃实寒证组中脘穴区温度降低的同时，pH 值及氧分压也降低。

（三）热淫证动物模型

凡致病具有炎热升腾等特性的外邪，称为火热之邪。热淫证动物模型主要以病理因素造模为主。

　　黎敬波等取 Wistar 大鼠，麻醉下采用 20％醋酸微量注射法造模，灌胃辣椒汁、白酒混合液，2 mL/100 g 体重，2 次/d。第 7 日开始发现胃实热证组中脘穴区温度升高的同时，pH 值及氧分压也升高。

　　孙氏等将小鼠禁水 24 小时，于下腹部正中切口，暴露右侧输尿管，用缝合线将其拉向右侧，并固定于腹外，挤出膀胱残尿，向膀胱内注入大肠埃希菌悬液，缝合切口，造出膀胱湿热证动物模型。

　　田在善等采用静注 pb-Acet 和 5-HT，同时口灌 LPS 的方法，对大鼠进行肠源性内毒素血症（EE-TM）造模。模型组的肝、肺、肾病变以重级为主，肺间质及肺泡出血、水肿伴中性粒细胞浸润及微血栓形成。实质内可见一较大肝细胞坏死灶，其内可见大量中性粒细胞浸润。肝窦扩张，窦内肝巨噬细胞数量增多，并可见较多中性粒细胞；部分中性粒细胞向肝细胞索浸润。肾小球充血，并可见微血栓，肾小管上皮细胞变性、脱落，部分肾小管内可见管型。

　　梁月华选用雌性大白鼠，首先喂党参、黄芪 1 周，提高了交感神经和内分泌的功能活动，随后自皮下注射致热物松节油 2 mL 引起发热，体温可达 40.3 ℃，持续 3 日，随后恢复。除发热外，交感神经和内分泌功能均比单纯用党参、黄芪方的水平升高，而单纯用松节油时除发热外，交感和内分泌功能变化不大。因此用二者结合的方法制成的模型符合临床实热证病人的表现，可作为实热证动物模型。

　　（四）湿淫证动物模型

　　凡致病具有重浊、黏滞、趋下特征的外邪，称为湿淫。湿淫证的模型构建主要以人工模拟寒湿、湿热环境为主。

　　章敏等取 Wistar 大鼠，分别置于人工气候箱进行外湿［温度（21±2）℃、湿度（90±4）％］、寒湿［温度（6±2）℃、湿度（90±4）％］、湿热［温度（33±2）℃、湿度（90±4）％］、寒冷［温度（6±2）℃、湿度（50±4）％］、温热［温度（33±2）℃、湿度（50±4）％］造模，连续 30 日。外湿组、湿热组、温热组、寒湿组饮食量显著减少。湿热组、外湿组体重增长率较其他组减慢。造模 3 日后，湿热组大鼠出现足背水肿，继而皮肤发红、破溃。5 日后外湿组大鼠开始有足背水肿；15 日后，湿热组、外湿组大鼠几乎全部出现程度不同的足背水肿或破溃。而在造模第 8、第 9、第 11 日，寒湿组、寒冷组也分别出现足背水肿及部分破溃，症状时轻时重；温热组、正常组始终未出现上述情况。至第 16、第 18 日时，湿热组、外湿组陆续出现趾（指）关节肿大，以后肢较重，且多发生在第 2～第 5 趾；寒湿组、寒冷组也有少数大鼠关节红肿，活动受限。在造模第 2、第 3、第 5 日后，湿热组、外湿组及无菌组大鼠相继出现粪便性状改变的情况，不成形或稀便，伴黏液样分泌物，且湿热组大便臭秽难闻。而在第 8、第 10 日，温热组、寒湿组部分大鼠也出现大便不成形情况。30 日造模期内，湿热组、外湿组全部出现稀便或大便不成形的症状。造模 3 日后，外湿组、湿热组动物最早出现精神委靡、嗜卧懒动、夜间活动减少、呼吸粗重。外湿组、湿热组及温热组毛发疏松粗糙、晦暗无光泽，且以外湿组、湿热组为重。各组胃泌素、胃动素显著降低。

　　刘芳芳等取 SD 大鼠，置于人工气候箱中［温度（20±2）℃、湿度（90±4）％］，每日刺激 4 小时，连续 1 周。大鼠饮水量较对照组降低，脱毛现象较轻，精神状态较好，偶可见嗜睡，抓取时叫声比较温柔。

　　杨宇等制造湿热的环境，加以高脂、高糖等饲料（普通饲料混入 12％猪油、8％蜂蜜）喂养大鼠 10 日，置于造模箱［温度（33±2）℃、湿度 90％～100％］8 日，第 9 日灌胃，给予大鼠鼠伤寒沙门菌（2 mL/200 g）1 次，24 小时后再感染 1 次（1 mL/200 g），将大鼠从造模箱中移出，12 小时后灌服蒸馏水，7 日后动物处死做相关检查。中医湿热证湿热并重模型大鼠出现大便溏泄症状，血浆胃动素增高，而血浆胃泌素降低。通过上述表现来看，湿热环境＋肥甘饮食＋生物致病因子是建立湿热并重模型较为理想的路线。

　　廖荣鑫采用高糖、高脂、造模箱、白酒、大肠埃希菌等因素建立了湿偏重造模组。其以高糖高脂饲料（普通饲料混入 12％猪油、8％蜂蜜）喂养大鼠 10 日，然后置于造模箱中［温度（33±2）℃、湿度 90％～100％］，同时灌服北京产二锅头（2 mL/200 g，2 次/d），第 19 日开始灌胃，给予大肠埃希菌

（1 mL/200 g）2 次，移出造模箱并灌服蒸馏水，7 日后动物处死做相关检查。湿偏盛者，热势不扬，大便溏薄，小便不清，并出现嗜睡懒惰，反应迟缓，饮食量减轻，渴不引饮。灌服大肠埃希菌后，大鼠蜷缩耸毛，体温较低，恢复缓慢。Na^+-K^+-ATP 酶活性下降，造成细胞内液 Na^+ 积聚，引起细胞水肿，湿重于热动物模型红细胞 Na^+-K^+-ATP 酶活性的变化较湿热并重动物模型更为显著。

（五）燥淫证动物模型

凡致病具有干燥、收敛等特征的外邪，称为燥邪。燥淫分为温燥和凉燥。燥淫证的模型构建主要以人工模拟温燥及凉燥环境为主。

丁建中等取 KM 小鼠，置于人工气候箱中，进行温燥［温度（15±2）℃、湿度（33±2）%，风速 2.5 m/s］和凉燥［温度（8±2）℃、湿度（33±2）%，风速 2.5 m/s］，5 h/d，连续 14 日。研究发现，温燥组第 14 日部分气管纤毛倒伏、粘连，肺泡轻度淤血，皮肤未见异常；凉燥组第 14 日气管上皮鳞状化生，气管纤毛多呈灶状缺损，≤20% 气管浆液腺上皮黏液腺化生，肺部淤血、水肿明显，均较第 7 日严重；背部皮肤无明显异常，但足垫部皮肤腺体明显减少与皮下结缔组织增生。温燥与凉燥组气管纤毛运动速度均显著下降。温燥呼吸道液黏多糖分泌减少，凉燥分泌增加。两组呼吸道液 IgG-R 均显著增加，血浆黏度显著增加。温燥组红细胞聚集指数、刚性指数增加，凉燥组则减少。两组肺细菌数显著增加，细菌攻击后呼吸道液黏多糖分泌减少，IgG-R 均显著增加。提示凉燥伤津，凉燥之邪的凉气可伤肺阳而致肺津不化，凝集成痰饮，合以宣输失司，皮毛腠理失养而致卫表不固；肺津生成锐减，呼吸道"纤毛-黏液毯"生物防御屏障受损，合以对生物病原攻击敏感性增加等综合因素致病。

杨静平取 KM 小鼠，将其置于温度（23±2）℃、相对湿度（31.5±2）%、风速 2.7 m/s 环境中饲养，并给予 80 g 香燥饲料，10 h/d，连续 14 日。研究显示，在施加因素的过程中，小鼠情绪略显烦躁，偶见打斗撕咬状态，小鼠被毛发黄疏松，与正常对照组相比体重减轻，饮食量减少，饮水量增加，小便量略有减少，大便质地较干。第 7 日，气管组织局部黏膜层损伤脱落，黏膜下层轻微炎性细胞浸润，血管少许扩张、充血淤血，部分支气管有少许上皮细胞脱落，肺泡壁充血淤血，并见少量出血。在施加因素后第 14 日，部分黏膜层局部损伤脱落，黏膜下层可见炎性细胞，血管扩张、充血淤血，支气管黏膜层损伤，有少许上皮细胞脱落，肺泡壁充血淤血，并见少量出血，可见炎性细胞浸润、肺大疱。肺泡灌洗液中 sIgA、SP-A 含量降低，IgG、SP-D 含量明显升高。

高振等取 Wistar 大鼠，每晚将大鼠置于温度（6±2）℃、相对湿度 25%～32.8% 的人工气候箱中，每日 10 小时，连续 97 日。并于第 1～第 29 日、第 31～第 97 日置于亚克力箱中，用三通管及 80 mL 喂食器将卷烟抽吸后注入染毒箱内，以 15 吸/min 随时补充烟雾，保持烟雾浓度相对稳定，每次 18 只大鼠吸烟 1 小时。第 30 日，按每 100 g 体重气管滴注溶于 0.8 mL 生理盐水 20 U NE。研究发现，肺组织可见大量炎性浸润，肉芽肿发生，部分肺纤维化。EGFR mRNA 和蛋白表达明显升高，血清 NE 含量明显升高。

综上，近年来，学者们或从六淫的中医形成理论进行动物模型构建，或采用病理因素（注射细菌、病毒，或给予药物）进行动物模型构建，或采用中医病因＋病理因素方法进行六淫证后动物模型构建，取得了一定的成绩。

〔李 鑫〕

四、痰饮证候动物模型研制与应用

痰饮证候动物模型从脏腑分类，五脏多择于肺、脾、心，六腑多择于胃、大肠。病证结合的动物模型的研制和应用最多。

（一）肺脏痰饮证候动物模型研制

肺脏痰饮证候常用动物模型可大概分为寒饮蕴肺证、阴虚痰饮证、痰热壅肺证等。根据各病证形成机制，模拟其形成条件，可望建立相应动物模型供实验研究并指导临床。

1. 寒饮蕴肺证模型 寒饮蕴肺证的形成机制由各种外感或内伤因素导致肺阳虚，肺阳推动、输布水液功能障碍，停聚为痰饮，并壅积于肺，后复感风寒外邪，内外合邪所致。肺主行水，通过肺气的宣发与肃降通调水道，调节水液代谢，张庆祥等对利用人工扩肺法监测肺通气深度与幅度变化与尿量关系的实验进行改良，建立了"肺失宣降、水道不利"的家兔模型，证实了寒饮蕴肺证动物模型建立的可行性。陈德溯等在此研究基础上，以限制肺通气量、生理盐水输液、寒冷刺激等综合因素作用建立寒饮蕴肺证家兔动物模型，结果发现家兔出现喘息憋闷、呼吸道大量分泌物、四肢发凉、尿量减少等类似于寒饮蕴肺证病人的表现，由此可说明寒饮蕴肺证的家兔模型的建立基本成功。在前人研究基础上，文小敏等进行了改良，运用了烟熏和寒冷刺激造成肺阳虚证大鼠模型，即在原来寒冷的环境中气管插管以控气、生理盐水输液的基础上，增加了烟熏刺激，并进一步加强了寒冷刺激，从而建立了寒饮蕴肺证大鼠模型。另外，目前支气管哮喘寒饮蕴肺证大鼠模型也取得初步成功，于少泓等将致敏液于大鼠腹腔注射，并雾化吸入引发哮喘，再结合冰冷食物及寒冷刺激，成功建立了支气管哮喘寒饮蕴肺证大鼠模型。比较以上各造模方法，发现采用烟熏刺激、寒冷刺激、限制通气量联合造模较单纯限制通气量或寒冷刺激联合控气的造模方法更容易掌控，且支气管哮喘寒饮蕴肺证大鼠模型的建立即在此基础上添加了致敏液的因素，体现了中医病证结合动物模型的运用。

2. 阴虚痰饮证模型　根据阴虚痰饮证的病因病机可复制阴虚痰饮证动物模型，多用糖皮质激素，如地塞米松（DXMS），DXMS可诱导大鼠阴虚模型，病理反应包括生长情况、环核苷酸系统、内分泌系统、免疫系统以及物质代谢水平异常等，与临床阴虚火旺状态主要病理特征一致。谭光波等采用中医传统病因烟熏结合肌注DXMS、气道内滴注脂多糖（LPS），建立慢性阻塞性肺疾病阴虚痰饮证大鼠动物模型，造模后发现阴虚痰饮证大鼠消瘦明显，毛发干黄，大面积掉毛，急躁易怒，相互打斗，后期蜷卧在一起，反应迟钝，活动量少，可闻及气道痰鸣音，口鼻部毛发发黄，粪便干燥坚硬等阴虚痰饮表现，以上均可表明造模成功。通过比较发现，糖皮质激素（GCS）虽可诱导大鼠阴虚火旺证候模型，但其是否生成痰饮不可确定，故采用烟熏结合GCS联合造模更占优势，更符合阴虚痰饮证的发生发展机制，其可控性更强。

3. 痰热壅肺证模型　痰热壅肺证动物模型亦是肺系疾病常见动物模型。急性肺损伤（acute lung injury，ALT）是严重急性呼吸综合征（severe acute respiratory syndrome，SARS）以及吸入性肺炎、禽流感、20世纪初著名的西班牙流感、炭疽芽胞杆菌引起的肺部感染等病人的主要死因。根据疾病症状、体征，以上疾病中医辨证多属痰热壅肺证。刘文操等采用股静脉注射LPS法，望建立痰热壅肺证大鼠动物模型，并予以痰热清观察疗效，结果显示痰热清组光镜下观察病变较模型组局限且程度较轻，且予痰热清后肺组织bcl-2表达呈阳性，fas表达减弱，表明痰热清能够有效减轻ALT的病程进展。另外，李杰等用熏吸香烟加气管内注射LPS及鼻腔滴入金黄色葡萄菌，鼓风干燥箱中进行风热刺激的方法建立大鼠AECOPD痰热证模型，并用蒌芩止嗽煎干预，结果显示清热化痰法指导下的蒌芩止嗽煎能提高青霉素在AECOPD痰热证大鼠模型肺组织中的药物浓度，即能增强其在肺组织中的转运能力。通过以方测证，以上研究均可表明股静脉注射LPS可成功建立痰热壅肺证大鼠模型。

4. 饮停胸胁证模型　饮停胸胁证动物模型多用于悬饮的研究。作为"四饮"之一的"悬饮"除具有一般饮邪的共性外，还根据其饮邪致病的位置而表现出特定的致病特点。水饮流注在胁下，临床以胸胁胀满，咳唾引痛，喘咳息促为主要表现，与胸腔积液极为相似，故临床医家多从悬饮来辨治胸腔积液。李雷冰、赵欣悦、李林鲜等以1‰角叉菜胶胸膜腔注射，建立大鼠胸腔积液模型，并用温阳消饮法对其进行干预，结果表明，X线下观察胸腔积液大鼠造模成功，且温阳消饮法可明显减少大鼠胸腔积液量，并上调胸腔积液模型大鼠小肠AQP_4、AQP_2的表达，从而缓解大鼠胸腔积液。通过以方测证，可表明运用胸膜腔内注射角叉菜胶法可成功建立饮停胸胁证动物模型，此方法同样适用于豚鼠、家兔等。

（二）脾脏痰饮证候动物模型研制

脾居中焦，喜燥恶湿，主受纳水谷，主升清，若因饮食不节，或食肥甘厚味，或劳累过度，或外感六淫之湿，导致脾失健运，运化无权，水液运化输布失常，则停而为湿，聚而为饮，凝而为痰。根据脾脏之特点，张会永等选取9月龄雄性去势普通级小型猪，施以每日冲刺跑步训练联合高脂单笼饲料干预，建立小猪脾虚痰浊证动物模型，并观察模型持续时间。结果表明，造模 4 周后小猪开始出现对食物反应淡漠，粪便稀溏等脾虚痰浊的表现，造模 8 周后，出现等待进食行为淡漠，皮毛不泽，口色淡白，粪便稀溏等，且趋于稳定，表明小猪脾虚痰浊证动物模型复制成功，且通过观察，模型持续时间至少为 6 周。此方法中，每日冲刺跑步训练导致小猪劳累过度，高脂饲料即肥甘厚味，二者均为脾虚痰饮证的致病因素，二者结合模拟了脾虚痰饮证的形成机制，故此方法可造模成功。但跑步训练可能会增加高脂饲料的代谢，减弱高脂饲料的致病作用，故根据脾虚痰饮证的致病因素，是否采用潮湿环境代替跑步训练进行造模更为妥当？有待进一步的研究。

（三）胃肠痰饮证候动物模型研制

胃动力障碍是消化内科常见疾病，其中胃虚水停证表现为胃液体和食物排空减慢，有报道提示：约有 70% 胃动力障碍病人存在胃中液体排空迟缓。段晓、曹峰等在结合中西医理论的基础上，设计了小鼠胃虚水停证的动物模型，并对其进行了客观评价。通过定时频繁冰水灌胃、风水、间断断食的刺激，连续 2 周，进行造模。造模后结果显示，模型组动物饮水量减少，胃窦 NO 含量增加，胃出现明显胀满，胃黏膜无明显溃疡点，可证实胃虚水停证小鼠动物模型造模成功。另外，胃癌是影响人类健康的重要疾病之一，至于痰与肿瘤学说已有 2000 多年的历史，痰在肿瘤的生成和发展过程中起关键作用。痰、火、气三邪杂合而成痰核，结聚于胃形成胃癌，故痰与胃癌的发生发展有着密切的联系。庞斌采用经传代后生长良好的人胃癌 MKN-45 细胞瘤株，移植 BALB/C 裸小鼠胃大弯近胃窦旁，建立裸鼠人胃癌移植瘤模型，定期观察裸鼠全身情况和腹部瘤块生长特征，并用消痰散结方进行干预，结果表明消痰散结方既能清化胃癌肿瘤痰污染环境，又能从淋巴管生成的角度抑制"痰络"生成，从而达到抑制肿瘤生长，防止肿瘤复发转移的治疗作用，此结论间接表明痰证胃癌小鼠动物模型成功建立。

（四）其他痰饮证候动物模型的研制

心脑血管疾病是我国较常见，致死率、致残率均较高的疾病，中医学可归属于心系疾病，胸痹心痛、中风、眩晕等尤为常见，故对其痰饮证进行动物模型研制存在着必要性。田代志采用高脂饲料喂养结合颈部注射组织硬化剂建立了痰浊眩晕家兔模型，并用半夏白术天麻汤进行干预，对其进行评价，结果显示模型组 TC、TG、LDL-C 显著增高，眼震出现率及持续时间明显增加，双侧颈椎动脉血流速度减低，光镜下椎动脉内膜下可见泡沫细胞形成及脂质沉积，且半夏白术天麻汤组家兔较模型组血脂水平均明显降低，眼震出现率减少、持续时间缩短，双侧颈椎动脉血流速增快、病理学检测结果明显有所改善。痰浊痹阻脑络是中风病的重要病机，《证治要诀》："中风之证，猝然晕倒……或口眼㖞斜……或半身不遂……或舌强不语……皆痰也。"张毅采用大鼠颅内自体血注射建立大鼠脑出血模型，并用涤痰通络法进行干预，观察大鼠脑组织含水量的变化及行为学评分。结果显示：涤痰通络法对大鼠脑出血模型的脑含水量有显著治疗作用，可减轻大鼠脑出血早期脑水肿，改善其神经功能，因涤痰通络法存在通络的因素，故无法证明大鼠颅内自体血注射建立的脑出血模型为痰饮证候。但此方法仅可作为痰饮证脑出血动物模型的研究基础，在此基础上进行改良，可望成功建立痰饮证中风病动物模型。另外，随着物质的发展，肥胖逐渐受到人们的重视，肥胖往往伴随着高脂血症、脂肪肝、冠心病等，其病因主要为饮食不节，嗜食肥甘厚味，过逸少劳，导致脏腑功能失调，气血津液输布失职，津液停聚，化浊生痰，故痰浊内蕴乃主要病机。目前最常用的肥胖、高脂血症、脂肪肝、冠心病等痰饮证动物模型的造模方法即为高脂饲料喂养，一般选用小鼠、大鼠进行造模，并可通过血脂检测、肝脏脂质含量检测、体重监测等对其进行评价，并且通过化痰法对其进行干预存在明显疗效。

（五）痰饮证候动物模型的应用

痰饮是津液代谢异常的病理产物，任何与津液相关的疾病原因都有可能导致痰饮证的产生，因此痰饮不仅是病理产物还是致病因素。目前关于痰饮证的实验研究取得了一定的成果，但痰饮证内容复杂，很多因素可导致痰饮证的发生。痰饮反过来也可导致多种疾病的发生，且痰浊证形成时多可见兼证形成，所以导致痰浊证动物模型仍很难有统一的制作标准。然而正因痰饮证的内容复杂，影响因素较多，故可采用病证结合法，建立各临床常见疾病痰饮证候的动物模型，对多种临床疾病进行中西医诊治的研究，如"脾为生痰之源，肺为贮痰之器"，故可在致敏液导致支气管哮喘的基础上再予以冰冷食物寒冷刺激建立支气管哮喘寒饮蕴肺证动物模型，在肥甘饮食之高脂血症的基础上再予以过劳等因素建立高脂血症脾虚痰浊证动物模型等。"五脏之病，皆能生痰"，故心、肝之病亦能生痰，痰饮为心脑血管疾病的主要病机，故可在颈部注射组织硬化剂基础上再予高脂饲料喂养建立眩晕病痰浊证动物模型，在长期激怒基础上再予以肥甘饮食建立高血压病痰浊内阻证动物模型等。因此，可通过根据痰饮的形成机制，建立临床常见疾病的痰饮证候动物模型，从而进行中医药防治的研究，为临床处方用药提供理论基础及科学依据。

〔罗尧岳〕

五、气血证候动物模型研制与应用

目前，动物造模方式主要依据中医病因病机进行动物模型构建，或采用疾病病理因素进行动物模型构建，或采用中医病因病机＋西医病因病理等复合因素进行动物模型构建等。现将气血虚损证候动物模型总结如下，以期为研究者构建和探索适宜的气血虚损证候动物模型提供参考。

（一）气虚病证结合动物模型

气虚证是中医临床常见基本证候。近年来气虚证动物模型的研究也有了很大的发展，造模方法多样化。气虚证动物模型主要分为单纯气虚证模型和病证结合动物模型 2 类。依据其造模方式，主要依据中医病因病机进行动物模型构建，或采用疾病病理因素进行动物模型构建，或采用中医病因病机＋西医病因病理等复合因素方法进行动物模型构建等。

1. 单纯气虚证动物模型　徐宇杰等选用 ICR 小鼠，雌雄各半，体重 18～22 g。通过控制动物饲料量造成"气虚证"模型。自实验开始至结束，小鼠单笼控制饲料量〔125 g/（kg・d）〕饲养，饮水自由，连续 14 日。与正常对照组比较，气虚组小鼠耐寒能力、负重游泳时间、耐缺氧时间均明显降低。

黄仲委等选用 12 月龄大鼠，雌雄兼有，体重 400～500 g。通过用大剂量生大黄煎剂灌胃制备气虚模型。200％生大黄煎剂 1 mL/kg，灌胃 2 次/d，连续灌胃 20 日，灌药后模型组大鼠有便溏、纳差、体毛稀疏脱落、委靡、消瘦、体重明显下降等症，空白对照组无异常变化，且体重增加，认为气虚大鼠模型造模成功。

胡泗才等选用 SD 大白鼠，雌雄各半，体重（100±26）g，游泳劳损造成的大鼠"气虚"，模型大鼠每天放入水温（43±0.5）℃、水深 40 cm 的恒温水槽中游泳一次，以每只大鼠出现自然沉降的时间为其游泳耐疲劳的时间，当 50％大鼠出现自然沉降时，全部停止游泳。如此连续游泳 14 日。

田道法等选用 Wistar 大鼠，清洁级，体重 180～200 g，雌雄各半。药物加疲劳法在 Wistar 大鼠制作气虚模型。以 50％番泻叶煎液灌胃 3 周，剂量为 4 次/（只・d）。同时，每日让动物在深水槽中游泳 10 分钟。模型组动物表现蛋白激酶 B（PKB）、甘丙肽（galanin）前体、钙泵（PMCA）基因表达下调。与 50％补中益气汤治疗 1 周后，表达下调的 PKB 和 PMCA 基因活性恢复正常，但 galanin 基因活性仍维持下调状态。

袁国强等选用雄性 Wistar 大鼠，6 周龄，体重 160～180 g。气虚模型组大鼠置于经改造过的代谢笼中（单笼），笼内空间以其保持基本安静且能转身移动为标准，饲以高营养饲料。气虚模型组大鼠生物学表征明显改变，评分显著升高，力竭游泳时间显著缩短，采用高营养饮食复合限制活动的方法可成功建立气虚证候动物模型。

黄萍等选用 KM 种小鼠，采用灌胃大黄加限制饮食法复制小鼠气虚动物模型。于试验第 1 日各组开始限制饮食 10 日（每日饮食量限制为 100 g/kg），同时每日灌胃 100％大黄水煎液（每毫升含的生药量为 1 g）20 mL/kg 体重，造成小鼠气虚模型。发现小鼠游泳时间降低、红细胞计数、血红蛋白含量降低，成功模拟出气虚证动物模型。

2. 心气虚病证结合动物模型　程志清等取昆明种小鼠 30 只，雌雄各半。实验全过程连续按基础进食量进食（每只小鼠每日喂小鼠精饲料 0.75 g/10 g 体重）。每日以 25 m/min 的速度强迫跑步，以受电击 10 秒后仍不能跑为疲劳标准。实验 16 日后，第 17 日起每日灌服普萘洛尔溶液（1 mg/mL）0.5 mg/只，连续 4 日。于实验第 21 日取小鼠 30 只进行指标测定（生化指标及血流动力学）。模型小鼠大多在造模后 3～4 日出现觅食现象，少动，皮毛蓬松且少光泽，体重增长减缓。7～8 日开始出现精神委靡，鼻尾色淡，有缩肩拱背的现象，体毛竖立，行动迟缓。连续灌服心得安后，精神委靡加重，尤以强迫活动后为甚。血流动力学检测提示心室的收缩功能有所降低，SOD 也显著降低，MDA 明显升高。IL-4 与 IL-10 均显著高于正常组，TNF-a 显著低于正常组，IL-2 也有降低的趋势。强迫跑步、控食及大剂量心得安等复合因素可以复制基本符合中医理论的心气虚证动物模型。

程志清等根据"饥""劳"耗气理论，认为灌服心得安能够耗损心气，选取 5 种实验鼠类（WKY 大鼠，Wistar 大鼠，昆明种小鼠，Balb/c 小鼠，SD 大鼠）为实验动物，"负重游泳并限制饮食"或"心得安灌胃并强迫跑步"两种方法持续 16～21 日，成功制备出多种心气虚鼠类模型。

于成瑶等选取 SD 大鼠，清洁级，体重 180～200 g 为实验动物，将 SD 大鼠饲养满 18 个月后，从心气虚证候（心率、呼吸频率、力竭性游泳时间和心功能）、体重和耳温等方面在其近中年月龄（12 月龄）和近老年月龄（18 月龄）时进行量化观察，并对一般情况进行非量化观察。结果发现动物 18 月龄与 12 月龄比较，力竭性游泳时间普遍缩短，呼吸频率变慢、心脏指数下降，耳温下降，建立模拟人类生理性衰老的心气虚大鼠模型。同时根据"惊"和"劳"是心气虚证产生的重要因素，选用 SD 大鼠，全部雄性，清洁级，体重 220～240 g，用水环境站台的方法持续剥夺大鼠睡眠 192 小时，成功复制出以"心主神明"理论指导的功能紊乱为特征的心气虚大鼠模型。

龙子江等选用昆明种小鼠，体重 18～22 g，在自然光照条件下，采用小站台水环境技术剥夺小鼠 REM 睡眠时间。模型小鼠小站台直径为 2 cm，2 次/d，每次 30 分钟，连续 15 日，剥夺睡眠＋垂体后叶素组末次腹腔注射垂体后叶素 0.2 U/只（5 U/h），模型小鼠的心率明显减慢，常压下耐缺氧能力降低、睡眠时间显著缩短。用剥夺睡眠与心肌缺血相结合的方法，制备心气虚小鼠动物模型。

李绍芝等选取 NIH 小白鼠，日龄 35 日左右，体重 18～26 g。采用连续控食 24 日，每日强迫负重游泳 10 分钟，大剂量灌服普萘洛尔（0.5 mg，1 mg/mL）和注射垂体后叶素（0.2 U，5 U/h）等综合方法制造心气虚证动物模型。造模小鼠的临床表现与心气虚证诊断标准基本一致。

唐烨霞等选用近交系 Wistar 大鼠，体重 180～200 g，雌雄各半。造模全过程按大鼠静息状态下采食量进食，即喂饲精饲料 5 g/100 g。每天强迫负重（按大鼠自身重量 5% 计）游泳至力竭（水温 25 ℃～28 ℃，以头没入水下 10 秒不能上浮为力竭标准），力竭采用两次游泳法，前后相隔 10 分钟。实验第 18 日起，在每日游泳的基础上灌服普萘洛尔溶液 2.4 mg/100g，连续 4 日。实验第 22 日造模结束。造模第 3 日后体重逐渐减轻，至实验第 21 日较对照组体重明显降低，最大心室内压、心室峰压平均值、心率均下降，符合临床心气虚的特点，心气虚大鼠模型制备成功。

金红姝等选用 SD 雄性大鼠，6 月龄，SPF 级，体重（300±20）g。室温控制在 30 ℃，大鼠在此环境中放置 1 小时后，剪鼠尾 0.3～0.5 cm，并浸于 37 ℃温水中，直至失血 5 mL，以量筒准确定量，2 次/周，共 10 次；实验 5 周后，每日灌服普萘洛尔溶液 5 mL（1 mg/mL），连续用药 5 日。采用多次少量放血加大剂量灌服普萘洛尔的方法制作心气虚证动物模型。

吴齐雁等选用雄性 Wistar 大鼠，体重 250～300 g。以 18G 针头进行腹主动脉-腔静脉穿刺，模拟临床因心气虚而导致血瘀的病理生理变化，实验全程 30 日，建立大鼠动静脉瘘（AVF）心力衰竭-心气虚证模型。

3. 肺气虚病证结合动物模型　王元勋等选用 Wistar 大鼠，体重（350±24）g，雌雄各半，总造模时间 55 日。将模型大鼠置于 1m³ 烟室中，选用刨花、锯末、烟叶各 30 g 点燃熏烟，1 次/d，30 min/次，采用此法进行肺气虚证动物模型复制。

彭国瑞选用 NIH 小鼠，雌性或雄性，体重 20～25 g，造模时间 4 周。每日上午将实验动物置于静式染毒柜内使用香烟烟熏，连续熏 2 支香烟，每支香烟约燃烟 10 分钟，两支香烟之间间隔 5 分钟。每周连续烟熏 6 日，休息 1 日，连续造模 4 周。

李泽庚选用清洁级 Wistar 大鼠，雄性或雌性，体重（270±20）g，造模时间 4 周，造模第 1、第 14 日分别在 16 只大鼠气管内注入 LPS 200 μg/200 μL，第 2～13 日和第 15～28 日每日上午在容积为 72 L 的熏烟箱内熏 5% 大前门牌香烟，每次半小时，连续 4 周。模型组活动量减少，拱背蜷卧，体质量增幅减轻，呼吸急促，咳嗽频作，撮毛、食量减少，行动迟缓。模型大鼠呼吸频率增高，肺功能低下，运动耐力下降，符合中医肺气虚的特点。

徐锡鸿等选用 Wistar 大鼠，体重 220～280 g，雌雄各半，总造模时间 13 日，以 200～250 ppm SO$_2$ 动力刺激量刺激，每日刺激 1 小时，在 SO$_2$ 刺激结束后即用低于大鼠生活环境温度 5 ℃ 的冷风 15 分钟，持续 13 日。每次在 SO$_2$ 刺激结束后即进行风寒刺激。模型大鼠普遍出现少动、反应迟钝、精神委靡、毛发零乱、脱落、缺少光泽等表现。咳嗽次数增加，易感身疲乏力等症状。

张葵等采用 Wistar 大鼠，体重 180～200 g，雌雄各半，总造模时间 60 日，通过 SO$_2$ 加木瓜蛋白酶刺激法制造大鼠肺气虚证稳定期慢性阻塞性肺疾病模型。选用 SO$_2$ 粉 10 g 加刨花、锯末、烟叶各 30～50 g 点燃烟熏，将进行造模的大鼠暴露于烟雾浓度为 300 ppm 的烟室中，2 次/d，1 h/次。于造模开始后第 30、第 32、第 34、第 36 日加入木瓜蛋白酶雾化吸入。将超声波雾化器与 40 cm×40 cm×40 cm 透明雾化箱相连，通过雾化管向雾化箱中模型大鼠喷入浓度为 0.3% 的木瓜蛋白酶，每 5 只大鼠注入雾化剂 2 支，造模期 60 日。模型动物活动量逐渐减少，不活泼，拱背蜷卧，毛发稀疏，竖毛，无光泽，食量减少，行动迟缓，撮毛，体弱瘦小，从第 20 日起开始咳嗽、喷嚏频作，后期呼吸加深急促。

程惠娟等采用呼吸道生物被膜菌铜绿假单胞菌滴鼻法，辅以寒冷疲劳刺激引起大鼠呼吸道慢性感染，诱导肺气虚证发生。实验动物选用 SD 大鼠，雌雄随机，6 月龄，体重（250±10）g，分别给予高、中、低剂量的铜绿假单胞菌滴鼻，高剂量组以 6×10^9 cfu/菌量感染，滴鼻后第 2 日将大鼠置入直径 50 cm、高 100 cm、水深 40 cm 的桶内游泳，水温控制在 9 ℃ 左右，游泳时间以大鼠头沉入水中为限，捞出大鼠后不予保温和擦干。隔日游泳 1 次，重复 3 次后休息 1 周，总造模时间 49 日。

刘涌等选用 Wistar 大鼠，雌雄各半，体重 200～250 g。实验前 1 周，将实验大鼠置实验环境中喂养，室温 18 ℃～22 ℃ 自由摄食水。将模型组大鼠按组分别置入特制的 1m^3 的烟室中，以锯末 50 g 加 10 支合肥牌香烟点燃烟熏，每日 30 分钟，自由进食、饮水，每日观察并记录其症状体征变化，48 日完成造模。慢性支气管炎肺气虚证模型组大鼠先后出现咳嗽、气急、喘鸣、精神委靡、行动迟缓、蜷伏不动、痰多纳少、消瘦便溏、毛发脱落、舌色发青等症状和体征模型组 MDA、TNF-α 升高，与对照组比较差异有显著性。

4. 脾气虚病证结合动物模型　北京师范大学生物系消化生理科研组，选用 KM 雄性小白鼠，体重 18～20 g。研究者根据"大忌苦寒之药损其脾胃"，采用大黄煎剂 1 g/d 灌胃 KM 小鼠，连续 8 日后小鼠出现便溏、体重减轻、消瘦、倦怠、少动、四肢无力、脱肛、毛发枯涩等症状，后以四君子汤进行治疗，上述症状均明显好转。

王斌等选用 KM 小鼠，雌雄兼用，5～7 周龄，体重 18～20 g。模型组每鼠灌胃大黄煎剂 0.8 g（折合生药 1 g），1 次/d，连续 8 日。小鼠体重增加缓慢，并出现不同程度稀便、毛色无光泽，以及有拱背，尾巴发绀、体表温度降低等症状，表明脾气虚模型已形成。

彭芝配等选取 NIH 小白鼠，体重 18～22 g，雌雄各半。模型动物予 100% 生大黄煎液 0.2 g/10 g 灌胃，1 次/d，连续灌胃 7 日，造成脾虚模型后体重均显著下降，毛发枯萎，大便稀薄，活动减少，示模型成功。

贾旭等选用 Wistar 系雄性大鼠，体重 180 g。通过给大鼠喂泻下药饲料制造脾气虚证动物模型。泻下药饲料为大黄、芒硝、普通饲料，配比为 0.85∶0.15∶9.00。模型大鼠单笼饲养，每日给泻下药化饲料，自由取食，连续饲喂 22 日。

刘汶等选用纯系雌性 Wister 大白鼠，平均体重（220±50）g，模型组予 20 g/kg 番泻叶煎剂灌胃，2 次/d，20 日后大鼠出现纳呆、委靡不振、反应迟钝、嗜睡等症状。

黄柄山等选用小白鼠，雌雄各半，体重 20～37 g。给模型动物喂饲甘蓝并每 2 日加喂猪脂 1 次，喂养 9 日后小鼠出现体重减轻、体温下降、纳呆、委靡不振、毛色枯槁等症状，之后以自拟健脾中药反证治疗。

罗光宇等选用 Wistar 大鼠，雌雄均有，体重（200±20）g。第 1 日用 50 度白酒 2 mL 灌胃，第 2 日以后每日用食醋 2 mL 灌胃持续 9 日，造模时间共 10 日。大鼠出现腹泻、体重减轻、体温下降、活动减少、蜷卧嗜睡等症状，并有血浆甲状腺素总量（TT_4）浓度降低、红细胞 C_3b 受体花环率降低等理化指标改变，后予四君子汤加以反证。

陈小野等选用 Wistar Ⅱ 级大鼠，雄性，体重 180～220 g。采用游泳消耗体力法将 Wistar 大鼠置于 22 ℃的水中，动物游泳至连续"冒泡"5 次终止，2 次/d，两次间间隔 5 小时，造模 12 日后大鼠出现体重增长缓慢、体温升高、精神倦怠、懒动、毛色枯黄等症状，出现血木糖吸收率降低、胸腺湿重与胸腺指数降低等改变。

曲长江等选用昆明系健康雄性小白鼠，体重 20～32 g，采用大黄泻下与劳倦过度制造脾虚模型。模型大鼠游泳 2～5 分钟，以身体下沉为度，1 次/d，持续 7 日，且施 100% 大黄煎剂 0.5 g/只·d。大鼠除出现一般症状外还出现便溏、反应迟钝等症状，并有红细胞 C_3b 受体花环率降低、IgG 含量降低。

胡琳琳等选用 ICR 小白鼠，体重 18～22 g。采用劳形与劳神造出劳倦过度脾气虚模型。具体方法为使小鼠每天游泳至力竭，同时剥夺睡眠时间 5 小时，连续 12 日，小鼠出现腹泻、体重减轻、精神委靡、倦怠、少动、眯眼、反应迟钝等症状及尿木糖排泄率降低、消化道推进速度增快等理化指标的变化。

孟静岩等选用 Wisatr 大鼠，雌雄各半，体重 120～150 g。采用大黄苦寒伤胃，疲劳、饮食失节多因素致脾虚模型。模型鼠予大黄后下煎剂（浓度 200%），4 g/（只·d）灌胃，第 5 日开始对大白鼠在跑步机（自制滚筒式电动跑步机）上跑步 10 分钟，并予精炼猪油灌胃，2 次/d，3 mL/次，动物精神委靡、乏力、倦怠、闭目、喜扎堆、纳食减少，体重逐渐下降，皮毛疏松、粗糙无光泽，且颜色发黄、易脱落，足蹼、鼻尖、耳缘黏膜出现苍白，造模 1 周后出现软便，T 淋巴细胞计数、T 淋巴细胞转化率及腹腔巨噬细胞吞噬功能与正常组相比下降。

黄树明选用家兔做模型动物，给家兔肌注利舍平注射剂 0.3 g/kg，1 次/d，持续 3 日。后用四君子汤治疗，结果认为四君子汤能降低利血平家兔离体空肠平滑肌异常增加的收缩力，可能是有一定的对抗胆碱能神经递质的作用。

郭延生等选用 Wistar 雄性大鼠，体重 180～220 g。模型鼠每日皮下注射利舍平 1 mg/kg，并以蒸馏水灌胃每只 2 mL。四君子汤组：每日皮下注射利舍平 1 mg/kg，并以四君子汤水煎液灌胃每只 2 mL。大鼠第 4 日均开始出现厌食，便溏、挤堆、拱背等症状，同时伴有体瘦。

赵宁等采用 SD 雄性大鼠，体重 200 g 左右，模型鼠腹腔注射利舍平 0.5 mg/kg·d，连续 2 周，使体内儿茶酚胺类物质减少，使交感神经功能低下，副交感神经功能相对亢进，从而导致"脾虚"状态的发生。

刘士敬等选用 60 日龄 Wistar 大鼠，雌雄均有，体重（200±30）g。采用 X 线照射大鼠腹部导致慢性脾虚的实用性病证相结合的动物模型。将大鼠固定于照射盒内，照射中心在大鼠胸骨下缘沿腹正中线 1 cm 处，射野为 3 cm×3 cm，照射距离为 50 cm，电压 10 MV，射时 1 分钟，剂量 2.5 Gry/次，共 2 次，每次间隔 7 日。照射 10 日后，动物开始出现一系列典型的脾气虚症候群，符合脾气虚证的一些生化、组织学指标相应变化。

张彩云等选用雌性 SD 大鼠，体重（200±20）g。通过劳倦伤脾加饮食失节多因素复合法建立脾气虚大鼠模型：模型组大鼠单日禁食，自由进水；双日按 75 g/kg 限制饮食，自由饮水，置于（25±1）℃的温水中游泳至力竭（判定标准为大鼠鼻部没入水下 10 秒）。模型鼠体征发生明显变化：毛发变得直立稀松，无光泽；与对照组大鼠相比尾巴细瘦、淡白；体质量持续减少，体形瘦削；后期模型组大鼠粪便松软、不成形。

杨宇峰等选用健康雄性 Wistar 大鼠，体重（220±20）g，通过劳倦加饮食不节（高糖高脂膳食）

复合腹腔注射链脲佐菌素（STZ）造模方法复制出脾气虚证 2 型糖尿病动物模型。模型组单日喂食甘蓝 15~20 g/只，自由饮水；游泳至耐力极限。双日高糖高脂膳食持续喂养。共计 12 周。第 4 周后将链脲佐菌素以无菌枸橼酸钠缓冲液配制成 2% 的溶液（pH＝4.2），以 53 mg/kg 体重单剂量腹腔注射。模型大鼠造模开始后，出现了游泳耐力逐日下降，食少懒动，大便溏薄，精神委靡不振，体毛光亮度减退，从第 6 周后体重就开始显著增加，（STZ）腹腔注射 2 周后空腹血糖、餐后 2 小时血糖增高，甘油三酯和总胆固醇分别从第 4 周后表现出异常，造模结束后模型组出现高血糖症、高胰岛素血症、胰岛素抵抗，符合 2 型糖尿病脾气虚证模型。

5. 肾气虚病证结合动物模型　宋红选用 Wistar 大鼠，体重 200~250 g。利用磁共振技术探讨益肾喘宁汤治疗支气管哮喘肾气虚证的可能作用机制。采用卵蛋白联合游泳力竭法、恐伤肾双因素复合法建立支气管哮喘肾气虚证模型。模型动物自实验第 1 日，用含有卵蛋白 1 mg、氢氧化铝凝胶 10 mg 及灭活百日咳鲍特菌疫苗 5×10⁸ 个的混合液注入腹腔内，令其致敏。第 8 日相同方法重复致敏 1 次。第 15 日开始，将上述造模大鼠置于 65 cm×45 cm×45 cm 大小的玻璃罩内，以 1% 的卵清白蛋白超声雾化吸入 30 分钟，激发哮喘，1 次/d，连续激发直至处死，同时，实验第 1 日开始，每日上午于同一时间将大鼠置一安静房间进行惊恐刺激，每次 10 分钟，即放送有猫叫声的磁带，同时用梅花针叩击大鼠（20 次/min），模拟猫抓拿攻击大鼠的情景；每日下午将动物负重：于大鼠尾根部缠绕质量为该大鼠体重 10% 的保险丝，放入水深 50 cm、水温 20 ℃的水槽中游泳，以力竭为度（大鼠鼻尖没入水面 10 秒），1 次/d，共 14 日。实验第 15 日开始中药组大鼠给予益肾喘宁汤 2.0 g/(kg·d) 灌胃，正常对照组和模型组给予等量的生理盐水灌胃。连续灌胃 15 日，模型组大鼠血清中异亮氨酸、谷氨酰胺含量显著升高，乳酸含量显著降低。相对于模型组，中药组大鼠血清中乳酸含量显著升高，脂类 R—CH₃、脂类 R—CH₂、脂类 CH₂CH₂CO、脂类 CH₂C＝C、脂类 C＝CCH₂C＝C 以及不饱和脂肪酸的含量降低。

太史春等选用健康 SD 大鼠，雌雄不拘，体重（250±20）g，模型组腹腔注射卡那霉素，用药量 250 mg/kg 体重，分 2 次注射，用药 14 日，自由进食、水。模型组大鼠先后出现毛稀松、畏寒、食欲下降，精神委靡，体重下降；尿量增多，尿比重减低，肾气虚模型大鼠肾组织 AQP₁ 表达降低，而肺组织 AQP1 表达升高，肾气虚证可以引起肺组织 AQP₁ 呈反向性改变。

郑小伟等选用雄性 SD 大，体重 200~250 g。采用卵蛋白致敏法＋惊恐刺激建立肾气虚哮喘模型。实验第 1 日开始，每日上午于同一时间将大鼠置一安静房间进行惊恐刺激，每次 10 分钟，即放送有猫叫声的磁带，同时用梅花针叩击大鼠（20 次/min），模拟猫抓拿攻击大鼠的情景；每日下午将动物负重：于大鼠尾根部缠绕重量为该大鼠体重 10% 的保险丝，放入水深 50 cm、水温 20 ℃的水槽中游泳，以力竭为度（大鼠鼻尖没入水面 10 秒），1 次/d。共 14 日，即激发前 1 日，建立肾气虚哮喘模型。

综上，证候动物模型的研究已有 50 余年的历史，这期间气虚证动物模型的研究也有了很大的发展，造模方法多样化，采用多手段、多技术，但总体上以采用疲劳的方法为主，劳则耗气，此法符合中医理论。近年来，各种脏腑气虚证中脾气虚证的造模方法最多，形式多样化，有疲劳加饮食失节或泻下法，偏食苦味或酸味，耗气破气或苦寒泻下加耗气破气，还有根据临床肿瘤放射治疗病人常出现脾气虚证而来的 X 线照射法，等等。心气虚动物模型的制作常在疲劳、控食等的基础上使用普萘洛尔溶液或垂体后叶素溶液，这两种药物大剂量对心脏具有负性效应，可抑制交感神经对心脏的兴奋性刺激，造成心肌缺血，在心功能受到抑制的状况下使心功能进一步下降，使心气进一步被耗损，同时将气虚定位于心。肺气虚的造模方法比较单纯，主要是采用二氧化硫、香烟、锯末等进行烟熏以伤肺脏，耗损肺气。肾气虚动物模型的研究相对较少。在气虚动物的造模方法中也依然存在着许多问题：①气虚的造模方法虽然很多，各种造模方法都能够从某一方面模拟各脏腑气虚的症状，但还不能真正能反映各脏腑气虚证的临床本质。②造模方法缺乏统一规范，不能对某一脏气虚造模方法的药物剂量、造模时间等作准确、统一规定。对证候动物模型的诊断难以量化，也无法准确地评估动物模型。③模型特指性不强，动物脾气虚证候表现与脾阳虚证等界限模糊，而且脾气虚证和气虚证表现区分不明确，缺乏特指性，单纯气虚证较少，同时还存在脾虚、阳虚等兼证，应注意这些兼证的影响。④反证或佐证药物缺乏特异性。标准化的动物模型是中医药现代化研究结果的真实性、可靠性、创新性的重要保证和基本前提。因此，中医证候动物模型应在中医整体观念及辨证论治思想的指导下，建立客观评价体系，根据气虚证的本质，寻找具有特异性的指标，并形成系统的评价体系，有利于规范对模型的判定。

（二）血虚病证结合动物模型

血虚证是中医临床常见基本证候，近年来血虚证动物模型的研究也有了很大的发展，造模方法多样化。血虚证动物模型主要分为单纯血虚证模型和病证结合动物模型两类。依据其造模方式，主要由依据中医病因病机进行动物模型构建，或采用疾病病理因素进行动物模型构建，或采用中医病因病机＋西医病因病理方法进行动物模型构建等。

1. 单纯的血虚证动物模型 袁拯忠等昆明系小鼠，雌雄各半，体重（25±2）g，模型鼠自造模之日起隔日由眼底后静脉丛放血 0.3 mL，饲料控制在 75 g/kg 体重，自由饮水，隔日在温水池中强迫游泳 20 分钟，持续 2 周，制成血虚证模型。与单纯放血组比较，综合放血法组小鼠的体重、红细胞数、血红蛋白数和白细胞数都有明显减少。谭洪玲等采用放血加适当限食方法制备小鼠的血虚动物模型。隔日对小鼠放血，每日限制摄食量，同时强迫游泳 20 分钟，持续 14 日。外周血常规检测发现，综合放血法小鼠血红蛋白和外周血红细胞明显降低。外观体征出现：精神委靡、倦卧少动、行动迟缓、拱背消瘦、毛发蓬松且缺乏光泽、睑结膜苍白等血虚证的临床症状。此法不需要特殊设备，且造模更接近临床中医血虚证。

马增春等采用 cF57BL/6J 小鼠，6～8 周龄，雌性体重（20±2）g。常规饲养数日适应环境后，于实验第 4 日按 250 mg/kg 剂量一次腹腔注射环磷酰胺，制成血虚证模型小鼠，并用四物汤反证。模型对照组小鼠外周血中白细胞总数在制模后 3 日下降到最低点，然后短暂回升后又稍下降，在模型后 10 日再次下降到最低点，然后再恢复。

梁毅等选用 Balb/c 小鼠 45 只，6～8 周龄，体重 16～18 g，雌雄兼用。采用免疫介导血虚证小鼠模型。取 DBA/2 小鼠断颈处死，95％酒精浸泡消毒 5 分钟后，无菌条件下取出胸腺及颈、腋下、腹股沟淋巴结，加 RPMI1640 培养液，除去表面血污及黏附的结缔组织，再次清洗后，用手术刀、剪刀反复剪切组织，直至成糊状，再轻轻辗碎，用 200 目尼龙网过滤，使之成为单细胞悬液，计数后配成 1×10^6/mL 浓度，其胸腺细胞：淋巴细胞为 1：2，取 1 滴苔酚蓝滴入玻片上鉴定细胞活性应在 95％以上。Balb/c 小鼠经 X 线 6.0 Gy/3min 亚致死剂量照射后 1～4 小时内，立即经尾静脉注入上述细胞悬液，每只小鼠 0.2 mL。

周俊等选用 KM 小鼠，雌雄皆用，体重 25～30 g，制备了化学性血虚模型及复合性血虚模型多种血虚模型。化学性血虚模型：实验开始的第 1 日起，小鼠每日腹腔注射环磷酰胺（40 mg/kg），连续 4 日。复合性血虚模型：实验开始第 1～第 4 日小鼠皮下注射乙酰苯肼 20～40 mg/kg，从第 4 日起，小鼠每天腹腔注射环磷酰胺 40 mg/kg，连续 4 日。这 2 种小鼠模型血细胞的变化均符合血虚证表现，外周血常规降低和骨髓有核细胞数量减少。

郭平等选用 C57BL/6J 雄性小鼠，6～8 周龄，体重（20±2）g。采用 ^{60}Co γ 射线全身一次照射，照射剂量 3.5 Gy，剂量率 2.834 Gy/min，经 ^{60}Co γ 射线照射后，小鼠胸腺和脾脏萎缩，胸腺指数和脾指数下降，IL-18mRNA 下调。证明成功制成血虚证模型。

谭洪玲等选用 Balb/c 雄性小鼠，6～8 周，体重（20±2）g；C57BL/6J 雌性小鼠，6～8 周，体重 18～22 g。系统考察 ^{60}Co γ 射线、环磷酰胺和综合放血法致血虚证发生发展的特点。射线照射模型：C57BL/6J 小鼠照射组经 ^{60}Co γ 射线全身 1 次照射，剂量为 3.5 Gy，剂量率为 1.27 Gy/min，照射距离 4 m。CTX 腹腔注射模型：C57BL/6J 小鼠用 250 mg/kg 的 CTX 腹腔注射，一次完成，制作血虚证模型。综合放血模型：Balb/c 小鼠，综合放血组小鼠隔日放血 0.4 mL，游泳 20 分钟，每日按 75 g/kg 体质量限食，造模共 14 日，然后停止造模，观察 7 日。3 种血虚证小鼠外周血中的主要血液成分下降，骨髓造血干/祖细胞的集落生成能力降低，骨髓中 CD34$^+$ 细胞减少。但从血虚证发生发展的过程来看，3 种血虚证小鼠又存在不同特点：辐射损伤法主要影响骨髓造血功能，环磷酰胺致血虚证小鼠白细胞变化明显，综合放血法直接造成外周血中的红细胞和血红蛋白数量减少。3 种模型均符合血虚证表现，但血虚证发生发展各有特点。

任德旺等选用 ICR 小鼠，体重 20～25 g，雌雄各半。采用盐酸苯肼注射浓度建立改良小鼠化学损伤性血虚证模型。试验组分别于第 1、第 4、第 7 日腹腔注射不同浓度的盐酸苯肼，腹腔注射盐酸苯肼可使 ICR 小鼠的外周血红细胞数量和血红蛋白含量显著降低，分析血虚状态持续时间。试验证明盐酸苯肼介导小鼠血虚证模型的最佳给药浓度为 60 mg/kg 体重。

朱敏等选用 ICR 雌性小鼠，体重 18～22 g。采用乙酰苯肼及环磷酰胺化学药物联合致小鼠血虚模型。予模型小鼠第 2、第 5 日皮下注射乙酰苯肼 20～40 mg/kg，从第 5 日起，每日腹腔注射环磷酰胺 40 mg/kg，连续 4 日，第 9 日给药后 1 小时眼眶取血，结果显示小鼠的红细胞数、白细胞数、血红蛋白含量和血小板数显著降低；肝、脾指数均明显降低。

综上，血虚证动物造模方法自 20 世纪 70 年代始一直在发展和应用，主要依据中医传统病因、西医病因病理、综合法等方法来造模。血虚证实验动物模型一般根据研究目的而选用不同品系的大鼠、小鼠、家兔、鸡等。其造模方法主要包括失血法、溶血法、辐射损伤法、营养法（类似现代医学缺铁性贫血模型）、化学损伤法和综合造模法，其中以化学损伤法居多。目前血虚证模型制备存在的主要问题有：血虚证单因素制作的模型多类似现代医学贫血的病理模型，造模方便但时间短，难以概括血虚证全部病因、病机演变规律及病情发展过程，同时，人体疾病是由环境、饮食、情志等综合因素影响而表现出以某一脏器为主的综合症候群，且病因有多重性和非特异性，故模型的准确性有待考量；不同方法所致的血虚证动物模型成模的标准可能不完全一致，如失血法、APH 溶血法、限制饮食法等复制的模型具有自愈倾向，而放射性物质或化学药物损伤造模法复制的模型造成的骨髓损伤往往有不可逆性，且不同造模方法成模的时间也不同；中医证候具有错综复杂性且会随着时间而变化的特点，血虚证的晚期可出现气虚证的表现。因此，在今后的研究中，需动态观察造模的进程和观察证型演变，筛选出证候特征性实验室检测指标，完善模型评价体系。

（三）血瘀病证结合动物模型

血瘀证是临床常见的证候类型，随着对血瘀证临床与实验研究的不断开展和深入，血瘀证动物模型已经成为中医药研究的重要工具。血瘀证动物模型主要分为单纯血瘀证模型和病证结合动物模型两类。依据其造模方式，主要由依据中医病因病机进行动物模型构建，或采用疾病病理因素进行动物模型构建，或采用中医病因病机＋西医病因病理等复合因素方法进行动物模型构建等。

1. 单纯血瘀证动物模型　华兴邦等选用雄性家兔，体重 2～2.5 kg。采用物理刺激方法，运用杠杆压力器对家兔右后肢大腿内侧肌肉加压 75 kg，持续 1.5 小时，结果以外伤 1 日组的瘀血指征最为明显，其伤侧大腿周径较对照组增大 29%，局部肌肉肿胀明显，肌温平均降低 0.62 ℃，血流缓慢呈断线状或粒状、全血黏度明显升高、血沉加快、血浆纤维蛋白原显著增多、凝血酶原时间缩短。结果表明，本模型所检测指标的改变与经典血瘀证的临床及实验指征相符，较好地再现了临床血瘀证的特点，是进行活血化瘀以及跌扑损伤急性血瘀证研究的理想工具。

廖福龙等选用大鼠作为实验动物，用特制的定量化重力击伤器造成大鼠后肢非骨折性击伤，局部明显瘀血。观察到伤后 1 小时内，血液呈现高凝状态，凝血时间缩短，血小板聚集增高。但伤后 3 小时后转而呈现出低凝状态，并持续较长时间。但该模型的血液黏度及红细胞比容等无明显变化。该模型反映出血瘀发展具有明显的时相性，先出现短期的高凝状态，接着由于血瘀后启动凝血系统，造成凝血因子的消耗，从而转入低凝状态。

徐琳本等 SD 大鼠，体重 220～240 g，雌雄各半。用自由落体组织损伤法建立外伤血瘀证大鼠模型。将大鼠侧位固定在软组织打击器上，选择左后小腿中部外侧软组织做好标记，将 200 g 打击锤拉至 20 cm 高度，对准标记处松开打击锤让其自由落下打击软组织，连续打击 5 次，造成局部急性软组织损伤。

任建勋等选用雄性 SD 大鼠，体重（200±20）g，采用不可预知的慢性应激刺激（声、光、电刺激）方法以及半高脂高糖饮食刺激进行干预，包括大鼠足底电击刺激 10～12 小时（电压 25～35 V 之间，持续时间为 60～120 秒，每间隔 8～15 分钟给予刺激 1 次），噪声刺激 10～12 小时（噪声频率为 5～15 kHz，强度等级为 3，持续时间为 60～120 秒，每间隔 8～15 分钟给予刺激 1 次），闪烁光刺激（频率为 1～3 Hz，持续时间为 60～120 秒，每间隔 8～15 分钟给予刺激 1 次），以及 24 小时光照与黑暗刺激。以上刺激平均在 7 日中各给予 1 次，连续重复 6 周，通过病因病机变化以及血液流变学指标、血脂变化与血管活性分子改变等客观指标方面的分析，发现模型大鼠基本上符合气滞血瘀证动物模型。

苗兰等选用雄性 SD 大鼠，体重（200±20）g。根据情志致瘀理论，将大鼠在稳定的人工光照条件下给予半高脂高糖饮食喂养，采用不可预知的慢性应激刺激方法进行干预，连续重复 6 周后，血清蛋白分析发现大鼠平均蛋白质点数升高，并且出现相关蛋白质的上调、下调以及缺失。

王婷婷等选用 Wistar 大鼠，体重 180～220 g，雌雄各半。采用类似方法以声光电、夹尾、束缚、冰水浴联合刺激的方式成功建立气滞血瘀证动物模型。模型大鼠均出现精神委靡不振、反应迟钝、耳朵发白、舌质紫黯、被毛无光泽现象及肠系膜血流速度明显降低。以上物理刺激的复合造模方法排除了药物作用的干扰，并且可重复性好，符合中医气滞血瘀的病机变化。

黄新武等选用 SD 大白鼠，体重 180～200 g，雌雄各半。通过皮下间隔注射盐酸肾上腺素 2 次，注射量按 10 μg/kg 计算。第 1 次注射后将大鼠浸入冰水中 5 分钟，再次注射 1 小时后心脏取血 4 mL，观察全血黏度、血浆黏度升高、血沉明显加快、血细胞比容增加，成功建立寒凝血瘀证动物模型。

王学岭等选用 SD 大鼠，雌雄各半，体重（165±10）g。采用间隔注射肾上腺素联合冰水冷冻的类似方法制成寒凝血瘀证动物模型。皮下注射盐酸肾上腺素［200 μg/（只·次）］，2 小时后，将大鼠放入 4 ℃冰水中浸泡 5 分钟取出，2 小时后再次注射同等剂量盐酸肾上腺素，2 小时后腹主动脉取血。造模后大鼠全血黏度、红细胞聚集指数以及血细胞比容均明显升高。

王学江等选用昆明种雄性小白鼠，体重 24～31 g。采用单纯双侧后肢低温冷冻法，用 3 份冰加 1 份结晶氯化钙粉碎混合，制成冰袋，用退毛剂将小鼠双侧后肢被毛除去。再用冰袋围置后肢，温度降至零下 20 ℃，分别冷冻 0.5 小时、1 小时，观察小鼠微循环变化及局部征象，结果亦出现寒凝血瘀证的典型表现，但是效果稍差于冰水浸泡加药物法。

卞慧敏等选用大耳白家兔，雌雄不拘，体重 1.8～2.6 kg。根据热毒致瘀理论，给家兔耳缘静脉注入金黄葡萄球菌液制成高黏高凝模型，48 小时后检测血液流变学指标，结果显示，家兔造模后血浆比黏度增高、血沉加快、纤维蛋白原明显升高。该模型设计者还采用地塞米松与大肠埃希菌内毒素（LPS）联合应用制备血瘀证模型，结果表明，虽然家兔血液呈高凝状态且持续较长时间，但是其血液流变学变化不明显，具有一定局限性。

许长照等选用日本大耳白家兔，体重 1.8～3 kg，雌雄不拘。给家兔耳缘静脉注射精制大肠埃希菌 LPS 2 μg/kg，24 小时后重复注射一次，用量其中一部分为 2 μg/kg，另一部分为 3 μg/kg。结果显示，家兔呈现高热、眼球结膜及耳部血管充血等热毒症状表现，病理形态学检查发现，家兔各脏器组织有明显的瘀血现象及广泛的微血栓存在，符合热毒血瘀证的诊断标准。其中采用 3 μg/kg 剂量者出现软瘫较多，部分还发生抽搐。

张红霞等取 Wistar 大鼠，体重 180～220 g。根据痰浊致瘀理论给予大鼠高脂饮食（高脂饲料：2％胆固醇、10％猪油、0.2％甲硫氧嘧啶、0.5％胆盐、87.3％普通饲料）14 日后禁食不禁水 12 小时，再给予肾上腺素 1 mg/kg，检测发现大鼠血胆固醇、甘油三酯、脂蛋白明显增加，血小板聚集率、血小板活化表达均上升，这一结果符合痰浊血瘀证脂代谢和血小板功能变化特点。

赵玲等选用 SD 雄性成年大鼠，体质量 160～180 g。也采用类似方法给予大鼠高脂饲料，高脂饲料由普通鼠饲料 77.9％、胆固醇 2％、猪油 10％、牛胆酸钠 0.1％和 10％蛋黄粉组成。利用终点取齐法，发现在高脂饲料饲养第 8 周开始，大鼠全血黏度、血浆黏度均明显升高，总胆固醇和甘油三酯升高，红细胞变形指数呈显著性下降，血液呈"浓""黏""凝""聚"状态。

庞树玲等取 Wistar 大鼠，雌雄各半，雄性体重（564±46）g，雌性体重（360±25）g。根据气虚致瘀理论，通过控制大鼠食入量并强迫大鼠在冰水中游泳的方法来建模。第1周控制食入量，每日只摄正常食量的1/3（约33 g/kg体重），第2周在控制食量的基础上，又强迫大鼠在凉水（14 ℃～16 ℃）中游泳，疲劳时捞出水面，1次/d，连续3周，造模期间自由进水。结果观察到大鼠出现倦怠少动、活动无力、尾部发绀稍凉、皮下瘀斑等表现，同时检测到T细胞转换率相比对照组显著降低，而血浆比黏度升高。该造模方法采用复合因素刺激，同时注重实验室检测以及大鼠的证候表现，比较符合人类疾病发生的临床特点。

闫润红等取青紫兰家兔，体重2.5～3 kg，雌雄兼用。通过饥饿＋普萘洛尔＋高分子右旋糖酐的复合作用，亦成功造成气虚血瘀证动物模型。模型兔每日投放饲料40 g，不加青菜，并每日灌服普萘洛尔10 mg/kg，3日之后，动物出现少动倦卧、心尖搏动减弱、心率减慢，从第4日起，再静脉注射10%高分子右旋糖酐5 mg/kg，2次/d，连续2日，造成气虚血瘀模型。

蔡光先等取SD雄性大鼠，体重（250±10）g。采用力竭游泳加皮下注射肾上腺素方法复制动物模型。模型大鼠每日放入水温（43±1）℃、水深35 cm以上的水池里游泳，当全组50%大鼠出现自然沉降时全组停止游泳，从第8日起，每只大鼠在游泳前皮下注射0.01%盐酸肾上腺素0.4 mg/kg，造模共持续14日。动物造模后血液流变学参数均升高。

常复蓉等取雄性青紫兰家兔，体重（2.71±0.2）kg。根据血虚致瘀理论，通过对家兔股动脉放血来制备血虚血瘀证模型，放血量为体重的3%，分2次放：一日一次放1.5%，总放血量占家兔自身总血量的50%左右。结果显示，在放血72小时时家兔血管收缩、血小板聚集和血瘀的发生程度较严重。该造模方法为单一因素下的急性血瘀证模型，但是临床所见血虚致瘀证型大多为久病耗损所致，故此法尚存在一定局限性。

袁静等取健康Wistar大白鼠，体重（240±25）g，雌雄各半。根据阴虚致瘀的理论，采用氢化可的松＋肾上腺素来复制阴虚血瘀证模型。模型大鼠每日1次肌内注射氢化可的松，按10 mg/kg剂量，连续10日，第11日皮下注射1次0.1%肾上腺素0.1 mg。结果显示，大鼠较用药时体重显著增加，全血比黏度、血浆比黏度和血细胞比容均有明显增高。此造模方法采用两种激素干预，操作性强、成功率高，且造模大鼠的肾上腺重量与正常对照组差异无统计学意义，造模动物损伤小。

郑小伟等取SD雄性大鼠，体重150～250 g。根据阳虚致瘀理论，将大鼠置于低温冰箱的冷环境中持续受冻，待大鼠出现寒战、蜷缩少动、反应迟钝、呼吸微弱、被毛蓬松竖立无光泽、唇周发黑、耳色暗红、爪尾部紫黯、舌黯红、体温下降和心跳减慢等症状和体征时取出。结果大鼠耳郭微循环检测发现其血色黯红，血管清晰度下降，血流速度明显减慢，血流呈粒线或粒流状态，红细胞呈中重度聚集，并且服用附子、丹参可使以上症状得到改善。

温瑞兴等选取Wistar雄性大鼠，体重（250±20）g，采用禁食加冷冻的方法制备阳虚血瘀模型。模型动物连续灌喂3日后断食一夜，第4日上午再灌药1次，然后放置于－15 ℃冷冻造模4小时，使大鼠在既无能量补充又急速消耗体能的环境下形成阳虚模型，4小时后取血进行检测。模型组纤维蛋白原浓度、血小板聚集功能、凝血时间明显下降，凝血斜率显著上升。

2. 心血瘀阻证动物模型　简维雄等选取SD雄性大鼠，体重（250±20）g。采用高脂饲养与冠状动脉左前降支结扎术结合的方法成功复制心血瘀阻证大鼠模型动态形成过程。模型建立分3个阶段，即第一阶段"血瘀证前期"模型，第二阶段"亚血瘀证期"模型，第三阶段"心血瘀阻证期"模型。"血瘀证前期"先复制动脉粥样硬化大鼠模型，高脂饲养饲料由3%胆固醇、0.5%胆酸钠、0.2%丙硫氧嘧啶、5%白糖、10%猪油、81.3%基础饲料，压制成高脂饲料，进行饲喂，7日后注射维生素 D_3 注射液（50万 IU/kg），14日后再注射维生素 D_3 注射液（20万 IU/kg）。造模4周后检测血脂、血液流变学指标，以空白组数值95%参考值范围作为正常值，造模组大鼠血脂、血液流变学血浆黏度和全血黏度中的1项高于正常值，作为"血瘀证前期"模型成功标志。"亚血瘀证期"大鼠模型的建立。将第一阶段成模大鼠在第12周时取主动脉进行HE染色检测，以大鼠主动脉斑块形成、血液流变学指标持续增高为模型成功标志。"心血瘀阻证期"大鼠模型的建立：在"亚血瘀证期"的基础之上造模，大鼠用10%

水合氯醛腹腔麻醉（0.4～0.6/100 g），即时记录标准Ⅱ导联心电图；气管切开后接人工呼吸机辅助呼吸（呼吸机的潮气量为8～12 L，频率80次/min，呼吸比为1：2）；在距胸骨左缘0.5 cm，第3～4肋骨间作一约3 cm的纵行切口，从左侧第四肋间钝性分离皮肤、胸大肌、前锯肌，打开胸腔，用自制小拉钩拉开3、4肋，显示约1.2 cm的手术视野，暴露心脏，剪开心包，在肺动脉圆锥与左心耳交界稍下1～2 mm处用无创性缝线穿线，即时记录标准Ⅱ导联心电图；结扎冠状动脉左前降支，即时记录标准Ⅱ导联心电图；以穿线而未结扎者作为假手术大鼠；以结扎部位以下心肌变白、搏动减弱且心电图出现ST段弓背向上明显抬高大鼠为造模成功。

王朋等选用健康雄性SD大鼠，体重（220±20）g。采用垂体后叶素单一因素大剂量静脉注射的方法建立冠心病心绞痛寒凝血瘀证动物模型。大鼠用20％乌拉坦5 mL/kg腹腔注射进行麻醉，仰卧位固定于鼠台上，连接生理记录仪，记录大鼠标准Ⅱ导联心电图。大鼠经口气管插管，连接小动物呼吸机。解剖并分离出股静脉进行静脉置管。准备完毕后，模型组注入垂体后叶素6 U/kg（浓度为2 U/100 mL），5秒恒速注射完毕，在造模后30分钟取材检测。模型组大鼠出现唇周、爪子颜色紫黯、体温下降等体征；心电图显示ST段显著抬高、心率减慢；心肌活体微循环检测显示，心肌微静脉收缩，红细胞流速明显减慢；血浆TXB2/6-Keto-PGF1α值显著升高。通过对模型宏观表征和微观指标的辨证分析，认为冠心病心绞痛寒凝血瘀证动物模型成功建立。

李欣志等取中国实验小型猪，雌雄不拘，体重（14.6±2.4）kg。利用高脂喂养结合冠状动脉球囊损伤在小型猪体内建立病证结合冠心病痰瘀互结模型。模型猪以高脂饲料喂养2周，每只每日喂900 g，模拟饮食不节，过食肥甘厚味，以致动物脾胃失健，聚湿成痰选用。在痰浊壅滞的基础上，用介入法行冠状动脉拉伤：耳静脉注射戊巴比妥钠（30 mg/kg）麻醉后，分离右侧颈总动脉，结扎远心端，置入6 F动脉鞘管，动脉鞘的侧管注入肝素200 U/kg。在C型臂X光机（BV Pulsera型，飞利浦公司，荷兰）透视下，以6 F 35 L右冠导引导管置于左冠状动脉开口行左冠状动脉造影，观察猪冠状动脉的分布情况，造影后置入交换导丝，将导丝置入左冠状动脉前降支（LAD）中部，球囊（Cordis产品，球囊：管径＝1.3：1）经导丝进入LAD中部，视情况打压10～12大气压（ATM），持续30秒，反复3次，充气间隙维持球囊压力1～1.5 ATM并轻微拉动球囊。撤除导丝、球囊后，再次造影观察LAD扩张情况，撤除导引导管，结扎颈总动脉，伤口清创，局部给予150万U青霉素，无菌缝合，单笼喂养观察，术中连续心电监护（TEC - 7621C型，日本光电公司）。继续予高脂饲料喂养8周。结果显示，BMI及血脂水平明显增高，同时炎性介质的释放增加，冠脉管腔直径缩小，增加管腔丧失，血管内膜增生，管腔残余面积缩小，最终导致明显的心肌缺血心电图改变，成功建立了瘀血冠心病模型。

张庆勇等选用巴马系小型猪，体重20～25 kg，雌雄不拘。用导管选择性地作用于前降支内注入微栓塞球（直径45 μm）导致冠状动脉微血管栓塞。术后1个月后行血管造影及CFR测量等检验发现该方法可导致微血管完整性破坏及左室功能障碍，组织切片NBT和HE染色均证实存在微血管栓塞，透射电镜下观察微梗死区心肌细胞水肿、纤维化明显。此法优点是建立模型时间比较快，As的部位比较明确。

常艳鹏等取Wistar雄性大鼠，体重200～250 g。采用高脂喂养＋冷刺激＋脑垂体后叶素建立冠心病阳虚血瘀证大鼠模型。模型组每日喂高脂饲料，各组大鼠每日冷藏于−2 ℃～4 ℃冰柜中，持续6周。在第35日，动物皮下多点注射垂体后叶素（脑垂体后叶素10 U/kg体重），于第43日处理检测。结果显示：冠心病阳虚血瘀证模型组大鼠心肌损伤和心功能减退程度严重高于正常组，其中血脂、心肌酶升高，左心舒张功能下降，心电图心肌缺血，心肝肺出现心力衰竭、附壁血栓的组织形态学变化，背温下降等特异性改变，基本符合冠心病阳虚血瘀证临床特点。

综上，血瘀证动物模型是血瘀证的生物学基础及活血化瘀疗法研究的重要技术平台。血瘀证模型应有3类：一类是模拟中医致病因素，如外伤、寒凝、气滞、气虚、阴虚、阳虚、离经之血及自然衰老等制成的血瘀证动物模型，此类属病因模型；另一类是模拟西医学的血管或血液的病理或病理生理，如血管阻塞、微循环障碍、血栓形成、血液流变学和血流动力学障碍等制成的血瘀证动物模型，此类属病理或病理生理结合模型；第三类是采用物理、化学、手术等模拟临床表现，属于生物表征模型。从病因入手更能顺应中医"辨证论治"的思想，以第一类模型为基础建立起的病证结合模型占了绝大多数。血瘀证动物模型亦存在着以下问题亟待解决。①模拟中医的临床病因单一，根据中医"久病成瘀"的理论，"血瘀证"并不是单一原因造成的急性病证，其形成是多元病因所致的一个长期复杂的慢性过程。并且大部分不能排除药物、手术及人为的干扰因素。如注射肾上腺素、注射大肠埃希菌、动脉结扎等，所形成的动物模型很难揭示"血瘀证"的本质，亦难以反映临床"血瘀证"病因病机特点。②缺乏标准化、规范化的判定标准，成功的中医证候模型应该既符合血瘀证的临床诊断标准，又有较公认的病理生理指标，用活血化瘀代表方剂治疗可使血瘀症状得到改善或逆转。但是就目前而言，无论是中医证候属性的认定，还是模型的客观检测指标评价都在很大程度上受到客观和主观因素的限制，而致判定模糊，使实验结果难以做到标准化、规范化。③忽视了临床中医证候的表现，在目前血瘀证动物模型研究中，虽然现代医学的病理检测发挥了很大作用，但在造模过程中却过于侧重血液流变学或者血液循环等方面的改变，而忽视了中医临床最重要的证候表现。我们认为，血瘀证最典型的四大症即"疼痛""肿块""瘀斑""出血"，在血瘀证中至少要有一症的表现，只注重实验室的检测指标而忽视临床表征的造模方法是不够具备说服力的。④缺少病证结合的动物模型，病证结合是中西医结合的关键环节，既重视辨证又强调辨病，各取中西医之所长，对临床具有极大的指导意义。尽管在血瘀证动物模型的造模研究中还存在着很多问题，今后需在中医理论指导下，加强对中医病因、病机机制的研究，从多方面、多病因、多指标、规范的客观量化等方面综合考虑研究血瘀证的本质，避免过多的干扰因素，建立病证结合的高效用价值动物模型。由于"证"的不确定因素，以及在疾病发展中的过程性，合适模型还需考虑更多病与证的结合点，才能愈加准确地表达病因、病理与临床症状，为今后的病证结合研究提供有力依据。

综上所述，气血虚损证候的动物模型建模方法，造模方式呈现多样性，既有依据气血虚损证候的中医病因病机进行动物模型构建，又有采用病理因素（注射细菌、病毒，或给予药物）进行动物模型构建，又有采用中医病因病机＋病理因素方法进行动物模型构建，但所构建模型大多缺乏必要的药物确证（佐证及反证）研究，缺乏公认的证候客观指标进行确证研究，故难以真正明确其所建模型的证候属性。动物模型的规范化、标准化和科学化是保证中医药现代化研究结果的可靠性、重复性、创新性和先进性的基本前提。因此，在今后的研究中，在中医理论的指导下，务必突出证候"动态性""阶段性"的特征，并采用确有疗效的中医经典方药进行佐证和反证，借助现代化科学技术建立更统一更科学的造模方法和评价体系，为中医药科学研究提供更坚实的基础。

〔刘吉勇〕

六、阴阳虚损证候动物模型研制与应用

近年来，研究者们或依据阴阳虚损证候的中医病因病机进行动物模型构建，或采用疾病病理因素进行动物模型构建，或采用中医病因病机＋病理因素方法进行动物模型构建。现将阴阳虚损证候动物模型总结如下，以期为研究者构建和探索适宜的阴阳虚损证候动物模型提供参考。

（一）阳虚证候动物模型

阳虚证是指体内阳气亏虚，机体失却温养，推动、蒸腾、气化等作用减弱，以畏寒肢冷为主要表现的虚寒证候。依据其病证特点，阳虚证动物模型主要分为单纯阳虚证模型和病证结合动物模型两类。依据其造模方式，主要由依据中医病因病机进行动物模型构建，或采用疾病病理因素进行动物模型构建，或采用中医病因病机＋病因因素方法进行动物模型构建等。

1. 单纯阳虚证动物模型　崔伟伟取 KM 小鼠，灌胃氢化可的松 1 mg/只（5 mg/mL），连续 14 日，即可造模成功。小鼠体重减轻、拱背少动、腹泻、竖毛等症状。

高梅等取 KM 小鼠，肌内注射醋酸氢化泼尼松 $100\ \mu g/(20\ g \cdot d)$，1 次/d，连续 7 日。造模后，小鼠出现体重减轻、拱背少动、腹泻、竖毛等症状。

邓广海等取 KM 小鼠，灌胃氢化可的松琥珀酸钠溶液 1 mg/（只·d），连续 9 日。造模后，小鼠拱

背、蜷曲、畏寒喜暖、被毛疏松，失去光泽、摄食量减少；脾脏、胸腺指数减少，血浆 cAMP 水平能够降低，cGMP 升高，cAMP/cGMP 降低。

姚晓渝等取 KM 小鼠，腹腔注射氢化可的松，1 mg/（只·d），连续 9 日。造模后，体重、胸腺及肾上腺指数显著下降，血液及脑组织 SOD 显著降低，MDA 显著升高。

何玲等取雄性 KM 小鼠，腹腔注射醋酸氢化泼尼松 100 mg/只，连续 7 日。从第 4 日起，蜷缩少动、竖毛、便软、体重减轻，T 细胞明显降低，B 细胞增殖反应显著抑制，巨噬细胞吞噬率和吞噬指数降低。取雄性 KM 小鼠，灌胃甲硫氧嘧啶 2.5 mg/只，连续 7 日。从第 5 日起，蜷缩少动、脱毛、便软、体重减轻，T 细胞明显降低，B 细胞增殖反应显著抑制，巨噬细胞吞噬率和吞噬指数降低。取雄性 KM 小鼠，灌胃羟基脲 7.5 mg/只，连续 7 日。从第 2 日起，蜷缩少动、竖毛、便软、体重减轻，T 细胞明显降低，B 细胞增殖反应显著抑制，巨噬细胞吞噬率和吞噬指数降低。取雄性 KM 小鼠，腹腔注射利血平 5 mg/只，连续 7 日。从第 4 日起，蜷缩少动、竖毛、便软、体重减轻，T 细胞明显降低，B 细胞增殖反应显著抑制，巨噬细胞吞噬率和吞噬指数降低。

薛作英等取雄性 KM 小鼠，肌内注射 0.5% 氢化可的松 25 mg/（kg·d），1 次/d，连续 3 日。造模后，小鼠体重显著减轻，体温降低，自主活动次数和低温游泳存活时间明显减少。

王华等取 SD 大鼠，颈背部皮下注射 D-半乳糖，125 mg/（kg·d），1 次/d，连续 40 日，再行后腿肌内注射氢化可的松，1.5 mg/（100g·d），1 次/d，连续 7 日。造模后，大鼠曲线蜷曲、体重下降、反应迟钝、消瘦、少食、畏寒肢冷、毛耸、竖毛失去光泽及脱毛虚损状，血浆 cAMP 水平降低，cGMP 升高，cAMP/cGMP 降低。

杨志敏等取 SD 大鼠，臀部肌肉丰厚处肌内注射氢化可的松 25 mg/（kg·d），同时灌胃大黄水煎液（2 g/mL），1 mL/100 g，连续 17 日。模型大鼠体毛枯疏无光泽、活动减少、精神不振、爪甲冰凉、体重增长迟缓、肛温下降。模型组大鼠肝脏、心脏、肾脏、小肠的 Na^+-K^+-ATP 酶活性均显著性下降。

唐小江等取雄性 SD 大鼠，肌内注射氢化可的松，25 mg/（kg·d），1 次/d，连续 10 日。模型组大鼠血清睾酮、SOD、MDA 显著降低，心脏、肝脏、脾脏、胸腺、睾丸、附睾、包皮腺、阴茎及精囊前列腺重量显著降低。

樊云等取 SD 大鼠，大腿肌内注射醋酸泼尼松龙注射液，3 mg/100 g，1 次/d，连续 7 日。大鼠出现拱背、蜷曲、肢尾冷、挤卧在一起、神疲、反应迟钝、被毛疏松、失去光泽、消瘦、少食、畏寒、精神不振、脱毛等虚损症状。

吕肖锋等取雌性 SD 大鼠，肌内注射醋酸氢化可的松 2 mg/100 g，1 次/d，连续 14 日。模型组下丘脑 β-内啡肽显著下降。

姚成芳等取 BAL B/c 雌性小鼠，肌内注射醋酸氢化可的松 22 mg/kg，1 次/d，连续 7 日。模型小鼠出现倦怠、厌食、竖毛、体重减轻等阳虚症状。肝脏系数增加，脾和胸腺系数缩小。阳虚小鼠 Th1 类细胞因子 IFN-γ mRNA 抑制率明显高于阴虚小鼠，IFN-γ/IL-10 的比值显著增高。

2. 心阳虚病证结合动物模型　熊耀康等取 SD 雄性大鼠，麻醉，暴露腹主动脉，在肾动脉上方 0.5 cm 处将 9 号针头与腹主动脉共同结扎，造成腹主动脉管腔环形缩窄约 50%～60%，然后拔出针头复制腹主动脉狭窄诱导型心衰模型大鼠。结扎后 2 周，每日于 -5 ℃ 下冰柜中寒冷刺激 2 小时，连续刺激 3 周。大鼠出现精神委靡、蜷缩、拱背明显、毛发枯槁、无光泽、竖毛明显等症状，呼吸频率明显加快，心率随着术后时间的增加而增加，血清 BNP 显著增加。

陈新宇等取 SD 大鼠，置于 -4 ℃～-2 ℃ 冰柜中，每日 2 小时，同时腹腔注射阿霉素 4 mg/（kg·d），1 次/d，连续 5 周。模型大鼠逐渐出现皮毛枯槁、竖立、蜷卧扎堆、缩肩拱背、行动迟缓、精神委靡、尾凉暗淡、足背水肿等阳虚症状。大鼠 LVEDD、LVESD 明显升高，LVEF、LVFS 明显降低。

曹洪欣等取 Wistar 大鼠，置于 -4 ℃～-2 ℃ 冰柜中，每日 2 小时，连续 6 周。在第 35 日，皮下多点注射脑垂体后叶素，10 μ/kg。模型组大鼠背温降低，心肌严重缺血，CHO、L-CHO 显著上升，

H-CHO 显著下降，CK/MB 酶显著升高。彩色多普勒显示 E/A 峰值＞1。血清胆碱酯酶显著增加。

3. 脾阳虚病证结合动物模型　陈学习等取 SD 大鼠，单日喂饲甘蓝 10 g，双日喂饲精炼猪脂 2 mL/只，并于 38 ℃游泳至疲劳，连续 5 日。从第 6 日起，单日喂饲甘蓝 10 g，双日喂饲精炼猪脂 2 mL/只，38 ℃游泳至疲劳，并灌胃番泻叶水浸液 2 mL/只，连续 16 日。TXB2 升高，6-Keto-PGF1α 降低，TXB2/6-Keto-PGF1α 显著升高。

陈蔚文等取 SD 大鼠，灌胃 4 ℃番泻叶液 10 g/kg，1 次/d；皮下注射利舍平 0.5 mg/kg，隔日 1 次；游泳 10 分钟（水温 38 ℃），隔日 1 次。利血平注射与游泳交替进行，连续 3 周。模型组大鼠明显消瘦，嗜卧，畏冷蜷缩，大便稀溏，肛周有污物，毛色枯槁不荣，体重减轻、摄食量减少，体温明显降低，D-木糖排泄率、胃酸度明显降低。

李德新等取 Wistar 大鼠，胃饲番泻叶水浸剂，浓度 70%（按每毫升含生药的克数），2 次/d，每次 2 mL，共 21 日。实验组大鼠出现腹泻、呈水样便，食量减少，体重下降，畏冷蜷缩，乏力少动，喜扎堆，毛枯槁竖立。心肌线粒体数量减少，线粒体空泡形成后有模样结构残存。线粒体基质透明，部分溢出线粒体外，线粒体外膜也有破坏。肌原纤维局部缺如，肌浆网扩张，呈现肌萎缩现象。心肌细胞膜已不清晰，核膜尚清晰，核周异染色质增强。

孙跃余等取 Wistar 大鼠，将铺设潮湿碎刨花的鼠笼置于造型箱的隔板上，箱底部的磁盘中盛满水，箱顶部有通气孔，隔板周边放置冰块，顶部两端有通风窗口，温湿度计。造型箱的温度保持在（16±1）℃，相对湿度为（95±3）%。模型大鼠表现类脾气虚、阳虚症状、体征，饮水量明显减少，大鼠便软或肛周污浊。胃酸分泌、血清淀粉酶活力，D-木糖排泄量及胃泌素降低。大鼠肉眼见肠腔充气，肠壁变薄，空肠、回肠、结肠黏膜充血，黏膜表面黏液增多。光镜下见肠黏膜广泛变性、坏死、充血，微绒毛脱落，多种炎性细胞浸润，黏液上皮增生，扫描电镜下见绒毛破损，数量较多，上皮破溃脱落，绒毛表面附着较厚的黏液。DNA、SDH、ATP 酶含量降低，胃壁及肢端微循环血流量降低。

李稳等用 100% 大黄水煎液，按 25 mL/(kg·d) 剂量对小鼠灌胃，连续 8 日，小鼠出现食量下降、体质量减轻、大便溏薄、皮毛枯槁、体温降低、相互靠拢蜷缩等脾阳虚症状。

邵南齐等用 100% 大黄水煎液，按 20 mL/(kg·d) 剂量对 SD 大鼠灌胃，连续 14 日，大鼠出现消瘦、活动减少、拱背、扎堆、眯眼、便溏、肛门污秽、皮毛枯槁等症状。

王学庆等用 50% 大黄水煎液，按体重的 20% 剂量对青紫蓝兔每日灌胃 1 次，连续 10 日，家兔出现食量减少、明显消瘦、体重减轻、活动能力下降、便溏、皮毛枯槁、蜷卧等症状。

邵峰等用 100% 番泻叶水煎液，按 25 mL/(kg·d) 剂量灌胃小鼠，连续 29 日，小鼠出现了食少、消瘦、少动、便溏、耐寒力低下等脾阳虚症状。

张京英等按 0.2 mg/(kg·d) 剂量对 SD 大鼠腹腔注射利舍平，连续 13 日，大鼠出现食少、体重减轻、消瘦、毛发疏松无光泽、蜷卧懒动、腹泻、体温下降等脾阳虚症状。

4. 肺阳虚病证结合动物模型　文小敏将 SD 大鼠置于烟熏箱内，刨花 50 g 烟熏，30 日。烟熏后 15 分钟，将大鼠置于可调寒冷箱中（0～2 ℃），2 次/d，每次 2 小时，连续 6 周。造模后第 10 日出现痰涎清稀。第 6 周出现咳嗽、喘鸣、呼吸急促，并先后出现少动、反应迟钝、精神委靡、毛发凌乱、脱落缺少光泽等症状，且以后者为甚。同时可观察到肺阳虚组大鼠扎堆、舌青紫等。饮水量、体重、背部温度显著减少。气管黏膜 SIgA 含量、T 淋巴细胞转化率降低。双中上肺呈灰黑色。气管和支气管上皮细胞脱落纤毛减少、腺体肥大、导管扩张、杯状细胞增生、气管、支气管壁及肺间质性炎症细胞浸润，管壁血管扩张充血。大鼠高切及低切全血比黏度、血浆比黏度、血细胞比容及红细胞变形指数显著增加。肺脏 cAMP 水平降低，cGMP 升高，cAMP/cGMP 降低。

温慧萍等将 SD 大鼠置于透明烟熏箱中香烟烟熏 20 min/d，使其外邪犯肺；接着常温游泳 30 min/d，冰水 [（0±2）℃] 游泳 10 min/d，使其劳倦，耗伤阳气；并饮用甲巯咪唑冰水溶液（0.1 mg/mL），使其免疫低下。以上处理，1 次/d，连续 35 日，使其外感于寒、内伤于阳，内外合邪，从而使肺阳虚衰。大鼠出现喘鸣、呼吸急促、畏寒少动、精神委靡、毛发凌乱无光泽、扎堆等症状。体重显著下降，饮水量减少，体表及肛温温度降低，全血黏度及全血还原升高，刚性指数、变形指数、电泳指数升高。

　　5. 肾阳虚病证结合动物模型　　张韧等取雄性 SD 大鼠，皮下注射未提纯腺嘌呤 0.2 g/(kg·d)，1 次/d，连续 10 d。模型组大鼠疲倦、饮食量减少、体重减轻、体毛稀疏无光泽，有集群现象。肾脏表面色泽鲜红，体积略增大，肾皮质略微固缩，肾小管管腔变窄，肾间质水肿、充血伴明显的炎性细胞浸润；睾丸生精小管萎缩变性，排列疏松，间质退化、细胞减少，各级生精细胞排列松散，不规则，精子数量较少。肾脏指数和睾丸指数增大。自主活动度、游泳时间降低。SOD 和 MDA 活力增高。

　　张丹等取 KM 小鼠，每日上午 8 时在水深 25 cm，水温 25 ℃，容积 5000 mL 的圆形玻璃缸内强迫小鼠游泳至无力而下沉时捞出，以诱导劳倦过度，每只雄鼠与 6 只动情期雌鼠同笼，注意每日更换动情期雌鼠以诱导房室不节。模型组小鼠自主活动明显减少，倦怠、精神委靡、弓背、蜷缩，拥挤在一起，体毛枯疏、失去光泽、采食量、饮水量减少，游泳时间缩短，耐寒能力明显下降、大便变稀，尿量增多，腹部皮毛潮湿、阴囊皱缩，睾丸回升，舌色淡白、舌体胖嫩、舌边有齿痕。小鼠体温明显下降。舌乳头密度、分裂相频数显著减小，舌上皮层厚度、角质层厚度有明显增加趋势。

　　董兴刚等取 Wistar 大鼠，先行右肾切除，术后第 1 周和第 5 周时两次注射阿霉素，剂量分别为 5 mg/kg 和 3 mg/kg。模型组大鼠至第 2 周起 24 小时尿蛋白定量超过 150 mg，并随病程逐渐增多。大鼠摄食及饮水均较正常组减少，活动明显减少，体重明显下降，反应迟钝，弓背蜷缩，喜扎堆，畏寒喜暖，体毛枯疏，无光泽，小便少，大便稀，不成形，便溏，浮肿。肾小球细胞外基质明显增多，系膜区扩张，球囊粘连，球囊壁增厚，60％肾小球节段性硬化，间质炎症细胞浸润，蛋白管型多见，肾小管管腔变形。

　　周文江等取 Wistar 大鼠，分为皮质酮低、中、高模型组。每日 1 次皮下注射皮质酮，剂量分别为 6 mg/kg、1.5 mg/kg 和 0.375 mg/kg，连续 36 日。只有高剂量组大鼠体重显著降低，高、中剂量组胸腺系数显著降低，低、中、高剂量组肾上腺指数显著降低，高剂量组血清皮质酮含量及淋巴细胞转化率显著降低。

　　杨礼腾等取 SD 大鼠，麻醉，颈前区域消毒铺巾，无菌操作下于颈前正中开皮肤 2～3 cm，钝性分离皮下组织及气管前面肌肉，充分暴露气管；用 7 号针头连 1 mL 注射器，于气管环间刺入气管后平行进气管，将针头斜面对着气管前壁缓慢滴入博来霉素（5 mg/kg）；然后缝合切口，将大鼠直立旋转使药液于肺内分布均匀，放回笼中正常饲养。并每天灌胃腺嘌呤（300 mg/kg），1 次/d，连续 29 日。模型组大鼠摄食、排便活动减少，消瘦，蜷缩拱背，毛发松散脱落，口唇苍白，眯眼及尾巴湿冷。肾皮质区大多数肾小球毛细血管基底膜增厚，系膜细胞增多，肾小球呈分叶状，除见较多异物肉芽肿结节之外，主要病变在肾小管，尤其是近曲小管与间质的炎症、异物肉芽肿、肾小管囊状扩张并有较多纤维化病灶形成。血浆 Cr 及 BUN 皆明显升高，皮质醇（Cor）明显降低。

　　裴妙荣等取 Wistar 大鼠，灌胃给予丙硫氧嘧啶，1 mL/100 g，隔日 1 次，连续 2 周。造模 1 周后，开始出现活动迟缓、反应迟钝、神态委靡、目光无神、畏寒蜷卧、弓背、少动嗜睡、喜聚堆；捕捉时渐感皮肉松懈，尾巴发凉，反抗力变小；体毛无光泽且易脱落。2 周左右可见眼、鼻、唇、耳、尾部色淡失泽，饮食、饮水明显减少，大便稀。肛温、饮水量显著降低。T_3、T_4 显著降低，sTSH 显著升高。

　　欧阳轶强等取 Wistar 大鼠，低、中、高剂量组分别按 10、20、30 mg/(kg·d) 给予甲巯咪唑，连续 15 日。低、中、高剂量雌性及雄性大鼠日均体重增长量、体温均较空白组缓慢，且呈剂量依赖性。T_3、T_4、T 及 E_2 显著降低，且呈剂量依赖性。

　　陈素红等取 Wistar 大鼠，雄鼠按 1 mL/100 g 注射苯甲酸雌二醇大豆油稀释液（0.2 mg/mL），雌鼠按 1 mL/100 g 注射丙酸睾酮大豆油稀释液（0.8 mg/mL），1 次/d，连续 12 日。模型大鼠肛温显著降低。雄鼠睾丸指数、精囊腺指数、前列腺指数均显著减小，雌鼠子宫指数有下降趋势。

　　陈剑磨等选用雌性 KM 小鼠，应用去卵巢法构建骨质疏松模型，按 25 mg/kg 的剂量皮下注射氢化可的松诱导肾阳虚模型。最后疾病证型模型组出现毛发干枯、畏寒喜暖、蜷缩弓背、大便稀溏、小便清长、倦怠嗜睡、自主活动次数减少、抓取时抵抗性减弱、食欲不振、肛温降低等肾阳虚症状，ACTH、TSH 含量及 cAMP/cGMP 均降低，股骨近端、腰椎 BMD 下降，HE 染色及骨组织形态计量学分析显示骨小梁排列稀疏、变细，破骨细胞数增多。

李媛等行去卵巢术诱导骨质疏松模型，按 20 mg/kg 的剂量间歇肌内注射氢化可的松诱导肾阳虚模型。给药造模 2 周后，实验组大鼠出现毛发干枯、蜷缩弓背、精神萎顿、倦怠嗜睡、畏寒喜暖、小便清长、抓取时抵抗力减弱等肾阳虚症状，体重增长明显迟缓，血清 cAMP 水平较假手术组显著下降。3 个月后，模型组大鼠自发活动次数明显减少，血清 cAMP、E_2、ACTH、T_3、T_4 水平明显下降，BMD、骨矿含量显著降低，肾上腺及甲状腺系数明显降低。

叶利兵等取 SD 大鼠，尾静脉注射多柔比星 5 mg/kg，注射 1 次。随后臀部肌内注射氢化可的松 25 mg/kg，1 次/d，连续 2 周。注射多柔比星 4 日后，大鼠开始出现进食量明显减少，活动减少，消瘦，大便稀烂。3 周末出现腹水。大鼠 24 小时尿蛋白定量显著增加，血白蛋白显著降低，胆固醇显著增加，尿 17-OHCS 显著增加。

张先庚等取 SD 大鼠，按雌∶雄（2∶1）比例随机配对交配，次日清晨发现阴栓者为妊娠，当天作为受孕的第一日，发现妊娠后分笼饲养。每天模拟地震震动 2 次，每次时间为 15～20 分钟，1 次/d，连续 19 日。利用地震测速器测定数据如下。烈度：9.6～10.5；三轴合成峰值加速度：1350～1400 mg；水平合成峰值加速度：1000～1050 mg；东西向峰值加速度：850～900 mg；南北向峰值加速度：1050～1100 mg；垂直向峰值加速度：800～850 mg。在第一次震动时，孕鼠表现为惊恐不安，行为增加，兴奋易惊，时有二便遗出。随后随着震动频率的增多，表现为聚集，蜷缩拱背、反应迟钝、对外界刺激淡漠，尾部湿冷，进食减少、活动减少甚至被毛脱落、失去光泽等现象。19～21 日时孕鼠陆续生仔，地震组 2 只，孕鼠在妊娠期死亡，解剖时发现胎死腹中；2 只孕鼠将刚出生的仔鼠全部吃掉。幼崽皮质酮显著升高。

刘同林等根据中医衰老肾虚的病因病机理论，测定 24 月龄 SD 大鼠的后掌温度，对自然衰老的大鼠进行筛选，将掌温均值低于群体均值 1℃的大鼠纳入肾阳虚模型大鼠。结果显示，自然衰老肾阳虚大鼠血清孕酮下降，线粒体能量代谢低下，MDA 含量明显升高，氧化损伤加剧。

赵伟康等取 SD 大鼠，于室温（18℃～24℃）环境下饲养大鼠至 24 月龄，以各鼠实验前 2 次掌温均值高于或低于群体均值 1℃以上者为老年"肾阴虚"或老年"肾阳虚"组。研究显示，老年"肾阳虚"组 4 态呼吸速度快于老年"肾阴虚"组，而呼吸控制率则低于老年"肾阴虚"组。老年"肾阳虚"组磷氧比、细胞色素 C 氧化酶活性亦低于老年"肾阴虚"组。老年"肾阳虚"组的 Ca^{2+} 低于老年"肾阴虚"组及老年对照组，而 MDA 则高于老年"肾阴虚"组及老年对照组。老年"肾阳虚"组总 ATP 酶、Mg^{2+}-ATP 酶及 Na^+-K^+-ATP 酶及活性均较老年"肾阴虚"组低。老年"肾阳虚"组 T_3、FT_3 和 NE 均较老年"肾阴虚"组低，心率亦较老年"肾阴虚"组慢。

（二）阴虚证病证结合动物模型

阴虚证是指体内阴液亏虚而无以制阳，滋润、濡养等作用减弱，以咽干、五心烦热、脉细数为主要表现的虚热证候。依据其病证特点，阴虚证动物模型主要分为单纯阴虚证模型和病证结合动物模型两类。依据其造模方式，主要由依据中医病因病机进行动物模型构建，或采用疾病病理因素进行动物模型构建，或采用中医病因病机＋病因因素方法进行动物模型构建等。

1. 单纯阴虚证动物模型　刘旭光等选用雌性 SD 大鼠，灌胃给予氢化可的松 5 mg/100 g，连续给药 9 日。模型大鼠可见偶有平卧，体温保持昼夜节律性波动，峰相位在 32.23℃，较空白组显著迟后性转移，节律中值、振幅有升高趋势。

陈素红等取 SD 大鼠，大鼠游泳 8 周，5 d/w，1 次/d，日游泳时间由 10 分钟逐日增加至第 7 周末 180 分钟，水深 60 cm，水温 30℃。模型大鼠体重增长缓慢，面温较正常对照组显著升高；痛阈显著降低；血清 IgA、IgG、IgM、IL-2、IL-6 显著降低。血浆 cAMP 含量显著升高，cGMP 含量显著下降，cAMP/cGMP 显著升高。

薛春苗等取 KM 小鼠，分别灌胃 100％、50％的温热药（制附子、干姜、肉桂按 1∶1∶1 的比例水煎提取 3 次，合并水提液，最后浓缩成 100％的水煎液，相当于生药 1 g/mL），0.2 mL/mg，连续灌胃30 日。模型小鼠体质量增长缓慢，痛阈值较正常组显著降低。胸腺指数、脾脏指数、血清 IL-2 含量均显著降低。

崔瑛等取家兔，耳缘静脉注射呋塞米，2.5 mL/kg，1 小时后同法注入等量呋塞米，1 小时后，耳缘静脉注射大肠埃希菌 300 EU/kg。模型组家兔排尿次数及尿量均大增，攻毒后，出现耸毛等症状，随着体温的不断升高，在体温达峰值及峰值发热持续阶段，家兔表现为烦躁、呼吸急促、大便干燥、耳郭发红发热、舌而干燥而红。1～4.5 小时体温均显著高于正常，2.5 小时出现发热高峰值，5 小时后可基本恢复正常。1～3 小时血浆 cAMP 含量及 cAMP/cGMP 比值均显著高于正常水平，5 小时采集的血浆中的 cAMP 含量及 cAMP/cGMP 比值均接近正常水平。1 小时血浆白细胞数目显著减少，并于 2 小时降至最低，随后白细胞急剧升高，至 4～5 小时处于较高水平。

时连根等取 ICR 雌性小鼠，灌胃甲状腺素（150 mg/kg）和利舍平（1 mg/kg），1 次/d，连续 8～15 日，制成阴虚雌性小鼠模型。模型小鼠烦躁不安，自主活动次数和由冰醋酸引起的扭体次数增加，游泳存活时间显著降低。脾指数及子宫卵巢系数显著降低。

崔瑛等取 KM 雄性小鼠，灌胃甲状腺素混悬液 320 mg/kg，连续 9 日。模型组小鼠焦虑加重，抑制性递质 GABA 含量明显减少，而兴奋性递质 Glu 量显著增加，Glu/GABA 显著增高，GABA R_1 受体表达降低，NMDA R_1 受体表达升高。

侯连兵等取 SD 大鼠，灌胃甲状腺素 2.5 mg/kg、5 mg/kg、10 mg/kg，连续 30 日。10 mg/kg 组大鼠 T_3、T_4、FT_3、FT_4 显著升高，且血清 TSH 显著降低。5 mg/kg、10 mg/kg 组大鼠体重减轻，肛温降低。雌鼠从第 16 日起，雄鼠从第 21 日起，陆续出现体温升高、烦躁不安、活动频繁，多动好斗，饮水量多、脱毛、增长缓慢、大便干燥、活动增加，微循环发生变化，各类血管清晰、管径变大，无明显渗出、出血瘀血等。至实验结束时，多数有震颤现象，全部明显消瘦、毛无光泽。2.5 mg/kg、5 mg/kg、10 mg/kg 组大鼠甲状腺质量显著增加，2.5 mg/kg 组肾上腺重量增加。

湛延风等取 SD 大鼠，灌胃甲状腺素 12.5 mg/kg，连续 21 日。模型大鼠体重差值显著降低，肝、肾组织及小肠黏膜中的 Na^+-K^+-ATP 酶活性显著升高。

刘衡川等取 SD 大鼠，灌胃三碘甲腺原氨酸 18 μg/只，连续 5 日。模型大鼠红细胞 C_3b 受体花环率、CR_1 受体活性显著下降，红细胞 C_3b 受体花环形成促进率下降，抑制率增高。模型大鼠 MDA 显著升高。

史恒军等取 SD 大鼠，灌胃氢化可的松 50 mg/kg，连续 14 日。灌胃 2 日后体重增加，好动易怒，被毛凌乱，光泽差，尾色潮红。大鼠血清 CORT 显著升高，胸腺指数、脾指数显著降低。胸腺皮质明显变薄，皮髓质界限不清，皮质淋巴细胞明显减少，网状上皮细胞增多，有的淋巴细胞体积缩小，核固缩并有碎裂。电镜下可见淋巴细胞减少，且多见核固缩，或异染色质增多。并有大量巨噬细胞出现，巨噬细胞胞体内常见被吞噬的凋亡小体或明显固缩的淋巴细胞。有的巨噬细胞胞质内含大量电子密度较均匀的类脂滴小体。上皮样网状细胞线粒体空泡化，基质电子密度降低。中性粒细胞和嗜酸性粒细胞较常见。

马健等取 C57BL/6J-JCL 小鼠，按每 25 mg/鼠后肢肌内注射皮质酮，连续 4 日。模型小鼠腹腔巨噬细胞表面 Ia 抗原表达对于 IFN-γ 的诱导呈亢进性反应，并随着 IFN-γ 浓度的升高而活性增强，当IFN-γ 浓度为 0.1、0.3 U/mL 时，Ia 抗原显著高于对照组。

郑军等取 KM 小鼠，灌胃甲状腺素 300 mg/kg 和利舍平 2 mg/kg，连续 7 日。体重减轻、身体瘦长、躁动不安，有些动物眼瞎或两眼不张，在 7 日后大部分小鼠非常瘦小，行动迟缓，有的死亡。血浆MMS、SH 显著降低。

姚成芳等取 BALb/c 雌性小鼠，灌胃甲状腺素 120 mg/kg 和番泻叶 30 g/kg，连续 7 日。模型小鼠出现心跳加速，活动增加，兴奋，竖毛，易激怒等典型的阴虚阳亢症状。肝脏和肾上腺系数增加，胸腺系数缩小。Th2 类细胞因子（IL-4、IL-10）mRNA 转录抑制率明显高于 Th1 类细胞因子，IFN-γ/IL-10 比值增高，出现 Th1 类细胞因子的相对优势表达。

2. 肾阴虚病证结合动物模型　贾天柱等取 SD 大鼠，灌胃左甲状腺素钠（1.763×10^6 g/kg），1 次/d，连续 3 周。模型组大鼠体质量、胸腺指数、脾指数以及 24 小时尿量均显著降低；FT3、FT4、AVP 含量显著升高；cAMP 含量及 cAMP/cGMP 比值显著升高；尿液中 17-OHCS 含量显著升高。

刘旭光等取 SD 大鼠，灌胃醋酸泼尼松 10 mg/(kg·d)，灌胃后，用夹子夹尾（距尾尖 3 cm 处），连续 1 个月。模型大鼠 cAMP、cAMP/cGMP 比值及 FSH 显著升高，β-EP 值降低。

樊蔚虹等取雄性 SD 大鼠，实验第 1 日起将大鼠双后肢束缚，成对倒吊于笼内，以引起明显激怒，表现为粗叫、嘶咬，首次激怒 20 分钟，以后每隔 1 日增加 10 分钟，连续 20 日。模型大鼠明显消瘦，活动减少，竖毛少泽，弓背，大便虽成形，但有较多水分。饮水量明显减少，第 19 日恢复正常。尿量较少。体重增长缓慢。cAMP、睾酮显著降低。雌二醇/睾酮显著升高。

张学兰等取雄性 SD 大鼠，灌服 20 mg/kg 甲状腺片诱导肾阴虚模型。模型大鼠毛发疏松，粗糙无光泽，精神委靡，弓背少动，纳食减少，体重下降等体征。胸腺指数、睾丸指数、脾脏指数、肝脏指数、肾脏指数均显著下降。睾丸组织中 SOD 活力明显降低、MDA 水平显著升高。

罗益等取 SD 大鼠，灌服甲状腺素水溶液，12.5 mg/(kg·d)，连续 21 日。模型大鼠可见第 3 日出现毛枯，进食饲料明显增多，但体重增长减慢，随着给药时间的延长，毛色枯黄易掉，活动增强，出汗，大便干结，逐渐消瘦。T_3 升高，T_4 呈升高趋势。睾酮显著降低，cAMP 明显升高。胸腺指数、睾丸指数、甲状腺指数显著降低。睾丸曲细精管萎缩，曲细精管中各级生精细胞、精子细胞明显减少。胸腺皮质变薄，皮髓界线不清，淋巴细胞显著减少。肾上腺皮质轻度变薄，皮质球状带、束状带及网状带细胞体积缩小。细胞核染色加深。束状带细胞部分区域排列紊乱。细胞内未见明显的分泌物质。部分细胞胞浆伊红染色加深。脾脏稍有萎缩，重量变化与空白对照组无显著差异，心脏周径明显增大。甲状腺明显萎缩，滤泡变大，滤泡腔中红色胶样物质极少。

罗益等取 SD 大鼠，灌服甲状腺素水溶液 37.5 mg/(kg·d)，利血平 0.5 mg/(kg·d)，连续 10 日。第 5 日出现毛枯，进水进料明显增多，但体重增长减慢，随着给药时间的延长，毛色枯黄易掉，活动增强，出汗，大便干结，逐渐消瘦。平均体温升高，Cort 呈上升趋势，T_3 升高，T_4 呈升高趋势。睾酮、雌二醇显著降低，cAMP 明显升高。胸腺指数、睾丸指数、肾上腺指数、甲状腺指数显著降低。胸腺组织严重萎缩，组织内不见或极少见淋巴细胞，代之以纤维组织增生，间质血管扩张。脾脏稍有萎缩。睾丸组织全部曲细精管萎缩，曲细精管中各级生精细胞、精子细胞明显减少。心脏周径明显增大。甲状腺滤泡上皮细胞排列较紊乱，滤泡内红色胶质物完全被吸收，有大量空滤泡存在，腺泡上皮呈炎症性破坏、基膜断裂，腺组织中有淋巴细胞浸润。

段晓红等取 SD 大鼠，腹腔注射氢化可的松 50 mg/kg，连续 7 日。造模后大鼠体重降低，肾上腺和胸腺质量降低，分别下调下丘脑组织 GRa 的表达水平和上调胸腺组织 GRa 的表达水平。

苏友新等取 Wistar 大鼠，灌胃甲状腺片混悬液 45 mg/kg，连续 15 日。模型大鼠出现躁动、易惊、怕人等表现，体重增长较正常组大鼠缓慢。血清 cAMP 含量上升，cAMP/cGMP 比值升高。

3. 脾阴虚病证结合动物模型　尚冰等取雌性 SD 大鼠，第 1～第 14 日，单日喂食甘蓝，不限量，禁食，自由饮水，游泳至耐力极限（耐力极限系指大鼠四肢划动无力，身体竖立，整个头部浸入水中超过 10 秒）；双日喂饲猪油脂每只 2 mL/100 g 体重。第 15 日，应用模糊数学模式识别方法对脾气虚证模型大鼠进行综合评价，将符合标准的脾气虚证模型大鼠纳入脾气虚证模型组。第 16～第 25 日，在脾气虚证基础上，每只每日增加伤阴药（附子、肉桂、吴茱萸水煎液，浓度为每 100 mL 药液含生药 100 g）2 mL/100 g 体重胃饲。脾阴虚模型大鼠 24 小时尿-8-OHdG 排泄量显著增加，血清及脑皮质 SOD、CSH-Px、T-AOC 显著降低，MDA 显著增加。

4. 肺阴虚病证结合动物模型　简叶叶取 ICR 大鼠，灌胃甲状腺素水溶液 150 mg/(kg·d)，利舍平 0.01 mg/mL，连续 7 日。于玻璃熏箱（SO_2 浓度为 0.5g·m^3）熏 15 分钟，连续 8 日。模型小鼠出现明显蜷伏、咳嗽、食少、烦躁易怒、皮毛光泽差、毛发凌乱脱落、体重显著减少等症状。肺部组织有明显的支气管肺炎症状，肺泡形状不规则或有明显肿大，终末细支气管周围有大量淋巴细胞为主的炎症细胞浸润，支气管腔内有脱落的单层柱状上皮，支气管周围扩张，并严重充血。胸腺指数和脾脏指数均显著下降。血清中 IL-2、IFN-γ 显著上升。早期凋亡细胞比例显著高于正常对照组。肺组织 IL-8、MDA含量显著上升。肺组织 Atrophin-1mRNA、Cytokeratin-SmRN 及 Cyclooxygenase-2mRNA 表达显著上升。

综上，上述阴阳虚损证候的动物模型建模方法，造模方式呈现多样性，既有依据阴阳虚损证候的中医病因病机进行动物模型构建，又有采用病理因素（注射细菌、病毒，或给予药物）进行动物模型构建，又有采用中医病因病机＋病理因素方法进行动物模型构建，取得了一定的成绩。然而大多数模型造模方法缺乏规范，造模剂量缺乏优选，同时忽略证候"动态性""阶段性"特征，故所构建动物模型难以客观反映证候的形成及演变规律。同时，所构建模型大多缺乏必要的药物确证（佐证及反证）研究，缺乏公认的证候客观评价指标进行确证研究，故难以真正明确其所建模型的证候属性。因此，在今后的研究中，务必突出证候"动态性""阶段性"特征，并采用确有疗效的中医经典方药进行佐证和反证，采用公认的证候客观评价指标进行确证。

〔李　鑫〕

七、六经病证动物模型研制与应用

六经辨证在临床上运用广泛，但是由于病因和症状复杂，在动物身上难以全部体现，动物模型的构建有一定难度。近年来，研究者们采用疾病的中医病因病机或相关病理因素的方法进行动物病证模型构建，现将近年来研究者的相关实验研究进行概括总结。

（一）太阳经病证动物模型

太阳病以外邪侵袭人体，正邪交争于肌表，营卫失调为主要特点，处于外感病的初期，分为太阳病本证、太阳病变证以及太阳病类似证。在关于太阳病的动物实验研究中，利用人工气候箱和高温仓模拟自然界的风、寒、湿和热，对动物进行刺激。为模拟人类患病的过程，从动物的种类、致病因素及观察指标，都应根据不同的病证类型进行调整。如：建立桂枝加葛根汤证动物模型时，动物选择新西兰白兔，风寒湿刺激的具体条件，也适应性地进行调整；建立葛根芩连汤证动物模型时，则采用内因加外因联合致病的方式，给予大鼠高温仓的热刺激后，灌胃大肠埃希菌；模型判定时，也应将动物所表现的症状与病人的临床症状结合起来，如"大鼠蜷缩聚堆"与"畏寒"，"大鼠饮食量减少"与"食欲不振"等。以下就具体动物病证模型的构建进行论述。

1. 风寒表证动物模型　李杰等通过风扇加寒冷体表降温吹风的综合方法建立风寒表证小鼠模型。将 KM 小鼠放入透风的不锈钢丝笼内，调节电风扇的距离和转速，使小鼠感受到的风力为 5～6 级，室温为 3 ℃～5 ℃、相对湿度 60（±5）％（通过洒水增加湿度）的环境中，动物自由活动摄食，造模；时间为 7 日。模型小鼠同时出现有以下症状时，确认模型复制成功。

风寒表证初期症状表现：

（1）蜷卧或团缩聚卧状态、活动较少，弓背耸毛、打喷嚏、流涕、进食明显减少、饮水增多。

（2）体重下降。

（3）体温升高。

另外，模型组肺脏脏器系数及大肠质量及系数较空白组下降明显。模型组小鼠实验前后有明显体重减轻和体温升高。

2. 桂枝汤证动物模型　李乃昌等通过寒、热交替刺激法建立桂枝汤证动物模型，将 SD 大鼠放入特制铁丝笼中 20 分钟，将笼子放入（−40±1）℃冰柜中，中间每隔 10 分钟观察 1 次。取出动物后，放常规饲养室饲养，室温［（25±1）℃］，4 小时后进行温热刺激。即将大鼠放入铁丝笼中，将笼子放入（40±1）℃恒温箱中 15 分钟，中间每隔 5 分钟观察 1 次。取出后常规饲养。每日寒、热交替刺激 1 次，连续 6 日。大鼠见蜷缩、扎堆、发抖，背毛凌乱，汗出明显，咳嗽，痰鸣音明显，不活跃，有鼻分泌物、瘙痒等症状，即认为造模成功。另外，模型组大鼠与空白组大鼠相比较，模型组大鼠 IL-2 升高，炎性反应增强；皮肤抗神经丝染色，出现表层组织菲薄，物质阳性染色区域面积减少；坐骨神经组织结构出现髓鞘脱落，轴突水肿等病理变化；机体炎性反应，皮肤组织损伤，传导功能下降。

3. 桂枝加葛根汤证动物模型　王拥军等将雄性新西兰白兔置于 SHH－250GS 人工气候造模箱内，接通超声喷雾器，调节造模箱内环境，对白兔进行风寒湿刺激〔风力 6 级，温度（5±0.5）℃，湿度 100%〕。根据轻、中、重度刺激的不同要求，分别给予 32 小时、64 小时和 128 小时的间断重复刺激，每日刺激 4 小时。各组均于刺激结束后次日耳静脉栓塞处死家兔，取颈椎间盘待测。结果示轻、中度刺激组，白兔椎间盘髓核收缩，重度刺激组纤维疏松断裂，软骨终板增厚。与正常对照组白兔比较，轻度刺激组椎间盘组织前列腺素 E_2（PGE_2）有所升高，中度和重度刺激组 PGE2、6-酮-前列腺素 $F1\alpha$（6-Keto-PGF1α）和血栓素 B_2（TXB_2）升高，白细胞介素 1β（IL-1β）、肿瘤坏死因子 α（TNF-α）mRNA 和 Fas 表达明显增加，转化生长因子 β（TGF-β）mRNA 和 Bcl-2 表达明显降低。重度刺激组 Fas 表达进一步增加，Bcl-2 表达进一步降低。

4. 麻黄汤证（慢性鼻炎风寒型模型）动物模型　李宁宁等在雌性近交系 BALb/c 小鼠进行鼻炎造模的后 3 日，予以小鼠风寒刺激（风速为 25 m/s，温度为 7 ℃～13 ℃），连续刺激 3 小时。小鼠出现打喷嚏动作、毛发直立、皮毛枯槁、鼻部分泌物增多、呛咳少气、小鼠挠鼻、进食减少、体重下降等症状，则造模成功。与空白组相比较，模型组小鼠体重、脾脏指数、肺脏指数、胸腺指数、$CD8^+$ T 表达、呼吸道 IgA 和巨噬细胞吞噬率的表达均低于空白组。

5. 大青龙汤证（寒饮蕴肺证）动物模型　刘瀚阳将雄性 Wistar 大鼠置于自制烟熏箱内，每日给予 2 次烟熏，间隔 4 小时，每次 14 支香烟，烟熏时间 30 分钟。烟熏后将大鼠放入 0 ℃的恒温箱中冷冻 3 h/d，同时给予 0 ℃冰水混合物，时间持续 30 日。结果示模型组大鼠吸气阻力（Ri）和呼气阻力（Re）较空白组大鼠高，用力呼气量与用力肺活量的比值（FEV0.2/FVC）和肺顺应性（Cldyn）检测较低。张庆祥等将大鼠置于气温为（0±4）℃的室外环境，施加"形寒"的刺激（12 h/d）；同时给予冰水和寒性食物，施加"饮冷"的刺激。另外，每日让大鼠在（0±2）℃的冰水中游泳 30 分使其劳累，连续 8 日。结果示，大鼠 BALF 中 IL-4 含量升高，IFN-γ 含量下降。沈承玲选在 12 月份做此实验，其将纯种新西兰家兔置于烟熏箱内，燃刨花、锯末 100 g 烟熏，30 min/d，烟熏后 15 分钟，将家兔置于气温为 0 ℃～4 ℃的室外环境加强寒冷刺激，1 次/d，2 h/次，连续 4 周。4 周后，连续 2 周，灌服生理盐水 8 mL/kg。2 周后，在寒冷环境中（控制室内温度 10 ℃左右）对家兔实行气管内插管、十二指肠插管术及膀胱漏斗插管术。待稳定后，给予十二指肠缓慢注射生理盐水 8 mL/kg 体重。15 分钟后，对家兔进行控制通气量，即夹闭气管插管外的一侧皮管口，另一侧保留直径约1.1 mm 的口径。同时，家兔给予耳缘静脉生理盐水输液〔0.5 mL/（kg·min）〕。结果示，家兔烟熏和寒冷刺激第 2 周开始出现泪液增多、咳嗽，痰涎清稀，球结膜边缘增厚；第 3 周后又出现喘鸣，呼吸急促，少动，扎堆，毛发凌乱，无光泽，四肢不温，舌青紫等症状。手术处理时，控气前尿量尚稳定，控气后出现呼吸窘迫气促，胸部抬高，尿量减少，四肢发凉，气管插管内可观察到大量的水样分泌物。与空白组家兔比较，模型组家兔控气后尿量减少，动脉血 PaO_2、SaO_2、TO_2、血液 pH 值、AB、SB 及 SBE 降低，家兔动脉血中 $PaCO_2$ 升高，血浆及肺组织 ET 水平明显升高，血清及肺组织 NO 含量明显增加，肺组织 iNOS 的表达量明显增加，肺组织 iNOS mRNA 的表达量明显增加，光学显微镜下检查可见：肺泡及间质充血、水肿，肺泡隔变宽，肺泡隔中可见大量以淋巴细胞、嗜酸性粒细胞为主的炎性细胞浸润，炎性细胞密集，多呈灶状分布。部分支气管腔内可见炎性分泌物。个别区域可见支气管肺炎的改变。

6. 小青龙汤证（寒性哮喘）动物模型　程鹏举将雌性 BALb/c 小鼠置于气温为（-4±4）℃的环境中，空调冷风吹袭，40 min/次，2 次/d，连续 7 日。小鼠在喘息表现基础上出现恶寒、扎堆少动，四肢不温、弓背毛耸、喷嚏、流清涕、唇周发白等症状，为造模成功。

7. 桃核承气汤证（盆腔炎）动物模型　李秀明选用 Wistar 大鼠建立本模型，在无菌条件下进行手术，用注射器机械损伤大鼠子宫内膜组织，然后注入细菌混悬液，注入后，分层缝合关闭腹腔，恢复饮水，正常清洁饲养。病理学检查发现，造模大鼠子宫有明显的炎症病变，出现红肿、充血；病理切片发现子宫有明显的粘连、炎症浸润、黏膜层水肿、腺体破坏减少等变化，则说明本次造模成功。

8. 葛根芩连汤证动物模型　李学等将 SD 大鼠先以高糖高脂饲料喂养 10 日，然后将大鼠置于高温仓（温度 35 ℃，相对湿度 85%），每日持续 8 小时，连续 3 日后以侵袭性大肠埃希菌（1.0×10^9/mL）灌胃（2 mL/只），24 小时后再灌胃 1 次，在自然环境下喂养 1 日。结果示模型组大鼠毛发蓬松，蜷缩懒动，食欲不振，肛温至 38.5 ℃左右，饮水量和尿量减少，肛门红肿充血，甚至扩张，大便稀软或溏泻，部分出现脓血便，舌苔白腻或黄腻。肉眼观察大鼠肠组织，出现弥漫性的肠管黏膜充血、水肿，有大量黏液和纤维蛋白渗出，部分大鼠肠管局部有小出血点，这些病变以十二指肠、空肠、回肠和乙状结肠、直肠明显。大鼠血清 IL-1、IL-2、IL-6 含量较空白组升高。

综上，针对太阳经病证动物模型的研究相对较多，造模方法也较成熟，但仍有不够完善的地方。一方面，除了因外感而出现的临床表现外，临床上还有因太阳病治疗不当而出现的其他与太阳经相关的症状与体征，但这些病理变化过程，并未在动物实验中体现出来，还需进一步摸索与探究。另一方面，病人的许多临床症状和体征在动物身上难以体现，如"头项强痛""骨节疼痛"以及各种脉象和舌象等，这需要将理论研究与动物实验研究紧密联系起来，积极寻找二者结合的途径。

（二）阳明经病证动物模型

在本病证动物模型的构建过程中，学者采用中医理论与现代医学理论相结合的方法，探索性地复制里实证动物模型或热证动物模型。

1. 阳明腑实证动物模型　樊新荣等用附子、肉桂、干姜水煎剂，按 10 mL/kg（相当于生药量 2 g/mL）灌胃 Wistar 大鼠，用药 12 日后禁食（不禁水）12 小时，给 10% 大鼠自身粪便混悬液灌胃，2 次/d，按 10 mL/kg，连续 2 日；第 15 日用大肠埃希菌内毒素腹腔注射，按 0.5 mL/kg，注射 5 小时后，取标本检测各项指标。结果示，大鼠灌热性药后第 4 日出现体重降低，竖毛，活动增加，饮水量增加，尿量减少，小便发黄；灌自身粪便当日出现排便时间延长，排便粒数减少，大便干结，并呈圆珠状或串珠状；注射大肠埃希菌内毒素 5 小时后肛温升高。另外大鼠体温明显升高，血浆 D-木糖排泄率、肝脏 Na^+-K^+-ATP 酶活性均明显较空白组高。荀翀等以附子、吴茱萸、干姜 1∶1∶1 作水煎剂，20 g/kg 灌服 SD 大鼠，连续 12 日，实验第 13 日禁食，100 g/mL 自身粪便混悬液 2 mL 灌胃，2 次/d，连续 2 日，同时 5% 乙醇代水随意饮用，每日更换，保证浓度。结果示，中药组大鼠灌服热性中药 3 日后出现体重降低，竖毛，活动增加，饮水量增加，尿量减少并发黄；灌自身粪便当日出现排便时间延长，排便粒数减少，大便干结，并呈圆珠状或串珠状。另外血浆 ET、TNF-α、IL-10、血浆 D-木糖含量较空白组均升高。杨克雅将次碳酸铋粉末按 2.5 g/kg·d 的量分两次拌入日本大耳白兔的饲料中，喂养 2 日，于第 2 日禁水 24 小时，然后在自然状态下，以大肠埃希菌内毒素按 2.5 μg/(kg·d) 量由耳缘静脉注入。结果显示动物在进食次碳酸铋饲料及禁水后出现躁动不安，尖叫，纳食减少或拒食，喜舔食自己的小便，腹部硬满胀大，不大便或大便量明显减少，颗粒变小，色黑，质地干硬，压之难碎，小便黄浊量少。攻毒后，家兔双眼迷离，蜷缩发抖，反应迟钝，胸腹及耳根部触之灼热，耳郭发红，眼结膜充血、呼吸粗大，心动加速，测体温时发现偶有肛门出血，舌质干红或瘀黯。

2. 阳明热盛证动物模型　吴冉冉等用雄性 SD 大鼠建立本模型，造模前 8 小时禁食，不禁水。腹腔注射 LPS（20 μg/kg）或皮下注射 20% 干酵母混悬液（10 mL/kg），诱发动物发热。每隔 0.5 小时测 1 次体温，观测 3.5～9.5 小时间的 13 个时间点的体温。结果显示，体温在各个时间点均有所升高。杨斌等选择新西兰白兔建立本模型。白兔耳缘静脉注入大肠埃希菌内毒素 200 μg/kg。监测各动物分别于造模后 5 小时内体温，每 0.5 小时各测定肛温 1 次。结果示，在造模后 30～60 分钟开始发热，并出现耸毛、发抖、蜷缩；2 小时后体温上升，呼吸急促，部分家兔出现稀便；3 小时体温达到最高点，大部分家兔出现呼吸困难，口唇发绀，结膜充血，精神委靡，瘫卧或抽搐惊跳，舌质紫黯或呈紫灰色，但结膜皮下未见出血及皮斑，耳源注射处也未见出血。另外，较空白组白兔，模型组白兔 TNF-α、ET、IL-β、IL-6、CD8$^+$明显升高，CD4$^+$水平与 CD4$^+$/CD8$^+$比值显著下降。

3. 麻子仁丸证动物模型　张泽丹等选用 KM 雄性小鼠，采用饥饱失常的方法建立本模型。隔天喂低纤维饲料生大米 4～8 g，自由饮水 1 次，0.5 h/次，在此基础上采用限制饮水和控制饮食方法造成便秘模型，造模时间共 15 日。结果显示，小鼠大便干结、数量减少、颗粒变小。解剖见大便集中在结肠，呈球状或串珠状，空肠、回肠无明显粪便残留。小鼠结肠黏膜炎性反应细胞浸润，肌层变薄，经过药物治疗后，炎性反应有所改善，肌层有所增厚；2 小时胃液量和胃蛋白酶活性明显下降；T 淋巴细胞亚群 CD4$^+$、CD8$^+$百分数和 CD4$^+$/CD8$^+$比例均下降。

4. 茵陈蒿汤证动物模型　曲长江等将 Wistar 大鼠放于湿热证造模箱内（温度 28 ℃～32 ℃，相对湿度 RH＞95％）。每日上午喂饲 1∶1 的 50％葡萄糖和猪油脂混合液 2 mL/100 g。第 22 日，予以 0.5％的异硫氢酸苯酯（APIT）灌胃 1 次（将 APIT 溶于色拉油中）。结果示，从第 3 日起，湿热证造模大鼠即出现眯眼，活动减少，成群蜷卧，喜扎堆，弓背神萎，被毛松散，无泽晦滞，便条状稀便，肛周臭秽；同时肛温升高，体重明显下降。黄疸造模阶段大鼠一般状态的观察：造模第 48 小时，黄疸模型大鼠巩膜黄染，耳背皮肤略显黄色，尾黄，小便色深黄。较空白组大鼠，模型组大鼠胆红素、血清酶含量升高，肝小叶模糊，中央静脉充血，肝索排列不规则，肝脏细胞肿胀变性，可见点状坏死，肝窦受压不规则，小叶间有单核细胞和淋巴细胞浸润，中央静脉充盈扩大，汇管区充血并有少量肝巨噬细胞浸润，小胆管增生肿胀，出现上皮坏死，符合肝内胆汁瘀积性黄疸模型的改变。

综上可知，通过给大鼠灌服过量附子、肉桂、干姜等重阳之品或者灌服大鼠自身粪便以致机体发热，并出现大便干结的表现，以模拟阳明病肠热腑实证的部分症状。通过喂食低纤维大米、限制饮食和饮水的方法造成大鼠便秘模型，可模拟脾约证的部分症状。通过湿热证造模箱结合饮食控制及灌胃 APIT 的方法，模拟阳明邪热与湿邪相合，造成阳明发黄证。但是不论哪种动物模型，都只能复制部分症状，"口苦""谵语"等一些病机的外在表现并不能在动物身上体现出来，如何通过动物外在的表现以掌握一些主观症状，是研究者接下来需要思考的问题。

（三）少阳经病证动物模型

在建立少阳病病证模型的动物实验中，以观察动物情绪改变，建立以失眠动物模型居多，现展开论述。

1. 柴胡加龙骨牡蛎汤证动物模型　陈敏捷选用雄性 SD 大鼠，每日上午 8:30 注射对氯苯丙氨酸（PCPA）混悬液（1 mL/100 g），制作失眠大鼠模型，连续注射 2 日，第 3 日同一时间用生理盐水灌胃（1 mL/100 g），连续 7 日。结果显示，模型组大鼠于第 1 次腹腔注射 PCPA 30 小时后，出现烦躁不安、攻击性增强，昼伏夜出，昼夜节律消失，白天也活动不止，总体观察与空白组明显不同，说明失眠模型复制成功。

2. 小柴胡汤证动物模型　石晓理等选用 SD 大鼠，选用复合病因造模法（慢性束缚应激过度＋疲劳饮食失节＋夹尾）进行大鼠肝郁脾虚证的造模。将大鼠固定于自制矿泉水瓶束缚盒中，抽出大鼠尾巴并将近尾根部分用小号书夹子夹住，大鼠束缚时间为 3 小时，夹尾时间为 30 分钟。期间将装有大鼠的束缚盒摆在饲养箱中，反复推拉饲养箱造成束缚盒持续晃动 5 分钟。再将大鼠放入水［（22±1）℃］中，大鼠游泳 10 分钟，并对大鼠实施隔日断食，隔日不限食，每日自由饮水，连续造模 21 日。大鼠体质量下降，毛发枯槁凌乱，皮肤黏膜暗淡，目色暗红，眼角有白色至淡黄色分泌物，耳郭色淡，神态倦怠，活动减少，叫声细弱，喜堆，蜷缩于角落，大便时干时溏，旷场试验时，大鼠穿行场格子数、起立次数与修饰毛发次数降低，尿 D-木糖排泄率降低。

通过查阅文献，发现该经的本证及变证的动物模型建立较少。期待在以后的实验研究中，实验研究者们可从本经的本证及变证着手，进行相关动物模型的构建。

（四）太阴经病证动物模型

太阴病以"腹满而吐，食不下，自利益甚，时腹自痛"等中焦虚寒证为主要表现。中医脾虚证模型复制涉及苦寒泻下或耗气破气法（口服大黄、番泻叶等或大黄、厚朴、枳实）、偏食法（醋或酒加醋）灌胃等药物法如新斯的明、环磷酰胺、利舍平等，又根据中医"劳倦伤脾、劳则气耗"和"饥则损气"及"饮食自倍，肠胃乃伤"的发病学原理，采用饮食失节或过度疲劳方法复制脾虚证模型。考虑到中医证候的形成常涉及多个方面，可采用多因素造模方法进行造模。

于文明等用 200％大承气汤煎液灌胃雄性 Wistar 白鼠，2 次/d，每次 2 mL。2 日后改为上午灌大承气汤，每次每鼠 2 mL，下午灌 0 ℃冰水，每次每鼠 2 mL。结果显示，在给予 200％大承气汤 24 小时后大便变软，36 小时后全部出现腹泄，大便稀，次数增多，排便间隔缩短。以后腹泄逐渐加重。给予 0 ℃冰水后，动物有"捧腹、伏卧，闭目竖立"等"痛苦貌"。以后渐出现"少食厌食"现象，腹部膨胀，四肢足趾及尾部发凉。从定时观测其饮水饮食行为看，单位时间内饮水进食行为比空白对照组少，且动作缓慢。至第 9 日症状更为典型，表现为腹泄腹胀，饮水量、饮食量减少，足趾发凉等一系列太阴病表现。另外，与空白组比较，模型组大鼠血淀粉酶活性水平、小肠推进率、腹腔巨噬细胞吞噬功能明显降低，且易发生肠胀气。樊新荣等选用 Wistar 成年大鼠，大鼠禁食 12 小时，上午 200％生大黄水煎液灌胃，按 10 mL/kg（相当于生药量 2 g/mL），1 次/d；下午精炼猪油灌胃，10 mL/kg，1 次/d，连续 14 日。结果显示，造模当日或第 2 日出现软便，继而出现肛门周围有污物、泄泻、食量减少、活动减少、畏寒蜷缩，闭目无神；造模第 5 日出现体重逐日下降，懒动，肛温温度下降，喜聚堆，皮毛疏松无光泽。体温与正常组无明显差异。模型组动物血浆 D-木糖排泄率、肝脏 Na^+-K^+-ATP 酶活性均明显较正常组低。刘汶等选用 Wistar 雌性大鼠，按 20 mL/(kg·d)，2 次/d 的量给予番泻叶水浸剂灌服，造模约 20 日。造模结束后，实验大鼠出现精神委靡不振、体重下降、腹胀腹泻、脱肛及蜷缩聚堆等脾阳虚表现。

（五）少阴经病证动物模型

目前，有关少阴病证动物模型的研究，主要通过在心和肾两个脏器上实施手术，并结合一些其他的致病因素来建立动物模型。

1. 阳虚水停证动物模型　杜丽等选用雄性新西兰兔建立本模型，给予动物寒凉药（知母、石膏），剂量为 7 mL/kg，停灌寒凉药的次日，予以结扎冠状动脉、逐步缩窄升主动脉口径手术。结果显示，动物出现蜷卧，活动明显减少，四肢逐渐出现水肿，稍活动后出现呼吸困难，耳唇发绀，毛发枯燥，畏寒，四肢不温，进食减少。处死后，尸体解剖发现，模型兔胸腔积液，腹水，肺充血水肿，肝充血，左、右心室明显扩大肥厚。

2. 慢性肾衰竭模型　孙云松选用 Wistar 大鼠，采用肾大部切除制作慢性肾衰大鼠模型。结果显示，模型组大鼠明显营养不良，较瘦，精神委靡，活动迟缓，食欲不振，皮毛蓬松、枯槁无光泽，体重增长缓慢。术后 12 周末，模型组尿素氮、肌酐与空白组相比明显升高。另外，大鼠残肾体积增大，被网膜包裹难以剥离。手术切口瘢痕处内陷，其余部分外凸，形状不规则，颜色暗红，表面有多数隆起，和周围组织粘连。肾小球系膜细胞增生、系膜区增宽、基质增多，肾小球毛细血管部分塌陷、球囊粘连、局灶节段性肾小球硬化、部分小球完全硬化、肾小管灶状萎缩和代偿性肥大、近曲小管水肿，有较多蛋白管型、间质有炎性细胞浸润、细胞外基质显著增加。

关于本经病证的动物造模方法有以下几点不足：①不符合少阴病是由外感病转化而来的病变过程；②不符合中医的整体观念；③研究以单个脏器的病变为主，未能体现经络之间的联系。在以后相关的实验研究中，应从中医的病因病机为出发点，建立符合中医理论的动物病证模型。

（六）厥阴经病证动物模型

厥阴病是六经病证的最后阶段，以"消渴，气上撞心，心中疼热，饥不欲食"为提纲，以"上热下寒"为主要病理特点。樊凯芳等选用雄性日本纯种大白兔，用冰水冷冻法制备中医寒凝血瘀型模型。模型组动物每只喂高脂高胆固醇饲料 100 g/d，饮水自由，连续喂养 6 周，另将家兔每日浸泡在 0 ℃～1 ℃冰水中，持续 15～20 分钟，连续 3 周。模型组家兔出现精神委靡不振、肢端皮肤较暗、耸毛、毛色少泽、纳差、蜷缩少动，舌色较正常组暗，大便变软，小便多等寒凝血瘀证的表现。

　　有关厥阴经病证动物模型研究少，可能原因有以下两个：①厥阴病是六经病证的最后阶段，其病因及病机复杂，难以复制；②厥阴病的症状复杂，牵涉脏腑、经络较多，难以建立全面的动物模型。

　　纵观上述建模方法，造模方式多样，既有依据各经病证的中医形成理论，如风寒、湿、热和燥等病因进行动物模型构建，又有采用病理因素，如对相关病证脏腑进行手术，以得到相对应的证候。但是大多以中药方剂进行佐证，缺乏公认的证候客观指标进行确证研究。

〔陈小娟〕

八、卫气营血、三焦病证动物模型研制与应用

　　根据卫气营血、三焦病证的发展过程及特点，建立相对应的动物模型。

　　（一）卫气营血证动物模型的研制

　　卫、气、营、血4个阶段出现的热郁、气滞、血瘀以及伴此继生的津、血、精、阴四者的灼伤、耗损、竭亡是所有温热性疾病的病理进程，建立卫气营血的动物模型。

　　1. 卫气营血证动物模型建立　目前，卫气营血证动物模型的建立方法，大致分为两类：①用病原微生物感染动物；②用非细菌类致热源诱导动物的发热证候。吴范武将健康家兔置于培养箱，并用取暖器向培养箱内吹入暖风，使家兔体温上升并快速达到预定温度，制备出卫气营血证家兔模型。随着卫气营血证理论及实验的研究进展，卫气营血证疾病大多与现代医学的传染性疾病及感染性疾病相类似，故用病原微生物感染动物来建立卫气营血证动物模型得到广泛运用。熊启逵等用从败血症病人血中培养分离出的大肠埃希菌所制的菌液经耳缘静脉注入健康家兔体内，成功建立了卫气营血病理模型，为此类方法建立卫气营血动物病理模型奠定了基础。后经多代学者的研究，用病原微生物感染动物方法建立卫气营血证动物模型得到了一定的发展，尤其是内毒素的应用。倪秋勤等探讨用大肠埃希菌内毒素复制家兔气分证模型及营血分证模型的可能性，于健康大鼠耳缘静脉注射不同剂量的内毒素，建立气分证、营血分证动物模型，结果发现气分证组、营血分证组兔表现出了体温升高，躁动，小便黄，呼吸增快增粗，抽搐，斑疹，舌红，苔黄，脉数等症状及体征，且两组兔的病理观察，其心、肝、肺、肾均出现明显炎症反应，与临床卫气营血证候极为相似，证明用内毒素复制卫气营血证动物模型的可能性。除内毒素外，其他病原微生物亦可用于复制卫气营血证动物模型，如周育平用肺炎链球菌经耳缘静脉感染家兔；唐建华等用巴氏杆菌经耳缘静脉感染荣昌仔猪；王琴等用巴氏杆菌、猪丹毒杆菌经耳缘静脉感染仔猪；杨进等用巴氏杆菌、金黄色葡萄球菌经颈部皮下及耳缘静脉感染家兔等，均成功建立了卫气营血证动物模型。另外，除以上两种方法，亦有学者用热性中药附子、肉桂、干姜等灌胃或禁水、静脉注射呋塞米脱水建立营热阴伤证候动物模型。各造模方法比较来说，非细菌类致热源诱导动物的发热证候虽成功建立了卫气营血证动物模型，但此方法仅模拟了单纯的物理致病因素，无法定量把握其致病程度，而用病原微生物感染动物，可通过对微生物种类的选择、致病量的控制，从而把握其致病程度，准确建立卫气营血证各证候动物模型。

　　除采用单一病因致病方法外，综合性的复杂病因是中医临床证候的特点之一，根据卫气营血证病因学理论，其病因不能单纯理解为风、暑、湿、燥等自然界气候变化的物理因素，亦包括了现代医学中的某些细菌病原微生物在内，采用复合病因致病建立卫气营血证动物模型。翟玉祥等采用地塞米松、呋塞米及大肠埃希菌内毒素联合造模的方法，成功地建立了温病营热阴伤证家兔病理模型。吕文亮等采用人工暑热箱联合大肠埃希菌内毒素联合应用建立气-营传变家兔模型。通过对非细菌类致热源诱导动物法、病原微生物感染动物法，及复合病因建立动物模型进行比较，发现复合病因致病法更符合卫气营血证的发生发展机制，且造模过程可控性强，持续时间长，更适合用于卫气营血证的研究。

　　2. 卫气营血证动物模型造模后评价　人与动物虽在生命现象、基本生命过程存在共同性，但不同种属的动物在解剖生理特征、病理特点和外来刺激的反应存在差异，故在造模时除需考虑人的临床表现特征外，还需考虑动物可能观察到的症状、体征。卫气营血证最大的特点为发热及相关证候，故动物造模后的症状、体征均可作为是否造模成功的评价方法之一，如卫分证可见体温升高，心率、呼吸增快，

耸毛、发抖、喷嚏，舌淡红或稍红，苔薄黄等，这与卫分证温邪初袭人体肌表所致的发热恶寒症状相似。随着时间延长，耸毛、发抖、喷嚏、流涕症状逐渐消失，体温继续升高，舌红，苔黄，家兔等较大动物可观察到耳郭发热、充血等，与温病由卫分逐渐传入气分的传变过程相似；气分证可见小便黄，呼吸明显增快增粗，心率增快，耳郭发热、充血明显以及眼结膜充血，且此阶段可出现最高体温，反映这个阶段热势极盛，这与正气奋起抗邪，邪正剧争，里热蒸迫，全身壮热的气分证类似；营分证可见动物体温、呼吸、心率均比气分证略降，精神逐渐委靡，活动度和灵敏度明显下降，舌红绛，苔黄等，这些与温邪入营、扰神窜络的营分证类似；血分证可见便血、耳郭发凉、结膜充血明显，并出现口周青紫、耳郭青紫或有瘀点瘀斑、眼球突出、鼻衄、嗜睡、全身瘫软无力、角弓反张、抽搐，舌质绛紫等，这与动血耗血、瘀热内阻、进而脏气衰竭的血分证相似。另外，因鼠类在予以刺激后，虽能观察到体温的变化，但其热象相较于兔子、仔猪等较大的动物来说较难观察到，故采用家兔、仔猪来进行卫气营血证实验研究较有优势。

除症状、体征外，病理变化亦可作为评价条件之一。温病卫气营血证候是热邪由表入里，发病由轻至重的传变规律。其病理变化早期为组织器官瘀血、变性，最后是心、肝、肾、脾、肺及胃肠等不同程度的瘀血、变性、坏死以致功能衰竭。不同证候之病理变化既有相同之处，又存在严重程度的差异，是温病卫气营血证候规律性演变内在联系之物质基础，是温病发病过程中出现卫气营血不同证候之病理实质。有学者研究发现造模后对动物进行病理形态观察，卫分证阶段首先出现肺瘀血，针尖状出血，会厌软骨充血以及支气管内泡沫样分泌物；气分证阶段出现炎性细胞浸润，巨噬细胞增生，吞噬作用增强等；营分证阶段可见心、肝、肾、脑、胃、肠内大量炎性细胞浸润，脾、淋巴结网状内皮细胞增生，巨噬细胞增多等；血分证阶段出现脾点状坏死，巨噬细胞减少，心、肝、脑、肾也出现明显坏死灶等。

另外，还可根据研究方向的不同检测不同血液指标来进行评价，如白细胞总数、中性粒细胞百分比、凝血酶原时间、活化部分凝血活酶时间、C反应蛋白、转氨酶、乳酸脱氢酶、肌酸磷酸激酶、尿素、肌酐、淋巴细胞等。此方法根据来源亦为卫气营血证不同阶段可导致不同程度的炎性反应及心、肝、肾、脾等不同程度的损害等。

（二）三焦病证动物模型

三焦辨证是清代吴鞠通在《温病条辨》中对外感温热病进行辨证归纳的一种方法。上焦病证主要包括手太阴肺和厥阴心包的病变，其中手太阴肺的证候多为温病的初期阶段；中焦病证主要包括手阳明大肠、足阳明胃和足太阴脾的病变，脾胃同属中焦，阳明主燥，太阴主湿，邪入阳明而从燥化，则多呈现里热燥实证，邪入太阴从湿化，多为湿温病；下焦病证主要包括足少阴肾和足厥阴肝的病变，多为肝肾阴虚之候，属温病的末期阶段。因三焦辨证及卫气营血辨证均属温病辨证体系，有着紧密的联系，且病因病机大致相同，故建立三焦病证动物模型可参考卫气营血证动物模型。上焦病证指温热之邪侵袭手太阴肺和手厥阴心包，以发热汗出、咳嗽气喘，或谵语神昏等为主要表现的证候，故参考卫气营血证动物模型的建立，可采用病原微生物感染动物法建立邪热壅肺证动物模型，如肺炎链球菌等。

另外，卫气营血辨证和三焦辨证既相互关联，又有所不同。二者虽均涉及了营卫气血和脏腑功能失常，但各有侧重。三焦辨证侧重于脏腑的功能失常及其实质损害。中焦病证指温热之邪侵袭中焦脾胃，邪从燥化和邪从湿化，以发热口渴，腹胀便秘，或身热不扬，呕恶脘痞、便溏等为主要表现。苟姗采用灌服热性中药与自身粪便相结合的方法制备大鼠阳明燥结证模型，结果显示灌服热性中药与自身粪便法在各个检测指标上均达到阳明燥结中焦病证标准，并且血浆ET、TNF-α、IL-10含量、D-木糖的吸收率以及肺、肝、肾、小肠的部分组织病理形态学改变可作为此证的客观诊断指标。吕文亮运用肥甘饮食＋人工气候箱＋鼠伤寒沙门菌的复合病因法建立脾胃湿热证模型，并采用清热化湿法治疗，取得了明显疗效，证明此方法造模成功。下焦病证指湿热之邪犯及下焦，劫夺肝肾之阴，以身热颧红、手足蠕动或瘛疭、舌绛苔少等为主要表现的证候。樊蔚虹等采用长期激怒法与化学药物法［皮下注射10％CCl_4花生油液1次，5 mL/（kg·3 d）］，每日灌服甲状腺素-利舍平混悬液1次［10 mL/（kg·d）］、温燥药法［灌服温燥药浓缩液，15 g/（kg·d）］所制造肝肾阴虚模型进行对比研究，结果表明，3种方法均可成功建立肝肾阴虚证动物模型，且长期激怒法肝肾阴虚证动物模型更符合中医七情致病特点，并避免了大剂量给药造成的急性损伤和中毒。在此基础上，俸道荣等采用高脂饮食及长期激怒联合应用，模拟高脂血症及中医肝肾阴虚证的病因，复制高脂血症大鼠肝肾阴虚证动物模型，刘文兰等采用长期激怒联合使用 CCl_4 原液一次性腹腔内注射，复制 CCl_4 大鼠急性肝损伤肝肾阴虚证动物模型。通过对各造模方法进行比较，结果表明，同卫气营血证动物模型的建立方法，复合病因建立下焦病证动物模型可控性强，具有明显优势。

（三）卫气营血证及三焦病证动物模型的应用

温病卫气营血及三焦辨证理论，是中医热病学的重要组成部分，实践证明，它对多种发热性急性传染病和感染性疾病的辨证论治有着重要的指导作用，为了深入探讨此重要理论，卫气营血证、三焦病证动物模型的研究得到了飞速发展，并用于指导临床实践。目前卫气营血证、三焦病证动物模型广泛用于多种感染性疾病、急性传染病及临床常见疾病的研究，如肺炎、登革热、痢疾、急性肺损伤、慢性浅表性胃炎、原发性高血压、高脂血症、便秘、代谢综合征等。对于感染性疾病、急性传染病可采用病原微生物感染法进行造模，并对其不同发病阶段进行监测，对于其他常见临床疾病，可采用复合病因法进行造模，在致热因素（如高热辐射，封闭空间暖风刺激、温热性中药灌肠等）的基础上结合致病因素（如高脂饲料喂养、长期激怒等）的刺激，制备病证结合的动物模型，既对卫气营血证及三焦病证的本质及病因病机进行了详细探讨，又对临床实践提供了科学研究基础。

〔罗尧岳　龙　雨〕

九、中医病、证细胞模型研制与应用

"病"是对疾病全过程特点和规律的概括，"证"是在中医学理论的指导下，通过综合分析各种症状和体征等，对疾病所处一定阶段的病因、病性、病位等所作的病理性概括。病、证结合模型成功的关键主要在于造模的目的是否明确、所选造模方法是否有依据。

当前中医病、证模型主要是动物模型，其涉及的细胞模型较少。但细胞模型作为一种较快速、有效的模型，是病、证模型研究重要的数据补充之一。将中医病、证与细胞模型联系起来的造模方法即建立中医病、证细胞模型对中医学的发展至关重要，需要对其进行深入研究。研究中医病、证细胞模型既能体现宏观与微观的辩证统一，又可将证候的产生、发展、变化与组织、细胞、分子的病变联系起来，从而从不同层面揭示中医学的问题。本文对当前广泛应用的中医病、证细胞模型进行分析研究，旨在为细胞模型在中医病、证研究中的推广应用提供借鉴。

（一）原发性高血压血瘀证细胞模型

近来的临床和实验研究表明，某些血瘀证病人或动物模型体内的血液循环障碍及血栓性病理状态与血管内皮细胞的内分泌功能改变及其结构损伤有密切联系。胡小勤利用病人血清损伤培养的正常人静脉内皮细胞建立细胞损伤模型。采用四甲基偶氮唑盐法（MTT 法）观察细胞活性以及不同浓度丹参酮（TAN ⅡA）对原发性高血压血瘀证病人损伤活性的影响。通过倒置相差显微镜和透射电镜观察模型组细胞形态结构的改变，利用激光扫描共聚焦显微镜检测模型细胞胞质游离钙浓度，采用 ELISA 检测模型细胞分泌的血管内皮细胞损伤标志物，观察不同浓度 TAN ⅡA 对模型细胞分泌内皮细胞损伤标志物的影响。采用硝酸还原酶法检测细胞分泌的一氧化氮（NO）浓度，采用非平衡法测定细胞分泌的内皮素（ET）含量。结果表明，当原发性高血压血瘀证病人血清浓度为 10％时，MTT 法可筛选出原发性高血压血瘀证细胞模型，活血化瘀中药单体 TAN ⅡA 能有效减轻细胞结构及功能损伤，提示原发性高血压血瘀证细胞模型可以通过血清损伤的方法成功建立，且此细胞模型能直接、全面地反映血瘀证病人体内的病理状态。

（二）心气虚证细胞模型

心气虚证是临床上常见的证型。近年来，人们在探索心气虚证的辨证客观化诊断标准及治疗等方面均进行了较为深入的探究，并取得了一定的进展。朱文锋等以缺氧再给氧损伤方法培养、研制心肌心气虚证细胞模型。取培养了 3 日的单层心肌细胞进行试验，以 99.99％高纯度氮气充气 1 分钟，建立无氧环境。3 小时后向内充入 95％ O_2、5％ CO_2 1 分钟，保持 37 ℃，静置 30 分钟后收集细胞上清液进行生化检查。研究发现经缺氧再给氧损伤后，细胞内乳酸脱氢酶和肌酸激酶含量增加，超氧化物歧化酶活性降低，提示脂质过氧化损伤是建立心肌心气虚证细胞模型的重要因素之一。刘强等为探索参芪活血方对心气虚细胞模型的 β1 受体、ET、NOS 基因表达的影响，采取对心肌细胞缺氧再给氧损伤方法建立心气虚证细胞模型。在实验中先对心气虚证细胞模型进行复制，同时制备中药煎液。在进行分组培养操作后采用 RT-PCR 法检测 β1 受体、ET、NOS 基因表达。发现各中药组 β1 受体、ET、NOS 基因表达均显著升高。提示 β1 受体、ET 和 NOS 基因表达与心气虚证细胞模型的构建密切相关。

（三）中焦湿阻证体外 Cajal 间质细胞模型

为了完善中焦湿阻证胃肠运动障碍的机制以及相关中药治疗中焦湿阻证的靶点机制研究，罗明凤建立了体外中焦湿阻证 Cajal 间质细胞（ICC）模型。在模拟湿证动物模型体内 ICC 生长的同时，观察和探讨平胃散对该模型细胞的作用机制。实验采用 Ⅱ 型胶原酶消化法体外培养 ICC。观察平胃散对细胞内外 Ca^{2+} 浓度和 ICC 细胞 Ca^{2+}-ATP 酶的活力，以及细胞内乳酸脱氢酶（LDH）和琥珀酸脱氢酶（SDH）的影响，发现与正常细胞相比，中焦湿阻证 ICC 模型细胞 Ca^{2+}-ATP 酶活力明显下降，细胞内、外 Ca^{2+} 浓度降低，细胞内有氧代谢减弱，无氧代谢增强。其表明模型组细胞代谢发生了一定的变化。平胃散在中焦湿阻证中发挥的燥湿运脾作用主要体现在促进细胞外的 Ca^{2+} 向细胞内转移，从而调节细胞内外 Ca^{2+} 浓度，提高细胞 Ca^{2+}-ATP 酶活力。以上结果提示，平胃散能对湿证 ICC 细胞内的无氧代谢起抑制作用，降低中焦湿阻证 ICC 细胞内 LDH 的活力。但平胃散对湿证细胞内有氧代谢无直接促进作用。

（四）肝郁脾虚证细胞模型

为探索细胞证候模型的建立方法，付爽等采用肝郁脾虚证病人血清诱导 HepG2 细胞（来源于肝母细胞瘤），以显微观察法和 MTT 法对培养基中血清含量、细胞接种浓度及细胞生长特性（细胞存活率、生长曲线、表观形态）进行考察，建立肝郁脾虚证细胞模型。采用代谢组学手段，分别对肝郁脾虚证血清与正常人血清诱导的细胞模型进行分析，发现差异代谢物，通过对比生物标记物以及其代谢通路，验证本次模型的适用性和可靠性。实验结果显示：在浓度为 10％的肝郁脾虚证血清诱导下，该模型细胞在 24～72 小时内呈现缓慢增殖、正常生长、结构形态稳定的特性；肝郁脾虚证细胞和肝郁脾虚证血清模型具有 19 个相同的差异代谢物，涉及氨基酸、脂类、核苷酸和能量代谢等 9 条，是维持人体正常生理活动的重要代谢途径。表明肝郁脾虚证候细胞模型在一定程度上能够反映肝郁脾虚证体内特征，血清诱导证候细胞模型研究方法具有可行性。

（五）血瘀证蜕膜细胞模型

在中医学中，药流后异常子宫出血的病机为"气虚血瘀"。即流产后冲脉任脉受损，其形体多虚，导致恶露排出不尽，瘀血停积，从而阻碍新血归经。现代医学研究发现，诱发药流后出血的直接原因是蜕膜的残留，其主要机制为凋亡障碍。目前在流产后蜕膜细胞凋亡的研究中，动物模型已经比较成熟，而其细胞模型的研究较为少见。众多学者为研究药物祛瘀作用的效果而对蜕膜因子及其凋亡障碍的内在分子机制进行了探索。秦明春等对正常妊娠 40 日的健康孕妇人流组织进行蜕膜细胞培养，在实验中选取经过鉴定的第 4、第 5 代细胞，在蜕膜细胞上使用不同浓度的肿瘤坏死因子。采取 MTT 法分析肿瘤坏死因子对蜕膜细胞活力的影响，同时采取荧光细胞染色法考察蜕膜细胞凋亡模型的建立。之后对正常蜕膜细胞及肿瘤坏死因子诱导的凋亡蜕膜细胞使用适宜浓度的黄芩苷。结果表明肿瘤坏死因子对人蜕膜细胞增殖分裂过程具有明显的抑制作用，且黄芩苷能明显抑制肿瘤坏死因子诱导的蜕膜细胞凋亡。

（六）消化性溃疡脾气虚证细胞模型

中医学认为：脾胃为气血生化之源，后天之本。脾虚证病人和脾虚大鼠的胃肠黏膜中都可观察到上皮细胞脱落、坏死的情况，胃肠黏膜损伤是脾虚证的重要病理基础。宋厚盼等采用 Tips 划痕法建立小肠上皮（IEC-6）细胞迁移模型即消化性溃疡脾气虚证细胞模型。在建模中以不同的 IEC-6 细胞接种密度、划痕后修复时间、不同的血清浓度为考察对象，使用表皮生长因子（EGF）和 EGF 阻断剂 AG1478 对该模型进行评价。实验结果显示：EGF 对机体胃肠道发育和损伤修复具有重要作用，可明显促进 IEC-6 细胞迁移；AG1478 对细胞迁移有明显抑制作用；白术、黄芪和党参提取物均对 IEC-6 细胞迁移有促进作用。以上结果提示，益气健脾中药对胃肠黏膜损伤后的快速修复过程有促进作用，Tips 划痕法建立的消化性溃疡脾气虚证细胞模型具有稳定性、可靠性，可用于消化性溃疡的体外研究。

（七）2 型糖尿病血瘀证血管内皮细胞损伤模型

为促进血瘀证实质及活血化瘀方药作用机制的研究，周永红等取处于生长期的正常人脐静脉内皮细胞（ECV-304）建立 2 型糖尿病血瘀证血管内皮细胞损伤模型。观察细胞活性及细胞形态变化，应用硝酸还原酶法、放免法测定内皮素（ET）及一氧化氮（NO）含量，利用双抗夹心 ELISA 法检测各组细胞培养上清液中内皮细胞蛋白 C 受体（EPCR）、血栓调节蛋白（sTM）和血管内假性血友病因子（vWF）的含量。采用荧光探针标记的鬼笔环肽染色法观察细胞肌动蛋白微丝分布的差异。对血清损伤后细胞的活性、形态、内分泌功能、胞内游离钙浓度、骨架微丝的变化进行观察和记录，发现利用糖尿病血瘀证病人血清干预 ECV-304 可以对细胞的形态、活性、内分泌功能及其胞内信号传导功能造成较全面、显著的血管内皮细胞损伤。且其与血瘀证血管内皮细胞损伤的病理机制较为接近，提示本试验建立的 2 型糖尿病血瘀证血管内皮细胞损伤模型符合中医"同病异治"的原则，可为活血化瘀药物的研究提供理论依据。

在中医药现代化进程中，建立可揭示中医基本科学问题的中医病、证细胞模型是一项重要的工作。这不仅有利于提高中医药的研制与应用水平，更有助于推动中医学的发展创新。中医病、证细胞模型的研制与应用是许多学者致力研究的内容，但目前对中医病、证微观层面即基因和分子水平的探索及其作用机制的研究尚未深入，可以说中医病、证细胞模型是中医药研究的软肋，亦是许多研究开展的难点。其研究存在受临床诊断标准的规范化、客观化制约的现象，且整体疾病下的信息特征等收集不全、细胞模型建立及评价体系仍未完善等因素都制约了病、证细胞模型的研制与应用。

通过对上述细胞模型的研究，可得出在中医病、证细胞模型的建立中把握疾病表现的整体实证观念，将临床实证和实验实证信息紧密结合具有重要意义。病证细胞模型尚处于发展阶段，在今后的研究中应坚持将中医理论与现代医学技术相结合，将"病""证"结合，"宏观"与"微观"结合，抓住病因病机和证候特点，反复考察造模因素、造模方法及模型成功率等，建立有效的模型评价机制，将证候模型的研究推向深入，从而为加深认识临床病证和建立新的病证细胞模型理论提供依据。

〔宋厚盼 蔡 雄〕

参考文献

[1] 司兆学，士英，董红林，等. 大鼠、犬、猴舌与人舌的组织学比较观察 [J]. 解放军医学高等专科学校学报，1997，25（1）：5-7.

[2] 马维骐，曾志勇，黄大祥，等. 从糖尿病瘀血证演变的实验研究探讨化瘀治疗的运用 [J]. 四川中医，2007，25（10）：7-9.

[3] 邹世洁，陈小野. CAG 证病结合模型的宏观症征观察 [J]. 长春中医药大学学报，2007，23（5）：13-15.

[4] 陈小野，邹世洁，佟彤. 大鼠长期脾虚和热证造模的舌像观察 [J]. 广西中医药，1998，21（2）：42-44.

[5] 李乐军，田金洲，尹军祥，等. 不同脑缺血诱发血瘀证表征模型的研究 [J]. 北京中医药大学学报，2007，30（12）：816-818.

[6] 官宗华，宋捷民，张世亮. 胃实热证大鼠模型舌像诊断的建立及评价 [J]. 中国中医急症，2012，21（9）：1421-1422.

[7] 费兆馥. 现代中医脉诊学 [M]. 北京：人民卫生出版社，2003：180.

[8] 王滨，牛欣，文仁都，等. 中医脉诊研究思路与脉诊动物模型的建立 [J]. 北京中医药大学学报，2007，30（1）：22-24.

[9] 陈德奎. 脉诊实验研究及动物病理模型 [M]. 中西医结合四诊研究进展学习班讲稿汇编 [C]，1985：27-85.

[10] 黄世林. 中医脉象研究 [M]. 北京：人民卫生出版社，1986：118.

[11] 张良芬，陈志强. 酒精摄入和皮肤脉管系统 [J]. 国外医学·皮肤性病学分册，2001，27 (1)：38-40.

[12] 胡彦欣，许进京. 脉法精粹 [M]. 北京：中医古籍出版社，2001：105-106.

[13] 赵恩俭. 中医脉诊学（第二版）[M]. 天津：天津科学技术出版社，2001：379-381.

[14] 陈文兆. 辨沉紧脉与滑数脉 [J]. 陕西中医，2000，21 (8)：368-369.

[15] 张勇，李乃刚，魏光森. 浮沉脉象主病新议 [J]. 中国中医基础医学杂志，2003，9 (12)：62-64.

[16] 陈素云，崔志英，曲宏达，等. 迟脉与数脉的心功能对比 [J]. 暨南大学学报（自然科学版），2000，21 (1)：102-104.

[17] 邵江东. 浅谈数脉 [J]. 新中医，1997，29 (S1)：143-144.

[18] 司银楚，牛欣. 小型猪脉涩变模型的建立及评价 [A]. 第二次全国中西医结合诊断学术研讨会论文集 [C]. 2008.

[19] 杨士友，孙备，裴月梅，等. 风寒表证和寒凝血瘀证动物模型的研究 [J]. 中国中医基础医学杂志，1997，(1)：56-58，52，66.

[20] 刘占厚，李杰，吴萍，等. IL-10 细胞因子在风寒表证小鼠模型中的表达研究 [J]. 辽宁中医杂志，2013，40 (8)：1709-1710.

[21] 刘占厚，李杰，王仁嫒，等. 高寒环境下太阳病风寒表证动物模型的建立 [J]. 高原医学杂志，2013，23 (1)：18-20.

[22] 张发斌，吴萍，李杰，等. 白介素-2 在小鼠太阳病（风寒表证）中的表达 [J]. 中华中医药杂志，2013，28 (6)：1852-1854.

[23] 陈克进，刘青，俞良栋，等. 风寒犯肺（猪）模型球结膜微循环的观察 [J]. 中国中医药科技，1994，1 (6)：8-9.

[24] 陈新，区永欣，陈洁文. 人工风寒环境对小鼠单核巨噬细胞系统吞噬功能的影响 [J]. 中国中西医结合杂志，1993，(12)：739-740，710.

[25] 李杰，吴萍，王树林，等. 太阳病（风寒表证）模型小鼠肺脏与大肠重量及系数变化的实验研究 [J]. 中华中医药杂志，2014，29 (2)：434-436.

[26] 沈映君，王一涛，王家葵，等. 解表方药研究的思路与实践 [J]. 中医杂志，1992，(5)：51-53.

[27] 杨进，陆平成，龚婕宁. 表证动物模型研制的思路与方法 [J]. 中国中医药技，1996，(1)：35-36.

[28] 杨万斌，文彬，张凌杭，等. 大鼠胃寒证模型造模方法探索 [J]. 中国中药杂志，2015，40 (20)：4031-4036.

[29] 吴垦莉，张珊珊. 寒凝血瘀证动物模型的研制 [J]. 中国中医基础医学杂志，1996，(2)：49-51.

[30] 陆恩昊，宗时宇，刘倾城，等. 基于实寒证大鼠模型对郁金寒热性的探讨 [J]. 数理医药学杂志，2017，30 (2)：223-225.

[31] 黎敬波，葛金文. 胃溃疡胃实寒、实热证模型大鼠经穴辐射热、pH 值、氧分压的检测研究 [J]. 湖南中医学院学报，1998，(3)：57-58，73.

[32] 孙建实，栗德林，邱晓彦，等. 实验性肾盂肾炎动物模型的建立与发病机理及中药治疗的研究 [J]. 中医药信息，1997，(1)：45-46.

[33] 田在善，李东华，沈长虹，等. 大承气汤对肠源性内毒素血症模型大鼠肝、肺、肾损害保护作用的病理学观察 [J]. 天津中医，1998，(1)：35-38.

[34] 梁月华. 寒热本质研究进展 [J]. 中医杂志，1996，(12)：747-750.

[35] 章敏，陈刚，张六通，等. 六淫湿邪动物模型研究 [J]. 湖北中医杂志，2007，(9)：5-7.

[36] 刘芳芳，王平，李俊莲，等. 脾阳虚加湿邪大鼠内外合邪模型建立的研究 [J]. 中华中医药杂志，2016，31 (1)：226-228.

[37] 郭明阳，阎翔. 温病湿热证湿重于热动物模型的研究 [J]. 成都中医药大学学报，2003，25 (1)：33-36，63.

[38] 廖荣鑫. 脾胃湿热证湿热偏重量化的实验研究 [D]. 第一军医大学，2005.

[39] 丁建中，张六通，龚权，等. 凉燥致病机制的实验研究 [J]. 时珍国国药，2007，(11)：2636-2638.

[40] 王静平. 云南春燥环境对小鼠气道 sIgA、IgG 和 SP-A、SP-D 影响的实验研究 [D]. 云南中医学院，2017.

[41] 高振，王晶，姜敏，等. 止嗽散加减方对慢性阻塞性肺疾病寒燥模型大鼠表皮生长因子受体及中性粒细胞弹性蛋白酶的影响 [J]. 中国中医药信息杂志，2017，24 (10)：53-56.

[42] 张庆祥. 肺主"通调水道"的理论探讨与相关实验研究 [D]. 山东中医药大学，1998.

[43] 陈德溯. 肺阳行水的理论与实验研究 [D]. 山东中医药大学，1999.

[44] 文小敏，王鹏，刘青，等. "肺阳虚"动物模型的探索 [J]. 中国中医基础医学杂志，1998，4 (4)：45-47.

［45］于少泓. 肺阳在哮喘病寒饮蕴肺证大鼠模型中作用机制的研究［D］. 山东中医药大学，2004.

［46］谭光波，柏正平，刘芳，等. 慢性阻塞性肺疾病阴虚痰饮证大鼠模型的建立［J］. 中医药导报，2015，21（22）：4-8.

［47］刘文操，郑军. 痰热清对抗内毒素诱导致大鼠急性肺损伤的实验研究［J］. 山西医科大学学报，2006，37（5）：489-492.

［48］李杰，张立山，于维霞，等. 蒌芩止嗽煎对青霉素在慢性阻塞性肺疾病急性加重期痰热证大鼠模型肺组织转运能力的影响［J］. 中华中医药杂志，2017，32（1）：254-259.

［49］李雷兵，张琦，徐建虎，等. 温阳消饮法对胸腔积液大鼠肾脏 AQP2 及 cAMP-PKA/PKC 信号通路表达的影响［J］. 云南中医中药杂志，2016，37（7）：78-81.

［50］赵欣悦. 温阳消饮法对胸腔积液大鼠小肠水通道蛋白4表达影响的研究［D］. 成都中医药大学，2014.

［51］李林鲜. 温阳消饮法对胸腔积液模型大鼠纤维蛋白原、白介素-8含量的影响［D］. 成都中医药大学，2016.

［52］任小彤. 温阳消饮法对胸腔积液大鼠血管内皮生长因子表达影响的研究［D］. 成都中医药大学，2015.

［53］李枚霜，李小兵，林柳青，等. 十枣汤对悬饮（胸腔积液）模型大鼠干预作用［J］. 辽宁中医药大学学报，2014，16（1）：38-40.

［54］张会永，庞琳琳，杨茗茜，等. 疲劳过度联合高脂单笼饲养建立小猪脾虚痰浊证模型的初步研究［J］. 辽宁中医杂志，2016，43（10）：2214-2219.

［55］郭海军，林洁，李国成，等. 功能性消化不良的动物模型研究［J］. 中国中西医结合消化杂志，2001，9（3）：141-142.

［56］段晓. 胃虚水停动物模型的建立与伤寒论治水三方干预作用研究［D］. 湖北中医药大学，2014.

［57］曹峰，刘小河，傅延龄. 功能性消化不良胃虚水停证大鼠模型的建立与评价［J］. 吉林中医药，2008，28（12）：929-931.

［58］庞斌. 消痰散结方对裸鼠人胃癌模型淋巴管生长因子影响的实验研究［D］. 第二军医大学，2010.

［59］田代志. 痰浊眩晕家兔模型的建立及巨噬细胞功能和粘附分子表达研究［D］. 湖北中医学院，2009.

［60］张毅. 涤痰通络法对大鼠脑出血模型72 h内神经功能及脑含水量变化干预作用的实验研究［D］. 山东中医药大学，2010.

［61］王燕萍. 化痰降浊方干预高脂血症痰浊证 ApoE$^{-/-}$ 小鼠作用及机制研究［D］. 广州中医药大学，2017.

［62］闻莉. 化痰活血方拆方对高脂血症大鼠脂质代谢及其调节机制的研究［D］. 湖北中医学院，2007.

［63］邓国兴，郑玉光，吴中秋. 化瘀消痰饮防治大鼠高脂饮食性脂肪肝的研究［J］. 河北医学，2004，10（8）：673-675.

［64］徐敏，李平明. 高脂血症动物模型的研究［J］. 吉林医学，2018，39（1）：172-175.

［65］王新蕾，龙艳芳，唐兴江. 普罗布考预处理对高脂血症大鼠脑缺血再灌注后 APE/Ref-1 表达的影响［J］. 医学理论与实践，2018，31（1）：1-2.

［66］李娟，杨晓龙，卢军，等. 中药复方降脂颗粒对高脂血症大鼠 NO、VEGF 的干预作用［J］. 新疆中医药，2017，35（4）：7-8.

［67］李思琪，钱海凌. 高血压大鼠模型的实验研究进展［J］. 广西中医药大学学报，2014，17（1）：96-98.

［68］徐宇杰，王枫，罗文纪. 太子健冲剂对气虚小鼠抗应激反应的影响［J］. 浙江中医学院学报，2001，（5）：53-54.

［69］黄仲委，刘煜余，杨桂. 近视Ⅲ号方对气虚大鼠环核苷酸的影响［J］. 中国中医眼科杂志，1999，（1）：10-12.

［70］胡泗才，张斌，李明慧. 等. 泰和乌骨鸡益气、滋阴作用的实验研究［J］. 中药材，1999，（1）：32-34.

［71］田道法，周小军，唐发清. 气虚证模型大鼠鼻咽组织 cDNA 阵列 C 区基因表达谱特征及其对治疗的反应［J］. 中国中西医结合耳鼻咽喉科杂志，2003，（1）：8-10.

［72］袁国强，吴士珍，贾振华，等. 过逸气虚证候动物模型的建立方法［J］. 中华中医药杂志，2009，24（4）：469-471.

［73］黄萍，成金乐，邓雯，等. 黄芪破壁粉粒对气虚动物模型的作用及急性毒性研究［J］. 中国实验方剂学杂志，2011，17（15）：185-187.

［74］程志清，姚立，龚文波，等. 强迫跑步法建立昆明种小鼠心气虚证模型［J］. 中医药信息，2003，20（3）：52-53.

［75］程志清，吴玉芙，唐烨霞，等. SD 大鼠心气虚证动物模型的建立与评价［J］. 实验动物科学与管理，2003，（3）：1-6.

［76］程志清，姚立，龚文波，等. Wistar 大鼠心气虚证模型的建立与评价［J］. 中国医药学报，2003，（11）：654-657，703.

［77］程志清，唐烨霞，吴玉芙，等. WKY 大鼠心气虚证模型的建立与评价［J］. 中医药信息，2004，（1）：45-48，60.

[78] 程志清，龚文波，姚立，等. 强迫跑步法建立 BALb/c 小鼠心气虚证模型 [J]. 浙江中医学院学报，2003，(6)：42-45.

[79] 程志清，唐烨霞，吴玉芙，等. BALb/c 小鼠心气虚证动物模型的研制 [J]. 中医药学刊，2003，(11)：1797-1798，1802.

[80] 程志清，吴玉芙，唐烨霞，等. 昆明种小鼠心气虚证动物模型的建立与评价 [J]. 中国中医药科技，2003，(6)：364-366.

[81] 于成瑶，王硕仁，赵明镜，等. 试用自然衰老的方法建立心气虚证大鼠模型 [J]. 中国中医基础医学杂志，2005，(2)：140-141.

[82] 于成瑶，赵明镜，王硕仁，等. 水环境站台睡眠剥夺心虚证大鼠模型的再研究 [J]. 山东中医杂志，2005，(5)：297-300.

[83] 龙子江，王桐生，吕晓英，等. 心气虚动物模型的研制 [J]. 中国中医药科技，2003，(2)：67-68.

[84] 李绍芝，朱文锋，黄献平，等. 心气虚证动物模型的研制 [J]. 中国中医基础医学杂志，2000，(7)：46-52.

[85] 唐烨霞，程志清，姚立，等. 大鼠心气虚模型制备方法 [J]. 包头医学院学报，2009，25 (1)：5-6.

[86] 金红姝，林水淼，杨戈，等. 心气虚证大鼠模型心功能变化的超声评价 [J]. 山东中医药大学学报，2007，(1)：75-77.

[87] 吴齐雁，胡小萍，李德新，等. 心气虚证大鼠循环肾素血管紧张素系统激活与血浆纤溶酶原激活物抑制剂活性变化的实验研究 [J]. 中国中西医结合杂志，2001，(5)：367-369.

[88] 王元勋，张敏华，产美英，等. 肺气虚证的实验研究——免疫功能状态的研究Ⅰ [J]. 甘肃中医学院学报，1993，(3)：52-53.

[89] 彭国瑞，许志奇，曾祥国，等. "肺气虚"型慢性支气管炎动物模型的实验研究 [J]. 北京实验动物科学与管理，1994，(3)：31-33.

[90] 李泽庚，彭波，张杰根，等. 肺气虚证模型大鼠的建立 [J]. 北京中医，2005，(1)：53-55.

[91] 徐锡鸿，孔繁智，虞小霞，等. 大鼠肺气虚"证"模型的建立 [J]. 中医杂志，1994，(4)：230-232，196.

[92] 张葵，滕久祥，彭芝配. 肺气虚证稳定期慢性阻塞性肺病大鼠模型的建立 [J]. 中国中医基础医学杂志，2009，15 (3)：179-181.

[93] 程惠娟，汪长中，王艳，等. 呼吸道生物被膜菌致肺气虚证大鼠模型的研制 [J]. 上海中医药大学学报，2009，23 (3)：38-41.

[94] 刘涌，赵蜀军，蔡圣荣，等. 慢性支气管炎肺气虚证大鼠丙二醛、肿瘤坏死因子-α 的改变及意义 [J]. 中医药临床杂志，2007，(1)：26-27.

[95] 生物系消化生理科研组. 脾虚证动物模型的建立及其实质的探讨 [J]. 北京师范大学学报（自然科学版），1979，(1)：113.

[96] 王斌，李卫平，周爱武，等. 黄芪复方Ⅰ号对脾气虚小鼠免疫功能的影响 [J]. 中成药，1998，(1)：31-32.

[97] 彭芝配，郭建生，蒋孟良，等. 福安护身宝颗粒剂对小鼠实验性脾气虚证模型的影响 [J]. 湖南中医学院学报，1997，(3)：58-59.

[98] 贾旭. 用腺苷三磷酸酶组化反应探讨脾虚证与骨骼肌功能的关系 [J]. 北京中医药大学学报，1999，(5)：58-59.

[99] 刘汶，张敦义. 番泻叶致脾虚证动物模型的造型方法 [J]. 中国中西医结合脾胃杂志，1998，(4)：231-232.

[100] 黄柄山，毛翼楷，范隆昌，等. 饮食失节所致的脾虚动物模型及中药治疗观察 [J]. 中西医结合杂志，1983，(5)：295-296.

[101] 罗光宇，黄秀凤，杨明均，等. 偏食法塑造大鼠脾气虚证模型研究 [J]. 中医杂志，1990，(4)：49-51.

[102] 陈小野，周永生，樊雅莉，等. 脾气虚证动物模型规范化的初步研究 [J]. 中国医药学报，2001，(4)：52-58.

[103] 曲长江，夏淑杰，林庶如. 大黄泻下与劳倦过度单复脾虚模型免疫学研究 [J]. 辽宁中医杂志，1999，(2)：37-38.

[104] 胡琳琳，高云芳，何志仙. 三种脾虚证模型小鼠消化吸收功能改变的比较研究 [J]. 中国中西医结合杂志，2005，(9)：813-816.

[105] 孟静岩，应森林，马艳，等. 脾虚证动物模型的实验研究 [J]. 天津中医，1992，(6)：25-27.

[106] 黄树明，于宝玲，张江红. 利血平致脾虚家兔离体空肠平滑肌张力的变化及四君子汤的影响 [J]. 中医药学报，1988，(1)：46.

[107] 郭延生，吴玉泓，华永丽，等. 胃肠宁对利血平所致大鼠脾虚模型的影响 [J]. 中国实验动物学报，2011，19

（3）：242－245，282.

[108] 赵宁，贾红伟，张皖东，等.利血平所致脾虚大鼠脾阳虚证和脾气虚证的证候属性［J］.中医杂志，2008，（5）：449－452.

[109] 刘士敬，朱倩.X射线照射大鼠腹部塑造脾气虚模型的研究［J］.中国中医基础医学杂志，1997，（5）：59－61.

[110] 张彩云，肖满珊，廖双叶，等.实验性大鼠脾气虚证模型的建立及指标检测［J］.广东药学院学报，2015，31（6）：808－810.

[111] 杨宇峰，王莉，石岩.脾气虚证2型糖尿病大鼠模型的复制［J］.辽宁中医杂志，2013，40（12）：2590－2592.

[112] 宋红，郑小伟，王颖，等.基于核磁共振技术的益肾喘宁汤对支气管哮喘肾气虚证模型大鼠血清代谢组学的影响［J］.中医杂志，2016，57（11）：962－965.

[113] 太史春，王哲，孙大宇，等.肾气虚模型大鼠肺肾组织AQP1的蛋白表达研究［J］.辽宁中医药大学学报，2008，（3）：124－125.

[114] 郑小伟，宋红，王颖，等.肾气虚哮喘模型及中西药联合干预的实验研究［J］.浙江中医杂志，2012，47（2）：129－131.

[115] 袁拯忠，叶人，陈增强，等.两种血虚证小鼠模型的比较［J］.中华中医药学刊，2009，27（6）：1265－1266.

[116] 马增春，高月，刘永学，等.四物汤对环磷酰胺所致血虚证小鼠造血细胞作用的研究［J］.中国实验方剂学杂志，2001，（5）：13－15.

[117] 梁毅，方碧琴，鲁新华.血虚证小鼠模型的制作及评价［J］.湖北中医杂志，2001，（9）：3－5.

[118] 周俊，黄丽萍，吴素芬，等.三种血虚小鼠模型造模方法的比较研究［J］.时珍国医国药，2011，22（8）：2007－2008.

[119] 郭平，王升启.四物汤对血虚证小鼠骨髓细胞IL-6和IL-18基因表达的影响［J］.山东中医杂志，2013，32（4）：272－274.

[120] 谭洪玲，马增春，肖成荣，等.三种血虚证动物模型的建立及造血损伤的变化特点［J］.解放军药学学报，2009，25（4）：297－300.

[121] 任德旺，叶淳淳，倪必辉，等.盐酸苯肼致小鼠化学损伤性血虚证模型的改良［J］.辽宁中医药大学学报，2015，17（8）：108－110.

[122] 朱敏，段金廒，唐于平，等.采用化学药物联合致小鼠血虚模型评价四物汤及其配伍组成的作用特点［J］.中国中药杂志，2011，36（18）：2543－2547.

[123] 华兴邦，庄康，孙晓进，等.外伤血瘀证动物模型的研制［J］.南京中医学院学报，1992，（1）：16－18.

[124] 廖福龙.血瘀证动物模型的研究——外伤致血瘀的大鼠模型［J］.中西医结合杂志，1988，（10）：632.

[125] 徐琳本，陈丽萍，肖梅英.活血促愈胶囊对外伤血瘀证大鼠模型的影响［J］.中国实验方剂学杂志，2013，19（4）：270－273.

[126] 任建勋，林成仁，王敏，等.多因素整合建立气滞血瘀证动物模型研究［J］.中药药理与临床，2007，（5）：210－211.

[127] 苗兰，潘映红，任建勋，等.气滞血瘀证模型大鼠血清蛋白质组学初步研究［J］.中国中医基础医学杂志，2008，（2）：106－107.

[128] 王婷婷，贾乘，陈宇，等.大鼠气滞血瘀证模型的建立及影响因素分析［J］.中国中药杂志，2012，37（11）：1629－1633.

[129] 黄新武，李国春，肖顺汉，等.聪灵胶囊对寒凝血瘀证大鼠血流变学及血栓的影响［J］.中药药理与临床，2007，（5）：187－188.

[130] 王学岭，陆一竹，陈晓旭，等.寒凝、热毒所致血瘀证模型大鼠血液流变学观察及中药干预作用［J］.天津中医药，2010，27（3）：243－244.

[131] 王学江，丰平.寒凝血瘀证动物模型的实验观察［J］.北京中医，2000，（5）：44－45.

[132] 卞慧敏，杨进，陈德宁，等.不同造模方法所致"热毒血瘀证"模型家兔血液流变学改变的比较研究［J］.微循环技术杂志，1996，（2）：99－101.

[133] 许长照，曹一鸣，杨进，等."热毒血瘀证"动物模型的病理形态学基础［J］.江苏中医，1989，（2）：31－33.

[134] 张红霞，刘剑刚，马鲁波，等.柴胡、赤芍与醋柴胡、杭白芍对大鼠高脂血症作用的实验研究［J］.中国实验方剂学杂志，2003，（2）：21－23.

[135] 赵玲，魏海峰，张丽，等. 中医痰浊血瘀证候的生物学基础研究 [J]. 中华中医药杂志，2008，（8）：680 - 683.

[136] 庞树玲，高金亮. 中年大鼠气虚血瘀证的模拟及其机制探讨 [J]. 天津中医学院学报，1997，（3）：29 - 32.

[137] 闫润红，王世民，闫志芳. 不同黄芪剂量的补阳还五汤对"气虚血瘀"家兔血粘度的影响 [J]. 中药药理与临床，1999，（1）：8 - 10.

[138] 蔡光先，白雪松，佘颜，等. 超微补阳还五汤对气虚血瘀证模型大鼠血液流变学的影响 [J]. 湖南中医杂志，2007，（3）：95 - 96.

[139] 常复蓉，王殿俊，刘小浩，等. 血虚血瘀证动物模型的研制 [J]. 南京中医学院学报，1992，（1）：23 - 25.

[140] 袁静，吴华强，张景湖，等. 虫对慢性血瘀型大鼠血液流变性和红细胞免疫功能的影响 [J]. 安徽中医学院学报，2000，（1）：42 - 44.

[141] 郑小伟，卢良威，傅鸿章. 阳虚血瘀证微循环障碍动物模型的实验研究 [J]. 浙江中药杂志，1992，27 （11）：513 - 514.

[142] 郑小伟，李巍. 阳虚血瘀证凝血机制异常动物模型的实验研究 [J]. 吉林中医药，1993，（3）：39 - 40.

[143] 温瑞兴，李涢，李文，等. 外伤血瘀证和阳虚血瘀证动物模型血液流变学的比较研究 [J]. 中国中医基础医学杂志，2005，（11）：38 - 41.

[144] 简维雄，左和宁，袁肇凯，等. 心血瘀阻证动态演变过程大鼠模型的建立及方证验证评价 [J]. 中医杂志，2015，56 （16）：1420 - 1424.

[145] 王朋，杨明会，李绍旦，等. 冠心病心绞痛寒凝血瘀证动物模型的建立 [J]. 中国中医基础医学杂志，2014，20 （3）：309 - 311.

[146] 李欣志，刘建勋，任建勋，等. 痰瘀互结证冠心病小型猪模型的建立 [J]. 中国中西医结合杂志，2009，29 （3）：228 - 232.

[147] 张庆勇，王志华，李晓波，等. 介入法建立长期可随访冠状动脉微栓塞动物模型 [J]. 介入放射学杂志，2009，18 （12）：920 - 922.

[148] 常艳鹏，张明雪，刘宁，等. 温阳活血中药复方对冠心病阳虚血瘀证大鼠血小板 GP Ⅱ b - Ⅲ a 的影响 [J]. 中华中医药学刊，2007，（11）：2270 - 2271.

[149] 田金洲，王永炎，徐意，等. 血瘀证动物模型的种类、评价与研究 [J]. 北京中医药大学学报，2006，（6）：396 - 400.

[150] 颜琳琳，周利红，李琦. 中医血瘀证动物模型研究概况 [J]. 中医杂志，2014，55 （03）：255 - 258.

[151] 闫珊珊，窦维华，董少龙，等. 血瘀证动物模型的制作及存在问题的探讨 [J]. 中国中医基础医学杂志，2004，（2）：35 - 37.

[152] 崔伟伟. 白首乌颗粒对阳虚模型小鼠的影响研究 [J]. 亚太传统医药，2015，11 （3）：14 - 15.

[153] 高梅，窦肇华，王典瑞. 大黑蚂蚁水提液对阳虚动物模型免疫功能的影响 [J]. 中国老年学杂志，1999，（1）：49 - 50.

[154] 邓广海，沈玉巧，贾雪岩，等. 基于"回阳救逆"功效的附子炮制品对小鼠阳虚模型的影响 [J]. 今日药学，2015，25 （12）：819 - 823.

[155] 姚晓渝，周恩平，孙经纬，等. 金匮肾气丸对"阳虚"模型动物血液和脑组织中超氧化物歧化酶活力的影响 [J]. 中国药学杂志，1989，（5）：283 - 285，315 - 316.

[156] 何玲，董庆滨，那爱华，等. 四种阳虚动物模型细胞免疫变化比较 [J]. 中国中西医结合杂志，1996 （S1）：255 - 256，308 - 309.

[157] 薛作英，许士凯，王革新. 天雄口服液对阳虚证模型小鼠的影响 [J]. 现代中西医结合杂志，2003，（7）：687 - 688.

[158] 郭冠华，刘建民，王静芝，等. "双固一通"电针法对老年阳虚模型大鼠海马超微结构及 BDNF 含量和 PKCmRNA 表达的影响 [J]. 湖北中医药大学学报，2013，15 （5）：3 - 7.

[159] 滕培颖，赵瑞芝，徐福平，等. 附子半夏汤对阳虚模型大鼠不同脏器能量代谢的影响 [J]. 新中医，2017，49 （2）：4 - 6.

[160] 刘振中，曹丹燕，睢罡，等. 红景天口服液对氢化可的松致阳虚模型大鼠保护作用初步研究 [J]. 川北医学院学报，2011，26 （1）：5 - 8.

[161] 李昂，占超，陈邦国，等. 灵龟八法开穴灸对阳虚模型大鼠外周血 CD4$^+$/CD8$^+$影响的实验研究 [J]. 湖北中医杂志，2014，36 （1）：6 - 8.

[162] 吕肖锋，逯瑞霞，叶雪清. 阳虚动物模型下丘脑 β-内啡肽的改变及助阳药的作用 [J]. 中医杂志，1994，(10)：619-620.

[163] 姚成芳，蔡生业，王丽，等. 阴虚与阳虚动物模型中 Th1/Th2 类细胞因子表达的差异性 [J]. 山东中医杂志，2004，23 (3)：166-168.

[164] 徐攀，许海顺，陈京，等. 慢性心力衰竭心阳虚证大鼠模型的建立与评价研究 [J]. 中华中医药学刊，2016，34 (8)：1957-1960.

[165] 余洪，陈新宇，卢青，等. 大鼠慢性心衰心阳虚型模型的建立 [J]. 中医药导报，2013，19 (3)：6-8.

[166] 张明雪. 冠心病心阳虚证动物模型的制作 [J]. 中国中医基础医学杂志，2002，(4)：71-75.

[167] 陈学习. 大建中汤对脾阳虚大鼠 TXB-2 及 6-Keto-PGF1α 的影响 [J]. 江苏中医药，2003，(02)：49-50.

[168] 羊燕群，郭文峰，李茹柳，等. 脾阳虚大鼠模型建立及理中汤疗效观察 [J]. 中药新药与临床药理，2009，20 (1)：83-86.

[169] 裴媛，李德新. 脾阳虚大白鼠横纹肌线粒体超微结构及血清肌红蛋白含量的实验研究 [J]. 辽宁中医杂志，1991，(5)：43-46.

[170] 王昕，张永志，孙跃余. 伤湿所致大白鼠脾阳虚症动物模型及其机理研究 [J]. 辽宁中医杂志，1995，(4)：187-188.

[171] 李稳，柏云霞，李宝兰，等. 脾阳虚动物某些生理指标的变化 [J]. 陕西中医学院学报，1985，8 (2)：25-28.

[172] 邵南齐，高青，朱萱萱，等. 运脾温阳颗粒对脾虚泄泻大鼠胃黏膜结构及血浆中 CCK、PP 浓度的影响 [J]. 江苏中医药，2014，46 (9)：75-77.

[173] 王学庆，李德新. 脾阳虚家兔模型血清胆碱酯酶和胃肠推进运动的实验研究 [J]. 辽宁中医杂志，1991，43 (7)：41-44.

[174] 邵峰，李赛雷，刘荣华，等. 附子对脾阳虚小鼠的抗寒泻作用 [J]. 中国实验方剂学杂志，2011，17 (14)：176-178.

[175] 张京英，刘农虞，张蕊，等. 不同灸质、灸量对实验性阳虚大鼠中枢及外周 5-HT 代谢的影响 [J]. 中医杂志，1996，37 (2)：111-112，68.

[176] 文小敏，王鹏，刘青，等. "肺阳虚" 动物模型的探索 [J]. 中国中医基础医学杂志，1998，(4)：46-48.

[177] 温慧萍，陈素红，吕圭源，等. 多因素复合造模法致肺阳虚大鼠模型的研究 [J]. 浙江中医药大学学报，2010，34 (02)：163-165，168.

[178] 林海雄，王晓彤，江明洁，等. 不同构建方法对肾阳虚大鼠模型的影响 [J]. 辽宁中医杂志，2016，43 (4)：855-857，898.

[179] 张丹，李哲，朱庆均，等. "劳倦过度、房室不节" 肾阳虚小鼠模型的建立及评价 [J]. 实验动物科学，2008，(4)：9-11.

[180] 董兴刚，徐建国，安增梅，等. 肾切除加阿霉素诱导 "肾阳虚" 动物模型的研制 [J]. 中国医药学报，2002，(2)：84-85.

[181] 周文江，姚菊芳，彭秀华，等. 肾阳虚证大鼠模型的建立 [J]. 实验动物与比较医学，2007，(4)：242-243.

[182] 杨礼腾，程德云，刘欣，等. 肾阳虚肺纤维化大鼠模型的研究 [J]. 中华中医药学刊，2009，27 (3)：658-661.

[183] 王晓英，苗得雨，裴妙荣. 四逆汤对甲状腺功能低下脾肾阳虚证动物模型的影响 [J]. 山西中医学院学报，2013，14 (1)：2-4.

[184] 欧阳轶强，邹移海，张薇，等. 对大鼠他巴唑肾阳虚证动物模型下丘脑-垂体-靶腺轴几项指标的考察 [J]. 中医药学刊，2006，(9)：1658-1661.

[185] 陈素红，吕圭源，王辉，等. 四味甘温归肝肾经中药对性激素致大鼠肾阳虚的影响 [J]. 中国现代应用药学，2008，25 (6)：479-482.

[186] 陈剑磨，张胜军，夏炳江. 骨质疏松肾阳虚病证结合模型构建的实验研究 [J]. 中国中医急症，2015，24 (2)：201-203，254.

[187] 李媛，许红涛，李华强，等. 肾阳虚骨质疏松大鼠动物模型的建立 [J]. 药物评价研究，2015，38 (2)：135-139.

[188] 叶利兵，毛炜，黎创，等. 阿霉素肾病肾阳虚证模型的评价 [J]. 中华中医药杂志，2016，31 (6)：2146-2149.

[189] 王红艳，张先庚. 金匮肾气丸对 "恐伤肾" 模型仔鼠皮质酮水平的调节作用 [J]. 辽宁中医杂志，2013，40 (2)：362-364.

[190] 刘同林. 自然衰老 SD 大鼠肾阳虚模型的研究 [D]. 广州中医药大学，2005.

[191] 赵伟康，周志东，金国琴. 老年期肾阴阳虚损大鼠的线粒体能量代谢及其调控机制的研究 [J]. 中国中医基础医学杂志，2001，7（3）：31-34.

[192] 刘旭光，宋开源，刘雨星，等. "阴虚"、"阳虚"模型大鼠体温昼夜节律参数差异的研究 [J]. 中国中医基础医学杂志，2001，（1）：71-73.

[193] 吴柳花，吕圭源，李波，等. 黄精对长期超负荷游泳致阴虚内热模型大鼠的作用研究 [J]. 中国中药杂志，2014，39（10）：1886-1891.

[194] 薛春苗，曹俊岭，薛润苗. 温热药造小鼠阴虚模型的建立及其对小鼠免疫方面的影响 [J]. 世界中西医结合杂志，2009，4（5）：318-320.

[195] 崔瑛，王君明，冯志毅，等. 地黄对家兔阴虚热盛证型发热的解热作用 [J]. 河南中医，2007，（1）：31-34.

[196] 李有贵，时连根. 家蚕雌蛾粉对阴虚雌性小鼠作用的研究 [J]. 中药药理与临床，2011，27（6）：55-58.

[197] 崔瑛，代永霞，张宾. 甲亢型阴虚模型小鼠焦虑行为的观察 [J]. 中药药理与临床，2008，24（5）：78-80.

[198] 刘婷，侯连兵，侯毅成. 甲状腺片诱导的甲亢阴虚证大鼠模型的制备 [J]. 中药材，2008，（9）：1402-1404.

[199] 湛延风，张尚华. 降脂灵片对阴虚证动物模型影响的研究 [J]. 新中医，2012，44（7）：169-170.

[200] 刘衡川，林怡玲，沈云松，等. 麦味地黄颗粒剂对阴虚模型动物红细胞免疫功能及脂质过氧化物的影响 [J]. 华西药学杂志，1995，（2）：87-89.

[201] 侯颖，陈儒，睢岩，等. 养阴抗毒胶囊对氢化可的松致阴虚大鼠胸腺的影响 [J]. 山西医科大学学报，2006，（5）：495-498.

[202] 马健. 阴虚模型小鼠腹腔巨噬细胞 Ia 抗原表达的改变及生地黄对其的作用 [J]. 中国中医药科技，1997，4（4）：197-198，5.

[203] 郑军，王家葵，金文. 阴虚模型小鼠血浆中分子物质和巯基含量变化的实验研究 [J]. 四川中医，1995，（8）：11-12.

[204] 姚成芳，王丽，蔡生业，等. 阴虚亢阳小鼠 Th1/Th2 类细胞因子的漂移现象及中药左归丸的干预研究 [J]. 山东大学学报（医学版），2004，（3）：349-352.

[205] 张凡，徐珊，刘蓬蓬，等. 黄柏不同炮制品对甲亢型肾阴虚模型大鼠甲状腺和肾上腺皮质功能的影响 [J]. 中国药房，2017，28（1）：27-30.

[206] 樊蔚虹，岳广欣，李素香，等. 长期激怒致肝肾阴虚证动物模型研制 [J]. 中国中医基础医学杂志，2001，（9）：67-69.

[207] 李慧芬，张学兰，赵资堂. 酒蒸女贞子对肾阴虚模型大鼠睾丸组织氧化应激损伤的保护作用 [J]. 中成药，2014，36（10）：2144-2147.

[208] 罗益. 甲状腺激素制作 SD 雄性大鼠肾阴虚证动物模型的研究 [D]. 广州中医药大学，2006.

[209] 段晓红，黄建华，孙伟，等. 糖皮质激素肾阴虚模型相应激素受体的表达及滋肾阴方的干预研究 [J]. 中华中医药学刊，2012，30（9）：2116-2119.

[210] 张子怡，陈宝军，张英杰，等. 肾阳虚、肾阴虚证大鼠模型的建立与稳定性观察 [J]. 福建中医药，2015，46（1）：51-54.

[211] 丛培玮，尚冰，王蕊芳，等. 脾阴虚模型大鼠氧自由基损伤实验研究 [J]. 辽宁中医药大学学报，2013，15（6）：66-67.

[212] 简叶叶. 燕窝对肺阴虚小鼠免疫功能影响的研究 [D]. 福建农林大学，2017.

[213] 李杰，吴萍，王树林，等. 太阳病（风寒表证）模型小鼠肺脏与大肠重量及系数变化的实验研究 [J]. 中华中医药杂志，2014，29（2）：434-436.

[214] 刘占厚，李杰，王仁媛，等. 高寒环境下太阳病风寒表证动物模型的建立 [J]. 高原医学杂志，2013，23（1）：18-20.

[215] 李乃昌. 调和营卫对卫气虚大鼠影响的理论和实验研究 [D]. 湖北中医学院，2009.

[216] 王拥军，施杞，周泉，等. 兔风寒湿痹证型颈椎病模型的建立 [J]. 中西医结合学报，2007，5（1）：39-44.

[217] 李宁宁. 麻黄汤合苍耳子散对慢性鼻炎风寒型模型小鼠免疫学功能的影响 [D]. 河南中医学院，2015.

[218] 刘瀚阳. 温阳化饮方和甘草干姜汤对慢性阻塞性肺疾病寒饮蕴肺证大鼠模型干预的比较性研究 [D]. 山东中医药大学，2011.

[219] 张庆祥，孙广仁，于少泓，等. 温阳化饮方对哮喘病寒饮蕴肺证大鼠 BALF 中 IL-4 和 IFN-γ 的影响 [J]. 中国中

　　　　医基础医学杂志，2006，12（9）：672-673.

[220] 沈承玲. 寒饮蕴肺证的理论研究及家兔病理模型肺组织 iNOS 与 TNFα 的基因表达 [D]. 山东中医药大学，2003.

[221] 程鹏举. 小青龙汤对寒性哮喘小鼠 TSLP 炎症启动因子的调控作用 [D]. 河南中医药大学，2016.

[222] 李秀明. 桃核承气汤治疗热郁血瘀型盆腔炎大鼠的实验研究 [D]. 黑龙江中医药大学，2008.

[223] 李学，魏连波，罗炳德，等. 葛根芩连汤对中医大肠湿热证模型大鼠血清 IL-1、IL-2 和 IL-6 的影响 [J]. 武警医学，2004，15（8）：586-588.

[224] 樊新荣，朱文锋，伍参荣，等. 太阴与阳明病证实验大鼠小肠 D-木糖的吸收功能及肝脏 ATP 酶活性研究 [J]. 上海中医药大学学报，2007，21（4）：47-49.

[225] 荀翀. 阳明腑实证大鼠模型的制备及其病理机制研究 [D]. 大连医科大学，2009.

[226] 杨克雅. 大承气汤证家兔动物模型的研制 [D]. 福建中医学院，2008.

[227] 吴冉冉，王欣. 白虎汤、大承气汤对不同发热模型大鼠退热作用实验研究 [J]. 山东中医杂志，2012，31（7）：506-508.

[228] 杨斌，徐向东. 白虎汤对内毒素致热家兔的解热作用及其机制研究 [J]. 吉林中医药，2015，35（5）：508-511.

[229] 张泽丹，谭平. 麻子仁丸对便秘型小鼠模型通便功能、胃蛋白酶活性和对淋巴细胞增殖的实验研究 [J]. 世界中医药，2017，12（9）：2143-2146.

[230] 曲长江，王文丽，吴谙诏，等. 茵陈蒿汤对中医阳黄证黄疸动物模型影响的实验研究 [J]. 中医药学刊，2005，24（10）：1808-1809.

[231] 陈敏捷. 基于"少阳为枢"探讨柴胡加龙骨牡蛎汤治疗失眠的理论与实验研究 [D]. 福建中医药大学，2015.

[232] 石晓理. 小柴胡汤对肝郁脾虚型功能性消化不良大鼠 SP 和 Ghrelin 的影响 [D]. 湖南中医药大学，2014.

[233] 于文明，张丰强，杨锦堂，等. 太阴病模型的建立 [J]. 中国中医基础医学杂志，1996，2（6）：41-44.

[234] 樊新荣，黄贵华，朱文锋，等. 太阴病脾虚寒湿证大鼠模型的建立与机理探讨 [J]. 中华中医药学刊，2008，27（1）：58-60.

[235] 刘汶，张敦义. 番泻叶致脾虚证动物模型的造型方法 [J]. 中国中西医结合脾胃杂志，1998，27（4）：231-232.

[236] 杜丽，熊曼琪，梅国强，等. 加味真武汤对充血性心力衰竭少阴病阳虚水停证兔心肌细胞凋亡的影响 [J]. 中国医药学报，2000，15（2）：26-29，38-81.

[237] 孙云松. 和厥阴法对慢性肾衰模型干预作用的理论和实验研究 [D]. 山东中医药大学，2011.

[238] 樊凯芳，王欢，郝平平. 当归四逆汤对 ASO 寒凝血瘀型家兔下丘脑区功能及相关神经递质的影响 [J]. 辽宁中医杂志，2018，45（1）：179-182，225.

[239] 吴范武. 温病卫分证血瘀的临床与实验研究 [D]. 福建中医药大学，2000.

[240] 熊启逵，赵慧业，赵凌云，等. 实验性温病卫、气、营、血动物模型复制的研究 [J]. 四川医学，1983，4（2）：65.

[241] 倪秋勤，魏凯峰. 用内毒素复制家兔气分证及营血分证模型的可行性研究 [J]. 中医药导报，2012，18（8）：9-12.

[242] 周育平，李春生. 肺炎双球菌复制家兔温病发热模型的研究 [J]. 北京中医药，2007，26（8）：536-538.

[243] 唐建华，徐应抒，白朝勇，等. 风温病卫气营血证候动物模型的病理形态学研究 [J]. 中兽医医药杂志，1995，4（1）：10-12.

[244] 王琴，白朝勇，唐建华. 风温病卫气营血证候动物模型实验用菌的研究 [J]. 中兽医医药杂志，1996，12（6）：3-4.

[245] 杨进，马健，陆平成，等. 建立温病"气营两燔证"动物模型的实验研究 [J]. 中医研究，1992，5（3）：27-31.

[246] 翟玉祥，卞慧敏，马建，等. 温病营热阴伤证动物模型的建立 [J]. 中国中医基础医学杂志，1998，4（4）：42-44.

[247] 吕文亮，刘玲，高清华，等. 凉营透气顾阴法对气-营传变模型的作用研究 [J]. 中华中医药学刊，2002，20（1）：72-73.

[248] 彭珍香，邓时贵，叶莹仪，等. 中医卫气营血辨证动物模型生物学参数数据化表达及特征性指标群筛选 [J]. 新中医，2012，44（4）：123-126.

[249] 吕文亮. 清热化湿法对温病湿热证模型作用及其机理的实验研究 [D]. 湖北中医学院，2005.

[250] 俸道荣，韦斌，黄正团. 高脂血症大鼠肝肾阴虚证动物模型实验研究 [J]. 广西中医学院学报，2010，13（3）：4-5.

[251] 刘文兰，张红月，穆阳，等. 急性肝损伤肝肾阴虚证模型的建造和评价 [J]. 辽宁中医药大学学报，2010，12（5）：41-43.

[252] 郑李锐. 温病清肺解毒方对流感病毒 FM1 感染小鼠肺组织细胞因子 IL-1β、TNF-α、IFN-γ 表达的影响 [D]. 安徽中医药大学，2014.

[253] 胡楠楠. 三表法抗 Ⅳ 诱导小鼠肺炎 TRAF2/NF-KBP65/MYD88 蛋白活化时效研究 [D]. 辽宁中医药大学，2012.

[254] 刘叶. 不同环境下三种解表法对小鼠流感肺炎的干预机制 [D]. 广州中医药大学，2005.

[255] 黄仕营. 登革热湿热证动物模型构建及清热祛湿法作用机理探讨研究 [D]. 广州中医药大学，2010.

[256] 李玉静. 登革热中医湿热证动物模型的建立 [D]. 南方医科大学，2009.

[257] 罗凤医. 建立大鼠福氏志贺菌感染模型及双歧杆菌治疗效果与机制的研究 [D]. 大理学院，2012.

[258] 曹志敏，唐明美，文强，等. 内毒素所致急性肺损伤动物模型的研究进展 [J]. 实验动物科学，2017，34 (1)：345-349.

[259] 王林. 慢性浅表性胃炎中医证候学研究及复制慢性浅表性胃炎动物模型的实验研究 [D]. 北京中医药大学，2007.

[260] 邓祖. 高血压动物模型的研究进展 [J]. 黔南民族医专学报，2008，21 (4)：249-251.

[261] 赵胜楠，何黎黎，李自强，等. 高血压合并高脂血症大鼠模型的实验研究 [J]. 中国比较医学杂志，2018，28 (2)：145-148.

[262] 谢建超，吴国泰，牛亭惠，等. 便秘动物模型的复制概况及评价 [J]. 实验动物科学，2016，33 (5)：52-54.

[263] 林含航. 三焦膜系理论探讨及丹蛇汤对代谢综合征大鼠模型作用和机制的实验研究 [D]. 北京中医药大学，2015.

[264] 卞尧尧. 基于三焦腑病视角探讨柴胡加龙骨牡蛎汤治疗代谢综合征机制 [D]. 南京中医药大学，2013.

[265] 杨勇. 中医证候模型建立的若干关键问题思考 [J]. 中华中医药杂志，2016，31 (10)：3869.

[266] 王少贤，白明华，陈家旭. 关于建立中医证候模型评价量表的思考 [J]. 中华中医药杂志，2011，26 (3)：531-534.

[267] Petru Niga, Petra M. Hansson-Mille, et al. Interactions between model cell membranes and the neuroactive drug propofol [J]. Journal of Colloid And Interface Science，2018，526 (1)：230-243.

[268] 曾宝，王春龄，吴安国，等. Caco-2 细胞模型的建立及其在中药吸收研究中的应用探讨 [J]. 中药新药与临床药理，2010，6 (2)：570.

[269] 田金洲，王永炎，时晶. 证候模型研究的思路 [J]. 北京中医药大学学报，2005，28 (6)：18.

[270] 郭书文，孟庆刚. 病证结合模型的研究思路 [J]. 中医药学报，2001，29 (1)：2-3.

[271] 王春梅，乔延江. 细胞模型发展现状及应用于中药研究的探讨 [J]. 世界科学技术，2004，2 (3)：29-32.

[272] 谭请武. 现代中医病、证、症结合论治浅议 [J]. 中医药临床杂志，2005，4 (17)：313-314.

[273] 蔡钦朝，汪琼华，吴云智. 血瘀证病人血管内皮内分泌功能的观察 [J]. 安徽中医学院学报，1998，17 (2)：61.

[274] 王奇，郑忠，梁伟雄. 兔血瘀证模型的组织形态观察 [A]. 中国中西医结合杂志基础理论研究特集 [C]. 1993.

[275] 周永红，陈利国，屈援，等. 从病证结合角度分析血瘀证血管内皮细胞损伤模型的研究 [J]. 中西医结合杂志，2011，31 (5)：696.

[276] 段练，刘咏梅，王阶. 血瘀证中医证候模型的现状与展望 [J]. 中医杂志，2017，58 (4)：346.

[277] 陈云波，王奇. 血瘀证动物细胞损伤模型的研制 [J]. 广州中医药大学学报，2001，2 (18)：109-114.

[278] 胡小勤. 高血压病血瘀证血管内皮细胞损伤模型的研究 [D]. 暨南大学，2007.

[279] 郭书文. 心气虚证细胞模型的构建及其评价体系的探索 [D]. 北京中医药大学，2001.

[280] 李绍芝，朱文锋，余皓. 心气虚细胞模型的研制 [J]. 中国中医基础医学杂志，1998，4 (11)：53-54.

[281] 刘强，李绍芝，谢梦洲. 参芪活血方对心气虚细胞模型 β1 受体、ET 和 NOS 基因表达的作用 [J]. 生命科学研究，2005 (2)：173-176.

[282] 罗明凤. 中焦湿阻证体外 Cajal 间质细胞模型的建立及平胃散对该模型细胞的作用机制 [D]. 成都中医药大学，2006.

[283] 付爽，谢紫烨，俞婵娟，等. 血清诱导的肝郁脾虚证细胞模型的建立方法研究 [J]. 中国中药杂志，2018，44 (3)：1-8.

[284] 史恒军，李晶，王珂. 生化汤祛瘀生新细胞模型的进展 [A]. 中华中医药学会妇科分会第十二次全国中医妇科学术大会论文集 [C]. 2012.

［285］宋厚盼，谢梦洲，胡志希，等. 白术、黄芪、党参促进 IEC-6 细胞损伤后的快速修复 ［J］. 中成药，2015，37（6）：1170－1175.

［286］周永红，陈利国，屈援，等. Ⅱ型糖尿病血瘀证血管内皮细胞损伤模型的研究 ［J］. 北京中医药大学学报，2009，32（11）：742－746，754.

［287］刘建勋，李欣志，任建勋. 中医证候模型拟临床研究概念的形成及应用 ［J］. 中国中药杂志，2008，33（14）：1772.

第四章　　中医诊断标准研究

第一节　概　述

一、基本概念

（一）标准概念

1. 标准的定义　标准是为了在一定范围内获得最佳秩序，经协商一致制定并由公认机构批准，共同使用的和重复使用的一种规范性文件。

2. 中医诊断标准研究　包括病、证、症以及病案的标准研究。

（1）"病"的标准研究：包括病名的规范，疾病诊断标准与鉴别诊断，病种的分化，疾病分类等内容。

（2）"证"的标准研究：包括证名的规范，辨证要素的统一，证的诊断标准，辨证体系的建立等。

（3）"症"的标准研究：包括症状、体征及检测指标的定义，症的客观化、定量化，症对各病、证的诊断贡献度等。

（4）"病案"的标准研究：包括病案书写通则，书写格式，书写内容等。

（二）发展沿革

标准，原意为目的，也就是标靶。由于标靶本身的特性，衍生出一个"如何与其他事物区别的规则"的意思。中医诊断标准工作并非始自今日，可以说，在中医学中《内经》就是对秦汉以前中医基本理论的规范，它奠定了四诊及后世辨证学的基础，此外西汉淳于意的"诊籍"开创了中医规范病案书写的先例，东汉张仲景《伤寒杂病论》是辨证论治理论体系标准建立的根本。在经过后世不断地推陈出新，现由国家统一编审的教材《中医诊断学》《中医病证诊断疗效标准》以及国家中医药管理局颁发的《中医病案书写规范》等使中医诊断学的内容更加系统、完整、准确、规范。

（三）标准种类与级别

1. 国际标准　是国际标准化组织（ISO）、国际电工委员会（IEC）和国际电信联盟（ITU）3 个国际标准化组织制定的标准；还有，由 ISO 确认并在其标准目录上公布的其他国际组织制定的标准。例如，世界卫生组织（WHO）制定的标准，如果列入 ISO 每年发布的标准目录，则属于国际标准；未列入的属于国际组织标准。国际标准的制定，有一套严格的程序，在世界范围内统一使用，对各国相关领域的标准化工作起着指导作用。如国际标准化组织（IX-ISO）2013 年发布的"体外诊断试验系统，糖尿病症管理中自测用血糖监测系统的要求"对糖尿病定义、诊断、检查、评估，血糖监测系统的效率、性能、可靠性、安全性等方面作了详细的规定。

2. 国家标准　是指由国家标准化主管机构批准发布，对全国经济、技术发展有重大意义，且在全国范围内统一的标准。由国务院标准化行政主管部门编制计划，协调项目分工，组织制定（含修订），统一审批、编号、发布。标准代号为"GB"。如 1996 年发布并使用至今的"职业性哮喘诊断标准及处理原则"指导了全国医疗机构对职业性哮喘的诊断及处理。

3. 行业标准　是在全国中医药行业范围内统一的标准。行业标准由国务院有关行政主管部门制定，并报国务院标准化行政主管部门备案。行业标准是对国家标准的补充，是专业性、技术性较强的标准。

它的制定不得与国家标准相抵触，同一内容的国家标准公布实施后，相应的行业标准即行废止。标准代号为"HB"。如国家中医药管理局1994年发布施行的"中医儿科病证诊断疗效标准"，规定了中医儿科33个病证的病证名、诊断依据、证候分类、疗效评定，广泛适用于中医临床医疗质量评定、科研与教学。

4. 学会标准　　是指中医药学术团体制定的标准，由全国中医药科学技术工作者和管理者及中医药单位自愿结成并依法登记成立的全国性、学术性、非营利性的法人社会团体自主组织，制定并发布。它是在国家标准、行业标准基础上的深入与细化，因其修订与更新较上级标准迅速，更适用于医疗机构的临床应用。各学会标准的代号多有不同，"中医药学会"即以首字母"ZYYXH"标示。如中华中医药学会2010年发布的"中风病诊断标准"即详细制定了各类型中风的证候分类、诊断依据与处理原则。

（四）标准选用原则

1. 权威性　　为了对标准执行形成一种自愿的服从和支持，使人对结果不产生怀疑，这就要求标准选用需具有权威性、约束力，一般以国际、国家标准、专业学会标准，或参考临床公认的中医诊断标准为优先。选择权威标准，对临床研究的正确科学实行以及检验都具有重要意义，研究结果也更容易被中医药行业所认可。

2. 普遍性　　确定诊断标准是中医辨证论治的技术规范，其目的是为了使临床辨证有章可循，以提高临床辨证水平，推动整个中医学术的发展，而不是约束、限制和影响辨证论治，更不是框定医生的眼目和手足，而是要普遍实用，易为临床医生掌握运用，并能在较快的时间内推广和执行。

3. 同一性　　中医诊断标准虽然有国家、行业、学会等的不同，但它都是继承中医基本理论，结合临床实际，由专家精斟细酌而来，其最基本的立足点是相同的，对标准的执行同样具有约束力。具有同一性的标准是能够共同存在的，这就要求我们根据具体需要选择更符合实际、更方便执行的标准。

4. 继承性　　为了保持中医学术的延续性、完整性，选用的证候标准必须符合中医的理论和公认的经验，一般应具有文献学的依据，能体现中医的特色，反映历代医家的经验精华。因此，对于历代沿用，至今仍能有效指导临床实际的证型及其内容，都应继承下来，并进一步使之规范。

二、中医诊断标准研究发展概况

（一）标准研究进展

规范化、标准化是科学研究的基础，也是一门学科成熟的标志。但长期以来，中医辨证的模糊性持续影响了临床与科研的准确性及科学性，阻碍了中医药研究的发展。加之当前中医教材对病的认识仍停滞不前，仅满足于临床常见病种的总结；随着西学东渐，中医理论歧化的现象普遍存在；中医诊断表述模糊抽象、不规范之处甚多，临床运用往往各随意取；中医诊断微观化、计量诊断等内容百花齐放，但其内涵和外延尚未能确定，临床操作亦无范本可循。因而不论是继承中医学术、临床诊疗方法，提高中医临床诊疗的效率，还是规范中医临床基本医疗活动，都需要一个统一的、规范的诊断标准。

中医诊断标准研究经历了从宏观到微观，从直接到间接，从定性到定量的发展过程。早期诊断标准多是古籍归纳、文献整理或小范围专家经验判断的结果，内容和形式上以定性诊断为主，通过叙述方式列出相关临床表现，或采用主要依据、次要依据及主症、次症的表述形式，存在辨证依据不全面、形式简单，难以反映临床实际等缺陷。随着研究的深入，在模糊定性基础上建立了症状分级计分的半定量诊断方法，又引入权重概念量化症状重要程度，初步建立了定性与定量相结合的证候诊断标准雏形。近年随着"微观辨证"的提出以及数理统计和数据挖掘技术的广泛应用，在文献研究和专家经验的基础上开始注重临床资料的收集与分析，除单纯望、闻、问、切的症状掌握方式外，更加重视结合现代医学检查手段，减少因辨证的主观性而引起的诊断偏差，而通过对"证候标准"的客观把握，又有助于提高中医疗效的显示度。此外，为使望、闻、切诊等的资料客观化，又研制和引进了一些用于中医诊断的仪器，如脉象仪、舌象仪、色差计等，使部分诊断手段得以脱离主观化。目前，中医诊断标准处在经典辨证诊断与现代诊断体系相互融合的磨合期，对于证候量化诊断标准的建立也逐渐明朗。

（二）标准研究的意义

长期以来，中医辨证存在着一定的模糊性，临床上因为医生经验不同而产生辨证差异，科研中也因遵循不同辨证标准而出现不同的结果，这严重影响了科研的准确性及科学性，阻碍了中医药研究的发展。中医诊断标准的建立在当前显得尤为重要。

因此，不论是继承中医学术、临床诊疗方法，提高中医临床诊疗的效率，还是规范中医临床基本医疗活动，都需要一个统一的、规范的诊断标准。由于中医诊断体系自身的独特性，标准化工作是一个任重而道远的过程，而且标准的制定完成也绝非一劳永逸，随着时代的发展，环境、社会、人文的影响，疾病也逐渐发生变化，相应地诊断标准也要随之调整，以更好地适用于临床。当然，中医药标准的起草、制定和修订，实际也是对中医药学术进行整理、研究和提升的过程，对推动中医药学术发展具有重大意义。

（三）标准研究存在的问题

1. 标准难于统一　现在中医药的标准很多，有国家层面的、行业的、学会的，但彼此隔绝或不协调的情况普遍存在。此外标准的权威性不同，主管不一，各自为政，以致内容不统一，出现新的不规范。如国家中医药管理局统一组织编审的普通高等教育中医药类规划教材、作为中华人民共和国国家标准的《中医病证分类与代码》和作为中华人民共和国中医药行业标准的《中医病证诊断疗效标准》以及各种中医辞典等，其所列病证及具体内容各有出入，必然影响应用。

2. 权重主观性强　权重即根据相关症状对某证贡献程度的大小赋予不同分值，不同的权重反映不同症状的主次关系。中医辨证主要凭借人体感官获取的病理信息和医者的经验与分析思维能力，主观因素较多，缺乏行业认可的统一方法，导致诊断结论差异较大，灵活有余而规范不够。临床上，相关因素对诊断证候所起的作用并不完全一致，某一证候可根据一项相关因素即可诊断，即"但见某症即某证"，但有时也需要几项相关因素同时具备才能诊断。即证的不同相关因素对诊断此证的贡献并不完全相同。因此我们引入权重概念，量化各指标的重要性，使诊断更加客观。但目前权重赋值大多来源于文献研究、专家经验，往往缺少循证医学及临床证据，这又使我们引入权重概念的价值难以实现，而以此为依据制定的标准也有待商榷。

3. 结合临床不足　证候的诊断标准是否客观地反映临床实际，取决于临床辨证资料与实际临床的符合程度，程度越高，诊断标准就越有应用价值。而就目前所进行的相关研究来看，建立的诊断标准并不能完美适用于临床，追其根源，是由于单纯依据文献记载、专家经验或部分临床资料来明确候选相关因素，很难保证据此筛选的相关因素能全面涵盖证候在临床上的实际表现。在研究方法上，也尚未明确哪些方法可以完全适用于中医本身，相对客观化的数理统计方法很难准确把握中医的整体性、宏观性、随意性的特点，研究本身可能存在着系统误差，导致同一疾病证候诊断标准纷乱。

三、中医诊断标准研究基本内容

（一）证的宏观诊断标准

所谓"宏观辨证"，实际上是指运用中医传统的辨证方法，从观察入手，以"四诊"为手段获取临床信息，进而根据中医理论和证候标准，判断其现属病位及病性，把有关的临床信息归属于相应的类别的诊断过程。宏观辨证是历代医家在几千年持续临床实践中逐步总结形成和发展起来的，为中医防治疾病发挥了重大的作用。即使在科学技术高度发达的今天，它仍有效地指导着中医临床实践。它建立在宏观认识问题的基础上，重点运用整体及发展的观点去把握机体与疾病的关系，在宏观、定性及动态方面有着独到之处，能基本把握住疾病的本质。

"证候宏观诊断标准"的建立是证候研究中一项最具基础性的工作，不论是中医药的疗效评价、证候临床研究，还是证候微观研究，都是以宏观辨证是否"准确"为前提的。证候宏观标准具有能准确地将患病人群的这一状态与其他人群的另一状态区别开来的特性，它强调辨证的规范性内容，其方法论依据"有诸内必形诸外"，因而可以"司外揣内"地来认识疾病。因此，证候宏观标准一旦建立并被使用，应具有"金标准"的性能。如缺血性中风风痰瘀阻证的宏观诊断标准为：①主证。半身不遂，口舌喝斜，言语謇涩或不语，感觉减退或消失。②次证。头晕目眩，痰多而黏，舌质暗淡，舌苔薄白或白腻，脉弦滑，临床据此多可得出诊断。

（二）病证结合诊断标准

病是对疾病全过程的特点与发展变化规律所作的概括，属于纵向掌握病情；证是对疾病当前阶段的病位、病性等所作的结论，即从横向认识病情，由于病与证对疾病本质反映的侧重面有所不同，所以中医强调要将"辨病"与"辨证"结合，既抓住疾病的基本矛盾，又重视当前的主要反应。在辨病基础上辨证有利于缩小辨证范围，先辨证后辨病则有助于对疾病全过程和本质的认识。随着中西医的融合渗透，病证结合又多了一种理解，即借助现代医学理论和科学技术，对已被西医确诊的某一疾病，按照中医辨证论治规律，将其发展过程中各阶段所表现出的中医证候加以判别，然后据以立法处方，作为主治该疾病在此特定证候时的基本方法。此种模式的形成原因：①由于历代文献对病名的记载不多且缺乏统一性；②现代医学借助先进的科学仪器对疾病作出了明确的诊断，可以弥补中医在诊断、疗效评价等方面的缺陷。如肾炎浮肿消退后的尿异常，若不结合疾病总体考虑，恐将陷入无证可辨之境，这不可否认是中医的局限性，而此时将病证结合即可弥补这一缺陷。

病证结合的形式有2种：①中医辨证与中医辨病相结合；②中医辨证与西医诊病相结合。这两种结合形式都有其各自的优缺点，前者按照中医传统思维模式诊治疾病，保持了中医特色，但中医的病往往涉及多种西医疾病，临床分型较多，灵活多变，掌握难度较大。同时，又由于其未采纳现代医学的客观检测指标，有发生误诊和误治的可能，也不能确切地判定疗效；后者将传统中医与现代医学有机地结合在一起，取长补短，在明确西医病名之后，从中医角度进行辨证，治疗中既针对西医的病又针对中医的证，同时客观指标的应用又提高了诊断和疗效判定的准确性。近年来研究者们对西医疾病中医证候规范进行了大量的研究，在证的构成与分布、证候所属特征性的症状体征、证候的辨证量化、证的诊断标准、证候要素、微观指标辨证等方面均取得了丰硕的成果。

（三）以证素为基础的诊断标准

证素即辨证的基本要素，是通过对症状、体征等临床证候的辨识而确定的病理本质，包括"病位要素"及"病性要素"。证素辨证体系是朱文锋教授在继承以往辨证经验的基础上，约定病、证、证候、辨证等概念，分析总结辨证的规律与方法，统一诠释辨证内容，创立的新的辨证方法。通过证候-证素-证名之间，形成复杂的三阶双网结构，遵循"根据证候，辨别证素，组成证名"的辨证规律，全面收集临床证候，并使之规范，选定通用证素，明确证候与证素之间的复杂关系，由病位证素与病性证素灵活组成各种规范证名。在辨证思维过程中，应突出3个环节，即证候（症状、体征等临床信息）的获取，然后是证素的识别，最后判断出证名。如：头晕、目涩、胁痛、烦热、脉弦细数等为主要表现，可提取出病性证候要素阴虚和病位证候要素肝，从而组合成证名肝阴虚证。

目前，共提取出基本证素（包括病位、病性证素）约60余项。其中病位证素约30项，分空间性位置和层次（时间）性位置。空间性病位有表、半表半里、心、心神（脑）、肺、脾、肝、肾、胃、胆、小肠、大肠、膀胱、胞宫、精室、鼻、耳、目、肌肤、筋骨、经络、胸膈等；层次（时间）性位置有卫分、气分、营分、血分、太阳、阳明、少阳、太阴、少阴等。病性证素约30项，主要有风、寒、暑、湿、燥、火热、毒（疫疠）、脓、痰、饮、水、食积、虫积、气滞、气闭、气虚、气陷、气不固、血虚、血瘀、血热、血寒、阴虚、亡阴、阳虚、亡阳、阳亢、阳浮、津液亏虚、精髓亏虚等。临床上证候千变万化，但证候要素（证素）的数量却是有限的，这极大地简化了中医辨证、诊断的步骤。

证素辨证是对中医辨证论治普遍规律的认识，它确立了中医学临床辨证论治"共性辨证"的基本原则和基本元素。证素辨证先采用"降维"的办法，把复杂的证候分解成较为简单的证素，再采用"升阶"的办法，进行证素组合，建立证候诊断标准，具有非线性的特征，符合证候复杂、多变、动态的特点，解决了以证型为研究单位过于繁琐的弊病。同时综合中医以往多种辨证方法，将传统中医的模糊定性化为定量分析，以贡献值体现重要性，以主要矛盾观处理证素证型之间的关系，反映质和量的哲学关系、避免主观因素影响，更具客观性和准确性，并能减少盲目性及工作量，便于临床操作，对临床、科研和教学均有直接指导意义。因此，创立以证素为核心的辨证体系，对中医的临床研究、发展、普及以及走向世界意义重大。当然，证素辨证体系也并非绝对客观，这在于运用当前的数理统计方法很难做到恰好将临床四诊信息分成病性要素及病位要素，然后直接命名，部分需人为进行拆分成证素，因此证素研究也还需不断深入与发展。

（四）以单证为研究单元

一般认为单证是介于证素和证型之间的研究单元，是病位证素与病性证素的有机组合形式。将单证作为研究单元，即先按照组合规律将病性与相应的病位组合成单证，然后秉承证素辨证体系"降维升阶"的思想建立证候诊断标准。一方面将证型拆分成单证，比原来的证型少，达到了降维升阶的效果；另一方面先将病性与病位进行组合，避免了证素组合的不确定性。

传统辨证分型采用的复证模式往往会造成辨证分型混乱，证名纷繁杂乱，难以统一；同时还会影响主症与次症的判别，造成临床辨证过程中分型的僵化，如在某研究中，证候类别有气阴两虚和气血两虚，二者均包含气虚，但临床中气虚未必与阴虚、血虚互见，它可以单独存在，若遇到单纯气虚的病人，研究者为了适应其制定的辨证标准，常人为去掉一些不符合其辨证标准的临床信息，有削足适履之嫌，使研究丧失了一定的客观性，而单证模式可以弥补这些缺陷。单证证候诊断标准主要以证为研究对象，不关注疾病的类别，不受病的约束，如血瘀证、气虚证的诊断标准等，这类诊断标准属于"异病同证"的共性诊断标准。临床疾病表现错综复杂，在目前对许多疾病认识不清且缺乏针对性治疗的前提下，单证辨证可以填补无病可辨的不足。采用单证分类，证候命名更为规范，概念界定严格，无相互交叉及重复；其次，它克服了证候要素的缺陷，确保了相同病性在不同病位中的特异性特征，同时也保证了同一病位中不同病性的差异性。但是辨证论治的范围毕竟不能无限扩大，相同的证候在不同的疾病中因病的特殊致病因素、疾病在脏在腑的生理病理特点的差异而表现出来的辨证依据亦有差别。单证也存在难以反映靶病位与本病位差异性以及证候间联系与演变规律的缺点。如肝火犯肺证，显然其中有两个病位：肺和肝，而其中肺是靶病位，肝才是本病位，是我们要进行治疗干预的病位，而单证恐就难以体现。

（五）病案的规范标准

病案是有关临床诊疗的书面记录。2000年国家中医药管理局医政司颁布的《中医病案规范》将中医病案划分为"医案"和"病历"，二者虽然都是有关病人的临床资料、诊断依据、治疗方案、疗效观察、总结认识的真实记录，但在写作形式、具体内容和写作要求上都有所区别。"医案"，强调"案"字，突出心得体会和学术思想，据"案"而多有发挥，形式多样又较注重文辞修饰；"病历"，强调"历"字，突出诊疗经过，写作及时，注重详实客观，必须按统一格式书写，不强调文辞修饰。

现代医案的研究工作多包括个案形式记述以及医案整理两方面。因医案形式不拘，注重发挥，过分要求标准规范多会局限其发展，故个案书写在遵循内容真实、资料完整、书写规范、符合医学理论的前提下，可不强求整齐划一。而在医案整理工作中，广大学者在辨证论治规律、医家经验总结等方面做了大量的研究，但由于中医古今医案浩如烟海，传统人工整理研究方式过于耗时、耗力，限制了整体工作的开展。随着计算机技术的不断发展与成熟，运用现代化信息技术来收集整理医案，已成为一种新的方式。目前，已经出现了一批有一定规模的中医医案数据库，如北京的中医医案数据库、上海的古今医案查询统计分析系统，但这些系统更多用于查询，而山东的中医历代医案数据库虽然借助自制医案录入程序进行医案数据录入，并对有关内容进行统计分析，但结论仍较为单一，距离人们设想的建立大型、齐全、成熟、开放的具有分析功能的中医医案数据库还有很长一段路要走。

病历是医务人员通过问诊、查体、辅助检查、诊断、治疗、护理等医疗活动获得有关资料，并进行归纳、分析、整理形成的医疗活动记录，包括门（急）诊病历和住院病历。病历是保证病人得到正确诊断治疗的先决条件之一，也是复诊、转诊、会诊的重要参考资料。它作为第一手信息资料，对医疗、科研、教学、司法等工作起着十分重要的作用。目前中医病历多参照《中医病历书写基本规范》（2010

版）书写。除强调书写规范之外，各家医院也会以标准为基础结合自身条件制定病历质控系统，分解细化终末病历质量控制指标，制作成：一级监控，即病历回收完整性；二级监控，即病历书写内涵性；三级监控，即专项性检查；四级监控，即医学逻辑性的质控标准，分级对终末病案进行质控。依照分级细化后的标准，逐层评价病历质量，分层面找出关键问题和薄弱环节，逐个分阶段予以纠正。当然，在医院发展中重视病历书写质量的同时，还应关注病历信息管理的学术、学科建设和持续改进，促进病案信息的充分利用。

〔胡志希　钟森杰〕

参考文献

[1] 朱文锋. 中医诊断学（中医药学高级丛书）[M]. 北京：人民卫生出版社，1999.
[2] 朱文锋. 中医主症鉴别诊断学 [M]. 长沙：湖南科学技术出版社，2000.
[3] 朱文锋. 中医诊断学（供中医类专业用）[M]. 上海：上海科学技术出版社，2001.
[4] 曲维枝. 信息产业与我国经济社会发展 [M]. 北京：人民出版社，2002.
[5] 王忆勤. 中医辨证学 [M]. 北京：中国协和医科大学出版社，2004.
[6] 邓铁涛. 实用中医诊断学 [M]. 北京：人民卫生出版社，2004.
[7] 姚乃礼. 中医证候鉴别诊断学 [M]. 北京：人民卫生出版社，2005.
[8] 王忆勤. 中医诊断学（普通高等教育"十一五"国家级规划教材案例版）[M]. 北京：科学出版社，2007.
[9] 马鸣远. 人工智能与专家系统导论 [M]. 北京：清华大学出版社，2007.
[10] 孙守华. 辨病辨证方法与实践 [M]. 北京：人民军医出版社，2007.
[11] 徐建国. 中医诊断学应用与研究 [M]. 上海：上海中医药大学出版社，2007.

第二节　研究方法

一、多元统计分析

（一）基本含义

多元统计分析是从经典统计学中发展起来的一个分支，是一种综合分析方法。它能够在多个对象和多个指标互相关联的情况下分析它们的统计规律，对于中医证的诊断与鉴别诊断，寻找灵敏度高、特异性强的中医实验数据，探讨中医药治疗方法和疗效评价等都具有一定的应用价值。其主要内容包括多元正态分布及其抽样分布、多元正态总体的均值向量和协方差阵的假设检验、多元方差分析、直线回归与相关、多元线性回归与相关（Ⅰ）和（Ⅱ）、主成分分析与因子分析、判别分析与聚类分析、Shannon信息量及其应用，简称多元分析。当总体的分布是多维（多元）概率分布时，处理该总体的数理统计理论和方法，是实现中医证候定量化、规范化的重要手段。

（二）基本方法

1. 典型相关分析　是研究两组变量之间相关关系的一种多元统计分析方法。在证候研究中为了揭示证候的实质，将证候变量和相应的客观指标看作两组变量，不必根据病人的证候信息先进行证型判断，消除了证型判断的主观性对结果的影响，其分析结果是一定的证候信息组合与一定的客观指标组合具有相关性，在实际临床运用时医生即可通过对病人证候信息的了解推测其客观指标的变化情况，其结果容易在临床推广。

2. 多元线性回归分析　是研究一个应变量与多个自变量之间线性关系的统计分析方法。对于几个具有不确定关系的变量，相关分析可以对这些变量是否相关做出定性判断，对其相关程度做出总的定量描述，但是如何通过自变量的值去估计和预测因变量的发展变化，则需要用回归分析。它能分析因素的相对重要性，找出对应变量影响最大的关键因素，因此常被用于筛选对证候诊断及鉴别诊断影响较大的指标。

3. 聚类分析　是一种探索性的研究"物以类聚"的数理统计方法。其输入是一组未分类的记录，且事先不知道如何分类及分成几类，通过分析数据，确定每个记录所属的类别，把相似性大的对象聚集为一个类。中医辨证施治的过程中，四诊信息量非常大，临床诊治难以取舍，而众多医家对同一病种的辨证分型亦不相同，为了明确各分类证候的属性，可以在大规模流行病学调查的基础上，采用聚类分析对收集到症状、体征的属性进行归纳和分类，然后依据专业知识找出比较公认的中医证型。但是在聚类分析中，如果病例数偏少会影响证候归纳的精确性，而且聚类分析并不能确定到底该分成几类比较合适，中间需介入主观因素，凭借经验来确定合理的类别数。另外，聚类分析是对指标进行单一归类，不能使同一指标在不同类中体现，而中医学认为一个症状可以在不同的证候下出现。这些不足之处限制了聚类分析在中医证候分类中的深入应用。

4. 判别分析　是用于判别个体所属群体的一种统计方法，其基本思想是根据已掌握的一批分类正确无误的样本，根据特定测量指标，建立判别公式和准则，用于判别任意一个已知特定测量指标取值但分类未知的个体应归属于哪一类别。判别分析方法有许多种，用于计量资料的有 Fisher 判别法、Bayes判别及逐步判别分析法等，用于计数资料的主要有最大似然法等。判别分析多建立于"历史经验"基础之上，样本的原始分类必须准确无误，否则得不到可靠的判别函数，判别分析中所用的样本资料视为总体的估计，所以要求样本要足够大，并有较好的代表性。

5. 主成分分析　是考察多个数值变量间相关性的一种多元统计方法。将原来众多具有一定相关性的指标，转化为一组新的相互独立的综合指标（主成分），根据实际需要，取几个主成分尽可能充分地反映原来指标的信息，从而在保存主要信息的前提下，简化数据结构和解决共线性问题。在证候的规范化研究中，主成分分析能探索症状和证候之间的相互关系，分辨出证候的主要症状和次要症状。同时，还可以进一步利用主成分进行聚类分析及回归分析。

6. 因子分析　可以看作是主成分分析的推广，目的是在所有能测量的变量中，根据这些变量内部的相关性大小将变量分组，每一组引入一个因子来归纳分组后某一方面的性质，称为公因子；用公因子解释原变量之间的相关性，从而实现对不可测因素的探索分析。因子分析模型中公因子彼此间若不相关，则称为正交模型；若相关则称为斜交模型。由于一种症状可以表现为多种证候，而且证候间是相互关联的，因此在应用因子分析时，往往采用斜交模型。作为一种非线性的多元分析方法，因子分析是建立在数据的正态假设的基础上，如果偏离正态假设，结果可能产生畸变。因此，还应当做基于多中心、大样本、前瞻性基础的证候调查。中医证候是一个复杂庞大的系统，其内部四诊之间相关又不相同，运用因子分析可以将复杂的高维证候信息降维，从而探讨其内部的基本构成与本质特征，因此因子分析广泛应用于中医证候的研究。

二、辨证元计量诊断

（一）基本含义

辨证元计量诊断法由证素辨证体系发展而成，将证候有机地组合形成最小的辨证单元——"辨证元"，在此基础上构建其相应的数学模型与算法，根据"辨证元"的运算过程（"叠加"与"激发"过程）对待诊断的证候群进行证型的诊断判定的一种计量诊断方法，既能体现中医辨证的整体观，又能对辨证元素进行客观的量化。该法以辨证因子与证型之间的基本关系为推理基础，以中医辨证的整体性与客观性为指导原则，能够对证型的判定进行适当的模糊性与精确性控制，将此模型用于中医计量诊断具有一定的科学性。

辨证元由若干辨证因子组成，辨证因子即证候，包括症状、体征或舌脉等。诊断性质是指证型的病位（包括心、脑、肺、脾、肝、肾、胃等）、病性（包括风、寒、暑、湿、血虚、阴虚、亡阴、阳虚等）等属性。所有的辨证元都是在一定的辨证域下产生的，辨证域取决于已知的、确定的辨证知识域，辨证知识域包括标准辨证知识、经验辨证知识、统计辨证知识、发掘辨证知识等。

（二）基本方法

辨证元计量诊断对证型的判定过程可分为辨证元的判定、权值计算、运算推理三个步骤，即对于待诊断的辨证因子群（症候群），"辨证元"模型将辨证因子有机地组合形成属于若干证型的"辨证元"，并按照一定的规则计算它们的代表权值，对辨证因子群产生的所有"辨证元"进行"叠加"与"激发"运算，使各证型的辨证元群权值发生变化，最终通过比较所有证型的总权值进行证型的判定。

同类叠加是指同一个证型内的辨证元能够"叠加"，叠加后的权值等于它们原权值之和。如辨证元"心悸、潮热"与辨证元"心烦、舌红少苔、脉细数"都属于证型心阴虚的辨证元，可进行叠加运算。异类激发是指两个不同证型的辨证元或辨证元与辨证因子之间组合，能够产生第三方证型的新辨证元，新辨证元的权值比原辨证元权值高。如"脾胃气虚"的辨证元遇到"阳虚"辨证因子时，能激发产生"脾胃阳虚"的辨证元；"心阳虚"的辨证元遇到"肾阳虚"的辨证元时，能激发产生"心肾阳虚"，此时"心阳虚"的辨证元与"肾阳虚"的辨证元属于相交、并列的关系，它们与"心肾阳虚"的辨证元属于递进关系，"心肾阳虚"的辨证元称为它们的子级辨证元，它们则称为父级辨证元。通过辨证元的叠加与激发运算，将得到每个证型的总权值。

在实际临床辨证中，病人任意复杂的病情均能够由众多的辨证因子组合构成，主要包括以下两种基本辨证状态：单纯证型与复合证型。证型的最终判定是基于各证型总权值的比较，根据权值的大小对证型进行排序，尚需要对前几位的证型进行区分系数的计算，区分系数表示症候群对两个证型之间的隶属程度的距离，当区分系数低于临界区分值时（通常接近于零），表明辨证元能同时映射为多个证型，最终判定的辨证状态为复合证型；否则权值最高的证型判定为最终诊断结果，此时结果属于单纯证型。当区分系数趋向于无穷大时，则表明症候群非常典型。但当辨证因子群较离散时，可能导致可信系数与区分系数同时偏低，甚至无法构成辨证元，这将导致证型的"多义性"或无法辨证。该模型尝试将中医的辨证论治和整体观融于一体，具有一定的可取之处，但模型还处于初级阶段，存在许多不足之处，尚待进一步完善与改进。

三、量表规范中医辨证

（一）基本含义

量表是由若干问题或评分条目组成，通过测量或询问研究对象的某些特征、感觉、态度和行为而获得的定性的或定量的主观度量数据的标准化测量表格，其编制主要包括条目的筛选和条目的赋值。量表的作用在于力图科学和精确地测量一些较抽象的或综合性较强的概念。诊断量表用于对目标进行定性或无序分类，其典型代表是基于计量诊断理论的计量诊断表格，诊断的过程实际上是一个分类判别的过程。

量表具有客观、量化等特点，针对中医四诊信息、证候归纳过程中出现的主观性强、缺乏标准的特点，引入量表思想，建立中医四诊信息和证候量表，为中医诊断、证型确定、疗效判定等标准化研究提供了新的技术方法，保证了研究资料的齐同性和结果的可比性，为中医研究的客观化、标准化和规范化提供了新的思路和方法，也促进了中医药的现代化、国际化发展。目前采用的量表，多源于国外比较著名或经过研究者改进的量表，或加上中医的部分症状积分，而采用自制中医辨证量表的还很少。随着中医量表研究的不断深入和发展，中医量表作为测评工具逐渐被临床医生接受和应用。但由于目前尚缺乏国家统一的标准，造成了目前中医量表编制和应用中存在随意和不规范性。

（二）基本方法

1. 条目的筛选 采用主观筛选法和客观筛选法相结合的策略。主观筛选最常用的是专家咨询法，又称为德尔菲（Delphi）法。即依据系统的程序采用匿名发表意见的方式，专家之间不得互相讨论，只能与调查人员沟通，通过多轮次调查专家对问卷所提问题的看法，经过反复征询、归纳、修改，最后汇总成专家基本一致的看法，从而对问卷问题做出定性和定量相结合的预测、评价。客观筛选法又分为以下几种。①离散趋势法：从敏感性角度筛选条目，若条目的离散趋势小，说明该条目评价时区别能力差，应舍弃；②相关系数法：从代表性和独立性角度筛选条目，计算每个条目与其所在维度的相关系数，并对相关系数进行假设检验，保留相关系数绝对值大（一般认为＞0.4），且假设检验有统计学意义的条目；③因子分析法：从代表性角度筛选条目，做因子分析前要先进行 KMO 和 Bartlett 球形检验，判断是否适合做因子分析，进行因子分析时，根据因子负荷大小考虑各个因子主要由哪些条目组成，选择各因子中负荷较大者作为入选条目，多数采用因子负荷≥0.4 作为入选标准；④聚类分析法：先对各条目进行 R 型聚类分析，然后从聚为一类的相似条目中选出有代表性的条目，保留包含 2 个条目和 1 个条目的领域；⑤重测信度法：是从稳定性的角度进行条目筛选，对每个对象先后测量 2 次，时间相隔 1 周，计算每条目 2 次得分的相关系数，保留相关系数高的条目。此外，还有回归系数法、区分度分析法、克朗巴赫 α 系数法等。

2. 条目的赋值　包括数学模型赋权和专家经验赋权。计量诊断表最常用的数学模型为判别分析模型，常用的判别分析方法有 Fisher 判别、最大似然判别、Bayes 判别和 Logistic 判别 4 种。最大似然判别基于独立事件的概率乘法定理，而 Bayes 判别需要建立多个判别公式而比较计算结果。此二者运算量较大，操作相对复杂，相比之下 Fisher 判别和 Logistic 判别更适于作为诊断量表的数学模型。

3. 诊断条件（界值）的确定　在实际应用中，诊断量表的诊断能力与诊断临界值的选取有关，同一种检测方法，采用不同的诊断临界值则有不同的灵敏度和特异度。因此，结合诊断能力评价找到最佳的诊断阈值是确保模型诊断能力的有效手段。受试者工作特征（ROC）曲线常用于确定诊断指标的临界值。在诊断量表的编制当中，可以通过 ROC 曲线确立诊断模型的诊断临界值，然后根据实际需要将诊断模型的判别系数权重和诊断阈值取整，作为量表条目的最终权重和诊断阈值。

4. 信度和效度检验　在诊断量表建立之后，为了使制定的量表能够客观、真实地反映研究的问题，应该对其进行回顾性与前瞻性验证，判断其准确性与适用性。

（1）信度：是指样本反映真实情况的可靠性，即通过调查所得的数据资料反映所要反映的对象的真实、准确程度。

（2）效度：是指量表能否有效测定所打算测定的内容或量表的测定结果与预想结果的符合程度。通过收集临床资料选取符合疾病诊断标准及纳入标准的病人进行临床调查，通过信度和效度检验对条目进行评价、舍弃，使量表得到进一步的优化，以能更好地反映不同临床证型的基本特点。

四、基于熵的复杂系统分划

（一）基本含义

基于熵的复杂系统分划方法是信息论中熵方法和熵语言在非线性相关模式识别领域的具体应用，该方法遵照数据的内在联系，不对数据作刚性先行分割，依据数据内在关联进行自主聚类，可以无监督地处理多变量、多层次上的复杂数据，对于提取中医证候相关症状并分析症状之间的非线性相关关系具有重要应用价值。基于熵的复杂系统分划方法在中医证候研究中的应用，是通过信息熵的关联度实现的，它可以度量变量之间的任意统计相关性，对变量的分布类型没有任何特殊要求。把密切相关的症状置于同一个集合中，而这样的症状集合正是中医理论下证候的内涵体现。

（二）基本方法

收集符合入选标准并知情同意的某疾病受试者数名（根据实际需要确定不同人数），随机安排按 3∶1 分为运算组和考核组，运算组用于建立证候量化诊断标准，考核组用于量化诊断标准的前瞻性检验。文献检索该疾病相关诊断信息，对采集到的资料进行修改、合并、删除等初步整理，所保留症状均使用规范症名，并对每一症状含义作出明确定义。根据文献研究筛选的中医证候信息条目池制定专家问卷，采用德尔菲分析法进行多轮专家咨询，综合专家问卷调查结果确定进行临床调查的中医四诊信息。制定临床调查表，询问所有受试者，将受试者数据及时、完整、正确、清晰地填入调查表。对回收的运算组受试者调查表用 Epidata3.0 建立数据库，用 Excel 对数据进行归类并量化赋值，二分类指标变量如脉象记 0（无）、1（有）；等级指标记 0（无）、1（轻）、2（中）、3（重）。采用 Matlab 工程软件进行数据处理，应用基于熵的复杂系统分划方法对数据进行分析，按症状聚类结果，提取中医症状信息，归纳基本证型，计算基本证型中症状贡献度。对症状赋分，计算基本证型中症状总积分，以基本证型症状得分作检验变量，专家辨证作状态变量，将数据输入 SPSS 统计软件，利用诊断性试验 ROC 曲线分析结合专业知识确定各基本证型的诊断阈值。将运算组建立的量化诊断标准用于考核组病人诊断，参照专家辨证结果，进行诊断标准的前瞻性检验。

〔胡志希　钟森杰〕

参考文献

[1] 袁肇凯. 中医诊断学［M］. 北京：中国中医药出版社，2007.
[2] 陈家旭. 中医诊断学［M］. 北京：中国中医药出版社，2008.
[3] 邓铁涛. 中医诊断学［M］. 北京：人民卫生出版社，2008.
[4] 朱文锋. 证素辨证学［M］. 北京：人民卫生出版社，2008.
[5] 陈雪功. 新安医学学术思想精华（新安医学精华丛书）［M］. 北京：中国中医药出版社，2009.
[6] 梁华龙. 中医辨证学. 2 版.［M］. 北京：人民军医出版社，2009.
[7] 朱文锋. 中医诊断学［M］. 北京：中国中医药出版社，2009.
[8] 李永光. 现代脉诊学［M］. 北京：科学出版社，2010.
[9] 邢玉瑞. 中医思维方法［M］. 北京：人民卫生出版社，2010.
[10] 严世芸，李其忠. 中医藏象辨证论治学［M］. 北京：人民卫生出版社，2011.
[11] 朱文锋，袁肇凯. 中医诊断学（中医药学高级丛书）［M］. 第 2 版. 北京：人民卫生出版社，2011.
[12] 李灿东，吴承玉. 中医诊断学［M］. 北京：中国中医药出版社，2012.
[13] 刘鸣. 系统评价、Meta 分析设计与实施方法［M］. 北京：人民卫生出版社，2011.
[14] 陈家旭，邹小娟［M］. 中医诊断学［M］. 北京：人民卫生出版社，2012.
[15] 郭振球. 实用中医诊断学［M］. 上海：上海科学技术出版社，2013.

第三节　术语标准研究

术语是科学概念系统化的结果，也是对其概念加以固定的知识领域中不可分割的部分。因此，语言的明确和准确及相应的术语的明确和准确，对于发展科学、加速技术进步具有头等重要的意义。中医药在长期的医疗活动和科学研究中形成了大量的专用术语。这些术语表达了中医领域的各种概念，并形成了由这些术语表达的具有纵向和横向脉络的概念体系。但是由于中医术语的产生和发展既经历漫长的时代进程，又包括了国内外语言交叉渗透的影响，中医学名词分布于词典、期刊、书籍、古籍、标准和技术文件中，数量大、内容丰富。因此，我国中医术语的状况不可避免地存在着一定缺陷，如一词多义，多词同义等情况，这种情况无疑给术语的使用者带来了语言上和技术上的障碍。从 20 世纪 80 年代开始，出于对行业自身的健全和发展以及与国际接轨的需求，我国相继开展了多种与中医行业相关的标准化研究工作，颁布了一系列中医标准。这些标准的制定与实施，已在中医领域产生了深远的影响，而中医术语标准作为基础标准，更是成为创建中医标准体系的基础。

一、中医临床诊疗术语

由国家中医药管理局医政司组织全国有关专家编制的国家标准《中医临床诊疗术语》（以下简称《术语》）经国家技术监督局批准，于 1997 年 10 月 1 日起在全国实施。

（一）术语的概况

1. 主要负责起草单位和协作单位　本项目由国家中医药管理局医政司具体组织实施，由湖南中医学院中医诊断研究所主要起草。协作单位有：中国中医药学会（内科、外科、妇科、儿科、眼科、耳鼻喉科、皮肤科、肛肠科等专业委员会）、北京中医药大学、上海中医药大学、成都中医药大学、长春中医学院、中国中医研究院眼科医院、中国中医研究院广安门医院、中国中医研究院基础理论研究院、中国中医研究院中国医史文献研究所、北京中医药大学附属东直门医院、北京市中医医院、中国医学科学院北京协和医院、北京儿童医院、中日友好医院、上海中医药大学附属曙光医院、南京中医药大学附属江苏省中医院、辽宁中医学院附属医院等。

2. 主要起草人　本标准由朱文锋、王永炎、陈士奎、陈佑邦、潘筱秦、瞿岳云、吴厚新、王灵台、王致谱、尤昭玲、沈德础、张志礼、郭振武负责起草。

3. 编制原则和确定国家标准主要内容　正如《标准化工作导则》中"术语标准的制定程序与编写规定"所指出的那样：术语的标准化工作必须应用统一的原则和方法。统一的方法能在某一学科、专业或应用领域内及相关领域之间保证术语的一致性和逻辑上的统一，有助于概念体系的有效应用。

（1）本标准以中医药基本理论、突出中医特色为主旨，严格按照标准化工作的有关要求，将常见的中医临床诊断、辨证、治疗的术语名称及其概念作了明确规定，逐步使中医学术得到系统整理、统一规范和全面提高。

（2）本标准中的中医临床诊疗术语的确立原则为：执行 GB10112《确立术语的一般原则与方法》，并紧密结合中医临床实践，反映中医学的基本特点。

（3）本标准分疾病、证候、治法三部分，包括中医内科、外科、儿科、眼科、皮肤科、耳鼻喉科、肛肠科等临床科属的常见诊疗术语。

疾病部分规定了临床常见病及其定义，计 930 条，并按中医认识疾病的规律进行分类，病名的确定以中医为主，能中不西。在符合中医学理论体系和临床实践的前提下，收录了部分经改进、新创和分化的病名，以反映当前中医学术发展的成熟内容。鉴于骨伤科目前普遍使用解剖学名称作为诊断术语，而与西医病名相同，经征求中国中医药学会骨伤科专业委员会的意见，本标准中未予收录，可使用 GB/TI4396—1993《疾病分类与代码》。

证候部分规定了中医八纲辨证，病因与气血津液辨证、脏腑辨证、六经辨证、卫气营血辨证、三焦辨证等临床常见证及其定义，计 800 条。证的定义以列举具有代表性的症状为主，部分专科的特异性症状一般未予描述。

治法部分规定了中医临床常用治则与治法及其定义，包括药物疗法、针灸疗法、推拿疗法、外治疗法、饮食疗法等，计 1050 条。

（4）本标准注意区分中医病名、证名、症状名、病类名、证类名、治则名、治法名等概念，妥善处理症病名与证病名、病机与证名等较易混淆的术语。

（5）由于中医学术语的同义词较多，本标准选择常见、规范、合理者作为优先推荐的术语。对其同义词的处理则执行 GB1.6—1988 附录 B3.7.2 的规定。用方括号"〔〕"括起来的一部分，表示放在括号中间的词可以代替所有前面的词或部分前面的词，但作为诊断用时，应使用正名。

（二）术语的主要内容

1. 中医临床诊疗术语疾病部分（GB/T16751.1—1997）

（1）范围：该标准规定了中医临床 930 种常见病及其定义，并有症状性术语 49 条，适用于中医医疗、教学、科研、卫生统计、医政管理、出版及国内外学术交流。引用标准：

GB/T 15657—1995，中医病证分类与代码〔S〕

ZY/T 001—1994，中医病证诊断疗效标准〔S〕

（2）术语标准的内容：在分为脑神、心系、肺系、脾系、肝系、肾系、男性前阴、颈瘿乳房、胎产、新生儿、眼、耳鼻喉口齿、肛肠、躯体等大类的基础上，再分具体病名，从而基本上建立起了以分科为基础的系统疾病框架，使疾病概念清楚、病种齐全、定义严格、标准明确、名称规范，大大提高了中医辨病的实用性和运用的准确性。《术语》还采用了以部位脏器为主的综合分类法，以使中西医学相互沟通，也有利于中医临床辨病的应用。如中医的肝热病，可从西医传染病的急性病毒性肝炎来辨病；中医的出血性中风或缺血性中风则从西医的出血性脑血管病或缺血性脑血管病来辨病；髓劳从西医的再生障碍性贫血来辨病；暴咳或久咳则从西医的急、慢性支气管炎来辨病。还有中医脾系病的胃瘅从急性胃炎来辨病；中医肝系病的肝痨从肝结核来辨病；中医肾系病的肾水则按肾病综合征来辨病等。这是对中医疾病理论的一种补充。

2. 中医临床诊疗术语证候部分（GB/T16751.2—1997）

（1）范围：该标准规定了中医临床 800 种常见证及其定义。适用于中医医疗、教学、科研、卫生统计、医政管理、出版及国内外学术交流。引用标准：

GB/T 15657—1995，中医病证分类与代码〔S〕

ZY/T 001—1994，中医病证诊断疗效标准〔S〕

（2）术语标准的内容：以具有代表性的症状为主，规范了中医八纲辨证、病因与气血津液辨证、脏腑辨证、六经辨证、卫气营血辨证、三焦辨证等临床常见证，计 800 条。以基本实证类、基本虚证类和脏、腑、体部位为主进行分类。

3. 中医临床诊疗术语治法部分（GB/T16751.3—1997）

（1）范围：该标准规定了中医临床 13 种常用治则和 1037 种常用治法及其定义。治法包括药物疗法、针灸疗法、推拿疗法、外治疗法、意疗法、饮食疗法等。适用于中医医疗、教学、科研、卫生统计、医政管理、出版及国内外学术交流。引用标准：

GB/T 15657—1995，中医病证分类与代码〔S〕

ZY/T 001—1994，中医病证诊断疗效标准〔S〕

（2）术语标准内容：治则有急则治标、缓则治本、标本同治、因时制宜、因人制宜、扶正祛邪、扶正固本、祛邪安正、攻补兼施、正逆治法、反从治法、寒因寒用、热因热用、塞因塞用、通因通用、调理阴阳等；治法有解表法、涌吐法、攻下法、双解法、和解法、清热法、理气法、理血法、祛湿法、润燥法、补益法、温里法、祛暑法、治风法、祛痰法、开窍法、驱虫法、安神法、消导法、固涩法、治痈疡法、治五官法、其他治法，等等。首列治则，次为药物疗法，末为非药物疗法，共分为 32 类。

（三）术语的编制意义

规范中医病证诊疗术语是中医医疗、教学、科研及学术交流的迫切需要，是中医现代化的必由之路。国家标准《中医临床诊疗术语》，正是适应了时代的需要，首次规范了中医病、证和治疗术语的概念，从而完成了中医规范化、标准化建设的一项重要基础工作，对中医临床有着重要指导意义。

1. 重塑了中医病证的法律地位　由于历史和文化的缘故，中医学发展至今已形成了独特的学术体系。与现代医学体系并存而立，二者既有巨大的差异，又有许多相通之处，在疾病的命名和诊疗术语上尤其明显。中医古奥的表述词语本已令人难于理解，又缺乏统一的规范，加之一些病、证名称的混乱与不准确，造成在学、用、交流中医理论时的诸多困难，也直接影响了中医学术的发展。而现代医学的迅猛发展和普及，则是从外部对中医学术产生冲击，使中医病证诊断的权威性受到严重削弱，如单用中医病证诊断在法律诉讼、因病休假等方面很难为社会所接受。《中医临床诊疗术语》系国家标准，因此，中医病证的诊断与西医疾病诊断处于同等法律地位，从而在法律上保护了中医学术发展的社会基础，是中医学术持续发展的第一步。

2. 指导临床应用　以往中医病名中有许多是由症状命名或由类病命名，概念的内涵和外延不清，临床辨病时有混淆，《中医临床诊疗术语》按中医认识疾病的规律，采用继承、挖掘、改造、创新等方法，对疾病进行具体分化、科学归类。《中医临床诊疗术语》以具有代表性的症状为主，规范了中医八纲辨证、病因与气血津液辨证、脏腑辨证、六经辨证、卫气营血辨证、三焦辨证等临床常见证，计 800条。以基本实证类、基本虚证类和脏、腑、体部位为主进行分类。《中医临床诊疗术语》根据中医的治则与治法，规范了临床常用的药物疗法、针灸疗法、推拿疗法、外治疗法、饮食疗法等，计 1050 条。明确区别治则与治法，使中医治疗学更加规范、系统、完整、实用，从而指导治疗，提高临床疗效。

（四）术语的应用评价

陈士奎在《中医临床诊疗术语》学习班开学典礼中提到：

1. 中医学术发展需要标准化　技术规范、标准的制定，是科技发展的标志。技术标准的制定可以起到促进科技进步的作用。中医临床诊疗术语的规范，是中医药科技发展的时代要求和重要标志。中医临床诊疗术语作为中医学科的专门用语，是中医基本理论与临床实践相结合的结晶，是中医学术体系的"基本构建"。中医术语的内容丰富多彩，特色鲜明，能够反映中医临床的复杂多样性，可以反映中医的学术水平。

2.《中医临床诊疗术语》的意义　中医药学术的标准化、规范化，是中医药学术发展的重要手段和桥梁，对中医药学术的进步将发挥重大作用。《中医临床诊疗术语》的制定，是中医学标准化建设的一项基础性工作，对于完善中医病证诊断疗效标准、质量控制标准，促进中医学术的进步，提高中医临床疗效和中医药科学管理水平，扩大中医药对外交流等，均有重要的意义；是中医药学现代化发展的一个划时代性的突破，为中医辨证论治和辨病论治相结合奠定了理论和临床基础。《中医临床诊疗术语》的制定，不仅可以促进学术进步，而且可以促进中医药走向世界。中医药走向世界，首先是在学术上走向世界，只有如此才能真正走向世界。中医药走向世界，必须是高层次的，必须有统一的理论、术语。所以《中医临床诊疗术语》的制定，为中医药走向世界打下了坚实的基础。

吴厚新认为，《中医临床诊疗术语》的制定是中医学术标准化的重大突破，必将有力地推动中医药学的发展。并建议将本标准作为国家推荐性标准，鼓励各中医学术机构和医疗、教学、科研单位积极采用本标准。

（五）目前病名诊断规范中的问题

1. 规范过程中出现新的不统一　在进行病名规范的过程中，大胆创造了一些病名，如小肠瘅、心瘅、胃瘅、胆瘅、肾瘅、食管瘅，它们大致与西医病名的急性出血性坏死性小肠炎、急性病毒性心肌炎、感染性心内膜炎、急性胃炎、急性胆囊炎、急性肾盂肾炎、反流性食管炎相对应。由此可见，在新的命名规则下，"瘅"有炎症之意，或为细菌性，或为病毒性，或为化学性，但一般不指化脓性的，而且"瘅"多指体内脏器的炎症。但不是所有内脏的炎症都称"瘅"，如肺炎称为肺热病，肝炎称为肝热病，急性肾小球肾炎称为皮水，慢性肾盂肾炎称为肾著。同为内脏的炎症，命名规则不同，造成新的不统一。又如胃缓、肾垂分别对应西医学胃下垂、肾下垂，同为内脏下垂，命名方法不统一。规范的本来目的应是在一个统一的规则下，使病名标准化、规范化，类似的病应当有类似的命名规则和方式。因此在规范中医病名时，应当兼顾内、外、妇、儿等各科以及全身各系统，使标准统一、规则一致。

2. 新病名与传统医学的不一致　在规范创新病名时，有时出现与中医的经典著作及传统相悖的提法。这种与传统理论不统一的命名方式使许多初学者面对古今的不一致不知所措、无所适从，甚至会产生误导。《素问·咳论》："五脏六腑皆令人咳，非独肺也。"咳不离乎肺，然又不止于肺。如肝火犯肺之咳，心肺气虚之咳，肺肾阴虚之咳、水寒射肺之咳等。而在《中医临床诊疗术语》中提出"肺咳"一名，指外邪犯肺或痰浊内蕴、气阴亏虚等使肺失清肃而肺气上逆，以咳嗽为主要表现的肺系疾病。按《黄帝内经》理论，它可能是肝之咳、脾之咳、肾之咳等。在此以"肺咳"取代了"五脏六腑之咳"，掩盖了其他脏腑在咳嗽病机中的作用，不利于对病机的阐述、理解，也不利于理论上的统一，在临床上也会出现病名与证型的不统一。因此，在以后的规范化的过程中，应当兼顾继承与创新的关系。

3. 原有的不统一依然存在　就中医学而言，以痹名病者甚多，《黄帝内经》言痹就有行痹、痛痹、热痹、着痹、筋痹等多种，现常用的有胸痹、喉痹、食管痹、心痹、顽痹、皮痹、血痹、肢痹、腰痹、偏痹等。故痹可指发生在肌肉关节部位的风湿性关节炎、风湿性肌炎，如上述的行痹、病痹、着痹、筋痹、顽痹，也可指类风湿关节炎的痹，可指发生在心脏的风湿性心脏病（即心痹），可指缺血性心脏病（即胸痹），可指贲门失弛缓症、食管憩室、食管神经症（即食管痹），也可指咽炎（即喉痹），可指腰肌劳损、腰椎骨质增生（即腰痹），还可指营养缺乏性神经病（即肢痹），还可指硬皮病（即皮痹）等。总之痹可以指急性细菌性感染，可以指风湿性炎症，可指自身免疫病，可指缺血、营养不良性疾病，还可指骨质增生，等等。《中药新药治疗痹病的研究指导原则》对痹病的定义是"指外邪侵袭，肢体经络关节疼痛、麻木曲伸不利的病证"，而痹字的含义远远大于此，所指病类更多。

4. 病名生僻难懂，不利于理解、交流　病名规范的目的是使中医规范化、标准化、合理化，从而推动中医学术进步，使中医走向世界，让世界了解中医。中医有些病名生僻难懂，如恶性组织细胞瘤称为"恶核"，神经性贪食称为"食亦"，克隆病称为"伏梁"，脂肪肝称为"肝癖"，夏季低热称为"疰夏"，口腔黏膜血泡称为"飞扬喉"，鼻咽癌称为"颃颡岩"等。病名生僻难懂，许多学者甚至临床医生自己都弄不懂。还怎么向病人解释，怎么叫病人理解，怎么让社会接受？这样不仅体现不了疾病的病因、病位、病性以及疾病的特点，反而增加了接受和理解的难度，更谈不上如何指导分析病情、指导治疗了。这样怎么能走向世界？当今时代有当今时代的特点，中医的发展也应当有时代的特点，这就是我们常提及的"现代中医"。现代中医置身于中西文化交流的环境中，应当从中汲取符合自身发展的营养物质，适当的时候还要运用"拿来主义"。中医病名规范化也应当运用"拿来主义"。这样才有利于中医自身的发展，才能使中医成为大众所能接受的医学，才有利于交流、有利于中医走向世界。

二、中医药学名词

中医药学名词术语规范化是中医药标准化、现代化、国际化的基础性工作，对于中医药知识的传播，国内外医药交流，学科与行业间的沟通，中医药科技成果的推广使用和生产技术的发展，中医药书刊和教材的编辑出版，特别是对中医药现代化、国际化，都具有十分重要而深远的意义。

（一）中医药学名词的概况

2000 年 8 月 18 日，第一届全国科学技术名词审定委员会中医药学名词审定委员会成立，王永炎院士任主任。中医药学名词审定委员会为全国科技名词委下属的分委员会，挂靠在中国中医科学院。中医药学名词审定委员会负责组织审定中医药学名词工作。其审定的名词，经全国科学技术名词审定委员会批准后，根据国务院授权予以公布。所公布的名词具有权威性和约束力，全国各科研、教学、生产、经营以及新闻出版等单位应遵照使用。

第一届中医药名词委制定了组织章程和名词审定总体计划，以及《中医药学名词审定原则及方法》《中医药基本名词英译原则及方法》等规范守则。其中中医药总体计划，分三步走：第一步先从 3 万多条中医药名词中筛选出重要的常用的基本名词术语约 5000 条，进行规范研究和审定；第二步在完成中医药基本名词的规范研究之后，再开展基本名词之外的中医基础理论、诊疗基础、中药、方剂、针灸推拿、内科、外科、妇科、儿科、骨伤科、眼科、耳鼻咽喉科、养生、医史文献等名词术语的规范研究和审定；第三步修订已公布的中医药学名词，规范和审定新出现的中医药学名词。

自 2000 年以来，在中华人民共和国科学技术部（简称科技部）、全国科学技术名词审定委员会（简称全国科技名词委）、国家标准化管理委员会、国家中医药管理局等部委等机构的支持下，中国中医科学院中国医史文献研究所术语与工具书研究室组织开展了有序的中医药学名词术语规范化研究，先后完成科技部"中医药基本名词术语规范化研究"（2000）、"中医内妇儿科名词术语规范与审定"（2003）、"中医外科皮肤科肛肠科骨伤科眼科耳鼻喉科名词规范审定"（2008）项目，其核心成果均转化为国家规范，即《中医药学名词》《中医药学名词·内科学妇科学儿科学》《中医药学名词·外科学皮肤科学肛肠科学眼科学耳鼻喉科学骨伤科学》，由国务院授权，代表国家进行科技名词审定、公布和管理的权威性机构——全国科学技术名词审定委员会审定公布，国家自然科学基金资助，科学出版社出版（表 4-3-1）。这些规范名词具有权威性和约束力，全国各科研、教学、生产、经营以及新闻出版等单位应遵照使用。为了加强全国科技名词委公布的科技名词的推广应用，国家新闻出版广电总局于 2015 年 1 月 19 日发布新闻出版行业标准，CY/T 119—2015《学术出版规范·科学技术名词》指出："本标准适用于学术性图书、期刊、音像电子出版物等，包括古籍整理、翻译著作和工具书的编辑出版"，"应首选规范名词"，即"由国务院授权的机构审定公布、推荐使用的科学技术名词，简称规范词"。国家规范名词包括中文名、英文名、定义性注释。西方国家有中医学校用《中医药学名词》教授学生，建议我国增加汉语拼音，方便学习。为此，在全国科技名词委的支持下，临床名词开始增加汉语拼音。

全国科技名词委公布的中医药名词国家规范，除科学出版社纸质版、高等教育出版社光盘版外，还在全国科技名词委网站（www. cnctst. cn）、中医药名词委网站（www. cttcm. com. cn）、中国知网中国规范术语网页（http://shuyu.cnki.net），全国科技名词委"术语在线"平台（www. termonline. cn）及其 App 上公布，为学术界和全社会所共享。

表 4 - 3 - 1　　　　　　　　　　　　　　　　　　《中医药名词》国家规范

序号	名词国家规范	名词数量	全国科技名词委公布时间	科学出版社出版时间
1	中医药学名词（基本）	18 类，5284 条	2004 年	2005 年
2	内科学妇科学儿科学	3 科，2427 条	2010 年	2011 年
3	外科学皮肤科学肛肠科学眼科学耳鼻喉科学骨伤科学	6 科，2485 条	2013 年	2014 年

（二）中医药名词的编制意义

在中医药学界及有关专家的共同努力下，近 30 年，尤其是 21 世纪以来，我国中医药名词术语规范化工作令人瞩目，取得了一批标志性成果。同时有关成果正在转化为商务部国际贸易标准、WHO《国际疾病分类 11》（ICD - 11）、国际标准化组织（ISO）国际标准等，为我国中医药事业发展、学术进步提供强有力的支撑，为中医药走向世界迈开坚实的一步。

王永炎认为，"没有统一标准、统一规范的学科，就不是一个成熟的学科，而标准的基础性工作就是基本名词的统一"，"要有紧迫感，入世后标准、规范的制定更重要"，"我们还要面对欧、美、日、韩的竞赛"。中医药学科正是在广大专家的努力下走向成熟，走向世界。

三、《中医药学名词》与《中医临床诊疗术语》词目差异与选词建议

（一）词目差异

1. 收录范围　《中医药学名词》收录有关疾病、证候和治法的词目 1656 条，远少于《中医临床诊疗术语》的 2780 条。不少《中医临床诊疗术语》收录的细类词目未被《中医药学名词》收录，如《中医药学名词》在肺病部分只收录了肺癌、肺痨、肺痿、肺痈和肺胀，而《中医临床诊疗术语》则加收肺吸虫、肺咳、肺厥、肺络胀、肺热病、肺衰、肺水、肺心病、肺炎喘嗽等。但有一些《中医药学名词》收录的词目却未被《中医临床诊疗术语》收录，如胸闷、理气和胃、肌肤甲错等。

2. 选词习惯　《中医临床诊疗术语》与《中医药学名词》在用词习惯上也有一些不同。如《中医临床诊疗术语》中的癥积、肛裂、呕血、阳脱、阴脱、震颤、嗜睡，在《中医药学名词》中相对应的词为积聚、肛裂、吐血、亡阳、亡阴、颤振、但欲寐。

3. 用字习惯　《中医临床诊疗术语》与《中医药学名词》词目用字习惯也有不同。如《中医临床诊疗术语》中的熄风、紫斑、痫病、久泄、臌胀、鸪眼、酒齇鼻、侵淫、乳瘘、发泡、疤痕，在《中医药学名词》中相对应的词则为息风、紫癜、痌病、久泻、臌胀、鹊眼、酒渣鼻、浸淫、乳漏、发疱、瘢痕。

（二）两个规范中常用的同义异名术语

经初步核对疾病、证候、治法三部分常用的同义异名术语，发现两种文献中同义异名术语共 97 组，选其中较为常用的 43 组列于表 4 - 3 - 2、表 4 - 3 - 3 和表 4 - 3 - 4。

表 4 - 3 - 2　　　　　《中医临床诊疗术语》与《中医药学名词》同义异名词（疾病部分）

《中医临床诊疗术语》	序号	《中医药学名词》	序号
（产后）恶露不绝［净］	15.49	恶露不净	12.067
产后汗证	15.50	产后自汗盗汗	12.017

续表

《中医临床诊疗术语》	序号	《中医药学名词》	序号
恶阻	15.6	妊娠恶阻	12.029
腹内包块	22.34	腹中癖块	04.544
惊振内障	17.61	惊震内障	14.065
久泄	7.23	久泻	10.082
酒齄鼻	13.36	酒渣鼻	17.037
绝经前后诸症	12.023	绝经前后诸证	12.023
乳瘘	11.12	乳漏	11.062
嗜睡	22.9	但欲寐	04.016
胃脘痛	22.27	胃痛病	10.074
小便不禁	9.23	小便失禁	04.461
震颤	22.46	颤振[病]	10.183
紫斑	22.47	紫癜	04.116

表4-3-3　　　《中医临床诊疗术语》与《中医药学名词》同义异名词（证候部分）

《中医临床诊疗术语》	序号	《中医药学名词》	序号
风热外袭[侵]证	4.1.3	风热袭表证	04.635
风邪犯表[外袭]证	4.1.1	外风证	04.632
筋伤骨断证	14.2.11	筋伤	18.099
		骨折	18.001
脾肺两虚[气虚]证	11.55	脾肺气虚证	04.820
脾胃[中焦]阳虚[虚寒]证	8.65	脾胃虚寒证	04.757
湿阻气滞证	4.4.1	湿阻气机	03.448
实火[热]证	4.6	实热证	04.618
暑热(内郁)证	4.3	暑[热]证	0.641
虚寒证	3.8	阳虚证	04.5764
虚火证	5.3.2	阴虚火旺证	04.586
虚热证	5.3.1	阴虚内热证	04.585
阳脱证	3.9	亡阳	03.551
阴盛阳虚[衰]证	5.7.1	阴盛阳衰证	04.600
阴脱证	3.7	亡阴	03.552

表4-3-4　　　《中医临床诊疗术语》与《中医药学名词》同义异名词（治法部分）

《中医临床诊疗术语》	序号	《中医药学名词》	序号
疤痕灸疗法	27.27	瘢痕灸疗法	08.672
解毒化斑	9.5.5	解毒化癍	05.072
解毒熄风	17.3.4	解毒息风	05.222
凉血[营]化斑	9.5.4	凉血化癍	05.071
潜阳熄风	17.3.5	平肝息风	05.218

续表

《中医临床诊疗术语》	序号	《中医药学名词》	序号
清肝熄风	17.3.3	清肝息风	05.221
清热化斑	9.4.7	清热化癍	05.070
清热化痰开窍	18.3.4	清热开窍	05.219
清热化痰熄风	17.3.10	清热化痰息风	05.219
清热祛暑熄风	17.3.11	清热解暑息风	05.090
祛[化][行]瘀通络	11.7	活血通络	05.112
柔肝熄风	17.3.6	柔肝息风	05.223
疏风清[泄]热	4.3.1	辛凉解表	05.034
疏风散寒	4.1.2	辛温解表	05.033
滋肺清肠	14.22.3	滋肺润肠	05.173

（三）选词建议

1.《中医临床诊疗术语》《中医药学名词》都可作为撰写中医学文献时选用专业术语的依据。

2.《中医临床诊疗术语》《中医药学名词》都没有收录的词目，可从《中医大词典》或其他正规出版物中适当选词，用字也宜遵照《中医药学名词》。

3.《中医临床诊疗术语》《中医药学名词》的同义异名词，原则上以《中医临床诊疗术语》为准。

〔李　琳　钟森杰〕

参考文献

[1] 中华人民共和国国家标准 GB/T16751－1997，中医临床诊疗术语 [S]. 北京：中国标准出版社，1997.

[2] 王志国，王永炎. 制定《中医临床诊疗术语·症状体征部分》国家标准的重要性和迫切性 [J]. 北京中医药大学学报，2007，(11)：729，739.

[3] 洪净.《中医临床诊疗术语》的临床指导意义 [J]. 湖南中医学院学报，1999，(4)：60－61.

[4] 朱文锋.《中医临床诊疗术语》所建立的病、证体系 [J]. 中国医药学报，1999，(2)：4－6.

[5] 朱建平. 中医术语规范化与中医现代化国际化 [J]. 中华中医药杂志，2006，(1)：6－8.

[6] 姚乃礼. 新世纪海峡两岸中医药 [M]. 北京：中医古籍出版社，2001：61－65.

[7] 朱建平. 中医药学名词术语规范化研究 [M]. 北京：中医古籍出版社，2016：154－156.

[8] 王永炎，朱建平. 五年来中医药学名词审定工作 [J]. 科技术语研究，2005，(3)：29－31.

[9] 朱建平. 浅议中医药学名词术语的规范与审定 [J]. 中医杂志，2003，(2)：247－249.

[10] 王永炎，朱建平. 中医药学名词审定工作的探讨 [J]. 科技术语研究，2002，(3)：3－6.

[11] 王琪. 韩国专家访问全国科学技术名词审定委员会 [J]. 中国科技术语，2016，(5)：58.

[12] 刘旺华，李花，周小青. 关于中医病名规范化的思考 [J]. 光明中医，2002，17 (98)：5－7.

第四节　辨证标准研究

一、心病辨证诊断标准研究

中医心病包括西医的心脑血管系统病变、高级神经系统病变、口腔病、泌尿生殖系疾病等。从中医学角度来讲，心病有 3 个内涵：①与"心主血脉"功能相关的疾病，包括西医的心血管系统疾病；②与

"心主神明"功能有关的疾病，包括西医的某些高级神经系统病变；③心与其他脏腑相关的疾病。"心者，君主之官"（《素问·灵兰秘典论》），它的功能失调会诱发其他脏腑疾病，包括某些口腔病、泌尿生殖系病变等。中医治疗心病是以"综合论"为指导的，强调整体恒动观和重视个体诊疗特征。所谓望闻问切四诊，多凭肉眼观察，耳闻手切，详细询问而获得临证资料，再进行分析，对病因、病机、病位、病势和病情作出综合判断，所谓的"辨证"是重视疾病阶段性的"证"情变化，注重全身病生理的反应，因此诊断上既整体又动态，既见病，更见人，剖析比较全面、客观、精确。在治疗上则着重调节疾病累及或相关脏腑的气血功能，纠正因气、血、痰、寒、虚等导致的盛衰异常，调整机体的内外环境，以达到新的平衡，并且注重"防重于治"。心系病证是一个复杂的、多因素疾病，它的发生发展需要经历较长的病理过程，它的治疗也是渐进式，且需要遵循个体化诊疗原则，它的康复需要药物及生活方式的干预，并进行一级和二级预防，需要众多学者共同研究，成果共享，预防治疗心病，因此创建"中医心病学"平台是势在必行。主要内容包括：病名沿革，病因病机，诊断鉴别，辨证论治，转归预后，护理康复，保健预防等。总之，"中医心病学"的创建与完善是对中医诊治心病的继承、发扬与创新，具有重大的临床意义。

心病的内涵主要表现在"心主血脉"病证以及"心主神明"病证。"十三五"规划教材《中医诊断学》（人民卫生出版社）中列出心病有心血虚证、心阴虚证、心气虚证、心阳虚证、心阳虚脱证、心火亢盛证、心脉痹阻证、痰蒙心神证、痰火扰神证等9种常见证型。随着科学技术的进步，中医心病的辨证研究取得了很大成就，政府部门和专业组织相继出台了一系列诊断标准，研究人员通过现代检测技术和分析技术寻找出部分与证型相关的特异性客观指标，现将心病辨证诊断标准的研究进展报告如下。

（一）"心主血脉"方面病证诊断标准研究

心主血脉包括主血和主脉两个方面。所谓"主"，具有主宰、主持、调控之意。血指血液，是人体重要的营养物质。脉即经脉，为气血运行的通道。心与脉在组织上相互衔接，形成人体的血液循环系统，在功能上亦相互依存和协调，血液只能在脉管内运行，脉管约束和推进血液按照既定轨道运行而不溢出脉外，是气血周流不息、正常运行的重要条件。心具有推动血液在脉道中运行不息，以濡养脏腑、组织、官窍的作用。心主血脉是心脏与血液正常生理功能的全面概括。心的病变主要反映在心脏本身及其主血脉功能的失常，主要表现在气血不足、运行不畅以及血脉受损等方面。临床以心悸、怔忡、心痛、心烦、失眠、多梦、健忘、脉结或代或促等为常见症状的一组证候群，但不同证的表现又各有特点。国家标准化管理委员会发布的中华人民共和国国家标准《中医临床诊疗术语证候部分》，规范了中医心病的常见临床症状。2012年原卫生部发布的《中医临床诊疗指南释义·心病分册》以主症、次症、舌脉的组合来诊断心病，为中医心病诊断的标准化指明了方向。心病辨证各证型诊断对照见表4-4-1。

1. "心主血脉"方面病证诊断标准

（1）心血虚证：指血液亏虚，心与心神失于濡养所表现的证候，以心悸、失眠、多梦及血虚症状为主要表现。根据国家标准化管理委员会发布的中华人民共和国国家标准《中医临床诊疗术语证候部分》，心血虚证以心悸，头晕，多梦，健忘，面色淡白或萎黄，唇舌色淡，脉细无力等为常见症。2012年原卫生部发布的《中医临床诊疗指南释义·心病分册》以主症、次症、舌脉的组合来诊断心病心血虚证。主症：心悸，失眠多梦，头晕；次症：健忘，面、舌色淡白；舌脉：舌淡，脉细无力。诊断标准：心悸、失眠、头晕症状＋血虚症状共见＋舌脉象改变。

（2）心阴虚证：指阴液亏损，心与心神失养，虚热内扰所表现的证候，以心烦、心悸、失眠及阴虚症状为主要表现。根据国家标准化管理委员会发布的中华人民共和国国家标准《中医临床诊疗术语证候部分》，心阴虚证以心烦，心悸，失眠，多梦，口燥咽干，形体消瘦，或见手足心热，潮热盗汗，两颧潮红，舌红少苔乏津，脉细数等为常见症。2012年原卫生部发布的《中医临床诊疗指南释义·心病分册》以主症、次症、舌脉的组合来诊断心病心阴虚证。主症：心烦，心悸，失眠，多梦，口燥咽干，五心烦热；次症：形体消瘦，潮热盗汗，两颧潮红；舌脉：舌红少苔乏津，脉细数。诊断标准：心烦，心悸，失眠，多梦症状＋阴虚症状（甚或阴虚内热症状）共见。

（3）心气虚证：指心气不足，鼓动无力所表现的证候，以心悸、神疲及气虚症状为主要表现。根据国家标准化管理委员会发布的中华人民共和国国家标准《中医临床诊疗术语证候部分》，心气虚证以心悸，胸闷，气短，精神疲倦，或有自汗，活动后诸症加重，面色淡白，舌质淡，脉虚等为常见症。2012年原卫生部发布的《中医临床诊疗指南释义·心病分册》以主症、次症、舌脉的组合来诊断心病心气虚证。主症：心悸，胸闷，气短；次症：精神疲倦，或有自汗，活动后诸症加重，面色淡白；舌脉：舌质淡，脉虚。诊断标准：心悸，胸闷＋气虚症状共见＋舌脉象改变。

（4）心阳虚证：指心阳虚衰，温运失司，鼓动无力，虚寒内生所表现的证候，以心悸怔忡、心胸憋闷及阳虚症状为主要表现。根据国家标准化管理委员会发布的中华人民共和国国家标准《中医临床诊疗术语·证候部分》，心阳虚证以心悸怔忡，心胸憋闷或痛，气短，自汗，畏冷肢凉，神疲乏力，面色白，或面唇青紫，舌质淡胖或紫暗，苔白滑，脉弱或结或代等为常见症。2012年原卫生部发布的《中医临床诊疗指南释义·心病分册》以主症、次症、舌脉的组合来诊断心病心阳虚证。主症：心悸怔忡，心胸憋闷或痛，气短；次症：自汗，畏冷肢凉，神疲乏力，面色白，或面唇青紫；舌脉：舌质淡胖或紫暗，苔白滑，脉弱或结或代。诊断标准：心气虚证进一步加重，出现心悸怔忡，心胸憋闷或痛，气短＋阳虚症状共见＋舌脉象改变。

（5）心阳虚脱证：指心阳衰极，阳气欲脱所表现的证候，以心悸胸痛、冷汗、肢厥、脉微为主要表现的危重证候。根据国家标准化管理委员会发布的中华人民共和国国家标准《中医临床诊疗术语证候部分》，心阳虚脱证在心阳虚证的基础上，突然冷汗淋漓，四肢厥冷，面色苍白，呼吸微弱，或心悸，心胸剧痛，神志模糊或昏迷，唇舌青紫，脉微欲绝等症状。2012年原卫生部发布的《中医临床诊疗指南释义·心病分册》以主症、次症、舌脉的组合来诊断心病心阳虚脱证。主症：心悸，胸痛，冷汗，肢厥；次症：面色苍白，呼吸微弱，神志模糊或昏迷；舌脉：唇舌青紫，脉微欲绝。诊断标准：心阳虚证的基础上突发心悸、胸痛、冷汗、肢厥甚或昏迷等危重症状。

心气虚与心阳虚均可见心悸、胸闷、气短等症，但阳虚证有畏冷肢凉、面色晦暗等表现，气虚证则疲乏等症表现明显。心阳虚脱证则是在心阳虚证的基础上，出现冷汗肢厥、胸痛、脉微等表现。

（6）心火亢盛证：指心火内炽，扰乱心神，迫血妄行，或上炎口舌，或热邪下移所表现的证候，以发热、心烦、吐衄、舌赤生疮、尿赤涩灼痛等为主要表现。根据国家标准化管理委员会发布的中华人民共和国国家标准《中医临床诊疗术语证候部分》，心火亢盛证以发热，口渴，心烦，失眠，便秘，尿黄，面红，甚或口舌生疮、溃烂疼痛；或见小便短赤、灼热涩痛；或见吐血、衄血；或见狂躁谵语、神识不清，舌尖红绛，苔黄，脉数有力等症状等为常见症。2012年原卫生部发布的《中医临床诊疗指南释义·心病分册》以主症、次症、舌脉的组合来诊断心病心火亢盛证。主症：发热，心烦，失眠；次症：口渴，便秘，尿黄，面红，甚或口舌生疮、溃烂疼痛；或见小便短赤、灼热涩痛；或见吐血、衄血；或见狂躁谵语、神识不清；舌脉：舌尖红绛，苔黄，脉数有力。诊断标准：发热、心烦、舌赤生疮、尿黄加实火症状共见＋舌脉象改变。

（7）心脉痹阻证：指瘀血、痰浊、阴寒、气滞等因素阻闭心脉所表现出来的证候，以心悸怔忡、胸闷、心痛为主要表现。由于诱因的不同，临床又有瘀阻心脉证、痰阻心脉证、寒凝心脉证、气滞心脉证等之分。根据国家标准化管理委员会发布的中华人民共和国国家标准《中医临床诊疗术语证候部分》，心脉痹阻证以心悸怔忡，心胸憋闷疼痛，痛引肩背内臂，时作时止等为常见症，但瘀阻心脉证以刺痛为主，舌质晦暗或有青紫斑点，脉细、涩、结、代；痰阻心脉证以心胸憋闷为主，体胖痰多，身重困倦，舌苔白腻，脉沉滑或沉涩；寒凝心脉证以遇寒痛剧为主，得温痛减，畏寒肢冷，舌淡苔白，脉沉迟或沉紧；气滞心脉证以胀痛为主，与情志变化有关，喜太息，舌淡红，脉弦。2012年原卫生部发布的《中医临床诊疗指南释义·心病分册》以主症、次症、舌脉的组合来诊断心病心脉痹阻证。主症：心悸怔忡、心胸憋闷刺痛，痛引肩背；次症：或体胖痰多，身重困倦，或遇寒痛剧为主，得温痛减，畏寒肢冷，或随情志变化，喜太息；舌脉：舌质晦暗或有青紫斑点，脉细、涩、结、代。诊断标准：心悸怔忡、心胸憋闷疼痛＋瘀血症状共见＋舌脉象改变。由于导致疼痛的原因不同，故应根据疼痛特点以及次要症状来审证求因。

心脉痹阻证与西医学冠心病的临床表现几乎相同，临床上胸痹心痛病和冠心病是同一个病的中西医病名对照。所以西医学关于冠心病的现代检测技术也可用于协助诊断中医心主血脉心脉痹阻证的诊断，包括血管彩超、脂代谢紊乱、血液流变学的改变、病理检查等。

2. 心主血脉功能失调与动脉粥样硬化病理改变相关性研究　心主血脉理论全面准确地概括了心脏在血液循环过程中所起的重要作用。在心的主宰、控制下，以心气为动力，以血脉为物质基础，血行脉中，濡养五脏六腑、四肢百骸。若心主血、心主脉任一功能失调造成气滞血瘀、心脉痹阻、脉道不利则可发展为动脉粥样硬化。

目前，公认的动脉粥样硬化的主要诱因为高脂血症、高血糖、高血压以及长期精神压力等。其中，高脂血症为最主要的诱因。高脂饮食造成的低密度脂蛋白（LDL），特别是氧化的低密度脂蛋白或极低密度脂蛋白的增高，以及总胆固醇（TC）、甘油三酯（TG）的增高，可以造成动脉粥样硬化。另外，高血糖，血中纤维蛋白原及一些凝血因子的增高，同样是动脉粥样硬化的危险因素。即血液异常，血中有病理产物产生可以导致动脉粥样硬化的发生。与中医学认为的血中病理产物"瘀""毒""痰"可以致动脉粥样硬化相符。而在进一步的发展中脂质沉着于动脉壁内膜及内膜下，使内膜灶状纤维化，中层平滑肌细胞向内膜移行、增殖，形成粥样病灶，管壁变硬，管腔狭窄，最终引起继发性病变，证实了脉道不利、心脉痹阻是动脉粥样硬化的根本原因。

动脉粥样硬化的病位在脉壁，根本在于心主血、心主脉功能失调。心主血脉功能失调可引发的症状与动脉粥样硬化的临床表现十分接近。大量循证医学证明动脉粥样硬化并不是老龄化的必然结果，可以应用药物进行预防与治疗。

（二）"心主神明"方面病证诊断标准研究

1. "心主神明"方面病证诊断标准　心主神明即心主神。《素问·宣明五气》："心藏神……心主神明。"《素问·灵兰秘典论》："心者，君主之官，神明出焉。"这些论述说明人的精神活动，包括感知、记忆、思维、决断、情感、想象等归属于心所主管，人的精神意识思维活动是心接受外界事物并进行分析综合的功能活动。同时，心的主要生理功能为主血脉，即通过心气的推动使血脉调和，血液周流全身，而血是神的物质基础。《灵枢·本神》："心藏脉，脉舍神。"《灵枢·平人绝谷》："血脉和利，精神乃居。"心为神之舍，亦为神之主，主管精神和意识思维活动，是生命活动的主宰。故心病则亦可致神病。在"心主神明"方面的病证表现为心神的意识思维等精神活动的异常，以神昏、神识错乱为主要表现的症候群，与西医的某些高级神经系统疾病相关。

（1）痰蒙心神证：是指痰浊蒙蔽心神、阻遏气机或引动内风所表现出来的证候，以神情痴呆、精神抑郁、精神错乱，甚或昏迷为主要表现。根据国家标准化管理委员会发布的中华人民共和国国家标准《中医临床诊疗术语证候部分》，痰蒙心神证以意识模糊，甚则昏不知人，或神情抑郁，表情淡漠，喃喃独语，举止失常，或突然昏仆，不省人事，口吐涎沫，喉有痰声，并见面色晦暗，胸闷，呕恶，舌苔白腻，脉滑等为常见症状。2012年原卫生部发布的《中医临床诊疗指南释义·心病分册》以主症、次症、舌脉的组合来诊断心病痰蒙心神证。主症：意识模糊、抑郁、错乱、甚或昏迷；次症：表情淡漠，喃喃独语，举止失常，口吐涎沫，喉有痰声，面色晦暗；舌脉：舌苔白腻，脉滑。诊断标准：抑郁、痴呆、昏迷等神志改变症状＋痰浊症状共见＋舌脉象改变。

（2）痰火扰神证：是指火热痰浊交结，扰闭心神所表现出来的证候，以躁狂、神昏、发热为主要表现，根据国家标准化管理委员会发布的中华人民共和国国家标准《中医临床诊疗术语证候部分》，痰火扰神证以发热，口渴，胸闷，气粗，咯吐黄痰，喉间痰鸣，心烦，失眠，甚则神昏谵语，或狂躁妄动，打人毁物，不避亲疏，胡言乱语，哭笑无常，面赤，舌质红，苔黄腻脉滑数等为常见症状。2012年卫生部发布的《中医临床诊疗指南释义·心病分册》以主症、次症、舌脉的组合来诊断心病痰火扰神证。主症：神昏谵语、狂躁妄动、发热、口渴；次症：胸闷，气粗，咳吐黄痰，喉间痰鸣，心烦，失眠，或打人毁物，不避亲疏，胡言乱语，哭笑无常，面赤；舌脉：舌质红，苔黄腻，脉滑数。诊断标准：精神躁动、神昏谵语等症状与痰热症状共见＋舌脉象改变。（表 4 - 4 - 1）

表 4 - 4 - 1　　　　　　　　　　　　　心病辨证各证型诊断对照表

证　型	主　症	次　症	舌　脉
心血虚证	心悸，失眠多梦，头晕	健忘；面、舌色淡白	舌淡，脉细无力
心阴虚证	心烦，心悸，失眠多梦，口燥咽干，五心烦热	形体消瘦，潮热盗汗，两颧潮红	舌红少苔乏津，脉细数
心气虚证	心悸，胸闷，气短	精神疲倦，或有自汗，活动后诸症加重，面色淡白	舌质淡，脉虚
心阳虚证	心悸怔忡，心胸憋闷或痛，气短	自汗，畏冷肢凉，神疲乏力，面色白，或面唇青紫	舌质淡胖或紫暗，苔白滑，脉弱或结或代
心阳虚脱证	心悸，胸痛，冷汗，肢厥	面色苍白，呼吸微弱，神志模糊或昏迷	唇舌青紫，脉微欲绝
心火亢盛证	发热，心烦，失眠	口渴，便秘，尿黄，面红，甚或口舌生疮、溃烂疼痛；或见小便短赤、灼热涩痛；或见吐血、衄血；或见狂躁谵语、神识不清	舌尖红绛，苔黄，脉数有力
心脉痹阻证	心悸怔忡，心胸憋闷刺痛，痛引肩背	或体胖痰多，身重困倦，或遇寒痛剧为主，得温痛减，畏寒肢冷，或随情志变化，喜太息	舌质晦暗或有青紫斑点，脉细、涩、结、代
痰蒙心神证	意识模糊、抑郁、精神错乱，甚或昏迷	表情淡漠，喃喃独语，举止失常，口吐涎沫，喉有痰声，面色晦暗	舌苔白腻，脉滑
痰火扰神证	神昏谵语、狂躁妄动、发热、口渴	胸闷，气粗，咯吐黄痰，喉间痰鸣，心烦，失眠，或打人毁物，不避亲疏，胡言乱语，哭笑无常，面赤	舌质红，苔黄腻，脉滑数

（三）其他心病辨证方法研究

中国中医科学院沈绍功教授是近年来研究心病辨证最为深入的专家之一，他结合自身丰富的临床经验提出"单元组合辨证分类法"，丰富了中医心病辨证的手段。"单元组合辨证分类法"将中医心系病分为本虚、标实两个方面进行研究。本虚确立 3 个单元，即心气虚损、心阴不足、心阳不振；标实也确立 3 个单元，即痰浊闭塞、心血瘀阻、寒凝气滞。心气虚损证，舌质淡，苔薄白，脉沉细或结代。主症气短乏力，兼症神疲自汗，隐痛阵作，面色少华，动则加重。心阴不足证，舌红苔净，脉细数或代促。主症五心烦热，兼症隐痛忧思，口干梦多，眩晕耳鸣，惊惕潮热。心阳不振证，舌质淡胖，苔薄白，脉沉细尺弱或结代，甚则脉微欲绝。主症形寒心惕，兼症闷痛时作，面白肢凉，精神倦怠，汗多肿胀。痰浊闭塞证，舌暗红，苔黄腻，或白腻，脉滑数。主症闷痛痞满，兼症口苦乏味，纳呆脘胀，头重身困，恶心呕吐，痰多体胖。心血瘀阻证，舌紫暗或紫斑，舌下脉络显露，脉涩或结代。主症刺痛定处，兼症面晦唇青，怔忡不宁，爪甲青紫，发枯肤糙。寒凝气滞证，舌暗红，苔薄白腻，脉弦紧或结代。主症遇寒则痛，胁胀急躁，兼症彻背掣肩，手足欠温，畏寒口淡。

确立每个单元以舌象为准，根据主症和一项兼症，再根据临证实际加以组合，形成病变组合证类。如"胸痹心痛·心气虚损、痰浊闭塞证""胸痹心痛·心气虚损、心阳不振、心血瘀阻证""胸痹心痛·心阴不足、心气虚损、寒凝气滞、心血瘀阻证"等。证候分类的排列按轻重主次的顺序，均可入选。

〔王建国　潘建彬〕

二、肺病辨证诊断标准研究

肺为娇脏，又为华盖之脏。一方面，外邪侵入，最易犯肺；另一方面，五脏之虚，常由肺始，肺虚渐及脾、肾、心、肝等。对肺病的辨证研究无论从宏观角度或是微观角度，均开展得较为广泛。其中，尤以肺气虚证、肺阴虚证、肺阳虚证、寒饮蕴肺证、肺热炽盛证、痰热壅肺证等研究最多。

（一）肺病现有诊断标准

1. 肺气虚证

（1）定义：肺气虚证是指肺功能减弱，其主气、卫外的功能失职所表现的虚弱证候。

（2）诊断标准：1979年11月在广州召开的慢性支气管炎中西医结合诊断分型会议，重新修订了慢性支气管炎的中西医结合诊断分型防治方案，提出肺气虚的诊断标准如下。主症：病发时常以咳嗽为主，咳声清朗，多为单咳或间歇咳，白天多于晚上，痰量不多。次症：易汗、恶风、易感冒。体征：舌质正常或稍淡，舌苔薄白，脉弦或缓细，肺部无肺气肿征。其他检查：X线胸部透视正常，或纹理稍粗，无肺气肿征象，肺功能基本正常，或轻度减退，心电图正常。

1981年齐幼龄提出的肺气虚诊断标准比较具体。主症：①咳嗽无力或咳后气短；②久咳（指每年咳嗽3个月以上并连续2年或以上者），痰涎清稀，日痰量少于50 mL或无痰；③呼吸短促（劳动时轻度气促者为轻度；平静时轻度气促，稍活动后气促明显者为中度；平静时明显气促者为重度）、语言低弱。兼症：①倦怠乏力；②恶风自汗；③易患感冒（指每年在10次以上，排除慢性鼻炎、咽炎等）。必备体征：舌质淡，苔薄白，脉搏虚弱无力。诊断条件：①在必备体征基础上，出现主症、兼症各1项或1项以上者，即可诊断为肺气虚；②尽可能排除其他脏腑疾病；③若同时出现肺、肾气虚之证，而以肺气虚为主者，仍可作为研究对象，但需注明兼症及其临床表现。

1982年11月在广州召开的全国中西医结合虚证与老年病防治学术会议上统一了虚证辨证标准，其中肺虚和气虚的标准如下。肺虚：①咳嗽、痰白；②气短喘促；③易患感冒。具备2项即可诊断。气虚：①神疲乏力；②少气懒言；③自汗；④舌胖有齿痕；⑤脉虚无力。具备3项即可诊断。

1984年林求成提出的肺气虚诊断标准比较简洁。主症：①易感冒；②咳而气短。次症：①自汗；②舌淡红、苔薄白；③脉虚弱。诊断条件：至少1个主症，1个次症。

1986年全国中西医结合虚证与老年病研究专业委员会在郑州对1982年广州会议制定的虚证辨证标准作了修改，其中有关肺气虚（肺虚和气虚并见）的诊断标准如下。肺虚证：①久咳、痰白；②气短喘促；③易患感冒。需具备2项。气虚证：①神疲乏力；②少气或懒言；③自汗；④舌胖或有齿痕；⑤脉虚无力（弱、软、濡等）。需具备3项。

1993年韩明向等通过多年对肺气虚证候临床观察研究，首次提出了肺气虚证的分度诊断标准。①轻度肺气虚：其基本病机是肺的卫外功能或部分主气功能的减退，其临床特征是反复感冒或久咳痰白，伴有神疲乏力、少气懒言、恶风或自汗，舌胖或有齿痕，脉虚无力；②中度肺气虚：其基本病机是肺卫外功能及主气功能障碍，临床特征为轻度肺气虚一系列症状发生频率、持续时间及程度均加重，并表现有气短喘促，动则尤甚；③重度肺气虚：表现为肺的卫外、主气及治节功能的全面减退或紊乱为其基本病机，在中度肺气虚的基础上出现上不能助心行血、下不能通调水道、气机逆乱、升降失常。临床表现在中度肺气虚症状加重的基础上出现心悸、唇青、舌紫、颈部青筋暴露、尿少、浮肿、腹部膨胀等。这三种肺气虚之间既有病机病证上的不同，又有发生、发展、演变的相互联系，比较符合临床实际情况，有利于把握肺气虚证的变化而指导临床治疗。

2002年《中药临床研究指导原则》肺气虚证诊断标准如下。主症：咳喘气短，咳声低弱，易患感冒。次症：久咳不愈，自汗，恶风，神疲乏力，少气懒言，舌淡，脉弱。具备主症2项、次症2项或主症1项、次症3项以上者即可诊断。

中华中医药学会中医诊断学分会制定的肺气虚证诊断标准较为全面。①必有证素：肺，气虚。②或兼证素：表，气不固，阳虚，动血。③常见表现及计量值：咳嗽=5；久病气喘//气喘//喘不能卧=3；气短=3；胸闷=2；吐痰//痰多质稀//痰少质稀=2；痰色白=2；声低=2；经常恶风=2；容易感冒=2；倦怠乏力=2；自汗=2；神疲=2；心悸=2；肺部干//湿啰音=2；水肿=1；活动劳累病重=2；唇紫=2；面色淡白=1；舌淡=1；脉虚=2。④临床辨证时：总计值量<14，该证型的诊断不成立；总计值量14～20，该证型属于Ⅰ（一级，较轻）；总计值量21～30，该证型属于Ⅱ（二级，明显）；总计值

量＞30，该证型属于Ⅲ（三级，严重）。

2. 肺阴虚证

（1）定义：肺阴虚证是由于肺阴不足，失于清肃，虚热内扰所表现的证候。

（2）诊断标准：1994 年 6 月发布，1995 年 1 月开始实施的中华人民共和国中医药行业标准对阴虚咳嗽的诊断标准制定为：咳久痰少，咳吐不爽，痰黏夹血丝，咽干口燥，手足心热，舌红、少苔，脉细数。

中华中医药学会中医诊断学分会制定的肺阴虚证诊断标准较为全面。①必有证素：肺，阴虚。②或兼证素：血瘀，动血。③常见表现及计量值：咳嗽∥干咳＝5；吐痰＝22；痰少质稠∥痰黏难咯＝3；痰中带血∥咯血＝3；痰色黄＝2；胸痛＝2；久病气喘∥气喘＝2；潮热∥久有低热＝1；手足心烧＝2；盗汗＝3；咽干∥口渴＝2；久病失音＝2；经常便秘＝2；形体消瘦＝1；颧红＝2；舌红嫩小∥舌赤＝2；舌苔黄＝1；苔剥/少/无＝2；舌苔干燥＝1；脉细＝1；脉数＝2。④临床辨证时：总计值量＜14，该证型的诊断不成立；总计值量 14～20，该证型属于Ⅰ（一级，较轻）；总计值量 21～30，该证型属于Ⅱ（二级，明显）；总计值量＞30，该证型属于Ⅲ（三级，严重）。

3. 肺阳虚证

（1）定义：肺阳虚证又称肺气虚寒证、肺中寒证、肺中冷证，是由肺气虚进一步发展，或由久病大病，耗损阳气，或先天禀赋不足，素体虚弱而致肺阳虚衰主气失司，虚寒内生所致产生的证候。

（2）诊断标准：王鹏等制定的肺阳虚诊断标准如下。主症：①久咳，声低气怯，痰涎清稀，日痰量在 100 mL 以上，或夜间及清晨咳痰 50 mL 以上；②喘息，气短；③背畏寒；④舌质淡，舌体胖边有齿痕，或舌质暗淡，苔薄白或白润；⑤脉虚弱无力，或沉迟无力，或迟缓。次症：①反复感冒，怯寒，自汗；②面色㿠白或颜面虚浮；③胸部憋闷。诊断条件：主症中①、③项为必备，加上主症 1 项或次症 2 项即可诊断为肺阳虚。

4. 寒饮蕴肺证

（1）定义：指寒邪与痰饮交并，壅阻于肺，肺失宣降所表现的证候。

（2）诊断标准：王洪武等总结的寒饮蕴肺证的辨证要点如下。胸闷憋气、呼吸困难、咳嗽气喘、哮鸣有声、咳痰量多、色白清稀、多呈泡沫状、伴面部虚浮或下肢水肿，小便不利，或畏寒肢冷，遇寒即发或加重，舌淡、苔白、脉紧。

中华中医药学会中医诊断学分会制定的寒饮蕴肺证诊断标准较为全面。①必有证素：肺，饮。②或兼证素：心，肾，寒，阳虚。③常见表现及计量值：咳嗽＝4；喉中哮鸣声＝4；痰多质稀∥泡沫痰多＝8；痰色白＝3；胸闷＝2；气喘＝2；新起恶寒重∥恶寒发热＝2；新病无汗＝2；四肢凉＝2；身痛＝1；肺部湿∥干啰音＝2；唇紫＝1；舌淡胖＝1；舌苔白＝2；舌苔腻＝1；舌苔润滑＝2；脉浮＝2；脉紧＝2；脉弦＝1；脉滑＝1。④临床辨证时：总计值量＜14，该证型的诊断不成立；总计值量 14～20，该证型属于Ⅰ（一级，较轻）；总计值量 21～30，该证型属于Ⅱ（二级，明显）；总计值量＞30，该证型属于Ⅲ（三级，严重）。

5. 肺热炽盛证

（1）定义：是指血热内盛于肺，肺失清肃而表现的肺经实热证候，简称肺热证或肺火证。

（2）诊断标准：全国中医内科学会热病专业委员会于 1997 年制定的风温肺热证中医诊断依据如下。①以身热、咳嗽烦渴或伴气急胸痛为主症；②兼见咽干、纳差、便秘、头身疼痛；病重者可见高热、烦躁、神志昏蒙或四肢厥冷等。③我国大部分地区以冬春季较多发，具有起病急、传变快、病程短的特点。

中华中医药学会中医诊断学分会制定的肺热证诊断标准较为全面。①必有证素：肺，热。②或兼证素：血热，阴虚，动风，动血，毒。③常见表现及计量值：发热∥壮热＝5；咳嗽∥阵发呛咳＝5；新病气喘＝3；胸闷＝1；胸痛＝2；吐痰＝2；新病有汗＝1；口渴＝2；新病便秘＝2；尿短黄＝2；肺部干∥湿啰音＝2；鼻翼扇动＝3；咽喉红肿＝2；面色赤＝1；舌赤＝2；舌苔黄＝2；脉洪∥滑＝2；脉数＝2。

④临床辨证时：总计值量＜14，该证型的诊断不成立；总计值量 14～20，该证型属于Ⅰ（一级，较轻）；总计值量 21～30，该证型属于Ⅱ（二级，明显）；总计值量＞30，该证型属于Ⅲ（三级，严重）。

6. 痰热壅肺证

（1）定义：指痰热互结，壅阻于肺所表现的肺经实热证候，又称为痰热阻肺证。

（2）诊断标准：赵倩义等通过专家问卷调查分析认为，发热、咳嗽、鼻翼扇动、痰色黄稠、脉滑数、气急喘促、喉间痰鸣、咽红、指纹紫滞、呼吸困难、舌红、口渴欲饮、小便黄少、面色红、便秘、烦躁不安、苔黄腻、声高息涌、咽肿等 19 项指标为小儿肺炎喘嗽痰热闭肺证的必选指标，评价结果可信度高。

寇焰等制定的痰热壅肺证诊断标准如下。①主症：咳嗽喘息，痰多黄稠；②次症：发热，口干口渴，烦躁不安，大便秘结，小便短赤，舌红苔黄腻，脉滑数。

中华中医药学会中医诊断学分会制定的痰热壅肺证诊断标准如下。①必有证素：肺，热，痰。②或兼证素：闭，脓，阴虚，动风，动血，毒。③常见表现及计量值：咳嗽＝4；吐痰//痰多质稠＝4；痰色黄//痰色绿＝4；腥臭痰//脓性痰＝4；喉间痰鸣痰壅＝2；咯血//痰中带血＝2；胸闷＝1；胸痛＝1；新病气喘＝3；发热//壮热＝4；口渴＝2；新病便秘＝1；尿短黄＝2；肺部干//湿啰音＝2；鼻翼扇动＝；面色赤＝1；舌赤＝2；舌苔黄＝2；舌苔腻＝2；脉滑＝2；脉数＝2。④临床辨证时：总计值量＜14，该证型的诊断不成立；总计值量 14～20，该证型属于Ⅰ（一级，较轻）；总计值量 21～30，该证型属于Ⅱ（二级，明显）；总计值量＞30，该证型属于Ⅲ（三级，严重）。

7. 痰浊阻肺证

（1）定义：寒痰停聚于肺，所表现的咳嗽，气喘，痰稠、色白、量多之类证候。

（2）诊断标准：中华中医药学会中医诊断学分会制定的痰浊阻肺证诊断标准如下。①必有证素：肺，痰。②或兼证素：寒，湿，饮，气虚，阳虚。③常见表现及计量值：咳嗽＝5；气喘＝3；吐痰//痰多质稠＝6；痰色白＝4；痰滑易咯＝2；脓性痰＝2；痰色绿＝2；胸闷＝2；胸痛＝2；喉中痰鸣痰壅＝3；喉中哮鸣声＝3；肺部湿啰音＝3；桶状胸＝2；舌苔白＝2；舌苔腻＝2；舌苔润滑＝2；脉滑＝2。④临床辨证时：总计值量＜14，该证型的诊断不成立；总计值量 14～20，该证型属于Ⅰ（一级，较轻）；总计值量 21～30，该证型属于Ⅱ（二级，明显）；总计值量＞30，该证型属于Ⅲ（三级，严重）。

8. 风寒束肺证

（1）定义：指风寒之邪侵袭肺系，肺卫失宣所表现的证候。风寒犯肺是多种呼吸系统疾病较常见的证型，尤其是在肺气虚弱的情况下，风寒等邪气更易乘虚犯肺。

（2）诊断标准：中华中医药学会中医诊断学分会制定的风寒束肺证诊断标准如下。①必有证素：肺，寒。②或兼证素：表，外风。③常见表现及计量值：咳嗽＝5；新起恶寒重//恶寒发热＝5；新感风寒＝4；新病无汗＝3；头痛＝2；身痛＝2；咽喉痛＝2；鼻塞流清涕＝3；喷嚏＝3；喉痒＝2；新病气喘＝2；吐痰＝3；痰少质稀＝3；痰色白＝3；舌苔薄白//白＝2；脉浮＝2；脉紧＝2。④临床辨证时：总计值量＜14，该证型的诊断不成立；总计值量 14～20，该证型属于Ⅰ（一级，较轻）；总计值量 21～30，该证型属于Ⅱ（二级，明显）；总计值量＞30，该证型属于Ⅲ（三级，严重）。

9. 风热犯肺证

（1）定义：指风热邪气侵袭肺系，肺卫受病所表现的证候。

（2）诊断标准：中华中医药学会中医诊断学分会制定的风热犯肺证诊断标准如下。①必有证素：肺，热。②或兼证素：表，外风。③常见表现及计量值：咳嗽＝5；发热重恶寒轻//恶寒发热//发热＝4；出疹＝4；新病有汗＝3；头痛＝2；身痛＝2；咽喉痛＝2；鼻塞流清涕＝2；喷嚏＝2；喉痒＝2；新病气喘＝2；吐痰＝2；痰色黄＝2；口渴＝2；咽喉红肿＝2；舌赤//舌尖红＝2；舌苔黄＝2；脉浮＝2；脉数＝2。④临床辨证时：总计值量＜14，该证型的诊断不成立；总计值量 14～20，该证型属于Ⅰ（一级，较轻）；总计值量 21～30，该证型属于Ⅱ（二级，明显）；总计值量＞30，该证型属于Ⅲ（三级，严重）。

10. 燥邪犯肺证

(1) 定义：指外界燥邪侵犯肺卫，肺系津液耗伤所表现的证候，又称为燥气伤肺证、肺燥（外燥）证。据其偏寒、偏热之不同，又有温燥、凉燥之分。

(2) 诊断标准：中华中医药学会中医诊断学分会制定的燥邪犯肺证诊断标准如下。①必有证素：肺，燥。②或兼证素：表，寒，热，阴虚，津亏。③常见表现及计量值：环境干燥=6；咳嗽∥干咳∥阵发呛咳=5；鼻唇干燥=4；皮肤干燥=2；咽干∥口渴=3；胸痛=2；痰少质稠∥痰黏难咯=4；痰中带血=3；鼻衄=3；大便干结=2；尿短黄=2；新病无汗=1；舌体∥舌苔干燥=3；脉细=1；脉数=1。④临床辨证时：总计值量<14，该证型的诊断不成立；总计值量14～20，该证型属于Ⅰ（一级，较轻）；总计值量21～30，该证型属于Ⅱ（二级，明显）；总计值量>30，该证型属于Ⅲ（三级，严重）。

（二）肺病微观辨证研究

1. 肺气虚证

(1) 肺气虚证与免疫系统：许多疾病的发生、发展都与免疫系统有着千丝万缕的联系，因此研究者们将免疫系统的研究作为许多证候本质研究的突破口。广西中医学院研究发现肺气虚证病人E-玫瑰花环形成试验及血清IgA与正常对照组无显著性差异，而淋巴细胞转化率、IgM、IgG明显低于对照组；而林求诚的研究结果则是E-玫瑰花环形成试验明显低于对照组，体液免疫中IgM、IgG、IgA抗体比对照组稍见增高。肺气虚证研究汇总同一免疫指标出现了不同的研究结果，可见此方法研究不能揭示肺气虚证本质。

(2) 肺气虚证与内分泌系统：另外有研究发现，虚证病人时常有内分泌激素分泌功能的异常。林求诚研究发现肺气虚证病人的17-羟皮质类固醇（17-OH-CS）低于正常人组。但以沈自尹为首的研究团队发现肾阳虚证病人尿17-OH-CS含量均普遍低于正常人，还有学者在其他五脏虚本质的研究中也得到相同的结论。这就使尿17-OH-CS无法作为肺气虚证特异性指标。申维玺等认为在证的发生发展过程中，激素的变化属于证的继发性或伴随的反应性改变，而不会是本质性的改变，激素是通过调节细胞因子的基因表达水平起到间接调节和影响中医证候的作用，根据哲学原理和现代科学原理，内分泌激素不能被认为是证的本质。

(3) 肺气虚证与血液系统：实验发现，肺气虚证等存在血液流变学、血液组成成分、血液内的分子平衡系统等方面的改变。王元勋等发现肺气虚时全血黏度比、血浆黏度比、全血还原黏度及血细胞比容均升高，与宋崇顺等的研究结果基本一致。李雪梅等研究发现老年脾气虚证病人的全血黏度比、全血还原黏度及血细胞比容等均高于对照组，类似的改变在气虚证、阴虚证等证候中也出现过，没有特异性，也就无法揭示证候本质。

(4) 肺气虚证与微量元素：锌、铜、锰、铁、镁等微量元素大都参与体内一些酶类的组成，而在人体新陈代谢中各种酶类起了重要作用，所以微量元素研究在证本质研究中被广泛应用。谭茹等在小儿肺气虚证与微量元素的研究中发现肺气虚组血清锌低下，与正常组有显著性差异，而学者们通过测定脾气虚证或者脾阳虚证病人的血锌含量，发现其测量值也都是降低的。因此，该指标在肺气虚证中的诊断价值也就不复存在了。

(5) 肺气虚证与系统生物学：系统生物学是目前研究复杂生命体系较为常见的手段，鉴于其在整体性、动态性、复杂性与证候特性一致，许多学者引入系统生物学进行中医证本质研究。李泽庚运用代谢组学方法研究慢性阻塞性肺疾病稳定期肺气虚证及中药干预的尿液代谢组学特征，发现肺气虚证组尿液治疗前的代谢谱与健康对照组显著不同，其中胆酸、甲羟戊酸、羊毛固醇、钝叶醇等13种代谢物为慢性阻塞性肺疾病肺气虚证可能存在的生物标记物。

2. 肺阴虚证

(1) 系统生物学的研究：南征等发现，肺阴虚病人淋转试验显著低于正常，亦显著低于肺气（阳）虚证病人；肺阴虚证病人血清IgA和IgG明显高于正常和肺气虚证病人，说明肺阴虚时此种抗体分泌功能亢进，随着病情进展，此种分泌功能衰竭，血清IgA和IgG水平下降；肺阴虚证和肺气虚证为肺脏虚证的两个病变程度阶段的不同。何维等发现，肺阴虚型Ⅲ型肺结核病人 NK 活性明显低于正常对照组。提示此阶段以润肺药能提高 NK 细胞活性，从而增强巨噬细胞和 T 细胞功能，可以提高机体的免疫能力。邵长荣选择细胞介导的细胞毒性试验（CMC）观察肺阴虚浸润型肺结核病人的免疫功能，发现阴虚病人其 CMC 较正常值更为低下，治疗后阴虚证候好转，其杀伤率提高。宓雅珠等通过对 40 例慢性肺源性心脏病急性发作期未伤阴型病人及 30 例伤阴型病人 T-淋巴细胞亚群测定的对比，提示肺阴虚证细胞免疫功能的低下主要是 TH 细胞的减少所致。同时，肺阴虚证免疫系统的内环境稳定性也发生破坏，表现为 $CD4^+T/CD8^+$ 比值下降。申维玺等认为，IL-1 和 TNF 等细胞因子是肺阴虚证的本质，其发生机制是：在各种致阴虚证病因的作用下，细胞因子表达调控异常，IL-1 和 TNF 等细胞因子的基因表达增强，而与其拮抗的细胞因子，如 IL-6 等的基因表达相对不足，组织中 IL-1、TNF 的生物学活性相对升高，引起细胞因子网络自稳失衡，并使神经-内分泌系统也发生相应的继发性改变，从而出现阴虚证候。杨德诚等发现，肺阴虚证病人糖代谢方面无明显障碍。王正昌发现，中医辨证治疗肺癌病人，其生存期与血浆环核苷酸水平密切相关，阴虚型血浆 cAMP 显著高于气虚型病人，接近正常人，因而观察到较好治疗效果，在生存期上显著大于气虚病人。李泽庚等研究表明，肺气虚证与肺阴虚证 $CD3^+$ 淋巴细胞水平均降低，但肺阴虚证更为明显；肺阴虚证病人 $CD3^+/CD25^+$ 明显下降，造成肺阴虚证病人总 T 淋巴细胞数减少，免疫功能降低。

（2）生理学和病理学的研究：宋卫东等研究皮质醇在中医各证型慢性支气管炎病人整体及局部变化，以及其对肺泡巨噬细胞（AM）抑制作用，发现各型肺虚，尤其是隐性病证中，皮质醇含量及其对 AM 抑制作用的变化有一定的规律。该研究从一个侧面反映 AM 功能缺陷在慢性支气管炎辨证分型中的重要作用。李浩等观察到，在肺阴虚状况下，鼻腔和肺组织也存在密切相关的病理变化。戴维正发现，肺肾阴虚病人表现为肾上腺皮质变薄，右心室室壁增厚，肺气肿，肺、肝、肾等脏器见淋巴细胞、浆细胞、单核细胞浸润，且有多脏器的瘀血。杨德诚等发现，肺阴虚证、肺气虚证病人在肺功能的障碍属于阻塞型，两组间差异不明显；肺阴虚证组呼吸功能障碍所造成的酸碱失衡较甚于肺气虚组。

（3）微量元素的研究：杨德诚等指出，慢性硒中毒某些症状（如疲乏无力）与中医虚证临床表现有相似之处，但是否即为肺阴虚证发病之本质因素尚须进一步探讨。戴豪良对 23 例肺阴虚病人头发微量元素进行检测，发现与正常人比较，头发 Zn、Ca 等降低，而 Cu 值增高，有显著性差异。

（4）脉学、舌诊的研究：王洪燕等发现，肺阴虚的脉图肺波高度明显下降≤1/2 心波，但 Th2 未下降，整个脉图仍以心肺 2 个波为主。谭石明报道，肺结核属阴虚病人以红舌为主，病变越重，紫色越多。张士金等以灌服沙参麦冬汤作为反证，测定血清 IL-1、IL-6、TNF 含量的变化，用放免法测定肺泡灌洗液中 SIgA 含量的变化。结果表明，肺阴亏虚咳嗽组与正常对照组相比，在上述客观指标上存在显著性差异，说明肺阴亏虚咳嗽有可信的科学依据。

3. 风寒犯肺证

（1）支原体抗体及 Th1/Th2 失衡：吕淑云认为，风寒闭肺型支原体抗体 IgM 多呈弱阳性。张伟等通过实验建立风寒乘虚犯肺大鼠动物模型，观察模型组大鼠血清中 IL-4、INF-γ 及 INF-γ/IL-4 比值的变化，阐释 Th1/Th2 失衡在风寒乘虚犯肺证形成中所起的作用及其机制，并发现 Th1/Th2 细胞因子网络平衡的失调，尤其是 Th2 细胞因子异常高度表达是慢性阻塞性肺疾病、支气管哮喘、变应性鼻炎等发生、发展的分子生物学基础之一，与多种呼吸道疾病的发生发展密切相关。研究表明风寒乘虚犯肺大鼠由于受到烟熏、风寒等因素刺激，激活机体免疫应答系统，风寒乘虚犯肺组大鼠血清 IL-4 水平较正常对照组升高，而 IFN-γ 水平较正常对照组显著降低，IFN-γ/IL-4 降低。由此可见，风寒乘虚犯肺证与 Th1/Th2 失衡密切相关。

（2）微量元素：本实验采用熏烟及气管内加滴脂多糖并施加风寒因素的方法建立风寒乘虚犯肺大鼠动物模型，在造模过程中观察到风寒乘虚犯肺组大鼠因肺气亏虚，加之风寒之邪侵袭，出现咳嗽、喷嚏频发，喉中痰鸣，寒战、扎堆蜷卧，毛发竖起、干枯打绺、色泽晦暗等变化。除上述一般情况变化外，风寒乘虚犯肺组大鼠毛发微量元素的含量也发生了明显改变：风寒乘虚犯肺大鼠毛发中 Fe、Ca、Mg、

Zn 这几种微量元素均较正常大鼠有所降低，其中 Fe、Mg、Zn 含量明显低于对照组。提示风寒乘虚犯肺证对大鼠毛发中微量元素的代谢具有明显的影响，同时也从一定程度上论证了中医学"肺主皮毛"理论，进一步从微观角度揭示了肺脏与皮毛之间的内在联系。

4. 风热犯肺证 肖辉等通过调查显示病毒感染后慢性咳嗽多以痰少难咳、痰黄白相间、咽痒、舌质红、溲黄为主要症状，是风热犯肺证的特征。病毒感染后慢性咳嗽中风热犯肺多兼肝火，本研究中痰白黄相间、急躁易怒、苔薄黄、心烦的贡献度较大，可能是诊断此类病毒感染后慢性咳嗽的辨证要点。童晓萍等认为，肺炎支原体肺炎（MPP）是由肺炎支原体引起的以间质病变为主的急性肺部感染。MPP 在中医学多属于"风温肺热病、咳嗽"等范畴，该病起病急骤，发热、咳嗽、胸闷痛等，符合中医"风温"的临床特征。发病多以实证热证为主，初期风热在表，邪郁肺卫，邪入气分，可表现肺热壅盛、痰热蕴肺等。张利民等研究提示，MPP 感染在中医临床上有一定规律可循。南方冬春季节多见，诊断以咳嗽为主，临床上虽可见多种证型，但以风热犯肺、风热闭肺和痰热阻肺为主，中老年人痰湿阻肺和脾肺气虚居多。本病多为外感风热（温）之邪，风热犯肺，肺失清肃，则咳嗽，发热，咽痛，如风热外感，卫表闭塞，肺失宣肃，气壅于肺，肃降不行，则气喘；如风热犯肺，肺热熏蒸，灼津为痰，或平素抽烟酗酒，嗜食膏粱厚味，痰热内蕴，痰热壅肺，气道被阻则咳嗽、气喘、咳黄稠痰；如平素脾虚痰湿内胜，则外感之风邪可寒化，而表现为痰湿阻肺，或风寒犯肺，如平素脾肺气虚，或病久延治误治，则可表现为脾肺气虚证。根据蔡琦玲等在肺真菌感染疾病中医辨证研究中，将肺隐球菌性肺热病分为风热犯肺型、痰热壅肺、邪热内结、脾肾阳虚。中医学认为肺热病是外界热毒侵入肺部，导致肺热毒湿。肺隐球菌性肺热病是由毒邪（肺隐球菌）入肺，积生热毒痰湿，辨证可分为风热犯肺、痰热壅肺、邪热内结、脾肾阳虚等。常艳鹏等认为，风热犯肺证系因外感风热之邪或风寒郁久化热，侵犯肺卫，肺失宣肃，肺卫受病所表现的证候。风邪具有升发、向上向外的特性，常伤人肺部；风善行而数变，其致病的特点是发病快、变化多。热邪依附风邪侵袭于肺，与其他中医证候相比，风热犯肺证由于致病特点可以更加迅速出现相应的临床表现，导致机体相关因子出现变化，表现为各项指标均明显高于非风热犯肺证。在不考虑影响因素的情况下，上呼吸道感染及肺炎的风热犯肺证病人与非风热犯肺证病人相比，IL-1β、IL-4、IL-6、IL-8、cAMP、MIP-1β、PGE$_2$、TNF-α 等指标均明显升高。

5. 寒痰阻肺证 曹玉雪等认为，中医学"痰"的本质与现代医学的炎症学说可能相关，诱导痰中嗜酸性粒细胞（eosinophil，EOS）和嗜酸性粒细胞阳离子蛋白（ECP）可能是哮喘寒痰证微观辨证的重要指标之一，中性粒细胞可能是哮喘热痰证微观辨证的重要指标之一，白三烯（LT）作为寒痰证的微观辨证指标的可能性值得进一步研究，哮喘寒痰证可能有 Th2 优势型的表现，与嗜酸性粒细胞哮喘表现有类似之处，而 c 反应蛋白（CRP）等则可能成为人类诸多炎症性疾病的微观性指标。

〔姚　涛〕

三、脾病辨证诊断标准研究

脾居于中焦，五行属土，与胃相表里，喜燥而恶湿。脾主肌肉四肢，开窍于口，其华在唇，在液为涎。脾主运化水谷精微，为气血生化之源，故称后天之本；脾主统血，有统摄血液在脉管中运行，而不溢于脉外的功能；脾主升清，能维持人体内脏处于恒定位置。脾病的主要病理变化为运化、升清、统血的功能失常和湿邪犯脾，气虚为本、湿困为标是其病理特点，常见症状有腹胀、食少、纳呆、便溏、浮肿、慢性出血、内脏下垂等。

"十三五"规划教材《中医诊断学》（人民卫生出版社）中列出脾病有脾气虚证、脾阳虚证、脾不统血证、脾虚气陷证、湿热蕴脾证、寒湿困脾证等 6 种常见证型。20 世纪 80 年代以来，随着科学技术的进步，脾病的辨证研究取得了很大成就，其中在脾虚证方面尤为显著，政府部门和专业组织相继出台了一系列诊断标准，研究人员通过现代检测技术和分析技术寻找出部分与证型相关的特异性客观指标，现将脾病辨证诊断标准及研究进展报告如下。

（一）脾病现有诊断标准

1. **脾虚证**　脾病以虚证为主。脾虚证是一组能够比较集中地反映脾的生理功能不足的症候群，包括脾气虚、脾阳虚及脾虚兼证等多种证型。脾阳虚证、脾虚气陷证、脾不统血证的部分病机不同，临床表现各有特点，但三证均有脾气虚的发病基础，具有脾气虚的一般见症，国家卫生部药政局于 1987 年颁布的《中药治疗脾虚证的临床研究指导原则》以脾气虚证为基础来诊断其他脾虚证，因此脾虚证辨证以辨脾气虚证为主。

（1）脾气虚证：脾气虚证是指脾气不足，运化功能减退所表现的证候。本证以纳少、腹胀、便溏与气虚见症为辨证要点。1987 年原卫生部颁布的《中药治疗脾虚证的临床研究指导原则》中以脾虚症状、气虚主症和次症的不同组合诊断脾气虚证，脾虚主症：①胃纳减少或食欲差；②大便不正常（溏、烂、先硬后溏、时溏时硬）；③食后或下午腹胀。气虚主症：①舌质淡、舌体胖或有齿印、苔薄白；②脉细弱；③体倦乏力；④神疲懒言。次症：口淡不渴、喜热饮、口泛清涎、腹痛绵绵、恶心呕吐、脘闷、肠鸣、消瘦或虚胖、面色萎黄、唇淡、短气、排便无力、白带清稀、浮肿、小便清长、咳痰多清稀、失眠不寐。诊断标准：①气虚主症 2 个＋脾虚主症 2 个；②气虚主症、舌象＋脾虚主症 2 个；③气虚主症、舌象＋脾虚主症 1 个＋次症 2 个；上述三项中具备一项即可诊断脾气虚证。该指导原则明确了脾气虚证由脾虚加气虚构成的诊断思路，所列四诊指标也有主次症之分，并提出了唾液淀粉酶活性负荷试验和木糖吸收试验作为诊断的参考指标，大大增强了诊断的客观性。

1993 年国家卫生部发布的《中药新药临床研究指导原则》中"中药新药治疗脾虚证的临床研究指导原则"一节基本沿袭了《中药治疗脾虚证的临床研究指导原则》中的内容。2002 年国家药品监督管理局发布的《中药新药临床研究指导原则（试行）》，文中脾气虚诊断标准改为主症和次症的形式，内容也进行了精简，主症包括食少纳呆、体倦乏力、食后或午后腹胀、大便异常（溏、烂、先硬后溏、时溏时硬）；次症包括神疲懒言、口淡不渴、腹痛绵绵、恶心呕吐、脘闷、肠鸣、面色萎黄、浮肿、排便无力、舌质淡、舌体胖或有齿印、苔薄白、脉细弱；具备上述主症 2 项，或主症 1 项加次症 2 项，即可诊断脾气虚证。

中华中医药学会脾胃病分会于 2017 年发布的《脾虚证中医诊疗专家共识意见》中在原有基础上对脾气虚证的诊断标准进行修定和细化。主症：倦怠乏力；大便溏稀；食欲减退。次症：神疲懒言；食后腹胀；脘腹隐痛，遇劳而发；口淡不渴；面色萎黄；排便无力。舌脉：舌淡或伴齿痕、苔薄白；脉弱无力。诊断：舌脉象必备加主症、次症各 2 项，或舌脉象必备加主症 1 项、次症 3 项即可诊断。

（2）脾虚气陷证：脾虚气陷证是指脾气虚弱，升举无力，清阳下陷所表现的证候。本证以眩晕，脘腹坠胀，内脏下垂与脾气虚见症为辨证要点。《中药治疗脾虚证的临床研究指导原则》中提出脾虚气陷证诊断标准：脾气虚诊断＋内脏下垂（脱肛，胃、肾、子宫下垂等）或久泻不止，或滑精等一项。

（3）脾不统血证：脾不统血证是指脾气统摄血液在脉中正常运行的功能失常，致使血溢脉外所表现的证候。本证以各种慢性出血与脾气虚见症为辨证要点。《中药治疗脾虚证的临床研究指导原则》中提出脾不统血证诊断标准：脾气虚诊断＋慢性出血。

（4）脾阳虚证：脾阳虚证是指脾阳亏虚，失于温运，阴寒内生所表现的证候。本证以腹部隐痛，喜温喜按，大便清稀与脾气虚见症为辨证要点。《中药治疗脾虚证的临床研究指导原则》中提出脾阳虚证诊断标准：脾气虚诊断＋阳气虚诊断（阳气虚诊断：①畏寒；②肢冷；③大便清稀、完谷不化；④口流清涎）。

2017 年版《脾虚证中医诊疗专家共识意见》中提出脾阳虚证的诊断标准。主症：大便清稀甚则完谷不化；脘腹冷痛喜温喜按，遇寒或饥时痛剧；畏寒肢冷。次症：肠鸣辘辘；口泛清涎；面色㿠白；带下清稀量多。舌脉：舌淡胖伴齿痕、苔白滑，脉沉缓。诊断：舌脉象必备加主症、次症各 2 项，或舌脉象必备加主症 1 项、次症 3 项即可诊断。

2. **脾实证**　多年来关于脾证辨证的研究重在脾虚证，较少涉及脾实证，且目前对脾实证的研究多以疾病为纲。脾易湿胜，湿易困脾，"脾恶湿"（《素问·宣明五气》），可见脾对湿有特殊的敏感性。临床上湿热蕴脾证、寒湿困脾证十分多见，故有必要加强对此类证型的研究。寒湿困脾证和湿热蕴脾证均为湿邪困脾，脾失健运，故皆有肢重身困、纳呆、呕恶、身黄、便溏、苔腻、脉濡等症，两者的主要区别在于寒湿困脾证兼寒象，湿热蕴脾证兼热象。

（1）寒湿困脾证：寒湿困脾证是由于寒湿内盛，脾阳受困，运化失职所表现的证候。本证以脘腹痞闷，纳呆便溏与寒湿见症为辨证要点。《中药新药临床研究指导原则（试行）》中以主症和次症的形式诊断寒湿困脾证，主症包括脘腹痞闷，口淡不渴，口腻，食少纳呆，大便溏泄，舌苔白腻或白滑；次症包括头身困重或怯寒，腹满或腹痛肠鸣，肢体浮肿或小便量少，恶心欲呕，面目肌肤发黄，黄色晦暗不泽，妇女带下量多色白，脉濡缓或细缓。具备上述主症 3 项（舌苔必备），或主症 2 项（舌苔必备）加次症 2 项，即可诊断寒湿困脾证。

（2）湿热蕴脾证：湿热蕴脾证是指湿热内蕴中焦，脾失健运，脾胃运化功能障碍所表现的证候。本证以脘腹痞闷，纳呆便溏与湿热见症为辨证要点。《中药新药临床研究指导原则（试行）》中以主症和次症的形式诊断湿热蕴脾证，主症包括脘腹胀闷，口渴少饮，食少纳呆，大便溏而不爽，舌质红，舌苔黄腻；次症包括肢体困重，身热不扬或汗出不解，腹胀满，恶心欲呕，身目发黄色鲜明，脉濡数。具备上述主症 3 项（舌象必备），或主症 2 项（舌象必备）加次症 2 项，即可诊断湿热蕴脾证。

（二）脾病计量诊断研究

杨维益等在运用计算机对 500 例脾气虚证医案进行统计的基础上，根据脾气虚证症状发生率的高低，确定出每一症状的分值，制定了脾气虚证分级（轻度、中度、重度）的量化诊断标准，并在文献中进行了报道。邱向红等通过以整群抽样取得的 549 例各科各系统病人（包括脾虚证 229 例，非脾虚证 320 例）的四诊资料对以往建立的"脾虚证诊断计分表"的诊断效果做了前瞻性的研究，得出该计分表诊断脾虚证的几项主要评价指标结果为：患病率 41.7%，准确度 91.3%，敏感度 93.0%，特异度 90.0%，阳性预测值 86.9%，阴性预测值 94.7%，阳性似然比 9.30，阴性似然比 0.08，诊断效果较为满意，认为可进一步推广。

《中药新药临床研究指导原则（试行）》中列出了寒湿困脾证、湿热蕴脾证和脾气虚证的症状分级量化表。中华中医药学会脾胃病分会参照《中药新药临床研究指导原则（第一辑）》《中药新药临床研究指导原则（试行）》和中国中西医结合学会消化系统疾病专业委员会制订的《胃肠疾病中医症状评分表》，结合临床实际制定了脾虚证主要症状量化分级评分表和脾虚证舌象体征量化分级评分表，并在《脾虚证中医诊疗专家共识意见（2017）》一文中进行公布。

（三）脾病客观指标研究

1. 唾液淀粉酶　既往研究依据"脾主涎"等中医理论发现脾气虚证病人唾液淀粉酶（salivary alpha-amylase，SAA）活性比值（酸刺激后/酸刺激前）较健康者明显下降，该指标被卫生部颁布的《中药新药临床研究指导原则》（1993 年版）和《中药治疗脾虚证的临床研究指导原则》列为脾气虚证诊断和疗效评价的参考指标，是得到政府卫生部门认可的证候微观指标。

近年来有关唾液淀粉酶活性比值在脾气虚证中诊断的研究已逐步开展，并取得了一定的成果，为该指标的临床应用提供了可靠的实验依据。王文静纳入慢性胃炎、消化性溃疡病人，经中医辨证分为脾气虚组和非脾气虚组，并设立健康对照组，采集三组成员在基础状态（清晨醒来后无任何活动、安静和空腹）和非基础状态（可以有一般的活动）下酸刺激前后的唾液样本进行检测，结果发现无论是基础状态还是非基础状态，在酸刺激后，脾气虚证病人的唾液淀粉酶活性明显下降，与其他组别存在显著差异。梁谋旺通过测定慢性浅表性胃炎脾气虚证病人、重症肌无力脾气虚证病人和健康人在基础状态下和非基础状态下的唾液淀粉酶活性比值，再次证实了在两种状态下，酸刺激后，脾气虚证病人的唾液淀粉酶活性均明显下降，两种状态下的唾液淀粉酶活性变化成正相关，其中在非基础状态下其关联性更强，从异病同证角度证实了唾液淀粉酶活性比值适用于诊断脾气虚证。王丽辉通过采集健康人、慢性浅表性胃炎病人（脾气虚证、脾虚湿热证、肝胃不和证）、重症肌无力病人（脾气虚证、脾虚湿热证、脾肾两虚证）酸刺激前、后的唾液，检测并比较唾液淀粉酶活性及总活性、唾液流率、pH 值等指标，结果发现两种疾病脾气虚证病人的唾液存在相似的病理生理改变，证实了唾液淀粉酶活性比值降低可能是脾气虚证病人的相对共性表现，对该证型的诊断具有重要意义。近年来的相关研究表明唾液淀粉酶活性比值下降作为脾气虚证诊断的辅助指标具有较高的敏感性和特异性，认为该指标变化与脾气虚证病人的消化能力低下和副交感神经功能偏亢相关。

2. 木糖吸收试验　脾主运化是指脾能将水谷精微输散到全身各脏腑组织，脾失健运则机体的消化、吸收、运输等功能减退，说明中医学"脾"的主要生理功能及病理表现与现代医学消化系统的关系密切，有研究资料表明脾气虚时消化系统的功能处于紊乱状态。既往依据"脾主运化"等理论发现木糖吸收试验可作为诊断脾气虚证的辅助依据，该指标为政府卫生部门认可的证候微观指标。孙弼纲等发现随着木糖吸收率的逐步降低，脾气虚证各种症状的出现率不断升高；除周围血管阻力逐渐上升外，唾液淀粉酶活性、血液流变学检测、心功能、红细胞、血红蛋白及淋巴细胞转化率等指标值均逐渐下降，与木糖吸收率呈正相关关系。并按照上述规律，将脾虚证分为Ⅰ、Ⅱ、Ⅲ共3度，初步提出脾气虚证分度定量诊断法。

尿木糖吸收试验在脾气虚证现代研究中的意义已经得到学术界的公认，但是该试验受到肾功能障碍的影响、留取尿液标本过程中受试者的依从性较差等缺点，临床应用受到一定的限制。黄玉贤等发现脾气虚证病人"血清木糖吸收试验"结果明显低于健康人，与"尿木糖吸收试验"结果有一致性，证明其在脾气虚证与非脾气虚证、脾气虚证与正常人之间具有较好的鉴别意义，且具有不受肾功能影响、标本采集简易可控、结果更为准确的优点，认为"血清木糖吸收试验"可以代替"尿木糖吸收试验"应用于脾气虚证的微观辨证研究。

3. 系统生物学

(1) 基因组学：基因组代表了一个物种的所有遗传信息，即DNA分子的总和，通过对诸证相关基因研究，可进一步进行基因转录及编码蛋白方面的研究，是中医证型研究的拓展。罗云坚等采用cDNA芯片技术探讨脾气虚证免疫功能的异常变化，初步筛选了脾气虚证免疫相关基因组学改变的异常表达基因，结果发现与健康人相比，脾气虚证病人外周血白细胞中CD9、CD164、PF4、RARB基因表达下调，IGKC、DEFA1、GNLY基因表达上调，认为脾气虚证发生有免疫相关基因组学基础，脾气虚时机体的免疫功能紊乱。陈蔚文等发现脾气虚证病人与健康人存在差异的表达基因有54条，其中有4条基因为显著差异表达基因，提示脾气虚证具有特征性的基因差异表达图谱，主要表现为与营养物质代谢及免疫调节相关基因呈下调趋势。周福生等为探讨脾气虚证与线粒体DNA（mtDNA）多态性的相关性，对20个标本（脾气虚证组、湿热证组和正常对照组）进行了mtDNA全序列重叠测序，结果发现脾气虚证组在D-LOOP区突变率和缺失突变方面均高于其他组，认为脾气虚证病人的mtDNA序列存在多态性改变，脾气虚证在D-LOOP区的突变率高，可能是脾气虚证的分子基础。

(2) 蛋白质组学：蛋白质组学通过对不同证候所表达的蛋白质与正常蛋白质进行比较，寻找具有统计学意义的差异蛋白点，找到证候的相关蛋白质及作用规律，对证候的诊治研究具有重要意义。于漫等运用蛋白质组学技术筛选与脾阳虚证相关的回肠组织差异蛋白，结果发现与正常大鼠相比，脾阳虚证大鼠中结蛋白、角蛋白8、丙酮酸激酶、埃兹蛋白表达上调；甘油醛三磷酸脱氢酶、角蛋白19、角蛋白1、肌动蛋白表达下调，认为机体能量代谢速率减慢，能量生成减少，回肠绒毛蛋白结构变化，吸收消化功能减弱，可能是脾阳虚证的病理机制。吕凌等采用蛋白质组学技术研究脾气虚证大鼠回肠组织蛋白的差异性表达，发现脾气虚证大鼠与正常大鼠的回肠组织蛋白质图谱有显著差异，两组中存在3个蛋白点表达异常，提示脾气虚证的发生与白蛋白表达下调、胰蛋白酶和葡萄糖调节蛋白78表达上调有密切关系。刘健等发现脾气虚证病人血清总蛋白、白蛋白、血清游离氨基酸总量、必需氨基酸及支链氨基酸含量显著低于健康人，上述指标与木糖吸收率呈直线正相关，提示脾气虚证蛋白质的变化是一个渐进过程，随着其营养物质吸收障碍的逐渐加重，血清氨基酸含量逐渐降低，肝细胞线粒体的病变逐渐显著，肝脏合成蛋白质的原料不足及能力逐渐下降，并引起蛋白质代谢的动态变化。

(3) 代谢组学：代谢组学致力于考察生物体在不同状态下内源性代谢产物的变化，从而寻找代谢物与病理生理之间的联系。杨维益等对脾气虚证病人的乳酸代谢状况进行了观察，发现脾气虚证病人血乳酸含量增高，血清乳酸脱氢酶活性下降，说明乳酸代谢异常是脾气虚证的病理改变之一，乳酸可能为该证型的生物标志物。郑丽红应用磁共振代谢组学方法研究脾气虚证病人唾液的代谢组学特征，发现脾气虚证病人唾液的代谢谱明显偏离于正常人群，脾气虚证病人唾液中的乳酸、N-乙酰糖蛋白、乙醇等物质含量高于健康人。王颖等采用磁共振代谢组学技术研究脾阳虚模型大鼠代谢组学特征，发现与正常大鼠相比，其血浆中葡萄糖、乳酸、丙氨酸、甘氨酸、苏氨酸、谷氨酰胺、高密度脂蛋白、低密度脂蛋白、极低密度脂蛋白、N-乙酰糖蛋白、磷脂酰胆碱、不饱和脂肪酸含量异常，提示机体的能量代谢、脂代谢和糖代谢异常，另发现脾气虚证与脾阳虚证大鼠具有不同的代谢图谱，说明代谢组学可实现两种证型大鼠的区分。

蛋白质组学、基因组学、代谢组学等"组学"方法具有整体性和系统性的特点，与中医学的整体观念相符合，因此可通过挖掘机体内的特异性微观指标作为中医证型研究的出发点和切入点。目前对于脾气虚证的系统生物学研究揭示了与该证型相关的部分特异性指标及"组学"网络变化规律，但多为小样本的前瞻性研究，且部分为动物实验研究，缺乏统一标准，因此未能构成有说服力的微观指标诊断标准。这些新技术的涌现为中医"辨证"提供了新的工具和方法，值得在此基础上进行更为深入的研究。

4. 免疫功能指标

（1）脾虚证：丁洁等研究发现脾虚证病人与正常人相比，末梢血中 T 淋巴细胞总数、辅助性 T 细胞（Th）明显减少、抑制性 T 细胞（Ts）相对增多，Th 与 Ts 比值异常，单位淋巴细胞体外分泌 IL-2 功能无明显改变；唾液 SIgA 水平在酸刺激前明显高于正常人，负荷实验储备力降低，说明脾虚证病人细胞免疫功能降低，免疫调节机制紊乱，免疫抑制占优势，消化道局部免疫功能低下。顾红缨等研究发现脾虚小鼠 T、B 淋巴细胞的增殖率明显低于正常小鼠。李宏宇等也发现脾虚证大鼠的脾脏 T、B 淋巴细胞增殖急剧下降，服用四君子汤 7 日后则恢复到正常水平。

（2）脾实证：陈锦芳等研究显示，慢性乙型肝炎湿热蕴脾证病人血清免疫球蛋白水平 IgG、IgM 均明显升高，血清补体 C_3、C_4 明显降低，茵芍散具有改善病人体液免疫功能的作用。郑春素等对 60 例慢性乙型肝炎湿热蕴脾证病人免疫球蛋白和补体进行动态观察，发现该证病人 IgG 高于正常值，IgA、IgM、C_3、C_4 与正常值比较无显著差异。提示此类病人 HBV 复制活跃，肝细胞炎症反应明显，体液免疫功能亢进。随后，陈锦芳等进一步观察到，慢性乙型肝炎湿热蕴脾证病人 CD3、CD4 明显低于正常值，CD8 明显高于正常值，NK 细胞与正常值相比差异无显著性，提示 CD 细胞功能异常是此证病理变化的重要因素之一。

5. 血液流变学　多项研究表明脾虚证与血液流变学的变化密切相关。陈达理等发现脾虚证病人存在着高凝状态，同时伴有继发性纤溶现象。马山等发现脾虚证模型小鼠 TXB2 明显升高，导致机体处于血液高凝状态，易合并血栓形成，阻塞肠黏膜微循环，造成黏膜缺氧损伤。另有研究显示，慢性肾炎及肾病综合征等与脾气虚密切相关的疾病，机体中血黏度、血小板黏附率及聚集活性多呈增高趋势，而再生障碍性贫血、血友病等另一类与脾气虚相关的疾病，其机体中血黏度、血小板黏附性及聚集性多呈下降趋势。因此，血液流变学指标可能仅适用于部分疾病脾气虚证的诊断，未能从异病同证的角度证实该指标对脾气虚证的特异性和敏感性，具体有待进一步的研究和探讨。

6. 其余客观指标　脾主肌肉、四肢，肌肉的壮实及其功能发挥之间有着密切的联系。20 世纪 80 年代，刘友章教授提出脾主肌肉与细胞线粒体有密切的关系。杨维益等发现，脾气虚大鼠骨骼肌肌纤维明显变细，提示脾气虚时骨骼肌的形态方面会有变化。

刘金元、王小荣等在制备脾虚证动物模型时，发现造模后的小鼠身上有消化道病理形态学的改变。曲瑞瑶等将脾虚大鼠模型与正常大鼠相比，发现脾虚大鼠胃电慢波振幅显著减小，快波振幅轻度减小，胃运动明显减弱。提示脾虚证可能伴有消化道形态学和功能学的改变。

张立德、马建伟等发现脾虚证病人和动物身上存在着微量元素的改变，提示微量元素的含量及代谢异常和脾虚证存在着较为密切的关系，考虑微量元素含量异常是因脾虚运化失常所致。

虽然现有文献提示脾虚证时机体存在消化道、骨骼肌、微量元素等多方面异常，但多数研究结果是通过动物实验取得的，缺乏说服力和可靠性。而现有文献报道的客观化研究结果，可作为今后筛查特异性客观指标的基础，进一步探索二者是否存在着密切关联性，以期为脾病辨证研究提供新思路。

〔钟森杰〕

四、肝病辨证诊断标准研究

肝位于右胁，胆附于肝，肝胆互为表里。肝开窍于目，在体合筋，其华在爪。足厥阴肝经绕阴器，循少腹，布胁肋，系目，上额，交巅顶。少腹、胸胁、头顶是肝经经脉循行反映于体表的重要区域。

肝的主要生理功能是主疏泄，其性升发，喜条达恶抑郁，能调畅气机，疏泄胆汁，促进胃肠消化，调节精神情志而使人心情舒畅，调节生殖功能而有助于女子调经、男子泄精。肝又主藏血，具有贮藏血液，调节血量的功能。

肝的病变主要反应在疏泄失常，气机逆乱，精神情志变异，消化功能障碍；肝不藏血，全身失养，筋膜失濡，以及肝经循行部位及经气受阻等多方面的异常。其常见症状有精神抑郁，烦躁，胸肋、少腹胀痛，头晕目眩，巅顶痛，肢体震颤，手足搐搦，以及目疾，月经不调，睾丸疼痛等。

肝病的常见证型可以概括为虚、实两类，而以实证为多见。实证多由情志所伤，使肝失疏泄，气机郁结；气郁化火，气火上逆；用阳太过，阴不制阳；阳亢失制，肝阳化风；或寒邪、火邪、湿热之邪侵犯肝及肝经所致，而有肝郁气滞证、肝火炽盛证、肝阳上亢证、肝风内动证、肝经湿热证、寒滞肝脉证等。虚证多因久病失养，或他脏病变所累，或失血，致使肝阴、肝血不足，而有肝血虚证、肝阴虚证等。

（一）肝病现有诊断标准

早期的中医证型诊断标准测重从宏观入手，根据中医的见证，用传统的辨证方法进行分析、综合，这种辨证以定性诊断为主，如1982年全国中西医结合虚证与老年病防治学术会议发布的《中医虚证辨证标准》、1995年《中药新药临床研究指导研究原则》、2002年版《中药新药临床研究指导原则（试行）》及中华人民共和国国家标准《中医临床诊断术语　证候部分》等，纵观多个不同级别的诊断标准，定性诊断多采用主症次症辨证或定位定性辨证的方法。

1. 肝阴虚证　指阴液亏虚，肝失濡润，虚热内扰，以头晕、目涩、胁痛、烦热等为主要表现的虚热证证候。本证多由情志不遂，气郁化火，耗伤肝阴；或热病后期，灼伤阴液；或肾阴不足，水不涵木，累及肝阴所致。肝阴虚证的证候如下。①主症（肝的定位症）：视物昏花、两目干涩；胁肋隐痛；肢体麻木；②次症：头晕，失眠，情绪易于激动；③阴虚内热症：口咽干燥，潮热盗汗，五心烦热或手足心热，舌红少苔，脉细弦或细弦数；具备主症1项，次症1项及阴虚内热症2项者方可辨证为肝阴虚证。

2. 肝血（亏）虚证　指血液亏损，肝失濡养，以眩晕、视力减退、经少、肢体震颤及血虚症为主要表现的证候。本证多由脾胃虚弱，化源不足；或因失血过多，或因久病重病，失治误治伤有营血所致。除面色苍白，头晕眼花，唇舌色淡，脉细血虚主症外，兼有两目干涩，视物昏花，肢麻筋挛，夜寐不安，月经量少或闭经即可诊断肝血虚证。

3. 肝郁（气滞、气结）证　指肝失疏滞，气机郁滞，以情志抑郁，喜叹息，胸胁或少腹胀闷窜痛，妇女乳房胀痛，月经不调，脉弦等为常见症的证候。本证多由精神刺激，情志不遂或病邪侵扰，阻滞肝脉或其他脏腑影响，肝气失于疏泄所致。既往情志抑郁，胸胁或少腹胀满窜痛，善太息，或见咽部异物感，或见瘿瘤、瘰疬，或见胁下癥块。妇女可见乳房作胀疼痛，痛经、月经不调，甚则闭经。舌苔薄白，脉弦或涩。病情轻重与情志变化关系密切。

4. 肝火炽盛证　是指肝经火盛，气血上逆，而表现为以热炽盛于上为特征的证候，又称为肝火上炎证、肝胆火盛证、肝经实火证。表现为头晕胀痛，痛势若劈，面红目赤，口苦口干，急躁易怒，耳鸣如潮，甚或突发耳聋，不寐或噩梦纷纭，或胁肋灼痛，或吐血、衄血，大便秘结，小便短黄，舌质红，舌苔黄，脉弦数。

2002年版《中药新药临床研究指导原则（试行）》指出高血压病肝火炽盛证的诊断标准如下：主症：眩晕、头痛、急躁易怒；次症：面红、目赤、口干、口苦、便秘、溲赤、舌红苔黄、脉弦数。

5. 肝阳上亢证　肝阳亢扰于上，肝肾阴虚于下所表现的上实下虚的证候，以眩晕耳鸣，头目胀痛，头重脚轻，面红目赤，急躁易怒，失眠多梦，腰膝酸软，头重脚轻口苦，舌红少津，脉弦细数等为常见症。该证又称为肝阳上扰证、肝阳亢盛证。

2002年版《中药新药临床研究指导原则（试行）》指出高血压肝阳上亢证的诊断标准如下。主症：眩晕、头痛、腰酸、膝软、五心烦热；次证：心悸、失眠、耳鸣、健忘、舌红少苔、脉弦细而数。

6. 肝风内动证　肝风内动是对内生之风的病机、病状的概括，是指病人出现眩晕欲仆，抽搐震颤等具有"动摇"特点为主的一类证候。一般有热极生风、肝阳化风、阴虚动风和血虚生风等证候。

（1）热极生风证：是指邪热炽盛，伤津耗液，筋脉失养所导致的动风证候。在卫气营血辨证中，归属血分证。表现为高热烦躁，躁扰如狂，手足抽搐，颈项强直，两目上视，甚则角弓反张，牙关紧闭，神志不清，舌质红绛，苔黄燥，脉弦数。

（2）肝阳化风证：是指因肝阳亢逆、无制所导致的一类动风证候。表现为眩晕欲仆，头摇，头痛，肢体震颤，项强，语言謇涩，手足麻木，步履不稳，舌红，苔白或腻，脉弦细有力。甚或突然晕倒，不省人事，口眼㖞斜，半身不遂，舌强不语，喉中痰鸣。

（3）阴虚动风证：是指阴液亏虚，筋脉失养所导致的动风证候。表现为手足颤动，眩晕耳鸣，潮热，颧红，口燥舌干，形体消瘦，舌红少津，脉细数。

（4）血虚生风证：是指血液亏虚，筋脉失养所导致的动风证候。表现为手足震颤，肌肉瞤动，肢体麻木，眩晕耳鸣，面白无华，爪甲不荣，舌质淡白，脉细弱。

7. 寒滞肝脉证　寒邪侵袭，凝滞脉经，表现以肝经循行部位冷痛为主症的实寒证候。表现为少腹冷痛，阴部坠胀作痛，或阴囊收缩引痛，得温则痛减，遇寒加甚，或见巅顶冷痛，形寒肢冷，舌淡苔白润，脉象沉紧或弦紧。

（二）肝病计量诊断研究

在模糊定性基础上建立了症状分级计分的半定量诊断方法，又引入权重概念量化症状重要程度，初步建立了定性与定量相结合的证候诊断标准雏形。

1. 肝阴虚证　陈国林综合传统中医辨证、专家咨询、计量鉴别诊断，制定了包括肝肾阴虚证等肝脏9个证候的辨证标准；侯氏采用病证结合的方法，建立了原发性肝癌、肠癌的肝阴虚证量化标准，这一标准包括了量化诊断标准和程度分级标准。①五心烦热：7分；②眩晕：14分；③目涩：12分；④口干：7分；⑤胁肋胀痛：10分；⑥月经量少：14分；⑦肢体麻木：5分；⑧耳鸣：4分；肝阴虚证诊断阈值为27分，27～32分为轻度肝阴虚，33～44分为中度肝阴虚，≥45分为重度肝阴虚。

2. 肝血虚证　陈国林等通过综合中医传统辨证、专家咨询与流行病学调查相结合的方法，将症状程度及出现频次量化后，用计算机进行数理统计，最终制定了包括肝血亏损证等9个证型的辨证标准。肝血虚证诊断标准：①眩晕；②面、唇、甲淡白；③两目干涩或视物模糊；④肢体麻木；⑤月经量少，色淡或闭经；⑥舌淡白，脉弦细。具有①、②、⑥任何2项，兼有其他1项，辨证计分超过6分症状分轻、中、重、严重4级。轻度：偶有发生，记作1分；中度：经常发生但自己能耐受或控制，记作2分；重度：经常发生，程度较重，难以控制，记作3分；严重：持续发生，症状重，需服药才能控制，记作4分。

3. 肝郁证　陈国林等通过综合中医传统辨证、专家咨询与流行病学调查相结合的方法，将症状程度及出现频次量化后，用计算机进行数理统计，制定了肝郁气结证的辨证标准：胸胁、乳房、少腹胀痛、抑郁太息、烦躁易怒、巅顶头痛或咽有梗阻感，脉弦。以上5项中具有其中3项，并根据脾虚症状的有无或记分的多少，分为肝郁气结证与肝郁脾虚证。刘小珍、陈泽奇等通过对80例肝气郁结证受试者的测量，利用相关系数、Cronbach's α系数法筛选条目，其中男性肝气郁结证证候量表10项条目，女性肝气郁结证证候量表 14 项条目，初步制定了具有良好信度、效度的中医肝气郁结证证候量表，为肝气郁结证的研究提供了一个标准化的工具和方法。

4. 肝火炽盛证　刘小珍等经流行病学调查，选取病人 110 例（其中肝火上炎证 80 例，肝阳上亢证 30 例），初步编出胸胁灼痛、急躁易怒、目赤、面红、头晕胀痛、耳鸣、耳内肿痛或流脓、突发耳聋、口苦、口干欲饮、衄血、失眠、多梦、大便秘结、尿黄、尿少这 16 项可操作性条目，各条目均分为无、轻度、中等、偏重、严重 5 级，依次计 0~4 分。并将量表分为肝火上攻维度和肝火内扰维度，各维度分数按累积得分法计算。16 项条目通过标准差法、逐步回归法、Cronbach's α 系数法和相关系数法进行筛选分析，符合以下 2 项或 2 项以上标准的条目予以删除：标准差>0.6；标准回归系数>0.95；Cronbach's α 系数>0.8；相关系数<0.3。量表编制完毕后进行信度和效度检验。结果：两个维度重测信度的相关系数，肝火上炎证病人为 0.706~0.897，肝阳上亢证病人为 0.807~0.834，表明量表跨时间的一致性。条目和各维度分的分半信度系数为 0.892~0.908，表明量表内部结构的一致性。两个维度的 Cronbach's α 系数为 0.897~0.933，证明量表跨指标的一致性。量表效度检验结果：主成分因子分析结果表明，肝火上攻因子、肝火内扰因子、肝火上攻＋内扰因子共解释总方差的 71.713%，代表量表的总体结构。与肝火上炎证比较，肝阳上亢证在肝火上攻维度、肝火内扰维度方面差异均有显著性意义。表明肝火上炎证证候量表具有良好的信度和效度，为肝火上炎证的研究提供了一个标准化的工具和方法。陈泽奇等根据心理学评定量表及 WHO 生活质量量表的研究方法，通过文献研究、大样本流行病学调查资料的回顾、专家讨论、条目分析及经验性筛选等方法建立量表，通过对 448 例病人的测试，对量表的信度和效度进行了考核。编制出由目赤、胸胁灼、突发耳聋、面红、急躁易怒、失眠、头晕胀痛、大便秘结、多梦、耳鸣、尿黄、口苦、口干欲饮、衄血 14 项条目组成的肝火上炎证评定量表，量表的分半信度系数介于 0.732，Cronbach's α 系数介于 0.824，因子分析显示量表的结构效度良好。

5. 肝阳上亢证　陈国林等在中医理论的指导下，采用临床流行病学调查，症状程度 4 级计分，调查 5113 例，将症状出现率高，具有肝的定位或特征性症状列为主症，运用主症辨证法，制定了肝阳上亢等证的辨证标准：①眩晕；②头痛；③面红或烘热；④烦躁易怒；⑤口苦而渴；⑥脉弦。以上 6 项中具有 4 项，或兼有 1~2 项肝肾阴虚症状（计分不超过 3 分），辨证项记分超过 10 分。

陈泽奇等根据心理学评定量表及 WHO 生活质量量表的研究方法，通过文献研究、大样本流行病学调查资料的回顾、专家讨论、条目分析及经验性筛选等方法建立量表，通过对 448 例病人的测试，编制出由面红、多梦、面部烘热、失眠、口干欲饮、腰膝酸软、头重脚轻、耳鸣、烦躁易怒、目赤、口苦、目胀、眩晕、头痛共 14 项条目组成的肝阳上亢证评定量表，经评定量表具有较好的信度和效度，对于四证的证候识别和疗效评价有一定的临床应用价值。

6. 肝风内动证　陈国林等通过综合中医传统辨证、专家咨询与流行病学调查相结合的方法，将症状程度及出现频次量化后，用计算机进行数理统计，制定了肝阳化风证的辨证标准。风的症状：①眩晕欲倒；②肢麻；③手足震颤；④语言謇塞；⑤半身不遂。具有肝阳上亢的症状 3 项加肝风症状 1~2 项，辨证计分超过 8 分。

（三）肝病微观辨证研究

微观诊断标准研究：在宏观辨证的基础上，用现代医学的科研方法，寻找证的客观指标，探讨证的本质成了中医证型研究的热点。

1. 肝阴虚证　马雪柏等的研究认为肝阴虚证病人具有血瘀所致的微循环障碍征象，全血比黏度、血浆比黏度、红细胞硬化指数增高，血沉增快，甲襞微循环血色呈暗色，拌顶有扩张，红细胞聚集，血流缓慢瘀滞，甲襞微循环形态积分值、流态积分值、袢周状态积分值及总积分值均增高。石林阶等用放射免疫法检测 28 例肝阴虚证病人血浆血栓素 B_2（TXB_2）和 6-酮-前列腺素 F1α（6-Keto-PGF1α）含量，又分慢性肝炎与其他疾病两组进行对比观测，结果表明，肝阴虚证病人血浆 TXB_2 水平、TXB_2/6-Keto-PGF1α 值均显著高于健康对照组；6-Keto-PGF1α 水平显著低于健康对照组，慢性肝炎组与其他疾病组 TXB_2、TXB_2/6-Keto-PGF1α 均显著高于健康对照组，6-Keto-PGF1α 显著低于健康对照组，且两组组间比较差异无显著性；提示肝阴虚证病人调节血管平滑肌舒缩功能的活性物质紊乱，存在微循环障碍。王氏对慢性肝病肝阴虚病人血中微量元素检测发现肝阴虚证病人血锌含量明显低于其他组和正常对照组，铜的含量变化不大。

2. 肝血虚证　石林阶等研究发现肝血虚证血红蛋白（Hb）、血浆去甲肾上腺素（NE）、肾上腺素（E）含量及红细胞膜酶活性项指标均显著低于健康人组及肝气虚证、肝阴虚证组，缺铁性贫血病人的肝血虚证同病异证（心血虚证、气血两虚证）之间的 Hb，血浆 NE、E 含量，红细胞耗氧率测值无显著差异，但血浆 NE 及血清铁蛋白（SF）含量则有区别，提示 Hb、SF、血浆 NE、E 以及红细胞膜 ATP 酶活性、红细胞耗氧率项指标可考虑作为肝血虚证辅助实验诊断的综合指标。石林阶等用放射免疫分析法对辨证属肝血虚证的 21 例缺铁性贫血（IDA）和 11 例慢性再生障碍性贫血（CAA）病人的血清甲状腺激素和促甲状腺激素进行测定，结果显示，两组病人血清 T_3 结果显著低于正常对照组，rT_3 与 rT_3/T_3 值均显著高于正常对照组，且两组病人以上各项指标组两两比较均无统计学意义。陈昌华等用放射性免疫法测定了辨证属肝血虚的缺铁性贫血和慢性再生障碍性贫血病人的血清铁蛋白，发现与正常对照组比较缺铁性贫血组显著降低，而慢性再生障碍性贫血组显著增高，且慢性再生障碍性贫血组极显著高于缺铁性贫血组，提示血清铁蛋白含量水平不能作为肝血虚证病理生化改变的特异性指标。

3. 肝郁证　陈泽奇等研究表明，肝郁气滞证血浆亮氨酸-脑啡肽（LEN-K）、心房利钠肽（ANP）含量显著低于健康人，血浆精氨酸加压素（AVP）含量显著高于健康人；进一步检查结果表明肝气郁滞证病人自主神经功能紊乱，血浆 NE、E 平均含量接近正常，但不同精神状态含量变化较大，偏烦躁型 NE、E 含量显著高于偏抑郁型和中间型；而偏抑郁型显著低于中间型及健康人对照组；肝郁气滞证病人血清胃泌素含量显著低于健康人对照组，不同病种之肝郁气滞证病人血清胃泌素水平相近。赵益业选用溶血素、脾淋巴细胞转化率、白细胞介素-2 为指标，检测肝郁证动物的免疫功能，结果显示肝郁证模型表现为免疫力低下。文哲双等用放射免疫法测定 100 例肝郁病人血清睾酮（T）、雌激素（E_2）及催乳素（PRL）的水平，除男性病人 T 和 E_2 外，其余测定值均较对照组明显升高；女性病人中，血清 T 水平增高与 E_2 升高均与肝郁证有相关性。柴丽娜等与王希浩等的研究均表明肝郁型月经病病人高切变率下的全血黏度明显增高，但柴氏的研究认为肝郁型月经病病人低切变率下的全血黏度及血浆黏度无明显变化，而王氏的研究认为肝郁证月经病病人全血度高切、低切、血浆黏度、血沉方程值均显著高于正常人。刘亚琳等运用 DY-SS-1 型三探头中医脉诊仪，根据传统中医诊脉三部九候方法分别对 34 例肝郁气滞证、28 例肝火炽盛证病人及 25 例正常人群，进行寸关尺六部脉象信息的动态采集与描记，62 例病人中有 42 例脉象出现独异或多部协同变异，其中肝郁气滞证组以弦脉或其变异类型（缓慢、圆钝的负向波）为主，脉证诊断符合率为 70.6%；肝火炽盛证组以弦数、滑数脉及变异类型（较快、高尖负向波）为主，脉证诊断符合率为 64.3%，运用此脉诊仪及中医脉象分析方法，可初步揭示肝郁气滞证和肝火炽盛证的脉象信息特征及其与病因病机、证候的相关性，为该类证候的中医客观诊断及辨证施治提供一定的参考依据。

4. 肝火炽盛证　黎杏群等研究了肝火炽盛证病理生理基础，结果发现肝火炽盛证病人的机体有下列病理变化：①机体处于应激状态，血浆 NE、E、多巴胺（DA）、皮质酮（Cor）均升高，血清 T_3、T_4 降低，TSH 升高。②炎症介质释放增多，血中 TNF、PGF_{2a}、PGE_2 升高，表现为血管内皮细胞激活和损伤，小血管通透性增加，组织炎症反应。③调节血管平滑肌舒缩功能的活性物质含量变化，具收缩血管作用的 TXB2、PGF_{2a} 升高；具舒张血管作用的 6-Keto-PGF_{1a}、PGE2 和 P 物质均升高；TXB2/6-Keto-PGF_{1a} 值降低。说明舒张血管的活性物质含量增多占优势，血管舒张。肝火炽盛证以内源性内分泌失调、功能代谢偏亢为主。朱崇学等用高效液相色谱法测定 30 例肝火上炎证和 30 例肝胆湿热证病人血浆儿茶酚胺（包括 NE、E 和 DA）含量，与 60 例健康人及 30 例肝阳上亢证病人的测定值进行比较，结果表明病人 NE、E 和 DA 含量均显著增高；肝火上炎证、肝胆湿热证近似于肝阳上亢证，具有不同程度交感神经-肾上腺髓质系统功能偏亢特征。

5. 肝阳上亢证　张臣等研究发现高血压各证型较正常对照组内皮素（ET）明显增高，一氧化氮

（NO）明显降低，中医各型间 ET 值比较，肝阳上亢型最小值，NO 比较，肝阳上亢型最大。王师菡等探讨超敏 C 反应蛋白（hs-CRP）与代谢综合征中医证型的相关性，发现代谢综合征各组病人 hs-CRP 显著高于正常对照组，而中医各证型均存在不同程度的 hs-CRP 增高现象，其值随证型的演变而变化，肝阳上亢＞痰浊阻遏＞痰瘀互结＞阴虚热盛＞阴阳两虚＞气阴两虚，hs-CRP 的水平可反映代谢综合征的严重程度，可将其作为中医辨证的客观指标。王丽昀等研究肝阳上亢型高血压经颅多普勒与颈动脉超声发现，肝阳上亢型颈动脉超声内膜无明显增厚，斑块发生率低，经颅多普勒检查以血流速升高为主。黎杏群认为肝阳上亢证其本为肝肾阴虚，其标为肝阳亢盛，且以标实为主，推论阴阳气血调节与血浆血栓素 A_2（TXA_2）和前列环素（PGI_2）平衡失调有关。高血压病病人血管内皮炎症反应以肝阳上亢型为重，血清 CRP 及 IL-6 浓度变化更能反映高血压病中医病机肝火、阳亢的本质，CRP 即 IL-6 浓度可作为高血压病中医辨证分型的客观化指标。金益强等对肝阳上亢病人进行多指标实验研究，表现为：①自主神经功能紊乱，交感亢进占 69.8%；②反映外周交感-肾上腺髓质功能的尿儿茶酚胺（CA）、NE、TMH 含量增高；③血浆 cAMP、cGMP 升高；④血浆 TBX_2、$6-PGF_{1a}$ 含量增高；⑤红细胞内 ATP、ADP、NADP 含量升高。王爱珍等采用放射免疫法测定了 31 例原发性高血压病人血浆肾素、血管紧张素 Ⅱ（Ang Ⅱ）含量，发现肝阳上亢型病人 Ang Ⅱ 明显升高，与肝肾阴虚型病人有显著性差别，结果提示根据中医辨证分型可以间接评估病人血浆 Ang Ⅱ 的水平，同时也为肝阳上亢证找到了有 Ang Ⅱ 升高的物质基础。胡随瑜等采用经颅多普勒超声（TCD）扫描对肝阳上亢证及相关证病人的颅内主动脉进行检测，结果发现 32 例肝阳上亢证病人大脑中动脉血流速度显著高于健康人组及肝火上炎、肝肾阴虚证组，且血流速度三项参数均具有相似改变，提示测定大脑中动脉血流速度参数可考虑作为肝阳上亢证辨证综合指标之一。

6. 肝风内动证　黄贤权等对 86 例中风急性期的临床不同证型与 CT 对照；初步观察中经络的脉络空虚、风入中络；中经的肝肾阴虚、风阳上扰；中腑的阴闭和阳闭；中脏的脱证。在 CT 的变化依次为病变性质：脑出血和缺血脑梗塞是由少到多，腔隙性脑梗塞是由多到少；病变大小和部位：小深由少到多，小浅由多到少，大深仅见于中腑的阳闭和中脏的脱证，而前者又稍少于后者。基本符合中脏和中腑的病位深、病情重；中经和中络的病位浅，病情轻的宏观辨证。CT 为中风辨证提供了微观辨证的依据，CT 对中风病变不但可以作出定性诊断，还可作出定量的判断，如测量病灶，推算出脑出血和脑梗死的容积，并可推断预后。胡随瑜等根据"肝开窍于目"的中医理论，选择视觉诱发电位（VEP）作为客观指标，对 53 例肝阳化风、血虚生风、阴虚风 3 种肝风病人进行检测，其结果 27 例肝阳化风异常率为 70.4%，15 例血虚生风异常率为 53.3%，11 例阴虚动风异常率为 45.3%；3 个证型均有视觉通络传导延迟，表明肝风内动证的病理基础与眼的功能有状态密切联系。金益强测定 88 例肝风内动证病人及 55 名健康人血浆 CA 包括 NE 和 E 及 DA 含量，发现肝风内动证血浆 NE 和 E 水平增高，而血浆 DA 含量正常。刘爱平采用放射免疫分析法测定肝风内动证病人血浆皮质醇（F），血清 T_4、T_3 及促甲状腺素（TSH）水平，以探讨肾上腺皮质-下丘脑-腺垂体-甲状腺轴功能状态与肝风内动证的关系，结果显示，肝风内动证病人血清 T_3 含量测定值均降低，其中肝阳化风证血浆 F 显著高于健康人对照组。

〔叶志松〕

五、肾病辨证诊断标准研究

在生理上，肾为五脏之一，位于下焦，在体合骨；开窍于耳及二阴；其华在发；在志为恐；在液为唾。足少阴肾经与足太阳膀胱经相为表里。肾藏有先天之精，为构成人体胚胎的原始物质，对于人体的生长发育与生殖有重要作用，同时是人体全身阴阳的根本，故称为"先天之本"。其主要生理功能是：藏精、主水、纳气。

在病理上，禀赋不足、肾气素亏，或劳累过度，或房事过度，或年老体衰，或久病失养，可导致肾气不足，出现以眩晕耳鸣、腰膝酸软、气短自汗等为主要表现的肾气虚证证候；肾气亏虚，摄纳无权，气不归元，出现以气短喘息、呼多吸少为主症的肾不纳气证证候；肾气亏虚，封藏固摄失职则出现遗精、滑泄，大便滑脱，小便清长，或遗尿，尿有余沥，或二便失禁等为主症的肾气不固证证候；肾气亏虚日久、心脾阳虚及肾、房劳过度，耗损肾阳，导致肾阳亏虚，阴寒内生，气化无权，机体失却温养，出现生殖功能减退、水液代谢失常，而见阳痿、精冷不育，或水肿等为主症的肾阳虚证证候。阳虚火衰，则蒸化功能失职，可见下利清谷、五更泄泻等病理表现。肾阳虚衰，不能气化水液，水饮泛滥，形成以身体浮肿，腰以下尤甚，按之没指等为主症的肾水停滞证证候；久病伤阴、失血耗液，或过服温燥壮阳之品，或房劳过度耗损肾阴，而致阴虚火旺，可见腰膝酸软、形体消瘦、五心烦热、骨蒸潮热、颧红、盗汗以及舌红少苔、脉细而数等为主症的肾阴虚证证候。先天不足、后天失养及久病耗损可导致肾精亏虚，以小儿生长发育迟缓、成人早衰、生殖功能低下等为主症的肾精不足证证候。瘀血阻滞于肾，则可出现以腰部疼痛，固定不移或刺痛等为主症的肾血瘀阻证证候。

肾多虚证，有"肾无实证"之说，其虚多为阴、阳、精、气亏损。李琳荣等发现之前肾的证候研究涉及证型有肾阳虚、肾阴虚、肾精不足、肾气不固、肾不纳气等。肾气虚虽在肾虚他证的研究中均有涉及，但之前的研究未把肾气虚证作为一个独立的证型来规范化。反映肾气虚的症状并没有和肾虚他证聚到一起，而是平行地直接依附在肾虚下面。对肾的实证的研究则更是少之甚少，以至于中医各版教材中只言其虚，但缺肾气虚证；不言其实，均未提及肾病实证。

"十三五"规划教材《中医诊断学》（中国中医出版社）中列出肾与膀胱病辨证有肾阳虚证、肾虚水泛证、肾阴虚证、肾精不足证、肾气不固证、肾不纳气证、膀胱湿热证等7种常见证型。20世纪80年代以来，随着科学技术的进步，肾病的辨证研究有了新的发现和发展，政府部门和专业组织相继出台了一系列诊断标准，研究人员通过现代检测技术和分析技术寻找出部分与证型相关的特异性客观指标，现将肾病辨证诊断标准及研究进展报告如下。

（一）肾病现有诊断标准

1. 肾之阴阳虚损

（1）肾阳虚证：肾阳虚证是指肾阳虚衰，温煦失职，气化失权所表现的一类虚寒证候。本证以性与生殖功能减退，伴形寒肢冷，腰膝酸冷等虚寒之象为辨证要点。肾阳虚证判定标准依据国家技术监督局发布《中医临床诊疗术语证候部分》中肾阳虚证诊断标准，即主症：腰膝酸软，性欲减退，畏寒肢冷；次症：精神委靡，夜尿频多，下肢浮肿，动则气促，发槁齿摇，舌质淡苔白，脉沉迟，尺脉无力；具备以上主症2项、次症2项则可诊断。2002年国家药品监督管理局发布的《中药新药临床研究指导原则（试行）》也沿袭了《中医临床诊疗术语》中的内容。

（2）肾虚水泛证：肾虚水泛证是指肾阳亏虚，气化失权，水湿泛溢所表现的证候。本证以水肿、腰以下肿甚伴腰膝酸冷，畏寒肢冷等虚寒证为辨证要点。肾阳不足不能蒸腾气化，水湿内停，泛溢肌肤，故身体浮肿；肾居下焦，阳虚气化不行，水湿趋下，故腰以下肿甚，按之没指，小便短少；水气犯脾，脾失健运，气机阻滞，则腹部胀满；水气凌心，抑遏心阳，则心悸；水寒射肺，肺失宣降，则咳嗽气喘，喉中痰声辘辘；阳虚温煦失职，故畏冷肢凉，腰膝酸冷，舌质淡胖，苔白滑，脉沉迟无力，可诊断肾虚水泛证。

（3）肾阴虚证：肾阴虚证是指肾阴亏损，失于滋养，虚热内生所表现的证候。本证以腰膝酸痛，眩晕耳鸣，男子遗精，女子月经失调伴虚热证为辨证要点。肾阴虚证判定标准依据《中医临床诊疗术语证候部分》中肾阴虚证诊断标准，即主症：腰膝酸软，五心烦热；次症：眩晕耳鸣，或耳聋，口燥咽干，潮热盗汗，或骨蒸发热，形体消瘦，失眠健忘，齿松发脱，遗精，早泄，经少、经闭，舌质红、少津，少苔或无苔，脉细数；具备以上主症2项（腰膝酸软必备）、次症至少2项以上则可诊断。2002年国家药品监督管理局发布的《中药新药临床研究指导原则（试行）》也沿袭了《中医临床诊疗术语》中的内容。

2. 肾之精气亏虚

（1）肾精不足证：肾精不足证是指肾精亏损，表现以生长发育迟缓、生殖功能低下、早衰为主症的证候。本证以小儿生长发育迟缓，成人生殖功能低下及早衰的见症为辨证要点。本证多因先天禀赋不足，后天失养，肾精不充；或因久病劳损，房事不节伤肾精所致。小儿发育迟缓，身体矮小，囟门迟闭，智力低下，骨骼痿软，动作迟钝，男子精少不育，女子经闭不孕，性功能低下；成人早衰，耳鸣耳聋，健忘恍惚，两足痿软，发脱齿摇，神情呆钝，舌淡，脉细弱可诊断。

（2）肾气不固证：肾气不固证是指肾气亏虚，封藏固摄功能失职所表现的证候。本证以肾气不足及尿、精、经、带、胎等不能固摄等见症为辨证要点。本证多因先天禀赋不足，年幼肾气未充，老年体弱，肾气衰退；早婚、房劳过度，损伤肾气；久病劳损，耗伤肾气，以致精关、膀胱、经带、胎气不固。腰膝酸软，神疲乏力，耳鸣失聪，小便频数而清，或尿后余沥不尽，或遗尿，或夜尿频多，或小便失禁，男子滑精早泄、女子月经淋漓不尽，或带下清稀而量多，或胎易滑，舌淡，苔白，脉弱可诊断。

（3）肾不纳气证：肾不纳气证指肾气虚衰，纳气无权所表现的虚弱证候。本证以久病咳喘，呼多吸少，动则尤甚等与肾虚见症为辨证要点。本证多因久病咳喘，肺病及肾；或劳伤太过，年老体弱，肾气亏虚，纳气无权所致。久病咳喘，呼多吸少，气不得续，动则喘甚，腰膝酸软；或自汗，神疲乏力，声音低怯，舌淡苔白，脉弱；或喘息加剧，冷汗淋漓，肢冷面青，脉浮大无根。或气短息促，颧红心烦，口燥咽干，牙红少苔，脉细数。

3. 膀胱湿热证　膀胱湿热证指湿热侵袭，蕴结膀胱，气化不利所表现的证候。本证以尿频尿急，尿痛尿黄与湿热见症为辨证要点。湿热蕴结膀胱，气化不利，下迫尿道，则尿频尿急，尿道灼痛；湿热内蕴，熏灼津液，则小便短黄，或浑浊；热伤血络，迫血妄行，则见尿血；湿热久羁、煎熬尿浊，结成砂石，则尿有砂石；膀胱湿热，气化不利，气机不畅，则小腹胀痛；若累及肾脏，则腰腹掣痛；若湿热外蒸，邪正交争则发热；舌质红，苔黄腻，脉滑数或濡数，为湿热内蕴之象，则可诊断。

（二）肾病计量诊断研究

目前，国际上公认的以科学测评软指标见长的各种医学量表为我们提供了标准化、规范化研究的工具。朱文锋主张使用量表来研究、规范中医的辨证，对症状与证素进行量化处理，可克服辨证的模糊性、不确定性和主观性。人机结合，从定性到定量，从而综合集成为人工智能诊断系统，为中医药临床研究、诊疗评价提供了新的思路和方法。并勾画了建立全病域中医辨证量表的研究思路。张向磊等试制订原发性高血压肾阳虚证的诊断量表，以专家问卷调查法、离散趋势法等进行初筛和细筛，继而考查量表的信度和效度。利用德尔菲法和因子分析法，确定最佳证候诊断阈值，其信度以及效度良好。

陈为采用数据挖掘的方法，以慢性肾炎的文献资料和临床病人为研究对象，总结并确定慢性肾炎肾阳虚证的常见临床表现，包括面色淡白、面色暗黑、水肿、畏寒肢冷、小便短少、纳差食少、腰膝酸痛、大便溏稀、舌质淡胖、苔白滑、脉沉等共11个症状。通过比较研究，确定慢性肾炎肾阳虚证的主症和次症，其中主症3个，分别为水肿、畏寒肢冷、小便短少；次症7个，分别为面色淡白、纳差食少、腰膝酸痛、大便溏稀、舌质淡胖、苔白滑、脉沉；一般症状1个，即面色暗黑。并采用定性与半定量结合，主症加权的积分模式，创立了慢性肾炎肾阳虚证诊断标准判断方法。

范怀昌等通过采集2067例60岁以上老年人肾阳虚证候资料，并结合国家诊断标准对肾阳虚证样本进行筛选，采用描述性分析、聚类分析、主成分分析阐述其数据的内部关系，共筛选出937例符合肾阳虚证诊断的资料，通过数据分析显示出肾阳虚证内部数据存在着症状亚型，夜尿频多等可作为肾阳虚诊断的主症，但也反映出症状标准缺乏特异性，仅能反映局部断点，而临证施治是以病机把握为重点，而不能仅仅凭几个特异性症状的有无来判断证候存在为其金标准。对中医证候数据进行基础属性控制的前提下，非监督的数据分析可以反映一定的数据倾向性，但也存在分析信息的分散，不能很好地提取证候数据的代表指标。

高峰收集有关肾阳虚证的古今文献资料，分析、综合、归纳肾阳虚证的辨证因子，制定肾阳虚证半定量化的评分细则量表。并收集300例肾阳虚证病例进行聚类分析，筛选出25项频率高的辨证因子。通过聚类分析，修订了原量表中的主症，最终确定为畏寒、肢冷、腰背发冷、腰膝酸痛，为实现肾阳虚证的客观化、标准化寻找到一种新的方法和思路。

梁文娜等基于熵变理论与证素辨证系统探讨绝经后骨质疏松肾阳虚证的中医病理特点。通过选择90 例绝经后骨质疏松肾阳虚证病人为观察对象，其中绝经后女性且无骨质疏松症 30 例为对照组，采用证素辨证积分方法进行临床观察，双能 X 线骨密度仪检测股骨近端的骨密度变化。结果显示证素积分随着肾阳虚证分级的增加而明显增加；骨密度下降的程度随肾阳虚证分级的增加有增加趋势；肾阳虚证的证素积分可以较好反映体内的熵变情况。

万霞等通过文献与临床调查相结合的方法，制定了更年期综合征中医证候计量诊断标准，通过加权积分得出更年期综合征各证型的诊断标准临界值：肾阳虚证为 9.75 分，肾阴虚证为 9.25 分，肾阴阳两虚证为 4.5 分。

（三）肾病证候客观指标研究

目前肾病证候的诊断标准研究主要以肾阴虚证、肾阳虚证为主，下面主要围绕这两方面进行论述：

1. 肾阳虚证研究进展

（1）代谢组学研究：郭平清等通过观察 61 例冠心病病人，测量其 24 小时尿 17-羟皮质类固醇（17-OH-CS）（简称尿-17 羟）、血清高密度脂蛋白胆固醇（HDL-C）及高密度脂蛋白磷脂（HDL-PL），并与 23 名健康老年人进行对照。并以 24 小时尿 17-OH-CS 低下作为肾阳虚证诊断标准筛选肾阳虚证新指标，发现以低 HDL-PL 血症（HDL-PL>650 mg/L）诊断冠心病肾阳虚证，其敏感性为 73%，特异性为 86%，准确性为 80%。并给予初步的诊断学评价：HDL-PL 测定与 17-OH-CS 测定相比，两法均具有准确、经济的特点，但血清 HDL-PL 测定更为简便、实用，可免去留尿时的种种限制和不便，对急症病人尤为实用。这为冠心病肾阳虚证微观辨证的广泛推广提供了可能。耿春丽通过观察不同肾阳虚程度老年男性人群睾酮（T）、雌二醇（E_2）、黄体生成素（LH）、卵泡刺激素（FSH）等性激素水平的差异，以寻求不同肾阳虚程度与各激素水平的相关性。其采用 1986 年版《中医虚证辨证参考标准》中肾阳虚证诊断标准，借鉴并选取严石林《肾阳虚证半定量化操作标准的研究》中 29 项辨证因子，对 78 例研究对象进行肾阳虚程度评价，并测定 T、E_2、LH、FSH 等性激素水平的变化，分析上述各项指标与肾阳虚程度的关系。研究发现，各项性激素水平与肾阳虚证程度轻重之间存在相关性。血清 T 值及 T/E_2 水平表现为轻度组>中度组>重度组，随着肾阳虚程度的加重逐渐下降；E_2、LH、FSH 水平表现为轻度组<中度组<重度组，随着肾阳虚程度的加重逐渐上升。孙金玥通过观察 90 例不同肾阳虚程度老年男性病人，对其分别进行皮质醇及促肾上腺皮质激素水平检测，采用临床研究的方法，对老年男性病人进行证候评定，对病人的年龄、肾阳虚程度、皮质醇激素及促肾上腺皮质激素水平等进行相关性分析。结果显示老年男性肾阳虚病人肾阳虚程度与皮质醇和促肾上腺皮质激素水平具有显著相关性，随着肾阳虚程度的加重，晨起 8 时与 16 时的皮质醇、促肾上腺皮质激素水平逐渐降低；另一方面随着激素水平的逐渐降低，轻、中、重三组肾虚程度的积分却呈逐步上升趋势，因此可推断出随着肾阳虚程度的加重，垂体-肾上腺轴的功能也呈现逐步降低趋势。梁佳通过观察 90 例不同肾阳虚程度老年男性病人，对其分别进行甲状腺激素水平的检测，并对老年男性病人进行证候评定，对肾阳虚者应用半定量方法以评估肾阳虚程度，对病人的一般资料、肾阳虚程度、甲状腺激素水平等进行相关性分析。结果显示肾阳虚证与甲状腺激素水平存在一定的关系。随着肾阳虚程度的加重，FT_3 和 FT_4 的浓度均在下降，FT_4 浓度降低的程度明显高于 FT_3 浓度降低程度，TSH 浓度在升高。肾阳虚证与下丘脑-垂体-甲状腺轴之间存在一定的客观联系。年龄与衰老程度有关，亦与肾阳虚程度有关，老年男性年龄越大，肾阳虚程度越严重。

（2）基因组学研究：汤朝晖通过将 3 例老龄肾阳虚证和 3 例健康对照组的基因芯片结果进行差异基因筛选、聚类分析和基因特征 GO 类及 Pathways 分析，分别得到 20 条上调和 48 条下调的差异表达基因，涉及 13 条信号通路和神经内分泌、代谢、免疫三大系统功能。13 条分子通路集中于神经刺激配体受体的交互作用、氨基酸代谢、氮代谢，以及免疫、凝血等多个信号通路，并且各分子通路之间相互联系、互相协同，以一个多基因、多蛋白交互联系的网络，参与肾阳虚证的发病机制。实验提示神经内分泌、代谢、免疫 3 大系统的调控网络异常可能是老龄肾阳虚证发生的主要机制，肾阳虚证的发生有其生物学基础，其中神经内分泌紊乱和多重代谢紊乱是老龄肾阳虚证发生的重要环节，为进一步大规模基因芯片对老龄肾阳虚证特征功能基因的筛选和生物学验证研究奠定了基础。于宏波将临床收集病例中选取的 3 例典型阳痿肾阳虚证病人和 3 例健康志愿者，采用基因芯片技术，探讨阳痿肾阳虚证病人的转录组学特征。结果显示：阳痿肾阳虚证病人的转录组学研究，筛选出 1396 个差异表达基因，这些基因的异常表达，与阳痿肾阳虚证病人的主要症状体征密切相关。这些基因主要涉及：蛋白丝氨酸/苏氨酸磷酸酶复合物、调节代谢过程、细胞内的细胞器、大分子代谢过程、转录调节活性、核糖复合物、分子功能的调控、T 细胞的选择、转录辅活动、正负代谢调控过程、生物合成过程、多细胞有机体的动态平衡、生长调控、细胞代谢过程、病毒的繁殖过程、白细胞激活，等等。在差异表达基因中，10 个蛋白丝氨酸/苏氨酸磷酸酶复合物相关基因表达最为突出，其中 5 个基因上调，5 个基因下调。差异基因涉及多种功能蛋白和代谢通路。主要涉及的信号转导通路有：Alzheimer'S 病、代谢途径、N-糖链的合成、泛素介导的蛋白质降解、Wnt 信号通路、胰岛素信号转导通路、RIG-I 型样受体信号转导通路、MAPK 信号转导通路、神经营养因子信号转导通路、钙信号转导通路。上述异常表达基因及相关信号通路，提示阳痿肾阳虚证病人性激素代谢低下、能量合成不足、物质代谢与免疫功能紊乱等，与其主要症状体征密切相关。谭从娥等筛选出符合中医肾阳虚证诊断标准的病人 4 例，获得基因表达数据，通过 SAM 芯片数据分析软件筛选肾阳虚证显著表达基因，筛选到 70 条显著表达基因，其中与免疫相关的有 18 条。因此认为免疫功能基因的异常表达是肾阳虚证发生的分子基础之一。通过进一步研究提出有两条通路：一条是信号转导通路 MAKP 信号通路，另一条是能量代谢通路，氧化磷酸化与肾阳虚证的关系密切。杨嘉慧以肾阳虚证排卵障碍性不孕病人为研究对象制作肾阳虚证的基因表达谱，筛选差异基因，探讨肾阳虚证的分子通路及微观分子机制，为"肾主生殖"的本质提供科学依据。通过 KEGG 通路分析，代谢通路和 TGF-P 信号通路最多，提示肾阳虚证排卵障碍性不孕与机体的核糖体蛋白泛素化以及代谢功能的低下等有密切的关系。

（3）蛋白质组学研究：魏任雄等选择男性不育病人 141 例，依照中医辨证分型标准分别分型，统计分析各组精液常规质量参数及精浆 miR-34b、miR-122-3p、miR-141-5p 表达的差异。结果显示正常形态精子较肾阴虚证显著降低。肾阴虚证精液液化时间较肾阳虚证明显延长。得出 miRNA 在男性不育的中医证型疾病发生过程中发挥的作用不同，miR-34b 可作为肾阳虚证的特征性分子标志物的结论。毕建璐采用"病证结合"的方法，选取确诊为 IgA 肾病和亚健康状态的肾阴虚证和肾阳虚证病人，作为实验组；选择健康志愿者作为正常对照组。运用生物素直接标记技术，检测出多种细胞因子的表达水平，研究肾阴虚证和肾阳虚证的细胞因子改变。肾阳虚证组与正常对照组比较，获得差异表达蛋白共 14 条，表达水平均上调。主要涉及免疫应答、新陈代谢、细胞凋亡、细胞吸附、损伤修复、氧化应激、生殖能力等方面。肾阳虚证差异表达蛋白的异常变化，与中医肾阳虚证所表现的腰膝酸软、发脱齿松、耳鸣耳聋、反应迟钝、手足发冷、性欲减退、男子阳痿早泄，女子宫寒不孕等症状相符。且肾阳虚证与肾阴虚证比较，共获得差异表达蛋白 1 条（BMPS），表达水平上调。这表明肾阴虚证与肾阳虚证都存在肾虚的现象，这不但为研究中医证候本质提供科学的思路与方法，也为探讨肾阴虚证和肾阳虚证在蛋白水平的发生机制奠定基础。

（4）影像诊断学：刘庆寿发现肾阳虚证可表现在全身各脏器，肺部 X 线检查发现肺组织大量破坏，严重肺气肿，常常合并肺心病。肠胃道钡餐发现肠胃运动功能变快，常常发现器质性改变。腹部平片、IVP、CT 及超声检查可以发现结石及肾盂输尿管积水。肾实质回声及 CT 值增高，可能为肾纤维化的征象。肾实质变薄，肾缩小是肾阳虚证的可靠依据。

（5）生物物理学：白洁等提出从针灸肾经"五输穴"对肾阳虚证的治疗上可以反证肾经"五输穴"与肾阳虚证密切相关。因此运用现代生物物理学研究方法技术对肾阳虚证病人的肾经五输穴电生理特性进行量化测定和分析，以掌握肾阳虚证与电生理特性变化规律，将会为肾阳虚证诊断建立客观化指标，对中医诊断客观化研究具有重要的理论意义和临床指导价值。

（6）动物模型：陈英华等总结肾阳虚证动物模型诊断的客观指标、相关因素等包括以下方面。

1）反映免疫功能下降的指标：包括胸腺、脾脏质量减轻，出现病理改变；细胞免疫功能下降，如 B 淋巴细胞、T 淋巴细胞免疫活性、转化率下降、红细胞 C_{3b} 受体花环率降低等。免疫功能低下反映机体的虚证状态。

2）血浆 cAMP/cGMP 含量变化：cAMP 下降，cGMP 升高，cAMP/cGMP 降低。这是公认的阳虚证的特异性病理变化之一。

3）反映下丘脑-垂体-肾上腺轴功能低下的指标：下丘脑、垂体、肾上腺组织学病理改变；血清皮质醇（Cor）下降；尿 17-OH-CS 含量低于正常等。下丘脑-垂体-靶腺轴（包括肾上腺、胸腺、性腺、甲状腺）功能改变是肾阳虚证被广泛承认的主要病理变化。

4）反映生殖系统改变的指标：血清性激素含量变化，血清促性腺激素 LH、FSH 含量变化。睾丸、前列腺、精囊腺或卵巢、子宫出现组织学改变；LDH、LDH-X 活性降低等。

5）反映甲状腺功能抑制的指标：甲状腺组织学病理改变，血清 T_3、rT_3、T_4 降低，促甲状腺素 TSH 含量下降等。

6）反映代谢功能异常的指标：血 SOD 降低，过氧化脂质（LPO）升高，血浆中分子物质含量升高；血中微量元素铁、铜、锌含量异常；血肌酐、尿素氮升高等。代谢异常反映肾阳虚状态下整个机体功能的变化。

部分器官的结构和/或功能变化如心、肺、肝、骨等。并根据前人的研究进展提出了肾阳虚证动物模型诊断指标的一个规范化的设想，从一般状态观察及试验检测、客观指标、药物反证 3 个大的方面进行模型的诊断，为今后肾阳虚动物模型的评价提供参考。段宏莉探索用羟基脲制作 SD 大鼠肾阳虚证动物模型的具体方法，为肾阳虚证的实验和药学研究提供较为标准的中医证候动物模型。其用羟基脲水溶液以 375 mg/kg 的剂量灌胃，连续 17 日，大鼠的血清 Cor、T、EZ、T_3、T_4，血浆 cAMP、cGMP 及脏器病理等多项指标符合肾阳虚的病理变化。初步确定羟基脲肾阳虚证大鼠模型的用药剂量为 375 mg/kg，造模时间为 17 日。大鼠在灌服羟基脲的过程中，逐渐出现消瘦，体重增长减慢，背部皮毛枯槁、脱毛，腹毛枯槁、潮湿，懒动，嗜睡，拱背蜷缩等肾阳虚证的症状特征。大鼠低温游泳平均死亡时间、8 分钟内大鼠所爬过的格子数和负荷活动能力都低于空白对照组，生殖能力较空白对照组大鼠也有显著减退。综合以上结果，进一步表明该模型符合肾阳虚证的症状特点。

2. 肾阴虚证研究进展

近几十年研究总结发现，多数学者从反映神经内分泌网络（下丘脑-垂体-靶腺免疫轴）、免疫系统、自由基、水通道蛋白、微量元素及其他指标（基因组学、蛋白质组学、代谢组学）等方面，从反映肾功能的指标入手来探究肾阴虚证的发病机制及药物对肾阴虚证的作用机制。

（1）蛋白质组学研究：毕建璐采用"病证结合"的方法，选取确诊为 IgA 肾病和亚健康状态的肾阴虚证和肾阳虚证病人，获得差异表达蛋白共 25 条，其中表达水平上调的有 2 条，表达水平下调的有 23 条，这些差异表达的蛋白按功能分析进行大体分类，主要涉及免疫失调、新陈代谢、蛋白质生物合成、氧化应激、损伤修复、细胞凋亡、细胞信号传导有关等方面。肾阴虚证差异表达蛋白的异常变化，与中医肾阴虚证所表现的五心烦热、潮热盗汗、腰膝酸软、头晕目眩、易感外邪、精神委靡、反应迟钝等症状相符。

（2）动物模型：严惠芳等归纳运用动物实验方法，对中医肾阴虚证进行研究方法，主要有以下 8 个方面。甲状腺功能亢进症肾阴虚证模型、甲状腺素加利舍平肾阴虚证模型、促肾上腺皮质激素造模法、肾上腺皮质激素造模法、原发性高血压肾阴虚证模型、高位小肠造瘘肾阴虚证模型造模法、S_{180} 肉瘤肾阴虚模型、过量运用热性中药建造肾阴虚证模型。提出在应用以方药功效测证的方法对肾阴虚证的动物模型的属性进行确定时，必须合理地设立必要的对照组。对肾阴虚证的动物实验研究，也必须注意从病、证结合、异病同证的角度进行研究。对肾阴虚证的动物模型的判定，必须采取多角度、多层次、多方位、多指标结合来进行。

（3）亚细胞学研究：严惠芳等采用激光衍射的方法研究了慢性肾炎肾虚证病人与血红细胞变形能力

改变之间的相关性，结果慢性肾炎肾阴虚与肾阳虚两组血红细胞变形能力均低于正常人；肾阴虚证与肾阳虚证两组间比较，肾阴虚证偏低。提示肾阴虚证与肾阳虚证病人均有红细胞变形能力损伤。

（4）蛋白组学研究：王学良应用蛋白组学的方法初步探索了亚健康状态肾阴虚证分子实质，确定了一个相关的血清特异表达蛋白质为热休克蛋白 27（HSP_{27}），为中医证候特征的研究提供了一个思路。孙晓敏运用双向凝胶电泳技术对亚健康、慢性肾小球肾炎以及 IgA 肾病肾阴虚证病人进行血浆蛋白质差异表达双向凝胶电泳分析。筛选并鉴定出了可能与肾阴虚证相关的 7 个血浆蛋白：其中在肾阴虚证病人血浆高表达的有：α1 微球蛋白、血浆视黄醇结合蛋白、转甲状腺素蛋白以及 HSP_{27}；在肾阴虚证病人血浆低表达的则是纤维蛋白原重链、α1-抗胰蛋白酶、补体 C4-B。差异蛋白的功能主要涉及机体激素调节、免疫应答、氧化应激、信号传导、细胞骨架等，为探讨肾阴虚证在蛋白质水平的发生机制奠定基础。现代研究表明，肾阴虚机体肾组织 AQP_1、AQP_2 含量也呈现一定趋势。单德红等、徐文聪等采用不同方法建立肾阴虚大鼠模型，均发现模型组大鼠肾组织 AQP_1、AQP_2 含量显著升高。两项研究中肾阴虚大鼠饮水量增多而尿量减少，表明了模型大鼠存在水液代谢紊乱。因此，AQP_1、AQP_2 含量可作为肾阴虚证评判的标准之一。

（5）神经内分泌学：在实验室研究方面，主要以血浆激素含量变化作为肾阴虚造模及药物疗效的考察标准。王德秀等、陈晓阳等以血浆促肾上腺皮质激素释放激素（CRH）、促肾上腺激素（ACTH）和皮质醇（Cor）含量显著上升结合组织病理学现象作为肾阴虚大鼠模型造模成功的判定标准，并以血浆 CRH、ACTH、Cor 含量回归作为六味地黄汤、忧虑康液等药物起效的评价指标。任小巧等则以大鼠下丘脑促甲状腺激素释放素（TRH）分泌量显著增加，而垂体、血清促甲状腺激素（TSH）明显降低作为肾阴虚大鼠模型造模成功的判定标准，研究加味一贯煎对实验性肝肾阴虚证大鼠的治疗作用。任永申等则以大鼠血浆环磷酸腺苷（cAMP）水平明显升高，环鸟苷酸（cGMP）无明显差异，cAMP/cGMP 升高作为肾阴虚大鼠模型造模成功的评判标准，对肾阴虚动物模型基础代谢进行研究。

在临床研究方面，对于肾阴虚证的研究主要集中在下丘脑-垂体-性腺轴方面，如吴水生等研究 280 例中老年病人发现，不同肾虚证型的女性病人的血清 T、E_2 含量呈上升趋势，而男性血清 E_2 升高，T 及 T/E_2 水平呈下降趋势。李媛媛等对 60 例病人研究时也发现肾阴虚病人 E_2 含量升高。

肾阴虚机体血清 FSH、LH、E_2、T 水平异常会影响机体生殖功能，与中医肾主生殖的说法一致。因此，以下丘脑-垂体-靶腺轴为主的神经网络系统相关的指标可以作为诊断肾阴虚证的标准之一。

（6）细胞分子免疫学：许多学者认为，免疫因子、T 细胞亚群、免疫球蛋白等可以作为肾阴虚诊断的标准之一。实验室研究方面，胡旭光等研究六味地黄汤对甲状腺素和利舍平建立肾阴虚小鼠模型小鼠脾 T 淋巴细胞亚群的影响中发现，模型小鼠在服用药物 1 周后，CD4/CD8 比例显著下降。在临床研究方面，李丽发现肾阴虚病人血清白细胞介素-6（IL-6）、肿瘤坏死因子-α（TNF-α）水平显著高于健康人。冯兴中等对肾阴虚病人研究发现，其血清 CD3、CD4 水平显著降低，CD8 显著升高，CD4/CD8 比例显著下降。全建峰等采用病证结合的方法，选取慢性肾炎和糖尿病的肾阴虚证病人研究肾阴虚证病人的血清免疫球蛋白 IgG、IgA、IgM 及补体 C_3、C_4 相关性。在慢性肾炎及糖尿病病人中，肾阴虚证病人均呈现体液免疫功能相对亢进的相似变化，其中，以血清 IgM 升高较为显著，血清 IgG 及血清补体 C_3 也有相对升高。

（7）代谢组学研究：近年来，研究发现肾阴虚病人血清超氧化物歧化酶（SOD）、过氧化脂（LPO）及丙二醛（MDA）等含量水平也呈现一定的变化趋势，实验室研究方面，李娴发现不同造模方法建立的肾阴虚模型大鼠血清 SOD 活力均呈现降低趋势。吕爱平等发现，肾阴虚模型大鼠 LPO 升高，3 种抗氧化酶活性均下降。临床研究方面，陈晏珍等在肾虚与 SOD 关系初探中对 66 例肾虚证病人进行了外周血细胞 SOD 活性定量测定，结果发现其 SOD 活性明显降低，病情愈严重，SOD 活性愈低；病情愈长，或有夹杂证则 SOD 活性愈低。SOD、LPO 及 MDA 含量的异常会使自由基对细胞的伤害增大，破坏生物膜、核糖核酸和脱氧核糖核酸，并抑制免疫功能，可以作为肾阴虚证诊断的标准之一。

（8）微量元素研究：近年来研究表明，肾阴虚证会引起微量元素含量的变化。郭金瑞等选择临床上慢性肾炎肾阴虚病人为研究对象，研究发现，肾阴虚病人唾液 K^+ 浓度明显高于正常人，Na^+ 浓度明显低于正常人，Na^+/K^+ 明显低于正常人。

3. 肾精不足证　苏小军等在研究滋补肾精方对肾精不足证的治疗作用的实验中观察到，MG 小鼠证候表现符合中医肾精不足证的证候学特点，可见肾精不足证时实验动物出现体质量和胸腺、脾脏质量下降，血清 T-AOC、GSH-Px 活性降低，LDH 活性升高。

4. 膀胱湿热证　张亚大等在统计研究中发现，当 E_2/T 乘以固定系数 100 时，二者比值在一定范围内波动，当二者的比值接 2 时，以膀胱湿热证多见。

〔寿鑫甜〕

六、脑病辨证诊断标准研究

脑，又称为髓海。深藏于头部，居颅腔之中，其外为头面，内为脑髓，是精髓和神明汇集发出之处，又称为元神之府。《素问·五藏生成》："诸髓者，皆属于脑。"《灵枢·海论》："脑为髓之海。"五脏六腑之精气，皆上注于头，而成七窍之用，故为精明之府。人体精神、意识、思维活动藏之于脑，从脑出发，以认识世界，维持人体与自然、社会的相对稳定状态，和调情绪。脑是人体全部精神意识思维活动的物质基础，是精神作用的控制系统，是精神意识活动的枢纽。

"脑为元神之府"是中医对脑的生理功能的高度概括，具体来说，中医认为人脑有以下功能：①主宰生命活动；②主司精神活动；③主司感觉运动。其与脏腑精气密切相关，尤其与肾的关系密切，脑髓既生以后，补给来源最重要的就是先天之精的化源，由肾精不断化生精髓以充沛。《管子·水池》"肾生脑"，《灵枢·海论》"脑为髓之海"，《素问·经脉》"人始生，先成精，精成而脑髓生"。上述论述提示了脑与肾的密切联系，但五脏六腑后天之精气充髓、五神脏等观点也提示了各脏腑均与脑之相关，不唯独肾。

在传统的中医诊断与治疗学上，专门针对"脑"这一脏器的证型较少，脑病似乎多由他脏病变发展引起。近年来，神经系统疾病的发病率、诊断率较数年前有着明显的提高，脑病专属证型缺乏的问题也日益凸显，尤其是证候评分等客观指标的缺乏，使中医脑病的诊断标准难以统一，故对于脑病的中医诊断相关的研究非常有价值。中医所谓之脑病，根据病位可大致分为脑髓、脑窍、脑络等，以病位为线索，下面对当前的脑病中医诊断标准研究现状进行简单介绍。

（一）脑髓病辨证标准研究

1. 髓海亏虚证　《灵枢·海论》："髓海不足，则脑转耳鸣、胫酸眩冒，目无所见，懈怠安卧。"可见髓海空虚可以在临床见到多种症状，脑海精髓不足，脑失于濡养，在小儿可见发育迟缓，身材矮小，囟门迟闭，智力低下；在成人可见早衰，健忘恍惚，神情呆钝，耳鸣目眩，面色淡白，舌淡无华，脉细弱。常见此证型的疾病有眩晕、头痛、中风、痴呆、五迟等。

范炳华等人观察了 86 例西医确诊为椎动脉型颈椎病，中医证型为髓海不足，表现为眩晕的病人，使用经颅多普勒检查（TCD）及三维 CT 椎动脉血管造影（3D-CTA）检查，探讨"髓海不足"与椎动脉供血不足及形态学改变的相关性，结果发现，TCD 检测椎动脉的血流速，低流速占 47.62%，高流速占 18.45%，异常率为 66.07%。低流速和高流速均可引起椎动脉供血不足。再经 3D-CTA 检查，有血管形态学改变的占 75%，表明"髓海不足"眩晕与椎动脉的形态改变、血流速关系密切，据此提出，"髓海不足"与椎动脉供血不足在理论上是一致的。椎动脉形态学改变是导致椎动脉供血不足的直接原因，眩晕的发病过程应是：椎动脉形态学改变→血流速异常→椎动脉供血不足→髓海不足→眩晕。因此，在现代医学技术及临床资料的充实下，类似于 TCD 及 CTA 之类的检查可以列入髓海不足之诊断标准中。

在痴呆病的现代研究中，1997 年田金洲等制订了血管性痴呆中医辨证量表（thescale for the differentiation of syndromes of vasculardementia，SDSVD，表 4-4-2）进行血管性痴呆中医辨证，其中髓海空虚虽其病理源于肝肾亏虚，但精髓同源，在痴呆病的辨证中，髓海空虚是一个重要的证型。原卫生部1993年发布的《中药新药治疗痴呆的临床研究指导原则》提出，髓海不足证常见的兼症有头晕耳鸣、怠惰思卧、毛发焦枯、骨软痿弱、舌淡苔白、脉沉细弱、两尺无力。从西医的角度出发，痴呆症其发病机理与高血压、脑动脉硬化、血黏度增高、脑血管紧张度轻-中-重度变化，以及脑血流量减少或微小血栓形成使得动脉不畅所致。有研究证实，痴呆症目前常见的证型均可使血管脉络处于高黏血状态，相对出现血流减慢、从而使脑血管等脉络组织缺血、缺氧，采取不同的治法遣方用药后，各证型组对应方剂都具有不同程度的疗效，但以髓海不足型疗效为佳。研究从侧面证实髓海不足证的形成还与现代医学所谓血流动力学、血液内成分等多项指标改变有关。

中风之急性、亚急性期，单纯髓海不足者少见，但中风后认知功能障碍病人中，此一证型便明显增多。对1989—2015年中国各大数据库所收录的涉及中风后认知功能障碍的中医文献进行检索、分析，提取了证候要素21个，其中，"脑"出现的频率为18.99%，髓海为5.16%，所有的虚证和为36.12%。可见多数证型都有髓海空虚之表现，具体辨证标准亦可参考SDSVD。

表4-4-2　　　　　　　　　　　血管性痴呆中医辨证量表

0	近事遗忘[2] 远事遗忘[3]	得分	总分
1	腰酸[3] 腰酸腿软[4] 腰脊酸痛[5]		/30
	耳鸣如蝉[2] 耳聋[3] 耳轮萎枯[4]		
	盗汗[1]		
	发脱[2] 齿动[3] 齿脱[4]		
	性功能减退[2] 阳痿[3] 尿后余沥[5] 夜尿频多[6]		
	舌淡[1]舌尖红[2] 舌瘦而红干[3] 舌瘦而红干多裂纹[4]		
	舌薄白少苔[1] 无苔[2]		
	脉细弱[1]		
2	表情淡漠或寡言少语[2] 神情呆滞或反应迟钝或嗜睡[3] 口多黏涎[2]咯痰或呕吐痰涎[3]痰多而黏[4]鼻鼾痰鸣[5]		/30
	头昏[1] 头昏重[2]		
	体胖臃肿[5]		
	苔腻或水滑[6] 厚腻或腻浊[7]		
	舌胖大[3] 胖大多齿痕[4]		
	脉滑或濡[1]		
3	痛处不移[4] 痛如针刺[6]		/30
	爪甲色暗[3] 爪甲青紫[5]		
	脸下青黑[2] 口唇紫暗[4] 口唇紫暗且面色晦暗[6]		
	舌下脉络瘀张青紫[3] 舌紫暗[4] 有瘀点[5] 有瘀斑[6] 青紫[7]		
	脉沉弦细[1] 沉弦迟[2] 涩或结代[3]		

续表

4	性情急躁[3] 烦躁不安[5] 急躁易怒[7]	/30
	面部微红[1] 面部潮红[2]	
	头晕[3] 头晕目眩[6]	
	耳鸣如潮[2] 耳鸣如雷[3]	
	目干涩[1] 目胀[2]	
	口苦咽干[2]	
	筋惕肉跳[2]	
	舌红[1]	
	苔黄[1]	
	脉弦滑或细数[1]	
5	心烦[2] 心烦不眠[3] 夜间谵妄[4]	/30
	面红目赤[2]	
	声高气粗或气促[2] 呼吸气臭或口臭[3]	
	发热[1]	
	口唇干红或口苦[2] 渴喜冷饮[4] 口舌生疮或痔疮肿痛[6]	
	尿黄[1] 尿短赤热[2]	
	舌红[3] 舌红绛[4]	
	苔薄黄[2] 黄厚[3] 灰黑干燥[4]	
	脉数大有力或弦数或滑数[1]	
6	大便干结[2] 不爽[2] 2日或3日未解[3] 4日或5日未解[5] 6日或以上未解[7]	/30
	排便时间延长≥15分钟[5]	
	腹满[2] 腹胀[3] 腹胀且痛[4]	
	食欲减退[3] 食量减半[5]	
	苔厚腻[4] 黄厚腻[5]	
	脉滑[1]	
7	神疲乏力或少气懒言[2] 语声低怯或咳声无力[3] 倦怠嗜卧[4]	/30
	自汗[4]	
	大便溏或初硬后溏[2] 小便自遗[3] 二便自遗[4]	
	轻微活动即心悸[2] 安静时常心悸[3]	
	面唇不华[2] 面唇苍白[3]	
	爪甲苍白[1] 苍白变形[2]	
	舌质淡[3] 舌质胖[5] 舌淡胖边有齿痕或舌淡舌体萎缩[6]	
	脉沉细或迟缓或脉虚[1]	

　　量表的使用说明：血管性痴呆中医辨证量表包括记忆分和四诊信息分，0代表记忆分，1代表肾精亏虚证四诊信息，2代表痰浊阻窍证四诊信息，3代表瘀血阻络证四诊信息，4代表肝阳上亢证四诊信息，5代表火热内盛证四诊信息，6代表腑滞浊留证四诊信息，7代表气血亏虚证四诊信息。根据病人

的情况，记录每一行的最高得分，没有的信息行记 0 分，最后一列为记忆分加各证候的四诊信息总分，最高分 30 分。如果总分＜7 分，则该证候不成立，如果总分≥7 分，则该证候成立。7～14 分为轻度，15～22 分为中度，23～30 分为重度。

2. 脑海气虚证　脑海气虚证是指因气虚所致的脑海失养的证候。从定义上看，其证发生的本质其实是气虚，且应是整体的气虚，而非唯独"脑海之气虚"。最多见的应是体弱多病，脾气亏虚或久病伤气所致。病理上，气虚则气短蜷卧、体弱；气不足以养老，脑失所养，神无所依，故遇事易惊，胆怯恐惧，睡中易醒。常见疾病则有郁症、癫证、失眠、头痛、眩晕等。

人的精神意识和运动功能，虽以脑中精髓为物质基础，但并非独脑所立，而是由脑与诸脏腑、经络，共同完成的，尤其是提及气血阴阳等体内物质时，更不能脱离五脏而存在，因为脑髓靠脏腑化生，靠精气血津液充养。作为奇恒之腑的组成部分之一，脑海的气虚更大的意义在于反映了脏腑之气虚。此证型的诊断，应叠加有脏腑气虚的诊断方法，最常见的有如心脾气虚、胆虚气怯、肾气亏虚等。故本证型辨证要点应是脑海失养的表现如遇事易惊、胆怯恐惧、气短神疲、舌淡苔薄脉弱再加上气虚的症状。各脏腑气虚的中医诊断现代标准研究较为充分，举例如下。

杨维益对 63 例脾气虚证的病人的诊断因素进行多元回归分析，得到了诊断方程并制定了脾气虚证的量化诊断标准，可应用至脑海气虚证的诊断标准上（表 4 - 4 - 3）。

表 4 - 4 - 3　　　　　　　　　　　　内科脾气虚证的量化诊断标准

诊断性质	诊断因素	诊断因素的程度划分	积分	诊断确立所需最低分值
特性诊断因素	大便异常	大便次数		
		4～8 次/d（轻）	8	
		＞8 次/d（重）	10	
		大便性状		
		大便如糖稀（轻）	8	
		大便如水样（重）	10	
		大便努责不出（轻）	8	
		大便艰涩不爽（重）	10	
	咳痰	咳嗽痰量少（轻）	8	
		咳嗽量多、滑易咳出（重）	10	
	头痛	头重（轻）	8	
		头重头痛而晕（重）	10	
	胃脘不适	胃脘闷重（轻）	8	
		胃脘隐痛（重）	10	24 分
	水肿	眼睑、四肢肿（轻）	8	
		全身遍肿（重）	10	
	面色发黄	面色浅黄（轻）	8	
		萎黄或晦暗（重）	10	
	痿证	痿弱不能行		
		上举不能（重）	10	
		咀嚼无力		
	出血倾向	出血量少（轻）	8	
	（呕、咳、尿等）	出血量多、色淡、质稀（重）	10	
	肠鸣	偶发（轻）	8	
		频作（重）	10	

续表

诊断性质	诊断因素	诊断因素的程度划分	积分	诊断确立所需最低分值
共性诊断因素	低热	下午体温增高	8	24分
	嗜卧	食后困顿（轻）	8	
		嗜卧不起（重）	10	
	食欲异常	口淡无味	8	
		纳谷不香（轻）		
		厌食或拒食（重）	10	
	消瘦	比正常体重减少10%～19%	8	
		比正常体重减少20%以上	10	
	虚胖	＞正常体重10%～19%（轻）	8	
		＞正常体重20%以上（重）	10	
	神疲懒言	精神不振、不喜多言（轻）	8	
		疲乏、思睡懒言（重）	10	
	脉象虚弱一类	虚类为主（轻）	8	
		兼见沉、迟等类（重）	10	
	舌异常	舌淡体胖嫩（轻）	8	
		兼见齿痕（重）	10	

说明：诊断确立的最低标准为共性因素24分＋特性因素24分＝48分，若共性、特性因素中均出现两项以上重度症状，则此时脾虚为重度。

2008年《中医内科常见病诊疗指南》里提到心胆气虚证的主要症候有心悸胆怯，善恐易惊，神志不宁，少寐多梦，脉沉或虚弦。可以发现，这一版指南中的这一证型的辨证要点里本身就有脑病症状，确诊脑病＋心胆气虚表现诊断为脑海气虚，是目前大多数临床使用的模式。

肾气亏虚所致的脑海气虚则更为常见，"肾生髓"，肾气亦化生为脑髓之精气，肾脏与脑髓的关系非常密切。在一定程度上，表现在脑病肾气虚证与脑海气虚证的诊断标准可以互用，如中风病、高血压脑病等。戴霞利用德尔菲（Delphi）法确定量表各条目主观权重系数对300例肾气虚证样本进行探索性因子分析，确定客观权重系数，然后将两种赋权方法得出的某一指标的权数相乘，最后进行归一化处理，得到了肾气虚证权值计算表，可作为客观的诊断标准以资参考（表4-4-4）。

表4-4-4　　　　　　　　　　　　肾气虚证权值计算表

量表条目	整数化权值
头晕	7
腰酸	8
膝软	8
健忘	4
听力减退	4
发脱	3
齿摇	4
夜尿频多	7
尿有余沥	5

续表

量表条目	整数化权值
神疲	8
乏力	9
气短	7
嗜卧	2
诸症遇劳加重	7
舌质淡白	3
脉沉	5
脉细	5
脉弱	5

3. 脑海阴亏证　与脑海气虚证同理，脑海阴亏证的实质亦是他脏病变引起，最多见的即心肾阴虚、肝肾阴虚。心肾阴虚、君火上炎或肝肾阴虚、相火妄动，均可导致阴虚内热，热扰神明而见阴亏之证：头晕耳鸣，健忘失眠，五心烦热，口渴少饮，舌红少苔脉细数。常见于眩晕、失眠、痴呆等脑系疾病。

石幼琪对 44 例阴虚火旺之失眠症的各项症状进行多元统计分析，将基本症状依出现频率分为 3 类：其中不寐、口干少津、心悸不安、头晕、耳鸣、腰酸为第 1 类；五心烦热为第 2 类；心烦为第 3 类。症状频次分析：44 例出现不寐、心悸不安、头晕、耳鸣、腰酸，占总病例的 100％，38 例出现口干少津，占 86％，32 例出现五心烦热，占 73％，心烦者有 12 例，占 27％。根据出现的比例得出结论：不寐、心悸不安、头晕、耳鸣、腰酸、口干少津是失眠阴虚火旺型辨证标准的主要症状，其诊断标准亦可据此权重。

刘宁等通过对阿尔茨海默病病人的四诊信息进行统计，归纳出证候要素和病位要素，将出现频次高的症状与证候要素做回归分析，根据证候要素与症状的相关关系，经过 Fisher 判别公式进行统计学处理，判断得出证型及累计频次，再将统计出的最常见 13 个证候要素和 5 个病位要素作为自变量，将症状出现的频次取前 100 个症状与 13 个证候要素做回归分析，确定每一个证候要素的下属症状，得出下表（表 4 - 4 - 5）。

表 4 - 4 - 5　　　　　　　　　　　　　　阿尔茨海默病观察指标

观察指标	病位要素				病位要素												
	肾	脾	肝	心	气虚	阳虚	血虚	阴虚	血瘀	痰浊	气郁	内湿	气滞	毒邪	内风	内火	阳亢
定向力障碍	√	√	√		√	√			√	√	√	√	√	√	√	√	
记忆力减退	√	√	√	√		√	√	√						√			
智力低下	√	√		√	√				√	√					√	√	√
计算力下降	√				√	√				√					√	√	
情感变化	√	√	√		√	√			√							√	
语言能力改变		√	√		√	√			√								
认知功能减退	√			√													
人格改变	√	√	√		√		√		√								
行为改变	√	√	√		√		√		√								
意识思维改变	√	√	√		√		√		√							√	

　　不难发现，记忆力减退、智力低下、情感变化、人格改变、行为改变、意识思维改变等阴虚证可以观察到的症状，在心、肝、肾3个病位证素中亦都可见。这更进一步证实了脑海阴亏亦即他脏如心肝肾等阴亏所致，临床辨证可参考脏腑辨证的内容。

　　其他脑（髓）病还有热毒攻脑、囊虫侵脑等，暂缺乏客观的辨证标准研究，不做论述。

　　（二）脑络病辨证标准研究

　　1. 瘀阻脑络证　《灵枢·邪气脏腑病形》："十二经脉，三百六十五络，其血气皆上于面而走空窍。"五脏气血通过经络均上达于头部，而与脑联系。可见脑窍之生理作用尤为重要，是脑与脏腑联系的通路。若瘀血、瘀气犯头，阻滞脑络，则可形成本证。瘀血（气）阻滞脑络，不通则痛，见持续头痛、痛如针刺、痛处固定；脑络不通，气血阻滞，新血不生，脑失所养，则见头晕甚则神昏、健忘等；还可见瘀血、气滞证之舌脉，面色晦暗偏白，舌暗或淡，脉弦或涩。常见于中风病、脑外伤、头痛等疾病。

　　2002年版《中药新药临床指导原则》中提出头痛病之瘀阻脑络分型标准。①主症：头痛反复，经久不愈，痛处固定，痛如锥刺；②次症：舌紫暗或有瘀斑，苔薄白，脉细弦或细涩。可见辨证要点主要在于头痛症状的特点，兼症及舌脉仅作为辅助诊断用。吴相春、吴以岭等人纳入433例临床脑动脉硬化症、中医辨证为瘀阻脑络的病人，对瘀阻脑络证候量化诊断标准进行研究，研究发现脑络瘀阻可分为络气郁滞、络气虚滞、痰湿、血瘀、阴虚、阳虚、火热7个既符合中医理论又符合临床实际的症状集合，分别判定与病位相关反映疾病特异性表现为眩晕、肢体麻木、头痛、健忘。根据各症状对证候诊断实际贡献度，即该症状对于该症状集合的组成所作的贡献（重要程度）作出表格，其中不同基本证型的诊断阈值不同，亦附有分数参考（表4-4-6、表4-4-7）。

表4-4-6　　　　　　　　　瘀阻脑络基本证型中各症状对证候实际贡献值及转化分值

证　型	症　状	贡献值	转化分值
络气郁滞	善太息	0.074996	3
	情志抑郁	0.065904	3
	头胀-头胀痛	0.034829	2
	急躁易怒	0.045639	2
	脉弦	0.0080712	1
络气虚滞	气短	0.11196	4
	乏力	0.11732	4
	神疲	0.10201	4
	懒言	0.092757	3
	舌淡	0.043467	2
	自汗	0.038406	1
	脉弱	0.036454	1
痰湿	头重	0.028961	2
	痰多	0.033304	2
	体胖	0.025982	2
	苔白腻	30.012336	1
	脉滑	0.0235	1
血瘀	舌紫暗或有瘀斑瘀点并舌暗红	0.22075	2
	面色晦暗	0.15863	2
	头痛固定或刺痛	0.10647	1
	脉涩	0.026493	1

续表

证　型	症　状	贡献值	转化分值
阴虚	目涩	0.092725	4
	五心烦热	0.090275	4
	面色潮红	0.085506	3
	少苔或无苔	0.067063	3
	腰膝酸软	0.05696	2
	脉细数	0.013817	1
火热	口苦	0.064501	3
	苔黄	0.080418	3
	溲赤	0.063958	3
	口干	0.040817	2
	舌红	0.048506	2
	脉数(脉弦数)	0.018684	1
阳虚	畏寒	0.1737	3
	肢冷	0.15622	3
	小便清长	0.1299	3
	舌淡胖或边有齿痕-舌淡胖	0.040284	1
	脉沉迟-脉沉迟无力	0.021073	1

表 4-4-7　　　　　　　　　瘀阻脑络基本证型诊断阈值及其诊断灵敏度、特异度

证　型	诊断阈值	灵敏度	特异度
络气郁滞证	4	96.5%	89.3%
络气虚滞证	5	95.3%	94.6%
痰湿证	5	93.1%	99.6%
血瘀证	2	87.0%	95.3%
阴虚证	6	87.3%	80.5%
火热证	7	80.3%	86.3%
阳虚证	5	88.4%	91.1%

此研究得出的结论具体,有助于确定证候诊断的标准和规范,临床可直接参考使用。但这也表明了瘀阻脑络这一提法的局限性,此一证型可根据临床表现提取出 7 种基本证型,将此证型细化研究可能为后续研究的方向。

2.风痰阻络证　风痰阻络证主要为风、痰、瘀三种证候要素的组合,内生之风夹痰阻滞脑络,留滞脑脉,影响脑与各脏腑的联系,脑脉痹阻。风证特征为起病急骤,病情数变,肢体抽动,颈项强急,目偏不瞬,头晕目眩等;痰证特征为口多涎痰,鼻鼾痰鸣,表情淡漠,反应迟钝,头昏沉,舌胖大苔腻脉滑等。基本见于中风病急性期。

现行中风病之风痰阻络证较为通用的诊断仍参考《中药新药临床研究指导原则》上所述的标准(主症:半身不遂,口舌㖞斜,言语謇涩或不语,感觉减退或消失;次症:头晕目眩,痰多而黏,舌暗淡,苔薄白或白腻,脉弦滑)。1994 年八五国家科技攻关中制订了《中风病辨证诊断标准》,标准规定了中风病风、火、痰、瘀、气虚、阴虚阳亢的证候诊断标准,其中提及风、痰的诊断标准如下:

（1）风证：

1）起病：①48小时达到高峰（2分）；②24小时达到高峰（4分）；③病情数变（6分）；④发病即达高峰（8分）。

2）肢体：①两手握固或口嘴不开（3分）；②肢体抽动（5分）；③肢体拘急或颈项强急（7分）。

3）舌体：①舌体颤抖（5分）；②舌体歪斜且颤抖（7分）。

4）目珠：①目珠游动或目偏不瞬（3分）；②正常（0分）。

5）脉弦：①是（8分）；②否（0分）。

6）头晕头痛：①头晕或头痛如掣（1分）；②头晕目眩（2分）。

（2）痰证：

1）痰：①口多黏涎（2分）；②咳痰或呕吐痰涎（4分）；③痰多而黏（6分）；④鼻鼾痰鸣（8分）。

2）舌苔：①腻或水滑（6分）；②厚腻（8分）。

3）舌体：①胖大（4分）；②胖大多齿痕（6分）。

4）神情：①表情淡漠或寡言少语（2分）；②神情呆滞或反应迟钝或嗜睡（8分）。

5）脉象：滑或濡（3分）。

6）头昏沉：①有（1分）；②无（0分）。

7）体胖臃肿：①是（1分）；②否（0分）。

证候诊断得分＞7分为该证候诊断成立。7～14分为轻度，15～22分为中度，≥23分为重度。

另结合现代医学的检验手段，目前认为痰是血脂异常的基础，血清总胆固醇、甘油三酯及低密度脂蛋白含量升高可作为痰证微观辨证的指标，但尚无相关量化诊断标准制定。此处需要说明的一点是风痰可阻滞脑络，亦可蒙蔽脑窍，二者不同，需注意区分。风痰上扰，蒙蔽清窍时，神机出入受影响，常见神志障碍，而络脉瘀阻的症状不明显，二者常见病亦有区别，可资鉴别。

还有研究表明出现此证型的脑病多为心脑同病，在诊断、治疗上可做到"同诊、同治"，故在辨证时可与心病的风痰阻络诊断标准互参。

此外，脑络病的辨证还有脑络空虚等证，因脑通过经络与各脏腑建立联系，故其实质亦是肾虚所致，基本内容前已论述。

（三）脑窍病辨证标准研究

1. 痰浊蒙窍证　痰浊蒙蔽脑窍，气机逆乱，元神失控，可以导致此证。根据痰的寒热性质，又可以分为寒痰蒙窍及痰热阻窍证。寒痰者，多表现为神志昏聩，僵卧拘急或颤动抽搐，神呆和寒痰，伴有阳虚症状明显如手足清冷、神疲乏力、恶心犯呕、面色浮白等。热痰者，多表现为突然昏仆，不省人事，口吐涎沫，怪叫声，及伴有痰热症状如面色潮红、喉中痰鸣、便秘尿黄、舌红苔黄腻脉弦滑数等。本证型多见于中风病、痴呆、癫痫、癫证、狂证等。

1996年中国中医药学会内科学会脑病专业委员会提出、国家中医药管理局脑病急症科研协作组起草制定的《中风病诊断与疗效评定标准》包含中风病诊断标准和中风病疗效评定标准，诊断标准中痰浊蒙窍证的辨证要点有：半身不遂，口舌㖞斜，言语謇涩或不语，感觉减退或消失，神昏，痰鸣，二便自遗，周身湿冷，舌质紫暗，苔腻，脉沉滑。可见这一辨证要点里未明确区分寒热证素，而是着重言"痰证"的表现，在临床应用此标准时，应根据现实情况，酌情加入温化寒痰或清热化痰之品，以取得更佳的效果。

在痴呆痰浊蒙脑证型的表现中，《中药新药临床研究指导原则》的主次症阐述最为明确。根据主次症分级，主症有：智力减退，头重如裹，纳呆脘胀，痰多吐涎；次症有：神情呆板，沉默少言，形体肥胖，动作迟缓，肢体困重，脘闷不饥，犯恶欲呕。痰浊化热者，或见昏睡，或见狂躁不安，行为不轨，舌体胖大，舌淡苔白腻脉滑，痰热者，舌红苔黄腻，脉滑数。其还根据中医辨证要点制定了症状分级量化表（表4-4-8）。

表 4 - 4 - 8　　　　　　　　　　　　　　　　痴呆痰浊阻窍证症状分级量化表

症　状	轻	中	重
智力减退	MMSE 20～23 分 轻度认知障碍	MMSE 11～19 分 中度认知障碍	MMSE ≤10 分 重度认知障碍
头重如裹	略微头沉	头重似蒙布	头重如戴帽而紧
纳呆脘胀	进食常量则胀满,活动则明显减轻,常在 1 小时内消除	进食常量 2/3 则胀满不舒,活动稍减,常持续 2 小时左右	少食即胀满不舒,活动不减,持续至下餐
痰多吐涎	痰涎量少,偶有咯吐	痰涎量中等,常咯吐	痰涎量多,咯吐不止
神情呆板、沉默少言	感触而发,症状轻,自行缓解快	有无感触均可出现,或间断出现,时轻时重	无感触而发,持续时间长,症状重
形体肥胖	轻度超重	中度超重	重度超重
肢体困重	偶有发生	时轻时重	症状较重,持续较长
脘闷不饥	进食常量则胀满,活动则明显减轻,常在 1 小时内消除	进食常量 2/3 则胀满不舒,活动稍减,常持续 2 小时左右	少食即胀满不舒,活动不减,持续至下餐
犯恶欲呕	偶有恶心	虽有恶心,但无呕吐	恶心频作,伴呕吐
或见昏睡	睡眠多余每日 10 小时,呼之能醒	睡眠多余每日 15 小时,呼之能醒	睡眠多余每日 20 小时,呼之能醒,醒而复睡
或见狂躁不安、行为不轨	感触而发,症状轻,自行缓解快	有无感触均可出现,或间断出现,时轻时重	无感触而发,持续时间长,症状重
舌象	舌苔白	舌体胖大,苔白腻	舌体胖大,质淡,苔白腻
脉象	脉滑	脉滑	脉滑细

　　程永华等对 40 例血管性痴呆病人进行研究,运用中医辨证分型出痰浊蒙窍型和瘀阻脑络型,各 20 例,对病人进行 MRI 检查以及 MMSE、SDSD 量表分析。结果发现两证型病人半数以上存在多发性梗死,验证病人为脑卒中后发生的认知功能障碍,对两组病人进行量表检查,痰浊蒙窍证型者 MMSE 得分高于瘀阻脑络型,而 SDSD 得分低于瘀阻脑络型。这一结果似乎反映了现有的西医诊断量表在中医辨证方面有一定的辅助意义,即可以根据量表分数的分布来辅助鉴别中医证型。但此结论尚不够深入,有待进一步研究。

　　在结合微观指标诊断方面,林少芳等检测并比较入选痰浊阻滞型脑中风病人与健康受试者的外周血中 ApoA、ApoB、CK 水平及脑脊液中电解质水平,并进行统计分析。发现痰浊阻滞型脑中风病人血清 LDL-C 含量、AopB 含量、K^+、Na^+ 及 Cl^- 的含量均高于对照组,ApoA 及 CK 含量均低于对照组。于是据此提出,ApoA、ApoB、CK 及电解质等指标与痰浊中阻型脑中风中医证候之间存在着较为密切联系,可以为中医痰浊阻滞型脑中风的诊断治疗提供一种可量化的方法。以上研究表明,中风病中医辨证分型与影像学相关性的研究取得了一定成果,然而它尚未找到反映中风证候本质差异的指标,未能指出目前发现的指标与出血性中风病辨证之间的具体联系。

　　2. 风火上扰证　风火上扰证是指阴不潜阳,肝阳暴亢,引动心肝之火,阳化风动,风火相煽,横窜经络,上扰清窍,蒙蔽心神所表现出来的一类病证。风火上扰证型内有两个病理因素,即风与火。风证特征为起病急骤，病情数变，肢体抽动，颈项强急，目偏不瞬，头晕目眩等；火热证特征为心烦易怒，躁扰不宁，面红身热，气促口臭，口苦咽干，渴喜冷饮，大便秘结，舌红而绛，苔黄而干等。总体表现为风、火证候要素的组合。此证型见于中风、眩晕等疾病。

　　中风病见风火上扰证者，主要表现为半身不遂，口舌㖞斜，言语謇涩或不语，感觉减退或消失，病势突变，神志迷昏，颈项强急，呼吸气粗，便干便秘，尿短赤，舌红绛，苔黄腻而干，脉弦数。郭蓉娟等在中医急症临床实践的基础上，通过整理归纳大量的古今文献，结合专家诊疗经验，分析了 100 例风火上扰清窍证中风病例的症状、体征，对这些临床表现的出现率进行统计调查，筛选出与本证相关的 29 项相关因素，对其进行半定量化的规定，制定出了风火上扰清窍证的证候诊断调查表（表 4-4-9）。

表 4-4-9　　　　　　　　　　　　　　　　　风火上扰清窍证症候诊断调查表

调查因素	轻(0.33)	中(0.66)	重(1)	无(0)
神志	嗜睡、朦胧	昏蒙	神昏	正常
肢体拘急	单侧或四肢肌张力稍高	介中间	四肢肌张力明显增高	无
肢体抽动	抽搐次数少	介中间	癫痫大发作	无
颈项强直	颈稍有抵抗力	介中间	明显抵抗强直	无
口噤不开	用手掰有抵抗力	介中间	撬不开	无
两手固握	两手屈曲，被动伸展稍有阻力	介中间	伸展明显阻力	无
目珠游动	少于 3 次/min	3~6 次/min	多于 6 次/min	无
目偏不瞬	偏而尚可动	介中间	偏而不动	无
面潮红	面稍红	介中间	满面甚至颈通红	无
口臭	稍有	介中间	口臭难闻熏鼻	无
口唇干红	唇红略干	介中间	红而干裂起皮	无
烦躁不宁	心烦易怒	介中间	循衣摸床等	无
便干便秘	便干便难	2 日未解	3 日以上未解	无
舌质红	舌尖红	舌质满红	舌红绛	无
苔黄	微黄	薄黄而干	黄厚干燥甚则灰黑	无
脉弦数	脉弦有力	介中间	脉数有力躁急不宁	无
发热	≤37.5 ℃	介中间	≥38 ℃	无
血压偏高	≤160/90 mmHg	介中间	≥180/110 mmHg	无
汗出	头面微汗	周身汗出	大汗出而肢冷	无
目赤	球结膜有血丝	介中间	血丝融合成片且多眵	无
痰鸣	偶有，声小	介中间	痰声辘辘	无
呕血	呕吐物带血	介中间	涌出大量咖啡色液体	无
黑便	大便隐血试验阳性	介中间	黑便质稀量多	无
呵欠	≤1 次/min	2~5 次/min	>5 次/min	无
呻吟	偶有	介中间	不断	无
气粗	呼吸气稍粗	介中间	鼻鼾气粗	无
CT 结果	小梗塞或少量出血	介中间	大面积梗塞或大量出血	非卒中
舌卷短	舌不能外伸	介中间	舌卷短后坠干枯	无
苔腻	薄腻	介中间	厚腻	无

将此调查结果进行逐步多元回归分析，最后得出结论：神志矇眬或昏蒙、颜面潮红、烦躁不宁、舌红或绛4个症状同时出现可反映本证候信息变化的81.87%。据此设立证候规范在临床对中风急症进行辨证，与副主任以上职称医师运用《中风病中医诊断、疗效评定标准》中本证的诊断标准进行比对，二者符合率86.4%，符合良好。

关于眩晕病，1994年《中医病证诊断疗效标准》即制定的眩晕风火上扰证诊断标注仍为目前通用，其辨证要点为：眩晕耳鸣，头痛且胀，易怒，失眠多梦，或面红目赤，口苦，舌红，苔黄，脉弦滑。

当前专辨脑窍之证候不多，除了上述所列，还有脑郁化火等证型，目前尚无诊断标准制定，仍待后续研究揭示证候的本质及确定辨证标准。

〔李　昕〕

七、胃肠病辨证诊断标准研究

胃肠病是指消化系统多种疾病的统称。胃肠病属于中医学内科的范畴，古称成年内科为"大方脉"。胃肠包括胃、小肠、大肠，属于六腑的范围，胃主受纳、腐熟水谷，小肠司受盛、化物和泌别清浊之职，大肠则有传导之能，六腑以通为用，以降为顺，而脾胃为升降之枢纽，脾气主升而胃气主降，故大小肠之气皆随胃气而降。临床脾胃病多因感受外邪、饮食失节、情志失调、素体禀赋等导致胃气不降或胃气降之太过而引起，胃病主要的症状有：上腹饱胀不适、胃脘隐痛、嗳气、泛酸、食欲不振、厌食、口苦等；肠病的主要表现有：腹痛、腹泻、肠鸣、便血等。

临床常见胃肠病有胃痛、痞满、呕吐、噎膈、呃逆、腹痛、泄泻、痢疾、便秘等。根据"十三五"规划教材《中医诊断学》（人民卫生出版社）中胃肠病相关的证型有：胃气虚证、胃阳虚证、胃阴虚证、胃热炽盛证、寒饮停胃证、寒滞胃肠证、食滞胃肠证、胃肠气滞证、虫积肠道证、肠热腑实证、肠燥津亏证、肠道湿热证。随着中医证素辨证的研究，中医对胃肠病辨证取得了长足的发展，中华中医药学会脾胃病分会对多个胃肠病达成了多项诊疗共识，制订了多个胃肠病的辨证分型标准。随着科技的发展，尤其是分子生物学等医学技术的发展，对胃肠病证型与特异性客观指标的研究也有长足进展。

（一）胃肠病现有诊断标准

胃肠虚证包括胃气虚证、胃阳虚证、胃阴虚证3个证型，3个证型的主要表现为胃的受纳和腐熟水谷的功能减退，临床表现的特点有所不同，但胃阳虚以胃气虚为发病基础，胃阴虚则多由火热灼伤胃津而引起。胃肠实证包括胃热炽盛证、寒饮停胃证、寒滞胃肠证、食滞胃肠证、胃肠气滞证、虫积肠道证、肠热腑实证、肠燥津亏证、肠道湿热证，多是由外邪侵袭或饮食不节而引起。

全国中西医结合虚证与老年病研究专业委员会于1986年颁布《中医虚证辨证参考标准》对胃虚证辨证标准进行了讨论，1990年邓铁涛主编的《中医证候规范》一书对胃肠虚证和实证的各种证型进行了讨论，1997年制定的《中药新药临床研究指导原则》及2002年制定的《中药新药临床研究指导原则（试行）》未单独对胃虚证进行讨论，但对各胃肠道疾病中的胃虚证证型的辨证标准进行了制定，且2002年出版的《中药新药临床研究指导原则（试行）》对胃肠病证型诊断标准为参照1989年中国中西医结合学会消化系统专业委员会制定的诊断试行标准，故主要参照2011年与2017年中国中西医结合学会消化系统专业委员会制定的诊断试行标准介绍胃肠病证型诊断标准，自20世纪90年代起中国中西医结合学会消化系统疾病专业委员会对各种胃肠病的证型的诊断标准进行了制定，最近的胃肠病诊断及分析标准制定时间分别为2011年与2017年，本文主要对2017年产生的标准进行介绍。

《中医虚证证候参考标准》与《中医证候规范》对胃肠虚证的诊断标准明确进行了制定，其中《中医证候规范》将胃肠虚证与胃肠实证各证型的临床表现分为主症、主舌、主脉、或见证、或见舌、或见脉及典型表现，并认为典型表现是证型的核心表现，而主症、主舌等组合也可诊断胃虚证的证型。2002年出版的《中药新药临床研究指导原则（试行）》对目前的临床试验等活动仍有深远影响，而最新的标准制定则为中国中西医结合学会消化系统专业委员会于2011年制定，2011年中华中医药学会脾胃病分会予以更新。就此对胃肠虚证与胃肠实证相关诊断标准进行介绍。

1. 胃肠虚证

（1）胃气虚证：指胃气虚弱，胃失和降，以胃脘隐痛或痞胀、喜按，食少与气虚症状为主要表现的证候。《中医虚证辨证参考标准》中胃气虚证包括胃虚证与气虚证两个部分。胃虚证：①胃脘痛得食则安；②胃脘痛喜按；③食欲减退或旺盛；④食入停滞。证型确定：具备2项即可诊断。气虚证：①神疲乏力；②少气或懒言；③自汗；④舌胖或有齿印；⑤脉虚无力（弱、软、濡等）。证型确定：具备3项即符合气虚诊断。如同时符合胃虚证与气虚证诊断即为符合胃气虚证诊断。

《中医证候规范》中胃气虚证典型表现：呕吐无常时作时止，胃脘饥嘈，食后则脘胀不适，饮食少思，疲倦乏力，面色淡白，口淡无味，舌淡白苔少，脉弱。

《中药新药临床研究指导原则（试行）》及2017年中国中西医结合学会消化系统疾病专业委员会对胃肠病胃气虚证未进行诊断标准制定。

（2）胃阳虚证：指阳气不足，胃失温煦，以胃脘冷痛、喜温喜按、畏冷肢凉为主要表现的虚寒证候。《中医虚证辨证参考标准》中胃阳虚证包括胃虚证与阳虚证两个部分。胃虚证诊断如前。阳虚证诊断如下。主症：①全身或局部畏寒或肢冷；②面足虚浮；③舌淡胖苔润；④脉沉微迟。次症：①夜尿频多；②便溏而尿清长。证型确定：具备主症3项（第一条必备），次症1项。如同时符合胃虚证诊断与阳虚证诊断即为符合胃阳虚证诊断。

《中医证候规范》中胃阳虚证典型表现：胃脘隐痛或冷痛喜温喜按，呕吐清水涎液休作无常，饮食少思，畏寒肢凉，口淡不渴，面色苍白，神疲肢倦，舌质淡白而嫩，苔少，脉迟缓而弱。

2011年中国中西医结合学会消化系统疾病专业委员会对胃肠病胃阳不足证的诊断标准如下。主症：①胃脘隐痛；②喜按喜暖。次症：①食后胀满；②纳呆食少；③大便稀溏；④神疲乏力；⑤舌质淡有齿痕，苔薄白；⑥脉沉细。胃镜象：①黏液稀薄而多；②胃黏膜炎症减轻或呈苍白，黏膜变薄；③胃蠕动缓慢。证型确定：具备主症2项加次症1项，或主症第1项加次症2项，并结合胃镜象。

（3）胃阴虚证：指阴液亏虚，胃失濡润、和降，以胃脘嘈杂，饥不欲食，脘腹痞胀、灼痛等为主要表现的证候。《中医虚证辨证参考标准》中胃阴虚证包括胃虚证与阴虚证两个部分。胃虚证诊断标准如前。阴虚证诊断如下。主症：①五心烦热；②咽燥干口；③舌红少苔、无苔；④脉细数。次症：①午后潮热；②便结而尿短赤；③盗汗。证型确定：具备主症3项，次症1项。如同时符合胃虚证与阴虚证诊断即为符合胃阴虚证诊断。

《中医证候规范》中胃阴虚证典型表现：饥不欲食，口燥咽干，胃脘隐痛或嘈杂，或干呕呃逆，或脘痞不舒，大便干结，小便短少，舌红少津，苔少或无苔，脉细数。

2011年中国中西医结合学会消化系统疾病专业委员会对胃肠病胃阴不足证的诊断标准如下。主症：①胃脘隐痛；②胃脘灼痛；③舌红少津无苔或剥苔或有裂纹。次症：①嘈杂似饥，饥不欲食；②口干舌燥；③大便干结；④脉细数或弦细。胃镜象：①黏液量少黏稠；②胃黏膜充血水肿或呈颗粒状或血管显露。证型确定：具备主症2项加次症1项，或主症第1项加次症2项，并结合胃镜象。

2. 胃肠实证

（1）胃热炽盛证：指火热壅滞于胃，胃失和降，以胃脘灼痛、消谷善饥等为主要表现的实热证候。《中医证候规范》中胃热证典型表现：胃脘灼痛势急而拒按，吞酸嘈杂，或食入即吐，或消谷善饥，口渴引饮而喜饮冷，或牙龈肿痛溃烂，口苦口臭，大便秘结，小便短赤，舌红苍老，苔黄厚而干，脉滑数。

（2）寒饮停胃证：指寒饮停积于胃，胃失和降，以脘腹痞胀、胃中有振水声、呕吐清水等为主要表现的证候。未查询到相关诊断标准。

（3）寒滞胃肠证：指寒邪侵袭胃肠，阻滞气机，以胃脘、腹部冷痛，痛势急剧等为主要表现的实寒证候。2017年中华中医药学会脾胃病分会对于寒滞胃肠证的诊断标准如下。主症：①胃痛暴作；②遇冷痛重。次症：①畏寒；②喜暖。舌脉：舌淡苔白，脉弦紧。证型确定：主症必备加次症2项，结合舌脉象即可诊断。

（4）食滞胃肠证：指饮食停积胃肠，以脘腹痞胀疼痛、呕泻酸馊臭腐等为主要表现的证候。2011年中国中西医结合学会消化系统疾病专业委员会对胃肠病食滞胃肠证的诊断标准如下。主症：①胃胀痛拒按；②嗳腐酸臭。次症：①恶心欲吐；②不思饮食；③恶闻食臭；④大便或矢气酸臭。舌脉：舌苔厚腻，脉弦滑。

（5）胃肠气滞证：指肠胃气机阻滞，以脘腹胀痛走窜、嗳气、肠鸣、矢气等为主要表现的证候。2011年中国中西医结合学会消化系统疾病专业委员会对胃肠病胃肠气滞证的诊断标准如下。主症：①大便欲便不得出，或便而不爽，或大便干结或不干；②腹满胀痛。次症：①肠鸣矢气；②嗳气频作；③烦躁易怒或郁郁寡欢；④纳食减少；⑤舌苔薄腻；⑥脉弦。主症必备，次症2项或以上即可诊断。

（6）虫积肠道证：指蛔虫等寄生肠道，耗吸营养，阻滞气机，以腹痛、面黄体瘦、大便排虫等为主要表现的证候。此证型现已作为单独疾病而研究。

（7）肠热腑实证：指里热炽盛，腑气不通，以发热、大便秘结、腹满硬痛为主要表现的实热证候。2011年中华中医药学会脾胃病分会对于肠热腑实证的诊断标准如下。主症：①大便干结；②舌红苔黄燥。次症：①腹中胀满或痛；②口干口臭；③心烦不寐；④小便短赤；⑤脉滑数。主症必备加次症2项即可诊断。

（8）肠燥津亏证：指津液亏损，肠道濡润、传导失职，以大便干燥、排便困难及津亏症状为主要表现的证候。2011年中华中医药学会脾胃病分会对于肠燥津亏证的诊断标准如下。主症：①大便硬结难下；②舌红、苔黄燥少津。次症：①少腹疼痛，按之胀痛；②口干口臭；③脉数。主症必备加次症2项即可确诊。

（9）肠道湿热证：指湿热内蕴，阻滞肠道，以腹痛、暴泻如水、下痢脓血、大便黄稠秽臭及湿热症状为主要表现的证候。2010年中华中医药学会脾胃病分会对于肠道湿热证的诊断标准如下。主症：①腹痛、腹泻、便下黏液脓血；②舌质红苔黄腻。次症：①肛门灼热；②里急后重；③身热、小便短赤；④口干口苦、口臭；⑤脉滑数。主症必备加次症2项以上即可诊断。

（二）胃肠病客观指标研究

随着中医药的发展，中医诊疗技术的发展和应用、中医临床技术标准化研究水平的提升和中医重大理论和药理机制的研究阐发与认识积累，近年来中医药对胃肠疾病研究取得了一些新进展。

1. 胃镜、X线及钡餐造影检查　随着现代医学检测手段研究的进步，利用微观检测指标阐释中医"证"的本质成为研究的新方向，并取得了一定的进展。影像学检查可作为其客观依据之一。

戴云等观察116例胃溃疡病人，通过Olympus GIFXQ20内镜观察胃黏膜形态变化，主要分为脾胃虚弱证、肝胃气滞证和胃阴不足证3型及血瘀、食滞两兼症。发现临床病人以脾胃虚弱为多但本虚标实，虚实夹杂，寒热错杂。溃疡发生主要是因为脾气虚弱，胃络失养，伴随着热毒内盛和血瘀。分析表明，应用这种微观手段作为客观依据，提供了新方法，开拓了新途径，有利于防治溃疡病。郑艳等选取了符合胃溃疡诊断标准的150例病例，观察在胃镜下的典型表现。发现脾胃湿热证和胃阴不足证者胃溃疡面积相对较大；水肿的表现方面，胃阴亏虚证表现较少，与脾胃实热证、脾胃气虚证和肝胃气滞证具有统计学差异；就溃疡色泽而言，脾胃气虚者多见白色，肝胃气滞者多黄、白并见，而脾胃湿热和胃阴亏虚者往往黄色较多；脾胃气虚证者与肝胃气滞证者相比差异无统计学意义，但与胃阴亏虚证和脾胃实热证者相比，差异有统计学意义。臧运华等亦选取了2年内胃溃疡病人150例，并进行了相关的胃镜检查，分型与郑氏相同。研究结果亦与之相似，发现溃疡面积之间没有统计学差异，说明分型与面积之间不具有密切的相关性；溃疡色泽方面，脾胃气虚证组以白色为主，与其他各组比较，差异具有统计学意义。这些研究对于探讨中医证型与现代医学诊断之间的联系有着一定的指导意义。

耿昶等收集了88例胃脘痛病例，其中消化性溃疡病人27例，结合胃肠影像检查进行分析。发现脾胃不和型在胃、十二指肠球部溃疡中常见（占64.5%，共20例），与肝胃不和证（占13.3%，共6例）比较差异有统计学意义。此可作为辨证参考以指导中医临床。李建军等研究认为其可分为中虚气滞、肝胃不和、血瘀等型，其X线诊断标准，偏脾虚气滞者可见胃张力偏高，蠕动增加，排空较快；偏肝胃不和者张力偏低，蠕动减弱，排空较慢；偏血瘀者往往伴见胃癌的征象。

王小平等从微观角度将本病分为 6 类，分别为肝胃火郁、胃阴不足、湿热中阻、肝胃不和、气滞血瘀和脾胃虚寒。发现 6 种类型的钡餐造影有所不同，主要表现在胃阴不足者蠕动功能较强，功能紊乱；湿热中阻者和脾胃虚寒者排空功能较弱，张力较低，胃液增多；肝胃不和和气滞血瘀者可见排空功能较强，张力较高，功能亢进。

2. 胃黏膜病理变化 近几十年来许多学者运用多学科方法，对胃肠病中医证型从多方位、多层次及多系统进行了大量的客观化研究和探索，取得了一些成绩，胃肠病中医证型与局部胃黏膜病理变化的相关性研究简要综述如下。

尹光耀等采用能量色散 X 射线分析仪、图像分析系统、放射免疫法和化学发光法测定 CG 及正常人胃黏膜生物活性物质，得出如下结论：胃黏膜 cAMP、SOD、Zn、Cu，线粒体 Zn、Cu 和细胞核 DNA、Zn、Cu 的量变既是胃黏膜组织结构产生病变的物质基础，也是决定胃虚证分型的物质基础。

汤伟军等发现胃镜诊断为红斑渗出性胃炎以胃阴不足型为多；胆汁反流性胃炎以肝胃不和型多见，胃镜下黏膜以红斑、渗出、水肿或胃腔内胆汁反流为主要表现；平坦糜烂性胃炎辨证以脾胃湿热型多见，隆起糜烂性胃炎以胃阴不足型、脾胃虚弱型多见。胃镜下黏膜变薄、苍白及黏膜下血管显露，即 AG，中医辨证以脾胃虚弱型及胃络瘀阻型多见；出血性胃炎见于脾胃湿热型和脾胃虚弱型。

李灿东等采用 TUNEL 法与免疫组织化学法分别检测脾胃气虚与脾胃湿热组胃黏膜 AI、凋亡基因相关蛋白 P53、BC12 及 Fas 等表达，发现脾胃湿热组与脾胃气虚组胃黏膜 AI 明显增加，脾胃气虚组 P53、BC12 表达显著高于健康人组，脾胃湿热组 Fas 表达显著高于健康人组，胃黏膜从正常→实证→虚证的变化过程中，细胞凋亡逐步增多，P53、BC12 及 Fas 表达参与细胞凋亡的调控，与证候形成的复杂性有关，表明脾虚证病人机体生理功能不足，代谢功能低下，湿热证病人表现为机体生理功能亢进、凋亡及代谢较旺盛的特点。

3. 脑肠肽 在不同层次将胃肠道神经系统与中枢神经系统联系起来的神经-内分泌网络称为脑肠轴。脑肠轴的活动需脑肠肽参与，脑肠肽在胃肠和神经系统双重分布，在外周和中枢广泛地调节着胃肠道活动。已证实脑肠肽异常与肠易激综合征（IBS）发病密切相关，可导致内脏高度敏感和肠道运动功能紊乱，进而出现腹泻、腹胀、腹痛等临床表现。中医学认为，IBS-D 属于"泄泻""腹胀""腹痛"等范畴，与脾、肝、肾、胃、大肠等脏腑相关，病性多虚实错杂。IBS-D 证候的出现必有其内在的物质基础或微观表现，本研究通过比较 IBS-D 不同证候病人体内脑肠肽表达的差异，初步发现了可能影响 IBS-D 证候分布的机制。本次研究结果显示，IBS-D 证候的分布规律是：肝郁脾虚证所占比例最大为 50.8%，其次是脾胃虚弱。通过分析 6 类证候与脑肠肽的关系，发现同一证候可有多个相关指标，同一指标也可有多个相关证候，具体是：ET-1 与脾胃湿热证呈正相关，而与寒湿困脾证呈负相关。ET-1 在胃肠道中有高密度和高特异性的结合位点，可使胃肠平滑肌及其系膜血管和微血管持续收缩，同时参与肠道感觉阈值的调节，与腹痛、腹泻的程度相关。

各种证型之间没有绝对的界限，由于没有一个明确的完善的标准体系指导临床实践，致使证型繁多，每位研究者只能选取 1～3 个常见证型为研究出发点，严重影响中医证型演变规律的整体细化研究。有些证型研究结论相互矛盾，而多数与胃肠病中医证型相关或明显相关的西医学指标，只是从某个角度反映"证"的特点，不能诠释"证"的全貌。缺乏多中心、大样本的证型研究模式。

〔黄剑阳〕

八、骨伤病辨证诊断标准研究

中医骨伤病是指中医学对各种骨关节及周围软组织损伤或疾患的总称，属"折疡""金镞"等范畴。临床上将中医骨伤病分为骨病和伤病两方面。其中伤病又包括骨折、脱位、筋伤。骨折主要是指由于外力的作用破坏了骨的完整性和连续性；脱位是指因损伤或疾病造成骨关节面相对正常位置发生改变，出现功能障碍者；筋伤是指因各种急性外伤或慢性劳损以及风寒湿邪侵袭等原因造成的人体皮肤、皮下浅深筋膜、肌肉、肌腱、韧带、关节囊、椎间盘、周围神经及血管等软组织的病理损害。骨病是指除创伤引起的骨与关节损伤以外的骨科疾病，主要包括骨与关节的感染性疾病，骨的内分泌、营养、代谢障碍性疾病，骨无菌性坏死病，骨与软骨发育障碍性疾病，不明原因及异常增生性骨病，慢性非化脓性骨关节病，神经性骨疾病，手、腕、膝、足等方面疾病及先天性疾病。

（一）骨伤病的辨证诊断标准研究

近年来，随着国家对中医学的重视，政府部门及专业组织在骨伤临床标准制定等方面做了一系列工作。2001 年袁浩、张安桢、韦贵康、王和鸣等参与李振吉主编的《中医药常用名词术语辞典》骨伤科部分的编写工作。2004 年 8 月在山东文登举行"骨性关节炎"临床标准讨论会，2005 年 8 月在浙江台州举行"股骨头坏死"临床标准讨论会。科研工作人员纷纷展开一系列研究，骨伤病的辨证标准研究取得了很大的进展，尤其是在颈椎病、骨关节炎、骨质疏松症、股骨头缺血性坏死、骨折及腰椎间盘突出证等中突出，现将骨伤病辨证诊断标准研究进展报告如下。

1. 骨质疏松症诊断标准研究　　骨质疏松症是一种因骨量低下、骨微结构破坏，导致骨脆性增加、易发生骨折为特征的全身性骨病。骨质疏松症分为原发性和继发性两大类。原发性骨质疏松症又分为绝经后骨质疏松症、老年性骨质疏松症和特发性骨质疏松症 3 种。绝经后骨质疏松症一般发生在妇女绝经后 5～10 年内；老年性骨质疏松症一般指在 70 岁后发生的骨质疏松；而特发性骨质疏松症主要发生在青少年，病因尚不明。骨质疏松症是一个具有明确病理生理、社会心理和经济后果的健康问题，目前位于世界常见病、多发病的第 7 位。20 世纪 80 年代，开展了一系列有关原发性骨质疏松症的理论和临床研究，在病因病机、证候特征与分布、辨证论治及现代研究等方面，均取得了重大进展。

（1）证候特征及分布规律：骨质疏松症临床表现主要为腰背酸痛，或广泛的骨关节疼痛，或小腿肌肉抽痛，浑身疼痛，龟背，甚至骨折等。通过对骨质疏松症病人的症状统计分析，提示其临床表现以肾虚及脾虚证多见。腰脊酸痛、胫膝酸软、乏力出现率在 80％以上，为核心症状；发脱或齿摇、耳鸣或耳聋等肾虚症状以及食欲减退、面色萎黄、少气懒言、食后腹胀喜按等脾虚症状出现率较高，占病例总数的 50％以上。舌胖大或有齿痕者共 44 例，占病例总数的 43.5％以上；脉象以沉细、弱多见，二者之和占总数的 50.5％。通过对骨质疏松症病人的证候进行聚类分析，结果聚为三类，体现了肾虚、髓亏、血瘀的病因病机。

绝经后骨质疏松症诊断标准，主要结合临床表现及 WHO 推荐的骨密度测定标准而制定：①自然绝经后发病；②身材变矮或驼背；③腰背疼痛；④骨折，多在无外伤或轻微负重、扭伤时即发生；⑤腰椎骨密度较年青成人均值低 2.5SD 以上。有研究者通过对绝经后骨质疏松症病人常见证候聚类分析后，提出肾虚髓亏血瘀证的辨证标准，典型指标即经闭、腰脊酸痛、痛有定处、发脱齿摇、尿后余沥、口唇齿龈暗红、精神迟钝、皮肤黏膜瘀斑和脉络异常。

（2）证候现代指标的研究：现代研究认为，骨质疏松症的发生与内分泌紊乱、钙平衡失调及免疫、营养、遗传等多种因素有关，其中内分泌紊乱和由此导致的钙平衡失调是其主要原因。近年来，对肾虚的实质研究证实，肾虚与下丘脑-垂体-多个靶腺系统功能紊乱以及肾上腺、甲状腺、性腺等退行性有关。肾虚的本质为整体功能低下和失调，表现为免疫功能下降，性激素分泌下降，微量元素减少，红细胞钠泵活性降低等，进而引起骨形成和骨吸收失衡而导致骨质疏松。绝经后骨质疏松症病人的"血瘀"临床表现综合评分、微循环评分、血液流变学的 11 项指标均较健康妇女明显升高，有显著性差异，证明"血瘀"证的客观病理变化。国外关于"雌激素对血液流变学的影响"的文献研究表明：绝经后妇女全血黏度、血浆纤维蛋白原、总胆固醇、高密度脂蛋白等水平明显高于绝经前妇女，红细胞变形性、红细胞可滤过性却明显低于绝经前妇女。雌激素减少可能是引起绝经后骨质疏松症"血瘀"病理变化的主要原因。

原发性骨质疏松症随着年龄的增长，瘀血阻络型患病率逐渐升高，而脾肾气虚型则由 57.1％降至 15.0％。有人采用基因辨证法，研究雌激素受体基因多态性与女性绝经后骨质疏松症中医辨证的关系，结果表明：围绝经期女性，多以肾阴虚为主，绝经后女性多以肾阳虚为主，绝经后 5～10 年以肾阴阳两虚为主。张波等探讨骨质疏松症肾虚血瘀证与骨吸收标志物的相关性研究，证实骨质疏松症中医证型与骨吸收标志物 S-CTX 及骨密度、25 羟维生素-D、雌二醇等检测值呈一定的相关性，且肾虚血瘀型与其他型各检测值比较，均有显著性差异。

李婷研究发现随着年龄的增长和绝经年限的加长，绝经后骨质疏松症骨密度逐渐下降。在绝经后骨质疏松症中，血瘀证的全身骨密度和腰椎骨密度均比肾虚证低，说明血瘀证是肾虚证的进一步发展。程英雄研究发现随着年龄的增大，睾酮水平逐渐下降，且血清睾酮水平与骨密度密切相关，是男性骨质疏松症发生的决定性因素之一，平均血清睾酮水平按肾阳虚、脾肾阳虚、肝肾阴虚、气滞血瘀组顺序依次降低。李中万等根据中医辨证分型的原则将 130 例原发性骨质疏松症病人分为肾阳虚证、肝肾阴虚、脾肾阳虚、气滞血瘀 4 种不同证型，同时使用 DEXA 测量病人的骨密度，并测定内皮素、雌二醇、一氧化氮的含量，应用方差分析方法分析这些指标与不同证型间的关系，发现气滞血瘀组内皮素比其余 3 组明显增高，推论内皮素可作为区别气滞血瘀型与其他 3 型的客观物质指标。

（3）证候影像学的现代研究：赵永芳对 62 例年龄在 50～80 岁的女性进行了桡骨骨密度测量，结果显示：在 37 例骨量减少的病人中，肾阴虚 34 例（其中 28 例为肾阴虚，脾肾两虚者为 6 例），原发性骨质疏松症的中医证型为肾阴虚。葛继荣等使用双能 X 线骨密度仪对 43 例原发性骨质疏松症病人进行骨密度检测，同时将病人辨证分型为肾虚（肾阴虚、肾阳虚、阴阳两虚）、脾肾两虚、肝肾两虚、单纯脾虚 4 种不同证型，统计各证型与骨密度的相关性，结果显示男性肾阴虚病人骨密度明显高于肾阳虚者，提示男性中医证型与骨密度有一定的相关性，而女性各个证型间的骨密度比较无明显区别。王广伟等研究发现绝经后骨质疏松症病人骨密度由高到低依次为肾阳虚衰、脾肾阳虚、肝肾阴虚、气滞血瘀，说明气滞血瘀型骨质疏松较其他 3 组骨质疏松严重。

2. 膝骨关节炎的诊断标准研究　膝骨关节炎又称为膝骨关节病、退行性关节炎、增生性关节炎、老年性关节炎等，是一种以关节软骨退行性变化以及骨质增生为特征的关节退行性病变膝骨关节炎。根据其病因不同，可分为原发性和继发性两种。起病缓慢，通常在 40 岁以后出现症状，主要表现为膝关节酸胀不适或钝痛，膝关节肿胀，上下楼不便，呈进行性加重；如增生的骨赘脱落形成游离体，可出现关节交锁；急性加重期可出现关节积液，关节肿胀，多可伴肌萎缩或肌痉挛。严重者出现膝关节畸形，不能正常行走。膝骨关节炎在中医证候、生理病理等取得了一定的成就。

（1）证候特征及分布规律：国家中医药管理局颁布的《中医病证诊断疗效标准》中将膝骨关节炎证候分为肾虚髓亏、瘀血阻滞、阳虚寒凝三型，该分类方法虽被临床广泛采用，但是其并不能概括所有病人出现的临床症状。原卫生部发布的《中药新药临床研究指导原则》将本病分为以下 3 型：肝肾不足、筋脉瘀滞证，及肝肾亏虚、痰瘀阻证和脾肾两虚、湿注骨证证。焦树德等将其分为风寒湿痹、瘀血阻痹、阴虚内热、肾虚骨痹等证型。刘洪旺等将本病分为三型施治：肝肾亏虚型、寒湿痹阻型和气滞血瘀型。

何挺通过设计膝骨关节炎信息调查表收集病人的一般临床资料及中医四诊证候，采用双人交替录入法建立数据库，运用频数分布法及描述性统计分析各临床症状的分布情况，利用系统聚类分析及主成分分析方法归纳出相关主症状之间的内在联系，总结出相应的中医证型和分布特点。结果显示膝骨关节炎的中医证型分为肝肾阴虚型、脾胃虚弱型、气滞血瘀型、痰湿困阻型和风寒湿痹型五型，其中肝肾阴虚型最多见，其辨证要点如下：

1）肝肾阴虚型：①主症。膝酸软无力、腰背酸软、膝酸痛、膝隐痛、夜尿频多、五心烦热、小便清长、失眠多梦、口干、大便干结、舌红、苔少或无、脉数、脉细。②次症。膝痛喜按、潮热盗汗、舌瘦薄、面色潮红、午后潮热、口渴多饮、目干涩、腰背酸痛、眩晕、耳鸣、绝经、脉沉、急躁易怒。

2）脾胃虚弱型：①主症。食欲减退、畏寒喜暖、面色淡白、口唇淡白、少气懒言、便秘、苔白、弱脉。②次症。脘腹胀满不适、白天出汗、舌质淡红、舌淡白、舌淡嫩、口淡。

3）气滞血瘀型：①主症。膝刺痛、得热痛减、面色萎黄、舌淡暗、脉湿、脉弦。②次症。月经量少、口唇深红、渴不多饮。

4）痰湿困阻型：①主症。膝肿胀、舌边有齿痕、头身困重、腻苔、脉滑。②次症。口甜黏腻、膝重痛、便溏。

5）风寒湿痹型：①主症。膝痛昼轻夜重、膝痛遇风寒发作、膝阴雨天疼痛加重、膝痛拒按、苔薄、脉浮。②次症。膝走窜痛、脉紧、苔黄、膝胀痛、膝冷痛。

（2）证候现代指标的研究：膝骨性关节炎病理生理特征是以软骨损伤、软骨下骨质的暴露、骨赘生成、关节间隙变窄。金荣忠等对 40 例膝关节骨性关节炎病人软骨组织进行研究，发现 COX-2 基因及其表达蛋白在膝关节骨性关节炎软骨组织损害过程中起到重要作用。徐孝洪在此基础上检测了膝骨关节炎不同证候分型 COX-2 的含量，结果显示：肝肾亏虚型病人的 COX-2 含量明显低于气滞血瘀型，也明显低于风寒湿痹型病人，气滞血瘀型病人的 COX-2 含量明显高于风寒湿痹型病人。不同中医证型病人的 COX-2 含量有显著性差异，有利于膝骨关节炎的辨证分型研究。

刘健通过对膝骨关节炎病人归档病例回顾性研究，提出：病人多种血液成分之间存在相关性，其中风湿热痹型血小板计数与白细胞计数、淋巴细胞计数随血沉升高而上升，前清蛋白随清蛋白、补体上升而上升；肝肾亏虚型年龄增大，血沉随之上升，免疫球蛋白与球蛋白也有类似关系，随酸性糖蛋白上升而下降。病人中医证型实证以风湿热痹型为主，与血小板呈相关性，虚证以肝肾亏虚型为主，与免疫球蛋白呈相关性。汤晴研究发现膝骨关节炎病人不同中医证型血脂水平各项指标对炎症指标的影响是不同的，肾虚髓亏型 TC 升高与 CRP、ESR 呈正相关，阳虚寒凝型 TC 升高和瘀血阻滞型 TG 升高都与 ESR 呈正相关。3 种证型其他血脂指标升高与 CRP、ESR 无关联。魏合伟等采用酶联免疫夹心法（ELISA 法）及化学发光法检测膝骨关节炎病人血清 TNF-α 值、IL-6 水平，统计分析结果显示：肝肾阴虚型、脾肾阳虚型、气滞血瘀型及风寒湿痹型 4 种证型之间 IL-6 水平的差异无统计学意义；而风寒湿痹型的 TNF-α 水平较其他 3 型明显高，TNF-α 作为诊断膝骨关节炎的炎性细胞因子指标，可在一定程度上为膝骨关节炎的中医辨证及临床诊疗评价提供客观依据。

（3）证候影像学的现代研究：陈文通通过镜清理术，观察膝骨关节炎病人关节镜下的病理改变，发现瘀血阻滞型膝骨性关节炎病人存在关节软骨退变、滑膜增生等病理改变。金立昆等探讨膝骨关节炎中医证型与 X 线表现的相关性，发现膝骨关节炎中医证型与放射学表现有一定的相关性，在外侧髌骨骨赘、胫骨髁间骨赘方面，表现为本研究中医分型中的脾肾两虚、湿注骨节证最严重，肝肾不足、筋脉瘀滞证其次，肝肾亏虚、痰瘀交阻证最轻。可以推测中医辨证分型中的脾肾两虚、湿注骨节证的辨证依据中可以加入 X 线表现骨赘生成明显，而且此证型属于放射学诊断的较严重期。魏合伟等研究将选取 80 例膝骨关节炎病人，并辨证分型分为 4 种证型。均用关节镜检查和治疗，并将观察到的骨质增生病变程度进行分级，结果风寒湿痹型的膝骨关节炎病人，其关节镜下的关节骨质增生表现分级比肝肾阴虚型、脾肾阳虚型和气滞血瘀型均低，而且提出了诊断膝骨关节炎的一项重要指标即关节镜下骨质增生表现分级，它可以为膝骨关节炎的辨证施治提供客观依据。

（4）证候的系统生物学的现代研究：杨松滨等利用气相色谱-质谱（GC-MS）联用技术检测 37 例膝骨关节炎病人和 37 例正常对照者尿液代谢产物，识别潜在的生物标记物；比较分析肝肾不足、筋脉瘀滞证和脾肾两虚、湿注骨节证两个证型组的尿液代谢谱变化。结果表明，膝骨关节炎病人肝肾不足、筋脉瘀滞证与脾肾两虚、湿注骨节证的尿样中有多种内源性代谢物的含量存在明显差异，利用 OPLS-DA 建模的方法能够将两证病人进行较理想的区分，提示中医学中的"辨证分型"理论具有客观存在的物质基础，疾病扰动下代谢表型的变化与中医"证"的本质有着密切的联系。

（5）舌诊仪的现代研究：方小燕等用舌象数字分析诊断系统对病人的舌象进行采集及分析，从舌色、舌形、苔色、苔质 4 个方面分析整体舌象特征，使用卡方检验分析 K-L 分级与舌象的相关性，采用聚类分析法归纳膝骨关节炎的舌象特征。结果舌象特征分布显示，舌色主要为淡舌、红舌、淡紫和紫暗舌；舌形主要为胖舌、齿痕舌、裂纹舌；苔色主要为白苔；苔质主要有薄苔、腻苔、少苔。K-L 分级与舌象的相关性分析，Ⅰ级病人主要表现为淡舌、胖舌、齿痕、白苔、腻苔和薄苔；Ⅱ级病人主要表现为淡舌、胖舌、齿痕舌和腻苔；Ⅲ级病人主要表现为舌红、裂纹、苔少；Ⅳ级病人主要为舌红、裂纹舌、少苔。舌象聚为3类。第1类：舌淡胖，苔薄白腻，齿痕；第2类：舌红，裂纹，苔少；第3类：舌紫暗或淡紫，瘀斑，苔黄白相兼。由舌象仪所采集的膝骨关节炎舌色、舌形、苔色及苔质表现与临床辨证有较强的一致性，可为辨证论治提供客观依据。

3. 颈椎病的诊断标准研究　　颈椎病又称颈椎综合征，是颈椎骨关节炎、增生性颈椎炎、颈神经根综合征、颈椎间盘脱出症的总称，是一种以退行性病理改变为基础的疾病。主要由于颈椎长期劳损、骨质增生，或椎间盘脱出，韧带增厚，致使颈椎脊髓、神经根或椎动脉受压，出现一系列功能障碍的临床综合征，表现为颈椎间盘退变本身及其继发性的一系列病理改变，如椎节失稳，松动；髓核突出或脱出；骨刺形成；韧带肥厚和继发的椎管狭窄等，刺激或压迫了邻近的神经根、脊髓，椎动脉及颈部交感神经等组织，并引起各种各样症状和体征的综合征。可以分为神经根型、椎动脉型、交感神经型等。

（1）证候特征与分布规律：神经根型颈椎病是由于颈椎间盘退变、颈椎骨刺增生，颈椎关节和韧带的松动、错位，刺激或压迫了神经根等组织而发生的一种临床症候群。国家中医药管理局"十一五"重点专科协作组项痹病神经根型颈椎病诊疗方案中将其分为风寒痹阻证、血瘀气滞证、痰湿阻络证、肝肾不足证、气血亏虚证；国家中医药管理局《中医病证诊断疗效标准》将颈椎病分为风寒湿型、气滞血瘀、痰湿阻络、肝肾不足、气血亏虚；而1997年版卫生部《中药新药临床研究指导原则》分为风寒阻络、气滞血瘀、气血不足、肝阳上亢四证。在全国高等中医院校统编临床教材《中医骨病学》设有肾元亏虚、肝血不足和风寒湿三证。

科研工作人员也对其进行了研究，皮燕等通过对185份神经根型颈椎病风寒湿阻证、瘀血阻滞证中医证候指标专家问卷分析，为神经根型颈椎病中医证候的量化及客观化提供研究的途径及方法学的参考。周建伟等运用临床流行病学调查方法，设5个调查点对660例神经根型颈椎病病人进行中医辨证及证候指标调查。结果显示：在660例神经根型颈椎病病人中，居于前5位的中医证型依次是：风寒阻络27.7%、气滞血瘀21.8%、肝肾不足14.7%、痰湿阻滞10.3%、气血亏虚9.8%；次为痰瘀交阻、湿热蕴阻、脾肾亏虚、气虚寒凝。神经根型颈椎病以风寒阻络、气滞血瘀、肝肾不足、痰湿阻滞、气血亏虚证型常见。沈庆亮通过对221名神经根型颈椎病病人进行调查研究，收集相关神经根型颈椎病的临床症状及四诊信息，进行统计分析，结合专家咨询，最后结果为神经根型颈椎病的中医证型主要有风寒湿型、气血两虚、气滞血瘀、痰湿阻络四型。杨济源通过对围绝经期综合征颈椎病病人的中医证候特点及相关因素的研究，得到的结果显示：围绝经期综合征颈椎病的常见临床症状主要为失眠、眩晕、头痛、畏寒肢冷、肢体麻木、潮热出汗。总结出5种中医辨证分型：肝郁气滞血瘀证、肾阳虚证、气血亏虚证、肾阴虚证、肝肾不足证。

（2）证候影像学的现代研究：肖峰搜集了150例颈椎病病人X线颈椎正侧片并进行分析，结果显示：风寒湿型X线分级以Ⅰ级为主；气滞血瘀型、痰湿阻络型X线分级以Ⅱ、Ⅲ级为主；肝肾不足型X线分级为以Ⅲ、Ⅳ级为主；气血亏虚型X线分级不明显。郑运松等对诊断为颈椎病的100例病人进行中医辨证分型，行CT、MRI扫描并记录影像征象，将检查结果进行分析。结果为颈椎病的中医证型和影像表现具有相关性，从颈椎的骨质增生、骨性椎管狭窄、椎间孔和横突孔的变窄，颈部韧带的钙化及脊椎前移几个方面进行观察，证实颈椎病的5种中医证型的影像学改变与西医颈椎病病理改变基本上是一致的。风寒湿型多见生理曲度改变，前纵韧带、后纵韧带和项韧带钙化，钩椎关节增生；气滞血瘀型主要为椎间孔狭窄，神经根受压；痰湿阻络型主要为椎管狭窄；肝肾不足型主要是横突孔狭窄；气血亏虚型主要是脊柱滑脱。

4. 股骨头缺血性坏死的诊断标准研究　　股骨头缺血性坏死是骨科领域常见且难治性疾病，是众多学者关注研究的热点之一。它是由于各种原因致股骨头血供中断或受损，引起骨细胞、骨髓成分死亡及随后的修复，继而导致股骨头结构改变，股骨头塌陷，关节功能障碍的疾病。

（1）证候特征及分布规律：1997年由国家中医药管理局制定发布《中医病证诊断疗效标准》将股骨头坏死中医证候分类为气滞血瘀型、风寒湿痹型、痰湿型、气血虚弱型、肝肾不足型。2002年国家药品监督管理局编写的《中药新药临床研究指导原则》证候分类为筋脉瘀滞证、肝肾亏损证。2010年国家中医药管理局颁布的骨蚀（股骨头坏死）中医临床路径将股骨头坏死中医证候分类为血瘀气滞证、肾虚血瘀证、痰瘀蕴结证。

王荣田等运用证素辨证方法，对231例股骨头坏死病人辨证，结果显示股骨头坏死的病位证素以筋骨、肾、脾、肝为主，病性证素以痰（湿）、血瘀（气滞）、寒、阳虚、阴虚、气虚、血虚为主，这些证素的组合形式基本上包含了以前不同医家对股骨头坏死的辨证分型，不同分期的证素分布特征与以往医家的认识基本相符合。因此，证素辨证方法可为股骨头坏死的辨证治疗提供新的思路。谭伟欣通过查阅国内期刊发表的中医药治疗成人股骨头缺血性坏死的文献，共纳入94篇文献进行分析，得出被文献论述频率最多的证候是：肾虚血瘀证、气滞血瘀证、肝肾亏虚证、气血亏虚证、寒湿瘀滞证5种证型。

（2）证候指标的现代化研究：徐传毅等实验研究证实模型组兔股骨头产生骨细胞死亡，骨髓造血细胞减少，出现高黏滞血症、高脂血症和平衡失调，形成血瘀证；认为激素性股骨头坏死与血瘀证之间有密切关系。陈衡等研究血浆脂蛋白及凝血异常在股骨头坏死中的变化规律，探讨其与股骨头坏死中医辨证各型的相关性。结果发现，各中医证型组中血脂及凝血异常变化表现了一定的规律，气滞血瘀型APTT最高，PT和FIB最低；痰瘀阻络型FIB最高，HDL-C、LDL-C及ApoA、ApoB表现为最低；筋脉痹阻型TC、TG、LDL-C及ApoB、PLT则表现最高；肝肾亏虚型以HDL-C-ApoA及PT表现最高，PLT及APTT最低。结论认为血管内凝血与脂质代谢紊乱是股骨头坏死的病理基础。刘向春等通过对病人的血凝、血液流变学及血脂检测分析发现，气滞血瘀组病人普遍存在凝血机制异常，也就是处于高凝低纤溶状态，脂肪代谢紊乱的情况则较少发生；痰浊阻络组病人虽然血流变检查存在异常，但是凝血系统大致正常，大多存在脂肪代谢紊乱，其中包括胆固醇，尤其是低密度脂蛋白胆固醇的增高以及甘油三酯的异常。二者在统计学上有显著差异，可以将血脂检测作为区别气滞血瘀与痰浊阻络的一项客观指标。

叶建红等对股骨头缺血性坏死各证型与血液流变学的相关性研究发现，气滞血瘀型病人的高切全血黏度和红细胞聚集指数较正常对照组显著升高，寒湿痹阻型病人的血浆黏度较正常对照组显著升高；而肝肾虚损型低切全血黏度和血浆黏度较正常对照组显著升高。张泽玫等发现全血低切黏度在肝肾两虚型、气滞血瘀型、气血两虚兼肝肾俱亏型中呈依次增高。红细胞聚集指数按气血两虚兼肝肾俱亏型、肝肾两虚型、气滞血瘀型依次递增，认为中老年股骨头坏死病人血液的浓稠性、凝聚性、黏滞性增高，与中医的瘀血证相一致，其中全血黏度低切值、血细胞比容、红细胞聚集指数与中医辨证分型有一定相关性。肖鲁伟等观察发现激素诱导的兔股骨头坏死，其下丘脑-垂体-肾上腺皮质轴从形态到功能均出现抑制状态，表现为血浆皮质醇、促肾上腺皮质激素降低，垂体、肾上腺重量减轻，镜下明显萎缩（尤以肾上腺皮质萎缩更加明显）。探讨认为激素诱导的股骨头坏死与肾阳虚证之间有密切关系。

（3）证候影像学的现代研究：孙材康等根据X线片上的表现结合病人临床表现，分为血瘀痰阻、血瘀肾虚和阴阳两虚3型。血瘀痰阻型：X线摄片股骨头持重区弧形透明带即新月征；血瘀肾虚型X线摄片股骨头外形尚完整，关节间隙正常，但在股骨头持重区内骨质密度增高，其周围可见点片状密度减低区，甚至囊性改变；阴阳两虚型：X线摄片股骨头扁平塌陷，甚或出现半脱位。胡心愿等提出中医三期论治：一期为气滞血瘀，X线表现为股骨头及髋臼关节面外形正常，轻度骨质疏松，或有散在的囊性改变。二期为肝肾亏损，X线表现为髋关节间隙狭窄，股骨头变形塌陷，囊性变化明显，有钙化出现。三期为气血双虚，X线表现为髋关节间隙狭窄，股骨头塌陷明显，碎裂死骨形成，骨性关节炎。

李勇通过结合病理组织学及骨代谢指标对股骨头坏死的骨髓水肿进行研究，认为所显示的骨髓水肿可能是股骨头坏死病理因素瘀的表现，将骨髓水肿和中医骨伤科学的瘀证概念相联系，对于中医从瘀论治提供了一定客观化指标。李圆等通过观察头内分离及塌陷与中医证型的相关性，发现筋脉瘀滞型66髋中股骨头内有分离的为28髋，塌陷的为30髋；肝肾亏虚型51髋中股骨头内有分离的为33髋，塌陷的为36髋。肝肾亏虚型股骨头内分离率、塌陷率高于筋脉瘀滞型，说明肝肾亏虚型股骨头内不稳定因素高于筋脉瘀滞型，提示肝肾亏虚型保髋治疗效果差于筋脉瘀滞型。陈雷雷研究发现股骨头坏死软骨病变与中医证型之间存在相关性，血瘀气滞型软骨病变程度较轻，痰瘀蕴结型、肾虚血瘀型软骨病变程度较重。

5. 腰椎间盘突出症　腰椎间盘突出症（LDH）是指腰椎间盘各部分发生退行性变后，在外力因素的作用下，纤维环部分或全部破裂，单独或连同髓核、软骨终板向外突出，导致窦椎神经和神经根遭受刺激或压迫，从而引起以腰腿痛为主要症状的一种疾病。

（1）证候蛋白组学的现代研究：许建文等应用表面增强激光解吸电离飞行时间质谱（SELDI-TOF-MS）技术对腰椎间盘突出症血瘀证病人、非血瘀证病人和健康人血清蛋白质组学进行了比较研究，发现了 11 个差异蛋白质点；其采用 Biomarker Patterns 软件构建 LDH 血瘀证的血清学诊断模型，结果显示腰椎间盘突出症血瘀证病人 ROC 曲线下面积为 0.984，说明该血清学诊断模型的诊断价值较高。赵伟等采用 SELDI-TOF-MS 技术及蛋白质芯片技术检测壮族 LDH 血瘀证病人、汉族 LDH 血瘀证病人、壮族 LDH 非血瘀证病人和汉族 LDH 非血瘀证病人的血清样本，共找出 13 个表达显著差异的蛋白质点，并由此构建出壮族 LDH 血瘀证的血清学诊断模型；经盲法验证，该模型阳性预测值达到 94.44%，表明由 13 个差异表达蛋白构成的诊断模型可区分壮族与其他民族 LDH 血瘀证及其他中医证型。

（2）证候影像学的现代研究：史万旭等对腰椎间盘突出症中医证型与 CR、CT 影像学对照分析观察，发现气滞血瘀型 CR 显示椎体侧弯，椎间隙变窄，椎体边缘骨赘形成；风寒湿滞型 CR 显示椎体生理曲度变直，椎间隙不等宽，呈前窄后宽表现，椎小关节骨质增生，椎体不稳；湿热痰滞型 CR 显示椎间隙变窄，椎体边缘骨质增生，以后缘增生为显著，并伴有 I°～Ⅱ°椎体滑脱。贾玉柱等探讨腰椎间盘突出症中医分型与 MRI 影像学表现相关性分析，发现血瘀型病人椎间盘突出程度较其他 3 型为重，寒湿型、湿热型次之，肝肾亏虚型最轻；而椎间盘突出数量和椎间盘变性程度以肝肾亏虚型病人最重，寒湿型、湿热型次之。

（二）其他骨伤病的诊断标准研究

1. 骨折的诊断标准研究　骨折是指骨头或骨头的结构完全或部分断裂。多见于儿童及老年人，中青年也时有发生。在现代化研究中，骨折在中医证型等方面做了一些研究。陈杏丽等通过提取电子数据库中老年股骨粗隆间骨折病人的资料，通过统计软件 SPSS13.0 将数据进行整理。结果显示：老年股骨粗隆间骨折病人以"肝肾亏虚合并气滞血瘀"的中医证型占了绝大多数（63.3%）。陈伯健等采用回顾性病历研究工作，收集相关的证候学资料建立 SPSS 数据库，用频数分析统计中医证型和辨证要点。单纯胸腰椎骨折早期主要症状是疼痛、舌暗、脉弦，常见的中医证候类型是肝肾不足、气滞血瘀型以及气滞血瘀型。贾斌等研究发现骨折病人中医证型与血栓前状态分子标志物检测指标存在明显的相关性，气虚血瘀证骨折病人是发生血栓前状态的主要证型，同时有转化成血栓性疾病的风险，故对该型骨折病人应该重点检测。

2. 膝关节退行性骨关节病　膝关节退行性骨关节病是以关节软骨变性、关节磨损所致的关节功能丧失与关节边缘骨赘形成，关节外软组织也有慢性劳损和退行性改变为病理学特征的疾病。主要症状为关节疼痛和关节僵硬，属中医学"骨痹"范畴，是临床常见病、多发病。

刘渊等研究发现膝关节退行性骨关节病病位在膝，与肝肾两脏关系密切，病机以肝肾亏虚、风寒湿痹为主，系统聚类分析结果显示本病可大致分为 3 类证型：第 1 类以肝肾亏虚表现为主；第 2 类以风寒湿痹表现为主；第 3 类以气滞血瘀表现为主。结果表明肝肾亏虚为主兼以风寒湿痹是膝关节退行性骨关节病的基本证型，聚类分析可用于疾病的证候分类。

〔杨　梦〕

九、胞宫病辨证诊断标准研究

胞宫又称女子胞、子处、子宫、子脏、血室、胞室等，是女性的重要内生殖脏器。《内经》将其列为"奇恒之府"，亦藏亦泻，藏泻有时。《类经》："女子之胞，子宫是也，亦以出纳精气而成胎孕者为奇。"可见胞宫有排出月经和孕育胎儿的功能。胞宫病即妇科疾病，是指因脏腑功能失常、气血失调等损伤冲任二脉导致，主要包括月经病、带下病、妊娠病、产后病、妇女杂病等。其中以痛经、多囊卵巢综合征、更年期综合征、不孕症、功能失调性子宫出血等为常见病、多发病，现将胞宫病辨证诊断标准研究进展报告如下。

（一）痛经诊断标准研究

痛经是指经期或行经前后，出现周期性小腹疼痛，或痛引腰骶，甚则剧痛昏厥者。根据有无盆腔器质性疾病将其分为原发性痛经和继发性痛经。前者病因不明确，不伴盆腔器质性疾病。后者病因明确，因盆腔器质性疾病引起的经期腹痛，如子宫内膜异位症、子宫腺肌病、盆腔炎等。文献报道有关痛经的发生率约在30%～80%，极大地影响着女性正常的生活和工作。

1. 证候特征及分布研究　在前人研究的基础上，现代医家多认同痛经的发生是由于瘀血阻滞胞宫、冲任失于濡养，从而导致"不通则痛"或"不荣则痛"。其病位在冲任、胞宫，变化在气血，"瘀"是病机之关键。王艳英调查发现2000例痛经病人中，有明确诱因者占66.3%，其中以感受寒凉者最多，占74%，症状出现频率前5位依次为小腹畏寒、经量或多或少行而不畅、经量少、经色紫黯有块、腰膝酸软；总体上痛经病人随着程度的加重，其表现的虚证的症状更加明显。轻度痛经病人中，50%以上病人伴有腰膝酸软、少气懒言、神疲乏力的症状，中度痛经病人占到70%以上，重度痛经病人此比例达到80%以上，且呈递增趋势。

孙艳明等采用SPSS 11.5软件对1800例痛经女大学生进行临床症状调查，结果进行样本聚类，显示女大学生原发性痛经可分为5类，其中寒凝血瘀证257例，占37.25%；气血虚弱证187例，占27.10%；气滞血瘀证169例，占24.49%；肾气亏虚证46例，占6.67%；湿热瘀阻证31例，占4.49%。其中以经前及经期腹痛为主症，兼见畏寒肢冷、烦躁易怒、乳房胀痛、神疲乏力、腰骶酸痛、肢体酸重等。

文怡等制定"子宫内膜异位症和子宫腺肌病中医证候分布规律调查表"，对124例子宫内膜异位症和186例子宫腺肌病病人进行横断面调查，统计学分析其证候特点和分布规律。结果：子宫内膜异位症病人聚类分析后得出气滞血瘀、气滞肾虚血瘀、肾虚血瘀、痰瘀互结、肾虚湿热瘀结、气滞寒凝血瘀等6种临床常见复合证型。子宫腺肌病病人聚类分析得出气滞肾虚兼痰湿、肾虚寒凝血瘀、肾虚寒凝气滞、肾虚气滞血瘀和肾虚气滞等5个常见临床复合证型。两种疾病均以气滞肾虚血瘀为常见证候。

2. 证候现代指标的研究　现代研究认为，原发性痛经主要与子宫因素、内分泌因素、神经与神经递质因素、精神因素等有关，其中包括子宫颈狭窄、子宫过度屈曲、前列腺素（PGs）的增高、血管加压素（AVP）升高、β-内啡肽（β-EP）降低、去甲肾上腺素水平降低及心理社会因素等。原发性痛经的主要发病机制是前列腺素（PG）和白三烯（LT）增高，病理改变为子宫平滑肌和子宫壁螺旋动脉强烈收缩、缺血和缺氧。原发性痛经作为炎症反应过程，其发生发展与参与炎症反应过程的各种递质有关。PG和LT作为主要炎症递质，直接影响着痛经症状，而其他次要炎症因子，如IL、组胺、TNF-α、NO、β-EP等，也通过不同的途径发挥了重要作用。

彭超等采用放射免疫分析法测定23例腺肌病病人和23例子宫肌瘤病人血浆PGE_2、TXB_2和6-Keto-$PGF_1\alpha$的结果表明，腺肌病组病人血浆PGE_2含量显著高于肌瘤组，且血浆PGE_2的含量与腺肌病病人痛经强度呈正相关。赵宁侠等对38例原发性痛经病人进行经前针刺三阴交、血海、足三里，经期针刺次髎、承山，临床总有效率94.7%；血液流变学指标显示：血浆黏度、不同切变率下的全血黏度、血细胞比容及红细胞最大聚集指数明显降低；红细胞最大变形能力增强；纤维蛋白原虽有不同程度的改变，但无统计学意义。证实了原发性痛经的主要病机与血液的高"浓、黏、凝、集"状态有关，针灸具有改善血液流变性，降低血液黏度，改善子宫微循环的作用，从而使疼痛缓解。

3. 证候影像学的现代研究　胡红通过选择痛经病人150例，辨证分型为肾气亏损型、气血虚弱型、气滞血瘀型、寒凝血瘀型、湿热蕴结型，均行超声检查，分析痛经的中医证型与超声诊断结果之间的相关性。结果：痛经在中医证型中以实证多，虚证少。不同中医证型在子宫内膜异位、子宫肌瘤、慢性盆腔炎影像学类型上的分布差异具有统计学意义，气滞血瘀型中以子宫内膜异位和子宫肌瘤占多数。结论：超声诊断能够为中医痛经的辨证施治提供影像学依据，有助于中医临床进行辨证分型。

（二）多囊卵巢综合征诊断标准研究

多囊卵巢综合征（PCOS）是一种常见的妇科内分泌疾病。1935 年 Stein 和 Leventhal 首次对 7 位卵巢多囊性增大的病例进行了描述，其症状包括月经稀发或闭经、慢性无排卵性不孕、多毛、肥胖等。多囊卵巢综合征是由多遗传因素、多基因和多环境因素引起的下丘脑-垂体-卵巢功能轴的紊乱、月经失调、持续无排卵、不孕、高雄激素血症、卵巢多囊性改变等为特征的异质性疾病。根据临床表现及证候特征，中医学将其归属于"月经失调""闭经""不孕"等范畴，而从卵巢多囊性增大改变来看，又可属于"癥瘕"范畴。

1. 证候特征及分布研究　多数学者认为本病与肾、脾、肝、心等功能失调及痰湿、血瘀关系密切。临床表现多为虚实夹杂、本虚标实之证，多以脾虚肾虚为本、痰湿瘀血为标。杜宝俊教授则认为脾虚痰湿是 PCOS 发病的关键因素，脾为后天之本，气血生化之源，脾肾阳虚不能化生精血，冲不盛，任不通，亦可造成闭经，且脾虚生痰湿，痰湿日久为癥积，则表现为卵巢呈囊性增大。李光荣教授提出"肾虚是多囊卵巢综合征情志致病之基础，肝失疏泄、情志不遂是 PCOS 重要的发病诱因之一。王东梅等通过对 131 例 PCOS 病人临床症状进行统计分类，发现肾系证证候累积频率最高，其次是肝系证和脾系证，而肾阳虚证为最常见的证候类型。徐莉等对 120 例 PCOS 病人进行中医证候调查，结果显示，肾虚型、脾虚痰湿型、肝郁气滞型最为常见，并发现脾虚痰湿型与胰岛素抵抗有关。张晓金等对 PCOS 病人的中医证候研究亦提示肾虚、肝郁是其基本证候，且与性激素变化相关。王凌宇等对 70 例多囊卵巢综合征证候规律进行研究，提示四种证候类型频数由高到低依次为脾虚痰湿证（34.3%）、肾虚肝郁证（32.9%）、肾虚血瘀证（20.0%）以及痰瘀互结证（12.9%）。郭银华等则认为 PCOS 可分肾阴虚证、肾阳虚证、肝郁证、血瘀证和痰湿证，最常见的兼夹证为阴虚肝郁证。黎小斌等对 228 例 PCOS 病人中医证候进行研究，认为肾虚血瘀证占 24.6%，其次是脾虚痰湿证（19.3%）、脾肾阳虚证（18.4%）、肾阴虚证（13.2%）、气滞血瘀证（11.4%）和肝郁血热证（10.1%）。

2. 证候现代指标的研究　近年来，国内外学者对 PCOS 做了大量研究工作，认为 PCOS 的发病机制非常复杂，下丘脑-垂体-卵巢轴（HPO）紊乱、卵巢功能异常、肾上腺皮质功能异常、胰岛素抵抗以及交感神经活动增强都对 PCOS 的发病产生影响。

大部分学者认为，PCOS 有明确家族遗传性，一般是常染色体共显性遗传，与多基因遗传性疾病的规律吻合。另有研究表明，PCOS 发病过程中可能参与了不同的调控基因，研究比较多的是与高雄激素相关基因、胰岛素作用相关基因及慢性炎症因子基因等有关。Franks 等研究表明，CYPI1（TTTA）n 多态性可能与欧洲父女 PCOS 发病和高雄激素血症有关。Martinez-Garcia 等研究发现，性激素结合球蛋白（SHBG）基因上的两个单核苷酸位点 rs727478 和 rs6259 的多态性与地中海 PCOS 病人体内 SHBG 水平存在明显的相关性。有研究表明，胰岛素（INS）基因突变被认为与 PCOS 病人的代谢综合征有关系。除此之外，代晶芳等研究发现，PCOS 存在慢性炎症的病理过程，而且慢性炎症在 PCOS 远期并发症的发生发展过程中起重要作用。主要慢性炎症因子包括 C 反应蛋白（CRP）、肿瘤坏死因子-α（TNF-α）、白细胞介素（IL）等在 PCOS 病人中有不同程度的升高，并且与 PCOS 病人胰岛素抵抗的发生密切相关，推测慢性炎症可能引起了 PCOS 病人免疫状态改变。目前，由于 PCOS 经过确诊其生理病因主要表现在：高雄激素血症、胰岛素抑制以及改变黄体生成素/卵泡刺激素（LH/FSH）分泌，因此肯定胰岛素分泌以及甾体类激素合成的基因受遗传因素影响，从而形成 PCOS。部分病人在青春期即可出现 PCOS 现象，这提示 PCOS 在卵巢发育阶段就开始了。曾有学者提出 PCOS 的"青春期发育亢进学说"，认为青春期生理与 PCOS 发病机制有一定的联系。研究发现，心理压力过大，可导致机体处于高应激状态，导致交感神经兴奋，使儿茶酚胺分泌异常增多，可引起机体内分泌系统紊乱，这些因素也可导致 PCOS 的发生。黄卫娟等对环境因素与 PCOS 发病的相关性分析发现，使用一次性塑料杯喝水、接触厨房油烟及新装修的房屋，是 PCOS 发病的高危因素。

3. 证候影像学的现代研究　赵丽云以 150 例多囊卵巢综合征病人作为实验组，将 50 例基础体温双相的不孕症病人作为对照组，采用阴道二维超声和彩色多普勒超声测定卵巢的卵泡数（EN）、卵巢体积

（2D-OV）、卵巢间质动脉搏动指数（PI）和阻力指数（RI），并测定了 87 例实验组病人和所有对照组病人的卵巢间质面积和卵巢总面积，测定相关内分泌代谢指标。结果：实验组在 2D-OV、EN、SA/TA 均高于对照组，卵巢间质动脉 PI、RI 低于对照组，且实验组 SA、TA、2D-OV 与 LH/FSH 比值和睾酮（T）呈正相关。结论：多囊卵巢综合征的超声影像学特征为卵巢体积增大，小卵泡数目增多，卵巢间质面积增大，间质回声增强，卵巢间质血流丰富，显示超声影像学参数与内分泌代谢指标有相关性。

（三）更年期综合征诊断标准研究

更年期综合征是指妇女在绝经前后的一段时期内出现月经紊乱、烘热汗出、五心烦热、头晕耳鸣、心悸失眠、烦燥易怒、腰酸骨楚、皮肤麻木刺痒或有蚁爬感、记忆力下降、浮肿便溏、甚或情志异常等与绝经有关的症状。中医学无"更年期综合征"这一病名，根据妇女在绝经前后出现的主要症状，以其临床表现的侧重不同，其在古医籍的论述散见于"脏躁""郁证""心悸""不寐""头痛""浮肿""崩漏""月经过多""百合病""年老血崩""经断复行"等病证。

1. 证候特征及分布研究　更年期综合征以善怒易哭、烘热汗出、五心烦热、眩晕耳鸣、健忘、心悸不眠、月经紊乱、关节疼痛等为主要临床特征，发病年龄多为 45～55 岁。其可归属于中医学"绝经前后诸证"范畴，又称"经断前后诸证"。南京中医药大学等单位在《中医病证诊断疗效标准》基础上，查阅文献和古典医籍，通过对 400 例更年期综合征的现场调查资料进行盲法的统计学处理和分析，采用因子分析和结构方程模型，研究更年期综合征的证候分布及各证所包含的四诊信息及实验室检测指标。研究结果是更年期综合征的证型可归为肝阳上亢证、肾阳亏虚证、肝肾阴虚证、肝郁伤神证等 4 种证型。上海地区更年期综合征妇女流行病学调查显示，更年期综合征的主要证型为心肝火旺。根据围绝经期病人的临床症状分布情况，经专家一致同意，共总结了以下 7 个主要的辨证分型。①肾阴虚（116例，占 18.30%）：面赤烘热汗出、五心烦热、腰膝酸痛、大便秘结、舌红少苔、脉细数；②心肝火旺（60 例，占 9.46%）：烦躁易怒、口干口苦、心悸、失眠、头晕耳鸣、两胁疼痛；③肾阴虚、心肝火旺（332 例，占 52.37%）：除肾阴虚症状外，出现烦躁易怒、口干口苦、心悸、失眠、头晕耳鸣、两胁疼痛；④肾阴阳两虚（36 例，占 5.68%）：面赤烘热汗出、畏寒、腰膝酸痛、健忘、舌淡苔白、脉沉；⑤肾阴阳两虚、心肝火旺（67 例，占 10.57%）：除肾阴阳两虚的症状外，出现烦躁易怒、口干口苦、心悸、失眠、头晕耳鸣、两胁疼痛；⑥肾阳虚（10 例，占 1.57%）：畏寒、腰膝酸痛、小便清长、面浮肢肿、情绪低落、舌淡苔白、脉沉细；⑦脾肾阳虚（13 例，占 2.05%）：除肾阳虚症状外，出现纳呆、便溏、舌淡苔白腻、舌边有齿印。本研究结果说明更年期综合征是一个以虚实夹杂为主要证型，也有虚证的疾病，实证所涉及的脏腑常为心、肝两脏，而虚证所涉及的脏腑以脾、肾两脏为主，肾脏阴阳失调常为本病之本。

2. 证候现代指标的研究　王淼通过对 393 例更年期综合征病人的绝经年龄、ABO 血型、月经失调史、妊娠次数、文化水平、子宫肌瘤病史等经单因素分析有意义的指标作为因变量，进行多因素非条件 Logistic 回归分析。结果显示：①ABO 血型、妊娠次数、月经失调史、文化水平、子宫肌瘤病史是绝经综合征发病的独立影响因素；②根据 B 值与 Exp 值可以看出，绝经综合征发病率与月经失调情况及文化水平呈正相关；与妊娠次数、子宫肌瘤发病情况呈负相关；ABO 血型发病的影响因素按风险由高到低排列依次为：A 型、AB 型、O 型、B 型。

蔡艳悦等将更年期综合征病人 266 例，按照随机数字表法将病人分为观察组和对照组各 133 例。对照组给予谷维素联合维生素 B_6 治疗；观察组给予激素替代疗法治疗。3 周后对比分析两组病人的疗效。结果：观察组治疗后总有效率（92.48%）显著高于对照组（70.68%），且差异具有统计学意义；观察组治疗后 E_2 水平显著高于对照组，FSH、LH 水平显著低于对照组，且差异均具有统计学意义；观察组治疗后子宫内膜厚度明显厚于对照组，且差异具有统计学意义；观察组治疗后 Kupperman 症状评分明显低于对照组，且差异具有统计学意义。结论：激素替代疗法治疗更年期综合征病人效果明显，有效地改善病人症状和激素水平，保护子宫内膜，且不良反应少，值得临床推广应用。

杨敏等选择 174 例更年期综合征病人，采用辨证要素积分的方法，通过对更年期综合征病人性激素指标的观察，研究更年期综合征中医证素与性激素水平的相关性。结果：①更年期综合征的病位证素主要以肝、肾为主；病性证素以阴虚、气滞、血虚最多见；②E$_2$ 与肾、血虚呈负相关；FSH 与肾、血虚呈正相关；FSH/LH 与肝、气滞呈正相关。结论：E$_2$ 下降、FSH 升高是肾虚形成的病理生理学基础之一，FSH/LH 与肝郁密切相关。

（四）不孕症诊断标准研究

不孕症是指有正常性生活、未采取避孕措施 1～2 年尚未受孕或未能生育者。根据婚后是否受过孕又可分为原发性不孕和继发性不孕。原发性不孕指从未妊娠过；继发性不孕指曾有过妊娠，以后 1 年以上未避孕而未再妊娠。其发病率呈明显上升趋势，WHO 于 20 世纪 80 年代中末期在 25 个国家的 33 个中心调查结果显示发达国家约有 5％～8％ 的夫妇受到不孕症的影响，发展中国家一些地区不孕症的患病率可高达 30％，中国约为 6％～15％。全世界的不孕病人人数约为 8000 万～1.1 亿。不孕症发病率的递增趋势可能与晚婚晚育、人工流产、性传播疾病等相关。

1. 证候特征及分布研究　以经有血块、经色黯、经色红、经色鲜红、经量少、行经前后乳房胀、腰腿酸软、畏寒肢冷、小腹冷、失眠多梦、胸闷急躁、五心烦热、眼眶黯、面部黯或环唇黯等为主。黄乐群运用描述性分析、聚类分析、频数归一划权重、正态性检验、百分位数法等对不孕症中医证候进行量化标准的初步研究，初步建立临床操作性强的证候诊断标准。结果：422 例临床病例聚类分析分型为 7 类，经专家讨论给予适当证型名称，按病例数由多到少依次为：肾虚血瘀型（86 例）、湿热瘀结型（85 例）、肝郁血瘀型（65 例）、肝郁肾虚型（55 例）、脾肾两虚（痰湿）型（54 例）、肾阳虚型（42 例）、肾阴虚证（359 例）。

单婧研究发现排卵障碍性不孕症疾病分布规律为：原发性不孕症＞继发性不孕症。卵巢早衰＞多囊卵巢综合征＞功能失调性子宫出血＞高泌乳素血症＞黄素化卵泡未破裂综合征。近年来，卵巢早衰、多囊卵巢综合征发病率有明显增加的趋势。运用因子分析法将排卵障碍性不孕症归纳为肾阴虚证、肾阴虚兼血瘀证、肾阴虚兼肝气郁结证、肾阳虚证、肾阳虚兼血瘀证、肾阳虚兼痰湿壅滞证，其中出现肾阴虚证占 61％，出现血瘀证占 44％，表明治疗本病肾阴虚证对本病贡献度最大，血瘀证贡献度次之。

2. 证候现代指标的研究　何群等通过对 46 例不孕症病人血清进行检测，发现微量元素 Zn，Cr 含量明显低于正常对照组。证实了微量元素 Zn，Cr 与女性不孕症有关。凌雅红等研究发现子宫内膜异位症（EMS）病人不孕的主要机制可能为低表达的 HOXA$_{10}$、HOXA$_{11}$ 这 2 种基因，使子宫内膜的蜕膜化异常、容受性下降。此外，近期研究指出，导致 EMS 病人 HOXA10、HOXA11 基因表达下降的主要因素可能是基因异常甲基化。

秦宁等选取 184 例内分泌失调性不孕症病人，并选择同期女性非哺乳期健康体检者 203 例，分别测定其血清泌乳素（PRL）水平并进行对照分析。得出结论：内分泌失调性不孕症妇女的 PRL 水平明显高于正常，PRL 的检测对诊断内分泌失调性不孕症具有重要的临床意义。

3. 证候影像学的现代研究　韩建国等对 240 例病人行子宫输卵管低张造影并进行摄片分析，得出结论子宫输卵管造影对女性不孕症的诊断具有重要意义，能为临床提供准确的影像学诊断，指导临床对不孕症的治疗。

江卫红等对 31 例原发性不孕和 39 例继发性不孕病人采用腹腔镜诊断和治疗，得出结论腹腔镜诊断不孕症阳性率高，腹腔镜下原发不孕与继发不孕病人病因分布类似，输卵管因素、子宫内膜异位症是不孕症主要病因，子宫内膜异位症、输卵管因素所致不孕腹腔镜术后受孕率较高，而子宫因素、卵巢因素引起不孕者术后受孕率较低。

覃小菊等以 80 例不孕症病人为研究对象，不孕症病人采用经阴道超声监测卵泡发育与子宫内膜变化情况，可对辅助判断病人不孕原因，为妇科医生制定合理治疗方案提供依据，值得临床推广。

（五）功能失调性子宫出血诊断标准研究

功能失调性子宫出血（abnormal uterine bleeding，AUB）简称功血，为妇科常见病，是指经血非时暴下不止，或淋漓不尽，表现为月经的周期、经期、经量严重紊乱，是妇科急症中最常见之血证，可分为无排卵性和排卵性两类。中医学无"功血"这一病名，根据其临床表现无排卵型功血属中医学"崩漏"范畴，排卵型功血为"经期延长"、"经间期出血"、"月经先期"、"月经过多"等范畴。当机体受内部和外界各种因素诸如精神紧张、情绪变化、营养不良、代谢紊乱及环境、气候骤变等影响时，可通过大脑皮质和中枢神经系统引起下丘脑-垂体-卵巢轴功能调节或靶细胞效应异常而导致月经失调。

1. 证候特征及分布研究　主要症状出现频率较高的依次是经期有血块、经期＞14天、月经量多、经色黯红、月经淋漓不断、经色鲜红，出现频率在35％以上。次要症状频率较高的依次是乏力、头晕、倦怠、腰酸痛、气短、多梦、少眠、面色㿠白、心悸、纳呆、心烦，出现频率在20％以上。舌、脉象中舌苔多见薄、白、黄、腻，舌形多见齿痕、胖大，舌质多见淡红、黯淡、红，脉沉、细、弦、弱、数、微多见。马惠荣等采用临床流行病学横断面调查的方法，对307例崩漏病人的证型进行问卷调查，了解崩漏的辨证分型情况。结果：307例确诊为功血表现为崩漏的病人中，252例单一证型，55例复合证型。单一证型中构成比较大的前4位是：脾虚证＞肾气虚证＞肾阴虚证＞血瘀证。总体看来，脾虚、肾虚证型构成比最大，其次为肝郁、虚热、血虚、血热证型，痰湿、血寒证较少见。认为：脾肾亏虚已成为崩漏最常见的证型，在中医理论指导下，保护脾胃与肾功能，将有助于防止和减少崩漏的发生。

李卫红等运用数理统计方法对532例功血病人的中医证候进行分析，结果：功血证候分布以阴虚血热证多见，占19.2％，其次依次为气滞血瘀、肾阴虚、气血两虚、脾肾两虚、肝郁化热、脾虚、肾虚血瘀、气血两虚兼血瘀、气阴两虚、湿热。功血证候要素分布由高到低依次为阴虚、气虚、内热（实热、虚热）、血瘀、气滞、血虚、阳虚、内湿。功血发病率育龄期占69.2％、围绝经期为21.4％、青春期为9.4％。青春期功血以肾阴虚证多见，占48％，育龄期功血以气滞血瘀证多见，占23.9％，围绝经期功血以脾虚证多见，占24.6％。

2. 证候现代指标的研究　李卫红等采用Logistic回归分析发现功血不同中医证型的病人其性激素变化水平不同，并表现出一定的规律，分别为肝郁化热证与PRL、肾阴虚证与FSH、脾肾两虚证与LH呈正相关。罗璐等研究发现子宫内膜腺上皮生长因子（VEGF）与子宫内膜微血管密度（MVD）呈显著性正相关；与腺上皮孕激素受体（PR）呈显著性负相关。首次指出子宫异常出血与子宫内膜VEGF和PR的表达失调有关。PR间接作用于无排卵型功血子宫内膜腺上皮VEGF，使后者分泌减少，微血管形成障碍，临床表现为子宫不规则出血。刘伟等采用免疫组织化学方法对70例无排卵性功血中各增生病理类型的标本及20例正常子宫内膜组织进行Livin、Bax表达情况的检测，发现Livin、Bax可作为子宫内膜组织发生癌前病变的一项参考指标。

胡双九等报道简单增生和复杂增生子宫内膜细胞的AI比正常增生AI高；Bcl-2基因在正常增生期表达比在简单增生和复杂增生表达略高。表明功血的发病与细胞凋亡有关，且与Bcl-2及Bax表达相关。周燕等研究发现功血病人子宫内膜中Bcl-2呈阳性的细胞比正常妇女子宫内膜要明显增高，而Bax呈阳性的细胞比正常妇女子宫内膜要显著下降，Bcl-2、Bax比率增加，使这些内膜细胞对凋亡易感性降低，从而抑制子宫内膜细胞凋亡，使其过度增生，这对功血的发生、发展及疾病的预后判定有重要影响。

3. 证候影像学的现代研究　诊断性刮宫（简称诊刮）是诊断宫腔疾病的重要方法之一，其目的是刮取宫腔内容物或子宫内膜作病理检查以协助诊断。由于子宫内膜是受卵巢激素影响的最敏感的靶器官，子宫内膜的腺上皮和间质细胞受卵巢雌、孕激素影响而发生相应的变化，诊断性刮宫刮取的子宫内膜可间接反映病人体内卵巢激素的功能状态，加上诊断性刮宫手术操作简单，经济可靠，一直是妇科医生所推崇的诊断功血的重要方法和治疗手段。连芳等观察到阴道B超监测子宫内膜厚度治疗功血，止血时间短、复发率低，诊刮者内膜病理学检查异常率高，在功血治疗中有很重要的作用。

〔李学思〕

十、气血病辨证诊断标准研究

气血是构成人体和维持人体生命活动的基本物质，其生成与运行有赖于脏腑生理功能的正常，而脏腑功能活动也依赖于气血的推动与荣养。因此，当脏腑功能失调时，就必然影响到气血的生成、敷布与运行，从而产生气血的病变。气血辨证是根据气血的生理功能、病理特点，对四诊所收集的各种病情资料，进行分析、归纳，辨别疾病当前病理本质是否存在着气血病证的辨证方法。气血辨证主要内容包括气病辨证、血病辨证、气血同病辨证。

气血病是诸种疾病的基本病，是中医辨证论治的核心。通过考察和总结气血病学说的历史沿革，认为气血病学说肇始于《内经》，奠基于仲景《伤寒杂病论》，经晋唐金元的嬗变与探索，明清时期医家的临床实践和学术积累，总体上趋于整合。近年来气血病有了进一步的创新与发展。国医大师颜德馨教授根据临证的深切感悟，提出"气为百之长，血为百病之胎""久病必有瘀，怪病必有瘀""疏其血气，令其条达"等观点；颜乾麟教授认为气血失衡是心脑血管病的基本病机，并提出心脑血管病初期以气滞血瘀型居多，后出现痰瘀交阻的病机，后期呈现多虚多瘀的气血演变规律，为医界审视气血病学说提供了新的视角。现将气血病相关常见证型的辨证诊断标准研究进展报告如下。

（一）气虚证诊断标准研究

气虚证是指元气不足导致气的基本功能减退所表现的虚弱证候。气虚证作为中医辨证的重要而又常见的证型，早在《内经》中就有对"气不足""气虚"的阐述，后世医家对气虚证做了大量研究。目前气虚证在相关基础研究、动物模型研究等方面取得长足进展。然而由于缺乏公认的诊断及量化标准，造成其成果不能正确评价，可重复性差，因此建立统一的、客观的气虚证诊断及量化标准成为目前中医药研究工作的重中之重，气虚证量化诊断标准的研究日益受到重视。现就近年来有关气虚证诊断标准及量化诊断研究进行综述，以期对中医证候客观化研究的发展起到一定的推动作用。

现阶段的气虚证诊断标准多是以专家临床经验为基础，对所包含的临床症状进行经验性描述，研究缺乏前瞻性设计，严谨性较差，难以作为"广泛认可的标准"推广应用，因而不能满足临床疗效判定的需要。1986年在全国中西医结合虚证与老年病防治学术会议上制定的气虚证诊断标准，虽被众多学者广为引用，但其主观因素较多，在疗效判定方面有失考量。1995年由卫生部制定的《中药新药临床研究指导原则》有意识地对其进行了修正，加入了分级和疗效判定的内容，但其评价依据在一定程度上仍缺乏客观性。回顾近年来有关气虚证诊断的研究主要有以下几方面内容：1982年全国中西医结合虚证与老年病防治学术会议在广州召开，制定了虚证辨证标准，其中气虚证的判别主要侧重于病人的精神状态、全身状况及舌脉。此标准的制定旨在建立全国有关虚证研究的辨证标准，为科研选择具备典型"证"的病例而用，对临床诊断仅作参考。1986年在河南郑州，对1982年在广州制订的虚证辨证标准进行深入讨论，并作了修订，将气虚证的诊断定为具备其中3项：①神疲乏力；②少气或懒言；③自汗；④舌胖或有齿印；⑤脉虚无力（弱、软、濡等）。修订后的气虚证诊断标准引用最广，不仅在诸多研究中被作为中医辨证的诊断标准，还对其后有关气虚证辨证标准的制定起到指导及参考作用，1995年制定的《中药新药临床研究指导原则》（第二辑）即参考了1986年修订的《中医虚证辨证标准》。1990年由邓铁涛主编的《中医证候规范》将气虚证分为主症、主舌、主脉，或见症，或见舌，或见脉及典型表现。将诊断标准定为：①符合典型表现者；②主症4个，并见主舌，主脉者；③主症4个，或见症1个，并见本证任何舌脉者；④主症3个，或见症不少于2个，并见本证任何舌脉者。此规范将气虚证临床表现进行主次分级，较符合临床实际。1995年由原卫生部制定的《中药新药临床研究指导原则》（第二辑）将气虚证的诊断标准定为：呼吸气短，神疲乏力，少气懒言，自汗，纳谷少馨，舌淡胖或有齿痕，脉细虚无力（弱、软、濡），并将气虚证分为轻、中、重三度。该标准首次提出气虚证的疗效判定标准，将气虚证的疗效评价分为临床痊愈、显效、有效、无效4种，并提出疗效性观察指标，包括相关症状或体征，免疫功能，血液流变学，红细胞内SOD测定及心功能等。2002年由郑筱萸主编的《中药新药临床研究指导原则（试行）》，将气虚证分为主症：气短，乏力，神疲，脉虚；次症：自汗，懒言，舌淡。具备主症 2 项及次症 1 项即可诊断。并初步制定气虚证症状分级量化表，提出根据各症状在证候中的权重进行赋分。在临床疗效评价方面，利用尼莫地平法计算证候积分，认为临床症状、体征消失或基本消失，证候积分减少≥95％为临床痊愈，证候积分减少≥70％为显效，证候积分减少≥30％为有效，证候积分减少不足 30％或症状加重为无效。

2002 年的《中药新药指导原则》较 1995 年版更具客观性，提出气虚证症状量化分级表并将临床疗效具体化、数字化，使其诊断及疗效评价更具科学性，可重复性及可操作性强。使其成为继 1986 年版气虚证诊断标准后又一引用较广的诊断标准。除了学会标准和国家标准外，很多学者也对气虚证的诊断标准进行了探讨。1987 年由邓铁涛主编的《中医诊断学》将少气懒言，神疲乏力，头晕目眩，自汗，活动后加剧，舌淡苔白，脉虚无力作为诊断气虚证的主要依据。2011 年张晓冰以《中医诊断学》《中医病症诊断疗效标准》及 1986 年版的《气虚证诊断标准》为基础由专家评定制定中医临床气虚证证候分级表，选定体倦乏力、少气懒言、精神疲惫、气短声低、头目眩晕、自汗畏风、脉虚、舌质淡胖 8 个中医症状并对其进行轻、中、重度分级，认为满足其中 2 个症状即可诊断为气虚证。遗憾的是，上述研究都没有涉及气虚证的分级量化和疗效评价问题，与临床实际需要产生了距离。

随着研究的进展，许多学者逐渐意识到不能仅仅停留于气虚证一级诊断，对气虚证进行脏腑定位逐渐受到了重视，气虚证的诊断标准研究进入到二级诊断即脏腑气虚证的研究阶段。1988 年陈可冀等应用心肌图观察心气虚病人与正常病人左心室心功能差别，结果发现心气虚病人左室喷血时间（LVET）缩短、喷血前期（PEP）、等容收缩期（ICT）、等容舒张期（IRP）延长，LVET/ICT 减少，PEP/LVET 比值、a/H％增大，说明心气虚病人在一定程度上存在左心室功能不全。进一步深入研究发现，PEP/LVET 在心气虚组与脾气虚、肾气虚组有统计学差异。浙江省中医研究所在观察冠心病病人心脏收缩时相时也得出相似结果，PEP/LVET 比值异常率在心气虚组为 94.7％，气阴两虚组为 91.7％，心阴虚、肾气虚、脾气虚组则无一例异常，提示我们 PEP/LVET 可作为心气虚量化的一个诊断新指标。1990 年邱向红等首次利用判别分析法选取舌、脉、食欲、气短、神疲等 11 项临床表现作为影响因素，制定了脾气虚证的量化诊断表，并将脾虚症状与气虚症状加以区别，其结果与初步诊断符合率达 90％以上。在诊断方面，除要求必须满足诊断阈值之外，还对气虚证进行定位即在症状方面"脾虚""气虚"症状需各满足 1 个以上，方可诊断为"脾气虚"。1995 年潘毅采用最大似然判别法及条件概率的方法，从四诊的角度探讨肺气虚证的定量诊断，建立了肺气虚证计量诊断表。确定久咳或久喘无力、易感冒、少气懒言或声音低微等 12 项相关因素，并进一步简化诊断评分表，得分≥47 分者可诊断为肺气虚证，其敏感度及特异性均达到 90％以上。该研究较早提出气虚证量化诊断表，但其应用的统计学方法并不十分严谨，有待进一步完善。1995 年潘毅在研究心气虚计量诊断研究中，参考"中医虚证参考标准"以及教科书，结合实际临床确定心悸心慌、胸闷、失眠多梦、神疲乏力、舌淡或淡胖有齿痕、脉虚无力等 12 项相关因素，采用最大似然法确定诊断阈值为 55 分，其敏感度、特异性分别为 97.6％、87.0％。该研究在选取相关因素时将舌脉纳入考虑范围，从中医四诊合参的角度制作量化诊断标准，具有鲜明的中医特色。

1996 年杨维益通过多元线性逐步回归法及建立逐步回归方程确立脾气虚量化诊断标准，首次将相关因素分为共性因素及针对内科疾病特点分出的特性因素，较符合中医临床实际，共性因素及特性因素各满足 3 项或得分≥52 分即可诊断为脾气虚证。王国俊等对 317 例肺气虚病人进行肺功能分级，FEV1≥50％为轻度，30％≤FEV1＜50％为中度，FEV1＞30％为重度，并对每一级进行症状积分，结果显示按肺功能分级，轻、中、重度肺气虚证分别为 131、109、77 例。对每度肺功能分级后的病人症状积分分级，轻度中轻、中、重度病人分别为 123 例、8 例、0 例；中度中轻、中、重度病人分别为 5 例、101 例、3 例；重度病人中重度 70 例、中度 7 例。两种方法肺功能分级无统计学差异，提示我们从肺功能分级的角度进行气虚证研究，为气虚证的诊断研究提出了新的思路。近年来，虽然有关气虚证的诊断标准研究不断深入，但是以上诸多标准甚至是国家标准、行业标准并未得到大家的一致认可，由于研究方法不科学，尤其在一级诊断方面人为因素较强，缺乏客观量化指标，在证候诊断和疗效评价上可操作性较差，妨碍了临床应用以及学术交流和研究成果分享。因此，对气虚证的量化诊断研究仍需我们进行规范化的科学研究。随着对量化诊断研究的不断深入，许多学者发现由于不同疾病具有不同特点，其相关因素的贡献程度也不一致，不同脏器气虚证表现也不尽相同，因而广义的气虚证量化诊断并不能满足临床需要。近年提出了不少单一疾病的气虚证诊断标准，这一发展趋势符合目前学科的发展方向。

（二）血虚证诊断标准研究

血虚证是指血液亏少，不能濡养脏腑、经络、组织而表现的虚弱证候。中医学认为血虚形成的原因一是血的生成不足，如气虚不能生血，或脏腑功能减退，如脾失健运，胃气虚弱，不能运化水谷精气，难以化生成血液；或来源不足，则血液生化乏源。《素问·痹论》："饮食自倍，肠胃乃伤。"《医门法律》："盖饮食多自能生血，饮食少则血不能生。"二是失血过多过快，新生之血来不及补充。《直指方》："凡吐衄崩漏，产后亡阴，肝家不能收摄荣气，使诸血失道运行，此眩晕生于血虚也。"三是久病不愈，慢性消耗，或劳神太过，耗伤精血。《不居集》："吴澄曰：百病皆能变虚损，非初起之时即变也，多因病后失调……缠绵日久，有以致之耳。"《素问经注解》"盖心生血而为一身之宰，善动多虑，其血易亏……"《医理元枢》："肝为血海，或忿怒过度，或疏泄太甚，则血海空虚……"

1986年5月全国中西医结合虚证与老年病研究学术会议拟定了《中医虚证辨证参考标准》，其中血虚证的诊断标准为：①面色苍白；②起立时眼前昏暗；③唇舌色淡；④脉细。应具备3项。

原卫生部1995年制定的《中药新药临床研究指导原则》中的《中药新药治疗血虚证的临床研究指导原则》认为，血虚证是血液亏虚，脏腑百脉失养，而表现全身虚弱症候，多由禀赋不足，或脾胃虚弱、生化乏源，或各种急慢性出血，或久病不愈，或思虑过度、暗耗阴血，或瘀血阻络、新血不生，或肠寄生虫所致，可见于现代医学的缺铁性贫血、再生障碍性贫血、溶血性贫血、白血病、各种失血等疾病。血虚证诊断标准：①主症：面色苍白，头晕眼花，唇舌色淡，脉细；②次症：心悸失眠，月经衍期，量少色淡或闭经，手足麻木。

1997年国家技术监督局发布的中华人民共和国国家标准《中医临床诊疗术语证候部分》对血虚证的定义为："血液亏虚，脏腑、经络、形体失养，以面色淡或萎黄，唇舌爪甲色淡，头晕眼花，心悸多梦，手足发麻，妇女月经量少、色淡、衍期，或经闭、脉细等为常见症的证候。"

其他常见血虚证诊断标准有：李德新主编的《气血论》中血虚证诊断标准，邓铁涛主编的《中医证候规范》制定的血虚证诊断标准，陈贵廷等主编的《最新国内外疾病诊疗标准》，金益强主编的《中医肝脏象现代研究与临床》，郑筱萸主编的《中药新药临床研究指导原则》，中华中医药学会中医诊断学分会制定的《中医常见证诊断标准》，朱文锋主编的《证素辨证学》中的计量诊断标准，冷方南主编的《中医证候辨治规范》制定的辨证标准，2011年张晓冰主编的《中医诊断学》及目前我们主要参考的是李灿东主编的全国中医药行业高等教育"十二五"规划教材《中医诊断学》中血虚证诊断标准。

现代研究血虚证病理改变主要反映在微观上。血虚病人甲皱管袢血色淡红或苍白，管袢减少、排列不整齐，畸形管袢数增多，管袢长度变短；血流断线或粒流，管袢出血或瘀血。脑血管血流阻力增高，血管的弹性和舒缩功能降低，颅底动脉两侧流速差值大，供血不平衡。头发超微结构表现毛小皮纹络紊乱，边缘不整、缺损，毛小皮剥离，洞状损伤，毛干鼓状膨大以及毛干赘生物等。亢泽峰等观察不同血虚程度（6个月病程）的大鼠视网膜病理改变，发现随着实验周期的延长，大鼠视网膜病理改变逐渐加重，后期出现稳定的萎缩病变。光镜下观察：视网膜各层结构呈不同程度疏松、水肿，内、外核层细胞排列紊乱，间隙增宽。电镜下观察：视网膜光受器细胞内节线粒体数量减少，肿大，甚则脱嵴、空泡形成；外节膜盘肿胀，不规则，排列紊乱疏松，严重扭曲变形、断裂、空泡形成。血虚病人全血比黏度降低，还原黏度明显升高，血沉加快，血细胞比容降低，红细胞数量减少，血红蛋白含量降低，网织红细胞增多，红细胞变形能力降低。血虚病人红细胞膜的 Na^+-K^+-ATP 酶和 Ca^{2+}-Mg^{2+}-ATP 酶活性降低，膜离子转运功能异常，红细胞内 Ca^{2+}、Na^+ 含量升高，K^+、Mg^{2+} 浓度降低。因 ATP 来源障碍，机体新陈代谢减慢，清除自由基能力降低，自由基累积使细胞膜的不饱和脂肪酸发生脂质过氧化反应，导致超氧化物歧化酶（SOD）活力降低，而过氧化脂质（LPO）水平增高。血虚的再生障碍性贫血病人淋巴细胞转化率、IgG、IgA 水平降低。血虚病人 CD$_3$ 型、CD$_4$ 型细胞水平下降，CD$_8$ 型细胞水平不变，CD$_4$/CD$_8$ 比值降低。血虚证动物研究发现 CD34$^+$ 细胞数量下降。陈昌华等研究发现肝血虚病人血浆肾上腺素（E）和去甲肾上腺素（NE）降低，亮脑啡肽（L-EK）含量增高，血栓素 B$_2$（TXB$_2$）水平升高，心房利钠肽（ANP）下降、醛固酮（ALD）升高，有代谢活性的血清 3，5，3'-三碘甲状腺原氨酸（T$_3$）水平降低，无活性的 3，3'，5'-三碘甲状腺原氨酸（rT$_3$）水平升高，降钙素基因相关肽（CGRP）升高，cAMP/cGMP 比值降低。认为肝血虚证病人存在外周交感-肾上腺髓质功能降低，副交感偏亢，卵巢功能减退，低 T$_3$ 综合征，舒缩血管的活性物质含量异常，水盐代谢紊乱及细胞内第二信使物质含量异常等病理生理变化。血虚病人血浆中谷胱甘肽过氧化酶（GSH-PX）水平降低与血硒的降低呈正相关。以上论述说明，血虚证病人机体为保持自身内环境的相对稳定，代偿性地作出了相应的适应性变化。

血虚证的研究既要符合中医理论思想，又要不断运用现代科学技术加以发展。现代人们对血虚证的研究呈现出不断由浅入深、由简单到复杂的趋势，对血虚机制的探讨从外周血细胞的变化逐步深入到血细胞内酶的改变，从整体形、神变化逐步深入到分子水平的异常表达。尽管一系列相关研究的动物模型都具有片面性，不能真正反映中医血虚证实质，但是作为一种必要的研究手段，动物的替代实验研究仍然不失其重要性。在遵循中医整体观和辩证法的理论思想指导下，有机地结合现代医学知识，不断改进、发展血虚证的研究技术，不断加强临床和基础合作研究，多方面、多层次研究血虚证的发生、发展、病机、病理、治法、方药等，将为预防保健、临床诊断、合理治疗及预后判断提供更客观、更全面的指导。

（三）气滞证诊断标准研究

气滞证是指气机阻滞，运行不畅的一种病理表现。《说文解字》"滞，凝也"，有不流通之意。其常因气的升降出入失常，导致局部或全身的气机不畅，从而引起某些脏腑、经络的功能障碍。中医学认为：人有五脏化五气，以生喜怒悲忧恐。情志失调是引起气滞的常见原因。当人体受到刺激时，机体的气机运行会受到影响。《医述·郁》"夫郁则气滞"，《丹溪心法》"气血冲和，百病不生，一有怫郁，诸病生焉，故人生诸病，多生于郁"。气机升降出入主要与肝脏疏泄、肺气宣降以及脾胃的升清降浊等脏腑功能相关。情志不畅，肝失调达，气机郁结，而成气滞。情志忧虑，忧则气聚，《内经知要·藏象》提到"忧则气滞而不运"。情志善思，思则气结，亦可出现气滞。《证治汇补·噎膈》："噎膈有气滞者，有血瘀者，有火炎者，有痰凝者，有食积者，虽分五种，总归七情之变。"

气滞证是中医临床辨证分型里最常见的证候之一，但是，对于此证型的诊断标准研究，不同的研究者各有不同的看法，不同的著作中所制定的气滞证内涵、辨证标准，及对病机的阐述都有所不同。1990年邓铁涛主编的《中医证候规范》制定的气滞证诊断标准："气郁证或气结证，是由于情志不畅，或饮食失调，或感受外邪，或用力闪挫等原因，导致某脏腑、组织或局部气机阻滞，运行不畅，以胀闷、疼痛为主要表现的证候。"2002 年姚乃礼主编的《中医证候鉴别诊断学》的诊断标准："气滞证是指机体某一部分、某一脏腑、某一经络的气机流通发生障碍，出现'气行不畅''不通则痛'等证候。"2008年朱文锋主编的《证素辨证学》中的定义："气机阻滞为主，所表现的胸胁脘腹等处胀闷作痛之类证候。"2011 年冷方南主编的《中医证候辨治轨范》制定的辨证标准："气滞证，又称气行阻滞证，是指人体'气'的运行受到病邪、外伤或情志等诸因素的影响，气行阻滞，郁而不通，出现以疼痛胀闷、走窜不定、随情绪波动而增减为主要表现的证候。"目前缺乏气滞证统一的诊断及量化标准，综合比较各家的标准和内涵，概括其中极具共性的部分，主要如下。①心理方面的表现：情绪抑郁、心烦易怒等；②气机阻滞引起的躯体症状：包括胸、胁、脘、腹的胀闷或疼痛不适，疼痛位置不固定，得嗳气、太息、矢气后疼痛缓解。目前少有对气滞证病位诊断标准的全方位研究，关于气滞的讨论多集中在肝这一病位上，如肝郁气滞证、肝胃气滞证，余尚有胃肠气滞证、脾虚气滞证等。

（四）血瘀证诊断标准研究

血瘀证是指瘀血内阻，血行不畅，以固定刺痛、肿块、出血、瘀血色脉征为主要表现的证候。离经之血停积体内，脏腑经络血行不畅，或血液外溢产生瘀积，而影响气血运行所出现的各种临床表现。《说文解字》："瘀，积血也。"对于血瘀证，其发生可以包括外伤血瘀和内伤血瘀两方面。外伤血瘀多见跌仆闪挫、金属创伤、或是摔打损伤，使血离经，产生瘀滞；内伤瘀血可因劳伤、气郁、气滞、气虚、寒凝、热结等，使血液停积脏腑经络，产生瘀滞。

根据国家中医药管理局政策法规与监督司"关于制订中西医结合标准化项目通知"的要求，中国中西医结合学会委托活血化瘀专业委员会成立了专项课题小组，在以往血瘀证及活血化瘀 30 余年的研究成果基础上，结合德尔菲问卷调查，经过相关专家广泛讨论，制订了《血瘀证中西医结合诊疗指南》。根据血瘀证及活血化瘀诊治研究的特点，本指南在制定上以客观、注重理据、广泛听取相关专家意见为基本要求，在诊断方面通过目前各标准的文献引用情况、问卷调查及相关专家论证情况，突出临床实用性、可操作性，确立了新的诊断标准，同时对近年一些新的、认识比较统一的检测指标进行了补充。目前常用血瘀证中西医结合诊断标准共有 5 个，最早为 1982 年标准，距今均已超过 20 年，难以符合临床及医学发展的需要。本次通过文献调查、专家问卷、专家论证等方法，适当进行了修订与补充，新标准内容如下：①舌质紫黯或舌体瘀斑、瘀点，舌下静脉曲张瘀血；②面部、唇、齿龈及眼周紫黑者；③肌肤甲错（皮肤粗糙、肥厚、鳞屑增多），不同部位的静脉曲张，毛细血管扩张；④固定性疼痛或刺痛、绞痛；⑤出血后引起的瘀血、黑粪、皮下瘀斑，或空腔脏器的积血和积液；⑥月经紊乱、痛经、色黑有块；⑦肢体麻木或偏瘫；⑧精神、神志异常；⑨脉涩或结代，或无脉；⑩腹部抵抗感或压痛等腹诊阳性者；⑪脏器肿大、新生物、炎性或非炎性包块、组织增生；⑫影像学显示血管狭窄、闭塞或血流阻滞；抑或血小板聚集性或血液流变性等理化指标异常提示循环淤滞。凡具有上述依据 2 项以上（包括 2 项）者，可以诊断为血瘀证。

删除或修改了某些临床表现项目。①1986 年标准中腭黏膜征阳性（血管曲张、色调紫暗）一项，临床实用性差，且与舌质紫黯、舌下静脉曲张、血管异常之内容有所重复，故予以删除；②血管异常一项与舌下静脉曲张、唇及齿龈和眼周紫黑，影像学检查一项重复，故进行了删减与合并；③固定性疼痛或绞痛，或腹痛拒按一项症状与体征混杂，而且刺痛也是瘀血的重要表现之一，故进行了补充并分为两项，且突出了腹诊的内容；④血不循经而停滞及出血后引起的瘀血、黑粪、皮下瘀斑或血性腹水一项，繁琐而且不单是血性腹水为离经之血，因而进行了修正；⑤精神狂躁一项比较局限，如难以包括抑郁或焦虑、血管性痴呆、自主神经功能紊乱等，因而修改为精神、神志异常。

通过专家论证，首先在明确血瘀证诊断基础上，确立了血瘀证分为 6 个中医类型，制定了中医类型诊疗标准。①气虚血瘀证：临床表现为神疲乏力，气短，少气懒言，汗出，舌质淡暗，苔薄白，舌体胖大有齿痕，脉细，脉结代。②血虚血瘀证：临床表现为口唇、指甲、黏膜颜色淡白，面色萎黄无华，头晕，心悸，失眠，舌淡，脉细，脉数。③气滞血瘀证：临床表现为胸胁、脘腹胀闷或疼痛，乳房胀痛，小腹胀痛、刺痛，心烦易怒，舌黯，舌质黯红，脉弦。④寒凝血瘀证：临床表现为畏寒肢冷，四肢厥冷，遇冷加重，面色苍白，舌淡黯，苔白，脉沉，脉紧，脉迟，脉弦。⑤痰浊血瘀证：临床表现为痰涎，胸脘满闷，眩晕，嗜睡，舌黯，苔白腻，脉短滑、脉弦、脉沉滑。⑥热毒血瘀证：临床表现为发热，尿黄赤，口臭、口苦、口干，便秘，舌暗红，苔黄厚，苔腻，苔薄黄，脉数，脉滑。

（五）血热证诊断标准研究

血热证是指火热内炽，侵迫血分，以身热口渴、斑疹吐衄、烦躁谵语、舌绛、脉数等为主要表现的实热证候，即血分的热证。

血热泛指人体中津血、营血之血分之热。血热证是津液气血和卫气营血辨证《新血证论》中与血瘀证、血虚证、血燥证等同一范畴独立的证。其具有津血、营血之血热的功能紊乱，亦有津血、营血之血热的物质基础改变。其病因以"外邪"和"内伤"为主。外邪有风、热、湿、毒、燥等邪；内伤主要为气虚、血虚、阴虚及血瘀致病。血热证的辨证论治有其特定的理法方药。血热证的诊断指征主要根据临床皮肤、黏膜之红、肿、热、痛，红色的炎性斑疹、丘疹、结节及肿块为其诊断要点，全身五脏六腑之血热表现亦有一定特色。实验室有各种炎性细胞升高、浸润以及炎性因子异常等。血热证常见于红斑狼疮、皮肌炎、银屑病、药疹、血管炎、丹毒、痈疽、光感性皮炎，接触性皮炎、红皮病等多种炎症性皮肤病。血热证的本质研究，根据血热证贯穿着红斑狼疮及银屑病的全过程，对其进行临床及实验室探讨以示血热证全貌。研究提示除了二者临床上具有明显的炎症表现外，一般血常规、病理、免疫测定及相关炎性因子检查，包括白细胞介素、转化生长因子、黏附分子均呈现异常的炎性反应，提示血热证与现代医学之免疫学炎症、变态反应炎症，生物源性炎症（如细菌性炎症、病毒性炎症等）和理化刺激性炎症等炎性反应密切相关。前述血热证指标异常的病人经凉血清热法和凉血解毒法等凉血法治疗后均获得明显改善，也说明血热证的本质与炎症异常相关。凉血法有改善血热证上述异常的作用。可以这样论定中医之血热证即是皮肤病领域现代医学之炎症。

（六）血寒证诊断标准研究

血寒证是指寒邪客于血脉，凝滞气机，血行不畅，以患处冷痛拘急、恶寒、唇舌青紫，妇女月经后期、经色紫暗夹块等为主要表现的实寒证候，即血分的寒证。

清代钱秀昌《伤科补要·卷二·受伤着寒及怀孕而伤》："血得寒而凝结，寒得血而入深。"其临床表现，如清代程杏轩《医述·卷六·杂证汇参·血证》所述："血寒者，其证麻木疲软，皮肤不泽，手足清冷，心腹怕寒，腹有块痛，得热则止，女子则月事后期而至，脉细而缓。"血寒证，据文献资料显示可见于多种妇科杂证、黄疸、神志病变等病证中，特别与妇科疾患的关系密切。对于妇女的经、胎、产等与血病的密切关系，历代医家颇多论述。但是，目前中医界对血寒证及其相关病证的研究仍存在着许多问题亟待解决。研究工作虽然取得了进展，但是血寒证及其相关病证的全面综合识别、分析处理上仍明显不足。另一个薄弱环节是对血寒证及其相关病证阐释和临床应用方面的不足，即只停留在对《金匮要略》等古籍文献的临床验证方面，并没有形成一个研究体系。这个研究体系应包括 3 个方面：①加强血寒证及其相关病证的古籍文献整理研究，但目前内容不够完整；②在临床血寒证及其相关病证的应用方面，目前资料仍然太少；③在血寒证及其相关病证的实验研究方面，目前血寒证与血瘀证的实验研究较多，其他并不多见。总之，血寒证及其相关病证的研究是一个可供开发的研究领域，今后应引起足够的重视。

〔李皓阳〕

参考文献

[1] 陈家旭，邹小娟. 中医诊断学 [M]. 北京：人民卫生出版社，2016.

[2] 沈绍功，韩学杰. 中医心病学正名与标准化研究 [J]. 中国中医基础医学杂志，2007，(7)：485 - 487.

[3] 韩丽华，王振涛，张会超，等. 中医心病学科内涵与外延 [J]. 中医研究，2013，26 (3)：1 - 2.

[4] 宋观礼，郭伟星，张启明. 中医心病证 Logistic 回归分析 [J]. 中华中医药杂志，2011，26 (2)：334 - 337.

[5] 孙刚，烟建华.《内经》"心主血脉"学术解读 [J]. 中华中医药学刊，2008，(6)：1312 - 1314.

[6] 章薇. 心主血脉的内涵考释 [J]. 中医药学刊，2004，(2)：253 - 254.

[7] 张溪媛，张艳. 心主血脉与动脉粥样硬化相关性研究 [J]. 长春中医药大学学报，2008，24 (6)：632 - 633.

[8] 景雅婷，王凤荣. 中医心病对"心主神明"内涵的认识初探 [J]. 辽宁中医杂志，2014，41 (8)：1629 - 1631.

[9] 纪宇，颜红，沈莉."心主神明"的内涵与外延浅析 [J]. 中医杂志，2016，57 (10)：819 - 821，837.

[10] 陈静，刘巨海，王振国. 近代关于"心主神明"与"脑主神明"的认识 [J]. 江西中医学院学报，2013，25 (3)：6 - 8.

[11] 张云云，王文健. 从中西医学角度认识"心主神明" [J]. 中西医结合心脑血管病杂志，2012，10 (3)：347 - 349.

[12] 韩学杰. 中医心病"单元组合辨证分类法"临证运用 [N]. 中国医药报，2007 - 12 - 04 (B07).

[13] 全国慢性支气管炎中西医结合诊断分型专业会议. 慢性支气管炎中西医结合诊断分型防治方案（1979 年修订）[J]. 中华结核和呼吸系统疾病杂志，1980，3 (1)：2.

[14] 齐幼龄. 肺气虚的实质研究 [J]. 广西中医药，1981，(6)：62.

[15] 沈自尹. 中医虚证辨证参考标准 [J]. 中西医结合杂志，1983，3 (2)：117.

[16] 林求诚. 慢阻肺中医辨证的诊断学意义 [J]. 北京中医学院学报，1984，(5)：21.

[17] 沈自尹，王文健. 中医虚证参考标准 (1986 年修订) [J]. 中西医结合杂志，1986，6 (10)：589.

[18] 韩明向，李泽庚. 肺气虚证浅谈 [J]. 安徽中医学院学报，1993，12 (2)：2-3.

[19] 中国药监局. 中药临床研究指导原则 [M]. 北京：中国医药科技出版社，2002：82.

[20] 彭波，杨程，李泽庚. 肺阴虚证研究进展 [J]. 中国中医急症，2007，(6)：723-724.

[21] 张伟，赵润杨，林丽，等. Th1/Th2 失衡与风寒乘虚犯肺证相关性的研究 [J]. 中国中医药科技，2009，16 (3)：161-162，159.

[22] 张伟，赵润杨，王立娟，等. 风寒乘虚犯肺大鼠毛发中微量元素的变化 [J]. 实用中西医结合临床，2008，(2)：41-42.

[23] 肖辉，李成伟. 病毒感染后慢性咳嗽中医证候学分析 [J]. 山东中医杂志，2014，33 (7)：543-544.

[24] 童晓萍，蔡彦，王维亮，等. 成人肺炎支原体肺炎中医证候分析及与炎症指标的关系 [J]. 广东医学，2014，35 (2)：291-292.

[25] 张利民，谭毅，张学英，等. 成人支原体肺炎中医临床规律研究 [J]. 中医药导报，2015，21 (23)：81-83.

[26] 常艳鹏，王连心，谢雁鸣，等. 呼吸系统疾病风热犯肺证生物样本特征 [J]. 中医杂志，2014，55 (23)：2048-2051.

[27] 曹玉雪，董竞成，杜懿杰，等. 支气管哮喘"寒痰"与"热痰"证型微观辨证指标及其炎症特点 [J]. 中国中西医结合杂志，2010，30 (8)：828-832.

[28] 陈家旭，邹小娟. 中医诊断学 [M]. 北京：人民卫生出版社，2016.

[29] 郑筱萸. 中药新药临床研究指导原则 (试行) [M]. 北京：中国医药科技出版社，2002.

[30] 中华人民共和国卫生部药政局. 中药治疗脾虚证的临床研究指导原则 [J]. 中国医药学报，1988，(5)：71-72.

[31] 黄河，林亚平，易受乡，等. 脾虚证相关检测指标的研究进展与思考 [J]. 医学信息，2010，23 (4)：1504.

[32] 王文静. "唾液淀粉酶负荷试验"测定方法的改进及其在脾虚证辨证微观化的应用 [D]. 广州中医药大学，2011.

[33] 梁谋旺. 异病同证探究脾气虚患者唾液微观指标的变化 [D]. 广州中医药大学，2013.

[34] 王丽辉. 脾气虚证患者唾液淀粉酶活性及其相关指标的研究 [D]. 广州中医药大学，2016.

[35] 张继伟. 脾虚证客观化研究进展 [J]. 环球中医药，2013，6 (9)：714-718.

[36] 孙弼纲，刘健，鄢顺琴，等. 脾虚证分度定量诊断研究 [J]. 中国中西医结合杂志，1994，(3)：135-138，131.

[37] 邱向红. 脾虚证诊断规范化研究概述 [J]. 广州中医药大学学报，1997，(1)：59-61.

[38] 黄玉贤. 血清法木糖吸收试验在脾虚证辨证中的价值及其可行性分析 [D]. 广州中医药大学学位论文，2012.

[39] 罗云坚，黄穗平，林莉. 脾气虚证免疫相关基因组学机制初探 [J]. 中国中西医结合杂志，2005，(4)：311-314.

[40] 陈蔚文，王颖芳，劳绍贤，等. 脾气虚证患者基因差异表达研究 [J]. 中国病理生理杂志，2008，(1)：148-152.

[41] 周福生，姜洪华，廖荣鑫，等. 脾气虚证患者线粒体 DNA 全序列测定及其多态性分析 [J]. 新中医，2008，(9)：67-68.

[42] 吕凌，贾连群，马巍，等. 脾气虚证大鼠回肠组织蛋白质差异性表达的实验研究 [J]. 中国中西医结合杂志，2012，32 (5)：685-688.

[43] 刘健，刘春丽. 脾气虚证蛋白质代谢动态变化的临床与实验研究 [J]. 中国中医基础医学杂志，1998，(5)：36-38.

[44] 杨维益，李峰，康纯洁. 脾气虚证与乳酸代谢 [J]. 河南中医，1997，(1)：23-24，26，64.

[45] 郑丽红. 脾气虚证唾液代谢组学的初步研究 [D]. 广州中医药大学，2007.

[46] 马建伟，郝刚，李江. 脾气虚证与血清锌铜镁关系的探讨 [J]. 空军总医院学报，1989，5 (3)：156.

[47] 陈达理，周立红. 脾气虚证患者纤溶、凝血、血小板活化指标的临床研究 [J]. 中医杂志，2003，(6)：453-455.

[48] 马山，关志鹏. 当归对脾虚小鼠血清中 TXB-2 和 6-Keto-PGF1α 影响 [J]. 牡丹江医学院学报，2007，(5)：43-44.

[49] 邹世洁，樊雅莉，蒋小丽，等. 脾气虚证动物模型规范化的初步研究——宏观症征部分 [J]. 中国中西医结合消化杂志，2001，(5)：264-267.

[50] 李海峰. 中医药研究脾阳虚的进展 [J]. 云南中医中药杂志，2015，36 (3)：85-87.

[51] 于漫，吕凌，王彩霞，等. 脾阳虚证模型大鼠回肠的比较蛋白质组学探析 [J]. 中国中西医结合杂志，2013，33 (1)：71-75.

[52] 王颖，王辉，郑小伟. 基于核磁共振技术的脾气虚证、脾阳虚证血浆代谢组学研究 [J]. 中华中医药杂志，2013，

28（8）：2270－2274.

[53] 简维雄，袁肇凯. 中医"证候"与代谢组学研究 [J]. 中华中医药学刊，2009，27（2）：351－352.

[54] 郑敏麟，阮诗玮. 中医藏象实质细胞生物学假说之一——"脾"与线粒体 [J]. 中国中医基础医学杂志，2002，8（5）：10－12.

[55] 杨维益，梁嵘. 脾气虚证大鼠骨骼肌的形态学和形态计量研究 [J]. 中国运动医学杂志，1993，12（3）：157.

[56] 刘金元，杨冬娣，邱琼新，等. 强肌健力口服液对脾虚小鼠胃超微结构的影响 [J]. 中华实用中西医杂志，2007，8（20）：735.

[57] 曲瑞瑶，曲柏林，曾立红，等. 大鼠实验性脾虚证胃电波和胃运动波的研究 [J]. 中国中西医结合杂志，1994，14（3）：156－157.

[58] 张立德，周维贤. 脾气虚家兔肌电图与骨骼肌微量元素变化的实验研究 [J]. 辽宁中医杂志，1995，22（8）：378.

[59] 周真. 现代诊断手段在脾胃病辨证中的应用初探 [J]. 河南中医，1999，（4）：9，19，70－71.

[60] 章莹，吴承玉. 脾实证的研究进展 [J]. 湖北中医学院学报，2010，12（3）：67－69.

[61] 纪立金. 中医脾脏论 [M]. 北京：中医古籍出版社，2003：34.

[62] 李德新，程慧琴. 《中医辨证学》选载（五）[J]. 辽宁中医杂志，1988，（10）：30－31.

[63] 章莹. 脾系病位特征及基础证的研究 [D]. 南京中医药大学，2011.

[64] 解淑华. 浅谈脾胃十一证 [J]. 吉林中医药，2004，（5）：16－17.

[65] 杨维益，文平，杨敏. 脾气虚证时肌酸磷酸激酶及其同工酶活性变化的临床研究 [J]. 中国医药学报，1992，（4）：22－25，66.

[66] 邱向红. 脾虚证计量诊断的前瞻性研究 [J]. 广州中医学院学报，1994，（1）：13－15.

[67] 丁洁，吴咸中，薛小平. 脾虚证病人部分细胞和局部免疫功能指标的测定 [J]. 中国中西医结合杂志，1992，（2）：77－79，67－68.

[68] 顾红缨，罗晶. 实验性脾虚小鼠的淋巴免疫应答 [J]. 吉林中医药，2006，（4）：60.

[69] 李宏宇，汪军，高铁峰，等. 脾虚与淋巴免疫相关性实验研究 [J]. 长春中医药大学学报，2007，（5）：16－17.

[70] 陈锦芳，马卫闽，周小玲. 茵芍散对慢性乙肝湿热蕴脾证患者免疫功能的影响 [J]. 中国医药学报，2004，（6）：352－354.

[71] 郑春素，陈锦芳. 慢性乙肝湿热蕴脾证患者免疫球蛋白、补体水平的研究 [J]. 福建中医学院学报，2006，（2）：4－6.

[72] 陈锦芳，郑春素. 慢性乙肝湿热蕴脾证患者CD细胞、NK细胞功能的研究 [J]. 福建中医学院学报，2007，（2）：5－7.

[73] 张声生，胡玲，李茹柳. 脾虚证中医诊疗专家共识意见（2017）[J]. 中医杂志，2017，58（17）：1525－1530.

[74] 陈家旭，邹小娟. 中医诊断学 [M]. 北京：人民卫生出版社，2016.

[75] 陈国林，潘其民，赵玉秋，等. 中医肝病证候临床辨证标准的研究 [J]. 中国医药学报，1990，（1）：66－73.

[76] 张书河，陈明，郭爱银，等. 肝血虚证文献整理分析 [J]. 医学信息，2008，（7）：1168－1170.

[77] 石林阶. 肝血虚证研究概况 [J]. 湖南中医杂志，1996，（4）：48－50.

[78] 陈泽奇，陈国林，胡随瑜，等. 肝气郁结证辅助实验诊断指标的初步研究 [J]. 中国现代医学杂志，2001，（12）：8－11.

[79] 陈国林，胡随瑜，陈泽奇，等. 中医肝脏辨证标准规范化研究——肝阳上亢证辨证标准 [J]. 中国中医基础医学杂志，2001，（12）：13－16.

[80] 陈国林. 中医肝脏五证辨证标准规范化研究 [A]. 新世纪新机遇新挑战——知识创新和高新技术产业发展（下册）[C]. 中国科学技术协会、吉林省人民政府：中国科学技术协会学会学术部，2001：1.

[81] 陈昌华，石林阶，舒毅刚，等. 肝血虚证15项实验指标同步检测的分析 [J]. 湖南医科大学学报，2001，（4）：337－339.

[82] 陈泽奇，陈国林，金益强，等. 肝气郁结证病理生理学基础研究 [J]. 中国现代医学杂志，2000，（10）：21－26.

[83] 石林阶，陈昌华，陈国林，等. 肝血虚证辅助实验诊断指标的初步研究 [J]. 湖南中医学院学报，1999，（4）：30－32.

[84] 罗团连，陈国林，赵玉秋，等. 中医肝病五类证的计量鉴别诊断及其临床评估 [J]. 中国现代医学杂志，1999，（4）：31－32.

[85] 石林阶，张自强，卢义钦，等. 肝血虚证病理生理学基础的初步研究 [J]. 湖南医科大学学报，1997，（5）：38－42.

[86] 陈泽奇，陈国林，潘其民，等. 肝火上炎证与肝胆湿热证临床辨证标准的研究 [J]. 黑龙江中医药，1992，(4)：12-14.

[87] 陈国林，李炜，向跃前，等. 肝阳上亢证辨证标准探讨 [J]. 中西医结合杂志，1988，(9)：549-551.

[88] 陈泽奇. 中医肝脏五证辨证标准的研究 [A]. 第六届全国中西医结合基础理论研究学术研讨会暨第二届湖南省中西医结合学会肝病专业学术年会论文集 [C]. 2010：4.

[89] 陈泽奇，郭全，刘小珍，等. 中医肝脏常见四证评定量表的初步研究 [J]. 中国医学工程，2007，(8)：660-664.

[90] 刘小珍. 肝气郁结证与肝火上炎证评定量表的初步研究 [D]. 中南大学，2007.

[91] 郭全，陈泽奇，刘小珍，等. 原发性高血压肝阳上亢证评定量表的初步编制及考评 [J]. 中国临床康复，2006，(43)：20-23.

[92] 戴幸平，陈泽奇. 肝郁证现代研究进展 [J]. 实用中西医结合临床，2004，(1)：77-78.

[93] 陈国林，胡随瑜，陈泽奇，等. 中医肝脏辨证标准规范化研究——肝阳上亢证辨证标准 [J]. 中国中医基础医学杂志，2001，(12)：13-16.

[94] 鄢东红，金益强，张翔，等. 中医肝病证候血浆去甲肾上腺素和肾上腺素含量的研究 [J]. 湖南中医学院学报，1999，(1)：23-24.

[95] 陈泽奇，陈国林. 肝病常见证候的甲襞和球结膜微循环观察 [J]. 微循环学杂志，1998，(3)：26-27，58-60.

[96] 陈泽奇，陈国林，石林阶，等. 肝气郁结证病人血浆 L-ENK、AVP、ANP 含量分析 [J]. 湖南中医学院学报，1997 (3)：38-40.

[97] 黎杏群，李家邦，张海男，等. 肝火证、肝胆湿热证的病理生理学基础研究 [J]. 湖南医科大学学报，1996，(1)：34-40.

[98] 陈泽奇，李学文，孙振球，等. 肝阳上亢证与阴虚阳亢证实验计量诊断探讨 [J]. 湖南中医杂志，1989，(2)：47-48.

[99] 李家邦，陈泽奇，王勇华. 肝阳上亢证患者植物神经机能状态的观测 [J]. 湖南医学院学报，1988，(1)：43-46.

[100] 金益强，黎杏群，陈国林，等. 肝阳上亢证本质研究 [J]. 中西医结合杂志，1988，(3)：136-140，131.

[101] 王丽昀，郝喜书，金玉芳. 高血压辨证分型与超声的关系 [J]. 中国中医基础医学杂志，2010，16 (1)：72-74.

[102] 王师菡，王阶，李霁，等. 超敏C反应蛋白与代谢综合征中医证型相关性研究 [J]. 中国中医药信息杂志，2008，(9)：19-20.

[103] 刘亚琳，魏红，刘明林，等. 肝郁气滞证与肝火炽盛证脉象信息的临床研究 [J]. 辽宁中医杂志，2008，(4)：541-543.

[104] 熊新贵. 高血压肝阳化风证与肝阳上亢证病人血清蛋白质组学研究 [A]. 第三届世界中西医结合大会论文摘要集 [C]. 2007：2.

[105] 张臣，邢之华，刘卫平，等. 原发性高血压中医证型血管内皮功能的变化规律及其临床意义 [J]. 湖南中医学院学报，2005，(2)：35-37.

[106] 马雪柏，毛春林，张敏. 微循环障碍与肝阴虚证相互关系的研究 [J]. 中国中西医结合急救杂志，2004，(1)：47-49.

[107] 黎杏群，张海男，金益强，等. 肝火上炎证的病理生理学基础研究 [J]. 中医杂志，2002，(1)：54-56.

[108] 黎杏群，张海男，李学文，等. 肝火上炎证实验性诊断参考指标研究 [J]. 中国中西医结合杂志，2001，(3)：190-192.

[109] 文哲双，王志忠，朱毅. 肝郁患者血清 T、E_2、PRL 检测及其临床意义 [J]. 湖北中医学院学报，2000，(2)：27-29.

[110] 黎杏群. 肝火证、肝胆湿热证的病理生理学基础研究 [A]. 世界中西医结合大会论文摘要集 [C]. 中国中西医结合学会，1997：2.

[111] 胡随瑜，刘湘华，刘尚明. 经颅多普勒超声扫描术对肝阳上亢证患者辨证诊断的初步评价 [J]. 湖南医科大学学报，1997，(2)：40-42.

[112] 柴丽娜，杜惠兰. 肝郁型月经病血液流变学及盆腔血流图的观察与分析 [J]. 山东中医杂志，1997，(2)：13-14.

[113] 赵益业，刘承才. 肝郁证的免疫学探讨 [J]. 山东中医药大学学报，1997，(1)：29-33，81.

[114] 朱崇学，金益强，张翔，等. 肝火上炎证和肝胆湿热证患者血浆儿茶酚胺测定 [J]. 湖南医科大学学报，1996，(4)：308-310.

[115] 黄贤权，胡立敏，顾法隆，等. 中风病急性期主要临床证型与CT对照的价值和意义——附86例分析 [J]. 上海中医药杂志，1996，(4)：8-11.

[116] 金益强，黎杏群，胡随瑜，等. 肝风内动证三亚型的病理生理学基础研究 [J]. 中国中西医结合杂志，1993，(7)：391－396.

[117] 王琦. 中医藏象学 [M]. 北京：人民卫生出版社，2004：510－655，557－904.

[118] 李琳荣，魏红，袁世宏. 中医肾病证候的证素辨证研究 [J]. 中医药学刊，2006，(8)：1525－1526.

[119] 国家技术监督局. 中华人民共和国国家标准·中医临床诊疗术语 [S]. 北京：中国标准出版社，1997.

[120] 朱文锋，樊新荣，姜瑞雪，等. 用评定量表法进行中医辨证研究 [J]. 湖南中医学院学报，2006，26 (2)：17－21.

[121] 朱文锋. 制定全病域中医辨证量表的设计思路 [J]. 辽宁中医杂志，2005，32 (6)：521－522.

[122] 张向磊，李运伦. 高血压病肾阳虚证诊断量表的研制及检验 [J]. 时珍国医国药，2015，26 (11)：2797－2800.

[123] 陈为. 基于数据挖掘的慢性肾炎肾阳虚证候诊断标准研究 [D]. 成都中医药大学，2011.

[124] 范怀昌，李炜弘，袁世宏，等. 从 2067 例流行病调查资料探讨肾阳虚证辨证细化分型 [J]. 时珍国医国药，2010，21 (4)：952－954.

[125] 高峰. 肾阳虚辨证因子及聚类分析研究 [D]. 成都中医药大学，2004.

[126] 梁文娜，李西海，李亚婵，等. 基于熵变理论与证素辨证系统探讨绝经后骨质疏松肾阳虚证的中医病理特点 [J]. 中国老年学杂志，2015，35 (24)：7129－7131.

[127] 万霞. 围绝经期综合征中医证候规范化及计量诊断的研究 [D]. 北京中医药大学，2004.

[128] 郭平清，林求诚，郭银庚，等. 高密度脂蛋白磷脂对冠心病肾阳虚证的诊断作用 [J]. 中国中西医结合急救杂志，2003，(4)：223－225.

[129] 耿春丽. 老年男性不同肾阳虚程度与性激素水平关系的研究 [D]. 山东中医药大学，2014.

[130] 孙金玥. 老年男性肾阳虚程度与垂体—肾上腺轴功能失调关系的研究 [D]. 山东中医药大学，2014.

[131] 梁佳. 老年男性肾阳虚程度与甲状腺激素水平的关系 [D]. 山东中医药大学，2014.

[132] 汤朝晖. 老龄肾阳虚证候的诊断及其差异表达基因谱研究 [D]. 成都中医药大学，2008.

[133] 于宏波. 阳痿肾阳虚证症状规律及其转录组特征研究 [D]. 成都中医药大学，2011.

[134] 谭从娥，王米渠. 肾阳虚证免疫功能相关基因筛选及其表达分析 [J]. 现代中西医结合杂志，2011，20 (22)：2731－2732，2817.

[135] 谭从娥. 肾阳虚证膝骨关节炎的差异基因表达谱研究 [D]. 成都中医药大学，2006.

[136] 杨嘉慧. 肾阳虚证排卵障碍性不孕的差异基因表达谱研究 [D]. 成都中医药大学，2012.

[137] 魏任雄，崔云，黄纪红，等. 男性不育中医证型与精浆游离 microRNA 表达相关性研究 [J]. 中国男科学杂志，2016，30 (5)：34－39，46.

[138] 毕建璐. 肾阳虚证和肾阴虚证血浆蛋白表达谱的比较研究 [D]. 南方医科大学，2011.

[139] 魏敏. 肾阴虚证和肾阳虚证基因表达谱的比较研究 [D]. 南方医科大学，2009.

[140] 刘庆寿. 肾阳虚证影像诊断学 [J]. 中国中西医结合影像学杂志，2010，8 (5)：478－480.

[141] 白洁. "肾阳虚证" 的现代研究综述 [A]. 全国第十二次中医诊断学术年会论文集 [C]. 2011：3.

[142] 陈英华，欧阳轶强，孙琪，等. 肾阳虚证动物模型规范化研究中诊断指标选择的初步探讨 [J]. 中国中医基础医学杂志，2003 (10)：26－30.

[143] 段宏莉. 羟基脲制作 SD 大鼠肾阳虚证模型的规范化研究 [D]. 广州中医药大学，2005.

[144] 严惠芳，马居里. 对肾阴虚证动物实验研究的理性思考 [J]. 中医药学刊，2004，(6)：998－999.

[145] 施玉华. 阳虚、阴虚造型以及某些助阳药和滋阴药作用的初步研究 [J]. 新医药学杂志，1977，(9)：33－39，49－50.

[146] 王文建. 现代中医药应用与研究大系 [M]. 上海：上海中医药大学出版社，1995：260.

[147] 孙敬方. 动物实验方法学 [M]. 北京：人民卫生出版社，2002：490.

[148] 邢玉瑞. 中医方法全书 [M]. 西安：陕西科技出版社，1997：948.

[149] 陈主初. 实验动物学 [M]. 长沙：湖南科学技术出版社，2001：163.

[150] 邝安堃，顾德官，顾天华，等. 中医阴阳的实验性研究（Ⅰ）附子、肉桂和六味地黄方对实验性高血压大鼠血压的影响 [J]. 中西医结合杂志，1984，(12)：742－744，709.

[151] 杜如竹. 中医 "证" 的动物模型研制的思路和方法初探 [J]. 辽宁中医杂志，1985，(3)：41－44.

[152] 廖圣宝，戴敏，刘光伟. 二肾一夹高血压大鼠模型中医证候属性的探讨及药物作用观察 [J]. 中国中医基础医学杂志，2003，(2)：34－37.

[153] 严惠芳，马居里，杨徐杭，等. 慢性肾炎肾阴虚证患者血红细胞变形能力改变的临床观察 [J]. 陕西中医，2005，

(4)：317-318.

[154] 王学良. 亚健康状态流行病学调查及其肾阴虚证的蛋白组学研究 [D]. 南方医科大学，2007.

[155] 孙晓敏. 肾阴虚证的血浆蛋白组学初步研究 [D]. 南方医科大学，2008.

[156] 单德红，郑晓霓，王德山，等. 六味地黄汤对肾阴虚大鼠水通道蛋白2的影响 [J]. 中国实验方剂学杂志，2010，16（1）：91-92.

[157] 徐文聃，戴世杰，李哲明，等. 六味地黄丸对肾阴虚大鼠肺肾组织水通道蛋白1表达的影响 [J]. 中华中医药杂志，2015，30（4）：1242-1245.

[158] 邹海淼，张彪，孙伟，等. 肾阴虚证生化指标的现代研究进展 [J]. 中华中医药杂志，2015，30（10）：3607-3610.

[159] 王德秀，胡旭光，臧建伟，等. 六味地黄汤生物制剂对肾阴虚小鼠HPA轴的调节作用研究 [J]. 陕西中医，2008，29（3）：374-375.

[160] 陈晓阳，李晟，邹志. 忧虑康液对肾阴虚抑郁模型大鼠血浆促肾上腺皮质激素、皮质醇及下丘脑形态学的影响 [J]. 中国老年学杂志，2010，8（30）：1080-1083.

[161] 任小巧，卢跃卿，邓伟，等. 加味一贯煎对实验性肝肾阴虚证大鼠下丘脑-垂体-甲状腺轴的影响 [J]. 中国中药杂志，2000，25（3）：172-174.

[162] 任永申，赵艳玲，王伽伯，等. 基于动物热活性检测的肾阴虚/肾阳虚模型寒热属性差异研究 [J]. 中国实验方剂学杂志，2010，16（12）：94-101.

[163] 吴水生，邱山东，林求诚，等. 中老年女性性激素水平与不同肾虚证型关系的研究 [J]. 福建中医药，2000，31（1）：3-4.

[164] 李媛媛，李建. 二至天癸颗粒治疗肾阴虚黄体功能不健患者临床观察 [J]. 亚太传统医药，2014，10（16）：94-95.

[165] 胡旭光，臧建伟，唐春萍，等. 六味地黄汤生物制剂对肾阴虚小鼠脾T淋巴细胞亚群的影响 [J]. 时珍国医国药，2008，19（5）：1033-1034.

[166] 李丽. 肾阴虚型围绝经期综合征妇女外周血IL-6、TNF-α的变化及大补阴煎加味治疗的临床观察 [J]. 辽宁中医药大学学报，2010，12（3）：136-137.

[167] 冯兴中，尹英杰，姜敏，等. 六味地黄汤治疗2型糖尿病肾阴虚证与非肾阴虚证的临床实验研究 [J]. 中华中医药杂志，2012，27（11）：2995-2999.

[168] 全建峰，吴晓康，孙晓红，等. 肾阴虚证病人的血清免疫球蛋白G、A、M及补体C3、C4相关性研究 [J]. 现代中医药，2004，5（5）：53-54.

[169] 李娴. 六味地黄丸中成分在健康大鼠和肾阴虚大鼠体内药动学研究 [D]. 济南：山东大学，2010.

[170] 吕爱平，李德新，易杰，等. 脾肾阴虚证模型大鼠自由基损伤的比较研究 [J]. 中医药学刊，2001，6（19）：556-557.

[171] 陈晏珍，江家贵，杨宏德，等. 肾虚与超氧化物歧化酶关系初探 [J]. 中医杂志，1989，（4）：42-43.

[172] 郭金瑞，严惠芳. 慢性肾炎唾液Na+、K+红细胞变形能力改变与肾阴虚证相关性研究 [J]. 中医药学刊，2003，21（11）：1900-1901.

[173] 苏小军，王玉萍，时吉萍，等. 滋补肾精方对肾精不足证治疗机制的实验研究 [J]. 南京中医药大学学报，2011，27（3）：257-259.

[174] 张亚大，卢子杰，张平，等. 前列腺增生症证型与体内性激素水平的临床研究 [J]. 中国中西医结合外科杂志，2004，（4）：12-14.

[175] 李国菁，王行宽. 浅述中医对脑的认识 [J]. 中华现代中医学杂志，2009，5（2）：68-72.

[176] 国家技术监督局. 中华人民共和国国家标准中医临床诊疗术语：证候部分 [S]. 北京：中国标准出版社，1997.

[177] 王丽颖，韩学杰，王燕平，等. 中医脑病临床指南制定现状分析 [J]. 世界科学技术：中医药现代化，2016，18（4）：714-718.

[178] 中华中医药学会. 中医内科常见病诊疗指南·中医病症部分 [M]. 北京：中国中医药出版社，2008.

[179] 范炳华，吴良浩，吴玲光，等. "髓海不足"与椎动脉供血不足的相关性研究 [J]. 浙江中医药大学学报，2007，31（1）：64-66.

[180] 张觉人，邹亮，李悦，等. 髓海不足与填髓益脑的临床思考 [J]. 辽宁中医杂志，2008，35（1）：54-54.

[181] 惠振亮，阮绍萍，曹瑾，等. 血管性痴呆中医证型临床研究 [J]. 陕西中医，2014，(4)：465-467.

[182] 马玉斌，孙立新. 黄芪益脑宁治疗老年痴呆症的临床研究 [J]. 数理医药学杂志，2008，21 (4)：429-430.

[183] 中华中医药学会. 中药新药治疗痴呆的临床研究指导原则 [C]. 全国中医药防治老年病学术大会，2003.

[184] 龙子弋，时晶，田金洲，等. 痴呆的证候分型研究 [J]. 中国医学前沿杂志（电子版），2012，4 (10)：28-35.

[185] 卢峰，王世聪，吴松鹰. 中风后认知功能障碍中医证候特征的文献研究 [J]. 中医研究，2016，29 (1)：67-69.

[186] 李会琪，何剑波，张恒，等. 脑梗塞患者认知障碍与中医证候及脑白质疏松相关性分析 [J]. 陕西中医，2013
(10)：1275-1276.

[187] 田金州，韩明向，涂晋文，等. 血管性痴呆诊断、辨证及疗效评定标准（研究用）[J]. 中国老年学杂志，2002，
22 (5)：329-331.

[188] 金香兰. 中医脑髓学说源流考 [J]. 中华中医药杂志，1997，(5)：21-24.

[189] 刘士敬，杨维益. 中医内科脾气虚证型量化诊断标准研究——附 258 例内科脾气虚证型诊断因素的回归分析 [J].
辽宁中医杂志，1996，(5)：195-197.

[190] 中华中医药学会. 中医内科常见病诊疗指南·西医疾病部分 [M]. 北京：中国中医药出版社，2008.

[191] 戴霞，郭伟星. 老年高血压肾气亏虚证证候量化诊断标准指标赋权方法探讨 [J]. 中医杂志，2011，52 (6)：
474-478.

[192] 石幼琪，朱克俭，周志宏，等. 运动性失眠阴虚火旺型中医辨证标准的调查分析 [J]. 中国组织工程研究，2004，
8 (3)：490-491.

[193] 徐筱青，张培彤. 阴虚证诊断标准及其量化方法研究概述 [J]. 环球中医药，2017，10 (3)：368-372.

[194] 刘宁，杨婕，郭蕾. 基于流行学方法的阿尔茨海默病中医证候诊断标准规范化研究 [J]. 中华中医药杂志，2013，
(6)：1685-1688.

[195] 吴相春，吴以岭，高怀林，等. "脉络-血管系统病"脑络瘀阻证候量化诊断标准研究 [J]. 江苏中医药，2008，
40 (10)：625-627.

[196] 孔德昭，张哲，王建华，等. 心脑合病与心病、脑病的常见证型及分布特点 [J]. 中华中医药学刊，2013，(12)：
2614-2619.

[197] 任玉乐. 缺血中风诊断标准研究：证类诊断条目的筛选与优化 [D]. 广州中医药大学，2012.

[198] 程雪，都文渊，王媛媛，等. 《中风病辨证诊断标准》在中风病急性期的应用 [J]. 中国中医急症，2013，22
(9)：1527-1529.

[199] 张聪，高颖. 《中风病辨证诊断标准》应用现状存在问题及对策 [J]. 天津中医药，2007，24 (1)：12-14.

[200] 国家中医药管理局脑病急症科研组. 中风病辨证诊断标准（试行）[J]. 北京中医药大学学报，1994，17 (3)：
64-66.

[201] 孟繁丽. 缺血性中风病恢复期辨证规范研究 [D]. 辽宁中医药大学，2014.

[202] 刘晓敏，伊丽娥，苏彦龙，等. 出血性中风病中医辨证研究近况 [J]. 云南中医中药杂志，2014，35 (5)：
89-91.

[203] 国家中医药管理局脑病急症科研组. 中风病诊断、疗效评定标准 [J]. 陕西中医，1988，(9)：434.

[204] 林少芳，罗志敏. 载脂蛋白、CK 及电解质等相关指标的检测在痰浊阻滞型脑中风病人诊断中的应用研究 [J]. 中
国医学创新，2014，(34)：81-83.

[205] 程永华，田亚振，宁静. 影像学支持下痰浊蒙窍型与瘀阻脑络型血管性痴呆的临床对比 [J]. 中医临床研究，
2014，(28)：73-74.

[206] 郭蓉娟，杨云龙. 中风病风火上扰清窍证的证候规范初探 [J]. 北京中医药大学学报，1997，(4)：60-61.

[207] 国家中医药管理局. 中医病证诊断疗效标准 [M]. 南京：南京大学出版社，1994.

[208] 陈家旭，邹小娟. 中医诊断学 [M]. 北京：人民卫生出版社，2016.

[209] 张万岱，李军祥，陈治水，等. 慢性胃炎中西医结合诊疗共识意见（2011·天津）[J]. 现代消化及介入诊疗，
2012，17 (3)：172-177.

[210] 李军祥，陈誩，唐文富. 急性胰腺炎中西医结合诊疗共识意见（2017 年）[J]. 中国中西医结合消化杂志，2017，
25 (12)：901-909.

[211] 李军祥，陈誩，肖冰，等. 消化性溃疡中西医结合诊疗共识意见（2017 年）[J]. 中国中西医结合消化杂志，
2018，26 (2)：112-120.

[212] 李军祥，陈誩，李岩. 功能性消化不良中西医结合诊疗共识意见（2017 年）［J］. 中国中西医结合消化杂志，2017，25（12）：889 - 894.

[213] 李岩，陈治水，危北海. 胃食管反流病中西医结合诊疗共识意见（2010）［J］. 中国中西医结合杂志，2011，31（11）：1550 - 1553.

[214] 李军祥，陈誩，胡玲，等. 慢性非萎缩性胃炎中西医结合诊疗共识意见（2017 年）［J］. 中国中西医结合消化杂志，2018，26（1）：1 - 8.

[215] 李军祥，陈誩，柯晓. 功能性便秘中西医结合诊疗共识意见（2017 年）［J］. 中国中西医结合消化杂志，2018，26（1）：18 - 26.

[216] 张万岱，李军祥，陈治水，等. 消化性溃疡中西医结合诊疗共识意见（2011 年天津）［J］. 中国中西医结合杂志，2012，32（6）：733 - 737.

[217] 陈卓群. 胃食管反流病中医治未病实践方案制订［D］. 广州中医药大学，2017.

[218] 张声生，朱生樑，王宏伟，等. 胃食管反流病中医诊疗专家共识意见（2017）［J］. 中国中西医结合消化杂志，2017，25（5）：321 - 326.

[219] 张声生，沈洪，郑凯，等. 溃疡性结肠炎中医诊疗专家共识意见（2017）［J］. 中华中医药杂志，2017，32（8）：3585 - 3589.

[220] 张声生，周强. 胃脘痛中医诊疗专家共识意见（2017）［J］. 中医杂志，2017，58（13）：1166 - 1170.

[221] 张声生，沈洪，张露，等. 便秘中医诊疗专家共识意见（2017）［J］. 中医杂志，2017，58（15）：1345 - 1350.

[222] 张声生，黄恒青，方文怡，等. 脾胃湿热证中医诊疗专家共识意见（2017）［J］. 中医杂志，2017，58（11）：987 - 990.

[223] 沈洪，张露，叶柏. 便秘中医诊疗专家共识意见（2017）［J］. 北京中医药，2017，36（9）：771 - 776，784.

[224] 尹光耀，陈一，张武宁. 慢性胃炎脾虚证分型的病理生理学基础［J］. 中国中医基础医学杂志，2005，11（4）：298 - 301.

[225] 汤伟军，杨伟莲，张锋. 慢性胃炎中医证型与内镜分类的相关性研究［J］. 中国医疗前沿，2010，5（12）：1，49.

[226] 李灿东，高碧珍，兰启防，等. 慢性胃炎脾胃湿热证患者胃黏膜细胞凋亡及相关蛋白的研究［J］. 中国中西医结合杂志，2002，22（9）：667 - 669.

[227] 戴云，张筱文. 浅探溃疡病胃镜征象与中医辨证关系［J］. 辽宁中医杂志，1997，24（2）：51 - 52.

[228] 王广伟，黄宏兴，霍力为，等. 绝经后骨质疏松症患者肌力与骨密度的相关性研究［J］. 中国骨质疏松杂志，2015，21（10）：1155 - 1160.

[229] 赵永芳. 护理干预对老年骨质疏松症患者骨密度的影响［J］. 中国社区医师，2015，31（26）：131 - 132.

[230] 张波，杨传东，史耀勋，等. 骨质疏松症（肾虚血瘀证）与骨吸收标志物的相关性研究［J］. 中国医药指南，2013，11（7）：279 - 280.

[231] 程英雄，罗毅文，王斌，等. 男性骨质疏松与血清睾酮水平的相关性研究［J］. 中医药临床杂志，2010，22（2）：165 - 166.

[232] 李婷. 绝经后骨质疏松症肾虚证与血瘀证骨密度改变分析［D］. 广州中医药大学，2008.

[233] 漆海如. 原发性骨质疏松症中医辨证规律研究［D］. 广州中医药大学，2006.

[234] 朱芸茵，谢雁鸣. 原发性骨质疏松症中医证候特征探析［J］. 亚太传统医药，2006，（2）：54 - 57.

[235] 李中万，庄洪，李钊，等. ET、NO 与绝经后骨质疏松症中医证型关系的临床初探［J］. 中国中医骨伤科杂志，2005，（1）：7 - 9，13.

[236] 方朝晖. 老年性骨质疏松症证候学研究思路与方法［J］. 中国中医药信息杂志，2005，（2）：88 - 89.

[237] 葛继荣，陈可，王和鸣. 原发性骨质疏松症的中医辨证分型研究［J］. 福建中医学院学报，2005，（1）：9 - 11.

[238] 眭承志，周军，刘志坤. 绝经后骨质疏松症血瘀病机的客观初步论证［J］. 中医研究，2005，（1）：30 - 33.

[239] 谢金华，张晓晖，徐敏. 绝经后骨质疏松症的中医辨证研究［J］. 中国中医基础医学杂志，2003，（7）：55 - 57.

[240] 谢林，郭振球，姚共和. 绝经后骨质疏松症中医辨证分析［J］. 中国医药学报，1999，（3）：35 - 39.

[241] 王和鸣. 中医骨伤科临床标准制订的背景与建议［J］. 中国中医骨伤科志，2006，（6）：1 - 2.

[242] 王忆勤. 中医诊断学研究思路与方法［M］. 上海：上海科学技术出版社，2008.

[243] 刘忠厚. 骨质疏松学［M］. 北京：科学出版社，1998：141 - 166.

[244] 张智海，沈建雄，刘忠厚. 中国人骨质疏松症诊断标准回顾性研究 [J]. 中国骨质疏松杂志，2004，（3）：5 - 12，37.

[245] 路志正，焦树德. 实用中医风湿病学 [M]. 北京：人民卫生出版社，1996：610 - 611.

[246] 刘洪旺，刘志刚，孙宝金. 退行性膝关节骨性关节病的中医辨证施治 [J]. 中国骨伤，1997，10（4）：27.

[247] 何挺. 膝骨关节炎的中医证型组合规律及临床分布研究 [D]. 广州中医药大学，2014.

[248] 金荣忠，谈国明，胡辉东. COX-2 在膝关节骨性关节炎软骨中表达及临床意义 [J]. 生物骨科材料与临床研究，2010，7（6）：18 - 20.

[249] 刘健，张金山，汪四海，等. 膝骨关节炎中医证候分布规律及相关因素回顾性分析 [J]. 中医药临床杂志，2011，23（6）：524 - 527.

[250] 魏合伟，罗玉明，郑维蓬. 膝骨关节炎中医证型与炎性因子 IL-6、TNF-α 表达相关性的研究 [J]. 辽宁中医杂志，2015，42（7）：1167 - 1169.

[251] 汤晴. 膝骨关节炎不同中医证型患者的血脂水平对炎症指标的影响分析 [D]. 新疆医科大学，2017.

[252] 魏合伟，郑维蓬. 膝骨关节炎中医证型与关节镜下骨质增生病理相关性研究 [J]. 陕西中医，2014，35（12）：1631 - 1633.

[253] 金立昆，张国忠，唐可，等. 膝骨关节炎不同中医证型在 X 线表现上的差异性研究 [J]. 中国骨伤，2010，23（12）：906 - 909.

[254] 杨松滨，李昕，苏明明，等. 膝骨关节炎病人尿液代谢谱与中医证候的相关性研究 [J]. 上海中医药大学学报，2009，23（1）：33 - 37.

[255] 方小燕，杨青梅，郭跃，等. 基于舌象仪探讨膝骨关节炎的舌象特征 [J]. 北京中医药，2015，34（3）：205 -209.

[256] 皮燕，周建伟，严攀，等. 神经根型颈椎病风寒湿阻证、瘀血阻滞证中医证候指标专家问卷分析 [J]. 四川中医，2010，28（10）：59 - 61.

[257] 沈庆亮. 神经根型颈椎病中医证候规律研究 [D]. 广州中医药大学，2011.

[258] 周建伟，皮燕，严攀. 660 例神经根型颈椎病患者中医证候分布规律研究 [J]. 四川中医，2012，30（6）：69 -70.

[259] 杨济源. 围绝经期综合征颈椎病的中医证候特点及相关因素的研究 [D]. 广州中医药大学，2015.

[260] 杨肖峰. 颈椎病不同中医证型和 X 线影像学相关性研究 [J]. 浙江中医杂志，2017，52（12）：866.

[261] 郑运松，牛锐. 颈椎病中医辨证分型与影像分析 [J]. 中医学报，2012，27（11）：1436 -1437.

[262] 王荣田，林娜，陈卫衡，等. 股骨头坏死的证素辨证初步研究 [J]. 北京中医药大学学报，2011，34（7）：495 -499.

[263] 谭伟欣. 中医药治疗成人股骨头缺血性坏死的文献系统评价并证候分析 [D]. 广州中医药大学，2007.

[264] 徐传毅，黄涛，邹季，等. 从血瘀证论治激素性股骨头坏死的实验研究 [J]. 中国中医骨伤科杂志，2000，（4）：12 - 15.

[265] 刘向春，郑大滨. 激素性骨坏死的中医分型与血脂血凝异常相关性的研究 [J]. 中华中医药学刊，2007，（5）：911 - 913.

[266] 叶建红，毛向东. 股骨头坏死中医辨证分型与血液流变学的相关性研究 [J]. 中医研究，2006，（2）：21 - 22.

[267] 孙材康，娄志强，高建中. 中医药治疗股骨头缺血性坏死 [J]. 河南中医，1996，16（1）：32 - 33.

[268] 张泽玫，林永城，曾炎辉，等. 中老年股骨头缺血性坏死患者血液流变学与中医辨证关系的研究 [J]. 新中医，2007，（4）：33 - 34.

[269] 胡心愿，全健，刘英纯. 浅谈股骨头坏死的中医三期论治 [J]. 陕西中医，2006，（3）：314 - 315.

[270] 肖鲁伟，童培建，赵万军，等. 激素性股骨头坏死病机的实验研究 [J]. 中国骨伤，2001，（7）：24 - 25，66.

[271] 李勇. 从骨髓水肿探讨股骨头坏死从瘀论治的辨证基础 [D]. 广州中医药大学，2009.

[272] 李圆，谢独，王晓春. 股骨头坏死头内分离及塌陷与中医证型的相关研究 [J]. 医学信息（上旬刊），2011，24（6）：3752 - 3753.

[273] 陈雷雷. 股骨头坏死 ARCO Ⅲ期软骨病变研究及证型相关性分析 [D]. 广州中医药大学，2012.

[274] 史万旭，安慧群，周福兴，等. 腰椎间盘突出症中医证型与 CR、CT 影像学对照分析 [J]. 中西医结合研究，2016，8（1）：29 - 30.

[275] 赵伟，韦玉兰，尹利军，等. 壮族腰椎间盘突出症血瘀证血清标志物的质谱鉴定及其血清诊断模型的构建（英文）[J]. 中国矫形外科杂志，2015，23（1）：64-69.

[276] 贾斌，张勇，马戈东，等. 骨折患者中医证型与血栓前状态分子标志物检测指标的相关性研究 [J]. 中国中医急症，2013，22（10）：1683-1685.

[277] 许建文，钟远鸣，尹利军，等. 壮族腰椎间盘突出症血瘀证血清蛋白质指纹图谱诊断模型初步研究 [J]. 中国矫形外科杂志，2013，21（19）：1985-1990.

[278] 陈杏丽，陈梦丽，阳珍，等. 215 例老年股骨粗隆间骨折患者的中医证型特点及辨证施护特色 [J]. 光明中医，2013，28（6）：1243-1245.

[279] 刘渊，孙雪莲，周红海. 原发性膝骨关节病中血清相关生物标志物的表达 [J]. 中国组织工程研究，2013，17（2）：201-204.

[280] 贾玉柱，王健，吴震，等. 腰椎间盘突出症中医分型与 MRI 影像学表现相关性分析 [J]. 浙江中西医结合杂志，2011，21（5）：326-327.

[281] 王艳英. 痛经临床特点调查 [D]. 中国中医科学院，2015.

[282] 孙艳明，王玲，王学岭，等. 1800 例女大学生痛经病因及证候分布规律调查研究 [J]. 中华中医药学刊，2012，30（5）：1014-1016.

[283] 文怡，魏绍斌，刘龙，等. 子宫内膜异位症与子宫腺肌病中医证候分布规律的对比研究 [J]. 辽宁中医杂志，2012，39（6）：1025-1028.

[284] 申松希，张玲，沈小雨，等. 原发性痛经研究进展 [J]. 山东中医药大学学报，2013，37（4）：349-352.

[285] 谢丹，居明乔，曹鹏，等. 炎症因子和原发性痛经相关性的研究进展 [J]. 中国临床药理学与治疗学，2014，19（3）：346-350.

[286] 彭超，周应芳，廖秦平. 子宫腺肌病患者痛经强度与前列腺素的相关性研究 [J]. 实用妇产科杂志，2006，（1）：26-29.

[287] 赵宁侠，郭瑞林，任秦有，等. 针灸治疗原发性痛经临床疗效及血液流变学相关性分析 [J]. 浙江中医药大学学报，2007，（3）：364-365，367.

[288] 胡红. 中医"痛经"超声表现与临床观察 [J]. 中国中西医结合影像学杂志，2012，10（6）：512-513.

[289] 崔琳琳，陈子江. 多囊卵巢综合征诊断标准和诊疗指南介绍 [J]. 国际生殖健康/计划生育杂志，2011，30（5）：405-408.

[290] 洪士翔. 多囊卵巢综合征近 20 年的中医和中西医结合文献研究 [D]. 广州中医药大学，2013.

[291] 王东梅，赵珂. 多囊卵巢综合征中医证候分布规律研究 [J]. 山东中医杂志，2006，25（6）：378-380.

[292] 徐莉，谢波，徐丹. 多囊卵巢综合征中医证型分布规律及糖代谢特点研究 [J]. 实用中医药杂志，2011，27（6）：374-375.

[293] 张晓金，归缓琪，钱俏红，等. 多囊卵巢综合征中医证候分布规律初探 [J]. 中国中西医结合杂志，2010，30（7）：689-693.

[294] 王凌宇，吴效科. 多囊卵巢综合征证候规律的初步研究 [A]. 中华中医药学会妇科分会第十次全国中医妇科学术大会论文集 [C]，2010：181-184.

[295] 郭银华，谈勇，周阁，等. 多囊卵巢综合征中医发病因素及中医证候的探讨 [J]. 临床研究，2008，40（6）：27-28.

[296] 辛喜艳，李东，郭佳，等. 多囊卵巢综合征中医证候特征及中医药治疗思路评述 [J]. 环球中医药，2015，8（6）：679-682.

[297] 高金金，侯丽辉，李妍. 多囊卵巢综合征的病理机制和针刺治疗机制的研究进展 [J]. 中华中医药学刊，2016，34（2）：320-323.

[298] 何晓彤，孟祥雯，张雪娇，等. 多囊卵巢综合征病因与发病机制的研究进展 [J]. 中国妇幼保健，2017，32（7）：1588-1591.

[299] 赵丽云. 多囊卵巢综合征卵巢超声影像学特征及内分泌异常相关性的研究 [J]. 中国医药指南，2014，12（11）：66-67.

[300] 黎霄羽. 更年期综合征五脏心身症状特征及其相关性分析 [D]. 广州中医药大学，2010.

[301] 王淼. 393 例绝经综合征影响因素分析 [D]. 大连医科大学，2015.

[302] 蔡艳悦，黄筱纮. 激素替代疗法治疗围绝经期综合征病人效果及对血清雌二醇、卵泡刺激素、黄体生成素的影响 [J]. 中国妇幼保健，2015，30（31）：5396-5398.

[303] 杨敏，李灿东，李红，等. 围绝经期综合征中医证素与性激素水平的相关研究 [J]. 中华中医药杂志，2012，27（2）：366-368.

[304] 杨明，何燕萍，黄李双，等. 不孕症中医体质流行病学调查及相关研究 [J]. 新中医，2010，42（5）：55-56，7.

[305] 黄乐群. 女性不孕症中医证候量化标准的初步研究 [D]. 广州中医药大学，2006.

[306] 单婧. 基于因子分析的排卵障碍性不孕症"病-证-症"关系的研究 [D]. 中国中医科学院，2014.

[307] 何群，马汝海，唐轶. 原子吸收光谱法检测子宫肌瘤、不孕症患者血清中微量元素 Cu，Zn，Mg，Cr 含量 [J]. 光谱学与光谱分析，2002，（4）：685-686.

[308] 凌雅红，余小英，彭弋峰. HOXA10、HOXA11 基因与子宫内膜异位症性不孕的研究进展 [J]. 生殖与避孕，2016，36（1）：55-59.

[309] 秦宁，杨俊绒. 血清泌乳素水平与内分泌失调性不孕症的关系 [J]. 吉林医学，2014，35（21）：4703-4704.

[310] 韩建国，张鹏天. 子宫输卵管造影对女性不孕症的诊断价值 [J]. 基层医学论坛，2009，13（5）：135-136.

[311] 江卫红，贺晓红，陈东琪. 腹腔镜在女性不孕症诊治中的价值研究 [J]. 海南医学，2011，22（15）：20-23.

[312] 覃小菊，叶敏，李碧兰，等. 经阴道超声在监测不孕症患者卵泡发育与子宫内膜变化中的应用 [J]. 中国医学工程，2017，25（12）：76-78.

[313] 王锦. 功能失调性子宫出血的临床治疗观察 [J]. 吉林医学，2010，31（3）：343-344.

[314] 马堃. 功能失调性子宫出血中医证候特征的研究 [A]. 中华中医药学会全国第八次中医妇科学术研讨会论文汇编 [C]. 中华中医药学会，2008：3.

[315] 马惠荣，尤昭玲，王若光，等. 307 例崩漏患者证型分布的临床流行病学调查 [J]. 江苏中医药，2009，41（3）：29-31.

[316] 李卫红，李文杰，李卫民，等. 功能失调性子宫出血患者中医证候分布规律的研究 [J]. 现代中西医结合杂志，2016，25（2）：132-134.

[317] 李卫红，李文杰，薛艳. 功能失调性子宫出血中医证型与血清激素水平的相关性研究 [J]. 中国中西医结合杂志，2016，36（9）：1061-1064.

[318] 罗璐，朱凤川，曾耀英，等. 无排卵型功血患者子宫内膜 VEGF 和雌、孕激素受体的表达 [J]. 基础医学与临床，2004（2）：196-200.

[319] 刘伟，胡双九. Livin 与 Bax 蛋白在无排卵性功血中的表达及意义 [J]. 哈尔滨医科大学学报，2015，49（4）：357-360.

[320] 胡双九，王娟. 功能失调性子宫出血和细胞凋亡、bcl-2 及 bax 基因表达的关系 [J]. 中国妇产科临床杂志，2007，8（2）：122-124.

[321] 周燕，贺丰杰，赵西侠. 细胞凋亡调控蛋白 BCl-2/BAx 与功能失调性子宫出血关系的研究进展 [J]. 现代中西医结合杂志，2011，20（5）：648-650.

[322] 刘冬娥. 诊断性刮宫在功能失调性子宫出血诊治中的价值及其合理应用 [J]. 中国实用妇科与产科杂志，2006，（9）：658-659.

[323] 连芳，刘馨，黎少琴，等. 阴道 B 超监测子宫内膜厚度在功血治疗中的作用 [J]. 中国妇幼保健，2009，24（19）：2730-2731.

[324] 王耀焓，张培彤. 气虚证分级量化诊断研究现状 [J]. 中国肿瘤，2012，21（12）：926-931.

[325] 全国中西医结合学会. 中医虚证辨证参考标准 [J]. 中西医结合杂志，1986，6（10）：598.

[326] 邓铁涛. 中医证候规范 [M]. 广州：广东科技出版社，1990.

[327] 中华人民共和国卫生部. 中药新药临床研究指导原则（第二辑）[M]. 北京：卫生部出版社，1995：9.

[328] 张晓冰. 黄芪多糖联合 DC-CIK 治疗气虚证乳腺癌患者的临床观察 [D]. 福建中医药大学，2011.

[329] 陈可冀，廖家桢，肖镇祥. 心脑血管疾病研究 [M]. 上海：上海科学出版社，1988：120.

[330] 邱向红，邓铁涛，王建华，等. 脾虚证计量诊断的探讨 [J]. 广州中医学院学报，1990，7（1）：24-27.

[331] 潘毅. 肺气虚证定量诊断的探讨 [J]. 湖南中医学院学报，1995，15（4）：22-25.

[332] 潘毅. 心气虚证计量诊断再探 [J]. 广州中医学院学报，1995，12（1）：10-13.

[333] 杨维益. 中医内科脾气虚证型量化诊断标准研究——附 258 例内科脾气虚证型诊断因素的回归分析 [J]. 辽宁中医杂志, 1996, 23 (5): 195 - 197.

[334] 王国俊, 李泽庚, 彭波, 等. 肺气虚证患者肺功能分级研究 [J]. 中医杂志, 2010, 51 (3): 259 - 261.

[335] 张文卓, 董慧, 黄晓巍. 血虚证中医药研究进展 [J]. 中国当代医药, 2013, 20 (1): 16 - 18.

[336] 龚文君, 沃兴德. 血虚证的现代研究概述 [J]. 现代生物医学进展, 2007, (6): 934 - 937.

[337] 梁毅, 鲁新华, 陈如泉. 中医血虚证研究进展 [J]. 中国中医药信息杂志, 1999, (1): 16 - 18.

[338] 张昌秦. 血虚证自评量表的初步研制及考评 [D]. 福建中医药大学, 2016.

[339] 陈如泉. 血虚证辨治与研究 [M]. 北京: 中国医药科技出版社, 2000: 46.

[340] 中华人民共和国卫生部. 中药新药治疗血虚证的临床研究指导原则 [M]. 北京: 人民卫生出版社, 1995.

[341] 李德新. 气血论 [M]. 沈阳: 辽宁科学技术出版社, 1990.

[342] 陈贵廷, 薛赛琴. 最新国内外疾病诊疗标准 [M]. 北京市: 学苑出版社, 1992: 747.

[343] 金益强. 中医肝脏象现代研究与临床 [M]. 北京: 人民卫生出版社, 2000: 241.

[344] 中华中医药学会中医诊断学分会. 中医常见证诊断标准 (下) [J]. 湖南中医药大学学报, 2008, 28 (6): 3 - 10.

[345] 朱文锋. 证素辨证学 [M]. 北京: 人民卫生出版社, 2008: 204 - 205.

[346] 冷方南. 中医证候辨治轨范 [M]. 北京: 人民军医出版社, 2011: 18.

[347] 李灿东, 吴承玉. 全国中医药行业高等教育 "十二五" 规划教材·中医诊断学 [M]. 北京: 中国中医药出版社, 2012: 136.

[348] 王阶, 高嘉良, 陈光, 等. 气滞血瘀证诊断量表的研制 [J]. 中国实验方剂学杂志, 2018, (15): 1 - 5.

[349] 中国中西医结合学会活血化瘀专业委员会 (陈可冀, 徐浩, 罗静, 等). 实用血瘀证诊断标准 [J]. 中国中西医结合杂志, 2016, 36 (10): 1163.

[350] 史载祥, 谷万里, 杜金行, 等. 血瘀证诊断标准修订研究构想 [J]. 中西医结合心脑血管病杂志, 2007, (11): 1037 - 1039.

[351] 王阶, 李建生, 姚魁武, 等. 血瘀证量化诊断及病证结合研究 [J]. 中西医结合学报, 2003, (1): 21 - 24.

[352] 姚魁武, 王阶, 朱翠玲, 等. 血瘀证患者实验室指标诊断贡献度比较研究 [J]. 世界中西医结合杂志, 2010, 5 (1): 42 - 44, 47.

[353] 李国贤, 鄢毅, 袁景珊, 等. 血瘀证目征与血瘀证诊断标准的比较研究 [J]. 中国中西医结合杂志, 1995, (8): 472 - 475.

[354] 肖合聚, 张秀荣, 陈丽萍, 等. "热入血室" 新解 [J]. 浙江中医学院学报, 1993, (2): 5 - 7, 55.

[355] 李露露, 颜新, 韩天雄, 等. 论气血病机学说的演变与创新 [J]. 浙江中医药大学学报, 2013, 37 (3): 240 -243.

[356] 杨志敏, 老膺荣, 汤湘江, 等. 颜德馨教授从气血失调辨治失眠的经验 [J]. 中医药学刊, 2003, 21 (8): 1247 -1248.

[357] 谷万里. 从气血相关谈心血管疾病研究 [A]. 第二届国际中医心病学术研讨会论文集 [C]. 2005: 6.

[358] 吴端. 基于脉搏特征参数的面部气血病理分析系统 [D]. 昆明理工大学, 2014.

[359] 王阶, 张林国. 气血辨证的现代意义探讨 [J]. 中国医药学报, 2002, (2): 72 - 74.

[360] 孟艳娇. 中医气血之辨 [J]. 环球中医药, 2008, (2): 15.

[361] 王倩. 冠心病心气虚证候诊断标准修订的准备性研究 [D]. 北京中医药大学, 2015.

[362] 秦义, 田元祥. 基于 Cite Space 的气虚证证候诊断标准知识图谱可视化分析 [J]. 中医杂志, 2015, 56 (18): 1588 - 1592.

[363] 张昌秦. 血虚证自评量表的初步研制及考评 [D]. 福建中医药大学, 2016.

[364] 高嘉良. 气滞血瘀证诊断量表及其 circRNA 差异表达研究 [D]. 中国中医科学院, 2017.

[365] 虞海虹. 气滞证自评量表量化诊断标准的建立与初步应用 [D]. 福建中医药大学, 2017.

[366] 秦万章. 血热证理论在皮肤科中的应用研究 [J]. 中国中西医结合皮肤性病学杂志, 2015, 14 (4): 205 - 214.

[367] 冯文林. 血寒证及其相关病证的研究概况 [J]. 浙江中医杂志, 2004, (9): 44 - 46.

[368] 刘旺华, 朱文峰. 中医症状规范化若干问题的思考 [J]. 中医杂志, 2007, 48 (6): 555 - 556.

[369] 刘旺华, 周情, 朱文峰. 关于中医证候辨证贡献度研究的思考. 辽宁中医杂志, 2008, 35 (2): 196 - 197.

第五节　体质标准研究

一、九分法标准

（一）体质九分法标准概述

20 世纪 70 年代末，中医学者提出将中医体质分为正常质、气虚质、阳虚质、阴虚质、痰湿质、湿热质、瘀血质等七种类型，得到了广泛的认同及应用，许多医家还从不同的角度先后提出了各自的分类方法与研究思路，不断丰富对这一问题的认识。国医大师王琦教授经过 20 多年的深入研究，在完善原有分类法的基础上，结合临床观察以及古代和现代体质分类的有关认识，对原有七分法进行了增补，从而将中医体质分为平和质、气虚质、阳虚质、阴虚质、痰湿质、湿热质、瘀血质、气郁质、特禀质等 9 种基本类型，即体质九分法。

1. 九分法分类原因　王琦教授在原来体质七分法的基础上，结合临床实践，提出了体质九分法，即在七分法体质类型中保留了正常质（平和质）、阴虚质、阳虚质、气虚质、瘀血质、痰湿质、湿热质，去掉了阳盛质、气滞血瘀质，增加了气郁质、特禀质。原因有以下几点：

（1）按阴阳平衡的理论，有阴虚质就应该有阳盛质，实际上也存在阳盛体质，但这种体质对健康并没有什么影响，故未被列为基本体质类型。

（2）气滞血瘀质可以作为瘀血质和气郁质的兼夹体质，故也未被列为基本体质类型。

（3）增加了气郁质。古人已经认识到这一体质类型的存在，加之现代社会竞争激烈、生活压力大，许多人存在心理障碍，临床上经常可见气郁体质之人，这种体质又容易导致诸多心身疾病，所以增加了气郁质。

（4）特禀质这一体质类型虽然古代及现代中医学者并没有提出，但已有禀赋遗传的认识。这一体质类型确实常见，如过敏体质就属于特禀质，中医药改善过敏体质有较好的效果，本着临床实用性的原则出发，增加了特禀质。

2. 九分法分类特点　体质九分法以《内经》及明清时期各医家对体质类型的分类方法和分类内容为参考依据，结合临床实践，并在原来体质七分法的基础上形成的，故具有以下特点：

（1）体现临床应用性：从临床需要出发，以中医基础理论为指导，使体质分型与中医学的理、法、方、药密切相联，融为一体，具有很强的临床应用性。

（2）体现整体性：体质类型的划分方法，贯穿了中医学"形神合一""天人合一"的整体观，不仅考虑了个体的形态结构特征和功能特征，而且考虑到了个体的心理特征以及对自然、社会环境的适应性和反应性等方面的特点。

（二）体质九分法标准内涵

1. 平和质

（1）定义：平和质是正常的体质。指阴阳平和，脏腑气血功能正常，先天禀赋良好，后天调养得当的一种体质状态。

（2）体质特征：①形体特征。体形匀称健壮。②常见表现。面色、肤色润泽，头发稠密有光泽，目光有神，鼻色明润，嗅觉通利，口唇红润，不易疲劳，精力充沛，耐受寒热，睡眠良好，胃纳佳，二便正常，舌色淡红，苔薄白，脉和有神。③心理特征。性格随和开朗。④发病倾向。平素患病较少。⑤对外界环境适应能力。对自然环境和社会环境适应能力较强。

（3）成因：先天禀赋良好，后天调养得当。

（4）保健方案：①饮食有节；②劳逸结合；③坚持锻炼。

2. 气虚质

（1）定义：由于元气不足，以气息低弱，机体、脏腑功能状态低下为主要特征的一种体质状态。

（2）体质特征：①形体特征。肌肉不健壮。②常见表现。主项：平素语音低怯，气短懒言，肢体容易疲乏，精神不振，易出汗，舌淡红，舌体胖大、边有齿痕，脉象虚缓。副项：面色偏黄或白，目光少神，口淡，唇色少华，毛发不华，头晕，健忘，大便正常，或有便秘但不结硬，或大便不成形，便后仍觉未尽，小便正常或偏多。③心理特征。性格内向、情绪不稳定、胆小不喜欢冒险。④发病倾向。平素体质虚弱，卫表不固易患感冒，或病后抗病能力弱，易迁延不愈，易患内脏下垂、虚劳等病。⑤对外界环境适应能力。不耐受寒邪、风邪、暑邪。

（3）成因：先天本弱，后天失养或病后气亏。如家族成员多数较弱、孕育时父母体弱、早产、人工喂养不当、偏食、厌食，或因年老气衰等。

（4）保健方案：①食宜益气健脾；②药膳，如黄芪童子鸡、山药粥等；③动作宜柔缓。

3. 阳虚质

（1）定义：由于阳气不足，温煦功能减退，以虚寒表现为主要特征的体质状态。

（2）体质特征：①形体特征。多形体白胖，肌肉不壮。②常见表现。主项：平素畏冷，手足不温，喜热饮食，精神不振，睡眠偏多，舌淡胖嫩边有齿痕、苔润，脉象沉迟而弱。副项：面色柔白，目胞晦暗，口唇色淡，毛发易落，易出汗，大便溏薄，小便清长。③心理特征。性格多沉静、内向。④发病倾向。发病多为寒证，或易从寒化，易病痰饮、肿胀、泄泻、阳痿。⑤对外界环境适应能力。不耐受寒邪、耐夏不耐冬，易感湿邪。

（3）成因：先天不足，或病后阳亏。如家族中均有虚寒表现，孕育时父母体弱，或年长受孕，早产，或平素偏嗜寒凉损伤阳气，或久病阳亏，或年老阳衰等。

（4）保健方案：①食宜温阳；②药膳，如当归生姜羊肉汤、韭菜炒核桃仁等；③起居宜保暖；④运动避风寒。

4. 阴虚质

（1）定义：由于体内津液精血等阴液亏少，以阴虚内热和干燥等表现为主要特征的体质状态。

（2）体质特征：①形体特征。体形瘦长。②常见表现。主项：手足心热，平素易口燥咽干，鼻微干，口渴喜冷饮，大便干燥，舌红少津少苔。副项：面色潮红、有烘热感，目干涩，视物花，唇红微干，皮肤偏干，易生皱纹，眩晕耳鸣，睡眠差，小便短涩，脉象细弦或数。③心理特征。性情急躁，外向好动，活泼。④发病倾向。平素易患有阴亏燥热的病变，或病后易表现为阴亏症状。⑤对外界环境适应能力。平素不耐热邪，耐冬不耐夏，不耐受燥邪。

（3）成因：先天不足，或久病失血，纵欲耗精，积劳伤阴。如家族成员体形多偏瘦，孕育时父母体弱，或年长受孕，早产，或曾患出血性疾病等。

（4）保健方案：①食宜滋阴；②药膳，如莲子百合煲瘦肉、蜂蜜蒸百合等；③起居忌熬夜；④运动勿大汗。

5. 瘀血质

（1）定义：瘀血质是指体内有血液运行不畅的潜在倾向或瘀血内阻的病理基础，并表现出一系列外在征象的体质状态。

（2）体质特征：①形体特征。瘦人居多。②常见表现。主项：平素面色晦暗，皮肤偏暗或色素沉着，容易出现瘀斑，易患疼痛，口唇暗淡或紫，舌质暗有点、片状瘀斑，舌下静脉曲张，脉象细涩或结代。副项：眼眶暗黑，鼻部黯滞，发易脱落，肌肤干，女性多见痛经、闭经，或经血中多凝血块，或经色紫黑有块、崩漏，或有出血倾向、吐血。③心理特征。性格心情易烦，急躁健忘。④发病倾向。易患出血、中风、胸痹等病。⑤对外界环境适应能力。不耐受风邪、寒邪。

（3）成因：先天禀赋，或后天损伤，忧郁气滞，久病入络。

（4）保健方案：①食宜行气活血；②药膳，如山楂红糖汤、黑豆川芎粥等；③起居勿安逸；④运动促血行。

6. 痰湿质

（1）定义：由于水液内停而痰湿凝聚，以黏滞重浊为主要特征的体质状态。

（2）体质特征：①形体特征。体形肥胖、腹部肥满松软。②常见表现。主项：面部皮肤油脂较多，多汗且黏，胸闷，痰多。副项：面色淡黄而暗，眼胞微浮，容易困倦，平素舌体胖大，舌苔白腻，口黏腻或甜，身重不爽，脉滑，喜食肥甘甜黏，大便正常或不实，小便不多或微混。③心理特征。性格偏温和，稳重恭谦、和达、多善于忍耐。④发病倾向。易患消渴、中风、胸痹等病证。⑤对外界环境适应能力：对梅雨季节及湿环境适应能力差。

（3）成因：先天遗传，或后天过食肥甘。

（4）保健方案：①食宜清淡；②药膳，如山药冬瓜汤、赤豆鲤鱼汤等；③起居忌潮湿；④运动宜渐进。

7. 湿热质

（1）定义：由于水湿阻滞气机，与热邪相合，以湿热内蕴为主要特征的体质状态。

（2）体质特征：①形体特征。形体偏胖或偏瘦。②常见表现。主项：平素面垢油光，易生痤疮粉刺，舌质偏红，苔黄腻，容易口苦口干，身重困倦。副项：体偏胖或偏瘦，心烦懈怠，眼睛红赤，大便燥结，或黏滞，小便短赤，男易阴囊潮湿，女易带下增多，脉象多见滑数。③心理特征。性格多急躁易怒。④发病倾向。易患疮疖、黄疸、火热等病证。⑤对外界环境适应能力。对湿环境或气温偏高，尤其夏末秋初，湿热交蒸气候较难适应。

（3）成因：先天禀赋，或久居湿地、善食肥甘，或长期饮酒，火热内蕴。

（4）保健方案：①食忌滋腻；②药膳，如泥鳅炖豆腐、绿豆藕等；③起居避湿暑；④运动强度宜大。

8. 气郁质

（1）定义：由于长期情志不畅、气机郁滞而形成的以性格内向不稳定、忧郁脆弱、敏感多疑为主要表现的体质状态。

（2）体质特征：①形体特征。形体瘦者为多。②常见表现。主项：性格内向不稳定、忧郁脆弱、敏感多疑，对精神刺激适应能力较差，平素忧郁面貌，神情多烦闷不乐。副项：胸胁胀满，或走窜疼痛，多伴善太息，或嗳气呃逆，或咽间有异物感，或乳房胀痛，睡眠较差，食欲减退，惊悸怔忡，健忘，痰多，大便多干，小便正常，舌淡红，苔薄白，脉象弦细。③心理特征。性格内向不稳定、忧郁脆弱、敏感多疑。④发病倾向。易患郁症、脏躁、百合病、不寐、梅核气、惊恐等病证。⑤对外界环境适应能力。对精神刺激适应能力较差，不喜欢阴雨天气。

（3）成因：先天遗传，或因精神刺激，暴受惊恐，所欲不遂，忧郁思虑等。

（4）保健方案：①食宜疏肝理气；②药膳，如橘皮粥、菊花鸡肝汤等；③起居宜动不宜静；④宜参加群体运动。

9. 特禀质

（1）定义：表现为一种特异性体质，多指由于先天性和遗传因素造成的一种体质缺陷，包括先天性、遗传性的生理缺陷，先天性、遗传性疾病，过敏反应，原发性免疫缺陷等。其中对过敏体质概念的表述是：在禀赋遗传的基础上形成的一种特异体质，在外界因子的作用下，生理功能和自我调适能力低下，反应性增强，其敏感倾向表现为对不同过敏原的亲和性和反应性呈现个体体质的差异性和家族聚集的倾向性。

（2）体质特征：①形体特征。无特殊，或有畸形，或有先天生理缺陷。②常见表现。遗传性疾病有垂直遗传，先天性、家族性特征，胎传性疾病为母体影响胎儿个体生长发育及相关疾病特征。③心理特征。因禀质特异情况而不同。④发病倾向。过敏体质者易药物过敏，易患花粉症等，遗传疾病如血友病、先天愚型等，胎传疾病如五迟、五软、解颅、胎寒、胎热、胎赤、胎惊、胎肥、胎痫、胎弱等。⑤对外界环境适应能力。适应能力差，如过敏体质者对过敏季节适应能力差，易引发宿疾。

（3）成因：先天因素、遗传因素，或环境因素、药物因素等。

（4）保健方案：①食宜益气固表；②药膳，如固表粥、葱白红枣鸡肉粥等；③起居避免变应原；④加强体育锻炼。

二、病理学标准

（一）病理学标准概述

人类体质是人群及人群中的个体在遗传的基础上，在环境的影响下，在其生长、发育和衰老过程中形成的代谢、功能与结构上相对稳定的特殊状态。这种特殊状态往往决定着对某种致病因子的易感性及其所产生的病变类型的倾向性。体质病理学是研究人类体质的本质及其在疾病过程中所起作用与规律的科学。体质病理学应成为临床诊疗学的理论基础之一。匡调元教授以两纲八要为理论基础，根据临床诊疗实践，按照病理学标准将体质分为正常质、燥红质、迟冷质、倦㿠质、腻滞质及晦涩质。

1. 病理学分类原因　体质病理学分型所遵循的准则是两纲（阴阳）八要（气血、寒热、燥湿、虚实）。

（1）按气血分型：将气血不足，或以气虚为主，或以血虚为主的体质类型分为倦㿠质。

（2）按寒热分型：病理体质是正常质向疾病转化的过渡阶段，其反应是缓慢的，温和的，故一般来说没有真假。但有寒热夹杂，这是由于每个人各脏各腑的代谢与功能相互关系的复杂性决定的。燥红质属热，迟冷质属寒。

（3）按燥湿分型：传统八纲辨证中没有燥湿两纲，唯石寿棠《医原》曾畅论燥湿两气，并将它们并列为"百病之提纲"。匡调元根据长期的临床观察认为人体体质确有偏燥与偏湿两种主型，前者为燥红质，属虚；后者为腻滞质，是内湿偏重，多由虚致实，虚实夹杂。

（4）按虚实分型：体质有偏盛偏衰之倾向，有余者偏盛，如：腻滞质、晦涩质；不足者偏衰，如：燥红质、迟冷质及倦㿠质。这种分型对发病以后正邪相争的类型及论治原则是相应的，偏盛者易实常宜泻，偏衰者易虚常宜补。

2. 病理学分类特点

（1）病理学体质辨证是与八纲辨证、六经辨证、脏腑辨证、卫气营血辨证、三焦辨证等密切相关而又有区别的辨证纲领。病理学体质辨证丰富了中医临床辨证之内容，是来自于临床，又能为临床实践所验证。

（1）人体体质学与体质病理学将传统中医学的辨质思想从辨证思想中分化出来，并使之系统化、理论化，同时强调了《内经》治未病的思想。

（2）传统中医学辨证论治过于复杂，将人体体质分为6型而辨质论治，既深化了辨证论治，又简化了辨证论治，具有更好的临床实用性。

（二）体质病理学标准内涵

1. 正常质

（1）定义：指阴阳无明显的偏盛偏衰，对致病刺激之反应无过亢和不及的体质状态。

（2）体质特征：此型禀赋特厚，体壮力强，面色润泽，胃纳佳，能耐寒暑，口微干，二便调，脉有力，舌正；一生少病，一旦得病则多属外感，暴病则多见阳明腑实等实热之证；多见于劳动人民，亦可见于青春期前后发育正常之健康男女。

（3）成因：先天禀赋良好，后天调养得当。

2. 晦涩质

（1）定义：由于气血失调，血脉瘀滞不畅，出现以肌肤甲错，舌质青紫为主要表现的一种状态。

（2）体质特征：常见肤色晦暗，口唇色紫，眼眶黯黑，爪甲枯槁，肌肤甲错，丝缕瘢痕，脉沉涩弦紧，舌质瘀。发病后多见瘀闷作胀，痛有定处，或时有出血，或癥瘕结聚，或午后潮热。中医临床所见气血易阻者常属此种体质类型。

（3）成因：先天因素，或后天受损，情志不畅。

3. 腻滞质

（1）定义：由于水液内停而致痰湿壅盛，出现形体肥胖，身重如裹为主要表现的体质状态。

（2）体质特征：常见于形体肥胖，口甜而黏，身重如裹，口干不饮，大便不实，脉或濡或滑，舌苔多腻。可见于好饮酒后。发病后常见中脘痞满，胸满晕眩，肢节疼痛，带浊淋漓，往往连绵难清。中医临床所见痰湿易盛者常属此种体质类型。

（3）成因：先天禀赋，或后天饮食不节，过食肥甘。

4. 燥红质

（1）定义：由于阴易亏损，体内津液减少，出现内热炽盛，口燥咽干为主要表现的体质状态。

（2）体质特征：常见形弱消瘦，面颊潮红，口燥咽干，内热便秘，阳兴遗精，尿黄短少，喜凉饮而饮不解渴，少眠心焦，五心烦热，耳鸣耳聋，脉细弦数，舌红少苔或无苔。发病后常见内热炽盛，易入里化热，伤津液。中医临床所见阴易亏者常属此种体质类型。

（3）成因：先天不足，或久病伤阴，情志损伤。

5. 迟冷质

（1）定义：由于阳气易损，温煦失职，出现形寒怕冷等主要表现的体质状态。

（2）体质特征：常见形体白胖，形寒怕冷，唇淡口和，四肢倦怠，肢冷自汗，面色不华，大便稀溏，毛发易落，夜尿频频而清长，喜热饮，脉沉迟无力，舌淡胖嫩呈齿痕。发病后常见外寒较盛，易从寒化而伤阳气。中医临床所见阳易衰者常属此种体质类型。

（3）成因：先天禀赋不足，或病后损阳，外寒侵袭人体。

6. 倦㿠质

（1）定义：由于先天不足，或后天调养不当，出现气血亏虚为主要表现的体质状态。

（2）体质特征：常见面色㿠白，气短懒言，乏力眩晕，心悸健忘，动则汗出，子宫下坠感，脱肛感，手易麻，月经淡少，舌淡，脉细弱无力。发病后抗病能力往往较差，常易虚脱，非扶正不足以御外邪。中医临床所见气血易虚者常属此种体质类型。

（3）成因：先天因素，或后天调养不当，外邪侵袭，饮食不节，情志不畅。

〔肖　丹　张　婷〕

参考文献

[1] 王琦. 中医体质学 [M]. 北京：人民卫生出版社，2005：2-65.
[2] 王琦. 9种基本中医体质类型的分类及其诊断表述依据 [J]. 北京中医药大学学报，2005，28（4）：1-8.
[3] 匡调元. 中医病理研究 [M]. 上海：上海科学技术出版社，1980：66-100.
[4] 匡调元. 体质病理学研究 [J]. 成都中医学院学报，1978，11（2）：8-17.

第五章　中医诊断学教学研究

　　《中医诊断学》是中医学专业的主干课程，是基础理论联系临床实践的桥梁，旨在培养具有中医诊断思维和中医诊疗能力的高素质人才，该课程不仅涵盖了中医诊断学的基本理论知识，而且还涉及基本的临床操作技能，具有知识点多、信息量大、内容零散、实践性强等特点，《中医诊断学》知识掌握的牢固与否，将直接影响医学生以后的临床课程学习。而传统的中医诊断学教学方法存在模式僵化、实践不足和教学资源短缺等缺点，制约着教学质量的提升，因此优化中医诊断学的教学方法具有重要的意义。近年来，各教研人员一直致力于优化和改革《中医诊断学》的教学方法，已经实践过的教学方法有网络课程、PBL 教学法、数字化实验实训教学、案例教学、标准化病人教学、师带徒临床教学等，并取得了一定成效。

第一节　中医诊断学教学方法研究

一、理论教学研究

（一）概况

　　据统计，现行的中医诊断学理论教学多采用以教师为中心、学生被动接受为特点的传统课堂面授方法，该教学方法需要依托固定的场所，授课教师结合板书和 PPT 进行讲授，通过课堂教学使学生用最直接的方式获取知识信息，具有效率高、时间短、方式直接的优点。但传统的教学方法形式上都局限于纸质教材，近年来国内《中医诊断学》高等教材陆续修订和出版，如五版、六版、七版、八版、九版教材、案例式教材、双语教材等，纸质教材存在一定不足：如文字为主，辅以少量图片，导致内容抽象，难以掌握，不能生动地训练中医诊断思维能力。而且《中医诊断学》的授课对象多为医学院校低年级学生，由于学生的知识储备薄弱，加之中医诊断学理论内容量大繁杂、晦涩难懂，理解和记忆负荷大，灌输式、填鸭式的传统教学方法容易给学生带来枯燥乏味、抽象的感觉，难以调动学生学习的积极性，更不利于学生独立思考、分析问题、解决问题能力的培养及临床诊疗思维与能力的培养。因此，《中医诊断学》一直是中医院校教学改革和建设的关键课程，理论教学模式的优化和创新势在必行。

　　随着信息科技的迅猛发展，人类的思维方式、学习交流方式发生了重大的变化。国家中长期教育改革和发展规划纲要（2010－2020 年）中明确指出："信息技术对教育发展具有革命性影响，必须予以高度重视"。教育部部长袁贵仁在 2015 年全国教育工作会议上指出："构建利用信息化手段扩大优质教育资源覆盖面的有效机制，充分利用现代教育技术和方法，提高办学质量和人才培养水平"。信息化时代的来临，使得如何将高等教育与信息技术深度融合，提高教育质量、促进教学模式的变革与创新，成为当今医学教育发展的主要趋势。近年来，各中医药高等院校一直致力于改革和探索新型的中医诊断学理论教学方法，已经实践过的教学方法有 PBL 教学、微课教学、慕课教学、多媒体教学、翻转课堂等，取得了一定成效。现将《中医诊断学》理论教学方法研究情况报告如下。

（二）常见教学方法介绍

　　1. 多媒体教学　目前的中医诊断学理论教学以课堂教师讲授的方式为主。随着科技的飞速发展，以多媒体为核心的信息技术正潜移默化地改变着教学方式，多媒体辅助教学已经成为中医诊断学课堂理论教学的重要组成部分。中医诊断学的理论内容抽象难懂，具有一定的模糊性，教学难度大，一些人体正常表现与病理特征，如"撮空理线""角弓反张""透关射甲""吐弄舌""镜面舌""善色与恶色"及"哮鸣音"等主要依靠教材的文字描述与教师口头形容，学习者多为无临床经验的低年级医学生，只凭空想象揣摩难以真正理解知识内容。多媒体技术具有强大的文字、图片、音频和视频处理能力，对于《中医诊断学》而言，多媒体辅助教学课件丰富了授课内容，增强了互动，改变了传统教学中粉笔加黑板的单一、呆板的表现形式，将抽象、陌生的知识直观化、形象化，实现了变静态为动态的目的，解决了平面板书难以表达的问题，可激发学生兴趣，调动学习积极性，大大提高教学效率和教学质量。湖南中医药大学刘旺华教授结合其教学经验，提出《中医诊断学》多媒体课件的制作和应用思路：课件应明确教学目标，要把知识点分为了解、掌握、熟悉 3 个层次；课件制作要简洁明了，重点突出，风格要和谐统一；注重创设问题情境，增强互动，提高学生分析能力；选择典型案例素材，随时更新补充等。

2. 微课教学

(1) 微课简介：随着 2013 年我国首届高校微课教学比赛的顺利举办，微课教学逐渐走进了高校课堂，在高校掀起了一股微课热潮。微课即"微型视频课程"的简称，作为近年来新兴的一种教学形式，它是以 5～10 分钟的微型教学视频为主要载体，针对某个学科的知识点（如重点、难点、疑点、考点等）或教学环节（如学习活动、主题、章节、任务、实践技能等）而设计开发的一种情景化、支持多种学习方式的视频课程资源，具有时间短、内容少、知识点明确、学习方便等特点，深受数字化时代学习者的青睐。

(2) 应用情况及效果评价：湖南中医药大学中医诊断学国家级教学团队精心挑选和整理剪辑了本学科学术前辈朱文锋教授和袁肇凯教授的授课视频，同时结合 PPT、音频设备、摄像仪器，按照微课课程标准设计制作微课。截至目前，教研团队已经制作了"望神""中医脉诊的方法与技巧""脉诊模拟训练""浅论喜脉与滑脉""中医诊断辨五更泄泻"等 20 余部微课作品。将这些微课作品与传统教学方法相结合，并应用于湖南中医药大学 2013 级中西医结合专业本科生中医诊断学的理论教学中，对其教学效果进行了综合评价。研究发现，与传统教学法相比，微课教学显著地改善了学生的学习态度（学习积极性、学习主动性），提高了学生的各项学习能力（自学能力、归纳问题的能力、分析问题的能力、解决问题的能力），加强了学生对专业知识的学习。此外，接受微课教学的班级期末理论考试成绩也明显优于接受传统教学法的班级。以上结果提示，微课教学法在《中医诊断学》理论教学中的实践取得了初步成效。在此基础上，该教学团队从中医诊断学教学模式的现状和微课在医学高等教育教学中的优势等方面，探讨了建设中医诊断学微课的必要性，认为微课能满足医学生快节奏学习的需要，符合当前医学教育改革的发展方向，使学生真正成为学习的主人，并提出了中医诊断学微课建设的思路：组建专业的研发团队、精心的教学设计、特色的教学内容、丰富的多媒体技术、精致的拍摄制作技术等。

3. 慕课教学

(1) 简介：慕课是 MOOC（Massive Open Online Courses）的中文译名，即"大规模的、开放的在线课程"，能将高等院校的专业课程、课堂教学、学生学习进度、学习体验和互动过程等方面完整地、系统地在互联网上实现。慕课模式下，学生可自主选择学习内容和学习时间。从 2007 年由美国犹他州立大学的 David Wilery 教授和 2008 年加拿大里贾纳大学的 Alec Couros 教授开设的网络课程起源开始，到 2008 年由 Dave Cormier 与 Bryan Alexander 提出了 MOOC 这个概念后在国外迅速掀起热潮。自 2012 年起，以革新的教育理念打造的慕课更是浪潮般席卷全球。

(2) 应用情况：为了能够建立合格的中医诊断学慕课课程，河南中医药大学中医诊断学教研团队从慕课课程在中国的适应性，建立中医诊断学慕课的必要性，课题的研究目标、研究内容、研究假设和拟创新点，研究思路、研究方法、技术路线和实施步骤等方面进行阐述，对中医诊断学慕课的建设进行了初步探讨。福建中医药大学中医诊断学教研团队基于《中医诊断学》知识点多、散、杂、难的特点，针对理论教学模式单一的问题，提出了建设《中医诊断学》慕课网络课程平台，采用碎片化知识点的新方法，以网络平台为载体，以提高学生学习的积极性与主动性为目的，为学生反复学习《中医诊断学》的重点、难点与疑点提供了机会，探索了《中医诊断学》慕课知识体系的构建。

截至目前，超星慕课平台上《中医诊断学》的教学视频达 141 个，授课教师为吴承玉教授、李灿东教授等该领域的知名学者，另设置了教材内容、学术期刊、电子书籍、师生互动平台、最新研究进展等栏目。在该平台下，学生能随时随地进行自主学习，借助电子资源拓展知识面，教师能及时了解学生的学习情况，有针对性地进行答疑解惑。湖南中医药大学中医诊断学国家级教学团队于 2014 年 5 月开始建设中医诊断学慕课平台，经历 5 个月的开发研制，中医诊断学慕课平台已搭建成功并投入使用（ht-tp://mooc.chaoxing.com/course/491148.html），在使用过程中定期收集学生的意见反馈，不断更新完善，目前该慕课平台在线学习人数已突破 5000 人。

目前的中医诊断学慕课平台课程要素完整，制作精良，涵盖了课程目标、课程内容、课程讲授、学习活动、师生互动、练习和作业、学习评价、学习成果证明、课外拓展等环节，应用人数日益增长，受到广大师生的欢迎和好评。

（3）效果评价：湖南中医药大学胡志希教授将慕课教学法应用于 2016 级中医学专业《中医诊断学》脉诊章节的理论教学中，以脉诊考核与问卷调查的方式对教学效果进行评价。脉诊考核主要依据学生的脉诊运用能力和脉象辨析能力，结果发现慕课教学组的脉诊考核优秀率、合格率均明显高于传统教学组，展现出良好的教学效果。问卷从慕课对学生学习态度（学习自主性、学习积极性）和学习能力（自学能力、学习效率、归纳问题能力、解决问题能力）的影响进行调查，多数学生认为慕课教学方法对学习态度和学习能力有提升作用，其中在提高学习自主性（83.3%）、提升学习效率（90%）和增强自学能力（83.4%）三个方面尤其显著。慕课在中医诊断学教学中的实践取得了初步成效，结合慕课的应用经验，胡志希教授认为慕课具有以学生为中心，更好地传递临床信息，以及开放程度高等优势，运用慕课教学能够弥补传统教学的不足，打破时间范畴和空间范畴的限制，提升教学质量，促进教学资源共享，更利于中医诊断学理论知识的传播和实用型中医人才的培养。

4. PBL 教学法

（1）简介：PBL 的全称是 "Problem-Based Learning"，直译为 "以问题为基础的学习"。1969 年美国的神经病学 Barrows 教授，在加拿大的麦克玛斯特（Mc Master）大学首先把 PBL 引入了医学教育领域，其一系列教学改革措施引起了医学教育界的广泛兴趣。PBL 教学的突出优势在于 "以学生为主体"，立足于对理论知识的掌握，侧重于培养学生学习的主动性及其独立解决问题的能力。它与传统的 "以授课为基础的学习（Lecture Based Learning，LBL）" 医学教育模式相比，在设计理念、实施方式、评估体系、实际效果等方面均有着根本区别，目前 PBL 已成为国际上流行的一种医学教学方式。PBL 教学法于 1986 年引入我国，近些年各中医院校不断对此方法进行学习、尝试、总结、评估，积累了一定经验，目前是教学改革中应用最多的教学方法。

（2）效果评价：南方医科大学中医诊断学教学团队在 2006 级中西医临床专业的辨证教学中引入 PBL 的教学理念和方法，实践表明中医诊断学 PBL 教学法具有以下优势：学生为主体，提高自主学习能力；教师为主导，促进教学理念与知识更新；协作式学习，有助于学生综合能力的培养。广西中医药大学中医诊断学教研团队选择 99 名本科生为研究对象，围绕《中医诊断学》脏腑辨证章节内容开展 PBL 教学，课程结束后以问卷调查的方式进行效果评价，结果表明：在课堂理论授课的基础上，结合 PBL 教学，能充分发挥学生的学习主体作用、活跃课堂气氛、培养学生团结协作的团队精神和提高学生多种能力素质，该教学模式受到绝大多数学生的欢迎和响应，取得了较好的教学效果。青海大学医学院中医系教师团队进行了中医诊断学教学中引入 PBL 教学模式的初步探讨，并以问卷调查的形式对 PBL 教学效果进行了初步分析和总结，结果表明：95% 的学生表示通过 PBL 教学对自己的学习兴趣有所提高；85% 的学生表示查找文献资料的能力有所提高；92% 的学生表示综合运用学科知识分析问题的能力有提高；90% 的学生表示通过 PBL 教学自己的收获很大；在整个 PBL 教学过程中，学生处于教学中心者的位置，表现出了前所未有的热情和激情。

（3）PBL 与其他教学方法的结合应用：湖南中医药大学孙贵香教授于 2007－2010 年间承担教学改革课题《中医诊断学 PBL 教学模式的构建与实践》，在研究中发现：PBL 教学法能大大提高学生的能动性，但由于高校扩招师资力量缺乏、图书网络资源限制等多方面因素的影响，单纯的 PBL 教学法无法全面展开，且耗费课时太多，教学进度较慢，达不到预期效果。因此，湖南中医药大学中医诊断学国家级教学团队从 2011 年开始，以中医诊断学本科教学为突破口，初步构建了中医诊断学"PBL＋LBL"（LBL 为传统的以教师讲授为主的授课方式）教学模式，并在中医诊断学理论课程教学中进行了初步实践。教学团队在每周教研讨论会上集体讨论列出教学重点、难点及必须掌握的知识点，结合教学大纲，拟定若干问题，课前告知学生。以班级为教研单位，将班级分为若干个学习小组，学生在课前预习教材并利用图书馆或网络资源查询相关资料。在课堂中教师引导学生讨论和交流，并利用多媒体课件等为讨论提供补充与提示。最后应用问卷调查与考核相结合的方式进行评价，以进一步检验"PBL＋LBL"的新教学模式是否具有优越性，考核结果表明：运用"PBL＋LBL"的班级的期中和期末理论考试平均成绩明显高于普通班级。问卷调查结果表明：83.6％的学生认为"PBL＋LBL"新教学模式能激发学习兴趣，95.1％的学生认为新教学模式能提高自主学习能力和实践能力，92.8％的学生认为新教学模式有助于对知识的理解、掌握和记忆，91.4％的学生认为新教学模式能加强同学间的交流了解和提高团结协作的能力。上述结果表明"PBL＋LBL"新教学模式在提升学生学习兴趣的同时提高了学习成绩。进一步探讨得出结论：PBL 教学法能明显地改变 LBL 教学法中单向传授、学生被动学习的局面，LBL 教学法又可以有效地克服单纯 PBL 教学所存在的知识不全面、不系统的局限性。PBL 与 LBL 的有机结合，能互相取长补短、相辅相成，极大地激发学生兴趣和提高学习效率。

湖南中医药大学教师王建国将"PBL＋CTM"（CTM 为案例教学法）教学模式应用于 2012 级中西医结合专业《中医诊断学》辨证章节的理论教学中，"PBL＋CTM"教学过程采用"设问—讨论—总结"三段式，实施步骤如下：①教师认真分析教材、教学大纲和教学目标，精选国医大师和国家级名老中医的医案，编制好 PBL＋CTM 教案；②学生随机分成学习小组，每组 7～9 人；③在每节内容学习前，教师将病案和针对此病案提出的问题发给学生，引导学生思考；④小组成员在预习过程中思考所提的问题，利用图书、网络等收集资料并提出新问题；⑤教师把精选的病案展示给学生，以问题为基础，组织学生在课堂讨论。教师启发、引导学生交流，并利用多媒体课件、视频等为讨论提供补充与提示；⑥学生讨论后教师对争议较大的问题进行深入解析，指出不足之处，并提出改进方法。最后采用问卷调查和笔试考核相结合的方式，对"PBL＋CTM"模式的教学效果进行综合评价。考核结果表明：采用"PBL＋CTM"模式的班级期末理论考试平均成绩明显优于采用传统教学法的班级；针对"PBL＋CTM"模式的问卷调查结果表明：93.2％的学生认为可以激发学生的学习兴趣，94.6％的学生认为能提高自主学习能力，95.9％的学生认为有助于增强分析和解决问题能力，93.2％的学生认为有利于加深对知识的理解和掌握，91.9％的学生认为可以增加师生互动，90.5％的同学认为可以提高学生协作能力。上述结果表明"PBL＋CTM"教学法使知识的获取方式由灌输式变为探究式，大大激发了学生对中医诊断学的学习兴趣，增强了学生分析和解决实际问题的能力，教学效果明显，值得在中医诊断学理论教学中推广。

5. 翻转课堂

（1）简介：翻转课堂译自"Flipped Classroom"或"Inverted Classroom"，是指重新调整课堂内外的时间，将学习的决定权从教师转移给学生。翻转课堂以现代信息技术为依托，以教师根据课程目标开发情景化的集成微视频课程资源（5～10 分钟/知识点）为载体，学生根据自身学习能力与时间，在课外使用智能手机、平板电脑等移动终端观看微视频；上课时教师与学生、学生与学生交流学习心得并解答疑惑，从而实现教学。翻转课堂将传统的老师课堂讲解、完成知识传递与学生在课外复习、完成知识内化的教学流程颠倒，即变"先教后学"为"先学后教"，实现了网络学习与课堂学习的有机整合。

（2）运用探讨：湖南中医药大学中医诊断学教师李鑫等分析了翻转课堂的内涵与特色，探讨中医诊断学教学引入翻转课堂的可行性，认为中医诊断学翻转课堂的实施，将有效拓展学生学习的时间、空间与环境，有效改善"课前不预习、课中不参与、课后不复习、考前抱佛脚"的学习状态，促使学生自主学习能力的培养和提升。此外，还在借鉴翻转课堂思想的基础上，将微信平台无缝整合到中医诊断学教学，并以"问寒热"为例，提出了基于微信平台的翻转课堂教学设计方案：构建集成"课程资源库构建—课前自主学习—课中内化—课后巩固完善"四位一体的中医诊断学翻转课堂教学模式。

安徽中医药大学中医临床学院教师周雪梅等从翻转课堂教学方面探讨了舌诊教学内容与形式的改革。在舌诊理论知识教学前，老师可以提出问题，让学生根据教学大纲，利用多媒体课件和视频、作业练习题等多种形式对本章节知识进行学习、整理，老师采取多种形式随机对学生学习的效果进行检测，如两两模拟展示、回答问题、学生讲台讲授等。通过设计这样的翻转课堂教学模式，能提高学生自主学习和掌握知识的能力，增强学生对知识的综合运用处理能力。

（3）效果评价：浙江中医药大学教师韩进等将慕课和翻转课堂相结合并运用于《中医诊断学》本科理论教学后（使用期一学年），发现该教学模式在很大程度上能够调动学生的课堂积极性与参与度，转变以往大多数学生在课堂中扮演缄默不语听众的角色，同时学生的综合技能也得到了培养和发展，为将来的临床实践奠定了良好的基础，认为该教学模式值得进一步推广。

6. 其他教学法　在中医诊断学的理论教学过程中，各教师积极探索、尝试，例如 Seminar 教学法、情境教学法、自主学习式教学法、互动式教学法、参与式教学法、导学式教学法、树状结构教学法等诸多方式/方法。如李洪娟等在脉诊和辨证部分的实际应用中表明，互动式教学可以用于中医诊断学的教学中，但也发现该教学方法存在一些问题：因为交流需要，导致课堂时间相对紧张，甚至影响了教学进度，此外有部分学生不愿意接受这种教学方法等；杨敏等发现在中医诊断学理论教学中运用案例导学式教学法，能够激发学生的学习兴趣，培养临床辨证思维能力，但这种教学模式需要教师具有良好的组织管理能力，要懂得如何调动学生学习的积极性和控制好课堂讨论的节奏。这些教学方法的实践经验可作为今后创新《中医诊断学》理论教学方法的基础，以期探索出致力于提高学生学习兴趣、激发学生学习热情、培养学生能力、在有限的时间内使学生掌握大量信息、贯彻"以学生为中心"的教学方法。

（三）展望

结合目前 PBL 教学法、慕课教学法、翻转课堂等新兴教学模式在《中医诊断学》理论教学中的应用情况，发现其基本特点都是"以学生为中心"和注重现代信息技术的运用，学生依靠网络平台、音频、视频等现代信息技术手段获取知识，知识来源渠道更多、更广，弥补了中医诊断学传统教学手段单一的不足，而且不受空间、时间等限制，打破了传统的"课时""课堂"概念。同时，教师和学生的角色得到了改变，教师由学习的监督者变成学习的促进者、指导者和推动者，学生从一个被动的学习者转变成了一个自主的学习者，学生在教学过程中的主导地位得到了充分体现。但任何先进的科技手段均不能完全代替人的功能，其辅助作用终究不能替代教师的主导地位，教育论亦认为教学中存在着"知识对流线"和"情感对流线"，"情感对流"促进"知识对流"，以情动人和以情为中介传授科学之理。学生的主体结构是知识系统和情感系统组成的完整的动态系统。教师通过责任、希望、赞扬和爱心去碰撞学生心灵，产生共鸣与学习兴趣，反过来促进教师的教学能动性，达到完美的教学环境。教师对学生的感染和影响非常重要，这是其他方式所无法达到的。教学模式要符合教学规律，一切要从实际情况出发，充分挖掘和合理利用现有的资源，不能片面追求某一种形式。因此，现代新兴教学方法必须与传统教学方法有机结合，充分发挥各自的优势，才能相得益彰，取得良好的教学效果。

中医诊断学理论教学模式的现代化、信息化还处在发展阶段，还面临着如何有效融合各种教学模式、如何突出重点与难点知识、如何更加合理规范地制作网络课程等诸多问题，这都需要在实践中不断探索解决。各教研人员应继续努力，及时将科研成果有机地运用到教学过程当中，运用现代化、规范化、客观化的教学方法传播中医诊断学理论知识，拓宽学生视野，提高教学质量。我们相信，利用现代科技，勇于创新，必将培育出更多优秀的中医专业学生，必将为中医走向世界，走向现代化作出积极贡献。

〔胡志希　钟森杰〕

二、实训教学研究

（一）概况

中医诊断学是一门集理论与实践为一体的学科。它以中医基础理论为基础，结合中医临床思维，联合临床基本技能，对疾病进行诊断。在临床实际中，疾病错综复杂，即使有丰富的理论基础，也不可能做到完全辨证准确。而中医诊断学作为一门基础课程，主要学习对象为低年级的学生，他们可能还没有形成完整的中医学理论体系，且中医诊断学内容复杂多变，部分内容晦涩难懂，需要通过实训教学增强学生的理解能力，锻炼其系统辨证的思维能力。近年来数字中医药的提出，让我们找到了中医诊断学实训教学的新模式、新方法。中医强调"望、闻、问、切"四诊合参，辨证施治，在实现中医辨证客观化过程中，四诊中舌诊、脉诊数字化是较易实现又至关重要的技术。舌脉信息获取，进行多特征、多方面、多层次的结合识别，分析研究并结合问诊标准化信息，开展舌、脉、问诊信息辨证的综合研究，综合进行信息取舍，实现了脉象可视化、舌诊数字化，建立基于四诊的中医证候诊断数字化，为同学们更好地学习中医诊断学提供保障。

（二）教学方法的实施

1. 传统多媒体课堂教学　此种教学方法流传已久，是目前常用的教学手段，以老师授课为核心，运用现有的多种多媒体技术，将知识更加形象生动地传授给学生。现有的中医诊断学教材里，部分内容抽象难懂，且书中配套的彩图较少，对于部分同学来说，接触不到病人，凭空想象，理解知识内容已经不易，更何况将其转化成自己的知识并合理运用，此时的多媒体教学就发挥了优势。在望诊环节，老师在课堂上运用多媒体设备，将临床采集的舌象、面色、二便、呕吐物等图片在相关章节给同学们观看，有助于加深对章节的理解。闻诊部分，将特定的病理性声音运用多媒体设备播放，如哮、喘、嗳气、太息等，加深印象。

多媒体课堂教学的优点在于丰富了课堂内容，更好地将知识传达下去，增强了同学们的学习兴趣。但是缺点也很明显，无法接触到临床，印象不深刻，同学们单一作为知识的接收者，动手能力并没有得到锻炼，并且这种教学方式过分依赖于授课教师的水平，对学生自身的积极性不利。

2. PBT教学　PBT教学即Problem Based Training，是以实践训练为核心，贯穿PBT的教学理念，开展基于问题的训练。PBT教学在中医诊断学实训中应用的基本流程为："搜集病案—分组讨论—结果汇报—教师点评"4个部分，使学生充分发挥主体作用，积极投入到中医诊断学实训学习中。天津中医药大学临床实训教学部于2013年组织了PBT模式课堂教学，以病例为切入点，充分发散学生的思维，积极进行中医各家学派的学术讨论，没有标准答案，只提供参考答案，让大家畅所欲言，阐述自己的观点。课程结束以后以问卷调查的形式对学生进行反馈调查，得到了比较好的反馈。

PBT教学从一开始的搜集病案就鼓励学生自己动手，充分发挥学生在课堂教学中的主体作用，增强了学生对中医诊断学学习的积极性。在回顾书本知识的同时接收新的学习方法，培养了同学之间的相互合作能力，并且发散了中医学习的思路，更加有利于帮助学生形成自己的中医思维。

3. 案例式教学法＋远程临床实训系统　此种教学方法与PBT教学有部分相似，不同点在于这里运用了远程临床实训系统的技术，使学生亲自参与到临床疾病的诊疗过程中，尽早接触病人。将高清视频会议系统配置运用到中医诊断学实训中，让实验室的学生与医院的带教老师对接，按照实验室这端的学生的指示，带教老师将病人的神、色、形、态等画面传送回来。运用麦克风，学生还可以听到对接病人的呼吸音及异常声音等，或者学生直接与病人视频进行问诊，更加直观地采集病人信息，以供辨证。视频结束以后，再按照PBT教学进行讨论及总结。

此种教学方法，让学生尽早接触临床，有利于培养学生的临床思维能力，更客观地还原了病人的病症，真实再现了临床病史采集、中医四诊综合运用、辨证论治等过程，减少了学习过程中的干扰。与病人的互动，更是锻炼学生的沟通能力及团队合作能力，使学生们收获颇多。缺点在于对教学设施要求颇高，现有的中医药学校设备不能满足教学任务的需求，这也是限制此类教学方法发展的主要障碍。还有一部分原因在于，学生不能真切地感受病人的脉象或者体格检查中的异常部分，对部分知识仍然了解不深。

4. 实验室技能训练　目前我们中医药院校对学生的中医诊断学技能训练，主要集中在脉诊和舌诊两方面。以脉象为例，学生先要在传统课堂上熟练掌握不同的脉象的特点，以及代表的临床意义，实验室技能训练时，通过 MM - 3 型脉象模型和中医脉象模拟教学仪，通过专业设计的实验设备模拟或者采集脉象等，脉象模拟仪根据脉象的特征模拟各种生理和病理性脉象。脉象采集仪将采集到的脉象，依据脉象的八大要素描记脉象特征，并辅以脉图和结论，学生使用仪器互相采集脉象，能更加直观地认识到个体脉象及左右两手脉象的差异，且指下难明的脉象可以通过八大要素进行描述并记录下来。学生结合课本知识充分体会指下的脉象，或者老师选出特定脉象让学生感受，说出其种类及特点。脉诊的实训使学生对抽象的脉象有了更深刻的感受和体会，对于后期临床学习有很大的帮助。

舌诊的研究方面，对舌苔微观望诊与舌苔脱落细胞学检测，通过摄像头摄取舌苔标本片（制片、固定、染色、封片）的微观图像，并在计算机下检测有关指标，研究舌苔形成的原理及病理舌苔脱落细胞的变化特点等。

实验室技能训练十分直观地将课本中的知识具体化地展现在学生面前，并运用当前的科学技术将其系统化整理分类，让学生直观地感受书本知识中的困惑之处，很大程度上弥补了传统课堂教学的不足。

（三）展望

随着时代的进步，科技在不断发展，将新时代的科学技术运用到中医诊断学的实训教学中，是我们不断的追求。目前现有的 PBT 教学、案例式教学法＋远程临床实训系统、实验室技能训练等教学模式也将不断发展，充分发挥各自的优势，继续起到调动学生积极性，充分发散学生的思维，增强师生互动等作用。但是同时也不能遗忘了传统教学模式。目前中国中医药院校的教学方式还是以传统教学模式为主，更何况中医诊断学这门传统学科，没有一个优秀的教师的引领，学生学习起来将会异常困难。所以对于中医诊断学实训教学的研究，应该按照实际情况调整教学方式，合理把握好师生教学之间的动态平衡，随研究需要而切换主次，共同完成好中医诊断学实训教学。

〔胡志希　程　彬〕

三、实验教学研究

（一）概况

中医诊断学科是中医学专业的基础学科，是基础理论与临床各科之间的桥梁，是中医专业课程体系中的主干课程。湖南中医药大学中医诊断学科建立较早，是伴随中医高等教育一起成长的临床基础学。1981 年获得硕士学位授权，1986 年获得博士学位授权。北京中医药大学、广州中医药大学、湖南中医药大学中医诊断学科是国家级重点学科。此外，上海中医药大学、成都中医药大学、南京中医药大学、福建中医药大学等 10 家单位的中医诊断学科为国家中医药管理局重点学科，安徽中医药大学等 5 家单位为省级重点学科。中医诊断方法具有不完全直观性的特点，有神秘和深奥之感，依赖经验和悟性，对初学者而言，具有一定的困难。实验教学是医学教育的重要组成部分，实验教学的水平高低是衡量一个大学教学质量的重要标志。传统的中医教学没有实验教学，但是根据中医现代化的发展，中医也需要现代实验技术和成果作为支撑。开展中医诊断实验教学是改革教学方法，丰富和更新教学内容，提高中医诊断教学质量的一个重要环节。通过实验课学习，不仅能加强学生学习传统中医诊法和辨证辨病的知识，同时也能改善学生的知识结构，开拓科研思路，提高实验技能。目前，为实现中医诊断方法和技术的传承，在临床科研的基础上，研制教学仪器，开设中医诊断实验教学和直观教学，逐步实现教学现代化，加强中医诊法实验、中医辨证实验、中医诊断动物实验等方面的研究，从整体水平、器官水平、细胞水平、分子水平不同层次，阐述实验研究方法及其在中医诊断上的应用。如微循环检测望诊指标并使之客观化和规范化，采用网络运算进行中医临床辨证，将中医辨证诊疗软件有机地应用于教学之中，研制中医诊断数据库用于资料查询和文献查新，编写数字化实验教学教材等，对加强学生传统中医诊法和辨证辨病知识的理解，提高学生四诊操作技能和临床辨证思维都具有重要的意义。

（二）教学方法的实施

1. 中医诊法实验教学

（1）望诊：

1）色诊：在对面部肤色分光测定的基础上，已经研制出了标准肤色色标，并运用光栅投影法、光电比色原理、红光热成像技术、断层立体计量法等技术进行不同面色或病证病人的实验和临床研究。国外使用精密仪器测定物体颜色，并已用于人体面色测定，使面诊标准化、规范化。

湖南中医药大学胡志希等与微信斯达公司合作研制了 GD - 3 光电血流容积面诊仪，并与 Pclab 生物机能信号采集系统匹配，观察面色的血流容积图，应用计算机软件测量相关指标。主要有时间指标（脉动周期、速射周期、心缩时间、缓降时间、心肌收缩系数、心搏输出系数、血管硬度系数等），波幅指标（主波高度、潮波高度）、地值指标等（快速充盈系数、血管弹性系数等）等。光电血流容积指标能反映心血管的功能和血液的状态，面部光电血流容积变化能从不同角度反映"面色－血流容积"变化的机制，是面部常色形成的生理基础，利用光电血流容积面诊仪教学为学生掌握中医望色及中医色诊客观化提供了一个技术平台。

2）舌诊：充分利用现代科技的新仪器、新方法，使舌诊客观化、科学化，减少肉眼直观的误差。如利用荧光分色测定舌色的舌诊仪，利用彩色电视原理观察舌色，利用舌印方法研究舌上乳头，活体显微镜观察舌质，病理切片及刮舌图片检查，应用血液流变学研究舌诊等，还有运用纤维胃镜、舌血流图、舌下络脉观测等方法。目前，临床对舌脱落细胞酯酶染色、唾液蛋白含量测定、舌蕈状乳头计数、舌尖微循环、舌面 pH 等研究，以及舌象摄影仪、舌体测量器、舌诊比色板、舌色测色仪等舌诊仪的研制，均为中医舌诊教学提供了便利。

成都中医药大学、首都医科大学等借助舌象智能辅助诊疗系统仪器，让学生目测舌诊结果描述与系统提示相比较，从而提高学生舌诊判断能力。

山东中医学院自 1989 年开始为研究生、本科生开设舌诊实验教学，让学生们自己动手做一些舌诊现代化研究实验，如舌面 pH 值测定、舌蕈状乳头计数、舌苔图片细胞学观察、舌尖微循环等，并研制了一套《舌诊教学幻灯片》，编写了"舌诊实验讲义"，配合教学。

湖南中医药大学中医诊断研究所研制舌尖微循环分析软件应用于舌诊实验教学，舌质微观望诊与舌尖微循环检测，通过舌尖微循环分析软件检测舌质微血管形态、流态、袢周的有关指标。主要有蕈状乳头的横径、微血管丛数、微血管丛管袢数、微血管丛的形态、瘀血与扩张的乳头、微血流流速、微血流流态、血流颜色及管袢周围等指标，研究各种舌质舌尖微循环变化的特点及其与中医病证的关系。

广西中医药大学中医诊断实验室为每台计算机配备舌诊 CAI 软件，提供各种舌象的高清图片，学生们在带教老师的指导下，逐个观看舌象，将一些深奥难解的理论知识感性化，深刻体会观察舌象，描述舌象，分析临床意义这一完整的望舌过程，很大程度上增强了学习效果。实验室还配有舌诊仪，舌诊仪主要由高性能的数字舌图采集系统和舌象特征处理系统两部分组成，学生可以通过舌象采集系统采集舌象，然后利用仪器内置的舌象特征提取与识别软件对所采集的舌象按舌质和舌苔的分类进行分析，并与传统望舌方法所获得的舌象特征及分析进行对比学习，让学生强烈意识到舌诊这一经验性极强的技能也可以客观化地呈现，对舌诊的实验教学起到很大的推进作用。

3）目诊：国内利用微循环显微镜观察不同病证病人眼球结膜微血管的微循环变化作为辨证的参考依据。国外目诊的研究，主要反映在虹膜上，占有一定代表区，当内脏或肢体患病，其信息可反映到相应的代表区，其检查方法是运用眼科裂隙灯或偏振光装置、彩色录像系统等观察虹膜瞳孔区、蜷缩轮和睫状部的变化。湖南中医药大学中医目诊数字化教学通过球结膜微循环分析软件检测球结膜微血管的形态、流态、袢周的相关指标，主要有清晰度、缺血区、走行异常、网络结构、囊状扩张、微血管瘤、交叉、畸形、粗细不均、血液流速、血流颜色、红细胞聚集、渗出、出血、水肿等指标，研究球结膜微循环的变化特点及与中医病证变化的关系。

4）耳诊：观察斜形耳垂皱褶诊断冠心病是国内学者研究耳诊较多的课题，应用耳穴染色法观察耳穴变化与疾病的相关性。

5）甲诊：应用微循环显微镜观察甲襞血管的排列、开放数量、微血流速、流态及管襻周围的状况，为中医辨证提供依据。湖南中医药大学开设爪甲微观望诊与甲襞微循环检测实验，通过甲襞微循环分析软件检测甲襞血管的形态、流态、襻周的相关指标。主要有清晰度、管襻排列、管襻外形、管襻数目、管襻长度、输入支、输出支、襻顶的宽度、交叉、畸形、粗细不均、血液流速、血流颜色、红细胞聚集、渗出、出血、乳头下静脉丛、真皮乳头等指标。研究爪甲微循环的变化特点及与中医病证变化的关系。

6）发诊：运用电镜检测头发的超微结构，分析头发与年龄（肾气）的关系；运用原子吸收分光检测头发所含微量元素，探讨与中医辨证的关系。

（2）闻诊：

1）声诊：国内外专家应用声图仪及电子计算机对正常和病理的声音进行分析，探讨病证诊断的客观声诊指标；利用计算机技术测定喉病病人的噪音参数；并应用心音拾音器配合医用数据处理机对健康人和急腹症病人的肠鸣音脉冲幅度、肠管蠕动节律进行了观察。日本专家应用声纹图对中医五脏与声音构型的关系作了相关研究。研究表明，应用声图分析仪分析谐噪比对诊断病证、判别疗效有重要意义。

2）嗅诊：嗅诊研究包括对人体嗅觉能力及人体气味研究。在嗅觉能力方面，通过对人体嗅域、阈上和嗅觉享受梯度测定，提示嗅觉能力与肺气虚，鼻腔疾病有关，也与性别、年龄、个体敏感程度，某气味接触多少及心理因素有关。在人体气味方面，国内外主要运用红外光谱法测定呼吸气息成分；直接顶空分析法采样，通过气相色谱-质谱联用分析病人气味的成分；气相-液相色谱定量分析人体气味。临床研究方面，主要集中在糖尿病、肝病、肾病、肺癌口腔气味及胃热口臭成分的分析。

福建中医药大学中医证研究基地座客教授吴青海自主研发了第3代薄膜型气体传感器阵列的气味智能探测电子鼻。此系列电子鼻的最主要特点是高灵敏度和高稳定性，其灵敏度高于1PPM（百万分之一）。而且将其应用于探索外感病寒热两种证型与气味图谱之间的关系。前期实验表明，在健康状态下，同一个体不同时段的气味图谱特征几乎一致，不同个体间差异显著，而同一个体在健康和患外感病状态下的气味图谱亦存在差异，而同样是外感病其寒证和热证的气味图谱也存在差异。因此可推而广之不断探索不同疾病证型与其气味图谱的关系。

（3）问诊：问诊的主观成分多，医师的经验、问诊的语言、问诊的环境等均可产生不同的影响，一直是四诊研究的重点和难点。电子计算机在医学领域的应用，为问诊的客观化、定量化提供了条件，采用数学模型和人机对话技术，使问诊中模糊的概念逐步量化，各种数学模型相继出现及中医辨证电脑系统的产生是中医问诊客观化的具体应用。由于问诊中存在许多模糊性、非定量的症状，所以问诊的客观化、定量化研究难度较大，目前在问诊方面研究的数学模型中，得到公认、易于推广的尚少。

湖南中医药大学朱文锋等研制的 WF 文锋-Ⅲ中医（辅助）诊疗系统，设立了"辨证模拟训练室"，为学生设置真实的临床环境，训练学生的临床诊断能力，通过模拟历代名医的辨证论治思维，提高学生的诊疗思维。此外，该系统还可采用"数学模型"和人机对话技术，将其应用到中医诊断学教学的辨证思维和诊疗技术的训练中，又提高了学生的发现和解决临床问题的能力。河北联合大学中医学院、湖北中医药大学及广西中医药大学等实验室均已配置此诊疗系统用于中医诊断学的教学。

（4）切诊：

1）脉诊：脉诊客观化研究已引起医学和生物医学工程学者的关注。目前主要采用换能的拾振器，其换能的方式有压电晶片式、电磁式、应变电阻式、液态换能式、阻抗式、光电换能式等。国内使用较多的仪器有 BYS-14 型心电脉象仪（北京）、MX-3 型和 ZM-Ⅲ型中医脉象仪（上海）、MX-811 型液态脉象仪（南昌）、DHG-2 型气压电阻脉象仪（大连），上海、天津等地在单头脉象仪的基础上研制出 3MX-1 型三头脉象换能器。MXY-A 型三导多探头脉象仪，对分析寸、关、尺三部脉象的特征更具优越性。随着雷达、声纳系统研制的发展，国内应用超声多普勒和超声心动图探讨中医脉象也日渐增多，利用超声检测技术检测不同脉象的宽度、血流量、血管弹性、心输出量及周围血管阻力等，使中医脉象研究由波示图进入声像图的领域。韩国、日本、美国、德国等国的学者很注重使用最新现代科技进行中医脉诊的实验研究，而日本在脉图的临床研究和应用研究方面做了大量工作。

陕西中医学院王郁金等利用脉象模拟手开展脉诊实验教学。学生系统学习并深刻理解中医脉诊理论后，带教老师首先做示范，学生每 2 人一组，相互练习正确诊脉方法，再通过模拟脉象装置体会正常脉象及 16 种常见病脉象的指感特征。教师指导学生反复在脉象模拟手上练习加深体会，最后概括描述 4 例脉象的主要特征并判断其脉名，把诊脉方法训练的每一步骤进行记录、整理、完成实验报告。模拟脉象装置的应用激发学生的学习热情，让学生可以获得对病脉的感性认识，提高了对病脉的辨识能力，弥补了临床见习的不足。该模型可反复练习，能够较短时间内强化脉诊"指感"的训练，较快掌握诊脉的方法及常见典型脉象的指感特征。还培养了学生的科研意识和科研思维，提高学生参与科研的兴趣，对提高学生诊脉水平和科研创新大有裨益。

新疆医科大学中医学院引进 ZM-Ⅱ型智能脉象仪，教师指导学生学会脉象仪的使用方法和脉图描记过程，熟悉脉图的常用指标及其参考值，了解常见病脉的脉图变化。脉诊教学开展以来，学生普遍反馈良好。

湖北中医药大学脉诊训练采用中医脉象教学考试仪，通过模拟训练使学生获得对常见脉象的感性认识，提高学生对脉象实际认知能力。在此基础上，用 ZM-ⅢC 型智能脉象仪进行脉图描记实验。学生通过自己检测脉象，使抽象的脉象变得客观、形象，加深了对脉象的理解。通过反复训练，使学生从多角度掌握脉诊的方法和常见脉象的特征。

2）按诊：国内外多致力于按腹的理论和临床研究。利用现代科技实现腹诊手段仪器化的研究，如应用光电腹诊仪探测胃肠含气量，使腹部胀满指标客观化；使用医用热像仪和深部测温计规范腹诊的寒热标准；利用肌电图分析仪测定腹肌紧张度以说明少腹弦急的程度；应用多普勒血流计测定腹部血流状况等，中国中医研究院研制成"中医腹诊仪"包括温度、压力、位移测量，并编制成"腹诊计算机诊疗系统"。日本研制成一种腹诊用"人工指"，靠接触胸腹时产生的血液流变指标来代替手指的触觉，从而指导临床诊断和用药。

上海中医药大学李斌芳、何新慧等研制 ZF-Ⅰb 型腹诊仪，该仪器组成部分为：复合传感器—检测电路—触摸液晶显示屏—打印输出，能对腹壁的张力或软硬度（即腹力），做准确的量化测定，并根据腹力的五个等级标准（分别为：软、偏软、中等、偏实、实）作出客观判断。腹壁的张力是由整个腹壁的紧张度、腹壁充实感及皮内层、腹直肌的阻抗、内脏的阻抗合在一起来显示"内脏—体壁反射"的。腹壁皮内层的紧张度亦受腹肌层、内脏的阻抗和腹腔充实感的影响，因此能反映生理、病理的情况，而且在体表能较容易测得，因此可用测定腹壁的张力，即腹力来了解腹部的生理、病理状况，另外，腹壁张力在一定程度上还代表了全身的紧张度，也客观地反映了人的体质。因此，诊测腹力可了解全身的状况，为中医临床虚实辨证提供客观依据。

2. 中医辨证实验教学　中医辨证实验侧重微观辨证，重在从器官、组织、细胞、分子，甚至是基因水平研究辨证指标，探讨证候本质。研究包括临床实验研究、病证量化诊断研究等。

北京中医药大学自主研发 BD-SZ 便携式四诊合参辅助诊疗仪，可以同步采集寸口桡动脉压力脉搏波、标准Ⅱ导监护式心电图、指端光电容积脉搏波，对舌图进行便携式采集以及基于五音理论对声音进行采集，然后人机交互，对望诊（舌诊）、闻诊（音诊）、问诊和切诊（脉诊）进行辨证分析，为中医临床、教学和科研提供辨证的辅助诊断结果。

湖南中医药大学中医诊断研究所朱文锋研制文锋Ⅲ中医诊疗操作软件进行教学，使学生掌握中医临床辨证的诊疗思路和方法。该系统是对内、妇、儿等科全病域进行全程中医辅助诊疗的巨系统，病、证、症结合，理、法、方、药俱备，所提供的诊断和治疗方案准确性高，内容规范。系统编制有 1000 种病状，460 种疾病病种，60 余个辨证要素，170 个常见证，670 首常用方剂，720 种中药，10 种治疗方案供选用。学生能准确输入病情，对计算机辨证结果与自己的辨证结果进行分析对照，从中认识辨证的准确性，并能设计一个相关症状和体征与证素或证型之间的定性定量权重表。

3. 动物实验教学　　中医证型的动物模型始于 1960 年，邝安堃使用过量的皮质激素制成小鼠阳虚证的征象；1964 年上海第二医学院首次用中医证候（气虚、阳虚）作为模型名称。此后伴随着微观辨证研究，中医动物证候模型的研制也逐渐增多，模拟的证候现已基本涉足于所有辨证领域，而各证型的造模方法也越来越多。

北京中医药大学基础医学院董晓英、牛欣等对小型猪后肢股动脉切脉、前肢腋动脉采集脉图的方法，建立了平脉、涩脉和滑脉稳定的脉诊模型。这种通过指下感觉验证模型并采集脉图直观展现模型来建立三位一体的脉诊教学模型，既拓展了实验教学的内容，又创建了生物学的脉诊模型。

湖南中医药大学中医诊断研究所建立证候模型，学生通过中医证候的动物模型的学习，掌握中医证模在 Pclab 系统中的心电、呼吸、血压等指标的特点及实验测量方法。如观察心血瘀阻证或心气虚证家兔颈迷走神经、交感神经、降压神经及药物对动脉血压的影响。

首都医科大学中医药学院通过改革实验教学方法，在教师指导下，学生进行肝肾阴虚动物模型的建造，并进行病例分析，使学生对中医证候的病因、病位、症状、病机等有深刻的认识，提高了脏腑辨证和证候分析的能力，显著提高了教学效果。

（三）中医诊断实验教学的展望

1. 管理体制的改革　　中医诊断实验教学在全国各中医院校展开，呈现欣欣向荣之态，但是仍然任重道远。目前按课程开设实验项目，以分散型的实验课与实验项目为主，教学目的与要求不明确，无法保证实验的开出率与教学效果，实验教学过程中存在实验理论、内容与方法不成体系，实验项目设置受学科壁垒限制，教学任务分散，教学仪器易损坏，仪器陈旧跟不上时代，部分实验项目重复，实验内容与临床脱节，实验教学内容未纳入教学计划、课时不够等问题。应顺时改革管理体制，编写实验教程和相应的实验教学大纲，为创设临床实验学课程奠定基础，构建临床实验教学体系，以综合性与设计性项目为主，单独开设中医诊断实验学课程，并纳入教学计划，充分利用现有科研教学条件，并适当增加实验教学的学时，调整理论课与实验课的比例，加强理论课与实验课之间的联系，全面提高中医诊断实验教学的效果与质量，以提高学生动手能力、创新能力、综合素质。

2. 教学模式的更新　　《中医诊断学》是联系基础与临床的一门桥梁课，望、闻、问、切四诊是中医诊病、辨证的前提，辨证是基于四诊信息的思辨判断过程，中医诊断学具有很强的实践性。大学扩招与实习医院相对不足的矛盾是目前摆在中医药高校面前的一个非常现实的问题，实践动手机会不足、实践动手能力低是目前中医学生普遍存在的现象。传统的中医四诊和辨证完全依赖于医生的经验判断，它的不确定性、重复性差、模糊性严重地阻碍了中医的学习和传承，不能适应教学现代化的要求，应用现代信息技术，将这些临床诊疗信息转化为直观、客观、可重复的中医诊断学课堂信息必将显著提高教学质量和学生动手能力。

湖南中医药大学在国家重点学科、国家精品课程、国家教学团队、国家精品资源共享课为支撑的条件下开展基于信息技术的中医诊断实践教学研究，研制中医诊断学自主学习系统和计算机考试系统，制作中医诊断学数据库和系列实践教学 CAI 辅助课件，建立了中医诊断学国家精品课程网站、国家精品资源共享课网站、中医诊断学慕课、实践教学示范中心网站，建设和完善各种实践教学资源库，开发在线学习和网络学习平台，提高学习效率。在构建实践考试模式方面，根据教学内涵，从"望诊""舌诊""脉诊"和"辨证"等方面开展实践考试，将自行研制的望诊信息库、舌象信息库、典型图片辨识、典型视频分析，脉象仪、舌象仪、微循环仪、光电血管容积图仪等操作，中医诊疗系统操作，综合运用于实践考试中，促进学生动手能力的提高。在构建中医诊断学现代实验教学模式方面，创造性设计了中医四诊和临床辨证的 16 项实验，研制了四诊实验教学的仪器，编写了《中医诊断实验方法学》实验学教材，制作了实验教学多媒体课件，开创了中医诊断学信息技术实验教学模式。此外，他们将基于微信平台的翻转课堂教学模式引入中医诊断学教学，按照教学进度，以知识点为教学单元，教师自行制作或剪辑本学科国家级教学名师的教学微视频，或在附属医院拍摄相关典型的症状、体征或诊疗过程，将其制作成视频，并辅以导入问题和提供一定量的测试题，推送至微信平台供学生完成课前学习，然后收集相关问题用于课堂讨论和释疑。这种线下系统化面授讨论释疑与线上碎片化学习相结合的翻转课堂教学模式，既弥补了中医诊断学课堂理论教学内容枯燥、艰涩、缺乏生动形象的不足，又弥补了微信平台教学存在的学生自觉性不强、疑难问题难以解决的弊端。

3. 加强师资队伍建设，提升教师和实验技术人员的教学素养　中医诊断学是技能性很强的一门学科，实验课教师在教学过程中起着积极的主导作用，教师的素质就成为提高教学质量的中心环节。随着教师队伍的年轻化，有许多教师虽然具有一定的理论知识但是没有经过一定的临床实践直接进入教学阶段，对实验技术掌握不够，对相关仪器原理及使用不熟，影响中医专业的实验教学质量，这与把学生培养成为有一技之长的医学实用型人才有一定差距。因此，教师必须面对新的教育因素，提高教学能力，除具有系统扎实的中医诊断学的丰富的理论知识外，必须要具备娴熟的操作技能、丰富的临床经验和现代医学实验室技能。实验教师须进行相关现代医学实验室技能的学习，外出进修学习，积极利用先进的科学技术和现代化手段，学习内地院校电子计算机技术和网络信息技术的发展和应用。在中医诊断学实验教学中，教师素质的提高是一项系统工程，不仅涉及教师而且影响到学生，青年中医教师的综合素质亟待提高。实验教学教师加强自身学习、培养业务素质及职业素质，可激发学生学习，起到积极的作用，从而达到提高实验教学质量的目的。

〔刘旺华　林　双〕

四、案例教学

（一）概况

案例教学法又称为个案教学法。最初由美国哈佛大学教授克里斯托弗·哥伦姆布斯·朗道尔（Christopher Columbus Langdell）首次提出，后案例教学法被广泛应用于哈佛大学专业教育领域的教学。我国《教育大辞典》将案例教学法定义为：高等学校社会科学某些学科类的专业教学中的一种教学方法，即通过组织学生讨论一系列案例，提出解决问题的方案，使学生掌握有关的专业技能、知识和理论。

1. 中医诊断学案例教学的内涵　案例教学法是以病案为先导，以问题为基础，充分发挥教师为主导和学生为主体的双向作用，进而实现教学目标，是培养学生思维能力的一种创新型教学方法。因为《中医诊断学》是一门实践性、操作性很强的课程，作为中医学骨干课程之一，也是衔接中医基础理论与中医临床各科的桥梁课，且全国各大中医院校《中医诊断学》课程的开设均在《中医基础理论》之后，学习该门课程的学生有一定的中医基础知识，所以更适合案例教学法授课。案例教学法大大增加了课堂的趣味性，提升了学生学习的主动性及参与性，在授课过程中使中医理论知识与中医临床实践紧密结合，增加了学生对中医理论知识的理解与记忆和对中医临床知识的运用。

2. 中医诊断学案例教学开展的必要性　随着时代的进步，中医学教学在不断地探索研究，中医诊断学教学在取得了丰硕的成果的同时，也发现了传统教学的相对不足之处。就目前来看，实践证明中医诊断学传统教学模式与新时代的教学要求已不相适应，因为传统教学模式忽略了学生思辨能力的开发，使学生在课堂教学中处于被动地位，教师单一的填鸭式教学方式过于偏重理论知识的讲解，而忽略了学生中医临床思维的培养，从而也使得学生在学习《中医诊断学》的过程中缺乏积极性、主动性与互动性，同时也难以掌握解决中医临床实际问题的能力。

（二）教学方法实施

开展中医诊断学案例教学的实施，方法如下：

1. 示范典型病例　教师在中医诊断学教学过程中，组织引导学生学习中医诊断学新知识时，根据教材中知识点的特征，可选取与中医诊断学教材某一知识点有明确联系的典型病案，教师以此示范性地教授运用中医诊断学理论进行辨证、辨病以及证候分析，向学生完整展示中医诊断全过程的思维方式，通过案例的形式引导学生逐步掌握中医临床思维规律。

中医诊断学案例教学着重培养学生的临床思维能力，如诊察病情、判断疾病、辨别证候等，所以在选择具有代表意义的典型性案例时，首先要体现出这个培养目标。另外，考虑到学生的中医基础知识暂时稍薄弱，为了使学生相对更容易能够理解案例，教师应尽量避免选择文言文性质古典医籍里的案例，古籍所记载的案例可能会因为时代背景及自然环境的差异、资料记载欠完善、中药用法及药效古今差异等因素而不适合于现代中医诊断教学应用。所以现代中医诊断教学时偏向于选择近现代名中医的典型案例，尤其是现代名医案例更接近临床常见疾病，甚至其中有些案例是学生们曾经听过甚至见过的，这样非常有助于学生们利用自身基本中医知识去分析案例，正因为对于这种典型现代医案的理解，学生们更容易辨别证候，极大地提高了学生的学习兴趣，营造了学习氛围，加深了学生对临床诊断疾病的整个操作过程的印象。同时教师对案例选择应该注意由易到难，有助于激发学生在分析案例过程中的学习兴趣，并从中获得成就感。

2. 进行案例讨论　教师根据学生具体情况选取难易适中的案例，并针对该案例自身特点提出问题，事先以随堂作业的形式布置给学生，鼓励学生采用小组团队合作的形式，通过各团队自主查询资料、自主学习以及小组讨论等方式寻找问题的答案，然后教师可通过设问与反问等形式，来引导学生们朝着深层次的方向去思考，授课过程逐步引导学生们掌握自主思考的能力及临床辨证施治的思维方式与步骤，同时也有助于提升学生的表达能力及讨论技能等。

案例分析要注重过程中对知识的运用，而不仅仅强调结果；不注重对错，重在分析、决策；不注重经验，重在知识框架的应用；不注重传授，重在教师与学生互动，如果教师只给出标准答案，过于强调学生所分析的结果与该案例标准答案是否相符，会使那些得出了错误答案的学生内心备受打击，甚至会产生厌倦情绪，这与我们案例教学的目的是背道而驰的。案例分析注重过程，突出学生的分析决策能力、梳理框架能力、表达能力和师生团队合作能力，更有利于提高学生的课堂积极性。

另外，还需要注意掌控案例分析的时间分配。中医诊断学案例分析每一堂课都需要有明确的教学目标及教学理论内容，教师对于案例分析时间与理论教学时间分配应合理，每一次案例分析都要能精确体现出本堂课的相对应教学内容，切不可为了鼓励学生们讨论而花费大部分时间，从而导致最后教学任务难以顺利完成，这种本末倒置的行为也就失去了案例教学法本身的意义，这就要求教师在教学过程中准备案例时，一定要精心挑选、加工、编辑，使其富有典型代表意义，既要含括本堂课所需要讲的全部知识点，又要难易适中，在学生对本案例进行讨论时，不偏离本节课的主要教学内容，通过案例分析加强对本节课教学内容的理解和记忆，达到教学目的，也使得教师既能使学生通过案例分析主动接受并应用相关理论知识，又可以在有限的时间内完成理论教学。

3. 具体实施　在统一选用中国中医药出版社出版的第九版《中医诊断学》教材的基础上，实施案例教学，课程设置由教师精讲、导入案例、病案讨论、总结4个环节组成。

（1）教师精讲：教师以实用性和针对性为准则，抓住每一个病证中证型的临床特点，找出案例中的关键性或者说独一无二的问题，帮助学生形成对案例严密的逻辑分析序列，时间分配约占本堂课的1/3。

（2）导入案例：教师选用的案例一定要符合大纲要求，难易设置得当，属于临床常见的典型病案，要求案例中诊断、证型、症状、体征均明确，并有典型鉴别意义，治疗方案是公认有效可行的。符合上述要求的话，所用的案例来源既可以是自己编写，也可以是采用他人编写的。此外，教师根据教学内容编写相应学习纲要，在选取典型病案时，可以概括出1~3个思考题，并在课前以作业的形式发给学生，让学生以小组的形式围绕该病案和思考题为重点思考、查阅相关资料。

（3）病案讨论：在教师根据本课堂进行知识点精讲之后展开病案讨论，病案讨论内容应与下列问题的探讨联系在一起，如：案例中的疑难问题是什么，哪些信息至关重要，哪些信息具有鉴别意义，案例中有哪些临床极易忽视的症状，该案例辨证的依据是什么，分析具体最适宜的辨证，分析该如何制订哪些具体辨治计划，最后如何进行整体评价，等等。

（4）总结：通过同学自己对案例的分析以及在听取他人分析案例后，学生必定因为本案例对相关知识点加深印象，强化了中医思辨能力，也缩短了学生从中医基础知识到中医临床的距离。

（三）展望

案例教学法作为先进的教学方法现今已经在诸多领域和学科逐步得到了广泛的应用，与传统教学法相比较，案例教学法取得了显著的成效。经证实，案例教学法的优点是将所讲授的知识要点进行有机整合，无形中将理论基础知识置于实践中，使学生理解和掌握知识的同时，不仅加强了记忆而且能做到学以致用。但是需要引起我们注意的是：案例教学法的效果如何，关键在于所用案例的质量，高质量的案例是案例教学法取得成功的前提，因此教师在选择案例时应格外慎重。与传统教学相比，案例教学法对授课教师要求有相当扎实的理论基础和丰富的临床经验。此外，案例教学法在实施授课具体的过程中，学生具有广泛的参与度，呈现"教师引导，学生主导"的特点，因此课堂上案例讨论如何调动学生积极参与，引导学生主动思考问题并发现问题和解决问题，成为了授课教师重点考虑的问题。

另外，教学手段的发展应与时俱进。中医诊断学教学的发展方向必然是朝着现代化发展，在可以利用现有资源的条件下，尽量让学生亲自参与到临床诊疗实践中来，真实地体会典型案例中病人的症状体征，如南京中医药大学中医诊断学教研室构建了"案例式教学法＋远程临床实训系统"的教学模式。在借鉴前人的基础上，随着互联网的兴盛，"中医诊断教学＋互联网"模式还有很多值得探讨的空间。前进的方向已经明确，只要各位同仁同心同德，共同努力，一定可以取得更好的教学效果。

〔附〕典型案例

1. 赵××，男，57 岁，干部，2004 年 11 月 25 日诊。反复发作胸痛，心悸半年，近月来，心悸发作频繁，不能安睡，胸痛虽然持续时间不长，但痛势较剧，痛甚时冷汗出，不能动，并有舌尖发麻、胸部紧闷、头晕眼花等感觉。经某医院作胆固醇、心电图等检查，诊断为冠心病，服潘生丁、硝酸甘油片等药，虽能暂时缓解症状，但仍反复发作。诊见面色紫暗，舌质稍淡，边有瘀斑，苔薄白，脉细涩。

（1）分析：病人明确诊断为冠心病，以胸痛为主症，病位在心脏本身。心主血脉，开窍于舌，其华在面，心血瘀阻不通，故胸痛、脉涩、舌见瘀斑、面色紫暗；脉细舌淡，头晕眼花，则又兼有血虚之征象。辨证为心脉瘀阻，兼有血虚，先宜活血化瘀，以治其标，用桃红四物汤加减：桃仁 9 g、红花 4.5 g、丹参 18 g、当归 9 g、赤芍 9 g、川芎 3 g、柏子仁 6 g、炙甘草 3 g。服 7 剂后，未再见胸痛发作，心悸有所减轻。复诊兼顾其本，原方减桃、红剂量，重用当归，改赤芍为白芍，加生地黄、麦冬，前后治疗两月余，自觉症状大为减轻，心电图复查有明显改善。

（2）按语：《素问·痹论》"心痹者，脉不通"，不通则痛，故心痛胸痹的基本病理是"阻滞不通"，而导致阻滞不通的原因，除应考虑昼夜心阳不振、心气无力等正虚方面的因素外，属于邪气所致者则主要有瘀血阻滞和痰浊阻滞之分。如形体肥胖，素日痰多，或见苔腻脉滑，心胸以闷痛为主者，即属痰浊阻滞为主，可用瓜蒌薤白半夏汤或温胆汤之类方剂加减治疗；若以固定刺痛为主，并有脉涩、唇紫、舌有瘀斑之类症状者，则属血瘀气滞，宜桃红四物汤或血府逐瘀汤之类方剂加减治疗。

2. 陶××，男，39 岁，农民，2005 年 11 月 6 日诊。7 年前曾患"癫"疾 2 月余。近因情绪紧张，今晨起诉头晕，并呕吐痰涎宿食 1 次，未进早餐而复睡，家人未在意，均外出劳动，中午回家方知病人已神糊不清，急请求治。诊时病人平卧于床，目闭口张，神志昏迷，呼吸微弱，喉中痰鸣，口内有白色痰涎，瞳孔对光反射消失，四肢厥冷，脉搏沉迟弦滑。

（1）分析：病人素患"癫"疾，此次发作仍以神志昏迷为主症，病位在心神；病人神昏，喉中痰鸣，口内有白色痰涎，脉沉迟弦滑，病性为寒痰，辨证当属痰蒙心神证。此病为痰厥。急以毫针刺人中、合谷二穴，大幅度捻转，病人不见反应。思其主要矛盾既然为痰迷心窍，故需设法以祛其痰，因而以右手抱扶病人头部，将左手食指伸入病人口中，先用手指抠出口中痰涎，进而以指尖刺探咽喉，引出呕吐动作，呕出痰涎约一盅，方听得病人有呻吟之声，复以针刺人中、合谷而得神志渐清，自诉胸闷头晕。处以导痰汤 3 剂，以利继续祛痰顺气。3 日后巡视，病情已愈。

（2）按语：痰蒙心神证，常见于昏迷、癫、痫、狂等病证中，以神志错乱或昏迷、吐痰、苔腻、脉滑为基本症状。而痰的性质主要又有寒痰与热痰之分，后者临床则称为痰火（或痰热）扰神，常见于狂证（如狂躁型精神病）和温热病中，治宜清心降火，涤痰开窍，可选用涤痰汤或礞石滚痰丸加减。癫证（如抑郁型精神病）、痫证（癫痫病）等则多属寒痰所致，治宜顺气导痰开窍，可用导痰汤加减。本例即属气机郁滞，引动痰浊蒙闭心神之病，由于病势危急，急以简易方法引痰，痰去则神清，可见对于此类病证，求本治痰，确是古人长期医疗经验的总结。

3. 许××，男，38 岁，农民，2007 年 7 月 25 日诊。1 年前病起干咳，初以为嗜烟所致，未予重视，半年来自觉形体渐瘦，精神疲乏，仍没有认真诊治。近因参加劳动，咳嗽等症加重。昨天下午突然头晕心慌，咳嗽频作，吐出鲜血数口，经医生给注射"安络血"后，今来院诊治。现咳嗽痰少，痰中偶有少许血丝，自觉手足心烧，心烦微渴，睡后汗出，大便干结，X 线透视诊断为"右上肺结核"。体温 37.8 ℃，血沉 30 mm/h，舌质嫩红，苔薄黄少津，脉细数。

（1）分析：病人起病缓慢而病程已 1 年有余，形体消瘦，神疲乏力，故一般应属虚证范畴。低热、盗汗、心烦、手足心发热、便结、舌嫩红、苔薄黄、脉细数是为阴虚生内热之症。西医确诊为肺结核，且久病咳嗽，咳吐鲜血，乃知肺家损伤，故辨证为阴虚内热，灼伤肺络。治当滋阴清肺，佐以止血，方用百合固金汤加减：生地黄 30 g，百合 15 g，玄参 12 g，麦冬 10 g，当归 10 g，地骨皮 10 g，丹参 10 g，仙鹤草 12 g，田三七 2 g，桔梗 6 g，甘草 5 g，并配合抗结核西药治疗。半个月后复诊，诉未再咯血，低热、盗汗、心烦等症显著减轻，但仍疲倦、微咳。药已对症，仍宗前法，原方去三七、仙鹤草，加山药、陈皮，并嘱戒烟酒，忌辛辣，坚持抗痨治疗，以病愈为期。

（2）按语：张景岳"阴虚者，水亏也"。故阴虚证一般是指精、血、津液等整个阴液的不足，同时阴液亏虚，则阳气偏亢，所以其临床表现一般有消瘦、盗汗、潮热、颧红、五心烦热、咽干、便结、尿黄、舌红少苔及脉细而数等一系列"阴虚内热"的证候。肺阴虚证除有一般阴虚见症之外，以干咳、痰少，或痰中带血，声音嘶哑等为特点。

"肺阴虚"应特别注意与"燥邪犯肺"加以区别。二者虽然均有干咳无痰或痰少而黏等共同临床表现，但前者多为久病，属内燥，后者多为新感，属外燥。从症状、治疗来分，前者尚有潮热、盗汗、颧红、脉细数等阴虚火旺之症，其治疗以滋阴降火为主，如百合固金汤之类，药性多属滋腻重浊，后者常兼恶寒，发热，头身痛、脉浮等表证的症状，所以治疗不但要清肺润燥，还要佐以解表，如桑杏汤等，药较轻清而有生津之力。至于外燥转内燥者，证变治亦应变，宜灵活视之。

4. 杨××，男，47 岁，工人，2004 年 11 月 5 日诊。患十二指肠球部溃疡，脘腹疼痛反复发作已有 10 余年，近 2 个月来疼痛持续不止，疑为癌变，转来省级医院诊治，经检查证明并非癌变，但建议手术治疗，病人拒绝而服中药。症见脘腹隐痛，喜温喜按，不欲饮食，食后腹胀，便少而稀，畏冷肢凉，体瘦神疲，头晕乏力，面色萎黄，舌质浅嫩，苔白厚，脉沉缓。

（1）分析：以脘腹疼痛为主症，病位当在中焦。病程长，体质差，且有隐痛、喜温喜按，更有食少、腹胀、便溏疲乏等明显的脾气亏虚证候，而畏冷肢凉、不欲饮、苔白厚，是为中阳不振的表现，故证属中焦（脾胃）虚寒。以附桂理中汤温中益气，药用：党参 20 g，炒白术 10 g，干姜炭 10 g，附片 6 g，桂枝 5 g，砂仁 3 g，白芍 12 g，炙甘草 10 g，共服 30 余剂，疼痛消失，食纳增加，大便成形，其余诸症亦明显好转，因而返回原地疗养。

（2）按语：脾藏营主运化，为后天生化之源，故气虚为脾病之本。在脾失健运的基础上，进而出现畏冷肢凉，冷痛喜温，苔白脉迟等症时，是脾气虚发展成为脾阳虚。其余中气下陷，脾失统血，以及生血减少（导致心肝血虚），脾肺气虚（即所谓"土不生金"），心脾两虚证候，在本质上亦是由于脾气亏虚的缘故。正由于脾为气血生化之源，脾病以气虚为本，所出补脾益气的四君子汤，也就成了补益全身气血的基本方剂。脾气下陷是脾气亏虚的一种特殊病理表现形式，主要病理是中气下陷，升举（托举内脏）无力，故主症见倦怠气坠，内脏下垂，久泻脱肛等症，其治疗仍应在补脾益气的基础上升提阳气，重用黄芪、升麻之类。

5. 李××，男，24 岁，技术员，2008 年 5 月 16 日诊。诉两胁胀闷不舒已历月余，近半个月来更觉右胁疼痛，以为是肝炎，经肝功能等检查并无异常，服维生素 B₁、消炎痛等亦无效，而唯感叹气后觉舒。因而经细问其有无思想包袱，良久方答道，因恋爱失败，思想情绪较重，病情尚有头晕、失眠、不欲食、口微苦、大便欠爽，脉弦，苔薄白等。

（1）分析：病情以胁胀作痛为主症，病位当属肝胆，而起因更与情志抑郁有关，且有喜叹气，口微苦，脉弦等症，故证属肝气郁结明矣，由于肝郁气滞，肝失条达，故有胁胀作痛、失眠、头晕、脉弦等症；肝郁而影响脾胃之机，故见不欲食而大便不爽。治疗自当疏肝解郁，且劝其解除思想包袱。处方以柴胡疏肝散加减：柴胡 10 g，白芍 12 g，枳壳 10 g，香附 6 g，郁金 10 g，甘草 3 g，服药 4 剂，胁痛果然减轻，情绪也较前开朗，改用逍遥散加减，仅 4 剂而愈。

（2）按语：肝主疏泄，调畅气机，舒畅情志。肝的疏泄功能正常与否，常常影响到整体的气机运动，而情志所伤，又最容易使气机发生紊乱，故"肝气郁结"是肝病中最基本的证型。其病理发展，常可导致：①肝郁血瘀。"气为血帅，血随气行"，肝气郁结，血行不畅，日久可导致血瘀，表现为胁肋刺痛，舌质青紫或有瘀斑，妇女可见月经不调、痛经、闭经，或经下有块等；气血瘀滞，日久不散，并可形成癥积痞块，如肝脾肿大等。②肝郁化火。朱丹溪"气有余，便是火"，肝气郁结，郁久化火，从而出现烦躁发热，或往来寒热，两胁灼痛、口苦尿黄、头痛眩晕、目赤耳鸣，甚则咳血、吐血、衄血、脉弦数等肝火上炎之症。③肝阳上亢。肝气郁结并可向肝气横逆方面转化，而致疏泄太过，灼伤阴液，久而久之，可形成下虚上盛的肝阳上亢证，阳亢化风，又可进一步导致肝风内动。④肝木乘土。肝气郁而不达，不能为脾散精，势必横逆而影响脾胃的健运，从而可形成兼有呕吐、嗳气、脘胁胀痛等肝气犯胃和兼有腹胀肠鸣，腹痛欲便，大便不爽等肝气犯脾的证候。

6. 黄××，男，30 岁，工人，2008 年 8 月 26 日诊。病人曾有手淫史，近几年来间有梦遗，遗精后全身没有明显不适，故未加注意，近半年来遗精频繁，3～5 日一次，有时有梦、有时无梦，曾服六味地黄丸无效。形体逐渐消瘦，神情颇为紧张，夜间心烦失眠，白天则腰酸膝软，头晕眼花，偶有耳鸣，脉细数无力，两尺尤甚，舌质红少苔。

（1）分析：肾主藏精，今病人遗精为主要痛苦，且兼有其他肾虚之候，故病位在肾。由于精液耗泄太过，以致肾精亏损，骨失所养，精不上承，故见腰膝酸软、头晕、眼花、耳鸣等症。心烦失眠，舌红少苔，脉细数，是阴虚内热的表现。辨证为肾阴虚精亏，治以补肾填精，滋阴固摄，方用九龙丹（《证治准绳》）加减：熟地黄 20 g，枸杞子 10 g，金樱子 15 g，莲须 3 g，芡实 12 g，山萸肉 10 g，蒺藜 12 g，菟丝子 12 g，煅龙骨 12 g，墨旱莲 15 g，五味子 6 g，10 剂。服药后遗精次数明显减少，但诉煎药不便，要求改服成药，给六味地黄丸 2 瓶，但服药后遗精复如故，又再服原方 20 余剂，遗精得止，余症亦大有好转。

（2）按语：肾多虚证。由于肾藏精，肾精能化髓充骨养脑，耳为肾之窍，齿为骨之余，腰为肾之府，发为肾之华。故肾虚的一般证候是：腰膝酸软，耳鸣失聪，齿松发脱，两尺脉弱，性功能改变和小便的失常。在肾虚一般证候的基础上，并有尿短黄，遗精，脉细数等内热证候者，为肾阴亏虚；而见尿清长，阳痿早泄，畏冷肢凉等症者，为肾阳不振；若寒热证候不明显，而以生殖功能不全或衰退，生长发育迟钝为主者，常称肾精亏虚、肾气不足。

7. 粟××，女，32 岁，教员，2004 年 6 月 24 日诊。1 个月前，因高热、寒战、咳吐血痰，以"大叶性肺炎"在××医院住院。病愈出院后，食欲一直不振，精神疲乏，时作干呕，腹中饥饿而又不欲食，食多则脘胀作痛，以为是病后体虚，自购黄芪、党参、当归、大枣等补益之品，并杀母鸡 1 只，共炖服后，反见口渴、心烦，由其亲友介绍来诊。除前述症状外，并有大便干结，小便短黄，舌红少津无苔，脉细而数。

（1）分析：病人继热病之后，胃脘疼痛，饥而少食，干呕，便结尿黄，舌红无苔，脉细而数，此乃火热之邪耗伤胃中阴津，胃失濡润和降之故。证属胃阴不足，治宜滋阴养胃，用益胃汤加减：玉竹 15 g，沙参 12 g，山药 12 g，生地黄 15 g，石斛 10 g，知母 10 g，麦冬 10 g，栀子 10 g。嘱禁食辛辣，多吃蔬菜水果。前后服药 8 剂，诸症消失。

（2）按语：叶天士"知饥少食胃阴伤也"。此例本属热病伤耗胃中阴津，而反服甘温之品益气助阳，故病症反增。其治疗按吴鞠通"复胃阴者莫若甘寒"之说，取甘寒滋润之益胃汤 8 剂而愈，足见补剂亦不可滥用，必须据辨证而投药，方为得法。

胃阴虚证与胃热证，均可见到胃脘灼痛，口渴易饥，便结尿黄等"热"象症状。但前者为虚热，故虽饥而不欲食，尚有口舌干燥，脉细数等一般阴虚津伤之症，且多见于急性热病后期，或慢性消耗性疾病之中，治宜滋阴养胃。后者为实热，故消谷而善饥，或有口臭、齿衄、舌红苔黄、脉滑数或洪数等实热表现，治宜清胃泻火。

8. 邱××，男，32 岁，泥工，2009 年 7 月 12 日诊。前晚因天热，夜卧室外受凉，昨日感微恶寒，全身不适，因施工紧张，仍坚持上班。今晨起仍发热，微恶风寒，周身关节酸痛，无汗，口渴，小便稍黄，伴有咳嗽，不欲食，大便尚可，舌尖红，苔薄微黄，脉浮数，体温 39.2 ℃。

（1）分析：病人生病仅 2 日，症见发热，微恶风寒，无汗，周身酸痛，脉浮，系邪犯卫表之候。口渴，舌尖红，苔薄黄，脉数为热象；咳嗽为邪已犯肺。故辨证为风热袭表，邪在卫分。治用辛凉解表法，处方用银翘散加减：金银花 12 g，连翘 10 g，牛蒡子 10 g，薄荷 6 g，桑叶 8 g，芦根 20 g，杏仁 10 g，香薷 6 g，甘草 3 g。服药 2 剂，热退咳平而病愈。

（2）按语：《灵枢·本输》指出"卫"有"温分肉，充皮肤，肥腠理，司开合"的作用。凡温热病毒侵犯人体肤表，引起卫气失常，肺卫不利为主要病变的时候，称为卫分证。常见于温热病初期阶段，属八纲辨证表热证范围。

卫分证的主要表现是：发热，微恶风寒，口微渴，舌边尖红，脉浮数等。因肺主皮毛，卫气与肺相通，所以邪在卫分时，常伴有咽喉肿痛、鼻塞、咳嗽等肺气失宣的症状。治疗上崇叶天士"在卫汗之可也"的法则，若热重咳轻（病在卫表者），宜辛凉透汗之法，银翘散为主；若咳重热轻（病在肺卫者），宜辛凉宣肺之法，桑菊饮为主。

〔孙贵香〕

五、标准化病人教学

（一）概况

1. 标准化病人的概念

（1）定义：标准化病人（standardized patients，SP）又称为模拟病人，是指那些经过系统培训后，能够恒定、逼真地表现病人真实临床情况的非医技工作的正常人或病人。经过培训后，SP 能够发挥扮演病人、充当评估者和指导者三种功能。

（2）分类：按 SP 的来源分类，包括非医疗工作者 SP、教师 SP、学生自扮 SP，而从中医诊断学教学的功能特点分类，可以分为：

1）中医诊法 SP：SP 主要应用于中医问诊及望、闻、切诊实践性教学。

2）中医病证 SP：SP 可根据自身特征进行相对稳定的病证特征表现。如根据其胖瘦体型演示阳脏体质或阴脏体质者；或根据皮肤毛发、肌肤、舌象、脉象等特点，演示为某类病证的病人，主要应用于中医辨证的实践性教学。

3）中医诊断"指导者"SP：要求 SP 掌握对学生学习状况提供信息反馈的能力，能根据自身体会适时指导学生正确完成四诊、辨证的学习任务。

4）中医诊断"评估者"SP：熟悉中医诊断学的评估内容，关注学生在操作过程中的言行举止，作出正确的评估，主要应用于中医诊断学的学习。

2. 国内外标准化病人教学应用

（1）国外 SP 教学应用：自 20 世纪 70 年代开始，SP 作为教学媒介进入美、日、德、法等国医学教学领域，在美国的 125 所医学院校中有 111 所运用 SP 作为医学教学和教学评估的一种手段，其中，有 53 所医学院校配备有专业人员对该项工作进行管理。在北美，医学教育家认为将 SP 应用于临床多站式考试中是考核学生临床综合能力的一种很好的方法。在日本，还专门成立了应用于客观结构化临床考试（Objective Structured Clinical Examination，OSCE）的 SP 活动中心。SP 除用于医学院校教学和考试外，还被许多国家的教育机构用于教学评估。因此在国外 SP 的应用已相当普遍。

（2）国内 SP 教学应用：随着医学模式的改变、医学院校招生规模的扩大、病人维权意识的不断增强，医学教育与教育资源缺乏的矛盾日益突显。为了解决这一矛盾，国内的 SP 应运而生。1991 年 SP 概念引入我国的医学教育之中，两年后，浙江医科大学、九江医学专科学校和华西医科大学三所院校在美国纽约中华医学基金会的援助下培训出第一批 SP。近年来，我国的许多医院和高校都开展了 SP 的招聘和培训工作。同时部分中医药院校也有关于 SP 教学的报道，如湖南中医药大学中医诊断教研室将 SP 应用于中医诊断实训教学中已有多年，并尝试了真病人扮演 SP 的实训教学，取得了良好的教学效果。目前，SP 在我国主要用于医学院校的教学工作及医学院校学生的医学技能考核和评估。

（二）教学方法的实施

1. SP 教学的前期准备工作

（1）病例选择及编写要求：根据教学内容和临床实际的需要，一般选用常见病、多发病作为教学病例，证型以中医诊断学规划教材证型为主。根据临床系统诊疗过程，编制详细的 SP 病例脚本，每份病例均涉及中医望、闻、问、切四诊整个操作流程及辨证诊断。

（2）SP 的选拔：选拔前可广告宣传，公布本批次标准化病人招聘的条件（如年龄、性别、文化、体型、报酬等）及名额，由中医诊断学专职教师对应聘者逐一面试，对其中选拔合格者则转入 SP 培训阶段。

1）基本原则：必须遵循"忠实案例，回馈适当，保持中立，依从性好"的基本原则。

2）基本素质：必须具备"责任心强，守时可靠，体力较好，记忆力强"的基本素质。

3）表演能力：熟悉所扮演的角色，能表演该病证病人的表情、声音与相关动作。

4）沟通技巧：能接受学生的碰触及检查；面谈及接受检查时神情专注；结束后能正确回忆学生的表现，准确记录相关内容；能适当给予学生回馈意见。

如果在中医诊断实训课中是引入真病人担任 SP 时，则凡是符合病例选择标准的病证病人，身体状况在可调控范围内，具有与疾病相关的阳性体征，具备良好的语言表达、沟通、交流能力和较好的记忆力，并能自愿接受学生的望、闻、问、切四诊检查，守时、守约，能完成 SP 职责的志愿者均可入选。

（3）SP 的培训及要求：由于 SP 教学搭建了医学生从医学理论知识到临床实践之间的桥梁，在现代医学教育中发挥着重要的作用，所以，SP 的培训非常重要，SP 培训的质量很大程度上影响了医学教育的质量。

1）中医诊法 SP 的培训：对于非医学专业人员可分 3 个阶段进行。①第一阶段，理论学习：学习简单的解剖学、中医基本理论、中医诊断学的知识，要求 SP 熟悉各重要脏器的位置和中医诊断学四诊的基本内容。②第二阶段，病情模拟：进行初步的病情演示，能较准确地回答问诊的内容，尽可能地模拟出望、闻、切诊中相应的症状、体征。③第三阶段，综合演示：加入病人的情绪、表情，将标准化的四诊症状、体征与常见病人的表述方式进行融合，形成逼真的 SP 演示。

2）疾病证候 SP 的培训：以中医证候为单元，依据剧本进行病史、症状、体征、辅助检查及辨证的培训。对于非医学专业人员可分 5 个阶段进行。①第一阶段，特征分组：根据入选 SP 的年龄、性别、体形等特征进行分组，安排不同的中医病证进行培训。②第二阶段，制定内容：根据中医病证特征制定出所涉及的问诊项目，向 SP 提供相应的剧本，并在培训教师的讲解和指导下理解熟悉剧本，牢记各检查项目的正确表述。③第三阶段，体征培训：着重培训相应病证的体征，要求 SP 能熟记所扮病证各项查体的项目和手法，能较逼真演示出相应病证的体征。④第四阶段，表情培训：安排 SP 实际接触真正的病证病人，增强感性认识，使其表演能够加入病人所常见的情绪和表情。⑤第五阶段，考核评估：上岗之前，要对 SP 进行考核。可由低年资的教师、医生模拟实践教学场景（提问的方式、顺序、内容可有不同），使 SP 对病证的表演做到心中有数。

3）学生 SP 的培训：一般可从本校高年级中医临床医学专业的优秀学生中挑选若干名志愿者，利用业余时间进行集中培训。①确定内容：教师根据中医诊断学教学需要，设计内容，可分为"病史模仿组"和"标准症状模仿组"。其中病史模仿要求能加入真实病人常见的一些情绪和表情（如急躁、恐惧、忧虑、痛苦等）；标准症状模仿组应能模仿咳嗽、气喘、腹痛等常见症状及体征。②分组分工：先让每一位学生自选较熟悉的内容，教师根据教学需要作出适当的调整及分工。③体会要点：由教师根据教学要求编写病史及中医症状，让学生牢记病史询问项目的正确表述及相关症状的表现特征；观摩临床典型病人 2~3 次，使之感受真实病人的情感、语言及动作，教师讲解各病证模仿的要点。④强化训练：利用中医诊断学的教学模型、声光仪器及多媒体等教学手段熟悉各病证的主要症状和体征；受训学生之间相互提问、讨论，教师答疑，巩固表演技巧。

如果是选择真病人担任 SP，可采用一对一的培训方式，SP 接受培训老师指导后，再根据文字材料进一步学习，以熟悉自己的病情和病理，熟悉评估考核表里的内容和评分标准。首先了解 SP 工作的意义、SP 的概念和职责（病人、指导者、考核者）；学习并掌握病例的病理特点、主要症状及相关的注意事项等；然后熟悉脚本内容及考核内容，培训老师要针对相应病例，向 SP 详细地逐一解释评估表中的各个项目，牢记该病案的重要病理信息及评分标准，以便在面对医学生的过程中能够以统一的标准，尽可能公平客观地评估每一位学生。课前 2 日，带教老师要与经培训过的 SP 互动 1~2 次，以确保 SP 对病例内容及注意事项的熟悉；最后要求 SP 反馈意见，即每次课后带教老师都要及时请 SP 对整个过程及学生的表现进行简要回顾，发表看法，并做好记录。

（4）编写 SP 脚本：脚本是 SP 表演的文本依据，是培训高素质 SP 的基础，也有利于中医诊断实践性教学的开展。主要内容包括：

1）背景资料：病人的一般情况、现病史、诊疗过程、既往史、阳性和重要的阴性体征、辅助检查结果、目前的诊断、下一步诊疗方案。若作为考核病例，则在考核前给受试学生阅览，了解 SP 病情，以便与 SP 沟通。

2）扮演要点：这是剧本的核心部分，直接影响 SP 质量。①人物设定：如个人情况（如年龄、性别、职业、文化程度等），家庭背景（如出生地、居住地、经济条件、家庭成员等），性格和心理（如性格特点、宗教信仰、对病情的态度、内心的矛盾等），行为（如着装、打扮、方言的设定），表情和肢体动作（如紧张、激动、愤怒时的状态等）；②沟通风格：如剧本中详细设定 SP 讲话的主题、口气、小动作、措辞等细节，须尽量与 SP 的心理和性格相吻合，保证模拟的逼真，减少扮演的随意性，增加客观性。

　　如果是真病人担任SP，则编写脚本时，一般将每个SP设计成两个脚本，即问诊和"诊法＋辨证"，脚本编写体例：先简要介绍病案的基本情况（即一般情况、现病史、既往史、个人生活史等），对于重要症状以粗体字标出，以便SP加强记忆。接着就是医生与SP（病人）的交流与互动。每份案例脚本，均先由具有临床经验的老师针对病人进行病情资料的采集整理，形成初始脚本，然后经临床副主任医师以上资历专家亲自对SP诊病，并对其脚本进行审阅、修改和完善。使其真正发挥引导性、启发性的作用。每个SP面对同一组学生完成2次实训课，学生通过2次与SP互动，可强化对病人病情的了解，学习更具有系统性，同时也减轻了SP培训和SP来源的压力。

　　（5）设计考核表：

　　1）问诊实训考核表：①问诊内容（60分）；②问诊技巧（40分），如提问目的是否明确，重点是否突出，是否系统提问、是否诱导提问、提问方式是否适当、态度是否友好、语言是否通俗易懂，是否应用小结技巧引证核实病人提供的信息等。

　　2）诊法与辨证实训考核表：①四诊资料的收集（60分）；②病机分析与诊断（40分）。

　　（6）对参与师生的要求：参与SP教学的老师和学生，都必须提前做好相关的准备工作，以确保SP教学的顺利进行。如果是真病人担任SP，要求更高更严。我们的要求是课前2周，由任课老师在课堂向学生简要介绍本课程即将开始的SP教学，让学生了解SP的意义和作用，尊重和体贴SP，珍惜学习机会。紧接着是分组，以组为单位进行预习和讨论，学习委员负责将相关情况通过电子邮箱与任课老师进行沟通，通过两周时间的准备，基本可以满足和达到SP教学的预习要求，从而为在面对SP时如何诊察疾病做好充分的准备。

　　2. SP教学的实施步骤

　　（1）中医诊法SP教学：SP可以是健康人SP、学生自扮SP，也可以是教师SP。其教学过程包括：

　　1）中医问诊：由教师统一确定病例，建立模拟临床环境，学生分组对SP进行问诊练习，使学生克服首次面对病人的羞涩、紧张，树立信心。在问诊中，鼓励学生逐步实现由学生到医生的角色转换。通过SP的评估和反馈指导，反复训练，使学生逐步掌握中医问诊的核心内容与交流技巧，同时注重对学生人文关爱的培养。记分评估：①内容评估可按照中医诊断学的要求进行；②技巧评估可从资料收集技巧和医患交流技巧两方面进行。

　　2）望闻切诊：学生可以在SP身上反复练习，经过训练的SP应鼓励学生操作，并对学生作出正确的评价和指导，配合教师完成望诊、舌诊、闻诊、脉诊和按诊等学习任务。记分评估：①内容评估应根据SP的病情特点，按中医诊断学的要求进行；②技巧评估可从学生的操作规程和对病人的人文关怀两方面进行。

　　（2）疾病辨证SP教学：并非所有的SP都有病证的体验，因此最好选择真病人担任SP。

　　1）实施过程：教师根据教学需要，选择较典型的SP；学生分组进行，对所提供的SP进行症状、体征收集训练，展现SP的临床特征和个性特点；按照病历书写要求，整理归纳病情资料；运用八纲辨证、气血津液辨证和脏腑辨证方法，完成对病人的辨证过程，并提出完整证名。

　　2）记分评估：①资料评分，对学生整理归纳的病情资料的准确性、完整性、专业性进行评估记分；②技巧评分，对学生资料采集的操作过程，临床辨证的熟练程度进行评估。

　　（3）实例：以下是选择真病人担任SP教学的实施步骤。

　　1）SP应用于问诊教学实践：先由教师向学生简单讲解本教学的目的和步骤。然后按照预先分好的4组，分配在2个大教室，即1个教室安排2个组，分布在教室前后成围座形式。共配有3位带教老师，确保每个教室至少有1位老师巡视，学生坐好，并给病人留下合适的座位后，由老师将SP请进课堂，由预先选好的代表（主治医生）接待病人入坐，所有学生注意自己的表情要自然，认真观察病人的整体状况。负责录音的同学准备好现场录音，由"主治医生"开始对病人病情进行问诊，之后，其他同学可以作补充问诊，所有同学都要做好记录。带教老师前后巡视，适时指导。学生和SP互动时间约为半小时左右，随后是学生各自整理问诊记录，再由组长进行归纳和总结，最后每组同学都要在考核表上签名。此时带教老师的任务主要是召集 SP 到另一安静处完成"考核评估表",和相关信息反馈。当日晚上组长要将整理好的问诊记录发送给指定的带教老师和本组的每位同学,以便及时发现问题,并在下一次的实训课得以注意和补充(下次课还会针对相同的 SP)。

2)SP 应用于诊法与辨证的综合性实践:因前一次课完成了 SP 在问诊实训课中的应用,本次课的重点是局部望诊、舌诊、切诊及辨证分析。①学生针对上次的 SP 进行全面深入的病情诊察。望诊方面,四位"SP"均有整体特征和某些局部病变。例如有的形体偏消瘦、有的姿态异常、有的神态不佳、有的面色异常、有的腿肿、有的指关节变形、有的舌象异常等。闻诊方面,重点了解说话声音的大小强弱、呼吸状况及咳嗽情况等;切诊方面,包括按诊和脉诊,如有的 SP 腿脚浮肿,需鉴别是气肿还是水肿,有的脉象明显异常。在疾病诊察过程中根据病情需要还可进行问诊的补充,四诊合参。②以组为单位,轮流对另外 3 位 SP 进行舌诊和脉诊。4 位 SP 坐在原位不变,同学们先在同一教室进行位置交换,观察 SP 的舌象变化及脉象,每组诊察时间约 20 分钟左右,接着在老师的指示下,2 个教室的同学互换教室完成另外 2 位 SP 的舌、脉诊察。在整个过程中,每组同学都在组长的组织和安排下,有次序的进行舌诊和脉诊,保持相对安静,尤其要注意尊重病人。③辨证分析及课后作业。要求在辨证思维指导下,各组同学对 SP 所收集的四诊病情资料进行综合分析,作出可能的病证诊断。课后作业包括:完善指定 SP 的病历书写记录及病例分析;对应用 SP 教学提出意见与建议。

(三)展望

中医诊断实践教学的重点在于实践,学生需要在真实或仿真的情景中不断锻炼,培养其整体观念、辨证能力以及进行正确的医患交流。SP 作为一种新的教学手段引入中医诊断实践教学,不失为我国现代中医教学模式的改革与创新,有效地弥补了临床实践教学的不足,越来越受到包括中医院校在内的各类医学院校的重视和关注。随着中医诊断实践教学的不断完善,SP 教学越来越显示出不可替代的作用,特别是引入真病人担任 SP 教学,既能为学生提供一个逼真的临床环境,又能够充分地发挥学生的学习主动性和积极性,从而全面提升了学生诊察能力和辨证能力,大大增强了临床实践教学的情境性和有效性。然而,SP 作为一种积极有效的教学手段引入中医诊断学教学中,在其具体应用中还存在一些尚需提高和完善的问题,目前整体而言,存在 SP 质量不高、SP 数量不够及相关法律法规不完善等问题。因此要真正应用好 SP 教学,充分发挥 SP 教学法的功能,保证 SP 教学的顺利进行,除了广大医教工作者的努力,尤其还需要国家医学教育主管部门的重视、需要医科院校进行教学改革,投入财力和人力。从而有望随着对 SP 研究的不断深入,探索出一个合理的、科学的中医 SP 教学模式,进而完善中医教育现状,开辟一条中医教育的新途径。

〔黄献平〕

六、师带徒临床教学

(一)概况

1. 中医的传承与发展　中医经过几千年的传承与发展,名医辈出,形成了一整套独特的理论体系,运用气一元论、阴阳学说、五行学说等哲学基础,创造了藏象学说、经络学说等中医理论,将人看成是气、形、神的统一体,运用望、闻、问、切四诊合参进行辨证论治,包含中药、针灸、推拿、按摩、拔罐、气功等多种治疗手段,使人体达到阴阳平和、气血调达的健康状态。

2. 中医临床教学的传承意义　中医的传承与发展,离不开中医教育,从原始社会的"口耳相授",到"师徒授受""家传"模式,到隋朝以后历代都有官办的医学教育机构,形成学堂、学院教育,漫长的中医教育,使中医得以相对完整地继承和发扬。尤其是新中国成立后,国家大力兴办中医药高等学校,使得传承了几千年的"师徒授受"和"家传"方式转变为单一的院校培养模式。50 多年来,中医院校在继承中医药文化、培养现代中医药人才以及中医药临床和现代化研究等方面都取得了令人瞩目的成就,为中医药事业培养了大批临床、教学和科研人才,为推动中医药事业的发展打下了稳固的基础。但是统一化的教育模式,制约了人才个性化特征的培育及中医药特色的发挥。

崔月犁同志讲："中医院校一时难以满足社会需要的地区，可有组织有计划地开展中医带徒工作"。为了弥补中医高等教育的不足，80 年代中医师带徒临床教学重新提上议事日程，国家人事部、卫生部、国家中医药管理局于 1990 年联合作出了《关于采取紧急措施做好老中医药专家学术经验继承工作的决定》。

一个学科、一个流派要想久传不衰地发展，就必须具有优化的传承关系和传承方式，现在中医师"带徒临床教学模式"与高等学校教学模式并存，孰优孰劣就很难判断，倡导将这两种教育模式有效融合、扬长避短的呼声越来越高，中医教育要确立自己的定位以适应环境，以期最大限度地把前人有价值的知识和经验传承下来，以免中医后继乏人、乏术。

目前，中医药发展已上升为国家战略，随着 2016 年年底《中医药法》的颁布，中医药事业将得到更好的发展，中医药教育也将迎来一个新的发展契机。《中医药法》明确要求：中医药教育必须遵循中医药人才成长规律，体现中医文化特色，注重中医经典理论和临床实践，把现代教育方式与传统教育方式结合起来，完善中医药教育体系。因为，中医药人才的培养质量很大程度上影响着中医药事业的发展，甚至是对其有着决定性的影响。

3. 中医临床教学的基本情况　新中国成立初期，全国中医约 50 余万人，其中，在大中城市约 4 万余人，县城小镇及乡村约 45 万人。以当时 5 亿人口计算，平均中医占总人口的 1‰。而目前，中医队伍只有 34 万人，占总人口的 0.3‰～0.4‰，中医严重不足。

解决这个问题，不仅要继续办好各大中医院校，还必须提倡多形式、多渠道、多层次地兴办中医教育。其中一个办法，作为高、中等中医教育的补充，就是继续实行师带徒临床教学，让具有真才实学、有丰富临床经验的老中医或中年中医带徒。如让 1000 名有经验的老中医带 2000 名徒弟，等于办了几所大学。

全国现有 32 所中医药高等院校，52 所综合性大学设有中医药院系或专业，涉及 24 个学科领域；在校学生 27 万，形成了从中专到博士后的多层次教育格局。全国现有 1607 个中医专家，4033 个名医，以师带徒临床教学形式培养出 2285 位继承人。

专门进行中医学教育的高等院校，渐渐成为现代中医教育的主流，传统的教学方式几近消亡。然而，不论我们是否愿意接受，事实却是：已经发展了 60 余年的我国中医高等学校教学，没有给我们培养出张仲景、李时珍一样的中医大家，而是带给我们现代中医"一代不如一代"的叹息。是今人真的不如古人吗？还是教育和传承出了问题？仔细思考不难发现，当我们自以为用现代教学的绝对优势替代了传统的方法时，也丢掉了中医口传心授和心领神会中的精髓传递。我们不得不思考，中医的传统教育在当代是否还有优势所在？该如何把这种优势结合在现代教育体制中，催生出新一代的优秀中医。

（二）教学方法的实施

1. 中医传承的方式

（1）高等学校教学：学校教学是中医发展的主要源泉，中医学校教学古已有之。公元 443 年，南北朝刘宋王朝皇帝刘义隆采纳名医秦承祖"置医学，以广教授"的建议，创办中医学教育机构，这是我国由国家创办中医学教育的开始。唐代在公元 624 年正式设立"太医署"。北宋继承唐朝中医教育制度设置专门的中医药教育机构"太医局"。明清时代，由太医院兼管国家中医教育，主要是为太医院培养医药专门人才。近代中医学校的创办，开始于公元 1885 年陈虬在浙江温州创办的利济堂学校。纵观古代官方医学教育，因其办学规模小、医学生数量少，始终未能在中医教育传承中占据主导地位，但其改变了传统的培养模式，对中医学的发展具有规范作用，在很大程度上影响了医学的发展。进入 20 世纪以来，先后创办的中医学校多达 80 余所，比较著名的有丁甘仁于 1917 年创立的上海中医专门学校，培养了章次公、程门雪、黄文东、丁济万、秦伯未等一大批名医。新中国成立以来，1956 年国家在北京、上海、广州、成都建立 4 所中医学院。以后，各省几乎都建立了中医院校或系，并在全国范围内掀起西医学习中医的高潮，中医药教育事业得以蓬勃发展。中医高等学校教学用最经济的办法将中医基本知识教给学生，课堂教学具有传播知识的信息量大，传授的知识标准统一、规范，受教育的普及率高等特点，无疑是师带徒传承方式的一种进步。学生在 5 年的大学时间内，不仅仅是学会看几种中医病证，掌握能够指导中医实践的理论，以及中医的学术观点、辨证施治观念和临床治疗方法，更重要的是学习现代医学基础知识和科研方法，架起了与西医学沟通和交流的桥梁。

有人认为，中医院校遵循西医教学模式，普遍存在用西医的教育思想来培养中医人才，教育西化影响了中医药传承。当今，在中医高等学校教学中较为突出的问题是：课程结构不合理，西医课程大量增加，缺少中国古代人文科学方面的课程，忽视中医经典著作的教学，许多大学生很少看中医经典书籍，文化底蕴不够厚实；中医人才培养上重理论、轻临床，培养出来的学生很少接触中医临床实践，论文的结论大都从动物实验中得来，步入社会后则不少中医硕士、博士不会用中医理论与技能看病；很多教师没有临床经验而教学，背离了中医的实践性等；轻医德教育和专业思想教育，培养出来的学生功底很差，缺少中医特色，难以成为真正的中医。

用发展的眼光研究中医教育的传承关系和传承方式的历史，才有利于探索其在人才培养上的优势，变革中医人才培养的模式，因此，就如何提高中医教育质量，中医院校如何培养出符合中医专业的标准人才，中医教育如何适应中医药事业发展的需求，如何创新中医药人才培养模式等问题进行深入研究，显得尤为紧迫和必要。

（2）师带徒临床教学："师带徒临床教学"的教学方法与院校教学方法恰恰相反。先让学生对疾病有一个丰富的感性认识，在此基础上学习理论，促使学生从感性认识进入理性认识。这种认识过程是扎实的，合乎认识进程的科学要求的。所以，一般徒弟经过老师教导和自身的努力，出师以后又在临床实践中反复学习提高，即可以逐渐成为名医。成为名医后，便有人向他拜师学艺，中医即是如此薪火传承。这种教育方式虽然很古老，但它适应中医本身的特点——有一个庞大的学术体系，概念深奥而不够明晰，临床思维非常生动活跃而不够规范——同时也符合认识过程的从感性认识到理性认识，又在实践中检验认识和推动认识的深化的要求。院校人才受过师带徒临床教学后，将从高等学校教学的标准、单一及刻板走出，真正体会到中医的博大精深、丰富多彩、灵活多变、出神入化。

1）中医传统的师带徒临床教学：这种模式主要是徒弟亲自受到为师者的耳提面授，一直是历史上培养中医人才的主要方式，对中医传承起到重要作用。如：扁鹊师从长桑君，淳于意师从公孙光和公乘阳庆，李东垣师从张元素等。

"医乃仁术"，治病救人，关乎性命。《灵枢·官能》言"得其人乃传，非其人勿言"，强调医术传承重要的是要有合适的人选。因此，在选择徒弟的时候必须经过认真的考察，只有"得其人"，而后"乃传"。而要"得其人"，古人首先看重的是医德，正如晋代的阳泉在其著作《物理论》中指出"夫医者，非仁爱之士，不可托也；非聪明达理，不可任也；非廉洁淳良，不可信也"。可见，古人除了注重医德外，还要求徒弟才智出众，否则也是无法胜任的。但要领会中医蕴含的深奥理论和抽象概念，还必须具有一定的悟性。唐代·孙思邈《千金翼方·序》："若夫医道之为言，实惟意也。固以神存心手之际，意析毫芒之里。当其情之所得，口不能言；数之所在，言不能谕。"

师带徒临床教学模式是双方自愿的，而且是双向选择，因此择师和择徒一样，对古人来说很重要，这是成才的关键。正如晋代葛洪在其著作《抱朴子·外篇》中强调："承师问道，不得其人，委去则迟迟冀于有获，守之则终已竟无所成。虚费事妨功，后虽痛悔亦不及已。"医学属于实践性很强的学科，为师者不仅需具有坚实的理论基础，还必须具有丰富的临床实践经验，否则何谈"名师出高徒"。另外，古人对具有一技之长者，也会不辞辛劳，不远万里地前去拜师学习。唐·孙思邈《备急千金要方·序》："一事长于己者，不远千里，伏膺取决。"清代名医叶天士，凡听到某位医生有专长，就一定会前去登门拜其为师。十年之内，叶天士一共拜了 17 个老师。

中医传统师带徒临床教学模式，在师徒传和授的过程中，很注重"教"与"学"两个方面。在"教"的方面，古之为师者一般都会要求徒弟学习经典理论著作（如《内经》《难经》《伤寒论》《金匮要略》等），或者传授个人经验，让徒弟打好理论基础。而徒弟在"学"的方面上，则通过"一诵""二解""三别""四明""五彰"（素问·著至教论》），将为师所传的理论或经验尽快掌握。除了理论学习外，徒弟还要跟师出诊，亲身体验，进行实践操作以提高临床水平，这样能更直观地学习，从而进一步加深对理论的理解和运用。同时为师者可在诊病过程中对徒弟加以指点。《丹溪翁传》："每日有求医者来，必令其（朱丹溪）诊视脉状回禀，罗（罗知悌）但卧听口授，口授用某药治某病，用某药监某药，用某药为引经，往来一年半，并无一定之方。"在传授徒弟的同时，为师者也会因材施教，根据每个人的特点而传授不同的医术。如西汉初著名医家淳于意有徒弟6人，对不同的人，教给不同的医术。

2）中医传统的家传教学："师徒授受"和"家传"作为最广泛的教育模式始终在中医教育和人才培养中占有主体地位。家传习医者大多从小即接触临床，耳濡目染，反复经历理论与实践的相互印证，最终才独立行医。中医的家传包括父子、叔侄和兄弟等，一般由长者担负教育责任以继承家学。由于世代相传的医疗经验的积累，知识就比较专门，久而久之就形成了很多中医专科和中医世家，同时也造就了很多名医。但是，由于过去政策管理长期存在缺陷，即便是名中医之后，若没有正规学历而仅靠家传相授几乎不可能获得行医资格，"求证无门"的现实使有着悠久历史的家传中医无法得以延续。调研中发现，目前名老中医后辈学医从医者比例很小，且这些从医的名医之后初学医形式多为高等学校教学，调研中还对部分名医之后学术成果进行了分析，其中能体现其家学特色者寥寥无几。因此，真正意义的家传中医已极其稀少，具有悠久历史的家传教学模式，由于现实环境的限制，已难以承担名老中医学术传承的重任。

3）国家师带徒临床教学：早在1956年1月全国卫生工作会议上，国家就决定采取中医带徒弟等方式来培养新中医。同年4月，卫生部颁发了《关于开展中医带徒弟工作的指示》，就开展中医带徒弟工作的方式、师资、学习对象、学习要求、学习时间及经费等问题作了指示及规划。1958年2月，卫生部发出《关于继承老年中医学术经验的紧急通知》，要求各地抓紧继承老中医的学术经验。一方面是因为中医是发展了几千年的祖国宝贵的传统医学，另一方面就是要及时抢救老中医的学术经验和技能，培养一批传承中医的可靠接班人。

到20世纪90年代，国家更加重视老中医的学术继承工作。在1990年6月13日，原人事部、原卫生部、国家中医药管理局就联合发布了《关于采取紧急措施做好老中医药专家学术经验继承工作的决定》。同年8月31日，国家中医药管理局办公室、原人事部办公厅、原卫生部办公厅联合印发了《采取紧急措施做好老中医药专家学术经验继承工作的实施细则》，就指导老师和继承人的条件、培养方法、工作程序、管理和经费等均作了明确的规定。国家在充分肯定中医药师承教育的历史贡献的同时，由原卫生部、国家中医药管理局和人事部联合召开拜师大会，正式推行高级师承继续教育。这是以培养名医为目标的继续教育。内容是为全国名老中医配备精选的高级徒弟，教学方式采用师承模式。先后共组织3批学徒，为1607名老中医配备继承人。这些名家带徒，不讲课，直接上临床。在一对一传授之外，还举办讲习班、研修班，请知名专家做学术报告，组织名老中医药专家介绍学术经验，以期让学术继承人不仅能学习指导老师的经验，还能博采各家之长。学术继承人亦是佼佼者，有硕士研究生、博士研究生、具有副高级职称者、主任医师。

1991年7月5日，国家中医药管理局设立了老中医药专家学术经验继承工作办公室，负责继承工作的日常管理。7月25日，国家中医药管理局又印发了《老中医药专家学术经验继承工作管理考核暂行办法》，就继承工作的组织管理、教学管理、考核与奖励、经费管理等作了规定。1996年6～8月人事部、卫生部、国家中医药管理局联合发布了《全国老中医药专家学术经验继承工作管理办法》及《全国老中医药专家学术经验继承工作管理办法实施细则》。至今已经开展了四批全国老中医药专家学术经验继承工作。

中医传统的师带徒临床教学模式已不再是单独的民间中医师培养模式，转而由国家和政府来组织。这说明师带徒临床教学的传统教育模式在新时期里仍是培养中医药人才的一个重要而有效的途径，对发扬中医起到重要的作用。同时为了解决这类人员的考核和执业医师问题，原卫生部制定了《传统医学师承和确有专长人员医师资格考核考试办法》，为中医"师带徒临床教学"传统教育模式提供了更广阔的发展空间。

国家中医药管理局实施名中医带徒工程，受到中医界的广泛赞誉和肯定。中医泰斗邓铁涛说："师带徒最大的成绩就是培养出了一批铁杆中医"。十几年来，继承整理老中医经验工程取得显著成绩，产生了良好的示范效果。高级师承继续教育是培养高级临床人才的卓有成效的法宝，已经成为中医界的共识。

宋咏梅等研究发现，经过几十年的不断努力与发展，名老中医学术传承的形式已多样化，迄今为止，主要有名师承、研究生教育、家传等形式，其中名师承、研究生教育为主体。调查结果显示国家在全国范围内先后认定了4批2000余名有师承资格的名老中医，3000余名中医高徒投在了名老中医的门下。在前三批名老中医中，近30%的名老中医指导博士研究生，近50%的名老中医指导硕士研究生，研究生导师的比例随名老中医的批次递增，第三批导师比例高于第二批，第四批高于第三批。名老中医指导的研究生人数远远多于其带徒的人数。三种形式中家传所培养人才的数量最少，前三批名老中医保留家传形式的不足10%，而且其后代多数有高等学校教学背景。

"名老中医学术思想、经验传承研究"课题是"十五"后期国家科技攻关计划"中医药疗效及安全性基本问题研究"项目中最为重要的课题，佘靖副部长在课题启动会上指出"课题由以名老中医学术思想、临床经验为内容的纵向研究和综合集成的横向研究组成，是全新的研究型继承工作"。此讲话言简意赅，"研究型继承"深刻反映了课题的目的、任务和研究内容，如何正确理解"研究型继承"的含义，如何在课题研究过程中将"研究型继承"落到实处，是课题研究工作的重点之一。薛钧等作为课题办公室的成员，参与了课题研究和日常管理工作，将其认识阐述如下。

首先是继承方面，中医药继承工作主要通过2个方面开展：文献文物整理和延绵不断的师承授受。

以古医籍为代表的文献（包括历代名医医案、医话等）经过多年的整理，已经取得令人瞩目的成就，成为后学者汲取名医经验的重要途径。师承授受的方式延续了几千年，到1990年，原人事部、原卫生部、国家中医药管理局共同颁发了《人事部、卫生部、国家中医药管理局关于采取紧急措施做好老中医药专家学术经验继承工作的决定》，现已先后分三批为1607名老中医药专家配备了继承人进行学术思想和临床经验继承，同时各省市也开展了本省的老中医药专家学术继承工作，使此项工作上升为政府行为。

但不可否认的是，近几十年来，中医药行业虽努力开展继承和发展工作，一些严重问题却逐渐显现：中医服务总量下降，名中医逐渐减少；中医院中医特色淡化，诊疗手段上中医弱化，西医强化；中医药基础理论研究滞后，研究工作偏向应用领域，导致中医研究缺少支撑，缺乏后劲等。究其原因，一方面是因为现代医学的迅猛发展对中医药形成冲击，另一方面是因为中医药的继承发展不力，未能充分延续和发挥自身的优势。二者当中，外因固然明显，但内因的作用更为重要，因此"苦练内功"，是扭转这种局面的主要手段。

近年来中医药在医疗市场上的颓势，正是因为名老中医逐渐减少，新生代高水平的中医临床医生没有及时跟上，在社会上形成了"中医药疗效欠佳"的错误印象，其原因是多方面的，最主要的原因是中医药的人才培养模式有问题。高等学校教学模式培养的大批中医医生，知识结构较全面，中医、西医两手掌握，但中医基础不扎实，西化倾向明显，临床能力较强但中医意识不强，处理一般病症能力较强但用中医药解决疑难病症的能力较差，与相同资历的西医医生相比，医疗没有特色，总体水平略逊一筹。

行业主管部门认识到这个问题，及时出台一系列政策，促使"师承"的教育传承模式重新兴起。实践证明，这是符合中医药特点的人才培养模式，大批中青年骨干成为新的"铁杆中医"，学中医、用中医，获得了较好的效果。但是，现行的"师承"在机制上还有不尽如人意的地方，如"徒弟"出师后在晋升、分配等方面没有得到应有的待遇，一定程度上影响了学习的积极性；现行的"师承"时间固定为三年，且大多为一位"师父"教1～2名"徒弟"的固定形式，不能保证"徒弟"在较短时间内尽得真传，也缺乏古人"读万卷书，行万里路"的历练和交流过程。如何充分发挥"师承"模式的优势，克服运行中的不利因素，更好地继承中医前辈的临床经验和学术思想，培养新时代的中医大家，是提高中医药疗效、发展中医药事业的重要环节。

其次是研究方面，根据研究的目的和思路，中医药领域的科研工作可以大致划分为 2 条路线：一条为"研究中医药"。根据现代科学的还原分析的思路来研究中医，注重动物实验和临床试验的研究方法，对中医行为追求严格的规范化和客观化，研究目的一方面是开发新的诊断和治疗手段，作为主流医学的补充，另一方面更多的是为了求证中医的正确性和科学性。这条路线，可以称为"研究中医药"，中药新药的开发、证的本质研究、经络的本质研究等，是"研究中医药"的代表成果。另一条为"中医药研究"。研究者认为中医学不是纯粹的自然科学，而是自然科学和哲学的统一体，现阶段完全采用自然科学的研究方法并非发展中医的良策；认为千百年的临床实践已经充分验证了中医药的有效性和科学性，验证性的研究不应成为中医药研究工作的主流；认为中医药体系是研究的主体，而不是被研究的对象。研究工作的重点是遵循蕴含丰富中国传统文化和哲学思想的中医理论，通过保存、梳理历代（特别是当代）的中医实践经历和学说理论，分析、挖掘其后蕴藏的经验事实和规律，丰富、发展和创新中医理论，指导诊疗工作，解决临床问题，提高中医药疗效，并在研究中探索中医人才培养的有效模式，把造就新一代中医大家作为研究工作的重要成果指标。在研究过程中，应加强学科交流，积极吸收应用现代科学的先进技术和研究方法，以开拓研究思路，提高研究效率，保证研究质量，但需要注意的是这些技术方法是为研究服务的，是研究的手段，不能因为追求这些手段而偏离中医方向。这条路线，可以称为"中医药研究"。

再次是研究型继承方面，研究型继承是以"师承"模式为基础，以项目（课题）模式运行管理，遵循中医理论，坚持中医方向，把中医传统和现代科学的研究方法相结合，以继承中医药特色和优势，培养新一代中医大家。

具体落实到课题的研究中，注意抓好几个环节："师带徒"与项目（课题）模式相结合，"师承"模式是符合中医药发展规律的传承模式，有利于后辈全面学习掌握前辈大家的临床经验和学术思想，成为名老中医的接班人，延续良好的中医药临床疗效；坚持中医方向，遵循中医理论，坚持课题研究为中医服务，为临床服务，遵循中医理论和中医药自身发展的特点和规律，以代表中医药最高水平的名老中医为研究对象，对名老中医的研究给予有效推断，验证性研究不是课题的主要任务；立足传统，积极应用现代科学技术，以中医传统研究方法（个案整理分析、归纳、总结经验和学术思想）为基础，积极吸收网络信息、人工智能、分析挖掘等现代科学技术开展研究，使课题具备开放、共享、协同、高效等现代科研的特点，使中医药研究从以往的个体封闭式向群体集成式转变，有利于开拓研究思路，提高研究效率，保证研究质量；制定切实可行的研究目标，课题总体目标是全面继承和发扬名老中医的临床经验和学术思想，为振兴中医药事业作贡献。达到这个宏伟目标的过程分为 3 个阶段：①原汁原味地收集和保存名老中医的各项研究资料，采用现代信息技术完整保存，形成利于学习，便于检索、分析、挖掘的综合数据库；②课题组中继承人通过跟师学习、诊疗实践和科学研究，较好地掌握一位或数位名老中医的临床经验和学术思想，并能灵活有效地应用于临床实践，形成个人的诊疗特色，成为新一代的中医名家；③整个课题组形成合力，对综合数据库进行梳理、分析、挖掘，发现其中蕴藏的若干经验事实和规律，丰富、发展和创新当代中医理论，指导临床实践，有效解决当前临床若干疑难问题。

名老中医学术是中华民族特有的高级智能资源，有其鲜明的学科特点和无可替代的学术地位。名老中医学术传承工作是关系中医传统方法能否延续、中医药理论能否发展的大计。近年来，中医学术界及政府管理部门对此非常重视，取得的成绩有目共睹，但是由于政策法规不尽完善、考核力度不足等多种原因，传承质量有待提高也是不争的事实。

国家中医药管理局采取的第二个措施是实施"中医临床优秀人才研修项目"。研修项目始自 2004 年，是目前最高层次的高级师承继续教育项目，对学员的资质要求非常高。

由于政府高级师承继续教育培养的人才凤毛麟角，部分中医院为了解决特色临床人才的急需问题，已经开办师带徒临床教学培养人才。目前，这已经成为一种趋势。从医疗系统入手进行教育改革，效果更易显现。实际上，这更接近于中医的传统，因为中医的医疗与教育从来不分家。截至目前，已有多家中医院开办师带徒临床教学。

2. **高校教学在中医药传承方面的意义**　高等学校教学在继承中医药文化、培养现代中医药人才以及中医药研究等方面都取得了令人瞩目的成就，其优点主要有以下几点。

（1）注重中西医结合：西医学知识比重较大，教学手段先进，尤其是生理、病理、解剖等人体基础知识的教学，是传统中医教学不可能做到的，而这部分内容又是当代医生必须熟悉和掌握的。

（2）教学和科研结合：充分利用现代科技的各种手段对中医的某个问题进行深入研究。

（3）注重外语教学：大部分中医院校的外语教学水平较高，学生的对外交流能力较强，这对目前中医的国际化发展是很有帮助的。

（4）规模化培养人才：全国大中专院校的人才培养量是师带徒临床教学方式所无法相比的。这对于扩大中医影响，促进中医发展也具有良好的作用。

3. **高校教学在中医药传承方面的不足**　学校学历教育被中医学采纳之后，曾经培育出许多中医人才。然而，由于西医学对中医的影响日深，也由于当代科学没能揭示中医学的深厚内涵，中医学校教育的基础与临床脱节日渐严重，很多中医学生毕业之后改了行，留在中医队伍里的毕业生，也大多不会用中医思维看病，中医学术传承面临失传困境。因此，现代高等学校教学也有诸多不足：

（1）高等学校教学的培养目标模糊：我国中医本科教育的培养目标一般都定位在从事中医临床和科学研究工作的中医学高级专门人才上。然而，从实际教学内容和教学时间看，中医经典理论和中医临床的传承都严重不足，有的中医经典著作成了选修课，导致中医基础知识不扎实；有些中医理论课程并非将真正中医的理论、思想传授给学生；有些临床实践教学也并不能够代表中医水平，部分中医科研对实践缺乏指导意义。中医的望、闻、问、切等临床硬工夫训练太少，首先缺乏了感性认识，更不用说在理论上有所提高。学生并不能学到系统的中医知识，而所学到的西医知识也是片段化的。本科5年的学习时间，不可能同时培养出既有中医临床能力又有科研水平的人才。故而出现大学毕业生既不能很快适应临床，又不具备创新意识进行开拓性研究的能力，导致"中医不中""西医不西"，或者两者都不精通，偏离了中医教育的本意和目的。

（2）高等学校教学的培养方式西化：从目前临床实际情况看，中医院西化现象十分普遍，这种临床上的实际需要反馈到学校教育上，必然导致中医院校学生中西医两套理论都要学。中医专业设置了大量的西医课程，中医专业西医化的趋势明显。在我国一些著名的中医药大学所开设的专业课程中，中医与西医的比例为6:4，有的中医药院校所开设的西医课程占据专业课程总数的一半，还有的中医药院校所开设的"临床医学"专业就纯粹是西医课程。除去外语、政治、计算机、体育等课程，真正学习医学专业课的时间连2/3也难以保证，其中还有40%西医课程的学习，因此真正学习中医的时间非常少，基于中医和西医各自独立的理论和临床教学内容，如不进行课程的整合，则很难在短短的5年本科学习阶段里完成，这也是中医院校毕业生中医不精、西医不通、临床动手能力欠缺、科学研究能力低下的主要原因。从形式上看，我国的中医院校，每年培养成千上万学生，但培养的真正的中医不多，名中医更是罕见，主要为按西医方式教育培养的中医，在传统中医上有真正成就者甚寡。

（3）中医学生临床技能与传统中医文化不足：实践出真知，中医学是一门实践要求很高的学科，要求大量的临床实践，而目前的教育重理论轻实践，经过少则3～5年，多则8～10年的高等学校教学，培养出来的中医生，运用中医药诊疗疾病及解决实际问题的能力较差。因为许多中医院校教学中，重外语，轻中文，古汉语训练不严格，导致许多学生基本上看不懂中医古籍著作，许多中医药研究生研究的不是中医药领域，不是在中医理论基础及中医技能水平上加强与提高，而是按照西医培养的要求重仪器重实验。这些起传承作用的研究生，能否将中医药国粹流传下去，大家可想而知。

（4）中医中药教育分家的误区：中医发展和中药发展是相辅相成、一脉同源的。目前的中医教育将本为一体的中医和中药分离，分设为两个专业，从根本上违背了中医药学的特点。现在中医临床人员不了解中药开发，中药研究人员对中医理论知识的掌握不够全面。目前中药的新药研究多采用化学药品的研究方式与手段，用实验定性、定量的标准来衡量新药，这种方法对建立在经验基础上的以整体宏观思维为手段的中医学科价值甚微。离开了中医理论，中药的现代化和发展将变成无本之木，难以符合中医、中药相互依存、共同发展的特点。

(5) 中医研究生教育的误区：近几年中医研究生招生规模空前扩大，很多高校从原来的每年招收几十人到现在的几百人甚至上千人。目前的研究生教育模式是过于注重科研能力的培养，他们在 3 年的学习期间内，为了完成课题和毕业论文，将大部分时间花在实验室里，而真正用于学习中医精髓的时间则很少，尤其忽视了临床实践能力的培养。在这种模式下培养的研究生，其毕业后对中医的深刻内涵不但没有学到，反而徒增对中医学的怀疑。中医的生命力在于临床疗效，而目前研究生的培养目标偏重研究型人才，这种误区导致了既具有扎实中医药理论，又有着丰富临床经验的中医高层次临床医疗人才越来越少。

(6) 忽视中医药终身教育理念：目前的中医高等教育求大求全，追求教育的一次性完成，而忽视了医学教育的统一连续性的特点。由于未能完全适应中医学的教育特点，中医本科教育目前普遍采用的现代医学的基础、临床和实习三段教学模式，一方面导致中医教学的课程设置不科学、课程之间缺少衔接和内容重复多等问题，另一方面，高等中医院校忽视成人教育，对其投入不足，重视不够，使得高校教育资源的优势未能得到充分的发挥。另外，有关行政部门对中医终身教育理念重视不够。虽然国家出台了中医毕业后教育、中医药继续教育等各种政策，但目前存在一定的无序性，约束力不够强。对中医高等学校教学、毕业后教育、继续教育尚无一个统一连贯的标准或目标。

(7) 生源质量下降与毕业生出路令人担忧：由于扩招，报考中医院校的学生整体素质较前明显下降。近几年，中医院校招生工作中，调剂生普遍超过 30%。这批学生入校后对中医学习兴趣不高，严重影响了中医教育质量。据调查统计结果显示，医学类学生就业率排在最末位，专家和校领导普遍认为，随着中医高等学校教学规模的扩张，毕业生供大于求，中医学生就业率低、就业质量不高的现实越来越严峻。

(8) 中医学生对中医的职业忠诚度不够：原因是多方面的，长期以来，国人对中医的重视程度不够，中医医院吸纳的病患数量也远远不能与西医医院比肩。通常来说，中医医生收入低于西医医生，部分中医学生对中医缺乏理论自信和临床实践自信，还有部分学生对学习中医的信念不够坚定、中国传统文化的教育不够等，导致他们对日后的中医职业忠诚度与日递减。中医学生就业后更多地运用西医知识服务于病人，作为中医，却用西医的方法给病人治疗；有的改做西医；有的则放弃医生职业，改行其他职业。其最主要的原因是中医学生对中医价值缺乏认同，中医教育存在较大的问题。中医的传承者是中医人才，中医人才依靠中医教育，而中医教育的结果若是培养出背离中医的人才，那么中医的末路也就为期不远了。

(9) 留学生教育质量亟待提高：国内中医院校招收的外国留学生包括港澳台学生，其素质普遍不如国内学生，大多是降低要求录取，降低要求毕业。这些留学生毕业后代表的是中国中医的水平，众多低素质的境外中医在国际上影响了中医的形象。目前部分国家开始承认中国学历，如果留学生教育继续降格以求，中医的国际化前景不容乐观，届时"废除中医"事件有可能在更大范围内发生。

4. 师带徒临床教学的意义　师带徒临床教学制是中医学最独特、最直接、最有效的继承方法。医学史上有建树的医家大多是通过师带徒临床教学方式接受医学教育的。宋·林亿《伤寒论·序》引《名医录》："南阳人，名机，仲景乃其字也。举孝廉，官至长沙太守。始受术于同郡名医张伯祖，时人言，识用精微过其师……"可知张仲景师从同郡名医张伯祖。再如李东垣师从张洁古，再传罗天益等。实践证明师带徒临床教学是继承和发扬中医学术、培养后继人才的有效途径之一，尤其是某些专科、一技之长的绝招、不同流派的医疗经验及手法等，很难从书本学到，更适于口传心授、手把手地教。虽然有师带徒临床教学家技的局限性，但从内容到形式都具备地道的中医特色，为社会源源不断地输送了一批又一批的高级中医临床人才。

师徒传承的重要性，在今天尤为突出。它是弥补学校教育不足的一剂良药。因此，凡是有志于中医事业的青年中医，都应该利用不同的途径，寻找自己的良师，通过跟师学习，通过与师父的密切交流，言传身教，掌握中医学的精髓，而不至于走了样，成了变味的中医。

俗语说："真传一句话，假传万卷书。"尽管有些夸张，但是师父在临证的时候，往往思绪飞扬，能够"激活"思想深处的火花，即兴发挥出很多难以用言辞表达的创意，是一个人"活思想"最容易外露的时候。师徒传承的鲜活性、实用性，是书本上"明知识"所难以比拟的。能够被准确表达，记载于书本上的"明知识"只是一小部分，人类更多的知识，是那些只可意会而难于言传的"意会知识"。

（1）师带徒临床教学是中医学培养人才的历史选择：历史上中医师带徒临床教学主要是拜师学艺的传承方式，师带徒临床教学是在"师父"指导下，徒弟自学中医基本理论和文献经典并跟师进行随诊学习为主，通过口传心授将中医特色、临床经验传承给徒弟，徒弟在抄方侍诊中，逐渐理解老师的思维方式、治病用药方法，在学习中悟出新意，不断创新。师徒相授，有利于临证用药经验和传统操作技术的传授。因此，师徒传授是继承与发展中医药学一种潜移默化的模式。

中医师徒传承经历了"一对一"拜师学艺，现又上升到"老中医药专家学术经验继承工作"制度的方式，国家先后启动了4批师承工作，并且规定师从老中医可给予相应学位，解决了中医师徒传承无学历、无资质的问题。2006年12月21日原卫生部又发布了《传统医学师承和确有专长人员医师资格考核考试办法》，指出从事中医或者民族医临床工作15年以上，或者具有中医或者民族医副主任医生以上专业技术职务任职资格者可作为师承人员指导老师。

"师承"方式对名老中医经验的传承发挥了巨大的作用，许多濒临失传的名老中医经验得到了有效的抢救与保存。

（2）师带徒临床教学是中医教育的基本形式之一：中医的理论体系，远在秦汉时期已基本形成。它的延续发展靠的是中医教育，而中医教育的基本形式是师授、家传。在漫长的历史长河中，中医教育靠师带徒临床教学，培养了一批又一批、一代又一代不同学派、各具特色的中医药人才，为中华民族的繁衍昌盛作出了重要贡献。

（3）师带徒临床教学是中医药人才培养的重要途径：中医学派林立，内容丰富多彩，名医甚多，靠单一的学校教育，很难培养出各具特色的优秀人才，尤其是小科教育，师带徒临床教学更具有优越性。实践是检验真理的唯一标准。历史已证明，从小定向培养的中医学生往往水平很高。俗话说"名师出高徒""世医之家出名医"是有一定道理的。如李时珍、叶天士等皆医门之子，少承家学，加之个人勤奋而成才。我们现在的老一辈中医，多数也是师带徒临床教学出来的，并非毕业于什么中医学院，1953年后全国虽成立了几所中医学院，但毕业生有限，而针灸、正骨、按摩等人才培养更少。现从事中医药工作的绝大多数技术人员，是经师带徒临床教学途径培养出来的。目前，中医队伍乏人乏术，中医院校每年招生数量不大，根本满足不了社会的需要。为了中医事业的振兴，对师带徒临床教学这一人才培养的途径，应给予足够的重视。

（4）师带徒临床教学是继承工作的重要内容：如何把名老中医的学术经验继承下来？如何把优秀中年中医培养成当代名医？师带徒临床教学制在这方面仍具有重要意义。我们应选择具有一定基础理论和临床经验的中年中医随名医从师学徒，要系统学习、全面掌握名老中医的学术经验和一技之长，然后加以整理提高。这也是我们所说的继承—发扬—提高的一个重要方面。

（5）师带徒临床教学适合我国国情：要想发展中医事业，就必须发展中医教育事业。目前，中医教育仍是短板，所以我们应实行两条腿走路的方针，不能只搞单一学校教育应该结合师带徒临床教学制，可以弥补中医高等和中等教育之不足，可以减少国家经济负担，可以广开学路，为国家培养更多的人才。所以，在改革中应提倡传统的师带徒临床教学制，并且不断加以完善。

5. 师带徒临床教学的不足 宋咏梅等在调研中发现，目前师带徒临床教学的传承质量还不尽如人意。通过对名老中医与其主要高徒代表性学术成果进行对比分析，发现在部分师徒之间学术思想的延续性较差，除国家要求的名老中医经验总结外，高徒的学术成果中既无体现其师学术思想的论著，也难以找到与其师学术思想紧密相连的成果。除国家认可了的师徒关系，我们难以找到其间存在的一脉相承的联系。造成这种结果的原因主要有：

（1）师带徒临床教学方式单一：目前师带徒临床教学多以临床随诊、抄方、总结病案的方式进行，由于名老中医坐诊时间相对较少，高徒跟师获取病例的机会有限，因而病例的采集带有一定的随意性，能够代表名老中医学术思想的典型病例存在遗漏的可能。

（2）继承者的选择存在问题：在调研中发现部分地区继承者的选择仍存在人情功利色彩，高徒的选拔由医院指定，名老中医如果对所定之人不满意，也碍于情面而不便拒绝。现代拉郎配的师徒关系，没有了过去师徒如父子的亲密情感基础，在一定程度上对学术交流沟通产生了不良的影响。此外，部分继承者怀有功利之心，并没有真正潜心于学术的传承，这些因素均导致传承质量不尽如人意。

（3）名师带徒时间偏少：师带徒临床教学的主要优势在于随师出诊中通过老师的口传心授，将中医特色、临床经验传承给徒弟，徒弟在抄方侍诊中，逐渐理解老师的思维方式、治病用药方法，在学习中发现新问题，找到新思路，实现继承基础上的创新。要想实现这一目标，师徒之间应有长期的接触，充分的交流，高度的默契。但是，由于部分导师健康状况欠佳、行政工作繁忙等原因，临诊时间没有保障，无法对高徒给予足够的指导。

（4）师带徒临床教学中医医生没有亲自跟师：调研发现部分师承高徒已具有高级职称，是所在学科的技术骨干或科室负责人，为硕士研究生导师甚至博士研究生导师，由于高徒本身的事务较多，无法亲自跟师，常由其所带研究生代替跟师采集分析总结病历，这也给传承质量带来了负面影响。

（5）中医师带徒临床教学人才培养模式出现异化倾向：部分单位的"师承"已经出现异化的倾向，如"师承"的最终落脚点是总结师父的经验，以一篇或者几篇论文了事，甚至将老中医的学术经验作为博士课题，这与"师承"的真正宗旨相悖。老中医的经验不是徒弟总结出来的，也不需要徒弟总结。老中医的经验是在长期的临床实践中自己总结出来的。

（6）个别老中医认为"师承"应该摒弃西医教学：据中华医学会医疗事故技术鉴定专家的介绍，近年来由中医引发的医疗事故同样触目惊心，但出事故的往往是没有经过西医训练的学徒。纯中医显然在防止医疗事故方面缺陷明显，培养不懂西医的纯中医不能适应社会的要求。

（7）师带徒临床教学中医师病房管理工作能力需要提高：李勇等调查研究发现，在病历书写、辅助检查、业务管理等与病房管理有关的指标上，师承中医医生与普通高等院校培养的中医医生相比有明显的差距，这与他们在培养过程中缺乏相关的训练有关。

（8）师带徒临床教学中医师新知识新技术学习的不足：随着医学科学的发展，新知识新技术层出不穷，只有不断学习才能适应社会发展的需要。从调查情况看，师带徒临床教学中医师在学习新知识新技术这项指标上的得分不高，说明其学习意识和学习能力都有待提高。

6. 两种中医教学模式比较　师带徒临床教学的传统教育模式和高等学校的现代教育模式相比，各有长短：

（1）师带徒临床教学的传统教育模式：师徒选择具有双向性、互动性，以自由、自愿的方式进行，师徒双方都有相应的选择标准；师徒之间经常接触，师者能随时了解徒弟的学习、生活和医术水平，徒弟也能及时请教师父以得到其教诲和指点，并且及时进行临床实践。但是这样也容易形成一家之言，局限于师者的思维能力，徒弟不易突破其学术经验，而且这种教育模式所培养出来的人才数量也很有限。

（2）学院的现代教育模式：可整合一切有利的人力、物力和财力资源，进行大规模的人才培养，但是教师不能很好地做到因材施教，临床实践也很难做到个体化的实践模式；中医教师、西医教师分开教学，但真正能做到中西医结合的教师偏少。

（三）展望

2016 年国务院发布《中医药发展战略规划纲要》，明确提出要"强化中医药师承教育"，建立中医师带徒临床教学培养体系，将师带徒临床教学全面融入高等学校教学、毕业后教育和继续教育、鼓励医疗机构发展师带徒临床教学，使之常态化、制度化。

未来的中医教育，仍然是个需要不断探索的问题，仍然离不开师带徒临床教学与高等学校教学，所以需要进一步将这两种教育方式有机地结合，更好地完善中医药教育体系。

1. 师带徒临床教学与高等学校教学并存　师带徒临床教学的整个过程完全是从实践中学习，边学边用，以用促学。对于中医这门以经验为主的学科来讲，这是非常重要的环节。当今的高等学校教学由于条件所限，课堂教学中不能给予学生一对一的指点。在生产实习的过程中，由于必须给西医科室的轮转留出一定时间，导致中医中药学生实习时间不足。在与带教老师的短暂接触中，学生很难得到老师的密切关注。最终使得中医的实习实践成为蜻蜓点水，不能真正达到目的。

中医在漫长的发展过程中，主要是采用依靠师带徒临床教学模式进行传承。师带徒临床教学强调教学的实践性，重视临床技能的培养，能让徒弟在理论和实践中，不断领悟中医学的深刻意蕴，注重因材施教，符合中医药学的发展规律。但徒弟接触的知识比较局限，且知识的更新速度慢。而高等学校教学具有较为系统的教育条件，学生可以接触更多的学术派别、学术观点，学术视野会更开阔，更有利于学生全面学习，从而大批量培养中西医理论知识较为广泛的中医人才。但是，仍存在中医理论不够扎实、中医实践能力不足的缺点。中医教育必须要充分吸纳师带徒临床教学和高等学校教学的长处，坚持二者并存的培养模式，使其优势互补，从而提高中医教育的效能，适应中医药事业发展的需要。

目前，中医药教育仍以高等学校教学为主，将中医师带徒临床教学传统教育模式作为一种补充形式，进行高等学校教学结合师带徒临床教学的模式大概有：①在院校本科教育中，切实注重对学生临床能力的培养，可实施临床导师制的教学方式，让学生在临床各科跟导师临诊，使学生能尽早地接受传统中医教育，训练其临床辨证的思维方法和技能，在实践中领悟中医的学术体系。但本科学生因学业较重，不仅要学习中医，还要学习西医、外语等课程，而且毕业后的就业压力大，严重影响到学生对中医的兴趣和学习。②在临床研究生的培养中，要强化师带徒临床教学的内容和时间，重视学习老一代中医药专家的学术经验和技术专长，以利于培养和造就高层次的中医临床人才。但师带徒临床教学模式有其特殊的一面，需要制定适合师带徒临床教学模式的研究生培养方案和计划。③对于临床医生的继续教育，可采取多种形式的跟师学习方式，如普及性的师带徒临床教学和高层次的师带徒临床教学，或者根据不同的任职阶段进行阶段性的跟师，也可以和研究生学位教育结合起来。④中医教师作为高等教育的一个重要因素，也需要结合师带徒临床教学模式来培养骨干的中医教师或学科带头人，可鼓励年轻教师向老中医拜师学习，或参加全国老中医师承班，以此来提高教师队伍的中医素质。这样既有利于继承老一辈中医名家的个人经验，又有利于从业个体在潜移默化中顿悟中医学丰富的理论内涵，把握中医学的思维方式和独特的临床经验，增强人才队伍对中医的信心。

搞好中医继承教育，是发展中医的必由之路，而中医教育的目标定位，应根据当前社会对医疗人才的实际需要和中医学科的特点，制定相应的培养方案和培养途径，而采取师带徒临床教学与高等学校教学相结合的形式是中医继承和中医临床教学相对直接、有效的模式。

因此，在当前国家将中医药上升为国家战略的情况下，师带徒临床教学与高等学校教学融合，甚至将基层中医药人才培养、中医继续教育，有机整合构建，将在全社会范围内形成并完善中医药教育的体系，中医药教育将获得长足进展。

2. 师带徒临床教学形式应该得到充分重视和尊重　目前师徒传授可分为名老中医经验传承和民间家传师承，并均引入了"导师制度"。在名老中医经验传承方面，人事部、卫生部和国家中医药管理局出台了《全国老中医药专家学术经验继承工作管理暂行规定》，国家中医药管理局对一些大学、科研和医疗机构的专家分批确认为全国老中医药专家学术经验传承人，通过筛选一批综合素质高的学生作为继承人，师从这些名老中医经过 3 年左右的学习并进行出徒考核，合格者将获得高一级的硕士、博士学位，并可优先评聘高一级专业技术职务。民间家传师承方面，中华人民共和国卫生部令第 52 号《传统医学师承和确有专长人员医师资格考核考试办法》的出台，使一大批从事中医或者民族医临床工作者可作为师承人员的指导老师。然部分民间家传承人，他们掌握的多是某一医疗特技。民间师带徒临床教学实是继续教育的一种，传承技术不宜作为学历教育。

中医院校的批量人才培养模式和师带徒临床教学的单一人才培养模式各有优点，如能兼纳互补，形成中医特有的教学模式，应该有望培养出中医药的杰出人才。首先，基础教育阶段，在课程设置上，应该吸收以往名老中医学习经验，加大中国传统文化课程的比重，在国学、古文以及诗词歌赋等中国文化上重点熏陶和培养，使中医从业者成为医术和文化的双重载体，获得社会和民众的更多尊重；其次，在学习方法上，应该重视基本功的训练。加强基础入门课程如《药性赋》《汤头歌诀》《脉诀》和四大经典的背诵要求，中药的课程学习应加入认药、抓药、制药等的实习，针灸学习应该重在经穴的背诵和划经点穴的反复演练；第三，后期教育或继续教育阶段应该采用师带徒临床教学的形式，着重培养高级人才。在基础教育阶段选择基本功扎实、勤奋好学的学生，配以临床经验丰富，又有教学经验和热情的成熟中医以师带徒临床教学形式指导、拔高。

中医教育必须牢牢地建立在医疗实践基础上，没有的学生医疗实践为基础的理论和知识教学，就是无源之水、无本之木。中医高等学校教学需要培养中西医结合，学生既掌握传统医学也掌握新的医学知识，走向岗位之后两方面为大众服务，满足临床实践一线的需要；同时也需要培养像老中医那样掌握中医药文化的底蕴，能够治疗一些疑难杂症的医生，这就需要师带徒临床教学培养，因为中医的许多宝贵经验，对某些疾病的诊治诀窍，往往需要言传身教、悉心体验，通过长期的临床实践才能体会。

将师带徒临床教学纳入到中医高等教育当中去，成为中医教育的一个重要组成部分。中医教育在本科时可分为两个阶段，前期的基础课教育实行课堂教育，培养厚基础、宽知识的良好知识素质；后期的临床课实行导师制，实行个性化教育，培养中医的专才。这样就能把中医专才教育和普遍的人才教育结合起来，能够使集中时间学习中医理论与分散跟师学习经验相结合，既克服了传统师带徒临床教学缺乏中医系统理论的缺陷，又避免了常规学校教育远离临床实际的倾向。

"师带徒临床教学"是培养中医传承人才的一种精英式教育模式，代表中医教育改革的一种方向，由于各高校在校生人数的不断攀高，大规模实施这种模式在软硬件资源上不现实，各院校可以群策群力，协同研究，不断革新方法，使这项工作进一步完善，为中医药事业的发展和继承输送优质人才。一方面，中医教育应该实行长学制、精英教育，且在中医教育中，各学科不能分得太细，应发展全科教育。另一方面，建立中医药师带徒临床教学制度，实行宽进严出，制定可操作性强的一系列师带徒临床教学政策，包括师徒人员资格、形式、内容、考核、职称、待遇、监管等。

全国著名的老中医邓铁涛发出了"要培养一批铁杆中医"的呼声，无论是师带徒临床教学或高等学校教学，我们最大目的都是为了培养铁杆中医。目前，师带徒临床教学是属于高层次的、提高型的继续教育，而高等学校教学属于一般入门式的教育。可以说高等学校教学更强调理论，培养基本功，培养通才，而师带徒临床教学更强调实践性。因此，要培养一批铁杆中医，必须坚持高等学校教学中导入师带徒临床教学模式，做到并驾齐驱，形成优势互补。

3. 解决师带徒临床教学模式与高等学校教学模式相结合存在的一些问题

（1）读经典，做临床，跟名师：要求学生研读以中医四大经典为首的经典著作，建立起中医思维方式；在二年级或二年级以上即开始在医院上临床课，长期大量地直接接触病人，运用中医的理、法、方、药进行辨证施治，全方位地在临床实践中接受培养；名老中医的学术思想、临床绝技代表着当前中医理论和临床的最高水平，与浩如烟海的中医古籍文献相比，更鲜活生动，更具有现实的指导性，因此，跟名师是学中医最直接、最有效的方式。

（2）为中医教育加强传统文化的普及教育：中医的文化根植于传统文化，学生不单要学习四大经典，还要有较深的传统文化功底，只有解决了文化继承的问题，才能更好地传承中医，才谈得上中医发展和创新。中国传统文化是中医传承和复兴的土壤，无论是理论基础，还是思维方式，都与中国传统文化有着天然的一致性，如气、阴阳、五行等学说，都是从中国传统文化中套用而来，整个传统中医理论体系都是以中国传统文化的若干范畴为理论基础的，可以说没有中国传统文化，也就没有现有形态的中医理论。要从根本上解决中医的继承、发展和复兴问题，关键是要彻底剖析中医本质、立足传统中医特色、强化中医文化地位、恢复中医整体思维模式。

当今的基础教育重视素质教育和现代科学知识的全面发展，本科阶段的学生在系统学习中医前，接受的是小学、中学的统一教材，内容上以现代的科学知识为主，传统文化方面略显不足。升入大学后，由于大学的教材也没有重视这方面的内容，仅有医古文这一门课与文学和传统文化有关，所以大部分学生都不具备足够的文学修养和传统文化知识。这方面的欠缺，短期虽然看不出影响，但是，在学生将来深入研究中医时，会制约他们对中医精髓的感受和领悟。而且，在将来他们从医时，由于没有对传统文化的深度理解和热爱，会受到西医学的思维方法和治疗方式的影响，转而倒向西医，摒弃中医，甚至因为对中医的一知半解而批评中医，要求废除中医。所以中医学的教育，首先应该重视传统文化的教育，在教材中，加大传统文化和文学教育的分量，提高学生的文化修养水平。当今，国内基础教育的主流是西方教育的内容和方式，西医学顺理成章地不需要再进行文化教育；而中医，是在中国传统文化的土壤中孕育的，如果中医院校教授中医的同时，不能提供这块土壤、这种环境，中医教育就成了无本之木，无源之水。结果非但不能培养出好中医，反而倒是有许多中医学生改行做西医，且大多数也只能在西医的非主流科室从事辅助工作。这不能不说是中医教育的悲哀。

　　（3）解决其他相关问题：如何更好地开展医德教育，中医和西医如何侧重，如何更有效地选拔合适人才，如何进行考核等问题。处理好这些问题的同时，积极寻求师带徒临床教学模式与高等学校教学模式的最佳结合点，将两种模式更好地融合在一起，促进高等中医药教育的发展，我们任重而道远。

〔凌　智〕

参考文献

[1] Lonneke L, van Dalen J, Rethans JJ. Performance-refated stress symptoms insimulated patients [J]. Medical Education, 2004, 7 (38): 1089 - 1094.

[2] 黄献平，曾逸笛，凌智，等. 中医诊断实训教学中引入真实病人担任标准化病人的尝试与探索 [J]. 湖南中医药大学学报，2017, 37 (3): 345 - 348.

[3] 杨世亚，杨文菊，吴晓英. 标准化病人在医学教育中的应用现状及前景展望 [J]. 当代医药论丛，2016, 14 (20): 148 - 150.

[4] 刘艳瑞，王彩霞，郭斌. 十年文献回顾研究 SP 在医患沟通教学中的应用 [J]. 大庆社会科学，2016, 149 (1): 152 - 154.

[5] 李庆钰，谭天海，吴宗德，等. SP＋MOOC 教学法在诊断学教学中的实践 [J]. 现代医药卫生，2015, 31 (19): 3019 - 3021.

[6] 陶领伟，林平，李玲. 标准化病人的招募、培训与质量评价 [J]. 中华现代护理杂志，2014, 20 (11): 1360 - 1362.

[7] 薛霁，杨光，丁宏，等. 西医院校中医学教学引入标准化病人探析 [J]. 光明中医，2016, 31 (22): 3361 - 3362.

[8] 严雪敏，缪建春，黄晓明，等. 标准化病人规范化培训（一）——点评训练的需时研究 [J]. 基础医学与临床，2016, 36 (10): 1460 - 1463.

[9] 陈适，朱慧娟，陈未，等. 标准化病人规范化培训流程 [J]. 协和医学杂志，2014, 2 (5): 225 - 227.

[10] 戴玲丽，张军芳，奚桃芳. 完善标准化病人培训体系的探索 [J]. 中国医学教育技术，2016, 30 (2): 150 - 152.

[11] 缪捷，侯继丹，浦菊芬. 浅议不同来源标准化病人的优缺点 [J]. 临床心身疾病杂志，2015, 21 (10): 331 - 332.

[12] 袁肇凯，黄献平，简维雄. 关于中医诊断学"标准化病人教学"的若干思考 [J]. 湖南中医药大学学报，2013, 33 (7): 100 - 103.

[13] 董正平，丁晓洁，王斌胜，等. 中医诊断学实践教学引入真实病人的尝试和体会 [J]. 中国中医药现代远程教育，2015, 13 (10): 95 - 96.

[14] 刘昀，刘原，马肖容，等. 标准化病人在诊断学教学中的应用及探讨 [J]. 基础医学教育，2015, 17 (10): 894 - 897.

[15] 吴丽萍，张建军. 标准化病人在医学院学生临床技能训练中的应用 [J]. 西北医学教育，2005, 13 (4): 441 - 442.

[16] Lonneke B, Jan VD, Jan JR. Performance-related stress symptom in simulated patients [J]. Medical Education, 2004, (38): 1089 - 1094.

[17] Chesser AM，Laing MR，Miedzbrodzka ZH，et al. Factor analysis can be a useful standard setting tool in a big stakes OSCE assessment [J]. Medical Education，2004，38：825-831.

[18] Whelan GP，Boulet JR，Mckinley DW，et al. Scoring standardized patient examinations：lessons learned from the development and administration of the ECFMG clinical skills assessment（CSA）[J]，Med Teach，2005，27（3）：200-206.

[19] 路振富，郝素彬. 日本标准化病人的应用情况及其启示 [J]. 中国高等医学教育，1999，（5）：32-33.

[20] 景记泉，孙宝志. 使用标准化病人评价医学院学生临床能力有效性和可靠性的研究 [J]. 医学教育，2004，（4）：58-62.

[21] 韦思明. 标准化病人在医学教育中的应用 [J]. 教育教学论坛，2014，（25）：158-159.

[22] 杨耀防，涂明华，占永平. 标准化病人技术与临床技能多站式考试应用 [J]. 医学教育探索，2003，2（1）：23-25.

[23] 唐红梅，邹杨，黄钢. 标准化病人在临床教学中应用与启示 [J]. 解放军医院管理杂志，2007，14（8）：610-611.

[24] 潘欣. 标准化病人在国内外护理教学中应用研究进展 [J]. 全科护理，2011，9（4）：1010-1012.

[25] 钟玉杰，王敏，李琴. 从10年文献回顾分析我国标准化病人教学的发展 [J]. 中国护理杂志，2009，44（3）：259-261.

[26] 陆玉莹. 学生标准化病人在健康评估实践考核中的应用 [J]. 卫生职业教育，2012，30（20）：90-91.

[27] Hall M J，Adamo G，McCur ry L，et al. U se of standar dized patients to enhance a psychiatry clerkship [J]，Acad Med，2004，79（1）：28-31.

[28] Br own A，Ander son D，Szer lip H M. U sing standar dized pa tients to teach disease management skills to preclini-cal students：a pilot project [J]. Teach Learn Med，2003，15（2）：84-87.

[29] 宋厚盼，黄惠勇，谷捷，等.《中医诊断学》教学研究新思路探索 [J]. 中医药导报，2015，21（19）：108-110.

[30] 李琳，胡志希，简维雄，等. 中医药在线网络课程建设策略浅探——以湖南中医药大学中医诊断学精品资源共享课为例 [J]. 湖南中医药大学学报，2015，35（6）：69-70.

[31] 李福凤，燕海霞，郝一鸣，等.《中医诊断学》数字课程平台的建设与体会 [J]. 上海中医药大学学报，2013，27（3）：13-15.

[32] 任健，陈宇.“导读-讨论-总结-拓展”教学模式在中医诊断学教学中的应用与思考 [J]. 中医教育，2011，30（4）：71-79.

[33] 刘旺华，李花，周小青. 《中医诊断学》多媒体教学课件制作应用体会 [J]. 河北中医，2009，31（12）：1915-1916.

[34] 田松. 浅析中医诊断学教学模式 [J]. 中医教育，2004，（2）：59-60.

[35] 凌耀军. 利用微课开展中医诊断学自主学习模式的实践与思考 [J]. 中国中医药现代远程教育，2018，16（6）：30-32.

[36] 宋厚盼，黄惠勇，凌智，等. 微课在中医诊断学教学中的运用和评价 [J]. 湖南中医药大学学报，2016，36（7）：95-97.

[37] 李琳，胡志希，简维雄，等. 高等教育信息化背景下中医诊断学微课的建设 [J]. 中医药导报，2016，22（11）：117-118.

[38] 文红艳，刘平安，张国民，等. MOOC与中医高等教育教学改革 [J]. 教育教学论坛，2016，（17）：63-64.

[39] 谢斌，聂建华. 实用型中医人才培养中慕课教学方法的探讨 [J]. 中国当代医药，2015，22（36）：146-148.

[40] 钱敏娟. 中医慕课传播的优势与挑战 [J]. 中国中医药现代远程教育，2014，12（19）：142-143.

[41] 谢文英，张良芝，王俊月，等. 中医诊断学慕课建设初探 [J]. 中国中医药现代远程教育，2017，15（3）：15-16.

[42] 梁文娜，甘慧娟，闵莉，等. 慕课时代的《中医诊断学》课程知识体系构建 [J]. 中国医学创新，2017，14（26）：133-137.

[43] 钟森杰，李杰，胡志希，等. 慕课在中医诊断学教学中的效果评价和优势 [J]. 湖南中医药大学学报，2018，38（4）：486-488.

[44] 刘晓伟，许文学，段新芬，等. 中医诊断学PBL教学法实施的探索与思考 [J]. 河南中医学院学报，2008，（1）：

74-75.

[45] 刘燕平，黄岑汉，唐亚平，等. 中医诊断学 PBL 教学改革的设计及实践 [J]. 中医教育，2008，(2)：46-48.

[46] 刘燕平，黄岑汉，唐亚平，等. PBL 教学模式在《中医诊断学》中的应用探索 [J]. 时珍国医国药，2008，(7)：1663-1664.

[47] 王军瑞，李杰，黄宁斌，等. PBL 教学模式在中医诊断学中的研究与实践 [J]. 中医教育，2009，28 (2)：44-46.

[48] 孙贵香，袁肇凯，张冀东，等. "PBL+LBL" 模式在中医诊断学教学中的实践 [J]. 湖南中医药大学学报，2013，33 (1)：138-140.

[49] 王建国，李鑫，黄献平，等. "PBL+CTM" 模式在中医诊断学教学中的应用 [J]. 湖南中医杂志，2014，30 (4)：122-124.

[50] 李鑫，胡志希，凌智，等. 基于微信平台的中医诊断学翻转课堂设计与思考 [J]. 湖南中医药大学学报，2018，38 (3)：361-363.

[51] 周雪梅，董昌武，王建青，等. 中医诊断学舌诊内容多种教学方法与实践的探讨 [J]. 成都中医药大学学报（教育科学版），2015，17 (3)：5-7.

[52] 韩进. 中医诊断教学中 "慕课" 与 "翻转课堂" 相结合的教学模式探索 [J]. 科技资讯，2016，14 (27)：96-97.

[53] 王佳佳，刘文兰，王文娟，等. Seminar 教学法在中医诊断学教学中的探索与实践 [J]. 继续医学教育，2016，30 (12)：50-51.

[54] 林雪娟. 情境教学法在《中医诊断学》教学中的运用 [J]. 浙江中医杂志，2009，44 (1)：70-71.

[55] 周妍妍. 参与式教学法在中医诊断学教学中的应用 [J]. 广西中医学院学报，2011，14 (1)：95-97.

[56] 赵歆. 树状结构在中医诊断学教学中的应用 [J]. 中国中医药现代远程教育，2010，8 (19)：42-44.

[57] 李琳荣. 导学式教学法在中医诊断学教学中的应用研究 [J]. 中医教育，2006，(4)：11-12.

[58] 李洪娟，罗云祥，唐菊人. 互动式与传统式教学在中医诊断学教学中的比较 [J]. 中医教育，2005，(1)：45-47.

[59] 巴哈尔·哈德尔，王存芬，韩玉芬. "自主学习式" 教学法在中医诊断学教学中的应用体会 [J]. 新疆中医药，2010，28 (6)：51-52.

[60] 杨敏. 案例导学式教学法在《中医诊断学》教学中的应用研究 [J]. 光明中医，2009，24 (12)：2389-2390.

[61] 王常松.《中医诊断学》教学模式探讨 [J]. 国医论坛，2007，(4)：47-49.

[62] 李宏燕，黄庆月. 中医诊断学案例教学模式探索 [J]. 世界最新医学信息文摘，2017，17 (98)：283.

[63] 马艳君，黄娜，孙雪莲.《中医诊断学》诊法实训课信息化教学模式实施初探 [J]. 大众科技，2017，19 (220)：81-82.

[64] 胡志希，谢梦洲，袁肇凯，等. 数字化中医诊断学实验教学模式的构建与实践 [J]. 湖南中医药大学学报，2013，33 (1)：134-137.

[65] 袁肇凯. 中医诊断实验方法学（第2版）[M]. 北京：科学出版社，2007.

[66] 郑哲洲，林雪娟. 电子鼻在医学诊断中的应用研究 [J]. 世界科学技术（中医药现代化），2012，14 (6)：2115-2119.

[67] 秦吉华. 谈谈我院开设《舌诊》实验教学的体会 [J]. 中医教育，1994，(1)：24.

[68] 巴哈尔·哈德尔. 浅谈脉诊实验在中医诊断学教学中的应用与体会 [J]. 新疆中医药，2008，26 (6)：57-58.

[69] 王晶，牛欣. BD-SZ 便携式四诊合参辅助诊疗仪的研究与应用前景 [J]. 世界中医药，2011，6 (1)：65-66.

[70] 胡志希，谢梦洲，袁肇凯，等. 数字化中医诊断学实验教学模式的构建与实践 [J]. 湖南中医药大学学报，2013，33 (1)：134-137.

[71] 高秀娟，吴范武，齐峰，等. 提高中医诊断技能培养中医诊断思维 [J]. 河北联合大学学报（医学版），2013，15 (1)：128-129.

[72] 王郁金，苏衍进.《中医诊断学》脉诊实验教学的应用与体会 [J]. 内蒙古中医药，2009，28 (16)：90-91.

[73] 邹小娟，戴红，郝建新，等. 中医诊断学实践教学改革的设计与实施 [J]. 中医教育，2008，147 (2)：39-41.

[74] 李斌芳，张伟荣，何新慧，等. 中医虚实辨证客观化研究之一——ZF-Ⅰb 型腹诊仪的研制 [J]. 上海生物医学工程，2007，28 (1)：60-61，49.

[75] 张红月，刘文兰，穆阳，等. 以动物建模进行脏腑辨证实验教学的探索 [J]. 中国实验方剂学杂志，2010，16 (15)：242-243.

[76] 董晓英，牛欣，杨学智，等. 基于小型猪特点建立脉诊教学模型 [J]. 中医杂志，2008，49 (11)：1016 - 1018.

[77] 巴哈尔·哈德尔，张凯，辛小红.《中医诊断学》实验教学教师的素质训练 [J]. 新疆中医药，2012，30 (3)：79 - 81.

[78] 胡志希，袁肇凯，顾星，等. 计算机在中医诊断实验教学中的应用 [J]. 中国中医药信息杂志，2005，12 (1)：105 - 106.

[79] 刘旺华，李花，胡志希，等. 基于信息技术中医诊断学实践教学的研究 [J]. 中国中医药现代远程教育，2015，13 (22)：97 - 99.

[80] 周安方. 湖北中医学院教育教学改革与实践 [M]. 北京：中国医药科技出版社，2007.

[81] 中国科学技术协会. 中国中医药学科史 [M]. 北京：中国科学技术出版社，2014.

[82] 史话跃，徐征，吴承玉. 案例式教学法结合远程临床实训系统在中医诊断学教学中的探索应用 [J]. 继续医学教育，2017，31 (1)：49 - 51.

[83] 董明会，黄建民，刘衡. 案例教学法在中医诊断学教学中的应用 [J]. 中国民族民间医药，2017，26 (16)：131 - 132.

[84] 张丽霞，吴水盛. 案例教学法在中医诊断学教学中的应用与效果分析 [J]. 中医药临床杂志，2006，(3)：314 - 315.

[85] 苏朋朋，熊丽辉，来庆娟. 基于案例教学法的中医诊断学案例决策与分析 [J]. 中国中医药现代远程教育，2016，14 (4)：25 - 26.

[86] 黄杰. 浅谈中医师带徒的传统教育模式 [J]. 江西中医药大学学报，2009，21 (5)：71 - 73.

[87] 罗雯文，范志勇，邓倩. 谈"名师带徒"现象和中医教育现状 [J]. 河北中医，2008，30 (11)：1229 - 1230.

[88] 洪雁. 关于中医教育的定位与思考 [J]. 上海中医药大学学报，2006，20 (3)：71 - 72.

[89] 陈冰.《中医药法》颁行背景下的中医药教育若干问题浅析 [J]. 医学与法学，2017，9 (5)：53 - 56.

[90] 丁福新. 对中医带徒的探讨 [J]. 中国医院管理，1983，(9)：38 - 39.

[91] 邓碧珠，熊翔. 搞好中医继承教育是发展中医的必由之路 [J]. 中医药临床杂志，2011，23 (2)：166.

[92] 崔月梨. 师带徒应纳入中医教育体系 [J]. 中国社区医师，2010，(37)：25 - 25.

[93] 林琦，陆金国. 中医高等教育存在的问题和对策 [J]. 光明中医，2010，25 (8)：1525 - 1526.

[94] 周登峰，关玲. 中医教育的思考——中医学的师承教育与院校教育的优势互补 [J]. 中国中医药现代远程教育，2009，7 (10)：93 - 94.

[95] 杨金生，王莹莹，程莘农. 对中医学现代传承发展的思考 [J]. 中国中医基础医学杂志，2009，(4)：263 - 265.

[96] 曹丽娟. 近年中医院自办师承教育概况 [J]. 亚太传统医药，2006，(12)：72 - 75.

[97] 宋咏梅，刘更生，王振国. 当代名老中医学术传承现状分析 [J]. 江苏中医药，2010，42 (10)：70 - 71.

[98] 薛钧，马静. 初论"研究型继承"[J]. 中国中医药现代远程教育，2006，4 (12)：47 - 49.

[99] 曹东义. 中医"师带徒"，如今仍重要 [J]. 中国社区医师，2010，(35)：26 - 26.

[100] 李勇. 师带徒中医师临床能力和岗位适应性调查分析 [J]. 成都中医药大学学报，2010，33 (3)：92 - 93.

[101] 何永明. 传统中医的发展策略 [J]. 医学与哲学，2007，28 (7)：18.

[102] 徐里. 中医传承教育中"师带徒"模式的体会 [J]. 中医药管理杂志，2015，(4)：26 - 27.

[103] 罗根海. 中医教育的传承方式探讨 [J]. 中医教育，2003，22 (5)：68 - 69.

第二节　近现代中医诊断学专著

中医诊断学是根据中医学的理论体系，研究诊察病情、判断病种、辨别证候的基础理论、基本方法和基本技能的一门学科。其历史发展经历了从零散的经验积累到系统总结的过程，最终形成了独具特色的，符合中医学术体系规范的技术与理论。具体来说，在漫长文化中，中医学在诊断内容上，由零散到条理清晰，形成体系；在诊查方法上，由繁到简，出现整体观念指导下的局部诊查代替遍身诊查的技术特点；在诊断意义的说明上，却由简到繁，思维方式逐渐从务实转向务虚，最终形成了用多种辨证方法来对搜集到的资料进行分析的体系。这一过程充分表现出了中医诊断学在初期对大量零散经验进行总结形成理论框架，之后回到临床解决大量的临证问题，理论也随之不断丰富、完善，形成体系的过程，是

"实践—经验总结—再实践"的唯物的认识真理的过程。

中医诊断学的主要内涵应包括：①研究中医诊察疾病、判断病种、辨别证候的基本知识与方法；②研究中医揭示病证机制及其相关规律的基本理论与方法；③研究中医临床辨证论治的基本方法与技能。外延上是衔接中医基础理论与内、外、妇、儿、五官等各临床学科的桥梁，也是中医临床立法、处方、用药的基础。中医诊断学学科所包含的知识是中医基础理论体系完整知识链中不可或缺的环节，因而成为近些年来中医现代化研究的热点之一。

现当代对中医诊断学的研究方法主要分为：①以传统方法为主的研究，包括文献学方法、训诂学方法、考古学方法、史学方法、临床观察法、案例分析法等。如：中医诊断学专著、专论的文献整理、中医诊断学的医史学研究、名老中医特色诊断经验的整理、散在民间特色诊断技术的搜集、古今医案的整理和汇编等。②结合现代科学方法的研究，在传统研究的基础上，运用现代科学与技术包括现代医学、数学、生物学、物理学、化学、工程学以及各种边缘学科和现代技术，进行多学科的研究。如：诊法的客观化、规范化的研究；诊法仪器的研制；辨病、辨证规范的研究；证的实质研究。

近年来，国家愈加重视中医药的发展和创新，各中医机构通过从外界吸取营养，借鉴和运用声学、光学、电学、磁学等知识和生物医学工程、计算机技术等其他研究方法来不断发展自己，在保证四诊资料客观性的同时，不断地深化中医诊断学的科学内涵。各名医名家也都在积极探讨、延展中医诊断学，并著书立说，各抒己见，以便流传交流。其中尤以邓铁涛、郭振球、朱文锋、瞿岳云、袁肇凯、周小青、李灿东等的著作颇具影响。总的来说，制约中医诊断学学术发展的瓶颈有四诊规范化采集、术语规范化、四诊客观化研究病证结合的研究和辨证方法体系。其中，主要是诊断和辨证的规范化、客观化问题，但过于强调其规范化则忽略了中医的思维模式。中医诊断学并非是一个封闭的系统，从来都是开放的，能够在内部与外部的交流中丰富自己。所以在继承发展的过程中，在与现代医学交流的过程中，必须坚持扬长避短、取长补短的原则，发扬特色，推陈出新。随着科技发展和多学科交融，应当借助多专业沟通合作，使中医诊断学的发展既保留中医的思维模式，又走向现代化。

本节为近现代中医诊断学专著的集合。分中医诊断全书，中医鉴别诊断学，中医诊法专著，中医辨证专著，诊断规范标准五个部分，归纳了近现代对中医诊断学发展有较重要影响的著作。由于书目繁多，或以时间为序，体现该类诊断学研究趋势；或以编著者为纲，突出作者的学术思想，供广大学子及同仁参考借鉴。

一、中医诊断全书

诊断学，诊者，诊察也；断者，判断、决断，收集资料供以临床处方用药是这门学科的终极追求。近现代中医诊断学的专著，注重对传统四诊的传承与通俗化、客观化，有历代名家、当代圣手的经验总结；有供医者实用的手边书，更加符合以西医为基础医疗的大背景下的临床实践；更有将中医用现代的语言翻译，用现代的有所交叉的学科进行类比和诠释，如中医的情志致病、七情疗法与心理学的类比，证素研究中计算机数学模型的应用。除此之外，还有针对内、外、妇、儿、男、影像学等各分科的特色诊断学，针对某一疾病或者症状的专病诊断著作，等等。

（一）《中医心理学原旨》

朱文锋主编，15.9万字，湖南科学技术出版社，1987年7月出版。

本书广泛搜集了中医学中有关心理学的论述，并参考我国古代思想家涉及医学心理方面的有关认识，进行了系统的整理研究，主要讨论了中医学的心理概念、形神关系、人格分型、情志致病、心理诊断、心理治疗、调神摄生、医患心理等方面的内容。结合现代医学心理学的理论，将其进行整理、研究，使之条理化、系统化、科学化，有利于建立起一门具有我国特色的中医心理学新学科。本书有益于充实现代医学心理学内容，保持和发扬中医学的特点、特色，促进中医学术的发展，促进整个医学体系从纯粹的"生物医学模式"向"生理心理社会医学模式"转化，提高医疗护理质量，保障人类的身心健康。

（二）《中医疾病诊疗纲要》

朱文锋主编，139.2 万字，人民卫生出版社，1999 年 10 月出版。

本书与 1997 年中华人民共和国国家标准《中医临床诊疗术语》相配套，以临床疾病为纲的大型中医临床高级参考书，也是我国第一部以国标为依据、以诊断与鉴别诊断为主的中医专著。内容涵盖中医内、外、妇、儿、眼、耳鼻喉、皮肤、肛肠等科的 928 个病种及 49 个常见症。每一病种分为概说、诊断、鉴别诊断、辨证论治四部分。全书以国标为准概说病（症）标准定义，简要介绍病名出处、别名、西医相关病名。重点放在诊断与鉴别诊断上，所列诊断依据从流行病学资料、主要症状、体征，到检查指标，条分缕析，层层深入，重点突出。

（三）《现代中医临床诊断学》

朱文锋、何清湖主编，169 万字，人民卫生出版社，2003 年 1 月出版。

本书是一部指导中医临床工作者如何进行病情诊察、分析，并对疾病、证候作出诊断的学术专著。该书在充分体现中医诊断四诊合参、司外揣内、辨证论治等传统特色的基础上，结合目前临床实际，大胆吸收现代医学的诊断技术与方法，做到中西并蓄，西为中用，如实地反映了现代中医临床对诊断的技术需求，使中医的诊断尽量规范、客观、量化。全书围绕与诊断密切相关的内容分为诊法篇、症状篇、辨证篇、疾病篇。诊法篇主要介绍了病史的采集、整体诊察与局部诊察的技术与方法、病历书写要求、诊断思路与方法等，其中诊察方法是根据临床实际而采取中西医技术并用；症状篇具体介绍了 50 种常见主症的鉴别诊断和常见症状计量辨证，其中第一主症的鉴别按诊断方法、辨病思路、常见证治等项论述，使临床工作者能从主症入手，有机地进行询问、检查和辨病、辨证思考；辨证篇主要介绍临床常见800 种规范证的基本概念、内容，及辨病位与辨病性相结合的辨证思维新方法；疾病篇论述了 610 余种疾病的诊断。病名采用中西医双命名法，每病按诊断依据、鉴别诊断、诊断思路、常见证治等项论述。书后附有中西医常见病名对照、常用检验正常值及其临床意义表等，便于读者查阅。

总之，该书面向现代中医临床需要，内容丰富，结构新颖，实用性强，可供中医临床各层次医生参考使用。

（四）《朱文锋中医辨证学讲课实录》

朱文锋主编，29.6 万字，中国中医药出版社，2008 年 2 月出版。

本书是"中医诊断学"学科带头人、湖南中医药大学教授朱文锋教授讲授《中医诊断学》（讨论辨证部分）的讲课实录。讲课所用教材，是《中医诊断学》普通高等教育"十五"国家级规范教材，也是新世纪全国高等中医药院校规范教材。该书共 27 讲，从辨证概说、八纲辨证、病性辨证、脏腑辨证、其他辨证方法概要、诊断思路与方法 6 个部分进行介绍。本书除了对教材进行准确阐释以外，其重点突出，讲清难点，剖析疑点，生动有趣，启发互动，举例说明，以加深印象，有助于对理论的理解，对理论的理解、知识的把握、技能的训练。

《中医诊断学》可分为两部分：前半部分主要是讲四诊，可以称为"中医诊法学"；后半部分主要是讨论辨证，可以称为"中医辨证学"。本书是 2003 年 10 月受国家中医药管理局科教司委托，由 21 世纪中医药网络中心举办的《中医诊断学》示范教学师资培训班上讲课的后半部分——"中医辨证学"的讲课实录，是作者从事《中医诊断学》教学讲稿的一次整理。

这是从"中医课堂"到"临床实用"的直通快车，对于中医学子而言，中医名师的讲课，把"系统、条理、经典"的大学课本，转化为"实用、真切、生动"的中医课堂。老师除了论述教材上的经典案例，还大量列举自己或其他老师诊治的实例，还原当时诊治的实际过程，给学生们更多真切、生动的"真实再现案例"。让学生们感同身受地体验"临床思辨过程"，通过列举实际案例，还原老师在课堂上和学生们的坦诚交流、还原其临床思考的"真切过程"，甚至还有名师会真实地讲述自己如何在"左右为难、顾此失彼"的时候，进行"利弊分析、多种尝试"，甚至对疑难病症进行"冒险一搏"，为中医学子奉献"言传身教、声情并茂"的讲课实录。

（五）《实用中医辨证手册》

朱文锋主编，40.2万字，湖南科学技术出版社，2009年5月出版。

本书认为证素是辨证论治的核心和关键。任何病变都可以进行证素的辨别，收集各种病理信息均是为了辨别证素，每个规范的证名都是由证素组合而成的，治法方药主要是针对证素而定。因此，把握辨证的关键——病位证素、病性证素，可以形成新的证素辨证方法。进而建立"证素辨证数据库"，研制基于数据挖掘技术的证素辨证研究平台。综合文献知识、专家经验、计算数据，可以使辨证由经验性的模糊判别转变为较为清晰、客观的计量诊断。本书全面收集约700个证候，并使之规范，选取53项通用证素，证素灵活组成规范证名。研制出700个证候的辨证素量表、辨常见证量表，制定出53项证素的诊断标准、200个常见证的诊断标准。使证候、证素、证名之间，形成复杂的三阶双网结构，从而构建起主要适用于内、外、妇、儿等科病变辨证的证素辨证体系。将证素辨证体系的内容，编制成计算机运行程序，可以实现中医辨证的智能诊断。

（六）《中医主诉诊疗学》

周小青主编，56.3万字，中国中医药出版社，2017年11月出版。

本书贴近临床、简要明确，是中医诊病辨证一直追求和探索的目标。如何构建诊断与治法、方药紧密契合的理法方药体系，实现精准诊断、精准治疗是中医基础、中医诊断、方剂和临床工作者应当引起重视并加以解决的课题。《中医主诉诊疗学》是基于以上思考和临床实际需要编撰而成，旨在为中医路径化诊疗提供思路和可借鉴的解决方案。《中医主诉诊疗学》依据临床基本规律，以主诉为诊察病证和确立治法、方药为主线。全书分上下两篇，上篇为总论，论述主诉的内涵及书写、主诉的纵向挖掘和横向挖掘、基于主诉的证素辨识、症—病—证素、证之间的关系、治法等；下篇为常见主诉路径化诊治，论述寒热汗出症状、头面五官症状、五脏系统症状、形体及动态症状、精神症状、皮肤症状、月经症状的路径化诊治等。《中医主诉诊疗学》具有创新性，提出了一些新的概念和思路，包括单一主诉、复合主诉、主症、症对、症队、主诉的纵向挖掘、主诉的横向挖掘、针对证素的治法单元等概念，将治法分层归类等。同时亦具有科学性和实用性，《中医主诉诊疗学》所倡导的主诉诊疗，主线明确，贴近临床，使诊疗者思路清晰，为中医工作者临床信息采集、诊病辨证、遣方用药提供了有益的借鉴，学术价值和实用价值高。

（七）《实用中医诊断学》

邓铁涛主编，59.9万字，上海科学技术出版社，1988年4月出版。

本书《上篇》用一定篇幅回顾了前人的成就，比较全面地介绍了各种诊法与辨证的形成和发展，从历史发展的角度分析，纵横比较，弥补辨病历史叙述的不足。另设中医诊断学贡献举例一节，讨论了中医诊断学的特点，最后展望将来，提出若干不成熟的看法；《中篇》在教材的基础上，把四诊、各类辨证方法以及近年来文献有关内容进行整理收录，以反映中医诊断学原有之内容。为了方便临床的实际应用，特专设《辨证方法在临床上的综合应用》一章，把各种辨证方法融汇贯通。另外还专章论述了常见症状鉴别诊断和临床各科诊断概要，其内容与各种辨证思路虽有重复，但侧重角度不同，以供反复加深理解；《下篇》主要介绍中医诊断学近代研究的一些概况。有关诊法方面介绍了舌诊、脉诊、脉象的研究进展，介绍了脾的辨证、肾的辨证及血瘀证辨证的研究。邀请最早应用电子计算机中医诊断学信息的同志写成最后一节《控制论在中医学上的应用》作为全书的结尾。该书较为全面地对中医诊断学进行了回顾与展望，介绍了中医诊断学的诊法与辨证及中医诊断学的近代研究概况。

（八）《中医诊断学高参》

邓铁涛主编，31.5万字，人民卫生出版社，1998年6月出版。

中医诊断学是掌握如何诊断疾病的一门学科。它是从基本理论课到临床学科的桥梁，是学习临床各科的基础。要防治疾病，必须能正确诊断疾病，故诊断学是一门重要的学科。该书包括四诊、八纲、辨证等三大部分，另附附录，三者互相联系，一环扣一环，逐步深入，是诊断学的三大组成部分。但除此内容外，对中医诊断学的原则与具体运用方法等，也必须掌握。

（九）《实用中医诊断学》

邓铁涛主编，80.3 万字，人民卫生出版社，2004 年 11 月出版。

本书通论了中医诊断学的学科内容与任务，重点论述了中医临床所用的四诊、辨证、辨症、病案书写等相关知识，并阐述了四诊与辨证的现代研究进展。上篇以中医诊断学之概念、学科内容、特点、学习研究方法与展望等，开宗明义，提出若干看法以供参考。然后以一定的篇幅，回顾中医诊断学发展的历史，展示前人的成就，论述辨病、诊法、各种辨证及病案之创始形成与发展历程。另设《中医诊断学对世界医学贡献举例》一节，论述我国医家在历史上对世界医学的若干贡献，以增强民族自尊心和自信心，使人们更热爱中医学。限于篇幅，只能略窥一斑而已；中篇为本书的主干部分。根据高等中医院校教材之体例，论述四诊、八纲及各种辨证、病案等内容。为方便临床之应用，特设"辨证方法的综合应用"一章，把各种辨证方法融会贯通，划分为外感与杂病辨证两大法门，并提出辨证论治的步骤——三段十步法。加强了"临床各科诊断概要""常见症状鉴别诊断"等章的内容，增加了"诊断步骤与思维方法"一章，以便从各个方面、不同角度，加深对中医诊断学思维活动的理解；下篇为中医诊断学的现代研究概况。在诊法研究部分介绍了舌诊、舌下络脉诊、脉诊、甲诊、诊断仪器的现代研究成就；在辨证研究部分中介绍了肝证、心证、脾证、肺证、肾证等及证候诊断标准的现代研究成就；最后有《计算机在中医诊断学中应用的研究》一章。这些足以反映近 20 年来中医诊断学的发展趋势和成就。书末还附有望诊、舌诊、舌下络脉诊、甲诊等方面的彩图，以供图文对照，增加理解。

（十）《实用中医诊断学》

郭振球主编，周小青执行主编，86 万字，上海科学技术出版社，2013 年 1 月出版。

本书是由医学泰斗郭振球教授领衔，经多年构思、编写，编著成一部实用性较强的中医诊断学。本书分绪论和上篇诊法、中篇辨证、下篇临床综合应用、附篇诊断学发展与展望等四篇。绪论从整体上介绍了中医诊断学的发展简史、学科范围、理论基础与临床关系、学习方法等内容。诊法部分，在继承传统四诊的基础上，增加了特色诊法和诊法综合运用。辨证部分，介绍了 13 种辨证方法。诊法紧扣辨证，以证统病，古为今用，司外揣内，深悉病机，洋为中用，司内揣外，见微知著。它汇集了全国中医诊断专业专家教授数十年的教学、科研和医疗经验，覆盖全国大部分中医院校，适逢"十二五"持续稳步大发展开局时期，本书突出育人为本，案例教学。继承了病人"症、因、脉、治"先例，中医学之承先启后，推陈出新。为中医药现代化，开拓了微观辨证学及其学科群和谐发展的崭新途径，辐射到中国医药界全领域，为教学、医疗、科研引玉之砖，就正之道。

（十一）《世界传统医学诊断学》

郭振球主编，99.3 万字，北京科学出版社，1998 年 7 月出版。

近代传统医学诊断学的诊法学与辨证学正吸收着基础科学的高新技术，随着方法学的进步而促进学科的突飞猛进，正朝向非侵入性、微量化、自动化、规范化和快速化的方向发展。虽然如此，但望、闻、问、切四诊仍不失为最基本的诊断方法，而且更是任何临床医生都必须熟练掌握的。

本书是《世界传统医学大系》基础理论医学集的一部。随着医学科学发展的飞跃，传统诊断学方法也日益增多。本书博极医源，汇粹了古今各国、各地区、各民族学者的传统诊断学术经验，从源溯流，分绪论、诊法学、病证学、病案学和微观辨证学五篇，内列诊断学概述、问诊、望诊、闻诊、脉诊、按诊、辨证、诊病、微观辨证基础、五脏病微观辨证、气血病微观辨证等 13 章，对古往今来有关传统医学诊断理论与方法力图做一次全面的总结与提高，是一部比较完整、系统的传统医学诊断学教材。

（十二）《中医诊断历代医论》

瞿岳云、黄惠勇主编，105 万余字，湖南科学技术出版社，2014 年 5 月出版。

本书的排版，参考全国高等中医药院校规划教材《中医诊断学》（人民卫生出版社）体例，实为"诊法"与"辨证"两大部分。分别以望诊、闻诊、问诊、切诊和八纲辨证、六淫七情辨证、气血津液辨证、脏腑辨证以及六经辨证、卫气营血辨证、三焦辨证等为"知识单元"，将历代医家各自对其所论聚类集合为一"平台"，旁征博引，集合各家精辟之论，故而书中引录之论难免有所重复，有助于开启新的思路，为中医诊断学的未来发展提供一个具有历史基础的"脉络"。

（十三）《实用临床中医内科诊断治疗学》

张云霞编著，116 万字，西安交通大学出版社，2015 年 6 月出版。

本书总结了历代中医发展的精粹和当代科研新成果，共十六章，前六章总论，主要内容包括中医内科学绪论、病因病机、诊断方法、辨证方法、治则与治法、预防与护理。其余章节按肺系、心脑系、脾胃系、肝胆系、肾系、气血津液系统、肢体经络系统、儿内科、精神内科疾病以及内科常见病的针推治疗依次展开论述。各个病证分设概述、病因病机治疗原则、分型证治、转归预后等栏目。以辨证论治为重点，围绕人体生理、病理，以及内科疾病的诊断和防治进行剖析，证治方药尽量选用临证切实可行、中医优势明显的内容。本书内容丰富，介绍了中医内科学基础、内科常见疾病的中医特色诊断方法及治疗措施，参阅国内外权威书籍及文献，内容丰富、重点突出，强调先进性、实用性和科学性，是一本实用性很强的案头参考用书，适合广大中医基层工作者。

（十四）《中医诊断治疗大全新编版》

宋建忠主编，460 万字，内蒙古人民出版社，2008 年 3 月出版。

本书主要内容是各科病症的临床诊断和治疗。全书阐述近 440 多种病证，每种病证除了介绍诊断要点、辨证分析外，重点介绍辨证论治，并细分若干种证型予以论述。旨在帮助广大读者了解保健知识，增强防病意识，同时也为给广大基层医务工作者提供实用、有效的诊疗参考。使读者了解各种家庭常见病的防治知识，以及一些实用的中草药，而且还对家庭中出现的其他突发性、常见性问题都做了全面的汇集。

选材新颖，广泛适用，融知识性、科学性、实用性于一体，力求成为家庭生活中不可缺少的文化产品。

（十五）《中医诊断治疗学》

刘荣奎、侯会周、涂晓龙等主编，87 万字，内蒙古科学技术出版社，2006 年 12 月出版。

本书总结临床经验，继承和发扬中医学术成就，在广泛参阅国内中医文献基础上，结合自身工作经验，编撰而成。全书共分九篇，第一篇中医诊断学基础，第二至第八篇着重介绍中医内科、外科、骨伤科、儿科、妇产科、癌症、耳鼻喉科等临床疾病的病因病机、诊断与鉴别诊断、辨证论治、其他疗法等，第九篇为针灸与耳针疗法。其内容既有前人研究的成果和总结，又有作者自己的学术创见。本书理论联系实际，结合临床，重在实用。

（十六）《中医诊断全书》

段雪莲、曹金洪主编，120 万字，新疆人民出版社，2013 年 12 月出版。

《中医诊断全书》用深入浅出、通俗易懂的文字，介绍中医诊察疾病的方法。不仅论述了中医诊断的理论知识，详细介绍望、闻、问、切四种诊察疾病的基本方法，阐述八纲辨证、病因辨证、气血津液辨证、脏腑辨证、六经辨证、三焦辨证和卫气营血辨证七种中医辨证方法，还分别论述内科、外科、妇产科、男科、儿科、皮肤科、骨科、五官科的常见疾病，重点介绍常见疾病的诊断和治疗知识，有助于解决读者对常见疾病诊治中的疑惑。本书内容全面、条理清晰、简单明了、易于临床实用，可以帮读者在生活中方便快捷地判断病情，以便速送往医院进行及时救治。而对于一些小疾小病，读者可根据本书的指导，进行自我诊治，把握健康。

（十七）《中医临床诊断全书》

张洪义等主编，73.4 万字，天津科学技术出版社，2002 年 6 月出版。

全书分绪论、诊法篇、辨证篇、中医病证诊断篇、西医疾病诊断篇和病例书写篇六部分。突出古今诊察疾病的方法和当今的实验研究成果；收载了最新的诊断标准，共收中医病证 64 种，西医疾病 205 种。

本书本着"系统性，科学性，实用性，先进性"的原则，对中医临床实用的诊断辨证技术从理论到具体操作做了详细的论述，既收录了古代文献中的有关记载，也收录了最新的诊断技术和诊断标准及研究进展，偏重于实际应用。为了便于临床应用，专门设立了西医疾病中医诊断篇，详细论述了有关的诊断方法和诊断标准，为临床诊断实践工作和病历的书写提供助益。

（十八）《现代中医名家医论医话选 诊断卷》

张煜、王国辰著，44.2万字，中国中医药出版社，2012年1月出版。

本套丛书共6册，分别为《经典卷》《方剂卷》《中药卷》《诊断卷》《针灸卷》《治则治法卷》。本书从中国中医药出版社出版的《中国百年百名中医临床家丛书》中选取医家们有关治则治法的医论医话，以医家为纲，将他们的医论医话分别列出，再现了医家们的学术思想、临床心得、读书体会及独特的临证经验。

（十九）《现代中医诊断学》

刘庆寿编著，56万字，中医古籍出版社，2009年6月出版。

全书分绪论、证名诊断学、疾病分证诊断学三篇，内容包括：八纲辨证诊断学、气血证诊断学、心病诊断学、肺病诊断学、脾胃病诊断学、肝胆病诊断学、肾病诊断学等。本书提出了一门医学科学，介绍如何根据望闻问切及现代医学的诊断方法收集病人大量的临床资料，进行分析研究，从而对病人做出正确的中医学诊断。有时在没有望闻问切资料的情况下，根据现代医学提供的资料，也可以对病人做出正确的定性定量的中医学诊断。目前，中医需要实现现代化，在医学界已经取得共识。中医现代化包括中医理论现代化、中医诊断现代化及中医治疗现代化。解决中医诊断的现代化是中医现代化的重中之重。强调运用现代医学发展中医学，突破了一些禁区，提出某些新的学术观点，涉及中医理论现代化的问题。将中医诊断学的前面加上"现代"两字，体现了本书的深邃性、鲜明的时代性及中医现代化的特征。本书的编著是向高等中医药院校的参考书靠近的一个开始。

（二十）《中医名著名篇临床导读诊断卷》

王庆国总主编，27.3万字，中国医药科技出版社，2010年1月出版。

全书分为上、下两篇。上篇为诊法篇，下篇为辨证篇，精选汇粹了历代中医名著中关于诊断的经典名言名句，包括望诊、闻诊、问诊、切诊、八纲辨证、病因辨证、气血津液辨证等。对于现代中医学来说，古代医家学术思想和诊疗经验也是中医基础理论创新与临床各科医学发展的基础。中医学至今应用的思考或论证方式是一种"反溯证据"。是在尊重、回溯《黄帝内经》《伤寒论》等原典而产生具有解释力的推论，并获得后世医家学术思想和诊疗经验的支持。换言之，中医使用的方法是"历史证明法"。因此，古代医家学术思想和诊疗经验的研究是中医学从基础理论到临床各科理论创新、学术发展的基础，也是中医医生个人提高临床水平的必由之路。为此，读经典、做临床已经成为当今培养优秀中医医生的共识。为此，本丛书按照中医学基础及临床各科分类，由中医文献及临床专家遴选历代中医学中的名著名篇，注释解读，希望能够帮助读者研读中医经典著作，继承和发扬古代医家的学术思想和临床经验。

（二十一）《传统中医诊断治疗学》

王海燕编著，85万字，吉林科学技术出版社，2014年9月出版。

全书内容涵盖了传统中医的诊断和治疗的基本理论和方法，重点阐述了临床各科常见病证的临床诊断和治疗。本书在编写过程中着重于临床应用，同时结合现代医学，注重理论联系实际，内容全面，资料翔实，是一本具有较强的临床实用性和科学性的系统全面的中医诊断治疗学专著。

（二十二）《中医实验诊断学》

张洪义主编，25.1万字，南开大学出版社，1996年3月出版。

中医诊断指标主观性较强，缺乏统一的客观标准，常会因医生的个人体验不同而造成诊断结果各异。这些因素易使学生对中医诊断理论和技术产生一定的疑惑，为此在中医诊断学的教学和研究中，导入现代科学技术，以努力争取做到四诊指标客观化，辨证规范化，病名标准化，这是非常重要的。本书介绍了中医实验诊断学的概念、研究概况和研究方法；详细介绍了舌诊、脉诊、经穴探测、微循环、中医计量诊断、耳穴诊断及证候的现代实验等内容，具有很强的实用性。可作为医科院校的实验教材，亦可供中医爱好者及有关人员参考。

（二十三）《中医面诊与计算机辅助诊断》

王忆勤主编，16 万字，上海科学技术出版社，2010 年 11 月出版。

中医面部望诊是通过观察病人的神情及面部、五官的色泽与形态变化来分析和判断病情的诊断方法。和中医学的其他组成部分一样，面部望诊也根植于《黄帝内经》，经过数千年的发展演变，逐渐形成一套理论和方法完备的诊法体系，是中医望诊的重要组成部分之一。全书内容包括中医面部望诊的历史渊源，面部望诊的原理、特色、具体操作方法，以及计算机辅助面部诊断的原理、发展和应用。本书既囊括了传统中医的经验精华，又介绍了应用现代科学技术，特别是计算机信息技术研究中医面诊的最新成果。

（二十四）《中医数值诊断与论治方元》

江荣禧著，15.7 万字，广西科学技术出版社，1989 年 5 月出版。

笔者弃理从医，擅疗杂症，著文屡见报道于报刊。集二十余年之心血，在中医体系中竟成功地引进数学方法，涉及集论、模糊数学、离散函数、统计原理。书中深入浅出地予以引用，在古老的中医学发展的道路上，引入数值方法，建立起一座桥梁，中医学定量化迈出了可喜的一步。

（二十五）《中医量化诊断》

徐迪华、徐剑秋著，24 万字，江苏科学技术出版社，1997 年 6 月出版。

徐迪华在长期的医学实践中，运用定量方法研究辨证论治，所著《中医量化诊断》一书是他多年临床思维的精华，以量（级）观念审视辨证论治，不仅有一套可行的方法，还形成了新概念，其临界理论开阔了认识疾病的视野。本书把焦点集中在诊断这一截面上，可谓是匠心独具。当前中医学正值继承振兴和发展转型之际，需要发展新理论，突破旧范式，在继承中有所创新。

（二十六）《实用中医诊断学》

中华中医药学会组织编写；陈群、邓铁涛主编，90.3 万字，科学出版社，2015 年 11 月出版。

国家出版基金项目"十二五"国家重点图书出版规划项目丛书之一，由国医大师邓铁涛教授及广州中医药大学陈群教授主持下编写的关于中医诊断学的修订著作，本书内容分为三篇：绪论与发展历史的回顾、诊法与辨证、现代研究概况；共 12 章，分别为概论、发展史略、诊法、辨证、辨证方法的综合应用、临床各科诊断概要、常见症状鉴别诊断、诊断步骤与思维方法、病案书写、诊法的现代研究、辨证的现代研究以及计算机在中医诊断学中的应用研究等。该书以融古通今的方式，增加了书的实用性、科学性、易读性、厚重性，方便中外学者对中医诊断的理论与方法、历史与进展有一个全面的了解。

（二十七）《中医证候诊断治疗学》

赵恩俭主编，43.1 万字，天津科学技术出版社，1984 年 7 月出版。

本书由赵恩俭历时 3 年编撰而成的一部详尽的中医辨证专著。本书有如下特点：①对每个证候的叙述，多从《黄帝内经》《伤寒论》开始，进而延及历代诸家，从历史发展的观点概括地说明了历代医家对证候的认识过程。这样的叙述可使读者开阔眼界，有利于从纵的方面窥测其来龙去脉，也有助于博采诸家之长。②对每个证候按照不同的辨证方法分门别类地加以叙述，使读者能清楚地看到，同一证候不但在外感与杂证上会有不同的发生机制，即或同为外感、伤寒与温病也会有所不同。这样就会引导读者在更广的范围内去辨证求因，审因论治，防止停留在表面现象上去"头痛医头，脚痛医脚"。③在辨证方法上，本书也吸取了中西医结合方面的某些新进展，引用了较成熟的辨证分型方法，丰富了辨证论治的内容。

（二十八）《中医证候诊断治疗学》

程绍恩、夏洪生编著，110.4 万字，北京科学技术出版社，2000 年 4 月出版。

本书为国内中医界名宿及部分后起之秀编著，不但对临床常见证治作了较为详细的论述，而且对疑难杂症的辨治进行了总结与概括。在每一证治，都展示了作者独特的学术见解及个人研究成果。本书紧密结合临床实际，从临床表现、诊断要点、证候分析、治疗方法、代表方剂、类证鉴别等诸方面进行了系统论述，其方药加减将病与症有机地结合起来。现代研究部分在目前国内外研究动态、病案举例文献摘录方面更能启发思路，从而反映出临床证治规律。本书末附方剂索引。本书集古今证候、诊断、治疗为一体，并能反映发展趋势，观点明确新颖，资料丰富，文风活泼多样，具有较高的学术价值。

（二十九）《现代中医内科诊断治疗学》

吴承玉主编，115.4 万字，人民卫生出版社，2001 年 4 月出版。

本书对中医内科 230 种病证，除应用传统的中医望闻问切诊断外，还应用了现代先进的检测手段，在治疗方面除应用科学的辨证论治手法外，还采用新技术、新制剂等多种治疗方法。编写以中医内科疾病为纲；融基础与临床之精髓为一体；中医传统诊治特色与现代诊疗技术相结合；诊断与治疗相配套的现代中医内科诊断治疗学。突出反映新中国成立以来中医内科诊断治疗的新成就、新发展、新技术、新方法。

（三十）《中医心病诊断疗效标准与用药规范》

沈绍功等主编，45 万字，北京出版社，2002 年 2 月出版。

本书共分 3 章，第一章收载中医心病 48 种，每一病种按诊断标准、疗效标准、分证论治等进行阐述；第二章收载中医心病中成药 19 种，每种均有批准文号、商标药名等；第三章收载中医心病常用古方 36 首，心病常用中药 68 味。其中心病学涵盖"心主血脉"、"心藏神明"、"开窍于舌"、"合于小肠"的广泛范围。本书的病种选择上，以心血管系统的疾病为主体，延及与中医心病有关的、主要的、常见的而且中医治疗确有疗效的某些神经系统、泌尿生殖系统和口腔疾病。为便于临床检索和学科间交流，均冠以西医病名，指明中医病证范畴。本书为中医心病的诊断标准、疗效标准和中药应用指南的专著，编写规范化，诊疗标准的制定参考了国内外的最新、最高标准并与其衔接。

（三十一）《老年病的诊断与中医治疗》

程丑夫、谭圣娥主编，61.6 万字，人民卫生出版社，2001 年 3 月出版。

本书采用病证结合的思路，即用西医病名，中医论治。其疾病病种选择老年常见病、多发病，也包括部分少见的老年病。各病包括概述、病因病机、诊断要点、辨证论治、其他治疗、预防与调养等栏目。病因病机运用中医理论论述，其中多有创新之处；诊断要点逐条列出；中医辨证论治部分分为辨证要点和分证治疗，分证治疗的证型、治法均采用中华人民共和国国家标准《中医临床诊疗术语》，治法中有具体处方和常规药物剂量，便于运用。其他治法部分包括了单方、验方、针灸治疗，也介绍了简要西医治疗。同时根据"药食同源"之理，介绍了各病的食疗方法。因而本书对老年病的治疗作了全方位和较简明的介绍。书中包括老年常见症状，老年内科疾病，老年外科疾病，老年皮肤科疾病，老年口腔、耳鼻喉科疾病，老年眼科疾病，老年妇科疾病，老年骨与肌肉疾病等，共计 45 个症状，140 种老年病。内容新颖、简明准确、临床实用。

（三十二）《发热病证中医诊断与治疗》

庄欣主编，15.3 万字，科学技术文献出版社，2014 年 6 月出版。

本书介绍了发热病证的历史发展过程及历代的诊疗方法。发热是临床上一个常见症状，多种疾病的过程中均可发热。中医学对发热早就有所认识。《素问·调经论篇》"阴虚则内热，阳胜则外热"，《热论》"今夫热病者，皆伤寒之类也"，其治则是"热者寒之"。此后，历代医家对发热机制的阐述不断发展，并积累了丰富的治疗经验。张仲景《伤寒论》按六经辨证治疗各种外感发热病，并创制了小建中汤治疗"手足烦热"等虚热证；李东垣根据甘除热的原则治疗阳虚发热；朱丹溪用滋阴清热法，治疗阴虚发热。本书对发热理论的探讨和治疗方法等方面更有新的突破，进一步丰富了中医学宝贵的内容。

（三十三）《蛋白尿诊断与中医治疗》

聂莉芳主编，14.5 万字，人民军医出版社，2011 年 6 月出版。

本书由国家中医药管理局第 4 批名老中医、国内著名肾病专家、中国中医科学院西苑医院博士生导师聂莉芳主任医师主编。全书共分 13 章，作者结合自己长期实践获得的临床经验，系统地介绍了蛋白尿的诊断、相关肾病的临床表现、中医的治法及方药运用体会、验案、预防及调养等知识。内容丰富、科学实用、通俗易懂，可供蛋白尿病人及医务工作者阅读参考。

（三十四）《溃疡性结肠炎中医诊断与治疗》

吴焕淦、季光、施征等主编，38.4 万字，上海科学技术出版社，2009 年 2 月出版。

全书共分为上、中、下 3 篇。上篇为基础篇，包括中医对肠腑病证（溃疡性结肠炎）的形成、发展及肠腑生理病理等相关方面的认识，西医对溃疡性结肠炎在解剖、生理、病理等方面的研究，以及中、西医从不同角度对溃疡性结肠炎病因病机与发病机制等方面的论述，并对溃疡性结肠炎的流行病学和中医学中各种类似病证的认识加以论述。中篇为诊断、治疗篇，从溃疡性结肠炎的诊断与鉴别诊断、临床表现与分型分期、中医辨证和疗效标准、中西医的各种治疗方法，以及预防、预后、中医调护等方面进行了较为全面的论述，并对特殊类型的溃疡性结肠炎、溃疡性结肠炎肠外表现和并发症等作了详细介绍。下篇为研究进展篇，此篇阐述了中西医对溃疡性结肠炎认识的异同点。

（三十五）《常见皮肤病的中医诊断与治疗》

卢晓编主编，吉林科学技术出版社，2013 年 3 月出版。

本书选取了临床常见且中医治疗确有优势的病种，如白癜风、斑秃、痤疮、带状疱疹、黄褐斑、接触性皮炎、皮肤瘙痒症、荨麻疹、湿疹、银屑病、脂溢性皮炎等 20 种予以详细介绍。主要从中医认识、病因病机、临床表现、中西医诊断、辅助检查、鉴别诊断、辨证治疗、辨病治疗、调护、经验体会、古论新解等方面详述疾病的综合防治知识。

（三十六）《肛门直肠周围脓肿中医诊断与治疗》

徐州医学院编，片长 41 分钟，化学工业出版社，2005 年 1 月出版。

本片是国家卫生部医学视听教材，首先以中西医的观点阐述了对肛周脓肿的认识，然后重点介绍了肛周脓肿的临床表现，分类、诊析中医辨证治疗节内容，旨在使读者掌握中医诊断，治疗肛周脓肿的基本理论，基本知识和基本技能，本片适于中医院校学生及临床医生。

（三十七）《中医妇科实践录阴阳四象诊断法在育龄期的应用》

徐友文著，9.8 万字，中医古籍出版社，2011 年 12 月出版。

本书作者研究总结，提出"阴阳四象诊断法"，并应用于妇科疾病的诊疗。医者根据此学说可直观地看到中医在妇科疾病的诊疗上历来都效果显著。中医的四诊在临床操作上较为复杂，没有长期的临床经验难以作出正确的判断。作者通过三十余年的临床实践，以中医阴阳学说为基础，发现育龄期女子的基础体温用中医阴阳学说来解读，可直观地对病症下药治疗，较之中医的望闻问切有了理性的提高，病人也可通过基础体温曲线对自己的病症治疗过程有个把握。作者曾经调查统计过 700 多例不孕病人，治疗成功率达 85％。用此方法能对妇科疾病精准下药，使病人的生理功能、身体状态在短时间内得到明显改善。

（三十八）《妇科疑难病现代中医诊断与治疗》

程泾主编，138.5 万字，人民卫生出版社，2003 年 10 月出版。

本书是对现代妇科疾病中的疑难疾病进行全面系统总结的临床专著。从中医、中西医结合治疗妇科疑难病入手，全面系统地介绍现代中医对妇科疑难病症的认识，总结整理中医、中西医结合治疗妇科疑难病症的方法，分析诊治妇科疑难病症的思路，探讨临床治疗中的难点、重点，并结合现代研究成果予以阐述，力争总结出规律性的东西，以提高对妇科疑难病的诊疗水平。

本书编写采用西医诊断与中医治疗，或采用中西医结合治疗，反映现代中医及中西医结合治疗妇科疑难病的优势。全书分上、下两篇：上篇为基础理论，在将传统中医理论与现代研究成果中有关新理论进行有机结合的基础上，主要论述女性的生理、病理特点，妇科疑难病的中西医结合诊断要点，以及包括新技术、新疗法在内的治法概要；下篇为临床治疗，参照世界卫生组织划定的"疑难病"范围，根据我国实际情况及临床需要，选出较常见、多发的妇科疑难疾病 40 余种，全面论述各个疑难病症的中西医病因病理、诊断、治疗、医案选录、预防调护、疗效评定标准、古籍文摘、现代研究以及体会与未来展望等。

（三十九）《中医男科病证诊断与疗效评价标准》

曹开镛、庞保珍主编，15 万字，人民卫生出版社，2013 年 10 月出版。

本书编写拟分两部分：即以中医证候为病名的诊断标准与疗效评价标准；以西医病名为主结合中医病名辨证的诊断标准与疗效评价标准。主要是制定以西医病名为主结合中医病名辨证的诊断标准与临床疗效评价标准。每一病证以西医病症做出明确诊断标准、鉴别诊断；重点是中医诊断、辨证要点、辨证标准，对可作出中医诊断者，制定中医诊断标准。辨证标准，区分主症、次症，严格分出证型。疗效评价标准应根据不同疾病，分别制定疾病疗效评价标准，主症疗效评价标准，体征疗效评价标准。一般分临床痊愈、显效、有效、无效四级评定。该书系统制定了常见的 30 种男科疾病的诊断标准与疗效评价标准，是在原有国内外一系列有关标准的基础上，汲取了中西医学的有关最新研究成果而制定的，可以说是中医男科病证诊断标准与疗效评价标准的荟萃，是中国与世界的第一部中医男科病证诊断标准与疗效评价标准专著，基本反映了现代世界中医男科的诊疗水平。这是中医男科学的一次大的发展，尤其是中医男科技术标准化、规范化建设的重大发展。

（四十）《中医男科诊断治疗学》

曹开镛主编，116.8 万字，中国医药科技出版社，2007 年 7 月出版。

本书由曹开镛教授主编，并组织国内外众多从事男科基础和临床工作的男科专家及参与男科工作经验丰富的医务人员编写，旨在发掘整理古代中医药对男科学理论知识和临床治疗经验，总结现代中医男科学的研究成果。本书共分五大部分，总论篇综述中医男科诊断治疗学的基本概念与发展简史等。病论篇分别阐述各种男科疾病的病因病机，诊断，鉴别诊断，辨证论治，其他治法等。养生论篇叙述了男科相关的养生方法。全书以中医理论为指导，突出中医特色与优势，努力做到继承与发扬相结合，中医与现代医学相借鉴，尽量达到科学性、实用性、时代性。此书基本反映了现代中医男科的诊疗水平。

（四十一）《中医儿科常见疾病诊断要点与治疗实践》

李冬梅著，39.8 万字，科学技术文献出版社，2014 年 8 月出版。

全书将儿科常见病症分系介绍，按照中医诊断思路，进行病因病机分析，从治则思维上辨证论治，从而使读者能举一反三，灵活运用。其每个病症后的名家医案，将理论与临床相结合，以理论指导临床，用临床验证理论，相辅相成。本书编写内容中的药物用法、剂量，虽尽可能保证客观、公认，但在临床实践上需结合患儿具体情况，因人而异，如此才能合理选择适合病情的治疗方法。

（四十二）《现代中医儿科诊断治疗学》

郁晓维、何文彬主编，43.2 万字，人民卫生出版社，2001 年 3 月出版。

本书以内容丰富、资料新颖、文字简练、简明实用为原则，重点介绍儿科常见病、多发病的诊疗要点、辨证治疗及实用的外治、针灸、推拿等疗法，便于广大医务人员在日常繁忙的医疗工作中查阅。由儿科基础知识、常见病证两大部分组成，基础知识简明扼要地介绍小儿年龄分期、生长发育与生理特点、发病原因与病理特点、四诊概要、治疗概要。常见病证包括儿科常见病证 70 余种，从诊断、鉴别诊断、治疗 3 个方面加以阐述，治疗部分除常用的辨证治疗外，还收集了简便实用、有效的外用方药、食物疗法、针灸、推拿等疗法。书后附方药组成及常用中成药。

（四十三）《中医影像诊断学》

恽敏、陈永光主编，22 万字，南京出版社，1994 年 8 月出版。

在影像所见被广泛认可作为中医辨证的一项重客观依据的背景下，影像检查促使中医的宏观辨证跨入了一个微观辨证的新时代，为中医能充分结合科学进展创造了良好的开端。目前全国已对 40 多个病种进行了中医证型的影像诊断研究，为了加速中医微观辨证研究的进程，将已取得有成效的 36 个病种汇编成本册，按中医辨病辨证的新模式编排，罗列了中西医双套理论和诊疗技术作对照，并重点阐述影像检查和诊断要点，最后列举了病种临床证型的影像诊断指标，祈望有助于各地中西医结合影像工作的继续深入地开展，使这部专著得以不断地充实和完善，为中医诊断全面走上定量化、客观化、规范化的道路，为中西医结合影像学的完成作出贡献。

二、中医鉴别诊断学

中医内科病证的概念、病理、临床表现、治法、方药等方面互相之间存在相似而又相异之处，正确地加以比较、鉴别对于提高中医理论、临床诊断和治疗水平都具有重要意义。近现代鉴别诊断学专著既继承总结前人的学术经验，又需要反映近代临床的实际发展，大部分作品结构相似，先阐述了症状的意义和怎样对症状进行鉴别诊断以提纲挈领，再通过对病因病机、证候表现的分析比较，明晰相似病证的病因病机、证候特点、发展趋势的异同之处，提出鉴别要点。

（一）《中医主症鉴别诊疗学》

朱文锋主编，56.6 万字，湖南科学技术出版社，2000 年 7 月出版。

中医学的诊疗体系有着极其丰富的内容，包括辨证论治、辨病论治、主症论治等。辨证论治是中医诊治疾病的特点与精华，它经历了数千年的发展，其内容不断丰富与完善。然而如果认为中医学只要辨证论治就够了，显然是错误的，应当辨病论治与辨证论治相结合。除此之外，主症不仅是诊病与辨证的极重要依据，并且针对主症进行治疗也是临床不可缺少的诊疗方法。所以，中医学应当建立起完整的病-证-症诊疗体系，以满足临床的实际需要。

本书选取 95 个一般可作为主诉的常见症状及体征为纲，从"症"入手，阐述其发生的机制、临床特点及诊断方法，尤其是以主症为线索，进行病种和证候的鉴别，并针对病、证、症进行治疗。可作为各科通用的鉴别诊疗学。各临床学科则是以本学科的"病"为纲，阐述疾病的病因、病机、诊断和治疗。病、证、症等概念作了明确区分，病名、证名、治法等，均尽可能按中华人民共和国国家标准《中医临床诊疗术语》使用规范术语，既尊重习惯（症状性诊疗），又引入新的内容（真正辨病），以症状为纲，病、证、症、理、法、方、药等俱备，病与证纵横结合，诊断与治疗并举，因而具有创新性、先进性、科学性和实用性。

（二）《中医诊断与鉴别诊断学》

朱文锋主编，139.2 万字，人民卫生出版社，2001 年 12 月出版。

本书是一部既符合国家诊疗标准，又能满足临床实际需要，指导临床医生正确诊断治疗疾病的必备参考书。全书内容规范，精炼准确，临床实用，具有科学性、实用性、规范性、简明性、时代性，为规范中医诊疗标准，推广国家标准，提高临床诊疗水平有十分重要的作用。

内容涵盖中医内、外、妇、儿、眼、耳鼻喉、皮肤、肛肠等科的 928 个病种及 49 个常见症。每一病种分为概说、诊断、鉴别诊断、辨证论治四部分。全书以国标为准概说各疾病标准定义，简要介绍病名出处、别名、西医相关病名。

（三）《常见症状中医鉴别诊疗学》

朱文锋主编，140.8 万字，人民卫生出版社，2002 年 1 月出版。

本书是基础理论与临床学科之间的桥梁，是中医理法方药在临床实践中的具体运用，具有重要的理论意义与实用价值。疾病所表现的症状很多，同一疾病可有不同的症状，不同的疾病又可有某些相同的症状。症状鉴别诊疗的目的，在于运用中医的基本理论和方法，使医师从占有的材料出发，系统地归纳、分析症、病、证三者的内在联系。即科学地从"症状"入手，对"症状"进行分析，不仅讨论不同"症状"间的鉴别，更着重于论述既能抓住病情的主要表现，又能进行综合分析，分析同一症状在不同的"病""证"中表现的特点，同一症状可以在哪些"病""证"中出现，从而对"病"和"证"做出正确诊断，并进行有针对性的处理。临床时切忌对症状主次不分，或单凭某一个或几个症状而作出错误的诊断，同时要针对病和证进行治疗，才不致以症为病，才不会只知随症施治而不知辨病论治与辨证论治。

本书选取 200 个常见症状及体征为纲，从"症状"入手，阐述其发生的机制、临床特点及诊断方法，尤其是以主症为线索，进行病种和证候的鉴别，并针对病、证、症进行治疗。因此，本书可作为各科通用的鉴别诊疗学，以症状为纲，症、病、证、理、法、方、药等俱备，病与证纵横结合，诊断与治疗并举。从临床实际出发，以中医内容为主，适当引入西医诊疗知识。力求实用性强，企图达到创新、先进、科学和实用的目的。

（四）《中医证候鉴别诊断学》

赵金铎等主编，87.6 万字，人民卫生出版社，1987 年 7 月出版。

全书分总论、各论两部分。总论阐述了证候的概念、证候的命名原则、证候的分类等；各论按全身证候、脏腑证候、温病证候、伤寒证候、专科证候等进行论述。其特色是"鉴别"，分本证辨析和类证鉴别。本证辨析主要论述同一证候在不同疾病中出现的特点和区别。同一证候因个体、因时、因地而出现的不同表现；类证鉴别则着重从病因、病机、主症、次症、体征（脉、舌等）等方面抓住特点，指出疑似证候间的鉴别要点，并相应地提供了治则和选方供临证时参考。尽管是人医的中医证候鉴别诊断，其特色部分对中兽医临床辨证同样具有很强的指导意义。

（五）《中医证候鉴别诊断学》（第二版）

姚乃礼主编，138.3 万字，人民卫生出版社，2005 年 10 月出版。

本书（第二版）是组成中医鉴别诊断学三部专著中最重要的一部（其余二部是《中医症状鉴别诊断学》《中医疾病鉴别诊断学》），是从证使学角度对中医"辨证"理论和实践进行研究的学术专著。全书分总论、各论两大部分。总论、系统阐述"证候"概念、表述形式，以及命名原则、分类等，介绍了证候的变异和相互间的类词、疑似，并剖析了辨析与鉴别类证的原则与方法，综述了 20 世纪以来证候学研究的新进展。各论分基础证候、全身证候、脏腑证候、温病证候、伤寒证候、专科（妇、儿、外、五官）证候，计 483 条。

（六）《中医症状鉴别诊断学》（第二版）

姚乃礼主编，128.9 万字，人民卫生出版社，1984 年 3 月出版。

本书总论概括阐述了症状的意义和怎样对症状进行鉴别诊断，起到提纲挈领的作用；各论按照中医内科、妇科、儿科、外科、皮科、五官科等各科常见症状顺序排列，共 500 条。有些条目既是症状又是病名，在此一律视作"症状"处理。本书是临床中医医生，中医专科院校及中医爱好者常备的一本实用参考工具书。

（七）《中医症状鉴别诊断学》

中医研究院主编，102.3 万字，人民卫生出版社，1995 年 8 月出版。

本书是从症状学的角度对中医"辨证"理论和实践进行研究的一部科学专著。本书作者发挥集体智慧，提出《中医鉴别诊断学》应由《中医症状鉴别诊断学》《中医证候鉴别诊断学》《中医疾病鉴别诊断学》3 个部分组成，这种从症状学、证候学、疾病学角度研究中医学的辨证论治规律的学术见解值得认可。本书是中医鉴别诊断学的重要组成部分。其中"症状鉴别诊断"是新的创写，是运用中医的基本理论和辨证方法，对"症状"进行分析；分析同一症状在不同"证候"中出现时的特点，以及同一症状可能在哪些证候中出现。本书编写贯彻了以下几项原则：①以中医理论为指导，突出辨证的特点；②贯彻"双百"方针；③既要系统继承总结前人的学术经验，又要反映出近代临床的实际发展。④注意"三性"，即系统性、规律性、科学性。全书共分总论、各论两部分。总论概括阐述了症状的意义和怎样对症状进行鉴别诊断，起到提纲挈领的作用；各论按照中医内科、妇科、儿科、外科、皮肤科、五官科等各科常见症状顺序排列，共 500 条。有些条目既是症状又是病名，在此一律视作"症状"处理。

（八）《中医内科鉴别诊断要点》

冯先波主编，26.8 万字，人民卫生出版社，2004 年 10 月出版。

本书分上篇与下篇两部分。上篇属于总论性质，采用的是"医话"形式，阐述在中医内科临床中进行鉴别诊断时通常会遇到的相近类的有关事项，从最简单、最容易掌握的中医诊断基础知识入手，先打好基础，然后循序渐进，由浅入深，内容上尚不涉及具体病证。下篇主要对临床中经常遇到，又容易发生混淆的一些常见疾病或同一疾病中的相似证型，按照中医病证归类，分别列出条目进行鉴别诊断。在每一条目中，有的放矢地找出造成误诊的最常见原因，通过对病因病机、证候表现的分析比较，彻底弄清楚相似病证的病因病机、证候特点、发展趋势的异同之处，提出鉴别要点，从而对病证或证候做出正确的诊断与辨证，能直接为拟订治法指明方向。

（九）《军中华佗乔玉川中医经典系列疼痛症状鉴别诊断》

乔玉川主编，13万字，深圳报业集团出版社，2011年4月出版。

本书系统介绍了人体各部位疼痛的起因及临床如何正确鉴别诊断各种疼痛的症状。全书共22章，内容包括头痛、肩痛、背痛、腿痛等。每一章节对痛症的"因、机、理、征、方、药"及其鉴别诊断、主症特点、伴随症状、病机分析、治疗原则、处方用药都作了详细论述，是一部理论与实践、诊断与治疗相结合的著作。本书理论清晰，实用性强，对从事中医的广大医学者、医学院校师生教学和临床科研工作，有较高的参考价值。

（十）《中医皮肤病症状鉴别诊断与治疗》

刘炽主编，25.5万字，科学出版社，2015年7月出版。

全书分为上下两篇。上篇总论介绍了皮肤病学发展简史、中医皮肤性病病因、四诊辨证及西医皮肤的结构、生理功能、临床症状、组织病理、常用的中西医治疗方法等内容，下篇各论介绍常见皮肤病的中西医病名、病因病机、临床表现、组织病理等内容，重点系统论述国医大师禤国维教授在中医皮肤病临证中，对中医皮肤病症状鉴别诊断与治疗内容的经验总结。

三、中医诊法专著

中医诊法以中医四诊——望、闻、问、切为代表，由扁鹊在总结前人经验的基础上提出，至今依然普遍使用，是中医辨证施治的重要依据。人作为有机的整体，内在脏腑与体表的形体官窍之间是密切相关的。一旦患了疾病，局部的病变就可以影响全身，脏腑的病变可以造成气血津液阴阳营卫的失常和精神情志活动的障碍，任何局部的病变，都会或多或少地影响全身的气血阴阳状态，反之全身的阴阳失衡也会在局部反映。正因如此，整体查病，诸法合参是中医诊法发展的必然趋势。临床疾病谱的扩展，慢性病、隐匿起病的疾病常常出现无症可察、无证可辨的情况，为特色诊法的总结与研究提供了契机，注入了动力。

（一）《中国民间局部诊法》

彭清华、朱文锋主编，48.3万字，湖南科学技术出版社，1995年10月出版。

随着现代科学技术及现代医学的高速发展，新的检查方法、新的仪器设备、新的诊断手段层出不穷。但是，我们也应该看到，临床上仍有许许多多疾病尽管用尽B超、CT、磁共振成像、内窥镜、电生理等高新检查，仍然找不出明确的病因或病位，以致无法诊断，使治疗无从下手。大量临床研究表明，人体的任何一种疾病必然有先兆症状，掌握人体自身的"报警装置"，了解其报警的规律，及时就诊治疗，是完全有可能治愈的。近十几年来，国内外对中医局部诊法的研究取得了长足的进步。但是，综观局部诊法研究的全局，可以发现仍以耳、目、腹、脉、手、足、舌诊等一些常用诊法为轴心，而对于鼻、人中、口唇、腭颊黏膜、尺肤、肩、背、腰等许多民间流传诊法的研究论文、论著仍寥若晨星。

本书广泛收集和整理了古今中外医籍和有关学科资料，重点介绍各种以局部诊察为手段，从而认识疾病的局部诊断学专著以及民间流传的各种局部诊法。全书编写符合医学原理，内容全面新颖，详人所略（如目诊、甲诊等），略人所详（如问诊、舌诊、脉诊等），诊法简便易行，切合临床实用。

（二）《中国中医独特诊断大全》

张云鹏主编，61万字，文汇出版社，1999年2月出版。

本书编写宗旨：遵循"全面、科学、通俗、实用"的原则，选材实行继承与发展相结合、经典与民间相结合、传统与科研相结合的方法。内容分为：概论篇、诊法篇、辨证篇、鉴别篇。概论篇，主要阐述中国中医独特诊断渊源、发展及其特色。诊法篇，分人形体质诊、头面目鼻耳诊、舌诊、口齿人中咽喉诊、颈项及胸背分部诊、脐及二阴诊、排出物诊、手诊、足诊、声响诊、气味诊、问诊、问梦诊、脉诊、按诊等共十五章、七十五节，内容全面丰富，鉴于察舌、切脉、人形体质在中医独特诊断中的地位，以及手诊的深入研究，故将其单独列出。关于问梦，古今中外，均有论述，兹主要介绍《黄帝内经》中的记载，作为尝试。辨证篇，是对诊法所得的全部信息，进行分析、综合、推理、判断、概括的思维过程，辨证既是判断病症名的要素，又是治疗的依据，辨证施治是祖国医学的精华所在。因此，把辨证篇放在重要的位置，本书打破传统的八纲辨证、气血辨证、津液辨证、病因辨证等分类方法，设全身辨证、五脏辨证、六腑辨证、脏腑兼病辨证、外感病邪辨证、内伤七情辨证等六章，共列一百八十八证，每一个证设概说、辨证要点、辨证诊断、治法选要，基本符合全面、实用的原则。鉴别篇，临床症状的鉴别，非常重要，我们列了常见的六十六个症状，进行鉴别，每个症状，设了概说、诊断要点、鉴别诊断、治法选要等项，有临床指导意义。诊病虽为中医独特诊断的内容之一，但纵观历代医著，分类体例，尚不统一，所以，把重点放在辨证，未及病名诊断。病案书写作为附录，供读者参考。

（三）《中医尺肤诊断学》

王永新、王培禧编著，21万字，贵州科学技术出版社，1999年4月出版。

诊尺知病，源于《内经》的《灵枢》。论疾诊尺篇："审其尺之缓急、大小、滑涩、肉之坚脆，而病形定矣。"谓视尺肤、察尺脉，从外知内，调尺知寸以定诸病。如"尺肤滑其淖泽者，风也，尺肤涩者，风痹也。尺肤粗若枯鱼之鳞者，水泆饮也。尺肤热甚，脉盛躁者，病温也。肘所独热者，腰以上热，手所独热者，腰以下热。肘前独热者，膺前热；肘后独热者，肩背热。"故曰："无视色持脉，独调其尺心以言其病。"邪气脏腑病形篇曰："故善调尺者，不待于寸。王永新医师擅长此法，诊治多应验，特求溯灵、素，集各家，阐己见，结合平素临床之应用心得、系统整理，几经寒暑，编撰成《中医尺肤诊断学》一书付梓，该书内容详实而丰富，为后人继承发扬中医学遗产提供了宝贵资料。

（四）《现代中医穴位诊断学》

盖国才编著，29万字，学苑出版社，2007年1月出版。

本书以经络学说为理论基础，以按压穴位出现的阳性反应（病理信息）为客观依据，概述了体表穴位与内脏疾病的关系，同时介绍了疾病的"定位穴"与"定性穴"和检查方法、压痛评级、分析辨病的临床应用。盖氏穴位诊断取穴简便，效果好，不须特殊设备，对病人无痛苦，无副作用，适用于各级医疗卫生部门，特别是工矿企业和农村合作医疗部门。穴位诊断是一种新型的中西医相结合的快捷诊断技术。

（五）《中医诊法图谱》

顾亦棣、费兆馥主编，上海中医学院出版社，1988年3月出版。

本书包括望全身和局部，在神、色、形、态方面的典型病例照片200余幅。此书是根据上海中医学院教材《中医诊法学》和全国高等医药院校教材《中医诊断学》有关望诊内容编摄而成。包括望全身和局部在神、色、形、态方面的典型病例照片二百余幅。本书取材于临床，真实反映了各种疾病的病理特征。在内容选择和编排上，充分体现了中医望诊的传统特点。对初学者掌握中医望诊方法、明确各类病理体征的辨证意义，有较大帮助。供各类高等、中等医药院校中医教学使用。对自学中医而缺少临床实践的函授学员尤为实用。对从事中医教学、临床、科研的教师、医务人员和科研工作者，也是一本有价值的资料性参考书。本书的编摄，得到了上海中医学院附属曙光医院、龙华医院的大力协助。上海市儿童医院、上海市肿瘤医院、上海市国际和平妇幼保健院、上海市传染病医院、张家洼铁矿职工医院、上海市儿童福利院、虹口区妇幼保健院、海安县中医院、浦东中心医院等单位为图谱的编撰提供了部分病例。

（六）《中医诊法学》

欧阳兵等主编，105.2万字，中国医药科技出版社，2002年3月出版。

本书以各种中医诊法的源流发展、概念范畴、诊察方法和内容、现代研究及其展望等为目，阐述了中医诊察疾病的基本方法和技能。

（七）《中医舌诊图谱（中英文对照）》

丁成华主编，18.2万字，人民卫生出版社，2003年12月出版。

全书以绪论开篇，后分为四章论述。绪论中阐述了中医舌诊的源流，介绍了古今舌诊专著；第一章为中医舌诊概要；第二章为诊舌质；第三章为诊舌苔；第四章为舌诊的临床意义及应用。本书采用高分辨率的数码相机，由摄影专业人员拍摄舌诊数字图像。编撰中精选了200余幅高清晰度图像，将抽象的中医舌诊理论形象化、具体化；有助于读者学习、理解、掌握并操作；在头脑中形成并建立中医舌诊的诊断标准，从而促进中医舌诊的标准化、规范化。舌诊内容虽多，舌象变化虽复杂，但总离不开舌质之神色形态与舌苔之苔质苔色的变化与组合。只要掌握了基本要领，就能执简驭繁，灵活应用，及时捕捉人体生理病理信息，捷足而先登。

（八）《中医诊法学》

王忆勤主编，18.5万字，中国协和医科大学出版社，2004年2月出版。

本书为普通高等教育"十五"国家级规划教材，面向21世纪课程教材中医基础学科系列分化教材，何裕民总主编，本书为分望、问、闻、切四诊的概念、方法和常见症状、体征的表现及其临床意义，重点阐述中医传统诊法的理论、操作技巧。

（九）《中医诊法研究》

严惠芳主编，50.4万字，人民军医出版社，2005年10月出版。

本书介绍了中医诊断方法，包括望、闻、问、切四个方面，涉及望神、望色、望舌、听闻、问诊、脉诊、腹诊、耳诊、目诊等内容。

本书对每种诊法从历史文献沿革、学术发展、现代研究等不同方面进行了系统的论术和整理，并对一些中医诊法中存在的疑难问题进行了剖析和思考。本书系统全面、科学严谨，适合中医药临床和科研人员参考使用，也可供中医院校师生及广大中医爱好者学习。

（十）《中医腹诊与用药》

肖凡、李玄主编，33.9万字，山西科学技术出版社，2007年7月出版。

本书介绍了中医腹诊的一般知识，重点是对中医腹诊方法与腹证的阐述；阐述了腹诊及用药。本书主要内容包括：第一章至第四章，介绍中医腹诊的一般知识，重点是对中医腹诊方法与腹证的阐述；第五章至第十章分系统阐述腹诊及用药，为更好地结合临床实际，我们使用现代医学病名进行分病诠释，首先介绍中医对该病认识，再从腹诊出发，分析出现的腹证及所属证候，并进行分证用药及随症化裁。根据临床应用特点，我们还辑录了部分外用药物、中成药及名家用药，以提供更多临床用药信息。

（十一）《中医舌诊与用药》

眭湘宜主编，47.9万字，山西科学技术出版社，2007年7月出版。

第一章至第五章，介绍中医舌诊的一般知识，重点从舌体、舌苔、舌觉几方面进行分析，归纳了舌象的辨证与用药；第六章至第十章，按病名归类舌象的划分，全面阐述了疾病舌诊与用药关系。

（十二）《小儿诊法要义》

何廉主编，6.7万字，人民卫生出版社，2008年1月出版。

全书共八章35节，分列望诊纲要、问诊纲要、闻诊纲要、按诊纲要、检诊纲要、切脉纲要、总括六诊纲要、辨证纲要。何氏根据儿科疾病诊断特点，将四诊扩为六诊，颇有独到之处。书中所述，均用四言韵语，便于诵记。何氏出身中医世家，精通医术，学识广博，对于儿科病证，研究颇深，本书即体现了何氏精遂的理论与丰富的诊疗经验。书中所涉西医知识，虽有生硬之嫌，本书也不失为一本很有价值的参考书。

（十三）《中医诊法辑要》

刘世峰主编，11万字，人民军医出版社，2009年10月出版。

本书是《传承中医（典藏版）》系列丛书之一。读古训的目的是为了在研习中医、应用中医时能"用得上"，这才是"传承中医"的要义。《中医诊法辑要》以语录体的方式，精选了历代中医典籍中有关望诊、闻诊、问诊、脉诊内容的原文古训精华，释其要义，并结合具体病案进行详细解析，方便读者深入理解古训，并可从中汲取中医精华以指导临床实践。

（十四）《诊法秘典》

柯树泉主编，18 万字，上海科学技术出版社，2012 年 5 月出版。

本书将 500 年太安堂传承发展沉淀的道医诊法绝技、儒医心法、心观绝技、五运六气、易理阴阳等奉献于世，让亿万中医药爱好者可以对中医药诊法文化中的精华含英咀华，食髓知味，获得根本上的收获和提升，履行太安堂振兴中医药事业、弘扬中医药文化的历史使命。五百年中医药老字号太安堂在十三代传承的行医历药的实践中，积累了丰富的、宝贵的诊法经验，十分重视局部与整体、内与外的统一，不仅强调"四诊合参"，更注重自然环境和个体差异所造成的影响。太安堂独具特色的诊断疾病的方法，以及其蕴含的深厚文化底蕴，随着医学科学的发展，发挥着越来越大的作用。

按医、药、史、鼎、新五部十五类编排，其中"医部"分"经典、秘典"二类；"药部"分"药苑、名药"二类；"史部"分"渊源、传奇、复兴"三类，"鼎部"分"基石、讲坛、文治"三类；"新部"分"立德、立功、画卷、立业、立言"五类，共一百零八卷。书中以《黄帝内经》中医药经典理论为核心，以中医的整体观念等为基本原则，秉太安堂近五百年中医药传世秘方之精华，遵循"天人合一""天地相遇，品物咸章"等的自然规律与社会规律，分类论述，旨在弘扬中医药文化，振兴中医药产业，以医药强身提高人口素质，实现弘扬国粹，秉德济世，造福人类之心愿。《诊法秘典》可供中医从业者以及中医药爱好者阅读。

（十五）《朱文锋中医诊法学讲课实录》

朱文锋主编，140.8 万字，中国中医药出版社，2013 年 3 月出版。

本书是 2003 年 10 月受国家中医药管理局科教司委托，由 21 世纪中医药网络中心举办的《中医诊断学》示范教学师资培训班上讲课的前半部分——《中医诊法学》的讲课实录，自然也是从事《中医诊断学》教学讲稿的一次整理。本与《朱文锋中医辨证学讲课实录》（辨证部分）为姊妹篇。全书可分为两部分：前半部分主要是讲四诊，可以称为"中医诊法学"；后半部分主要是讨论辨证，可以称为"中医辨证学"。

（十六）《中医诊法入门》

邹运国主编，29.9 万字，人民军医出版社，2013 年 10 月出版。

《黄帝内经》"能合色脉，可以完全"；神医扁鹊曾明确指出："望而知之谓之神，闻而知之谓之圣，问而知之谓之工，切而知之谓之巧。"由此看出"非诊无以知其治，非诊无以知其病"。本书在第一版的基础上，精编瘦身、去粗存精，旁收博采、反复考证，从 20 个方面将中医诊法的相关知识进行深入阐述，全书分三篇：上篇阐述了中医诊法的学习方法、发展源流、基本原理、基本原则、学科分化与整合等几个方面；中篇主要从脉诊、问诊、闻诊、望诊、舌诊、眼诊、手诊、按诊、腹诊等方面大处落墨；下篇则尝试以更广阔的视野及融合的角度，将中医诊法进行跨学科的推演与衔接。旨在为初学中医者答疑解惑，为学习中医诊法过程中遭遇难题者指点迷津。

（十七）《中医寸口诊法》

韩冰凌、史百成著，30 万字，中医古籍出版社，2014 年 7 月出版。

本书推出了很多创新型理论，诸如"脉体四纲理论、象素理论、脉体行态论、脉象通式"等。这些理论的推出，不仅使传统的脉诊理论通俗化了，还规范了诊脉推病的模式，读者可以从中学到很多新知识。

（十八）《中医诊法辨证思路及能力提升》

杨梅，何丹主编，29 万字，云南科技出版社，2014 年 5 月出版。

本书主要包括诊法和辨证两部分。诊法部分重点介绍了获取临床资料的基本技能和方法，并对相关症状和体征进行病机分析；辨证部分重点在于证候的辨别诊断。

（十九）《中医回医诊法比较研究》

梁岩、李晓龙、俞大鸿主编，30 万字，阳光出版社，2014 年 11 月出版。

本书分为上、中、下篇。上篇：中回医的历史沿革，包括：中医学起源的地域与人文特征、文化民族特征等；中篇：中回医的理论比较，包括：中医学理论体系的哲学基础、回医学理论体系的哲学思想、中医学理论体系的核心内容、回医学理论体系的基本特点等；下篇：中回医的诊法比较，包括中回医诊法比较、回医诊法特色、中回医诊法临床应用比较。

四、中医辨证专著

中医辨证学中较为成熟，以专著呈现的内容尚属传统辨证的范畴，包括内外妇儿辨证、六经辨证、平脉辨证、脏象辨证等，另有部分针对某一病、症的辨证专著，如六淫病、肝胆病、急性热病等。值得一提的是，传统的辨证过程一定程度上阻碍了我们对中医证候的认识，为了突破其主观性和难以重复性，近现代中医辨证学更倾向于辨证的现代化研究，利用现代科学技术的理论与方法，开展中医药学定量、微观化研究，与循证医学、信息学交叉合作，加速了中医药学自身的发展。

（一）《中医辨证运用范例（附思考病例 200 例）》

朱文锋、瞿岳云、皮明钧等编写，共 136 页，湖南中医学院 1980 年 9 月出版发行。

本书分为辨证范例和思考病例两部分。基本上是选择一些病证较为典型，辨证较为确切的病例作为素材，病种和证型的选择较为全面。在每种辨证方法之前，写有简单的生理病理提要，每一范例除有辨证、分析、治疗之外，并加了按语，着重阐明该证的辨证要点、病理特点、鉴别分析等，可以帮助复习、巩固讲课的基本内容。该书从五个部分介绍：八纲辨证运用范例、脏腑辨证运用范例、六经辨证运用范例、卫气营血辨证运用范例、三焦辨证运用范例，另附思考病例 200 例。

（二）《证素辨证学》

朱文锋主编，23.4 万字，人民卫生出版社，2008 年 6 月出版

本书是研究中医辨证的专著。在继承中医辨证精华，整合八纲、脏腑、六经辨证等实质内容的基础上，创立"证素辨证"新方法。提出中医辨证的思维规律是根据证候，辨别证素，组成证名。以症为据、从症辨证，遵循中医学理论，进行整体综合评判，是中医辨证的原则。证素是构成证的基本要素，是辨证的核心。全书分为辨证方法的研究，证候辨证素量表，证素诊断标准，常见证诊断标准，证素辨证诊疗软件五章，其具体内容规范、准确，系研究的最新成果，具有重大学术意义，用之于临床，能提高中医辨证论治水平。

（三）《实用中医辨证手册》

朱文锋主编，约 40 万字，湖南科学技术出版社，2009 年 5 月出版。

本书共七章，全面收集 700 个证候，并使之规范，选取 53 项通用证素，由证素灵活组成规范证名。研制出 700 个证候的辨证素量表、辨常见证量表，制定出 53 项证素的诊断标准、960 个常见证的诊断标准，使证候-证素-证名之间，形成复杂的三阶双网结构，从而构建起主要适用于内、外、妇、儿等科病变辨证的证候辨证体系。在最后一章中还提到了中医辨证软件的研制与使用，将证素辨证体系的内容，编制成计算机运行程序，可以实现中医辨证的智能诊断。

（四）《中医古籍必读经典系列丛书：辨证录》

何清湖主编，约 51 万字，山西科学技术出版社，2013 年 1 月出版。

本书共 14 卷，分 126 门，77 证。卷一至卷十，记述伤寒、中寒、中风、痹证等门，主要为外感热病、内伤杂病和五官科病症；卷十一至卷十二，记述妇科病症；卷十三，记述外科病症；卷十四，记述儿科病症。每一病症均详列病状、病因、立法、处方及配伍要点。《中医古籍必读经典系列丛书：辨证录》托名岐伯、张仲景所传，实乃傅青主遗著。书中以《内经》、仲景之说为立论依据，说理明白易晓，分析证候中肯，用药颇多独到之处，临床价值很大。本书总结了古人临床治疗各种疾病的经验和用药方法，对中医临床工作者有一定的指导意义。

（五）《汤方辨证及临床》

畅达等编著，约 17 万字，中国中医药出版社，1999 年 9 月出版。

本书对"汤方辨证"这一由《伤寒论》创立、临床常用、但尚未被充分重视的重要辨证体系进行全

面整理。总论部分对"汤方辨证"的概念内涵、历史沿革、临床思维形式及具体辨析方法等各方面进行阐述，并讨论了汤方辨证与其他辨证方法及与"方症对应"的关系；各论部分举出著名汤证 100 例（其中经方 41 例，时方 59 例）进行辨析示范，按汤证的渊源、病机、汤证脉症、汤证诊断要点、禁忌、汤证辨疑、临床应用及汤方组成等项分别论述，其重点在于汤证脉症、汤证辨疑及临床应用。

（六）《中医内科常见病证辨证思路与方法》

陈湘君主编，约 31 万字，人民卫生出版社，2003 年 3 月出版。

本书共介绍中医内科常见病证 65 个，其中增加了《中医内科学》教材中未介绍的常见病证 9 个。分概述、主要病因病机、辨证要点、辨证思路、病例思维程序示范、常用中成药及经验方 6 项内容介绍各病证，重点突出辨证要点及临床辨证思路，并用临床典型病例诊治加以示范指导。其中，辨证思路及病例思维程序示范详细介绍了各病证的辨治过程，并结合临床实验介绍相应的现代医学检查，符合当前中医临床工作的实际需要；常用中成药及经验方既方便临床应用又拓展了辨治思路，补充了中医内科学教材的不足。本书用精炼的语言在中医内科学基础与临床实践之间架起一座沟通的桥梁，为初涉中医临床思维能跟上临床工作节奏、提高辨证治疗的能力提供了切实的帮助。

（七）《王琦辨体辨病辨证诊疗模式》

靳琦整理，约 13 万字，中国中医药出版社，2006 年 6 月出版

本书分为五个部分，导言由王琦教授论述辨体论治的科学意义及"辨体-辨病-辨证诊疗模式"的建立。上篇主要介绍与"辨体-辨病-辨证诊疗模式"相关联的一些理论问题，以为临床运用打好基础，具体内容涉及体质与疾病诊疗相关的论述、"辨体-辨病-辨证"的内涵、法则及意义等。中篇着重介绍"辨体-辨病-辨证诊疗模式"的临床应用，从辨体质类型论治和辨体质状态论治两方面入手，并结合临床案例述评、常用调体方药讲解，以呈现王琦教授辨体论治的学术精华和临证经验。下篇简要介绍了王琦教授在中医体质研究中的建树，涉及构建理论体系、解答关键理论问题、开展现代研究三个方面。附篇列举了王琦教授关于中医体质研究的各类产出，涉及论文、著作、课题以及奖励等方面，以便让读者了解王琦教授在体质研究领域治学的轨迹与成果。

（八）《中医对几种急性传染病的辨证论治》

蒲辅周编著；高辉远整理，约 5 万字，人民卫生出版社，2006 年 10 月出版

本书收集了著名老中医蒲辅周先生关于几种传染病治疗方面的学术报告与论文，介绍蒲老先生治疗传染病的临床经验。论述了流行性感冒、麻疹、肺炎等病的辨证论治规律。主要内容分为 7 个部分：①中医学在急性传染病方面的研究报告；②流行性感冒辨证论治的一般原则；③麻疹、疹后肺炎和病毒性肺炎中医辨证论治的体会；④中医治疗重症肺炎 44 例临床报告；⑤流行性"乙型"脑炎中医辨证施治的一般规律；⑥从治疗"乙型"脑炎的实践体会谈中医辨证论治的优越性；⑦关于传染性肝炎证治的探讨。

（九）《实用中医辨证论治学》

孙曾祺主编，约 128 万字，中国中医药出版社，2006 年 10 月出版。

本书共四篇。第一篇介绍辨证论治基础知识；第二篇介绍辨证论治基本规律；第三、第四篇介绍常见症状和疾病的辨证论治。另有附篇介绍辨证论治常用中药和方剂。每篇均列有专题讲座，举一反三，以便对各篇内容有更进一步的理解。本书特点是阐述理论，联系实际；遵循传统，发挥新意；荟萃精华，广深兼顾；突出重点，内容实用；深入浅出，通俗晓畅。

（十）《中医辨证施治皮肤科疑难病》

乔桂华、齐晓宏主编，约 45 万字，科学技术文献出版社，2006 年 11 月出版。

本书介绍了皮肤科疑难病的中医辨证施治及其他疗法，共 20 章，包括：病毒性皮肤病、真菌性皮肤病、球菌性皮肤病、杆菌性皮肤病、过敏及变态反应皮肤病、物理性皮肤病、结缔组织皮肤病、神经功能障碍性皮肤病、红斑丘疹鳞屑性皮肤病、分泌障碍性皮肤病、毛发疾病、色素障碍性皮肤病、黏膜病、角化性皮肤病、疱疹样皮肤病、血管性皮肤病、营养与代谢障碍皮肤病、性传播疾病、肿瘤性皮肤

病、其他皮肤病等。

（十一）《中医临床辨证施膳》

于雅婷主编，约 48 万字，人民卫生出版社，2007 年 10 月出版。

本书是一部理论与实践相结合的中医饮食医嘱执行技术专著。本书提出中医临床辨证施膳包括 3 个方面的技术：①日常保健使用的全营养日常养生技术；②调理亚健康状态、辅助中医手法治疗和辅助西医治疗等使用的中医临床辨证施膳技术；③辅助中药治疗时，使用的中医临床调食和药技术。全书共六章，包括中医临床辨证施膳概论、中医临床辨证施膳的特点和应用原则、食物原料、诊断、临床应用、中医临床调食和药临床应用。本书将辨证施膳与营养干预有机结合，体现了中医特色在养生保健和疾病防治领域"天人合一"的整体治疗思想。

（十二）《中医外科常见病证辨证思路与方法》

唐汉钧主编，55.1 万字，人民卫生出版社，2007 年 10 月出版。

本书注重于实用，在中医外科学理论与临床之间架起一座沟通的桥梁，对初涉中医外科的临床者在提高临床思维能力和增强临床辨证治疗能力方面，提供了切实的帮助。本书的读者对象主要为高等中医院校本科生、研究生、低年资住院医生、西学中医医生以及广大基层医务工作者。

（十三）《辨证论治研究七讲》

方药中编著，约 14 万字，人民卫生出版社，1979 年 8 月出版。

第一讲为谈中医学的整体观；第二讲重点谈了作者对脏象的认识和理解，对某些内容提出了自己的见解和讨论；第三讲为"辨病论治"与"辨证论治"；第四讲为从《内经》病机十九条的基本精神谈辨证论治的具体步骤和方法；第五讲为辨证论治七步的设想。这七步是：①脏腑经络定位；②阴阳气血表里虚实风火湿燥寒毒定性；③定位与定性合参；④必先五胜；⑤各司其属；⑥治病求本；⑦发于机先。第六讲为辨证论治七步临床运用经验举例；第七讲为对中西医结合病历的要求和书写格式的初步设想。

（十四）《脏腑证治与用药》

邵念芳编著，约 30 万字，山东科学技术出版社，1983 年 8 月出版。

本书为脏腑辨证专著。全书共分六章：前五章在系统阐述了脏腑的生理功能和病因病机的基础上，重点论述了脏腑辨证规律与常用药物；第六章论述了脏腑兼病证候的证治。

本书的特点是：①对每一证型均提出了临床辨证标准，便于指导临床实践。②全书以中医理论为主体，适当结合现代医学知识及研究成果，互相印证，使中医诊断、现代医学与临床诊疗三者结合。③对中医诊断理论中未充分阐述的问题，作了较为全面的补充论述。

（十五）《中医微观辨证学临证要略》

解建国主编，约 16 万字，上海科学技术出版社，2009 年 5 月出版。

本书是我国第一部中医微观辨证学专著。全书分为内科疾病，外、妇、儿科疾病，肿瘤疾病及其他疾病四个章节，所涉及的疾病包括内、外、妇、男、儿等科及肿瘤病各科，共载病种近 40 种。直接反映了目前中医证候学现代研究的最前沿。书中所述中医学理论，深入浅出、简明易懂、雅俗共赏、注重实用，是本书一大特点。中医微观辨证与宏观辨证的结合将对中医临床疾病的诊治起到划时代的发展与创新；中医学的望、闻、问、切与现代的仪器检测有机地结合后，再对疾病作出更科学的诊断与治疗，将会更进一步提高中医学对疑难病、难治病治疗的优势和效率。

（十六）《中医藏象辨证论治学》

严世芸等主编，82.7 万字，人民卫生出版社，2011 年 10 月出版。

本书为具有一定创新性的中医药综合性学术专著，其内容分为五章。第一章对辨证论治的历史沿革作了回顾，对八纲辨证、六经辨证、卫气营血辨证、三焦辨证、经络辨证、脏腑辨证、气血津液辨证、病因辨证诸法作了评析。第二章就确立"藏象辨证论治"体系的重要性、必要性和可行性作了阐发。第三章对肝胆、心小肠、脾胃、肺大肠、肾膀胱及女子胞、三焦等藏象生理作了详尽论述，其间涉及形质结构、经络联系、生理特性、生理功能及生理联系。第四章是"藏象辨证论治"与定位、定性和定量。

其中包括脏腑经络定位、病因病机定性、系统模糊定量等内容。第五章是"藏象辨证论治",为本书的核心内容;分为辨证与论治两大部分。①辨证部分,按肝、心、脾、肺、肾五大系统病证及三焦病证、脏腑相兼病证分别论述。②论治部分,首论重要论治法则及用药,包括六淫犯脏用药、脏腑虚实标本用药、五脏五味补泻用药、引经报使用药诸法则,以及脏腑病补泻温凉药物举要。次述脏腑病论治,也按肝、心、脾、肺、肾五大系统病证及三焦病证、脏腑相关病证分述,其内容包括脏腑病治法、适应证、常用方药、医方必备及医案辑要。本书通过对中医辨证论治的历史沿革和现实状况的回顾与评析,对藏象生理的详尽阐释,由此而对藏象辨证论治作系统论述。

(十七)《辨证脉学:从"指下难明"到"脉证相应"》

齐向华著,27.5万字,中国中医药出版社,2012年6月出版。

本书以多学科的发展为背景,遵循系统论的基本特性和基本规律,运用中医学、认知心理学、现代信息学和物理学的基本原理,融合古今和作者的脉学研究成果形成的一套全新的脉学体系——系统辨证脉学。该脉学体系可以完全涵盖传统脉学及现代脉学研究的内容,使脉学成为开放性的知识体系,能够不断吸纳新的研究成果。全书共分为九章,分别包括"脉方相应",是辨证脉学的最高境界、作者脉案、脉象与脉诊、对辨证脉学理论与临床的创新、辨证脉学的脉诊法则、辨证脉象系统与脉象要素、病因脉象系统、病机脉象系统、体质与个性脉象系统。

(十八)《中医诊断与治疗》

刘家义著,约38万字,山西科学技术出版社,1995年9月出版。

本书分为总论、各论和探讨三部分。总论重点阐述中医诊断方法的运用、中医治疗的特点和方法及其运用技巧等。各论分为三大部分:第一部分是以症状为纲,对300多个症状的鉴别诊断及其治疗进行阐述;第二部分是以证候为纲,对100多个常见证候的诊断标准及治疗用药进行阐述;第三部分是以西医诊断的病名为纲,对50余种临床常见病按中医理论进行辨证论治。最后部分,作者就中医诊断及治疗的有关问题作了深入探讨和论述。

本书的突出特点是:融立法方药于一体,简明科学地阐明了病证症的诊断与治疗,既有理论研究又有临床经验,既有继承也有创新,是一部切于实用的中医诊疗专著。

(十九)《刘弼臣中医儿科疑难病辨证论治》

刘吕燕、陈继寅主编,约20万字,北京中国医药科技出版社,2013年7月出版。

本书对小儿疑难病从历史源流、病因病机、辨证论治、刘老经验等方面进行了全面的论述,包括小儿最常见的厌食、肿胀、汗证、痿证、心悸、厥证、惊风、闭证、重症肌无力、小儿高热、解颅、五迟五软五硬、脱证、肺痈、咳血、哮喘、咳嗽、肺炎、外感、肝炎、痹证及百日咳。是对刘老儿科临床及学术经验的总结与继承。

(二十)《肝胆病辨证》

王蕾主编,20.6万字,中国中医药出版社,2013年8月出版。

全书分为13章,共3个部分。第一部分为概论;第二部分介绍肝、胆的功能及肝胆与其他脏腑的关系;第三部分论述了肝胆病各种证型分属于哪些疾病,每个疾病均标明概念、临床表现、证机概要、治法、方药,以及临证用药加减。每节后均有小结,对于临床辨治疾病具有积极意义。

(二十一)《中医病机辨证学》

周仲瑛、周学平主编,约23万字,中国中医药出版社,2013年11月出版。

全书分为总论和各论。总论介绍了构建中医病机辨证体系的意义、方法,着重论述了病机证素的概念、内涵等内容。各论是本书的主干部分,从风病善变、寒多阴伏、火热急速(温暑同类)、温性缠绵、燥胜伤津、郁病多杂(气病多郁)、瘀病多歧(血病多瘀)、痰病多怪、水饮同源、虚多久病、毒多难痼、疫为戾气、多因复合(复合或兼夹病机)13个方面对国医大师周仲瑛教授审证求机、审机论治的学术思想进行了系统阐述。逐一重点列述其病机证素条目的每个部分,先概要介绍其主病脏腑、病机钩要、临床特点、治疗原则,然后列述辨证、病性病位、病势演变、治法、方药、临证备要等。为突出临床实用，辨证内容又分为特异症、可见症、相关舌脉三大部分，充分体现了中医临床抓主症，甚至"但见一症便是，不必悉具"的辨证思路。最后辅以病案举例，学以致用。本书旨在构建中医病机辨证新体系，打破目前僵局、教条的辨证分型论治模式，达到活化辨证的目的。

（二十二）《六淫病辨证》

袁晖成主编，29.2 万字，中国中医药出版社，2013 年 8 月出版。

本书共计 7 章 21 节 200 余个病证。全书以证为纲，横向比较相同证候在不同疾病中的治疗方法的异同。采取全新的叙述方式更有利于临床实践。本书不仅概述了六淫的概念及共同致病特点，还较系统地论述了风、寒、暑、湿、燥、火六淫的分型与辨证论治。本书分别从风、寒、暑、湿、燥、火 6 种外感病因来论述各种证型分属于哪些疾病，每个疾病均标明概念、临床表现、证机概要、治法、方药，以及临证用药加减，每节后均有小结。

（二十三）《平脉辨证脉学心得》

李士懋、田淑霄著，约 21 万字，中国中医药出版社，2014 年 6 月出版。

本书倡导"溯本求源、平脉辨证"，作者李士懋教授与其老伴田淑霄教授，对各类专病的具体诊疗做了深入生动的阐释和解析。本书所论述的专病，包括高血压、发热、肝风、咳嗽、头痛、不寐、汗症、冠心病等常见病、多发病。本书以"溯本求源、平脉辨证"的学术思想贯彻其中，尤其突出 3 点：①精审病机：首分虚实，精细探讨，必以规矩；②平脉辨证：以脉解舌，以脉解症；③给邪出路：热则发之，寒则散之；其中，本书在论述治疗常见专病的过程中，尤其突出体现了"以脉诊为中心"进行辨证论治的具体方法，"平脉辨证，以脉解舌，以脉解症"。

（二十四）《中医临床辨证论治精粹》

刘婷主编，约 85 万字，西安交通大学出版社，2014 年 7 月出版。

本书前面的几个章节简要介绍了常见中医疾病的病因病机、治疗原则、辨证论治等内容；后面的章节则重点对心系疾病、肝胆病症、脾胃肠疾病、肺系疾病、肾系病症、气血津液病症、肢体经络病症、中医外科常见疾病、妇科常见疾病等病症进行了详细的阐述，系统地介绍了各系病症的病因病机、临床证候、诊断及治疗方法；并对临床常见病症的中西医结合治疗做了简要论述。本书内容丰富、重点突出，强调实用性和科学性。

（二十五）《李可六经辨证学》

孙其新编著，约 22 万字，人民军医出版社，2014 年 9 月出版。

本书为六经辨证专著。全书按李可六经医学学术思想体系，由浅入深，分为太阳篇、阳明篇、少阳篇、太阴篇、少阴篇、厥阴篇，并附有临床案例以作佐证。本书可供中医业者临床指导，也可作为经方研究者的参考资料。本书有以下特点：六经提纲，验方剂量，表里同名，辨证逻辑。

（二十六）《中医辨证选药速查表典》

王玉兴主编，约 45 万字，人民卫生出版社，2015 年 9 月出版。

本书以规划教材、教参及权威临床专著为蓝本，将临床常见证治、病症按症状-证型-选药等表格形式，加以归纳整理，其中提供了 140 余种中医基本证治和 200 余种现代常见病症的中医辨证选药规范，内容涵盖内、妇、儿、外、五官等科。读者可根据症状出现频率，快速判断出属于哪种证型，通过表格快速查到该证型选用的相应药物，每病一页，既便捷实用，又可引导医生逐步建立起传统中医临床思维。

（二十七）《病毒性肝炎与中医辨证论治》

孙晓慧主编，约 21 万字，北京科学技术文献出版社，2015 年 12 月出版。

全书大致分为 3 个部分。第一部分全面介绍了病毒性肝炎的专业知识、临床体会及学术进展；第二部分为病毒性肝炎的中医治疗，是本书的重点部分，经过大量的临床经验及临证体会，突出中医辨证治疗的优势与治疗效果，不尚空谈，讲究实际，切近临床；第三部分是编者们近年来就病毒性肝炎的中医药理及临床研究记录。

（二十八）《中医辨证论治学基础》

王天芳主编，约 49 万字，中国中医药出版社，2016 年 5 月出版。

本书是北京中医药大学组织编写的教育部"创新人才培养实验区"项目中的基本教材，本书共分为 5 章。第一章绪论，介绍中医辨证论治学基础课程的主要内容及中医辨证论治学发展史；第二章辨证方法概要，介绍八纲、病因、气血津液、脏腑、六经、卫气营血、三焦及经络辨证等常用辨证方法的特点、适用范围及主要内容；第三章治则、治法与方剂，介绍治疗原则，常用的治法，方剂与辨证的关系及方剂的组成、分类、剂型、煎服方法；第四章辨证论治，将中医诊断学课程中"辨证"的内容与方剂学内容有机结合，以八纲和气血津液的辨证方法为纲，结合方剂学中的"八法"和具体的处方方法，分为表证、半表半里证、表里同病证、虚证、实证、寒证、热证、气证、血证、水湿证、痰证十一大类，介绍证候辨识、立法原则、处方方法及例方（包括组成、用法、功效、主治、方解、附方、方论选录、歌诀）等，其目的在于执简驭繁，以证统法，以法统方，将理、法、方、药的内容融为一体；第五章临床综合运用，介绍辨证论治思维的方法与步骤、中医病历书写，以及常见症状的鉴别诊断与论治。本书本着突出中医辨证论治理论的原则，依据中医临床上辨证分析及处方用药一贯性的规律，将中医诊断学课程中"辨证"的内容与方剂学内容有机结合，系统介绍有关辨证论治的基础理论与方法，为培养学生临床辨证论治的综合能力及学习临床各科奠定基础。

（二十九）《活学活用温病辨证》

李鑫辉主编，约 28 万字，中国中医药出版社，2016 年 11 月出版。

本书以卫气营血辨证和三焦辨证为"纲"，以临床疾病为"目"，分为七个章节。第一章导论，主要为温病学概述、温病学历史沿革、温病学的临床意义。第二章从纵横两大特色辨证入手，阐述卫气营血及三焦辨证与临床运用。第三章为温病学特色诊法。第四章至第七章阐述温热类、湿热类、温毒类和温疫类温病的特色辨治，每一章从特色辨证理论到具体临床运用，从名医名家阐述到现代疾病应用，精选名医验案，以拓宽中医学子辨证思维，提高中医学子临床辨证能力，传承中医辨证精髓。全书内容紧扣温病学特色辨证理论，提纲挈领，纵横明晰，文献丰富，精当翔实，理法方药赅备，很有参考价值。

五、诊断规范标准

中医学模糊、抽象、不具体的特点阻碍了学科的进一步发展。以朱文锋教授对病名进行规范的尝试为起点，近现代医家努力构建和完善主诉辨证体系，围绕症、法、方、药等各方面进行规范化，这成为解决中医模糊、抽象、不具体等问题的关键，不但推进中医现代化、标准化、信息化，是实现人工智能诊疗的基础；对于提高中医临床诊疗水平、提升中医服务能力亦具有积极作用。

（一）《内科疾病中医诊疗手册》

朱文锋主编，43.9 万字，湖南科学技术出版社，1994 年 10 月出版。

病名是中医学的重要组成部分，是中医诊断的主要内涵，然而中医名虽然简朴，但概念混淆，病种不全，很不规范，内科病名尤为突出，从而影响了其在临上的应用价值，不能满足当代中医临床诊断的实际需要。因此，病名规范研究，是关系到中医学术发展的重要课题。

本书首先明确病、症、证、病类等概念的区别与关系，在整理研究历代中医对疾病的诊断与命名沿革、借鉴西医学在疾病命名与表达技巧之长处的基础上，通过明确中医病理概念的基本含义，充分运用病类与具体病种同共性与个性的关系而进行推导、归纳中西医病名互相对照启发等方法，对病种进行有机分类，分化、扩充病名，并对病作出严格定义，制定诊断依据和鉴别诊断的内容，本体系将中医内由原来常用的 70 个左右的所谓"病名"，分化、扩充为 300 余（含部分症）病名，既继承发扬了中医学对疾病命名的特色，又创立了部分新名或赋予了新义，对促进整个中医学术的发展，当有裨益。

（二）《中医内科疾病诊疗常规国家标准应用》

朱文锋主编，89.8 万字，湖南科学技术出版社，1999 年 2 月出版。

由国家中医药管理局医政司提出并归口，湖南中医学院中医诊断研究所为主编制的中华人民共和国国家标准《中医临床诊疗术语》（GB/T16751—1997），由国家技术监督局于 1997 年 3 月 4 日发布，1997 年 l0 月 1 日实施。然而该标准只是规定了病、证、治法术语和给概念下了定义，并未制定具体的诊疗标准，因而临床实际运用尚有一定困难，自然也在一定程度上影响着国家标准的实施推广。《中医临床诊疗术语》中，内科方面的疾病部分变更最大，已由原来的 50 个左右的病症分化为 310 种左右的疾病病种及症状，有许多新病名及其规范证型临床医师并不熟悉。因此，编写一部与国家标准《中医临床诊疗术语》相配套，以中医内科疾病为纲的诊疗常规十分必要。

本书的出版，将完善中医内科病证诊断疗效标准，满足当前中医临床的迫切需要，规范病证诊断治疗的可操作性和操作的准确性，从而提高临床诊疗水平和中医药科学管理水平。有利于国家标准的推行，并为《中医病证诊断疗效标准》的修定打下坚实基础。本书的编写，力求做到全书格式统一、内容规范、精炼准确、临床实用，使之具有科学性、实用性、规范性、简明性、时代性。

（三）《中医临床诊疗术语》

本书负责起草单位：湖南中医学院中医诊断研究所、中华中医药学会、中国中医研究院、北京中医药大学、上海中医药大学、成都中医药大学、南京中医药大学、辽宁中医学院等。主要起草人：朱文锋、王永炎、唐由之、陈士奎、陈佑邦、潘筱秦、吴厚新等。

本标准共分 3 部分，由国家技术监督局于 1997 年 3 月发布，1997 年 10 月实施；中国标准出版社，1997 年 10 月出版。

1. 第一部分——疾病部分　规定了中医科等临床常见病及其定义，计 930 条，并按中医认识疾病的规律进行分类。病的确定以中医为主，能中不西，在符合中医学理论体系和临床实践的前提下，收录了部分经改进、创新和分化的病名，以反映中医学术发展的成熟内容。

2. 第二部分——证候部分　规定了八纲辨证、病因与气血津液辨证、脏腑辨证、六经辨证、卫气营血辨证、三焦辨证等临床常见证及其定义，计 800 条。证的定义以列举具有代表性的症状为主。

3. 第三部分——治法部分　规定了中医临床常用治则与治法及其定义，包括药物疗法、针灸疗法、推拿疗法、外治疗法、意疗法、饮食疗法等 1050 条。

（四）《内科疾病中医诊疗体系》

朱文锋主编，约 44 万字，湖南科学技术出版社，1994 年 10 月出版。

本书是为内科疾病之中医病证诊断达到规范的目的而编写的。全书分为上、下两篇及附录。上篇主要介绍中医病名规范研究的基本概念、原则、思路、方法等，从而为对具体病名的理解、应用打下基础。下篇为各脏器、系统的内科常见病症的概述、诊断与鉴别及证治纲要，附录为证名、方剂、中西病名索引。在具体病症名称中，大量的为独立病名，共 302 个，同时包括中医学中以往常用作诊断使用的常见主症，共 35 个。本书对内科病种进行了较多的分化，新增了不少病名，并对其内涵、外延均有较明确的规定。

（五）《中医内科疾病诊疗常规》

朱文锋主编，约 90 万字，湖南科学技术出版社，1999 年 2 月出版。

本书系据国家标准《中医临床诊疗术语——疾病部分》相配套而编写的。以病为纲，共列 270 个病种及 40 个常见症状。采用以脏器为主的综合分类法，首列内科常见症状的鉴别诊疗，再列传染病与时行病、寄生虫病，然后为脑系、心系、肺系、脾系、肝系、肾系疾病，最后为躯体的内科疾病，共计十章。每一病种分为概说、病因病机、诊断、治疗、疗效评定五部分。

"概说"包括病（症）定义、同义词、西医相关病种等项。"病因病机"简述该病的病因与病机、转归与预后等。"诊法"包括诊断要点和类病鉴别。诊断要点一般包括流行病学资料，主要症状、体征、检测指标等。类病鉴别主要写出与近似病种的鉴别要点。"治法"包括分证论治和其他治疗。书末附录有：①为国家标准《中医临床诊疗术语—疾病部分》的中西医内科病名笔画索引；②为国家中医药管理局推荐的内科常用急症中成药。

（六）《中药新药临床研究指导原则（试行）》

郑筱萸主编，约 58 万字，中国医药科技出版社，2002 年 5 月出版。

本书系由国家药品监督管理局组织全国有关专家依据国家药品监督管理局发布的有关药品注册规章及 GCP 等要求编写而成。系统介绍了中药新药临床试验设计应遵循的科学原则及方法，并推荐某些当前使用的标准化规定的技术性参考用书。全书共分总论和各论两大部分，总论阐述了新药临床试验设计方法的共性问题，各论共分 18 个系统 79 种病症介绍其临床研究的相关问题。本书最具权威性，其实际内容包括中医病症的规范标准。

（七）《中医临床病证诊断疗效标准》

王净净、龙俊杰主编，约 33 万字，湖南科学技术出版社，1993 年 9 月出版。

本书分为上、下篇。上篇为中医临床病证诊断疗效标准；下篇为新药（中药）临床、研究指导原则。本标准规定了中医内科 57 个病证的病证名、诊断依据、证候分类、疗效评定。本标准适用于中医临床医疗质量评定，中医科研、教学亦可参照使用。临床辨证时，可有多个近似证的计量值达到或超过诊断阈值，一般应取最高计量值的证型作为首选诊断，或将计量值超过通用阈值的几个证型有机整合成一个证名诊断。

〔谢梦洲　喻心傲〕

参考文献

[1] 朱文锋，旷惠桃. 中医心理学原旨 [M]. 长沙：湖南科学技术出版社，1987.

[2] 朱文锋. 中医疾病诊疗纲要 [M]. 北京：人民卫生出版社，1999.

[3] 朱文锋，何清湖. 现代中医临床诊断学 [M]. 北京：人民卫生出版社，2003.

[4] 朱文锋. 证素辨证学 [M]. 北京：人民卫生出版社，2008.

[5] 朱文锋. 朱文锋中医辨证学讲课实录 [M]. 北京：中国中医药出版社，2008.

[6] 朱文锋. 实用中医辨证手册 [M]. 长沙：湖南科学技术出版社，2009.

[7] 周小青，黄惠勇，刘旺华. 中医主诉诊疗学 [M]. 北京：中国中医药出版社，2017.

[8] 邓铁涛. 实用中医诊断学 [M]. 上海：上海科学技术出版社，1988.

[9] 邓铁涛. 中医诊断学高参 [M]. 北京：人民卫生出版社，1998.

[10] 邓铁涛. 实用中医诊断学 [M]. 北京：人民卫生出版社，2004.

[11] 郭振球. 实用中医诊断学 [M]. 上海：上海科学技术出版社，2013.

[12] 郭振球. 世界传统医学诊断学 [M]. 北京：科学出版社，1998.

[13] 瞿岳云，黄惠勇. 中医诊断历代医论 [M]. 长沙：湖南科学技术出版社，2014.

[14] 张云霞. 实用临床中医内科诊断治疗学 [M]. 西安：西安交通大学出版社，2015.

[15] 宋建忠. 中医诊断治疗大全 [M]. 内蒙古人民出版社，2008.

[16] 刘荣奎，侯会周，涂晓龙. 中医诊断治疗学 [M]. 内蒙古科学技术出版社，2006.

[17] 段雪莲，曹金洪. 中医诊断全书 [M]. 乌鲁木齐：新疆人民出版社，2013.

[18] 张洪义. 中医临床诊断全书 [M]. 天津：天津科学技术出版社，2002.

[19] 张煜，王国辰. 现代中医名家医论医话选　诊断卷 [M]. 北京：中国中医药出版社，2012.

[20] 刘庆寿. 现代中医诊断学 [M]. 北京：中医古籍出版社，2009.

[21] 王庆国. 中医名著名篇临床导读　诊断卷 [M]. 北京：中国医药科技出版社，2010.

[22] 王海燕. 传统中医诊断治疗学 [M]. 长春：吉林科学技术出版社，2014.

[23] 张洪义. 中医实验诊断学 [M]. 天津：南开大学出版社，1996.

[24] 王忆勤. 中医面诊与计算机辅助诊断 [M]. 上海：上海科学技术出版社，2010.

[25] 江荣禧. 中医数值诊断与论治方元 [M]. 南宁：广西科学技术出版社，1989.

[26] 徐迪华，徐剑秋. 中医量化诊断 [M]. 南京：江苏科学技术出版社，1997.

［27］邓铁涛，陈群. 实用中医诊断学［M］. 北京：科学出版社，2015.

［28］赵恩俭. 中医证候诊断治疗学［M］. 天津：天津科学技术出版社，1984.

［29］程绍恩，夏洪生. 中医证候诊断治疗学［M］. 北京：北京科学技术出版社，2000.

［30］吴承玉. 现代中医内科诊断治疗学［M］. 北京：人民卫生出版社，2001.

［31］沈绍功. 中医心病诊断疗效标准与用药规范［M］. 北京：北京出版社，2002.

［32］程丑夫，谭圣娥. 老年病的诊断与中医治疗［M］. 北京：人民卫生出版社，2001.

［33］庄欣著. 发热病证中医诊断与治疗［M］. 北京：科学技术文献出版社，2014.

［34］聂莉芳. 蛋白尿诊断与中医治疗［M］. 北京：人民军医出版社，2011.

［35］吴焕淦，季光，施征. 溃疡性结肠炎中医诊断与治疗［M］. 上海：上海科学技术出版社，2009.

［36］卢晓. 常见皮肤病的中医诊断与治疗［M］. 长春：吉林科学技术出版社，2013.

［37］徐州医学院. 肛门直肠周围脓肿中医诊断与治疗［M］. 北京：化学工业出版社，2005.

［38］徐友文. 中医妇科实践录阴阳四象诊断法在育龄期的应用［M］. 北京：中医古籍出版社，2011.

［39］程泾. 妇科疑难病现代中医诊断与治疗［M］. 北京：人民卫生出版社，2003.

［40］曹开镛，庞保珍. 中医男科病证诊断与疗效评价标准［M］. 北京：人民卫生出版社，2013.

［41］曹开镛. 中医男科诊断治疗学［M］. 北京：中国医药科技出版社，2007.

［42］李冬梅. 中医儿科常见疾病诊断要点与治疗实践［M］. 科学技术文献出版社，2014.

［43］郁晓维，何文彬. 现代中医儿科诊断治疗学［M］. 北京：人民卫生出版社，2001.

［44］恽敏，陈永光. 中医影像诊断学［M］. 南京：南京出版社，1994.

［45］朱文锋. 中医主症鉴别诊疗学［M］. 长沙：湖南科学技术出版社. 2000.

［46］朱文锋，王行宽. 中医诊断与鉴别诊断学［M］. 北京：人民卫生出版社，1999.

［47］朱文锋. 常见症状中医鉴别诊疗学［M］. 北京：人民卫生出版社，2002.

［48］姚乃礼. 中医证候鉴别诊断学（第2版）［M］. 北京：人民卫生出版社，2005.

［49］姚乃礼. 中医症状鉴别诊断学（第2版）［M］. 北京：人民卫生出版社，1984.

［50］冯先波. 中医内科鉴别诊断要点［M］. 北京：人民卫生出版社，2004.

［51］中医研究院. 中医症状鉴别诊断学［M］. 北京：人民卫生出版社，1995.

［52］赵金铎. 中医证候鉴别诊断学［M］. 北京：人民卫生出版社，1987.

［53］乔玉川. 军中华佗乔玉川中医经典系列疼痛症状鉴别诊断［M］. 深圳：深圳报业集团出版社，2011.

［54］刘炽. 中医皮肤病症状鉴别诊断与治疗［M］. 科学出版社，2015.

［55］彭清华，朱文锋. 中国民间局部诊法［M］. 长沙：湖南科学技术出版社，1995.

［56］张云鹏. 中国中医独特诊断大全［M］. 上海：文汇出版社，1999.

［57］王永新，王培禧. 中医尺肤诊断学［M］. 贵阳：贵州科技出版社，1999.

［58］盖国才. 现代中医穴位诊断学［M］. 北京：学苑出版社，2007.

［59］顾亦棣，费兆馥，中医诊法图谱［M］. 上海：上海中医学院出版社，1988.

［60］欧阳兵. 中医诊法学［M］. 北京：中国医药科技出版社，2002.

［61］丁成华. 中医舌诊图谱（中英文对照）［M］. 北京：人民卫生出版社，2003.

［62］王忆勤. 中医诊法学［M］. 北京：中国协和医科大学出版社，2004.

［63］严惠芳. 中医诊法研究［M］. 北京：人民军医出版社，2005.

［64］肖凡，李玄. 中医腹诊与用药［M］. 太原：山西科学技术出版社，2007.

［65］眭湘宜. 中医舌诊与用药［M］. 太原：山西科学技术出版社，2007.

［66］何廉臣. 小儿诊法要义［M］. 北京：人民卫生出版社，2008.

［67］刘世峰. 中医诊法辑要［M］. 北京：人民军医出版社，2009.

［68］柯树泉. 诊法秘典［M］. 上海科学技术出版社，2012.

［69］朱文锋. 朱文锋中医诊法学讲课实录［M］. 北京：中国中医药出版社，2013.

［70］邹运国. 中医诊法入门［M］. 北京：人民军医出版社，2013.

［71］韩冰凌，史百成. 中医寸口诊法［M］. 北京：中医古籍出版社，2014.

［72］杨梅，何丹. 中医诊法辨证思路及能力提升［M］. 云南科学技术出版社，2014.

［73］梁岩、李晓龙、俞大鸿，中医回医诊法比较研究［M］. 北京：阳光出版社，2014.

［74］中医学基础教研室. 中医辨证运用范例（附思考病例 200 例）［M］. 湖南中医学院，1980.

［75］何清湖. 中医古籍必读经典系列丛书辨证录［M］. 太原：山西科学技术出版社，2013.

［76］畅达. 汤方辨证及临床［M］. 中国中医药出版社，1999.

［77］陈湘君. 中医内科常见病证辨证思路与方法［M］. 北京：人民卫生出版社，2003.

［78］靳琦. 王琦辨体-辨病-辨证诊疗模式［M］. 中国中医药出版社，2006.

［79］蒲辅周，高辉远. 中医对几种急性传染病的辨证论治［M］. 北京：人民卫生出版社，1960.

［80］孙曾祺. 实用中医辨证论治学［M］. 北京：中国中医药出版社，2006.

［81］乔桂华，齐晓宏. 中医辨证施治皮肤科疑难病［M］. 科学技术出版社，2006.

［82］于雅婷. 中医临床辨证施膳［M］. 北京：人民卫生出版社，2007.

［83］唐汉钧. 中医外科常见病证辨证思路与方法［M］. 北京：人民卫生出版社，2007.

［84］方药中. 辨证论治研究七讲［M］. 北京：人民卫生出版社，1979.

［85］邵念方. 脏腑证治与用药［M］. 济南：山东科学技术出版社，1983.

［86］解建国. 中医微观辨证学临证要略［M］. 上海：上海科学技术出版社，2009.

［87］严世芸. 中医藏象辨证论治学［M］. 北京：人民卫生出版社，2011.

［88］齐向华. 辨证脉学：从"指下难明"到"脉证相应"［M］. 北京：中国中医药出版社，2012.

［89］刘家义. 中医诊断与治疗［M］，太原：科学技术出版社，1995.

［90］刘吕燕，陈继寅. 刘弼臣中医儿科疑难病辨证论治［M］. 北京：中国医药科技出版社，2013.

［91］于致顺，王蕾. 肝胆病辨证［M］. 北京：中国中医药出版社，2013.

［92］周仲瑛，周学平. 中医病机辨证学［M］. 北京：中国中医药出版社，2013.

［93］袁晖戌. 六淫病辨证［M］. 北京：中国中医药出版社，2011.

［94］李士懋，田淑霄. 平脉辨证脉学心得［M］. 北京：中国中医药出版社，2014.

［95］刘婷. 中医临床辨证论治精粹［M］. 西安：西安交通大学出版社，2014.

［96］孙其新. 李可六经辨证学［M］. 北京：人民军医出版社，2014.

［97］王玉兴. 中医辨证选药速查表典［M］. 北京：人民卫生出版社，2015.

［98］孙晓慧. 病毒性肝炎与中医辨证论治［M］. 北京：科学技术文献出版社，2015.

［99］王天芳. 中医辨证论治学基础［M］. 北京：中国中医药出版社，2016.

［100］李鑫辉. 活学活用温病辨证［M］. 北京：中国中医药出版社，2016.

［101］朱文锋. 内科疾病中医诊疗手册［M］. 长沙：湖南科学技术出版社，1994.

［102］朱文锋. 中医内科疾病诊疗常规国家标准应用［M］. 长沙：湖南科学技术出版社，1999.

［103］国家技术监督局. 中华人民共和国国家标准中医临床诊疗术语［S］. 北京：中国标准出版社，1997.

［104］朱文锋. 内科疾病中医诊疗体系［M］. 长沙：湖南科学技术出版社，1994.

［105］朱文锋. 中医内科疾病诊疗常规［M］. 长沙：湖南科学技术出版社，1999.

［106］郑筱萸. 中药新药临床研究指导原则（试行）［M］. 北京：中国医药科技出版社，2002.

［107］王净净，龙俊杰. 中医临床病证诊断疗效标准［M］. 长沙：湖南科学技术出版社，1993.

［108］彭清华. 百病望诊与图解［M］. 北京：科学技术文献出版社，1996.

［109］彭清华. 中医局部特色诊法［M］. 北京：中国中医药出版社，2017.

［110］彭清华. 望诊［M］. 首尔：韩国科技出版社，2006.

［111］吴承玉. 中医藏象辨证学［M］. 北京：人民卫生出版社，2018.

［112］王今觉. 望目辨证诊断学［M］. 北京：中国中医药出版社，2013.

［113］彭清华，谢梦洲. 中医脉诊临床图解［M］. 北京：化学工业出版社，2018.

［114］许家佗. 中医舌诊临床图解［M］. 北京：化学工业出版社，2017.

图书在版编目（ＣＩＰ）数据

中医诊断现代研究 / 彭清华，刘旺华，黄惠勇主编. -- 长沙:湖南科学技术
出版社，2020.4
ISBN 978-7-5710-0517-7

Ⅰ．①中… Ⅱ．①彭… ②刘… ③黄… Ⅲ. ①中医诊断学－研究 Ⅳ．①R241

中国版本图书馆 CIP 数据核字(2020)第 029705 号

中医诊断现代研究

主编单位：湖南中医药大学中医诊断研究所
主　　编：彭清华　刘旺华　黄惠勇
责任编辑：李　忠
出版发行：湖南科学技术出版社
社　　址：长沙市湘雅路 276 号
　　　　　http://www.hnstp.com
湖南科学技术出版社天猫旗舰店网址：
　　　　　http://hnkjcbs.tmall.com
邮购联系：本社直销科 0731-84375808
印　　刷：长沙鸿和印务有限公司
　　　　　（印装质量问题请直接与本厂联系）
厂　　址：长沙市望城区金山桥街道
邮　　编：410200
版　　次：2020 年 4 月第 1 版
印　　次：2020 年 4 月第 1 次印刷
开　　本：710mm×1000mm　1/16
印　　张：43
字　　数：1300000
书　　号：ISBN 978-7-5710-0517-7
定　　价：158.00 元